全科医师临床处方

主　编　王佃亮

副主编　涂晓文　刘德忠　李庆丰　段金柱　陈汉威

　　　　唐郁宽　陈卫丰　彭　程　邵　清　潘兴华

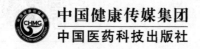

中国健康传媒集团

中国医药科技出版社

内 容 提 要

本书为全科医师临床治疗处方集。全书按疾病分为 12 篇，概括介绍了各类常见疾病的诊断要点和治疗原则，重点介绍疾病治疗的药物处方。编者在编写时查阅了大量文献，融合了自己丰富的临床实践经验和科研成果，内容新颖、全面、专业、简洁，可操作性强。本书是全科医师工作学习指导用书，也是广大医务工作者、科研人员和医学爱好者的实用参考工具书。

图书在版编目（CIP）数据

全科医师临床处方 / 王佃亮主编.—北京：中国医药科技出版社，2021.10
ISBN 978−7−5214−2717−2

Ⅰ. ①全… Ⅱ. ①王… Ⅲ. ①临床医学−处方 Ⅳ. ①R451

中国版本图书馆 CIP 数据核字（2021）第 203365 号

美术编辑　陈君杞
版式设计　易维鑫

出版　**中国健康传媒集团 | 中国医药科技出版社**
地址　北京市海淀区文慧园北路甲 22 号
邮编　100082
电话　发行：010−62227427　邮购：010−62236938
网址　www.cmstp.com
规格　889×1194mm $\frac{1}{16}$
印张　34 $\frac{1}{4}$
字数　1337 千字
版次　2021 年 10 月第 1 版
印次　2021 年 10 月第 1 次印刷
印刷　三河市万龙印装有限公司
经销　全国各地新华书店
书号　ISBN 978−7−5214−2717−2
定价　**278.00 元**

获取新书信息、投稿、为图书纠错，请扫码联系我们。

编 委 会

主　编　王佃亮

副主编　涂晓文　刘德忠　李庆丰　段金柱　陈汉威　唐郁宽
　　　　陈卫丰　彭　程　邵　清　潘兴华

编　委（按姓氏笔画排序）

马世武（中国人民解放军联勤保障部队第920医院）

王　宁（中国人民解放军火箭军特色医学中心）

王汉斌（中国人民解放军总医院）

王佃亮（中国人民解放军火箭军特色医学中心）

王烈明（中国人民解放军火箭军特色医学中心）

毋育伟（北京大学口腔医院）

卢　根（广州市妇女儿童医疗中心）

卢伟能（广州市妇女儿童医疗中心）

冯　春（昆明同仁医院）

吕金生（云南中医药大学）

刘海俊（广州市番禺中心医院）

刘德忠（中国人民解放军火箭军特色医学中心）

杜　娟（中国人民解放军火箭军特色医学中心）

李　博（北京天坛医院）

李巧薇（广州市番禺中心医院）

李庆丰（广州市妇女儿童医疗中心）

李健豪（广州市番禺中心医院）

李朝霞（中国人民解放军火箭军特色医学中心）

杨若俊（云南中医药大学）

杨娑娑（大连医科大学附属第一医院）

吴　江（中国人民解放军火箭军特色医学中心）

邱晓光（北京天坛医院）

何耀娟（广州市妇女儿童医疗中心）

余盛龙（广州市番禺中心医院）

张玉清（中国人民解放军联勤保障部队第 920 医院）

张继刚（中国人民解放军火箭军特色医学中心）

张崇耀（中国人民解放军联勤保障部队第 920 医院）

陈　粮（广州市妇女儿童医疗中心）

陈卫丰（江阴市人民医院）

陈云辉（广州市番禺中心医院）

陈火明（中国人民解放军火箭军特色医学中心）

陈汉威（广州市番禺中心医院）

邵　清（江阴市人民医院）

范佳颖（广州市妇女儿童医疗中心）

罗　程（广州市番禺中心医院）

季　冰（广州市妇女儿童医疗中心）

胡慧平（广州市妇女儿童医疗中心）

段金柱（广州市妇女儿童医疗中心）

徐　翼（广州市妇女儿童医疗中心）

唐志辉（北京大学口腔医院）

唐郁宽（广州市番禺中心医院）

涂晓文（中国人民解放军火箭军特色医学中心）

黄　峥（广州市妇女儿童医疗中心）

黄　晨（广州市番禺中心医院）

黄春萍（广州市番禺中心医院）

黄炯锋（广州市番禺中心医院）

曹现宝（云南省第一人民医院）

康红军（中国人民解放军总医院）

彭　程（上海复聪医疗科技有限公司）

董茂盛（中国人民解放军火箭军特色医学中心）

谭少华（广州市番禺中心医院）

潘兴华（中国人民解放军联勤保障部队第 920 医院）

前　言

　　《全科医师临床处方》由全国三级甲等医院和全国高等医药院校具有几十年丰富临床工作经验的专家、学者为主撰写。在编写过程中，多次组织临床专家对写作大纲、方案进行修订完善。初稿完成后，又组织相关领域专家对不同临床学科的处方进行了审校。

　　本书具有几个显著特点：一是专家阵容强大，临床经验丰富；二是内容全面、系统，信息量大，实用性强；三是篇章的编排尽可能按医院科室分类编排，便于读者查阅；四是各病种的撰写层次清晰，力求简明扼要。

　　需要注意的是，药物特性需要与患者个体化统一，做到因人、因地、因时具体用药。临床上有许多因素可影响药物选择和作用，譬如患者年龄、性别、个体差异与特异体质以及机体所处不同生理、病理状态等，因而本书处方仅供广大全科医师、医务工作者、患者及其他人员参考，不同患者具体用药应在临床医师指导下进行。

　　在本书策划、编写过程中，各位作者、编辑付出了艰辛的劳动，在此表示由衷的感谢。由于编者水平所限，书中疏漏或不足之处在所难免，诚盼不吝指正。

编　者

2021 年 10 月

目　录

第一篇　急诊科与重症医学科疾病 / 1

第一章　常见疾病与症状 …………………… 1
　一、鼻出血 ……………………………………… 1
　二、咯血 ………………………………………… 1
　三、呕血 ………………………………………… 2
　四、便血 ………………………………………… 3
　五、急性头痛 …………………………………… 3
　六、急性发热 …………………………………… 4
　七、中暑 ………………………………………… 5
　八、电击伤 ……………………………………… 5
　九、常见动物咬伤 ……………………………… 6
　十、冻伤 ………………………………………… 7
　十一、烧烫伤 …………………………………… 8
　十二、晕厥 ……………………………………… 9
　十三、低血容量性休克 ………………………… 10
　十四、感染性休克 ……………………………… 11
　十五、过敏性休克 ……………………………… 12
　十六、神经源性休克 …………………………… 12
　十七、心源性休克 ……………………………… 13
　十八、昏迷 ……………………………………… 14
　十九、抽搐 ……………………………………… 15
　二十、心搏、呼吸骤停 ………………………… 15
　二十一、气道异物梗阻 ………………………… 16
　二十二、淹溺 …………………………………… 18

第二章　中毒性疾病 ………………………… 19
　一、急性食物中毒 ……………………………… 19
　二、毒蕈中毒 …………………………………… 20
　三、黄曲霉毒素中毒 …………………………… 20
　四、肉毒毒素中毒 ……………………………… 21
　五、酒精中毒 …………………………………… 22
　六、甲醇中毒 …………………………………… 23
　七、洋地黄中毒 ………………………………… 23
　八、一氧化碳中毒 ……………………………… 24
　九、强碱中毒 …………………………………… 25
　十、强酸中毒 …………………………………… 25
　十一、铅中毒 …………………………………… 26

　十二、亚硝酸盐中毒 …………………………… 26
　十三、烟雾中毒 ………………………………… 27
　十四、稀料中毒 ………………………………… 27

第二篇　内科疾病 / 29

第一章　呼吸科疾病 ………………………… 29
　一、急性上呼吸道感染 ………………………… 29
　二、急性支气管炎 ……………………………… 30
　三、慢性支气管炎 ……………………………… 31
　四、肺炎 ………………………………………… 31
　五、支气管扩张 ………………………………… 32
　六、支气管哮喘 ………………………………… 33
　七、肺结核 ……………………………………… 34
　八、慢性阻塞性肺疾病 ………………………… 36
　九、肺气肿 ……………………………………… 37
　十、肺脓肿 ……………………………………… 38
　十一、肺栓塞 …………………………………… 39
　十二、呼吸衰竭 ………………………………… 40

第二章　心血管科疾病 ……………………… 41
　一、原发性高血压 ……………………………… 41
　二、心律失常 …………………………………… 44
　三、冠心病 ……………………………………… 46
　四、心肌炎 ……………………………………… 49
　五、风湿性心脏病 ……………………………… 50
　六、心包炎 ……………………………………… 51
　七、肥厚型心肌病 ……………………………… 52
　八、心肌梗死 …………………………………… 53
　九、心力衰竭 …………………………………… 54

第三章　消化科疾病 ………………………… 56
　一、腹痛 ………………………………………… 56
　二、腹泻 ………………………………………… 57
　三、便秘 ………………………………………… 59
　四、黄疸 ………………………………………… 60
　五、消化道出血 ………………………………… 61
　六、食管炎 ……………………………………… 62
　七、急性胃炎 …………………………………… 63

八、慢性胃炎 ………………………… 64
九、胃食管反流病 …………………… 65
十、幽门螺杆菌感染 ………………… 66
十一、消化性溃疡 …………………… 68
十二、肠炎 …………………………… 68
十三、肠易激综合征 ………………… 70
十四、功能性胃肠病 ………………… 70
十五、溃疡性结肠炎 ………………… 71
十六、胆管炎 ………………………… 72
十七、胆囊结石 ……………………… 73
十八、胆囊炎 ………………………… 74
十九、脂肪肝 ………………………… 75
二十、急性胰腺炎 …………………… 76
二十一、胃癌 ………………………… 77
二十二、肝硬化 ……………………… 78

第四章　泌尿科疾病……………… **80**
一、尿路感染 ………………………… 80
二、尿道综合征 ……………………… 81
三、急进性肾小球肾炎 ……………… 81
四、急性感染后肾小球肾炎 ………… 82
五、急性间质性肾炎 ………………… 82
六、慢性肾小球肾炎 ………………… 83
七、慢性肾盂肾炎 …………………… 83
八、狼疮性肾炎 ……………………… 84
九、急性膀胱炎 ……………………… 85
十、急性肾盂肾炎 …………………… 86
十一、IgA 肾病 ……………………… 86
十二、肾病综合征 …………………… 87
十三、糖尿病肾病 …………………… 88
十四、急性肾损伤 …………………… 89
十五、慢性肾衰竭 …………………… 90

第五章　男科疾病………………… **91**
一、睾丸炎 …………………………… 91
二、附睾炎 …………………………… 92
三、龟头炎 …………………………… 93
四、前列腺炎 ………………………… 94
五、阴茎异常勃起 …………………… 95
六、阳痿 ……………………………… 96
七、早泄 ……………………………… 98
八、男性迟发性性腺功能减退症 …… 99

第六章　血液科疾病……………… **100**
一、缺铁性贫血 ……………………… 100
二、再生障碍性贫血 ………………… 101
三、溶血性贫血 ……………………… 102

四、急性淋巴细胞白血病 …………… 104
五、慢性淋巴细胞白血病 …………… 105
六、过敏性紫癜 ……………………… 106
七、特发性血小板减少性紫癜 ……… 107
八、血友病 …………………………… 108
九、嗜血细胞综合征 ………………… 110
十、败血症 …………………………… 110
十一、脓毒症 ………………………… 111

第七章　内分泌科、风湿免疫科疾病………**112**
一、低血糖症 ………………………… 112
二、糖尿病 …………………………… 112
三、亚急性甲状腺炎 ………………… 115
四、甲状腺功能亢进症 ……………… 115
五、甲状腺功能减退症 ……………… 116
六、原发性甲状旁腺功能亢进症 …… 117
七、甲状旁腺功能减退症 …………… 118
八、催乳素瘤 ………………………… 119
九、代谢综合征 ……………………… 120
十、慢性肾上腺皮质功能减退症 …… 120
十一、脂质代谢紊乱 ………………… 121
十二、低钾血症 ……………………… 122
十三、肥胖 …………………………… 123
十四、骨质疏松症 …………………… 123
十五、风湿性关节炎 ………………… 124
十六、类风湿关节炎 ………………… 125
十七、系统性红斑狼疮 ……………… 126
十八、痛风（高尿酸血症）………… 128
十九、尿崩症 ………………………… 129

第八章　神经科疾病……………… **131**
一、偏头痛 …………………………… 131
二、紧张性头痛 ……………………… 132
三、丛集性头痛 ……………………… 132
四、特发性面神经麻痹 ……………… 133
五、吉兰-巴雷综合征 ……………… 133
六、脑梗死 …………………………… 134
七、脑出血 …………………………… 134
八、短暂性脑缺血发作 ……………… 135
九、蛛网膜下隙出血 ………………… 136
十、化脓性脑膜脑炎 ………………… 136
十一、结核性脑膜炎 ………………… 137
十二、新型隐球菌性脑膜炎 ………… 138
十三、病毒性脑膜炎 ………………… 139
十四、多发性硬化 …………………… 139
十五、帕金森病 ……………………… 140
十六、癫痫 …………………………… 142

十七、阿尔茨海默病 ……………… 142
十八、血管性痴呆 ………………… 144
十九、重症肌无力 ………………… 145

第九章　精神心理科疾病 ……………… 146

一、创伤后应激障碍 ……………… 146
二、焦虑症 ………………………… 148
三、精神分裂症 …………………… 150
四、恐惧症 ………………………… 152
五、强迫症 ………………………… 152
六、神经衰弱 ……………………… 154
七、失眠症 ………………………… 155
八、双相情感障碍 ………………… 156
九、抑郁症 ………………………… 157
十、癔症 …………………………… 159
十一、躁狂症 ……………………… 160

第三篇　外科疾病 / 162

第一章　普通外科疾病 ……………… 162

一、破伤风 ………………………… 162
二、气性坏疽 ……………………… 163
三、颈部肿块 ……………………… 163
四、结节性甲状腺肿 ……………… 164
五、急性乳腺炎 …………………… 164
六、乳腺增生症 …………………… 165
七、乳头溢液 ……………………… 165
八、幽门梗阻 ……………………… 166
九、门静脉高压症 ………………… 167
十、急性腹膜炎 …………………… 168
十一、急性胰腺炎 ………………… 169
十二、慢性胰腺炎 ………………… 170
十三、腹股沟疝 …………………… 170
十四、股疝 ………………………… 171

第二章　骨科疾病 …………………… 171

一、骨折 …………………………… 171
二、颈椎病 ………………………… 172
三、急性腰扭伤 …………………… 173
四、慢性腰部劳损 ………………… 173
五、腰椎管狭窄症 ………………… 174
六、腰椎间盘突出症 ……………… 175
七、肩周炎 ………………………… 176
八、肱骨外上髁炎 ………………… 178
九、退行性髋关节炎 ……………… 178
十、髌骨软骨软化症 ……………… 179
十一、滑囊炎 ……………………… 180

十二、狭窄性腱鞘炎 ……………… 180
十三、胫骨结节骨软骨病 ………… 181
十四、急性血源性骨髓炎 ………… 181
十五、骨与关节结核 ……………… 182
十六、腕管综合征 ………………… 183
十七、肘管综合征 ………………… 184
十八、颈肩综合征 ………………… 185
十九、强直性脊柱炎 ……………… 186

第三章　肝胆外科疾病 ……………… 187

一、急性结石性胆囊炎 …………… 187
二、急性非结石性胆囊炎 ………… 188
三、慢性胆囊炎 …………………… 189
四、胆囊结石 ……………………… 190
五、肝外胆管结石 ………………… 190
六、肝内胆管结石 ………………… 191
七、急性梗阻性化脓性胆管炎 …… 191
八、胆道蛔虫病 …………………… 192
九、细菌性肝脓肿 ………………… 193

第四章　肛肠外科疾病 ……………… 194

一、肠梗阻 ………………………… 194
二、肠扭转 ………………………… 194
三、肠套叠 ………………………… 195
四、肛瘘 …………………………… 196
五、肛裂 …………………………… 196
六、肛周脓肿 ……………………… 197
七、痔 ……………………………… 198
八、急性阑尾炎 …………………… 199
九、慢性阑尾炎 …………………… 199

第五章　神经外科疾病 ……………… 200

一、头皮损伤 ……………………… 200
二、脑震荡 ………………………… 200
三、颅内血肿 ……………………… 201
四、脑出血 ………………………… 202
五、脑梗死 ………………………… 202
六、颅骨骨髓炎 …………………… 204
七、肋间神经痛 …………………… 204
八、周围神经损伤 ………………… 205

第六章　胸外科疾病 ………………… 205

一、创伤性气胸 …………………… 205
二、自发性气胸 …………………… 206
三、慢性脓胸 ……………………… 206
四、气管梗阻 ……………………… 207
五、食管裂孔疝 …………………… 208

六、纵隔囊肿 …………………… 208
七、胸腺瘤 ………………………… 208
八、胸腔积液 …………………… 209

第七章 心血管外科疾病 …………… 210
一、先天性心脏病 ……………… 210
二、动脉栓塞 …………………… 211
三、二尖瓣狭窄 ………………… 211
四、二尖瓣关闭不全 …………… 212
五、主动脉瓣狭窄 ……………… 213
六、主动脉瓣关闭不全 ………… 214
七、主动脉瘤 …………………… 214
八、心脏黏液瘤 ………………… 215
九、下肢动脉硬化闭塞症 ……… 215
十、下肢静脉炎 ………………… 216
十一、原发性下肢静脉曲张 …… 217
十二、深静脉血栓形成 ………… 217

第八章 泌尿外科疾病 ……………… 218
一、包皮过长和包茎 …………… 218
二、睾丸鞘膜积液 ……………… 218
三、隐睾 ………………………… 219
四、急性肾盂肾炎 ……………… 219
五、慢性肾盂肾炎 ……………… 221
六、急性细菌性前列腺炎 ……… 222
七、良性前列腺增生 …………… 223
八、膀胱炎 ……………………… 224
九、膀胱结石 …………………… 224
十、肾与输尿管结石 …………… 225
十一、肾损伤 …………………… 226
十二、肾结核 …………………… 227
十三、精索静脉曲张 …………… 227
十四、肾周围炎及肾周围脓肿 … 228

第九章 烧伤科疾病 ………………… 229
一、电烧伤 ……………………… 229
二、化学烧伤 …………………… 229
三、热烧伤 ……………………… 230
四、烧伤感染 …………………… 232
五、烧伤休克 …………………… 232

第四篇 肿瘤科疾病 / 234

第一章 头颈胸部肿瘤 ……………… 234
一、鼻咽癌 ……………………… 234
二、喉癌 ………………………… 235
三、舌癌 ………………………… 235

四、甲状腺癌 …………………… 236
五、肺癌 ………………………… 237
六、胶质瘤 ……………………… 239
七、脑膜瘤 ……………………… 239
八、乳腺癌 ……………………… 240

第二章 腹部和盆腔肿瘤 …………… 242
一、食管癌 ……………………… 242
二、胃癌 ………………………… 243
三、原发性肝癌 ………………… 244
四、胆系肿瘤 …………………… 244
五、胰腺癌 ……………………… 245
六、结直肠癌 …………………… 246
七、肾细胞癌 …………………… 247
八、膀胱癌 ……………………… 248
九、前列腺癌 …………………… 249
十、卵巢癌 ……………………… 251
十一、子宫颈癌 ………………… 252
十二、子宫内膜癌 ……………… 253
十三、绒毛膜上皮癌和恶性葡萄胎 … 254

第三章 骨、皮肤与软组织肿瘤 …… 255
一、骨巨细胞瘤 ………………… 255
二、骨肉瘤 ……………………… 256
三、软骨肉瘤 …………………… 256
四、尤文肉瘤 …………………… 257
五、恶性黑色素瘤 ……………… 258
六、皮肤癌 ……………………… 259

第五篇 妇产科疾病 / 260

第一章 妇科疾病 …………………… 260
一、原发性痛经 ………………… 260
二、功能失调性子宫出血 ……… 260
三、闭经 ………………………… 262
四、滴虫性阴道炎 ……………… 262
五、非特异性外阴炎 …………… 263
六、急性子宫颈炎 ……………… 263
七、慢性子宫颈炎 ……………… 264
八、盆腔炎 ……………………… 264
九、前庭大腺炎 ………………… 265
十、生殖道沙眼衣原体感染 …… 265
十一、生殖器疱疹 ……………… 266
十二、外阴鳞状上皮增生 ……… 267
十三、外阴阴道假丝酵母菌病 … 268
十四、外阴硬化性苔藓 ………… 268
十五、萎缩性阴道炎 …………… 269

十六、淋病 ···269
十七、子宫内膜异位症 ·····················270
十八、子宫腺肌病 ···························271
十九、子宫肌瘤 ·······························272
二十、子宫脱垂 ·······························272
二十一、子宫粘连 ···························273
二十二、多囊卵巢综合征 ·················274
二十三、葡萄胎 ·······························275

第二章　产科疾病 ·························276

一、妊娠剧吐 ···································276
二、妊娠期高血压 ···························277
三、妊娠期糖尿病 ···························278
四、不全流产 ···································279
五、感染性流产 ·······························279
六、先兆流产 ···································280
七、异位妊娠 ···································281
八、早产 ···282
九、妊娠急性脂肪肝 ·······················283
十、过期妊娠 ···································284
十一、胎膜早破 ·······························285
十二、胎盘早剥 ·······························286
十三、产后出血 ·······························287
十四、产褥感染 ·······························288
十五、羊水栓塞 ·······························289

第六篇　儿科疾病 / 291

第一章　新生儿疾病 ·····················291

一、新生儿窒息 ·······························291
二、新生儿黄疸 ·······························291
三、新生儿感染性肺炎 ·····················292
四、新生儿败血症 ···························293

第二章　小儿疾病 ·························294

一、百日咳 ·······································294
二、川崎病 ·······································294
三、风疹 ···295
四、麻疹 ···295
五、热性惊厥 ···································296
六、癫痫 ···296
七、水痘 ···297
八、脊髓灰质炎 ·······························297
九、猩红热 ·······································298
十、流行性腮腺炎 ···························299
十一、急性上呼吸道感染 ·················300
十二、细支气管炎 ···························300

十三、支气管肺炎 ···························301
十四、支气管哮喘 ···························301
十五、小儿腹痛 ·······························302
十六、小儿胃炎 ·······························303
十七、病毒性心肌炎 ·······················305
十八、急性肾小球肾炎 ·····················305
十九、过敏性紫癜 ···························306
二十、风湿热 ···································307
二十一、幼年特发性关节炎 ···············307
二十二、手足口病 ···························308
二十三、缺铁性贫血 ·······················309
二十四、儿童肥胖症 ·······················310
二十五、儿童糖尿病 ·······················310
二十六、锌缺乏症 ···························312
二十七、维生素 D 缺乏性佝偻病 ·······313
二十八、先天性甲状腺功能减退症 ·······314
二十九、注意缺陷障碍 ·····················314
三十、中枢性性早熟 ·······················316

第七篇　眼科疾病 / 317

第一章　感染性疾病 ·····················317

一、细菌性角膜炎 ···························317
二、病毒性角膜炎 ···························317
三、真菌性角膜炎 ···························318
四、急性结膜炎 ·······························318
五、慢性结膜炎 ·······························319
六、睑腺炎 ·······································319
七、睑缘炎 ·······································320
八、巩膜炎 ·······································321
九、虹膜睫状体炎 ···························321
十、急性视神经炎 ···························322
十一、沙眼 ·······································322
十二、慢性泪囊炎 ···························322
十三、眼内炎 ···································323

第二章　功能性疾病 ·····················324

一、玻璃体后脱离 ···························324
二、眼干燥症 ···································324
三、急性闭角型青光眼 ·····················325
四、睑板腺囊肿 ·······························326
五、近视 ···326
六、老年性白内障 ···························326
七、泪道狭窄或阻塞 ·······················327
八、慢性闭角型青光眼 ·····················327
九、原发性开角型青光眼 ·················327
十、老年性黄斑变性 ·······················328

十一、青光眼睫状体炎综合征 ············ 328
十二、缺血性视神经病变 ············ 329
十三、视盘水肿 ············ 329
十四、糖尿病性视网膜病变 ············ 330

第八篇　耳鼻喉科疾病 / 331

第一章　耳疾病 ············ 331

一、急性外耳道炎 ············ 331
二、大疱性鼓膜炎 ············ 331
三、耳郭化脓性软骨膜炎 ············ 332
四、耳鸣 ············ 332
五、分泌性中耳炎 ············ 333
六、Hunt 综合征 ············ 334
七、急性化脓性中耳炎 ············ 335
八、慢性化脓性中耳炎 ············ 335
九、良性阵发性位置性眩晕 ············ 336
十、梅尼埃病 ············ 336
十一、迷路炎 ············ 337
十二、突发性耳聋 ············ 338
十三、外耳道胆脂瘤 ············ 338
十四、外耳道异物 ············ 338
十五、外耳血肿 ············ 339
十六、外伤性鼓膜穿孔 ············ 339

第二章　鼻疾病 ············ 340

一、鼻出血 ············ 340
二、鼻骨骨折 ············ 340
三、鼻疖 ············ 341
四、鼻前庭炎 ············ 341
五、鼻腔异物 ············ 342
六、变应性鼻炎 ············ 342
七、急性鼻窦炎 ············ 343
八、急性鼻炎 ············ 343
九、慢性单纯性鼻炎 ············ 344
十、萎缩性鼻炎 ············ 344

第三章　咽喉疾病 ············ 345

一、急性咽炎 ············ 345
二、过敏性咽炎 ············ 345
三、慢性咽炎 ············ 346
四、急性扁桃体炎 ············ 346
五、慢性扁桃体炎 ············ 347
六、喉痉挛 ············ 347
七、急性单纯性喉炎 ············ 348
八、声带麻痹 ············ 348

第九篇　口腔科疾病 / 349

第一章　感染性疾病 ············ 349

一、口角炎 ············ 349
二、接触性口炎 ············ 349
三、光化性唇炎 ············ 350
四、慢性唇炎 ············ 350
五、口腔单纯疱疹 ············ 351
六、口腔念珠菌病 ············ 351
七、扁平苔藓 ············ 352
八、创伤性溃疡 ············ 353
九、慢性牙周炎 ············ 353
十、急性根尖周炎 ············ 354
十一、智齿冠周炎 ············ 354
十二、牙髓炎 ············ 355

第二章　功能性疾病 ············ 356

一、复发性口腔溃疡 ············ 356
二、口腔白斑 ············ 357
三、口腔异味 ············ 357
四、龋病 ············ 358
五、牙本质过敏 ············ 358
六、牙周－牙髓联合病变 ············ 359
七、牙龈病 ············ 359
八、牙龈退缩 ············ 360
九、牙周病 ············ 360
十、颞下颌关节紊乱病 ············ 360

第三章　损伤性疾病 ············ 362

一、创伤性血疱 ············ 362
二、地图舌 ············ 362
三、牙外伤 ············ 363
四、牙龈出血 ············ 363

第十篇　皮肤与性病科疾病 / 365

第一章　皮肤病 ············ 365

一、白癜风 ············ 365
二、斑秃 ············ 365
三、传染性软疣 ············ 366
四、带状疱疹 ············ 366
五、丹毒 ············ 367
六、冻疮 ············ 368
七、多形性日光疹 ············ 369
八、痱子 ············ 369

九、鸡眼和胼胝 …………………… 370
十、甲真菌病 ……………………… 370
十一、接触性皮炎 ………………… 371
十二、结节性痒疹 ………………… 372
十三、疥疮 ………………………… 372
十四、酒渣鼻 ……………………… 373
十五、毛囊炎、疖及痈 …………… 374
十六、玫瑰糠疹 …………………… 374
十七、脓疱疮 ……………………… 375
十八、日晒伤 ……………………… 376
十九、瘙痒症 ……………………… 376
二十、神经性皮炎 ………………… 377
二十一、湿疹 ……………………… 377
二十二、手癣、足癣 ……………… 378
二十三、体癣、股癣 ……………… 379
二十四、头癣 ……………………… 379
二十五、寻常痤疮 ………………… 380
二十六、荨麻疹 …………………… 380
二十七、药物疹 …………………… 381
二十八、银屑病 …………………… 382
二十九、疣 ………………………… 383
三十、脂溢性皮炎 ………………… 383

第二章　性病 ………………………… 384
一、尖锐湿疣 ……………………… 384
二、软下疳 ………………………… 385
三、生殖道沙眼衣原体感染 ……… 385
四、生殖器疱疹 …………………… 386
五、性病性淋巴肉芽肿 …………… 387

第十一篇　传染病科疾病 / 388

第一章　细菌性疾病 ………………… 388
一、霍乱 …………………………… 388
二、流行性脑脊髓膜炎 …………… 389
三、猫抓病 ………………………… 390
四、伤寒 …………………………… 390
五、炭疽 …………………………… 391
六、细菌性痢疾 …………………… 392

第二章　病毒性疾病 ………………… 393
一、埃博拉出血热 ………………… 393
二、病毒性肝炎 …………………… 393
三、严重急性呼吸综合征 ………… 397
四、登革热 ………………………… 398
五、风疹 …………………………… 398
六、H_7N_9 亚型禽流感 …………… 399

七、甲型 H_1N_1 流感 …………… 400
八、巨细胞病毒感染 ……………… 401
九、狂犬病 ………………………… 402
十、流行性感冒 …………………… 402
十一、流行性腮腺炎 ……………… 403
十二、肾综合征出血热 …………… 404
十三、水痘－带状疱疹 …………… 405

第三章　寄生虫性疾病 ……………… 406
一、阿米巴病 ……………………… 406
二、钩虫病 ………………………… 406
三、蛔虫病 ………………………… 407
四、蓝氏贾第鞭毛虫病 …………… 408
五、蛲虫病 ………………………… 408
六、疟疾 …………………………… 409
七、丝虫病 ………………………… 409
八、绦虫病 ………………………… 410
九、血吸虫病 ……………………… 411
十、阴道毛滴虫病 ………………… 412

第十二篇　中医科疾病 / 413

一、便血 …………………………… 413
二、病毒性心肌炎 ………………… 413
三、不寐 …………………………… 415
四、癫痫 …………………………… 416
五、反胃 …………………………… 417
六、肺痨 …………………………… 418
七、肝硬化 ………………………… 419
八、感冒 …………………………… 421
九、高尿酸血症 …………………… 423
十、高血压 ………………………… 425
十一、高脂血症 …………………… 426
十二、咯血 ………………………… 427
十三、功能失调性子宫出血 ……… 428
十四、霍乱 ………………………… 430
十五、急性肝炎 …………………… 431
十六、咳嗽 ………………………… 433
十七、痢疾 ………………………… 434
十八、慢性肝炎 …………………… 436
十九、慢性肾炎 …………………… 437
二十、慢性胃炎 …………………… 438
二十一、慢性支气管炎 …………… 439
二十二、呕吐 ……………………… 441
二十三、贫血 ……………………… 442
二十四、水肿 ……………………… 444
二十五、吐血 ……………………… 446
二十六、胃病 ……………………… 447

二十七、消化性溃疡 ……………… 448
二十八、心悸 …………………………… 450
二十九、眩晕 …………………………… 451
三十、血尿 ……………………………… 452
三十一、阳痿 …………………………… 454
三十二、遗精 …………………………… 455
三十三、抑郁症 ………………………… 456
三十四、早泄 …………………………… 457
三十五、中风 …………………………… 459
三十六、甲状腺炎 ……………………… 462
三十七、前列腺炎 ……………………… 463
三十八、前列腺结节状增生 …………… 464
三十九、湿疹 …………………………… 466
四十、痛风 ……………………………… 467
四十一、系统性红斑狼疮 ……………… 469
四十二、哮喘 …………………………… 470
四十三、闭经 …………………………… 473
四十四、更年期综合征 ………………… 475
四十五、慢性盆腔炎 …………………… 476
四十六、乳腺炎 ………………………… 478
四十七、乳腺增生 ……………………… 479
四十八、痛经 …………………………… 480
四十九、滑胎 …………………………… 482
五十、阴道炎 …………………………… 483
五十一、月经不调 ……………………… 484
五十二、阴挺 …………………………… 488
五十三、精神发育迟滞 ………………… 489
五十四、麻疹 …………………………… 491
五十五、尿频 …………………………… 493
五十六、水痘 …………………………… 495

五十七、小儿抽动症 …………………… 496
五十八、小儿发热 ……………………… 497
五十九、小儿咳嗽 ……………………… 499
六十、小儿哮喘 ………………………… 502
六十一、泄泻 …………………………… 505
六十二、厌食 …………………………… 507
六十三、遗尿 …………………………… 508
六十四、痄腮 …………………………… 510
六十五、紫癜 …………………………… 511
六十六、大骨节病 ……………………… 513
六十七、单纯性肥胖 …………………… 514
六十八、慢性咽炎 ……………………… 516

附录 / 518

附录一　药物不良反应与合理用药 ………… 518
一、药物不良反应 ……………………… 518
二、合理用药 …………………………… 519

附录二　常用实验室检查正常参考值 ……… 526
一、血常规检查 ………………………… 526
二、尿液检查 …………………………… 527
三、粪便检查 …………………………… 528
四、体液检查 …………………………… 528
五、生物化学检查 ……………………… 528
六、内分泌激素检查 …………………… 530
七、免疫学检查 ………………………… 530
八、肿瘤标志物检查 …………………… 531
九、分子生物学检测 …………………… 532
十、电泳分析 …………………………… 532

第一篇　急诊科与重症医学科疾病

第一章　常见疾病与症状

一、鼻出血

（一）概述

鼻出血是临床常见的症状之一，可由鼻部疾病引起，也可由全身疾病所致。鼻出血多为单侧，少数情况下可出现双侧鼻出血；出血量多少不一，轻者仅为涕中带血，重者可引起失血性休克，反复鼻出血可导致贫血。

出血部位多数发生于鼻中隔前下部的易出血区，有时可见喷射性或搏动性小动脉出血，少年儿童、青年人鼻出血多发生于此区。中老年人的鼻出血，常常与高血压和动脉硬化有关，出血部位多见于鼻腔后部，位于下鼻甲后端附近的吴氏鼻–鼻咽静脉丛及鼻中隔后部的动脉。此部位出血一般较为凶猛，不易止血，出血常迅速流入咽部，从口中吐出。局部疾患引起的鼻出血多发生于一侧鼻腔；而全身疾病引起者，可能两侧鼻腔交替或同时出血。

（二）诊断与治疗

【诊断要点】

1. 详细询问病史及出血情况：确认出血源于鼻腔或相邻组织，排除咯血和呕血。

2. 确定出血部位：结合前鼻镜、鼻内镜和（或）CT、MRI 检查，判断出血部位。

3. 血常规检查：对于出血量较大及怀疑为血液病的患者必不可少。对应用抗凝药物及怀疑凝血功能异常的患者，需要检查出凝血功能。

4. 估计出血量：评估患者当前循环系统状况，有无出血性休克，必要时尚需与相关科室会诊。根据每次出血情况及发作次数，患者的血压、脉搏，一般情况及实验室检查来综合判断出血量。失血量达 500ml 时，可出现头晕、口渴、乏力、面色苍白等症状；失血量达 500～1000ml 时可出现出汗、血压下降、脉速而无力；若收缩压低于 80mmHg，则提示血容量已损失约 1/4。

5. 排查全身性疾患。

【治疗原则】 鼻出血属于急症，治疗时应首先维持生命体征，尽可能迅速止血，并对因治疗。

1. 一般处理：首先对紧张、恐惧的患者和家属进行安慰，使之镇静，以免患者因精神因素引起血压升高，使出血加剧，并及时测血压、脉搏，必要时予以补液，维持生命体征平稳。

2. 寻找出血点：根据具体情况，进行鼻腔局部和全身检查。检查鼻腔时清除鼻腔内凝血块，应用 1% 麻黄素及地卡因充分收缩并麻醉鼻黏膜，尽可能找到出血部位，以便准确止血。如有条件，最好是在鼻内镜下寻找出血点，并实施止血治疗。

3. 鼻腔止血方法：根据出血的轻重缓急、出血部位、出血量及病因，选择不同的止血方法。如指压法、局部止血药物、前鼻孔填塞术、后鼻孔填塞术等。

（三）药物处方

【处方①】 对于较轻的鼻腔前段出血区域，可应用棉片浸以 1% 麻黄素、1‰ 肾上腺素、3% 过氧化氢溶液或凝血酶，紧塞鼻腔数分钟至数小时，以达到止血目的。

【处方②】 全身治疗，可应用卡络磺钠 80mg 静脉滴注。

（杨娈娈　陈卫丰　彭程）

二、咯血

（一）概述

咯血是指喉部以下的呼吸器官（即气管、支气管或肺组织）出血，并经咳嗽动作从口腔排出的过程。咯血不仅可由呼吸系统疾病引起，也可由循环系统疾病、外伤以及其他系统疾病或全身性因素引起。

（二）诊断与治疗

【诊断要点】

1. 伴有发热，多见于肺结核、肺炎、肺脓肿、肺出血型钩端螺旋体病、流行性出血热、支气管癌等。

2. 伴胸痛，常见于大叶性肺炎、肺栓塞、肺结核、支气管癌等。

3. 伴呛咳，可见于支气管癌、支原体肺炎等。

4. 伴皮肤黏膜出血，可见于血液病（如白血病、血小板减少性紫癜）、钩端螺旋体病、流行性出血热等。

5. 伴黄疸，多见于钩端螺旋体病、大叶性肺炎、肺梗死等。

6. 应与口腔、咽、鼻出血、呕血相鉴别。

【治疗原则】　明确病因，积极止血，防止窒息。

【一般治疗】

1. 持续大咯血患者取患侧卧位，根据血氧饱和度、神志以及潮气量决定是否需要气管插管，对于呼吸衰竭、不能咳出气道内血液的患者，应当及早应用大口径气管插管。

2. 大咯血患者或发生大咯血危险者，立即给予氧疗、建立静脉通路及配血。

3. 收缩血管治疗。

4. 血管扩张剂多与血管收缩剂同用。

5. 请胸外科会诊，必要时支气管镜镜下止血。

6. 支气管动脉造影，必要时行栓塞治疗。

7. 凝血机制异常的患者给予新鲜冰冻血浆，血小板减少者予输注新鲜血小板。

（三）药物处方

【处方①】　垂体后叶注射液，大咯血时 5～10U 静脉注射，继之每分钟 0.1～0.4U 持续泵入。

注意事项　用药后如出现面色苍白、出汗、心悸、胸闷、腹痛、过敏性休克等，应立即停药。

【处方②】　酚妥拉明，可先静脉注射 5～10mg，继之 10～20mg 加入 250～500ml 液体中，静脉滴注。

【处方③】　硝酸甘油 10～100μg/（kg·min）持续微量泵入。

【处方④】　卡络磺钠氯化钠注射液，每次 80mg，静脉滴注，每日 1 次。

注意事项

1. 个别患者出现恶心、眩晕及注射部位红、痛。

2. 注意排除结核，必要时专科隔离治疗。

3. 早发现、早治疗。

4. 勇于尝试各种方法。

（王烈明　胡敦重　吴江　杨婆婆）

三、呕血

（一）概述

呕血是指患者呕吐血液，由于上消化道（食管、胃、十二指肠、胃空肠吻合术后的空肠、胰腺、胆道）急性出血所致，但也可见于某些全身性疾病。

（二）诊断与治疗

【诊断要点】

1. 确定是否为呕血应注意排除口腔、鼻咽部出血和咯血。

2. 呕血的诱因是否有饮食不节、大量饮酒、毒物或特殊药物摄入史。

3. 呕血的颜色可帮助推测出血的部位和速度，如食管病变出血或出血量大、出血速度快者多为鲜红或暗红色，胃内病变或出血量小、出血速度慢者多呈咖啡色样。

4. 呕血量可作为估计出血量的参考，但由于部分血液可较长时间滞留在胃肠道，故应结合全身表现估计出血量。

5. 患者的一般情况如有否口渴、头晕，立位时有否心悸、心率变化，有否晕厥等。

6. 过去是否有慢性上腹部疼痛、反酸、胃灼热和长期药物摄入史，并注意药名、剂量及反应等。若有心悸、出汗等症状以及卧位变坐位、嗳气等消化不良病史，应询问是否有肝病。

【治疗原则】　大多数情况下，首先要找到出血部位，然后局部止血。

【一般治疗】

1. 保持安静及呼吸道通畅。

2. 查血常规，出、凝血时间，肝功能，血型等，并备血。

3. 建立静脉通道并保证通畅。

4. 置鼻饲管如抽出液有血用冰冷生理氯化钠溶液洗胃，至洗出液转清亮为止。

5. 输新鲜同型血。

6. 必要时行三腔两囊管止血。

（三）药物处方

【处方①】　输新鲜同型血，10～20ml/kg。

注意事项　必要时可增加输入量，输血前应迅速正确地判断出血量。

【处方②】　羟乙基淀粉 130/0.4 氯化钠注射液，500ml，静脉滴注。

注意事项　参见"低血容量性休克"处方①。

【处方③】　注射用奥美拉唑钠，40mg，临用前将瓶中的内容物溶于 100ml 0.9%氯化钠注射液或 100ml 5%葡萄糖注射液中，本品溶解后静脉滴注时间应在 20～30 分钟或更长。

注意事项

1. 本品抑制胃酸分泌的作用强，时间长，故应用本品时不宜同时再服用其他抗酸剂或抑酸剂。为防止抑酸过度，一般对于消化性溃疡等疾病，不建议大剂量长期应用（佐林格－埃利森综合征患者除外）。

2. 因本品能显著升高胃内 pH，可能影响许多药物的吸收。

3. 肾功能受损者不须调整剂量；肝功能受损者慎用，根据需要酌情减量。

4. 治疗胃溃疡时应排除胃癌后才能使用本品，以免延误诊断和治疗。

【处方④】　卡络磺钠氯化钠注射液，每次 80mg，静脉滴注，每日 1 次。

注意事项　个别患者出现恶心、眩晕及注射部位红、痛。

【处方⑤】　凝血酶冻干粉，2000U，用适当的缓冲液或生理氯化钠溶液或牛奶（温度不超过 37℃ 为宜）溶解凝血酶，使成 50～500U/ml 的溶液，口服或灌注，每次用量 2000～20000U，严重出血者可增加用量，每 1～6 小时一次。

注意事项

1. 严禁注射。如误入血管可导致血栓形成、局部坏死，危及生命。

2. 必须直接与创面接触，才能起止血作用。

3. 应新鲜配制使用。

4. 尽快完成凝血等系统性检查，明确出血原因。

（王烈明　胡敦重　吴江　杨娑娑）

四、便血

（一）概述

血液从肛门排出，粪便颜色呈鲜红、暗红或柏油样（黑便），均称为便血。

（二）诊断与治疗

【诊断要点】　便血多见于下消化道出血，特别是结肠与直肠病变的出血，但亦可见于上消化道出血。便血的颜色取决于消化道出血的部位、出血量与血液在胃肠道停留的时间。便血伴有皮肤、黏膜或其他器官出血现象者，多见于血液系统疾病及其他全身性疾病，如白血病、弥散性血管内凝血等。

【治疗原则】　大多数情况下，首先要找到出血部位，然后局部止血。

（三）药物处方

【处方①】　凝血酶冻干粉，2000U，用适当的缓冲液、生理氯化钠溶液或牛奶（温度不超过 37℃ 为宜）溶解凝血酶，使成 50～500U/ml 的溶液，口服或灌注，每次用量 2000～20000U，严重出血者可增加用量，每 1～6 小时一次。

注意事项

1. 严禁注射。如误入血管可导致血栓形成、局部坏死，危及生命。

2. 必须直接与创面接触，才能起止血作用。

3. 应新鲜配制使用。

【处方②】　注射用尖吻蝮蛇血凝酶，1U，单次静脉注射给药。每 1U 用 1ml 注射用水溶解，静脉注射。

注意事项

1. 缺乏血小板或某些凝血因子时，宜在补充血小板和缺乏的凝血因子或输注新鲜血液的基础上应用本品。

2. 本品溶解后应当日用完。

3. 动脉、大静脉受损的出血，必须及时外科手术处理。

4. 使用期间应注意观察患者的出、凝血时间。

5. 请勿重复给药。

（王烈明　胡敦重　吴江　杨娑娑）

五、急性头痛

（一）概述

急性头痛是临床常见的症状，通常将局限于头颅上半部（包括眉弓、耳轮上缘和枕外隆突连线以上部位）的疼痛统称头痛。

头痛主要是由于颅内、外痛敏结构内的痛觉感受器受到刺激，经痛觉传导通路传导到达大脑皮质而引起。机械、化学、生物刺激和体内生化改变作用于颅内、外的痛敏结构均可引起头痛。

（二）诊断与治疗

【诊断要点】

1. 头痛病因繁多，神经痛、颅内感染、颅内占位病变、脑血管疾病、颅外头面部疾病以及全身疾病（如急性感染、中毒等）均可导致头痛。

2. 急性头痛常见于发热、急性脑膜炎、蛛网膜下隙出血等。

3. 青光眼所致头痛多位于眼球周围或眶上部，颅内感染所致头痛呈全头部胀痛，偏头痛患者头痛可为一侧性。

4. 诊断时注意伴随症状及体征。

5. 有选择地采用实验室或影像学检查以进一步明确造成头痛的病因及病变性质。

【治疗原则】　明确病因，控制症状。

（三）药物处方

【处方①】　盐酸曲马多缓释片，口服每次 50～100mg，必要时可重复给药，每日剂量不超过 0.4g，连续用药不超过 48 小时。

注意事项

1. 对阿片类药物依赖、有头部损伤、休克、不明原因的神志模糊、呼吸中枢及呼吸功能异常、颅内压增高的患者应用本品应特别小心。

2. 对阿片类药物敏感的患者慎用本品。

3. 长期使用本品，应注意耐药性或药物依赖性的形成，疗程不应超过治疗需要，并不适合用作阿片类药物依赖患者的替代药物，对有药物滥用和依赖倾向的患者，应在医生严格指导下短期使用。

4. 常用量情况下，本品也会有可能影响患者的驾驶和机械操作的反应能力。

5. 如用量超过规定剂量或与中枢神经镇静剂合用，可能会出现呼吸抑制。

6. 轻、中度肝肾功能受损的患者使用时，因其半衰期延长，用药间隔要适当延长。

7. 患有心脏疾病的患者酌情使用。

8. 在治疗剂量下出现癫痫发作，当使用超过推荐剂量上限（400mg）的盐酸曲马多时，有产生惊厥的危险性。另外，在服用其他药物使癫痫发作的阈值下降时，使用盐酸曲马多可使患者发生癫痫的危险增加。

9. 对于有癫痫病史或容易发作的患者仅在特殊情况下使用。

【处方②】　去痛片，为复方制剂，其组分为：每片含氨基比林 150mg、非那西丁 150mg、咖啡因 50mg、苯巴比妥 15mg。需要时口服 1～2 片，每日 1～3 次。

注意事项

1. 本品长期服用可导致肾脏损害，严重者可致肾乳头坏死或尿毒症,所以不宜长久使用,以免发生中性粒细胞缺乏,用药超过1周要定期检查血常规。

2. 氨基比林在胃酸下与食物发生作用,可形成致癌性亚硝基化合物,特别是亚硝胺,因此有潜在的致癌性。

3. 长期服用可造成依赖性,并产生耐受。

4. 对各种创伤性剧痛和内脏平滑肌绞痛无效。

【处方③】 盐酸布桂嗪注射液,肌内注射每次50～100mg,每日1～2次。

注意事项

1. 本品为国家特殊管理的麻醉药品,必须严格遵守国家对麻醉药品的管理规定。

2. 使用该药一次处方量应不超过3日用量。

3. 积极去除病因,针对病因治疗。

4. 注意镇痛药物成瘾性。

（王烈明　胡敦重　吴江　杨婆婆）

六、急性发热

(一)概述

临床上急性发热性疾病(腋窝体温37.4～38℃为低热,38.1～39℃为中热,39.1～41℃为高热,41℃以上为超高热)常见,且不少为高热,绝大多数为急性感染及传染病。其他为过敏反应、结缔组织疾病、血液病、组织坏死和血液分解产物的吸收、物理化学因素、恶性肿瘤。

(二)诊断与治疗

【诊断要点】 急诊常用实验室检查、影像检查、温度测试,必要时进行特殊检查(如骨髓穿刺术、病理等)诊断。

【治疗原则】 明确病因,针对病因治疗是基本原则,对于不能明确病因的发热则遵循对症治疗,待病情平稳后进一步全身检查。

【一般治疗】

1. 基本治疗

(1)发热患者应受到足够重视,有病原学依据的抗感染治疗。

(2)密切监测生命体征变化。

(3)气道呼吸支持。

(4)建立静脉通路,纠正电解质紊乱及低血压状态。

(5)对症处置。

2. 支持治疗:物理降温包括温水擦浴、温湿敷、乙醇擦浴、冰敷、冷盐水灌肠等。

3. 特殊方法:包括冰水浴、冰水洗胃、冰水腹膜灌洗、体外循环等。

(三)药物处方

【处方①】 注射用赖氨匹林,每次0.9～1.8g,每日2次。

注意事项

1. 年老体弱或体温达40℃以上者应严格掌握给药剂量,以免出汗过多引起虚脱。

2. 严重肝功能损害、低凝血酶原血症、维生素K缺乏、血小板减少者等均需避免应用本品,手术前一周也应停用。

3. 本品不宜与其他非甾体抗炎药合用。

【处方②】 对乙酰氨基酚片,每次0.3～0.6g,每日4次,不超过每日2g。

注意事项

1. 避免与其他非甾体抗炎药,包括选择性环氧合酶-2(COX-2)抑制剂合并用药。

2. 根据控制症状的需要,在最短治疗时间内使用最低有效剂量,可以使不良反应降到最低。

3. 在使用所有非甾体抗炎药治疗过程中的任何时候,都可能出现胃肠道出血、溃疡和穿孔的不良反应,其风险可能是致命的。这些不良反应可能伴有或不伴有警示症状,也可能伴有胃肠道不良反应史或严重的胃肠事件病史。既往有胃肠道病史(溃疡性大肠炎、克罗恩病)的患者应谨慎使用非甾体抗炎药,以免使病情恶化。当患者服用该药发生胃肠道出血或溃疡时,应停药。老年患者使用非甾体抗炎药出现不良反应的频率增加,尤其是胃肠道出血和穿孔,其风险可能是致命的。

4. 有高血压和(或)心力衰竭(如液体潴留和水肿)病史的患者应慎用。

5. 非甾体抗炎药(NSAID)包括本品可能引起致命的、严重的皮肤不良反应,例如剥脱性皮炎、史-约综合征和中毒性表皮坏死松解症(TEN),这些严重事件可在没有征兆的情况下出现。应告知患者严重皮肤反应的症状和体征,在第一次出现皮肤皮疹或过敏反应的其他征象时,应停用本品。

6. 本品为对症治疗药,用于解热连续应用不得超过3天,用于止痛不得超过5天,症状未缓解请咨询医师或药师。

【处方③】 吲哚美辛栓,每次6.25～12.5mg,每日不超过3次;直肠给药,成人每次50～100mg,间隔4～6小时可重复给药,24小时不超过0.2g。

注意事项 除同处方②1～5外,其他注意事项如下。

1. 和所有NSAID一样,本品可导致新发高血压或使已有的高血压症状加重,其中的任何一种都可导致心血管事件的发生率增加。服用噻嗪类或髓袢利尿剂的患者服用NSAID时,可能会影响这些药物的疗效。高血压患者应慎用NSAID,包括本品。在开始本品治疗和整个治疗过程中应密切监测血压。

2. 对诊断的干扰:本品因对血小板聚集有抑制作用,可使出血时间延长,停药后,此作用可持续一天。用药期间血尿素氮及血肌酐含量也常增高。

3. 用药期间应定期随访检查:①血常规及肝、肾功能;②长期用药者应定期进行眼科检查,本品能导致角膜沉着及视网膜改变(包括黄斑病变),如有视物模糊,应立即做眼科检查。

（王烈明　胡敦重　吴江　杨婆婆）

七、中暑

（一）概述

中暑是指因高温引起的人体体温调节功能失调，体内热量过度积蓄，从而引发神经器官受损。

（二）诊断与治疗

【诊断要点】

1. 根据患者所处高温气象条件及体温升高、肌痉挛或晕厥等主要临床表现，排除其他类似疾病，可诊断为中暑。

2. 中暑先兆是指在高温环境一定时间后出现头晕、头痛、口渴、多汗、全身疲乏、心悸、注意力不集中、动作不协调等症状，体温正常或略有升高。

3. 中暑分级标准

（1）轻症中暑　除中暑先兆的症状加重外，出现面色潮红、大量出汗、脉搏快速等表现，体温升高至38.5℃以上。

（2）重症中暑　重症中暑可分为热射病、热痉挛和热衰竭三型，也可出现混合型。热射病（包括日射病）或中暑性高热的特点是在高温环境中突然发病，体温高达40℃以上，疾病早期大量出汗，继之"无汗"，可伴有皮肤干热及不同程度的意识障碍等；热痉挛主要表现为明显的肌痉挛，伴有收缩痛，好发于活动较多的四肢肌肉及腹肌等，尤其是腓肠肌，常呈对称性，时而发作，时而缓解，患者意识清，体温一般正常；热衰竭起病迅速，主要临床表现为头晕、头痛、多汗、口渴、恶心、呕吐，继而皮肤湿冷、血压下降、心律失常、轻度脱水，体温稍高或正常。

【治疗原则】

1. 遇到高温天气，一旦出现大汗淋漓、神志恍惚时，要注意降温。

2. 当在高温下发生昏迷时，应立即将昏迷人员转移到通风阴凉处，冷水反复擦拭皮肤，随后要持续监测体温变化，若高温持续应马上送至医院进行治疗。

【一般治疗】

1. 患者应迅速转移到阴凉通风处休息，饮用凉盐水等饮料以补充盐和水分的丧失。有周围循环衰竭者应静脉补给生理氯化钠溶液、葡萄糖溶液和氯化钾。热射病患者预后严重，死亡率高，幸存者可能留下永久性脑损伤，故需积极抢救。

2. 体外降温：迅速降低深部体温，脱去患者衣服，吹送凉风并喷以凉水或以凉湿床单包裹全身。以冰水浸泡治疗已不再推荐，因发生低血压和寒战的并发症较多。但如其他方法无法降温时，亦可考虑此方法，但此时需要监测深部体温，一旦低于38.5℃时需停止冰水降温，以防体温过低。

3. 体内降温：体外降温无效者，用冰盐水进行胃或直肠灌洗，也可用无菌生理氯化钠溶液进行腹膜腔灌洗或血液透析，或将自体血液体外冷却后回输体内降温。

4. 药物降温：氯丙嗪有调节体温中枢、扩张血管、松弛肌肉和降低氧耗的作用，患者出现寒战时可应用氯丙嗪静脉输注，并同时监测血压。

5. 对症治疗：昏迷患者容易发生肺部感染和压疮，需加强护理；提供必需的热量和营养物质以促使患者恢复，保持呼吸道畅通，给予吸氧；积极纠正水、电解质紊乱，维持酸碱平衡；补液速度不宜过快，以免促发心力衰竭，发生心力衰竭予以快速效应的洋地黄制剂；应用升压药纠正休克；甘露醇脱水防治脑水肿。激素对治疗肺水肿、脑水肿等有一定疗效，但剂量过大易并发感染，应针对各种并发症采取相应的治疗措施。

（三）药物处方

【处方①】 藿香正气口服液，5～10ml，口服，每日1～2次。

注意事项

1. 忌烟、酒及辛辣、生冷、油腻食物，饮食宜清淡。

2. 不宜在服药期间同时服用滋补性中药。

3. 有高血压、心脏病、肝病、糖尿病、肾病等慢性病严重者应在医师指导下服用。

4. 儿童、孕妇、哺乳期妇女、年老体弱者应在医师指导下服用。

5. 吐泻严重者应及时去医院就诊。

6. 服药3天症状无缓解，应去医院就诊。

7. 本品过敏者禁用，过敏体质者慎用。

【处方②】 十滴水，5ml，一次2～5ml，口服，儿童酌减。

【处方③】 人丹，口服或含服，一次0.1～0.2g（约9～18丸）。

（王烈明　胡敦重　吴江　杨婆婆）

八、电击伤

（一）概述

电击伤是人体与电流接触后造成的组织损伤和功能障碍，由不慎触电或雷击导致。一般电压为24V的电流比较安全；电击伤通常是由220V的民用电或380V的工业用电造成的，高压电、雷电较少。

电击伤的临床表现是多系统损伤，除皮肤外，心、肺、血管、中枢神经、肌肉及骨骼亦常受累及。主要表现为局部的电灼伤和全身的电休克，可导致呼吸麻痹和心跳停止。

（二）诊断与治疗

【诊断要点】

1. 不安全电流接触病史。

2. 电击伤轻症患者感觉头晕、心悸、恶心、面色苍白、冷汗、震颤、呼吸暂停（假死状态）、休克、血管壁损伤、心室纤颤，心电图可见有心肌受损表现，电击局部可出现点状或大片状严重烧伤，受伤肢体出现暂时性瘫痪，在电流通过的途径中肘、腋、膝、股等屈面可出现"跳跃式"伤口，受伤肢体可出现暂时瘫痪，极少数人可出现精神障碍、失明、耳聋，严重者可出现强烈的肌肉痉挛、呼吸和心跳停止、迅速死亡，常伴有脑外伤、腹部外伤、骨折，而高压电击伤及雷击伤后果严重，常可迅速死亡。

3. 电流通过人体有"入口"和"出口"，常呈椭圆形，一般限于导电体接触的部位，但实际破坏较深，可达肌肉、骨骼或内脏，以入口处更严重，外观局部黄褐色或焦黄色，严重者组织完全炭化、凝固，边缘整齐，干燥，早期疼痛较轻，水肿不明显，但在 24～48 小时后，周围组织出现炎症反应和明显水肿。

4. 患者触电后，常有短暂性昏迷（电性昏迷），占 20%～50%，意识多能恢复。若头部有击伤区，除短暂的昏迷外还可出现神志恍惚、兴奋，CT 检查可发现有局部脑水肿，继之脑软化，发生在非功能区时无定位症状出现，经治疗后可恢复，脑部可无后遗表现。

5. 临床检验示血红蛋白尿及肌红蛋白尿。

6. 电火花或电弧可使衣服燃烧，热力烧伤面积较大。

【治疗原则】　电击伤会导致深部组织坏死、供氧障碍，应特别警惕厌氧菌感染，局部应暴露，过氧化氢溶液冲洗、湿敷。需要注射破伤风抗毒素或破伤风人免疫球蛋白。

【一般治疗】

1. 现场急救：立即切断电源，或用不导电的物体拨离电源，呼吸、心搏骤停者进行心肺复苏，复苏后还应注意心电监护。

2. 液体复苏：补液量不能根据其表面烧伤面积计算，对深部组织损伤应充分估计。

3. 清创时应注意切开减张，包括筋膜切开减压。

（三）药物处方

【处方①】　尼可刹米注射液，0.375g，即刻肌内注射。

注意事项

1. 仅适用于呼吸困难者，若无呼吸可行人工呼吸或气管插管。

2. 作用时间短暂，应视病情间隔给药。

【处方②】　盐酸洛贝林注射液，3mg，即刻肌内注射。

注意事项　剂量较大时，能引起心动过速、传导阻滞、呼吸抑制甚至惊厥。

【处方③】　5%碳酸氢钠注射液，每次 100～250ml。

注意事项　主要针对合并酸中毒者治疗中使用。

【处方④】　破伤风人免疫球蛋白，用法：供臀部肌内注射，不需做皮试，不得用作静脉注射。用量：预防剂量，儿童、成人一次用量 250 IU，创面严重或创面污染严重者可加倍；参考治疗剂量，3000～6000 IU，尽快用完，可多点注射。

注意事项

1. 应用本品做被动免疫的同时，可使用吸附破伤风疫苗进行自动免疫，但注射部位和用具应分开。

2. 本品为人血液制品，尽管经过筛检及病毒灭活处理，仍不能完全排除含有病毒等未知病原体引起血源性疾病传播的可能。

3. 电击伤早期全身应用较大剂量的抗生素（可选青霉素）。

（王烈明　胡敦重　吴江　杨娑娑）

九、常见动物咬伤

（一）概述

大多数咬伤是由人们熟悉的动物（包括宠物）引起，虽然伤势一般比较轻微，但有时确实可以引起严重创伤、面部损伤和情感问题。这类动物咬伤有伤口或伤痕，并沾染了致病微生物，可能继发感染。一般咬伤继发感染的病菌是金黄色葡萄球菌、溶血性链球菌、大肠埃希菌、拟杆菌、破伤风梭菌等，严重的是狂犬病病毒，由患狂犬病的犬、猫或狼等咬伤或抓伤带入人体组织。

（二）诊断与治疗

【诊断要点】

1. 询问病史

（1）咬人的动物种类、饲养或野生、是否曾注射狂犬病疫苗、有无异常攻击行为等。

（2）咬伤后就医处理的间隔时间。

（3）患者健康状况，包括有无糖尿病、慢性肝脏或肺脏疾病、脾脏切除或免疫功能不全等。

（4）过敏史。

（5）破伤风免疫状态等。

2. 物理学检查

（1）伤口深度及咬伤程度。

（2）神经、肌腱功能。

（3）血管受损程度。

（4）是否伤及关节等。

3. 实验室检查

（1）细菌培养　若怀疑感染应做厌氧菌及嗜氧菌培养。

（2）X 线检查　是否有骨折、外来异物。

【治疗原则】

1. 患者保持冷静，尽量少活动，以免毒素扩散。

2. 关于暴露后伤口处理，根据不同伤口类型进行相应处理：Ⅰ类伤口，抚养或喂养动物，被舔触无损伤皮肤，如果病史可靠，不需治疗；Ⅱ类伤口，轻度咬伤无防护皮肤，无出血性轻微刮伤或擦伤、舔触破损皮肤，立即接种狂犬病疫苗；Ⅲ类伤口，单一或多处贯通皮肤性咬伤或擦伤，黏膜被唾液污染（如舔触），立即注射抗狂犬病免疫球蛋白和疫苗。

3. 不要用口直接对着伤口吸吮，不要直接包扎伤口。

【一般治疗】

1. 被动物咬伤或抓伤后，应就地及时正确处理伤口，即用 20%的肥皂水或 0.1%的新洁尔灭彻底清洗咬伤局部，反复用纯净水冲洗伤口，再用 3%的碘伏消毒，进行必要的清创。较深的伤口需用 3%过氧化氢冲洗，必要时稍扩大伤口，不予缝合，以利引流。虽然局部处理愈早愈好，但即使延迟了 1～2 天甚至 3～4 天也不应忽视局部处理。如果伤口已结痂，也应将痂去掉按上法处理。

2. 伤口不做Ⅰ期缝合，不包扎，不涂抹软膏，不用粉剂，以利于伤口排毒。应立即到当地疾病控制中心就诊，注射狂犬病疫苗或高效免疫血清。出现局部或全身反应，也要在对症治疗的同时继续注射不应中止。

3. 已被污染的伤口应同时使用破伤风抗毒素和其他抗感染处理，但不可与抗狂犬病免疫球蛋白、血清以及狂犬疫苗在同一部位注射。

（三）药物处方

【处方①】 破伤风人免疫球蛋白，用法及用量同"电击伤"处方④。

【处方②】 人用狂犬病疫苗，用法及用量如下。

（1）本疫苗在使用前应充分摇匀。

（2）于上臂三角肌肌内注射，幼儿可在大腿前外侧区肌内注射。

（3）暴露后免疫程序：一般咬伤者于 0 天（即第一天，当天）、3 天（第四天，以下类推）、7 天、14 天、28 天各注射本疫苗 1 剂，共 5 针，儿童用量相同。

对有下列情形之一的患者建议首剂狂犬病疫苗剂量加倍给予：①注射疫苗前 1 个月内注射过免疫球蛋白或抗血清者；②先天性或获得性免疫缺陷者；③接受免疫抑制剂（包括抗疟疾药物）治疗的患者；④老年人及患慢性病者；⑤于暴露后 48 小时或更长时间后才注射狂犬病疫苗的人员。用法：抗狂犬病血清按 40 IU/kg 给予，或狂犬患者免疫球蛋白按 20 IU/kg 给予，将尽可能多的马抗狂犬病血清或人抗狂犬病免疫球蛋白做咬伤局部浸润注射，剩余部分肌内注射。

（4）暴露前免疫程序：按 0 天、7 天、28 天接种，共接种 3 针。

注意事项

1. 疫苗有异物或疫苗瓶有裂纹、标签不清者，均不得使用。

2. 忌饮酒、浓茶等刺激性食物及剧烈运动等。

3. 禁止臀部注射。

4. 严禁冻结。

5. 做好被咬伤部位外科处理。

6. 无论何种动物都应尽早注射破伤风及狂犬病疫苗。

7. 无论被哪种动物咬伤，都必须在 24 小时之内接种狂犬病疫苗。对重度咬伤者，特别是儿童，必须同时使用人狂犬病免疫球蛋白或狂犬病血清。

8. 养宠物犬的人，家中应该常备一些急救物品，如消毒用的 75%乙醇、碘伏等。

【处方③】 清创术前可给予抗生素预防感染治疗，以青霉素类抗生素为主。

注意事项 使用前需进行皮试。

【处方④】 应及时以 20%肥皂水或 0.1%苯扎溴铵（新洁而灭）或其他季铵类药物彻底清洗，以去除残留于伤口的病毒。

注意事项

1. 此与疫苗接种和被动免疫具同等重要性，不可忽视。

2. 因肥皂水可中和季铵类的作用，故两者不可合用。

3. 冲洗后涂以 75%乙醇或 2%～3%碘伏，伤口不宜缝合。

（王烈明 胡敦重 吴江 杨婆婆）

十、冻伤

（一）概述

冻伤是由于寒冷、潮湿作用引起的人体局部或全身损伤。轻时可造成皮肤一过性损伤，重时可致永久性功能障碍，严重时可危及生命，需紧急抢救。冻伤是人体遭受低温侵袭所引起的损伤。

冻伤分两种：一种是非冻结性冻伤，由 0～10℃的低温、潮湿所引起，如冻疮、战壕足、浸渍足等；另一种是冻结性冻伤，由 0℃以下的低温所造成，分为局部冻伤和全身冻伤。

（二）诊断与治疗

【诊断要点】

1. 非冻结性冻伤：初冬或早春季节，接触低温、潮湿的环境，往往不易察觉，有皮肤红肿，温暖时刺痒或刺痛，可伴随水疱、渗液或糜烂。

2. 全身冻伤：患者长时间处于严寒环境中，寒战、皮肤冰凉、苍白或发绀，有时面部和周围组织有水肿，全身麻木，肢体僵硬，进一步可出现神志不清、昏迷、肌肉强直、瞳孔对光反射迟钝或消失、心动过缓、心律不齐、血压降低或测不到，可出现心房和心室纤颤，呼吸慢而浅，严重时心跳停止，偶尔可见微弱呼吸。

3. 局部冻伤：多发生在暴露的部位，如手指、足趾、耳郭、鼻尖，初起时局部感觉冰冷、刺痛，进而麻木、感觉丧失、皮肤苍白，以后转为潮红、青紫，局部肿胀、僵硬、冻结。临床分以下三度。

（1）Ⅰ度冻伤：损害皮肤表层，局部红肿、发痒、刺痛或麻木，1 周后表皮脱落，不留瘢痕。

（2）Ⅱ度冻伤：损害到皮肤真皮层，局部疼痛明显，但触觉迟钝，红肿、水疱，2～3 周后脱痂形成肉芽创面，留有瘢痕。

（3）Ⅲ度冻伤：伤及全层皮肤及皮下，创面由苍白变为黑褐色，知觉消失，周围红肿、疼痛、血性水疱，如无感染，脱痂形成肉芽创面，留有短痕；但这类冻伤容易发生严重感染，愈合后可致功能障碍或残皮。

4. 观察冻伤局部皮肤、组织的血运情况，必要时行 B 超等相关检查查看血运情况。

5. 结合相关病史，与深度烫伤、火烧伤相鉴别。

【治疗原则】 迅速脱离寒冷环境，防止继续受冻。尽快复温，恢复血液循环。对症治疗，预防并发症。

【一般治疗】

1. 早期治疗：包括用衣物或用温热的手覆盖受冻的部位或其他身体表面使之保持适当温度，以维持足够的血液供给。需要快速水浴复温，水浴温度应为 37～43℃，适用于各种冻伤。除非有禁忌，止痛剂应在快速解冻时服用，以便止痛。当皮肤红润柔滑时，表明完全解冻。禁忌用冰块擦拭冻僵的肢体、干热或缓慢复温，这可进一步损伤组织。对受伤部位的任何摩擦都是禁止的。

2. 支持疗法：包括卧床休息、高蛋白（高热量）饮食、保护伤口以及避免创伤。对于伴有冻伤的低体温患者，最重要的是肢体复温以前先完成液体复苏和恢复核心体温，以预防突然出现的低血压和休克。

3. 手术治疗：冻伤的手术处理，尽量减少伤残，最大限度保留尚有存活能力的肢体功能。

（三）药物处方

【处方①】　冻疮膏，局部外用，用温水洗净疮面后，轻轻揩干，取本品适量涂于患处，并加轻揉，每日数次。

注意事项

1. 用药部位如有烧灼感、红肿等情况应立即停药，并将局部药物洗净。

2. 避免接触眼睛和其他黏膜（如口、鼻等）。

3. 不得用于皮肤破溃处。

4. 小儿和老年人应避免大面积使用。

5. 对本品过敏者禁用，过敏体质者慎用。

【处方②】　三金冻疮酊，外用，涂擦患处，每日3～4次，每次适量，或遵医嘱。

注意事项　本品为外用，切忌内服。

【处方③】　冻疮未溃膏，贴患处。

注意事项

1. 本品为外用药。

2. 孕妇慎用。

3. 青光眼、前列腺肥大患者应在医师指导下使用。

4. 冻疮有血性水疱、破溃者不宜使用。

5. 局部用药后，周围有红肿、皮疹者停用。

6. 对本品过敏者禁用，过敏体质者慎用。

7. 冻伤恢复过程可能长达数月。

（王烈明　胡敦重　吴江　杨婆婆）

十一、烧烫伤

（一）概述

烧烫伤是生活中常见的意外伤害，沸水、热粥、高温固体（金属）、热油、热蒸汽等导致的烧烫伤常见，此外强酸、强碱、触电等也会造成烧烫伤。对某些烧烫伤，如果处理及时，就不会导致不良的后果。烧烫伤的严重程度主要根据烧烫伤的部位、面积大小和烧烫伤的深浅度来判断。

（二）诊断与治疗

【诊断要点】

1. 烧烫伤病史。

2. 烧烫伤造成局部组织损伤，轻者损伤皮肤，出现肿胀、水疱、疼痛；重者皮肤烧焦，呼吸道烧伤，甚至血管、神经、肌腱等同时受损，烧伤引起的剧痛和皮肤渗出等因素可导致休克。

3. 烧烫伤面积判断：不规则或小面积烧伤，用患者本人手掌粗算，五指并拢后单掌的掌面面积，约等于患者体表面积的1%。新九分法为：头颈部1×9%（发部3%、面部3%、颈部3%），双上肢2×9%（双手5%、双小臂6%、双大臂7%），躯干3×9%（腹侧13%、背侧13%、会阴部1%），双下肢5×9%+1×1%（双臀5%、双足7%、双小腿13%、双大腿21%），总计为100%。

4. 烧伤休克判断：干渴、烦躁不安、尿少、脉快而细、血压下降、四肢厥冷、发绀、苍白、呼吸增快等。

5. 烧烫伤程度分类

（1）一度烧烫伤　仅伤及表皮，局部红肿、干燥、有灼痛感，无水疱，3～5天愈合，不留瘢痕。

（2）浅二度烧伤　伤及真皮浅层，水疱大、壁薄，创面肿胀发红，局部感觉过敏，依赖残存的生发层细胞和皮肤附件，可较快地进行修复，2周可愈合，不留瘢痕。

（3）深二度烧烫伤　伤及真皮，可达深层，水疱较小，皮温稍低，创面呈浅红或红白相间，可见网状栓塞血管，局部感觉迟钝，依赖残留的皮肤附件形成上皮岛而逐渐上皮化，多有不同程度的瘢痕产生。

（4）三度烧烫伤　伤及全层皮肤，甚至达皮下脂肪、肌肉、骨骼和内脏，创面无水疱、蜡白或焦黄，可见树枝状栓塞血管，皮温低，局部感觉消失，由于皮肤及其附件全部被毁，创面失去自我修复的上皮细胞来源，无论何种方法治疗，愈后会有瘢痕遗留。

6. 烧烫伤原因不同诊断要点也不一样。酸烧伤后，表层蛋白凝固变性，色深且质地硬，容易估计偏深；碱烧伤时，由于组织脱水和脂肪皂化作用，组织损伤进一步加深，如不反复观察核实，容易估计偏浅；电烧伤常常偏深；低热长时间烧烫伤，可能外观上仅表现为水疱型二度烧烫伤，但常深达深筋膜以下。烧烫伤的诊断是逐步进行的，烧烫伤早期只能做出初步诊断，在临床诊治过程中还需动态观察，最后待创面愈合后，依据愈合时间及方式做出最终诊断。

【治疗原则】　发生烧烫伤后，应用自来水冲洗，冲洗越早越好，可持续10～20分钟。当遇到各种化学烧伤，伤及眼睛、食管等处时，在现场要及时用大量清水冲洗，以免使组织受到严重的腐蚀烧伤，导致眼睛失明或致食管形成瘢痕。

【一般治疗】

1. 一度烧烫伤：应立即将伤口处浸在凉水中进行"冷却治疗"，这种"冷却治疗"有降温、减轻余热损伤、减轻肿胀、止痛、防止起疱等作用，如有冰块，把冰块敷于伤口处效果更佳。"冷却"30分钟左右就能完全止痛，随后用鸡蛋清、万花油或烫伤膏涂于烫伤部位，这样只需3～5天便可自愈。应当注意，这种"冷却治疗"在烧烫伤后要立即进行，如过了5分钟后才浸泡在冷水中，则只能起止痛作用，不能保证不起水疱，因为这5分钟内烧烫的余热还继续损伤肌肤。如果烧烫伤部位不是手或足，不能将伤处浸泡在水中进行"冷却治疗"，则可将受伤部位用毛巾包好，再在毛巾上浇水，用冰块敷效果可能更佳。如果穿着衣服或鞋袜部位被烫伤，千万不要急忙脱去被烫部位的鞋袜或衣裤，否则会使表皮随同鞋袜、衣裤一起脱落，这样不但痛苦，而且容易感染，迁延病程。最好的方法就是马上用食醋（食醋有收敛、散痛、消肿、杀菌、止痛作用）或冷水隔着衣裤或鞋袜浇到伤处及周围，然后再脱去鞋袜或衣裤，这样可以防止表皮被揭掉，发生水肿和感染，同时又能止痛。接着，再将伤处进行"冷却治疗"，最后涂抹鸡蛋清、万花油或烫伤膏便可。

2. 二度烧烫伤：患者经"冷却治疗"一定时间后，仍疼痛难受，伤处长起水疱时，不要弄破，需迅速到医院治疗。

3. 三度烧烫伤：患者应立即用清洁的被单或衣服简单包扎，避免污染和再次损伤，创伤面不要涂擦药物，保持清洁，迅速送医院治疗。

（三）药物处方

【处方①】 当归10g、生地10g、紫草10g、川军10g、冰片5g、蜂蜡5g，用200g香油（或花生油）煎熬，取出药物，投入冰片蜂蜡，用此方熬制的药膏涂抹烫伤处，每天数次。

注意事项

1. 有水疱的不要刺破水疱。

2. 预防感染早期应用抗生素。

3. 此法治疗，伤口愈合快，愈后瘢痕形成率低。

【处方②】 烫伤膏，用生理氯化钠溶液清理创面，涂敷本品或将本品涂于消毒纱布上，敷盖创面，用消毒纱布包扎，每日换药一次。

注意事项

1. 对由烧烫伤创面引起全身性发病者需在医师指导下使用。

2. 伤口有感染可能要早期应用抗生素。

【处方③】 破伤风人免疫球蛋白，用法及用量同"电击伤"处方④。

注意事项

1. 应用本品做被动免疫的同时，可使用吸附破伤风疫苗进行自动免疫，但注射部位和用具应分开。

2. 本品为人血液制品，尽管经过筛检及病毒灭活处理，仍不能完全排斥含有病毒等未知病原体引起血源性疾病传播的可能。

3. 对麻油和蜂蜜或对本品过敏者禁用，对外用酒精过敏者和过敏体质者慎用或不用。

4. 对于病情严重可能影响或危及生命时，应及时去医院就诊，在医生指导下使用。

（王烈明 胡敦重 吴江 杨婆婆）

十二、晕厥

（一）概述

晕厥是大脑一时性缺血、缺氧引起的短暂的意识丧失，为临床常见的综合征，具有一定的致残率和致死率。

对晕厥患者不可忽视，应及时救治。晕厥有一定的发病率，甚至在正常人也可能出现。由于发作多呈间断性，存在多种潜在病因。

（二）诊断与治疗

【诊断要点】

1. 详细了解患者病史、仔细体检（包括测量血压）和心电图检查是诊断晕厥及判断其发生原因的三个基本要素。

2. 晕厥表现为突然发生的肌肉无力，姿势性肌张力丧失，不能直立及意识丧失。

3. 实验室和器械检查。

【治疗原则】 尽快作出诊断，并给予积极治疗。

【一般治疗】

1. 晕厥患者治疗的主要目的应包括预防晕厥再发和相关的损伤，降低晕厥致死率，提高患者生活质量。大多数晕厥呈自限性，为良性过程。但在处理一名晕倒的患者时，医师应首先想到需急诊抢救的情况，如脑出血、大量内出血、心肌梗死、心律失常等。老年人不明原因晕厥即使检查未发现异常也应怀疑完全性心脏阻滞和心动过速。发现晕厥患者后应置头低位（卧位时使头下垂，坐位时将头置于两腿之间）保证脑部血供，解松衣扣，头转向一侧避免舌阻塞气道。向面部喷少量清水和额头上置湿凉毛巾刺激可以帮助清醒。注意保暖，不喂食物。清醒后不马上站起，待全身无力好转后逐渐起立行走。老年人晕厥发作有时危险不在于原发疾病，而在于晕倒后的头外伤和肢体骨折。

2. 对于神经介导性晕厥，应以预防为主，对患者的教育是最基本手段。患者都应认识有可能诱发晕厥的行为如饥饿、炎热、排尿等并尽可能避免，还应了解晕厥发作的先兆症状并学会避免意识丧失的方法，在出现晕厥前状态时立即平躺和避免可能致伤的活动；另外，注意对可能诱发晕厥的原发病（如引起咳嗽的疾病）的治疗。

3. 直立性低血压患者的治疗应包括血容量不足时的补液和停用或减量产生低血压的药物。

4. 心源性晕厥的治疗首先应针对病因，如心肌缺血、电解质紊乱等。缓慢性心律失常多需要安装起搏器。药物可选用麻黄素、阿托品、异丙肾上腺素等提高心室率。一部分患者的心律失常可能由药物如钙阻滞剂、治疗快速性心律失常时用的膜活性药等引起，应停用，若无好转也应安装起搏器。心动过速主要采用药物或电复律。室上性心动过速药物治疗效果不清，可选用导管射频消融术。

5. 脑源性晕厥和精神疾病所致晕厥可由专科医师协助治疗。低血糖、贫血等可按常规处理。

（三）药物处方

【处方①】 10%葡萄糖注射液，500ml，即刻静脉滴注。

注意事项

1. 周期性瘫痪、低钾血症患者慎用。

2. 应激状态或应用糖皮质激素时诱发高糖血症应慎用。水肿，心、肾功能不全，肝硬化腹腔积液者，易致水潴留，应控制输液量，心功能不全者尤需控制滴速。

3. 糖尿病患者禁用。

【处方②】谷维素片，每次 20～30mg，口服，每日 3 次。

（王烈明　胡敦重　吴江　杨婆婆）

十三、低血容量性休克

（一）概述

低血容量性休克是体内或血管内大量丢失血液、血浆或体液，或液体蓄积于第三间隙，引起有效血容量急剧减少所致的血压降低和微循环障碍。由大血管破裂或脏器出血引起的称失血性休克；各种损伤或大手术后同时具有失血及血浆丢失而发生的称损伤性休克。如严重腹泻、剧烈呕吐、大量排尿或广泛烧伤时大量丢失水、电解质或血浆；食管静脉曲张破裂、胃肠道溃疡、妇产科疾病引起大量内出血；肌肉挫伤、骨折、肝脾破裂引起的创伤性休克及大面积烧伤所致的血浆外渗均属低血容量性休克。失血后是否发生休克不仅取决于失血量，还取决于失血速度，休克往往是在快速、大量（超过总血量 30%～35%）失血而又得不到及时补充的情况下发生的。

典型临床表现为皮肤苍白、冰凉、湿冷（常常有花斑）、心动过速（或严重心动过缓）、呼吸急促，外周静脉不充盈，颈静脉搏动减弱，尿量减少，神志改变，血压下降等。

（二）诊断与治疗

【诊断要点】

1. 继发于体内外急性大量失血或体液丢失或有液体（水）严重摄入不足史。

2. 有头晕、出冷汗、肢端湿冷、口渴、兴奋、烦躁不安症状，进而出现表情淡漠、神志模糊，严重者出现晕厥，甚至昏迷。

3. 表浅静脉萎陷，肤色苍白至发绀，呼吸急促。

4. 脉搏细速，皮肤湿冷，体温下降。

5. 收缩压低于 80～90mmHg（1mmHg=7.5kPa），或高血压者血压下降 20% 以上，脉压在 20mmHg 以下，毛细血管充盈时间延长，尿量减少（每小时尿量少于 30ml），甚至无尿。

6. 中心静脉压和肺动脉楔压测定可用于监测休克程度。低血容量性休克的主要表现为中心静脉压降低、回心血量减少、心排血量下降所造成的低血压；经神经内分泌机制引起的外周血管收缩、血管阻力增加和心率加快；由微循环障碍造成的各种组织器官功能不全和病变。

【治疗原则】

1. 迅速补充血容量。

2. 应用升压药物。

3. 病因治疗，即迅速查明疾病原因、制止继续出血或失液。

【一般治疗】

1. 急救措施

（1）严密观察，防止失血。

（2）因意外事故而导致大量失血　对于休克患者，一定要注意，在用担架抬往救治处时，患者的头部应靠近后面的抬担架者，这样便于对休克者随时密切观察，以应对病情恶化。在将患者送往医院的途中，患者头部的朝向应与载其的交通工具（救护车、飞机等）前进的方向相反，以免由于加速作用导致患者脑部进一步失血。如休克者是大月份孕妇，应让她取左侧卧位，否则胎儿以及巨大的子宫会压迫血管，致回心血量减少，加重休克。

2. 失血性休克的治疗：在程序上，首先要保证气道通畅和止血有效。气道通畅是通气和给氧的基本条件，应予以切实保证。对有严重休克和循环衰竭的患者，还应该进行气管插管，给予机械通气。止血是制止休克发生和发展的重要措施。压迫止血是可行的有效应急措施，止血带应用也十分有效。应该尽快地建立起两根静脉输液通道。

3. 大量快速补液：随着输液通道的建立，立即给予大量快速补液。对严重休克，应该迅速输入 1～2L 的等渗平衡盐溶液，随后最好补充经交叉配合的血液。为了救命，可以输同型或 O 型的浓缩红细胞。特别是在应用平衡盐溶液后，在恢复血容量中，尚不能满足复苏的要求时，应输浓缩红细胞，使血红蛋白达到 100g/L 以上。但对出血不止的情况，按上述方法补液输血是欠妥的，因为大力进行液体复苏，会冲掉血管中的血栓，增加失血，降低存活率。因此，特别是在医院前急救中，使用高张盐溶液达到快速扩容的做法尚有争议。

4. 大量失血的治疗：在针对大量失血进行复苏之后，即在为补偿失血而给予输血之外，还应该再补给一定量的晶体液和胶体液，以便适应体液分离之需。

（三）药物处方

【处方①】 羟乙基淀粉 130/0.4 氯化钠注射液，500ml，静脉滴注。

注意事项

1. 初始的 10～20ml，应缓慢输入，并密切观察患者（防止可能发生的过敏样反应）。

2. 每日剂量及输注速度应根据患者失血量、血流动力学参数的维持或恢复及稀释效果确定。没有心血管或肺功能危险的患者使用胶体扩容剂时，血细胞比容应不低于 30%。

3. 每日最大剂量按体重 50ml/kg。

4. 根据患者的需要，本品在数日内可持续使用，治疗持续时间取决于低血容量持续的时间和程度、血流动力学参数和稀释效果。

5. 避免使用过量引起液体负荷过重，特别是心功能不全和严重肾功能不全的患者，液体负荷过重的危险性增加，应调整剂量。

6. 为防止重度脱水，使用本品前应先给予晶体溶液。

7. 严重肝脏疾病或严重凝血功能紊乱的患者应慎用，如严重血管性血友病的患者。

8. 应补充充足的液体，定期监测肾功能和液体平衡。

9. 应密切监测血清电解质水平。

10. 应避免与其他药物混合。

【处方②】盐酸多巴胺注射液,成人常用量,静脉注射,开始时每分钟按体重 1～5 μg/kg,10 分钟内以每分钟 1～4 μg/kg 速度递增,以达到最大疗效。

注意事项

1. 应用多巴胺治疗前必须先纠正低血容量。

2. 在滴注前必须稀释,稀释液的浓度取决于剂量及个体需要的液量,若不需要扩容,可用 0.8mg/ml 溶液,如有液体潴留,可用 1.6～3.2mg/ml 溶液。中、小剂量对周围血管阻力无作用,用于处理低心排血量引起的低血压;较大剂量则用于提高周围血管阻力以纠正低血压。

3. 选用粗大的静脉做静脉注射或静脉滴注,以防药液外溢及产生组织坏死;如确已发生液体外溢,可用 5～10mg 酚妥拉明稀释溶液在注射部位做浸润。

4. 静脉滴注时应控制每分钟滴速,滴注的速度和时间需根据血压、心率、尿量、外周血管灌流情况、异位搏动出现与否而定,可能时应做心排血量测定。

5. 休克纠正时即减慢滴速。

6. 遇有血管过度收缩引起舒张压不成比例升高和脉压减小、尿量减少、心率增快或出现心律失常,滴速必须减慢或暂停滴注。

7. 如在滴注多巴胺时血压继续下降或经调整剂量仍持续低血压,应停用多巴胺,改用更强的血管收缩药。

8. 突然停药可产生严重低血压,故停用时应逐渐递减。

【处方③】盐酸肾上腺素注射液,每次 1～2mg,必要时可重复给药。

注意事项 高血压、器质性心脏病、冠状动脉疾病、糖尿病、甲状腺功能亢进症、洋地黄中毒、外伤性休克、心源性哮喘等患者禁用。

(王烈明 胡敦重 吴江 杨娑娑)

十四、感染性休克

(一)概述

严重感染特别是革兰阴性菌(如大肠埃希菌、克雷伯菌、肠杆菌、假单胞菌、不动杆菌、脑膜炎球菌等)感染常可引起感染性休克,革兰阳性菌(如葡萄球菌、链球菌、肺炎链球菌、梭状芽孢杆菌等)也可引起休克,某些病毒性疾病(如流行性出血热)病程中也易发生休克。感染性休克亦称脓毒性休克,是指由微生物及其毒素等产物所引起的脓毒病综合征伴休克。本病多见于医院内感染患者,老年人、婴幼儿、分娩妇女、大手术后体力恢复较差者容易发生。

(二)诊断与治疗

【诊断要点】

1. 相关病史。

2. 除少数高排低阻型休克(暖休克)病例外,多数患者有交感神经兴奋症状,患者神志尚清,但烦躁、焦虑、紧张,面色、皮肤苍白,口唇甲床轻度发绀,肢端湿冷;可有恶心、呕吐、尿量减少。心率增快,呼吸深而快,血压尚正常或偏低、脉压小;眼底和甲微循环检查可见动脉痉挛;随着休克发展,患者烦躁或意识不清,呼吸浅速,心音低钝,脉搏细速,按压稍重即消失。

3. 多脏器功能衰竭,表现如下。

(1)急性肾衰竭。

(2)急性心功能不全。

(3)急性肺功能衰竭。

(4)脑功能障碍。

(5)胃肠道功能紊乱。

(6)肝衰竭引起肝性脑病、黄疸等。

4. 实验室检查

(1)血常规 白细胞增多,在 $15×10^9/L～30×10^9/L$ 之间;中性粒细胞增多,伴核左移现象;血细胞压积和血红蛋白增高,血液浓缩;并发 DIC 时,血小板进行性减少。

(2)病原学检查 在抗菌药物治疗前常规进行血(或其他体液、渗出物)和脓液培养(包括厌氧菌培养),分离得致病菌后做药敏试验。鲎溶解物试验(LLT)有助于内毒素检测。

(3)尿常规和肾功能检查 发生肾衰竭时,尿比重由初期的偏高转为低而固定(1.010 左右)。血尿素氮和肌酐值升高,尿/血肌酐之比<20。尿渗透压降低,肾衰指数>1。Na^+ 排泄分数>1%。

(4)酸碱平衡检查 二氧化碳结合力(CO_2-CP)为临床常测参数,但在呼吸衰竭和混合性酸中毒时,必须同时做血气分析,测定血 pH、动脉血 $PaCO_2$、标准 HCO_3^- 和实际 HCO_3^-、缓冲碱与碱剩余等。尿 pH 测定简单易行。

(5)血清电解质测定 休克病血钠多偏低,血钾高低不一,取决于肾功能状态。

(6)血清同工酶测定 谷丙氨基转移酶(GPT)、肌酸激酶(CK)、乳酸脱氢酶(LDH)的测定,可反映肝、心等脏器损害情况。

(7)血液流变学和有关弥散性血管内凝血(DIC)的检查。

【治疗原则】

1. 明确病因,控制感染。

2. 采取措施,对抗休克。

3. 增强机体抵抗力。

【一般治疗】

1. 病因治疗:明确病因,选用合适的抗生素或组合(在病原菌未明确前,可根据原发病灶、临床表现,推测最可能的致病菌,选用强力、抗菌谱广的抗生素进行治疗,在分离患病菌后,宜按药物试验结果选用药物,首次给药剂量宜较大,由静脉滴入或缓慢推注,且为了更好地控制感染,宜联合用药,二联即可),积极控制感染;在有效抗生素治疗下,可考虑短期应用肾上腺皮质激素减轻毒血症;及时处理原发感染灶和迁徙性病灶。

2. 抗休克治疗：通过补充血容量、纠正酸中毒、应用血管活性药物、维护重要脏器的功能等措施进行抗休克治疗。

3. 全身支持治疗：以提高机体的抗病能力。

（三）药物处方

【处方①】 羟乙基淀粉 130/0.4 氯化钠注射液，500ml，静脉滴注。

【处方②】 盐酸多巴胺注射液。成人常用量：静脉注射，开始时每分钟按体重 1～5μg/kg，10 分钟内以每分钟 1～4μg/kg 速度递增，以达到最大疗效。

【处方③】 盐酸肾上腺素注射液，每次 1～2mg，必要时可重复给药。

注意事项

1. 高血压、器质性心脏病、冠状动脉疾病、糖尿病、甲状腺功能亢进症、洋地黄中毒、外伤性休克、心源性哮喘等患者禁用。

2. 尽早追踪病原学依据，针对性抗感染治疗。

3. 维持内环境稳定。

4. 急性炎症期以降低炎症水平为主，积极去除感染因素。

（王烈明 胡敦重 吴江 杨娑娑）

十五、过敏性休克

（一）概述

过敏性休克是外界某些抗原性物质进入已致敏的机体后，通过免疫机制在短时间内发生的一种强烈的多脏器累及的综合征。过敏性休克的表现和程度，依机体反应性、抗原进入量及途径等有很大差别，通常都突然发生且很剧烈，若不及时处理，常可危及生命。

（二）诊断与治疗

【诊断要点】过敏性休克有两大特点：一是有休克表现，即血压急剧下降到 80/50mmHg 以下，患者出现意识障碍；二是在休克出现之前或同时，常有一些与过敏相关的症状。具体如下。

（1）皮肤黏膜表现 往往是过敏性休克最早且最常出现的征兆，包括皮肤潮红、瘙痒，继而出现广泛的荨麻疹和（或）血管神经性水肿，还可出现喷嚏、水样鼻涕、音哑甚至影响呼吸。

（2）呼吸道阻塞症状 是本病最多见的表现，也是最主要的死因。由于气道水肿、分泌物增加，加上喉和（或）支气管痉挛，患者可出现喉头堵塞感、胸闷、气急、喘鸣、憋气、发绀，导致因窒息死亡。

（3）循环衰竭表现 患者最初心悸、出汗、面色苍白、脉速而弱；继而发展为肢冷、发绀、血压迅速下降，脉搏消失，甚至测不到血压，导致心跳停止。少数原有冠状动脉硬化的患者可并发心肌梗死。

（4）意识方面的改变 往往先出现恐惧感、烦躁不安、

头晕；随着脑缺氧和脑水肿加剧，可发生意识不清或完全丧失；还可发生抽搐、肢体强直等。

（5）其他症状 比较常见的有刺激性咳嗽，连续打喷嚏、恶心、呕吐、腹痛、腹泻，最后可出现大、小便失禁。

【治疗原则】 去除过敏原接触，积极抗过敏，对症治疗。

（三）药物处方

【处方①】 盐酸肾上腺素注射液，1～2mg/次，必要时可重复给药。

注意事项

1. 减缓过敏原吸收，可在注射或受蜇局部以 0.005% 肾上腺素封闭注射。

2. 一般经过 1～2 次肾上腺素注射，多数患者休克症状在半小时内均可逐渐恢复，但若休克持续不见好转，应属严重病例，可及早静脉注射地塞米松、琥珀酸氢化可的松或酌情选用一批药效较持久、副作用较小的抗休克药物如去甲肾上腺素、间羟胺（间羟胺）等，同时给予血管活性药物，并及时补充血容量。

【处方②】 地塞米松磷酸钠注射液，5～20mg，肌内或静脉注射，必要时可重复给药。

注意事项

1. 结核病、急性细菌性或病毒性感染患者应用时，必须给予适当的抗感染治疗。

2. 长期服药后，停药前应逐渐减量。

3. 糖尿病、骨质疏松症、肝硬化、肾功能不良、甲状腺功能低下症患者慎用。

4. 积极抗过敏抗休克。

5. 明确过敏原，杜绝再次接触过敏原。

6. 抗过敏及其对症处理常用的是氯苯那敏（扑尔敏）或异丙嗪，但由于处于过敏休克疾患时，患者的过敏阈值很低，可使一些原来不过敏的药物转为过敏原，故治疗本病用药切忌过多、过滥。

（王烈明 胡敦重 吴江 杨娑娑）

十六、神经源性休克

（一）概述

神经源性休克表现为动脉阻力调节功能严重障碍、血管张力丧失引起血管扩张而导致周围血管阻力降低且有效血容量减少的休克。单纯由于神经因素引起的休克少见，多见于严重创伤、剧烈疼痛（胸腔、腹腔或心包穿刺等）刺激以及高位脊髓麻醉或损伤等。这类由于神经调节的作用引起的休克又称神经源性休克。

（二）诊断与治疗

【诊断要点】

1. 相关病史。

2. 有强烈的神经刺激，如严重创伤、剧烈疼痛、脑外伤、麻醉意外等，起病急。

3. 临床表现

（1）休克早期　面色苍白、烦躁不安、恶心、四肢湿冷、出冷汗、心跳加快、脉搏尚有力、血压不稳定、忽高忽低、脉压小、口渴、尿少。

（2）休克期　表情淡漠、反应迟钝、头晕、疼痛、意识模糊、脉搏细速，收缩期血压降至80mmHg，脉压<20mmHg，表浅静脉血管萎陷，尿量减少到每小时20ml以下。严重的休克患者呼吸急促甚至昏迷，收缩压<60mmHg甚至测不出，口渴、尿少或无尿等。

（3）休克晚期　皮肤黏膜内脏出血，常见消化道出血和血尿，发生心力衰竭、急性呼吸衰竭、急性肾衰竭、急性肝功能衰竭等多系统脏器衰竭。

【治疗原则】

1. 明确病因，对症治疗。

2. 迅速补充有效血容量，维持正常血压，老年人或心功能不全者在输液过程中要密切观察有无左心衰和肺水肿，必要时应用强心药物和减慢输液速度。

3. 纠正电解质紊乱和酸碱失衡。

【一般治疗】

1. 患者去枕平卧位，亦可采取下肢抬高15°～30°，处于头低脚高的休克体位，以增加回心血量，增加脑部血供。如有意识丧失，应将头部置于侧位，抬起下颌，以防舌根后坠堵塞气道。

2. 保持患者安静，去除神经刺激因素，保暖及高流量供氧。

3. 开通静脉通道，并针对病情给予心脏、呼吸、肾脏等监护，观察神志、皮肤改变情况。

4. 脊髓损伤者，外科固定脊椎、骨折部位，以防进一步损伤。

（三）药物处方

【处方①】　羟乙基淀粉130/0.4氯化钠注射液，500ml，静脉滴注。

【处方②】　地塞米松磷酸钠注射液，5～20mg，肌内或静脉注射，必要时可重复给药。

注意事项

1. 结核病、急性细菌性或病毒性感染患者应用时，必须给予适当的抗感染治疗。

2. 长期服药后，停药前应逐渐减量。

3. 糖尿病、骨质疏松症、肝硬化、肾功能不良、甲状腺功能低下症患者慎用。

（王烈明　胡敦重　吴江　杨娑娑）

十七、心源性休克

（一）概述

心源性休克是指由于心脏功能极度减退，导致心排血量显著减少并引起严重的急性周围循环衰竭的一种综合征。其病因以急性心肌梗死最多见，严重心肌炎、心肌病、心包压塞、严重心律失常或慢性心力衰竭终末期等均可导致本症。

（二）诊断与治疗

【诊断要点】

1. 严重的基础心脏病，如广泛心肌梗死、心肌炎、心包压塞、心律失常、机械瓣失灵等。

2. 休克的典型临床表现，如烦躁不安、面色苍白、发绀、低血压、少尿、意识改变、反应迟钝等。

3. 经积极扩容治疗后低血压及临床症状无改善或反恶化。

4. 血流动力学指标符合以下典型特征。

（1）平均动脉压<60mmHg。

（2）中心静脉压正常或偏高。

（3）左心室舒张末期充盈压或肺毛细血管楔嵌压升高。

（4）心排血量极度低下。

5. 实验室检查

（1）血常规　白细胞增多，一般在（10～20）×10⁹/L，中性粒细胞增多，嗜酸粒细胞减少或消失，血细胞比容和血红蛋白增高（提示血液浓缩），并发弥散性血管内凝血时，血小板计数呈进行性降低，凝血时间延长。

（2）尿常规和肾功能检查　尿量减少，可出现蛋白尿、红细胞、白细胞和管型，并发急性肾衰竭时，尿相对密度（比重）由初期偏高转为低而固定在1.010～1.012，血尿素氮和肌酐增高，尿/血肌酐比值常降至10，尿渗透压降低，使尿/血渗透压之比<1.5，尿/血尿素比值<15，尿钠可增高。

（3）血清电解质酸碱平衡及血气分析　血清钠可偏低，血清钾高低不一，少尿时血清钾可明显增高，休克早期可有代谢性酸中毒和呼吸性碱中毒，休克中、晚期常为代谢性酸中毒并呼吸性酸中毒，血pH降低，氧分压和血氧饱和度降低，二氧化碳分压和二氧化碳含量增加，正常时血中乳酸含量为0.599～1.78mmol/L，若升至2～4mmol/L表明为轻度缺氧，微循环基本良好，预后较佳；若血乳酸含量>4mmol/L说明微循环已有衰竭，已处于中度缺氧；若>9mmol/L则表明微循环已经衰竭，有严重缺氧，预后不良。严重休克时，血游离脂肪酸常明显增高。

【治疗原则】　明确病因，有效评估，对症治疗，预防并发症。

【一般治疗】

1. 绝对卧床休息，立即吸氧，有效止痛，尽快建立静脉给药通道，尽可能迅速地进行心电监护和建立必要的血流动力学监测，留置尿管以观察尿量，积极对症治疗和加强支持疗法。

2. 若有低血容量状态，先扩充血容量。合并代谢性酸中毒患者，应及时给予5%碳酸氢钠150～300ml，纠正水、电解质紊乱。根据心功能状态和血流动力学监测资料，估计输液量和输液速度，一般情况下，每天补液总量宜控制在1500～2000ml。

3. 补足血容量后若休克仍未解除，应考虑使用血管活性药物，常用的如多巴胺、多巴酚丁胺、间羟胺、去甲肾上腺

13

素、硝酸甘油和硝普钠等。

4. 尽量缩小心肌梗死范围,挽救濒死和严重缺血的心肌,这些措施包括静脉和(或)冠脉内溶血栓治疗,施行紧急经皮冠脉腔内成形术(PTCA)和冠脉搭桥术。

5. 积极治疗并发症(如心律失常)和防治脑、肺、肝等重要脏器功能衰竭,防治继发感染。

6. 药物治疗同时或治疗无效情况下,有条件的单位可采用机械性辅助循环,如主动脉内气囊反搏术、左心室辅助泵或双室辅助泵。

(三)药物处方

【处方①】　注射用盐酸胺碘酮,静脉滴注,负荷剂量:通常剂量为 5mg/kg 体重,加入 250ml 5%葡萄糖溶液中,于 20 分钟至 2 小时内滴注,24 小时可重复 2～3 次,滴注的速度应根据反应的效果而调整,治疗效果在最初的几分钟内即可出现,然后逐渐减弱,因此需开放一条输液通道维持。维持剂量:10～20mg/(kg·24h)(通常为 600～800mg/24h,可增至 1200mg/24h)加入 250ml 葡萄糖维持数日,从静脉滴注的第一天起同时接受口服治疗。静脉注射:剂量为 5mg/kg 体重,任何情况注射时间不得短于 3 分钟,根据药物特性,浓度应低于 600ml/L,只可用 5%葡萄糖,输注液不得与其他药物混合。

注意事项

1. 在给药前应纠正低钾血症。

2. 建议定期检查肝功能(氨基转移酶,简称转氨酶)以监测任何可能由本品所致的肝功能异常。

3. 一般情况下不建议静脉注射,因为存在血流动力学方面的危险(严重低血压,循环衰竭)。

4. 静脉注射只有在紧急情况下而交替治疗无效时采用,治疗必须在持续心电监测的心监护病房内进行。

5. 低血压、严重呼吸衰竭、心肌病或心力衰竭等是静脉注射的禁忌证(可能会加重病情)。

6. 剂量一般在 5mg/kg 体重,任何情况注射时间不得短于 3 分钟,第一次静脉注射后 15 分钟内不得重复注射。

7. 不得在同一注射器内与其他制剂混合,如需持续治疗,采用静脉滴注。

8. 使用稀释液只能用 5%葡萄糖溶液,禁用生理氯化钠溶液稀释。

9. 糖尿病患者使用应注意血糖变化。

【处方②】　盐酸多巴胺注射液,成人常用量静脉注射,开始时每分钟按体重 1～5μg/kg,10 分钟内以每分钟 1～4μg/kg 速度递增,以达到最大疗效。

（王烈明　胡敦重　吴江　杨婆婆）

十八、昏迷

(一)概述

昏迷是完全意识丧失的一种类型,是临床上的危重症。昏迷的发生,提示患者的脑皮质功能发生了严重障碍。主要表现为完全意识丧失,随意运动消失,对外界的刺激的反应迟钝或丧失,但患者还有呼吸和心跳。还有一种昏迷称为醒状昏迷,亦称"睁眼昏迷"或"去皮质状态"。

(二)诊断与治疗

【诊断要点】　患者主要表现为睁眼闭眼自如,眼球处在无目的的漫游状态,容易使人误解为患者的意识存在,但是患者的思维、判断、言语、记忆等以及对周围事物的反应能力完全丧失,不能理解任何问题,不能执行任何指令,对任何刺激做出主动反应,这种情况就是俗称的"植物人"。醒状昏迷的出现说明患者脑干的功能存在而脑皮质功能丧失,绝大多数情况下因该功能难以恢复,故患者预后较差。

【治疗原则】　明确病因,对症治疗。

【一般治疗】

1. 抓紧时间窗,利用一切手段维持生命体征。在允许情况下完善相关检查,建立静脉通路,必要时可行深静脉穿刺,保障静脉药物输注,分析病情,进行经验性治疗。

2. 基本治疗

(1) 开放气道,维持呼吸循环功能。

(2) 患者作呕反射和呛咳反射消失,血氧分压低立即气管插管。

(3) 密切监测生命体征。

(4) 对外伤患者注意保护颈椎。

(5) 快速检测血糖如低血糖立即予以 50%葡萄糖 40～100ml 静脉注射。经验性给予纳洛酮 0.4～2mg 肌内或静脉注射。经验性给予维生素 B_1 100mg 肌内注射或溶于 100ml 葡萄糖或生理氯化钠溶液中静脉滴注。

(6) 怀疑颅脑外伤或脑出血的请神经外科会诊。原因不明请神经内科会诊。

3. 支持治疗

(1) 如临床或影像学提示颅内压升高有发生脑疝危险者给予 20%甘露醇 125ml 静脉滴注,6～8 小时一次。

(2) 昏迷原因不明的注意做腰椎穿刺检查脑脊液,必要时抗中枢神经系统感染治疗。

(3) 高热患者给予降温,必要时冬眠+物理降温。

(4) 抽搐患者静脉给予镇静药物。

(三)药物处方

【处方①】　5%葡萄糖,500ml,即刻静脉滴注。

注意事项

1. 周期性瘫痪、低钾血症患者慎用。

2. 应激状态或应用糖皮质激素时诱发高血糖应慎用;水肿及心、肾功能不全、肝硬化腹腔积液者,易致水潴留,应控制输液量;心功能不全者尤需控制滴速。

3. 糖尿病患者禁用。

【处方②】　谷氨酸钾注射液,每次 20～40ml,静脉滴注,每日 1 次。

注意事项

1. 肾功能不全者或无尿患者慎用谷氨酸。

2. 本品与抗胆碱药合用有可能减弱后者的药理作用。

3. 不与谷氨酸钠合用时注意产生高钾血症。

（王烈明　胡敦重　吴江　杨娑娑）

十九、抽搐

（一）概述

抽搐是不随意运动的表现，是神经 – 肌肉疾病的病理现象，表现为横纹肌的不随意收缩。临床上常见的有如下几种：惊厥、强直性痉挛、肌阵挛、震颤、舞蹈样动作、手足徐动、扭转痉挛、肌束颤动、习惯性抽搐。

（二）诊断与治疗

【诊断要点】

1. 可有疾病后及情志失调的诱因或有家族史。

2. 不自主的眼、面、颈、肩及上下肢肌肉快速收缩，以固定方式重复出现，无节律性，抽动时可出现异常的声音，如"咯咯"声、咳声、呻吟声或粗言秽语。

3. 抽动能受意志遏制，可暂时不发作。

4. 病状呈慢性过程，但病程呈明显波动性。

5. 实验室检查多无特殊异常，脑电图正常或非特异性异常。

【治疗原则】 明确诊断，镇静解痉。

【一般治疗】

1. 保持呼吸道畅通，清除口腔异物。

2. 应急处理：吸氧，必要时行气管插管，建立静脉通路，维持生命体征。

3. 基本治疗

（1）心电监测，触摸大动脉搏动。

（2）监测血压，纠正休克，液体复苏。

（3）保护气道，监测血氧。

（4）监测体温，亚低温保护。

（5）快速测量血糖，纠正低血糖，控制高血糖。

（6）原因不明请神经内科会诊。

4. 抗惊厥治疗

（1）急诊紧急处理对象：癫痫持续状态或反复无显著特点的惊厥性癫痫。

（2）首选药物治疗。

5. 病因治疗：维生素 D 缺乏手足抽搐、甲状旁腺性手足抽搐、低钙血症和低镁血症、低钠血症和高钠血症、呼吸性碱中毒、破伤风、癔症性抽搐、中毒。

（三）药物处方

【处方①】 地西泮注射液，5～10mg，即刻静脉注射。必要时可重复给药。

注意事项

1. 对苯二氮䓬类药物过敏者，可能对本药过敏。

2. 肝肾功能损害者能延长本药清除半衰期。

3. 癫痫患者突然停药可引起癫痫持续状态。

4. 严重的精神抑郁可使病情加重，甚至产生自杀倾向。

应采取预防措施。

5. 避免长期大量使用而成瘾，如长期使用应逐渐减量，不宜骤停。

6. 对本类药耐受量小的患者初用量宜小，逐渐增加剂量。

7. 本品含苯甲醇，禁止用于儿童肌内注射。

8. 以下情况慎用。

（1）严重的急性酒精中毒，可加重中枢神经系统抑制作用。

（2）重度重症肌无力，病情可能加重。

（3）急性或隐性发生闭角型青光眼可因本品的抗胆碱能效应而使病情加重。

（4）低蛋白血症时，可导致易嗜睡难醒。

（5）多动症者可有反常反应。

（6）严重慢性阻塞性肺部病变，可加重呼吸衰竭。

（7）外科或长期卧床患者，咳嗽反射可受到抑制。

（8）有药物滥用和成瘾史者。

【处方②】 苯巴比妥注射液，100～200mg 肌内注射，必要时可重复给药。

注意事项 用药期间避免驾驶车辆、操作机械和高空作业，以免发生意外。

【处方③】 葡萄糖酸钙注射液，1g，静脉滴注，1 小时后可重复给药，但一般不超过 3g/d。小儿慎用。

注意事项 静脉注射时如漏出血管外，可致注射部位皮肤发红、皮疹和疼痛，并可随后出现脱皮和组织坏死。若发现药液漏出血管外，应立即停止注射，并用氯化钠注射液做局部冲洗注射，局部给予氢化可的松、1%利多卡因和透明质酸，并抬高局部肢体及热敷。

（王烈明　胡敦重　吴江　杨娑娑）

二十、心搏、呼吸骤停

（一）概述

心搏骤停是指血流不能自然地流出和流入心脏。呼吸骤停就是指心（心脏）和肺（肺部）停止活动——心脏不搏动，人停止呼吸。呼吸心搏骤停为各科危重急症。呼吸心搏骤停说明患者面临死亡，若及时发现，争分夺秒，积极抢救往往可起死回生。普及院外心肺复苏知识，有利于意外事故致呼吸心搏骤停患者就地积极抢救，增加成功机会。

（二）诊断与治疗

【诊断要点】

1. 神志突然丧失，出现昏迷、抽搐、瞳孔散大、面色苍白、发绀或青紫等症状。

2. 心跳停止，心电图等电位线或示心搏徐缓、心室纤颤、停搏，颈动脉、股动脉搏动消失，血压测不出。

3. 呼吸停止，或严重呼吸困难，无有效气体交换，即胸、腹无起落，口鼻无气体出入。

【治疗原则】

1. 迅速确定病因，维持生命。

2. 立即建立通畅呼吸。

3. 应用心肺复苏药物。

4. 心电监护。

5. 保护脑、肾功能。

6. 亚低温保护。

【一般治疗】

1. 心肺复苏：分为初级心肺复苏和高级心肺复苏。

（1）初级心肺复苏 即基础生命支持（BLS），一旦确立心搏骤停的诊断，应立即进行。步骤为：C. 胸部挤压；A. 保持气道通畅；B. 人工呼吸。

胸部挤压：正确位置在胸骨中下 1/3 交界处，左手的掌根部放在按压区，右手重叠在左手背上，两手手指翘起（扣在一起），按压深度至少 5cm，按压频率至少 100 次/分。

保持气道通畅：判断有无意识、畅通呼吸道，开放气道手法——仰面抬颌法、仰面抬颈法、托下颌法。使患者去枕后仰于地面或硬板床上，清理口腔、鼻腔异物或分泌物，如有义齿一并清除。

人工呼吸：一手将患者的鼻孔捏紧，施救者口唇严密地包住昏迷者的口唇，将气体吹入患者的口腔到肺部。吹气后，口唇离开，并松开捏鼻的手指，使气体呼出。口对鼻人工呼吸与口对口人工呼吸类似，一般用于婴幼儿和口腔外伤者。人工呼吸与胸外按压比例为 2:30。

心肺复苏终止目标：患者已恢复自主呼吸和心跳；确定患者已死亡；心肺复苏进行 30 分钟以上，检查患者仍无反应、无呼吸、无脉搏、瞳孔无回缩。

（2）高级心肺复苏 即加强生命支持，是初级生命支持的延续，主要措施包括气管插管建立通气、除颤转复心律及药物治疗。

胸外按压前，亦可先尝试拳击复律。方法是：从 20～25cm 高度向胸骨中下 1/3 交界处拳击 1～2 次，部分患者可瞬即复律；若患者未能立即恢复脉搏与呼吸，不应继续拳击。由于存在使室速恶化为室颤的风险，所以不能用于室速且有脉搏的患者。

2. 基础生命支持（BLS）治疗和呼吸道管理：BLS 治疗流程中心搏骤停的心律可以分为两组：可电击心律［室颤/无脉性室速（VF/VT）］和不可电击心律［心脏停搏和无脉性电活动（PEA）］。需要复苏的患者通常有呼吸道阻塞，通常继发于心搏骤停，但在某些患者中是心脏骤停的原因。呼吸道管理对于防止脑和其他重要脏器的继发性缺氧非常重要。

3. 预防院内心脏骤停：将重症患者或有恶化危险的患者安置在与其严重度匹配的治疗单元。重症患者需要定期观察，频率要与其严重度匹配。通常只需要观察简单的生命体征（脉搏、血压、呼吸频率）。利用早期预警评分（EWS）系统，利用患者病历定期记录 EWS，对于 EWS 系统要有明确和特殊的医疗措施。

（三）药物处方

【处方①】 肾上腺素 0.25～0.5mg，加入 10ml 生理氯化钠溶液稀释，静脉或心内注射，同时进行心脏按压、人工呼吸，纠正酸中毒。

注意事项

1. 用于麻醉和手术中的意外、药物中毒或心脏传导阻滞等原因引起的心搏骤停。

2. 对电击引起的心搏骤停，可配合电除颤仪或利多卡因等进行抢救。

3. 高血压、器质性心脏病、冠状动脉疾病、糖尿病、甲状腺功能亢进症、洋地黄中毒、外伤性及出血性休克、心源性哮喘等患者禁用。

【处方②】 盐酸胺碘酮，如果能够立刻获得，则推荐使用中心静脉导管；否则，使用最大的外周静脉并以最高的流速通过外周静脉途径给药。初始静脉注射给药剂量为 300mg（或 5mg/kg），稀释于 20ml 5% 葡萄糖溶液中并快速注射。如果室颤持续存在，需考虑静脉途径追加 150mg（或 2.5mg/kg）。注射器内不得添加其他任何药品。

注意事项 建议在治疗开始时密切监测肝功能（氨基转移酶），并在治疗期间定期监测。开始静脉给予盐酸胺碘酮的第一个 24 小时内可能出现急性肝损害（包括重度肝细胞衰竭或肝衰竭，有时为致死性）及慢性肝损害，当氨基转移酶升高超过正常值的 3 倍时，应减少剂量或停止给药。

【处方③】 盐酸利多卡因，当没有盐酸胺碘酮时，可作为难治性 VF/VT 的用药。3 次电击无效的 VF/VT，用 100mg（1.0～1.5mg/kg），如若需要可再追加 50mg，第 1 个小时内总量不超过 3mg/kg。

【处方④】 硫酸阿托品，对于心脏停搏、无脉性电活动（PEA）同时心率<60 次/分，推荐剂量是 3mg，单次静脉注射。

【处方⑤】 茶碱（氨茶碱）。指征：心脏停搏及对阿托品无效的围心脏骤停期心动过缓。推荐剂量：成人 250～500mg（5mg/kg），缓慢静脉注射。

（宋明才 张在勇）

二十一、气道异物梗阻

（一）概述

气道是外界气体进出体内的必经之道，由于气管吸异物进入气道使得堵塞呼吸，引起通气障碍，导致窒息，严重者甚至立即死亡。临床上，该症以儿童多见，在成人较为少见。引起气道梗阻的原因较多，以外源性异物最常见，其次是喉运动障碍、感染、肿瘤、创伤以及医源性因素等。极少数情况下，功能性声带异常或心理因素，也可引起气道梗阻。

临床表现为清醒患者突然不能讲话、咳嗽，并有窘迫窒息症状，开放气道后吹气有阻力或胸廓不能抬起。

（二）诊断与治疗

【诊断要点】

1. 详细了解病史，注意鉴别诊断。

2. 临床表现

（1）急性上气道梗阻　通常呈现突发性严重呼吸困难，听诊可闻及喘鸣音。初起喘鸣音呈吸气性，随着病情进展可出现呼气鼾鸣声。严重者可有缺氧等急性呼吸衰竭症状。

（2）慢性上气道梗阻　早期症状不明显，逐渐出现刺激性干咳、气急。喘鸣音可以传导至胸，容易误判为肺部哮鸣音，误诊为哮喘或慢性肺阻塞疾病。病因不同可有相应症状或体征，如肿瘤常有痰中带血，声带麻痹则有声嘶和犬吠样咳嗽。

（3）临床表现不具特异性，易与支气管哮喘及阻塞性肺病等疾病相混淆。

3. 检查

（1）实验室检查　上气道梗阻常见感染，白细胞计数可升高。

（2）肺功能检查　最大呼气流量–容积曲线是诊断上气道梗阻的首选检查方法。上气道梗阻时，流量–容积曲线出现明显的变化，具有诊断价值。

（3）影像学或鼻咽喉科检查　寻找阻塞及其定位。

（4）声学检查　呼吸音频谱分析发现，正常人峰值频率和频率谱群主要位于 200Hz 以下。胸外形上气道梗阻患者呼吸音的峰值频率大多大于基线的 3 倍，频率谱群增宽并移向大于 200Hz 的高频区。吸气相均大于呼气相，颈部信号强于胸部。可变型胸内阻塞时，呼吸音的频谱变化则为呼气相大于吸气相，胸部信号更强。具有较好的诊断价值。

（5）内镜检查　借助喉镜或纤维支气管镜进行活组织检查，确立病理学诊断。

【治疗原则】　对严重的气道梗阻应采取紧急处理措施，解除呼吸道阻塞，挽救患者生命。

【一般治疗】

1. 腹部手拳冲击法：又称 Heimlich 急救法。就是通过手拳冲击腹部，使腹压升高、膈肌抬高、胸腔压力瞬间增高后，迫使肺内空气排出，形成人工咳嗽，使呼吸道内的异物上移或驱出。具体分为两种。

（1）立位腹部冲击法　适用于意识清楚的患者。取立位，急救者站在患者背后，给患者弯腰头部前倾，以双臂环绕其腰，一手握拳，使拇指侧顶住其腹部正中线肚脐略向上方，远离剑突尖，另一手紧握此拳以快速向内向上冲击，将拳头压向患者腹部，连续 6～10 次，以造成人工咳嗽，驱出异物。每次冲击应是独立、有力的动作，注意施力方向，防止胸部和腹内脏器损伤。

（2）卧位腹部冲击法　适用于意识不清的患者，也可用于抢救者身体矮小，不能环抱住清醒者的腰部时。将患者置于仰卧位，使头后仰，开放气道。急救者跪其大腿旁或骑跨在大腿上，以一手的掌根平放在其腹部正中线肚脐的略上

方，不能触及剑突。另一手直接放在第一只手背上，两手重叠，一起快速向内向上冲击伤病者的腹部，连续 6～10 次，检查异物是否排出在口腔内。若在口腔内，用手取异物法取出；若无，可用冲击腹部 6～10 次进行检查。

2. 婴幼儿呼吸道异物的现场处理

（1）意识清楚的患儿

①背部拍击法：急救者的胳臂从患儿两腿之间穿过，使患儿骑跨并俯卧于急救者的胳膊上。头低于躯干，急救者一手握住其下颌，固定头部，然后用另一手的掌部用力拍击患儿两肩胛骨之间的背部 4～6 次，使呼吸道内压骤然升高，有助于松动其异物和排出体外。

②胸部手指猛击法：患儿取仰卧位，抱持于急救者手臂弯中，头略低于躯干，急救者用两手指按压两乳头连线与胸骨中线交界点一横指处 4～6 次。必要时可与以上方法交替使用，直到异物排出。

（2）意识不清的患儿　先进行两次口对口人工呼吸，若胸廓上抬，说明呼吸道畅通；相反，则呼吸道阻塞，后者应注意开放气道，再施以人工呼吸。轮换拍击背部和胸部，连续数次无效，可试用手指清除异物，如此反复进行，直到救护人员接替。

3. 呼吸道异物现场急救程序

（1）简单询问病史　初步确定异物种类、大小以及发生呼吸道阻塞的时间等。

（2）体格检查　主要检查患者神志意识清楚还是昏迷，面色是否灰白等，初步确定病情。

（3）估计阻塞种类　通过观察患者是否有呼吸、咳嗽、说话以及气体交换是否充足等，以估计呼吸道是否完全阻塞。

（4）采取急救措施。

（三）药物处方

【处方①】　尼可刹米注射液，0.375g，即刻肌内注射。

【处方②】　5%碳酸氢钠注射液，每次 100～250ml。

注意事项

1. 主要针对合并酸中毒者治疗中使用。

2. 把握时机并准确运用急救手法。

3. 大多数患者既往身体健康，经有效治疗后可完全康复。

【处方③】　注射用甲泼尼龙琥珀酸钠，40mg，即刻静脉注射。

注意事项

1. 适用于由于气道异物导致的气道痉挛和水肿。

2. 注意应用激素可能出现的不良反应。

【处方④】　呼吸道异物停留时间较长者常并发肺部感染，术前、术后需用抗生素（青霉素、头孢类等）控制感染。

注意事项

1. 需要询问有无过敏史。

2. 头孢类抗生素使用前需询问近 1 周有无饮酒史。

（王烈明　胡敦重　吴江　杨婆婆）

二十二、淹溺

（一）概述

淹溺又称溺水，是人淹没于水或其他液体介质中并受到伤害的状况。根据落水情况，淹溺可分为淡水淹溺、海水淹溺和其他淹溺（如跌落粪池、污水池、化学品池等）。淹溺的后果可以分为非病态、病态和死亡，其过程是连续的。

（二）诊断与治疗

【诊断要点】

1. 淹溺病史。

2. 淹溺者会出现昏迷、皮肤苍白、厥冷、发绀、呼吸心跳微弱或停止，常有白细胞轻度升高，血钾升高，血和尿出现游离血红蛋白，酸碱度（pH）测定约 75%患者有明显混合性酸中毒。淡水淹溺可引起低钠血症、低氯血症、低蛋白血症、溶血及高钾血症等；海水淹溺可引起高钠血症、肺水肿、高钾血症等；粪池、污水池、化学品池等的淹溺，由于污水中含有硫化氢及其他化学物质，可刺激皮肤黏膜病引起全身中毒。

3. 胸部 X 线片示斑片状浸润，有时出现典型肺水肿征象。

【治疗原则】　保持呼吸道畅通，吸氧，及时心肺复苏，对症治疗，预防并发症。

【一般治疗】

1. 预防：溺水是一种意外事件，在发生溺水或者发现溺水时要学会自救和对溺水者进行救援，同时注意强化危险开放水域的监管及公共游泳场所的管理。

2. 院前急救

（1）迅速检查患者，清除口鼻内淤泥、杂草及呕吐物，有义齿者取下义齿，确保呼吸道通畅，立即将患者置于抢救者屈膝的大腿上，头朝下，按压背部迫使呼吸道和胃内的水倒出（俗称"倒水"）。

（2）对意识清醒患者，询问溺水原因、落水后情况及有何不适感、有无呛水或喝水等，同时观察患者口唇及面色，测血压及心率，检查有无外伤等。

（3）对意识丧失但有呼吸心跳的患者应采取供氧措施，最好使用呼吸机通过面罩高流量供氧，对于呼吸微弱并伴有发绀表现的患者实施呼吸支持，如无呼吸机及面罩可采取口对口人工呼吸，对呼吸正常的患者要保持呼吸道通畅。

（4）有心跳无呼吸的情况是严重淹溺的一个阶段，这个阶段表明患者已经处在死亡边缘。一般来说，淹溺 3～4 分钟后被捞出的患者常常需人工呼吸，淹溺 5 分钟后才被捞出者多已经发生心搏骤停，需要立即实施心肺复苏。

（5）无心搏患者需现场实施心肺复苏急救。

3. 院内治疗：进入医院后的处理包括进一步生命支持。所有近乎淹溺者应收住监护病房观察 24～48 小时，预防发生急性呼吸窘迫综合征。

（1）一般治疗

①供氧：吸入高浓度氧或高压氧治疗，有条件可使用人工呼吸机。

②复温及保温：如患者体温过低，据情可采用体外或体内复温措施。

③心电监护：溺水者容易发生心律失常，故心电监护不可或缺。

④护脑措施：缺氧可以对大脑产生伤害，故护脑措施十分重要。有颅内压升高者应适当过度通气，维持 $PaCO_2$ 在 25～30mmHg，同时静脉输注甘露醇降低颅内压、缓解脑水肿。

⑤易消化饮食：最好给予高营养的半流食。

（2）低渗溺水的治疗

①利尿排水：可用 3%高渗盐水静脉滴注，同时应用利尿剂（如速尿）静脉注射。

②碱化尿液：目的是减轻溶血的伤害，保护肾脏，可用5%碳酸氢钠注射液静脉滴注。

③降低血钾：对高钾血症患者应紧紧采取降血钾措施，如应用钙剂、碱性药物、葡萄糖及胰岛素等。

（3）高渗溺水的治疗

①迅速清除口、鼻中的污物，以保持呼吸道通畅，迅速将患者置于抢救者屈膝的大腿上，头倒悬轻按患者背部迫使呼吸道及胃内的水倒出。

②可用 5%葡萄糖或低分子右旋糖酐静脉滴注。

（三）药物处方

【处方①】　尼可刹米注射液，0.375g，即刻肌内注射。

【处方②】　盐酸洛贝林注射液，3mg，即刻肌内注射。

注意事项　剂量较大时，能引起心动过速、传导阻滞、呼吸抑制甚至惊厥。

【处方③】　5% 碳酸氢钠注射液，每次 100～250ml。

注意事项

1. 主要针对合并酸中毒者治疗中使用。

2. 淹溺如抢救及时预后良好，但若掉入粪池、污水池、化学品池，即使抢救成功仍会有后遗症。

3. 抢救必须坚持 3 小时以上。

4. 要注意淹溺时间长短，特别注意有无头部及颅内损伤，潜水员及深水游泳者发生淹溺时，因两者治疗方法完全不同，应仔细鉴别其溺水前有无减压不当等因素。

（王烈明　胡敦重　吴江　杨婆婆）

第二章 中毒性疾病

一、急性食物中毒

（一）概述

急性食物中毒是指患者所进食物被细菌或细菌毒素污染，或食物含有毒素而引起的急性中毒性疾病。根据病因不同可有不同的临床表现。

（二）诊断与治疗

【诊断要点】 群发性，共同进餐史；根据病因不同可有不同的临床表现。

1. 胃肠型食物中毒：胃肠型食物中毒多见于气温较高、细菌易在食物中生长繁殖的夏秋季节，以恶心、呕吐、腹痛、腹泻等急性胃肠炎症状为主要特征。

2. 葡萄球菌性食物中毒：引起葡萄球菌性食物中毒的常见食品主要有淀粉类（如剩饭、粥、米、面等）、牛乳及乳制品、鱼肉、蛋类等，被污染的食物在室温 20～22℃ 搁置 5 小时以上时，病菌大量繁殖并产生肠毒素，此毒素耐热力很强，经加热煮沸 30 分钟，仍可保持其毒力而致病。该病以夏秋二季为多。

3. 副溶血性弧菌食物中毒：副溶血性弧菌是常见的食物中毒病原菌，在细菌性食物中毒中占有相当大的比例，临床上以胃肠道症状，如恶心、呕吐、腹痛、腹泻及水样便等为主要症状；该菌引起的食物中毒具有暴发起病（同一时间、同一区域、相同或相似症状、同一污染食物）、潜伏期短（数小时至数天）、有一定季节性（多夏秋季）等细菌性食物中毒的常见特点。

4. 变形杆菌食物中毒：变形杆菌是革兰阴性杆菌，根据生化反应的不同可分为普通变形杆菌与奇异变形杆菌，有 100 多个血清型；大量变形杆菌在人体内生长繁殖，并产生肠毒素，引致食物中毒；夏秋季节发病率较高，临床表现为胃肠型及过敏型。

【治疗原则】 以对症支持治疗为主，维持水、电解质平衡尤其重要；伴有高热的患者，依据病原菌酌情使用抗生素。

【一般治疗】

1. 卧床休息，早期饮食应为易消化的流质或半流质饮食，病情好转后可恢复正常饮食。沙门菌食物中毒应床边隔离。

2. 能进食者应给予口服补液；剧烈呕吐、不能进食或腹泻频繁者，给予糖盐水静脉滴注；脱水严重甚至休克者，应积极补液，保持电解质平衡及给予抗休克处理。

（三）药物处方

【处方①】 诺氟沙星胶囊，一次 300～400mg，一日 2 次，疗程 5～7 天。

注意事项

1. 本品宜空腹服用，并同时饮水 250ml。

2. 由于目前大肠埃希菌对诺氟沙星耐药者多见，应在给药前留取尿标本培养，参考细菌药敏结果调整用药。

3. 本品大剂量应用或尿 pH 在 7 以上时可发生结晶尿，为避免结晶尿的发生，宜多饮水，保持 24 小时排尿量在 1200ml 以上。

4. 肾功能减退者，需根据肾功能调整给药剂量。

5. 应用氟喹诺酮类药物可发生中、重度光敏反应，应用本品时应避免过度暴露于阳光，如发生光敏反应需停药。

6. 葡萄糖-6-磷酸脱氢酶缺乏症患者服用本品，极个别可能发生溶血反应。

7. 喹诺酮类包括本品可致重症肌无力症状加重，呼吸肌无力而危及生命，重症肌无力患者应用喹诺酮类包括本品应特别谨慎。

8. 肝功能减退时，如属重度（肝硬化腹腔积液）可减少药物清除，血药浓度增高，肝、肾功能均减退者尤为明显，均需权衡利弊后应用，并调整剂量。

9. 原有中枢神经系统疾病患者，例如癫痫及癫痫病史者均应避免应用，有指征时需仔细权衡利弊后应用。

【处方②】 颠茄酊，0.3～1ml，口服，每日 3 次；最大剂量，每次 1.5ml，每日 3 次。

注意事项

1. 对阿托品或其他颠茄生物碱不耐受，对颠茄也不耐受。

2. 幼儿及儿童对颠茄的阿托品样毒性反应极为敏感。

3. 有下述疾病应慎用：①脑损害，尤其是儿童，颠茄的中枢神经作用可加强；②心脏病特别是心律失常、充血性心力衰竭、冠心病、二尖瓣狭窄等；③反流性食管炎，食管与胃的运动减弱，下食管括约肌松弛，可使胃的运动减弱。

【处方③】 复方电解质葡萄糖注射液 500ml 静脉滴注＋注射用维生素 C，每次 2～4g，每日 1～2 次。

注意事项

1. 心、肝、肾功能不全者慎用。

2. 血钠、代谢性或呼吸性碱中毒患者慎用。

3. 可能会引起液体过量，导致血清电解质浓度降低、体内水分过多、充血、肺水肿。

4. 以下情况慎用维生素 C：半胱氨酸尿症、痛风、葡萄糖-6-磷酸脱氢酶缺乏症、高草酸盐尿症、糖尿病及镰状细胞贫血。

（王汉斌　赵祥宇　杨娑娑）

二、毒蕈中毒

（一）概述

毒蕈又称为毒蘑菇，在我国已发现八十余种，能致死的有二十余种。毒蕈中毒按临床表现的特点可分为胃肠炎型、精神神经型、中毒性溶血型和中毒性肝炎型。90%以上的致死性毒蕈中毒是因为服用毒鹅膏菌所致。大多数毒蕈中毒表现为轻、中度自限性的胃肠炎。毒蕈中毒按发病时间的早晚可分为 6 小时内起病和 6 小时以上起病，前者以胃肠炎、精神症状为主要表现，后者则以肝、肾等多器官功能损伤为主要表现。

（二）诊断与治疗

【诊断要点】

1. 有食用野蕈史；毒蕈中毒起病时多有呕吐、腹泻症状，在夏秋季节呈群体发病时，应考虑到毒蕈中毒的可能性，注意询问病史。

2. 胃肠炎型的临床表现：潜伏期 1～6 小时，可有剧烈的恶心、呕吐、腹痛、腹泻。

3. 神经-精神型的临床表现：潜伏期 10 分钟～2 小时，以副交感神经兴奋为主要表现。除呕吐、腹泻外，还有流涎、大汗、面色苍白、流泪、瞳孔缩小、对光反射消失、心率减慢、血压下降，严重时可见呼吸困难、急性肺水肿等毒蕈碱中毒症状，有时出现谵妄、幻觉等症状，可因呼吸衰竭或循环衰竭而死亡。

4. 中毒性溶血型的临床表现：误食鹿花蕈可出现溶血症状。潜伏期较长，多为 6～12 小时。黄疸发生在胃肠炎症状之后，同时可见横纹肌溶解，血红蛋白尿，急性贫血，肝、脾大等，并可引起急性肾脏损害和（或）继发性肝脏损害，严重时可引起死亡。

5. 中毒性肝炎型的临床表现：潜伏期为 15～30 小时，一般无任何症状。其后可有呕吐、腹泻，但多不严重，常在 1 天内自愈。轻度中毒患者肝损害不严重，可由此进入恢复期。重症患者出现肝、脑、心、肾等器官损害，以肝脏损害最为严重。可有肝大、黄疸、氨基转移酶升高、出血倾向等表现，少数病例有心律失常、急性肾衰竭或蛋白尿、血尿等表现。部分患者呈烦躁不安或淡漠嗜睡，甚至昏迷、惊厥，可因休克或消化道大出血、中毒性心肌炎、中毒性脑病、呼吸循环中枢抑制、肾衰竭、肝性脑病等多种原因而死亡。

【治疗原则】

1. 加强支持治疗，保持气道通畅，预防感染，维持患者生命体征平稳。

2. 积极扩容补液，纠正脱水、酸中毒及电解质紊乱。

3. 有精神症状或惊厥者，在气道通畅或机械通气的基础上，予镇静或抗惊厥治疗。可试用脱水剂。

4. 有毒蕈碱的副交感神经兴奋症状，可给阿托品，直至出现轻度阿托品化。

5. 中毒性肝炎型应在早期应用含巯基的解毒药。出现肝功能衰竭的患者，给予保肝药物；出现凝血障碍时，输注新鲜冰冻血浆等。

6. 溶血型毒蕈中毒及其他重症中毒病例，特别是有中毒性心肌炎、中毒性脑炎、严重的肝损害及有出血倾向的病例皆可应用肾上腺皮质激素，有溶血表现者，可给予肾上腺皮质激素外，还应碱化尿液，注意保护肾脏功能，必要时血液净化治疗。

【一般治疗】

1. 吸氧，心电、血压、血氧、尿量监测。昏迷患者应注意保持气道通畅，必要时建立人工气道。

2. 1:5000 高锰酸钾或 1%～4% 鞣酸溶液反复洗胃，力求彻底，但对昏迷患者进行洗胃时应注意气道保护及生命体征监测；吐泻剧烈者可不必洗胃，建议应用大量活性炭（1～2g/kg）吸附毒素，有助于打破肠肝循环，并给予硫酸镁口服导泻；食用毒蕈 24 小时以上者，还需高位灌肠。

3. 对中重度中毒患者，尽早给予血液灌流或血液透析。

（三）药物处方

【处方①】　阿托品，0.5～1.0mg，肌内注射，15 分钟一次，直至瞳孔扩大、对光反射迟钝、心率增加至 90 次/分以上，即出现轻度阿托品化时方可停药，严重者可反复给药。阿托品尚可用于缓解腹痛、吐泻等胃肠道症状，对中毒性心肌炎所导致的房室传导阻滞亦有作用。

注意事项

1. 注意观察患者神志、瞳孔、呼吸音、肠鸣音、对光反射等体征的变化，防止阿托品用量不足或阿托品过量中毒，必要时查血清阿托品浓度。

2. 有冠心病、二尖瓣狭窄、充血性心力衰竭、心律失常等情况时，阿托品用量需要权衡利弊。

3. 有引起胃潴留、尿潴留、青光眼的风险，患者合并相关基础疾病时，应用需谨慎。

4. 如伴有交感神经症状者，阿托品应慎用。

【处方②】　5%二巯基丙磺酸钠，5ml 肌内注射，每 6 小时 1 次，症状缓解后改为每日注射 2 次，5～7 天为 1 个疗程。

注意事项　有头晕、恶心、心动过速等不良反应，少数患者可出现过敏反应。

（王汉斌　王鑫　杨娑娑）

三、黄曲霉毒素中毒

（一）概述

黄曲霉毒素中毒是食用被黄曲霉或寄生曲霉污染并产生毒素的食物所引起的一种急性或慢性中毒。本病属于人、畜共患病。中毒后主要是以肝脏损害和全身出血为特征。是已知的真菌毒素中毒性最强、污染最普遍的一类毒素的总称。目前已经发现的黄曲霉毒素有十几种，其中毒性和致癌性最强的是黄曲霉毒素 B_1。

早期有胃部不适、腹胀、厌食、呕吐、肠鸣音亢进、一过性发热及黄疸等。严重者 2～3 周内出现肝、脾大、肝区疼痛，皮肤黏膜黄染，腹腔积液，下肢水肿，黄疸，血尿等，也可出现心脏扩大、肺水肿、胃肠道出血、昏迷甚至死亡。

（二）诊断与治疗

【诊断要点】

1. 食用被黄曲霉毒素污染的粮油、食品史，如玉米、花生及其制品；其次是棉籽、大米、小麦、高粱、豆类等；还有乳制品、水果、蔬菜及肉类。

2. 一次性摄入含有大量黄曲霉毒素的食物引起的，表现为肝细胞变性、坏死、出血。

3. 慢性中毒是由于长期少量摄入含黄曲霉毒素的食物引起的，表现为肝功能受损、肝细胞变性、胆管增生，还可诱发肝癌。

4. 红细胞数减少，血红蛋白含量降低，凝血时间延长，白细胞总数增多，其中以中性粒细胞增多为主。

5. 急性中毒，丙氨酸氨基转移酶、天冬氨酸氨基转移酶明显升高。慢性中毒，碱性磷酸酶（ALP）、天冬氨酸氨基转移酶和异柠檬酸脱氢酶的活性均升高，人血白蛋白降低。

6. 体温不高或偏低，可视黏膜和皮肤黄疸、呕吐、消化道出血。

【治疗原则】

1. 当发现中毒后，应立即停止食用被黄曲霉毒素污染的食物，断绝毒素来源。

2. 为尽快排出胃肠道内的毒素，可给予盐类泻剂。

3. 应用解毒保肝和止血药物，可静脉注射 25%～50% 葡萄糖溶液，并配伍维生素 C 制剂。

4. 保肝、降黄疸、止血、消炎和对症支持疗法。

【一般治疗】 催吐、洗胃、导泻、全肠道灌洗。

（三）药物处方

【处方①】 复方甘草酸苷片，成人通常 1 次 2～3 片，小儿 1 次 1 片，1 日 3 次，饭后口服，可依年龄、症状适当增减。

注意事项

1. 慎重给药，对高龄患者应慎重给药，高龄患者低钾血症发生率高。

2. 由于该制剂中含有甘草酸苷，所以与含其他甘草制剂并用时，可增加体内甘草酸苷含量，容易出现假性醛固酮增多症，应予注意。

3. 药品交付时，应指导服药时请将片剂从铝铂包装中取出后再服用，有报道称将铝铂包装一起服用会导致食管黏膜损伤，甚至穿孔引起纵隔炎症等危重并发症。

【处方②】 注射用丁二磺酸腺苷蛋氨酸，初始治疗：使用注射用丁二磺酸腺苷蛋氨酸，每天 500～1000mg，肌内或静脉注射，共 2 周；维持治疗：使用丁二磺酸腺苷蛋氨酸肠溶片，每天 1000～2000mg，口服。

注意事项

1. 注射用冻干粉针须在临用前用所附溶剂溶解。

2. 静脉注射必须非常缓慢。

3. 有血氨增高的肝硬化前及肝硬化患者必须在医生指导下服用本品，并注意血氨水平。

4. 若粉针安瓿由于储存不当而有微小裂口或暴露于热源，结晶由白色变为其他颜色时，应将本品连同整个包装去药房退换。

【处方③】 复方电解质葡萄糖注射液 500ml 静脉滴注＋注射用维生素 C，每次 2～4g，每日 1～2 次。

（王汉斌　刘婧　杨娑娑）

四、肉毒毒素中毒

（一）概述

肉毒梭菌是革兰阳性菌，厌氧、有芽孢。在自然界中广泛分布于土壤、草原中，食物被本菌污染后，在厌氧环境下产生肉毒毒素。此毒素是细菌外毒素，毒力极强，食用后出现严重的神经中毒症状。肉毒毒素中毒的典型特征是全身随意肌的松弛性麻痹，以肌无力症状为主，威胁人的生命。

临床表现为：①头晕，全身无力；②视物模糊、复视、斜视、眼辐辏功能不佳，眼球活动障碍，瞳孔扩大，光反射消失，眼睑下垂等眼神经麻痹症状；③咀嚼困难、吞咽困难、发音困难、抬头困难、呼吸困难、肢体瘫痪呈进行性、对称性及下行性发展。

（二）诊断与治疗

【诊断要点】

1. 有食用家庭腌制或发酵的食物史，如发酵豆制品、面制品，香肠、火腿、罐头等真空包装的动物性食品。

2. 有应用肉毒毒素美容史。

3. 潜伏期为 2 小时到 12 天，一般为 12～48 小时。潜伏期越短，病情越重。

4. 胃肠道症状很少见，体温正常，可有直立性低血压。

5. 临床典型症状包括视物模糊、复视、眼睑下垂等眼麻痹症状以及张口、伸舌、吞咽困难等肌肉麻痹症状，后期出现膈肌麻痹、肌肉松弛。

6. 唾液腺及泪腺分泌减少，患者眼干、咽干及疼痛，饮水亦不能缓解症状。

7. 肢体一般不全瘫，主要为神经末梢麻痹。

【治疗原则】

1. 特异性肉毒抗毒素：目前，对于肉毒毒素中毒还无特异的治疗药物，主要采用抗毒素被动免疫治疗。关键是尽早、足量应用特异性肉毒抗毒素治疗，只要临床诊断明确，应立即使用，不能等待实验室检查结果。

2. 肉毒毒素抑制剂：小分子抑制剂与抗毒素联合应用是

救治肉毒毒素中毒的较好方法。

3. 监护与改善呼吸功能及加强支持治疗是降低病死率的关键。呼吸道的管理是决定治疗成败的重要因素，应常规持续、及时清理呼吸道分泌物，防止窒息及吸入性肺炎。在无抗毒素的情况下及时对症支持治疗，大量补充液体和维生素，应用抗生素防治感染仍有一定效果。

【一般治疗】

1. 评估生命体征。

2. 若患者出现呼吸、循环功能不稳定，如休克、严重的低氧血症和呼吸心脏骤停，应立即进行心肺复苏，尽快采取相应的救治措施。呼吸肌麻痹者及时进行气管切开呼吸机辅助呼吸，气管切开均在入院后 12 小时内进行，同时行抗感染、祛痰、营养神经等辅助对症支持治疗。

3. 清除体内尚未吸收的毒物。对口服中毒者尤为重要，毒物清除越早、越彻底，病情改善越明显，预后越好。对于中毒 24 小时内洗胃，超过 24 小时者导泻。洗胃前进行催吐或洗胃时抽空胃内容物后，用 1%～2%的碳酸氢钠或 1:5000 的高锰酸钾液洗胃。洗胃后给予药用炭 25～30g 吸附毒素，同时使用番泻叶或蓖麻油导泻；发病后无大便者给予用 1%～2%的碳酸氢钠或 1:5000 的高锰酸钾液进行灌肠，以促进毒物排出。

（三）药物处方

【处方①】 抗毒素

1. 轻度中毒者，A、B 型抗毒素各 10 000U（国际单位）肌内注射或静脉滴注，每 12 小时一次；潜伏期短，估计病情有可能进展者，A、B 型抗毒素各 20 000U 肌内注射或静脉滴注，每 12 小时一次；一般连用 3～5 天，明显好转者减半剂量，继续应用 2 天。病情无恶化，逐渐减量，通常应用不少于 5～7 天。

2. 中度中毒者 A、B 型抗毒素各 20 000U 肌内注射或静脉滴注，每 12 小时一次。

3. 潜伏期短，估计病情有可能进展者，A、B 型抗毒素可适当加量，一般连用 5 天以上，病情无恶化，逐渐减量，通常应用不少于 7～10 天。明显好转者减半剂量应用 2 天。

4. 重度中毒者 A、B 型抗毒素各 20 000U 肌内注射或静脉滴注，每 12 小时一次。

5. 极重型者 A、B 型抗毒素可适当加量，一般连用 5 天以上，明显好转者减半剂量后继续应用 5 天。

注意事项

1. 制品浑浊，有摇不散的沉淀、异物或安瓿有裂纹、标签不清、过期失效者均不可使用。安瓿打开后一次用完，冻干制品应按标签上规定的量加入灭菌注射用水，轻摇使其完全溶解。

2. 每次注射需保存详细记录，包括姓名、性别、年龄、住址、注射次数、上次注射后反应情况、本次过敏试验结果及注射后反应情况、所用抗毒素的生产单位名称及批号等。

3. 注射用具及注射部位应严格消毒，注射器宜专用。如不能专用，用后应彻底洗净处理，最好干烤或高压灭菌。同时注射类毒素时，注射器需分开。

4. 使用抗毒素前需详细询问既往过敏史。凡本人及其直系亲属有支气管哮喘、花粉症、湿疹或血管神经性水肿等病史或对某种物质过敏，或本人过去曾注射过马血清制剂者，均需特别提防过敏反应的发生。

5. 注射前必须做过敏试验。

【处方②】 头孢曲松钠，肌内注射，每次 1g，每天 1 次预防感染。

注意事项 头孢类抗生素使用过程中可能有胃肠道反应，包括恶心、呕吐、腹痛、腹泻等，还可出现皮疹、瘙痒等过敏反应；有些患者会出现转氨酶升高。

【处方③】 尼可刹米，1.875mg，入生理氯化钠溶液 42.5ml，5ml/h 泵入，呼吸麻痹时可试用，必要时及时改为机械通气。

注意事项 烦躁、抽搐、惊厥的患者禁用，肝肾功能不全的患者应减量。

（王汉斌 刘婧 杨娑娑）

五、酒精中毒

（一）概述

酒精中毒俗称醉酒，是急诊科常见病种之一，过量饮酒可对中枢神经系统产生先兴奋后抑制的作用，而出现一系列的神经症状。不同人对酒精的耐受程度不一样，引起中毒的剂量也不一样，临床表现也因人而异。急性酒精中毒抢救不及时很容易危及生命。

临床表现为：①恶心、呕吐；②头晕、谵语、躁动；③严重者昏迷、二便失禁，呼吸抑制。

（二）诊断与治疗

【诊断要点】

1. 根据患者有大量饮酒的病史判断。

2. 根据患者临床表现进行判断，酒精中毒可分为三期。①兴奋期，患者可表现出兴奋、健谈、易激动，可有粗鲁行为，也可能沉默、孤僻；②共济失调期，言语含糊不清、眼球震颤、复视、步态不稳；③昏迷期，患者表现为昏睡、瞳孔放大、体温降低，病情严重的患者甚至陷入深昏迷。

3. 实验室检查：患者的血、尿或胃液标本行毒物检测可检出乙醇，且浓度明显增高。

【治疗原则】 患者入院后采取洗胃、保暖、吸氧、保持呼吸道通畅、预防呕吐物误吸及输液等治疗。

【一般治疗】

1. 首先保持患者呼吸道通畅，头偏向一侧，避免呕吐物阻塞呼吸道或误吸呕吐物导致窒息。

2. 低流量氧气吸入，必要时呼吸机辅助呼吸；监测生命体征，仔细观察患者有无外伤，尤其是颅脑外伤，防止醉酒掩盖外伤症状。

3. 清除胃内残留酒精。可催吐但一般不建议洗胃，而对于深昏迷者，确定在饮酒后 1 小时内无呕吐者，视具体情况采取气管插管后洗胃；如有呕吐者，一般不采用洗胃。

4. 必要时可行血液透析治疗。

（三）药物处方

【处方①】　纳洛酮，0.4mg 静脉注射，再给予 0.8mg 加入 10% 葡萄糖液 500ml 静脉滴注维持，直至患者完全清醒。极重者在首次静脉注射后 30 分钟再重复静脉注射 0.4mg。

注意事项

1. 根据患者具体情况和病情，选用适当的剂量和给药速度。

2. 高血压及心功能不全患者慎用，密切观察患者生命特征，及时采取相应措施。

3. 少数患者可能出现恶心、呕吐、纳差、困倦等，大多数可不用处理而自行缓解。

【处方②】　奥美拉唑 40mg+生理氯化钠溶液 100ml，静脉滴注，保护胃黏膜。

注意事项

1. 肝肾功能不全者慎用。

2. 本药品具有酶抑制作用，可延缓经肝脏细胞色素 P_{450} 系统代谢的药物（如双香豆素、安定、苯妥英钠、华法林、硝苯定）在体内的消除。当本药品与上述药物一起使用时，应酌情减轻后者用量。

3. 不良反应及发生率与雷尼替丁相似，主要有恶心、上腹痛等，皮疹也有发生，一般是轻微和短暂的，大多不影响治疗。

（王汉斌　王兴旺　杨娑娑）

六、甲醇中毒

（一）概述

甲醇又称木醇、木酒精，为无色、透明、略有乙醇味的液体，是工业酒精的主要成分之一。摄入甲醇 5～10ml 就可引起中毒，30ml 可致死。甲醇对人体的毒性作用是由甲醇本身及其代谢产物甲醛和甲酸引起的，主要特征是以中枢神经系统损伤、眼部损伤及代谢性酸中毒为主。

（二）诊断与治疗

【诊断要点】

1. 有接触甲醇，吸入甲醇蒸气、误服甲醇或饮入大量含有甲醇的劣质酒或假酒史。

2. 症状轻者出现头痛、头晕、视物模糊、乏力、兴奋、失眠、眼痛、类似酒精中毒。

3. 中度中毒者出现步态不稳、呕吐、呃逆、共济失调；腹痛、腰痛；视力障碍，眼前有跳动性黑点、飞雪或闪光感，复视甚至视觉消失；表情淡漠，四肢微冷。

4. 重度中毒者有剧烈头痛、呕吐、意识模糊、谵妄、抽搐、失明、瞳孔散大、对光反射消失等症状。

5. 患者有明显的酸中毒。

6. 眼底检查，有视乳头水肿。

【治疗原则】　甲醇中毒者应立即脱离现场，脱去污染衣物，及时催吐或洗胃。注意休息，避免活动，密切观察患者生命体征，积极预防酸中毒。

【一般治疗】　对患者进行催吐或洗胃，密切观察患者呼吸状态，及时行动脉血气分析检测，根据血气分析或二氧化碳结合力测定及临床表现，及早给予碳酸氢钠溶液。重度中毒患者或血液中甲醇浓度 >15.6mmol/L，或甲酸浓度 >4.34mmol/L 者应及早使用血液或腹膜透析，以清除已吸收的甲醇及其代谢产物。

（三）药物处方

【处方①】　50% 乙醇，口服，每次 25ml，每 3 小时一次，或将其混溶于 5% 的葡萄糖注射液中，配成 10% 浓度静脉滴注。

注意事项　乙醇口服剂量可根据患者酒量而定，服用时酸中毒要纠正。乙醇最适血浓度为 0.1%。在应用乙醇过程中，要经常测定血液中的乙醇浓度，以调整乙醇剂量和推入速度，使血液中乙醇浓度维持在 21.7～32.6mmol/L（1000～1500mg/L）。不能用乳酸钠作为碱化剂。

【处方②】　4-甲基吡唑，首次负荷量为 15mg/kg，缓慢静脉注射（30 分钟），以后 10mg/kg，每日 2 次。

注意事项　当血液中甲醇浓度低于 20% 且血 pH 正常后即可停药。

【处方③】　碳酸氢钠，4g，口服，每 15 分钟一次，直至动脉血 pH 正常，严重者 5% 碳酸氢钠注射液 250ml 静脉滴注，可重复用药，直至动脉血 pH 正常。

注意事项　碳酸氢钠连续使用不得超过 7 天，症状未缓解或消失请咨询医师或药师。阑尾炎或有类似症状而未确诊者及消化道出血原因不明者不宜使用。对本品过敏者禁用，过敏体质者慎用。

（王汉斌　王鑫　杨娑娑）

七、洋地黄中毒

（一）概述

常用洋地黄制剂有毛花苷 C（西地兰）、地高辛、洋地黄叶、洋地黄毒苷和毒毛花苷 K 等。由于洋地黄类药物的治疗量和中毒剂量范围甚小，个体耐受性不同，故常出现中毒。另外各种原因引起的体内缺钾或肝肾功能不全引起药物蓄积，均可导致中毒。

（二）诊断与治疗

【诊断要点】

1. 有用本类药物病史。

2. 临床表现：①胃肠道症状，食欲不振、恶心、呕吐、腹部不适等；②心脏反应，心律失常，以室性心律最多见，其次为房室传导阻滞等；③神经-精神症状，头痛、头晕、幻觉、谵妄；④视觉障碍，如黄视、绿视和视物模糊。

【治疗原则】　无特效解毒剂，对症处理。

【一般治疗】

1. 立即停药，如内服不久，应用活性炭混悬液洗胃，继用硫酸钠或甘露醇导泻。

2. 对症治疗

（1）补钾，根据病情需要，选择口服或静脉补钾。

（2）纠正心律失常快速型心律失常和房室传导阻滞患者，选择苯妥英钠疗效佳；还可选择β受体阻滞剂、普鲁卡因胺（适用于氯化钾、苯妥英钠或β受体阻滞剂无效或禁忌者）、胺碘酮和利多卡因。窦性心动过缓或完全性房室传导阻滞应用阿托品。

（三）药物处方

【处方①】 苯妥英钠，首剂 100～200mg，溶于 20ml 葡萄糖溶液，静脉注射，每分钟不超过 50mg，可重复，但总量不超过 250～300mg。转成窦性心律后改口服维持，每日 0.3～0.4g，分 3～4 次服用。

注意事项

1. 二～三度房室传导阻滞、窦房结阻滞、窦性心动过缓等心功能损害者禁用。

2. 用药期间需检查血常规、肝功能、血钙、脑电图、甲状腺功能并监测血药浓度。

3. 下列情况应慎用：嗜酒、贫血、肝肾功能损害、甲状腺功能异常者。

【处方②】 普鲁卡因胺，口服，每次 0.5～0.75g，每日 3～4 次。病情重者以 0.5～1g 加入葡萄糖溶液 100ml，1 小时内静脉滴注完，24 小时不能超过 2g。

注意事项

1. 有厌食、呕吐、恶心及腹泻等不良反应。

2. 静脉滴注可使血压下降，发生虚脱，应严密观察血压、心率和心律变化。

3. 用药 3 天后，如仍未恢复窦性心律或心动过速不停止，则应考虑换药。

4. 严重心力衰竭、完全性房室传导阻滞、束支传导阻滞或肝、肾功能严重损害者禁用。

【处方③】 利多卡因，一般以 50～100mg 缓慢静脉注射，继以 1～4mg/min 静脉滴注维持。

注意事项

1. 下列情况应禁用：阿–斯综合征、严重房室传导阻滞和严重窦房结功能障碍。

2. 下列情况应慎用：充血性心力衰竭，严重心肌受损；肝功能障碍；老年人；低血容量及休克；肝肾功能不全，剂量应减半。

【处方④】 阿托品，一般以 0.5～1mg 静脉注射，可重复应用。

注意事项

1. 不良反应：口干、心率加速、瞳孔扩大；上述症状加重，可有语言不清、烦躁不安、皮肤干燥发热、尿潴留等，甚至导致阿托品中毒。

2. 青光眼及前列腺肥大者、高热者禁用。

（安莹波　王汉斌　杨娑娑）

八、一氧化碳中毒

（一）概述

一氧化碳中毒是含碳物质燃烧不完全时的产物经呼吸道吸入引起中毒。中毒机制是一氧化碳与血红蛋白的亲和力比氧与血红蛋白的亲和力高 200～300 倍，所以一氧化碳极易与血红蛋白结合，形成碳氧血红蛋白，使血红蛋白丧失携氧的能力和作用，造成组织窒息。对全身的组织细胞均有毒性作用，尤其对大脑皮质的影响最为严重，部分患者在中毒 60 日后仍能出现中毒性脑病。

（二）诊断与治疗

【诊断要点】 临床可根据一氧化碳接触史、突然昏迷、皮肤黏膜樱桃红色等作出诊断。

1. 有产生煤气的条件及接触史。职业性中毒常为集体性，生活性中毒常为冬季生火取暖而室内通风不良所致，同室人亦有中毒表现，使用热水器亦是煤气中毒的重要原因。

2. 轻度中毒者有头晕、头痛、乏力、心悸、恶心、呕吐及视物模糊。

3. 病情严重者皮肤呈樱桃红色，呼吸及脉搏加快，四肢张力增强，意识障碍，处于深昏迷状态；最终可因呼吸衰竭、心力衰竭而死亡。

4. 辅助检查：血中碳氧血红蛋白（HbCO）呈阳性反应。轻度中毒血液 HbCO 浓度为 10%～30%，中度中毒血液 HbCO 浓度为 30%～40%，重度中毒血液 HbCO 浓度可高达 50%。

【治疗原则】

1. 对于昏迷不醒的患者可将其头部偏向一侧，以防呕吐物误吸入肺内导致窒息。

2. 尽早行高压氧治疗。

3. 防治中毒性脑病。

【一般治疗】 吸入氧气可加速一氧化碳的排出。高压氧治疗能增加血液中溶解氧，提高动脉血氧分压，使毛细血管内的氧容易向细胞内弥散，可迅速纠正组织缺氧。呼吸停止时，应及早进行人工呼吸或用呼吸机维持呼吸。危重患者可考虑血浆置换。

（三）药物处方

【处方①】 纳洛酮，每次 2mg，加 5%葡萄糖 250ml 静脉滴注，每日 2 次，连用 7～10 天。

注意事项 纳洛酮是一种安全性高、不良反应小的药物，个别患者可出现头晕、恶心、呕吐、困倦、血压升高，极少数患者可出现心动过速、心律失常及肺水肿。在应用时需注意观察，对有高血压和心功能不全的患者慎用。

【处方②】 依达拉奉注射液，每次 30mg，每日 2 次静脉滴注，10 天为一疗程。

【处方③】 神经节苷脂，40mg，加 5%葡萄糖 250ml 静脉滴注，14 天为一疗程。

注意事项

1. 少数患者用本品后出现皮疹样反应，应建议停用。

2. 已证实对本品过敏、遗传性糖脂代谢异常（神经节苷脂累积病如家庭性黑矇性痴呆、视网膜变性病）者禁用。

（王汉斌　王兴旺　杨娑娑）

九、强碱中毒

（一）概述

强碱中毒主要是指氢氧化钠、氢氧化钾、氧化钠、氧化钾等经皮肤、消化道或呼吸道进入人体，引起局部烧伤及全身中毒。

（二）诊断与治疗

【诊断要点】

1. 有误服、吸入或接触强碱史。

2. 吞食强碱后，口腔、咽部、食管及胃肠等处黏膜发生水疱、溃烂和灼痛，并有恶心、呕吐、腹痛、便秘或腹泻等症状。

3. 吸入中毒主要表现为支气管损伤严重，可咯出大量泡沫痰或坏死组织，很快出现肺水肿。如不积极抢救，可出现急性呼吸衰竭或休克、昏迷。吸入大量高浓度氨气者，少数因反射性声门痉挛而呼吸骤停。

4. 皮肤接触可致严重的三度灼伤。

【治疗原则】

1. 皮肤接触：立即脱去污染的衣着，用大量流动清水冲洗至少 15 分钟，直到皂样物质消失为止，然后可用食醋或 2%醋酸冲洗或湿敷，然后包扎。

2. 眼睛接触：立即提起眼睑，用大量流动清水或生理氯化钠溶液（禁用酸性液体冲洗）彻底冲洗至少 15 分钟，后可应用氯霉素等抗生素眼药膏或眼药水，然后包扎双眼。

3. 误服者禁止洗胃，应立即口服食醋、柠檬汁、1%醋酸等，亦可口服牛奶、蛋清、食用植物油等，每次 200ml，以保护胃黏膜；严禁催吐或洗胃，以免发生消化道穿孔。

【一般治疗】

1. 口服中毒速给食用醋、1%醋酸或 5%稀盐酸、大量橘汁、柠檬汁等以中和，碳酸氢盐中毒时忌用，以免胃肠充气发生穿孔。

2. 皮肤烧伤注意抗休克、抗感染、创面处理。

3. 吸入中毒患者注意有无喉头水肿、气管痉挛或窒息。

4. 适当输液、纠正脱水、电解质及抗休克治疗，积极防治肾衰，及时对症处理。

5. 食入强碱后而幸存者，约有 95%的人有持续性食管狭窄，为预防食管狭窄，可在穿孔危险期过后 2～3 天内行食管扩张术，如患者早期即有咽下困难，可让其咽下一根橡皮管并保留，防止食管完全阻塞。

（三）药物处方

【处方①】　大量流动水冲洗后涂以 1% 醋酸以中和剩余

碱。二度烧伤，用 2% 醋酸溶液湿敷。

注意事项　切勿在冲洗前应用弱酸中和剂，否则会产生中和热量，加重灼伤。

【处方②】　口服中毒立即用弱酸溶液中和，如口服食用醋、1% 醋酸或 5%稀盐酸，随后给予鸡蛋清或橄榄油。

注意事项　碳酸盐（如碳酸钠，碳酸钾）中毒时禁用，改服碳酸镁。

【处方③】　吸入中毒者，予吸氧。

注意事项　如发生急性肺水肿，及早做气管切开。

（王汉斌　赵骏秀　杨娑娑）

十、强酸中毒

（一）概述

强酸中毒主要是指硫酸、盐酸、硝酸等经呼吸道、皮肤或消化道进入人体，引起局部烧伤及全身中毒。

（二）诊断与治疗

【诊断要点】

1. 有误服、吸入或接触强酸史。

2. 吞食强酸后，口腔、咽部、食管及胃肠等处黏膜发生水疱、溃烂和灼痛，并有恶心、呕吐、腹痛、便秘或腹泻等症状。

3. 吸入中毒主要表现为呼吸道刺激症状，如呛咳、胸闷、呼吸困难、青紫，咳出血性泡沫痰，同时有血压下降、体温升高，甚至发生喉痉挛、窒息而死亡。

4. 皮肤接触可呈三度烧伤样变，硫酸和硝酸所引起的皮肤损害，常较盐酸更为严重。

【治疗原则】

1. 食入中毒以水漱口，给予牛奶或蛋清口服，亦可口服 2.5% 氧化镁溶液或氢氧化铝凝胶以保护胃黏膜；严禁催吐或洗胃，以免消化道穿孔；严禁口服碳酸氢钠，以免因产生二氧化碳而导致消化道穿孔。

2. 皮肤烧伤注意抗休克、抗感染、创面处理。

3. 吸入中毒患者注意有无喉头水肿、气管痉挛或窒息。

4. 适当输液、纠正脱水、电解质及抗休克治疗，积极防治肾衰竭，及时对症处理。

【一般治疗】

1. 皮肤接触：立即脱去污染的衣着，用大量流动清水或 4%碳酸氢钠冲洗至少 15 分钟。在彻底冲洗皮肤后，烧伤创面可用无菌或洁净的三角巾、床单、被罩、衣服等包扎。

2. 眼睛接触：立即提起眼睑，用大量流动清水或生理氯化钠溶液彻底冲洗至少 15 分钟后可应用氢化可的松或氯霉素眼药膏或眼药水点眼，并包扎双眼。

3. 吸入中毒：迅速脱离现场至空气新鲜处；保持呼吸道通畅；如呼吸困难，给氧；如呼吸停止，立即进行人工呼吸或呼吸机辅助呼吸。

4. 食入中毒：用水漱口，给饮牛奶或蛋清，每次 200ml；亦可口服 2.5%氧化镁溶液或氢氧化铝凝胶 100ml，以保护胃黏膜。

5. 注意事项：皮肤直接接触，用棉球先吸去皮肤上的硫酸，再用大量流动清水冲洗，最后用 0.01% 的碳酸氢钠（或稀氨水）浸泡；切勿直接冲洗。

（三）药物处方

【处方①】　食入中毒患者口服 1% 氢氧化铝凝胶 60ml。

注意事项　阑尾炎或急腹症时，服用本品可使病情加重，可增加阑尾穿孔的危险，应禁用。

【处方②】　食入中毒者，地塞米松，10～20mg，每日 1 次，静脉滴注，根据病情调整用药。

【处方③】　吸入中毒者，2%～5% 碳酸氢钠溶液 20ml+地塞米松 5mg，每日 2 次，雾化吸入。

注意事项　适当浓度下雾化吸入碳酸氢钠未见明显不良反应。

（王汉斌　赵骏秀　杨娑娑）

十一、铅中毒

（一）概述

铅及其化合物对人体各组织均有毒性，中毒途径可由呼吸道吸入其蒸气或粉尘，然后呼吸道中吞噬细胞将其迅速带至血液循环；或经消化道吸收，进入血循环而发生中毒。铅能干扰卟啉代谢，引起溶血及血管痉挛，临床上主要表现为腹绞痛以及神经系统、肝脏、肾脏和血液系统异常。

（二）诊断与治疗

【诊断要点】　有毒物接触史，具有以下临床表现一种或多种。

1. 腹绞痛、腹泻、呕吐，大便呈黑色。
2. 中毒性脑病：头痛、头晕、失眠甚至烦躁、昏迷。
3. 贫血：慢性铅中毒者贫血明显。
4. 中毒性肝、肾损害。
5. 周围神经炎：感觉和运动障碍。
6. 尿铅、血铅浓度明显高于正常。

【治疗原则】　彻底清除毒物，使用特殊解毒剂，对症处理。

【一般治疗】　皮肤污染者彻底清洗；吸入中毒者立即脱离有毒环境；口服中毒者立即洗胃、导泻，洗胃可用 1% 硫酸镁或硫酸钠，以形成不溶性硫酸铅免于吸收。

（三）药物处方

【处方①】　依地酸钙钠，每日 1g，用生理氯化钠溶液或 5% 葡萄糖液 250ml 稀释，静脉滴注，连用 3 天，停 4 天为一疗程。

注意事项

1. 过大剂量可引起肾小管上皮细胞损害，导致急性肾衰竭；肾脏病变主要在近曲小管，亦可累及远曲小管和肾小球。
2. 有患者应用本品出现高钙血症，应予以注意。
3. 本品与乙二胺有交叉过敏反应。
4. 每一疗程治疗前后应检查尿常规，多疗程治疗过程中

要检查血尿素氮、肌酐、钙和磷。

【处方②】　二巯丁二钠，每次 1g，溶于生理氯化钠溶液 20～40ml，缓慢静脉注射，连用 3 天，停 4 天为 1 疗程。

【处方③】　10% 葡萄糖酸钙，10ml，静脉注射，每日 2～3 次，缓解腹绞痛。

注意事项　静脉注射时如漏出血管外，可致注射部位皮肤发红、皮疹和疼痛，并可随后出现脱皮和组织坏死；若出现药液漏出血管外，应立即停止注射，并用氯化钠注射液做局部冲洗注射；局部给予氢化可的松、1% 利多卡因和透明质酸，并抬高局部肢体及热敷。

（王汉斌　赵祥宇　杨娑娑）

十二、亚硝酸盐中毒

（一）概述

亚硝酸盐是一种化学物质，为微黄色结晶，味咸而稍苦，颇似食盐，主要用于染料工业，亦可用于防冻液中做抗腐蚀剂。许多蔬菜，如白菜、韭菜、菠菜、萝卜叶等均含有较多的硝酸盐及亚硝酸盐，有些井水中亦含有此类盐，若处置不当就有引起中毒的危险。该病发病凶险，如果不及时救治，可造成严重缺氧而导致神经系统功能障碍，甚至致死或致残。

（二）诊断与治疗

【诊断要点】

1. 有食大量富含亚硝酸盐的蔬菜、腌制品和饮用苦井水史或误食工业用亚硝酸盐史。

2. 亚硝酸盐中毒多在进食后 0.5～3 小时发病，主要表现为头晕、头痛、乏力、恶心、呕吐、腹痛、腹泻，易误诊为急性胃肠炎。在临床上如出现以上症状，同时伴有口唇、指、趾、甲床发绀，且发绀与呼吸困难不一致，氧疗无效且排除呼吸、心脏疾病时应考虑本病。

3. 轻型：心慌、头痛、恶心、呕吐、腹胀、腹痛、口唇发绀，四肢发凉；重型：除轻型的表现外，尚有口唇青紫、面色发绀、呼吸困难、心律不齐、血压 <90/60mmHg，出现休克表现；极重型：除以上表现外，还伴有抽搐、心力衰竭、呼吸衰竭、脑水肿、昏迷等多脏器功能衰竭。

4. 血高铁血红蛋白含量增加，亚硝酸盐定性试验阳性，或剩余食物或呕吐物经毒物分析证实为亚硝酸盐中毒，尿亚硝酸盐定性检查为阳性。

【治疗原则】

1. 排除毒物：患者入院后立即催吐、洗胃、导泻，以彻底清除胃肠道内未吸收毒物。

2. 氧疗：立即予高流量吸氧，以每分钟 4～6L 鼻导管吸氧。

3. 使用特殊解毒剂。

4. 抗休克。

5. 对症治疗：保持水、电解质、酸碱平衡等。

【一般治疗】

1. 立即给予洗胃及 20% 甘露醇或 50% 硫酸镁溶液导泻。

2. 中重度患者给予氧疗，迅速建立静脉通道，给予特效解毒剂亚甲蓝。

3. 抽搐者给予地西泮镇静，保持气道通畅，防治呼吸衰竭；低血压及休克者立即给予扩容、纠酸、血管活性药物，0.5～1 小时后发绀缓解不明显者可重复使用亚甲蓝治疗。

（三）药物处方

【处方①】 1%亚甲蓝注射液 5～10ml（1～2mg/kg），稀释后缓慢静脉注射，2～4 小时后可重复一次，以后视病情逐渐减量，直至发绀消失，24 小时总量一般不超过 600mg。

注意事项

1. 大剂量（10mg/kg）亚甲蓝注射液的效果刚好相反，可产生高铁血红蛋白血症。

2. 不可做皮下、肌内或鞘内注射，以免造成损害。

3. 静脉注射剂量过大（500mg）时，可引起恶心、腹痛、心前区痛、眩晕、头痛、出汗和神志不清等不良反应。

【处方②】 多巴胺，5～10μg/（kg·min），静脉注射，以维持血压在正常范围。

注意事项

1. 本品遇碱分解，故不宜与碱性药物配伍。

2. 与全麻药、胍乙啶、三环类抗抑郁药合用可引起高血压、心动过速和心律失常的危险。与单胺氧化酶抑制剂合用，可减低身体组织对多巴胺的代谢，故可增强和延长本品效应，因而剂量应减少至常用量的 1/10。与苯妥英钠合用可产生低血压和心动过缓。

3. 本品与其他正性肌力药、血管扩张药、利尿剂及心脏活性药物并用，可产生比单用更有益的血流动力学效应。

【处方③】 复方电解质葡萄糖注射液 500ml 静脉滴注＋注射用维生素 C，每次 2～4g，每日 1～2 次。

（王汉斌 刘婧 杨娑娑）

十三、烟雾中毒

（一）概述

烟雾是火灾发生过程中因热解或燃烧而形成的产物。火场上大多数可燃物质含有碳，当供给的空气充足时，碳燃烧并生成二氧化碳，但当空气不足时，便形成危险的一氧化碳。有害气体主要包括：一氧化碳、二氧化碳、氯化氢、氮的氧化物、硫化氢、氰化氢、光气等。

（二）诊断与治疗

【诊断要点】

1. 有明确的火灾接触史。

2. 了解火场内主要物质，推断可能中毒的物质。

3. 轻度中毒者尚伴有头痛、恶心、呕吐、乏力等全身症状；眼结膜、鼻黏膜及咽喉部充血水肿。

4. 中度中毒者有气促、轻度发绀、两肺有明显湿性啰音

等体征；胸部 X 线符合肺间质性水肿或化学性肺炎征象。

5. 重度中毒者可能有脑水肿、缺氧性脑病，如果光气或硫化氢中毒者有呼吸心搏骤停及猝死可能。

【治疗原则】 迅速、安全脱离中毒现场，避免活动，如果有化学试剂中毒，应立即更换污染衣物，对呼吸心跳停止者，给予人工呼吸、胸外按压等治疗，是救治的基本原则。

【一般治疗】 严密观察病情变化，严格限制活动，卧床休息，保持安静，对于重症患者及时给予机械通气，减轻脑水肿等治疗。

（三）药物处方

〇光气中毒

【处方①】 大量维生素 C（加入少量 50%葡萄糖中）和适量的山莨菪碱是治疗光气中毒的常用药物，50%葡萄糖 60ml 及维生素 C 1.0g 静脉注射。

注意事项 注意监测血糖。

〇二氧化碳中毒

【处方②】 甘露醇静脉滴注，观察颅内压增高表现，如出现好转，可减量。如频繁抽搐，可静脉缓慢注射地西泮 10mg，抽搐停止后再静脉滴注苯妥英钠 0.5～1g，可在 4～6 小时内重复应用。

注意事项 使用甘露醇时应注意监测肾功能，静脉注射地西泮时注意呼吸，避免出现呼吸抑制。

（杨娑娑）

十四、稀料中毒

（一）概述

稀料俗称香蕉水或天拿（那）水，常作为油漆稀释剂，一般由两种到多种化学品混配而成，其化学成分包括苯类、醇类、脂类、酮类、醚类、卤代烃类和石油制剂，其中以苯类和卤代烃类居多，毒性以三氯丙烷最剧烈，口服数毫升即可致死。

（二）诊断与治疗

【诊断要点】

1. 有毒物吸入或口服史。

2. 口服者，口腔、食管与胃部黏膜均有灼烧感、恶心、呕吐，腹痛、腹泻，随即出现昏迷，又可引起周围循环衰竭或肝脏损害而死亡。

3. 吸入中毒初期，患者兴奋激动，随即头痛、头晕，之后呈抑制状态、昏迷、呼吸麻痹。

【治疗原则】

1. 口服者，立即洗胃及导泻；吸入者，立即撤离中毒环境，吸氧，必要时人工呼吸和应用呼吸兴奋剂，忌用吗啡与肾上腺素。

2. 对症、支持疗法。

【一般治疗】 根据稀料成分选择不同的血液净化方法，醇类和酮类稀料应采用血液透析，其他类别则使用血液灌流，如口服量大或血液中稀料浓度高，早期可连续使用多个

灌流器。

（三）药物处方

【处方①】 保肝治疗，如还原性谷胱甘肽、葡醛内酯、异甘草酸镁等。

注意事项

1. 治疗过程中，应定期测血压和血清钾、钠浓度。

2. 异甘草酸镁可能引起假性醛固酮症增多，在治疗过程中如出现发热、皮疹、高血压、血钠潴留、低钾血症等情况，应予停药。

【处方②】 醇类和酮类稀料中毒早期及时静脉应用 5% 碳酸氢钠。

注意事项

1. 对诊断的干扰：对胃酸分泌试验或血、尿 pH 测定结果有明显影响。

2. 下列情况慎用。

（1）少尿或无尿，因能增加钠负荷。

（2）钠潴留并有水肿时，如肝硬化、充血性心力衰竭、肾功能不全、妊娠高血压综合征。

（3）原发性高血压，因钠负荷增加可能加重病情。

3. 下列情况不作静脉内用药。

（1）代谢性或呼吸性碱中毒。

（2）因呕吐或持续胃肠负压吸引导致大量氯丢失，而极有可能发生代谢性碱中毒。

（3）低钙血症时，因本品引起碱中毒可加重低钙血症表现。

（王汉斌　赵骏秀　杨婆婆）

第二篇　内科疾病

第一章　呼吸科疾病

一、急性上呼吸道感染

（一）概述

急性上呼吸道感染简称上呼吸道感染，是鼻腔、咽或喉部急性炎症的概称。常见病原体是病毒，少数是细菌。多发于冬春季节，主要通过喷嚏、空气以及污染的手和用具接触传播。老幼体弱、免疫力低下或有慢性呼吸道疾病者多发。通常病情轻，病程短，可自愈，预后良好。但因发病率较高，发病期间不仅影响工作和生活，有时可伴有严重并发症，具有一定传染性，应积极预防。

临床表现为喷嚏、流清水样鼻涕、咽痛、鼻塞、味觉迟钝、呼吸不畅、声音嘶哑。感染部位不同临床表现不同，咽炎和喉炎表现为：咽痒和灼热感，咽喉部疼痛不明显，有时出现吞咽、讲话困难和咳嗽；疱疹样咽峡炎表现为：夏季儿童多见，咽痛明显，发热，病程一般为1周。检查时可见咽部充血，软腭、扁桃体表面有灰白色疱疹及浅表溃疡；咽结膜炎：夏季儿童多见，一般为游泳传播。表现为：咽痛、发热、畏光、流泪。细菌性咽、扁桃体炎表现为起病急，发热，体温高达39℃，咽痛；此外还可同时合并鼻窦炎、中耳炎和气管、支气管炎。

（二）诊断与治疗

【诊断要点】

1. 鼻咽部卡他样症状为主要表现，如喷嚏、鼻塞、清水样鼻涕、流泪、咽痛等。

2. 流行情况。

3. 血常规。

4. 胸部X线检查：除外肺部炎症性疾病。

5. 特殊情况下可行细菌培养和病毒分离或病毒血清学等确定病原体。

【鉴别诊断】 上呼吸道感染需与初期表现为感冒样症状的其他疾病相鉴别。

1. 过敏性鼻炎：发病有明显诱因，临床上很像"伤风"，但其起病急，鼻腔发痒，频繁喷嚏，流清水样鼻涕，无发热，咳嗽少。发作与环境或气温突变有关，一般经数分钟至1～2小时症状可消失。检查可见鼻黏膜苍白、水肿，鼻分泌物涂片可见嗜酸粒细胞增多，皮肤过敏试验可明确过敏原。

2. 流行性感冒：有明显流行性。起病急，全身症状较重，高热、全身酸痛、眼结膜症状明显，但鼻咽部症状较轻。近年来已有快速血清PCR方法检查病毒，可供鉴别。

3. 急性气管、支气管炎：表现为咳嗽、咳痰，鼻咽部症状较轻，血常规白细胞可升高，X线胸片常见肺纹理增强。

4. 急性传染病前驱症状：如麻疹、脊髓灰质炎、脑炎、肝炎、心肌炎等患病初期常有上呼吸道症状，这些病有一定的流行季节和流行区密切观察，并行必要的实验室检查实现有效的区别。

【治疗原则】 多休息、多饮水、支持营养治疗；对症解热止痛治疗；抗病毒治疗；抗生素治疗；中医中药治疗。治疗过程严密观察病情变化，及时发现异常，及时给予治疗，尤其在传染病多发季节，注意排除传染病。

【一般治疗】

1. 对症治疗：有急性咳嗽，咽干者可给予伪麻黄碱用于减轻鼻部充血，必要时加用解热止痛药物。小儿感冒忌用阿司匹林，以防瑞氏综合征。

2. 抗生素治疗：普通感冒无需使用抗生素。有白细胞升高、咽喉部脓苔、咳黄痰等细菌感染证据可加用抗生素，一般根据病史和经验选用口服抗生素，如青霉素、红霉素、氧氟沙星等。

3. 抗病毒治疗：上呼吸道感染多数是由病毒引起，48小时为病毒复制高峰，将持续3周，故早期（48小时内）抗病毒治疗效果最好。常用药为利巴韦林和奥司他韦。

4. 中药治疗：清热解毒或辛温解表及抗病毒中药。

（三）药物处方

【处方①】 美敏伪麻溶液（惠菲宁）。12岁以上及成人每次10ml，口服，每日3～4次，24小时内不超过4次。12岁以下儿童见说明书用量表。

注意事项

1. 用药7天，症状未缓解，请咨询医师或药师。

2. 本品无退热作用,伴有发热症状的患者,使用本品前,请咨询医师或药师。

【处方②】　对乙酰氨基酚(扑热息痛)。12 岁以上儿童及成人每次 1 片,6～12 岁儿童每次 0.5 片,口服,若持续发热或疼痛,可间隔 4～6 小时重复用药一次,24 小时内不得超过 4 次。用于解热连续不超过 3 天,用于止痛不超过 5 天。

注意事项

1. 不能同时服用其他含有解热镇痛药的药品(如某些复方抗感冒药)。

2. 勿过量服药。如若过量服药则有可能严重影响肝脏,症状有可能在 3 天以后才会出现,若在过量服药 10～12 小时内静脉给予 N-乙酰半胱氨酸或口服蛋氨酸对肝脏有保护作用。

【处方③】　利巴韦林片,成人每次 0.15g,每日 3 次,疗程 7 天。小儿每日按体重 10mg/kg,分 4 次服用,疗程 7 天。

【处方④】　奥司他韦胶囊,13 岁以上及成人每次 75mg,每日 2 次,共 5 天。

【预防】　增强抵抗力,加强营养,饮食规律,避免受凉及过度劳累;注意隔离呼吸道患者,防止交叉感染等。

(苏珍)

二、急性支气管炎

(一)概述

急性支气管炎是由生物、理化刺激或过敏等因素引起的急性气管-支气管黏膜炎症。过度疲劳、受凉、气候突变时容易发病,也可由急性上呼吸道感染迁延不愈所致,多数散发,无流行倾向,年老体弱者容易发生。主要症状为咳嗽、咳痰。

病毒和细菌均可引起,近年来衣原体和支原体感染明显增加,在病毒感染基础上继发细菌感染较多见。理化刺激及动、植物过敏均可发病。

(二)诊断与治疗

【诊断要点】

1. 起病急,常有急性上呼吸道感染症状。

2. 病史,咳嗽、咳痰,先为干咳或少量痰继而为黏液脓性痰或痰中带血,偶有气促等症状。

3. 查体:两肺可闻及散在干、湿啰音等体征。

4. 血常规:细菌感染时白细胞总数和中性粒细胞比例增高。

5. X 线胸片:大多数肺部正常或肺纹理增粗。

【鉴别诊断】

1. 急性上呼吸道感染:鼻咽部症状明显,咳嗽较轻,无痰。肺部无异常体征,胸片未见异常。

2. 流行性感冒:起病急,高热,全身酸痛、头痛、乏力等全身中毒症状明显,呼吸道症状较轻。流行病史、血清学检查及分泌物病毒分离有助于鉴别。

3. 其他:其他疾病如肺结核、支气管肺炎、肺癌、肺脓肿、麻疹、百日咳等多种疾病均有类似咳嗽、咳痰等症状,

应仔细检查,以资鉴别。

【一般治疗】

1. 对症治疗:咳嗽,无痰或少痰,用右美沙芬、喷托维林;咳嗽、有痰咳不出,可选用盐酸氨溴索、溴己新或者雾化祛痰。复方甘草合剂有止咳、化痰效果,较常用。发生支气管痉挛时可选用平喘药物如氨茶碱、胆碱能阻滞剂等。发热可用解热止痛药物对症处理。

2. 抗生素治疗:有感染证据时使用。咳嗽 10 天以上,细菌、肺炎衣原体、支原体等感染概率大。首选大环内酯类或青霉素类药物。多数患者口服抗生素即可,但症状较严重者可选用肌内注射及静脉输注。少数患者需行药敏试验,根据病原体选用药物。

3. 多休息,多饮水,避免劳累。

(三)药物处方

【处方①】　右美沙芬(惠菲宁),12 岁以上及成人:10ml,口服,每日 3～4 次,24 小时内不超过 4 次。

【处方②】　喷托维林。成人:25mg,口服,每日 3～4 次。小儿常用量:5 岁以上每次 6.25～12.5mg,口服,每日 2～3 次。

注意事项　痰量多者宜与祛痰药并用。

【处方③】　盐酸氨溴索。成人:1～2 片,口服,每日 3 次,饭后服用。

注意事项　应避免同时服用强力镇咳药物。

【处方④】　复方甘草合剂,5～10ml,口服,每日 3 次。疗程 1 周。

【处方⑤】　氨茶碱片。成人常用量:每次 0.1～0.2g,每日 0.3～0.6g,极量每次 0.5g,每日 1g。小儿常用量:口服,每次按体重 3～5mg/kg,每日 3 次。

注意事项

1. 不适用于哮喘持续状态或急性支气管痉挛发作的患者。

2. 应定期监测血清茶碱浓度。

3. 肾功能或肝功能不全的患者,年龄超过 55 岁特别是男性和伴发慢性肺部疾病的患者,任何原因引起的心力衰竭患者,持续发热患者,应酌情调整用药剂量或延长用药间隔时间。

4. 茶碱制剂可致心律失常和(或)使原有的心律失常恶化。

【处方⑥】　阿奇霉素分散片。成人用量:总剂量 1.5g,每日 0.5g,服用 3 天或者总剂量不变 1.5g,第一日服用 0.5g,然后第 2～5 日每日 1 次口服本品 0.25g。

注意事项

1. 用药期间如发生过敏反应,应立即停药用药期间如果发生过敏反应(如血管神经性水肿、皮肤反应、Stcvous-Jonson 综合征及毒性表皮坏死等),应立即停药,并采取适当措施。

2. 治疗期间,若患者出现腹泻症状,应考虑假膜性肠炎

发生。如果诊断确立，应采取相应治疗措施，包括维持水、电解质平衡以及补充蛋白质等。

（李娟）

三、慢性支气管炎

（一）概述

慢性支气管炎是由于感染或非感染因素引起气管、支气管黏膜及其周围组织的慢性非特异性炎症。其病理特点是支气管腺体增生、黏液分泌增多。临床出现有连续 2 年以上，持续 3 个月以上的咳嗽、咳痰或气喘等症状。早期症状轻微，多在冬季发作，春暖后缓解；晚期炎症加重，症状常年存在，不分季节。疾病进展又可并发阻塞性肺气肿、肺源性心脏病，严重影响劳动力和健康。

（二）诊断与治疗

【诊断要点】

1. 咳嗽、咳痰或伴喘息，每年发病 3 个月，连续 2 年或以上者。

2. 每年发病不足 3 个月，而有明确的客观检查依据（如 X 线、肺功能测定等）者亦可诊断。

3. 能排除其他心、肺疾病（如肺结核、哮喘、支气管扩张、肺癌、心脏病等）者。

【治疗原则】

1. 急性发作期治疗主要是控制感染，祛痰平喘。

2. 缓解期治疗主要是增强体质，提高抗病能力，预防复发。

【一般治疗】

1. 加强营养，保证足够能量摄入，减少碳水化合物摄入，降低呼吸商。

2. 保持水、电解质酸碱平衡，避免脱水导致痰液黏稠不易咳出。

3. 进行耐寒锻炼。

（三）药物处方

【处方①】 青霉素 G，80 万 U，肌内注射，每 8～12 小时 1 次。

或磺胺甲噁唑/甲氧苄啶（复方磺胺甲噁唑），每次 2 片，2 次/日。

或阿莫西林头孢氨苄，0.5g，每 6～8 小时 1 次。

或头孢氨苄，0.5g，每 6～8 小时 1 次。

或头孢拉定，0.25～0.5g，每 8～12 小时 1 次。

或环丙沙星，0.2g，每日 2 次。

或氧氟沙星或左氧氟沙星，0.2g，每日 2 次。

严重者应采用静脉途径给药，可选用青霉素 G 400 万～800 万 U/日，2～4 次/日。

或环丙沙星、氧氟沙星或阿米卡星，每日 0.4g。

或头孢拉定、头孢唑林，2.0g，每 12 小时 1 次。

或头孢呋辛，1.125g，每 12 小时 1 次。

【处方②】 β受体激动剂：沙丁胺醇，吸入，100～200μg/次，必要时；福莫特罗，4.5～9μg，吸入，每 12 小

时 1 次；茚达特罗，150～300μg，吸入，每日 1 次。

【处方③】 抗胆碱药：异丙托溴铵气雾剂，40～80μg（每喷 20μg），每 6～8 小时 1 次；噻托溴铵气雾剂，18μg，每日 1 次。

【处方④】 茶碱类药物：氨茶碱，0.1g，口服，每日 3 次；或茶碱控释片，400mg，口服，每日 1 次，或茶碱缓释片舒弗美，0.1g，口服，每日 2 次。

【处方⑤】 激素：氟地卡松/沙美特罗，1～2 喷，每日 2 次；或布地奈德/福莫特罗，1～2 喷，每日 2 次。急性加重期症状重时：除使用吸入剂外，可给予甲泼尼龙，40mg，静脉滴注，每日 1 次（3～5 天后改为口服）；或泼尼松龙，10mg，口服，每日 3～4 次；或地塞米松，2.5～5mg，吸入每日 2 次。短期应用：应用时间超过 1 周者，应逐渐减量。

注意事项

1. 不推荐单一长期使用激素口服或吸入剂，建议联合 β受体吸入剂和（或）抗胆碱类药物。

2. 泼尼松的维持剂量最好每日≤10mg。

【处方⑥】 氨溴索（盐酸溴环己胺醇），30mg，口服或静脉滴注，每日 3 次；或羧甲司坦（羧甲基半胱氨酸），500mg，口服，每日 3 次；或溴己新，16mg，口服，每日 3 次；或乙酰半胱氨酸，0.6g，每日 2 次。如痰液黏稠不易咳出者，可用生理氯化钠溶液 5ml，雾化吸入，每 6～12 小时 1 次。

注意事项

1. 有胃肠道疾病者慎用祛痰药物。

2. 慢性支气管炎患者应避免使用强力镇咳药物；避免痰液不易排出。

（高巍 康红军 陈卫丰）

四、肺炎

（一）概述

肺炎是指终末气道、肺泡和肺间质的炎症，可由疾病微生物、理化因素、免疫损伤、过敏及药物所致。根据感染环境，肺炎分为社区获得性肺炎及院内获得性肺炎。社区获得性肺炎（CAP）是指在医院外罹患的感染性肺实质（含肺泡壁，即广义上的肺间质）炎症，包括具有明确潜伏期的病原体感染而在入院后潜伏期内发病的肺炎。院内获得性肺炎（HAP）的定义是入院后 48 小时或 48 小时后所发生的肺炎，在入院时不处于潜伏期。根据解剖位置，可分为大叶性肺炎、小叶性肺炎和间质性肺炎；根据病因学，可分为细菌性肺炎和非典型病原体所致肺炎（军团菌、支原体、衣原体等）。

（二）诊断与治疗

【诊断要点】

1. 新近出现的咳嗽、咳痰或原有呼吸道疾病症状加重，并出现脓性痰，伴或不伴胸痛。

2. 发热。

3. 肺实变体征和（或）闻及湿啰音。

4. WBC$>10\times10^9$/L 或$<4\times10^9$/L，伴或不伴细胞核左移。

5. 胸部 X 线检查显示片状、斑片状浸润性阴影或间质性改变，伴或不伴胸腔积液。

以上 1～4 项中任何 1 项加第 5 项，并除外肺结核、肺部肿瘤、非感染性肺间质性疾病、肺水肿、肺不张、肺栓塞、肺嗜酸粒细胞浸润症及肺血管炎等后，可建立临床诊断。

重症肺炎诊断标准：出现下列征象中 1 项或以上者可诊断为重症肺炎，需密切观察，积极救治，有条件时，建议收住 ICU 治疗。

（1）意识障碍。

（2）呼吸频率≥30 次/分。

（3）$PaO_2 < 60mmHg$，$PaO_2/FiO_2 < 300mmHg$，需行机械通气治疗。

（4）动脉收缩压 $< 90mmHg$。

（5）并发脓毒性休克。

（6）X 线胸片显示双侧或多肺叶受累，或入院 48 小时内病变扩大≥50%。

（7）少尿：尿量 $< 20ml/h$，或 $< 80ml/4h$，或并发急性肾衰竭需要透析治疗。

【一般治疗】 重症肺炎除有效抗感染治疗外，营养支持治疗和呼吸道分泌物引流亦十分重要。给予加强呼吸道管理，保持呼吸道通畅，可给予纤支镜吸痰，必要时可给予气管插管及气管切开。

（三）药物处方

【处方①】 不同肺炎患者的初始经验性治疗的抗菌药物选择见表 2-1。

表 2-1 不同肺炎患者的初始经验性治疗的抗菌药物选择

人群	常见病原体	初始经验性治疗的抗菌药物选择
青壮年、无基础病患者	肺炎链球菌，肺炎支原体、流感嗜血杆菌、肺炎衣原体等	（1）阿莫西林 0.5g，口服，每日 2 次。（2）大环内酯类：罗红霉素 150mg，口服，每日 2 次。（3）阿奇霉素 0.5g，口服，每日 1 次，或 0.5g，静脉滴注，每日 1 次。（4）第一代或第二代头孢菌素，头孢拉定 0.25～0.5g，口服，每 6 小时 1 次或 0.5g，静脉滴注，每 6 小时 1 次。（5）呼吸喹诺酮类（如左氧氟沙星 0.2g，口服，每日 2 次或每日 3 次；莫西沙星 0.4g，口服，每日 1 次）
老年人或有基础疾病患者	肺炎链球菌、流感嗜血杆菌、需氧革兰阴性杆菌、金黄色葡萄球菌、卡他莫拉菌等	（1）第二代头孢菌素（头孢丙烯 0.5g，口服，每日 2 次；头孢克洛 0.25g，口服，每日 3 次等）单用或联用大环内酯类。（2）β-内酰胺类/β-内酰胺酶抑制剂（如阿莫西林/克拉维酸），156.25mg，口服，每日 3 次，单用或联用大环内酯类。（3）呼吸喹诺酮类
需入院治疗、但不必须收住 ICU 的患者	肺炎链球菌、流感嗜血杆菌、混合感染（包括厌氧菌）、需氧革兰阳性杆菌、金黄色葡萄球菌、肺炎支原体、肺炎衣原体、呼吸道病毒等	（1）静脉注射第二代头孢菌素单用或联用静脉注射大环内酯类，如：头孢呋辛 1.125g，静脉滴注，每 12 小时 1 次。（2）静脉注射喹诺酮类，如：左氧氟沙星 0.4g，静脉滴注，每日 1 次。（3）静脉注射 β-内酰胺类/β-内酰胺酶抑制剂（如：阿莫西林/克拉维酸钾 1.2g，静脉滴注，每 6 小时 1 次或每 8 小时 1 次）单用或联用注射大环内酯类（如：红霉素 0.5g，静脉滴注，每日 1 次；或阿奇霉素 0.5g，静脉滴注，每日 1 次）。（4）头孢曲松 1.0～2.0g，静脉滴注，每日 1 次，单用或联用注射大环内酯类

（高巍 康红军 陈卫丰）

五、支气管扩张

（一）概述

支气管扩张症是由于不同病因引起气道及其周围肺组织的慢性炎症，造成气道壁损伤，继之管腔扩张和变形。临床表现为慢性咳嗽、咳痰、间断咯血和反复肺部感染。可发于任何年龄，以青少年多见，大多数患者幼年时曾有麻疹、百日咳或支气管肺炎迁延不愈病史；一些患者可能伴有慢性鼻窦炎或家族性免疫缺陷病史。疾病的典型症状是慢性咳嗽、咳大量脓痰和反复咯血。

（二）诊断与治疗

【诊断要点】 根据患者有慢性咳嗽、咳脓痰和（或）反复咯血，加上高分辨率 CT（HRCT）检查，即可明确支气管扩张的诊断。

1. 慢性咳嗽、咳脓痰、反复咯血。

2. HRCT 检查。

【治疗原则】

1. 寻找并治疗引起支气管扩张的基础疾病，例如活动性肺结核伴有支气管扩张应抗结核治疗；类风湿关节所致间质性肺炎引起的支气管扩张则应针对类风湿治疗。

2. 积极控制感染，选择敏感抗生素治疗，足剂量，足疗程，疗程比普通肺炎长，一般 10～14 日或更长。

3. 清除气道分泌物，改善气流受限。

【一般治疗】 营养支持治疗，加强营养，注意休息，补充水分减少痰液黏稠，帮助痰液排出。

（三）药物处方

【处方①】 阿莫西林胶囊，成年人一次 0.5g，每 6～8 小时 1 次，一日剂量不超过 4g。

注意事项

1. 阿莫西林可导致采用本尼迪克特或费林试剂的尿糖试验出现假阳性。

2. 下列情况应慎用：①有哮喘、枯草热等过敏性疾病史者；②老年人和肾功能严重损害时可能须调整剂量。

【处方②】 克拉霉素：成人，口服，常用量一次 250mg，每 12 小时 1 次；重症感染者，一次 500mg，每 12 小时 1 次。根据感染的严重程度，应连续服用 6～14 日。

注意事项

1. 本品与红霉素及其他大环内酯类药物之间有交叉过敏和交叉耐药性。

2. 与别的抗生素一样，可能会出现真菌或耐药细菌导致的严重感染，此时需要中止使用本品，同时采用适当的治疗。

3. 本品可空腹口服，也可与食物或牛奶同服，与食物同服不影响其吸收。

4. 肾功能严重损害（肌酐清除率小于 30ml/min）者，须作剂量调整。常用量为一次 250mg，一日 1 次；重症感染者首剂 500mg，以后一次 250mg，一日 2 次。

5. 血液或腹膜透析不能降低本品的血药浓度。

【处方③】　环丙沙星片，口服，每日 1~1.5g，分 2~3次，疗程 7~14 日。

注意事项

1. 该品宜空腹服用，食物虽可延迟其吸收，但其总吸收量（生物利用度）未见减少，故也可于餐后服用，以减少胃肠道反应。服用时宜同时饮水 250ml。

2. 该品大剂量应用或尿 pH 在 7 以上时可发生结晶尿。为避免结晶尿的发生，宜多饮水，保持 24 小时排尿量在 1200ml 以上。

3. 肾功能减退者，需根据肾功能调整给药剂量。

【处方④】　左氧氟沙星片，0.5g，口服，每日 1 次。疗程 7~14 天。

【处方⑤】　阿莫西林克拉维酸钾片，口服，成人每次 0.625g（4:1 片剂），1 次/12 小时；或每次 375mg（2:1 片剂），1 次/8 小时；较重感染，每次 1000mg（7:1 片剂），1 次/12 小时，或每次 625mg（4:1 片剂），1 次/8 小时。

（黄春萍　陈卫丰）

六、支气管哮喘

（一）概述

哮喘是由多种细胞包括气道的炎性细胞和结构细胞（如嗜酸粒细胞、肥大细胞、T 淋巴细胞、中性粒细胞、平滑肌细胞、气道上皮细胞等）和细胞组分参与的气道慢性炎症性疾病。这种慢性炎症导致气道高反应性，通常出现广泛多变的可逆性气流受限，并引起反复发作性的喘息、气急、胸闷或咳嗽等症状，常在夜间和（或）清晨发作、加剧，多数患者可自行缓解或经治疗缓解。哮喘发病的危险因素包括宿主因素（遗传因素）和环境因素两个方面。根据临床表现，哮喘可分为急性发作期、慢性持续期和临床缓解期。急性发作期是指喘息、气促、咳嗽、胸闷等症状突然发生或原有症状急剧加重，常有呼吸困难，以呼气流量降低为其特征，常因接触过敏原、刺激物或呼吸道感染诱发。其程度轻重不一，病情加重，可在数小时或数天内出现，偶尔可在数分钟内即危及生命，故应对病情做出正确评估，以便给予及时有效的紧急治疗。慢性持续期是指每周均有不同频度和（或）不同程度地出现症状（喘息、气急、胸闷、咳嗽等）。临床缓解期系指经过治疗或未经治疗症状、体征消失，肺功能恢复到急性发作前水平，并维持 3 个月以上。

（二）诊断与治疗

【诊断要点】　符合以下 1~4 条或 4、5 条者，可以诊断为哮喘。

1. 反复发作喘息、气急、胸闷或咳嗽，多与接触过敏原、冷空气、物理、化学性刺激以及病毒性上呼吸道感染、运动等有关。

2. 发作时在双肺可闻及散在或弥漫性，以呼气相为主的哮鸣音，呼气相延长。

3. 上述症状和体征可经治疗缓解或自行缓解。

4. 除外其他疾病所引起的喘息、气急、胸闷和咳嗽。

5. 临床表现不典型者（如无明显喘息或体征），应至少具备以下 1 项试验阳性：①支气管激发试验或运动激发试验阳性；②支气管舒张试验阳性 FEV_1 增加≥12%，且 FEV_1 增加绝对值≥200ml；③呼气流量峰值（PEF）日内（或 2 周）变异率≥20%。

【治疗原则】

1. 急性发作期的治疗：主要是迅速解除支气管痉挛，缓解哮喘症状，同时制定长期控制方案预防再次发作。

2. 缓解期的治疗：主要是使用控制药物；是指需要长期每日使用的药物。持续、长期、规范、个体化应用，这些药物主要通过抗炎作用使哮喘维持临床控制，确定并减少危险因素接触。避免各种诱发因素的接触和吸入，降低气道高反应性，达到并维持哮喘控制。

【一般治疗】　哮喘尚不能根治，但通过有效的哮喘管理，可以实现哮喘控制。

（三）药物处方

【处方①】　激素：激素是最有效的控制气道炎症的药物。给药途径包括吸入、口服和静脉应用等。吸入为首选途径。

1. 吸入制剂：支气管哮喘吸入制剂的用药剂量见表 2-2。

表 2-2　支气管哮喘吸入制剂的用药剂量

药物（每日用量）	低剂量（μg）	中剂量（μg）	高剂量（μg）
二丙酸倍氯米松	200~500	500~1000	>1000~2000
布地奈德	200~400	400~800	>800~1600
丙酸氟替卡松	100~250	250~500	>500~1000
环索奈德	80~160	160~320	>320~1280

2. 口服给药：泼尼松龙，30~50mg/d，5~10 天。

3. 静脉给药：琥珀酸氢化可的松 400~1000mg/d，2~3次/日；或甲泼尼龙，80~160mg/d。无激素依赖倾向者，可在短期（3~5 日）内停药；有激素依赖倾向者应延长给药时间，控制哮喘症状后改为口服给药，并逐步减少激素用量。

注意事项　泼尼松的维持剂量最好每日≤10mg。

【处方②】　β_2 受体激动剂

短效 β_2 受体激动剂（SABA）：沙丁胺醇，吸入 100~200μg/次；或特布他林，250~500μg/次，必要时每 20 分钟重复 1 次。口服给药：沙丁胺醇，2~4mg，每日 3 次；特布他林，1.25~2.5mg，每日 3 次；丙卡特罗，25~50μg，每日 2 次。贴剂：妥洛特罗 0.5mg、1mg、2mg 3 种剂量。每日 1 次。

长效 β_2 受体激动剂（LABA）：沙美特罗 50μg，吸入每 12 小时 1 次；福莫特罗 4.5~9μg，每 12 小时 1 次。

注意事项　联合吸入激素和 LABA 治疗哮喘。这两者具有协同的抗炎和平喘作用，可获得相当于（或优于）应用加倍剂量吸入激素时的疗效，并可增加患者的依从性、减少较大剂量吸入激素引起的不良反应，尤其适合于中至重度持续哮喘患者的长期治疗。不推荐长期单独使用 LABA,应该在医生指导下与吸入激素联合使用。

【处方③】 白三烯调节剂:包括半胱氨酰白三烯受体拮抗剂和 5-脂氧化酶抑制剂。白三烯受体拮抗剂:扎鲁司特 20mg,每日 2 次;孟鲁司特 10mg,每日 1 次;异丁司特 10mg,每日 2 次。

【处方④】 茶碱。口服给药:包括氨茶碱和控(缓)释型茶碱,一般剂量为 6~10mg/(kg·d)。氨茶碱 0.1g,口服,每日 3 次;或茶碱控释片葆乐辉 400mg,口服,每日 1 次;或茶碱缓释片舒弗美 0.1g,口服,每日 2 次。

静脉给药:氨茶碱加入葡萄糖溶液中,滴注速度不宜超过 0.25mg/(kg·min),适用于哮喘急性发作且近 24 小时内未用过茶碱类药物的患者。负荷剂量为 4~6mg/kg,维持剂量为 0.6~0.8mg(kg·h)。

注意事项

1. 与 β_2 受体激动剂联合应用时,易出现心率增快和心律失常,应慎用并适当减少剂量。

2. 由于茶碱的"治疗窗"窄,以及茶碱代谢存在较大的个体差异,可引起心律失常、血压下降、甚至死亡,应监测其血药浓度,及时调整浓度和滴速。茶碱有效、安全的血药浓度范围应在 6~15mg/L。

3. 发热性疾病、妊娠,抗结核治疗可以降低茶碱的血药浓度;而肝脏疾患、充血性心力衰竭以及合用西咪替丁或喹诺酮类、大环内酯类等药物均可影响茶碱代谢而使其排泄减慢,增加茶碱的毒性作用,注意调整剂量。多索茶碱的作用与氨茶碱相同,不良反应较轻。双羟丙茶碱的作用较弱,不良反应也较少。

【处方⑤】 抗胆碱药物:吸入溴化异丙托品气雾剂,常用剂量为 20~40μg,每日 3~4 次。

(高巍 康红军 陈卫丰)

七、肺结核

(一)概述

结核病是由结核分枝杆菌引起的慢性传染病,可侵及许多脏器,以肺部结核感染最为常见。排菌者为其重要的传染源。人体感染结核菌后不一定发病,当抵抗力降低或细胞介导的变态反应增高时,才可能引起临床发病。若能及时诊断,并予合理治疗,大多可获临床痊愈。

(二)诊断与治疗

【诊断要点】

1. 全身症状:发热,多数为长期低热,可伴有倦怠、乏力、夜间盗汗、食欲减退、体重减轻、妇女月经不调、易激惹、心悸、面颊潮红等。

2. 呼吸道症状:咳嗽、咳痰、咯血、胸痛、呼吸困难。

3. 体征:病灶是以渗出型病变为主的肺实变且范围较广或干酪性肺炎时,叩诊浊音,听诊闻及支气管呼吸音和细湿啰音。继发性肺结核好发于上叶尖后段,故听诊于肩胛间区闻及细湿啰音,有极大提示诊断价值。

4. 病原学检查

(1)痰涂片抗酸染色直接镜检有助于诊断。

(2)痰培养具有较高的敏感性和特异性。

(3)结核菌抗原和抗体检测。

5. 影像学检查

(1)X 线胸片。

(2)胸部 CT。

6. 结核菌素试验:结核菌素纯蛋白衍生物(PPD)5U(0.1ml)注入左前臂内侧上中三分之一交界处皮内,使局部形成皮丘。48~96 小时(一般为 72 小时)观察局部硬结大小,判断标准为:硬结直径<5mm 为阴性反应,5~10mm 为一般阳性反应,10~19mm 为中度阳性反应,≥20mm 或不足 20mm 但有水疱或坏死为强阳性反应。

阳性反应表示感染,在 3 岁以下婴幼儿按活动性结核病论;成人强阳性反应提示活动性结核病可能,应进一步检查;阴性反应特别是较高浓度试验仍阴性则可排除结核病;菌阴肺结核诊断除典型 X 线征象外,必须辅以结素阳性以佐证。

7. 纤维支气管镜检查:纤维支气管镜与支气管肺泡灌洗液检查,经纤维支气管镜肺活检可辅助明确诊断。

【治疗原则】

1. 早期用药:早期是渗出性病变,病变区域有良好的血液循环,药物浓度较高,细菌对药物的敏感性较好。

2. 规律用药:目前使用的都是短程治疗,一般开始 2 个月用 4 种药物,以后 4 个月用 2 种药物。

3. 联合用药:治疗结核病需要至少两种以上的药物合用,才能提高治疗效果和避免耐药性的形成。

4. 全程用药:治疗结核病的整个过程中,注意用药的连续性。

5. 适量用药:只有这样才能将不良反应降到最低又可以起到杀菌的作用。

【一般治疗】

1. 肺结核的一般症状在合理化疗下很快减轻或消失,无须特殊处理。

2. 咯血是肺结核的常见症状,咯血处置要注意镇静、止血、患侧卧位,预防和抢救因咯血所致的窒息并防止肺结核播散。

(三)药物处方

【处方①】 异烟肼:成人 0.3g,口服,每日 1 次;儿童 10~15mg/(kg·d),每日 1 次,顿服。异烟肼对氨基水杨酸盐:成人 0.6g,同异烟肼每日分 2~3 次口服。

注意事项

1. 交叉过敏反应:对乙硫异烟胺、吡嗪酰胺、烟酸或其他化学结构有关药物过敏者也可能对本品过敏。

2. 对诊断的干扰:用硫酸铜法进行尿糖测定可呈假阳性反应,但不影响酶法测定的结果;异烟肼可使血清胆红素、丙氨酸氨基转移酶及门冬氨酸氨基转移酶的测定值增高。

3. 有精神病、癫痫病史者、严重肾功能损害者应慎用。

4. 如疗程中出现视神经炎症状，应立即进行眼部检查，并定期复查。

5. 异烟肼中毒时可用大剂量维生素 B_6 对抗。

【处方②】 链霉素：成人，0.75g，肌内注射，每日 1 次；儿童，15～30mg/（kg·d），每日 1 次。

注意事项

1. 交叉过敏，如对一种氨基糖苷类过敏的患者可能对其他氨基糖苷类也过敏。

2. 下列情况应慎用链霉素。

（1）失水，可使血药浓度增高，易产生毒性反应。

（2）第Ⅷ对脑神经损害，因本品可导致前庭神经和听神经损害。

（3）重症肌无力或帕金森病，因本品可引起神经-肌肉阻滞作用，导致骨骼肌软弱。

（4）肾功能损害，因本品具有肾毒性。

3. 疗程中应注意定期进行下列检查。

（1）尿常规和肾功能测定，以防止出现严重肾毒性反应。

（2）听力检查或听电图（尤其高频听力）测定，对老年患者尤为重要。

【处方③】 利福平：成人，0.45g，口服，每日 1 次；儿童，10～20mg/（kg·d），每日 1 次，饭前 2 小时顿服。

利福喷丁：成人，0.45g，每日 1 次，饭前或饭后顿服。

注意事项

1. 利福平可致肝功能不全，在原有肝病患者或本品与其他肝毒性药物同服时有伴发黄疸死亡病例的报道，因此原有肝病患者，仅在有明确指征情况下方可慎用，治疗开始前、治疗中严密观察肝功能变化，肝损害一旦出现，立即停药。

2. 利福平可能引起白细胞和血小板减少，并导致齿龈出血和感染、伤口愈合延迟等，此时应避免拔牙等手术、并注意口腔卫生、刷牙及剔牙均需慎重，直至血常规恢复正常，同时用药期间应定期检查周围血常规。

3. 利福平应于餐前 1 小时或餐后 2 小时服用，清晨空腹一次服用吸收最好，因进食影响本品吸收。

4. 肾功能减退者不需减量。在肾小球滤过率减低或无尿患者中利福平的血药浓度无显著改变。

5. 服药后尿、唾液、汗液等排泄物均可显橘红色。间质性肾炎的可能。

【处方④】 吡嗪酰胺：成人，每日 1.5g，儿童，每日 20～30mg，每日 1 次，顿服或分 2～3 次服用。

注意事项

1. 交叉过敏：对乙硫异烟胺、异烟肼、烟酸或其他化学结构相似的药物过敏患者可能对本品也过敏。

2. 对诊断的干扰：本品可与硝基氰化钠作用产生红棕色，影响尿酮测定结果；可使丙氨酸氨基转移酶、门冬氨酸氨基转移酶、血尿酸浓度测定值增高。

3. 糖尿病、痛风或严重肝功能减退者慎用。

4. 应用本品疗程中血尿酸常增高，可引起急性痛风发作，须进行血清尿酸测定。

5. 本品亦可采用间歇给药法，每周用药 2 次，每次 50mg/kg。

【处方⑤】 乙胺丁醇（EMB、E）：成人，0.75～1g/d，每周 3 次；儿童，15～25mg/（kg·d），每日 1 次，顿服。

注意事项

1. 对诊断的干扰：服用本品可使血尿酸浓度测定值增高。

2. 下列情况应慎用：痛风、视神经炎、肾功能减退。

3. 治疗期间应检查：眼部，视野、视力、红绿鉴别力等，在用药前、疗程中每日检查一次，尤其是疗程长，每日剂量超过 15mg/kg 的患者；应行血清尿酸测定，由于本品可使血清尿酸浓度增高，引起痛风发作。因此在疗程中应定期测定。

4. 如发生胃肠道刺激，乙胺丁醇可与食物同服。一日剂量分次服用可能达不到有效血药浓度，因此本品一日剂量宜一次顿服。

5. 乙胺丁醇单用时细菌可迅速产生耐药性，必须与其他抗结核药联合应用。本品用于曾接受抗结核药的患者时，应至少与一种以上药物合用。

【处方⑥】 丙硫异烟胺，成人 0.75g/d，儿童 10～20mg/d，每日分 3 次服用。

注意事项

1. 交叉过敏：患者对异烟肼、吡嗪酰胺、烟酸或其他化学结构相近的药物过敏者可能对本品过敏。

2. 对诊断的干扰：可使 GPT 和 GOT 的测定值增高。

3. 糖尿病、严重肝功能减退者慎用。

4. 治疗期间须进行检验。

（1）用药前和疗程中每 2～4 周测定 GPT、GOT，但上述试验值增高不一定预示发生临床肝炎，并可能在继续治疗过程中恢复；

（2）眼部检查，如治疗过程中出现视力减退或其他视神经炎症状时应立即进行眼部检查，并定期复查。

【处方⑦】 对氨基水杨酸钠，成人 8.0g/d，儿童 150～250mg/（kg·d），每日分 3 次服用。

注意事项

1. 交叉过敏反应：对其他水杨酸类包括水杨酸甲酯（冬青油）或其他含对氨基苯基团（如某些磺胺药或染料）过敏的患者对本品亦可呈过敏。

2. 对诊断的干扰：使硫酸铜法测定尿糖出现假阳性；使尿液中胆胆原测定呈假阳性反应（氨基水杨酸类与 Ehrlich 试剂发生反应，产生橘红色浑浊或黄色，某些根据上述原理做成的市售试验纸条的结果也可受影响）；使 GPT 和 GOT 的正常值增高。

【处方⑧】 阿米卡星（丁胺卡那霉素）：成人，0.4g，肌内注射，每日 1 次；儿童，10～20mg/d，肌内注射，每日 1 次。

注意事项

1. 第Ⅷ对脑神经损害，因本品可导致前庭神经和听神经损害。

2. 对诊断的干扰本品可使 GPT、GOT、血清胆红素浓度及 LDH 浓度的测定值增高；血钙、镁、钾、钠浓度的测定值可能降低。

3. 氨基糖苷类与 β-内酰胺类(头孢菌素类与青霉素类)混合时可导致相互失活,本品与上述抗生素联合应用时必须分瓶滴注。

4. 阿米卡星亦不宜与其他药物同瓶滴注。

5. 应给予患者足够的水分,以减少肾小管损害。

6. 配制静脉用药时,每 500mg 加入氯化钠注射液或 5% 葡萄糖注射液或其他灭菌稀释液 100～200ml,成人应在 30～60 分钟内缓慢滴注,婴儿患者稀释的液量相应减少。

【处方⑨】 氧氟沙星:成人,每日 0.4g;体重大于 50kg,每日 0.6g。每日 1 次或分 2～3 次应用。

左氧氟沙星:成人,0.3g,同氧氟沙星每日 1 次或分 2～3 次应用。

(高巍 康红军 陈卫丰)

八、慢性阻塞性肺疾病

(一)概述

慢性阻塞性肺疾病(简称慢阻肺)是一种以持续气流受限为特征的可以预防和治疗的疾病,其气流受限多呈进行性发展,与气道和肺组织对烟草烟雾等有害气体或有害颗粒的慢性炎症反应增强有关。慢阻肺主要累及肺脏,但也可引起全身(或称肺外)的不良效应。慢阻肺可存在多种合并症。急性加重和合并症影响患者整体疾病的严重程度。

(二)诊断与治疗

【诊断要点】 吸入支气管扩张药后 $FEV_1/FVC < 70\%$ 及 $FEV_1 < 80\%$ 预计值是金标准。对少数无咳嗽、咳痰症状的患者,肺功能检查时一秒率 $< 70\%$,而 $FEV_1 \geq 80\%$ 预计值,在除外其他疾病后,也可诊断为慢性阻塞性肺病。

【治疗原则】 治疗慢阻肺分为稳定期的管理及急性加重期的治疗。

慢性期管理:

1. 要教育患者戒烟,了解疾病相关知识,掌握一般治疗方法,学会控制病情技巧,了解何时需去医院就诊。

2. 避免或防止吸入粉尘、烟雾及有害气体。

3. 药物治疗。

4. 长期氧疗,长期家庭氧疗(LTOT):可提高 COPD 慢性呼吸衰竭的生活质量和生存率。LTOT 指征:$PaO_2 \leq 55mmHg$ 或 $SaO_2 \leq 88\%$,氧流量 1.0～2.0L/min,吸氧时间 10～15h/d,维持在静息状态下,$PaO_2 \geq 60mmHg$ 和(或)SaO_2 升至 90%。

5. 通气支持。

6. 康复治疗。

7. 外科治疗。

急性加重期治疗:根据患者的临床症状、体征、血气分析和胸部影像学等指标评估病情的严重程度,采取相应的治疗措施。

【一般治疗】

1. 急性加重期治疗

(1)首选抗感染口服可用阿莫西林/克拉维酸、头孢唑肟,0.25g,每日 3 次;头孢呋辛,0.5g,每日 2 次;左氧氟沙星,0.2g,每日 2 次;莫西沙星或加替沙星,0.4g,每日 1 次。较重者可应用头孢曲松钠,2.0g,每日 1 次。

(2)合理氧疗低流量吸氧,发生低氧血症者可鼻导管吸氧,一般吸入氧流量 1.0～2.0L/min,氧浓度应为 28%～30%,面罩吸氧。鼻导管吸氧时,其公式为

吸入氧浓度(%)=21+4×氧流量(L/min)

2. 稳定期治疗

(1)戒烟是稳定期及预防的主要措施。

(2)手术治疗肺减容术、肺移植术。

(三)药物处方

【处方①】 β 受体激动剂。短效:沙丁胺醇,每次 100～200μg(每喷 100μg);或特布他林,每次 100～200μg(每喷 100μg),必要时,24 小时内不超过 8～12 喷。长效定量吸入剂:福莫特罗,4.5～9μg,吸入,每 12 小时 1 次;或茚达特罗,150～300μg,吸入,每日 1 次。

注意事项

1. 短效 β_2 受体激动剂应按需间歇使用,不宜长期、单一使用,也不宜过量应用,否则可引起骨骼肌震颤、低钾血症、心律失常等不良反应。

2. 长期、单一应用 β_2 受体激动剂,表现为临床耐药现象,故应予避免。

3. 对较严重的病例可给予较大剂量雾化治疗数日,如沙丁胺醇 2500μg、异丙托溴铵 500μg 或沙丁胺醇 1000μg 加用异丙托溴铵 250～500μg 雾化吸入,每日 2～4 次。

【处方②】 抗胆碱药:异丙托溴铵气雾剂,40～80μg(每喷 20μg),每 8 小时 1 次或每 6 小时 1 次;噻托溴铵气雾剂,18μg,每日 1 次。

注意事项 气雾剂误喷眼睛时,可发生眼调节失调。

【处方③】 茶碱类药物:氨茶碱,0.1g,口服,每日 3 次。

或茶碱控释片,400mg,口服,每日 1 次。

或茶碱缓释片,0.1g,口服,每日 2 次。

【处方④】 氟地卡松/沙美特罗,1～2 喷,每日 2 次。

布地奈德/福莫特罗 1～2 喷,每日 2 次。

注意事项

1. 吸入激素和 β 受体激动剂联合应用较分别单用的效果好。

2. 不推荐单一长期使用激素口服或吸入剂,建议联合 β 受体吸入剂和(或)抗胆碱类药物。

3. 症状较重及有频繁急性加重史的患者除使用支气管舒张剂外,可给予全身口服激素,如:泼尼松龙,10mg,每日 3 次,每日 30～40mg,连用 10～14 日;甲泼尼龙,40mg,

静脉滴注，每日1次，3～4天后改为口服，也可用激素联合SABA雾化吸入治疗。如：布地奈德，每日200～400μg，雾化吸入，1～2次/日。泼尼松的维持剂量最好每日≤10mg，泼尼松的维持剂量最好每日≤10mg。

【处方⑤】 氨溴索（盐酸溴环己胺醇），30mg，口服或静脉滴注，每日3次。如痰液黏稠不易咳出者，可用10%氯化钠，5ml，雾化吸入，每12小时1次或每6小时1次。

【处方⑥】 羧甲司坦（羧甲半胱氨酸）500mg，口服每日3次。

注意事项

1. 偶有轻度头晕、恶心、胃部不适、腹泻、胃肠道出血和皮疹。

2. 消化道溃疡活动期患者禁用。

【处方⑦】 溴己新16mg，口服，每日3次。

【处方⑧】 乙酰半胱氨酸，每次0.6g（1片），每日1～2次。

【处方⑨】 低分子肝素钠5000U，皮下注射，每日1～2次。

（高巍　康红军　陈卫丰）

九、肺气肿

（一）概述

肺气肿是一个描述与慢性阻塞性肺病（COPD）相关的结构改变的病理术语，指终末细支气管远气腔的异常永久扩张，伴有肺泡壁和细支气管壁结构的破坏，而不伴有肉眼可见的肺组织纤维化。临床可见多种原因引起的肺气肿，通常指的是阻塞性肺气肿，常与慢性支气管炎并存，与COPD关系密切，一般病程长，进展缓慢。早期肺功能检查无气流受限，当病情严重到一定程度，肺功能检查出现气流受限且不能完全可逆时，即可诊断为COPD。阻塞性肺气肿与慢性支气管炎是导致COPD最常见的疾病。

肺气肿可为小叶中央型和全小叶型肺气肿。前者主要发生于吸烟者，后者在α_1-抗胰蛋白酶（α_1-AT）缺乏者中更明显。这两种类型肺气肿是不同的病理过程还是同一种病理改变所致不同程度还有争议。

（二）诊断与治疗

【诊断要点】

1. 病史：吸烟史，职业性粉尘接触史，有害气体长期吸入，慢性支气管炎等病史，有助于协助诊断。

2. 症状：以劳力性气促为典型表现，可有咳嗽、咳痰等慢性支气管炎的相关症状，随着病情进展，可出现呼吸困难。

3. 查体：典型体征，主要为视诊可见桶状胸，呼吸运动减弱，严重缺氧者可有呼吸浅、快。触诊触觉语颤减弱。叩诊双肺可闻及过清音。听诊呼吸音普遍减弱，呼气相延长，心音减弱、遥远。

【鉴别诊断】

1. 其他类型的肺气肿：如老年患者生理退行性病变的肺气肿，肺叶切除、肺不张等引起的健侧代偿性肺气肿、瘢痕性肺气肿等。

2. 心血管疾病导致的气促：许多心血管疾病，均可导致劳力性气促，症状同肺气肿相似，如冠心病、高血压、心力衰竭等。

应综合病史和典型的临床症状、体征及辅助检查等，与以上疾病相鉴别。

【治疗原则】 延缓肺气肿病变进展，改善肺功能，提高患者工作生活质量。

（三）药物治疗

○支气管扩张剂

为稳定期主要用药，可缓解气短症状，提高生活质量。急性加重期可给予较大剂量雾化吸入治疗，或经静脉给药。①抗胆碱药：如短效制剂异丙托溴铵气雾剂、长效制剂噻托溴铵等。②β_2肾上腺素受体激动剂：如短效制剂沙丁胺醇、长效制剂沙美特罗等。③茶碱类药物：除了舒张气道外，还有强心、利尿等功能，常用氨茶碱。对喘息严重的患者常静脉滴注氨茶碱。

【处方①】 异丙托溴铵气雾剂，1～2揿，每日数次。

注意事项 如果在吸入该药物时，呼吸困难突然加重（阵发性支气管痉挛），则应立即停止治疗，就医，并重新评估治疗方案。

【处方②】 吸入噻托溴铵粉剂，每粒18μg，每日1次，每次应用HandiHaler®（药粉吸入器）吸入装置吸入1粒胶囊。

注意事项

1. 噻托溴铵作为每日1次维持治疗的支气管扩张药，不应用作支气管痉挛急性发作的初始治疗，即抢救治疗药物。

2. 吸入噻托溴铵粉的使用一天不得超过1次。

【处方③】 噻托溴铵喷雾剂，每揿含噻托溴铵2.5μg，每瓶60揿；通过Respimat吸入装置每日相同时间吸入1次，每次吸入2揿。

【处方④】 硫酸沙丁胺醇气雾剂，每揿100μg。

（1）成人　缓解哮喘急性发作，包括支气管痉挛：以1揿100μg作为最小起始剂量，如有必要可增至2揿。用于预防过敏原或运动引发的症状：运动前或接触过敏原前10～15分钟给药。对于长期治疗，最大剂量为每日给药4次，每次2揿。

（2）老年人　老年患者的起始用药剂量应低于推荐的成年患者用量。如果没有达到充分的支气管扩张作用，应逐渐增加剂量。

注意事项

1. 应牢记沙丁胺醇有诱发低钾血症而造成的心律不齐的可能性，特别是洋地黄化患者注射沙丁胺醇后。

2. 应对患者吸药方式加以指导，确保吸药与吸气同步进行，以使药物最大程度达到肺部。应告知患者可能在吸药时会发现本品的味道与其他以前使用过的气雾剂有所不同。

○祛痰药

保持体液平衡，稀释痰液是最有效的祛痰方式。祛痰药种类繁多，但疗效并不确切，临床酌情使用。

○糖皮质激素

稳定期可长期吸入雾化糖皮质激素，急性加重期可口服或静脉使用。

○抗生素

急性加重期多数情况下由感染诱发，故需要抗生素治疗。初始经验性治疗，给予β-内酰胺类、大环内酯类或喹诺酮类，并及时根据病原学检查及药敏试验进行调整。应该注意的是，长期应用广谱抗生素，易继发真菌感染。

○免疫调节剂

细菌溶解产物胶囊（7mg），每日空腹口服一粒，每月连用10天，连续使用3个月为一疗程。即：连服10天，停20天；再服10天，停20天；再服10天。

（黄春萍　陈卫丰）

十、肺脓肿

（一）概述

肺脓肿是指正常肺组织因受到外界细菌感染，引起的组织炎性坏死、渗出，继而形成坏死空腔，腔内包含坏死物质及液化物。多见于青壮年，男性发病率高于女性。致病病原体多见于口腔、上呼吸道定植的细菌，常见的细菌有金黄色葡萄球菌、化脓性链球菌、肺炎克雷伯杆菌、铜绿假单胞菌，但90%患者合并有厌氧菌的感染。

根据感染的途径不同，肺脓肿可分为以下几种类型。①吸入性肺脓肿：当有意识障碍或免疫力低下等诱因时，吸入由口腔、鼻腔、喉腔等来源的病原体而致病。因右侧主支气管较陡直，故常见于吸入性右肺脓肿，且病原体多见于厌氧菌。②继发性肺脓肿：由于肺炎、支气管扩张、肺结核、肺癌、异物阻塞等引起的继发感染或者因肺周围器官脓肿波及的激发脓肿。③血源性感染：由于菌血症，细菌经血液播散至肺部引起的炎症坏死至脓肿。血源性感染多见于双肺外野，致病菌多见于金黄色葡萄球菌及表皮葡萄球菌。

肺脓肿的症状多表现为：咳嗽，咳大量脓痰，有高热、寒战，有胸痛、咯血等，若治疗不及时，上诉症状可持续存在，并出现慢性消耗症状。在体征上，听诊患侧肺可闻及湿啰音，若脓肿迁延不愈，可演变成肺实变或闻及支气管呼吸音、累及胸膜有胸膜摩擦音或胸腔积液。症状、体征与脓肿大小、位置、时间均有关。

（二）诊断与治疗

【诊断要点】　对于有诱因，加之有高热、咳痰等症状，体检有湿啰音的患者，结合实验室及影像学检查等可以明确诊断。

1. 诱因：有意识障碍、吞咽困难、口腔手术、呕吐、食管-气管瘘、异物吸入、抵抗力减弱等病史。

2. 临床表现：突发高热、寒战、咳嗽、咳脓臭痰，或反复低热、咳嗽、贫血、消瘦等。体检闻及湿啰音或肺实变、支气管管呼吸音、胸膜摩擦音或胸腔积液。

3. 实验室检查：血常规白细胞明显升高、C-反应蛋白（CRP）、血小板压积（PCT）升高、痰培养阳性。

4. 影像学检查：胸片见模糊阴影、圆形透亮区、液-气平面等；CT 更准备确定及发现细小病灶；纤维支气管镜可明确病因及用于治疗。

【治疗原则】　抗生素治疗、脓液引流、全身支持治疗及手术治疗。

【一般治疗】

1. 抗生素治疗：肺脓肿的绝大多数致病菌都对青霉素敏感，因此首选青霉素治疗，加用抗厌氧菌抗生素，一般经积极抗感染治疗，疗效较佳，可获痊愈。若疗效不佳，需根据药敏结果选择抗生素，如脆性类杆菌，可用林可霉素治疗；抗甲氧西林金黄色葡萄球菌（MRSA）可用万古霉素治疗；革兰阴性菌可用二、三代头孢菌素或喹诺酮类。一般疗程为8～12 周，待患者症状完全消失或影像学提示病灶消散方可停药。

2. 脓液引流：对于脓痰黏稠难以咳出者，可使用祛痰药或雾化吸入或支气管扩张剂等辅助，以利于痰液咳出；或经纤维支气管镜局部冲洗、吸痰等；以及利用体位引流，使脓肿部位处于高位，拍背，使痰液咳出，每日 2～3 次，每次10～15 分钟，此法只针对病情轻、气管通畅者、无咯血者。

3. 全身支持治疗：支持治疗包括保持患者补足能量，脂肪乳氨基酸等，维持电解质平衡，增强抵抗力。

4. 手术治疗：若慢性肺脓肿经内科治疗超过 3 个月，感染控制不佳，脓腔仍不缩小，或并发支气管扩张、脓胸、支气管胸膜瘘；大咯血有危及生命时，需外科治疗。或脓腔直径大于 5cm，内科治疗效果不佳时可考虑手术治疗。

（三）药物处方

【处方①】　青霉素，120 万～240 万 U，静脉滴注，每日 2～3 次。病情重者每日可用至 1000 万 U。

注意事项

1. 青霉素过敏反应较常见，因此使用本品前需详细询问有无过敏史，并需使用青霉素原液进行皮肤过敏试验。若皮试阳性，禁用青霉素，有过敏性体质的人也慎用青霉素。青霉素过敏性休克是致命的，一旦发生，必须立即抢救，使用肾上腺素、糖皮质激素等。

2. 对孕妇及哺乳期妇女、老年人、小儿等尚不明确，应慎用。

3. 静脉滴注大剂量本品时，可因脑脊液浓度过高导致抽搐、昏迷、精神症状等，即青霉素脑病，尤其是肾功能不全者、老人和小儿更易诱发本病。

4. 滥用青霉素，可导致耐药出现二重感染。

【处方②】　林可霉素，每日 1.8～3.0g，分次静脉滴注。

注意事项

1. 常见引起消化道反应，如恶心、呕吐等。如反复腹泻、体重减轻，考虑出现伪膜性肠炎，需立即停药，必要时使用万古霉素治疗。

2. 偶可引起心电图、血压变化，严重者心跳呼吸停止，输注时需要稀释，速度不宜过快。

3. 可导致过敏反应，如皮疹、荨麻疹和多形性红斑。

4. 对血液系统亦有影响，如白细胞减少、血小板减少等。

5. 肝功能不全者慎用，可导致氨基转移酶（简称转氨酶）、胆红素升高。

6. 有耳鸣、眩晕等不良反应。

【处方③】　克林霉素，600mg，静脉滴注，每 8 小时 1 次，后改为 150～300mg，口服，每日 4 次。

注意事项

1. 和青霉素、头孢菌素类抗生素无交叉过敏反应，可用于对青霉素过敏者。

2. 与红霉素呈拮抗作用，不宜合用。

3. 肝、肾功能损害者、胃肠疾病如溃疡性结肠炎、局限性肠炎、抗生素相关肠炎的患者要慎用。

4. 发生伪膜性肠炎时注意电解质补充，可使用甲硝唑或万古霉素治疗。

【处方④】　万古霉素，成人建议用量 5mg/kg，给药速度不高于 10mg/min。

注意事项

1. 禁用于肌内注射，不宜静脉推注。

2. 静脉滴注速度不宜过快，使用 5%葡萄糖注射液或氯化钠注射液溶解后缓慢滴注，滴注时间宜在 1 小时以上。

【处方⑤】　甲硝唑，0.4g，每日 3 次，口服或静脉注射。

【处方⑥】　头孢他啶，每日 4～6g，分 2～3 次静脉注射，疗程 10～14 日。

【处方⑦】　左氧氟沙星，一次 0.2g，一日 2 次，或一次 0.1g，一日 3 次。

【处方⑧】　阿莫西林钠克拉维酸钾，每次 1.2g 溶于 50～100ml 生理氯化钠溶液或灭菌注射用水，静脉滴注 30 分钟，每日 3～4 次。

（邓彩旧）

十一、肺栓塞

（一）概述

肺栓塞是内源性或外源性栓子阻塞肺动脉引起肺循环功能障碍的临床和病理生理综合征，包括肺血栓栓塞症、脂肪栓塞综合征、羊水栓塞、空气栓塞、肿瘤栓塞和细菌栓塞等。

（二）诊断与治疗

【诊断要点】　如果具有下肢静脉曲张、下肢静脉血栓、长期卧床、近期手术、恶性肿瘤等危险因素的患者突然出现不明原因的呼吸困难、胸痛、咳嗽、咯血、晕厥等临床表现，应怀疑肺栓塞可能。

如果具备以下条件，基本可以明确诊断肺栓塞。

1. 有深静脉血栓形成或肺栓塞的危险因素。

2. 不明原因的呼吸困难、胸痛、咯血、发绀、大汗、晕厥、心悸、低血压等。

3. 血气分析提示低氧血症，动脉血二氧化碳分压正常或降低。

4. D-二聚体（D-dimer）：D-dimer>500μg/L，对于老年患者这一标准要提高到 750μg/L 以上。D-dimer<500μg/L 可以排除急性肺栓塞。

5. 心电图出现下述改变：多表现为右心负荷过重。包括不完全性右束支传导阻滞或完全性右束支传导阻滞；$S_1Q_{III}T_{III}$，即在 I 导联出现深 S 波，III 导联出现 q/Q 波和 T 波倒置；II 导无 Q 波；QRS 电轴>90 度或不确定；肢导低电压；II 导 T 波倒置或 V_1～V_4，V_1～V_4 T 波倒置。

6. 核素肺通气灌注显像：肺通气扫描正常，而灌注扫描呈典型肺段分布的灌注缺损，通气灌注不匹配。

7. 超声心动图：包括直接征象和间接征象。直接征象：直接看到血栓（超声见到血栓与预后不良有关）；间接征象：右心室扩张、右心室壁运动减弱、室间隔运动异常、RV/LV 比值增大（>0.5），肺动脉扩张和三尖瓣反流流速增快（3～3.5m/s）。

8. 对疑诊病例进一步影像诊断。以下五项，其中一项阳性即可明确诊断。

（1）螺旋 CT 直接征象：肺动脉内的低密度充盈缺损、完全充盈缺损，远端血管不显影。

（2）间接征象：肺野楔形密度增高，影条带状的高密度区或盘状肺不张，中心肺动脉扩张及远端血管分布减少或消失等。

（3）放射性核素：肺通气与肺血流灌注比值扫描，典型征象是与通气显像不匹配的呈肺段分布的肺灌注缺损。

（4）磁共振显像：可直接显示肺动脉内栓子及低灌注区，对肺段以上肺血栓诊断的敏感度和特异度均高。

（5）肺动脉造影：是诊断肺栓塞的"金标准"，其敏感性为98%，特异性为95%～98%。肺栓塞的肺动脉造影征象有：①血管腔内充盈缺损；②肺动脉截断现象；③某一肺区域血流减少。间接征象包括造影剂流动缓慢、局部低灌注、肺静脉血流减慢或延迟，但目前不提倡肺栓塞患者常规肺动脉造影。

【治疗原则】　肺栓塞的治疗目标是抢救生命，稳定病情，使肺血管再通。血流动力学不稳定是急性大面积肺栓塞的一个特征，死亡率达 20%。基本治疗包括吸氧、建立静脉通路、止痛、治疗心源性休克、抗凝和静脉溶栓治疗。对于此类休克，主要以补液和正性肌力药物为主，以保证右心室灌注。

【一般治疗】

1. 一般处理：卧床 1～2 周，重症监护，对合并下肢深静脉血栓（DVT）的患者应绝对卧床至抗凝治疗达到一定强度（保持 INR 在 2.0～3.0 之间）方可，保持大便通畅，避免用力。

2. 改善氧合和通气功能，可吸氧或无创面罩通气，必要时气管插管机械通气。

3. 动态监测心电图、动脉血气分析。

4. 确诊后尽量避免其他有创检查手段，以免在抗凝或溶栓治疗过程中出现局部大出血。应用机械通气中应尽量减少正压通气对循环系统的不良影响。

5. 在内科治疗无效、致命肺栓塞、存在溶栓抗凝禁忌的情况下可考虑行肺动脉血栓摘除术。导管碎解、抽吸术，放置下腔静脉滤网，可防止下肢血栓再次掉落阻塞肺血管。

（三）药物处方

【处方①】 尿激酶，2 万 U/kg，溶于 0.9%生理氯化钠溶液 100ml 或 5%葡萄糖 100ml 中，2 小时内滴完。

注意事项

1. 使用时应按需要做优球蛋白溶解时间试验及凝血酶时间和凝血酶原时间测定，在给药期间应做凝血象的监护观察。

2. 用药期间应密切观察患者反应，如脉率、体温、呼吸频率和血压、出血倾向等，至少每 4 小时记录一次。如发现过敏症状如皮疹、荨麻疹等应立即停用。

3. 静脉给药时，要求穿刺一次成功，以避免局部出血或血肿。动脉穿刺给药时，给药毕，应在穿刺局部加压至少 30 分钟，并用无菌绷带和敷料加压包扎，以免出血。

4. 在用尿激酶进行溶栓治疗时，应继以肝素抗凝以维持溶栓效果。

5. 6-氨基己酸，对羟基苄胺可对抗本品作用。

6. 本品不得用酸性的输液稀释，以免药效下降。

7. 溶解后易失活，应立即使用，不宜存放。

8. 在溶栓期间应避免作穿刺，要使用保留针头。

【处方②】 链激酶（SK），25 万 IU，30 分钟，后 10 万 IU/小时，连续 24 小时。

注意事项

1. 应用前须做出血、部分凝血活酶生成时间、凝血酶原时间、凝血酶时间（TT）、血小板计数、血红蛋白、血细胞压积等项检查，以排除出血素质。TT 可以作为治疗监测。

2. 初期诱导剂量：必须在短时间内（15～30 分钟）给予足够的 SK 初量以中和体内 SK 抗体，但初量过大能使体内纤溶酶原库及 V、Ⅷ耗竭而影响溶栓效果。儿童及新生儿有链球菌感染者，体内 SK 抗体含量较高，使用本品前，应先测定抗 SK 值，如果＞100 万 U，不宜使用本品。

3. 量过大引起出血者，可用氨基己酸或氨甲苯酸等抗纤溶药救治止血后，若病情需要，可考虑用半剂量启动，避免再次用冲击量，每 12 小时测定 TT。

4. 过敏反应：①发热 SK 常引起中等发热，可加服非甾体抗炎药，激素对预防发热反应无效；②过敏反应由免疫复合物机制参与，少见，激素无预防作用。

5. 在开始溶栓治疗之初，宜将 SK 与低剂量阿司匹林

（160mg）合用，待溶栓后，继续使用阿司匹林 1 个月，以降低急性期及 15 个月内死亡率，但出血倾向略加重。

【处方③】 rt-PA 成人用 50～100mg 溶于 0.9% 生理氯化钠溶液 100ml 或 5%葡萄糖 100ml 中，2 小时内滴完。同时应用肝素，普通肝素治疗先予 2000～5000 IU 或按 80 IU/kg 静脉注射，继以 18 IU/（kg·h）维持。根据活化部分凝血活酶时间（APTT）调整肝素剂量，APTT 的目标范围为基线对照值的 1.5～2.5 倍，连用 5～10 日。

注意事项

1. 必须有足够的监测手段才能进行溶栓/纤维蛋白溶解治疗。

2. 老年患者颅内出血的危险增加，因此，对老年患者应仔细权衡使用本品的风险及收益。

3. 本品的用量不应超过 100mg，否则颅内出血的发生率可能增高。

4. 临床经验证明应当在治疗过程中进行血压监测且需延长至 24 小时。如果收缩压超过 180mmHg 或舒张压高于 105mmHg，建议进行静脉内抗高血压治疗。

5. 由于可能导致出血风险增加，在本品溶栓后的 24 小时内不得使用血小板聚集抑制剂治疗。

【处方④】 肝素，溶栓结束后，2～4 小时测 APTT，当其恢复至正常对照值的 2 倍时，给予抗凝治疗。普通肝素治疗先予 2000～5000 IU 或按 80 IU/kg 静脉注射，继以每小时 18 IU/kg 维持。根据 APTT 调整肝素剂量，APTT 的目标范围为基线对照值的 1.5～2.5 倍，连用 5～10 日。

注意事项

1. 本品过量可致自发性出血倾向。肝素过量时可用 1%的硫酸鱼精蛋白溶液缓慢滴注，如此可中和肝素作用。每 1mg 鱼精蛋白可中和 100U 的肝素钠。

2. 肝素与透明质酸酶混合注射，既能减轻肌内注射痛，又可促进肝素吸收，但肝素可抑制透明质酸酶活性，故两者应临时配伍使用，药物混合后不宜久置。

【处方⑤】 低分子肝素钠，根据 APTT 调整剂量。每日 1 次用法：200 IU/kg 体重，皮下注射，每日 1 次，每日总量不可超过 18000 IU。每日 2 次用法：100 IU/kg 体重，皮下注射，每日 2 次，该剂量使用于出血危险较高的患者。

注意事项 禁止肌内注射。

【处方⑥】 使用肝素或低分子肝素钠，1～3 天后加服华法林 3～5mg，每日 1 次。按照 INR，PT 的测定结果调整华法林用量，使 PT 较正常对照延长 1.5～2.5 倍，口服华法林抗凝治疗 3～6 个月。并发肺动脉脉高压和肺源性心脏病者，疗程应延长。12 个月或终生。

（高巍 康红军 陈卫丰）

十二、呼吸衰竭

（一）概述

呼吸衰竭是各种原因引起的肺通气和（或）换气功能严

重障碍，以致不能进行有效的气体交换，导致缺氧伴（或不伴）二氧化碳潴留，从而引起一系列生理功能和代谢紊乱的临床综合征。动脉血氧分压（PaO_2）低于60mmHg，或伴有二氧化碳分压（$PaCO_2$）高于50mmHg，即为呼吸衰竭（简称呼衰）。

（二）诊断与治疗

【诊断要点】

1. 基础疾病＋症状＋体征＋血气分析。

2. 诊断主要依靠血气分析；分为Ⅰ型呼衰（单纯 PaO_2＜60mmHg）、Ⅱ型呼衰（PaO_2＜60mmHg 伴 $PaCO_2$＞50mmHg）以及氧合指数＝PaO_2/FiO_2＜300mmHg，在呼吸衰竭的诊断中，血液气体分析尤为重要，不仅对诊断，而且对指导治疗均有重要意义。

【治疗原则】

1. 保持呼吸道通畅。

2. 改善缺氧、纠正 CO_2 潴留和代谢功能紊乱。

3. 防治多器官功能损害。

4. 积极治疗基础疾病和诱发因素。

【一般治疗】

1. 氧疗：保证 PaO_2＞60mmHg 或 SaO_2＞90%的情况下，尽量减少吸氧浓度。吸氧方法：双腔鼻管、鼻导管、鼻塞、面罩。吸氧浓度：FiO_2＝21%＋4×吸氧流量（L/min）。Ⅰ型呼衰：吸氧浓度为35%～45%或更高；Ⅱ型呼衰：持续低流量吸氧，吸氧浓度为25%～33%（1～3L/分）。

2. 机械通气：神志清，轻中度呼衰的情况下可使用无创鼻面罩呼吸机；但病情重不能配合及昏迷的情况下应及时建立人工气道，而需要长时间机械通气的患者需要气管切开。

3. 促进分泌物排出：①呼吸道的湿化与雾化、翻身、拍背、体位引流；②纤支镜吸痰；③气管插管或气管切开。

4. 营养支持：由于呼吸功增加，摄入不足，发热等原因可造成负氮平衡，要常规给予高蛋白、高脂肪和低碳水化合物以及多种维生素和微量元素的饮食，必要时做静脉高营养治疗，一般每日热量达 30kcal/kg。

（三）药物处方

【处方①】 β受体激动剂：沙丁胺醇，每次100～200μg，吸入，必要时；福莫特罗，4.5～9μg，吸入，每12小时1次；茚达特罗，150～300μg，吸入，每日1次。

【处方②】 尼可刹米，呼吸中枢兴奋剂，增加通气量，也有一定的苏醒作用。可以先给予0.375～0.75g缓慢静脉注射，随即以3～3.75g加入500ml液体中，按25～30滴/分静脉滴注。

注意事项

1. 应用呼吸兴奋剂的同时应减轻呼吸道机械负荷，提高吸氧浓度，可配合机械通气。

2. 作用时间短暂，应视病情间隔给药。

（高巍　康红军　陈卫丰）

第二章　心血管科疾病

一、原发性高血压

（一）概述

高血压是以体循环动脉压增高为主要表现的临床综合征，分为原发性和继发性两大类。原发性高血压，又称高血压病，在95%的高血压患者中，都是原因不明的。高血压危险因素包括遗传因素、年龄以及多种不良生活方式等方面，目前在我国，高钠、低钾膳食，超重和肥胖，大量饮酒和长期精神紧张仍是高血压人群的重要诱因。

原发性高血压一般起病缓慢，早期多无症状，通常于体检时发现或情绪紧张时短暂升高，少部分患者则在心、脑、肾、眼睛等脏器出现并发症时才被发现。高血压病常见的症状有头痛、头晕、头胀、面红、心悸、耳鸣等，但并不一定与血压水平相关。到了后期，患者的临床症状多与心、脑、肾等靶器官损害有关。

（二）诊断与治疗

【诊断要点】

1. 确立高血压诊断，确定血压水平分类（表2-3）。

表2-3　血压水平分类

类别	收缩压（mmHg）	舒张压（mmHg）
正常血压	＜130	＜85
正常高值	130～139	85～89
Ⅰ级高血压	140～159	90～99
Ⅱ级高血压	160～179	100～109
Ⅲ级高血压	≥180	≥110
单纯收缩期高血压	140～149	＜90

2. 判断高血压的原因，区分原发性和继发性高血压。

3. 寻找其他心脑血管危险因素、靶器官损害以及相关临床情况，从而做出高血压病因的鉴别诊断和评估患者的心脑血管疾病风险程度（表2-4），指导诊断与治疗。

表2-4　高血压的心血管危险水平分层

其他心血管因素及疾病史	血压（mmHg）			
	SBP130～139 和（或）DBP85～89	SBP140～159 和（或）DBP90～99	SBP160～179 和（或）DBP100～109	SBP≥180 和（或）DBP≥110
无		低危	中危	高危
1～2 个危险因素	低危	中危	中/高危	很高危
≥3 个危险因素、靶器官损害或 CKD 3 期，无并发症的糖尿病临床并发症	中/高危	高危	高危	很高危
或 CKD≥4 期，有并发症的糖尿病	高/很高危	很高危	很高危	很高危

注：CKD：慢性肾脏疾病；SBP：收缩压；DBP：舒张压。

【诊断标准】　非药物状态下三次以上非同日测量的血压水平，收缩压≥140mmHg 或舒张压≥90mmHg，即可诊断为高血压。

【治疗原则】

1. 高血压治疗的根本目标是降低发生心脑肾及血管并发症和死亡的总危险。

2. 降压治疗的获益主要来自血压降低本身。

3. 在改善生活方式的基础上，应根据高血压患者的总体风险水平决定给予降压药物，同时干预可纠正的危险因素、靶器官损害和并存的临床疾病。

4. 在条件允许的情况下，应采取强化降压的治疗策略，以取得最大的心血管获益。

5. 降压目标：一般高血压患者应降至＜140/90mmHg，能耐受者和部分高危及以上的患者可进一步降至＜130/80mmHg。

6. 药物治疗（图2-1）

（1）常用的五大类降压药物均可作为初始治疗用药，建议根据特殊人群的类型、合并症选择针对性的药物，进行个体化治疗。

（2）根据血压水平和心血管风险选择初始单药或联合治疗。

（3）一般患者采用常规剂量；老年人及高龄老年人初始治疗时通常应采用较小的有效治疗剂量。根据需要，可考虑逐渐增加至足剂量。

（4）优先使用长效降压药物，以有效控制 24 小时血压，更有效预防心脑血管并发症的发生。

（5）对血压≥160/100mmHg、高于目标血压 20/10mmHg 的高危患者或单药治疗未达标的高血压患者应进行联合降压治疗。对血压≥140/90mmHg 的患者，也可起始小剂量联合治疗。

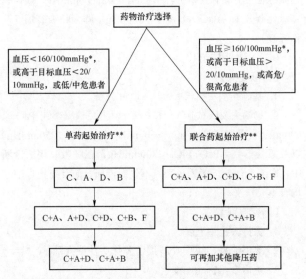

A. ACEI 或 ARB；B. β 受体阻滞剂；C. 二氢吡啶类钙 CCB；D. 噻嗪类利尿剂；F. 固定复方制剂。

*对血压≥140/90mmHg 的高血压患者，也可起始小剂量联合治疗；

**包括剂量递增到足剂量。

图2-1　降压药物选择流程

【一般治疗】

1. 减少钠盐摄入，每人每日食盐摄入量逐步降至＜6g，增加钾摄入。

2. 合理膳食，平衡膳食。

3. 控制体重　BMI：18.5～23.9kg/m²，男性腰围＜90cm，女性＜85cm。

4. 不吸烟，彻底戒烟，避免被动吸烟。

5. 不饮或限制饮酒（每日酒精摄入量男性不超过 25g，女性不超过 15g）。

6. 增加运动，中等强度；每周 4～7 次；每次持续 30～60 分钟。

7. 减轻精神压力，保持心理平衡。

（三）药物处方

目前常用的降压药分为利尿剂、β 受体阻滞剂、钙通道阻滞剂（CCB）、血管紧张素转换酶抑制剂、α 受体阻滞剂、血管紧张素 Ⅱ 受体拮抗剂六大类（表2-5）。

表2-5　各类降压药物的适应证及禁忌证

分类	适应证	禁忌证	
		绝对禁忌证	相对禁忌证
二氢吡啶类 CCB	老年高血压 周围血管病 单纯收缩期高血压 稳定型心绞痛 颈动脉粥样硬化 冠状动脉粥样硬化	—	快速型心律失常 心力衰竭

续表

分类	适应证	禁忌证	
		绝对禁忌证	相对禁忌证
非二氢吡啶类 CCB	心绞痛 颈动脉粥样硬化 室上性快速心律失常	二～三度房室传导阻滞 心力衰竭	—
ACEI	心力衰竭 冠心病 左心室肥厚 左心室功能不全 心房颤动预防 颈动脉粥样硬化 非糖尿病肾病 糖尿病肾病 蛋白尿/微量白蛋白尿 代谢综合征	妊娠 高钾血症 双侧肾动脉狭窄	—
ARB	糖尿病肾病 蛋白尿/微量白蛋白尿 冠心病 心力衰竭 左心室肥厚 心房颤动预防 ACEI 引起的咳嗽 代谢综合征	妊娠 高钾血症 双侧肾动脉狭窄	—
噻嗪类利尿剂	心力衰竭 老年高血压 高龄老年高血压 单纯收缩期高血压	痛风	妊娠
襻利尿剂	肾功能不全 心力衰竭	—	—
醛固酮拮抗剂	心力衰竭 心肌梗死后	肾衰竭 高钾血症	
β 受体阻滞剂	心绞痛 心肌梗死后 快速心律失常 慢性心力衰竭	二～三度房室传导阻滞 哮喘	慢性阻塞性肺病 周围血管病 糖耐量低减
α 受体阻滞剂	前列腺增生 高脂血症	直立性低血压	心力衰竭

注：ACEI——血管紧张素转换酶抑制剂；ARB——血管紧张素Ⅱ受体拮抗剂；CCB——钙通道阻滞剂。

【处方①】　氢氯噻嗪片，口服，每日 1 次，起始量为 6.25mg，最大量为 25mg。

注意事项

1. 尤其适用于老年高血压、单纯收缩期高血压或伴心力衰竭患者，也是难治性高血压的基础药物之一。

2. 小剂量对代谢影响很小，与其他降压药（尤其 ACEI 或 ARB）合用可显著增加后者的降压作用。

3. 其不良反应与剂量密切相关，故通常应采用小剂量。

4. 不良反应：引起低钾血症，长期应用者应定期监测血钾，并适量补钾，痛风者禁用。对高尿酸血症以及明显肾功能不全者慎用。利尿药长期使用可引起血糖、尿酸、胆固醇增高，故糖尿病、高脂血症患者宜慎用。

【处方②】　吲达帕胺缓释片，口服，每日 1 次，每次 1.5mg。

注意事项

1. 研究证实吲达帕胺治疗可明显减少脑卒中再发风险。

2. 吲达帕胺同时具有利尿、扩张血管作用，能有效降压

而较少引起低血钾。

3. 余注意事项同次方①。

【处方③】　酒石酸美托洛尔缓释片，口服，每日 1 次，每次 47.5mg，最大量为 190mg。

注意事项

1. 尤其适用于伴快速性心律失常、冠心病、慢性心力衰竭、交感神经活性增高以及高动力状态的高血压患者。

2. 其降压作用缓慢，1～2 周内起作用。

3. 常见的不良反应有疲乏、肢体冷感、激动不安、胃肠不适等，还可能影响糖、脂代谢。

4. 二度（三度）房室传导阻滞、哮喘患者禁用。

5. 慢性阻塞型肺病、运动员、周围血管病、充血性心力衰竭、病窦综合征或糖耐量异常者慎用。糖脂代谢异常时一般不首选 β 受体阻滞剂。

6. 长期应用者突然停药可发生反跳现象，即原有的症状加重或出现新的表现，较常见有血压反跳性升高，伴头痛、焦虑等，称之为撤药综合征。

7. 冠心病患者长期用药者不宜突然停药，可诱发心绞痛；由于可抑制心肌收缩力，不宜与维拉帕米等合用。

【处方④】　富马酸比索洛尔片，口服，每日 1 次，起始剂量 2.5mg，最大量为 10mg。

【处方⑤】　硝苯地平控释片，口服，每日 1 次，每次 30mg，最大量为 60mg。

注意事项

1. 二氢吡啶类 CCB 可与其他 4 类药联合应用，尤其适用于老年高血压、单纯收缩期高血压、伴稳定型心绞痛、冠状动脉或颈动脉粥样硬化及周围血管病患者。

2. 常见不良反应包括反射性交感神经激活导致心跳加快、面部潮红、脚踝部水肿、牙龈增生等。

3. 二氢吡啶类 CCB 没有绝对禁忌证，但心动过速与心力衰竭患者应慎用。急性冠状动脉综合征患者一般不推荐使用短效硝苯地平。

4. 钙通道阻滞剂降压迅速，作用稳定，尤其适用于老年人收缩期高血压。

【处方⑥】　苯磺酸氨氯地平片，口服，每日 1 次，起始量 2.5mg，最大量为 10mg。

【处方⑦】　非洛地平缓释片，口服，每日 1 次，每次 5mg，最大量为 10mg。

【处方⑧】　盐酸贝那普利片，口服，每日 1 次，起始量 5mg，最大量为 40mg。

注意事项

1. 适用于伴慢性心力衰竭、心肌梗死后心功能不全、心房颤动预防、糖尿病肾病、非糖尿病肾病、代谢综合征、蛋白尿或微量白蛋白尿患者。

2. ACEI 降压作用明确，对糖、脂代谢无不良影响。限盐或加用利尿剂可增加 ACEI 的降压效应。

3. 最常见的不良反应为干咳，多见于用药初期，症状较

轻者可坚持服药,不能耐受者可改用 ARB。其他不良反应有低血压、皮疹,偶见血管神经性水肿及味觉障碍。

4. 长期应用有可能导致血钾升高,应定期监测血钾和血肌酐水平。

5. 禁忌证为双侧肾动脉狭窄、高钾血症及妊娠妇女。

6. 大量临床试验显示此类药物对于高血压患者具有良好的靶器官保护和心血管终点事件预防作用。

【处方⑨】 福辛普利钠,口服,每日 1 次,每次 10mg,最大量为 40mg。

注意事项　福辛普利钠为肝肾双通道代谢药物,更适用于高血压合并轻度肾功能不全患者。

【处方⑩】 培哚普利片,口服,每日 1 次,每次 4mg,最大量为 8mg。

【处方⑪】 缬沙坦胶囊,口服,每日 1 次,每次 80mg,最大量为 160mg。

注意事项

1. 适用于伴左心室肥厚、心力衰竭、糖尿病肾病、冠心病、代谢综合征、微量白蛋白尿或蛋白尿患者以及不能耐受 ACEI 的患者。

2. 不良反应少见,偶有腹泻,长期应用可升高血钾,应注意监测血钾及肌酐水平变化。

3. 双侧肾动脉狭窄、妊娠妇女、高钾血症者禁用。

【处方⑫】 厄贝沙坦片,口服,每日 1 次,每次 150mg,最大量为 300mg。

【处方⑬】 坎地沙坦酯片,口服,每日 1 次,每次 4mg,最大量 32mg。

【处方⑭】 盐酸特拉唑嗪片,口服,每日 1 次,起始量 1mg,最大量 20mg。

注意事项

1. 不作为高血压治疗的首选药,适用于高血压伴前列腺增生患者,也用于难治性高血压患者的治疗。

2. 开始给药应在入睡前,以预防直立性低血压发生,使用中注意测量坐、立位血压,最好使用控释制剂。

3. 直立性低血压者禁用,心力衰竭者慎用。

（李健豪　黄惠敏）

二、心律失常

（一）概述

心律失常是由于窦房结激动异常或激动产生于窦房结以外,激动的传导缓慢、阻滞或经异常通道传导,即心脏活动的起源和（或）传导障碍导致心脏搏动的频率和（或）节律异常。主要分为心脏冲动起源异常和传导异常两大类。心律失常是心血管疾病中重要的一组疾病,可单独发病,亦可与其他心血管病伴发。预后与心律失常的病因、诱因、演变趋势、是否导致严重血流动力障碍有关,可突然发作而致猝死,亦可持续累及心脏而致其衰竭。

心律失常的临床表现主要取决于心律失常的性质、类型、心功能及对血流动力学影响的程度。按照对血流动力学影响程度及预后,心律失常可粗略分三大类:①轻度:窦性心律失常,偶发的房性或室性期前收缩（房早或室早）,一度房室传导阻滞,单纯的束支传导阻滞等;②较严重:频发房早或室早,快速心房扑动或心房颤动（AF）,阵发性室上性心动过速（PSVT）,二度房室传导阻滞等;③严重:持续性室性心动过速（VT）,心室颤动,病态窦房结综合征（SSS）,三度房室传导阻滞,窦性停搏等。轻度的心律失常对血流动力学影响甚小,故无明显的临床表现,较严重的心律失常临床表现可为低血压,出汗,严重的心律失常可出现晕厥、阿-斯综合征甚至猝死。

与心律失常相关的综合征:①预激综合征（WPW 综合征）:是指心脏由于存在异常的电传导通路而引起心脏发生心动过速。WPW 是出生时就存在的先天性异常,但是出生时可以没有任何症状,直到青少年或青壮年才有症状,如出现突然发作又可突然停止的心跳过速。②病态窦房结综合征（SSS）:简称病窦综合征,是由于窦房结或其周围组织原器质性病变导致窦房结冲动形成障碍或窦房结至心房冲动传导障碍所致的多种心律失常和多种症状的综合征。主要特征为窦性心动过缓,当合并快速性心律失常反复发作时称为心动过缓-心动过速综合征。③慢快综合征为原发性窦房结功能障碍伴继发性房性快速性心律失常,是病态窦房结综合征的一个亚型,主要表现为症状性窦性心动过缓和窦性停搏,同时伴有各种房性快速性心律失常。慢是原发性的,而快是继发性的。④快慢综合征为原发性房性快速性心律失常和继发性窦房结功能障碍。缺乏病窦的基本诊断标准,平时不伴有症状性窦性心动过缓和窦性停搏,但有各种主动性的房性快速性心律失常,心律失常终止后出现一过性的窦房结功能抑制。快是原发性的,慢是继发性的。⑤阿-斯综合征（Adams-Stokes 综合征）:即心源性脑缺血综合征,是指突然发作的严重的、致命性缓慢性或快速性心律失常,使心排血量在短时间内锐减,产生严重脑缺血、神志丧失和晕厥等症状。阿-斯综合征是一组由心率突然变化而引起急性脑缺血发作的临床综合征。该综合征与体位变化无关,常由于心率突然严重过速或过缓引起晕厥。⑥Q-T 间期延长综合征:指具有心电图上 Q-T 间期延长、室性心律失常、晕厥和猝死的一组综合征,可能伴有先天性耳聋。⑦短 Q-T 综合征（SQTS）:是以缩短的 Q-T 间期（一般≤300ms）、心室或心房有效不应期明显缩短、胸导联 T 波对称性高尖、反复发作晕厥和心脏性猝死、心脏结构无明显异常为特点的新临床综合征。可见于各年龄段,男女皆可发病,猝死常见于年轻人,其死亡风险伴随终生,在婴幼儿中也比较常见。⑧Brugada 综合征:是由于编码心肌离子通道基因突变引起离子通道功能异常而导致的综合征。临床上,这个综合征以 $V_1 \sim V_3$ 导联 ST 段抬高、$V_1 \sim V_3$ 导联 ST 段多变、心脏结构无明显异常、多形性心动过速（室速）、心室颤动（室颤）和晕厥的反复发作以及心脏性猝死为特征。

（二）诊断与治疗

【诊断要点】 心律失常的确诊大多要靠心电图，部分患者可根据病史和体征做出初步诊断。详细追问发作时心率、节律（规则与否、漏搏感等），发作起止与持续时间，发作时有无低血压、晕厥或近乎晕厥、抽搐、心绞痛或心力衰竭等表现以及既往发作的诱因、频率和治疗经过，有助于判断心律失常的性质。

1. 心电图：心电图是分析心律失常的最基本工具，所有怀疑心律失常的患者均需行十二导联心电图检查，另外还可对能清晰显示 P 波的导联进行连续长时间记录，这有助于进一步分析。有时通过心律失常发作时的心电图可直接做出诊断，而不需要进一步的诊断性检查。

2. 动态心电图（Holter）：动态心电图是通过动态心电图仪在患者日常生活状态下连续 24 小时或更长时间记录其心电活动的全过程，并借助计算机进行分析处理，以发现在常规体表心电图检查时不易发现的心律失常和心肌缺血等，为临床诊断、治疗及判断疗效提供重要的客观依据。动态心电图仪又称 Holter 心电图，目前临床上已由单导、双导发展为 12 导联全记录。

3. 心脏电生理检查：心脏电生理检查是一种评价心脏电功能的精确方法，检查时沿静脉插入一至几根特质的电极导管送入心脏内，这些导管可以被用来刺激不同部位的心脏。电生理检查对于区分自发性室速或室上速是很有用的。同时电生理检查可以诱发出类似自身发作的心律失常，这使得评估干预措施（药物治疗、外科手术或导管消融）的疗效成为可能。最后，该检查可用于预后的估计以识别有心源性猝死危险的患者。

【治疗原则】 应根据心律失常患者的症状、心律失常的类型及其对血流动力学的影响，来判断是否需要治疗。通常包括发作时心律失常的控制、去除病因病灶、改良基质、预防复发等几个方面。治疗方法可分为非药物治疗和药物治疗。

【一般治疗】

1. 机械方法兴奋迷走神经：如颈动脉窦按摩（患者取仰卧位，先行右侧，每次 5～10 秒，切忌双侧同时按摩）、Valsalva 动作（深吸气后屏气、再用力做呼气动作）、诱导恶心、将面部浸没于冰水内等方法终止心动过速，主要用于阵发性室上速的终止。

2. 电复律：直流电复律和电除颤分别用于终止异位性快速心律失常发作和心室颤动，用高压直流电短暂经胸壁作用或直接作用于心脏，使正常和异常起搏点同时除极，恢复窦房结的最高起搏点。电除颤和电复律主要用于伴有血流动力学障碍的快速心律失常的终止，疗效迅速，但并无预防发作的作用。一般情况下，不同心律失常的单向波电复律（电除颤）能量选择如下：心房扑动 50～100J，心房颤动 100～200J，室上性心动过速 100～150J，室性心动过速 100～200J，心室颤动 200～360J；而双向波电复律（电除颤）能量则常为单向波能量的一半。

3. 心脏起搏器及心脏自动复律除颤器（ICD）：心脏起搏器多用于治疗缓慢心律失常，以低能量电流按预定频率有规律地刺激心房或心室，维持心脏活动；ICD 主要用于室速及心室颤动的治疗，通过连续快速电刺激或心内低能量电除颤终止室速、室颤，用于心脏性猝死的一级与二级预防。

4. 射频消融：射频消融已成为阵发性室上速、房速、房扑、特发性室速、右心室流出道室早等心律失常的一线治疗，成功率高、并发症低，在有经验的电生理治疗中心三维立体标测下的射频消融治疗业已成为房颤的一线根治方法。对反复发作的持续室性心动过速伴显著循环障碍，也可考虑三维立体标测下的射频消融治疗。

（三）药物处方

几乎所有抗心律失常药均可致心律失常，即引起心律失常加重或出现新的心律失常。抗心律失常药作用愈强，其致心律失常作用愈大；心律失常危险性愈大的患者，应用抗心律失常药后所致心律失常发生率愈高、愈严重。故临床用药时对此应引起高度重视，以免发生意外。使用抗心律失常药时，应了解和熟悉各类抗心律失常药物的作用特点、适应证及禁忌证。并非所有心律失常均需心律失常药物治疗。一般除器质性心脏病所致心律失常外，对其他原因所致心律失常，通过消除诱发因素和病因治疗即可控制。对非器质性室性期前收缩，如无明显症状，一般也无需用抗心律失常药治疗。当然对严重的心律失常，不管其原因如何，若引起有害的血流动力学改变则可危及生命，必须迅速积极纠正。

【处方①】 盐酸利多卡因，静脉注射，1～1.5mg/kg 体重（一般用 50～100mg）做首次负荷量静脉注射 2～3 分钟，必要时每 5 分钟后重复静脉注射 1～2 次，但 1 小时之内的总量不得超过 300mg。

可用于急性心肌梗死后室性期前收缩和室性心动过速，亦可用于洋地黄类中毒、心脏外科手术及心导管引起的室性心律失常。对室上性心律失常通常无效。

注意事项

1. 注意中毒症状的诊治。

2. 用药期间应注意检查血压、监测心电图，并备有抢救设备；心电图 P-R 间期延长或 QRS 波增宽，出现其他心律失常或原有心律失常加重者应立即停药。

3. 对其他局麻药过敏者，可能对该品也过敏，但利多卡因与普鲁卡因胺、奎尼丁间尚无交叉过敏反应的报道。

4. 本品须严格掌握浓度和用药总量，超量可引起惊厥及心搏骤停。

5. 其体内代谢较普鲁卡因慢，有蓄积作用，可引起中毒而发生惊厥。

6. 某些疾病如急性心肌梗死患者常伴有 α_1-酸性蛋白及蛋白率增加，利多卡因蛋白结合也增加而降低了游离血药浓度。

【处方②】　盐酸美西律，每次 50～200mg，每 6～8 小时 1 次，口服。主要用于慢性室性心律失常，如室性期前收缩、室性心动过速。

注意事项　美西律可用于已安装起搏器的二度和三度房室传导阻滞患者，有临床试验表明在一度房室传导阻滞的患者中应用较安全，但要慎用。

【处方③】　盐酸普罗帕酮片，静脉注射或静脉滴注：每次 70mg 或每次 1～1.5mg/kg，以葡萄糖注射液 20ml 稀释后缓慢静脉注射 5 分钟以上，必要时 20 分钟后可重复 1 次。口服：治疗量，每日 300～900mg，分 4～6 次服用；维持量，每日 300～600mg，分 2～4 次服用。

静脉注射适用于阵发性室性心动过速及室上性心动过速（包括伴预激综合征者）。口服适用于房性期前收缩、室性期前收缩，预防室上性心动过速的发作。对房颤、房扑复律效果差。

【处方④】　盐酸普萘洛尔，每日 10～30mg，每日 3～4 次，口服。用于治疗多种原因所致的心律失常，如房性及室性期前收缩（效果较好）、窦性及室上性心动过速、心房颤动等，但室性心动过速慎用。

注意事项

1. 本品口服可空腹或与食物共进，后者可延缓肝内代谢，提高生物利用度。

2. 受体拮抗剂的耐受量个体差异大，用量必须个体化。首次用本品时需从小剂量开始，逐渐增加剂量并密切观察反应以免发生意外。

【处方⑤】　盐酸胺碘酮。口服给药：一般先给负荷量，每次 0.2g，每日 3 次，服用 1 周后改为每次 0.2g，每日 2 次，再服 1 周，以后改为维持量 0.2g，每日 1 次。根据疗效 3～6 个月后可逐渐改为每周服药 5～6 次或隔日 1 次，每次 0.2g。对严重的致命性心律失常负荷量可增加至每日 800mg。体重大者可酌情加重。

静脉给药：负荷量 3～5mg/kg，以 5%～10%葡萄糖液稀释后 5～10 分钟内注入，0.5～1 小时后可重复该剂量。达疗效后静脉滴注维持量一般每分钟 0.5～2mg，根据疗效调整剂量，可连续用 3～5 天。剂量过大对心肌收缩有抑制作用。

适用于房性期前收缩、室性期前收缩、短暂房性心动过速、反复发作性室上性心动过速，对持续性心房颤动或扑动疗效较差，不及奎尼丁。对心房颤动复律后维持窦性心律的效果不满意。静脉注射适用于阵发性室上性心动过速，尤其对伴有预激综合征者效果更佳，也用于经利多卡因治疗无效的室性心动过速患者。本品为广谱抗心律失常药。疗效显著，但因副作用较多，目前被列为二线的抗心律失常药。

【处方⑥】　盐酸索他洛尔，首剂为 160mg/d，分 2 次口服，间隔约 12 小时，在饭前 1～2 小时前服用。常规剂量为 160～320mg/d。适用于各种危及生命的快速型室性心律失常。

【处方⑦】　盐酸维拉帕米。口服：开始每次 40～80mg，

每日 3～4 次，按需要及耐受情况可逐日或逐周增加剂量，每日总量一般在 240～480mg。

静脉注射：开始用 5mg，静脉注射 2～3 分钟，如无效则 10～30 分钟后再注射一次。在老年患者，为了减轻不良反应，上述剂量应经 3～4 分钟缓慢注入。

静脉滴注：每小时 5～10mg，加入氯化钠注射液或 5%葡萄糖注射液中静脉滴注，每日总量不超过 50～100mg。

口服用于治疗房性期前收缩或预防室上性心动过速发作。静脉推注用于中止阵发性室上性心动过速发作、房颤伴快速室率，也用于中止触发活动引起的极短联律或特发性尖端扭转型室性心动过速。本品对中止阵发性室上性心动过速奏效迅速，效果显著，为治疗室上性心动过速的首选药物。

【处方⑧】　腺苷，快速静脉注射（1～2 秒内完成），成人初始剂量 3mg，第二次给药剂量 6mg，第三次给药剂量 12mg，每次间隔 1～2 分钟，若出现高度房室阻滞不得再增加剂量。

用于治疗阵发性室上性心动过速。腺苷不能转复心房扑动、心房颤动或室性心动过速为窦性心律，但房室传导的减慢有助于诊断心房活动。

注意事项

1. 心房颤动、心房扑动及有旁路传导的患者可能增加异常旁路的下行传导。由于可能有引起尖端扭转型室速的危险，对 Q-T 间期延长的患者，不管是先天性，药物引起的或代谢性的，应慎用腺苷。

2. 慢性阻塞性肺疾病，腺苷可能促使或加重支气管痉挛。

3. 特别警告：由于在室上性心动过速转复为窦性心律时可出现暂时的电生理现象，故必须在医院心电监护下给药。由于外源性腺苷既不在肾脏，也不在肝脏降解，故腺苷的作用不受肝或肾功能不全的影响。

（郑鸿雁）

三、冠心病

冠状动脉粥样硬化性心脏病（简称：冠心病），又称缺血性心脏病，是指冠状动脉粥样硬化导致心肌缺血、缺氧而引起的心脏病。冠状动脉是唯一供给心脏血液的血管，这条血管一旦发生粥样硬化改变，造成供养心脏血液循环障碍，引起心肌缺血、缺氧，即为冠心病。

WHO 将冠心病分为 5 型。①无症状性心肌缺血：患者无症状，但静息、动态时或负荷试验心电图有 ST 段压低、T 波改变等心肌缺血的客观证据，或心肌灌注不足的核素心肌显像表现。②心绞痛：有发作性胸骨后疼痛，为一过性心肌供血不足引起。③心肌梗死：症状严重，有冠状动脉闭塞致心肌急性缺血性坏死所致。④缺血型心肌病：表现为心脏扩大、心力衰竭和心律失常，为长期心肌缺血或坏死导致心肌纤维化而引起临床表现与扩张型心肌病类似。⑤猝死：因原发性心脏停搏而猝然死亡，多为缺血心肌局部发生电生理

素乱，引起严重室性心律失常所致。

（一）概述

急性冠脉综合征是代表冠状动脉粥样硬化病变程度不同的一组疾病，即粥样斑块破裂、冠脉痉挛引起非闭塞性或闭塞性血栓形成导致严重心脏缺血事件，包括不稳定型心绞痛、非 ST 段抬高心肌梗死和 ST 段抬高急性心肌梗死。

不稳定型心绞痛是介于稳定型心绞痛和急性心肌梗死之间的一组临床心绞痛综合征，冠脉血管内以斑块破裂、形成非闭塞性白色血栓病理改变为主。又分为：①初发劳力型心绞痛：病程在 2 月内新发生的心绞痛。②恶化劳力型心绞痛：病情突然加重，表现胸痛发生次数增加，持续时间长，诱发心绞痛的活动阈值明显减低，加重一级至少达加拿大心脏病学会的劳力型心绞痛分级标准（CCSC）Ⅲ级，硝酸甘油缓解效果差，病程在 2 月内。③静息心绞痛：病程在 1 月内，心绞痛发生在休息或安静状态，发生时间相对较长，硝酸甘油效果差。④梗死后心绞痛：指急性心肌梗死（AMI）发病 24 小时后至 1 月内发生的心绞痛。⑤变异型心绞痛：休息或一般活动时发生的心绞痛，发作时的心电图显示 ST 段暂时性抬高。

急性心肌梗死反映从慢性稳定型心绞痛到 ST 段抬高的心肌梗死的一个连续病理过程，冠脉血管内斑块破裂、形成非闭塞性白色血栓或闭塞性红色血栓病理改变，表现为心内膜下坏死（无 Q 波形成）和心脏透壁性坏死（有 Q 波形成）。半数以上的患者有乏力、胸痛不适等前驱症状，以新发心绞痛或原有心绞痛加重为多见，部分患者症状不明显。多有诱因，程度较重，持续时间较长，可达数小时或数天不缓解，硝酸甘油疗效差，伴有烦躁、大汗和恐惧感，可有发热、心动过速、血压升高、白细胞增加等全身症状。

（二）诊断与治疗

【诊断要点】

1. 有缺血性胸痛的发作。

2. 心电图表现为 ST 段抬高或下移及 T 波倒置动态变化。

3. 同时伴有心肌标记物升高和降低。

4. 心电图

（1）不稳定型心绞痛 患者绝大多数出现发作时暂时性 ST 段下移≥0.1mV，发作缓解后即恢复；部分出现发作时一过性 T 波倒置或原有倒置 T 波直立（假性正常化）。

（2）非 ST 段抬高型心肌梗死 发作后 ST 段下移或 T 波倒置持续数小时或数天以上，并伴有 ST-T 逐渐恢复的动态改变，无 Q 波的形成。

（3）ST 段抬高型心肌梗死 发作后 ST 段抬高弓背向上，或胸前导联 R 波递增不良或消失，出现病理性 Q 波，持续数小时或数天后逐渐 ST 段回落并 T 波倒置呈"冠状 T 波"。部分患者发作后出现新发生的左束支阻滞或预激综合征图形。

5. 心肌标记物

（1）肌红蛋白 发病后 1～4 小时即可升高达高峰，但特异性较低。

（2）肌酸激酶（CK）和肌酸激酶同工酶（CK-MB） CK 在 AMI 发生后 4～8 小时内超过正常范围，CK-MB 可在发病 4 小时内升高，在 2～3 天内恢复正常，有较高特异性和敏感性。

（3）心脏特异性肌钙蛋白 T（cTnT）和肌钙蛋白 I（cTnI）发病 3 小时后即可升高，cTnI 可持续升高 7～10 天，而 cTnT 则可持续升高达 10～14 天，具有高度的特异性和敏感性。

6. 心脏超声：显示梗死区域室壁变薄、节段性运动消失或矛盾运动、心脏大小及功能测定，尚可观察到心脏破裂、腱索或乳头肌断裂和室间隔穿孔等。

7. 核素心肌显像和 PET：可估计梗死面积、侧支循环血流量、受损心肌范围、心肌代谢和心肌活力等状况。

8. 冠状动脉造影：可发现冠状动脉各分支血管狭窄性病变的程度和部位。病变多为偏心性斑块，边缘不规整或有破溃，能否发现血栓形成取决于进行冠脉造影的时间；冠脉狭窄程度约半数为严重病变或多支病变，约 10%的患者为正常结果。

【治疗原则】

1. 疑为急性冠脉综合征的患者均应收入监护室，立即做 12～18 导联心电图和心肌标记物、嚼服阿司匹林 162～300mg，建立静脉通道，并监测血压、心率、心律和心功能变化。

2. 不稳定型心绞痛和非 ST 段抬高型心肌梗死

（1）危险分层 根据患者症状、体征、心电图及血流动力学指标进行危险分层。

①低危组：无合并症、血流动力学稳定、不伴有反复缺血发作者。

②中危组：伴有持续胸痛或反复发作心绞痛者。

③高危组：并发心源性休克、急性肺水肿或持续性低血压。

（2）抗血栓治疗

①阿司匹林、硫酸氢吡格雷片或替格瑞洛。

②血小板 GPⅡb/Ⅲa 受体拮抗剂：对持续性缺血或有其他高危特征的患者准备行介入治疗或介入治疗术中发生慢血流或无再流现象者，应考虑用替罗非班 0.4μg/（kg·min），静脉滴注，30 分钟，随后 0.1μg/（kg·min），静脉滴注，2～5 天；同时普通肝素 5000 IU，静脉滴注，随后 1000 IU/h，静脉滴注。调整肝素剂量，使 APTT 控制在正常水平的 1.5～2 倍。

③抗凝血酶治疗

a. 对中高危未用肝素治疗的患者可静脉普通肝素 5000 IU，再以 1000 IU/h，静脉滴注，24～48 小时后，改为低分子肝素皮下注射每 12 小时 1 次，3～5 天。

b. 低分子肝素有更多的优势，急性期也可首选低分子肝素皮下注射 3～5 天。

c. 介入术中一般开始给予固定剂量的肝素 7500～

10000 IU,手术每延长 1 小时应补加肝素 2000 IU,保持活化凝血时间（ACT）≥300 秒。介入术后继续 1000 IU/h 静脉滴注 24～48 小时后,改为低分子肝素皮下注射,每 7 小时 1 次,3～5 天。

（3）介入治疗

①低危险度的患者病情稳定 48 小时后可择期行冠状动脉造影和介入治疗。

②中高危患者、心绞痛反复发作、药物效果不佳或伴有血流动力学异常者应考虑紧急介入性治疗或冠状动脉搭桥术（CABG）合并心源性休克应先插入主动脉内球囊反搏（IABP）,尽可能使血压稳定再行介入治疗。

3. ST 段抬高型心肌梗死

（1）溶栓治疗

①溶栓适应证

a. 持续胸痛≥半小时,含硝酸甘油不缓解。

b. 相邻两个或更多导联 ST 段抬高在肢体导联＞0.1mV、胸导＞0.2mV。

c. 发病≤6 小时。

d. 发病后 6～12 小时,心电图 ST 段抬高明显伴有或不伴有严重胸痛者仍可溶栓。

e. 年龄＜75 岁。

②溶栓禁忌证

a. 2 周内有活动性出血（胃肠溃疡病、咯血）、近期内脏手术和不能压迫的血管穿刺史、有创性心肺复苏和外伤史。

b. 溶栓前经治疗的血压仍≥180/110mmHg。

c. 高度怀疑主动脉夹层者。

d. 既往发生过出血性脑卒中,1 年内发生过缺血性脑卒中或脑血管事件。

e. 有出血性视网膜病史。

f. 各种血液病、出血性疾病或出血倾向者。

g. 严重的肝肾功能障碍或恶性肿瘤。

③溶栓步骤

a. 即刻口服水溶性的阿司匹林 0.3mg,后改为 100mg 长期服用。

b. 溶栓前查血常规、血小板计数、出凝血时间、心肌标记物和 18 导联心电图。

c. 药物选择。尿激酶（UK）:150 万 IU 加入 100ml 5% 葡萄糖液或生理氯化钠溶液中,静脉滴注,30 分钟;12 小时后皮下注射低分子肝素每 12 小时 1 次。重组链激酶（rSK）:150 万 IU 加入 100ml 5% 葡萄糖液或生理氯化钠溶液中,静脉滴注,60 分钟;12 小时后皮下注射低分子肝素,每 12 小时 1 次。重组组织纤溶酶原激活剂（rt-PA）:先给普通肝素 5000 IU 静脉滴注,同时给予（下列一种方法）:国际习惯用法:15mg,静脉注射,随后≤50mg 在 30 分钟内静脉滴注,余下≤35mg 在 60 分钟内静脉滴注,总量≤100mg。国内试用法:8mg,静脉注射,42mg 于 90 分钟内静脉滴注。

总量 50mg。rt-PA 用完后即应用普通肝素 700～1000 IU,静脉滴注,48 小时,以后再改为皮下低分子肝素,每 12 小时 1 次,3～5 天。

④监测项目

a. 症状和体征。

b. 心电图:溶栓开始后 3 小时内每半小时复查一次心电图,并胸壁导联定点固定标记。

c. 发病后 6、8、10、12、16、20 小时查 CK、CK-MB。

d. 用肝素者定期复查 PT、APTT。

⑤评价冠状动脉再通的指征

直接指征:90 分钟冠状动脉造影心肌梗死溶栓治疗实验（TIMI）血流分级达 Ⅱ、Ⅲ 级者表面血管再通。

间接指征:如在溶栓后 2 小时内有以下 2 条或以上（第 b 和 c 组合不能判断再通）,可临床考虑血管再通。

a. 胸痛突然减轻或消失。

b. 上抬的 ST 段迅速（30 分钟内）回降＞50%,甚至回到等电位线。

c. 出现再灌注心律失常。

d. CK 或 CK-MB 酶峰值分别提前至 16 小时和 14 小时以内。

⑥溶栓的并发症

a. 轻度、重度或危及生命的出血:皮肤黏膜出血、咯/呕血、颅内出血等。

b. 再灌注性心律失常:部分可引起血流动力学异常、一过性低血压或过敏反应。

（2）介入治疗（PCI）

①直接 PCI 适应证

a. ST 段抬高和新出现左束支阻滞。

b. ST 段心肌梗死伴有心源性休克。

c. 适合再灌注治疗而有溶栓禁忌证者。

应注意:

a. 发病 12 小时以上不宜行 PCI。

b. 不宜对非梗死相关的动脉行 PCI。

c. 要由有经验者施行 PCI 手术。

②补救性 PCI 适应证:溶栓后仍有明显胸痛、ST 段抬高无明显降低者。

③择期 PCI 适应证:溶栓成功者病情稳定 7～10 天的患者行冠状动脉造影发现仍有残留,狭窄病变者可行 PCI 治疗。

（3）β 受体拮抗剂 除变异型心绞痛外,未曾服用 β 受体拮抗剂或现服 β 受体拮抗剂剂量不足者均应使用足量的 β 受体拮抗剂。

（4）钙拮抗剂 足量 β 受体拮抗剂使用后仍有症状者或不能耐受 β 受体拮抗剂者可加用钙拮抗剂。

4. 血管紧张素转换酶抑制剂（ACEI）或 AT$_1$ 受体拮抗剂（ARB）:在无禁忌证的情况下,溶栓治疗后血压稳定即可开始使用 ACEI 或 ARB。从低剂量开始逐渐增加剂量至靶剂量。

5. 调脂药物:在 ACS 入院后 24 小时内测定血脂,早期使用他汀类调脂药物，以稳定斑块，并长期应用，使 LDL-C <2.6mmol/L，减少急性心脏事件发生。

6. 治疗心律失常、休克和心力衰竭。

（三）药物处方

【处方①】 阿司匹林肠溶片，负荷量为 300mg，以后 100mg/d。

【处方②】磷酸氯吡格雷片，首剂 300mg，后改为 75mg/d 维持治疗。拟行支架置入者，均应术前至少 6 小时在阿司匹林肠溶片的基础上加用磷酸氯吡格雷片，首剂 600mg，后改为 75mg/d 维持治疗至少 1 年。或替格瑞洛片，负荷量 180mg，后改 90mg，每日 2 次，维持治疗至少 1 年。

注意事项

1. 磷酸氯吡格雷片、替格瑞洛片对那些由于创伤、手术或其他病理原因而可能引起出血增多的患者，应慎用。

2. 患者择期手术，术前停止使用磷酸氯吡格雷片 5 天，或替格瑞洛 3 天。

【处方③】 酒石酸美托洛尔，25～50mg，每日 2 次；富马酸比索洛尔，2.5～5mg，每日 1 次；卡维地洛，25mg，每日 2 次。

【处方④】 阿托伐他汀钙 20mg，每日 1 次。或瑞舒伐他汀钙片 10mg，每日 1 次。

【处方⑤】 培哚普利片 4mg，每日 1 次。或福辛普利钠 10mg，每日 1 次。

注意事项

1. 用药前应检测血压、血电解质、血尿素氮和血肌酐，并定期复查。

2. 肾功能障碍或白细胞缺乏的患者在最初 3 个月内应每 2 周检查白细胞计数及分类计数 1 次，此后定期检查。

3. 尿蛋白检查，每月 1 次。

4. 对多种药物联用的患者，应严密监测血红蛋白和肾脏指标。

5. 若患者出现刺激性干咳，排除其他原因，需考虑 ACEI 引起，可使用 ARB 类药物替代。

【处方⑥】 明确诊断后解除疼痛治疗。

硝酸甘油注射液 0.3～0.6mg。疼痛不缓解且血压稳定者，静脉持续滴注或微泵注射，10～20μg/min，若血压偏高，可逐渐加量（每 3～5 分钟增加 5～10μg/min）至收缩压降低 10～20mmHg（但仍>90mmHg）、心率下降>10 次/分为止。

盐酸吗啡注射液 3～5mg，缓慢静脉注射，5～10 分钟可重复应用，总量不超过 10～15mg，也可选择皮下注射每次 3～5mg。

（陈国钦）

四、心肌炎

（一）概述

心肌炎指由各种原因引起的心肌炎性损伤所导致的心脏功能受损。心肌炎病因包括感染、自身免疫疾病和中毒性

三类。其中感染是最主要的病原体因素，尤以病毒最为常见，包括肠道病毒、流行性感冒病毒（简称流感病毒）、腺病毒、巨细胞病毒、疱疹病毒和 EB 病毒等，此外细菌、真菌、立克次体和寄生虫等均可引起心肌炎，但较少见。免疫介导性心肌炎可继发于一些自身免疫病，常见的有系统性红斑狼疮、类风湿关节炎，是由于抗原-抗体反应、炎性因子及免疫细胞对心肌造成损伤。中毒性心肌炎可由理化因素引发，包括细胞毒性药物、蛇毒、重金属等。

病毒性心肌炎患者多数起病前数日至数周有呼吸道或消化道感染病史，非感染因素引起者多有相应病史或毒素接触史。心肌炎根据病因不同于疾病严重程度差异，临床表现多样，轻症者症状轻微，常见症状包括不同程度胸闷、胸痛、心悸、呼吸困难、全身乏力等。严重者可发生期前收缩、室性心动过速和传导阻滞等心律失常或出现端坐呼吸、夜间阵发性呼吸困难、下肢浮肿等心力衰竭症状，个别可发生猝死。

心肌炎患者一般心肌正常或轻度增大，心率增快与体温不相称，或心率异常缓慢，心音低钝，心尖可出现收缩期吹风样杂音，响度不超过 3 级，多为发热、心脏扩大所致相对性杂音，病情好转后可消失。重症心肌炎可因心力衰竭而出现肺部湿啰音、下肢浮肿等表现，少数出现心源性休克。心肌炎是一种炎症反应，因此血沉和 C-反应蛋白水平常升高，同时由于心肌细胞损伤和破坏时，可有心肌损伤标志物，如肌钙蛋白和心肌酶升高。心电图常表现为窦性心动过速、各种类型的期前收缩及传导阻滞。超声心动图可出现收缩及舒张功能异常，节段性室壁运动异常，心肌回声增强或不均匀，少数可见心腔扩大。核素心肌现象可见心脏放射性稀疏。磁共振显像符合以下 3 条中的 2 条即可诊断为心肌炎：①T_2 加权像中，心肌信号强度局限或整体增强；②T_1 加权像早期钆灌注增强中，心肌与骨骼肌整体增强比例增加；③T_1 加权像延迟钆灌注增强中，至少有一处局灶性非缺血性病变。

（二）诊断与治疗

【诊断标准】

1. 病史与体征：在上呼吸道感染、腹泻等病毒感染后 3 周内出现心脏表现，如出现不能用一般原因解释的感染后重度乏力、胸闷、头昏（心排血量降低所致）、心尖第一心音明显减弱、舒张期奔马律、心包摩擦音、心脏扩大、充血性心力衰竭或阿-斯综合征等。

2. 上述感染后 3 周内新出现下列心律失常或心电图改变。

（1）窦性心动过速、房室传导阻滞、窦房阻滞或束支阻滞。

（2）多源、成对室性期前收缩，自主性房性或交界性心动过速，阵发或非阵发性室性心动过速，心房或心室扑动或颤动。

（3）两个以上导联 ST 段呈水平型或下斜型下移≥0.01mV 或 ST 段异常抬高或出现异常 Q 波。

3. 心肌损伤的参考指标：病程中血清心肌肌钙蛋白 I 或肌钙蛋白 T、CK-MB 明显增高。超声心动图示心腔扩大

或室壁活动异常和（或）核素心功能检查证实左室收缩或舒张力功能减弱。

4. 病原学依据

（1）在急性期从心内膜、心肌、心包或心包穿刺液中检测出病毒、病毒基因片段或病毒蛋白抗原。

（2）病毒抗体 第二份血清中同型病毒抗体滴度较第一份血清升高 4 倍（两份血清应相隔 2 周以上）或一次抗体效价 ≥640 者为阳性，320 者为可疑阳性（如以 1:32 为基础者则宜以 ≥256 为阳性，128 为可疑阳性，根据不同实验室标准做决定）。

（3）病毒特异性 IgM 以 ≥1:320 者为阳性（按各实验室诊断标准，需在严格质控条件下）。如同时有血中肠道病毒核酸阳性者更支持有近期病毒感染。

对同时具有上述 1、2"（1）（2）（3）"中任何一项、3 中任何两项，在排除其他原因心肌疾病后，临床上可诊断为急性病毒性心肌炎。如同时具有 4 中"（1）"项者，可从病原学上确诊急性病毒性心肌炎；如仅具有 4 中"（2）（3）"项者，在病原学上只能拟诊为急性病毒性心肌炎。

【治疗原则】 主要是针对心力衰竭和各种心律失常进行治疗。大多数患者经积极治疗后能痊愈。

【一般治疗】

1. 患者应注意休息，重症患者绝对卧床。

2. 进食容易消化及维生素丰富的食物。

3. 使用促进心肌代谢药物如辅酶 Q_{10}、曲美他嗪、维生素 C 和磷酸肌酸等有一定辅助作用。

4. 出现心力衰竭应及时控制，包括利尿剂、血管紧张素转换酶抑制剂、血管紧张素受体拮抗剂及血管扩张剂，可从小剂量开始谨慎使用洋地黄类药物。

5. 频发早搏可使用抗心律失常药物，如出现显著心动过缓或高度传导阻滞，可使用临时起搏器度过急性期，大部分患者能恢复。

6. 重症患者应用糖皮质激素可抑制炎症和变态反应，减轻心肌水肿，有助于心力衰竭和心律失常的控制。

7. 病毒性心肌炎患者应尽早开始抗病毒治疗。免疫球蛋白具有抗病毒和抗炎的双重作用，一方面通过提供被动免疫帮助机体清除病毒；另一方面通过调节抗原提呈细胞及 T 辅助细胞功能，抑制细胞免疫过度活化，降低细胞毒性 T 细胞对心肌细胞的攻击，并减少细胞因子产生，从而减轻心肌细胞损伤，改善左心室功能、减少恶性心律失常发生和死亡。

（三）药物处方

【处方①】 辅酶 Q_{10}，每次 10～20mg，每日 3 次，餐后服用。

注意事项

1. 本品主要不良反应可有胃部不适、食欲减退、恶心、腹泻、心悸，偶见皮疹。

2. 本药过敏者禁用。

【处方②】 盐酸曲美他嗪片，每次 20mg，每日 3 次。

注意事项 本药不良反应如下。

1. 胃肠道疾病：胃痛、消化不良、腹泻、便秘、恶心、呕吐。

2. 全身性疾病：无力。

3. 神经系统疾病：头痛、眩晕、睡眠障碍（失眠、嗜睡）、帕金森病症状加重，停药后可恢复。

4. 皮肤病：皮疹、瘙痒、荨麻疹、血管神经性水肿、急性全身性脓疱疹。

5. 心血管疾病：直立性低血压，尤其是接受抗高血压治疗的老年患者，可能伴有晕厥、眩晕或跌倒，心悸、期外收缩、心动过速。

【处方③】 维生素 C 注射液 5g，加入 5% 葡萄糖溶液 250ml 中，静脉滴注，每日 2 次。

注意事项

1. 注意长期应用大量维生素 C 偶可引起尿酸盐、半胱氨酸盐或草酸盐结石。

2. 快速静脉注射可引起头晕、晕厥。

【处方④】 A 型和 B 型流感病毒感染者，可选用奥司他韦进行抗病毒治疗。

磷酸奥司他韦，口服，每次 75mg，每日 2 次，连用 5 天。

【处方⑤】 巨细胞病毒感染者，可选用更昔洛韦进行抗病毒治疗。

更昔洛韦 0.6g，加入 250ml 生理氯化钠溶液中，静脉滴注。

【处方⑥】 糖皮质激素：注射用甲泼尼龙琥珀酸钠，每日 200mg，加入 250ml 生理氯化钠溶液中，静脉滴注，连续 3～5 天后依情况减量。

【处方⑦】 人免疫球蛋白，建议每日 20g，静脉滴注，使用 2 天，此后每日 10～20g，持续应用 5～7 天。

（李健豪）

五、风湿性心脏病

（一）概述

风湿性心脏病简称"风心病"，是由于风湿热反复发作累及心脏，以心脏瓣膜病变为主要特征的一组疾病。风湿性心脏病可影响心肌、心脏传导系统，但慢性风湿性心脏病往往以心脏瓣膜损害尤其是二尖瓣和主动脉瓣受累为主。风湿性心脏病是一种与 A 簇 β 溶血性链球菌感染密切相关的疾病，是感染−变态反应−自身免疫病。

慢性风湿性心脏病可累及所有心脏瓣膜，但临床上以二尖瓣及主动脉多见，三尖瓣较少累及，大部分是继发于右心增大所导致的关闭不全。风湿性肺动脉瓣病变则更少见，这可能与体循环压力高于右心系统，血流速度更快，容易出现瓣膜损伤有关。风湿性心脏病的瓣膜病理变化表现为瓣膜交界区炎症渗出、粘连、增厚、硬化、挛缩、钙化和变形以及瓣膜下腱索缩短粘连，导致瓣膜活动受限。

（二）诊断与治疗

【诊断要点】 有风湿热反复发作病史，结合临床症状和心脏典型杂音等体征基本可作出诊断。

1. 超声心动图：是确诊风湿性心脏病及评估病变严重程度的主要依据。二维超声心动图可见瓣叶变厚，以瓣尖处明显，并呈结节状，回声增强。瓣膜狭窄者可见瓣口面积缩小，瓣膜开放受限，活动幅度减少，二尖瓣狭窄可见特有舒张期瓣口呈鱼嘴状或不规则改变；瓣膜狭窄者瓣口可见湍流。瓣膜关闭不全患者可见瓣口反流性血流束进入心房或心室。

2. X线检查：X现可见心影增大，二尖瓣狭窄时左心房、右心室扩大，右心缘呈现"双重阴影"，主动脉弓缩小，如合并二尖瓣关闭不全，左心室也增大。主动脉病变以左心室增大为主，主动脉瓣关闭不全者可见主动脉影显著增宽。合并心力衰竭患者可有不同程度的肺淤血改变。

3. 心电图：心电图呈现心房肥大、心室肥大及心肌劳损改变。中重度二尖瓣狭窄患者伴有心房颤动。

【治疗原则】 轻症无症状患者一般无特殊治疗，风湿性心脏病患者不宜进行剧烈活动，多休息，避免心功能失代偿。注意预防感冒和咽喉炎，因反复的链球菌感染会加重瓣膜病变。一旦确诊风湿性心脏病，建议终生注射长效青霉素，预防风湿热发作，延缓病情发展。

（三）药物处方

【处方①】 苄星青霉素 120 万 U，加入注射用水 5ml，肌内注射，每月 1 次。

注意事项

1. 青霉素过敏患者禁用，每次使用前均需进行青霉素皮试。

2. 药品需新鲜配制。

3. 有哮喘、湿疹、花粉症、荨麻疹等过敏性疾病患者应慎用。

【处方②】 华法林钠，每晚服用一次，可由 2.5～3mg 开始服用，根据 INR 调整用量，控制 INR 在 2～3 之间。

注意事项

1. 适用于接受金属瓣置换术以及存在左心房内血栓患者。

2. 需在有凝血酶原测定的条件下使用。

3. 华法林钠作用受多种食物和药物影响，服药期间均衡饮食，如需联合服用其他药物需咨询专科医师或药师并加强凝血功能监测。

4. 若发生轻度出血，或 INR 超过 3.5，应即减量。严重出血可肌内注射维生素 K_1 10～20mg，用以控制出血，必要时可输全血、血浆或凝血酶原复合物。

【处方③】 地高辛，每次 0.125～0.25mg，每日 1 次。

【处方④】 呋塞米，用于治疗心力衰竭引起的水肿，每次 20～40mg，加入生理氯化钠溶液 20ml，静脉推注。稳定后可改口服，每次 20mg，每日 1～3 次。

（李健豪）

六、心包炎

（一）概述

心包炎是指心包因细菌、病毒、自身免疫、物理、化学等因素而发生急性炎性反应、渗液以及心包粘连、增厚、缩窄、钙化等慢性病变。临床上主要有急性心包炎和慢性缩窄性心包炎。心包渗出大量积液可发生急性心脏压塞症状。患者胸痛、呼吸困难、发绀、面色苍白，甚至休克，还可有腹水、肝大等症状。心包炎可由多种致病因子所引起，常是全身性疾患的组成部分或由邻近组织的炎症蔓延而成。心包炎的常见病因有：①感染：病原体有细菌（包括结核杆菌）、病毒、真菌、寄生虫、立克次体等；②肿瘤：原发性及继发性肿瘤；③自身免疫：风湿热及其他胶原组织疾病，如系统性红斑狼疮、结节性多动脉炎、类风湿关节炎以及心脏损伤后（如心包切开后综合征等）；④内分泌、代谢障碍：尿毒症、黏液性水肿、胆固醇性心包炎；⑤物理因素：外伤、放射性治疗；⑥化学因素：肼苯哒嗪、普鲁卡因酰胺等；⑦邻近器官疾病；⑧病因不明：急性非特异性心包炎。

（二）诊断与治疗

【诊断要点】

1. 症状

（1）急性心包炎 由原发疾病引起，如结核性心包炎可有午后潮热、盗汗。化脓性心包炎可有寒战、高热、大汗等。心包本身炎症可见胸骨后疼痛、呼吸困难、咳嗽、声音嘶哑、吞咽困难等。急性心包炎早期和心包积液吸收后期在心前区可听到心包摩擦音，可持续数小时至数天。心包积液量超过300ml 心尖搏动可消失。心脏排血量显著减少可发生休克。心脏舒张受限，使静脉压增高可产生颈静脉怒张、肝大、腹水、下肢水肿、奇脉等。

（2）慢性缩窄性心包炎 多数是结核性，其次是化脓性。急性心包炎后经过 2～8 个月可有明显心包缩窄征象。急性心包炎后一年内出现为急性缩窄性心包炎，1 年以上为慢性缩窄性心包炎。主要表现有呼吸困难、心尖搏动减弱或消失、颈静脉怒张、肝大、大量腹水和下肢水肿、奇脉等。

2. 检查

（1）X线检查 积液量超过 300ml 时心影向两侧增大，心隔角变成锐角。超过 1000ml 时心影呈烧瓶状，并随体位而异。心脏搏动减弱或消失。

（2）心电图 干性心包炎时，各导联（aVR 除外），ST段抬高，数日后回至等电位线上，T 波平坦或倒置。心包有渗液时 QRS 波群呈低电压。

（3）超声心动图 显示心包腔内有液化暗区，为一准确、安全、简便的诊断方法。

【治疗原则】 治疗原发病改善症状，解除循环障碍。目前关于本病的治疗仍以对原发病的治疗为主。必要时可采取对症治疗措施，如胸痛者可给予止痛药等。若心包积液量大者可行心包穿刺术等。

【一般治疗】

1. 急性期治疗：卧床休息，呼吸困难者取半卧位、吸氧，胸痛明显者可给予镇痛剂，必要时可使用可待因或杜冷丁，加强支持疗法。

2. 病因治疗：结核性心包炎给予抗结核治疗，用药方法及疗程与结核性胸膜炎相同，也可加用泼尼松，以促进渗液的吸收减少粘连。风湿性者应加强抗风湿治疗。非特异性心包炎一般对症治疗，症状较重者可考虑给予皮质激素治疗，化脓性心包炎除选用敏感抗菌药物治疗外，在治疗过程中应反复抽脓或通过套管针向心包腔内安置细塑料导管引流，必要时还可向心包腔内注入抗菌药物。如疗效不佳，仍应尽早施行心包腔切开引流术，及时控制感染，防止发展为缩窄性心包炎。尿毒症性心包炎则应加强透析疗法或腹膜透析改善尿毒症，同时可服用吲哚美辛，放射损伤性心包炎可口服泼尼松；停药前应逐渐减量，以防复发。

3. 解除心包填塞：大量渗液或有心包填塞症状者，可施行心包穿刺术抽液减压。穿刺前应先做超声检查，并予以心电监护，若条件允许，最好床旁超声引导穿刺。穿刺部位：①常于左第五肋间，心浊音界内侧 1～2cm 处（或在心尖搏动以外 1～2cm 处进针），穿刺针应向内、向后推进，指向脊柱，患者取坐位；②或于胸骨剑突与左肋缘形成的角度处刺入，针尖向上、略向后，紧贴胸骨后推进，患者取半坐位；③对疑有右侧或后侧包裹性积液者，可考虑选用右第 4 肋间胸骨缘处垂直刺入或于右背部第 7 或 8 肋间肩胛中线处穿刺。

（三）药物处方

【处方①】 布洛芬 300～800mg，口服，每日 3 次。用于胸痛，剂量可根据患者疼痛情况调整。

【处方②】 阿司匹林 325～650mg，口服，每日 3 次。作用同"布洛芬"。

【处方③】 秋水仙碱 0.5～2mg/d，初发心包炎及预防发作可使用，使用至少 1 年。

【处方④】 泼尼松，每日 40～60mg，连续 1～3 周。

（陈君）

七、肥厚型心肌病

（一）概述

肥厚型心肌病（HCM）是以室间隔和心室壁肥厚，心室内腔变小，心室血液充盈受阻，心室舒张期顺应性下降为基本特点的心肌病。病因尚不清楚，可能与遗传等因素有关，家族性病例以常染色体显性遗传形式传递，发病的形式可以是无症状的心肌不对称性肥厚，也可有典型的梗阻症状。以基底部室间隔肥厚为主伴有流出道梗阻者，称为梗阻性肥厚型心肌病（HOCM）；而大部分患者心肌不伴有流出道梗阻，称为非梗阻性肥厚型心肌病（HNCM）；以心尖心肌肥厚为主的称为心尖肥厚型心肌病。

HCM 起病多缓慢。约 1/3 有家族史，以青壮年多见，男性较女性发病率略高，临床表现多样，绝大多数症状轻或无症状，许多在体检中发现或因家属成员发病后普查发现。主要症状如下。①劳力性呼吸困难：是 HCM 最常见症状，有症状患者中约 80%～90%有此表现；②胸痛：约 2/3 的 HCM 患者有非典型的心绞痛；③心悸：与心功能减退或心律失常有关，房颤是 HCM 患者常见的心律失常之一，发生率约为 22.5%；④乏力、头晕与晕厥：约 1/3 的 HCM 患者有先兆晕厥或晕厥，一般见于活动时；⑤猝死：每年有 4%～6%的 HCM 患者发生猝死，多与活动有关，左心室流出道梗阻，肥厚的心肌供血不足致心肌细胞除极不均匀易产生心室纤颤而致猝死。

（二）诊断与治疗

【诊断要点】

1. 临床症状：有心室流出道梗阻的特征性临床表现。

2. 体征：临床上在胸骨下段左缘有收缩期杂音应考虑本病，用生理动作或药物作用影响血流动力学而观察杂音改变有助于诊断。

3. 超声心动图检查：是极为重要的无创性诊断方法，无论对梗阻性还是非梗阻性患者都有帮助，室间隔厚度≥18mm 并有二尖瓣收缩期前移，足以区分梗阻性与非梗阻性病例。

4. 心导管检查：显示左心室流出道压力差可以确立诊断。心室造影对诊断也有价值。

5. 基因诊断。

【治疗原则】 改善心功能，缓解症状，防止并发症。松弛心肌，改善舒张，减少梗阻，抗心律失常。

【一般治疗】

1. 对无症状、室间隔肥厚不明显及心电图正常者暂行观察。

2. 避免剧烈运动，特别是竞技性运动及情绪紧张。

3. 避免应用洋地黄制剂、硝酸甘油、异丙肾上腺素等药物。

（1）β受体拮抗剂 盐酸普萘洛尔、酒石酸美托洛尔、富马酸比索洛尔、阿替洛尔。

（2）钙离子拮抗剂 盐酸维拉帕米、盐酸地尔硫草。

（3）抗心力衰竭治疗（终末期） 可用利尿剂及扩血管药。

（4）抗心律失常 盐酸胺碘酮、双异丙吡胺，有抗心律失常及负性肌力作用。

4. 经皮间隔心肌消融术（PTSMA）：是将无水乙醇经导管注入供应室间隔心肌组织的间隔支血管，造成人为的间隔心肌梗死，以缓解左心室流出道梗阻，是治疗 HCM 的一种方法。

5. 植入永久起搏器：植入 DDD 起搏器对有严重症状的梗阻性 HCM 可能有效。

6. 外科室间隔心肌切除术：对药物治疗无效，左心室流出道严重梗阻者适用。

（三）药物处方

【处方①】　富马酸比索洛尔 5mg，口服，每日 1 次，必要时可加至 10mg。

注意事项

1. 定期监测心功能（心率、血压、心电图、胸片）及肝肾功能，糖尿病患者应定期查血糖。

2. 停药时剂量应递减。突然撤药可引起心绞痛加重甚至心肌梗死，也可引起高血压反跳。在停药时，剂量应逐渐减少，同时应尽可能限制体力活动。

【处方②】　盐酸地尔硫䓬 30mg/次，口服，每日 3 次。

注意事项

1. 本品有负性肌力作用，在心室功能受损的患者单用或与 β 受体拮抗剂合用的经验有限，因而这些患者应用本品须谨慎。

2. 使用本品偶可致症状性低血压。

3. 由于可能与其他药物有协同作用，同时使用对心脏收缩和（或）传导有影响的药物时应谨慎，并仔细调整所用剂量。

【处方③】　盐酸维拉帕米，口服，每日 120～480mg，分 3～4 次。

注意事项

1. 药物对哺乳的影响：母乳喂养安全。

2. 用药前后及用药时应当检查或监测血压及心电图，因维拉帕米可引起肝细胞损害，长期治疗时须定期测定肝功能。

【处方④】　盐酸胺碘酮，一般先给负荷量，每次 0.2g，每日 3 次，服用 1 周后改为每次 0.2g，每日 2 次，再服 1 周，以后改为维持量 0.2g，每日 1 次。

注意事项

1. 本品口服作用的发生及消除均缓慢，不宜在短期内加用过大剂量以期获得疗效，以防过量。

2. 需监测血压及心电图，口服时应特别注意 Q-T 间期，如 Q-T 单项明显延长（70.48 秒）者停用。

3. 用药期间应注意随访检查：血压、心电图、肝功能、甲状腺功能（包括 T_3、T_4 及促甲状腺激素）、肺功能（肺部 X 线片）及眼科[如 Q-T 间期明显延长（>0.48 秒）者停用]。

4. 经常注意心率及血压的变化，如心率小于 60 次/分者停用。

（梁嘉永）

八、心肌梗死

（一）概述

心肌梗死是部分心肌冠脉血流量突然减少所致的心肌坏死。梗死组织的功能障碍是永久性的，然而，在梗死组织附近存在部分潜在可逆性缺血区域。心肌梗死主要影响左心室，但损伤可延伸至右心室或心房。右心室心肌梗死通常由右冠状动脉或占优势的左回旋支动脉闭塞引起，其特征是右心室充盈压升高，常伴有严重的三尖瓣反流和心排血量降低。右心室心肌梗死并发左心室心肌梗死可显著增加死亡危险。

透壁性心肌梗死累及从心外膜至心内膜的心肌全程，通常是以心电图（ECG）上有异常 Q 波为特征。非透壁或内膜下梗死不贯穿整个心室壁，仅引起 ST 段和 T 波（ST-T）异常。内膜下梗死通常累及心肌的内 1/3，此处室壁张力最高，心肌血流最易受循环改变的影响。此类型的心肌梗死可继发于长时间的低血压。由于临床上不能准确测定坏死的穿透深度，心肌梗死通常是根据 ECG 上 ST 段抬高或 Q 波是否存在进行分类。心肌受损的量可通过 CK 升高的程度与持续时间来粗略估计。可分为非 ST 段抬高型心肌梗死（NSTEMI，内膜下心肌梗死）和 ST 段抬高型心肌梗死（STEMI，透壁性心肌梗死）。

（二）诊断与治疗

【诊断要点】

1. 发病前数天至数周，约 2/3 患者有先兆症状，包括不稳定型或恶化型心绞痛、气短和疲乏。

2. 首发症状通常是深部的、胸骨下内脏痛，被描述为隐痛或压迫感，常放射至背、下颌、左右臂肩或所有上述部位。

3. 疼痛类似心绞痛，但通常更严重、持续时间更长。

4. 约 20% 患者可无症状，这在糖尿病患者中更常见。

5. 一部分患者以晕厥为主诉。

6. 严重心肌缺血时，患者常有严重疼痛、感觉不安和忧虑。

7. 可出现恶心、呕吐，尤其是下壁心肌梗死时。

8. 皮肤可能苍白、发冷和出汗，可有周围性或中央性发绀；脉搏纤细血压多变，尽管许多患者疼痛开始时常伴有不同程度的高血压。

9. ECG 是最重要的检查，应该在症状出现 10 分钟内进行。

10. 肌钙蛋白是心肌梗死最特异的标记物，CK-MB 的特异性稍差，肌红蛋白对心肌梗死是非特异性的，但由于它早于其他标记物的升高，因此可作为一种早期的警示信号有助于对缺乏有诊断意义 ECG 改变的心肌梗死患者做早期筛查。

【治疗原则】　尽快恢复心肌血液灌注，及时处理严重心律失常、泵衰竭及各种并发症，防治猝死。

【一般治疗】　监护和氧疗；最初卧床休息，以后早期下床活动；低盐和低脂饮食；软化大便，必要时抗焦虑治疗。

（三）药物处方

【处方①】　注射用阿替普酶：推荐用法：心肌梗死发病 6 小时内，15mg 一剂注射，然后再下一个 30 分钟内用 0.75mg/kg（最大剂量 50mg），继以 60 分钟内用 0.5mg/kg（最大剂量 35mg），总剂量为 100mg。心肌梗死发病 6～12 小时，10mg 一剂注射，其后的 1 小时内静脉滴注 50mg，继以 10mg/30min，总给药时间不超过 3 小时。最大剂量为 100mg。

注意事项

1. 必须有足够的监测手段才能进行溶栓/纤维蛋白溶解

治疗。只有经过适当培训且有溶栓治疗经验的医生才能使用本品，并且需有适当的设备来监测使用情况。

2. 老年患者颅内出血的危险增加，对老年患者应仔细权衡使用本品的风险及收益。

【处方②】 阿司匹林肠溶片，建议首次剂量 300mg，嚼碎后服用以快速吸收，以后每日 100～200mg。

【处方③】 硫酸氯吡格雷片，推荐剂量 75mg，每日 1 次。NSTEI 患者：应以单次负荷量 300mg 开始，合用阿司匹林 75～325mg/d，然后以 75mg 每日 1 次连续服药；由于服用较高剂量的阿司匹林有较高的出血危险性，故推荐阿司匹林的每日维持剂量不应超过 100mg。STEMI 患者，应以负荷量开始，然后以 75mg，每日 1 次，合用阿司匹林，可合用或不合用溶栓剂。对于年龄超过 75 岁的患者，不使用负荷剂量。在症状出现后应尽早开始联合治疗，并至少用药 4 周。近期心肌梗死患者（从几天到小于 35 天）、缺血性卒中患者（从 7 天到小于 6 个月）或确诊外周动脉性疾病的患者：推荐剂量为每日 75mg。

注意事项

1. 应用本品后极少出现血栓性血小板减少性紫癜（TTP），有时在短时间（＜2 周）用药后出现。TTP 可能威胁患者的生命，其特征为血小板减少、微血管病性溶血性贫血、神经系统异常表现、肾功能损害或发热。TTP 是一种需要紧急治疗的情况，包括进行血浆置换。

2. 肝、肾功能损害患者应慎用本品。

【处方④】 培哚普利片，起始剂量 4mg，每日 1 次，根据血压水平可减量至 2mg，每日 1 次或增量至 8mg，每日 1 次。

【处方⑤】 酒石酸美托洛尔片，口服，剂量应个体化，以避免心动过缓的发生。应空腹服药，进餐时服药可使其生物利用度增加 40%。主张在心肌梗死早期，即最初的几小时内使用，因为即刻使用在未能溶栓的患者中可减小梗死范围、降低短期（15 天）死亡率（此作用在用药后 24 小时既出现）。在已经溶栓的患者中可降低再梗死率与再缺血率，若在 2 小时内用药还可以降低死亡率。一般用法：可 15 分钟开始口服 25～50mg，每 6～12 小时 1 次，共 24～48 小时，然后口服，每次 50～100mg，每日 2 次。

注意事项

1. 接受 β 受体阻滞剂治疗的患者不可静脉给予盐酸维拉帕米。

2. 本品可能使外周血管循环障碍疾病的症状如间歇性跛行加重。对严重的肾功能损害、伴代谢性酸中毒的严重急症及合用洋地黄时，必须慎重。

3. 对支气管哮喘或其他慢性阻塞性肺病患者，应同时给予足够的扩支气管治疗，β_2 受体激动剂的剂量可能需要增加。

4. 在手术前应告知麻醉医师患者正在服用本品。对接受手术的患者，不推荐停用 β 受体阻滞剂。

【处方⑥】 单硝酸异山梨酯片，含服或吞服，也可加水分散后口服，每次 10～20mg，每日 2 次。

注意事项

1. 急性心肌梗死伴左室充盈压过低时慎用。

2. 不适于治疗急性心绞痛。

3. 由于有些患者服用后可产生低血压及严重的头痛，故本品的有效剂量须逐步达到。

4. 本品的日剂量可根据疗效及患者的耐药性分次服用，或进行调整。

5. 如服用高剂量，不得突然中止服用本品。

【处方⑦】 阿托伐他汀钙片，常用的起始剂量为 20mg，每日 1 次。剂量调整时间间隔应为 4 周或更长。最大剂量为 80mg，每日 1 次。阿托伐他汀每日用量可在一天内的任何时间一次服用，并不受进餐影响。

注意事项

1. 开始治疗前应做肝功能检查并定期复查。患者出现任何提示有肝脏损害的症状或体征时应检查肝功能。氨基转移酶水平升高的患者应加以监测直至恢复正常。如果氨基转移酶持续升高超过正常值 3 倍以上，建议减低剂量或停用。

2. 与其他 HMG-CoA 还原酶抑制剂一样，在罕见情况下，阿托伐他汀可能影响骨骼肌，引起肌痛、肌炎和肌病，可能进展为威胁生命的横纹肌溶解症，表现为 CPK 明显升高（超过 10 倍以上正常上限）、肌球蛋白血症和肌球蛋白尿，导致肾衰竭。

【处方⑧】 低分子肝素钠注射液，每日 2 次皮下给药，0.4～0.6ml/次（4250～6400 IU/次），通常疗程为 10 天。

注意事项 严禁肌内注射。

【处方⑨】 盐酸替罗非班注射液，与肝素联用由静脉输注，起始 30 分钟滴注速率为 0.4μg/（kg·min），起始输注量完成后，继续以 0.1μg/（kg·min）的速率维持滴注。在血管造影术期间可持续滴注，并在血管成形术/动脉内斑块切除术后持续滴注 12～24 小时。当患者激活凝血时间小于 180 秒或停用肝素后 2～6 小时应撤去动脉鞘管。

注意事项 治疗期间，应监测患者有无潜在的出血。当出血需要治疗时，应考虑停止使用盐酸替罗非班注射液，也要考虑是否需要输血。

（解强 张在勇）

九、心力衰竭

（一）概述

心力衰竭简称心衰，是指由于心脏的收缩功能和（或）舒张功能发生障碍，不能将静脉回心血量充分排出心脏，导致静脉系统血液淤积，动脉系统血液灌注不足，从而引起心脏循环障碍综合征，此种障碍综合征集中表现为肺淤血、腔静脉淤血。心力衰竭并不是一个独立的疾病，而是心脏疾病发展的终末阶段，其中绝大多数的心力衰竭都是以左心衰竭开始的，即首先表现为肺循环淤血。

根据心力衰竭发生的缓急，临床可分为急性心力衰竭和慢性心力衰竭。根据心力衰竭发生的部位可分为左心衰竭、右心衰竭和全心衰竭。急性心力衰竭是指急性的心肌损害或心脏负荷加重，造成急性心排血量骤降、肺循环压力升高、周围循环阻力增加，引起肺循环充血而出现急性肺淤血、肺水肿并可有伴组织、器官灌注不足和心源性休克的临床综合征，以急性左心衰竭最为常见。急性心力衰竭可以在原有慢性心力衰竭基础上急性加重，也可以在心功能正常或处于代偿期的心脏上突然起病。慢性心力衰竭是指持续存在的心力衰竭状态，可以稳定、恶化或失代偿。慢性心力衰竭是各种病因所致心脏疾病的终末阶段，是一种复杂的临床综合征，主要特点是呼吸困难、水肿、乏力，但上述表现并非同时出现。一般均有代偿性心脏扩大或肥厚及其他代偿机制参与，常伴有静脉压增高导致的器官充血性病理改变，可有心房、心室附壁血栓和静脉血栓形成。

（二）诊断与治疗

【诊断要点】　根据患者有冠心病、高血压等基础心血管病的病史，有休息或运动时出现呼吸困难、乏力、下肢水肿的临床症状，有心动过速、呼吸急促、肺部啰音、胸腔积液、颈静脉压力增高、外周水肿、肝大的体征，有心腔扩大、第三心音、心脏杂音、超声心动图异常、利钠肽（BNP/NT-proBNP）水平升高等心脏结构或功能异常的客观证据，有收缩性心力衰竭或舒张性心力衰竭的特征，可作出诊断。

【治疗原则】　急性左心衰的治疗，主要是迅速纠正心力衰竭的症状，改善血流动力学。慢性心力衰竭的治疗包括病因治疗、纠正心力衰竭、拮抗肾素-血管紧张素-醛固酮系统（RAAS）等。

【一般治疗】

1. 急性心力衰竭：一旦确诊，应按规范治疗。

（1）初始治疗为经面罩或鼻导管吸氧；吗啡、祥利尿剂、强心剂等经静脉给予。使患者取坐位或半卧位，两腿下垂，减少下肢静脉回流。

（2）病情仍不缓解者应根据收缩压和肺淤血状况选择应用血管活性药物，如正性肌力药、血管扩张药和血管收缩药等。

（3）病情严重、血压持续降低（＜90mmHg）甚至心源性休克者，应监测血流动力学，并采用主动脉内球囊反搏、机械通气支持、血液净化、心室机械辅助装置以及外科手术等各种非药物治疗方法。

（4）动态测定 BNP/NT-proBNP 有助于指导急性心力衰竭的治疗，治疗后其水平仍高居不下者，提示预后差，应加强治疗；治疗后其水平降低且降幅＞30%，提示治疗有效，预后好。

（5）控制和消除各种诱因，及时矫正基础心血管疾病。

2. 慢性心力衰竭：慢性心力衰竭的治疗已从利尿、强心、扩血管等短期血流动力学/药理学措施，转为以神经内分泌抑制剂为主的长期的、修复性的策略，目的是改变衰竭心脏的生物学性质。

（1）病因治疗　控制高血压、糖尿病等危险因素，使用抗血小板药物和他汀类调脂药物进行冠心病二级预防。消除心力衰竭诱因，控制感染，治疗心律失常，纠正贫血、电解质紊乱。

（2）改善症状　根据病情调整利尿剂、硝酸酯和强心剂的用法用量。

（3）正确使用神经内分泌抑制剂　从小剂量增至目标剂量或患者能耐受的最大剂量。

（4）监测药物反应　①水钠潴留减退者，可逐渐减少利尿剂剂量或小剂量维持治疗，早期很难完全停药。每日体重变化情况是检测利尿剂效果和调整剂量的可靠指标，可早期发现体液潴留。在利尿剂治疗时，应限制钠盐摄入量（＜3g/d）。②使用正性肌力药物的患者，出院后可改为地高辛，反复出现心力衰竭症状者停用地高辛，易导致心力衰竭加重。如出现厌食、恶心、呕吐时，应测地高辛浓度或试探性停药。③血管紧张素转换酶抑制剂（ACEI）或血管紧张素Ⅱ受体拮抗剂（ARB）每 1～2 周增加一次剂量，同时监测血压、血肌酐和血钾水平，若血肌酐显著升高 [＞265.2μmol/L（3mg/dl）]、有高钾血症（＞5.5mmol/L）或症状性低血压（收缩压＜90mmHg）时应停用 ACEI（或 ARB）。④病情稳定、无体液潴留且心率≥60 次/分钟的患者，可以逐渐增加 β 受体拮抗剂的剂量，若心率＜55 次/分或伴有眩晕等症状时，应减量。

（5）监测频率　患者应每日自测体重、血压、心率并登记。出院后每两周复诊一次，观察症状、体征并复查血液生化，调整药物种类和剂量。病情稳定 3 个月且药物达到最佳剂量后，每月复诊一次。

（三）药物处方

【处方①】　呋塞米片 20mg，口服，每日 1～3 次。

注意事项

1. 可能出现轻微恶心、腹泻、药疹、瘙痒、视物模糊等副作用，有时可发生起立性眩晕、乏力、疲倦、肌肉痉挛、口渴，少数病例有白细胞减少，个别病例出现血小板减少、多形性红斑、直立性低血压。长期应用可致胃及十二指肠溃疡。

2. 由于能减少尿酸排出，故多次应用后能产生尿酸过多症，个别患者长期应用可产生急性痛风。痛风病患者慎用。

3. 糖尿病患者应用后可使血糖增高；糖尿病患者慎用。尽管其升血糖远较噻嗪类利尿药弱，但与降血糖药合并应用时，仍有使血糖增高的可能。

4. 由于利尿作用迅速、强大，因此要注意掌握开始剂量，防止过度利尿，引起脱水和电解质不平衡。

5. 长期大量用药时应注意检查血中电解质浓度。顽固性水肿患者特别容易出现低钾症状，在同时使用洋地黄或排钾的甾体激素时，更应注意补充钾盐。

6. 在脱水的同时，可出现可逆性血尿素氮水平的升高，如果肌酐水平不显著升高和肾功能无损害时，可继续使用本品。严重肾功能不全患者慎用。

7. 能增强降压药的作用，故合并用药时，降压药的用量应适当减少。

【处方②】 螺内酯 20mg，口服，每日 1～3 次。

注意事项

1. 下列情况慎用：①无尿；②肾功能不全；③肝功能不全，因本药引起电解质紊乱可诱发肝性脑病；④低钠血症；⑤酸中毒：一方面酸中毒可加重或促发本药所致的高钾血症，另一方面本药可加重酸中毒；⑥乳房增大或月经失调者。

2. 给药应个体化，从最小有效剂量开始使用，以减少电解质紊乱等不良反应的发生。如每日服药 1 次，应于早晨服药，以免夜间排尿次数增多。

3. 用药前应了解患者血钾浓度，但在某些情况血钾浓度并不能代表机体内钾含量，如酸中毒时钾从细胞内转移至细胞外而易出现高钾血症，酸中毒纠正后血钾即可下降。

4. 本药起作用较慢，而维持时间较长，故首日剂量可增加至常规剂量的 2～3 倍，以后酌情调整剂量。与其他利尿药合用时，可先于其他利尿药 2～3 日服用。在已应用其他利尿药再加用本药时，其他利尿药剂量在最初 2～3 日可减量 50%，以后酌情调整剂量。在停药时，本药应先于其他利尿药 2～3 日停药。

5. 用药期间如出现高钾血症，应立即停药。

6. 应于进食时或餐后服药，以减少胃肠道反应，并可能提高本药的生物利用度。

【处方③】 地高辛片，0.125～0.25mg，口服，每日 1 次。

注意事项

1. 禁与钙注射剂合用。严重心肌损害及肾功能不全者慎用。

2. 心室颤动、狭窄性心包炎、休克与一切洋地黄禁忌证等均不宜使用本品。

3. 心绞痛与心肌梗死患者慎用。

【处方④】 培哚普利片 2～4mg，口服，每日 1 次，根据血压可增至每日 8mg。

【处方⑤】 酒石酸美托洛尔，起初 6.25mg，口服，每日 2～3 次，以后视临床情况每数日至一周一次增加 6.25～12.5mg，每日 2～3 次，剂量可用至每次 50～100mg，每日 2 次。剂量每日不应超过 200mg。

注意事项

1. 应在传统抗心力衰竭药物治疗基础上（ACEI 或 ARB、利尿剂、有或无地高辛）使用。

2. 从最小剂量开始，逐渐、缓慢加量，每 2～4 周加量，以达到最大耐受量或靶剂量。

3. 严密观察心力衰竭症状、体征、包括体重。

4. 如症状加重、水肿加重，可增加 ACEI 或利尿剂，同时暂缓 β 受体阻滞剂的增量，应避免突然中断治疗。

【处方⑥】 硝酸甘油注射液 5～10mg，用 5%葡萄糖注射液或氯化钠注射液稀释后静脉滴注，开始剂量为 5μg/min，最好用输液泵恒速输入，可每 3～5 分钟增加 5μg/min，如在 20μg/min 时无效可以 10μg/min 递增，以后可 20μg/min。

注意事项

1. 小剂量可能发生严重低血压，尤其在直立位时。

2. 应慎用于血容量不足或收缩压低的患者。

3. 发生低血压时可合并心动过缓，加重心绞痛。

4. 加重梗阻性肥厚型心肌病引起的心绞痛。

5. 易出现药物耐受性。

6. 如果出现视物模糊或口干，应停药。

7. 静脉滴注本品时，由于许多塑料输液器可吸附硝酸甘油，因此应采用非吸附本品的输液装置，如玻璃输液瓶等。

8. 静脉使用本品时须采用避光措施。

（梁伟杰）

第三章　消化科疾病

一、腹痛

（一）概述

腹痛是临床常见的症状，也是促使患者就诊的原因。腹痛多由腹内组织或器官受到某种强烈刺激或损伤所致，也可由胸部疾病及全身性疾病所致。此外，腹痛又是一种主观感觉，腹痛的性质和强度不仅受病变情况和刺激程度影响，而且受神经和心理等因素的影响。因此，当患者出现腹痛症状时，应该从疾病的病理生理、神经生理、心理学和临床多方面进行剖析。腹痛在临床上常分为急性与慢性两类。

（二）诊断与治疗

【诊断要点】 腹痛常常需要进行病因诊断，一般根据患者的临床表现及相关实验室检查进行诊断。

（1）临床表现　主要有以下几个重点关注内容。一般腹痛部位多为病变所在部位。如胃、十二指肠疾病，急性胰腺炎，疼痛多在中上腹部；胆囊炎、胆石症、肝脓肿等疼痛多在右上腹；急性阑尾炎疼痛在右下腹 McBurney 点（简称麦氏点）；小肠疾病疼痛多在脐部或脐周；结肠疾病疼痛多在下腹或左下腹部。膀胱炎、盆腔炎及异位妊娠破裂，疼痛在下腹部。弥漫性或部位不定的疼痛见于急性弥漫性腹膜炎、机械性肠梗阻、急性出血性坏死性肠炎、血卟啉病、铅中毒、腹型过敏性紫癜等。

（2）腹痛性质和程度 突发的中上腹剧烈刀割样痛、烧灼样痛，多为胃、十二指肠溃疡穿孔。中上腹持续性剧痛或者阵发性加剧应考虑急性胃炎、急性胰腺炎。胆石症或泌尿系结石常为阵发性绞痛，相当剧烈，致使患者辗转不安。阵发性剑突下钻顶样疼痛是胆道蛔虫病的典型表现。持续性、广泛性剧烈腹痛伴腹壁肌紧张或板样强制，提示为急性弥漫性腹膜炎。隐痛或钝痛多为内脏性疼痛，多由胃肠张力变化或轻度炎症引起。胀痛可能为实质脏器的包膜牵张所致。

（3）诱发因素 胆囊炎或胆石症发作前常有进食油腻食物史；而急性胰腺炎发作前常有酗酒、暴饮暴食史；部分机械性肠梗阻多与腹部手术有关；腹部受暴力作用引起的剧痛并有休克者，可能是肝、脾破裂所致。

（4）实验室化验或特殊检查 如三大常规，血、尿淀粉酶，肝肾功能，腹部或下腹部 B 超检查（包括泌尿系统及盆腔），腹部平片，胸片，必要时行 CT 或 MRI 检查；老年人还应作心电图等检查，以便及时明确诊断。

【治疗原则】 急性腹痛发病急骤，多数患者病情危重，不及时处理会有严重后果。慢性腹痛病程较长，但病情通常没有急性腹痛危重。治疗腹痛最重要的原则是明确病因，只有明确病因才能进行有效治疗。若暂时无法明确病因，可根据腹痛程度予以对症治疗。急性腹痛者，在未明确诊断前，不能给予强效镇痛药，更不能给予吗啡或哌替啶等麻醉性镇痛药，以免掩盖病情或贻误诊断。只有当诊断初步确立后，始能应用镇痛药或解痉药，以缓解患者的痛苦。

【一般治疗】

1. 已明确腹痛是因胃肠穿孔所致者，应禁食，补充能量及电解质，并应及时应用广谱抗生素，为及时手术治疗奠定良好的基础。

2. 如急性腹痛是因肝或脾破裂所致时（如肝癌癌结节破裂或腹外伤致肝脾破裂等），腹腔内常可抽出大量血性液体，患者常伴有失血性休克，此时除应用镇痛药外，还应积极补充血容量等抗休克治疗，为手术治疗创造良好条件。

3. 腹痛是因急性肠梗阻、肠缺血、肠坏死或急性胰腺炎所致者，应禁食并上鼻胃管行胃肠减压术，然后再采用相应的治疗措施。

4. 已明确腹痛是因胆石症或泌尿系结石所致者，可给予解痉药治疗。胆总管结石者可加用哌替啶治疗。

5. 急性腹痛患者，虽经多方检查不能明确诊断时，如生命体征尚平稳，在积极行支持治疗的同时，仍可严密观察病情变化。观察过程中如症状加重，当疑及患者有内脏出血、肠坏死、空腔脏器穿孔或弥漫性腹膜炎时则应及时剖腹探查，以挽救患者生命。

（三）药物处方

【处方①】 山莨菪碱（654-2）。口服：每次 5～10mg，每日 3 次。肌内注射：每次 5～10mg。

【处方②】 盐酸屈他维林片。口服：每次 40～80mg，每日 2～3 次。皮下注射：每次 40～80mg，每日 1～3 次。肌内注射：同皮下注射。静脉滴注：用于痉挛持续状态时，屈他维林 40～80mg 用葡萄糖注射剂稀释后缓慢静脉滴注。

【处方③】 间苯三酚注射液。肌内或静脉注射，每次 1～2 安瓿，每日 1～3 安瓿。静脉滴注每日剂量可达 5 安瓿，于 5%或 10%的葡萄糖注射溶液滴注。

【处方④】 匹维溴铵。常用推荐剂量成人口服，每次 50mg，每日 3 次，少数情况下，如有必要可增至 100mg，每日可达 300mg。

注意事项 匹维溴铵没有明显的抗胆碱能的不良反应，本品可以用于前列腺肥大、尿潴留和青光眼的肠易激综合征患者。

【处方⑤】 盐酸曲马多注射液。肌内注射，每次 50～100mg，必要时可重复。静脉注射，每次 100mg，缓慢注射或以 5%～10%的葡萄糖注射液稀释后滴注。日剂量不超过 400mg。

【处方⑥】 溴丙胺太林。口服。成人每次 1 片，疼痛时服。必要时 4 小时后可重复 1 次。

（曾丽珊）

二、腹泻

（一）概述

腹泻是指患者排便次数明显超过正常排便次数，大便稀薄，或粪便内含有未消化的食物或大便带有脓血等。根据病程时间长短可分为急性腹泻和慢性腹泻。慢性腹泻是指患者腹泻的病程是持续 2 个月以上，病情迁延不愈的临床疾病。慢性腹泻是一种常见的消化系统疾病，属于功能性腹泻，包括结肠过敏、情绪、消化不良等引起的腹泻。主要是由于患者的胃肠道的消化、吸收功能出现障碍而导致出现大便异常的现象。

（二）诊断与治疗

【诊断要点】

1. 急性腹泻：起病急，病程在 2～3 周之内，可分为水样泻和痢疾样泻，前者粪便不含血或脓，可不伴有里急后重，腹痛较轻；后者有脓血便，常伴里急后重和腹部绞痛。感染性腹泻常伴有腹痛、恶心、呕吐及发热，小肠感染常为水样泻，大肠感染常含血性便。

2. 慢性腹泻：大便次数增多，每日排便在 3 次以上，便稀或不成形，粪便含水量大于 85%，有时伴黏液、脓血，持续两个月以上或间歇期在 2～4 周内的复发性腹泻。病变位于直肠和（或）乙状结肠的患者多有里急后重，每次排便量少,有时只排出少量气体和黏液,粉色较深,多呈黏胨状,可混血液,腹部不适位于腹部两侧或下腹。小肠病变引起腹泻的特点是腹部不适多位于脐周,并于餐后或便前加剧;无里急后重,粪便不成形,可成液状,色较淡,量较多。慢性胰腺炎和小肠吸收不良者,粪便中可见油滴,多泡沫,含食物残渣,有恶臭。血吸虫病、慢性痢疾、直肠癌、溃疡性结肠炎等病引起的腹泻,粪便常带脓血。肠易激综合征和肠结核常有腹泻和便秘交替现象。因病因不同可伴有腹痛、发热、消瘦、腹部包块等症状。

腹泻的诊断关键是对原发疾病或病因的诊断,需从起病情况与病程、发病年龄、发病人群、腹泻次数与粪便性质、伴随症状和体征、常规化验特别是粪便的相关检验中获得依据。

【治疗原则】

1. 明确病因,对症治疗。

2. 在未明确病因之前,要慎重使用止痛药及止泻药,以免掩盖症状造成误诊,延误病情。

【一般治疗】

1. 病因治疗:①抗感染治疗。一般急性感染性腹泻,首选抗感染治疗,根据不同病因选用相应的抗生素。②其他。如乳糖不耐受症不宜用乳制品,成人乳糜泻应禁食麦类制品,慢性胰腺炎可补充多种消化酶,药物相关性腹泻应立即停用有关药物。

2. 对症治疗:①一般治疗。腹泻,尤其是纠正水、电解质、酸碱平衡紊乱和营养失衡。酌情补充液体,补充维生素、氨基酸、脂肪乳剂等营养物质。②黏膜保护剂。如蒙脱石、硫糖铝等。③微生态制剂。如双歧杆菌可以调节肠道菌群。④止泻剂。根据具体情况选用相应止泻剂。⑤其他。山莨菪碱、溴丙胺太林、阿托品等具解痉作用,但青光眼、前列腺肥大、严重炎症性肠病患者慎用。

（三）药物处方

【处方①】 蒙脱石散。儿童:1岁以下,每日1袋;1～2岁,每日1～2袋;2岁以上,每日2～3袋,均分3次服用;或遵医嘱。成人:每次1袋,每日3次。

注意事项

1. 治疗急性腹泻,应注意纠正脱水。

2. 儿童可安全服用本品,但需注意过量服用易引起便秘。

3. 如需服用其他药物,建议与本品间隔一段时间。

4. 过量服用,易致便秘。

【处方②】 硫糖铝咀嚼片,口服。成人每次1g,每日4次,餐前1小时及睡前嚼碎后服用。

注意事项　本品连续使用不得超过7天,若症状未缓解,请咨询医师或药师。

【处方③】 双歧杆菌四联活菌片,口服,每日3次,每次1.5g,重症可加倍服用或遵医嘱。餐后用温水或温牛奶送服。

注意事项　本品抽真空封装,开袋后不宜长期保存。

【处方④】 盐酸洛哌丁胺,适用于成人和5岁以上儿童。

1. 急性腹泻:起始剂量,成人为2粒,5岁以上的儿童为1粒,以后每次不成形便后1粒。

2. 慢性腹泻:起始剂量,成人为2粒,5岁以上的儿童为1粒,以后可调节每日剂量至维持在每日1～2次正常大便。一般维持剂量每日1～6粒。

3. 每日最大剂量:成人不超过8粒,儿童不超过3粒/20kg体重。

4. 如有其他病史者应在医生指导下使用。

注意事项

1. 腹泻患者,尤其是儿童,经常发生水和电解质丧失,补充水和电解质是最重要的治疗措施,儿童应在医生指导下使用本品。

2. 对于急性腹泻,如服用本品48小时后,临床症状无改善,应停用本品,建议咨询医生。

【处方⑤】 消旋卡多曲,口服,每日3次,每次按每千克体重服用1.5mg;单日总剂量应不超过每千克体重6mg。连续服用不得超过7天。婴儿:1～9月龄(体重9kg),每次10mg,每日3次;9～30月龄(体重9～13kg),每次20mg,每日3次。儿童:30月龄～9岁(13～27kg),每次30mg,每日3次;9岁以上(体重27kg),每次60mg,每日3次。

注意事项

1. 连续服用本品5天后,腹泻症状仍持续者应进一步就诊或采用其他药物治疗方案。

2. 本品可以和食物、水或母乳一起服用,请注意溶解混合均匀。

3. 本品请勿一次服用双倍剂量。

【处方⑥】 枯草杆菌肠球菌二联活菌多维颗粒,该药品为儿童专用药品,2岁以下儿童,每次1袋,每日1～2次;2岁以上儿童,每次1～2袋,每日1～2次,用40℃以下温开水或牛奶冲服,也可直接服用。

注意事项

1. 直接服用时应注意避免呛咳,不满3岁的婴幼儿不宜直接服用。

2. 该药品为活菌制剂,切勿将该药品置于高温处,溶解时水温不宜超过40℃。

【处方⑦】 蜡样芽孢杆菌活菌,口服,每次2粒,每日3次。儿童减半或遵医嘱。婴幼儿服用时,可倒出药粉加入少量温开水或奶液服用。

注意事项　对腹泻严重的婴幼儿患者,应注意采取措施预防脱水。

【处方⑧】 酪酸梭菌肠球菌三联活菌,口服。成人每次2片,每日3次;5周岁以上、15周岁以下按成人的半量服用。3个月以上至5岁的小儿请遵医嘱,用温水溶散后服用。

注意事项　患者在服用本品时应仔细观察,如出现过敏症状应停止用药。

（曾丽珊）

三、便秘

（一）概述

便秘可表现为排便次数减少、粪便过硬和（或）排便困难。排便次数减少指每周排便少于 3 次。排便困难包括排便费力、排出困难、排便不尽感、排便费时及需手法辅助排便。便秘时间大于 6 个月称为慢性便秘。随着饮食结构改变、生活节奏加快和社会心理因素影响，慢性便秘患病率有上升趋势。

（二）诊断与治疗

【诊断标准】 慢性便秘的诊断主要基于症状，Rome Ⅲ标准中功能性便秘诊断标准如下所述。

1. 必须包括以下 2 项或 2 项以上：①至少 25%的排便感到费力；②至少 25%的排便为干球粪或硬粪；③至少 25%的排便有不尽感；④至少 25%的排便有肛门直肠梗阻感和（或）堵塞感；⑤至少 25%的排便需手法辅助（如用手指协助排便、盆底支持）；⑥每周排便少于 3 次。

2. 不用泻药时很少出现稀便。

3. 不符合肠易激综合征的诊断标准。慢性便秘患者还常表现为便意减少或缺乏便意、想排便而排不出、排便费时、每日排便量少，可伴有腹痛、腹胀、肛门直肠疼痛等不适。肠易激综合征患者的腹痛、腹部不适常在排便后获不同程度改善。

诊断前症状出现至少 6 个月，且近 3 个月症状符合以上诊断标准。

【治疗原则】 治疗目的是缓解症状，恢复正常肠道动力和排便生理功能。总原则是个体化综合治疗，包括推荐合理的膳食结构，建立正确的排便习惯，调整患者的精神心理状态；对有明确病因者进行病因治疗；需长期应用通便药维持治疗者，应避免滥用泻药；外科手术应严格掌握适应证，并对手术疗效做出客观预测。

【一般治疗】

1. 调整生活方式：合理膳食、多饮水、运动、建立良好的排便习惯是慢性便秘的基础治疗措施。①膳食：增加纤维素和水分的摄入，推荐每日摄入膳食纤维 25～35g、每日至少饮水 1.5～2.0L。②适度运动：尤其对久病卧床、运动少的老年患者更有益。③建立良好的排便习惯：结肠活动在晨醒和餐后时最为活跃，建议患者在晨起或餐后 2 小时内尝试排便，排便时集中注意力，减少外界因素的干扰，只有建立良好的排便习惯，才能真正完全解决便秘问题。

2. 精神心理治疗：给予合并精神心理障碍、睡眠障碍的患者心理指导和认知疗法等，使患者充分认识到良好的心理状态和睡眠对缓解便秘的重要作用。

3. 生物反馈：循证医学证实生物反馈是盆底肌功能障碍所致便秘的有效治疗方法；慢传输型便秘不是生物反馈治疗

的反指征，有条件者可试用，对于混合型便秘患者先予生物反馈治疗，无效时考虑加用泻剂。生物反馈治疗能持续改善患者的便秘症状、心理状况和生活质量。

4. 其他治疗：有文献报道益生菌能改善慢性便秘症状。一些中成药制剂和汤剂也能有效缓解慢性便秘的症状，但其疗效的评估尚需更多循证医学证据。针灸能改善慢传输型便秘患者的症状和焦虑、抑郁状态。按摩推拿可促进胃肠蠕动，有助于改善便秘症状。

（三）药物处方

【处方①】 欧车前亲水胶散剂。成人：每次 5.8g，每日 1～3 次。6～12 岁儿童：用量为成人的一半。

注意事项

1. 需有足量的水来服用本品，以使其充分溶解。服用后多饮水，有助于增强疗效。

2. 如果患者有吞咽困难，请勿服用本品。

3. 本品不含糖，以阿斯巴甜调味，故苯丙酮尿症患者请遵医嘱。

4. 对欧车前过敏者，吸入或摄入本品可能会引起过敏反应。

【处方②】 聚卡波非钙，口服。成人：每次 2 片（1.0g），每日 3 次。饭后足量水送服。一般疗程不超过 2 周。

注意事项

1. 使用本品仅是对症疗法。

2. 使用本品如症状没有改善需停止服用（通常以 2 周的时间为限）。

【处方③】 聚乙二醇 4000 散剂，每次 10g，每日 1～2 次；或每日 20g，一次顿服。每袋内容物溶于 200ml 水中后服用，每日剂量可根据患者情况增减。

【处方④】 乳果糖口服溶液。成人起始剂量每日 30ml，维持剂量每日 10～25ml；7～14 岁儿童起始剂量每日 15ml，维持剂量每日 10～15ml；1～6 岁儿童起始剂量每日 5～10ml，维持剂量每日 5～10ml。

【处方⑤】 酚酞片，口服，成人一次 0.5～2 片，2～5 岁儿童每次 15～20mg，6 岁以上儿童每次 25～50mg。用量根据患者情况而增减，睡前服。

注意事项 酚酞可干扰酚磺酞排泄试验（PSP），使尿色变成品红或桔红色，同时酚磺酞排泄加快。

【处方⑥】 甘油，可用本品 50%灌肠。

【处方⑦】 磷酸钠盐口服溶液，本品用于肠道准备时，服用一般分 2 次，每次服用 45ml。第一次检查前一天晚上 7 点，用 750ml 以上温凉水稀释后服用。第二次服药在检查当天早晨 7 点（或检查前 3 小时），用法同第一次。

注意事项

1. 控制本品使用剂量，禁止联合其他缓泻药物。

2. 若重复给药，应检查血浆电解质。

3. 在患者第二次摄入药物前应充分饮水。

4. 限制钠盐饮食，患有肾脏疾病，直肠出血，孕妇和服用本品后没有大便，应慎用。

【处方⑧】 比沙可啶片。口服：成人每次 5～10mg，每日 1 次。直肠给药：每次 10mg，每日 1 次。

（曾丽珊）

四、黄疸

（一）概述

黄疸是由于胆红素代谢障碍而引起血清内胆红素浓度升高所致，临床上表现为巩膜、黏膜、皮肤及其他组织被染成黄色。因巩膜含有较多的弹性硬蛋白，与胆红素有较强的亲和力，故黄疸患者巩膜黄染常先于黏膜、皮肤而首先被察觉。当血清总胆红素为 17.1～34.2μmol/L，而肉眼看不出黄疸时，称隐性黄疸或亚临床黄疸；当血清总胆红素浓度超过 34.2μmol/L 时，临床上即可发现黄疸，也称为显性黄疸。

黄疸一般分三种类型，即溶血性黄疸、梗阻性黄疸和肝细胞性黄疸。①溶血性黄疸：一般是以间接胆红素升高为主的黄疸，主要见于各类溶血性疾病、新生儿黄疸等疾病。直接胆红素与总胆红素比值小于 35%。除上述检查外，还应进行一些有关溶血性疾病的辅助检查，如红细胞脆性试验、酸溶血试验、自身溶血试验、抗人球蛋白试验、血常规、尿隐血、血清游离血红蛋白、尿含铁血黄素、血清乳酸脱氢酶、葡萄糖-6-磷酸脱氢酶等。②梗阻性黄疸：常常以直接胆红素升高为主，见于各类肝内、肝外阻塞使胆汁排泄不畅，直接胆红素与总胆红素比值大于 55% 者。除进行一些常规检查外，还需进一步检查碱性磷酸酶、γ-谷氨酰转肽酶、亮氨酸氨基肽酶、5-核苷酸酶、总胆固醇、脂蛋白-X 等。重点是影像学检查，行 B 超、CT 或者 MRCP 以排除是否具有引起胆道梗阻的疾病。③肝细胞性黄疸：见于各类肝病，表现为直接胆红素、间接胆红素均升高，直接胆红素与总胆红素比值为 35%～55%，检查肝功能可获得异常结果。完善肝炎五项检查，一般可以诊断。

（二）诊断与治疗

【诊断要点】 对于黄疸的诊断并不难，通过其临床表现、体格检查以及实验室检查结果可以诊断，但是黄疸的鉴别诊断很重要。

黄疸患者常有以下表现：皮肤、巩膜等组织的黄染，瘙痒，黄疸加深时，尿、痰、泪液及汗液也被黄染，唾液一般不变色；浓茶样尿，陶土样便；消化道症状，常有腹胀、腹痛、食欲不振、恶心、呕吐、腹泻或便秘等症状；胆盐血症的表现，主要症状有：皮肤瘙痒、心动过缓、腹胀、脂肪泻、夜盲症、乏力、精神萎靡和头痛等。

同时，还应通过相关实验室检查，鉴别不同病因引起的黄疸。出现黄疸时，应检查血清总胆红素和直接胆红素，以区别胆红素升高的类型，另外检查尿胆红素、尿胆原以及肝功能也是必不可少的。

【治疗原则】

1. 在明确原发病基础上，针对病因进行治疗。

2. 止痒、退黄等对症治疗。

【一般治疗】

1. 病因治疗：若确定为肝外阻塞性黄疸，应争取早日手术治疗。

2. 对症治疗：黄疸进展期应卧床休息，如属肝炎要注意隔离。不能进食者需静脉维持营养。急性溶血性黄疸原因未找到而急性贫血较重时，应先给予适量输血、补液、用肾上腺皮质激素以及口服碱性药物，使尿液碱化，防止肾小管阻塞等。

（三）药物处方

【处方①】 腺苷蛋氨酸，针剂肌内或静脉注射 500～1000mg/d，共两周。维持治疗，采用肠溶片，每日口服 1000～2000mg。

注意事项

1. 本品为肠溶片剂，在十二指肠内崩解，需在临服用从包装取出，必须整片吞服，不得嚼碎。

2. 为使本品更好地吸收和发挥疗效，建议在两餐之间服用。

【处方②】 还原型谷胱甘肽，成人常用量为每次口服 400mg（4 片），每日三次。疗程 12 周。肝脏疾病：肌内或静脉滴注。轻症：每日 1～2 次，每次 0.3g。重症：每日 1～2 次，每次 0.6g，可适当调整剂量。

【处方③】 多烯磷脂酰胆碱胶囊。成人：开始每次 2 粒（456mg），每日 3 次，最大服用量不得超过每日 6 粒（1368mg）；一段时间后，剂量可减至每次 1 粒（228mg），每日 3 次维持剂量；应餐后用足量液体整粒吞服。儿童：用量酌减。

【处方④】 异甘草酸镁，每日 1 次，每次 0.1g（2 支）。以 10%葡萄糖注射液 250ml 稀释后静脉滴注，4 周为一疗程或遵医嘱。如病情需要，每日可用至 0.2g（4 支）。

【处方⑤】 甘草酸二胺注射液，静脉滴注，每次 0.15g（每次 1 瓶），用注射用水溶解后，再以 10%葡萄糖注射液 250ml 稀释后缓慢滴注，每日 1 次。

注意事项

1. 本品未经稀释不得进行注射。

2. 治疗过程中应定期检测血压、血清钾、钠浓度，如出现高血压、血钠潴留、低钾血症等情况应停药或适当减量。

【处方⑥】 茵栀黄口服液，口服，每次 10ml，每日 3 次。

【处方⑦】 熊去氧胆酸，每次一粒（250mg），每日 1 次。一般服用 10～14 天，遵从医嘱决定是否继续服药。

注意事项

1. 熊去氧胆酸胶囊必须在医生监督下使用。

2. 主治医师在治疗前三个月必须每 4 周检查一次患者的一些肝功能指标如 SGOT、SGPT 和 γ-GT 等，并且以后每 3 个月检查一次肝功能指标。

【处方⑧】 复方甘草酸苷，临用前，用 0.9%氯化钠溶液或 5%葡萄糖注射液适量溶解后静脉注射。成人通常一日 1 次 10～40mg（以甘草酸苷计）。可依年龄、症状适当增减。

注意事项

1. 对高龄患者应慎重给药（高龄患者低钾血症发生率高）。

2. 由于该制剂中含有甘草酸苷，所以与含其他甘草制剂并用时，可增加体内甘草酸苷含量，容易出现假性醛固酮增多症，应予注意。

3. 药品交付时，应指导服药时请将片剂从铝铂包装中取出后再服用（有报道将铝铂包装一起服用而导致食管黏膜损伤，甚至穿孔引起纵隔炎症等危重并发症）。

（曾丽珊）

五、消化道出血

（一）概述

消化道出血是临床常见综合征，可由多种疾病所致。消化道是指从食管到肛门的管道，包括食管、胃、十二指肠、空肠、回肠、盲肠、结肠及直肠。消化道以屈氏韧带为界，其上的消化道出血称为上消化道出血，其下的消化道出血称为下消化道出血。

（二）诊断与治疗

【诊断要点】

1. 呕血与黑便：是上消化道出血的直接证据，幽门以上出血且出血量大者常表现为呕血；幽门以下出血多表现为黑便，但如出血量大且迅速，幽门以下出血也可表现为呕血。

2. 失血性周围循环衰竭：急性周围循环衰竭是急性失血的后果，其程度的轻重与出血量及速度有关。

3. 氮质血症：消化道出血后常出现血中尿素氮浓度升高，24～28 小时达高峰。

4. 发热：消化道出血后，多数患者在 24 小时内出现低热，但一般不超过 38℃，持续 3～5 天降至正常，其引起发热原因尚不清楚。

5. 血常规：红细胞及血红蛋白在急性出血后 3～4 小时开始下降，血细胞比容也可下降；白细胞可有反应性升高。

6. 隐血试验：呕吐物或大便隐血试验呈强阳性。

7. 胃肠镜检查：可直接观察消化道有无出血及具体出血部位，多推荐在出血后 24 小时内进行。

【治疗原则】 禁食、补液扩容、输血、抑酸、降门脉压。

【一般治疗】

1. 消化道大量出血病情急、变化快，严重者可危及生命，应采取积极措施进行抢救。抗休克、迅速补充血容量治疗应放在一切医疗措施的首位。患者应卧位休息，保持呼吸道通畅，避免呕血时血液吸入引起窒息，必要时吸氧。活动性出血期间禁食。

2. 积极补充血容量：尽快建立有效的静脉输液通道（多管补液、深静脉置管等），尽快补充血容量。改善急性失血

性周围循环衰竭的关键是要输血，一般输浓缩红细胞，严重活动性大出血考虑输全血。在配血过程中，可先输平衡液或葡萄糖盐水。下列情况为紧急输血指征：①改变体位出现晕厥、血压下降和心率加快；②失血性休克；③血红蛋白低于 70g/L 或血细胞比容低于 25%。输血量视患者周围循环动力学及贫血改善而定，尿量是有价值的参考指标。应注意避免因输液、输血过快、过多而引起肺水肿，原有心脏病或老年患者必要时可根据中心静脉压调节输入量。

3. 非曲张静脉上消化道大出血：除食管胃底静脉曲张破裂出血之外的其他病因引起的上消化道大出血，习惯上又称为非曲张静脉上消化道大出血，其中以消化性溃疡所致出血最为常见。止血措施主要有以下几种。

①抑制胃酸分泌的药物：血小板聚集及血浆凝血功能所诱导的止血作用需在 pH＞6.0 时才能有效发挥，而且新形成的凝血块在 pH＜5.0 的胃液中会迅速被消化。因此，抑制胃酸分泌，提高胃内 pH 具有止血作用。临床上，对消化性溃疡和急性胃黏膜损害所引起的出血，常规予 H_2 受体拮抗剂或质子泵抑制剂，后者在提高及维持胃内 pH 的作用优于前者。急性出血期应静脉途径给药。

②内镜治疗：消化性溃疡出血约 80% 不经特殊处理可自行止血，其余部分患者则会持续出血或再出血。内镜如见有活动性出血或暴露血管的溃疡应进行内镜止血。证明有效的方法包括药物局部注射、热凝止血、机械止血。

③手术治疗：内科积极治疗仍大量出血不止危及患者生命，需不失时机行手术治疗。不同病因所致的上消化道大出血的具体手术指征和手术方式各有不同，详见有关章节。

④介入治疗：患者严重消化道大出血在少数特殊情况下，既无法进行内镜治疗，又不能耐受手术，可考虑在选择性肠系膜动脉造影找到出血灶的同时进行血管栓塞治疗。

4. 食管-胃底静脉曲张破裂大出血：本病往往出血量大、再出血率高、死亡率高，在止血措施上有其特殊性。

（1）药物止血 ①血管升压素：通过对内脏血管的收缩作用，减少门脉血流量，降低门脉压。应同时使用硝酸甘油，以减少血管升压素引起的不良反应，同时硝酸甘油还有协同降低门静脉压的作用。用法为硝酸甘油静脉滴注，根据患者血压来调整剂量，也可舌下含服硝酸甘油。有冠状动脉粥样硬化性心脏病、高血压者忌用。②三甘氨酰赖氨酸加压素：为加压素拟似物，与加压素比较，该药止血效果好、不良反应少。③生长抑素及其拟似物：可明显减少门脉及其侧支循环血流量，止血效果肯定，因不伴全身血流动力学改变，故短期使用几乎没有严重不良反应。该类药物已成为目前治疗食管-胃底静脉曲张出血的最常用药物。

（2）气囊压迫止血 经鼻腔或口插入三腔二囊管，注气入胃囊（囊内压 50～70mmHg），向外加压牵引，用以压迫

胃底，若未能止血，再注气入食管囊（囊内压为 35～45mmHg），压迫食管曲张静脉。用气囊压迫过久会导致黏膜糜烂，故持续压迫时间最长不应超过 24 小时，放气解除压迫一段时间后，必要时可重复充盈气囊恢复牵引。气囊压迫止血效果肯定，但缺点是患者痛苦大、并发症多（如吸入性肺炎、窒息、食管炎、食管黏膜坏死、心律失常等），由于不能长期压迫，停用后早期再出血率高。鉴于近年药物治疗和内镜治疗的进步，目前已不推荐气囊压迫作为首选止血措施，其应用宜限于药物不能控制出血时作为暂时止血用，以赢得时间去准备其他更有效的治疗措施。

（3）内镜治疗 内镜直视下静脉套扎术及注射组织黏合剂至曲张的静脉（前者用于食管曲张静脉、后者用于胃底曲张静脉），不但能达到止血目的，而且可有效防止早期再出血，是目前治疗食管－胃底静脉曲张破裂出血的重要手段。一般经药物治疗（必要时加气囊压迫）大出血基本控制，患者基本情况稳定，在进行急诊内镜检查的同时进行治疗。并发症主要有局部溃疡、出血、穿孔、瘢痕狭窄等，注意操作及术后处理可使这些并发症大为减少。

（4）外科手术或经颈静脉肝内门体静脉分流术 急诊外科手术并发症多、死亡率高，因此应尽量避免，但在大量出血上述方法治疗无效时唯有进行外科手术。有条件的单位亦可用经颈静脉肝内门体静脉分流术治疗，该法尤适用于准备做肝移植的患者。

5. 下消化道出血：主要是病因治疗，大出血时应积极抢救。

（1）凝血酶保留灌肠有时对左半结肠出血有效。

（2）内镜下止血急诊结肠镜检查如能发现出血病灶，可试行内镜下止血。

（3）血管活性药物应用 血管升压素、生长抑素静脉滴注可能有一定作用。如做动脉造影，可在造影完成后动脉输注血管升压素 0.1～0.4U/min，对右半结肠及小肠出血止血效果优于静脉给药。

（4）动脉栓塞治疗对动脉造影后动脉输注血管升压素无效病例，可做超选择性插管，在出血灶注入栓塞剂。本法主要缺点是可能引起肠梗死，对拟进行肠段手术切除的病例，可作为暂时止血用。

（5）紧急手术治疗经内科保守治疗仍出血不止危及生命，无论出血病变是否确诊，均是紧急手术的指征。

（三）药物处方

【处方①】 质子泵抑制剂：注射用泮托拉唑钠 40～80mg，静脉滴注，每日 1 次～每 12 小时 1 次。

【处方②】 H_2 受体拮抗剂：注射用法莫替丁 20mg，静脉滴注，每日 2 次。

【处方③】 注射用生长抑素：首剂 250mg，静推（3～5 分钟），后以每小时 250mg，静脉滴注；在止住大出血后，治疗应继续 48～72 小时，以防止再次出血。

【处方④】 醋酸奥曲肽注射液：首剂 0.1mg，静脉推注（5 分钟），随后以 0.6mg 溶于 5% 葡萄糖 500ml 中，通过输液泵以 50μg/h 速度连续静脉滴注，12 小时 1 次。最多治疗 5 天。

【处方⑤】 垂体后叶注射液：每分钟 0.1～0.5U，持续静脉滴注。

【处方⑥】 注射用特利加压素：用于食管静脉曲张导致的出血时，每 4～6 小时给药一次，静脉给药，每次剂量为 1.0mg，3～5 天为一疗程。为了防止出血的复发，建议在出血停止后仍维持治疗，直到在 24～48 小时内没有出血情况出现为止。

【处方⑦】 注射用白眉蛇毒血凝酶：紧急出血，立即静脉注射 0.25～0.5U。

【处方⑧】 注射用酚磺乙胺：肌内注射或静脉注射，每次 0.25～0.5g，每日 0.5～1.5g；静脉滴注，每次 0.25～0.75g，每日 2～3 次，稀释后滴注。

（曾笛）

六、食管炎

（一）概述

食管炎是指食管黏膜组织由于受到刺激或损伤，食管黏膜发生水肿和充血而引发的炎症。主要的刺激类型分为化学性刺激和物理性刺激，化学性刺激包括胃酸、胆汁、烈酒以及强酸、强碱、药物等；物理性刺激包括进食温度过高的食物、饮料，食管异物（鱼刺等）嵌顿，长期放置鼻胃管、放射治疗等。贲门失弛缓症导致食物停滞所形成的炎症，食管癌等恶性肿瘤放疗后所致的炎症或患者本身抵抗力下降导致结核杆菌、真菌（念珠菌）或病毒感染亦可引发食管炎。临床最常见的是胃酸反流引起的反流性食管炎。

食管炎的临床表现主要以吞咽疼痛、困难、烧心及胸骨后疼痛居多。当食管炎严重时可引起食管痉挛、食管狭窄、食管出血甚至食管穿孔。食管炎初期常可因食管炎引起继发性食管痉挛而出现间歇性吞咽困难，后期则可由于食管瘢痕形成狭窄，烧灼感和烧灼痛逐渐减轻而发展为永久性吞咽困难，进食固体食物时可引起堵塞感或疼痛，常伴有呕吐症状。一般食管炎出血较轻微，但也可能引起呕血或黑便，长期或大量出血均可导致缺铁性贫血。食管穿孔可表现为颈部、胸部及腹部剧烈的疼痛，可形成颈部皮下气肿及纵隔气肿，纵隔炎及脓肿、脓胸、大血管破裂等严重并发症。不同病因引起的食管炎可伴随相应的临床表现。

（二）诊断与治疗

【诊断要点】

1. 反流性食管炎诊断

（1）有典型的反流症状如明显灼热感、反酸、胸骨后灼痛等。

（2）内镜下可见反流性食管炎的表现（表 2-6）。

表2-6　反流性食管炎表现

分级	食管黏膜内镜下表现
0级	正常（可有组织学改变）
Ia	点状或条状发红、糜烂＜2处
Ib	点状或条状发红、糜烂≥2处
Ⅱ级	有条状发红、糜烂，并有融合，但并非全周性，融合＜75%
Ⅲ级	病变广泛，发红糜烂融合呈全周性，融合≥75%

（3）有食管过度酸反流的客观证据。

（4）制酸药治疗有效。

2. 化学性食管炎诊断

（1）一般有吞服腐蚀物的病史，有咽部疼痛、声嘶、吞咽困难、胸骨后疼痛等表现，体检时可发现咽颊部烧伤。

（2）除了休克、严重咽喉部水肿和坏死、会厌坏死、严重呼吸困难、腹膜炎及膈下游离气体等不能行胃镜检查外，均应在吞服腐蚀物后12～24小时内行胃镜检查。胃镜检查可评价食管烧伤的范围及程度。胃镜下食管黏膜可表现为水肿、充血、变色、渗出、糜烂和溃疡，但吞食腐蚀物的患者有50%以上早期胃镜下食管无损害。

3. 物理性食管炎诊断

（1）进食温度过高的食物、饮料，食管异物（鱼刺等）嵌顿，长期放置鼻胃管导致的食管炎多属于一过性改变，撤除刺激因素多能自行缓解。

（2）治疗恶性肿瘤时进行放射线治疗导致的放射性食管损伤，典型的症状为咽部疼痛或胸骨后疼痛。常见于放疗后1周或数周内出现，50%～70%接受辐射的患者在数分钟之内出现恶心、呕吐、胸痛、发热、疲倦等症状；食管吞钡检查可见全蠕动波减弱、食管溃疡等，晚期则可见食管狭窄；胃镜检查可见不同级别的食管炎表现。

4. 感染性食管炎诊断

（1）巨细胞病毒与念珠菌感染性食管炎多为患者自身抵抗力下降导致，单纯疱疹病毒性食管炎在自觉健康者身上有时也可发生。

（2）胃镜下可见食管炎表现。

（3）实验室检查可有体现相对应感染源的结果。

【治疗原则】

1. 去除病因。

2. 促进黏膜愈合。应用胃酸抑制剂和黏膜保护剂。

3. 有合并感染时，给予抗感染（细菌、真菌）治疗。

4. 有出血时给予止血（包括内镜下）治疗。

5. 类固醇的应用。

6. 出现狭窄、梗阻症状时可考虑内镜下扩张、支架置入等。

【一般治疗】

1. 化学性食管炎患者应迅速判断患者吞服腐蚀物的具体种类，判断呼吸系统和循环系统状况，保持呼吸道通畅，

必要时气管切开，应尽快吞服植物油或蛋白水，以保护食管和胃黏膜。严禁洗胃。必要时禁食。

2. 放射性食管炎患者必要时暂停照射或延长放疗疗程间歇期。

3. 感染性食管炎针对不同感染病原体进行抗感染治疗。

（三）药物处方

【处方①】注射用奥美拉唑钠，每次40mg，溶于100ml 0.9%氯化钠溶液中静脉滴注20～30分钟以上。

注意事项　可用于禁食的食管炎患者，抑制胃酸分泌，减少胃酸对食管黏膜进一步损伤。

【处方②】注射用泮托拉唑钠，每次40～80mg，临用前将10ml 0.9%氯化钠溶液注入冻干粉小瓶内，将溶解后的药液加入0.9%氯化钠溶液100ml中稀释后静脉滴注，要求15～60分钟内滴完，每日1～2次。

注意事项　可用于禁食的食管炎患者，抑制胃酸分泌，减少胃酸对食管黏膜进一步损伤。

【处方③】奥美拉唑肠溶片，餐前半小时口服，每次20mg，每日1次。

【处方④】泮托拉唑肠溶片，早餐前1小时口服，每次40mg，每日1次。

【处方⑤】磷酸铝凝胶，每次20～40g，于餐后和晚上睡觉前服用，每日2～3次。

【处方⑥】蒙脱石散，摇匀后口服，每次1袋（3g），倒入50ml温水中，每日3次。

【处方⑦】醋酸泼尼松片，口服，每次20～30mg，每日1次。

【处方⑧】硝苯地平片，饭前半小时服，每次10mg，每日3次。

注意事项

1. 可松弛食管平滑肌，抑制食管蠕动，同时促进食管内血管平滑肌扩张，增加食管黏膜血供，利于食管黏膜修复。

2. 过量服用硝苯地平可导致低血压。绝大多数患者服用硝苯地平后仅有轻度低血压反应，个别患者出现严重的低血压症状，在此期间需监测血压。

（赖雪莹）

七、急性胃炎

（一）概述

急性胃炎是由多种病因引起的急性胃黏膜炎症，病因包括感染、急性应激、药物、酒精、缺血、胆汁反流等。临床上急性发病，常表现为中上腹不适、厌食、腹胀、恶心、呕吐等上腹部症状，严重者可有发热、呕血和（或）黑便、休克和酸中毒等症状。查体可有上腹部或脐周压痛，肠鸣音亢进。内镜检查可见胃黏膜充血、水肿、出血、糜烂或浅表溃疡等一过性病变。病理组织学特点为胃黏膜固有层炎症细胞浸润，以中性粒细胞为主。

急性胃炎主要分为：①急性幽门螺杆菌感染引起的急性

胃炎；但临床上比较少见，因为其一过性的上腹部症状很少引起患者重视，而且多数患者症状很轻或无症状而不选择就诊。如不予治疗，可发展为慢性胃炎。^{14}C 呼气试验或快速尿素酶试验可阳性。②幽门螺杆菌以外的病原体感染和（或）其毒素对胃黏膜损害引起的急性胃炎：常由于进食被微生物和（或）其毒素污染的不洁食物所引起，但通常以肠道炎症为主。由于胃酸的强力抑菌作用大部分细菌难以在胃内存活而感染胃黏膜，因此除幽门螺杆菌之外的感染性胃炎少见，但当机体免疫力下降时，可发生各种细菌、真菌、病毒所引起的急性感染性胃炎。③急性糜烂出血性胃炎：是由各种病因引起的以胃黏膜多发性糜烂为特征的急性胃黏膜病变，常伴有胃黏膜出血，可伴有一过性浅溃疡形成。常由非甾体抗炎药的应用、急性应激以及大量饮酒引起，因其临床表现可无症状或者被基础疾病掩盖，一般易被忽视。在临床上，急性糜烂出血性胃炎患者多以突然发生呕血和（或）黑粪的上消化道出血症状而就诊。因内镜下改变可在短期内消失，内镜检查应在出血发生后 24~48 小时内进行。内镜下可见以弥漫分布的多发性糜烂、出血和浅表溃疡，一般来说，应激所致的胃黏膜病损以胃体、胃底为主，而非甾体抗炎药或酒精所致者则以胃窦损伤为主。

（二）诊断与治疗

【诊断要点】

1. 急性发病，常表现为中上腹不适、厌食、腹胀、恶心、呕吐等上腹部症状。

2. 发病前有不洁饮食史、服用非甾体抗炎药、应激状态、大量饮酒史、免疫功能低下等。

3. 内镜检查可见胃黏膜充血、水肿、出血、糜烂或浅表溃疡等一过性病变。

【治疗原则】 急性胃炎的治疗原则是去除病因、缓解症状、防治并发症。

【一般治疗】

1. 应去除病因，如避免不洁饮食、停止非甾体抗炎药或更换为选择性 COX-2 抑制剂、抗幽门螺杆菌治疗、去除应激因素、戒酒等。

2. 清淡饮食，停止对胃有刺激的食物或药物，必要时禁食，腹泻较重注意维持水、电解质平衡，轻者可给予口服补液，重者应予静脉补液。

（三）药物处方

【处方①】 奥美拉唑肠溶片，每次 20mg，餐前半小时口服，每日 1 次。疗程 4~8 周。

注意事项

1. 抑制胃酸分泌，提高胃内 pH，减少胃酸对胃黏膜的进一步损伤。

2. 肠溶片服用时请注意不要嚼碎，需整片吞服，防止药物颗粒过早在胃内释放而影响疗效。

【处方②】 泮托拉唑肠溶片，每次 40mg，早餐前 1 小时口服，每日 1 次。

注意事项 抑制胃酸分泌，提高胃内 pH，减少胃酸对胃黏膜的进一步损伤。

【处方③】 注射用奥美拉唑钠，每次 40mg，溶于 100ml 0.9%氯化钠溶液中静脉滴注 20~30 分钟以上。

注意事项 可用于伴消化道出血的急性糜烂出血性胃炎，抑制胃酸分泌，提高胃内 pH，有助于止血。

【处方④】 注射用泮托拉唑钠，每次 40~80mg，临用前将 10ml 0.9%氯化钠注射液注入冻干粉小瓶内，将溶解后的药液加入 0.9%氯化钠注射液 100ml 中稀释后静脉滴注，要求 15~60 分钟内滴完，每日 1~2 次。

注意事项 可用于伴消化道出血的急性糜烂出血性胃炎，抑制胃酸分泌，提高胃内 pH，有助于止血。

【处方⑤】 磷酸铝凝胶，每次 20~40g，于餐后和晚上睡觉前服用，每日 2~3 次。

注意事项

1. 能中和胃酸，减少胃酸对胃黏膜的进一步损伤，还能形成胶体保护性薄膜，能隔离并保护黏膜组织。

2. 每袋磷酸铝凝胶含蔗糖 2.7g，糖尿病患者使用本品时，不超过 1 袋。

【处方⑥】 铝碳酸镁咀嚼片，每次 500~1000mg，餐后 1~2 小时、睡前或出现反流症状时嚼服，每日 3 次。

注意事项 除了可中和过多的胃酸，减少其对胃黏膜的损伤，并能作为物理屏障黏附于黏膜表面。

【处方⑦】 匹维溴铵片，口服，每次 50mg，每日 3 次。

【处方⑧】 蒙脱石散，每次 1 袋（3g），倒入 50ml 温水中，摇匀后口服，每日 3 次。

【处方⑨】 替普瑞酮胶囊，餐后口服，每次 50mg，每日 3 次。

注意事项 本品不但有抗溃疡作用和对胃黏膜病变的改善作用，还可增加胃黏液、增加胃黏膜前列腺素合成、增加和改善胃黏膜血流作用，提高胃黏膜自我修复能力，也可抑制乙醇所致的胃黏膜损伤。

（赖雪莹）

八、慢性胃炎

（一）概述

慢性胃炎是指不同病因引起的各种慢性胃黏膜炎性病变，主要病因有幽门螺杆菌感染、饮食环境因素、自身免疫因素以及药物等其他因素。慢性胃炎是一种常见病，其发病率在胃病中居首位。根据病理组织学改变和病变在胃的分布部位，将慢性胃炎分成非萎缩性胃炎（以往称浅表性胃炎）、萎缩性胃炎和特殊类型胃炎。慢性非萎缩性胃炎是指不伴有胃黏膜萎缩性改变、胃黏膜层见以淋巴细胞和浆细胞为主的炎症细胞浸润的慢性胃炎。慢性萎缩性胃炎是指胃黏膜已发生了萎缩性改变的慢性胃炎。慢性萎缩性胃炎又可分为多灶萎缩性胃炎和自身免疫性胃炎两类。前者的萎缩性病变呈多灶性分布，以胃窦为主，多由幽门螺杆菌感染引起的慢性非萎缩性胃炎发展而来；自身免疫性胃炎的萎缩改变主要位于胃体，存在自身抗体如壁细胞抗体、内因子抗体，自身抗体攻击壁细胞，导致胃酸分泌减少或丧失；内因子抗体与内因子结合，阻碍维生素 B_{12} 吸收不良从而导致恶性贫血。特殊类型胃炎种类很多，由不同病因所致，临床上较少见。

临床表现：由幽门螺杆菌引起的慢性胃炎多数患者无症状；有症状者表现为上腹痛或不适、上腹胀、早饱、嗳气、恶心等消化不良症状。慢性萎缩性胃炎患者可有贫血、消瘦、舌炎、腹泻等表现。

（二）诊断与治疗

【诊断要点】

1. 确诊主要依靠胃镜检查及胃黏膜活组织检查。

2. 幽门螺杆菌检测有助于判断病因，如 ^{14}C 呼气试验、快速尿素酶试验。

3. 自身免疫性胃炎壁细胞抗体、内因子抗体阳性，血清胃泌素升高。

【治疗原则】 慢性胃炎的治疗原则是去除病因、缓解症状、改变生活饮食习惯。

【一般治疗】

1. 幽门螺杆菌感染患者可行根除治疗。

2. 尽量避免进食过酸、过辣等刺激性食物及粗糙难消化的食物，忌服浓茶、浓咖啡、酒等有刺激性的饮料。饮食宜按时定量、营养丰富，多吃富含维生素的食物。

3. 戒烟，烟草中的成分可促使胃酸分泌增加，对胃黏膜产生有害的刺激作用。

4. 忌用对胃黏膜有损伤的药物。

5. 保持愉快、开朗的心情。

（三）药物处方

【处方①】 奥美拉唑肠溶片，口服，每次 20mg，餐前半小时，每日 1 次。疗程 4～8 周。

【处方②】 泮托拉唑肠溶片，口服，每次 40mg，早餐前 1 小时，每日 1 次。

【处方③】 铝碳酸镁咀嚼片，每次 500～1000mg，餐后 1～2 小时、睡前或出现反流症状时嚼服，每日 3 次。

【处方④】 磷酸铝凝胶，每次 20～40g，于餐后和晚上睡前服用或在症状发作时服用，每日 2～3 次。

【处方⑤】 多潘立酮片，餐前半小时口服，每次 10mg，每日 3 次。

注意事项 可促进胃排空，与制酸药合用适用于伴有胃排空障碍的慢性胃炎患者。

【处方⑥】 枸橼酸莫沙必利片，餐前口服，每次 5mg，每日 3 次。

注意事项 为消化道促动力剂，适用于伴有胃排空障碍的慢性胃炎患者。

【处方⑦】 替普瑞酮胶囊，餐后口服，每次 50mg，每日 3 次。

【处方⑧】 枸橼酸铋钾颗粒，每次 1 袋，用 30～50ml 温水冲服，每日 4 次，前 3 次于三餐前半小时，第 4 次于晚餐后 2 小时服用。

注意事项

1. 用于慢性胃炎缓解胃酸过多引起的胃痛、胃灼热感（烧心）和反酸。在胃的酸性环境中形成弥散性的保护层覆盖于胃黏膜上，阻止胃酸、酶及食物对胃黏膜的侵袭。还可降低胃蛋白酶活性，增加黏蛋白分泌，促进黏膜释放前列腺素，从而保护胃黏膜。另外，对幽门螺杆菌具有杀灭作用，因而可促进胃炎的愈合。

2. 口服后可出现大便颜色变黑，易与消化道出血混淆。

3. 本品连续使用不得超过 7 天。

4. 对本品过敏者禁用，过敏体质者慎用。

5. 牛奶和抗酸药可干扰本品的作用，不能同时服用。与四环素同服会影响后者吸收。

（赖雪莹）

九、胃食管反流病

（一）概述

胃食管反流病（GERD）是指胃、十二指肠内容物反流入食管引起的以胃灼热感、反酸为主要特征的临床综合征。

GERD 的主要临床表现分为食管症状与食管外症状。烧心和反流是最典型的食管症状；也可出现不典型的食管症状，例如胸痛特别是胸骨后烧灼样痛，多见于餐后或情绪激动时；部分患者出现吞咽困难，症状为间歇性，进食固体或液体食物时均可发生；少部分患者吞咽困难由食管狭窄引起，此时吞咽困难可为持续性或进行性加重，出现严重食管炎或并发食管溃疡时，可伴吞咽疼痛。食管外症状可表现为咽喉炎、慢性咳嗽和哮喘，严重者可发生吸入性肺炎，甚至肺间质纤维化。某些患者咽部有异物感，但无吞咽困难，这种表现称为癔球症。

（二）诊断与治疗

【诊断要点】 胃食管反流病的诊断主要基于以下三点。

1. 有胃灼热感、反酸等反流症状。

2. 内镜下有反流性食管炎的表现。

3. 有食管过度酸反流的客观证据。

出现典型的胃灼热感和反酸症状的患者，可初步做出 GERD 的临床诊断。内镜检查存在反流性食管炎表现并排除其他原因引起的食管病变，本病诊断可成立。对有典型症状而内镜检查阴性者，行 24 小时食管 pH 监测，证实有食管过度酸反流，或者用质子泵抑制剂（PPI）做试验性治疗有明显效果，则本病诊断成立。症状不典型患者常需结合内镜检查、24 小时食管 pH 监测和试验性治疗进行综合分析才能作出诊断。

【治疗原则】 胃食管反流病的治疗原则是减轻或消除反流症状、治愈食管炎、预防和治疗治并发症，减少复发。

【一般治疗】

1. 改变生活方式。可将床头抬高 15～20cm，减少卧位及夜间反流。

2. 改变饮食习惯。避免睡前 2 小时内进食，白天进餐后不宜立即卧床。

3. 注意减少一切引起腹压增高的因素，如肥胖、便秘、紧束腰带等。

4. 避免进食使食管下括约肌（LES）压降低的食物，如高脂肪、巧克力、咖啡、浓茶等。还应戒烟及禁酒。

5. 避免应用降低 LES 压的药物及引起胃排空延迟的药物，如硝酸甘油制剂、钙拮抗剂、茶碱类、多巴胺受体激动剂、三环类抗抑郁药等。

（三）药物处方

【处方①】 奥美拉唑肠溶片，每次 20mg，餐前半小时口服，每日 1 次。疗程 4～8 周。其他药物治疗无效的反流性食管炎患者，剂量可增加至 40mg，每日 1 次。

【处方②】 泮托拉唑肠溶片，每次 40mg，早餐前 1 小时口服，每日 1 次。疗程 4～8 周。其他药物治疗无效的反流性食管炎患者，剂量可增加至 80mg，每日 1 次。

【处方③】 雷贝拉唑钠肠溶片，每次 10～20mg，晨服，每日 1 次。疗程 4～8 周。

【处方④】 盐酸雷尼替丁胶囊，每次 150mg，早、晚空腹口服，每日 2 次。疗程 8～12 周。

【处方⑤】 多潘立酮片，每次 10mg，餐前半小时口服，每日 3 次。

【处方⑥】 枸橼酸莫沙必利片，每次 5mg，餐前口服，每日 3 次。

【处方⑦】 铝碳酸镁咀嚼片，每次 500～1000mg，餐后 1～2 小时、睡前或出现反流症状时嚼服，每日 3 次。

【处方⑧】 磷酸铝凝胶，每次 20～40g，于餐后和晚上睡前服用或在症状发作时服用，每日 2～3 次。

注意事项

1. 能中和胃酸，缓解反流症状，还能形成胶体保护性薄膜，能隔离并保护黏膜组织。用于症状轻、间歇发作的患者作为临时缓解症状用。

2. 每袋磷酸铝凝胶含蔗糖 2.7g，糖尿病患者使用本品时，不超过 1 袋。

3. 慢性肾衰竭患者禁用，高磷血症患者禁用。

4. 可减少或延迟下列药物的吸收：四环素类抗生素、呋塞米、地高辛、异烟肼、抗胆碱能药及吲哚美辛，故应重视本药和这类药物的给药间隔，一般为 2 小时。

5. 偶可引起便秘，可给予足量的水加以避免。建议同时服用缓泻剂。

（赖雪莹）

十、幽门螺杆菌感染

（一）概述

幽门螺杆菌（Hp）首先由巴里・马歇尔（Barry J. MarsHall）和罗宾・沃伦（J. Robin Warren）二人发现，此二人因此获得 2005 年的诺贝尔生理学或医学奖。幽门螺杆菌感染的症状主要是反酸、胃灼热感以及胃痛、口臭；上腹部不适、隐痛，有时发生嗳气、反酸、恶心、呕吐的症状，病程较为缓慢，但是容易反复发作。

（二）诊断与治疗

【诊断要点】

1. 尿素（$^{13}C/^{14}C$）呼气试验：整个试验过程只需 30 分钟。该方法使众多高血压、心脏病及不能耐受胃镜检查的患者避免了做胃镜的不适感，是目前理想的检测方法之一。

2. 胃镜采样检测：检测是否有幽门螺杆菌。如果为阳性，即可确诊幽门螺杆菌感染阳性。

3. 细菌直接检查：通过胃镜检查钳取胃黏膜（多为胃窦黏膜）做直接涂片、染色，组织切片染色及细菌培养来检测 Hp。其中胃黏膜细菌培养是诊断 Hp 最可靠的方法，可作为验证其他诊断性试验的"金标准"，同时又能进行药敏试验，指导临床选用药物。

4. 尿素酶检查：可通过检测尿素酶来诊断 Hp 感染。尿素酶分解胃内尿素生成氨和二氧化碳，使尿素浓度降低、氨浓度升高。基于此原理已发展了多种检测方法：①胃活检组织尿素酶试验；②呼吸试验；③胃液尿素或尿素氮测定；④15N-尿素试验。

5. 免疫学检测：通过测定血清中的 Hp 抗体来检测 Hp 感染，包括补体结合试验、凝集试验、被动血凝测定、免疫印迹技术和酶联合吸附测定（ELISA）等。

6. 聚合酶链反应技术：慢性胃炎患者 Hp 的检出率很高，为 50%～80%；慢性活动性胃炎患者 Hp 检出率则更高，达 90%以上。

【治疗原则】

1. 所有活动性消化性溃疡（活动下消化性溃疡）患者、既往有活动下消化性溃疡病史的患者、低度胃黏膜相关淋巴组织（MALT）淋巴瘤患者或者有内镜下早期胃癌切除术（EGC）病史的患者，应该接受根除幽门螺杆菌感染治疗。

2. 低于 60 岁没有预警症状的不明原因消化不良患者，推荐进行非内镜下幽门螺杆菌检测。检测阳性的患者应该接受根除治疗。

3. 当对消化不良患者进行上消化道内镜检查时，应该同时进行胃黏膜活检以评估幽门螺杆菌感染。感染患者应该接受根除治疗。无活动下消化性溃疡病史但是有典型症状的胃食管反流病患者不需要进行幽门螺杆菌感染检测，但对于那些接受检测发现被感染的患者，应对其进行治疗，治疗对于这些患者胃食管反流病症状的影响不可预知。

4. 对于长期服用低剂量阿司匹林的患者，检测幽门螺杆菌被认为可以降低溃疡出血的风险。检测阳性患者需要接受根除治疗。

5. 使用非甾体抗炎药开始进行慢性治疗的患者应接受幽门螺杆菌感染检测。检测阳性患者应接受根除治疗。

6. 患有不明原因缺铁性贫血的患者应该对幽门螺杆菌感染进行适当的评估。那些检测阳性的患者应该接受根除性治疗。

7. 患有原发性血小板减少性紫癜的患者应该检测幽门螺杆菌感染。那些检测阳性的患者应该接受根除性治疗。

【一般治疗】

1. 幽门螺杆菌感染一线治疗方案见表2-7。

表2-7 幽门螺杆菌感染一线治疗方案

方案	药物组成	给药频率	时间
克拉霉素三联方案	质子泵抑制剂（标准剂量或双倍剂量）	每日2次	14天
	克拉霉素（500mg）		
	阿莫西林（1000mg）或甲硝唑500mg（每日3次）		
铋剂四联	质子泵抑制剂（标准剂量）	每日2次	10～14天
	胶体次枸橼酸铋（120～300mg）或碱式水杨酸铋（300mg）	每日4次	
	盐酸四环素（500mg）		
	甲硝唑（250～500mg）		
联合方案	质子泵抑制剂（标准剂量）	每日2次	10～14天
	克拉霉素（500mg）		
	阿莫西林（1000mg）		
	硝基咪唑类药（500mg）		
序贯方案	质子泵抑制剂（标准剂量）+阿莫西林（1000mg）	每日2次	5～7天
	质子泵抑制剂、克拉霉素（500mg）、硝基咪唑类药（500mg）	每日2次	
混合方案	质子泵抑制剂（标准剂量）+阿莫西林（1000mg）	每日2次	7天
	质子泵抑制剂、阿莫西林（1000mg）、克拉霉素（500mg）、硝基咪唑类药（500mg）	每日2次	10～14天
左氧氟沙星三联方案	质子泵抑制剂（标准剂量）	每日2次	10～14天
	左氧氟沙星（500mg）	每日1次	
	阿莫西林（1000mg）	每日2次	
左氧氟沙星序贯方案	质子泵抑制剂（标准剂量或双倍剂量）+阿莫西林（1000mg）	每日2次	5～7天
	质子泵抑制剂、阿莫西林（1000mg）、左氧氟沙星（500mg）、硝基咪唑类药（500mg）	每日2次	
LOAD方案	左氧氟沙星（250mg）	每日1次	7～10天
	质子泵抑制剂（双倍剂量）	每日1次	
	硝基咪唑类药（500mg）	每日2次	
	四环素（100mg）	每日1次	

2. 幽门螺杆菌感染补救治疗方案见表2-8。

表2-8 幽门螺杆菌感染补救治疗方案

方案	药物组成	给药频率	时间
铋剂四联	质子泵抑制剂（标准剂量）	每日2次	14天
	胶体次枸橼酸铋（120～300mg）或碱式水杨酸铋（300mg）	每日4次	
	盐酸四环素（500mg）	每日4次	
	甲硝唑（500mg）	每日3次或每日4次	
联合方案	质子泵抑制剂（标准剂量）	每日2次	10～14天
	克拉霉素（500mg）	每日2次	
	阿莫西林（1000mg）	每日2次	
	硝基咪唑类药（500mg）	每日2次或每日3次	

续表

方案	药物组成	给药频率	时间
左氧氟沙星三联方案	质子泵抑制剂（标准剂量）	每日 2 次	14 天
	左氧氟沙星（500mg）	每日 1 次	
	阿莫西林（1000mg）	每日 2 次	
利福布汀三联方案	质子泵抑制剂（标准剂量）	每日 2 次	10 天
	阿莫西林（1000mg）	每日 2 次	
	利福布汀（300mg）	每日 1 次	
高剂量二联方案	质子泵抑制剂（标准剂量或双倍剂量）	每日 3 次或每日 4 次	14 天
	阿莫西林（1000mg 每日 3 次或 750mg 每日 4 次）	每日 3 次或每日 4 次	

（吴湛彬）

十一、消化性溃疡

（一）概述

消化性溃疡主要指发生于胃和十二指肠的慢性溃疡，是一多发病、常见病。溃疡的形成有各种因素，其中酸性胃液对黏膜的消化作用是溃疡形成的基本因素，因此得名。酸性胃液接触的部位有食管下段、胃肠吻合术后吻合口、空肠以及具有异位胃黏膜的梅尔克憩室，绝大多数的溃疡发生于十二指肠和胃，故又称胃、十二指肠溃疡。

（二）诊断与治疗

【诊断要点】　根据上腹部规律性、周期性的疼痛以及疼痛和进食的密切关系，结合体检有上腹部压痛，可考虑为溃疡病，确诊需要做 X 线气钡双重对比造影或胃镜检查。造影可以显示钡剂充填溃疡形成的龛影和黏膜集中等影像。胃镜则可以直接看到溃疡病变，还可以取黏膜标本，进行显微镜检查，观察病理变化和幽门螺杆菌。两种检查都是溃疡病可靠的诊断方法，而以胃镜更为准确。

【治疗原则】

1. 减弱攻击因子和（或）增强防御因子。

2. 药物治疗胃溃疡一般 8 周为一疗程，十二指肠溃疡 4～6 周为一疗程。溃疡愈合率皆可达 80%～90%。

【一般治疗】　建立规律的生活制度，避免发病与复发因素，戒酒及戒烟、浓茶、咖啡等，禁用能损伤胃黏膜的非甾体消炎药如阿司匹林。

（三）药物处方

【处方①】　泮托拉唑钠。口服：每次 40mg，每日 2 次；针剂：40mg 溶于 100ml 生理氯化钠溶液，每日 1～2 次。

【处方②】　雷贝拉唑钠。口服：20mg（2 片），每日 1～2 次，晨服；针剂：20mg 溶于 100ml 生理氯化钠溶液，每日 1 次。

注意事项

1. 用雷贝拉唑钠治疗的症状反应不排除存在胃或食管癌，因此在用本品开始治疗之前应排除存在癌症的可能性。尽管在年龄和性别匹配的轻、中度肝脏损伤患者与正常者的对照研究中，未见到明显与药物相关的安全问题，

但是重度肝损伤患者初次使用本品治疗时，医生建议要特别注意。

2. 服用本品时，应定期进行血液检查及血液生化学（如肝酶检查），发现异常，即停止用药，并进行及时处理。

【处方③】　埃索美拉唑镁肠溶片：口服，20mg，每日 1 次，晨服；针剂：20～40mg 溶于 100ml 生理氯化钠溶液，每日 1～2 次。

注意事项　当出现任何报警症状（如显著的非有意的体重下降，反复的呕吐，吞咽困难，吐血或黑便），怀疑有胃溃疡或已患有胃溃疡时，应排除恶性肿瘤，因为使用埃索美拉唑镁肠溶片治疗可减轻症状，延误诊断。长期使用该药治疗的患者（特别是使用 1 年以上者）应定期进行监测。

【处方④】　奥美拉唑。口服：每次 20mg，每日 1 次，晨服。静脉注射：用于治疗消化性溃疡出血时，可予静脉注射，每次 40mg，每 12 小时 1 次，连用 3 天，首次剂量可加倍。静脉滴注：出血量大者亦可用首剂 80mg 静脉滴注，之后改为每小时 8mg 维持，至出血停止。

【处方⑤】　法莫替丁，20mg，每日 2 次，饭前或睡前 40mg。

注意事项　静脉注射的剂量每次不超过 20mg。

【处方⑥】　铝碳酸镁咀嚼片，每次 2 片，每日 4 次，嚼服。在症状缓解后，至少维持 4 周。

【处方⑦】　替普瑞酮胶囊，口服 50mg（1 粒），每日 3 次，饭后服用。

【处方⑧】　胶体次枸橼酸铋片，120～300mg，每日 4 次。

（吴湛彬）

十二、肠炎

（一）概述

肠炎是细菌、病毒、真菌和寄生虫等引起的小肠炎症和结肠炎症。临床表现主要有腹痛、腹泻、稀水便或黏液脓血便。查体时轻型者可无阳性体征，或左下腹部和下腹部有压痛，严重者出现腹部压痛、腹肌紧张，可触及如硬管状的降结肠或乙状结肠。结肠镜或小肠镜下可见肠道黏膜水肿、充血、糜烂、溃疡、渗出、出血等改变。

根据病因的不同肠炎可以分为以下几种。①病毒性肠

炎：在病毒性肠炎中，轮状病毒是婴幼儿腹泻的主要病因，而诺如病毒是成人和大龄儿童流行性病毒性胃肠炎的主要病因。②细菌性肠炎：见于大肠埃希菌、沙门菌、耶尔森菌（引起小肠结肠炎）、蜡样产芽孢杆菌、空肠弯曲菌、梭菌（犬出血性胃肠炎）等细菌感染引起的肠炎。细菌性肠炎的致病菌以志贺菌属最常见，其次为空肠弯曲菌和沙门菌。③真菌性肠炎：见于荚膜组织胞浆菌、藻状菌、曲霉菌、白念珠菌等引起的肠炎。真菌性肠炎以白念珠菌引起的最多。④寄生虫性肠炎：见于鞭毛虫、球虫、弓形虫、蛔虫、钩虫等引起的肠炎。⑤饮食导致的肠炎：污染或腐败变质食物、刺激性化学物质、某些重金属中毒以及某些变态反应等都能引起肠炎。⑥抗生素导致的肠炎：滥用抗生素，导致肠道菌群失调，或出现耐抗生素菌株而引起的肠炎。

肠炎按病程长短不同，分为急性和慢性两类。慢性肠炎病程一般在两个月以上，临床常见的有慢性细菌性痢疾、慢性阿米巴痢疾、血吸虫病、溃疡性结肠炎和局限性肠炎等。临床表现为长期慢性或反复发作的腹痛、腹泻及消化不良等症，重者可有黏液便或水样便。急性肠炎在我国以夏、秋两季发病率较高，一般潜伏期为12～36小时。以恶心、呕吐、腹泻为主要症状。

（二）诊断与治疗

【诊断要点】

1. 根据病史和临床表现初步判断，如有不洁饮食史、同一饮食群体发病、腹痛、腹泻、呕吐、发热等。

2. 进一步确诊需依赖实验室检查。细菌性肠炎可作大便培养，有些病原菌如沙门菌感染可做血培养，病毒性肠炎可用电子显微镜、免疫电镜、免疫荧光及血清学检查明确病因。寄生虫性肠炎可直接粪便涂片镜检，寻找病原体及其虫卵。真菌性肠炎可从大便中直接涂片，在显微镜下检查真菌或做大便真菌培养。

【治疗原则】 病原治疗、纠正水和电解质紊乱、继续饮食、合理用药。

【一般治疗】

1. 饮食治疗：急性感染性腹泻患者一般不需禁食（严重呕吐除外），口服补液疗法或静脉补液开始后4小时应恢复进食，进食少油、易消化、富含微量元素和维生素的食物，尽可能增加热量摄入。

2. 补液治疗：成人急性感染性腹泻患者，应尽可能鼓励其接受口服补液盐治疗，但有下述情况应采取静脉补液治疗：频繁呕吐，不能进食或饮水者；全身状况严重，尤其是伴意识障碍者；严重脱水，循环衰竭伴严重电解质紊乱和酸碱失衡者。

3. 病原治疗：病毒性肠炎一般不需病原治疗，可自愈。细菌性肠炎最好根据细菌药物敏感试验结果选用抗菌药。

（三）药物处方

【处方①】 蒙脱石散，每次1袋（3g），倒入50ml温水中，摇匀后口服，每日3次。

注意事项

1. 具有层纹状结构及非均匀性电荷分布，对病原体及其产生的毒素有固定、抑制作用；对肠道黏膜有覆盖能力，并通过与黏液糖蛋白相互结合，修复、提高黏膜屏障的防御功能，同时有止泻效果。

2. 本药与诺氟沙星合用可提高对致病性细菌感染的疗效。

3. 如需服用其他药物，建议与本品间隔一段时间。

4. 过量服用，易致便秘。

【处方②】 匹维溴铵片，口服，每次50mg，每日3次。

注意事项

1. 匹维溴铵是作用于胃肠道的解痉剂，通过抑制钙离子流入肠道平滑肌细胞发挥解痉作用，用于缓解急性肠炎患者的腹痛症状。

2. 没有抗胆碱能作用，也没有对心血管系统的副作用。

3. 孕期或哺乳期患者禁用。

【处方③】 盐酸小檗碱片，口服，每次1～3片，每日3次。

注意事项

1. 对志贺菌属、大肠埃希菌、肺炎球菌、金黄色葡萄球菌、链球菌、伤寒沙门菌及阿米巴原虫有抑制作用。用于肠道感染。

2. 本药口服不良反应较少，偶有恶心、呕吐、皮疹和药热，停药后消失。

【处方④】 复方磺胺甲噁唑片，口服，一次2片，每日2次。

注意事项

1. 适用于治疗大肠埃希菌、克雷伯菌属、肠杆菌属、产肠毒素大肠埃希菌（ETEC）和志贺菌属感染所致急性肠炎。

2. 肾功能不全者，肌酐清除率＞50ml/min者，可按正常用量；15～49ml/min者，用正常量的1/2；＜15ml/min者，不可用本品。

3. 对高度过敏体质特别是对磺胺过敏者禁用；孕妇，严重肝、肾疾患者禁用；早产儿、新生儿应避免使用。哺乳妇女和幼儿慎用；失水、休克和老年患者应用本品易致肾损害，应慎用或避免应用本品。

4. 可发生结晶尿、血尿和管型尿，故服用本品期间应多饮水，保持高尿流量，如应用本品疗程长、剂量大时，除多饮水外，宜同服碳酸氢钠，以防止此不良反应。

【处方⑤】 甲硝唑片。肠道阿米巴病：口服，每次0.4～0.6g（2～3片），每日3次，疗程7日。厌氧菌感染：口服，每日0.6～1.2g（3～6片），分3次服，7～10日为一疗程。

注意事项 用于治疗阿米巴肠炎、厌氧菌感染的肠炎。

【处方⑥】 制霉菌素片，口服，每次50万～100万单位，每日3次。

注意事项 具广谱抗真菌作用，对念珠菌属的抗菌活性高，用于治疗白色念珠菌肠炎。

【处方⑦】 枯草杆菌二联活菌肠溶胶囊，餐后口服，每次1～2粒，每日2～3次。

注意事项 治疗肠道菌群失调（抗生素、化疗药物等）引起的急性肠炎。

【处方⑧】 双歧杆菌四联活菌片，餐后口服，每次3片，每日3次。

注意事项

1. 治疗肠道菌群失调（抗生素、化疗药物等）引起的急性肠炎。

2. 2～8℃避光保存。

（赖雪莹）

十三、肠易激综合征

（一）概述

肠易激综合征（IBS）是一种功能性肠病，以腹痛、腹胀或腹部不适为主要症状，排便后症状多改善，常伴有排便习惯（频率、性状）的改变，缺乏临床常规检查可发现的能解释这些症状的器质性病变。

（二）诊断与治疗

【诊断要点】

1. 病程半年以上且近3个月来持续存在腹部不适或腹痛，并伴有下列特点中至少2项：①症状在排便后改善；②症状发生伴随排便次数改变；③症状发生伴随粪便性状改变。

2. 以下症状不是诊断所必备，但属常见症状，这些症状越多越支持IBS的诊断：①排便频率异常（每日排便>3次或每周<3次）；②粪便性状异常（块状/硬便或稀/水样便）；③粪便排出过程异常（费力、急迫感、排便不尽感）；④黏液便；⑤胃肠胀气或腹部膨胀感。

3. 缺乏可解释症状的形态学改变和生化异常。

【治疗原则】 IBS的治疗目标是改善症状，提高患者的生命质量。需要制订个体化治疗策略。

【一般治疗】 详细询问病史以求发现诱发因素，并设法予以去除。告知患者IBS的诊断并详细解释疾病的性质，以解除患者顾虑和提高对治疗的信心，这是治疗最重要的一步。让患者建立良好的生活习惯。饮食上避免诱发症状的食物，一般而言宜避免产气的食物如乳制品、大豆等。高纤维食物有助于改善便秘。对失眠、焦虑者可适当给予抗焦虑治疗。

（三）药物处方

【处方①】 解痉剂：匹维溴铵，50mg，口服，每日3次。

【处方②】 止泻药：盐酸洛哌丁胺，起始剂量，成人2粒，5岁以上儿童1粒，以后可调节每日剂量以维持每日1～2次。

【处方③】 止泻药：阿洛司琼0.5～1.0mg，口服，每日2次，连用4周。

【处方④】 聚乙二醇4000散剂，每次1袋，每日1～2

次，口服。

【处方⑤】 利那洛肽290μg，口服，每日1次。

【处方⑥】 益生菌：双歧杆菌四联活菌片，每次3片，口服，每日3次。

注意事项

1. 氯霉素、头孢菌素、红霉素、青霉素对该药中的活菌有抑制作用。

2. 铋剂、鞣酸、药用炭、酊剂等能抑制、吸附或杀灭活菌，不应合用。

【处方⑦】 抗抑郁药：盐酸阿米替林25mg，口服，每日2～3次。

（曾笛）

十四、功能性胃肠病

（一）概述

功能性胃肠病（FD）是指具有慢性消化不良症状，但不能用器质性、系统性或代谢性疾病等来解释产生症状原因的疾病，主要症状包括上腹部疼痛、上腹部烧灼感、餐后饱胀感及早饱，也包括上腹部胀气、嗳气、恶心和呕吐等。

（二）诊断与治疗

【诊断要点】

1. 有上腹痛、上腹灼热感、餐后饱胀和早饱症状之一种或多种，呈持续或反复发作的慢性过程（RomeⅢ标准规定病程超过半年，近3个月来症状持续）。

2. 上述症状排便后不能缓解（排除症状由肠易激综合征所致）。

3. 排除可解释症状的器质性疾病。

FD是基于症状的诊断，但FD症状的敏感度和特异度有限，往往需要结合相关检查排除可以引起类似症状的疾病。患者的症状评估包括症状频率和严重程度两个维度。症状频率和严重程度的评估有助于判断患者生命质量的受影响程度，也是判断各种治疗疗效的客观指标。心理状态的评估是功能性胃肠病患者的重要评估内容，对患者治疗方案的选择尤其是经验治疗无效的患者，后续治疗方案的制订有重要参考价值。

【治疗原则】 以对症治疗为主，遵循综合治疗和个体化治疗的原则。

【一般治疗】

1. 建立良好的生活习惯，避免烟、酒及服用非甾体抗炎药。

2. 无特殊食谱，避免个人生活经历中会诱发症状的食物。

3. 注意根据患者不同特点进行心理治疗。

4. 失眠、焦虑者可适当予以镇静药。

（三）药物处方

【处方①】 质子泵抑制剂：艾司奥美拉唑钠20mg，口服，每日1次或每12小时1次。

【处方②】 H₂受体拮抗剂：法莫替丁20mg，口服，每日2次。

【处方③】　促胃肠动力药：多潘立酮 10mg，口服，每日3次。

【处方④】　促胃肠动力药：伊托必利 50mg，口服，每日3次。

【处方⑤】　消化酶：复方消化酶胶囊 1～2 粒，口服，每日3次。

【处方⑥】　抗抑郁药：西酞普兰 20～40mg，口服，每日1次。

（曾笛）

十五、溃疡性结肠炎

（一）概述

溃疡性结肠炎（UC）是一种病因不明的结肠和直肠慢性非特异性炎症性疾病，病变局限于大肠黏膜及黏膜下层。病变多位于乙状结肠和直肠，也可延伸至降结肠，甚至整个结肠。临床表现为腹泻、黏液脓血便、腹痛。病情轻重不等，多呈反复发作的慢性病程。可发生在任何年龄，多见于20～40岁，也见于儿童或老年。男女发病率无明显差别。在我国较欧美少见，且病情一般较轻，但近年来患病率明显增加，重症也常有报道。

（二）诊断与治疗

【诊断要点】

1. 典型临床表现。

2. 排除其他肠炎。

3. 结肠镜检查重要改变。

4. X线钡灌肠主要征象。

5. 黏膜活检组织学改变。

具备"1+2+3"中至少一项，再加上典型病理特征，可以确诊。具备"1+2+4"中至少一项，可以拟诊。

【治疗原则】

1. 控制急性发作。

2. 缓解病情。

3. 减少复发。

4. 防止并发症。

5. 对于暴发型及病情严重的患者，如内科治疗效果不佳的病例，会考虑手术治疗。

【一般治疗】　目前尚不能使该病根治，其治疗依病变范围和严重程度而定，主要包括营养支持治疗、对症治疗、药物治疗和手术治疗。

1. 营养支持治疗：由于本病与胃肠道营养的关系密切，患者可能存在多种营养物质缺乏，如蛋白质、维生素、电解质和微量元素等，营养不良反过来又影响药物治疗效果。近年来无脂、无渣的要素饮食已成为其重要的辅助治疗方法，应给以易消化、少纤维、富营养的食物，避免牛奶及乳制品。发作期给以流汁饮食，严重者应禁食，通过静脉给予营养治疗，使肠道获得休息。

2. 对症治疗：有贫血、失水、营养不良等重症或久病患者，应酌情输血、补液及全身性支持治疗。应用蛋白合成激素能改善一般状况，增进食欲，加速溃疡愈合。尤应注意水及电解质平衡，补充多种维生素，有利于病变恢复和改善全身状况。

3. 药物治疗：暴发型和急性发作期患者应卧床休息，精神过度紧张者可适当给予镇静药；腹痛或腹泻明显者可给予少量阿托品、山莨菪碱等药物，但大剂量使用有引起急性结肠扩张的危险。

4. 手术治疗：有20%～30%重症溃疡性结肠炎患者最终要手术治疗。急需手术的指征有：①大量、难以控制的出血；②中毒性巨结肠伴临近或明确的穿孔，或中毒性巨结肠经几小时而不是数天治疗无效者；③暴发性急性溃疡性结肠炎对类固醇激素治疗无效，亦即经 4～5 天治疗无改善者；④由于狭窄引致梗阻；⑤怀疑或证实有结肠癌；⑥难治性溃疡性结肠炎反复发作恶化，慢性持续性症状，营养不良，虚弱，不能工作，不能参加正常社会活动和性生活；⑦当类固醇激素剂量减少后疾病即恶化，以致几个月甚至几年不能停止激素治疗；⑧儿童患慢性结肠炎而影响其生长发育时；⑨严重的结肠外表现如关节炎、坏疽性脓皮病或胆肝疾病等，手术可能对其有效。

（三）药物处方

【处方①】　美沙拉嗪。口服：急性发作，每次 1g，每日 4 次；维持治疗，每次 0.5g，每日 3 次。直肠给药：每次 1 粒栓剂，每日 1～2 次。

【处方②】　水杨酸柳氮磺胺吡啶。口服，活动期每日 4～6g，分 4 次服用，持续治疗数月，然后用小剂量（2g/d），根据病情可维持 1～2 年，甚至更长。

【处方③】　泼尼松（泼尼松）。口服，每日 40～60mg，分 3～4 次。病情控制后逐渐减量至 10～15mg/d，通常维持半年左右后停药，为减少停药后的复发，在减量过程中或停药后给以美沙拉嗪（5-ASA）口服。暴发型和严重发作期，可静脉滴注促肾上腺皮质激素或糖皮质激素，一般前者疗效较佳，用量为 25～50U/d。

【处方④】　有继发感染者可用头孢哌酮钠他唑巴坦钠。每次 2g（2 瓶），每 8 小时或 12 小时静脉滴注 1 次。严重肾功能不全的患者（肌酐消除率<30ml/min），每 12 小时他唑巴坦的剂量应不超过 0.5g。

【处方⑤】　甲硝唑。可抑制肠道厌氧菌，并有免疫抑制、影响白细胞趋化等作用。认为该药可明显减轻里急后重症状，对有肛周疾病和瘘管的患者疗效明显。每次 0.4g，每日 3 次，口服，疗程 3～6 个月，病程 1 年以上者有效率为 60%～70%。

【处方⑥】　对少数糖皮质激素治疗不敏感或对糖皮质激素产生依赖的患者，可考虑使用免疫抑制药。环孢素对骨髓无抑制作用，对重度活动性溃疡性结肠炎效果较好，多用于皮质激素治疗失败者，初始剂量为 2～4mg/（kg·d），静脉持续滴注或 8mg/（kg·d）口服。

（吴湛彬）

十六、胆管炎

（一）概述

胆管炎是以胆管为主的胆道炎症，常与胆囊炎并存，多是在胆汁淤积的基础上继发细菌感染。细菌通过经淋巴管或血管到达胆道，也可从肠道经十二指肠乳头逆行进入胆道，从而引起胆道炎症。胆管炎可分为急性胆管炎和慢性胆管炎两种类型。

急性胆管炎多继发于胆管结石，其次是胆管狭窄、胆管和壶腹部肿瘤、胆道蛔虫、胆肠内引流和奥迪括约肌切开术后逆行感染等。

慢性胆管炎是急性胆管炎遗留的结果。急性胆管炎炎症获得控制，但未解决胆管内的原发病因时（如肝内外胆管结石，胆道蛔虫病或奥狄括约肌狭窄等），胆管内炎症病变转为慢性，胆管壁增厚。

（二）诊断与治疗

【诊断要点】

1. 急性胆管炎的诊断标准见表 2-9。

表 2-9　急性胆管炎的诊断标准

诊断依据	诊断标准
症状和体征	胆道疾病史、高热和（或）寒战、黄疸、腹痛及腹部压痛（右上腹或中上腹）
实验室检查	炎症反应指标（粒细胞、C-反应蛋白升高等）、肝功能异常
影像学检查	胆管扩张或狭窄、肿瘤、结石等

注：确诊急性胆管炎：症状和体征中＞2 项+实验室检查+影像学检查；疑似急性胆管炎：仅症状和体征中≥2 项。

2. 急性梗阻性化脓性胆管炎的诊断如下所述。

（1）Reynold 五联征＋休克。

（2）无休克者，应满足以下 6 项中之 2 项即可诊断：①精神症状；②脉搏＞120 次/分；③白细胞计数＞$20×10^9$/L；④体温＞39℃或＜36℃；⑤胆汁为脓性或伴有胆道压力明显增高；⑥血培养阳性或内毒素升高。

3. 慢性胆管炎的诊断如下所述。

（1）具有典型的影像学表现（节段性或广泛性的胆道改变）。

（2）黄疸、腹痛、发热以及肝硬化相应临床表现。

（3）肝脏组织学证据。

（4）排除以下情况：①胆道钙化（除外处于静止期的情况）；②胆道操作或手术后并发症（不含单纯胆囊切除术）；③先天性胆道异常；④获得性免疫缺陷综合征相关的胆道病变；⑤胆管缺血性狭窄；⑥胆道肿瘤；⑦暴露于具有刺激性化学物质（如福尔马林）之下；⑧其他肝病（如原发性胆管硬化或慢性活动性肝炎）。

【治疗原则】

1. 急性梗阻性化脓性胆管炎一旦发生，应采取积极的抢救措施，在抗休克、抗感染的同时尽早设法解除梗阻，引流胆汁，降低胆压，禁食，胃肠减压，纠正水、电解质和酸碱平衡紊乱。

2. 急性胆管炎的治疗原则是：解除梗阻因素、解痉、抗感染、利胆，防止并发症。

【一般治疗】

1. 解除胆道梗阻是治疗急性胆管炎最重要的手段。中度、重度急性胆管炎通常对于单纯抗菌治疗无效，需要行胆道引流。首选内镜下的胆道引流术，如内镜十二指肠乳头括约肌切开术（EST）和内镜鼻胆管引流术（ENBD）。

2. 经皮肝胆道引流术（PTCD）可作为次选治疗方式；但由肝门或肝门以上位置肿瘤、结石或狭窄引起胆道梗阻所致的急性胆管炎，首选 PTCD。

3. 如果患者内镜下胆道引流和 PTCD 失败或存在禁忌证时，可考虑行开腹胆道引流术，先放置 T 管引流解除梗阻，待二期手术解决胆道梗阻病因。

（三）药物处方

【处方①】
注射用头孢哌酮钠舒巴坦钠，溶于 100ml 0.9%氯化钠溶液中静脉滴注 15～60 分钟以上，每次 1.5g，每 12 小时 1 次。

注意事项

1. 用于抗感染治疗，头孢哌酮大部分经肝胆系统排泄，在胆汁中药物浓度高，不但对大多数造成胆道感染的病原菌敏感，而且含有对耐药菌株产生的 β-内酰胺酶不可逆的抑制剂舒巴坦。

2. 给药前需进行过敏试验。用前必须详细询问患者先前有否有本品、其他头孢菌素类、青霉素类或其他药物的过敏史。有青霉素类过敏史的患者，有指征应用本品时，必须充分权衡利弊后在严密观察下慎用。

3. 应用本品时，一旦发生过敏反应，需立即停药。如发生过敏性休克，需立即就地抢救，予以肾上腺素、保持呼吸道通畅、吸氧、糖皮质激素及抗组胺药等紧急措施。

4. 不宜用含钙的注射液如林格液溶解，否则会生成乳白色沉淀；也不可用偏酸性液体溶解，头孢哌酮酸可能会析出。

【处方②】
注射用头孢曲松钠，溶于 0.9%氯化钠溶液中静脉滴注 30 分钟以上，每次 1～2g，每 12 小时 1 次。危重病例或由中度敏感菌引起的感染，剂量可增至 4g，每 12 小时 1 次。

注意事项

1. 用于抗感染治疗，头孢曲松在人体内不被代谢，约 40%的药物以原型自胆道和肠道排出，在胆汁中药物浓度高，对大多数造成胆道感染的病原菌敏感。

2. 本品不能加入哈特曼以及林格液等含有钙的溶液中使用。

【处方③】
盐酸左氧氟沙星注射液，稀释于 5%葡萄糖或 0.9%氯化钠溶液 250～500ml 中静脉滴注，滴注时间为每 250ml 不得少于 2 小时；500ml 不得少于 3 小时，每次 0.2g，每 12 小时 1 次。每日最大剂量可增至 0.6g。

注意事项

1. 用于抗感染治疗，具有抗菌谱广、抗菌作用强的特点，对大多数肠杆菌科细菌，如大肠埃希菌、克雷伯菌属、沙雷菌属、变形杆菌属、志贺菌属、沙门菌属、枸橼酸杆菌、不动杆菌属以及铜绿假单胞菌、流感嗜血杆菌、淋球菌等革兰阴性菌有较强的抗菌活性。

2. 本品不宜与其他药物同瓶混合静脉滴注，或在同一根静脉输液管内进行静脉滴注。

3. 对喹诺酮类药物过敏者、妊娠及哺乳期妇女、18 岁以下患者禁用。

【处方④】 甲硝唑注射液，静脉滴注，首次负荷剂量按体重 15mg/kg，维持量按体重 7.5mg/kg，每 6～8 小时静脉滴注 1 次。

注意事项　用于合并厌氧菌感染的患者，对大多数厌氧菌有杀灭作用，常与头孢类抗生素合用。

【处方⑤】 间苯三酚注射液，稀释于 5%或 10%葡萄糖注射液中静脉滴注，也可用适量注射用水完全溶解后肌内注射或静脉注射，每次 40～80mg，每日用量可达 200mg。

注意事项

1. 直接作用于胆道和胃肠道平滑肌，可用于缓解急性胆管炎引起的急性痉挛性疼痛，间苯三酚的特点是不具有抗胆碱作用，在解除平滑肌痉挛的同时，不会产生一系列抗胆碱样副作用。

2. 极少有过敏反应，如皮疹、荨麻疹等。

3. 避免与吗啡及其衍生物类药合用，因其有致痉挛作用。

4. 该注射液不能与安乃近在同一注射针筒混合使用（可引起血栓性静脉炎）。

【处方⑥】 盐酸屈他维林注射液，肌内注射或静脉缓慢注射，每次 40mg，每日 40～80mg。

注意事项　可用于缓解急性痉挛性疼痛，直接作用于平滑肌细胞，使平滑肌舒张，从而解除痉挛。本品只作用于平滑肌而不影响自主神经系统。

【处方⑦】 山莨菪碱注射液，肌内注射，每次 5～10mg，每日 1～2 次。

注意事项　抗胆碱药物，用于解除胆道平滑肌痉挛，缓解胆绞痛症状。

【处方⑧】 消炎利胆片，口服，每次 6 片，每日 3 次。

注意事项

1. 为中成药，清热，祛湿，利胆，为辅助用药。

2. 本品所含苦木有一定毒性，不宜过量、久服。

（赖雪莹）

十七、胆囊结石

（一）概述

胆囊结石与多种因素有关。任何影响胆固醇与胆汁酸浓度比例改变和造成胆汁淤滞的因素都能导致结石形成。肥胖、妊娠、高脂肪饮食、长期肠外营养、糖尿病、高脂血症、胃切除或胃肠吻合手术后、回肠末段疾病和回肠切除术后、肝硬化、溶血性贫血等因素都可引起胆囊结石。

（二）诊断与治疗

【诊断要点】 胆囊结石主要靠临床表现及实验室相关检验检查诊断。大多数患者无症状，仅在体检时发现，称为静止性胆囊结石。部分患者的胆囊结石的典型症状为胆绞痛，表现为急性或慢性胆囊炎。主要临床表现如下。

1. 胆绞痛：患者常在饱餐、进食油腻食物后或睡眠中体位改变时，由于胆囊收缩或结石移位加上迷走神经兴奋，结石嵌顿在胆囊壶腹部或颈部，胆囊排空受阻，胆囊内压力升高，胆囊强力收缩而引起绞痛。疼痛位于右上腹或上腹部，呈阵发性或者持续疼痛阵发性加剧，可向右肩胛部和背部放射，可伴恶心、呕吐。部分患者因痛剧而不能准确说出疼痛部位。首次胆绞痛出现后，约 70%的患者 1 年内会复发。

2. 右上腹隐痛：多数患者仅在进食过量、吃高脂食物、工作紧张或休息不好时感到上腹部或右上腹隐痛，或者有饱胀不适、嗳气、呃逆等，易被误诊为"胃病"。

3. 胆囊高积液：胆囊结石长期嵌顿或阻塞胆囊管但未合并感染时，胆囊黏膜吸收胆汁中的胆色素，分泌黏液性物质，形成胆囊积液。积液呈透明无色，又称为白胆汁。

4. 其他：①部分引起黄疸，较轻；②小结石可通过胆囊管进入胆总管内成为胆总管结石；③胆总管的结石通过 Oddi 括约肌嵌顿于壶腹部导致胰腺炎，称为胆源性胰腺炎；④因结石压迫引起胆囊炎症并慢性穿孔，可造成胆囊-十二指肠瘘或胆囊-结肠瘘，大的结石通过瘘管进入肠道引起肠梗阻称为胆石性肠梗阻；⑤结石及长期的炎症刺激可诱发胆囊癌。

根据临床典型的绞痛病史、影像学检查可确诊。首选 B 超检查，可见胆囊内有强回声团、随体位改变而移动、其后有声影即可确诊为胆囊结石。仅有 10%～15%的胆囊结石含有钙，腹部 X 线能确诊，侧位照片可与右肾结石区别。CT、MRI 也可显示胆囊结石，但不作为常规检查。

【治疗原则】 无症状的胆囊结石一般不需要特殊治疗，一旦发生了炎症及胆道梗阻情况时，需要进行对症治疗。

【一般治疗】

1. 首选腹腔镜胆囊切除治疗：比经典的开腹胆囊切除损伤小，疗效确切。无症状的胆囊结石一般不需积极手术治疗，可观察和随诊，但下列情况应考虑行手术治疗：①结石直径 ≥3cm；②合并需要开腹的手术；③伴有胆囊息肉>1cm；④胆囊壁增厚；⑤胆囊壁钙化或瓷性胆囊；⑥儿童胆囊结石；⑦合并糖尿病；⑧有心肺功能障碍；⑨边远或交通不发达地区、野外工作人员；⑩发现胆囊结石 10 年以上。

2. 行胆囊切除时，有下列情况应行胆总管探查术。

（1）术前病史、临床表现或影像检查证实或高度怀疑胆总管有梗阻，包括有梗阻性黄疸，胆管结石，反复发作胆绞痛、胆管炎、胰腺炎。

（2）术中证实胆总管有病变，如术中胆道造影证实或扪及胆总管内有结石、蛔虫、肿块，胆总管扩张直径超过 1cm，胆管壁明显增厚，发现胰腺炎或胰头肿物。胆管穿刺抽出脓性、血性胆汁或泥沙样胆色素颗粒。

（3）胆囊结石小，有可能通过胆囊管进入胆总管。为避免盲目的胆道探查和不必要的并发症，术中可行胆道造影或胆道镜检查。胆总管探查后一般需做 T 管引流，有一定的并发症。

3. 经内镜逆行胆胰管成像（ERCP）：是指将十二指肠镜插至十二指肠降部，找到十二指肠乳头，由活检管道内插入造影导管至乳头开口部，注入造影剂后 X 线摄片，以显示胰胆管的技术。由于 ERCP 不用开刀，创伤小，手术时间短，并发症较外科手术少，住院时间也大大缩短，深受患者欢迎，已经成为当今胰胆疾病重要的治疗手段。

4. 内科对症治疗：主要以消炎利胆退黄为主。

（三）药物处方

【处方①】 消炎利胆片，口服，每次 6 片（小片）或 3 片（大片），每日 3 次。

注意事项

1. 本品药性苦寒，脾胃虚寒者（表现为畏寒喜暖、口淡不渴或喜热饮等）慎用。

2. 用于治疗急性胆囊炎感染时，应密切观察病情变化，若发热、黄疸、上腹痛等症加重时，应及时请外科处理。

【处方②】 胆立克，每日 3 次，每次 100mg，饭后吞服。必要时可增至每次 200mg，每日 3 次。

【处方③】 茴三硫，口服，每次 25mg（1 片），每日 3 次或遵医嘱。

【处方④】 腺苷蛋氨酸，针剂肌内或静脉注射 500～1000mg/d，共 2 周。维持治疗，采用肠溶片，每日口服 1000～2000mg。

注意事项 本品为肠溶片剂，在十二指肠内崩解，需在临服用前从包装取出，必须整片吞服，不得嚼碎。为使本品更好地吸收和发挥疗效，建议在两餐之间服用。有血氨增高的肝硬化前及肝硬化患者必须在医生指导下服用本品，注意血氨水平。

【处方⑤】 茵栀黄口服液，口服，每次 10ml，每日 3 次。

注意事项 服药期间忌酒及辛辣之品。

【处方⑥】 熊去氧胆酸胶囊，每次一粒（250mg），每日 1 次。一般服用 10～14 天，遵从医嘱决定是否继续服药。

注意事项 熊去氧胆酸胶囊必须在医生监督下使用。主治医师在治疗前 3 个月必须每 4 周检查一次患者的肝功能指标如 GOT、GPT 和 γ-谷氨酰转肽酶（γ-GT）等，并且以后每 3 个月检查一次肝功能指标。

【处方⑦】 盐酸屈他维林片。口服：每次 40～80mg，每日 2～3 次。皮下注射：每次 40～80mg，每日 1～3 次。肌内注射：同皮下注射。静脉滴注：用于痉挛持续状态时，屈他维林 40～80mg 用葡萄糖注射剂稀释后缓慢静脉滴注。

【处方⑧】 多烯磷脂酰胆碱胶囊。成人：开始每次 2 粒（456mg），每日 3 次，最大服用量不得超过 6 粒/日（1368mg）；一段时间后，剂量可减至每次 1 粒（228mg），每日 3 次维持剂量；应餐后用足量液体整粒吞服。儿童：用量酌减。

注意事项

1. 胶囊：如果忘记了一次剂量，可在下次服用时将剂量加倍。但如果忘服了一整天的剂量，就不要再补服已漏服的胶囊，而应接着服第 2 天的剂量。

2. 注射液：静脉滴注时，只能用不含电解质的葡萄糖溶液稀释，严禁用电解质溶质稀释。

（曾丽珊）

十八、胆囊炎

（一）概述

胆囊炎是感染、胆汁刺激、胰液反流以及胆红素和脂质代谢失调等因素所引起的胆囊炎性疾病。胆囊炎的主要危险因素是胆石症、蛔虫、妊娠、肥胖等。

胆囊炎根据病程可分为急性胆囊炎和慢性胆囊炎两种类型。急性胆囊炎患者常首先出现右上腹痛，疼痛呈持续性、阵发性加剧性绞痛，可伴随有恶心、呕吐。早期多无黄疸，当出现胆道梗阻时可出现黄疸、发热。急性胆囊炎的并发症主要有胆囊穿孔、胆汁性腹膜炎、胆囊周围脓肿等。慢性胆囊炎是由急性或亚急性胆囊炎反复发作，或长期存在的胆囊结石导致胆囊的功能异常，约 25% 的慢性胆囊炎患者存在细菌感染，慢性胆囊炎的病原菌主要来源于肠道细菌的逆行感染，致病菌的种类与肠道细菌基本一致，其发病基础是胆囊管或胆总管的不完全梗阻。慢性胆囊炎最常见的症状是腹痛，腹痛的发生常与高脂、高蛋白饮食有关，常表现为发作性的胆绞痛，多位于右上腹，可放射至背部，持续数小时后缓解。消化不良也是慢性胆囊炎的常见表现，表现为嗳气、饱胀、腹胀、恶心等消化不良症状。

（二）诊断与治疗

【诊断要点】

1. 急性胆囊炎的诊断标准见表 2-10。

表 2-10 急性胆囊炎的诊断标准

项目	诊断标准
症状和体征	右上腹疼痛（可向右肩背部放射），Mushy 征阳性、右上腹包块、压痛、肌紧张、反跳痛
全身反应	发热，C-反应蛋白升高，白细胞升高
影像学检查	超声、CT、MBI 检查发现胆囊增大，胆囊壁增厚，胆囊颈部结石嵌顿、胆囊周围积液等表现

注：确诊急性胆囊炎：症状和体征及全身反应中至少各有 1 项为阳性；疑似急性胆囊炎：仅有影像学证据支持。

2. 慢性胆囊炎的诊断标准如下所述。

（1）反复发作性的右上腹痛，可向右肩胛下区放射。腹痛发生可与高脂、高蛋白饮食有关。

（2）可伴消化不良症状，体格检查可有或无右上腹压痛。

（3）超声等影像学检查：发现胆囊结石和（或）CCK-HIDA 评估为胆囊低喷射指数（喷射指数<35%）。

（4）检验：血常规白细胞计数明显升高，以中性粒细胞为主，C-反应蛋白升高，可有轻度血清氨基转移酶、碱性磷酸酶升高及血清胆红素上升。

3. 鉴别诊断：急性胆囊炎应注意与胃十二指肠溃疡穿孔、急性胰腺炎、高位阑尾炎、肝脓肿、结肠肝曲癌或憩室穿孔以及右侧肺炎、胸膜炎和肝炎等疾病鉴别。慢性胆囊炎应与功能性消化不良、消化性溃疡、肝脓肿、急性心肌梗死等可能出现右上腹痛的疾病相鉴别。

【治疗原则】　去除病因，控制症状，预防复发，防治并发症。

【一般治疗】

1. 手术胆囊切除是针对急性胆囊炎的有效治疗手段，应遵循个体化原则，正确把握手术指征与手术时机，选择正确的手术方法。首选早期（发病时间<72 小时）行腹腔镜胆囊切除术。

2. 积极预防和治疗细菌感染及并发症，注意饮食卫生，防止胆道寄生虫病的发生，胆道蛔虫病患者积极驱虫治疗。

3. 生活起居有节制，注意劳逸结合、寒温适宜，保持乐观情绪及大便通畅。

4. 应选用低脂肪餐，以减少胆汁分泌，减轻胆囊负担。

（三）药物处方

参见胆管炎。

（赖雪莹）

十九、脂肪肝

（一）概述

脂肪肝是指由于各种原因引起的肝细胞脂肪变性和脂肪蓄积为病理特征的一类疾病。酒精性脂肪肝是指由于长期大量饮酒导致的以肝细胞脂肪性病变为主的一类疾病。非酒精性脂肪肝是以肝细胞脂肪性变性和脂肪蓄积为主，但无过量饮酒史的临床综合征。脂肪肝属可逆性疾病，早期诊断干预、及时治疗常可恢复正常，并且脂肪肝是可以预防的。

（二）诊断与治疗

【诊断要点】　脂肪肝诊断，主要是结合临床表现、实验室检查、影像学检查，以及患者是否有饮酒史或者其余的危险因素如肥胖、超重、高血压、高血糖等。脂肪肝的临床表现多样，轻度脂肪肝多无临床症状，患者多于体检时偶然发现。疲乏感是脂肪肝患者最常见的自觉症状，但与组织学损伤的严重程度无相关性。中、重度脂肪肝有类似慢性肝炎的表现，可有食欲不振、疲倦乏力、恶心、呕吐、肝区或右上腹隐痛等。实验室检查可见天冬氨酸氨基转移酶（ALT）、丙氨酸氨基转移酶（AST）轻中度升高。一般肥胖性脂肪肝 ALT 高于 AST，反之，酒精性脂肪肝 AST 高于 ALT。半数患者碱性磷酸酶（ALP）和 γ-谷氨酰转肽酶（GGT）可升高 2～3 倍。80%以上患者血清胆碱酶升高。血清胆红素可异常。同时，可依赖于一些辅助检查，如 B 超、CT 及 MR 等。B 超对脂肪肝的检出比较灵敏，主要依据肝血管的清晰度、超声衰减程度等对脂肪肝进行分级诊断，现已作为脂肪肝的首选诊断方法。

【治疗原则】　脂肪肝目前仍然以预防为主，治疗上以降脂护肝为主，并且要有饮食以及运动的干预辅助治疗。

【一般治疗】

1. 饮食习惯：限制热量以及脂肪尤其是饱和脂肪酸的摄入，使体重逐步下降。饮食宜推荐高蛋白低脂低糖，补充维生素、矿物质以及膳食纤维。食盐量控制在 3～5g/d。正常人应遵循饮食的荤素比例在 1:7，人体从食物中摄取的营养恰到好处，才不会增加内脏负担，不会使多余的营养在肝脏中沉积造成脂肪。在饮食中应注意增加膳食纤维的摄入。调整维生素和水的摄入。多食新鲜的绿叶蔬菜和含糖量偏低的新鲜水果，尽量在餐前或两餐之间饥饿时进食，并将所食水果的热量列入每日总热量之内，以减少主食的摄入。同时，对于酒精性脂肪肝患者而言，最重要的是戒酒。

2. 体育锻炼：有氧运动能有效改善人体脂质代谢，促进机体新陈代谢，加速脂质转运、分解和排泄，对脂肪肝的预防和症状改善有很大帮助。并且运动疗法在治疗脂肪肝过程中有着决定性的作用，尤其是在非酒精性脂肪肝的康复治疗。

3. 药物治疗：对于脂肪肝患者，可以考虑使用护肝及降脂药物。但应该注意的是，降脂药的运用应慎重，因降脂药会驱使血脂更加集中于肝脏进行代谢，导致肝细胞的进一步损害。因此，一般认为降脂药只用于血脂明显升高的患者，用药过程中应密切监测肝功能情况。护肝药物对于脂肪肝有一定的疗效作用，熊去氧胆酸、还原性谷胱甘肽、多烯磷脂酰胆碱常用于脂肪肝患者，同时，一些抗氧化剂如维生素 C、维生素 E 也常用于脂肪性肝炎的治疗。

（三）药物处方

【处方①】　阿托伐他汀钙。口服，开始每次 1mg，每日 1 次，最大量为 80mg。

【处方②】　熊去氧胆酸。肝大、慢性肝炎，每日 8～13mg/kg，疗程为 6～24 个月。

【处方③】　多烯磷脂酰胆碱。成人开始每次 2 粒（456mg），每日 3 次，最大服用量不得超过 6 粒/日（1368mg）。一段时间后，剂量可减至每次 1 粒（228mg），每日 3 次维持剂量。应餐后用足量液体整粒吞服。静脉注射：除了医生处方外，成人和青少年一般每日缓慢静脉注射 5～10ml，严重病例每日注射 10～20ml。

注意事项

1. 如果忘记了一次剂量，可在下次服用时将剂量加倍。然而，如果忘服了一整天的剂量，就不要再补服已漏服的胶囊，而应接着服第 2 天的剂量。

2. 只可使用澄清的溶液配制，并要求缓慢静脉注射。

【处方④】　还原型谷胱甘肽片，成人常用量为每次口服400mg（4片），每日3次。

【处方⑤】　甘草酸二铵注射液，静脉滴注，每次0.15g（每次1瓶），用注射用水溶解后，再以10%葡萄糖注射液250ml稀释后缓慢滴注，每日1次。

【处方⑥】　复方甘草酸苷注射液，临用前，用生理氯化钠溶液注射液或5%葡萄糖注射液适量溶解后静脉注射。成人通常每日1次10～40mg（以甘草酸苷计）。可依年龄、症状适当增减。

【处方⑦】　维生素E，成人每次10～100mg，每日2～3次。

【处方⑧】　维生素C，成人每次1～2片，每日3次，儿童每日1～3片。

（曾丽珊）

二十、急性胰腺炎

（一）概述

急性胰腺炎是多种病因导致胰酶在胰腺内被激活，引起胰腺组织自身消化、水肿、出血甚至坏死的炎症反应。临床以急性上腹痛、恶心、呕吐、发热和胰酶增高等为特点。急性胰腺炎分为轻症急性胰腺炎和重症急性胰腺炎。轻症者以胰腺水肿为主，大多数病情常呈自限性，预后良好。重症者较少见，可伴有其他器官功能障碍，并常继发感染、腹膜炎和休克等，病死率高。

急性胰腺炎的常见病因有胆总管梗阻、大量饮酒、暴饮暴食、胰腺外伤等。其中胆总管梗阻最为常见。

（二）诊断与治疗

【诊断要点】

1. 轻症急性胰腺炎

（1）症状和体征　有剧烈而持续的上腹部疼痛，恶心、呕吐、轻度发热、上腹部压痛，但无腹肌紧张。

（2）血清淀粉酶和（或）尿淀粉酶升高3倍以上。

（3）排除其他急腹症，如急性胆囊炎、消化性穿孔、输卵管妊娠破裂出血等。

2. 重症急性胰腺炎

（1）临床症状　烦躁不安、四肢厥冷、皮肤呈斑点状等休克症状。

（2）体征　腹肌强直、腹膜刺激征，Grey-Turner征或Cullen征。

（3）实验室检查　血钙显著下降2mmol/L以下，血糖＞11.2mmol/L（无糖尿病史），血尿淀粉酶突然下降。

（4）腹腔诊断性穿刺有高淀粉酶活性的腹水。

【治疗原则】　减少胰腺损伤，控制症状，去除病因，防治并发症，预防复发。

【一般治疗】

1. 禁食。

2. 胃肠减压：腹痛、腹胀、呕吐严重者可置鼻胃管持续吸引胃肠减压。

3. 静脉输液：积极补足血容量，维持水、电解质和酸碱平衡。

4. 止痛：腹痛剧烈者可予哌替啶。

5. 抗生素：急性胰腺炎发生常与胆道疾病有关，如疑合并感染，必须使用。

6. 抑酸治疗：通常用质子泵抑制剂静脉给药，抑制胃酸而抑制胰液分泌，并且预防应激性溃疡。

7. 减少胰液分泌：生长抑素或生长抑素的类似物具有抑制胰液和胰酶分泌，抑制胰酶合成的作用。虽疗效尚未最后确定，但目前国内学者多推荐尽早使用。生长抑素剂量为250μg/h；奥曲肽为25～50μg/h，持续静脉滴注，疗程3～7天。

（三）药物处方

【处方①】　注射用生长抑素，用0.9%氯化钠溶液溶解后，以250μg/h静脉滴注，或者微量泵持续静脉注射。

注意事项

1. 本品可抑制胰液和胰酶分泌，抑制胰酶合成，并抑制胃酸的分泌，减少各种消化酶对胰腺的进一步损害。

2. 本品抑制胰岛素及胰高血糖素的分泌，在治疗初期可能会引起短暂的血糖水平下降。胰岛素依赖型糖尿病患者使用后，每隔3～4小时应测试一次血糖浓度。

【处方②】　醋酸奥曲肽注射液，用0.9%氯化钠溶液溶解后，以25～50μg/h静脉滴注，或者微量泵持续静脉注射。

注意事项

1. 本品药理作用与生长抑素相似，同样可减少各种消化酶对胰腺的进一步损害。

2. 本品抑制胰岛素及胰高血糖素的分泌，在治疗初期可能会引起短暂的血糖水平下降。胰岛素依赖型糖尿病患者使用后，每隔3～4小时应测试一次血糖浓度。

【处方③】　注射用乌司他丁，100000U溶于500ml 5%葡萄糖注射液或氯化钠注射液中，静脉滴注，每次静脉滴注1～2小时，每日1～3次，以后随症状消退而减量。

注意事项

1. 本品具有抑制胰蛋白酶等各种胰酶活性的作用，急性胰腺炎的治疗。

2. 使用时需注意溶解后应迅速使用。

【处方④】　注射用奥美拉唑钠，每次40mg，溶于100ml 0.9%氯化钠溶液中，静脉滴注，20～30分钟以上，每日2次，也可使用微量静脉泵注。

注意事项　抑制胃酸分泌，减少胃酸对胰液分泌的刺激，同时预防应激性溃疡的发生。

【处方⑤】　注射用泮托拉唑钠，每次40～80mg，临用前将10ml 0.9%氯化钠溶液注入冻干粉小瓶内，将溶解后的药液加入0.9%氯化钠溶液100ml中稀释后，静脉滴注，要求15～60分钟内滴完，每日1～2次。

注意事项　本品抑制胃酸分泌，减少胃酸对胰液分泌的刺激,同时预防应激性溃疡的发生。

【处方⑥】 间苯三酚注射液,稀释于5%或10%葡萄糖注射液中静脉滴注,也可用适量注射用水完全溶解后肌内注射或静脉推注,每次40～80mg,每日用量可达200mg。

【处方⑦】 盐酸屈他维林注射液,肌内注射或静脉缓慢注射,每次40mg,每日40～80mg。

【处方⑧】 注射用头孢哌酮钠舒巴坦钠,溶于100ml0.9%注射用氯化钠溶液中,静脉滴注,15～60分钟以上,每次1.5g,每12小时1次。

注意事项

1. 用于合并胆道感染的急性胰腺炎患者。

2. 给药前需进行过敏试验。用前必须详细询问患者先前有否对本品、其他头孢菌素类、青霉素类或其他药物的过敏史。有青霉素类过敏史的患者,有指征应用本品时,必须充分权衡利弊后在严密观察下慎用。

（赖雪莹）

二十一、胃癌

（一）概述

胃癌是起源于胃黏膜上皮的恶性肿瘤。

胃癌可发生于胃的任何部位,但多见于胃窦部,尤其是胃小弯侧。根据癌组织浸润深度分为早期胃癌和进展期胃癌(中、晚期胃癌)。胃癌早期症状常不明显,如捉摸不定的上腹部不适、隐痛、嗳气、泛酸、食欲减退、轻度贫血等,部分类似胃十二指肠溃疡或慢性胃炎症状。

（二）诊断与治疗

【诊断要点】 胃癌诊断主要根据临床表现以及辅助检查。

1. 临床表现

（1）早期胃癌多数患者无明显症状,少数人有恶心、呕吐或是类似溃疡病的上消化道症状,难以引起足够的重视。随着肿瘤的生长,影响胃功能时才出现较为明显的症状,但均缺乏特异性。

（2）疼痛与体重减轻是进展期胃癌最常见的临床症状。患者常有较为明确的上消化道症状,如上腹不适、进食后饱胀,随着病情进展上腹疼痛加重,食欲下降、乏力。根据肿瘤的部位不同,也有其特殊表现。贲门胃底癌可有胸骨后疼痛和进行性吞咽困难;幽门附近的胃癌有幽门梗阻表现。

（3）当肿瘤破坏血管后,可有呕血、黑便等消化道出血症状;如肿瘤侵犯胰腺被膜,可出现向腰背部放射的持续性疼痛;如肿瘤溃疡穿孔则可引起剧烈疼痛甚至腹膜刺激征象;肿瘤出现肝门淋巴结转移或压迫胆总管时,可出现黄疸;远处淋巴结转移时,可在左锁骨上触及肿大的淋巴结。

（4）晚期胃癌患者常可出现贫血、消瘦、营养不良甚至恶病质等表现。

2. 辅助检查

（1）X线钡餐检查 数字化X线胃肠造影技术仍为目前诊断胃癌的常用方法。常采用气钡双重造影,通过黏膜相和充盈相的观察作出诊断。早期胃癌的主要改变为黏膜相异常,进展期胃癌的型态与胃癌大体分型基本一致。

（2）纤维胃镜检查 直接观察胃黏膜病变的部位和范围,并可获取病变组织作病理学检查,是诊断胃癌的最有效方法。采用带超声探头的纤维胃镜,对病变区域进行超声探测成像,有助于了解肿瘤浸润深度以及周围脏器和淋巴结有无侵犯和转移。

（3）腹部超声 在胃癌诊断中,腹部超声主要用于观察胃的邻近脏器(特别是肝、胰腺)受浸润及淋巴结转移的情况。

（4）螺旋CT与正电子发射成像检查 多排螺旋CT扫描结合三维立体重建和模拟内腔镜技术,是一种新型无创检查手段,有助于胃癌的诊断和术前临床分期。

（5）肿瘤标志物 血清CEA、CA50、CA72-4、CA19-9等肿瘤相关抗原可升高,但敏感性和特异性均不高,有助于判别肿瘤的预后及化疗的疗效。

【治疗原则】 根据胃癌TNM分期法,确定治疗原则。

1. 初期、Ⅰ期:做根治性手术。

2. Ⅱ期、Ⅲ期:做根治性手术,术后辅助化疗,或做术前、术中化疗。

3. Ⅳ期:主要做化疗,必要时做姑息性手术或放疗。

【一般治疗】

1. 手术治疗

（1）根治性手术 原则为整块切除包括癌灶和可能受浸润胃壁在内的胃的部分或全部,按临床分期标准整块清除胃周围的淋巴结,重建消化道。

（2）姑息性手术 原发灶无法切除,为了减轻由于梗阻、穿孔、出血等并发症引起的症状而做的手术,如胃空肠吻合术、空肠造口、穿孔修补术等。

2. 化疗:用于根治性手术的术前、术中和术后,延长生存期。晚期胃癌患者采用适量化疗,能减缓肿瘤的发展速度,改善症状,有一定的近期效果。早期胃癌根治术后原则上不必辅助化疗,有下列情况者应行辅助化疗:病理类型恶性程度高;癌灶面积大于5cm;多发癌灶;年龄低于40岁。进展期胃癌根治术后、姑息手术后、根治术后复发者需要化疗。

常用的胃癌化疗给药途径有口服给药、静脉、腹膜腔给药、动脉插管区域灌注给药等。常用的口服化疗药有替加氟、去氧氟尿苷(氟铁龙)胶囊等。常用的静脉化疗药有氟尿嘧啶、丝裂霉素、顺铂、依托泊苷、亚叶酸钙等。近年来紫杉醇、奥沙利铂、卡培他滨片(希罗达)等新的化疗药物用于胃癌治疗。

3. 靶向治疗:靶向治疗可针对性地损伤癌细胞,减轻正常细胞损害。目前胃癌靶向治疗药物种类及作用均有限。靶向治疗药物主要有表皮生长因子受体抑制剂、血管生成抑制剂、细胞周期抑制剂、细胞凋亡促进剂、基质金属蛋白酶抑制剂等。

4. 其他治疗：胃癌的免疫治疗包括非特异生物反应调节剂如卡介苗、香菇多糖等；细胞因子如白介素、干扰素、肿瘤坏死因子等；以及过继性免疫治疗如淋巴细胞激活后杀伤细胞（LAK）、肿瘤浸润淋巴细胞（TIL）等的临床应用。抗血管形成基因是研究较多的基因治疗方法，可能在胃癌的治疗中发挥作用。

5. 支持治疗：旨在减轻患者痛苦，改善生活质量，延长生存期。包括镇痛、纠正贫血、改善食欲、改善营养状态、缓解梗阻、控制腹腔积液、心理治疗等。

（三）药物处方

【处方①】　氟尿嘧啶。静脉注射，每次 0.25～0.5g，每日或隔日 1 次，一疗程总量 5～10g；静脉滴注，每次 0.25～0.75g，每日 1 次或隔日 1 次，一疗程总量 8～10g。治疗绒毛膜上皮癌时可将剂量加大到每日 25～30mg/kg，溶于 5% 葡萄糖液 500～1000ml 中点滴 6～8 小时，每 10 天为 1 疗程。对造血功能和营养状态良好的患者，推荐剂量为静脉注射每日 12mg/kg，每日最大剂量为 800mg。注射 4 日后，如未发现毒性，接着改为 6mg/kg 剂量，隔日 1 次，共用 4 次。间歇 4 周再开始下一疗程；并根据疗效及耐受情况调整剂量；静脉输注，每日 15～30mg/kg，在 6～8 小时内缓慢滴注完毕，连用 10 天为一疗程；口服，150～300mg/d，分次服用，总量 10～15g 为一疗程；外用：5% 霜剂或 10%、5% 丙二醇溶液剂抹擦。

【处方②】　顺铂。静脉注射或静脉滴注：每次 20～30mg，或 20mg/m²，溶于生理氯化钠溶液 20～30ml 中静脉注射，或溶于 5% 葡萄糖注射液 250～500ml 中静脉滴注，在第 1 天和第 8 天使用为 1 个周期，一般 3～4 周重复，可间断用药 3～4 个周期；大剂量：80～120mg/m²，每 3 周 1 次，同时注意水化，使患者尿量保持在 2000～3000ml，也可加用甘露醇利尿；胸、腹腔注射：胸腔 7～10 日 1 次，每次 30～60mg。腹腔每次 100～160mg；动脉注射：每次 20～30ml，中由插管推注，连用 5 日为 1 周期，间隔 3 周可重复。动脉灌注主要用于头颈部肿瘤。

【处方③】　卡培他滨片（希罗达）。推荐剂量为口服 1250mg/m²，每日 2 次口服（早晚各 1 次；等于每日总剂量 2500mg/m²，治疗 2 周后停药 1 周，3 周为一个疗程。卡培他滨片应在餐后 30 分钟内用水吞服。在与多西紫杉醇联合使用时，卡培他滨片的推荐剂量为 1250mg/m²，每日 2 次，治疗 2 周后停药 1 周，与之联用的多西紫杉醇推荐剂量为 75mg/m²，每 3 周 1 次，静脉滴注 1 小时。

【处方④】　奥沙利铂。在单独或联合用药时，推荐剂量为按体表面积一次 130mg/m²，加入 250～500ml 5% 葡萄糖溶液中输注 2～6 小时。没有主要毒性出现时，每 3 周（21 天）给药 1 次。调整剂量以安全性，尤其是神经系统的安全性为依据。

【处方⑤】　紫杉醇。单药静脉注射：按体表面积一次 135～175mg/m²，每 3 周重复 1 次，现在很多人改为 1 周给药 1 次，1 次 50mg/m²，连用 2～3 周，每 3～4 周重复 1 次。联合用药：与其他细胞毒药物联合使用时，应酌情减量。

【处方⑥】　香菇多糖。每周 2 次，每次 1 瓶 2ml（含 1mg），加入 250ml 生理氯化钠溶液或 5% 葡萄糖注射液中滴注，或用 5% 葡萄注射液 20ml 稀释后静脉注射。

注意事项　本品为指定医药品和处方药品，应根据医师处方或医嘱使用。

【处方⑦】　盐酸托烷司琼。常规剂量：推荐剂量为每日 5mg，在一个治疗周期中，本药最多可连续应用 6 天。口服给药：疗程第 2～6 天：每日 1 次，每次 5mg，于进食前至少 1 小时服用。胶囊应于早上起床后立即用水送服。疗程一般为 2～6 天，轻症者可适当缩短疗程。亦可根据化疗方案调整用量。但也有人建议在治疗的第 1～6 天均予静脉给药。静脉注射：疗程第 1 天：在化疗前将本药 5mg 溶于 100ml 常用的输注溶液如生理氯化钠溶液、林格液或 5% 葡萄糖注射剂中静脉滴注（不少于 15 分钟）或缓慢静脉推注（注射速度为每分钟 2mg）。

【处方⑧】　盐酸格拉司琼。口服：每次 1mg，每日 2 次。静脉注射：每次 3～6mg，于放疗或化疗前用。每日最高剂量不应超过 9mg。

（曾丽珊）

二十二、肝硬化

（一）概述

肝硬化是由肝纤维化发展而成，是所有慢性肝脏损伤的最终病理阶段。在我国，以乙型肝炎病毒（HBV）和丙型肝炎病毒（HCV）感染所致的肝硬化较为常见。

（二）诊断与治疗

【诊断要点】

1. 肝硬化的诊断主要看临床表现以及实验室检查。

2. 临床表现：肝硬化临床表现主要分代偿期及失代偿期。代偿期时主要可有肝炎临床表现，亦可隐匿起病。可有轻度乏力，腹胀，肝、脾轻度大，轻度黄疸，肝掌，蜘蛛痣；失代偿期主要有肝功损害及门脉高压综合征。全身症状：乏力、消瘦、面色晦暗、尿少、下肢水肿。消化道症状：食欲减退、腹胀、胃肠功能紊乱甚至吸收不良综合征，肝源性糖尿病，可出现多尿、多食等症状。凝血功能异常导致出血倾向及贫血，出现齿龈出血、鼻出血、紫癜、贫血等。同时，雌激素灭活能力减弱，出现蜘蛛痣、肝掌、皮肤色素沉着、女性月经失调、男性乳房发育等内分泌障碍。出现低蛋白血症，常有双下肢水肿、尿少、腹腔积液、肝源性胸腔积液。最主要的表现为门脉高压症，出现脾大、脾功能亢进症、门脉侧支循环建立、食管-胃底静脉曲张，腹壁静脉曲张。

3. 实验室检查

（1）血常规　血红蛋白（血色素）、血小板、白细胞数降低。

（2）肝功能实验　代偿期轻度异常，失代偿期血清蛋白降低，球蛋白升高，A/G 倒置。凝血酶原时间延长，凝血酶原活动下降。氨基转移酶、胆红素升高。总胆固醇及三酰甘油下降，血氨可升高。氨基酸代谢紊乱，支/芳比例失调。尿素氮、肌酐升高。

（3）病原学检查 HBV 表面抗原或 HCV 表面抗原或抗体阳性。

（4）免疫学检查 ①免疫球蛋白：IgA、IgG、IgM 可升高。②自身抗体：抗核抗体、抗线粒体抗体、抗平滑肌抗体、抗肝脂蛋白膜抗体可阳性。③其他免疫学检查：补体减少，CD8（Ts）细胞减少，功能下降。

（5）纤维化检查 肝硬化的患者常常应做肝纤四项检查，一般有明显增高。

（6）腹腔积液检查 新近出现腹腔积液者、原有腹腔积液迅速增加原因未明者应做腹腔穿刺，抽腹腔积液做腹水常规生化、细菌培养及细胞学检查，同时应腹腔积液找癌细胞检查。

4. 影像学检查：肝硬化患者如不能进行胃镜检查，可考虑行无创性的食管–胃底钡剂造影，可见食管–胃底静脉出现虫蚀样或蚯蚓样静脉曲张变化。B超及彩色多普勒超声波检查：肝被膜增厚，肝脏表面不光滑，肝实质回声增强，粗糙不匀称，门脉直径增宽，脾大，腹腔积液。CT 检查：肝脏各叶比例失常，密度降低，呈结节样改变，肝门增宽、脾大、腹腔积液。内镜检查可确定有无食管–胃底静脉曲张，阳性率较钡餐 X 线检查为高，尚可了解静脉曲张的程度，并对其出血的风险性进行评估。食管–胃底静脉曲张是诊断门静脉高压的最可靠指标。在并发上消化道出血时，急诊胃镜检查可判明出血部位和病因，并进行止血治疗。肝活检查病理结果是诊断肝硬化的金标准，肝穿刺活检结果可确诊。腹腔镜检查能直接观察肝、脾等腹腔脏器及组织，并可在直视下取活检，对诊断有困难者有价值，但是临床上不常采用此法。还可进行门静脉压力测定，经颈静脉插管测定肝静脉楔入压与游离压，二者之差为肝静脉压力梯度（HVPG），反映门静脉压力。正常多小于 5mmHg，大于 10mmHg 则为门脉高压症。

【一般治疗】

1. 支持治疗：静脉输入高渗葡萄糖液以补充热量，输液中可加入维生素 C、胰岛素、氯化钾等。注意维持水、电解质及酸碱平衡。病情较重者可输入白蛋白、新鲜血浆。

2. 肝炎活动期：可给予保肝、降酶、退黄等治疗：如肝泰乐、维生素 C。必要时静脉输液治疗，如促肝细胞生长素、还原型谷胱甘肽、甘草酸类制剂等。

3. 口服降低门脉压力的药物

（1）普萘洛尔 应从小量开始，递增给药。

（2）硝酸酯类 如消心痛。

（3）钙通道阻滞剂 如硝苯地平，急症给药可舌下含服。

（4）补充 B 族维生素和消化酶。

（5）脾功能亢进症的治疗 可服用升白细胞和血小板的药物（如利血生、鲨肝醇、氨肽素等），必要时可行脾切除术或脾动脉栓塞术治疗。

（6）腹腔积液的治疗 ①一般治疗：包括卧床休息，限制水、钠摄入。②利尿剂治疗：应注意利尿治疗以每日减轻体重不超过 0.5kg 为宜，以免诱发肝性脑病、肝肾综合征。腹水渐消退者，可将利尿剂逐渐减量。③反复大量放腹腔积液加静脉输注白蛋白：用于治疗难治性腹腔积液。每日或每周 3 次放腹腔积液，同时静脉输注白蛋白。④提高血浆胶体渗透压：每周定期少量、多次静脉输注血浆或白蛋白。⑤腹腔积液浓缩回输：用于治疗难治性腹腔积液或伴有低血容量状态、低钠血症、低蛋白血症和肝肾综合征患者，以及各种原因所致大量腹腔积液急需缓解症状患者。⑥腹腔–颈静脉引流术：是有效的处理肝硬化、腹腔积液的方法。但由于其有较多的并发症，如发热、细菌感染、肺水肿等，故应用受到很大限制。⑦经颈静脉肝内门体分流术：能有效降低门静脉压力，创伤小，安全性高。适用于食管静脉曲张大出血和难治性腹腔积液，但易诱发肝性脑病。

（7）门静脉高压症的外科治疗 适应证为食管–胃底静脉曲张破裂出血，经非手术治疗无效；巨脾伴脾功能亢进症；食管静脉曲张出血高危患者。包括门–腔静脉分流术，门–奇静脉分流术和脾切除术等。

（8）肝脏移植手术 适用于常规内外科治疗无效的终末期肝病。包括难以逆转的腹腔积液、门脉高压症，并出现上消化道出血；严重的肝功能损害；出现肝肾综合征；出现进行性加重的肝性脑病；肝硬化基础上并发肝癌。

（三）药物处方

【处方①】 还原型谷胱甘肽，成人常用量为每次口服 400mg（4 片），每日 3 次。疗程 12 周。

【处方②】 甘草酸二铵，口服，每次 150mg（每次 3 粒），每日 3 次。静脉滴注，每次 0.15g（每次 1 瓶），用注射用水溶解后，再以 10%葡萄糖注射液 250ml 稀释后缓慢滴注，每日 1 次。

注意事项

1. 治疗过程中应定期测血压和血清钾、钠浓度，如出现高血压、血钠潴留、低钾血症等情况应停药或适当减量。

2. 对甘草酸二铵过敏者禁用；对卵磷脂过敏者禁用；严重低钾血症、高钠血症、高血压、心力衰竭、肾衰竭患者禁用。

【处方③】 人血白蛋白注射液，在治疗肾病及肝硬化等慢性白蛋白缺乏症时，可每日注射本品 5～10g，直至水肿消失，人血白蛋白含量恢复正常为止。

注意事项

1. 药液呈现浑浊、沉淀、异物或瓶子有裂纹、瓶盖松动、过期失效等情况不可使用。

2. 本品开启后，应一次输注完毕，不得分次或给第二人输用。

3. 输注过程中如发现患者有不适反应，应立即停止输用。

4. 有明显脱水者应同时补液。

5. 运输及贮存过程中严禁冻结。

【处方④】 呋塞米，起始剂量为每次 20～40mg，每日 1 次，必要时 6～8 小时后追加 20～40mg，直至出现满意利尿效果。每日最大剂量可达 600mg，但一般应控制在 100mg 以内，分 2～3 次服用。部分患者可减少至每次 20～40mg，隔日 1 次（或每日 20～40mg，每周连续服药 2～4 日）。静脉注射：开始剂量为 20～40mg，必要时每 2 小时追加剂量，直至出现满意疗效。维持用药阶段可分次给药。

【处方⑤】 螺内酯，治疗水肿性疾病，每日 40～120mg（2～6 片），分 2～4 次服用，至少连服 5 日。

【处方⑥】 谷氨酸钠，肝性脑病：每次 11.5g，用 5% 葡萄糖注射剂 750～1000ml 或 10%葡萄糖液 250～500ml

稀释后缓慢滴注，于 1～4 小时内滴完。必要时可于 8～12 小时后重复给药，每日量不宜超过 23g。

【处方⑦】 门冬氨酸鸟氨酸，每日 1～3 次，每次 3g，将每包内容物溶于足够的溶液中（如水、茶和果汁），如果需要，可增加剂量也没有危险；或隔离周与注射用门冬氨酸鸟氨酸冻干粉针剂交替使用。

注意事项

1. 对氨基酸类药物过敏者及严重的肾衰竭禁用。

2. 大量使用本品时，注意监测血及尿中的尿素指标。

【处方⑧】 乙酰谷酰胺，静脉滴注。每日 100～600mg，用 5%或 10%葡萄糖溶液 250ml 稀释后缓慢滴注。

注意事项

1. 使用中有引起血压下降的可能。

2. 当药品性状发生改变时禁止使用。

（曾丽珊）

第四章　泌尿科疾病

一、尿路感染

（一）概述

尿路感染（UTI），简称尿感，是指各种病原微生物在尿路中生长、繁殖而引起的炎症性疾病。多见于育龄期女性、老年人、免疫力低下及有尿路畸形者。根据感染发生部位可分为上尿路感染（肾盂肾炎）和下尿路感染（膀胱炎）。肾盂肾炎、膀胱炎又分为急性和慢性。根据尿路功能或结构有无异常，又可分为复杂性和非复杂性尿感。复杂性尿感是指伴有尿路引流不畅、结石、畸形、膀胱-输尿管反流等结构或功能的异常，或在慢性肾实质性疾病基础上发生的尿路感染。不伴有上述情况者称为非复杂性尿感。

（二）诊断与治疗

【诊断要点】

1. 判断尿感，满足下述条件之一者，可确诊为尿感。

（1）典型的尿路感染症状有尿路刺激征（尿频、尿急、尿痛）、感染中毒症状、腰部不适＋实验室检查尿常规（离心后尿沉渣镜检白细胞＞5 个/HP）。

（2）尿路感染症状＋清洁中段尿培养，菌落数≥10^5/ml。

（3）两次尿培养细菌计数≥10^5/ml，且两次尿培养均为同一菌种的真性菌尿。

（4）膀胱穿刺尿培养，如细菌阳性（不论菌数多少）。

2. 尿路感染的定位

（1）根据临床症状定位　上尿路感染常表现为尿频、尿急、尿痛，伴发热、腰痛、肾区叩击痛等；下尿路感染常表现为尿频、尿急、尿痛，一般不伴有发热、腰痛等。

（2）根据实验室检查定位　出现下列情况可提示上尿路感染：膀胱冲洗后尿培养阳性；尿沉渣镜检有白细胞管型，并排除间质性肾炎、狼疮性肾炎等疾病；尿 N-2 酰葡糖胺（NAG）升高、尿 β_2 微球蛋白升高；尿渗透压降低。

3. 可利用尿路 X 线检查、静脉肾盂造影等判断是复杂性尿感还是非复杂性尿感。

【治疗原则】

1. 选用致病菌敏感的抗生素，无尿培养检查结果前，一般首选对革兰阴性杆菌有效的抗生素，治疗 3 天症状无改善，应按药敏结果调整用药。

2. 选用的抗生素在尿和肾内的浓度要高。

3. 选用肾毒性小、副作用少的抗生素。

4. 单一药物治疗失败、严重感染、混合感染、耐药菌株出现时应联合用药。

5. 对不同类型的尿路感染治疗时间不同。

6. 无症状性菌尿有下述情况者应予治疗：妊娠期无症状性菌尿、学龄前儿童、曾出现有症状感染者、肾移植、尿路梗阻及其他尿路有复杂情况者。

【一般治疗】 多饮水，勤排尿，保持外阴清洁卫生，注意休息。尽量避免尿路器械的使用。发热者给予易消化、高热量、富含维生素饮食。膀胱刺激征明显者，可口服碳酸氢钠片，以碱化尿液、缓解症状、抑制细菌生长。尿路感染反复发作者应积极寻找病因，及时去除诱发因素。

（三）药物处方

【处方①】 碳酸氢钠 1g，口服，每日 3 次。

轻症：左氧氟沙星 500mg，口服，每日 1 次；或阿莫西林 250～500mg，口服，每 8 小时 1 次；或环丙沙星 500mg，口服，每日 2 次。疗程 3～7 天。

注意事项

1. 碳酸氢钠可缓解患者尿路刺激症状。

2. 左氧氟沙星肾毒性大，肾功能不全者应慎用。

【处方②】 重症或不能口服：头孢曲松钠 1g，静脉滴注，每日 1 次；或环丙沙星 200～400mg，静脉滴注，每 12 小时 1 次；或左氧氟沙星 500mg，静脉滴注，每日 1 次；或氨曲南 1g，静脉滴注，每 8～12 小时 1 次。疗程 7～14 天或更长时间。

注意事项

1. 每 1～2 周复查尿培养，观察尿菌是否转阴。

2. 对于半年内尿感复发 2 次或 2 次以上，或者 1 年内复发 3 次或 3 次以上的患者，在原有尿路感染治愈后，建议持续口服抗生素预防治疗，疗程 6～12 个月。

3. 经治疗，仍有持续发热者，应注意肾盂肾炎并发症，如肾盂积脓、肾周脓肿、感染中毒症等。

4. 妊娠期尿感宜选用毒性小的抗菌药物，如阿莫西林、头孢菌素类等。孕妇的急性膀胱炎治疗时间一般为 3～7 天，急性肾盂肾炎应静脉滴注抗生素，疗程为 14 天。

（涂晓文　李娟）

二、尿道综合征

（一）概述

尿道综合征是指尿路刺激征，伴或不伴下腹部疼痛等症状，而尿常规检查及尿细菌培养均阴性。病因不详，可能与逼尿肌－膀胱括约肌功能失调、妇科疾病及精神焦虑状态相关。

（二）诊断与治疗

【诊断要点】

1. 此病多见于中年女性，曾有尿路感染病史，并常伴焦虑、失眠等症状。

2. 主要表现为尿频、尿急、尿痛及下腹部疼痛中的一种或几种症状，无发热等全身症状。

3. 尿常规检查正常，尿细菌培养阴性，血常规、C－反应蛋白检查正常，尿结核菌、真菌、支原体、衣原体及淋球菌等检查也正常。

【治疗原则】

1. 多进行膀胱训练，鼓励患者主动控制排尿时间，增强神经系统对排尿的控制能力，降低膀胱敏感性，进而缓解或消除排尿不适症状。

2. 此病绝大多数患者不需要药物治疗，只有一般治疗无效的患者才考虑药物治疗。

【一般治疗】 目前无特殊治疗方案，可给予热水坐浴、下腹热敷等治疗。

（三）药物处方

【处方】 结合雌激素软膏：对于绝经期后女性患者可采用阴道局部使用。

抗焦虑药物：阿普唑仑 0.4mg，口服，每日 1～3 次。

受体拮抗剂：盐酸特拉唑嗪 1～2mg，每晚睡前口服。

注意事项 盐酸特拉唑嗪用于治疗高血压，主要不良反应有直立性低血压，故服药过程中应监测血压，令睡前服用，可避免直立性低血压。

（涂晓文　李娟）

三、急进性肾小球肾炎

（一）概述

有前驱感染者常常起病急骤，疾病进展十分迅速；然而部分患者也可隐匿起病，在疾病的初始阶段病情相对稳定，当至一定时期后迅速进展。临床表现为急进性肾炎综合征的患者，肾功能将急剧下降，早期（数周或数月内）便可出现少尿（每日尿量小于 400ml）或无尿，并且病程中常常伴随出现中等程度贫血。其中部分患者（Ⅱ型及Ⅲ型）伴随出现肾病综合征。

（二）诊断与治疗

【诊断要点】 临床上急进性肾炎的诊断需依靠肾穿刺病理活检，最主要的诊断是大量新月体充满肾小囊，累及 50% 以上肾小球，同时可伴有肾小球毛细血管区域性纤维样坏死，缺血及血栓形成，系膜基质增生，肾小管坏死，肾间质纤维化，炎细胞浸润等改变。免疫荧光检查将本病分为三种类型：①Ⅰ型：为抗肾小球基膜抗体型肾炎，以 IgG 和补体 C3 沿肾小球毛细血管壁呈线条样沉积为主要表现；②Ⅱ型：为免疫复合物型肾炎，表现为 IgG 和 C3 沿系膜及毛细血管壁呈颗粒样沉积，③Ⅲ型：为肾小球无 IgG 沉积，或沉积在肾小球的 IgG 是一不规则稀疏的局灶性沉积，与前两者不同。B 超检查常可见双肾体积增大。临床确诊此病必须依靠肾穿刺病理检查，病理类型为新月体性肾小球肾炎（50% 以上肾小球的肾小囊内出现大新月体）。

【治疗原则】

1. 卧床休息，控制血压，适当利尿（对于重症者一般效果不佳，需通过透析超滤清除体内水分）。

2. 糖皮质激素和免疫抑制剂的冲击疗法。

3. 血浆置换加免疫抑制疗法。

4. 四联疗法：糖皮质激素，细胞毒药物，抗凝药物，抗血小板聚集药物。

5. 中医中药治疗。

6. 肾功能严重恶化时，需配合以血液透析治疗。

【一般治疗】

1. 强化血浆置换治疗：临床上用离心或者膜分离技术分离并弃去血浆成分，以常人血浆或者血浆制品（如人血白蛋白）进行置换。①血浆置换每次 2～4L，临床上根据患者病情及耐受程度每日或隔日进行一次，治疗过程中需注意检测患者抗肾小球基膜抗体及 ANCA 指标，血浆置换需进行直至患者致病抗体消失，一般需置换 10 次以上方可。②本疗法可适用于各种类型的急进性肾炎，但主要适用于 Ⅰ 型和 Ⅲ 型并伴有咯血的患者。

2. 双重血浆置换治疗：将患者血浆分离后不弃去，用血浆成分分离器作进一步分离，将最终分离出的包括抗体及免疫复合物的较大分子量的蛋白弃去，再将富含白蛋白的血浆与自体血混合输回患者体内。

3. 免疫吸附治疗：将患者血浆分离后不弃去，应用免疫层析吸附柱将致病抗体及免疫复合物吸附清除，再将血浆与自体血混合输回患者体内。双重血浆置换与免疫吸附治疗两种方法都能够达到清除免疫复合物及致病抗体的目的，同时能够降低他人大量血浆的使用率；适用于各种类型的急进性肾炎，但主要适用于 Ⅰ 型和 Ⅲ 型伴有咯血的患者。

（涂晓文 王欢）

四、急性感染后肾小球肾炎

（一）概述

急性感染后肾小球肾炎（APIGN）是指由不同病原微生物感染所诱发的一组肾小球疾病，其中以急性链球菌感染后肾小球肾炎（APSGN）为主。典型的临床表现为急性肾炎综合征（临床可表现为浮肿、血尿、蛋白尿，部分患者可出现高血压和肾功能损害），病理表现为毛细血管内增生性病变。APIGN 是人们认识最早的肾脏病之一。

（二）诊断与治疗

【诊断要点】 临床上，患者在短时间内出现血尿、蛋白尿、水肿以及高血压，即可诊断为急性肾炎综合征，本病发病前 1～3 周常有感染史，可帮助确定诊断，另外，疾病初期血清补体 C3 下降并于 8 周内恢复正常；B 超检查可见双肾大小形态正常，对于少数发生急性肾衰竭者可以表现为双肾增大。对于诊断困难者，可进行肾穿刺活检，本病的病理类型为毛细血管内增生性肾小球肾炎。

【治疗原则】

1. 建议患者卧床休息，避免剧烈活动，直到症状消失。

2. 低盐饮食（每日食盐<3g），当出现肾功能不全时应低蛋白饮食。

3. 抗感染，针对革兰阳性菌的抗生素，一般疗程为 2 周。

4. 对症治疗：①利尿：轻者可用噻嗪类利尿剂，重者用袢利尿剂，注意观察尿量变化及水肿改善情况，同时检测患者体重变化；另外，对于尿少的患者应禁用保钾利尿剂以防止高钾血症，甚至危及生命。②降压：常选用二氢吡啶钙通道阻滞剂，α 或 β 受体阻滞剂。尿少时禁用 ACEI 或 ARB 类，以防高钾血症。

5. 必要时透析治疗。

【一般治疗】 本病需卧床休息，适当运动，同时低盐低蛋白饮食，减少感染风险，避免使用肾毒性药物。

（三）药物处方

【处方①】 苯磺酸氨氯地平片 5mg，口服，每日 1 次。

呋塞米片 20mg，口服，每日 2 次，根据水肿情况酌情调整剂量。

螺内酯片 20mg，口服，每日 2 次，根据水肿情况酌情调整剂量。

百令胶囊 2g，口服，每日 3 次。

青霉素 240 万 U，静脉滴注，疗程 10～14 天。

注意事项

1. 呋塞米片及螺内酯片需注意，在水肿或心功能不全时使用，但需注意低血压和低钾血症的发生，因此使用过程中要密切观察患者血压、电解质变化。

2. 青霉素使用前需皮试，避免过敏反应。

【处方②】 盐酸贝那普利 10mg，口服，每日 1 次。

呋塞米片 20mg，口服，每日 2 次，根据水肿情况酌情调整剂量。

螺内酯片 20mg，口服，每日 2 次，根据水肿情况酌情调整剂量。

百令胶囊 2g，口服，每日 3 次。

青霉素 240 万 U 静脉滴注，疗程 10～14 天。

注意事项 对于尿少的患者建议避免使用 ACEI 或 ARB 类，比如贝那普利等，避免出现高钾血症。

【处方③】 硝苯地平控释片 30mg，口服，每日 1 次。

呋塞米片 20mg，口服，每日 2 次，根据水肿情况酌情调整剂量。

螺内酯片 20mg，口服，每日 2 次，根据水肿情况酌情调整剂量。

百令胶囊 2g，口服，每日 3 次。

青霉素 240 万 U 静脉滴注，疗程 10～14 天。

【处方④】 厄贝沙坦片 0.15g，口服，每日 1 次。

呋塞米片 20mg，口服，每日 2 次，根据水肿情况酌情调整剂量。

螺内酯片 20mg，口服，每日 2 次，根据水肿情况酌情调整剂量。

金水宝片 1.68g，口服，每日 3 次。

青霉素 240 万 U 静脉滴注，疗程 10～14 天。

注意事项

1. 对于尿少的患者建议避免使用 ACEI 或 ARB 类以防高钾血症出现。

2. 余注意事项同处方①。

（涂晓文 王欢）

五、急性间质性肾炎

（一）概述

急性间质性肾炎（AIN）又称急性肾小管间质性肾炎，是由多种病因导致，临床出现急性肾损伤，病理以肾间质的炎性细胞浸润、肾小管不同程度变性为主要表现的肾脏病。根据病因可分为药物相关性 AIN、感染相关性 AIN 及自身免疫相关的特发性 AIN。药物和感染是最常见的原因。

（二）诊断与治疗

【诊断要点】

1. 用药史：引起 AIN 的药物种类繁多，可由单一或多种药物混合应用致病，主要包括抗生素（如氨基糖苷类、磺胺类等）、非甾体类抗炎药及解热镇痛药（如布洛芬、吲哚美辛、对乙酰氨基酚等）、造影剂（含碘造影剂）、免疫抑制剂（环孢素 A、他克莫司等）、利尿剂（如呋塞米、氢氯噻嗪、吲达帕胺等）、降压药（如卡托普利、氨氯地平、地尔硫䓬等）、中药及相关中成药（如广防己、关木通、青木香、天仙藤、雷公藤、秋水仙等）等。

2. 临床表现

（1）发病前有可疑药物使用史。

（2）出现全身药物过敏表现：主要表现为药物热、药物疹、外周血嗜酸粒细胞增高，少数还可出现轻微关节痛和淋巴结肿大。严重患者还能出现血液系统和（或）肝脏等其他脏器损害表现。

（3）尿检发现轻度到重度蛋白尿［定量在 1g/d 左右（非甾体类抗炎药引起者可出现大量蛋白尿）］、镜下血尿或肉眼血尿、白细胞尿（常出现无菌性白细胞尿，包括嗜酸粒细胞尿）及管型尿（包括颗粒管型、白细胞或红细胞管型）。

（4）急性肾损伤均可见不同程度的肾小管功能异常，常见血肌酐上升、肾性糖尿、低渗透压尿及低比重尿，偶见范可尼综合征和（或）肾小管性酸中毒。B 超示双肾大小正常或轻度增大。

（5）具有明确用药史及典型药物过敏表现、尿检异常和急性肾损伤者，可不做肾穿刺活检。

（6）对于临床表现不典型、缺乏药物过敏表现者（常见于非甾体抗炎药致病时），肾活检为诊断金标准。病理表现为：①光学显微镜检查可见肾间质水肿，弥漫性或多灶状淋巴细胞及单核细胞浸润，可伴数量不等的嗜酸粒细胞或浆细胞浸润，少数情况下还可见中性粒细胞，有时可见上皮样细胞肉芽肿及肾小管炎。肾小管上皮细胞呈退行性变，可伴有肾小管上皮的小灶状坏死。肾小球及肾血管正常。②免疫荧光检查一般均为阴性，有时可见 IgG 及 C3 沿肾小球基底膜呈线样或颗粒样沉积。③电子显微镜检查能进一步证实光镜所见，但由非甾体抗炎药引起者，有时可见肾小球微小病变相似的电镜改变（脏层上皮细胞足突广泛融合）。

【治疗原则】 及时停用所有可疑致敏药。很多患者停用相关致敏药后，病情明显改善至恢复。若未恢复，可单用糖皮质激素或糖皮质激素联合免疫抑制剂治疗。

【一般治疗】 患者今后应避免使用有关的可疑药物，急性肾衰竭患者达到透析治疗指征时，应及时进行透析治疗，以赢得治疗时间。

（涂晓文 李娟）

六、慢性肾小球肾炎

（一）概述

慢性肾小球肾炎，简称慢性肾炎，是由多种原因引起的呈现多种病理类型的一组慢性进行性肾小球疾病。以不同程度的水肿、高血压、血尿及蛋白尿为主要临床特点，且随着疾病进展可逐渐出现肾功能下降甚至终末期肾衰竭。

（二）诊断与治疗

【诊断要点】 大多数患者起病较缓慢，少数感染后的患者表现急骤，甚至可表现为急性肾炎综合征，病情较长，逐渐进展；本病临床上主要表现为不同程度的水肿、高血压、蛋白尿（24 小时尿蛋白定量在 1～3.5g 之间）、血尿（肾小球源性）及管型尿，并随着疾病逐渐进展出现肾功能减退，直至进入终末期肾衰竭，疾病发展过程中常伴随出现肾性贫血。影像学 B 超检查可表现为肾脏大小形态正常或缩小。条件允许的情况下可行肾穿刺活检术明确病理。

【治疗原则】

1. 休息与适当活动、低盐低蛋白饮食、对症支持治疗。
2. 积极控制高血压。
3. 抗凝和血小板聚集药物。
4. 防治能引起肾损害的其他诱发因素。
5. 中医中药。
6. 激素和细胞毒药物。

【一般治疗】 休息与适当活动、低盐低蛋白饮食、对症支持治疗。

（三）药物处方

【处方①】 盐酸贝那普利片 10mg，口服，每日 2 次。

呋塞米片 20mg，口服，每日 2 次，根据水肿程度调整剂量。

螺内酯片 20mg，口服，每日 2 次，根据水肿程度调整剂量。

百令胶囊 2g，口服，每日 3 次。

阿托伐他汀钙片 20mg，口服，每晚 1 次。

丹红注射液 40ml，静脉滴注，每日 1 次。

【处方②】 缬沙坦胶囊 80mg，口服，每日 1 次。

呋塞米片 20mg，口服，每日 2 次，根据水肿程度调整剂量。

螺内酯片 20mg，口服，每日 2 次，根据水肿程度调整剂量。

金水宝片 1.68g，口服，每日 3 次。

阿托伐他汀钙片 20mg，口服，每晚 1 次。

双嘧达莫片 100mg，口服，每日 3 次。

（涂晓文 王欢）

七、慢性肾盂肾炎

（一）概述

慢性肾盂肾炎常见于复杂尿路感染，是各种病原微生物侵犯肾盂、肾盏和肾间质的慢性炎症及纤维化，可导致肾功能损害，并最终进入终末期肾脏病。

（二）诊断与治疗

【诊断要点】

1. 慢性肾盂肾炎的临床表现：①尿路感染表现：常见的表现是间歇性无症状细菌尿，少数表现为间歇性症状性肾盂肾炎；②具有慢性间质性肾炎表现：如高血压、夜尿增加、多尿等；③慢性肾脏病的相关表现。

2. 具有复杂尿路感染因素：如尿路解剖异常，尿路功能异常，尿路留置导管或支架，具有糖尿病、免疫功能低下（艾滋病、应用免疫抑制治疗）等全身易感因素。

3. 影像学检查：X 线静脉肾盂造影可见肾皮质瘢痕及肾盏牵拉、扩张、变形等征象可确诊。

【治疗原则】

1. 治疗的关键是积极寻找并去除易感因素，如纠正尿路解剖和尿路功能异常、纠正免疫功能低下、控制糖尿病等。

2. 及时进行抗感染治疗，可参考急性肾盂肾炎的治疗方案。

3. 出现慢性肾脏病时应给予非透析保守治疗，积极纠正贫血，控制血压。进入终末期肾脏病时，及时行肾脏替代治疗，包括腹膜透析、血液透析及肾移植。

【一般治疗】

1. 多饮水，勤排尿。

2. 有发热等全身感染症状应卧床休息。

3. 积极治疗诱发因素，包括输尿管畸形、肾结石、反流性肾病等。

（三）药物处方

【处方①】 头孢曲松钠 2g，静脉滴注，每 24 小时 1 次。

【处方②】 头孢噻肟钠 2g，静脉滴注，每 8 小时 1 次.

【处方③】 左氧氟沙星 0.5g，静脉滴注，每 24 小时 1 次。

【处方④】 美罗培南 0.5～1g，静脉滴注，每 8 小时 1 次。

【处方⑤】 氨曲南 12g，静脉滴注，每 8 小时 1 次。

【处方⑥】 阿莫西林 0.5g，口服，每日 4 次。

【处方⑦】 诺氟沙星 0.4g，口服，每日 2 次。

注意事项

1. 头孢类及青霉素类抗生素，用药前应行皮试。

2. 肾功能不全者，应选择肾毒性小的抗生素，根据肌酐清除率调整药物剂量。

3. 左氧氟沙星肾毒性大，应慎用，对原有慢性肾脏病者或老年人应尽量避免使用。

4. 对于发生败血症患者，可联合使用两种或两种以上抗生素静脉滴注治疗。

5. 用药期间，应每 1～2 周做尿培养，以观察尿菌是否转阴。

（涂晓文　李娟）

八、狼疮性肾炎

（一）概述

狼疮性肾炎（LN）是继发性肾病，是系统性红斑狼疮（SLE）最常见的脏器并发症，临床上可表现为血尿和（或）蛋白尿、肾病综合征、急性或慢性肾衰竭等，约 50%以上 SLE 患者有肾损害的临床表现。多数患者经治疗后疗效较好，但仍有部分患者预后不良。严重的 LN 是影响 SIE 患者预后的主要原因之一。

（二）诊断与治疗

【诊断要点】

1. 此病好发于青、中年女性。

2. 符合 SLE 诊断标准。有肾脏受累表现即可诊断狼疮性肾炎。而血清补体 C3 下降、抗核抗体（ANA）及抗双链脱氧核糖核酸抗体（抗 ds−DNA 抗体）滴度升高提示 SLE 病情活动。

3. 狼疮性肾炎临床表现多样，多表现为无症状性蛋白尿和（或）血尿、急性肾炎综合征、急进性肾炎综合征、慢性肾炎综合征或肾病综合征等，少数患者还能引起血栓性微血管病。血尿、无菌性白细胞尿肾功能进行性损害提示 LN 活动。

【疾病分型】 国际肾脏病学会（ISN）及肾脏病理学会工作组（RPS）制定的狼疮性肾炎病理分型标准。

Ⅰ型：即轻微系膜性狼疮性肾炎。光镜下肾小球大致正常；免疫荧光检查显示系膜区免疫沉积物存在。

Ⅱ型：即系膜增生性狼疮性肾炎。光镜下可见程度不等的系膜细胞增生和基质增多，可呈弥漫性或节段性病变；免疫荧光和电镜检查可见系膜区免疫沉积物或伴少量上皮下和（或）内皮下免疫沉积物。

Ⅲ型：即局灶性狼疮性肾炎。可见活动性（增生、坏死）或非活动性（硬化）病变。表现为局灶分布（受累肾小球少于全部肾小球的 50%）的、节段性或球性毛细血管内或毛细血管外肾小球肾炎，局灶性内皮下免疫沉积物，伴或不伴系膜增生及系膜区免疫沉积物。

Ⅳ型：即弥漫性狼疮肾炎。可见活动性（增生、坏死）或非活动性（硬化）病变。表现为弥漫分布（受累肾小球超过全部肾小球的 50%）、节段性或球性的肾小球毛细血管内或毛细血管外肾小球肾炎，弥漫性内皮下免疫沉积物，伴或不伴系膜增生及系膜区免疫沉积物。

Ⅴ型：即膜性狼疮肾炎。肾小球基底膜弥漫增厚，可见球性或节段性上皮下免疫沉积物，伴或不伴系膜增生及系膜区免疫沉积物。Ⅴ型膜性狼疮肾炎可以合并Ⅲ型或Ⅳ型病变。

Ⅵ型：即严重硬化型狼疮肾炎。超过 90%的肾小球呈现球性硬化，不再有活动性病变。

临床上出现肾病综合征者，病理类型主要是Ⅳ型及 Ⅴ型，也包括少数Ⅲ型；肾功能急剧下降者常为Ⅳ型；呈现慢性肾衰竭表现者为Ⅵ型。

【治疗原则】 轻度蛋白尿的患者，可仅用血管紧张素转换酶抑制剂（ACEI）或血管紧张素 AT_1 受体拮抗剂（ARB）进行抗蛋白尿治疗（用药过程中监测血压），并根据肾外 SLE 的活动性来决定是否应用糖皮质激素及免疫抑制剂。大量蛋白尿的患者，应采用糖皮质激素（常用泼尼松或泼尼松龙）联合免疫抑制剂（环磷酰胺、环孢素 A、他克莫司、吗替麦考酚酯）进行治疗。目前无同样的治疗方案，应个体化治疗，以控制狼疮活动、阻止肾脏病变进展、最大限度地降低药物治疗的副作用、重视其肾外损害为主要目的。

【一般治疗】

1. 避免感染、劳累及使用肾毒性药物。

2. 当存在急性肾衰竭时，应及时进行透析治疗，以维持生命，赢得时间进行诱导缓解治疗。

3. 已进入慢性终末肾衰竭患者，应长期维持血液透析或腹膜透析治疗，维持生命。

（三）药物处方

○ACEI 或 ARB 类药物

【处方①】 厄贝沙坦片 0.15g，口服，每日 1～2 次。

【处方②】 缬沙坦片 80mg，口服，每日 1～2 次。

【处方③】 氯沙坦钾片 0.1g，口服，每日 1 次。

注意事项 应用 ACEI 或 ARB 类药物降尿蛋白时，需关注患者血压情况，根据血压情况调整药物剂量。

○糖皮质激素及免疫抑制剂治疗

【处方①】 泼尼松或泼尼松龙 1mg/（kg·d），口服，最大量一般不超过 60mg/d，清晨一次顿服，服用 1～2 个月（完善缓解患者）至 3～4 个月（未缓解患者）后减量；足量治疗后每 2～3 周减去前用量的 10%，当减至 20mg/d 左右时病情易反复，此时应更慢减量；最后以最小有效剂量（10mg/d）维持治疗半年或更长时间。对于重症 SLE，在上述药物治疗的基础上，还应予甲泼尼龙冲击治疗（每次 0.5～1g 溶于 5%葡萄糖溶液 200ml 中静脉滴注，每次静脉滴注时间需超过 1 小时，每日或隔日 1 次，3 次为一疗程，必要时停用 3～7 天再进行下一疗程，共 1～3 疗程）。

环磷酰胺 0.1g/d，口服，或隔日 0.2g 溶于 5%葡萄糖溶液中静脉滴注，累积量达 6～12g 停药。对于Ⅳ型 LN 肾间质炎症重患者，可采用大剂量环磷酰胺冲击治疗（环磷酰胺每次 0.75g/m² 体表面积，或成人每次 1g 溶于 5%葡萄糖溶液中静脉滴注，每月 1 次，共 6 次；为巩固疗效，以后还可以每 3 个月再静脉滴注 1 次，共 6 次）。

注意事项

1. Ⅰ型及Ⅱ型 LN 蛋白尿轻者，仅根据肾外 SLE 的活动性来决定是否应用糖皮质激素及免疫抑制剂治疗；Ⅲ型及Ⅳ型 LN 呈现活动性病变者均应积极治疗。

2. 使用糖皮质激素一定要个体化应用，根据肾病性质、患者年龄、体表面积、有无相对禁忌证、疗效及副作用等来相应调整。注意肝功能不良者宜选用泼尼松龙，而不用泼尼松。要遵循起始足量、缓慢减量、长期维持原则。

【处方②】 泼尼松或泼尼松龙 0.5mg/（kg·d），口服。

环孢素 A 3～5mg/（kg·d），分早晚 2 次空腹口服，服用 3～6 个月后逐渐减量，共服药 6～12 个月。对于病情反复发作者，也可在减量至 1～1.5mg/（kg·d）后，维持服药达 1～2 年。

【处方③】 泼尼松或泼尼松龙 0.5mg/（kg·d），口服。

他克莫司胶囊 0.05～0.1mg/（kg·d），口服，分早晚 2 次，持续 6 个月。

【处方④】 泼尼松或泼尼松龙 0.5mg/（kg·d），口服。

吗替麦考酚酯 1.5～2g/d，分 2 次空腹口服，半年后逐渐减量至 0.5～0.75g/d，然后维持服药 0.5～1 年。

维持治疗：泼尼松或泼尼松龙≤10mg/d 或吗替麦考酚酯 1g/d。在狼疮肾炎完全缓解情况下，此维持治疗至少要进行 1 年以上。

○大剂量免疫球蛋白治疗

【处方】 静脉注射人免疫球蛋白，400mg/（kg·d），静脉滴注，每日 1 次，5 次为一疗程，必要时可重复应用。

注意事项 糖皮质激素联合免疫抑制剂治疗无效时，或存在禁忌证不能使用糖皮质激素及免疫抑制剂时，可考虑应用大剂量免疫球蛋白进行诱导缓解治疗。

（涂晓文　李娟）

九、急性膀胱炎

（一）概述

急性膀胱炎是指急性下尿路感染，95%以上的致病微生物是革兰阴性杆菌，其中大肠埃希菌最常见。积极正确的抗感染治疗后，本病可以痊愈。

（二）诊断与治疗

【诊断要点】

1. 好发于育龄女性、老年人及糖尿病患者。性生活及留置导尿、膀胱镜检查等尿路器械操作为常见诱因。

2. 主要表现为尿频、尿急、尿痛、下腹部不适等，部分患者尿液浑浊有异味，少数患者有血尿、排尿困难；患者体温正常或仅有轻度发热（38.5℃以下）；体格检查双肾区无叩击痛。

3. 实验室检查：①外周血血常规检查白细胞一般正常；②尿白细胞增多（尿沉渣镜检白细胞＞5 个/HP，伴不同程度的镜下血尿（红细胞＞3 个/HP，为均一红细胞血尿）及轻度蛋白尿（尿蛋白定性±～＋），无管型尿；③清晨清洁后中段尿细菌培养菌落数≥10⁵/ml，或膀胱穿刺尿细菌培养有细菌生长。

【治疗原则】

1. 留取尿标本送培养，如果考虑有真菌感染可能时，做真菌培养，选用致病菌敏感的抗生素，无菌培养检查结果前，一般首选对革兰阴性杆菌有效的抗生素。

2. 根据抗生素治疗疗程，推荐 3 日疗法。

3. 停用抗生素药物治疗后 1 周，复查尿细菌培养，如果阴性表示此次急性膀胱炎已治愈；如果仍有真性细菌尿，则应继续抗生素治疗 2 周。

【一般治疗】 患者应多饮水，多排尿，保持外阴清洁卫生，注意休息。

（三）药物处方

【处方①】 碳酸氢钠 1g，口服，每日 3 次。

左氧氟沙星 0.1～0.2g，口服，每日 2 次。

注意事项

1. 碳酸氢钠可缓解患者尿路刺激症状。

2. 氟喹诺酮类药物过敏者禁用。

【处方②】 碳酸氢钠 1g，口服，每日 3 次。

环丙沙星 0.25g，口服，每日 2 次。

注意事项 近年来国内大肠埃希菌对磺胺类药的耐药率明显增加，一半以上患者均耐药。

【处方③】 碳酸氢钠 1g，口服，每日 3 次。

呋喃妥因 0.1g，口服，每日 2 次。

注意事项 由于临床上已长期不用或少用呋喃妥因，因此现在大肠埃希菌经常对其敏感。

【处方④】 碳酸氢钠 1g，口服，每日 3 次。

阿莫西林 250～500mg，口服，每 8 小时 1 次。

注意事项 青霉素过敏患者禁用。

（涂晓文 李娟）

十、急性肾盂肾炎

（一）概述

急性肾盂肾炎是指各种病原微生物侵犯肾盂及肾实质引起的急性炎症。病原体常为革兰阴性杆菌，其中大肠埃希菌最常见。通常感染途径是上行感染，仅少部分是血液感染或直接感染。

（二）诊断与治疗

【诊断要点】

1. 好发于育龄女性、老年人、糖尿病患者、免疫力低下者及尿路畸形者。

2. 主要表示为尿频、尿急、尿痛等膀胱刺激症状，伴寒战、发热、腰痛等症状，体格检查患侧肾区叩击痛阳性。严重患者可继发败血症。

3. 实验室检查：①外周血常规白细胞总数升高；②尿常规检查尿白细胞增多，伴少量均一红细胞血尿及尿蛋白，偶见白细胞管型及颗粒管型；③清晨清洁后中段尿培养菌落数 $\geq 10^3$/ml 或膀胱穿刺尿培养有细菌生长；④有败血症时，行血培养检查。

【治疗原则】 及时留取尿标本送培养，尽可能在应用抗生素之前检查，防止抗生素影响结果，依据尿细菌培养药敏试验结果指导用药。在获得尿细菌培养药敏试验结果前，选用抗革兰阴性杆菌的广谱抗生素。如果治疗 3 天病情明显好转，可继续沿用原有药物治疗，若治疗 3 天无好转，依旧尿细菌培养药敏结果更换高敏抗生素。

【一般治疗】 患者应卧床休息，多饮水，勤排尿，保持外阴清洁卫生。发热患者可物理降温，必要时使用退热药物。

（三）药物处方

【处方①】 碳酸氢钠 1g，口服，每日 3 次。

头孢曲松钠 2.0g，静脉滴注，每 24 小时 1 次。

【处方②】 碳酸氢钠 1g，口服，每日 3 次。

头孢噻肟钠 2g，静脉滴注，每 8 小时 1 次。

【处方③】 碳酸氢钠 1g，口服，每日 3 次。

左氧氟沙星 0.5g，静脉滴注，每 24 小时 1 次。

【处方④】 碳酸氢钠 1g，口服，每日 3 次。

注射用美罗培南 0.5～1g，静脉滴注，每 8 小时 1 次。

【处方⑤】 碳酸氢钠 1g，口服，每日 3 次。

氨曲南 12.0g，静脉滴注，每 8 小时 1 次。

【处方⑥】 碳酸氢钠 1g，口服，每日 3 次。

阿莫西林 0.5g，口服，每日 4 次。

【处方⑦】 碳酸氢钠 1g，口服，每日 3 次。

诺氟沙星 0.4g，口服，每日 2 次。

注意事项

1. 碳酸氢钠可碱化尿液，减轻膀胱刺激症状。

2. 抗生素治疗疗程，推荐 14 日疗法。

3. 治疗 14 天后复查尿培养，若尿培养仍阳性，则应据药敏试验结果，换用其他高敏抗生素继续治疗 2～4 周。

4. 头孢类及青霉素类抗生素，用药前应行皮试。

5. 肾功能不全者，根据肌酐清除率调整药物剂量。

6. 左氧氟沙星肾毒性大，应慎用，对原有慢性肾脏病者或老年人应尽量避免使用。

7. 复杂性肾盂肾炎易发生革兰阴性杆菌败血症，应联合使用两种或两种以上抗生素静脉注射治疗。

8. 用药期间，应每 1～2 周做尿培养，以观察尿菌是否转阴。

9. 经治疗后仍持续发热者，应注意肾盂肾炎并发症的可能，如肾盂积脓、肾周脓肿等，应及时行肾脏超声检查。

10. 临床治愈标准：症状消失，尿常规化验正常及尿细菌培养阴性，并于第 2、6 周复查尿菌仍阴性。

（涂晓文 李娟）

十一、IgA 肾病

（一）概述

IgA 肾病为我国常见的原发性肾小球疾病，临床上可呈现为无症状性血尿及蛋白尿、急进性肾炎综合征、慢性肾炎综合征或肾病综合征。

（二）诊断与治疗

【诊断要点】 本病为原发性肾小球疾病的一个病理类型，病理特点主要表现为以 IgA 为主的免疫球蛋白伴补体 C3 沉积在肾小球系膜区。主要诊断措施需依靠肾穿刺手段明确，且该诊断方法为金标准。

【治疗原则】 对于 IgA 肾病目前仍然缺乏特异性治疗，决定治疗方案前需首先对高血压、蛋白尿、肾功能下降及病理损害程度等因素进行评估。

【一般治疗】　本病患者需注意休息，适当运动，避免劳累及感染，同时，饮食上应注意低盐、低蛋白，反复发作慢性扁桃体炎者，可行扁桃体切除术。尿蛋白定量＜0.5g/d，肾穿刺病理表现为轻度系膜增生性肾小球肾炎或局灶增生性肾炎者，一般无需特殊治疗，仅需要定期门诊随访，但需避免劳累、感染、肾毒性药物和食物使用等。

（三）药物处方

○无症状性血尿及蛋白尿的患者

【处方】　尿蛋白定量＞0.5g/d 患者，如果为反复发作慢性扁桃体炎者，可行扁桃体切除术，并给予厄贝沙坦0.15g，口服，每日1次（根据患者血压情况可适当增减药量）。

○呈现急进性肾炎综合征患者

病理检查为新月体肾炎患者。

【处方】　甲泼尼龙，每次 0.5～1g，静脉滴注，每日 1 次；或者，隔日 1 次，3 次为 1 疗程，间歇 3～7 天后可进行下 1 疗程，共可行 3 个疗程。

○慢性肾炎综合征患者

【处方①】　盐酸贝那普利片10mg，口服，每日2次。

呋塞米片 20mg，口服，每日 2 次，根据水肿程度调整剂量。

螺内酯片 20mg，口服，每日 2 次，根据水肿程度调整剂量。

百令胶囊 2g，口服，每日 3 次。

阿托伐他汀钙片 20mg，口服，每晚 1 次。

丹红注射液 40ml，静脉滴注，每日 1 次。

【处方②】　缬沙坦胶囊 80mg，口服，每日 1 次。

呋塞米片 20mg，口服，每日 2 次，根据水肿程度调整剂量。

螺内酯片 20mg，口服，每日 2 次，根据水肿程度调整剂量。

金水宝片 1.68g，口服，每日 3 次。

阿托伐他汀钙片 20mg，口服，每晚 1 次。

双嘧达莫片 100mg，口服，每日 3 次。

○肾病综合征患者

特别是病理表现为 IgA 肾病与微小病变重叠时。

【处方】　醋酸泼尼松龙 1mg/（kg·d），口服。

碳酸钙 D_3 片 500mg，口服，每日 1 次。

百令胶囊 2g，口服，每日 3 次。

厄贝沙坦片 0.15g，口服，每日 1 次（其他 ACEI、ARB 类药物均可）。

双嘧达莫片 25mg，口服，每日 3 次。

○多次复发或激素依赖者

【处方①】　厄贝沙坦片 0.15g，口服，每日 1 次（其他 ACEI、ARB 类药物均可）。

阿托伐他汀钙片 20mg，口服，每晚 1 次。

醋酸泼尼松龙 1mg/（kg·d），口服。

环磷酰胺 0.1g，口服，每日 1 次；或 200mg，隔日 1 次，

静脉滴注。

【处方②】　厄贝沙坦片 0.15g，口服，每日 1 次（其他 ACEI、ARB 类药物均可）。

阿托伐他汀钙片 20mg，口服，每晚 1 次。

醋酸泼尼松龙 0.5mg/（kg·d），口服。

环孢素 A 3～5mg/（kg·d），口服，分早晚两次服用（空腹口服）。

【处方③】　厄贝沙坦片 0.15g，口服，每日 1 次（其他 ACEI、ARB 类药物均可）。

阿托伐他汀钙片 20mg，口服，每晚 1 次。

醋酸泼尼松龙片 0.5mg/（kg·d），口服。

他克莫司胶囊 0.05～0.1mg/kg，分早晚两次空腹服用。

【处方④】　厄贝沙坦片 0.15g，口服，每日 1 次（其他 ACEI、ARB 类药物均可）。

阿托伐他汀钙片 20mg，口服，每晚 1 次。

醋酸泼尼松龙片 1mg/（kg·d），口服。

吗替麦考酚酯 1.5～2g/d，分两次空腹服用。

（涂晓文　王欢）

十二、肾病综合征

（一）概述

肾病综合征是一种由多种病因引起的以大量蛋白尿、低蛋白血症、高脂血症及不同程度的水肿为主要临床表现的临床综合征。其主要临床并发症有感染、血栓及肾功能损害等。

（二）诊断与治疗

【诊断要点】

1. 大量蛋白尿（24 小时尿蛋白定量≥3.5g）。

2. 低蛋白血症（血白蛋白＜30g/L）。

3. 水肿（常伴随明显水肿，同时可伴有胸腔积液、腹腔积液）。

4. 高脂血症（血清胆固醇及三酰甘油升高）。

以上四条中，前两条为必备条件，伴随后两条中至少一条均可诊断肾病综合征。

【治疗原则】　本病治疗方案不尽相同，需完善肾穿刺活检术并结合病理类型等因素制订个体化的治疗方案与目标。对于某些病理类型的肾病综合征可把消除蛋白尿、缓解肾病综合征作为治疗目标，然而对于一些难以达到消除蛋白尿缓解肾病综合征的病理类型，则以减轻症状、减少蛋白尿、延缓肾脏病进展及防治并发症为主要治疗原则。对于重症肾病综合征的患者应注意卧床休息，适当床上活动肢体，同时酌情应用抗凝抗血小板聚集药物避免深静脉血栓形成，饮食应低盐低蛋白饮食，每日摄入食盐＜3g，蛋白质摄入量 0.8～1g/（kg·d），并注意维生素及微量元素补充。

【一般治疗】　一般治疗以卧床休息为主，同时对于胃肠道黏膜水肿者应进易消化、清淡、半流质饮食，每日限盐 2～3g。

（三）药物处方

【处方①】　呋塞米注射液 40mg，静脉滴注，每日 1 次；

根据水肿情况调整剂量。

螺内酯片 20mg，口服，每日 2 次；根据水肿情况调整剂量。

厄贝沙坦片 0.15g，口服，每日 1 次（其他 ACEI、ARB 类药物均可）。

阿托伐他汀钙片 20mg，口服，每晚 1 次。

醋酸泼尼松龙片 1mg/（kg·d）（最大剂量 60mg）。

环磷酰胺 0.1g，口服，每日 1 次；或 200mg，隔日 1 次，静脉滴注。

【处方②】 呋塞米注射液 40mg，静脉滴注，每日 1 次；根据水肿情况调整剂量。

螺内酯片 20mg，口服，每日 2 次；根据水肿情况调整剂量。

厄贝沙坦片 0.15g，口服，每日 1 次（其他 ACEI、ARB 类药物均可）。

阿托伐他汀钙片 20mg，口服，每晚 1 次。

醋酸泼尼松龙 0.5mg/（kg·d），口服。

环孢素 A 3～5mg/（kg·d），口服，分早晚两次服用（空腹口服）。

【处方③】 呋塞米注射液 40mg，静脉滴注，每日 1 次；根据水肿情况调整剂量。

螺内酯片 20mg，口服，每日 2 次；根据水肿情况调整剂量。

厄贝沙坦片 0.15g，口服，每日 1 次（其他 ACEI、ARB 类药物均可）。

阿托伐他汀钙片 20mg，口服，每晚 1 次。

醋酸泼尼松龙片 0.5mg/（kg·d），口服。

他克莫司胶囊 0.05～0.1mg/kg，分早晚两次空腹服用。

【处方④】 呋塞米注射液，40mg，静脉滴注；根据水肿情况调整剂量。

螺内酯片 20mg，口服，每日 2 次；根据水肿情况调整剂量。

厄贝沙坦片 0.15g，口服，每日 1 次（其他 ACEI、ARB 类药物均可）。

阿托伐他汀钙片 20mg，口服，每晚 1 次。

醋酸泼尼松龙片 1mg/（kg·d），口服。

吗替麦考酚酯 1.5～2g/d，分两次空腹服用。

【处方⑤】 呋塞米注射液，40mg，静脉滴注；每日 1 次。

螺内酯片 20mg，口服，每日 2 次。

厄贝沙坦片 0.15g，口服，每日 1 次（其他 ACEI、ARB 类药物均可）。

阿托伐他汀钙片 20mg，口服，每晚 1 次。

醋酸泼尼松龙 1mg/（kg·d），口服。

雷公藤多苷片 10～20mg，口服，每日 3 次。

（涂晓文 王欢）

十三、糖尿病肾病

（一）概述

糖尿病肾病（DN）指糖尿病代谢异常引起的肾小球硬化症。

（二）诊断与治疗

【诊断要点】

1. 糖尿病患者需定期检验肾小球滤过率、尿白蛋白，及早发现糖尿病肾损害。

2. 糖尿病视网膜病变与糖尿病肾病同为糖尿病的微血管并发症，二者常伴随出现，故糖尿病患者应定期行眼底检查。

【治疗原则】 糖尿病肾病的治疗主要包括早期干预各种危险因素及终末期肾病的肾脏替代治疗。

【一般治疗】

1. 饮食治疗：肾功能正常者，蛋白质入量为 0.8g/（kg·d）。已有大量蛋白尿、水肿、肾功能不全者，应予优质低蛋白饮食，蛋白质入量为 0.6g/（kg·d），可联合补充 α-酮酸制剂，剂量为 0.12g/（kg·d）。透析患者、儿童及孕妇，可适当放宽蛋白质摄入。此外，热卡摄入量应维持在 30～35kcal/（kg·d），肥胖的 2 型糖尿病患者热量摄入可比上述推荐量减少 250～500kcal/d，直至达到标准体重。

2. 控制血糖：中晚期 DN 患者建议停用所有口服降糖药，使用胰岛素控制血糖。肾功能不全时，因胰岛素降解减少，体内胰岛素易蓄积，需减少胰岛素用量。故肾功能不全患者应用胰岛素需密切监测血糖，及时调整剂量。血糖控制标准为空腹血糖 <6.1mmol/L，餐后 2 小时血糖 <8.0mmol/L，糖化血红蛋白 <7%。肾功能受损的患者及老年人，可适当放宽血糖控制标准，避免发生低血糖。

3. 肾脏替代治疗：DN 慢性肾衰竭患者进行肾脏替代治疗比非 DN 患者早，当血清肌酐 >530μmol/L 和（或）GFR <15～20ml/min 即应进入透析。可选择血液透析或腹膜透析，有条件的可选择肾移植。

（三）药物处方

○护肾、排毒、改善循环治疗

【处方】 金水宝片 1.68～3.36g，口服，每日 3 次；或百令胶囊 2g，口服，每日 3 次。

尿毒清颗粒 5g，口服，每日 3～4 次。

肾康 100ml，静脉滴注，每日 1 次。

注意事项

1. 若患者出现腹泻，停用或减量使用尿毒清。

2. 有出血倾向及高钾血症患者禁用肾康。

○减少尿（白）蛋白

【处方①】 厄贝沙坦 0.15g，口服，每日 1～2 次。

【处方②】 缬沙坦 80mg，口服，每日 1～2 次。

【处方③】 氯沙坦钾 0.1g，口服，每日 1 次。

○控制血压

【处方①】 苯磺酸氨氯地平 5～10mg，口服，每日 1 次。

【处方②】 硝苯地平控释片 30～60mg，口服，每日 1 次。

【处方③】 非洛地平缓释片 5～10mg，口服，每日 1 次。

【处方④】 拉西地平 4～8mg，口服，每日 1 次。

注意事项

1. 应将 DN 患者血压治疗控制达 130/80mmHg，能耐受者可降得更低，老年患者的降压目标值可酌情放宽达 140～150/80～90mmHg。

2. ACEI 或 ARB 为基石药物，联合利尿剂和（或）二氢吡啶钙通道阻滞剂，血压控制不满意时再加其他降压药。

〇利尿消肿治疗

【处方①】　呋塞米片 20mg，口服，每日 1～3 次。

【处方②】　螺内酯片 20mg，口服，每日 1～3 次。

【处方③】　托拉塞米片 10mg，口服，每日 1～2 次。

【处方④】　氢氯噻嗪片 25mg，口服，每日 1～3 次。

注意事项

1. 根据水肿情况调整药物剂量，监测血压。

2. 当血肌酐＞159.1μmol/L 时，氢氯噻嗪已失去利尿作用，不宜再用。

〇调血脂治疗

【处方①】　阿托伐他汀钙片 10～20mg，口服，每晚 1 次。

【处方②】　普伐他汀钠片 10～20mg，口服，每晚 1 次。

【处方③】　瑞舒伐他汀钙片 5mg，口服，每晚 1 次。

【处方④】　辛伐他汀片 5～20mg，口服，每晚 1 次。

【处方⑤】　非诺贝特片 0.1g，口服，每日 1～2 次。

注意事项

1. 降脂目标值：血清总胆固醇＜4.5mmol/L、低密度脂蛋白胆固醇＜2.5mmol/L、高密度脂蛋白胆固醇＞1.1mmol/L、三酰甘油＜1.5mmol/L。

2. 如以胆固醇增高为主，选用他汀类降脂药，以三酰甘油升高为主选择贝特类降脂药。

（涂晓文　李娟）

十四、急性肾损伤

（一）概述

急性肾损伤（AKI）是指由多种病因导致的肾功能急剧坏转，体内代谢产物潴留，水、电解质及酸碱平衡紊乱。AKI 常发生于急性肾小管坏死、急性间质性肾炎、某些肾小球疾病及肾血管病，也能发生于肾前性氮质血症、急性肾后梗阻性肾病。

（二）诊断与治疗

【诊断要点】

1. AKI 定义：①48 小时内血肌酐上升≥26.4μmol/l（≥0.3mg/dl）；②在 7 天内血肌酐上升达基础值的≥1.5 倍（即较基线升高≥50%）；③尿量减少至＜0.5ml/（kg·h），持续 6 小时。

2. AKI 分期：2012 年 KDIGO 标准依据血肌酐上升程度或尿量减少程度将 AKI 分为 3 期。

第 1 期：血肌酐增至基础值的 1.5～1.9 倍或升高≥26.4mmol/L；尿量减少至＜0.5ml/（kg·h），持续 6～12 小时。

第 2 期：血肌酐增至基础值的 2～2.9 倍；尿量减少至＜0.5ml/（kg·h），持续≥12 小时。

第 3 期：血肌酐增至基础值的 3 倍，或升高≥353.6μmol/L，或开始肾脏替代治疗，或 18 岁以下患者 eGFR＜30ml/（min·1.73m²）；尿量减少至＜0.3ml/（kg·h），持续≥24 小时，或无尿≥12 小时。

3. 根据病因及患病部位将 AKI 分为 3 类。

（1）肾前性 AKI（又称肾前性氮质血症）　肾组织无器质性损害，为肾脏有效灌注不足导致，特点如下。

①由于血容量减少（体液丢失和出血）、有效动脉血容量减少、肾内血流动力学改变等。

②尿量减少，但每日尿量＞400ml，尿钠＜20mmol/L，尿比重＞1.020，尿渗透压＞500mOsm/L。

③血肌酐及尿素氮增高，血肌酐：尿素氮常＞1:10。

④尿常规化验正常。

（2）肾后性 AKI

①由于尿路结石或血块、尿路肿瘤、前列腺肥大等原因导致尿路梗阻。

②突然出现无尿（每日尿量少于 100ml），部分患者早期可呈现无尿与多尿交替，然后才完全无尿，血肌酐迅速上升。

③影像学检查常见肾盂积水，伴输尿管上段扩张，有时可见膀胱尿潴留。

（3）肾性 AKI

①肾小球性 AKI：如急进性肾小球肾炎。

②肾小管性 AKI：如急性肾小管坏死。

③肾间质性 AKI：如急性间质性肾炎。

④肾血管性 AKI：如肾动脉栓塞血栓、血栓性微血管病肾损害。

【治疗原则】　尽快明确引起 AKI 的病因，及时去除病因，维持内环境稳定，营养支持，防治并发症及肾脏替代治疗。

【一般治疗】

1. 肾前性 AKI 改善肾脏有效血流量，肾后性 AKI 及时解除尿路梗阻，病因去除后，通常 AKI 都能恢复。病因难治者，AKI 无法恢复，转为慢性肾脏病。

2. 及时补液、降钾、纠酸、抗感染及对症治疗。

3. 血液透析治疗：透析指征：①少尿或无尿 2 日以上；②血肌酐＞442μmol/L、尿素氮＞21.4mmol/L；③血碳酸氢根（HCO₃⁻）＜15mmol/L 或血 pH＜7.25；④血清钾＞6.5mmol/L 或心电图有高钾血症表现；⑤有肺水肿先兆；⑥尿毒症症状，如呕吐、神志淡漠、烦躁或嗜睡。

（三）药物处方

【处方①】　百令胶囊 0.2g，口服，每日 3 次。

肾康注射液 100ml，静脉滴注，每日 1 次。

碳酸氢钠注射液 100～250ml，静脉滴注。

注意事项

1. 对于肾前性 AKI 患者，应积极给予补液治疗，每日补液量=前一日尿量+500ml。对于肾后性 AKI 患者，及时去除梗阻。

2. 肾康注射液在有出血倾向、高血钾危象者禁用。

3. 碳酸氢钠注射液据患者体内酸中毒情况调整用量，必要时可重复。

【处方②】 金水宝 1.68～3.36g，口服，每日 3 次。

丹红 40ml，静脉滴注，每日 1 次。

前列地尔 10μg，静脉壶入，每日 1 次。

注意事项

1. 有出血倾向者禁用丹红、前列地尔。

2. 严重心力衰竭（心功能不全）患者禁用前列地尔。

3. 有透析指征患者及时行血液透析治疗，争取赢得治疗时间。

（涂晓文 李娟）

十五、慢性肾衰竭

（一）概述

慢性肾衰竭（CRF）是肾脏结构不可逆地损害（如肾小球硬化、肾间质纤维化、肾小管萎缩等），肾脏排泄功能下降及内分泌功能严重受损，从而导致机体尿毒症毒素潴留、内环境平衡紊乱和多器官系统障碍，是各种慢性肾脏病（CKD）进展的最后结局，严重的将危及患者生命。

慢性肾脏病（CKD）是各种原因引起的肾脏结构和功能障碍≥3 个月，包括肾小球滤过率（GFR）正常和不正常的病理损伤、血液或尿液成分异常，及影像学检查异常；或不明原因的肾小球滤过率<60ml/min 超过 3 个月。

（二）诊断与治疗

【诊断要点】

1. 国际公认的慢性肾脏病分期依从美国肾脏基金会制定的指南分为 1～5 期。

第 1 期：GFR 正常或升高，即≥90ml/（min·1.73m^2）。

第 2 期：GFR 轻度下降，即 60～89ml/（min·1.73m^2）。

第 3a 期：GFR 轻到中度降低，即 GFR45～59ml/（min·1.73m^2）。

第 3b 期：GFR 中到重度下降，即 30～44ml/（min·1.73m^2）。

第 4 期：GFR 重度下降，即 15～29ml/（min·1.73m^2）。

第 5 期：肾衰竭，即 GFR<15ml/（min·1.73m^2）。

2. 感染、血容量不足、肾毒性药物或毒物、严重高血压、急性失代偿心力衰竭、尿路梗阻等因素均可导致慢性肾功能不全急性加重。

【治疗原则】 早期诊断、有效治疗原发疾病和去除导致肾功能恶化的因素。

【一般治疗】

1. 积极治疗原发病：如严格控制血压、血糖，肾小球肾炎的长期合理治疗等。

2. 营养治疗：①非糖尿病肾病的 CKD 第 1、2 期患者蛋白入量 0.8g/（kg·d）；从第 3 期起蛋白入量 0.6g/（kg·d），可联合复方α-酮酸制剂 0.12g/（kg·d）。②糖尿病肾病患者从出现蛋白尿起，蛋白入量 0.8g/（kg·d）；从肾小球滤过率下降起，蛋白入量 0.6g/（kg·d），可联合复方α-酮酸制剂 0.12g/（kg·d）。③未进入透析患者热卡摄入量需维持于 30～35kcal/（kg·d），肥胖的 2 型糖尿病患者每日的热量摄入可比上述减少 250～500kcal，直至达到标准体重。④维持性血液透析患者蛋白入量 1.2g/（kg·d），维持性腹膜透析患者蛋白入量 1.2～1.3g/（kg·d）；热卡推荐 35kcal/（kg·d），可联合补充复方α-酮酸制剂 0.075～0.12g/（kg·d）和各种维生素、叶酸、铁。

3. 使用胰岛素控制血糖，使糖尿病患者空腹血糖控制在 5.0～7.2mmol/L，睡前 6.1～8.3mmol/L，糖化血红蛋白<7%。

4. 肾替代治疗：包括血液透析、腹膜透析及肾移植。

（1）透析方式的选择 对于不能耐受血液透析、无法建立血管通路、有严重出血倾向者（尤其是颅内出血伴颅压增高）可首选腹膜透析，对于有腹部大手术病史、广泛肠粘连、腹腔感染、腹腔内巨大肿瘤、多囊肾、哮喘或肺气肿导致明显肺功能不全者首选血液透析。

（2）非糖尿病肾病的 CRF 患者进行透析治疗的指征为：①血肌酐>707μmol/L，尿素氮>28.6mmol/L，GFR<10ml/min；②血钾>6.5mmol/L；③血碳酸氢根（HCO$_3^-$）<15mmo/L；④明显水潴留，可能发生急性左心衰竭、肺水肿；⑤出现尿毒症心包炎、尿毒症脑病或消化道出血等严重并发症；⑥尿毒症症状严重。

糖尿病肾病患者进入透析治疗的时间应比非糖尿病肾病患者早，血清肌酐>530μmol/L 和（或）GFR15～20ml/min，即应开始透析。

（三）药物处方

○护肾、排毒、改善循环治疗

【处方】 金水宝 1.68～3.36g，口服，每日 3 次；或者，百令胶囊 2g，口服，每日 3 次。

尿毒清颗粒 5g，口服，每日 3～4 次。

肾康 100ml，静脉滴注，每日 1 次。

○控制高血压、减少尿蛋白排泄

【处方①】 厄贝沙坦片 0.15g，口服，每日 1～2 次。

【处方②】 缬沙坦片 80mg，口服，每日 1～2 次。

【处方③】 氯沙坦钾片 0.1g，口服，每日 1 次。

注意事项

1. 尽量达到 24 小时尿蛋白<0.5g/d。

2. 血压控制目标在 130/80mmHg，老年人及有脑供血不足患者血压可适当放宽。

3. 当血清肌酐>265μmol/L 时，慎用 ACEI 或 ARB 类药，且服药期间应密切监测血肌酐变化，如果血肌酐水平较基线升高>30%，应暂时停药。

○调血脂治疗

【处方①】 阿托伐他汀 10～20mg，口服，每晚 1 次。

【处方②】　普伐他汀 10~20mg，口服，每晚 1 次。

【处方③】　辛伐他汀 5~20mg，口服，每晚 1 次。

注意事项　使用他汀类药物要定期化验肝功能。

○降尿酸治疗

【处方①】　别嘌醇 0.1g，口服，每日 1 次。

【处方②】　非布司他 40mg，口服，每日 1 次。

【处方③】　苯溴马隆 50mg，口服，每日 1 次。

注意事项

1. 可碳酸氢钠碱化尿液。

2. 别嘌醇片和非布司他片抑制尿酸合成，苯溴马隆片促进尿酸排泄；当肾小球滤过率<30ml/min 或每日尿酸排出量>3.57mmol 和（或）已存在尿酸结石时，不宜使用苯溴马隆。

○低钙血症、高磷血症和肾性骨营养不良的治疗

【处方①】　碳酸钙 0.3g，口服，每日 3 次，餐中嚼碎服用。

【处方②】　醋酸钙 1.334mg，口服，每日 3 次，餐中嚼碎服用。

【处方③】　盐酸司维拉姆 0.8~1.6g，口服，每日 3 次，随餐服用。

【处方④】　碳酸镧 0.75~3g/d，餐中或餐后立即服用。

【处方⑤】　轻度甲状旁腺亢进症者，骨化三醇胶丸 0.25μg，口服，晚上睡前服用 1 次；甲状旁腺激素 300~500pg/ml，骨化三醇胶丸 1~2μg，口服，每周 2 次，晚上睡前服用；甲状旁腺激素 500~1000pg/ml，骨化三醇胶丸 2~4μg，每周 2 次，晚上睡前服用；甲状旁腺激素>1000pg/ml，骨化三醇胶丸 4~6μg，每周 2 次，晚上睡前服用。

注意事项

1. 对明显高磷血症 2.26mmol/L 或血清钙浓度升高者，

应暂停应用钙剂。盐酸司维拉姆、碳酸镧为新型不含钙的磷结合剂，可有效降低血磷水平而不增加血钙水平。

2. 服用骨化三醇前，需将血磷水平降至<1.48mmol/L，并调整血钙水平至<2.38mmol/L。

3. 使用骨化三醇治疗期间要定期复查甲状旁腺激素、血钙及血磷，根据它们的变化调整药物剂量，治疗期间谨防发生高钙血症。

○纠正酸中毒、降低血钾治疗

【处方】　碳酸氢钠 250ml，静脉滴注，必要时可重复使用。

葡萄糖注射液＋胰岛素（葡萄糖 4~6g＋普通胰岛素 1U），静脉滴注。

呋塞米 40~80mg，或托拉塞米 20~40mg，必要时可重复使用。

聚苯乙烯磺酸钙 10~20g，分次服用，据血钾水平调整用量。

10%葡萄糖酸钙 10~20ml，缓慢静脉注射。

注意事项

1. 避免食用含钾较高的食物，避免服 ACEI、ARB、螺内酯、氨苯蝶啶等易蓄钾药物及含钾药物（如中药汤剂）等。

2. 如上述降钾治疗效果差且血钾≥6.5mmol/L 时实行紧急透析治疗。

○肾性贫血的治疗

【处方①】　重组人促红素注射液，4000 IU，皮下注射，每周 1~3 次，根据患者血红蛋白水平调整用量。

【处方②】　蔗糖铁或右旋糖酐铁，100mg，静脉滴注，每周 2~3 次，累积量达 1000mg。

（涂晓文　李娟）

第五章　男科疾病

一、睾丸炎

急性非特异性睾丸炎

（一）概述

急性非特异性睾丸炎为细菌侵及睾丸所致，感染途径以逆行感染（由输精管或附睾侵入）为主，多发生于下尿路感染、前列腺炎、经尿道手术后以及长期留置导尿管的患者，引起附睾睾丸炎；也可经血行播散至睾丸，引起单纯的睾丸炎，但由于睾丸血运丰富，此种情况少见。常见致病菌为大肠埃希菌、变形杆菌、葡萄球菌、肠球菌及铜绿假单胞菌等。

临床表现如下。①病史：可有附睾炎史、尿道内器械应用史或手术史以及外伤史；②症状：多为单侧性，睾丸疼痛，向腹股沟区放射，伴有发热、寒战、恶心、呕吐等症状；③检查：阴囊皮肤红肿，睾丸、附睾肿大，触痛明显，多伴有鞘膜积液；④血中白细胞增多，血培养可能有细菌生长。

（二）诊断与治疗

【诊断要点】

1. 临床表现：突发阴囊和睾丸红、肿、热、痛，常伴有发热。体检发现阴囊红肿，睾丸有明显压痛。若形成脓肿，则触之有波动感。

2. 实验室检查：血常规有白细胞升高，血培养可能有致

病菌生长。

3. B 超检查：可见睾丸增大，血流丰富。

【治疗原则】

1. 有逆行感染因素，如长期留置尿管者，应尽可能去除致病因素。

2. 急性非特异性睾丸炎实际上多为附睾睾丸炎，治疗与急性附睾炎相同。抗生素应选广谱或对革兰阴性菌敏感的抗生素，如青霉素、庆大霉素及各种头孢菌素等。

3. 已形成睾丸脓肿者应切开引流，睾丸严重破坏时行睾丸切除。

【一般治疗】

1. 卧床休息。

2. 托起阴囊。

3. 早期冰袋冷敷可防止肿胀；晚期局部热敷可加速炎症吸收。

（三）药物处方

【处方①】　注射用头孢美唑钠，静脉滴注，每次 1g，每日 2 次。

注意事项

1. 对本品成分有过敏史的患者禁用。

2. 不得不使用时应先做头孢类药物的皮试，根据皮试结果慎用。

3. 近 1 周内有饮酒的禁用头孢类药物。

【处方②】　头孢克肟片，口服，每次 100mg，每日 2 次。

注意事项　同处方①。

急性腮腺炎性睾丸炎

（一）概述

急性腮腺炎性睾丸炎是由腮腺炎病毒经血行进入睾丸引起，病程一般 7～10 天。多见于青春期后期的男性，在腮腺炎患者中有 12%～20% 并发睾丸炎。在炎症过程中，附睾可同样受累，发病达 85%，并可在睾丸炎前发生。

临床表现：①症状：一般在腮腺炎发病后 3～4 天出现，发病快，阴囊内疼痛，并出现红斑和水肿。可伴有高热、恶心、呕吐等全身症状。无排尿症状。②体征：有腮腺炎或其他感染病灶，一侧或双侧阴囊红肿，睾丸肿大，并有高度压痛，触诊可将睾丸与附睾区分，睾丸质地柔韧，精索、附睾均有触痛。如伴有鞘膜积液时透光试验阳性。③化验：血白细胞增高，尿常规多为阴性。急性期可在尿液内发现致病病毒。

（二）诊断与治疗

【诊断要点】　临床表现常有急性流行性腮腺炎病史。主要表现为阴囊肿痛，伴畏寒、发热、恶心、呕吐等全身症状；体检发现阴囊红肿，一侧或双侧睾丸肿大，有明显触痛。能区分睾丸和附睾，2 个月后睾丸萎缩；当时腮腺肿痛，可见腮腺管口红肿等改变。

【治疗原则】　抗菌药物对腮腺炎引起的睾丸炎无治疗意义，以对症治疗为主。

【一般治疗】

1. 卧床休息，局部冷敷可减轻疼痛，抬高睾丸可减少不适。可适当使用止痛药物，并及时退热。

2. 应多吃新鲜蔬菜与瓜果，增加维生素 C 等成分摄入，以提高身体抗病能力。

3. 免吃辛辣刺激食物、吸烟、饮酒、久站久坐、过度性生活、频繁自慰等。

4. 为了缓解疼痛，减轻睾丸肿胀，可行 1% 利多卡因 20ml 低位精索封闭，亦可起到改善睾丸血流、保护生精功能的作用。

5. 肾上腺皮质激素的使用对恢复期患者有明确疗效。

6. 干扰素除对急性腮腺炎性睾丸炎有较好疗效外，还对防止睾丸萎缩有明显效果。

（三）药物处方

【处方①】　重组人干扰素α-2b 注射液，肌内注射，每次 300 万 U，每日 1 次。

注意事项

1. 注射后有感冒样症状，如头痛、发热者可能为药物反应，高热者可服用退热剂。

2. 一旦出现皮疹等过敏反应应立即停药。

3. 运动员慎用。

4. 疗程一般可用 4 周或根据病情需要适当增减。

【处方②】　重组人干扰素α2b 注射液，肌内注射，每次 500 万 U，隔日 1 次。

注意事项　同处方①。

【处方③】　醋酸泼尼松片，口服，每次 10mg，每日 1 次。

注意事项

1. 结核病、真菌感染或急性细菌感染者应用时，应给予适当的抗感染治疗，并谨慎使用。

2. 疗程一般 2 周左右。长期服用后，停药时应逐渐减量。

（叶学荣　刘德忠）

二、附睾炎

（一）概述

附睾炎是阴囊内常见的感染性疾病，多见于中青年，常由于泌尿系感染和前列腺炎、精囊炎扩散所致。感染多从输精管逆行传播，血行感染少见，致病菌以大肠埃希菌和葡萄球菌多见。感染由尾部向头部扩散，附睾肿胀变硬。

附睾炎可分为急性和慢性两类。①急性附睾炎主要表现为发病突然，全身症状较为明显，可有畏寒、高热。患侧的阴囊明显肿胀，阴囊皮肤发红、发热、疼痛，并沿着精索、下腹部以及会阴部放射。附睾睾丸及精索均有增大或增粗，肿大以附睾头、尾部为甚。有时附睾、睾丸界限不清，下坠时疼痛加重。部分患者可有膀胱炎症状。急性症状可于 1 周后逐渐消退。②慢性附睾炎主要表现为患侧阴囊有轻度不适或坠胀痛，疼痛常牵扯到下腹部及同侧腹股沟，有时可合并继发性鞘膜积液。附睾局限性增厚及肿大，与睾丸的界限清楚，精索、输精管可增粗，前列腺质地偏硬。部分患者系因急性期未能彻底治愈而转为慢性，但多数患者并无明确的急性期。

（二）诊断与治疗

【诊断要点】

1. 症状：为附睾炎典型的临床表现。

2. 查体：阴囊增大，皮肤红肿，发病早期可触及明显肿大的附睾，触痛明显，并可与睾丸分开。数小时后附睾与睾丸融合为一个肿块，不易区分。精索增厚，腹股沟及下腹部可有压痛。直肠指诊可以发现急性或慢性前列腺炎的体征，不宜做前列腺按摩，以免加重附睾炎。

3. 化验：血白细胞增多。中段尿培养及药敏试验对于致病菌的诊断及治疗有着重要作用。

4. 超声：可显示附睾与睾丸肿胀及炎症的范围。

5. 磁共振检查：附睾炎呈弥漫性或局灶性，其 T_2 加权象上附睾信号可与睾丸信号相同或高于后者。

【治疗原则】

1. 急性期托起阴囊，局部冷敷，可减轻疼痛，适当休息。

2. 根据细菌培养及药敏试验应用抗生素。

3. 根据情况应用止痛药物。

4. 脓肿形成时应切开引流。

5. 对因留置导尿管而引起的急性附睾炎应尽可能拔除导尿管，以利感染消退。

6. 绝大多数患者经药物治疗后炎症消失，无须手术。极少数形成脓肿或炎症不能控制，可行附睾睾丸切除术。

【一般治疗】

1. 卧床休息，同时托起阴囊以减轻症状，完全消肿常需3～4周以上。

2. 避免性生活和体力劳动。

3. 早期可冷敷，防止肿胀；晚期可热敷，加速炎症消散。

（三）药物处方

【处方】 左氧氟沙星氯化钠注射液 0.5g，静脉滴注，每日 1 次。

注意事项

1. 缓慢滴注，滴注时间不少于 60 分钟。

2. 肌酐清除率≥50ml/min 时不需调整用量；肌酐清除率＜50ml/min 时，需调整用量。

（叶学荣）

三、龟头炎

（一）概述

龟头炎即阴茎头炎，指龟头部由外伤、刺激或感染等因素引起的炎症。由于龟头炎往往与包皮内板的炎症同时存在，因此通常将龟头炎和包皮炎合称为包皮龟头炎。包皮龟头炎以局部红肿、糜烂和溃疡形成为主要临床表现，可逆行感染泌尿系统，引起膀胱炎、肾盂肾炎等；此外，若炎症长期未能治愈，可直接影响性生活，从而导致阳痿、早泄等现象；如炎症出现包皮口粘连或波及尿道口发生反复尿道口炎症，可引起尿道口狭窄出现排尿困难。

包皮龟头炎与多种因素有关，可分为感染性因素和非感染性因素。正常情况下包皮囊内可寄生大量的细菌、酵母菌和梭形螺旋体，而在局部或全身抵抗力减弱时，这些微生物可成为致病病原体，其以细菌引起为主，如大肠埃希菌、葡萄球菌、链球菌，其次是念珠菌、滴虫、支原体、衣原体、淋病双球菌等。非感染因素有尿液、碱性物质（如清洁剂）和外来物质（如避孕套）的刺激；摩擦和创伤；包皮过长又清洁不够导致包皮垢堆积等都可造成对龟头包皮黏膜的损害，加重各种病原菌的感染。有些情况可能与过敏或自身免疫病有关。

（二）诊断与治疗

【诊断要点】 主要依据临床表现，结合病原学和病理检查，如：念珠菌感染引起者，病变部位取材直接镜检和培养可找到念珠菌；阿米巴原虫引起者，取分泌物做涂片检查，可找到阿米巴原虫；浆细胞性龟头炎病理改变具有诊断价值。

【治疗原则】 各类型包皮龟头炎的病情颇具相似之处，治疗上也多有相通之处，和许多疾病一样，预防很重要。

1. 保持局部的清洁，避免各种刺激，每日清洗龟头和包皮。

2. 避免不洁性交，治疗期间暂停性生活，如为滴虫或念珠菌性龟头炎，应夫妻同时治疗。

3. 急性期避免使用皮质激素类药物，以免加重感染。包皮水肿严重者，切勿强行上翻包皮。

4. 包皮内板和龟头有溃疡或糜烂时要及时换药，每日换药 2 次。

5. 局部治疗为主，一般不需全身用药。

【一般治疗】

1. 搞好生殖器部位的卫生，每日要用清水洗净包皮及龟头，及时清除包皮腔内污垢，性生活前后更要及时清洗，严防感染和互相传染。洗涤液可选用清水、肥皂水或者刺激性弱的护理液或中药洗液。

2. 夫妇一方有性器官疾病的要暂停性生活，直到治愈。如果其中一方患有滴虫性或念珠菌性感染，则需要性伴告知，夫妻同时治疗。

3. 对于存在包皮过长反复发病者，尤其是患有包茎者，建议适时行包皮环切术。

4. 少吃辛辣刺激性食物，忌烟酒。

（三）药物处方

【处方①】 1:8000 高锰酸钾液或 1%乳酸依沙吖啶溶液，泡洗患处，每次 100ml，每次 5 分钟，每日 2 次。

注意事项 对于急性浅表性龟头炎、糜烂性包皮龟头炎、环状溃疡性包皮龟头炎和滴虫性包皮龟头炎出现糜烂渗出或有脓性分泌物者可选用，继之可再外敷适量红霉素软膏等。

【处方②】 2%碳酸氢钠溶液，泡洗患处，每次 100ml，每次 5 分钟，每日 2 次。

注意事项 适用于念珠菌性龟头炎，继之可再外用适量克霉唑乳膏或酮康唑乳膏等。感染严重者，可服用氟康唑、酮康唑或伊曲康唑。

【处方③】 糖皮质激素软膏，适量外涂，每日 1～2 次。

注意事项 适用于干燥性闭塞性包皮龟头炎，龟头干燥而有脱屑者。

【处方④】 0.5%～1%乳酸溶液或 0.5%醋酸溶液，冲洗龟头，每次 100ml，每日 2 次。

注意事项 适用于滴虫感染者用，冲洗后再敷以消炎软膏。滴虫感染严重者可服用甲硝唑或替硝唑。

【处方⑤】 去氢依米丁注射液，皮下注射，每次 60mg，每日 1 次，连用 10 日。

注意事项 适用于阿米巴性包皮龟头炎。

【处方⑥】 醋酸曲安奈德乳膏，适量外用，每日 2 次。

注意事项

1. 中效、不含氟的激素类药膏间断给药对浆细胞性龟头炎有较好疗效。不宜长期使用。细菌性、真菌性及病毒性皮肤病忌用。

2. 普通感染较重者或体虚免疫力低下者，可服用常用的抗生素，如喹诺酮类、头孢类抗生素或磷霉素等；伴有其他特殊感染，如衣原体、支原体感染者，可服用红霉素或阿奇霉素等治疗。疗程 1～2 周。

（刘德忠）

四、前列腺炎

（一）病情概要

前列腺炎是指由多种复杂原因引起的，以尿道刺激症状和慢性盆腔疼痛为主要临床表现的前列腺疾病。前列腺炎是泌尿外科的常见病，在泌尿外科 50 岁以下男性患者中占首位。尽管前列腺炎的发病率很高，但其病因仍不是很清楚，尤其是非细菌性前列腺炎，因此其治疗以改善症状为主。

（二）诊断与治疗

【诊断要点】 根据患者的病史、症状、直肠指诊、前列腺液检查及四杯试验等检查结果，可作出诊断。由于前列腺炎往往继发于体内的其他感染灶，如尿路感染、精囊炎，附睾炎及直肠附近的炎症，因此诊断前列腺炎时，必须对泌尿生殖系统及直肠进行全面检查。

1. 直肠指诊。

2. 前列腺液（EPS）常规检查：正常前列腺液沉渣中白细胞的含量在高倍显微镜的每个视野应低于 10 个。如果前列腺液的白细胞数量>10 个/视野，就高度可疑为前列腺炎，特别是前列腺液中发现含有脂肪的巨噬细胞，基本可确诊前列腺炎。但是有些慢性细菌性前列腺液患者的前列腺液中白

细胞数量可能<10 个/视野，另有部分正常男性其前列腺液中白细胞数量>10 个/视野，因此，前列腺液中白细胞的检查只是前列腺液细菌学检查的辅助方法。

3. 尿常规分析及尿沉渣检查：可用于判断是否存在尿路感染，是诊断前列腺炎的辅助方法。

4. 细菌学检查：常用两杯法或四杯法。这些方法尤其适用于在抗生素治疗之前。具体方法：收集尿液以前嘱患者多饮水，包皮过长者应将包皮上翻。清洗阴茎头、尿道口后，患者排尿并收集前段尿液 10ml；继续排尿约 200ml 后收集中段尿 10ml；然后停止排尿，做前列腺按摩并收集前列腺液；最后再次收集尿液 10ml。将各标本分别做镜检和培养，通过以上标本细菌菌落数量的比较，可鉴别是否有前列腺炎或尿道炎。

5. 其他检查：前列腺炎患者可能出现精液质量异常，如白细胞增多、精液不液化、血精和精子活力下降等改变。

（1）B 超检查　可以发现前列腺回声不均、前列腺结石或钙化、前列腺周围静脉丛扩张等表现。

（2）尿流率检查　可以大致了解患者排尿状况，有助于前列腺炎与排尿障碍相关疾病进行鉴别。

【治疗原则】 首先要进行临床评估，确定疾病类型，针对病因选择治疗方法。对疾病的错误理解、不必要的焦虑以及过度节欲会使症状加重，因此应解除患者思想顾虑。前列腺炎可能是一种症状轻微或全无症状的疾病，也可能是一种可自行缓解的自限性疾病，也可能是一种症状复杂，导致尿路感染、性功能障碍、不育等的疾病，对患者的治疗既要避免向患者过分渲染本病的危害性，也要避免对本病治疗采取简单、消极、盲目偏重抗生素治疗的态度，应采用个体化的综合治疗。

【一般治疗】

1. 抗菌治疗：前列腺液培养发现致病病原体是选择抗菌药物治疗的依据。非细菌性前列腺炎患者若有细菌感染征象，经一般疗法治疗无效，亦可适当采用抗菌药物治疗。抗菌药物的选择需注意前列腺腺泡与微循环间存在由类脂膜构成的前列腺-血屏障，该屏障妨碍水溶性抗生素通过，大大降低治疗效果。当有前列腺结石存在时，结石可成为细菌的庇护体。上述诸因素构成了慢性细菌性前列腺炎治疗上的困难，需要较长的疗程，且容易复发。

2. 消炎止痛治疗：非甾体类抗炎药可改善症状，一般使用吲哚美辛内服或栓剂，中药使用消炎、清热、解毒、软坚药物亦收到一定效果。别嘌醇能降低全身及前列腺液中的尿酸浓度，理论上可作为自由基清除剂，还可清除活性氧成分，减轻炎症，缓解疼痛。不失为可选用的辅助治疗方法。

3. 物理治疗：前列腺按摩可排空前列腺管内浓缩的分泌物以及引流腺体梗阻区域的感染灶，因此对顽固病例可在使用抗生素的同时每 3～7 天做前列腺按摩。多种物理因子被用作前列腺理疗，如微波、射频、超短波、中波和热水坐浴，对松弛前列腺、后尿道平滑肌及盆底肌肉，加强抗菌疗效和

缓解疼痛症状有一定好处。

4. M 受体拮抗剂：对伴有膀胱功能过度活动症表现，如尿急、尿频、夜尿增多但无尿路梗阻的前列腺炎患者，可以使用 M 受体拮抗剂治疗，如酒石酸托特罗定片口服。

5. α 受体拮抗剂：前列腺痛、细菌性或非细菌性前列腺炎患者的前列腺、膀胱颈及尿道平滑肌张力都增加，排尿时后尿道内压增高致尿液反流入前列腺管，是引起前列腺痛、前列腺结石及细菌性前列腺炎的重要原因，应用 α 受体拮抗剂有效地改善前列腺痛及排尿症状，有助于防止尿液的前列腺内反流，对防止感染复发有重要意义。可根据患者的情况选择不同的 α 受体拮抗剂，主要有多沙唑嗪、坦索罗辛和特拉唑嗪等。

6. 前列腺按摩及热疗：前列腺按摩是传统的治疗方法之一，研究显示适当的前列腺按摩可促进前列腺管排空，增加局部药物浓度，进而缓解慢性前列腺炎的临床症状，建议患者规律性生活也基于此理。热疗主要利用多种物理手段所产生的热效应，增加前列腺组织血液循环，加速新陈代谢，有利于消除组织水肿、缓解盆底肌肉痉挛等。

7. 其他治疗：包括生物反馈治疗、经会阴体外冲击波治疗、前列腺手术切除治疗、心理治疗、中医中药治疗等。

（三）药物处方

【处方①】 左氧氟沙星片，口服，每次 0.5g，每日 1 次。

【处方②】 盐酸坦索罗辛胶囊，口服，每次 0.2mg，每晚一次。

【处方③】 甲磺酸多沙唑嗪控释片，4mg，口服，每晚 1 次。

【处方④】 酒石酸托特罗定片，2mg，口服，每日 2 次。

注意事项 本药为用以缓解前列腺炎并发的尿频、尿急的 M 受体拮抗剂，可引起口干、眼干、胀气、便秘等抗胆碱能作用的副反应。因可能会引起视物模糊，用药期间驾驶车辆、开动机器和进行危险作业者应当注意。

（刘德忠）

五、阴茎异常勃起

（一）概述

阴茎异常勃起是一种较少见的病理性勃起状态，可以发生于任何年龄段。由于缺血性阴茎异常勃起可引起严重后果，包括勃起功能障碍（ED）、阴茎海绵体纤维化和阴茎畸形等，成为泌尿外科的急症之一。

阴茎异常勃起是与性无关，突发持久性阴茎勃起，增粗变硬，可伴有阴茎疼痛，勃起时间可为 4 小时以上、数天或数周，对患者心理和（或）生理有不良影响的勃起。可分为缺血性（低流量型、静脉型）和非缺血型（高流量型、动脉型），其中以缺血型阴茎异常勃起较常见。

（二）诊断与治疗

【诊断要点】 阴茎异常勃起的诊断应根据患者的主诉、病史、体检及辅助检查结果进行综合评估，关键在于尽早判断是否存在阴茎海绵体缺血性表现，因为缺血性阴茎异常勃起需要尽早处理。

阴茎异常勃起的主要症状为非性刺激下持续 4 小时以上的疼痛或无明显疼痛的阴茎勃起，通过问诊和体检基本可以明确诊断。

1. 病史及体检：阴茎异常勃起的病史采集至关重要，详询病史有助于寻找可能的病因，并在局部对症治疗的同时积极处理原发病。病史应包括阴茎持续勃起的诱因及病因、勃起持续时间及变化情况、阴茎疼痛性质及程度、是否有异常勃起病史和治疗方式、患者自身基础勃起功能、针对勃起的治疗（包括食物及药物治疗）、药物（与勃起相关的药物，如抗高血压、抗凝、抗抑郁药、PDE5I、藻酸双酯钠以及海绵体注射血管活性药物等）及毒品应用史、长期肠外高营养史、神经系统病史（癫痫、脑动脉瘤、椎间盘突出、损伤性截瘫等）、镰状细胞贫血病史、血红蛋白异常病史、是否高凝状态、盆腔肿瘤史及骨盆、生殖器或会阴部外伤（特别是会阴部骑跨伤史）。

体格检查：包括全身系统性检查和局部查体，以局部查体为主。①阴茎检查：阴茎硬度、温度、触痛程度和颜色变化等是阴茎异常勃起的重要体征。低血流量型阴茎异常勃起患者的阴茎海绵体硬度明显高于高流量型，且阴茎皮肤的温度较低，颜色黯紫。②腹部、会阴部和肛诊检查：偶可发现这些部位的创伤或恶性肿瘤的证据。

2. 辅助检查

（1）海绵体血气分析 阴茎海绵体内血液的血气分析是目前最可靠的区分低流量型和高流量型阴茎异常勃起的诊断方法，应尽早检查。低流量型阴茎异常勃起患者阴茎海绵体内血气分析的典型表现为 PO_2 低于 30mmHg，PCO_2 高于 60mmHg，pH 小于 7.25；而高流量型血气分析结果与正常动脉血相似，PO_2 高于 90mmHg，PCO_2 低于 40mmHg，pH 等于 7.4。

（2）血常规 白细胞计数、分类和血小板计数检查可发现血液病患者，同时帮助判断是否存在急性感染。镰状细胞贫血患者的网织红细胞计数升高。

（3）凝血功能分析 对于血液凝滞度判断有鉴别意义。

（4）海绵体彩超 低流量型阴茎异常勃起患者的海绵体动脉和海绵窦血流很少或没有。而高流量型阴茎异常勃起患者的海绵体动脉和海绵窦有正常或高流速的血流，有时可显示海绵体动脉周围高速的动脉血湍流和动脉–海绵体瘘。

3. 特殊检查：包括阴部内动脉造影、血液黏稠度、睡眠监测、阴茎夜间勃起功能测定、尿路及盆腔 B 超、MRI、CT 等影像学检查，对于阴茎异常勃起诊断有辅助意义。

【治疗原则】 尽量避免影响体循环、保护海绵体组织、挽救阴茎勃起功能。一般推荐采取阶梯式的治疗方法，即从简单无创到有创。在采用有创治疗前，建议检测凝血功能。

【一般治疗】

1. 低流量型阴茎异常勃起的治疗

（1）病因治疗　对有基础疾病，如镰状细胞贫血或其他血液系统疾病患者，应在阴茎海绵体局部治疗的同时或稍后进行基础疾病处理。

（2）一般治疗　镇静、镇痛和阴茎局部冷敷等对症治疗，能使少部分患者的病情得到缓解。

（3）阴茎海绵体注射药物治疗　适用于异常勃起时间小于 12 小时。海绵体注射拟交感神经药物，能明显提高低血流量型阴茎异常勃起的缓解率。常用的拟交感神经药物有去氧肾上腺素、间羟胺和肾上腺素等。

（4）阴茎海绵体穿刺、减压治疗　适用于异常勃起时间小于 24 小时。海绵体缺氧时，建议先减压，这样可使新鲜血液及时灌入，必要时再用缩血管药物。海绵体减压处理时，需要对减压穿刺针进行选择，穿刺针并非越粗越好，9 号针即可满足要求，并可减少阴茎皮下血肿及瘀斑的发生。穿刺后按摩海绵体，引流积血，无须抽吸或灌注。上述处理后建议针孔局部指压与包扎，以减少瘀斑及血肿的发生。

2. 高流量型阴茎异常勃起的治疗

（1）保守治疗　部分高流量型阴茎异常勃起可自行缓解。保守治疗包括阴茎局部冰敷、加压包扎和特定位置的压迫等。

（2）选择性动脉栓塞　对于持续性不能缓解的高流量型阴茎异常勃起患者推荐应用高选择性动脉栓塞术。高选择性血管造影及栓塞术是目前诊断和治疗高流量型阴茎异常勃起较为常用、效果明确、安全迅速、预后良好的方法。在动脉栓塞治疗中，应用可吸收性材料（如明胶海绵），可降低 ED 和其他并发症的风险。

3. 阴茎异常勃起治疗成功的标志：①阴茎变软（由于海绵体组织水肿等因素，完全变软难度大）；②疼痛缓解；③血流恢复（海绵体血流较治疗前加速）；④酸中毒纠正（最关键，使海绵体血液的 pH 达到或接近正常）。在高流量型阴茎异常勃起的治疗中，治疗成功的标志需满足前两项，而在低流量型阴茎异常勃起的治疗中，必须满足 4 项方视为阴茎异常勃起治疗成功。

（三）药物处方

【处方①】　盐酸去氧肾上腺素注射液　1～2mg，必要时海绵体注射。

【处方②】　重酒石酸间羟胺注射液　1～2mg，必要时海绵体注射。

注意事项

1. 注射后轻柔按摩阴茎海绵体，助其收缩。

2. 对早期阴茎异常勃起有效，和阴茎海绵体减压同时应用效果更好。

3. 阴茎海绵体注射药物可重复进行，间隔时间为 5～10 分钟，一般总剂量不超过 10mg。

4. 如注射 1 小时后，阴茎异常勃起仍无缓解，则治疗失败。

5. 治疗期间必须对患者进行密切观察，血压升高、头痛和心律失常是其主要不良反应。对心血管风险较高的患者应慎用。

（刘德忠）

六、阳痿

（一）概述

阳痿是一个古老的中医学传统概念，指因命门火衰、肝肾亏虚、或因惊恐、抑郁、气血瘀滞等所致，以临房时阴茎痿软不举、举而不坚或坚而不久、不能完成性交为主要表现。现代医学名为阴茎勃起功能障碍（ED），定义为阴茎持续不能达到或维持足够的勃起以完成满意的性生活，病程在 3 个月以上。

阳痿的病因主要有：①精神心理因素；②内分泌性因素；③代谢性病因；④血管性病因；⑤神经性病因；⑥药物性病因；⑦阴茎解剖或结构异常，如小阴茎、阴茎弯曲等；⑧混合型病因。

（二）诊断与治疗

【诊断要点】

1. 病史：详细的病史分析基本上可以鉴别功能性和器质性阳痿。病史应包括下列内容：阳痿发病情况，系逐渐发展抑或突然发生，间断抑或持续发作；夜间阴茎勃起情况，有无受过重大精神打击，婚姻情况应了解与配偶的感情，生育情况和求医的目的；还应询问用过何种药物，有无外伤史，有无糖尿病或其他慢性疾患，有无手淫习惯和吸烟或酗酒嗜好，有无前列腺摘除术，绝育手术或下腹部手术史，有无慢性前列腺炎或精囊炎等。

2. 体格检查：全身范围体格检查应突出乳房、神经系统、睾丸及外生殖器方面的检查，如阴茎的大小和形态，有无包茎，有无硬结或阴茎弯曲；尿流动力学检查包括测定膀胱残余尿和膀胱测压；如拟作阴茎假体治疗，先要排除前列腺增生或其他尿路梗阻性疾患。

3. 辅助检查

（1）激素测定　激素测定包括血浆睾酮、黄体生成素、促卵泡生成素和催乳素。如果血浆睾酮低于正常，则要做垂体功能检查，进一步弄清病因；如血浆睾酮高于正常，可能有隐匿性甲状腺功能亢进症。必要时检测甲状腺功能。

（2）夜间阴茎勃起测定（NPT）　男性在夜间睡眠之眼睛快速运动期中有勃起现象，在儿童及青年特别显著，每夜可有 3～6 次，每次可持续 15 分钟以上，以后随着年龄增加，总的勃起时间逐渐减少，虽到老年仍有此现象。利用这个自然生理现象做阴茎夜间勃起测定，基本上可对功能性或器质性阳痿做出鉴别诊断，也是临床上鉴别心理性和器质性阳痿的重要方法。一般而言，血管或神经系统疾患引起的阳痿没有夜间勃起或勃起不足。

（3）阴茎海绵体注射血管活性药物试验（ICI）　主要用于鉴别血管性、心理性和神经性阳痿。注射药物的剂量常因人而异，一般为前列腺素 E_1 10～20μg 或罂粟碱 15～60mg（或加酚妥拉明 1～2mg）。注药后 10 分钟之内测量阴茎长度、周径及勃起阴茎硬度。勃起硬度≥Ⅲ级，持续 30 分钟以上为阳性勃起反应；若勃起硬度≤Ⅱ级，提示有血管病变；硬度Ⅱ～Ⅲ级为可疑。注药 15 分钟后阴茎缓慢勃起，常表明阴茎动脉供血不全；若注药后勃起较快，但迅速疲软，提示阴茎静脉闭塞功能障碍。由于精神心理、试验环境和药物剂量均可影响试验结果，故勃起不佳也不能肯定有血管病变，需进行进一步检查。

注药后阴茎勃起超过 1 小时患者应及时到医院就诊，避免因异常勃起给患者造成阴茎损伤。

（4）阴茎彩色多普勒超声检查（CDDU）　是目前用于诊断血管性阳痿最有价值的方法之一。评价阴茎内血管功能的常用参数有：海绵体动脉直径、收缩期峰值流速（PSV），舒张末期流速（EDV）和阻力指数（RI）。目前该方法还没有统一的正常值。一般认为，注射血管活性药物后阴茎海绵体动脉直径＞0.7mm 或增大 75%以上，PSV≥30cm/s，EDV＜5cm/s，RI＞0.8 为正常；PSV＜30cm/s，提示动脉供血不足；EDV＞5cm/s，RI＜0.8，提示阴茎静脉闭塞功能不全。

（5）神经诱发电位检查　包括多种检查，如阴茎感觉阈值测定、球海绵体反射潜伏时间、阴茎海绵体肌电图、躯体感觉诱发电位及括约肌肌电图等。目前应用较多的检查为球海绵体反射潜伏时间（BCR），主要用于神经性阳痿的间接诊断和鉴别诊断。

【治疗原则】治疗阳痿前应明确其基础疾病、诱发因素、危险因素及潜在的病因，应对患者进行全面的医学检查后确定适当的治疗方案。尤其应该区分出心理性阳痿、药物因素或者不良生活方式引起的阳痿，以上原因引起的阳痿有可能通过心理辅导或去除相关因素使之得到改善。器质性阳痿或混合型阳痿通常需要借助药物等治疗方法。治疗应该基于患者及其伴侣的预期值、性生活满意度、总体健康满意度等要求。告知可选的治疗方法，有效性和风险以及是否有创伤性，对治疗的经济性也应该适当考虑。由于阳痿的影响因素多，治疗方法的选择也应该同时考虑患者的经历、社会背景、家庭状况等社会因素，对不同患者制订个体化的方案会有更好的治疗效果。建议患者改变不良生活方式应在治疗阳痿前或同时进行，特别是有心血管病或代谢性疾病（如糖尿病、高血压等）的患者。

【一般治疗】

1. 生活方式调整：生活方式的调整应该是阳痿治疗的首要事项。增加体育运动，合理营养，控制体重，合理补充 ω-3 脂肪酸、抗氧化物、钙等可以改善血管功能和勃起功能，并且可以使患者对磷酸二酯酶 Ⅴ 型抑制剂（PDE5I）的治疗产生更好的反应。研究发现，地中海饮食（以水果、蔬菜、坚果、五谷杂粮、鱼为主，少量红肉和精细谷物）可以用来减少患心脏病的风险，而心血管疾病和阳痿有着共同的病理基础。

2. 心理疏导：与正常人相比，阳痿患者更容易出现幸福感降低、自信心和自尊心下降等心理问题。患者教育或咨询就可能使其恢复良好的性功能。如果患者有明显的心理问题，怀疑有抑郁障碍或其他精神疾病时应该安抚患者并建议患者到精神科咨询。对新婚或刚经历性生活的患者的咨询往往可以获得很好的结果。当然，部分这样的患者通过一段时间的 PDE5I 辅助治疗可能会更好。老年患者往往有很多复杂因素，年龄、伴发疾病、用药、伴侣关系、身体状况、性生活预期、心理社会因素等，需要多个科室协同诊断和治疗。

3. 阴茎勃起功能障碍的血管手术治疗

（1）阴茎静脉漏的手术治疗

手术适应证：①单纯静脉漏，海绵体平滑肌及白膜结构及功能正常；②阴茎海绵体动脉供血正常。

常用手术术式：①阴茎背浅静脉结扎术；②阴茎背深静脉结扎术及阴茎背深静脉白膜下包埋术；③阴茎脚静脉结扎术；④阴茎脚白膜折叠+静脉结扎术；⑤阴茎背深静脉动脉化术；⑥阴茎海绵体静脉动脉化术；⑦尿道海绵体松解术。

（2）动脉性 ED 的手术治疗——阴茎动脉重建手术

血管性 ED 的手术治疗已经有 30 多年的历史，手术方式多种多样，但是由于选择标准、疗效评价并未统一，其效果尚存争议，而显微外科技术的应用也未实现标准化，仅作为可选择的方法之一。

（三）药物处方

【处方①】　枸橼酸西地那非片，口服，性交前 1～2 小时服用 100mg，空腹服用。首次服用效果好的话，再次服用时可减量到 50mg 甚至更少。

注意事项

1. 注意要空腹服用，更要避免饮酒。也可在饭后 2 小时后服用。

2. 冠心病患者服用硝酸酯类药物（如硝酸甘油、单硝酸异山梨酯、硝酸异山梨酯等）者禁用。

3. 首次服用效果好的话，再次服用时可减量到 50mg 甚至更少。可个性化用药，根据患者服药效果，找到最合适的剂量。如果 100mg 效果不理想，也不建议加量。

【处方②】他达拉非片，口服，性交前 30 分钟服用 10mg，不受进食影响。如果 10mg 效果不显著，可以服用 20mg。

注意事项

1. 本品药效可达 36 小时，故 2 天服用一片，最大服药频率是每日 1 次。

2. 如果首次服用 10mg 效果不显著，下次可以服用 20mg。推荐最大剂量为 20mg。

【处方③】　十一酸睾酮软胶囊，口服，每次 40～80mg，每日 2 次。

注意事项

1. 适用于性腺功能减退的患者。使用前要检查患者血睾酮水平。

2. 对于性腺功能减退的患者，可以增强性欲、改善勃起，对枸橼酸西地那非或他达拉非有增效作用，可以联用。

3. 在补充睾酮之前，应常规检查肝功能、PSA 水平、直肠指诊，排除前列腺癌。并要定期复查肝功能、血睾酮值及前列腺癌指标。

4. 对于睾酮水平正常的 ED 患者，不推荐采用睾酮补充治疗。

5. 建议于早晚餐进食时同时服用，适当的油脂有助于药物吸收。

6. 疗程建议至少 4 周。根据个体反应及检测结果调整用药量，可以减少到每次服用 40mg，每日 2 次。

【处方④】　十一酸睾酮注射液，肌内注射，每次 250mg，每月 1 次。

注意事项　同处方③。

【处方⑤】　中医中药。需要辨证论治，主要针对心理性及轻、中度阳痿患者。

（刘德忠）

七、早泄

（一）概述

早泄（PE）是射精障碍中最常见的类型。关于早泄的定义至今没有达成一个共识。普遍共识都包含三个要素：①射精潜伏期短，出现轻微性刺激后（插入阴道之前、之时或者刚刚插入）即射精；②主观感到过早地射精；③控制射精能力差，性满足程度低。

1. 按临床表现分类

（1）原发性早泄　原发性早泄更多是由神经生理学原因所致，其临床特征是：几乎每次性交都出现射精过早的情况，大约从首次性生活后一直存在；延迟射精控制能力差，在射精即将来临时抑制精液射出的能力低下或缺乏。

（2）继发性早泄　继发性早泄是后天获得性早泄，有明确的生理或心理原因。射精障碍的出现可能与勃起功能障碍、慢性前列腺炎、甲状腺功能不全等疾病及心理或人际关系问题相关。

2. 按病因分类

（1）器质性早泄　包括神经性、泌尿系统疾病性、内分泌性、药物性早泄。

（2）非器质性早泄　包括功能性（经验、教育问题所致）、体质性（心理特质）、压力诱导性（急性和慢性）、性心理技巧缺乏性早泄。

（二）诊断与治疗

【诊断要点】　主要依据患者及其伴侣对性生活史的描述、早泄的起始原因及病程、射精控制能力程度、阴道内射精潜伏时间、是否伴发疾病（如勃起功能障碍等）、对患者及其伴侣的影响等。若考虑早泄，再以原发性或继发性归类，留意是情境性的（在特定环境下或与特定伴侣）还是一贯性的、对性生活和生活质量的影响及药物使用或滥用情况等。部分勃起功能障碍患者会因难以获得和维持勃起而产生焦虑，进而罹患继发性早泄，即早泄往往伴有勃起不足，这种情况很常见。

评价问卷：由于评价早泄的需要，多项问卷应运而生，并基本能够鉴别出早泄患者和非早泄人群。

体格检查和辅助检查：早泄患者的体格检查包括血管、内分泌和神经系统，以筛查与早泄或其他性功能障碍相关的基础疾病，如慢性疾病、内分泌病、自主神经病、PD、尿道炎、慢性前列腺炎等。因为阴茎的感觉和射精的欲望在疲软时和勃起时会有不同，实验室检查或神经生理检查并不一定常规推荐采用。一般凭主诉和问卷即可诊断。

常用检查方法如下：①阴茎体感诱发电位测定法：是用电刺激阴茎背神经末梢，并在头皮记录脑电波变化，以评价阴茎背神经向心性传导功能和脑神经中枢之兴奋的比较客观性检查方法。②其他检查：如阴茎神经电生理检查、阴茎交感皮肤反应测定和球海绵体肌反射潜伏期测定等。

【治疗原则】　早泄一般是患者的主诉，有的是自己不满意，要求延长时间，所以在诊断上如果按严格的定义，可能许多患者不够标准，治疗上则要把握好使用的方法，以解决患者诉求为目的的早泄诊治业已成为临床原则。

【一般治疗】　主要是心理行为治疗。

1. 心理咨询：性心理行为治疗自然是优先的治疗选择，让其认识到早泄对患者的实际危害并不严重，是可以治愈的。营造温馨的性生活环境，缓解焦虑情绪，降低交感神经活动强度，从而降低射精阈值。女方也要密切配合，缓解患者心理紧张。

2. 行为治疗：射精的控制可以通过练习掌握，并受既往经历（经验）和现实状况的影响。所以，无论病因如何，性行为治疗在早泄治疗中均有重要作用。推荐性治疗师 Masters 和 Johnson 于 1970 年首创的"挤停"方法。女方刺激阴茎至快要射精时停止刺激，马上挤捏男方的包皮系带，使其阴茎发生部分疲软，而后至少在 30 秒后恢复刺激阴茎，直至男方获得自主控制射精能力。

3. 脉冲式射频神经调制：脉冲式射频神经调制是采用脉冲射频方式对阴茎背神经进行神经调节，治疗的目的是使阴茎背神经脱敏。此设备方法效果较好，通过不断刺激，从而使龟头敏感性得到锻炼，敏感性得以下降。

（三）药物处方

【处方①】　盐酸达泊西汀片，性交前 2 小时服用 1 片（30mg），可餐后服，宜多喝水。

注意事项

1. 达泊西汀的不良反应有恶心、腹泻、头痛及眩晕，服用后宜多饮水。

2. 服用 1 片（30mg）效果不理想可服用 2 片（60mg），不建议继续加量。

3. 注意勃起功能是否良好。治疗早泄必须先治勃起，必要时可与西地那非或他达拉非合用。

【处方②】 盐酸利多卡因乳膏，适量涂抹于龟头表面，性交前提前 10 分钟使用。

注意事项

1. 局部应用麻醉药的理论基础是阴茎对性刺激的过度敏感性，可以通过龟头敏感度检测而评估。对于中枢性早泄则效果欠佳。

2. 用药后需戴避孕套或性交前清洗（不使用避孕套），可能影响性生活的随意性、自然性，降低性唤起能力。

【处方③】 盐酸奥布卡因凝胶，适量涂抹于龟头表面，性交前提前 10 分钟使用。

注意事项 同处方②。

【处方④】 利多卡因+丙胺卡因合剂，适量涂抹于龟头表面，性交前提前 10 分钟使用。

【处方⑤】 SS 霜，适量涂抹于龟头表面，性交前提前 30 分钟使用。

【处方⑥】 枸橼酸西地那非片，口服 25～100mg，性交前 1～2 小时空腹服用。

注意事项

1. PDE5I（如枸橼酸西地那非片）可以单独使用，也可与 SSRI（如盐酸达帕西汀片）合用治疗早泄和（或）射精过快，延长射精潜伏时间。

2. PDE5I 更适用于继发于 ED 或伴发 ED 的早泄患者。这些药物可通过改善勃起功能而减少患者对性功能减退的焦虑感，并使勃起的性刺激阈值下调至较低水平，而要达到射精阈值则需较高的性刺激水平。

【处方⑦】 他达拉非片，口服 10～20mg，性交前半小时服用。

（刘德忠）

八、男性迟发性性腺功能减退症

（一）病情概要

男性迟发性性腺功能减退症（LOH）是一种与男性年龄增长相关的临床和生物化学综合征，既往曾称为中老年男性雄激素部分缺乏综合征（PADAM）、男性更年期综合征、老年男性雄激素水平低下等。LOH 一般好发于 40 岁以上，主要有性功能障碍、体能下降、精神-心理障碍及血管舒缩功能异常等四个方面，其中最常见的是性欲减退。此种状态可能严重影响患者生活质量，并给多器官、多系统的功能带来不良影响。依据病变在腺体本身或在垂体及下丘脑部位，性

腺功能减退可分为原发性和继发性，而发病于中老年时期的性腺功能减退症，可能为综合因素所致，故称为迟发性性腺功能减退症。

LOH 是一种临床综合征，具有典型的临床症状和血清睾酮水平低下，特别是生物可利用睾酮水平低下，会导致骨骼、肌肉、脂肪、情绪和认知功能、性功能、血液和心血管等器官出现一系列病理生理学改变，使总体健康状况及生活质量下降。其主要特征如下。①性功能减退症状：性欲减退、性幻想频率减少，阴茎清晨勃起的频率减少，性生活减少，阴茎勃起功能障碍，性满足感下降、精液量减少，射精力弱，阴毛脱落或生长速度减慢，睾丸萎缩。②潮热、阵汗和伴随而来的烦躁、心悸、失眠。③神经心理症状：睡眠障碍（嗜睡或失眠）、易怒、恐惧感、注意力不集中、近期记忆力减退、忧伤、抑郁、自我感觉不好、生活兴趣下降、自信心下降。④肌肉萎缩，体力下降，耐力下降，疲乏无力。⑤骨矿物质密度下降：可引起骨量减少和骨质疏松、骨痛、骨折相关不良事件增加。⑥脂量增加：内脏脂肪沉积，腹型肥胖，胰岛素抵抗，心血管不良事件发生率增加。⑦血细胞比容降低、贫血、体毛减少和皮肤干燥等。

上述症状不一定全部出现，其中可能以某一种或某几种症状更为明显，缺乏特异性。

（二）诊断与治疗

【诊断要点】 LOH 临床症状缺乏特异性，需详细询问病史，结合实验室检查甚至需行诊断性睾酮补充治疗进一步确定诊断。

1. 病史：由于 LOH 的临床症状没有特异性，易与许多疾病相互混淆，而且中、老年阶段也是许多疾病高发阶段，合并性腺功能低下的患者将会加重各种疾病的症状和体征。因此采集病史时应详细询问患者的既往史、现病史及药物应用史，寻找引起 LOH 临床症状提前出现的诱发因素。

2. 体格检查：注意观察患者的神志、精神、肌肉力量、第二性征，毛发及皮下脂肪的分布，皮肤是否干燥脱屑，是否合并腹型肥胖，有无男乳女化，阴毛生长情况，阴茎发育情况，睾丸的质地、大小等。

3. 实验室检查

（1）一般检查　血常规、尿常规、空腹血糖、肝功能、肾功能、血脂对于发现糖尿病、血脂代谢异常、贫血、血细胞比容降低、红细胞增多症及慢性肝肾功能疾病是必要的。

（2）生殖内分泌激素　T、FT、FSH、LH、PRL、E2 及甲状腺素检测。男性体内睾酮水平呈 24 小时节律变化，一般要在上午 7:00～9:00 采集血标本测定睾酮及游离睾酮水平。凡低睾酮水平伴 LH 水平低者即所谓继发性低睾酮患者，应做垂体磁共振检查，排除垂体及下丘脑异常。高催乳素血症可引起性欲低下及勃起功能下降，常由垂体肿瘤所致，服用雌激素、西咪替丁、克罗米芬、甲基多巴、吩噻嗪等也可以引起催乳素增高，当催乳素≥100ng/ml 时应考虑催

乳素瘤，应行垂体磁共振检查进一步明确。甲状腺功能异常可引起勃起功能障碍，凡怀疑甲状腺功能亢进症及低下症者，均应做甲状腺素功能测定。

（3）前列腺评估　直肠指检、前列腺特异性抗原、经直肠前列腺超声。LOH 合并良性前列腺增生症的患者应评估下尿路症状的严重程度及前列腺癌发生的可能性，伴有严重下尿路梗阻及怀疑前列腺癌的患者为雄激素补充治疗的禁忌证。

4. 诊断性睾酮补充治疗：睾酮补充治疗前、睾酮治疗期间（4 周后）、睾酮治疗后（3 个月后），治疗前后各项症状如果有明显改善，即可初步诊断为 LOH，排除禁忌证后可长期使用睾酮补充治疗。

【治疗原则】　LOH 的治疗部分包括非特异性治疗及特异性治疗两个方面，非特异性治疗即为一般治疗。特异性治疗即睾酮补充治疗（TST），其主要目的是改善因雄激素缺乏引起的相关症状和体征，恢复和保持良好的生活，减少发生心血管病和 2 型糖尿病的危险，保存和增加骨量，预防跌倒和骨折等。

TST 的适应证：①中老年男性出现 LOH 临床症状，并有血清睾酮（FT、TT、Bio-T）水平降低，诊断明确，为改善症状和体征长期治疗。血总睾酮水平＜8nmol/L（230ng/dl）或血清游离睾酮＜8.5pg/ml，推荐睾酮补充治疗。若血清总睾酮水平处于 8～12nmol/L 之间，重复测定血总睾酮及性激素结合蛋白（SHBG）水平，并计算游离睾酮水平，血清游离睾酮 8.5～11.8pg/ml，如 LOH 症状明显可进行睾酮补充治疗。血清总睾酮水平高于 12nmol/L（350ng/dl）或血清游离睾酮＞11.8pg/ml，不推荐睾酮补充治疗。②试验性睾酮补充短期治疗。

TST 的禁忌证：合并前列腺癌、乳腺癌、红细胞增多症、严重睡眠呼吸暂停综合征、良性前列腺增生伴有严重下尿路梗阻患者，严重心脏或肝衰竭患者。PSA＞4μg/L 怀疑前列腺癌患者慎用。

【一般治疗】

1. 保持健康的生活方式，如适当锻炼、平衡膳食、戒烟限酒、心态平和及减轻体重等。

2. 骨质疏松严重者，给予补充钙剂、维生素 D_3 等，必要时给予双磷酸盐等药物治疗。

3. 精神症状严重者，给予心理咨询及必要的药物治疗。

4. 积极治疗合并的慢性疾病，许多疾病是造成或加重 LOH 的因素，控制疾病对 LOH 的康复有益。

（三）药物处方

【处方①】　十一酸睾酮胶丸，口服，每次 40～80mg，每日 2 次。

注意事项

1. 治疗剂量为 120～160mg/d，维持量 40～120mg/d，分 2 次饭后口服或与餐同服，要求食物稍有油脂，以助吸收，早餐牛奶便可，空腹服用基本上不吸收。

2. 用药前宜检查血常规、肝功能、前列腺特异性抗原（PSA），排除前列腺癌，并注意肝功能受损及血红蛋白增多的发生可能。

3. 过度大量使用睾酮制剂，会引起下丘脑-垂体-睾丸轴负反馈，导致精子发生障碍。

【处方②】　十一酸睾酮注射液，肌内注射，每次 250mg，每月 1 次。

【处方③】　睾酮贴剂，每日一贴，睡前贴于躯干或四肢皮肤上。

注意事项　目前使用的睾酮贴剂，每贴面积 37cm^2（含睾酮 12.2mg），每日释放出不少于 5mg 睾酮，含透皮增强剂，8h 血药浓度达峰值。

【处方④】　睾酮皮肤凝胶，每日 1 次，剂量 5～10g，涂布于皮肤上。

（刘德忠）

第六章　血液科疾病

一、缺铁性贫血

（一）概述

铁缺乏症是体内长期铁负平衡的结果，包括开始时体内贮铁耗尽，继之缺铁性红细胞生成（IDE），最终引起缺铁性贫血（IDA）。IDA 指缺铁引起的小细胞低色素性贫血及相关的缺铁异常，是血红蛋白合成异常性贫血中的一种。

临床表现主要有：①与原发病相关的表现，如消化性溃疡、肿瘤或痔疮导致的黑便、血便或腹部不适，肠道寄生虫感染导致的腹痛或大便性状改变，妇女月经过多，肿瘤性疾病的消瘦，血管内溶血的血红蛋白尿等。②贫血相关表现，如乏力、易倦、头晕、头痛、耳鸣、心悸、气促、纳差等；伴苍白、心率增快。③组织缺铁性表现，包括精神行为异常，如烦躁、易怒、注意力不集中、异食癖；体力、耐力下降；

易感染；儿童生长发育迟缓、智力低下；口腔炎、舌炎、舌乳头萎缩、口角炎、缺铁性吞咽困难综合征（称普卢默－文森征）；毛发干枯、脱落；皮肤干燥、皱缩；指（趾）甲缺乏光泽、脆薄易裂，重者指（趾）甲变平，甚至凹下呈勺状（匙状甲）。

（二）诊断与治疗

【诊断要点】

1. ID：①血清铁蛋白$<12\mu g/L$；②骨髓铁染色显示骨髓小粒可染铁消失，铁粒幼细胞少于15%。

2. IDE：①ID 的①＋②；②转铁蛋白饱和度$<15\%$；③FEP/Hb$>4.5\mu g/gHb$；④血红蛋白尚正常。

3. IDA：①ID 的①＋②＋③；②小细胞低色素性贫血：男性 Hb$<120g/L$，女性 Hb$<110g/L$，孕妇 Hb$<100g/L$；MCV$<80fl$，MCH$<27pg$，MCHC$<32\%$。

【治疗原则】 根除病因，补足贮铁。

【一般治疗】

1. 病因治疗：IDA 的病因诊断是治疗 IDA 的前提，只有明确诊断后方有可能去除病因。如婴幼儿、青少年和妊娠妇女营养不足引起的 IDA，应改善饮食；胃、十二指肠溃疡伴慢性失血或胃癌术后残胃癌所致的 IDA，应多次检查大便潜血，做胃肠道 X 线或内镜检查，必要时手术根治。月经过多引起的 IDA 应调理月经；寄生虫感染者应驱虫治疗等。

2. 补铁治疗：首选口服铁剂。餐后服用胃肠道反应小且易耐受。应注意，进食谷类、乳类和茶等会抑制铁剂的吸收，鱼、肉类、维生素 C 可加强铁剂的吸收。口服铁剂后，先是外周血网织红细胞增多，高峰在开始服药后 5～10 天，2 周后血红蛋白浓度上升，一般 2 个月左右恢复正常。铁剂治疗在血红蛋白恢复正常后至少持续 4～6 个月，待铁蛋白正常后停药。若口服铁剂不能耐受或吸收障碍，可用肌内注射，多用右旋糖酐铁。注射用铁的总需量（mg）：（需达到的血红蛋白浓度－患者的血红蛋白浓度）×0.33×患者体重（kg）。

（三）药物处方

【处方①】 硫酸亚铁 300mg，口服，每日 3 次。

注意事项

1. 可见胃肠道不良反应，如恶心、呕吐、上腹疼痛、便秘；可减少肠蠕动，引起便秘，并排黑便。

2. 与磷酸盐类、四环素类及鞣酸等同服，可妨碍铁的吸收。不应与浓茶同服。

3. 与维生素 C 同服，有利于吸收。

【处方②】 硫酸亚铁缓释片（福乃得）525mg，口服，每日 2 次。

注意事项

1. 应整片吞服，不得碾碎或咀嚼后服用。

2. 可见胃肠道不良反应，如恶心、呕吐、上腹疼痛、便秘。如遇这种情况不需停药，继续服药后症状会逐渐消失。可减少肠蠕动，引起便秘，并排黑便。

3. 服药期间不要喝浓茶及食用含鞣酸过多的食物。

4. 与维生素 C 同服，有利于吸收。

5. 胃十二指肠溃疡、溃疡性结肠炎、肝肾功能损害者、血色病患者禁用。酒精中毒、肝炎、急性感染、肠道炎症、胰腺炎、胃十二指肠溃疡慎用。

【处方③】 富马酸亚铁 200mg，口服，每日 3 次。

注意事项

1. 可见胃肠道不良反应，如恶心、呕吐、上腹疼痛、便秘。

2. 与维生素 C 同服，有利于吸收。

【处方④】 右旋糖酐铁 50～100mg，深部肌内注射，每日 1～3 次。

注意事项

1. 适用于不能耐受口服铁剂的缺铁贫患者，或需迅速纠正缺铁患者。

2. 含甲醇，禁用于儿童肌内注射。

（刘筱姝）

二、再生障碍性贫血

（一）概述

再生障碍性贫血（AA），系由多种病因引起的骨髓造血功能衰竭症，导致骨髓有核细胞增生低下，红骨髓总容量减少，代以脂肪髓，但骨髓中无恶性细胞浸润，无广泛网硬蛋白纤维增生，临床上以全血细胞减少为主要表现的一组综合征。主要表现为骨髓造血功能低下、全血细胞减少和贫血、出血、感染。根据患者的病情、血常规、骨髓象及预后，可分为重型和非重型。发病原因不明确，可能为：①病毒感染，特别是肝炎病毒、微小病毒 B19 等；②化学因素，氯霉素类抗生素、磺胺类药物及杀虫剂引起的再生障碍性贫血与剂量关系不大，但与个人敏感有关。

重型再生障碍性贫血（SAA）起病急，进展快，病情重；少数可由非重型再生障碍性贫血进展而来。临床表现主要包括三方面：一是贫血，多数表现为苍白、乏力、头昏、心悸和气短等症状进行性加重。二是感染，多数患者有发热，体温在 39℃以上，个别患者自发病到死亡均处于难以控制的高热之中。以呼吸道感染最常见，其次有消化道、泌尿生殖道及皮肤、黏膜感染等，常合并败血症。三是出血，表现为皮肤可有出血点或大片瘀斑，口腔黏膜有血疱，有鼻出血、牙龈出血、眼结膜出血等。深部脏器出血时可见呕血、咯血、便血、血尿、阴道出血、眼底出血和颅内出血，后者常危及患者的生命。非重型再生障碍性贫血（NSAA）起病和进展较缓慢，贫血、感染和出血的程度较重型轻，也较易控制。久治无效者可发生颅内出血。

（二）诊断与治疗

【诊断要点】

1. AA 诊断标准：①全血细胞减少，网织红细胞百分数<0.01，淋巴细胞比例增高；②一般无肝、脾大；③骨髓多部位增生减低（<正常 50%）或重度减低（<正常 25%），

造血细胞减少，非造血细胞比例增高，骨髓小粒空虚（有条件者做骨髓活检，可见造血组织均匀减少）；④除外引起全血细胞减少的其他疾病，如 PNH、范科尼贫血、伊文思综合征、免疫相关性全血细胞减少等。

2. AA 分型诊断标准：①SAA-I，又称 AAA，发病急，贫血进行性加重，严重感染和（或）出血。血常规具备下述三项中的两项：a. 网织红细胞绝对值<15×10⁹/L；b. 中性粒细胞<0.5×10⁹/L；c. 血小板<20×10⁹/L。骨髓增生广泛重度减低，如 SAA-I 的中性粒细胞<0.2×10⁹/L，则为极重型再生障碍性贫血（VSAA）。②NSAA：又称 CAA，指达不到 SAA-I 型诊断标准的 AA。如 NSAA 病情恶化，血常规及骨髓象达 SAA-I 型诊断标准时，称 SAA-Ⅱ。

【治疗原则】

1. 非重型再生障碍性贫血：以雄激素及中药治疗为主。

2. 重型再生障碍性贫血：①支持治疗。包括血制品输注、感染的预防和治疗、去铁治疗、心理辅导和一般的支持治疗。②特殊治疗。经确诊的重型再生障碍性贫血患者的标准治疗为由 HLA 相合供者提供造血干细胞进行移植或者联合使用抗胸腺球蛋白（ATG）和环孢素 A（CsA）的强化免疫抑制治疗。

【一般治疗】

1. 支持治疗

（1）保护措施　预防感染，注意饮食及环境卫生，SAA 需要保护性隔离；避免出血，防止外伤及剧烈活动；不用对骨髓有损伤作用和抑制血小板功能的药物；必要的心理护理。

（2）对症治疗　①纠正贫血：血红蛋白低于 60g/L，有缺血缺氧症状时，可输注红细胞，但应防止输血过多。②控制出血：可用酚磺乙胺（止血敏）、氨基己酸（泌尿生殖系统出血患者禁用）；女性子宫出血可肌内注射丙酸睾酮；必要时输注血小板；肝脏疾病如有凝血因子缺乏时应予纠正。③控制感染：及时采用经验性广谱抗生素治疗，同时取感染部位的分泌物或尿、大便、血液等做细菌培养和药敏试验，根据药敏试验调整为敏感的抗生素；长期广谱抗生素治疗可诱发真菌感染和肠道菌群失调；真菌感染应及时采用抗真菌药物。④护肝治疗：AA 常合并肝功能损害，酌情选用护肝药物。⑤祛铁治疗：铁蛋白>1000μg/L，酌情祛铁。

2. 针对发病机制的治疗

（1）免疫抑制治疗　包括抗淋巴/胸腺细胞球蛋白（ALG/ATG）、环孢素、CD3 单克隆抗体、麦考酚吗乙酯（MMF，骁悉）、环磷酰胺、甲泼尼龙等治疗 SAA。

（2）促造血治疗　包括雄激素、造血生长因子［重组人粒系集落刺激因子（G-CSF）、重组人红细胞生成素（EPO）］等。

（3）造血干细胞移植　对 40 岁以下、无感染及其他并发症、有合适供体的 SAA 患者，可考虑造血干细胞移植。

（三）药物处方

【处方①】 抗淋巴/胸腺细胞球蛋白（ALG/ATG），应用剂量因来源不同而异，马 ALG 10～15mg/（kg·d），兔 ATG 2.5～4.0mg/（kg·d），共 5 天，用生理氯化钠溶液稀释后，先皮试，然后缓慢从大静脉内滴注，如无反应，则全量在 8～12 小时内滴完；同时静脉滴注氢化可的松，1/2 剂量在 ALG/ATG 滴注前，另 1/2 在滴注后用。

注意事项

1. 主要可能通过去除抑制性 T 淋巴细胞对骨髓造血的抑制。

2. 有发热、寒战、皮疹等过敏反应，以及中性粒细胞和血小板减少引起感染和出血，滴注静脉可发生静脉炎，血清病在治疗后 7～10 天出现。

3. 患者最好给予保护性隔离。为预防血清病，宜适当合并使用糖皮质激素。

【处方②】 环孢素，总剂量 3～5mg/（kg·d），口服，分早晚两次服用。疗程一般长于 1 年。

【处方③】 司坦唑醇（康力龙）2mg，口服，每日 3 次。

【处方④】 达那唑 200g，口服，每日 3 次。

（刘筱姝）

三、溶血性贫血

溶血是指红细胞非自然衰老而提前遭到破坏的过程。骨髓有 6～8 倍的红系造血代偿潜力，正常红细胞的寿命约 120 天。如果红细胞破坏速率在骨髓的代偿范围内，则虽有溶血，但不出现贫血，称为溶血性状态。溶血性贫血是由于红细胞破坏增多（寿命缩短），超过骨髓造血的代偿能力而发生的贫血，只有在红细胞的寿命缩短至 15～20 天时才会发生贫血。

自身免疫性溶血性贫血

（一）概述

自身免疫性溶血性贫血（AIHA）是由抗体介导的溶血性贫血的一组疾病。患者体内免疫功能调节紊乱，产生自身抗体和（或）补体吸附于红细胞表面，通过抗原-抗体反应加速红细胞破坏。自身免疫性溶血性贫血可根据抗体作用于红细胞膜所需的最适温度，可分为温抗体型和冷抗体型。

（二）诊断与治疗

【诊断要点】

1. 温抗体型

（1）临床具有贫血及溶血的表现。

（2）抗球蛋白试验中直接试验阳性，主要表现为 IgG 和 C3 型，间接试验可为阳性或阴性。近期有输血史或特殊药物使用史的患者需要结合病史及抗球蛋白试验结果综合考虑。

2. 冷抗体型

（1）临床和实验室证据表明受冷之后出现血管内溶血。

（2）冷凝集试验阳性。

（3）抗人球蛋白试验阳性，为 C3 型。

【治疗原则】

1. 温抗体型：①病因治疗（寻找有无肿瘤、结缔组织病等导致 AIHA 的原因）；②输血；③糖皮质激素控制病情。

2. 冷抗体型：①病因治疗；②保温；③糖皮质激素控制病情。

【一般治疗】

1. 温抗体型

（1）输血　尽量输注洗涤红细胞，输血需要严格掌握输血指征。

（2）糖皮质激素的应用　一线治疗药物，起始时要足量，减量时要缓慢。

（3）二线治疗　脾切除；免疫抑制剂应用；美罗华；血浆置换。

2. 冷抗体型

（1）尽量避免输血。

（2）糖皮质激素的应用　同 AIHA。

（3）二线治疗　细胞毒类药物、血浆置换、美罗华、干扰素。

（三）药物处方

【处方①】 泼尼松 1～1.5mg/（kg·d），口服。

【处方②】 地塞米松 10～20mg/d，静脉滴注。

【处方③】 环孢素 5mg/（kg·d），口服。

【处方④】 达那唑 400～600mg/d，口服，分次服用。

【处方⑤】 人血丙种球蛋白 0.4g/（kg·d），第 1～5 天。或 1g/（kg·d），第 1～2 天，静脉滴注。

注意事项

1. 开瓶后应一次注射完毕，不得分次使用。

2. 注射大量时，可见局部疼痛和暂时性体温升高。

3. 本品出现浑浊，有摇不散的沉淀、异物或玻瓶有裂纹、过期失效、均不可使用。

【处方⑥】 利妥昔单抗（美罗华）375mg/m²，每周 1 次，静脉滴注，连续 2～4 周。

阵发性睡眠性血红蛋白尿症

（一）概述

阵发性睡眠性血红蛋白尿症（PNH）是一种红细胞膜的获得性缺陷引起补体介导的慢性血管内溶血性疾病，表现为以睡眠相关的、间歇发作的血红蛋白尿，可有全血细胞减少或反复血栓形成。由 1 个或几个造血干细胞经获得性体细胞 *PIG-A* 基因突变造成的非恶性的克隆性疾病，*PIG-A* 突变造成糖基磷脂酰肌醇（GPI）合成异常，导致由 GPI 锚接在细胞膜上的一组膜蛋白丢失，包括 CD16、CD55、CD59 等。

（二）诊断与治疗

【诊断要点】

1. 具有 PNH 溶血性贫血的相关临床表现。

2. 流式细胞学检测 CD55、CD59 阴性细胞大于 10%。

【治疗原则】 病因治疗；对症支持治疗；控制溶血发作；促进红细胞生成；预防及治疗血管栓塞。

【一般治疗】

1. 输血：需要输注洗涤红。

2. 糖皮质激素应用。

3. 碱化尿液：急性溶血时需要保护肾脏。

4. 低分子肝素：防止及治疗血栓。

5. 根治性治疗：造血干细胞移植。

地中海贫血

（一）概述

地中海贫血又称海洋性贫血、珠蛋白生成障碍性贫血，是一组遗传性溶血性贫血疾病。由于遗传的基因缺陷致使血红蛋白中一种或一种以上珠蛋白链合成缺如或不足所导致的贫血或病理状态。由于基因缺陷的复杂性与多样性，使缺乏的珠蛋白链类型、数量及临床症状变异性较大。根据所缺乏的珠蛋白链种类及缺乏程度予以命名和分类。

（二）诊断与治疗

【诊断要点】 注意患者有无贫血（小细胞低色素贫血），黄疸，肝、脾大病史，询问家族史。对于小细胞低色素贫血的患者可先行血红蛋白电泳、HbA2、HbF 检测作为初筛，HbA2 小于 2.5%，则高度怀疑 α 地中海贫血，若发现 HbH 则可诊断为中间型 α 地中海贫血；若 HbA2 大于 3.5%，HbF 超过 5% 则可诊断为 β 地中海贫血。地贫基因的分析是确诊地中海贫血的可靠指标，可检测出 α、β 地中海贫血杂合子、纯合子。

【治疗原则】 轻型患者无须治疗，中间型 α 地中海贫血平时不需要输血，但在遇到感染、应激等情况下可能出现溶血加重，可输注红细胞。对于重型 β 地中海贫血患者，输注红细胞和去铁治疗是基本措施。而目前治愈本病的唯一手段是造血干细胞移植。

【一般治疗】

1. 输血：重型地中海贫血患者建议血红蛋白保持在 100g/L 以上。

2. 铁螯合剂：处理反复输血引起的继发性血色病，可选用去铁胺、去铁酮、地拉罗司等。

3. 若患者合并脾功能亢进症，可行脾切除，术前建议做好肺炎链球菌疫苗的接种。

4. 治愈重型地中海贫血的最有效方法是异基因造血干细胞移植。

（三）药物处方

【处方①】 注射用甲磺酸去铁胺 20～60mg/（kg·d），微量输液泵，皮下注射，8 小时。

注意事项

1. 禁用于对活性物质过敏者，不包括脱敏后进行治疗的患者。

2. 妊娠及哺乳期妇女慎用。

3. 本品的溶液浓度大于 10% 可引起肾功能损害、视力与听力障碍、发育迟缓、急性呼吸窘迫综合征。

4. 大剂量使用本品可使铝相关脑疾病患者的神经功能障碍恶化。

5. 注射局部有疼痛，并可有腹泻、腹部不适、腿肌震颤等。

【处方②】 去铁酮 25mg/kg，每日 3 次，口服。

注意事项

1. 禁用情况：对活性成分或处方中的任何成分过敏；有复发的中性粒细胞减少症史；有粒细胞缺乏症史；怀孕或哺乳期妇女。

2. 建议每周监测白细胞计数，如果患者发生感染，应中断用药并增加监测白细胞的次数。如患者出现严重的中性粒细胞减少或粒细胞缺乏的情况，应停药并给予粒细胞生长因子等适当治疗。

3. 建议每月测定血清铁蛋白浓度，如果血清铁蛋白＜500μg/L，应停药。免疫缺陷患者应避免使用。肝功能不良患者应慎用，治疗期间若 GPT 持续升高，应考虑中断治疗。6 岁以下儿童不宜服用。

（陶媛）

四、急性淋巴细胞白血病

（一）概述

急性淋巴细胞白血病（ALL）是一种起源于淋巴细胞的 B 系或 T 系细胞在骨髓内异常增生的恶性肿瘤性疾病。异常增生的原始细胞可在骨髓聚集并抑制正常造血功能，同时也可侵及骨髓外的组织，如脑膜、淋巴结、性腺、肝等。

（二）诊断与治疗

【诊断要点】 根据临床表现、血常规和骨髓象特点，诊断急性淋巴细胞白血病不困难，目前采用细胞形态学、免疫学、细胞遗传学及分子生物学（MICM）诊断模式。分型采用世界卫生组织（WHO）2016 标准。因白血病类型、染色体改变、免疫表型和融合基因的不同，治疗方案及预后亦随之改变，所以初诊患者应尽力获得全面的 MICM 资料，以便评估预后，指导治疗。

WHO 急性白血病最新分类标准中认为骨髓涂片中原始/幼稚细胞淋巴细胞比例≥20%即可诊断。

根据白血病细胞表面不同的分化抗原利用免疫学技术，可以诊断并分为不同的亚型。一般分为 T、B 细胞系。疾病分型参照 WHO 2016 版分类标准。

细胞遗传学及分子生物学检查也很有必要，90%以上患者可以检测出克隆性异常。随着分子生物学技术的发展，通过基因诊断技术可发现异常融合基因。检测结果不仅可以佐证核型异常，而且对 ALL 的诊断和治疗、生物学行为、预后判断、残留白血病细胞检测起到非常重要的作用。

【治疗原则】 ALL 是一种具有多种亚型的异质性疾病，应根据不同亚型给予不同治疗。通常，儿童 ALL 患者被分为低危、标危和高危组，成人患者具有标危或高危特征，唯一的例外是 B-ALL，需要特殊治疗方案。许多医学中心认为婴儿 ALL 是特殊亚型，与儿童治疗不同。

对儿童 ALL 治疗策略是：诱导缓解治疗、巩固强化治疗、维持治疗和庇护所（包括中枢神经系统及睾丸）治疗。对儿童 ALL 进行造血干细胞移植在高危及复发时应用要掌握适应证。

成人 ALL 治疗是一个整体，包括药物化疗方案的改进、支持治疗的加强、干细胞移植的推广和不断上市的新药应用等，也与按照 ALL 分型和疾病危险分层进行合理选择治疗的策略密切有关。

【一般治疗】

1. 紧急处理高白细胞血症：当循环血液中白细胞数＞200×10⁹/L，患者可产生白细胞淤滞，表现为呼吸困难、低氧血症、呼吸窘迫、反应迟钝、言语不清、颅内出血等。病理学显示白血病血栓栓塞与出血并存，高白细胞不仅会增加患者早期死亡率，也增加髓外白血病的发病率和复发率。因此当血中白细胞＞100×10⁹/L 时，就应紧急使用血细胞分离机，单采清除过高的白细胞，同时给以化疗和水化。ALL 用地塞米松 10mg/m²，静脉注射，约 36 小时，然后进行联合化疗。需预防白血病细胞溶解诱发的高尿酸血症、酸中毒、电解质紊乱、凝血异常等并发症。

2. 防治感染：白血病患者常伴有粒细胞减少，特别在化疗、放疗后粒细胞缺乏症将持续相当长时间。粒细胞缺乏症期间，患者宜住层流病房或消毒隔离病房。

3. 成分输血支持：严重贫血可吸氧、输浓缩红细胞维持 Hb＞80g/L，白细胞淤滞时，不宜马上输红细胞以免进一步增加血黏度。如果因血小板计数过低而引起出血，最好输注单采血小板悬液。在输血时为防止异体免疫反应所致无效输注和发热反应，可以采用白细胞滤器去除成分血中的白细胞。

4. 防治高尿酸血症肾病：由于白血病细胞大量破坏，特别是在化疗时更甚，血清和尿中尿酸浓度增高，积聚在肾小管，引起阻塞而发生高尿酸血症肾病。因此应鼓励患者多饮水。最好 24 小时持续静脉补液，使每小时尿量＞150ml/m²并保持碱性尿。在化疗的同时给予别嘌醇每次 100mg，每日 3 次，以抑制尿酸合成。少数患者对别嘌醇会出现严重皮肤过敏，应予注意。当患者出现少尿和无尿时，应按急性肾衰竭处理。

5. 维持营养：白血病系严重消耗性疾病，特别是化疗、放疗的副作用引起患者消化道黏膜炎及功能紊乱。应注意补充营养，维持水、电解质平衡，给患者高蛋白、高热量、易消化食物，必要时经静脉补充营养。

（三）药物处方

【处方①】 硫酸长春新碱 1.5mg/m²，静脉注射第 1 天、第 8 天、第 15 天、第 22 天。

【处方②】 盐酸柔红霉素 30～40mg/m²，静脉注射第 1～3 天，第 15～17 天。

【处方③】 泼尼松 40～60mg/m²，口服第 1～14 天，从

15 天开始逐渐减量至第 28 天停药。

【处方④】 门冬酰胺酶（L-ASP）6000U/m²，静脉注射，第 19～28 天。

（黄朝晖）

五、慢性淋巴细胞白血病

（一）概述

慢性淋巴细胞白血病（CLL）简称慢淋，是一种慢性淋巴细胞增殖性疾病，以 CD5+单克隆性 B 淋巴细胞在外周血、骨髓、脾和淋巴结等淋巴组织中大量克隆性积蓄为特征，细胞形态接近成熟淋巴细胞。老年患者多见，起病缓慢，多无自觉症状。早期症状可能有乏力、疲倦，而后出现食欲减退、消瘦、发热、盗汗等症状。60%～80%患者有淋巴结肿大，多见于颈部、锁骨上、腋窝、腹股沟。肿大的淋巴结一般无压痛，质韧，无粘连，随病程进展可逐渐增大或融合。CT 扫描可发现纵隔、腹膜后、肠系膜淋巴结肿大。肿大的淋巴结可压迫气管、上腔静脉、胆管或输尿管而出现相应症状。半数以上患者有轻至中度脾大，轻度肝大，但胸骨压痛少见。晚期患者骨髓造血功能受损，可出现贫血、血小板减少和粒细胞减少，可并发感染。由于免疫功能减退，10%～15%的 CLL 患者可并发自身免疫病，如伊文思综合征、自身免疫性溶血性贫血（AIHA）、免疫性血小板减少性紫癜（ITP）等。部分患者可转化为幼淋巴细胞白血病（PLL）、Richter 综合征（CLL 转化为弥漫大 B 细胞淋巴瘤或霍奇金淋巴瘤）。

（二）诊断与治疗

【诊断要点】

1. 临床表现：乏力疲倦、食欲减退、消瘦、发热、盗汗等症状；淋巴结肿大（包括头颈部、腋窝、腹股沟）、肝脾大；少数人有结外侵犯。

2. 诊断标准：达到以下 3 项标准。

（1）外周血单克隆性 B 淋巴细胞≥5×10⁹/L。

（2）外周血涂片特征性地表现为小的、形态成熟的淋巴细胞显著增多，其细胞质少、核致密、核仁不明显、染色质部分狙击，并易见涂抹细胞；外周血淋巴细胞中不典型淋巴细胞及幼稚淋巴细胞<55%。

（3）典型的流式细胞术免疫表型 CD5+、CD19+、CD23+、CD200+、CD10-、FMC7-、CD43+；表面免疫球蛋白（sIg）、CD20 及 CD79 弱表达（dim）。流式细胞术确认 B 细胞克隆性，即 B 细胞表面限制性表达 κ 或 λ 单克隆轻链型或>25%的 B 细胞 sIg 不表达。

【治疗原则】 出现下列情况说明疾病高度活动，应开始化疗：①6 个月内无明显原因体重减少≥10%，极度疲劳，发热（38℃）>2 周，无感染证据，夜间盗汗>1 个月；②巨脾；③淋巴结进行性肿大或直径>10cm；④进行性淋巴细胞增生，2 个月内增加>50%，或倍增时间<6 个月；⑤激素治疗后，自身免疫性贫血或血小板减少反应较差；⑥骨髓进行性衰竭；贫血或血小板减少出现或加重。⑦外周血淋

巴细胞计数>200×10⁹/L，或存在白细胞淤滞症状。

不符合上述治疗指征的患者，每 2～6 个月随访 1 次，随访内容包括临床症状及体征，肝、脾、淋巴结肿大情况和血常规等。

【一般治疗】

1. 化学治疗

（1）烷化剂 苯丁酸氮芥（CLB）、苯达莫司汀、环磷酰胺（CTX）。

（2）嘌呤类似物 磷酸氟达拉滨（Flu）。嘌呤类似物联合烷化剂，如 Flu 联合环磷酰胺（FC），优于单用 Flu，能有效延长初治 CLL 的无进展生存期，并成为治疗难治复发 CLL 的化疗方案之一。喷妥司汀（dCF）和克拉屈滨（2-CdA）也可应用于 CLL 的治疗，疗效、副作用与磷酸氟达拉滨类似。

（3）糖皮质激素 主要用于合并自身免疫性血小板减少的患者。

2. 免疫治疗

（1）利妥昔单抗（rituximab） 是人鼠嵌合型抗 CD20 单克隆抗体，因 CLL 细胞表面 CD20 表达较少、血浆中存在可溶性 CD20 分子，rituximab 在 CLL 患者体内清除过快，需加大剂量或密度才能有效。

（2）阿仑单抗 是人源化的鼠抗人 CD52 单克隆抗体，几乎全部 CLL 细胞表面均有 CD52 表达。疗效优于利妥昔单抗。

3. 化学免疫治疗：rituximab 可以增强嘌呤类似物的抗肿瘤活性，rituximab＋Flu 的 CR 率和生存率高于单用 Flu。FC 联合 rituximab（FCR）治疗初治 CLL，获得 CR 率为 70%，总反应率为 95%，40%以上 CR 患者的骨髓中 PCR 检测未发现微小残留病。

4. HSCT：大多数 CLL 患者无须接受造血干细胞移植，高位或复发难治患者可作为二线治疗。

5. 并发症治疗：因低 γ 球蛋白血症、中性粒细胞缺乏及老龄，CLL 患者极易感染，严重感染常为致死原因，应积极治疗。反复感染者可静脉输注免疫球蛋白。并发 AIHA 或 ITP 者可用糖皮质激素治疗。有明显淋巴结肿大或巨脾、局部压迫症状明显者，化疗不理想时，可考虑放疗缓解症状。

（三）药物处方

【处方①】 苯丁酸氮芥 4～8mg，口服，每日 1 次，连续 4～8 周，据血常规调整剂量。

【处方②】 磷酸氟达拉滨。单药时，25～30mg/（m²·d），静脉滴注，维持 30 分钟，每日 1 次，连续 5 天，每 28 天重复一次，通常应用 4～6 个疗程。在 FC（磷酸氟达拉滨＋环磷酰胺）化疗方案中，25～30mg/（m²·d），静脉滴注，每日 1 次，连续 3 天。

【处方③】 环磷酰胺，在 FC（磷酸氟达拉滨＋环磷酰胺）化疗方案中，200～300mg/（m²·d），静脉滴注，每日 1 次，连续 3 天。

（刘筱姝）

六、过敏性紫癜

（一）概述

过敏性紫癜（HSP）是儿童及青少年常见的血管变态反应性疾病。多数患者在发病前有上呼吸道感染史，发病急骤，以皮肤紫癜为首发症状，但也有患者早期表现为不规则发热、乏力、食欲减退、头痛、腹痛、关节痛等非特异表现，若早期紫癜较轻微或者缺如，往往诊断困难。

临床主要表现为皮肤紫癜、黏膜出血，也可伴皮疹、关节痛、腹痛及肾脏损害等，具体如下。

1. 皮肤症状：大多数以皮肤紫癜为首发症状。皮损表现为针头至黄豆大小瘀点、瘀斑或荨麻疹样皮疹或粉红色斑丘疹，压之不褪色，即为紫癜。紫癜可融合成片，最后变为棕色。一般 1～2 周内消退，不留痕迹。严重者可发生水疱、血疱、坏死甚至溃疡。皮疹多发生在负重部位，好发于四肢两侧，尤其是双下肢、踝关节周围和臀部。皮损对称分布，成批出现，容易复发。仅有皮肤损害者也称单纯性紫癜。

2. 消化系统症状：约 2/3 病例出现消化道症状。一般出现在皮疹发生 1 周以内。常见腹痛，多表现为阵发性脐周痛、绞痛，腹痛也可发生在腹部其他部位。可有压痛，少见反跳痛。同时伴有呕吐。约半数患儿大便潜血阳性，部分可有血便，甚至呕血。如果腹痛在皮肤症状之前出现，易误诊为外科急腹症，甚至误行手术治疗。少数患儿可并发肠套叠、肠梗阻、肠穿孔及出血性小肠炎。伴有腹痛、腹泻、便血，甚至胃肠道出血者也称为胃肠型紫癜。

3. 肾脏表现：多数于紫癜后 2～4 周出现肉眼血尿或显微镜下血尿、蛋白尿或管型尿。泌尿系统症状可在病程的任何时期发生，也可于皮疹消退后或疾病静止期出现。病情轻重不等，重症可出现肾衰竭和高血压。半数以上患儿的肾脏损害可以临床自行痊愈。伴血尿、蛋白尿、肾损者也称为肾型紫癜。

4. 关节症状：大多数患儿仅表现为关节及关节周围肿胀、疼痛、触痛或关节炎，可同时伴有活动受限。膝关节、踝关节等大关节最常受累，腕关节、肘关节及手指也有波及。关节病变常为一过性，多在数日内消失而不留关节畸形。伴有关节肿胀、疼痛甚至关节积液者称为关节型紫癜。

5. 其他症状：中枢神经系统症状少见，表现有昏迷、蛛网膜下隙出血、视神经炎及吉兰-巴雷综合征。

（二）诊断与治疗

【诊断要点】 主要的诊断标准为明显的紫癜疹，可伴有以下 1 个或多个次要指征：弥漫性腹痛；皮肤等组织活检显示以 IgA 为主的沉积物；任何关节出现的急性关节炎或关节痛症状；肾脏受损（血尿或蛋白尿）。

【治疗原则】

1. 积极寻找致病因素，清除或避免病原体是治疗该病的最佳途径。近年研究认为其不仅与链球菌感染有关，幽门螺杆菌、病毒、支原体、药物、食物、虫咬、气候、精神因素等亦可引起。

2. HSP 的病程多为自限性，治疗主要为对症治疗。

3. 抗变态反应治疗：①抗组胺 H_1 受体拮抗剂，如第 1 代短效 H_1 拮抗剂乙醇胺类和吩噻嗪类，第 2 代长效乙二胺类、丙胺类、哌嗪类，第 3 代哌啶类等。②变态反应介质阻释剂，如色甘酸钠和白三烯受体拮抗剂，可稳定肥大细胞膜，阻止组胺、慢反应过敏物质介质、缓激肽等变态反应介质的释放，产生抗过敏效应。③H_2 受体拮抗剂，如西咪替丁，可能的治疗机制与抗组胺和免疫调节有关。西咪替丁能结合 Ts 细胞的 H_2 受体，增强 T 淋巴细胞功能，同时可阻断皮肤血管及胃黏膜壁细胞上的 H_2 受体，抑制组胺或促胃泌素刺激引起的胃酸分泌，减轻患者的疼痛。

【一般治疗】

1. 维生素 C、维生素 E、维生素 P、钙剂等可增强毛细血管抵抗力，降低毛细血管通透性。

2. 血浆置换、血液灌流：对于难治型紫癜、重症紫癜、严重肾功能损害以及急进性肾炎者可考虑采用血浆置换或血液灌流，改善肾功能和预后。

（三）药物处方

【处方①】 泼尼松 1～2mg/（kg·d），分 2～3 次口服，并逐渐减量。

【处方②】 人免疫球蛋白 0.4g/（kg·d），静脉输注，第 3～5 天。

【处方③】 环孢素（CsA）3～5mg/（kg·d），口服。

【处方④】 环磷酰胺（CTX）8～12mg/（kg·d），静脉滴注，每 2 周连用 2 天，或每次 750mg/m²，每月 1 次。

注意事项

1. 应用本药应鼓励患者多饮水，必要时输液，保证足够的输入量和尿量，大剂量环磷酰胺宜同时给予美司钠，以预防和减少尿路并发症。

2. 用药期间应监测血常规、尿常规、肝肾功能。

3. 肝病患者慎用。

4. 本药配成溶液后不稳定，应于 2～3 小时内输入体内。

5. 妊娠及哺乳期妇女禁用。

【处方⑤】 霉酚酸酯（MMF）20mg/（kg·d），分 2～3 次口服，连服 1 个月，继而剂量减半连服 1 个月，总疗程为 2 个月。

注意事项

1. 接受免疫抑制剂治疗的患者，包括联合用药，接受吗替麦考酚酯作为部分免疫抑制治疗，发生淋巴瘤及其他恶性肿瘤的危险性增加，尤其是皮肤。危险性与免疫抑制的强度和疗程有关，而与特定的免疫抑制剂无关。

2. 由于患者发生皮肤癌的危险性增加，应通过穿防护衣或含高防护因子的防晒霜来减少暴露于阳光和紫外线下。

3. 应告知接受吗替麦考酚酯治疗的患者，在出现任何感染症状、意外青肿、出血或其他骨髓抑制表征时立即汇报。

4. 免疫系统的过度抑制可增加对感染的易感性，包括条件致病菌感染、致死感染和败血症。

【处方⑥】硫唑嘌呤（AZP）1～3mg/（kg·d），分2～3次口服。

【处方⑦】雷公藤总苷 1mg/（kg·d），每日最大量<45mg，口服，疗程3个月。

（卜欠欠）

七、特发性血小板减少性紫癜

（一）概述

特发性血小板减少性紫癜（ITP）是一种获得性自身免疫性出血性疾病，约占出血性疾病总数的1/3，成人的年发病率为5～10/10万，育龄期女性发病率高于同年龄组男性，60岁以上老年人是该病的高发群体。临床表现以皮肤黏膜出血为主，严重者可发生内脏出血甚至颅内出血，出血风险随年龄增长而增加。部分患者仅有血小板减少而没有出血症状。部分患者有明显的乏力症状。

该病的主要发病机制是由于患者对自身抗原的免疫失耐受，导致免疫介导的血小板破坏增多和免疫介导的巨核细胞产生血小板不足。阻止血小板过度破坏和促进血小板生成是ITP现代治疗不可或缺的重要方面。

（二）诊断与治疗

【诊断要点】 ITP的诊断是临床排除性诊断，诊断要点如下。

1. 至少2次血常规检查示血小板计数减少，血细胞形态无异常。

2. 脾脏一般不增大。

3. 骨髓检查：巨核细胞数增多或正常，有成熟障碍。

4. 需排除其他继发性血小板减少症：如自身免疫病、甲状腺疾病、淋巴系统增殖性疾病、骨髓增生异常（再生障碍性贫血和骨髓增生异常综合征）、恶性血液病、慢性肝病脾功能亢进、常见变异性免疫缺陷病以及感染等所致的继发性血小板减少等。

5. 特殊实验室检查

（1）血小板抗体的检测 MAIPA法和流式微球检测抗原特异性自身抗体的特异性较高，可以鉴别免疫性与非免疫性血小板减少，有助于ITP的诊断。主要应用于下述情况：骨髓衰竭合并免疫性血小板减少；一线及二线治疗无效的ITP患者；药物性血小板减少；单克隆丙种球蛋白血症和获得性自身抗体介导的血小板无力症等罕见的复杂疾病。但该试验不能鉴别原发性ITP与继发性ITP。

（2）血小板生成素（TPO）检测 可以鉴别血小板生成减少（TPO水平升高）和血小板破坏增加（TPO水平正常），有助于鉴别ITP与不典型再生障碍性贫血或低增生性骨髓增生异常综合征。上述项目不作为ITP的常规检测。

6. 出血评分：出血评分系统用于量化患者出血情况及风险评估。出血评分系统分为年龄和出血症状两个部分。ITP患者的出血分数＝年龄评分＋出血症状评分（患者所有出血

症状中最高的分值）。

7. 疾病的分期

（1）新诊断的ITP 确诊后3个月以内的ITP患者。

（2）持续性ITP 确诊后3～12个月血小板持续减少的ITP患者，包括没有自发缓解和停止治疗后不能维持完全缓解的患者。

（3）慢性ITP 指血小板持续减少超过12个月的ITP患者。

（4）重症ITP PLT<10×10⁹/L且就诊时存在需要治疗的出血症状或常规治疗中发生新的出血而需要加用其他升血小板药物治疗或增加现有治疗药物剂量。

（5）难治性ITP 指满足以下所有条件的患者：①进行诊断再评估仍确诊为ITP；②脾切除无效或术后复发。

【治疗原则】

1. PLT ≥ 30×10⁹/L、无出血表现且不从事增加出血危险工作（或活动）的成人ITP患者发生出血的危险性比较小，可予观察和随访（证据等级2c）。

2. 以下因素增加出血风险。

（1）出血风险随患者年龄增长和患病时间延长而增高。

（2）血小板功能缺陷。

（3）凝血因子缺陷。

（4）未被控制的高血压。

（5）外科手术或外伤。

（6）感染。

（7）服用阿司匹林、非甾体类抗炎药、华法林等抗凝药物。

3. 若患者有出血症状，无论血小板减少程度如何，都应积极治疗。在下列临床过程中，血小板计数的参考值分别为：口腔科检查：≥ 20×10⁹/L；拔牙或补牙：≥ 30×10⁹/L；小手术：≥ 50×10⁹/L；大手术：≥ 80×10⁹/L；自然分娩：≥ 50×10⁹/L；剖宫产：≥80×10⁹/L。

【一般治疗】

1. 紧急治疗：重症ITP患者（PLT<10×10⁹/L）发生胃肠道、泌尿生殖道、中枢神经系统或其他部位的活动性出血或需要急诊手术时，应迅速提高血小板计数至50×10⁹/L以上。对于病情十分危急，需要立即提升血小板水平的患者应给予随机供者的血小板输注，还可选用静脉输注丙种球蛋白（IV Ig）[1000mg/（kg·d）×（1～2d）]和（或）甲泼尼龙（1000mg/d×3d）和（或）促血小板生成药物（证据等级2c）。其他治疗措施包括停用抑制血小板功能的药物、控制高血压、局部加压止血、口服避孕药控制月经过多以及应用纤溶抑制剂（如氨甲环酸、6-氨基己酸）等。如上述治疗措施仍不能控制出血，可以考虑使用重组人活化因子Ⅶ（rhFⅦa）（证据等级4）。

2. 新诊断ITP的一线治疗

（1）肾上腺糖皮质激素 一般情况下为首选治疗，近期有效率约为80%。作用机制：①减少自身抗体生成及减轻抗

原－抗体反应；②抑制单核－吞噬细胞系统对血小板的破坏；③改善毛细血管通透性；④刺激骨髓造血及血小板向外周血的释放。

（2）IVIg　主要用于：①ITP 的紧急治疗；②不能耐受肾上腺糖皮质激素的患者；③脾切除术前准备；④妊娠或分娩前；⑤部分慢作用药物发挥疗效之前。

3. 成人 ITP 的二线治疗。①促血小板生成药物：包括重组人血小板生成素（rhTPO）、艾曲波帕和罗米司亭，上述药物均有前瞻性多中心随机对照的临床研究数据支持。此类药物起效快（1～2 周），但停药后疗效一般不能维持，需要进行个体化的维持治疗。②抗 CD20 单克隆抗体（利妥昔单抗）：有前瞻性多中心随机对照的临床研究数据支持。推荐剂量：$375mg/m^2$ 每周 1 次静脉滴注，共 4 次。一般在首次注射 4～8 周内起效。小剂量利妥昔单抗（100mg 每周 1 次，共 4 次）同样有效，但起效时间略长（证据等级 1b）。③脾切除术：在脾切除前，必须对 ITP 的诊断做出重新评价，建议检测血小板抗体（MAIPA 法或流式微球法）和 TPO 水平。脾切除指征：糖皮质激素正规治疗无效，病程迁延 6 个月以上；泼尼松治疗有效，但维持量大于 30mg/d；有使用糖皮质激素的禁忌证。对于切脾治疗无效或最初有效随后复发的患者应进一步检查是否存在副脾（证据等级 1b）。④其他二线药物治疗：由于缺乏足够的循证医学证据，硫唑嘌呤、环孢素 A、达那唑、长春碱类等药物需个体化选择治疗。

（三）药物处方

【处方①】　泼尼松：起始剂量 1.0mg/（kg·d），口服，每日 1 次。

【处方②】　大剂量地塞米松（HD－D×M）：40mg，口服，每日 1 次，连续 4 天。

【处方③】　静注人免疫球蛋白 400mg/kg，每日 1 次，连续 5 日；或 1 000mg/kg，每日 1 次，连续 1～2 日。

【处方④】　重组人血小板生成素（rhTPO）注射液 1.0μg/kg，皮下注射，每日 1 次，连用 14 日。

注意事项

1. 本品过量应用或常规应用于特异体质者可造成血小板过度升高，必须在三甲医院并在有经验的临床医师指导下使用。

2. 本品适用对象为血小板低于 $50×10^9/L$，且医生认为有必要升高血小板治疗的患者。

3. 本品治疗糖皮质激素治疗无效的特发性血小板减少性紫癜（ITP）适用对象为血小板低于 $20×10^9/L$，或医生认为有必要升高血小板治疗的患者；即使应用本品治疗，患者也应继续避免可能增加出血风险的状况或者药物的应用。

【处方⑤】　艾曲波帕：25mg（起始剂量），口服，每日 1 次，可根据血小板水平调整剂量至 75mg，口服，每日 1 次。

注意事项　据血小板计数调整剂量，维持 $PLT \geq 50×10^9/L$，$PLT \geq 100×10^9/L$ 时减量，$PLT \geq 200×10^9/L$ 时停药，最大剂量 75mg/d。

【处方⑥】　硫唑嘌呤 50mg，口服，每日 2 次或 3 次。

【处方⑦】　环孢素 A 2.5mg/kg，口服，每日 2 次，根据血药浓度调整剂量。

【处方⑧】　达那唑，0.2g，口服，每日 3 次。

（黄朝晖）

八、血友病

（一）概述

血友病是一种 X 染色体连锁的隐性遗传性出血性疾病，可分为血友病 A 和血友病 B 两种。前者为凝血因子Ⅷ（FⅧ）缺乏，后者为凝血因子Ⅸ（FⅨ）缺乏，均由相应的凝血因子基因突变引起。

血友病 A 和血友病 B 的临床表现相同，主要表现为关节、肌肉和深部组织出血，也可有胃肠道、泌尿道、中枢神经系统出血以及拔牙后出血不止等。若反复出血，不及时治疗可导致关节畸形和（或）假肿瘤形成，严重者可危及生命。外伤或手术后延迟性出血是本病的特点。根据患者凝血因子活性水平可将血友病分为轻型、中间型和重型。轻型患者一般很少出血，只有在损伤或手术后才发生；重型患者自幼可有自发性出血（可发生于身体的任何部位）；中间型患者出血的严重程度介于轻型和重型之间。

（二）诊断与治疗

【诊断要点】

1. 根据家族史、自幼发生的出血倾向、实验室检查可以诊断。

2. 重型血友病患者激活的部分凝血活酶时间（APTT）延长，轻型血友病患者 APTT 仅轻度延长或正常。

3. 确诊血友病有赖于 FⅧ活性（FⅧ：C）、FⅨ活性（FⅨ：C）以及血管性血友病因子抗原（VWF：Ag）的测定。血友病 A 患者 FⅧ：C 减低或缺乏，VWF：Ag 正常，FⅧ：C/VWF：Ag 明显降低。血友病 B 患者 FⅨ：C 减低或缺乏。

4. 血友病分子水平存在着显著的遗传异质性，基因诊断血友病是一种有效精确快速的方法，目前主要采用 PCR 进行基因分析。

【治疗原则】　血友病患者应该在血友病诊疗中心接受综合关怀团队的诊疗与随访。如果发生急性出血，为避免延误治疗，可以在综合关怀团队的指导下在附近的医疗机构接受治疗或者在家庭进行自我注射。家庭治疗可让患者立即注射凝血因子，实现最理想的早期治疗，其结果是减少疼痛、功能障碍以及远期残疾，并显著减少因并发症导致的住院。家庭治疗必须由综合关怀团队密切监管，且只有在患者及其家属得到充分的教育和培训后才能开始进行。

血友病患者应避免肌内注射和外伤。禁服阿司匹林或其他非甾体类解热镇痛药以及所有可能影响血小板聚集的药物。若有出血应及时给予足量的替代治疗。患者应尽量避免各种手术，如必须手术时应进行充分的替代治疗。

根据替代治疗的频次可以分为按需治疗和预防治疗（规

律性替代治疗）。预防治疗是血友病规范治疗的重要组成部分，是以维持正常关节和肌肉功能为目标的治疗。建议积极开展预防治疗，以便降低我国血友病患者的致残率，提高其生活质量。

血友病 A 的替代治疗首选基因重组 FⅧ制剂或者病毒灭活的血源性 FⅧ制剂，仅在无上述条件时可选用冷沉淀或新鲜冰冻血浆等。血友病 B 的替代治疗首选基因重组 FⅨ制剂或者病毒灭活的血源性凝血酶原复合物，在无上述条件时可选用新鲜冰冻血浆等。

【一般治疗】

1. 预防出血：加强宣教，避免创伤及较重的体力活动。

2. 替代疗法：新鲜血浆或新鲜冰冻血浆（FFP）；冷沉淀物（CPT）；FⅧ浓缩剂或 FⅨ浓缩剂；基因重组 FⅧ或 FⅨ。

（三）药物处方

【处方①】 人凝血因子Ⅷ 15～30 IU/kg，每周 3 次（血友病 A）。或人凝血因子Ⅸ 15～30 IU/kg，每周 2 次（血友病 B）。

注意事项

1. 该处方用于血友病患者的预防治疗。

2. 过敏反应和严重超敏反应：已经报道使用本品的超敏反应引起的过敏表现包括瘙痒、皮疹、风疹、荨麻疹、颜面水肿、眩晕、低血压、恶心、胸部不适、咳嗽、呼吸困难、哮喘、面色潮红、不适（全身）和疲倦。出现症状时，应停止使用本品并给予紧急治疗。

3. 接受抗血友病因子（AHF）产品治疗的患者应通过恰当的临床观察和实验室检测的方式监控凝血因子抑制物的产生。

【处方②】 人凝血因子Ⅷ，具体用法见表 2-11。

表 2-11　人凝血因子Ⅷ用法

出血类型	治疗所需的Ⅷ因子水平（IU/dl 或正常水平的%）	维持治疗效果的血浆水平所需的剂量和给药频率
轻度出血 早期关节积血，小范围的肌肉或口腔出血	20～40	10～20 IU/kg 如存在进一步出血证据，重复给药
中度出血 肌肉内出血、口腔内出血，明确的关节积血及已知外伤	30～60	15～30 IU/kg 每 12～24 小时重复给药，直到出血得到控制
重度出血 胃肠道出血，颅内、腹腔内或胸腔内出血，中枢神经系统出血，咽后或腹膜后区域或髂腰肌鞘内出血，骨折，头部损伤	80～100	首次给药剂量 40～50 IU/kg 每 8～12 小时按 20～25 IU/kg 的剂量重复给药，直到出血得到控制

注意事项

1. 用于血友病 A 患者有出血症状时按需治疗。

2. 本品使用后的临床反应可能存在差异。若在推荐剂量下出血未得到控制，应对Ⅷ因子血浆水平进行监控并给以足量的本品以获得满意的临床效果。若患者血浆中的Ⅷ因子水平没有升高到预期水平，或在预计剂量下，出血未得到控制，应怀疑是否存在抑制物（中和抗体），并对其进行检测（见实验室监控检测）。

3. 过敏反应和严重超敏反应：已经报道使用本品的超敏反应引起的过敏表现包括：瘙痒、皮疹、风疹、荨麻疹、颜面水肿、眩晕、低血压、恶心、胸部不适、咳嗽、呼吸困难、哮喘、面色潮红、不适（全身）和疲倦。出现症状时，应停止使用本品并给予紧急治疗。

本品含有微量的小鼠 IgG 和仓鼠（BHK）蛋白。接受本品治疗的患者可能对非人类哺乳动物蛋白产生高敏反应。

4. 中和性抗体：接受抗血友病因子（AHF）产品治疗的患者应通过恰当的临床观察和实验室检测的方式监控Ⅷ因子抑制物的产生。抑制物主要见于既往没有接受过本品治疗的患者。若没有达到血浆Ⅷ因子活性预期水平或是给予预期剂量后出血未能控制，应对Ⅷ因子抑制物的浓度进行检测（见实验室监控检测）。

【处方③】 人凝血因子Ⅸ，具体用法见表 2-12。

表 2-12　人凝血因子Ⅸ用法

出血类型	治疗所需的Ⅸ因子水平（IU/dl 或正常水平的%）	给药间隔时间（小时）	治疗持续时间（天）
轻度出血 无并发症的关节积血，浅表肌肉或软组织出血	20～30	12～24	1～2
中度出血 肌肉内或软组织撕裂性出血、黏膜出血，拔牙出血或血尿	25～50	12～24	治疗至出血停止或伤口愈合为止，约2～7 天
重度出血 咽部、咽后或腹膜后中枢神经系统出血，手术出血	50～100	12～24	7～10

注意事项

1. 用于血友病 B 患者有出血症状时按需治疗。

2. 一般注意事项患者对本品的临床反应可能存在个体差异。若使用推荐的剂量未控制出血，应测定血浆中凝血因子Ⅸ水平，并给予足够剂量的本品，以获得满意的临床反应。若患者凝血因子Ⅸ水平未达到预期水平，或给予预期剂量后出血未控制，还应怀疑是否存在抑制物（中和抗体），并应做适当检测。

【处方④】 1-去氨基-8-D-精氨酸加压素（DDAVP）：每次 0.3μg/kg，用 50ml 0.9%氯化钠溶液稀释后静脉滴注，20～30 分钟滴完，每 12 小时 1 次，连续 1～3 天为 1 个疗程。

注意事项

1. 此药主要用于轻型血友病 A，少数中间型血友病 A 患者可能也有效。

2. DDAVP 多次使用后疗效差，效果不佳时应及时补充 FⅧ制剂。

3. 用药期间应监测 FⅧ：C。

4. 不良反应包括暂时性面色潮红、水潴留等。由于水潴留等，此药在幼儿慎用，2 岁以下儿童禁用。

（黄朝晖）

九、嗜血细胞综合征

（一）概述

嗜血细胞综合征（HPS）又称噬血细胞性淋巴组织细胞增多症（HLH），是一种免疫介导的危及生命的疾病。HLH 可以影响各个年龄人群，不仅发生在先天性遗传易感性免疫缺陷患者，也在越来越多的自身免疫病、持续性感染、恶性肿瘤或免疫抑制的患者中发现，因此涉及多学科交叉。

（二）诊断与治疗

【诊断要点】 HLH-2004 诊断标准：目前公认的 HLH 诊断标准由国际组织细胞协会于 2004 年修订，符合以下标准中任何一条时，可以诊断 HLH。

1. 分子诊断符合 HLH：在目前已知的 HLH 相关致病基因，如 PRF1、UNC13D、STX11、STXBP2、Rab27a、LYST、SH2D1A、BIRC4、ITK、AP3β1、MAGT1、CD27 等发现病理性突变。

2. 符合以下 8 条指标中的 5 条：①发热：体温>38.5℃，持续>7 天；②脾大；③血细胞减少（累及外周血两系或三系）：血红蛋白<90g/L，血小板<100×10⁹/L，中性粒细胞<1.0×10⁹/L 且非骨髓造血功能减低所致；④高三酰甘油和（或）低纤维蛋白原血症：三酰甘油>3mmol/L 或高于同年龄的 3 个标准差，纤维蛋白原<1.5g/L 或低于同年龄 3 个标准差；⑤在骨髓、脾脏、肝脏或淋巴结里找到噬血细胞；⑥血清铁蛋白升高：铁蛋白≥500μg/L；⑦NK 细胞活性降低或缺如；⑧sCD25（可溶性白细胞介素-2 受体）升高。

【治疗原则】 HLH 的治疗分为两个方面，一方面是诱导缓解治疗，以控制过度炎症状态为主，达到控制 HLH 活化进展的目的；另一方面是病因治疗，以纠正潜在的免疫缺陷和控制原发病为主，达到防止 HLH 复发的目的。

【一般治疗】

1. 诱导治疗：目前广泛应用的标准治疗方案是 HLH-1994 或 HLH-2004 方案。HLH-1994 的 8 周诱导治疗包括地塞米松、依托泊苷以及鞘内注射甲氨蝶呤和地塞米松。HLH-2004 方案将环孢素提前至诱导期与 VP-16 使用。

2. 中枢神经系统 HLH 治疗：对有中枢神经系统受累证据的患者，病情允许时应尽早给予鞘内注射甲氨蝶呤和地塞米松。

3. 挽救治疗：初始诱导治疗后 2～3 周应进行疗效评估，对于经初始诱导治疗未能达到部分应答或以上疗效的

患者建议尽早接受挽救治疗。目前国内外尚无统一的挽救方案。

4. 维持治疗：若患者在诱导治疗的减量过程中无复发表现，并且免疫功能恢复正常，且没有已知的 HLH 相关基因缺陷，可在 8 周诱导治疗后停止针对 HLH 的治疗。符合 allo-HSCT 指征的患者应尽早进行。对于暂时不能进行 allo-HSCT 的原发性 HLH 患者，根据 HLH-1994 方案，维持治疗为地塞米松加依托泊苷。

5. 异基因造血干细胞移植：指征包括：①持续 NK 细胞功能障碍；②已证实为家族性/遗传性疾病的患者；③复发性/难治性 HLH；④中枢神经系统受累的 HLH 患者。

6. 支持治疗：HLH 患者常常合并感染和多脏器功能的受累，应预防卡氏肺孢子虫肺炎及真菌感染、静脉补充免疫球蛋白和防范中性粒细胞减少症。任何新出现的发热，需考虑 HLH 复发以及机会性感染的可能，并行经验性广谱抗生素治疗。

（三）药物处方

【处方①】 HLH-1994 方案：依托泊苷，第 1、2 周 150mg/m²，静脉滴注，每周 2 次，第 3～8 周 150mg/m²，静脉滴注，每周 1 次。地塞米松，第 1、2 周 10mg/（m²·d），静脉滴注，第 3、4 周 5mg/（m²·d），静脉滴注，第 5、6 周 2.5mg/（m²·d），静脉滴注，第 7 周 1.25mg/（m²·d），静脉滴注，第 8 周减量至停药。

【处方②】 中枢神经系统 HLH：甲氨蝶呤（MTX）联合地塞米松（Dex）：年龄<1 岁 6mg/2mg（MTX/Dex）鞘内注射；1～2 岁 8mg/2mg（MTX/Dex）鞘内注射；2～3 岁 10mg/4mg（MTX/Dex）；>3 岁，12mg/5mg（MTX/Dex）。每周鞘内注射治疗需持续到中枢神经系统（临床和 CSF 指数）恢复正常至少 1 周后。

【处方③】 维持治疗的 HLH-1994 方案：地塞米松联合依托泊苷：依托泊苷 150mg/（m²·d），静脉滴注，2 周 1 次；地塞米松 10mg/（m²·d），连续 3 天，静脉滴注，2 周 1 次，交替使用。如患者血压稳定和肝肾储备功能良好可加用环孢素 6mg/（kg·d），静脉滴注，具体疗程无统一方案，血药浓度维持在 200μg/L 左右。

（曲红）

十、败血症

（一）概述

败血症是指致病菌或条件致病菌侵入血循环，并在血中生长繁殖，产生毒素而发生的急性全身性感染。若侵入血流的细菌被人体防御功能所清除，无明显毒血症症状时则称为菌血症。败血症伴有多发性脓肿而病程较长者称为脓毒血症。败血症如未迅速控制，可由原发感染部位向身体其他部位发展，引起转移性脓肿。脓肿可发生在大脑的表面，导致脑膜炎；在心脏周围的包膜上，引起心包炎；在心脏的内膜上，引起心内膜炎；如果在骨髓中，则导致骨髓炎；在大的关节中，引起关节疼痛或关节炎。最终因脓液的积聚在体内任何

地方可形成脓肿，严重者发生感染性休克和迁徙性病灶。

（二）诊断与治疗

【诊断要点】

1. 一般表现：败血症本身并无特殊的临床表现，在败血症时见到的表现也可见于其他急性感染，如反复出现的畏寒甚至寒战，高热可呈弛张型或间歇型，以瘀点为主的皮疹，累及大关节的关节痛，轻度的肝、脾大；重者可有神志改变、心肌炎、感染性休克、弥散性血管内凝血（DIC）及呼吸窘迫综合征等。

2. 白细胞总数大多显著增高，达（10～30）×10^9/L，中性粒细胞百分比增高，多在80%以上，可出现明显的核左移及细胞内中毒颗粒。少数革兰阴性败血症及机体免疫功能减退者白细胞总数可正常或稍减低。

3. 病原学：血及骨髓培养阳性，如与局部病灶分泌物（脓液、尿液、胸腔积液、脑脊液等）培养所得细菌一致，则更可确诊。

【治疗原则】

采取综合措施改善患者的全身情况，增强对感染的预防能力，包括充分休息，纠正水、电解质紊乱和酸碱失衡，补充各种维生素和微量元素，必要时少量多次输新鲜血液，纠正贫血和低蛋白状态，适当给予丙种球蛋白；同时加强护理，尽量减少侵入性操作。

【一般治疗】

败血症患者的体质差，症状重，病情需持续一段时间，故在应用特效抗菌治疗的同时，还需注意补充各种维生素、能量合剂甚至少量多次给予人血白蛋白（白蛋白）、血浆或新鲜全血以补充机体消耗、供给能量、加强营养、支持器官功能，及时纠正水与电解质紊乱，保持酸碱平衡，维持内环境稳定。有休克、中毒性心肌炎等严重毒血症表现时，可予升压药、强心药和（或）短程肾上腺皮质激素。高热、剧烈头痛、烦躁不安者可予退热剂与镇静止痛剂。需加强护理，注意防止继发性口腔炎、肺炎、泌尿系感染及压疮等。

（三）药物处方

【处方①】

氯化钠注射液 100ml＋注射用头孢哌酮钠舒巴坦钠 1.5g（需皮试阴性），静脉滴注，每12小时1次。

甲硝唑氯化钠注射液 100ml，静脉滴注，每日1次。

或氯化钠注射液 100ml＋注射用头孢曲松钠 1g（需皮试阴性），静脉滴注，每日2次。

甲硝唑氯化钠注射液 100ml，静脉滴注，每日1次。

【处方②】

氯化钠注射液 250ml＋注射用哌拉西林钠他唑巴坦钠 4.5g，静脉滴注，每8小时1次。

【处方③】

适用于青霉素、头孢类药物过敏者。

左氧氟沙星氯化钠注射液 0.5g，静脉滴注，每日1次。

甲硝唑氯化钠注射液 100ml，静脉滴注，每日1次。

【处方④】

适用于无法进食患者。

（1440）脂肪乳氨基酸（17）葡萄糖（11%）注射液 1440ml＋注射用丙氨酰谷氨酰胺 20g＋维生素C 2g＋维生素B_6 0.2g＋10%氯化钾注射液 20ml＋胰岛素注射液 16U，静脉滴注，每日1次。

注意事项

1. 输液时注意如采用周围静脉输注有可能发生静脉炎。

2. 不良反应主要有：体温升高（发生率为3%），偶见寒战、恶心/呕吐（发生率为1%），另有输注过程中出现肝功能酶一过性升高的报道；其他不良反应更为罕见，包括超敏反应（过敏反应、皮疹、荨麻疹），呼吸症状（如呼吸急促），低血压、溶血、网织红细胞增多，腹痛、头痛、疲倦、阴茎异常勃起少见报道。

3. 脂肪超载综合征：表现有高脂血症，发热，脂肪浸润，肝、脾大，贫血，白细胞减少症，血小板减少症，凝血机制障碍及昏迷。若停止输注所有症状通常均可逆转。

（李振凯 董茂盛）

十一、脓毒症

（一）概述

脓毒症是指由细菌（或其他微生物）引发的全身炎症，其实质上是感染引发的机体过度炎症反应或炎症失控的动态过程，不能简单地理解为细菌或毒素直接作用的结果。由于众多细胞因子和体液介质的复杂作用，它引起一系列深刻的病理生理变化，对患者的生命构成威胁。

（二）诊断与治疗

【诊断要点】

1. 一般表现：发热，寒战，心动过速，呼吸加快，白细胞计数异常。

2. 炎症指标：C–反应蛋白升高（＞5mg/L），降钙素原（PCT）＞0.5ng/ml。

3. 血流动力学指标：心排血量增加，体循环血管阻力下降，氧摄取率下降。

4. 代谢指标：胰岛素需求量增加。

5. 组织灌注改变：皮肤灌注改变，尿量减少。

6. 尿素氮及肌酐升高，血小板计数下降，其他凝血机制紊乱，高胆红素血症。

【一般治疗】

1. 及时正确处理各种原发感染灶，必要时果断进行引流、清创或其他必需的手术。

2. 合理使用抗菌药物，对于严重感染患者，给予合理的营养支持。

3. 进行免疫调理干预，纠正凝血异常和控制炎症反应。

4. 酌情应用糖皮质激素，对于严重患者可使用连续肾替代治疗。

（三）药物处方

处方及注意事项同"败血症"。

（李振凯）

第七章　内分泌科、风湿免疫科疾病

一、低血糖症

（一）概述

低血糖症是一组多种病因引起的以血浆葡萄糖（简称血糖）浓度过低，临床上以交感神经兴奋和脑细胞缺糖为主要特点的综合征。一般以血浆葡萄糖浓度低于 2.8mmol/L 作为低血糖症的标准。临床上按低血糖症的发生与进食的关系分为空腹（吸收后）低血糖症和餐后（反应性）低血糖症。空腹低血糖症的主要病因是不适当的高胰岛素血症，餐后低血糖症是胰岛素反应性释放过多所致。临床上反复发生空腹低血糖提示有器质性疾病；餐后引起的反应性低血糖症，多见于功能性疾病。某些器质性疾病（如胰岛素瘤）虽以空腹低血糖为主，但也可有餐后低血糖发作。

（二）诊断与治疗

【诊断要点】　低血糖症的确立：根据低血糖典型表现惠普尔（Whipple）三联征可确定：①低血糖症状；②发作时血糖低于 2.8mmol/L；③供糖后低血糖症状迅速缓解。少数空腹血糖降低不明显或处于非发作期的患者，应多次检测有无空腹或吸收后低血糖，必要时采用 48～72 小时禁食试验。

【治疗原则】　临床上低血糖症常由药物引起，故应加强合理用药并提倡少饮酒。反复严重低血糖发作且持续时间长者，可引起不可修复的脑损害，故应及早识别、及时防治。治疗包括两方面：一是解除神经缺糖症状，二是纠正导致低血糖症的各种潜在原因。

【一般治疗】　低血糖发作的处理：轻者，及时给予甜食如糖水、糖果即可；严重者，需静脉注射 50%葡萄糖 40～60ml，可反复注射。严重低血糖需同时加用氢化可的松 100mg 静脉注射和（或）胰升糖素 1mg 肌内注射。患者清醒后，必要时继续静脉输注 5%～10%的葡萄糖。

（三）药物处方

【处方①】　轻症低血糖：进食含糖较高的食物，如糖果、饼干、果汁等，或白糖 50g 以开水冲服。

【处方②】　明确为重症或疑似低血糖昏迷者：50%葡萄糖注射液 40～60ml，立即静脉推注，必要时重复使用。10%葡萄糖注射液 500～1000ml，静脉滴注，维持血糖在 6～10mmol/L，观察 24～72 小时，以利脑细胞的恢复和防止再度昏迷。或氢化可的松 100mg 溶于 5%～10%葡萄糖注射液 500～1000ml，肌内或静脉注射。或胰高血糖素

1mg 溶于 5%～10%葡萄糖注射液 500～1000ml，肌内或静脉注射。

【处方③】　二氮嗪注射液 300mg，快速静脉注射。

注意事项　可用于幼儿特发性低血糖症及由于胰岛细胞瘤引起的严重低血糖。

（马杜娟）

二、糖尿病

（一）概述

糖尿病是由遗传因素和环境因素交互作用致胰岛素分泌障碍和（或）周围靶组织对胰岛素产生抵抗而造成持续性高血糖症以及由于长期代谢紊乱引起全身组织器官损害的代谢综合征。急性代谢紊乱可致危象而危及生命，而眼、肾、心血管及神经病变等慢性并发症更是糖尿病致残或致死的主要原因，应及早进行防治。

1 型糖尿病通常起病急，有明显的多饮、多尿、多食、消瘦及乏力（三多一少）症状，可伴有视物模糊、皮肤感觉异常和麻木，女性患者可伴有外阴瘙痒。2 型糖尿病一部分亦可出现典型的"三多一少"症状，在体重减轻前常先有肥胖史。发病早期或糖尿病前期，可出现午餐或晚餐前低血糖症状，但不少患者可长期无明显症状，仅于体检或因其他疾病检查始发现血糖升高，或因并发症就诊才诊断为糖尿病。

（二）诊断与治疗

【诊断要点】　○糖尿病的诊断标准（ADA 2018，仍采用"WHO 1999"标准，以下 3 条满足 1 条即可诊断）

1. 糖尿病的典型三多一少症状（高血糖所导致的多饮、多食、多尿、体重下降、皮肤瘙痒、视物模糊等急性代谢紊乱表现）加上随机血糖≥11.1mmol/L。

2. 空腹血糖≥7.0mmol/L。

3. 口服 75g 葡萄糖耐量试验（OGTT）2 小时血糖值≥11.1mmol/L。

无糖尿病症状者，需改日重复检查。

随机血糖是指一日之中任何时间采血，不考虑与前餐的时间关系；空腹指禁食 8 小时以上；OGTT 餐后 2 小时血糖值（2hPPG）7.8～11.1mmol/L 为糖耐量减低，小于 7.8mmol/L 为正常。

糖代谢分类与静脉血浆葡萄糖的关系见表 2-13。

表 2-13 糖代谢分类与静脉血浆葡萄糖的关系

糖代谢分类	静脉血浆葡萄糖（mmol/L）	
	空腹血糖（FPG）	OGTT后2h血糖（2hPPG）
正常血糖	<6.1	<7.8
空腹血糖受损（IFG）	6.1~<7.0	<7.8
糖耐量异常（IGT）	<7.0	7.8~11.1
糖尿病	≥7.0	≥11.1

分型、病情及并发症评估

1. 根据临床表现或实验室检查证据判定糖尿病的类型（1型、2型、特殊类型及妊娠糖尿病）。

2. 确定并发症的有无及其程度。

3. 心血管危险因素的确定。

为此应进行以下检查。

1. 糖化血红蛋白测定：有条件每位新诊断的患者均应常规测定，以后一年至少2次，或每季度一次。

2. 胰岛素和（或）C-肽释放试验。

3. 尿微量白蛋白、血生化（包括肝、肾功能，血脂，血尿酸等）、血压、体重指数、心电图、眼底、神经传导速度等。

4. 疑为1型或成人自身免疫性糖尿病者，需测定胰岛B细胞自身抗体：ICA、GAD-Ab、IA2-Ab、IAA。

在缺乏上述检查条件的单位，医师在判断糖尿病的类型及病情评估方面在很大程度上依靠临床经验。因此对一些病例的判断会遇到困难，判断的准确性受到影响。

1型与2型糖尿病的鉴别见表2-14。

表 2-14 1型与2型糖尿病的鉴别

	1型糖尿病	2型糖尿病
发病率	<5%	>95%
家族史	不明显	明显占40%~60%
发病年龄	0~25岁	一般>40岁
体重	通常消瘦	有肥胖倾向或超重
发病情况	一般急性，偶有缓慢	逐渐发病
症状	症状明显	多数无明显症状或仅有乏力
稳定性	不稳定，波动性大	相对稳定
缓解	只有蜜月期可缓解	超重量者，体重下降可缓解
发病方式	急剧	缓慢，很难确定何时发病
胰岛素分泌	几乎是零	减少或相对不足
有关抗体	阳性（90%以上）	阴性（90%以上）
治疗	必须使用胰岛素	必要时使用胰岛素

【治疗原则】 早期治疗、长期治疗、综合治疗和治疗措施个体化。糖尿病治疗的近期目标是通过控制高血糖和相关代谢紊乱来消除糖尿病症状和防止出现急性代谢并发症，糖尿病远期目标是通过良好的代谢控制达到预防慢性并发症，提高糖尿病患者的生活质量和延长寿命。为了达到这一目标

应建立较完善的糖尿病教育和管理体系。

【一般治疗】

1. 糖尿病知识教育和饮食管理

（1）患者对糖尿病有关知识的了解程度是治疗成功的关键。

（2）饮食治疗的原则是控制总热量和体重，减少食物中脂肪尤其是饱和脂肪酸的含量，增加食物中纤维含量，使食物中碳水化合物、脂肪和蛋白质所占比例合理。肥胖者的总热量限制更严，消瘦者可偏宽，且蛋白质摄入量可适当增加。减少钠摄入，饮酒宜少量。

2. 无严重或活动性并发症者鼓励适当增加体力活动。

3. 戒烟。

4. 降糖治疗。

（1）原则上一般要求空腹及餐后血糖控制达标，按 ADA 2002 或 IDF 西太平洋地区目标，空腹血糖<6.1mmol/L，餐后2小时血糖<7.8mmol/L，糖化血红蛋白<7%或<6.5%。妊娠糖尿病空腹血糖≤5.8mmol/L，餐后1小时血糖≤8.6mmol/L，餐后2小时血糖≤6.7mmol/L。特殊情况如老、幼、已有较重晚期并发症或反复发作低血糖者，血糖控制标准可适当放宽（空腹血糖<7.8mmol/L，餐后2小时血糖<12mmol/L）。

（2）经糖尿病饮食营养疗法及运动疗法1个月血糖控制不达标者，应在继续上述处理基础上加用降糖药物治疗。

5. 降压治疗：20%~60%的糖尿病患者伴高血压，对糖尿病高血压者应强化降压治疗，对保护心、脑、肾靶器官、减少心血管事件发生率及病死率至关重要。降压目标：<130/80mmHg 伴糖尿病肾病者，收缩压降至 125/75mmHg 以下：首选血管紧张素转化酶（ACE）抑制剂或血管紧张素Ⅱ受体拮抗剂（ARBS）单用，或与β受体拮抗剂或利尿剂或钙通道拮抗剂合用。

6. 调脂：合并单纯TG增高或HDL-C低者应用贝特类，胆固醇均增高者应用他汀类治疗，使目标达 TG<1.5 或 1.7mmol/L，总胆固醇<4.5mmol/L，HDL-C>1.1mmol/L，LDL-C<3.0mmol/L。

7. 抗血小板治疗：可用肠溶阿司匹林 50~150mg/d，以减少心脑血管事件的发生率。

（三）药物处方

【处方①】 二甲双胍片 0.25~0.5g，每日 2~3 次，口服，餐后服用。

【处方②】 阿卡波糖片 50~100mg，每日 3 次，口服，餐中服用。

或伏格列波糖分散片 0.2mg，每日 3 次，口服，餐前服用。

【处方③】 盐酸吡格列酮胶囊 30mg，每日 1 次，口服，早餐前服用。

注意事项

1. 不应用于1型糖尿病或糖尿病酮症酸中毒治疗。

2. 当患者联合使用盐酸吡格列酮和胰岛素或其他口服降糖药时，有发生低血糖症的风险，此时可能有必要降低同用药物的剂量。

3. 绝经期前不排卵的胰岛素抵抗患者，噻唑烷二酮，包括盐酸吡格列酮的治疗可能导致重新排卵。作为胰岛素敏感性改善的结果之一，这些患者如不采取有效避孕措施，则有怀孕的风险。

4. 水肿患者使用盐酸吡格列酮时应谨慎。

5. 噻唑烷二酮，包括盐酸吡格列酮，可造成血浆容积增加和由前负荷增加引起的心脏肥大。对于 NYHA 标准心功能Ⅲ级和Ⅳ级的患者，盐酸吡格列酮不宜使用。

6. 有体质特异性的肝毒性，并曾有罕见病例出现肝衰竭、肝移植和死亡。建议接受盐酸吡格列酮治疗的患者进行定期的肝酶测定。如 ALT 水平超过 3 倍正常上限或患者出现黄疸，应中止治疗。

7. 为监测血糖对盐酸吡格列酮的反应，应定期测定 FBG 和 HbAlc。

【处方④】　瑞格列奈片 0.5～2mg，每日 3 次，口服，餐前服用。

注意事项

1. 适用于非肥胖的 2 型糖尿病患者，以餐后血糖升高为主者。

2. 应避免将瑞格列奈与吉非贝齐合用。如果必须合用，应严密监测患者的血糖水平，因为可能需要减少瑞格列奈的用药剂量。

3. 瑞格列奈用于治疗饮食控制、降低体重及运动锻炼不能有效控制血糖且仍有糖尿病症状的患者。同其他大多数口服促胰岛素分泌降血糖药物一样，瑞格列奈也可致低血糖，与二甲双胍合用会增加发生低血糖的危险性。

4. 当患者固定服用任何口服降糖药时发生应激反应，如发烧、外伤、感染或手术，可能会出现血糖控制失败。这时，有必要停止服用瑞格列奈而进行短期胰岛素治疗。

5. 下列药物可增强本药的降血糖作用：单胺氧化酶抑制剂、非选择性 β 受体拮抗剂、ACEI、非甾体抗炎药、水杨酸盐、奥曲肽、酒精以及促合成代谢的激素。β 受体拮抗剂可能会掩盖低血糖症状。酒精可能会加重或延长本药的低血糖症状。

6. 妊娠或哺乳妇女禁用，12 岁以下儿童禁用。

【处方⑤】　格列齐特缓释片 30～120mg，每日 1 次，口服，早餐前服用。

或格列吡嗪缓释胶囊 5～20mg，每日 1 次，口服，早餐前服用。

或格列本脲片 1～6mg，每日 1 次，口服，早餐前服用。

【处方⑥】　维格列汀片 50mg，每日 1～2 次，口服，早晚餐前服用。或利格列汀片 5mg，每日 1 次，口服，任意餐前服用。或阿格列汀片 25mg，每日 1 次，口服，任意餐前服用。或沙格列汀片 5mg，每日 1 次，口服，任意餐前服用。

【处方⑦】　门冬胰岛素 30 特充注射液 4～30U，皮下注射，每日 2 次，早晚餐前注射。

注意事项

1. 胰岛素注射剂量不足或治疗中断时，会引起高血糖症和糖尿病酮症酸中毒（特别是在 1 型糖尿病患者中易发生）。

2. 本品的注射时间应与进餐时间紧密相连，即紧邻餐前。

3. 本品起效迅速，所以必须同时考虑患者的合并症及合并用药是否延迟食物的吸收。

4. 伴发疾病，尤其是感染，通常患者的胰岛素需要量会增加。

5. 误餐或进行无计划、高强度的体力活动，可能导致低血糖症。

6. 与双时相（预混）人胰岛素相比，本品显著降低餐后血糖，并一直保持到注射后 6 小时。

7. 患者从其他胰岛素转用本品后，可能需要改变原来的剂量。如果需要调整剂量，则应在首次给药时，或者在开始治疗的几周或几个月内进行调整。

8. 胰岛素混悬液不可用于胰岛素泵。

9. 应特别提醒患者注意避免在驾驶时出现低血糖反应，尤其是低血糖先兆症状不明显或缺乏及以往经常发生低血糖症的患者。在上述情况下，应首先考虑患者能否安全操作。

【处方⑧】　甘精胰岛素 4～30U，皮下注射，每日 1 次，睡前注射；或地特胰岛素 4～30U，皮下注射，每日 1 次，睡前注射。

注意事项

1. 低血糖反应症：一般而言，低血糖症是胰岛素治疗最常见的不良反应。

2. 血糖控制明显改变时，由于晶体肿胀及折射系数的暂时性改变，可能发生一过性视力障碍。

3. 在注射部位可能发生脂肪营养不良，而延缓局部胰岛素的吸收，这些反应包括发红、疼痛、瘙痒、荨麻疹、肿胀或炎症。多数胰岛素注射部位的轻微反应，通常在数天或数周内恢复。

4. 对胰岛素的速发型变态反应是罕见的。对胰岛素（包括甘精胰岛素）或赋形剂的速发型变态反应包括全身性的皮肤反应、血管性水肿、支气管痉挛、低血压和休克，甚至威胁生命。

5. 胰岛素治疗可能诱发胰岛素抗体的产生。在极少数病例中，由于上述胰岛素抗体的存在，应调整胰岛素的剂量以纠正高或低血糖症的趋势。

6. 罕见胰岛素产生的钠潴留和水肿，特别是用强化胰岛素疗法改善先前不好的代谢控制时，须加注意。

【处方⑨】　门冬胰岛素注射液 4～20U，皮下注射，每日 3 次，餐前注射。或赖脯胰岛素注射液 4～20U，皮下注射，每日 3 次，餐前注射。

注意事项

1. 该品注射剂量不足或治疗中断时，特别是在 1 型糖尿病患者中，可能导致高血糖和糖尿病酮症酸中毒，这可能是致命的。

2. 血糖控制有显著改善的患者（如接受胰岛素强化治疗的患者），其低血糖的先兆症状可能会有所改变，应提醒患者注意。如果发生低血糖症状，因人胰岛素类似物起效迅速的药效学特征，注射该品后低血糖症状的出现会比可溶性人胰岛素早。

3. 该品的注射时间应与进餐时间紧密相连，即紧邻餐前。

4. 该品起效迅速，所以必须同时考虑患者的合并症及合并用药是否会延迟食物的吸收。

5. 伴有其他疾病时（特别是感染时），通常患者的胰岛素需要量会增加。

6. 患者换用不同品牌和类型的胰岛素制剂时，与先前使用的胰岛素相比，低血糖的早期先兆症状可能会有所改变或不太显著。患者换用该品时如果需要调整剂量或用药次数，则可以在首次给药时，或者在开始治疗的几周或几个月内进行调整。

7. 如果增强了体力活动或者改变了日常饮食，也需要调整该品的剂量。

8. 餐后立即运动会增加低血糖的危险。

9. 漏餐或进行无计划、高强度的体力活动，可导致低血糖。

10. 该品中含有间甲酚，在罕见情况下可能引起过敏反应。运动员慎用。

11. 可用于胰岛素泵。

（刘芳）

三、亚急性甲状腺炎

（一）概述

亚急性甲状腺炎又称为肉芽肿性甲状腺、巨细胞性甲状腺炎，是一种与病毒感染有关的自限性甲状腺炎，一般不遗留甲状腺功能减退症。病因与病毒感染有关，如流感病毒、柯萨奇病毒、腺病毒和腮腺炎病毒等，可以在患者甲状腺组织发现这些病毒或在患者血清发现这些病毒抗体。甲状腺轻、中度肿大。甲状腺滤泡结构破坏，组织内存在许多巨噬细胞，包括巨细胞，所以又称巨细胞甲状腺炎。患者起病前 1～3 周常有病毒性咽炎、腮腺炎、麻疹或其他病毒感染的症状。甲状腺区发生明显疼痛，可放射至耳部，吞咽时疼痛加重。可有全身不适、食欲减退、肌肉疼痛、发热、心动过速、多汗等。体格检查发现甲状腺轻至中度肿大，有时单侧肿大明显，甲状腺质地较硬，显著触痛，少数患者有颈部淋巴结肿大。

（二）诊断与治疗

【诊断要点】

1. 急性炎症的全身症状。

2. 甲状腺轻、中度肿大，中等硬度，触痛显著。

3. 实验室检查：根据实验室结果可以分为三期，即甲状腺毒症期、甲减期和恢复期。

（1）甲状腺毒症期　血清 T_3、T_4 升高，TSH 降低，^{131}I 摄取率减低（24 小时＜2%）。这就是本病特征性的血清甲状腺激素水平和甲状腺摄碘能力的"分离现象"，出现的原因是甲状腺滤泡被炎症破坏，其内储存的甲状腺激素释放进入循环，形成"破坏性甲状腺毒症"；而炎症损伤引起甲状腺细胞摄碘功能减低。此期血沉加快，可＞100mm/h。

（2）甲减期　血清 T_3、T_4 逐渐下降至正常水平以下，TSH 回升至高于正常值，^{131}I 摄取率逐渐恢复。这是因为储存的甲状腺激素释放殆尽，甲状腺细胞正在处于恢复之中。

（3）恢复期　血清 T_3、T_4、TSH 和 ^{131}I 摄取率恢复至正常。

但是根据患者的就诊时间和病程的差异，实验室检查结果各异。

【治疗原则】　本病为自限性疾病，预后良好。治疗措施包括减轻局部症状和针对甲状腺功能异常影响两方面。

【一般治疗】　注意休息，避免劳累，对症支持治疗。

（三）药物处方

○轻型患者

仅需应用非甾体抗炎药，如阿司匹林、布洛芬、吲哚美辛等。

【处方】　洛索洛芬，口服，60mg（1 片），每日 3 次。

○中、重型患者

【处方】　泼尼松，口服，每日 20～40mg，可分 3 次，能明显缓解甲状腺疼痛，8～10 天后逐渐减量，维持 4 周。

（卢睿）

四、甲状腺功能亢进症

（一）概述

甲状腺功能亢进症，简称"甲亢"，是指甲状腺腺体本身产生甲状腺激素过多而引起的甲状腺毒症，病因包括毒性弥漫性甲状腺肿（也称 Graves 病）、结节性毒性甲状腺肿和甲状腺自主高功能腺瘤等。甲状腺毒症是指血压循环中甲状腺激素过多，以神经、循环、消化等系统兴奋性增高和代谢亢进为主要表现的一组临床综合征。甲状腺毒症的常见原因有 Graves 病、结节性毒性甲状腺肿、垂体 TSH 腺瘤、亚急性甲状腺炎、桥本甲状腺炎等。甲亢的患病率为 1%，临床上 80%以上甲亢是 Graves 病（GD）引起的。

临床表现主要由循环中甲状腺激素过多引起，症状主要有：易激动、烦躁失眠、心悸、乏力、怕热、多汗、消瘦、食欲亢进、大便次数增多或腹泻、女性月经稀少。可伴发周期性瘫痪和近端肌肉进行性无力、萎缩。少数老年患者高代谢症状不典型，相反表现为乏力、心悸、厌食、抑郁、嗜睡、体征明显减少，称为"淡漠型甲亢"。

（二）诊断与治疗

【诊断要点】

1. 甲状腺毒症的诊断

（1）测定血清 TSH、TT_4、FT_4、TT_3、FT_3 的水平。

（2）确定甲状腺毒症是否来源于甲状腺的功能亢进症。

（3）确定甲亢的原因，如 GD、结节性毒性甲状腺肿、甲状腺自主高功能腺瘤等。

2. 甲亢的诊断

（1）高代谢症状和体征。

（2）甲状腺肿大。

（3）血清 TT₄、FT₄ 增高，TSH 降低。

具备以上三项诊断即可成立。

【治疗原则】 确诊后要积极治疗，避免病情拖延，根据病情采取综合治疗。目前治疗甲亢常用的就是抗甲状腺药物治疗，放射碘治疗和手术治疗。

【一般治疗】

1. 适当休息，戒烟，精神紧张、不安及失眠者可给予镇静剂。

2. 营养支持治疗：补充足够的热量和营养，包括糖、蛋白质和维生素类等，以纠正本病引起的消耗；忌碘饮食，忌食生冷食物，减少食物中粗纤维的摄入，以减少排便次数，少食卷心菜、萝卜、菠菜、核桃等致甲状腺肿食物及含碘丰富的食物。

3. 手术治疗：①甲状腺肿大显著，有压迫症状；②中、重度甲亢，长期服药治疗无效，或停药后复发，或不能长期服药者；③胸骨后甲状腺肿；④怀疑恶变；⑤抗甲状腺药物（ATD）治疗无效或过敏的妊娠患者。

4. ¹³¹I 治疗：①甲状腺肿大 II 度以上；②对 ATD 过敏；③ATD 治疗或手术治疗后复发；④甲亢合并心脏病；⑤甲亢伴白细胞减少、血小板减少或全血细胞减少；⑥甲亢合并肝、肾功能损害；⑦拒绝手术治疗或有手术禁忌证；⑧浸润性突眼。

（三）药物处方

【处方①】 抗甲状腺药物常用的为咪唑类和硫脲类，代表药物分别为甲巯咪唑（MMI）和丙硫氧嘧啶（PTU）。

治疗期：MMI 10～20mg，口服，每日 1 次。

PTU 50～150mg，口服，每日 2～3 次，每 4 周复查甲功。

维持期：当 TSH 达到正常水平后，可减量。维持治疗：MMI，每次 5～10mg，每日 1 次，口服；或 PTU，每次 50mg，每日 2～3 次，维持 12～18 个月，每 2 个月复查甲功。

注意事项

1. 治疗期间不主张伍用左甲状腺素。

2. 甲亢缓解的定义是停药一年，血清 TSH 和甲状腺激素正常。

3. 适应证：①轻、中度病情；②甲状腺轻、中度大；③孕妇、高龄患者或由于其他严重疾病不适合手术者；④手术前和 ¹³¹I 治疗前的准备；⑤手术后复发且不适合 ¹³¹I 治疗的患者。

【处方②】 国产甲巯咪唑，每日 20～30mg，分 1～2 次口服。或赛治 10～20mg，每日 1 次，症状缓解后，维持剂量 5～10mg，每日 1 次。

注意事项

1. 过敏及哺乳期妇女、甲状腺癌患者禁用。

2. 用药期间监测同 PTU。

3. 减量期：甲巯咪唑每次减 5～10mg。

4. 维持期：每次 5mg，每日 1 次，必要时还可在停药前将维持剂量减半。

【处方③】 丙硫氧嘧啶 100～150mg，每日 3 次；或甲巯咪唑（他巴唑，赛治），10～15mg，每日 3 次；或普萘洛尔（心得安），10mg（10～30mg），每日 3 次。

注意事项

1. 当患者出现交感神经兴奋症状时加用普萘洛尔，根据病情调整用量。

2. 治疗初期心悸明显时用，支气管疾病患者禁用。

（卢睿）

五、甲状腺功能减退症

（一）概述

甲状腺功能减退症（简称甲减），是由于各种原因导致的低甲状腺激素血症或甲状腺激素抵抗而引起的全身性代谢综合征，其病理特征是黏多糖在组织和皮肤堆积，表现为黏液性水肿。

（二）诊断与治疗

【诊断要点】

1. 甲减的症状和体征：①一般表现：易疲劳、怕冷、体重增加、记忆力减退、反应迟钝、嗜睡、精神抑郁、便秘、月经不调、肌肉痉挛等。体检可见表情淡漠，面色苍白，皮肤干燥发凉、粗糙脱屑，颜面、眼睑和手皮肤水肿，声音嘶哑，毛发稀疏、眉毛外 1/3 脱落。由于高胡萝卜素血症，手脚皮肤呈姜黄色。②肌肉与关节：肌肉乏力，暂时性肌强直、痉挛、疼痛，嚼肌、胸锁乳突肌、股四头肌和手部肌肉可有进行性肌萎缩。腱反射的弛缓期特征性延长，超过 350 毫秒（正常为 240～320 毫秒），跟腱反射的半弛缓时间明显延长。③心血管系统：心肌黏液性水肿导致心肌收缩力损伤、心动过缓、心排血量下降。ECG 显示低电压。由于心肌间质水肿、非特异性心肌纤维肿胀、左心室扩张和心包积液导致心脏增大，有学者称之为甲减性心脏病。④血液系统：由于下述四种原因发生贫血：a.甲状腺激素缺乏引起血红蛋白合成障碍；b.肠道吸收铁障碍引起铁缺乏；c.肠道吸收叶酸障碍引起叶酸缺乏；d.恶性贫血是与自身免疫性甲状腺炎伴发的器官特异性自身免疫病。⑤消化系统：食欲下降、腹胀、便秘，严重者出现麻痹性肠梗阻或黏液水肿性巨结肠。⑥内分泌系统：女性常有月经过多或闭经。长期严重的病例可导致垂体增生、蝶鞍增大。部分患者血清催乳素（PRL）水平增高，发生溢乳。原发性甲减伴特发性肾上腺皮质功能减退和 1 型糖尿病者属自身免疫性多内分泌腺体综合征的一种，称为施密特（Schmidt）综合征。⑦黏液性水肿昏迷：见于病情严重的患者，多在冬季寒冷时发病。诱因为严重的全身性疾病、甲状腺激素替代治疗中断、寒冷、手术、麻醉和使用镇静药等。临床表现为嗜睡、低体温（<35℃）、呼吸徐缓、心动过缓、血压下降、四肢肌肉松弛、反射减弱或消失，甚至昏迷、休克、肾功能不全危及生命。

2. 实验室检查血清 TSH 增高，FT$_4$ 减低，原发性甲减即可成立。进一步寻找甲减病因。如果 TPOAb 阳性，可考虑甲减的病因为自身免疫甲状腺炎。

3. 实验室检查血清 TSH 减低或者正常，TT$_4$、FT$_4$ 减低，考虑"中枢性甲减"。做 TRH 刺激试验证实。进一步寻找垂体和下丘脑的病变。

【治疗原则】

1. 一旦确诊甲减需终身维持治疗：早期轻型病例以口服甲状腺片或左甲状腺素为主，临床甲减症状和体征消失，检测甲状腺功能，维持 TSH 在正常值范围。

2. 继发于下丘脑和垂体的甲减，不能把 TSH 作为治疗的指标，而是把血清 TT$_4$、FT$_4$ 达到正常范围作为治疗的目标。

3. 对症治疗：中、晚期重型病例除口服甲状腺片或左旋甲状腺素外，需对症治疗，如给氧、输液、控制感染、控制心力衰竭等。

【一般治疗】　注意休息，避免劳累。

（三）药物处方

【处方①】　左甲状腺素（L-T$_4$）。成年患者：每日 50～200μg，平均每日 125μg，按照体重计算是 1.6～1.8μg/(kg·d)。儿童患者：需要较高剂量，大约 2.0μg/(kg·d)。老年患者：需要较低剂量，大约 1.0μg/(kg·d)。妊娠时的替代剂量需要增加 30%～50%。甲状腺癌术后的患者需要剂量大约 2.2μg/(kg·d)。L-T$_4$ 的半衰期是 7 天，可以每日早晨服药 1 次。

注意事项

1. 甲状腺片是动物甲状腺的干制剂，因其甲状腺激素含量不稳定和 T$_3$ 含量过高已很少使用。

2. 起始剂量和达到完全替代剂量的需要时间要根据年龄、体重和心脏状态确定。小于 50 岁，既往无心脏病史患者可以尽快达到完全替代剂量，50 岁以上患者服用 L-T$_4$ 前要常规检查心脏状态。一般从 25～50μg/d 开始，每 1～2 周增加 25μg，直到达到治疗目标。患缺血性心脏病者起始剂量宜小，调整剂量宜慢，防止诱发和加重心脏病。

3. 补充甲状腺激素，重新建立下丘脑-垂体-甲状腺轴的平衡一般需要 4～6 周，所以治疗初期，每 4～6 周测定激素指标。然后根据检查结果调整 L-T$_4$ 剂量，直到达到治疗的目标。治疗达标后，需要每 6～12 个月复查一次激素指标。

4. 亚临床甲减引起的血脂异常可以促进动脉粥样硬化的发生、发展。部分亚临床甲减可发展为临床甲减。目前认为在下述情况需要给予 L-T$_4$ 治疗：高胆固醇血症、血

清 TSH>10mU/L。

（卢睿）

六、原发性甲状旁腺功能亢进症

（一）概述

甲状旁腺功能亢进症简称甲旁亢，可分为原发性、继发性、三发性和假性。原发性甲状旁腺功能亢进症是由于甲状旁腺本身的异常导致甲状旁腺素（PTH）不适当分泌，血清 PTH 的不适当增高，引起肾脏过量重吸收钙、尿磷排泄及 1,25-二羟维生素 D$_3$ 合成，并增加骨的吸收。

原发性甲状旁腺功能亢进症有腺瘤、增生和腺癌三种病理改变，其中以腺瘤最为常见。原发性甲状旁腺功能亢进症的基本病理生理改变为 PTH 与骨及肾脏的细胞表面受体结合，引起骨钙溶解、肾脏重吸收钙增多，同时增加 1,25-二羟维生素 D$_3$ 的合成，抑制磷的重新收，从而最终引起高血钙、高尿钙、高尿磷及低血磷等临床症状。

临床表现主要包括高钙血症、骨骼病变及泌尿系统病变等症状。①高钙血症状：主要表现在神经-肌肉系统及消化系统方面。高钙血症在神经-肌肉系统方面的主要表现为：淡漠、嗜睡、性格改变、智力迟钝、记忆力减退、肌张力减低、易疲劳、四肢肌肉软弱等。消化系统方面主要表现在三方面：胃肠道平滑肌张力减弱，胃肠蠕动减慢（食欲不振、恶心、呕吐、腹胀、腹痛、便秘、反酸等），高钙血症刺激胃泌素分泌，引起胃酸分泌增多，从而导致消化性溃疡，同时高钙血症可激活胰蛋白酶，引起急慢性胰腺炎。②骨骼病变：主要表现为广泛的骨关节疼痛及压痛，多从下肢和腰部开始，逐渐发展至全身，出现活动受限。骨密度减低，严重者可出现骨畸形，如肩关节下垂、驼背、身高变矮、肋骨和骨盆塌陷伴"鸡胸"及骨盆三叶草畸形。③泌尿系统症状：主要表现为多饮、多尿，反复的泌尿系结石或肾脏钙化，易合并泌尿系统感染，严重者可出现肾功能不全。其他症状包括：软组织钙化可引起非特异性关节痛，主要在近端指间关节；皮肤钙盐沉积导致皮肤瘙痒；重症可出现贫血等。

（二）诊断与治疗

【诊断要点】　原发性甲状旁腺功能亢进症的诊断分为定性诊断与定位诊断两步。

1. 定性诊断要点

（1）临床表现　骨骼病变、泌尿系统结石及高钙血症。

（2）实验室检查　血钙、PTH 及碱性磷酸酶水平升高，血磷水平降低，尿钙及尿磷排出增多。轻型早期需测定血游离钙、钙负荷甲状旁腺功能抑制试验和骨密度等。

（3）影像学检查　X 线片提示骨吸收增加。

2. 定位诊断要点：定性诊断明确后可通过超声、放射性核素扫描等有关定位检查了解病变部位。

【治疗原则】　原发性甲状旁腺功能亢进症的治疗分手术治疗与药物治疗两部分，临床应根据患者血钙升高情况、临床症状及患者一般情况决定选用何种治疗方式。

【一般治疗】

1. 手术治疗

（1）指征 血钙水平明显增高、曾有危及生命的高钙血症病史、有症状或并发症的患者均应手术，国外学者认为 50 岁以下的无症状患者也应考虑手术。

（2）手术方式 术中应探查所有甲状旁腺，对于腺瘤可切除腺瘤，对于增生主张切除 3½个腺体或切除 4 个腺体＋甲状旁腺自体移植。

（3）术后并发症 低钙血症，最低值出现在术后 4～20 天。需要给予补充钙剂及维生素 D 或活性维生素 D。

2. 非手术治疗

（1）适用范围 血钙水平升高程度较轻的无症状患者或不能耐受手术的患者。

（2）随访时间 至少半年 1 次。

（3）随访内容 症状、体征、血压、血钙、血肌酐及肌酐清除率等。

（4）注意事项 保持足够水化、避免使用噻嗪类利尿药和碱性药物及长期制动，积极处理呕吐或腹泻。

（5）饮食注意 钙摄入量以中等度合适，避免高钙及低钙饮食。

（三）药物处方

【处方①】 盐酸西那卡塞片，初始剂量 25mg，每日 1 次，最大剂量为 100mg，增量调整幅度为每次 25mg，增量调整间隔不少于 3 周。

注意事项

1. 此药应随餐服用或餐后立即服用，药品应整片吞服，不建议切分后服用。

2. 有低钙血症、癫痫发作风险或癫痫既往史、肝功能异常、消化道出血或消化道溃疡既往史的患者慎用本药。

3. 本品的使用过程中应定期测定血清钙，密切注意避免低钙血症。

4. 在本品的给药初期阶段及剂量调整阶段应密切观察患者的症状，注意不良反应的发生。

【处方②】 帕米磷酸二钠，按每千克体重 0.5～1mg 给药，静脉滴注，4～6 小时。

注意事项

1. 本品需以不含钙的液体稀释后立即静脉缓慢滴注，不可将本品直接静脉滴注。

2. 本品不得与其他种类双磷酸类药物合并使用。

3. 本品主要经肾脏排泄，因此肾功能不全患者发生肾脏不良反应的风险相应增大。所以对长期频繁接受本品滴注的患者，尤其是那些同时合并肾脏及疾病或对肾功能损害敏感性增加者，如多发性骨髓瘤和（或）肿瘤引起的高钙血症患者，应定期评价其有关肾功能的实验室和临床资料。

4. 由于尚无严重肝功损害患者使用本品的临床试验资料，目前无法对此类患者进行推荐。

5. 用于治疗高钙血症时，就同时注意补充液体，使每日尿量达 2L 以上。

【处方③】 阿仑膦酸钠 10mg，每日 1 次，或 70mg 每周 1 次。

注意事项

1. 为了便于将该品送至胃部从而降低对食管的刺激，应指导患者用一满杯水吞服药物，并且在至少 30 分钟内及在当天第一次进食之前不要躺卧。患者不应该咀嚼或吮吸药片，以防口咽部溃疡。应该特别指导患者在就寝前或清晨起床前不要服用该品。应该告诉患者，若不遵医嘱就可能增加出现食管问题的危险性。嘱患者如果发生食管疾病的症状（如吞咽困难或疼痛、胸骨后疼痛或新发胃灼热或胃灼热加重），应该停服该品并请医生诊断治疗。

2. 如果漏服了一次每周剂量，应当在记起后的早晨服用 1 片。不可在同一天服用 2 片，而应按其最初选择的日期计划，仍然每周服用 1 片。

3. 肌酐清除率＜35ml/min 的患者，不推荐应用该品。

【处方④】 盐酸雷洛昔芬片 60mg，每日 1 次。

注意事项

1. 盐酸雷洛昔芬可增加静脉血栓栓塞事件的危险性，对任何原因可能造成静脉血栓事件的患者均需考虑危险-益处的平衡。一些因疾病或其他情况而需要长时间制动的患者应立即或在制动之前 3 天停药，直到上述情况被解决或患者可以完全活动才能再次开始使用本品。

2. 当盐酸雷洛昔芬与华法林或其他香豆素类衍生物合用时需要监测凝血酶原时间。对已经接受香豆素抗凝的药物在开始治疗后几周可能出现对凝血酶原时间的作用。

3. 盐酸雷洛昔芬仅用于绝经后妇女。有妊娠可能的妇女禁用，怀孕妇女摄入本品可能引起胎儿损害。

（崔丽萍）

七、甲状旁腺功能减退症

（一）概述

甲状旁腺功能减退症（简称甲旁减）是指甲状旁腺激素（PTH）分泌减少和（或）功能障碍的一种钙磷代谢紊乱的临床综合征。主要病理生理改变为：低钙血症、高磷血症、尿钙低、尿磷低，以低钙血症的神经-肌肉兴奋性增高为特征，可伴有躯体、骨骼等器官畸形。甲状旁腺功能减退症（甲旁减）在临床上常见的主要有特发性甲旁减、继发性甲旁减、低血镁性甲旁减和新生儿甲旁减，其他少见的包括假性甲旁减、假-假性甲旁减、假性特发性甲旁减等。

（二）诊断与治疗

【诊断要点】

1. 特有的手足抽搐症状。

2. 低钙血症的体征：低钙击面（Chvostek）征、低钙束臂（Trousseau）征阳性。

3. 血钙低、血磷高，尿钙、磷低。

4. 血 iPTH 测不出或低，假性甲旁减 iPTH 高。

【治疗原则】　主要是纠正低钙血症，减轻症状和消除手足抽搐发作，预防长期低钙血症的慢性并发症。

【一般治疗】

1. 补钙治疗：食物补钙、含钙制剂的补充，应注意定期监测血、尿钙水平，保持血清钙维持在 2mmol/L 左右，尿钙浓度 1.6mmol/L 以下，24 小时低于 400mg。

2. 维生素 D 治疗：绝大多数患者在补钙的同时需要同时补充维生素 D 才能矫正低钙血症。

3. 降血磷治疗：口服氢氧化铝胶体，目前临床已很少应用。

4. 减少尿钙排出治疗：氢氯噻嗪 25mg，每日 3 次。

5. 补镁：钙和维生素 D 治疗效果不佳时，应注意是否合并低血镁，纠正低镁血症。

6. 癫痫：抗癫痫药物治疗的同时，增加维生素 D 的用量。

7. 细胞移植治疗。

（三）药物处方

【处方①】　碳酸钙，每次 0.5～2g，每日 1～4 次。

【处方②】　骨化三醇胶丸，每日 0.25μg，晨服，如生化指标和病情未见明显改善，每隔 2～4 周增加剂量。

注意事项

1. 高钙血症同本品的治疗密切相关。饮食改变（例如增加奶制品的摄入）以致钙摄入量迅速增加或不加控制地服用钙制剂均可导致高钙血症。应告知患者及其家属，必须严格遵守处方饮食，并教会他们如何识别高钙血症的症状。一旦血钙浓度比正常值（9～11mg/100ml，或 2250～2750μmol/L）高出 1mg/100ml 或血肌酐升高到大于 120μmol/L，应立即停止服用本品直至血钙正常。肾功能正常的患者，慢性高钙血症可能与血肌酐增加有关。卧床患者，如术后卧床患者发生高钙血症机会更大些。

2. 骨化三醇能增加血无机磷水平，这对低磷血症的患者是有益的，但对肾衰竭的患者来说则要小心不正常的钙沉淀所造成的危险。在这种情况下，要通过口服适量的磷结合剂或减少磷质摄入量将血磷保持在正常水平（2～5mg/100ml 或 0.65～1.62mmol/L）。

3. 由于骨化三醇是现有的最有效的维生素 D 代谢产物，故不需其他维生素 D 制剂与其合用，从而避免高维生素 D 血症。

4. 肾功能正常的患者服用本品时必须避免脱水，故应保持适当的水摄入量。

【处方③】　氢氯噻嗪 25mg，每日 3 次。

注意事项　用本药期间应注意低钾血症可能，应监测血钾，必要时补充氯化钾治疗。

（崔丽萍）

八、催乳素瘤

（一）概述

催乳素瘤为最常见的垂体肿瘤，术后复发率高提示其发生与下丘脑功能异常有关。催乳素瘤多见于女性且多为微腺瘤，仅 7%～14% 可继续生长；而在男性多为大腺瘤且肿瘤侵袭性较强，男性表现为性欲减退和阳痿，往往比妇女表现月经紊乱要晚 15～20 年，因而发现时肿瘤生长已较大，并可压迫正常垂体组织而有甲状腺、肾上腺、性腺功能减退症。

（二）诊断与治疗

【诊断要点】

1. 催乳素瘤患者血清催乳素（PRL）一般＞200μg/L，若＞300μg/L 则可确定。

2. PRL＜200μg/L 时应检查有无药物（吩噻嗪、三环类抗抑郁剂、甲氧氯普胺、α-甲基多巴、雌激素等）的作用、原发性甲状腺功能减退症、慢性肾衰竭和下丘脑病变等。

3. 应用 CT、MRI 扫描下丘脑垂体区有助于发现微小病变。

4. 特发性高催乳素血症应每 6 个月查 PRL 和 CT/MRI，有长期随访而自然缓解者。

【治疗原则】　无临床表现的微腺瘤无须治疗，但应定期随访临床表现、PRL 水平及瘤体大小。需要治疗的临床指征包括大腺瘤、逐渐增大的微腺瘤、不育、溢乳、男性乳房发育、睾酮不足、月经稀发、闭经、痤疮和多毛。

【一般治疗】

1. 手术治疗：药物治疗时瘤体依然增大、垂体卒中、不能耐受多巴胺激动剂、多巴胺激动剂抵抗等时，应进行手术治疗。催乳素瘤的自然发展过程尚不清楚，大多数微腺瘤并不发展成为大腺瘤，但需要长期随访。为解除大腺瘤的压迫症状，宜手术，必要时配合放疗和药物治疗。

2. 放射治疗：仅为一种辅助手段，可防止肿瘤增大；但其降低 PRL 水平慢，恢复排卵性月经不满意，常用于外科术后未能获得痊愈者。垂体放疗的并发症有下丘脑功能不全、腺垂体功能减退、视觉系统损害、脑血管意外、脑坏死、继发性脑部恶性或良性肿瘤等。

（三）药物处方

【处方①】　治疗首选多巴胺激动剂。溴隐亭：起始剂量为 0.625～1.25mg/d，维持剂量为 2.5～10mg/d，可分次服用。

注意事项　溴隐亭可以缩小垂体瘤达 1/2，术前应用可便于手术切除，而术后长期应用可以预防肿瘤复发和高催乳素血症，应用 4～6 年以上并无不良反应；但单独应用药物治疗者，停药后垂体肿瘤可恢复到原来大小。

【处方②】　卡麦角林，起始剂量为每周 0.25～0.5mg，维持剂量为每周 0.25～3mg。

注意事项　作用时间长，相对于溴隐亭副作用更少、降低 PRL 水平更有效，但长期大剂量使用可能增加心脏瓣膜病变风险。

【处方③】　培高利特作用较溴隐亭强 100 倍，可使肿瘤缩小，月经恢复正常者达 3/4 以上，开始药物治疗时应限制运动，避免周围血管扩张而促发直立性低血压。

（马杜娟）

九、代谢综合征

（一）概述

代谢综合征（MS）是多种代谢异常发生在同一个体的临床状态。这些代谢异常包括糖耐量减低或糖尿病、中心性肥胖、脂代谢紊乱、高血压等。代谢综合征中的每一项都增加心血管疾病的危险性，糖尿病 10 年内新发心血管事件的危险与冠心病者相似。MS 的各组分有协同作用，同时合并多种异常时发生心血管疾病的危险性更大。这些代谢异常紧密联系，恶性循环，互为因果，严重影响人们的健康和生活质量。

（二）诊断与治疗

【诊断要点】具备以下 4 项组成成分中的 3 项或全部者。

1. 超重和（或）肥胖：BMI≥25.0kg/m²。

2. 高血糖：FPG≥6.1mmol/L 和（或）2hPG≥7.8mmol/L，和（或）已确诊糖尿病并治疗者。

3. 高血压：SBP/DBP≥140/90mmHg，和（或）已确诊高血压并治疗者。

4. 血脂紊乱：空腹血 TG≥1.7mmol/L，和（或）空腹血高密度脂蛋白<0.9mmol/L（男），<1.0mmol/L（女）。

【治疗原则】 MS 防治的主要目标是改变 MS 的自然病程，阻止或延缓其向临床动脉粥样硬化性疾病的进展。与此关系密切的一个目标是减少临床前 2 型糖尿病患者变为临床 2 型糖尿病的危险。MS 的处理应在心血管疾病预防的总框架内进行，以生活方式的干预为前提和基础，以降低心、脑血管病的各种危险因素为手段，强调治疗必须个体化，应针对每个个体的 MS 组成成分进行联合治疗。干预措施包括生活方式和环境因素的改变和必要的药物治疗，以全面控制各项代谢危险因素。

【一般治疗】

1. 减轻体重：任何肥胖伴糖尿病的患者均需减肥。主要通过饮食和生活方式的改变及必要的药物。研究表明，要使肥胖者体重长期降至正常的可能性较小。减肥的目标是至少使体重持久降低 5%～15%。

2. 减肥的常用方法如下。①饮食调节：控制总热卡量，减低脂肪摄入。对于 25≤BMI≤30mg/m² 者，给予每日1200kcal（5021 千焦）低热量饮食，使体重控制在合适范围。②运动锻炼：提倡每日进行轻至中等强度体力活动 30 分钟，如骑自行车、擦地板、散步、跳舞等。

（三）药物处方

【处方①】 盐酸西布曲明，10mg，口服，每日 1 次，早晨单独服用或与早餐同时服用。如体重减轻不明显，4 周后剂量可增加至每日 15mg，若患者无法耐受每日 10mg 剂量，可降至每日 5mg。不推荐使用每日 15mg 以上的剂量。

【处方②】 奥利司他胶囊，0.12g，口服，每日 1 次，餐时或餐后一小时内服，如果有一餐未进食物中不含脂肪，则可省略一次服药。

【处方③】 盐酸二甲双胍 500～1000mg，每日 2～3 次。

【处方④】 盐酸吡格列酮片 15～45mg，口服，每日 1次。

【处方⑤】 非诺贝特，每次 0.1g，每日 3 次，口服。

【处方⑥】 阿托伐他汀钙 10～20mg，口服，每日 1 次。

（李莉）

十、慢性肾上腺皮质功能减退症

（一）概述

慢性肾上腺皮质功能减退症多见于中年人，按病因可分为原发性和继发性，此病起病隐匿，病情逐渐加重，主要表现为易疲劳、乏力、体重减轻、厌食、恶心、呕吐、腹痛和直立性低血压等。原发性肾上腺皮质功能减退症又称艾迪生（Addison）病，是由于自身免疫、结核等原因破坏了 90% 以上的肾上腺所致。Addison 最特征的表现是皮肤黏膜色素沉着，呈棕褐色，分布全身，但在暴露及易摩擦的部位更明显，更典型皮肤改变是在弥漫性色素沉重中有白癜风。继发性肾上腺皮质功能减退症肤色苍白，合并其他腺垂体功能减退症时可有甲状腺或性腺功能减退的相关表现。

（二）诊断与治疗

【诊断要点】 主要根据临床表现及实验室检查进行诊断，对临床疑似肾上腺皮质功能减退症患者应该进一步行基础血皮质醇和 ACTH 水平检测，再结合功能试验进一步明确为原发性或继发性。

【治疗原则】 慢性肾上腺皮质功能减退症的治疗主要包括健康宣教及激素替代治疗两方面。对于明确病因的如肾上腺结核所致的慢性肾上腺功能减退症应积极去除病因。在激素替代治疗方面应长期坚持，终生使用，尽量替代个体化合适的激素用量，避免替代过度。对原发性肾上腺皮质功能减退症患者必要时补充盐皮质激素。应激时增加激素用量，有恶心、呕吐及 12 小时不能进食时应静脉给药。

【一般治疗】

1. 卧床休息，避免过劳、腹泻、呕吐等应激情况。

2. 积极治疗合并症。

3. 使用糖皮质激素进行替代治疗。

4. 注意监护，避免低血糖、直立性低血压及电解质失衡等。

（三）药物处方

【处方①】 氢化可的松，每日 15～25mg。或醋酸可的松，每日 25～37.5mg。

【处方②】 9α-氟氢可的松，每日 0.05～0.2mg，早晨 1 次顿服。

【处方③】 氢化可的松，每日 25～50mg，早晨 1 次顿服。

（崔丽萍）

十一、脂质代谢紊乱

（一）概述

脂质代谢紊乱与饮食过度和运动量减少高度相关。血脂包括胆固醇、三酰甘油、脂肪酸和磷脂，通常主要指血浆总胆固醇和三酰甘油。血浆脂质主要以与蛋白质结合（脂蛋白）的形式存在。血脂异常症实际上指异常脂蛋白血症（高脂蛋白血症），包括血脂的含量和（或）组分异常。临床上以高胆固醇（TC）血症、高三酰甘油（TG）血症、高低密度脂蛋白胆固醇（LDL-C）血症和低高密度脂蛋白胆固醇（HDL-C）血症多见。

脂质在真皮内沉积会引起黄色瘤。脂质在血管内皮沉积会引起动脉粥样硬化，产生冠心病、脑血管病和周围血管病等。少数患者可因乳糜微粒栓子阻塞胰腺的毛细血管导致胰腺炎。多数患者并无明显症状和异常体征，不少人是由于其他原因进行血液生化检验时才被确诊。肥胖、高血压、胰岛素抵抗和代谢综合征是脂代谢紊乱的主要危险因素。脂质在血管内皮沉积导致心脑血管病和周围血管病是血脂异常症的临床后果。

（二）诊断与治疗

【诊断要点】

1. 病史：询问有无引起继发性血脂异常的相关疾病，有无引起血脂异常的药物应用史和家族史等。

2. 体格检查：有无黄色瘤、角膜环眶内侧白斑和高脂血症眼底改变。有无高血压、冠心病、脑血管病等动脉硬化的表现。

3. 实验室检查：目前主要依赖血脂测定和分析来确诊和分型（表 2-15）。

表 2-15 《中国成人血脂异常防治指南》
标准［mmol/L］

分层	TC	LDL-C	HDL-C	TG
合适范围	<5.18	<3.37	≥1.04	<1.70
边缘升高	5.18～6.19	3.37～4.12		1.70～2.25
升高	≥6.22	≥4.14	≥1.55	≥2.26
降低			<1.04	

【治疗原则】

1. 治疗目的是通过调整血脂谱，使其恢复正常，降低冠心病的患病率及其他心血管事件的发生率。

2. 具体治疗方案应根据患者的血脂谱变化和冠心病的危险因素而定。

3. 一般危险因素越多，对调脂的要求越高。

4. 已有冠心病的血脂异常症患者应采取积极有效的措施，使血脂调至较为安全的水平。

5. 继发性血脂异常症主要是积极治疗原发病，并配合饮食控制和调脂药物治疗。

【一般治疗】

1. 调整生活方式：纠正不良生活方式、控制体重、运动锻炼和戒烟等。

2. 饮食治疗：可使血浆胆固醇降低 5%～10%，同时有助于减肥，并使调脂药物发挥出最佳效果。

3. 血浆净化治疗：能降低 TC、LDL-C，但不能降低 TG，此法不适用于一般的血脂异常治疗，仅用于极个别的对他汀类药物过敏或不能耐受者或罕见的纯合子家族性高胆固醇血症患者。

4. 手术：少数严重的血脂异常症，在药物治疗不理想或药物过敏，或用药后出现严重不良反应时，可采用手术质量，如回肠末端部分切除术、门-腔静脉分流吻合术和肝移植术等。

5. 基因治疗：针对单基因缺陷所致的家族性高胆固醇血症，目前技术尚不成熟。

（三）药物处方

【处方①】 阿托伐他汀钙片 10～80mg，每晚 1 次，口服，睡前服用。或瑞舒伐他汀钙片 5～10mg，每晚 1 次，口服，睡前服用。或辛伐他汀片 10～80mg，每晚 1 次，口服，睡前服用。或氟伐他汀钠缓释片 20～80mg，每晚 1 次，口服，睡前服用。或血脂康胶囊 2 粒，每日 2 次，口服，餐后服用。

注意事项

1. 适用于单纯高胆固醇血症及以高胆固醇为主的混合型高脂血症。

2. 活动性肝病或持续不能解释的氨基转移酶升高，开始服用前及治疗期间定期检查肝功能。如果 GoT 或 GPT 持续升高大于正常高限的 3 倍或以上必须停药。有个别关于可能是药物引起肝炎的报告，要求慎用于有肝病史或大量饮酒的患者。

3. 服用其他 HMG-CoA 还原酶抑制剂的患者有发生肌病的报告。如出现不明原因的肌肉疼痛，触痛或无力合并磷酸肌酸激酶水平显著升高，特别是伴有发热或全身不适时要考虑为肌病，必须停用本品。

【处方②】 非诺贝特胶囊 200mg，每晚 1 次，睡前口服。或苯扎贝特片 200～400mg，每晚 1 次，睡前口服。

注意事项 适用于单纯性高三酰甘油血症及以高三酰甘油为主的混合型高脂血症和低高密度脂蛋白血症。

【处方③】 烟酸缓释片 0.5～2g，每晚 1 次，睡前口服。

注意事项

1. 适用于高 TG 血症，低 HDL-C 血症或以 TG 升高为主的混合型高脂血症。

2. 本品不能用同等剂量的速效烟酸制剂替代。对于从服用速释烟酸转为本品治疗的患者，应从低剂量开始，然后再逐渐增大剂量至产生较好疗效。在用同等剂量的速释烟酸制剂替代烟酸缓释制剂的患者，已有发生严重肝脏毒性包括暴发性肝坏死者。

【处方④】　考来烯胺散，每日 4～16g，分 3 次用药。

注意事项

1. 适用于 TG 及 LDL-C 升高而 TG 水平不高的患者。

2. 引起脂肪吸收不良，适当补充维生素 A、维生素 D、维生素 K 及钙盐。剂量过大时腹或胃部不适、呕吐、便秘，个别病例腹泻、食欲下降、腹胀、肌肉痉挛。

【处方⑤】　依折麦布片 10mg，每日 1 次，口服。

注意事项

1. 适用于 LDL-C 升高的患者。

2. 在本品与他汀类联合应用的对照研究中，曾发现血清转氨酶连续性升高（≥正常值上限 3 倍）。因此，当本品与他汀类联合应用时，治疗前应进行肝功能测定，同时参照他汀类的说明。

【处方⑥】　普罗布考片 0.5g，口服，每日 2 次，早晚餐时服用

注意事项　适用于高 TG 血症尤其是纯合子型家族性高 TG 血症。

【处方⑦】　阿昔莫司胶囊 0.25g，口服，每日 2～3 次，餐后服用。

注意事项　适用于高三酰甘油血症、高胆固醇血症及混合型高脂血症。

【处方⑧】　ω-3 脂肪酸 0.5～1.0g，口服，每日 3 次。

注意事项　适用于高 TG 血症。

（刘芳）

十二、低钾血症

（一）概述

各种原因引起的血清钾浓度<3.5mmol/L，称为低钾血症。血清钾浓度<3.0mmol/L 示中度低钾血症；血清钾浓度<2.5mmol/L 示重度低钾血症；血清钾浓度<2.0mmol/L 危及生命安全。引起低钾血症有机体总钾量缺乏、稀释性或转移性低钾，病因包括：尿多；长期利尿；代谢性碱中毒或呼吸性碱中毒，钾向细胞内转移且肾小管泌 H^+ 减少泌 K^+ 增多；消化液丢失过多；长期禁食；呋塞米、氢氯噻嗪等排钾性利尿药等。

临床表现的严重程度取决于细胞内外缺钾的程度及缺钾发生的速度。主要临床表现：①骨骼肌系统：肌肉无力、瘫痪、吞咽困难；②消化系统：腹胀、便秘、肠麻痹；③循环系统：心律失常、室颤、加重洋地黄中毒、血压下降；④泌尿系统：夜尿和多尿、肾浓缩功能减退、尿渗透压降低；⑤中枢神经系统：嗜睡、昏迷、表情淡漠；⑥代谢紊乱：生长受阻、糖耐量降低、糖尿病患者高血糖恶化；⑦血钾<2.5mmol/L 可能出现肌肉麻痹，<2.0mmol/L 可能出现心律失常或呼吸肌麻痹而致死。严重低钾血症处理不及时会引起心室颤动、呼吸肌麻痹等恶性事件，抢救不及时可危及生命，诊断低钾血症后要积极寻找病因才能及时有效地治疗。

（二）诊断与治疗

【诊断要点】

1. 反复发作的周期性瘫痪是转移性低钾血症的重要特点，但其他类型的低钾血症均缺乏特异的症状和体征。

2. 一般根据病史，结合血清钾测定可作出诊断。

3. 特异的心电图表现（如低 T 波、Q-T 间期延长和 U 波）有助于诊断。

【治疗原则】

1. 积极治疗原发病，给予富含钾的食物。肉、青菜、水果、豆类含钾量高，100g 约含钾 0.2～0.4g；100g 米、面约含钾 0.09～0.14g；100g 蛋约含钾 0.06～0.09g。

2. 对缺钾性低钾血症者，除积极治疗原发病外，应及时补钾。参照血清钾水平，大致估计补钾量：①轻度缺钾：血清钾 3.0～3.5mmol/L，可补充钾 100mmol（相当于氯化钾 8.0g）；②中度缺钾：血清钾 2.5～3.0mmol/L，可补充钾 300mmol（相当于氯化钾 24g）；③重度缺钾：血清钾 2.0～2.5mmol/L 水平，可补充钾 500mmol（相当于氯化钾 40g）。但一般每日补钾以不超过 200mmol（15g 氯化钾）为宜。根据缺钾情况及病情严重程度可予以口服、鼻饲、静脉三种途径进行补钾。

【一般治疗】　血钾在 3.5～4mmol/L 者不必额外补钾，只需鼓励患者多吃含钾多的食品，如新鲜蔬菜、果汁和肉类食物即可。

（三）药物处方

【处方①】　轻度低钾（血清钾 3.0～3.5mmol/L）：10% 氯化钾 10ml，每日 3 次，口服。或 10% 枸橼酸钾 10ml，每日 3 次，口服。

注意事项

1. 一般先鼓励进食含钾丰富的水果、蔬菜和肉类。

2. 口服途径较安全，纠正低钾血症时，由于细胞内缺钾的恢复比较缓慢，一般需 4～6 日才能达到平衡。

3. 如有氯化钾引起的消化道反应可改用枸橼酸钾。

【处方②】　中、重度低钾（血清钾<3.0mmol/L）：10% 氯化钾 15ml，加入到 500ml 0.9%氯化钠溶液中，静脉滴注。

【处方③】　31.5%谷氨酸钾注射液 20ml，加入到 500ml 5%葡萄糖注射液中，静脉滴注。

注意事项

1. 绝对禁止用氯化钾静脉推注。低钾血症时将氯化钾加入 0.9%氯化钠溶液中静脉滴注，如血钾已基本正常，将氯化钾加入葡萄糖液中补充有助于预防高钾血症和纠正钾缺乏症，如停止静脉补钾 24 小时后的血钾正常，可改为口服补钾（血钾 3.5mmol/L，仍缺钾约 10%）。

2. 补钾的途径和速度，根据病情而定，补钾速度每小时 20mmol/L 以内（相当于氯化钾 1.5g）为宜。

3. 补充氯化钾 6～8g/d。

4. 严重病例需要 10～20 天以上才能纠正细胞内缺钾状况。

5. 在纠正机体缺钾时，同时应注意有否碱中毒、低钙血症及影响肾小管丢钾的药物等因素，低钙血症的症状可以被低钾血症所掩盖。

6. 补钾时必须检查肾功能和尿量，每日尿量＞700ml，每小时＞30ml 则补钾安全。

7. 对每小时输注较高浓度钾溶液的患者，应该进行持续心脏监护和每小时测定血钾，避免严重高钾血症和（或）心脏停搏。

（马杜娟）

十三、肥胖

（一）概述

单纯性肥胖指病因未明而不伴有器质性疾病的均匀性肥胖（肥胖所致的并发症例外）。临床上，体内贮积脂肪量≥理想体重的 20%（而非实际体重≥理想体重的 20%）称为肥胖。

肥胖的并发症或伴发症包括：睡眠呼吸暂停综合征、下肢水肿、蜂窝织炎、静脉血栓、糖尿病、高血压、动脉粥样硬化、血脂谱异常、冠心病、脑血管病、高尿酸血症与痛风、特发性颅高压、白内障、非酒精性脂肪肝、胆石症、胰腺炎、骨关节病、性腺功能减退症、阴茎勃起障碍、脂肪异位储积等。

（二）诊断与治疗

【诊断要点】

（1）体重指数（BMI） BMI＝体重（kg）/身高（m²）。BMI 简单、易测量，且不受性别的影响，主要反映全身性超重和肥胖，但对某些特殊人群如运动员等，则难以反映准确程度。

（2）腰围（WC） WC 是反映脂肪总量和脂肪分布的综合指标。WHO 推荐的测量方法是：被测者站立，双脚分开 25～30cm，体重均匀分布。测量者坐在被测者一旁，将测量尺紧贴软组织，但不能压迫，测量值精确到 0.1cm。

（3）腰臀比（WHR） WHR 是腰围和臀围的比值，臀围是环绕臀部最突出点测出的身体水平周径。现在更倾向于用腰围代替腰臀比预测向心性脂肪含量。

（4）身高推算法 男性标准体重（kg）＝身高（cm）－105；女性标准体重（kg）＝身高（cm）－100。如实际体重超过标准体重的 20%，可定义为肥胖。

（5）体脂测量 用第三腰椎和第四腰椎水平的 CT 或 MRI 扫描可以计算内脏的脂肪面积。生物电阻抗法可测体内脂肪的含量，但不作为常规检查项目。

【治疗原则】

1. 肥胖的预防比治疗更重要。

2. 治疗重点在饮食控制和增加体力活动上，不应依赖药物治疗（尤其是儿童单纯性肥胖）。

3. 饮食治疗的原则是减少热量摄入（儿童肥胖禁用极低脂-低热量饮食治疗），但必须保证必需营养物质的正常供给。

4. 中枢性抗肥胖药物在儿童肥胖方面的使用要慎重，并需严密观察药物的不良反应。

【一般治疗】

1. 抗肥胖治疗

（1）抗肥胖教育与摄食行为治疗 抗肥胖教育包括营养教育、增加体力活动和社会支持等；摄食行为治疗包括自我训练、情绪治疗和纠正不良饮食行为。

（2）抗肥胖饮食治疗

① 极低脂-低热量饮食：每日供给热量 800kcal。只能短期应用，不适合于伴有严重器质性疾病者，需要监护，停止治疗后多数患者的体重反弹。

② 低脂-低热量饮食：每日供给热量 1200kcal，治疗 12 周可使体重减轻 5kg，但不适合儿童和老年患者。

2. 运动治疗：运动量应因人而异，原则上应采取循序渐进的方式，肥胖者以平均每周消耗 1000kcal，每周体重减轻 0.5～1kg 为宜。每减轻 1kg 体重约需消耗热量 7000kcal。

3. 手术治疗：胃搭桥术或胃成形术的抗肥胖效果肯定，但术后可发生吻合口瘘和营养不良。

（三）药物处方

【处方①】 奥利司他胶囊 120mg，每日 3 次，口服，餐中服用。

【处方②】 利莫那班 20mg，每日 1 次，口服。

【处方③】 盐酸二甲双胍片 0.5g，每日 2～3 次，口服，餐后服用。

注意事项 适用于年轻伴有胰岛素抵抗的肥胖患者。

【处方④】 阿卡波糖片 50～100mg，每日 3 次，口服，餐中服用。

注意事项 适用于年龄较大伴有胰岛素抵抗的肥胖患者。

【处方⑤】 伏格列波糖（倍欣）片 0.2mg，每日 3 次，口服，餐中服用。

【处方⑥】 利拉鲁肽注射液 0.6～1.8mg，皮下注射，每日 1 次，餐前注射。

注意事项 用于肥胖 2 型糖尿病患者。

（刘芳）

十四、骨质疏松症

（一）概述

骨质疏松症或称骨质疏松，是多种原因引起的，以单位体积内骨组织量减少为特点的代谢性骨病变。在多数骨质疏松中，骨组织的减少主要由于骨质吸收增多所致。以骨骼疼痛、易于骨折为特征。分为：①特发性（原发性）骨质疏松：包括幼年型、成年型、经绝期和老年性骨质疏松。②继发性骨质疏松。

临床表现：①疼痛：原发性骨质疏松症最常见的症状，以腰背痛多见，占疼痛患者中的 70%～80%。疼痛沿脊柱向两侧扩散，仰卧或坐位时疼痛减轻，直立时后伸或久立、久坐时疼痛加剧，弯腰、咳嗽、大便用力时加重。②身长缩短、驼背。多在疼痛后出现。随着年龄增长，骨质疏松加重，驼背曲度加大，老年人骨质疏松时椎体压缩，每椎体缩短 2mm 左右，身长平均缩短 3～6cm。③骨折。退行性骨质疏松症最常见和最严重的并发症。④呼吸功能下降。胸、腰椎压缩性骨折，脊椎后弯，胸廓畸形，可使肺活量和最大换气量显著减少，患者往往可出现胸闷、气短、呼吸困难等症状。

最常见的并发症：骨质疏松症骨折发生多在扭转身体、持物、开窗等室内日常活动中，即使没有明显较大的外力作用，便可发生骨折。骨折发生部位为胸、腰椎椎体，桡骨远端及股骨上端。

（二）诊断与治疗

【诊断要点】

（1）血钙、磷和碱性磷酸酶　在原发性骨质疏松症中，血清钙、磷以及碱性磷酸酶水平通常是正常的，骨折后数月碱性磷酸酶水平可增高。

（2）血甲状旁腺激素　应检查甲状旁腺功能除外继发性骨质疏松症。原发性骨质疏松者血甲状旁腺激素水平可正常或升高。

（3）骨更新的标记物　骨质疏松症患者部分血清学生化指标可以反映骨转换（包括骨形成和骨吸收）状态，这些生化测量指标包括：骨特异的碱性磷酸酶（反映骨形成）、抗酒石酸酸性磷酸酶（反映骨吸收）、骨钙素（反映骨形成）、Ⅰ型原胶原肽（反映骨形成）、尿吡啶啉和脱氧吡啶啉（反映骨吸收）、Ⅰ型胶原的 N-C-末端交联肽（反映骨吸收）。

（4）晨尿钙/肌酐比值　正常比值为 0.13±0.01，尿钙排量过多则比值增高，提示有骨吸收率增加可能。

（5）辅助检查　骨影像学检查和骨密度：①摄取病变部位的 X 线片可以发现骨折以及其他病变，如骨关节炎、椎间盘疾病以及脊椎前移。骨质减少（低骨密度）摄片时可见骨透亮度增加，骨小梁减少及其间隙增宽，横行骨小梁消失，骨结构模糊，但通常需在骨量下降 30% 以上才能观察到。大体上可见椎体双凹变形，椎体前缘塌陷呈楔形变，亦称压缩性骨折，常见于第 11、12 胸椎和第 1、2 腰椎。②骨密度检测：是骨折的预测指标。测量任何部位的骨密度，可以用来评估总体的骨折发生危险度；测量特定部位的骨密度可以预测局部的骨折发生的危险性。

【治疗原则】　对于接受治疗的骨质减少和骨质疏松症的患者，建议每 1～2 年复查骨密度（BMD）一次。如检测骨的更新指标很高，药物应减量。为长期预防骨量丢失，建议妇女在绝经后即开始雌激素替代治疗，至少维持 5 年，以 10～15 年为佳。如患者确诊疾病已知会导致骨质疏松或使用明确会导致骨质疏松的药物，建议同时给予钙、维生素 D 以及二磷酸盐治疗。只有在因骨质疏松症发生骨折以后，才需外科治疗。

【一般治疗】

1. 运动：在成年，多种类型的运动有助于骨量的维持。绝经期妇女每周坚持 3 小时的运动，总体钙增加。但是运动过度致闭经者，骨量丢失反而加快。运动还能提高灵敏度以及平衡能力。

2. 营养：良好的营养对于预防骨质疏松症具有重要意义，包括足量的钙、维生素 D、维生素 C 以及蛋白质。从儿童时期起，日常饮食应有足够的钙摄入，钙影响骨峰值的获得。欧美学者主张钙摄入量成人为 800～1000mg，绝经后妇女每日 1000～1500mg，65 岁以后男性以及其他具有骨质疏松症危险因素的患者，推荐钙的摄入量为每日 1500mg。维生素 D 的摄入量为每日 400～800U。

3. 预防摔跤：应尽量减少骨质疏松症患者摔倒的概率，以减少髋骨骨折以及科利斯（Colles）骨折。

（三）药物处方

【处方①】　雌二醇，每日 50～100μg，周期服用，即连用 3 周，停用 1 周。

【处方②】　睾酮 40mg，肌内注射，每 2～4 周 1 次。

【处方③】　依替膦酸二钠，每日 400mg，服用 2 周，停用 10 周，每 12 周为 1 个周期。

【处方④】　鲑降钙素，鼻内给药，每日 100～200 IU。

注意事项　适用于二磷酸盐和雌激素有禁忌证或不能耐受的患者。国内常用的制剂有鲑降钙素和依降钙素。胃肠外给药的作用时间可持续达 20 个月。

【处方⑤】　活力钙，每次 100mg，口服，每日 3～4 次。

注意事项　补钙过高会引起高钙血症和泌尿系统结石，维生素 D 和钙制剂治疗效果比较可靠。

【处方⑥】　氟化物，每日 40～60mg。

注意事项　必要时与维生素 D 和钙的联合使用，剂量过大可引起骨质过度钙化。

（李莉）

十五、风湿性关节炎

（一）概述

风湿性关节炎（RA）是风湿热的一个表现，是一组由链球菌感染后变态反应引起的关节炎症表现。现在典型的风湿热比较少见，但仍有一定的风湿性关节炎。只是我们不称之为风湿性关节炎，而是称为链球菌感染后反应性关节炎。其起病前一个月左右有前驱感染史，如扁桃体炎、咽喉炎、皮肤感染等链球菌感染的相关表现。典型临床表现为大关节红肿热痛，通常为寡关节炎。检查发现 ESR 增快、CRP、抗链球菌溶血素 O（ASO）升高，其他自身抗体及人白细胞抗原-B27（HLA-B27）阴性。对非甾体抗炎药（NSAID）的治疗反应欠佳，没有痛风性关节炎显效，往往需要大剂量才能减轻症状。该关节炎不产生关节破坏。临床上诊断一例风湿性关节炎或链球菌感染后反应性关节炎，需要关注患者的心脏受累情况，所以心电图、心脏彩超是必需的。该病的预后良好，取决于是否合并心脏受累。

（二）诊断与治疗

【诊断要点】　对于有红肿热痛的寡关节炎，伴前驱感染病史，对 NSAID 治疗效果欠佳，不能满足风湿热诊断的，需要注意本病。需要完善尿常规、ESR、CRP、ASO、自身抗体、HLA−B27、心电图、心脏彩超等检查，自身抗体、HLA−B27 用于排除性诊断。ASO 为链球菌感染的证据，心电图、心脏彩超为判断预后检查。

【治疗原则】

1. 抗炎止痛，需要大剂量 NSAID 或小剂量激素。

2. 使用抗生素，如果没有心脏受累，建议预防性使用青霉素 1 年，如果心脏受累，需要长期预防性使用青霉素。

3. 使用柳氮磺吡啶抗炎止痛治疗，按照反应性关节炎的疗程，需要使用 6 个月。

【一般治疗】

1. 抗炎止痛：一般水杨酸类药物或 NSAID 效果欠佳，需要大剂量的阿司匹林或 NSAID 才能起到一定效果。患者对激素反应良好，可短期内使用小剂量激素，不建议长期、大剂量使用。

2. 抗生素的使用：对于有近期链球菌感染者，需预防性使用苄星青霉素，对苄星青霉素过敏者，可选用罗红霉素。

3. 使用柳氮磺吡啶抗炎治疗：该药的主要副作用为胃肠道反应和肝功能异常，一般小剂量开始给药，逐渐加量可减少胃肠道反应；肝功能异常者停药后几乎是可逆的。

（三）药物处方

【处方①】 阿司匹林，每次 1g，每日 3 次。疗程不固定，在关节痛好转后停药。

【处方②】 泼尼松，每次 10～20mg，每日 1 次。连续服用 1～2 月为一疗程，关节炎控制后逐渐减量至停药。

【处方③】 塞来昔布，每次 200mg，每日 2 次。疗程不固定，在关节痛好转后停药。

【处方④】 苄星青霉素，每次 120 万 U，肌内注射，每月 1 次。一般疗程为 1 年。

【处方⑤】 柳氮磺吡啶，每次 0.75g，每日 3 次。连续服用半年为 1 疗程。

【处方⑥】 阿司匹林，每次 1g，每日 3 次。奥美拉唑，每次 20mg，每日 1 次。苄星青霉素，每次 120 万 U，肌内注射，每月 1 次。柳氮磺吡啶，每次 0.75g，每日 3 次。

注意事项 风湿性关节炎的首选药物是非甾体抗炎药（NSAID），常用阿司匹林，阿司匹林的常用剂量为每日 3～4g。使用阿司匹林时需了解有无阿司匹林哮喘、消化性溃疡病史，并配合胃药治疗，在患者关节痛好转后尽快减量。

【处方⑦】 洛索洛芬钠，每次 60mg，每日 3 次。奥美拉唑，每次 20mg，每日 1 次。柳氮磺吡啶，每次 0.75g，每日 3 次。

【处方⑧】 泼尼松，每次 20mg，每日 1 次。奥美拉唑，每次 20mg，每日 1 次。苄星青霉素，每次 120 万单位，肌内注射，每月 1 次。柳氮磺吡啶，每次 0.75g，每日 3 次。碳酸钙 D3 片，每次 600mg，每日 1 次。

注意事项 对于用 NSAID 难以控制关节疼痛的患者，

可短时间使用糖皮质激素。常用泼尼松，每日 30mg。病情严重者可分次服用，好转后改成早上顿服，并逐渐减量。一般疗程为 6～8 周。

（刘海俊）

十六、类风湿关节炎

（一）概述

类风湿关节炎（RA）是一种以慢性关节滑膜炎伴关节骨质破坏为特征的全身性结缔组织病。因为该病的病理基础是滑膜炎，所以有滑膜的关节受累明显，常见于双手近端指间关节、掌指关节、腕关节和足部小关节等，也可累及膝、肩或髋等大关节。RA 的关节炎典型表现为持续性、对称性、小关节肿痛，晨起明显，活动后可稍缓解，伴晨僵，晨僵持续时间较长。查体可见受累关节肿胀、压痛，典型体征为近端指间关节呈梭形肿胀。如果未及时治疗，可出现关节破坏，逐渐出现关节畸形，常见畸形包括"天鹅颈"和"钮扣花"样畸形。除了关节表现外，RA 还有发热、贫血、皮下结节、间质性肺炎、淋巴结肿大等关节外表现。血清可出现类风湿因子、抗环瓜氨酸肽抗体（抗 CCP 抗体）等自身抗体，CRP 的水平与 RA 的病情关系较为密切。

（二）诊断与治疗

【诊断要点】 中年女性患者，出现持续性、对称性小关节肿痛，伴晨僵，需要考虑类风湿关节炎可能。RA 的经典诊断分类标准为 1987 年美国风湿病学会标准，7 条中符合 4 条可诊断 RA。

1. 晨僵，持续至少 1 小时（≥6 周）。

2. 至少 3 个关节区的关节炎。关节肿痛涉及双侧近端指间关节、掌指关节、腕关节、肘关节、跖趾关节、踝关节、膝关节共 14 个关节区中 3 个区（≥6 周）。

3. 手关节炎。关节肿胀累及近端指间关节、掌指关节或腕关节（≥6 周）。

4. 对称性关节炎。

5. 皮下结节。

6. 类风湿因子（RF）阳性。

7. 手和腕关节 X 线片显示受累关节骨侵蚀或骨质疏松。

【治疗原则】 对于 RA 患者，在诊断前可予非甾体抗炎药（NSAID）止痛。确诊后尽早使用改善病情慢作用抗风湿药（DMARD），包括甲氨蝶呤、柳氮磺吡啶、来氟米特等。根据病程及预后情况来选择方案，有预后不良因素的患者需要联合几种 DMARD。预后不良的因素包括：①关节外疾病如血管炎、RA 相关肺病等；②影像学显示骨侵蚀；③功能受限、RF 阳性和（或）抗 CCP 抗体阳性。尽早达标治疗，每 3 月评估一次，如未达到缓解标准需要调整方案。缓解的标准是：关节肿胀数、关节压痛数、CRP（mg/dL）、患者的疼痛评价（视觉模拟评分，VAS）均小于 1。

【一般治疗】

1. 止痛治疗：关节炎患者来诊，需要先给予止痛治疗。

在 RA 确诊前，可给予 NSAID，选用一种。在 RA 诊断后，可小剂量激素联合 NSAID 抗炎止痛治疗。一般的使用方案是：早上予 1～2 片短效激素，睡前给一片 NSAID。小剂量激素应该在半年内停药。生物制剂抗炎止痛效果显著，对于有条件的患者可选用该方案。

2. 抗风湿治疗：DMARD 是治疗 RA 的二线药物，因起效慢，被称为慢作用药。这些药物包括：甲氨蝶呤、来氟米特、柳氮磺吡啶、羟氯喹等。在确诊 RA 后，应尽早使用 DMARD，尤其是甲氨蝶呤。

（三）药物处方

【处方①】 甲氨蝶呤，每次 10mg，每周 1 次。一周后剂量调整为 15mg，长期用药。

【处方②】 来氟米特，每次 10mg，每日 1 次，长期用药。

【处方③】 柳氮磺吡啶，每次 0.75g，每日 3 次，长期用药。

【处方④】 塞来昔布，每次 200mg，每日 2 次。疗程不固定，在关节炎好转后停用。

注意事项

1. 塞来昔布为 NSAID，可使用其他 NSAID 替代。NSAID 的主要副作用为胃肠道损害、心血管事件及肾损害。对于冠心病急性期及进展型肾病的患者，应避免使用。对于有消化道溃疡病史的患者，需联合护胃药使用。

2. 塞来昔布含有磺胺基团，有磺胺过敏者应该避免使用。

【处方⑤】 泼尼松，每次 5～10mg，每日早上顿服 1 次。疗程为 2～3 月，关节炎控制后逐渐减量至停药。

【处方⑥】 甲氨蝶呤，每次 10mg，每周 1 次。来氟米特，每次 10mg，每日 1 次。泼尼松，每次 10mg，每日早上顿服 1 次。莫比可，每次 7.5mg，每日睡前服 1 次。

注意事项

1. 甲氨蝶呤应小剂量开始给药，一般每周 7.5～10mg，常规剂量为每周 15mg。该药为每周给药，如患者每日服用此剂量，将出现甲氨蝶呤中毒。其中毒表现为骨髓抑制、皮肤黏膜损害，甚至肝肾功能损害。典型的皮肤黏膜损害为口腔溃疡，可出现全消化道黏膜溃疡。

2. 来氟米特一般剂量为每日 10～20mg，该药的主要不良反应为肝损害，一般是可逆的。建议在开始用药半年内每月观察一次肝功能。如肝功能升高在正常高值 3 倍以内，可减量并降酶观察，如肝功能超过正常高值 3 倍以上，需停药、降酶。在氨基转移酶正常后，可减少剂量继续使用。

3. 该方案对于大部分 RA 患者有效。如效欠佳，可增加甲氨蝶呤或来氟米特剂量，需监测肝功能。

4. 泼尼松一般起过渡性治疗作用，待 DMARD 起效后尽快停用，疗程不超过半年。泼尼松可与 NSAID 联合治疗，一般方案为早上顿服泼尼松，睡前服 NSAID。下面其他处方如需要可加泼尼松及 NSAID。

5. 每 3 月一次检查炎症指标、血常规及肝肾功能，炎症指标包括 ESR、CRP 等。如 3 个月不改善或 6 个月达不到缓解标准，需调整治疗方案。

【处方⑦】 甲氨蝶呤，每次 15mg，每周 1 次。柳氮磺吡啶，每次 0.75g，每日 4 次。羟氯喹，每次 0.2g，每日 2 次。

注意事项

1. 柳氮磺吡啶需要小剂量开始，逐渐加量，以减少胃肠道反应。一般起始剂量为每次 0.25g，每日 3 次。常见副作用为白细胞减少、肝功能异常，停药或减量后可纠正。

2. 羟氯喹治疗 RA 的疗效较弱，其主要副作用为视网膜损害。对于年纪较大的患者，建议每年检查一次眼底，了解有无黄斑变性。如患者出现视物模糊等视力损害，建议停药，检查眼底。

【处方⑧】 甲氨蝶呤，每次 15mg，每周 1 次。雷公藤多苷，每次 20mg，每日 3 次。

注意事项

1. 雷公藤多苷具有抗炎止痛、减慢关节破坏的作用，起效慢。其副作用为性腺抑制、肝功能异常、骨髓抑制，年轻患者不应选用。服药期间，需定期检查肝肾功能，一般每 3 个月检测一次。

2. 如效果不佳，可联用柳氮磺吡啶，或将雷公藤多苷换为来氟米特。

（刘海俊）

十七、系统性红斑狼疮

（一）概述

系统性红斑狼疮是一种累及多系统的自身免疫病。好发人群为育龄女性，男女比例为 1:9。本病病因未明，多认为与遗传、环境因素、内分泌因素及免疫功能异常有关。其病理基础为小血管炎。多急性起病。其临床表现包括发热、皮疹、皮下出血点、脱发、口腔溃疡、对称性小关节炎、浮肿、抽搐、精神异常等。典型的皮疹为蝶形红斑、盘状红斑、光过敏，还可见掌部红斑、紫癜样皮疹、网状青斑等。关节炎类似 RA，但少见关节破坏。实验室检查可见血常规有白细胞或淋巴细胞降低、贫血、血小板减少，肾受累者可有蛋白尿、血尿，血沉增快，CRP 轻度升高或正常，抗核抗体（ANA）阳性，抗双链 DNA 抗体（抗 ds-DNA）或抗 Sm 抗体阳性，补体下降，影像学检查可见多浆膜腔积液。尽管该病表现为多系统受累，但部分患者起病时并非有多系统损害，可能仅有某个系统改变，但多伴自身抗体阳性。

（二）诊断与治疗

【诊断要点】 对于年轻女性出现关节炎、面部红斑、肾损害、外周血细胞减少，需要警惕系统性红斑狼疮可能。目前使用较多的诊断分类标准为 1997 年美国风湿病学会分类标准，在下面 11 条中有 4 条，且含 1 条自身抗体者可诊断系统性红斑狼疮。

1. 颊部红斑：固定红斑，扁平或高起，在两颧突出部位红斑。

2. 盘状红斑：片状高起于皮肤的红斑，黏附有角质脱屑和毛囊栓；陈旧性病变可发生萎缩性瘢痕。

3. 光过敏：对日光有明显的反应，引起皮疹，从病史中得知或医生观察到。

4. 口腔溃疡：经医生观察到的口腔或鼻咽部溃疡，一般为无痛性。

5. 关节炎：非侵蚀性关节炎，累及 2 个或更多的外周关节，有压痛，肿胀或积液。

6. 浆膜炎：胸膜炎或心包炎。

7. 肾脏病变：尿蛋白>0.5g/24h，或＋＋＋，或管型（红细胞，血红蛋白，颗粒或混合管型）。

8. 神经病变：癫痫发作或精神病，除外药物或已知的代谢紊乱。

9. 血液学疾病：溶血性贫血或白细胞减少，或淋巴细胞减少，或血小板减少。

10. 免疫学异常：抗 dsDNA 抗体阳性或抗 Sm 抗体阳性；或抗磷脂抗体阳性（包括抗心磷脂抗体，或狼疮抗凝物；或至少持续 6 个月的梅毒血清试验假阳性三者中具备一项阳性）。

11. 抗核抗体：在任何时间和未用药物诱发"药物性狼疮"的情况下，抗核抗体异常。

【治疗原则】 首先需要判断病情活动度及病情轻重程度，然后给予制订具体治疗方案。系统性红斑狼疮是一种异质性疾病，每个患者个体差异大，治疗方案多样。系统性红斑狼疮的治疗过程包括诱导缓解阶段及维持治疗阶段。这两个阶段的激素及免疫抑制剂治疗方案可参考多发性肌炎/皮肌炎章节，只是系统性红斑狼疮减药过程较皮肌炎稍快。病情稳定后，尽快减激素，现主张后期零激素治疗。

【一般治疗】

1. 去除诱因，减少系统性红斑狼疮的诱发因素。如避免日晒，避免进食可诱发皮疹的食物或药物。

2. 对症、支持治疗。包括抗炎止痛，肾衰竭时行血液透析治疗等。

3. 免疫抑制治疗。使用激素、免疫抑制剂或丙种球蛋白、血浆置换。

4. 减少药物毒副作用。这包括减少激素的副作用，如护胃、补钙等；以及减少免疫抑制剂的副作用，如骨髓抑制、感染等。

（三）药物处方

【处方①】 泼尼松，每次 60mg，每日早上顿服，4~8 周后减量，每 2 周减 5~10mg，至每次 20mg 后每 2 周减 2.5mg，至每日 10mg 维持。部分患者使用激素 3 年左右可逐渐减量至停用，实现零激素治疗。

【处方②】 0.9%氯化钠溶液 250ml 配甲泼尼龙注射液，每次 500 至 1000mg，每日 1 次，联用 3~5 天。

【处方③】 丙种球蛋白注射液，每次 20g，每日 1 次，连用 5 天为一疗程。

【处方④】 0.9%氯化钠溶液 250ml 配环磷酰胺 0.8~1.0g，静脉滴注，每月 1 次。连用 3~6 个月为一疗程。

注意事项 环磷酰胺的用药方法，也可每次 0.4~0.5g，每 2 周 2 次，用 3~6 个月。尿蛋白转阴后可改为其他免疫抑制剂。

【处方⑤】 吗替麦考酚酯，每次 0.75g，每日 2 次。半年后减为每次 0.5g，每日 2 次。

【处方⑥】 泼尼松，每次 50mg，每日早上顿服 1 次。羟氯喹，每次 0.2g，每日 2 次。生理氯化钠溶液 250ml 配环磷酰胺 0.8~1.0g，静脉滴注，每月 1 次。碳酸钙 D_3 片，每次 600mg，每日 1 次。奥美拉唑，每次 20mg，每日 1 次。

注意事项

1. 此为诱导治疗初始方案，泼尼松剂量为 1mg/（kg·d），在 1 月后逐渐减激素，激素减量速度为每 2 周减 1 片，至 20mg 时每 2 周减半片，直至每日 10mg，维持至少半年后病情稳定情况下继续缓慢减量。

2. 羟氯喹使用半年后，减量为每次 0.2g，每日 1 次。

3. 环磷酰胺使用时间一般为半年，如果在半年内尿蛋白转阴，且使用时间超过 3 个月，可改为维持期的免疫抑制剂。一般环磷酰胺的累积剂量不超过 8~9g，年轻女性可能容易出现卵巢功能低下。故对于使用环磷酰胺的年轻女性患者，如出现月经功能紊乱，需警惕卵巢功能抑制。此时需更换其他免疫抑制剂，如吗替麦考酚酯。

【处方⑦】 泼尼松，每次 50mg，每日 1 次。羟氯喹，每次 0.2g，每日 2 次。吗替麦考酚酯，每次 0.75g，每日 2 次。碳酸钙 D_3 片，每次 600mg，每日 1 次。奥美拉唑，每次 20mg，每日 1 次。

注意事项 吗替麦考酚酯可作为处方①中环磷酰胺的替换方案。如女性患者担心卵巢功能异常，可直接选用，或者使用环磷酰胺的患者病情控制不佳，可更换为此药。一般 3 个月为一个观察周期。吗替麦考酚酯（每次 0.75g，每日 2 次）使用半年后，直接减量为每次 0.5g，每日 2 次。进入维持治疗阶段。

【处方⑧】 泼尼松，每次 10mg，每日 1 次。羟氯喹，每次 0.2g，每日 1 次。甲氨蝶呤，每次 10~15mg，每周 1 次。硫唑嘌呤，每次 50mg，每日 2 次。吗替麦考酚酯，每次 0.5g，每日 2 次。

注意事项

1. 泼尼松在每日 10mg 后减量速度较慢，定期根据病情减量。

2. 羟氯喹使用时间长者，需定期检查眼底，了解有无黄斑病变。

3. 甲氨蝶呤为每周 1 次。

4. 此为轻症狼疮（没有内脏受损）或中重度狼疮患者经过诱导治疗后的巩固维持阶段。

5. 甲氨蝶呤、硫唑嘌呤、吗替麦考酚酯一般为单用，选择其中一种。对于病情不稳定者，可小剂量甲氨蝶呤联合其他两种之一或者改为环孢素（每次 50mg，每日 2 次，可联合甲氨蝶呤）。

（刘海俊）

十八、痛风（高尿酸血症）

（一）概述

痛风是一种代谢性疾病。它的病因是嘌呤代谢紊乱和（或）尿酸排泄减少，导致尿酸盐结晶沉积至组织、器官，从而引起的一系列临床表现。该病多见于中年男性，近年发病年龄有年轻化趋势。痛风包括高尿酸血症期、痛风性关节炎期、间歇期、慢性痛风石 4 个临床阶段。其中，痛风性关节炎是导致患者前来就诊的主要原因。痛风性关节炎的主要临床表现为间歇性下肢关节红肿热痛，典型受累部位为第一跖趾关节。其关节炎发作均有一定诱因，包括高嘌呤饮食、药物（氢氯噻嗪等）、天气、手术、外伤等，发作时多呈单关节炎，在用抗炎止痛药后可很快缓解，持续 5～7 天。间歇期关节无肿痛，持续数月至数年不等。如患者不规范治疗可导致痛风性关节炎反复发作，将逐渐出现痛风石，多见于关节伸侧、耳郭。尿酸沉积于肾脏，则有肾结石、尿酸性肾病。除了结石引起的肾绞痛有相应症状外，尿酸性肾病起病隐匿，不行 B 超检查很难被发现。如尿酸性肾病未及时治疗，将逐渐发展至终末期肾脏病。

（二）诊断与治疗

【诊断要点】 中年男性，有间歇性发作的下肢关节红肿热痛，常为单关节炎，应首先考虑到痛风性关节炎。如果患者有高尿酸血症病史，曾有第一跖趾关节受累，秋水仙碱治疗有效，可拟诊痛风性关节炎。滑液或滑膜活检发现尿酸盐结晶为诊断金标准。荷兰的 Janssens 针对社区医师设计了一个社区痛风诊断量表（表 2－16），比 2015 年美国风湿病学会的诊断分类标准更为简单、实用。

表 2－16　痛风社区诊断量表

<table>
<tr><th colspan="2">单关节炎患者</th><th>分值</th></tr>
<tr><td colspan="2">男性</td><td>2 分</td></tr>
<tr><td colspan="2">明确的关节痛病史</td><td>2 分</td></tr>
<tr><td colspan="2">起病不足 1 天</td><td>0.5 分</td></tr>
<tr><td colspan="2">关节红肿</td><td>1 分</td></tr>
<tr><td colspan="2">第一跖趾关节受累</td><td>2.5 分</td></tr>
<tr><td colspan="2">高血压或≥1 项心血管疾病*</td><td>1.5 分</td></tr>
<tr><td colspan="2">血尿酸＞360μmol/L</td><td>3.5 分</td></tr>
<tr><td>≤4 分</td><td>4～8 分</td><td>≥8 分</td></tr>
<tr><td>排除痛风</td><td>疑似痛风</td><td>确诊痛风</td></tr>
<tr><td>考虑其他诊断：假性痛风、反应性关节炎、感染性关节炎、类风湿关节炎、骨关节炎、硬皮病等</td><td>①行关节液晶体偏振光检查明确诊断
②若条件有限，则严密随访以明确诊断</td><td>执行包括心血管疾病风险在内的慢病管理</td></tr>
</table>

*心血管疾病包括：心绞痛、心肌梗死、心力衰竭、脑血管意外、短暂性脑缺血发作和外周血管疾病。

【治疗原则】 急性期的治疗目的为迅速控制痛风性关节炎急性发作。急性期用药可用秋水仙碱、非甾体抗炎药（NSAID）或糖皮质激素，可秋水仙碱与其他两类联合用药。缓解期的治疗目的为降尿酸及预防关节炎复发。降尿酸需达标治疗，一般第一年需要将血尿酸控制在 300μmol/L 以下，如果有痛风石性关节炎需要达标 3～5 年直至痛风石溶解。对于无痛风石患者，在达标治疗至少 1 年后血尿酸控制在 420μmol/L 以下即可，以最小剂量降尿酸药物维持。

【一般治疗】

1. 适当控制饮食：将嘌呤含量分为四类食物（表 2－17）。急性发作期，应尽量选用嘌呤含量较低的食物（尽量选用第一类，可选择部分第二类食物，忌食第三、四类食物）。非急性发作期，除第四类食物皆可选食。

表 2－17　100g 食物中嘌呤含量

第一类	第二类	第三类	第四类
极微	＜75mg	75～150mg	150～1000mg
咖啡、果汁、汽水、巧克力、乳类、蛋类、脂肪、荤油、海参、鱼翅、面包、各种谷类（玉米片、空心面）、糖、蜜、坚果、栗子、除第三类外的其他蔬菜、豆浆、豆腐	鲈鱼、白鱼、金枪鱼、猪肉、鳝鱼、鲑鱼、牛肚、火腿、螃蟹、龙虾、虾、兔肉、牡蛎肉、芦笋、扁豆、鲜豌豆、青豆、菜豆、菠菜、龙须菜、花生、蘑菇、菌类	凤尾鱼、鲱鱼、大比目鱼、鲤鱼、野鸡、鹅、鸽、鹌鹑、火鸡、扇贝肉、咸猪肉、干豌豆、干豆、鸡汤、肉汤	肝、肾、心、肉脯、肉汁、沙丁鱼、酵母、肉精、干贝、鱼子

2. 避免诱因：避免暴饮暴食、酗酒、受寒、外伤，慎用影响尿酸排泄的药物，如氢氯噻嗪等。既往专家共识认为阿司匹林应该避免使用，现在指南认为在治疗心脑血管疾病时，阿司匹林如必须使用可以继续使用。

3. 急性期抗炎止痛，间歇期降尿酸并将尿酸降至目标值。降尿酸药物包括抑制尿酸合成（别嘌醇、非布司他）和促进尿酸排泄（苯溴马隆）。在选用降尿酸药物时需了解患者用药的禁忌证，有条件的单位可检验 24 小时尿尿酸量，如属于高排型不建议使用促尿酸排泄药物。因为高尿酸血症中 90%是因为尿酸排泄减少，故没有条件检查 24 小时尿尿酸浓度的单位，在没有禁忌证时可先选用苯溴马隆。

4. 积极治疗伴发病。痛风或高尿酸血症往往伴发高脂血症、糖尿病、高血压、冠心病等疾病，需予同时干预。

（三）药物处方

【处方①】 秋水仙碱，每次 0.5mg，每日 2 次。可连续服数月～半年。

【处方②】 依托考昔片，每次 120mg，每日 1 次。连续服 5～8 天为一疗程。

【处方③】 泼尼松，每次 10mg，每日 3 次。连续服用 7～10 天为一疗程。

【处方④】 别嘌醇，每次 50mg，每日 1 次。每 2 周加量，一般剂量为每次 0.1g，每日 2～3 次。一般需终身治疗。

注意事项

1. 别嘌醇降尿酸的疗程为终身治疗。在降尿酸开始时需使用秋水仙碱或 NSAID 预防关节炎复发。

2. 在痛风性关节炎急性期患者，不调整别嘌醇剂量。即对于未用者不加药，已维持用药者不调整剂量。

【处方⑤】 苯溴马隆，每次 25mg，每日 1 次。每 2 周加量 1 次，一般剂量为每次 50～100mg，每日 1 次。终身治疗。

注意事项

1. 苯溴马隆的常见副作用为皮疹、肝损害。对于国人其副作用一般较轻，停药后可好转。

2. 急性期使用降尿酸药物的原则同别嘌醇。降尿酸的早期需使用秋水仙碱或 NSAID 预防关节炎复发。

【处方⑥】 秋水仙碱，每次 0.5mg，每日 2 次。塞来昔布，每次 0.2g，每日 2 次。碳酸氢钠，每次 0.5g，每日 3 次。

注意事项

1. 此为急性期用药。

2. 秋水仙碱不需要按说明书给予大剂量用法。近年的国内指南一致认为小剂量秋水仙碱方案的效果与大剂量相当，且副作用少。秋水仙碱的副作用主要为胃肠道反应，停药后可缓解。

3. 塞来昔布等 NSAID 的使用需根据说明书用到最大量，否则很难达到止痛效果。

4. 急性期的用药在于是否及时，一般在关节痛起病 24 小时内用药效果较好。越迟用药止痛效果越不明显。

5. 痛风性关节炎急性期，不调整降尿酸药物。这包括尚未用降尿酸药的患者不在急性期加降尿酸药，已使用降尿酸药物的不在急性期调整剂量。

【处方⑦】 秋水仙碱，每次 0.5mg，每日 2 次。泼尼松，每次 10mg，每日 3 次。碳酸氢钠，每次 0.5g，每日 3 次。

注意事项

1. 泼尼松用量一般每日 30mg，顿服时可能会出现晚上关节炎复发，分次服用效果较好。对于未使用过糖皮质激素的患者，短时间（1 周）内使用糖皮质激素，可骤停而不需序贯减量过程。不建议长期使用糖皮质激素，也不建议选用地塞米松，因为其对下丘脑–垂体–肾上腺轴的抑制作用较大，副作用较明显。

2. 对于关节肿痛明显的患者。可先静脉滴注甲泼尼龙，每次 40mg，连续滴注 1～2 天，再口服糖皮质激素治疗。疗程同样是 7 天。好转后可改为 NSAID 联合秋水仙碱或单用秋水仙碱抗炎止痛治疗。

3. 一般不建议糖皮质激素联合 NSAID 治疗，这样合并消化性溃疡的风险较高。

【处方⑧】 秋水仙碱，每次 0.5mg，每日 1 次。碳酸氢钠，每次 0.5g，每日 3 次。别嘌醇，每次 50mg，每日 1 次（此为起始剂量，需逐渐加量）。

注意事项

1. 在关节痛缓解 1～2 周后开始使用降尿酸药物，一般小剂量开始用起，逐渐加量。

2. 在开始降尿酸治疗后，需要联合小剂量秋水仙碱预防复发。

复发，预防用药多需要数月至半年，一般在尿酸达标后停用。

3. 别嘌醇需要逐渐加量，通常开始时每次 50mg，每日 1 次，每 2 周加一次剂量，通常用到每次 0.1g，每日 2 次，80%的患者可有效控制尿酸。

4. 别嘌醇的常见副作用是过敏和肝损害。其中过敏为严重副作用，可引起剥脱性皮炎及肝肾衰竭。所以，对于服用别嘌醇的患者，需向患者说明该药的副作用，并提醒一旦出现皮疹、皮肤瘙痒即停药并及时就诊。

5. 关于降尿酸的疗程，一般建议为终身治疗。降尿酸的目标值为无痛风石患者 360μmol/L（有指南建议第一年 300μmol/L，此后 360μmol/L），有痛风石者为 300μmol/L。

【处方⑨】 秋水仙碱，每次 0.5mg，每日 1 次，碳酸氢钠，每次 0.5g，每日 3 次，苯溴马隆，每次 25mg，每日 1 次（此为起始剂量，需逐渐加量）。

注意事项

1. 苯溴马隆的禁忌证为肾小球滤过率低于 20ml/min 及尿酸性肾结石。

2. 苯溴马隆也需要逐渐加量，以避免诱发关节炎复发。常用量为 50～100mg，每日 1 次，必要时可联合别嘌醇。

3. 服用苯溴马隆需要嘱患者多喝水、碱化尿液，尿 pH 在 6.5 左右其降尿酸作用较大。

4. 在开始降尿酸治疗后，需要联合小剂量秋水仙碱预防复发。

（刘海俊）

十九、尿崩症

（一）概述

抗利尿激素（AVP）又称血管升压素，是由下丘脑视上核和室旁核的神经细胞分泌的一种 9 肽激素，经由下丘脑–垂体束到达神经垂体后叶后释放出来。AVP 的靶器官是肾脏，其主要作用是提高远曲小管和集合管对水的通透性，促进水的吸收，调节尿液浓缩和稀释。

尿崩症是由于下丘脑–神经垂体病变引起 AVP 严重或部分缺乏（中枢性尿崩），或肾脏对 AVP 不敏感（肾性尿崩），导致肾小管重吸收水功能障碍，从而引起排大量低渗尿、烦渴多饮的一组综合征。可发生于任何年龄，以青壮年多见，男女发病比例约 2:1。主要分为 4 种类型：①原发性烦渴症：病因不明，可能是心理因素、生活习惯、引起口干的药物导致，或与引起肾素–血管紧张素升高的疾病相关。②中枢性尿崩症：任何引起 AVP 合成、释放障碍的因素都可以引起中枢性尿崩。病因上大致可分为原发性、遗传、垂体占位病变和神经外科手术创伤等。③肾性尿崩：与中枢性尿崩相比，也有烦渴多饮、多低渗尿的特点，但对外源性 AVP 缺乏反应，血浆中的 AVP 也不低，主要是由于肾脏 AVP 受体缺陷或肾脏病变引起。④妊娠期尿崩症：指妊娠期发生的尿崩症，多在妊娠 3 个月开始发生，分娩后几周消失，与妊娠期 AVP 的分解和代谢增快有关。

（二）诊断与治疗

【诊断要点】 对于有烦渴多饮、多尿、持续低比重尿的临床症状，结合实验室检查结果，可作出尿崩症诊断。症状的严重程度取决于 AVP 合成和分泌受损的部位和程度。以下为诊断要点：

1. 尿量多，一般大于 4L/d，多数在 16～24L/d。

2. 持续固定低比重尿，尿比重<1.010。

3. 低渗尿，尿渗透压＜血浆渗透压，一般低于 200mOsm/kg H$_2$O。

4. 禁水试验不能使尿渗透压和尿比重增加，而注射加压素后尿量减少、尿比重增加、尿渗透压较注射前增加 9% 以上。

5. 血浆 AVP 降低。

6. AVP 或去氨加压素（DDAVP）治疗有明显效果。

7. 影像学检查有助于鉴别是否存在垂体占位性病变。

【治疗原则】 无论何种病因引起的尿崩症，都需要及时纠正高钠血症，积极治疗高渗性脑病，适量补充水分，逐步恢复血浆渗透压。液体补充速度以血清钠离子浓度每 2 小时下降 1mmol/L 为宜。在补充足够水分的同时，纠正 AVP 的分泌或释放不足。继发性尿崩尽量治疗原发疾病。

【一般治疗】 避免食用高蛋白、高脂肪、辛辣和含盐过高的食品及烟酒，因其可使血浆渗透压升高，从而兴奋大脑口渴中枢；忌饮茶叶与咖啡，茶叶和咖啡中含有茶碱和咖啡因，能兴奋中枢神经，增强心肌收缩力，扩张肾及周围血管而起利尿作用，使尿量增加，病情加重。

（三）药物处方

○激素替代治疗

去氨加压素（DDAVP）：人工合成的加压素类似物，抗利尿作用强，无加压作用，不良反应少，为治疗首选药。

【处方①】 醋酸去氨加压素片 0.1～0.4mg，口服，每日 2～3 次。去氨加压素鼻腔喷雾剂 10～20μg，每日 2 次，儿童患者用量 5μg。去氨加压素注射 1～4μg，肌内注射，每日 1～2 次，儿童患者每次 0.2～1μg。

注意事项

1. 药物剂量个体差异大，必须个体化用药，防止水中毒。

2. 超量给药会增加水潴留和低钠血症的危险。虽然治疗低钠血症时的用药应视具体情况而定，但以下的建议应采纳：对无症状的低钠血症患者，除停用去氨加压素外，应限制饮水；对有症状的患者，除上述治疗外，可根据症状输入等渗或高渗氯化钠注射液；当体液潴留症状严重时（抽搐或神志不清），需加服呋塞米。

3. 用药期间需要监测患者的尿量、渗透压和体重，对有些病例还需测试血浆渗透压。

4. 婴儿及老年患者，体液或电解质平衡紊乱及易产生颅内压增高的患者，均应慎用。

5. 急迫性尿失禁患者、糖尿病患者及器官病变导致的尿频或多尿患者不宜使用。妊娠期妇女用药应权衡利弊。

6. 1 岁以下婴儿必须在医院监护下实行肾浓缩功能试验。

7. 鼻腔用药后，鼻黏膜若出现瘢痕、水肿或其他病变时，应停用鼻腔给药法。

【处方②】 鞣酸加压素注射液（长效尿崩停），起始剂量为 1.5U，肌内注射，每日 1 次，根据尿量逐步调整。

注意事项

1. 肌内注射首剂后观察每日尿量，了解药效及持续程度，调整剂量和用药间隔。一般注射 0.2～0.5ml，效果可维持 3～4 天，剂量个体化差异大。长期应用 2 年左右可因产生抗体而减效。谨防剂量过大引起水中毒。

2. 注射前需振荡摇匀 5 分钟以上后瓶底边缘棕红色药粒沉淀。

3. 必须注射在肌肉内。

4. 上次注射的作用过后才可下一次用药。

5. 用药期间避免过量饮水。

6. 瓶内含玻璃珠，起充分摇匀药液之作用。

【处方③】 垂体后叶注射液，5～10U，皮下注射，每 6 小时 1 次。

注意事项

1. 作用仅能维持 3～6 小时，主要用于颅脑损伤或手术时出现尿崩短期应用。

2. 用药后如出现面色苍白、出汗、心悸、胸闷、腹痛、过敏性休克等，应立即停药。静脉滴注时应注意药物浓度和滴速，一般为每分钟 20 滴。滴速过快或静脉推注均易引起腹痛或腹泻。

○其他抗利尿激素

【处方①】 氢氯噻嗪 25mg，口服，每日 2～3 次。

注意事项 可使尿量减少一半，对肾性尿崩也有作用。长期服用可能引起低钾、高尿酸血症等，应适当补充钾盐。

【处方②】 氯磺丙脲 0.1～0.2g，口服，每日 1 次。

注意事项

1. 本品可引起严重低血糖及水中毒，应加以注意。

2. 可能引起双硫仑样反应。

3. 肾功能不全者不宜应用。

4. 服此药后，约有 1/3 的患者饮酒后可脸红。

【处方③】 卡马西平 0.2g，口服，每日 2～3 次。

注意事项

1. 作用不及氯磺丙脲。

2. 慎用于青光眼、心血管严重疾患、糖尿病、对三环类抗抑郁药不能耐受的患者及酒精中毒、尿潴留、肾病患者和老年人。

3. 对诊断的干扰：可使氨基转移酶、血清胆红素、碱性磷酸酶、尿素氮、尿糖等测试值升高；血钙浓度降低，甲状腺功能试验值降低。

4. 用药期间注意随访检查（尤其第一个月内）：血常规、尿常规、血尿素氮、肝功能、甲状腺功能及监测卡马西平血药浓度。

5. 由于本品的自我诱导作用，于治疗一阶段后，可能需要增加剂量才能维持原来的血药浓度和发作控制水平。

（袁淑华）

第八章　神经科疾病

一、偏头痛

（一）概述

偏头痛是一类发作性，常为单侧的、也可为双侧的搏动性头痛或钝痛，常伴有恶心、呕吐症状，少数患者有视觉、感觉等先兆症状。多数患者有家族史，女性偏头痛发病率比男性高，约75%偏头痛患者为女性。

（二）诊断与治疗

【诊断要点】

1. 单侧或双侧头部反复的搏动性或钝痛。

2. 可伴随恶心、呕吐、眩晕等神经系统症状。

3. 女性多见。

4. 常有家族史。

5. 先兆症状并非必需条件。

诊断标准：

（1）无先兆偏头痛的诊断标准

①符合②～④项特征的至少5次发作。

②头痛发作（未经治疗或治疗无效）持续4～72小时。

③至少有下列中的2项头痛特征：a. 单侧性；b. 搏动性；c. 中或重度疼痛；d. 日常活动（如走路或爬楼梯）会加重头痛或头痛时避免此类活动。

④头痛过程中至少伴随下列1项：a. 恶心和（或）呕吐；b. 畏光和畏声。

⑤不能归因于其他疾病。

（2）伴典型先兆的偏头痛性头痛的诊断标准

①符合②～④特征的至少2次发作。

②先兆至少有下列的1种表现，没有运动无力症状：a. 完全可逆的视觉症状，包括阳性表现（如闪光、亮点、亮线）和（或）阴性表现（如视野缺损）；b. 完全可逆的感觉异常，包括阳性表现（如针刺感）和（或）阴性表现（如麻木）。c. 完全可逆的言语功能障碍。

③至少满足下列的2项：a. 同向视觉症状和（或）单侧感觉症状；b. 至少1个先兆症状逐渐发展的过程≥5分钟，和（或）不同先兆症状接连发生，过程≥5分钟；c. 每个症状持续5～60分钟。

④在先兆症状同时或在先兆发生后60分钟内出现头痛，头痛符合无先兆偏头痛诊断标准②～④项。

⑤不能归因于其他疾病。

【治疗原则】

1. 饮食和生活保健：避免进食以下食物：①含高酪胺的食物，如咖啡，巧克力，奶制品。②动物脂肪。③酒精饮料：特别是红葡萄酒、白酒、柠檬汁、柑橘、冰淇淋等。④牛肉、香肠、肉类腌制品、酱油等。注意生活规律，避免过度疲劳、压力过大，防治亚健康状态等。

2. 用药原则：偏头痛的治疗策略包括两个方面：预防性治疗及对症治疗。预防性治疗用来减少头痛发作的频度及减轻头痛严重性。对症治疗的目的在于消除、抑制或减轻疼痛及伴随症状。

【一般治疗】

1. 预防性药物治疗：①5-HT受体拮抗剂，如赛庚啶、苯噻啶；②β受体拮抗剂，如普萘洛尔、美托洛尔阿替洛尔、噻吗洛尔和纳多洛尔；③钙离子通道阻滞剂，如氟桂利嗪、维拉帕米等；④抗癫痫药，如丙戊酸钠、托吡酯。

2. 急性发作期药物治疗

对于轻、中度偏头痛，可考虑使用非特异性止痛药，包括非甾体类消失药及麻醉药。对于轻、中度头痛，可使用一般镇痛药及非甾体类消炎药，常用药物有对乙酰氨基酚（扑热息痛），洛索洛芬、阿司匹林、萘普生、吲哚美辛（消炎痛）、布洛芬、罗通定（颅痛定）等。应用麻醉药时严格遵守适应证，主要用于严重发作，其他治疗不能缓解，或对偏头痛特异性治疗有禁忌或不能忍受的情况下应用。

对于严重偏头痛，特异治疗药物包括有：①麦角类制剂：如酒石酸麦角胺、双氢麦角胺（二氢麦角胺）、麦角胺咖啡因；②曲坦类药物：为5-羟色胺1B/ID受体激动剂，能特异地控制偏头痛的头痛。如舒马曲坦、佐米曲坦和利扎曲坦，那拉曲坦、阿莫曲坦、依来曲坦和夫罗曲坦。

（三）药物处方

【处方①】　对乙酰氨基酚片，成人每次0.3～0.6g，每日0.6～0.8g，每日量不宜超过2g。

【处方②】　罗通定片，成人每次60～120mg，每日3次。

【处方③】　普萘洛尔，成人每日40～80mg/d，按需服用。

【处方④】　西比灵胶囊，成人每次5～10mg，每晚1次（65岁以下患者，开始治疗时可给予每晚2粒，65岁以上患者每晚1粒）。

【处方⑤】　托吡酯片（妥泰），成人口服：开始25mg/d，1周后开始每周增加1次，每次增加25～50mg/d至200～

400mg/d，分 2 次服用；最大剂量 1600mg/d。

【处方⑥】 二氢麦角胺注射液，肌内注射，每次 1～2mg。

【处方⑦】 琥珀酸舒马普坦片，单次口服的推荐剂量为 50mg（2 片），服用 1 次后无效，不必再加服。如首次服药后有效，但症状仍持续发作，可于 2 小时后再加服 1 次。若服用后症状消失，但随后又再复发，应在前次给药 24 小时后方可再次用药。单次口服的最大推荐剂量为 100mg（4 片），24 小时内的总剂量不得超过 200mg（8 片）。

（谭少华）

二、紧张性头痛

（一）概述

紧张性头痛（TH）是一种最常见的慢性头痛。主要表现为双侧轻、中度的压迫性或紧束性非搏动性头痛，不伴有恶心或者可伴有头部肌群的痉挛性收缩及压痛或肌电科改变。病程数天至数年不等。紧张性头痛流行病学数据显示，全球差异较大，但多数亚洲人群的研究结果是女性略多，男女患病比为 1：（1.7～2）。

女性患者相对多见，约 70% 的紧张性头痛患者头痛出现在双侧，也可单侧发生，部位多位于枕、颞、前额、眼周、顶部或全头部。疼痛性质呈压迫性或紧束性非搏动性头痛。疼痛持续时间从 30 分钟至 7 天不等，其中以数小时内症状消失居多。疼痛发作频率不定，以每月不超过 3 次最常见。部分患者可有轻度伴随症状，如恶心、畏光、畏声、抑郁及焦虑情绪等，其中以畏声最多见（约 50% 患者有该症状）。一般患者在早晨起床后感到头部不适，枕颈部有僵硬感，尤其在转颈时更明显。

（二）诊断与治疗

【诊断要点】

1. 至少有符合 2.～4. 标准的 10 次发作。

2. 头痛持续 30 分钟至 7 天。

3. 疼痛至少具有以下两个特征：①压迫/紧束感（非搏动性）；②轻或中度疼痛（不影响日常生活）；③双侧性；④日常生活如行走或上楼梯不加重疼痛。

4. 具有以下一项：①无恶心和（或）呕吐（可以食欲下降）；②通常无畏光和畏声。

5. 不归因于其他疾病。

【治疗原则】 治疗包括非药物治疗和药物治疗，强调根据不同患者的具体情况综合治疗。

【一般治疗】

1. 非药物治疗：包括松弛治疗、物理治疗、生物反馈、针灸等。

2. 药物治疗：①NSAID 类镇痛药物，如布洛芬、阿司匹林、对乙酰氨基酚、萘普生、双氯芬酸等。在妊娠的后三个月，应该避免应用所有的 NSAID 药物。对于 16 岁以下的儿童和青少年，避免应用阿司匹林。②肌肉松弛剂，如盐酸乙哌立松片（妙纳），对发作性和慢性 TH 均具有较

好的缓解率，尤其对颅周肌肉相关的 TH 缓解率较高。③抗抑郁药，如阿米替林、文拉法辛等。抗抑郁药方面。我国推荐首先选择阿米替林进行治疗。如果阿米替林无效或不能耐受，可考虑换用新型抗抑郁药，如米氮平、文拉法辛等。

（三）药物处方

【处方①】 对乙酰氨基酚片，成人每次 0.3～0.6g，每日 0.6～0.8g，每日量不宜超过 2g。

【处方②】 双氯芬酸钠缓释片，成人每次 75～150mg，每日 1 次。

【处方③】 盐酸阿米替林，成人每次 25mg，每日 2～4 次，可渐增至 150～300mg/d。

【处方④】 盐酸乙哌立松片（妙纳），通常成人每次 1 片，每日 3 次，饭后口服。可视年龄、症状酌情增减。

【处方⑤】 盐酸文拉法辛缓释胶囊，口服，开始每次 75mg，每日 1 次，最大剂量为 225mg/d，每次调整剂量应间隔 4 天以上。

（谭少华）

三、丛集性头痛

（一）概述

丛集性头痛（CH）又称组胺性头痛，是原发性神经血管性头痛之一。特点是密集短暂的头痛发作，呈剧烈、锐痛、爆炸样，疼痛多位于一侧眼眶、球后、额颞部，可伴同侧眼球结膜充血、流泪、鼻塞和（或）霍纳综合征，每次发作持续数十分钟至 2 小时不等，丛集持续约 3～6 周。该病男性多于女性，多数无家族史。

（二）诊断与治疗

【诊断要点】

1. 丛集性头痛有三个主要症状：三叉神经眼支分布区疼痛、自主神经系统症状和发作呈群集性。

2. 在丛集期，发作少者隔日 1 次，多者一日数次。

3. 发作部位固定，发作时间十分短暂。

【诊断标准】 按国际头痛学会的头痛分类法，丛集性头痛的诊断必须符合以下 4 点标准。

1. 至少发作过 5 次。

2. 重度、单侧眼眶、眶上和（或）颞部疼痛，持续 15～180 分钟（若不治疗）。

3. 头痛侧至少伴随以下症状之一：结膜充血、流泪、鼻塞、流涕、前额及面部出汗、瞳孔缩小、眼裂下垂、眼睑水肿。

4. 发作频率，每隔日 1 次至每日 8 次。

【治疗原则】 避免诱发因素：戒烟戒酒，发作期避免进食巧克力及牛奶等食物；避免爬山及乘飞机；控制情绪，避免精神紧张及睡眠不足。

【一般治疗】

1. 吸氧：氧疗安全、简单易行。吸入纯氧可使 60% 患者在 20～30 分钟内疼痛缓解，一般采用 7～10L/min 的流速，面罩吸氧 15～20 分钟。吸氧治疗丛集性头痛的机制不明确，

可能与扩张血管和激活胆碱类或其他血管受体有关。

2. 药物治疗：发作期治疗如下。①麦角胺制剂：如酒石酸麦角胺、二氢麦角新碱，对于每晚有头痛发作的患者，可于入睡前 1 小时服酒石酸麦角胺抑制夜间发作。②钙离子通道阻滞剂：如氟桂利嗪（西比灵）、维拉帕米等。③肾上腺皮质激素：如活泼尼松片、地塞米松片。④5-HT 受体激动剂：如舒马曲坦、佐米曲坦、利扎曲坦、那拉曲坦、阿莫曲坦、依来曲坦和夫罗曲坦。

（三）药物处方

【处方①】 二甲麦角新碱，口服，每次 1mg，每日 3 次，饭后服，连续服用，约 70%的患者有效。每日最大剂量不宜超过 6mg。

【处方②】 泼尼松，每日口服 60mg，连用 5 天，此后每日减量 10mg，70%~80%的患者有效。

【处方③】 盐酸氟桂利嗪胶囊（西比灵），成人每次 5~10mg，每晚 1 次。65 岁以下患者开始治疗时可给予每晚 2 粒，65 岁以上患者每晚 1 粒。

【处方④】 舒马普坦片，单次口服的推荐剂量为 50mg（2 片），服用 1 次后无效，不必再加服。如首次服药后有效，但症状仍持续发作，可于 2 小时后再加服 1 次。若服用后症状消失，但随后又再复发，应在前次给药 24 小时后方可再次用药。单次口服的最大推荐剂量为 100mg（4 片），24 小时内的总剂量不得超过 200mg（8 片）。

（谭少华）

四、特发性面神经麻痹

（一）概述

特发性面神经麻痹又称面神经炎、贝尔（Bell）麻痹，是最常见的单发性脑神经病变之一。目前该病的发病原因未完全明确，可能与病毒性感染相关。临床多表现为急性起病，3 天左右达高峰。该病具有自限性，但早期的合理治疗可以加快病情的恢复以及减少并发症、后遗症等。

（二）诊断与治疗

【诊断要点】

1. 临床特点：①任何年龄、季节均可发病；②急性起病，病情常于 3 天左右达高峰；③临床主要表现为单侧的周围性面瘫，如病变侧的闭目、皱眉、鼓腮、吹哨、示齿无力，口角常向正常一侧歪斜；可伴有同侧耳后疼痛或乳突压痛；同侧舌前 2/3 味觉消失；听觉过敏；眼泪及唾液分泌障碍；口唇和面颊不适感；因眼睑闭合不全，偶伴有同侧角膜或结膜的损伤。

2. 此病的诊断主要依靠临床病史及体格检查，影像学和神经电生理等检查不作为必需要求。

神经传导的检查可以发现患侧面神经的复合肌肉动作电位波幅较正常侧明显降低，发病 1~2 周后行针极肌电图检查可见异常自发电位。当患侧较对侧波幅降低大于 50%时有明显意义；当患侧波幅不足对侧的 10%，或针极肌电图检测不到自主收缩的动作电位时，均提示预后不佳。

【治疗原则】 诊断一旦明确后，应尽快采取措施减轻面神经炎症、水肿，改善局部血液循环，缓解神经受压，促进神经功能的修复。同时应防止因眼睑不能闭合，暴露的角膜受损或继发感染。

【一般治疗】

1. 糖皮质激素：对于无禁忌证的 16 岁以上患者可尽早急性期口服使用糖皮质激素治疗，促进神经的尽快恢复，改善预后。通常选择泼尼松或泼尼松龙口服，30~60mg/d，连用 5~7 天，然后逐渐减量至停用。疗程一般为 3 周。

2. 抗病毒治疗：对于急性期的患者，可以根据病情联合使用抗病毒药物和糖皮质激素，可能获益，特别是对于面肌无力严重或完全性瘫痪患者。抗病毒药物可以选择阿昔洛韦 0.2~0.4g，每日 3~5 次；或伐昔洛韦 0.5~1.0g，每日 2~3 次。疗程 14~21 天。

3. 神经营养剂：如 B 族维生素。

4. 其他对症支持治疗：如眼部保护，可以根据病情合理选择滴眼液或眼膏防止眼部干燥继发损伤或感染；睡眠时合理使用眼罩保护。

5. 外科手术减压：目前关于外科手术行面神经减压的时机、适应证、风险和获益仍不明确，有待进一步充分的证据支持。

6. 神经康复治疗：急性期可选择红外线、超声波等理疗治疗，1 周后加上针灸治疗，促进神经恢复。

（曾结霞）

五、吉兰-巴雷综合征

（一）概述

急性炎症性脱髓鞘性多发性神经病是一种神经系统自身免疫病，主要累及神经根、外周神经，常以感觉异常为首发症状，继而出现肢体无力等表现，严重者可引起呼吸衰竭，腰穿检查可发现脑脊液中蛋白-细胞分离，是一种最常见的脊神经和周围神经的脱髓鞘疾病。1916 年由 Guillian 和 Barre 两位学者最先报道，因此又名或吉兰-巴雷综合征（GBS），呈急性或亚急性临床发病，多数可完全恢复，少数严重者可引起致死性呼吸麻痹和双侧面瘫。

（二）诊断与治疗

【诊断要点】

1. 有前驱感染或疫苗接种史。

2. 进行性上升性对称性麻痹、四肢软瘫，以及不同程度的感觉障碍。

3. 常规实验室检查对 GBS 的诊断价值不大。除非有禁忌证，所有 GBS 患者都应行腰穿检查，在发病 1 周内 1/2 的 GBS 患者的脑脊液（CSF）蛋白正常，发病 2 周后查 CSF，多数患者 CSF 细胞数正常或接近正常，而蛋白增高，称为蛋白-细胞分离现象。这种特征性改变于发病后第 3 周最明显，但必须有蛋白-细胞才能诊断为 GBS。这一观念是错误的，仅有 64%的 GBS 患者可见该现象。

4. 神经传导速度检查，可发现神经传导速度减慢，远端潜伏期延长，动作电位波幅正常或下降。

【治疗原则】 鉴于患者病情严重程度不同，急性期治疗旨在挽救生命，针对呼吸肌麻痹采取不同措施。病情稳定后，进行相关免疫治疗和对症治疗。严密观察病情变化，预防肺部感染治疗等。经过治疗后多数患者病情得到缓解，加速其恢复，但迄今尚不能治愈。

【一般治疗】 GBS 已证实的有效治疗为静脉滴注免疫球蛋白（ⅣIg）和血浆置换（PE）。

（三）药物处方

【处方①】 丙种球蛋白注射液 20g，静脉滴注，每日 1 次［按 0.4g/（kg·d），患者体重 50kg 计算］。

【处方②】 甲钴胺片，成人每次口服 0.5mg（1 片），每日 3 次。

【处方③】 维生素 C 片，口服，成人每次 100mg，每日 3 次。

（谭少华）

六、脑梗死

（一）概述

脑梗死，又称为血栓形成性脑梗死、脑血栓形成、缺血性卒中，中医称为卒中、中风，通常指因脑部血液供应障碍，缺血、缺氧所致的局部脑组织缺血、坏死或软化，导致相应的神经功能缺失症状或体征。最常见的原因是局部血栓形成或来自远隔部位如心脏或大血管的栓塞所致。常见类型有脑血栓形成、腔隙性梗死和脑栓塞等。

（二）诊断与治疗

【诊断要点】

1. 诊断标准：2014 中国急性缺血性卒中诊治指南（简称"2014 指南"），建议急性缺血性脑卒中（急性脑梗死）诊断标准：①急性起病；②局灶神经功能缺损（一侧面部或肢体无力或麻木，语言障碍等），少数为全面神经功能缺损；③症状或体征持续时间不限（当影像学显示有责任缺血性病灶时）或持续 24 小时以上（当缺乏影像学责任病灶时）；④排除非血管性病因；⑤脑 CT/MRI 排除脑出血。

2. 诊治流程：2014 中国急性缺血性卒中诊治指南，建议急性缺血性脑卒中诊断流程：①是否为脑卒中？排除非血管性疾病；②是否为缺血性脑卒中？进行脑 CT/MRI 检查排除出血性脑卒中；③卒中严重程度？根据神经功能缺损量表评估；④能否进行溶栓治疗？核对适应证和禁忌证；⑤病因分型？参考 TOAST 标准，结合病史、实验室检查、脑病变和血管病变等影像检查资料确定病因。

【治疗原则】 治疗同脑血栓形成，如下所述。

1. 超早期治疗："时间就是大脑"，力争发病后尽早选用最佳治疗方案，挽救缺血半暗带。

2. 个体化治疗：根据患者年龄、缺血性卒中类型、病情严重程度和基础疾病等采取最适当的治疗。

3. 整体化治疗：采取针对性治疗，进行支持疗法、对症治疗和早期康复治疗，对卒中危险因素及时采取预防性干预。

【一般治疗】 持续生命体征监测、神经系统评估。给予必要的吸氧、呼吸支持及心脏病的处理；及时清理呼吸道分泌物，翻身拍背，加强护理，防治压疮；保持大便通畅，必要时留置胃管；维持出入量，水、电解质平衡等。

（三）药物处方

【处方①】 阿司匹林肠溶片，0.1g，每日 1 次。

【处方②】 氯吡格雷片，成人 1 次 75mg，每日 1 次。

【处方③】 阿托伐他汀钙片，成人 20～40mg，每日 1 次；其他常见的他汀类药物有瑞舒伐他汀、氟伐他汀、辛伐他汀等。

【处方④】 阿替普酶，总剂量：0.9mg/kg，总剂量的 10% 在 1 分钟内静脉滴注，剩下的 90% 1 小时内滴完。

（李霞 谭少华）

七、脑出血

（一）概述

脑出血（ICH），又称为原发性脑出血或自发性脑出血，是指非外伤性脑实质内出血，占全部脑卒中的 20%～30%，在脑卒中各亚型中发病率仅次于缺血性脑卒中。常因为高血压合并小动脉硬化、脑动脉硬化、脑动脉瘤、微动脉瘤或者微血管瘤、脑血管畸形、脑膜动-静脉畸形、淀粉样脑血管病、原发性或转移性脑肿瘤、血管炎等因素引发，此外还有血液相关的因素，如抗凝治疗、抗血小板治疗、溶栓治疗、凝血异常、血液系统疾病、慢性肝肾疾病和药物滥用等。用力过猛、气候变化、血压波动、情绪激动、过度劳累、不良生活习惯（吸烟、酗酒、食盐过多、体重过重）等常为诱发因素。

（二）诊断与治疗

【诊断要点】

1. 通常急性起病，活动中发病，少数安静下发病。既往有高血压病史。

2. 一般有头痛、呕吐等颅内压增高的症状体征，伴随有运动、感觉等神经功能缺失的体征。

3. 头部 CT 可见高密度影。

【治疗原则】 脑出血的治疗包括内科治疗和外科治疗，大多数患者均以内科治疗为主，如果病情危重或发现有继发原因，且有手术适应证，应进行外科治疗。

【一般治疗】

1. 卧床休息：一般应卧床休息 2～4 周，避免情绪激动及血压升高。

2. 保持呼吸道通畅：昏迷患者应将头歪向一侧，以利于口腔分泌物及呕吐物流出，并可防止舌根后坠阻塞呼吸道，随时吸出口腔内的分泌物和呕吐物，必要时行气管切开。

3. 吸氧：有意识障碍、血氧饱和度下降或有缺氧现象的患者应给予吸氧。

4. 鼻饲：昏迷或有吞咽困难者在发病第 2～3 天即应鼻饲。

5. 对症治疗：过度烦躁不安的患者可适量用镇静药；便秘者可选用缓泻剂。

6. 预防感染：加强口腔护理，及时吸痰，保持呼吸道通畅；留置导尿时应做膀胱冲洗；昏迷患者可酌情用抗生素预防感染。

7. 观察病情：严密注意患者的意识、瞳孔大小、血压、呼吸等改变，有条件时应对昏迷患者进行监护。

8. 早期将患肢置于功能位，如病情允许，危险期过后，应及早进行肢体功能、言语障碍及心理的康复治疗。

（三）药物处方

【处方①】　20%甘露醇，125～250ml，静脉滴注，根据情况每日 1～4 次。

注意事项

1. 一般在静脉注射后 20 分钟内起作用，2～3 小时降压作用达到高峰，可维持 4～6 小时。常用剂量为每次 0.5～1kg/kg 体重。

2. 一般使用时间为（7±3）天，个别严重者（14±3）天。

3. 甘露醇脱水降颅压有赖于血－脑屏障（BBB）的完整性，甘露醇只能移除正常脑组织内的水分，而对病损的脑组织不仅没有脱水作用，而且由于血－脑屏障破坏，甘露醇可通过破裂的血管进入病灶区脑组织内，造成病灶内脑水肿形成速度加快，程度加重。

4. 常见不良反应

（1）用药不当容易引发颅内压明显反跳。

（2）容易引起水和电解质紊乱。

（3）血栓性静脉炎。

（4）甘露醇外渗可致组织水肿、皮肤坏死。

（5）过敏引起皮疹、荨麻疹、呼吸困难、过敏性休克。

（6）高渗引起口渴。

（7）渗透性肾病（或称甘露醇肾病），肾功能损害。

【处方②】　甘油果糖，成人每次 250ml，静脉滴注，每日 1～2 次。250ml 滴注时间为 1～1.5 小时。根据症状可适当增减。

【处方③】　呋塞米注射液（速尿），成人每次 20mg 加入 20ml 0.9%氯化钠溶液中，静脉注射，每日 1～4 次。

【处方④】　20%人白蛋白注射液，成人每次 50ml，静脉滴注或微泵静脉推注，每日 1 次。

（李霞　谭少华）

八、短暂性脑缺血发作

（一）概述

短暂性脑缺血发作（TIA）是由于脑动脉狭窄、闭塞或血流动力学异常导致的短暂性、反复发作性的局部组织血液供应不足，使该动脉所支配的脑组织发生缺血性损伤，表现出相应的神经功能障碍。本病的临床表现可持续数分钟至数小时，且在 24 小时以内完全恢复，但大多数患者均在 30 分钟内恢复。

（二）诊断与治疗

【诊断要点】

1. 主要表现为单侧肢体力弱、麻木，或者单侧视觉缺失、失语或眩晕等局灶性脑部神经功能缺损症状。

2. 在短时间（通常 10 余分钟）内迅速完全缓解，应该考虑短暂性脑缺血。

3. 通过 MRI 弥散加权成像（DWI）系列排除脑梗死，是 TIA 诊断的充分条件之一。

【治疗原则】　TIA 是神经科急症，是卒中的高危因素，应该给予足够重视，必须紧急处理。治疗原则是病因治疗、药物治疗以及手术治疗，目的是减少和防止 TIA 反复发作，预防发展为脑卒中。

【一般治疗】

1. 积极查找病因，针对可能存在的脑血管病危险因素如高血压、糖尿病、血脂异常、心脏疾病等药进行积极有效的治疗。高血压患者在考虑高龄、基础血压、平时用药、可耐受性的情况下，降压目标一般应≤140/90mmHg，理想目标应≤130/80mmHg；低密度脂蛋白水平降至 2.59mmol/L 以下，伴有大动脉易损斑块、冠心病、糖尿病等多种危险因素的应控制在 2.07mmol/L 以下。

2. 改变不良生活方式，戒烟、限酒、减轻体重，体重指数维持在 18.5～24.9kg/m²，每日进行大约 30 分钟的中等强度体育锻炼。

3. 手术和介入治疗：常用方法包括颈动脉内膜切除术（CEA）和动脉血管成形术（PTA）。对于有或无症状，单侧的重度颈动脉狭窄＞70%，或经药物治疗无效者可考虑行 CEA 或 PTA 治疗。

（三）药物处方

○抗血小板治疗（非心源性栓塞性 **TIA**）

【处方】　阿司匹林，应用小剂量，通常为每次 75～150mg，每日 1 次，在急性心肌梗死或作血管重建手术开始可以用较高剂量（160～325mg）作为负荷量，以后改为通常低剂量。

氯吡格雷，口服，每次 50mg 或 75mg，每日 1 次。

○抗凝治疗（心源性栓塞性 **TIA**）

【处方】　华法林：第 1～3 日，每日 3～4mg，3 日后维持量，每日 2.5～5mg。

○扩容治疗（纠正滴灌注，适用于血流动力型 **TIA**）

【处方】　右旋糖酐 40，250～500ml，静脉滴注，每日 1 次，7～10 天为一个疗程。

○钙拮抗剂（能阻止细胞内钙超载，防止血管痉挛，增加血流量，改善微循环）

【处方】　尼莫地平，口服，每次 20～40mg，每日 3 次。

盐酸氟桂利嗪，睡前口服，每次 5～10mg，每日 1 次。

（许遵宝）

九、蛛网膜下隙出血

（一）概述

蛛网膜下隙出血（SAH）是指脑底部或脑表面血管破裂后，血液流入蛛网膜下隙引起的相应临床症状的一种脑卒中。蛛网膜下隙出血占所以脑卒中的5%～10%。除头部外伤外，SAH最常见的原因为囊状动脉瘤破裂，其他原因包括血管畸形出血和原发性颅内出血扩散到蛛网膜下隙。部分病因未明，例如原发性中脑周围出血。

（二）诊断与治疗

【诊断要点】

1. 当患者突然出现"一生中最剧烈的头痛"时，伴有呕吐，甚至出现意识障碍且脑膜刺激征阳性表现时，应考虑是否有SAH。

2. 需急诊行头颅CT检查。

3. 如头颅CT阴性，应进一步行腰椎穿刺术明确是否有无出血，如果发现血性脑脊液且非穿刺损伤时，可以确诊。

4. 进一步行头颅CTA、MRA或DSA检查明确是否有动脉瘤。

5. 完善相关血液检查，例如凝血功能及血小板等检查。

【治疗原则】

1. 对于SAH患者需行密切监护，定期进行神经系统及生命体征检查。

2. 监测和控制血压，避免持续的高血压及低血压。

3. 防治血管痉挛，可采取适当补液、扩容及尼莫地平治疗。

4. 控制颅内压。

5. 防治癫痫发作。

6. 防治再出血，注意卧床休息、抗纤溶药物治疗，必要时早期介入治疗动脉瘤的情况。

7. 防治脑积水。

8. 病情稳定后行康复治疗。

【一般治疗】

1. 保持生命体征稳定，保持气道通畅，维持稳定的呼吸、循环系统功能。

2. 避免用力和情绪波动，保持大便通畅。

3. 其他对症支持治疗，包括维持水、电解质平衡，给予高纤维、高能量饮食，加强护理，注意预防尿路感染和吸入性肺炎等。

4. 发生急性阻塞性脑积水者，应积极进行脑室穿刺引流和冲洗，清除血凝块，同时加用脱水剂。

（三）药物处方

【处方①】 尼莫地平片60mg，每4～6小时1次，共服用21天。

注意事项

1. 早期对于SAH的患者常可予该方案防治脑血管痉挛的情况，通常多在SAH 4天内给予。

2. 注意该药低血压的副作用。

3. 注意舒张血管引起的头痛、皮肤潮红及踝部水肿等副反应。

4. 如无法口服或已出现脑血管痉挛的情况可改用静脉注射治疗，可应用尼莫地平注射液0.5～2mg/h维持治疗，起始量可考虑1mg/h，对于大于70岁或血压偏低者，可考虑0.5mg/h的起始用量，监测血压平稳后逐渐调整至2mg/h的量维持治疗，持续时间大于5天，至少14天后改用口服。

【处方②】 氨基己酸注射液2g，溶于生理氯化钠溶液或5%葡萄糖注射液100ml，静脉滴注，每4小时1次。

注意事项

1. 为防止动脉瘤周围的血块溶解引起再出血，可酌情使用抗纤维蛋白溶解剂。

2. 应注意该类药物引起脑梗死的可能性，一般与尼莫地平联合使用。

3. 氨基己酸初时可应用4～6g，溶于100ml生理氯化钠溶液或5%葡萄糖注射液，15～30分钟内滴完，以后12～24小时可每小时静脉滴注1g，之后7～10天可每日应用12～24g，逐渐减量至每日8g，一般应用疗程共2～3周。

4. 如行动脉瘤栓塞治疗后可不用行抗纤维蛋白溶解剂治疗。

（许遵宝）

十、化脓性脑膜脑炎

（一）概述

化脓性脑膜炎是一种由细菌感染所致的脑膜化脓炎症的中枢神经系统感染性疾病，通常起病急，症状严重，较高的死亡率及后遗症（癫痫、智力减低等）发生率。婴幼儿、儿童和60岁以上老年人发病多见。发病期间可伴发败血症、感染性休克等危及生命。目前发病率和病死率明显下降，其得益于早期使用抗生素，接种脑膜炎球菌和流感嗜血杆菌疫苗以及误诊减少，诊治水平的不断提高。

（二）诊断与治疗

【诊断要点】

1. 通常急性或暴发性起病。

2. 一般有发热、畏寒、流涕、鼻塞等上呼吸道感染症状。

3. 有头痛、呕吐、脑膜刺激征阳性等颅内高压症状体征。也可出现抽搐，精神症状及嗜睡、昏睡、昏迷等意识障碍。

4. 腰椎穿刺检查，脑脊液压力升高、外观浑浊或称脓性，白细胞明显升高，常在（1000～10000）×10⁶/L，以多形核粒细胞为主。脑脊液细菌涂片检出病原菌、细菌培养阳性等可确诊。

5. 头颅CT或MRI检查早期可未见异常，后期可见室管膜炎，硬膜下积液及局限脑脓肿等。

【治疗原则】 一旦确诊应补液、退热，同时给予强有力的抗生素治疗，要选择容易透过血-脑屏障的三代头孢抗生素。如果明确病原菌，应根据药敏试验选用合适的抗生素，不应频繁更换抗生素，防止病情恶化出现感染性休克。必要时进行脑室外引流，通过综合治疗，一般会痊愈。

【一般治疗】

1. 及早抗菌治疗：在病原菌未明确前使用广谱抗生素，化脓性脑膜炎通常由脑膜炎双球菌、肺炎球菌、流感嗜血杆菌及 B 型链球菌引起，首选三代头孢的头孢曲松或头孢噻肟。

2. 激素治疗：不作为常规使用，除外儿童或成人患者伴有颅内压升高、严重的菌血症、急性肾上腺功能不全等。

3. 对症及支持治疗：脱水降颅内压、解痉、保护神经、防治并发症等对症治疗。

（三）药物处方

【处方①】 头孢曲松钠，每日 1～2g，肌内注射或静脉滴注，每日 1 次。

【处方②】 头孢噻肟 2～6g，静脉给药，每日 2～3 次；严重感染者（如败血症等）2～3g，静脉给药，每 6～8 小时 1 次。每日最高剂量为 12g。

【处方③】 青霉素 800 万～1200 万 U，静脉滴注，每日分次，2 周一疗程。

注意事项

1. 青霉素不作为化脓性脑膜炎治疗的一线用药。因为近年来细菌耐药严重，越来越多革兰阳性球菌对青霉素表现出较高耐药性。

2. 使用青霉素前需要做皮试。

3. 与盐酸四环素、卡那霉素、辅酶 A、三磷酸腺苷等药物混合静脉滴注容易出现沉淀或降效，不应合用。

【处方④】 万古霉素。

肾功能正常的患者：2g，每 6 小时 0.5g 或每 12 小时 1g，首先用 10ml 注射用水溶解 0.5g，再用 100ml 或 100ml 以上生理氯化钠或 5%葡萄糖注射液稀释，每次静脉滴注时间至少 60 分钟以上，或应以不高于 10mg/min 的速度给药。儿童、老年人及肾功能减退的需调整用药。

注意事项

1. 与其他抗生素无交叉耐药性。

2. 通常作为第三线药物，在常用抗菌药物无效或不能应用时（如假膜性肠炎时）应用。

3. 需要控制药液浓度和滴注速度，输入速度过快，可出现红人综合征。

4. 肌内注射可致剧烈疼痛，不可用。

5. 常见药物不良反应有口麻、刺痛感，皮肤瘙痒、感冒样反应、发热，严重者出现血压剧降、过敏性休克等。

6. 大剂量和长时间应用可致严重的耳毒性和肾毒性。

7. 含万古霉素的输液中不得加入其他药物。

【处方⑤】 20%甘露醇，合并颅内高压时使用。20%甘露醇 125～250ml，根据病情每 6～12 小时 1 次，快速静脉滴注。病情好转逐渐减量至停用。

（李少梅）

十一、结核性脑膜炎

（一）概述

结核性脑膜炎是常见的中枢神经系统非化脓性细菌性脑膜炎，是肺外结核最常见和严重的类型，多继发于肺部结核感染，但是也可以为临床首发。病变主要累及脑膜，也可表现为脑实质性炎症甚至血管炎表现。

（二）诊断与治疗

【诊断要点】

1. 临床标准如下。①病程 5 天以上；②结核中毒症状：体重下降、盗汗或 2 周以上的咳嗽；③近期有结核的接触史；④局灶性神经功能损害表现；⑤脑神经损害表现；⑥意识障碍。

2. 脑脊液标准：①外观清亮；②白细胞数（10～500）×10^6/L；③淋巴细胞比例＞50%；④蛋白含量 1g/L 以上；⑤脑脊液/血浆葡萄糖比值小于 50%或脑脊液葡萄糖含量小于 2.2mmol/L。

3. 头颅影像学标准：①脑积水；②软脑膜强化；③结核瘤；④梗死灶；⑤软脑膜高信号。

4. 神经系统外的结核证据：①胸片提示活动性肺结核（一般结核征象和粟粒性肺结核）；②CT/MRI 或超声显示 CNS 之外的结核证据；③CNS 外抗酸杆菌检测阳性或结核分枝杆菌培养阳性（痰、淋巴结、胃液、尿液、血液等）；④CNS 外标本结核分枝杆菌核酸检测阳性。

【治疗原则】

1. 药物抗结核治疗：异烟肼、利福平、吡嗪酰胺、乙胺丁醇、链霉素、莫西沙星等。

2. 添加治疗：对于重症结核性脑膜炎患者，在抗结核药物使用的同时，通常需要使用免疫调节药物减轻炎症反应。糖皮质激素是最常用的添加药物，对出现意识障碍、颅内压增高或交通性脑积水、明显中毒症状、脑脊液蛋白明显增高（＞1g/L）、椎管阻塞、抗结核治疗后病情加重及合并结核瘤等重症患者，均宜添加使用。通常对于成人（14 岁以上）患者使用地塞米松初始剂量 0.4mg/（kg·d），1 周后逐渐减量，每日减少 5mg/d，疗程 1～2 个月。14 岁以下的儿童患者一般使用泼尼松 2～4mg/（kg·d）（通常小于 45mg），1 个月后逐渐减量，疗程 2～3 个月。对于激素治疗后仍改善不明显者，也可使用沙利度胺、抗 TNF-α 英夫利西单抗等药物添加治疗。

3. 鞘内注射对于顽固高颅压、椎管阻塞、脑脊液蛋白显著增高（＞3g/L）、严重中毒症状、复发复治或不能耐受全身给药的患者，可在全身药物治疗的同时辅以鞘内注射，提高疗效。鞘内注射使用地塞米松 5～10mg、α-糜蛋白酶 4000U、透明质酸酶 1500U，0.5～3 天，注药宜缓慢。但脑脊液压力较高的患者慎用此法。

4. 其他对症支持治疗：脱水降颅压、抗癫痫、营养神经、护肝，激素治疗者注意同时护胃、补钙、补钾，以及维持水、电解质平衡等对症治疗。

【一般治疗】

1. 应尽早卧床休息，并经常变换体位，卧床时间宜长，直至脑膜刺激征消失，脑脊液明显好转后，方可起床适当活动，以免炎性渗出物沉积在颅底或造成粘连，增加并发症概率。

2. 应给予患者高热量、高维生素饮食，昏迷患者可鼻饲补充营养，因患者呕吐、使用激素、脱水疗法等原因，易造成水、电解质紊乱，应注意及时纠正。

3. 氧疗：由于高颅压和结核性动脉炎的存在，必然导致脑组织缺氧，吸氧是重要的支持治疗。

4. 高颅压的非药物治疗：放脑脊液、侧脑室穿刺、侧脑室引流。

5. 脑积水可手术治疗。

6. 视神经蛛网膜炎可手术治疗。

（三）药物处方

【处方①】 异烟肼 0.6g，静脉滴注，或口服，每日 1 次。

【处方②】 利福平 0.6g，口服，每日 1 次。

【处方③】 吡嗪酰胺 0.5g，口服，每日 3 次。

【处方④】 乙胺丁醇 0.75g，口服，每日 1 次。

注意事项 乙胺丁醇单用时细菌可迅速产生耐药性，因此必须与其他抗结核药联合应用。本品用于曾接受抗结核药的患者时，应至少与一种以上药物合用。

【处方⑤】 盐酸莫西沙星氯化钠注射液 0.4g，静脉滴注，每日 1 次。

（曾结霞）

十二、新型隐球菌性脑膜炎

（一）概述

新型隐球菌性脑膜炎是一种由新型隐球菌所致的脑膜和（或）脑实质感染的中枢神经系统疾病，通常亚急性或慢性起病，病死率和致残率高，是最常见的中枢神经系统真菌感染疾病。

（二）诊断与治疗

【诊断要点】

1. 存在机体免疫力低下或缺陷的疾病，如获得性免疫缺陷性疾病（HIV）、器官移植患者，长期口服或静脉使用激素、广谱抗菌药物、免疫抑制剂、抗肿瘤化疗药物的患者。

2. 常为亚急性或慢性起病，也可急性起病。发病多见于 30~60 岁，其他年龄阶段均可发病。

3. 首发症状为头痛（呈间歇性）、伴有恶心及呕吐，或伴有发热（低热多见）、全身乏力、精神差等，症状表现非特异性。病情进展加重，出现头痛加剧（呈持续性）、乱语、幻觉、狂躁等精神失常症状，甚至嗜睡、昏迷等意识障碍，危及生命。

4. 大于 50% 患者出现脑神经受累的症状、体征。

5. 通常脑膜刺激征（颈抵抗、克尼格征、布鲁辛斯基征）阳性，早期可出现。

6. 腰椎穿刺术脑脊液检查：脑脊液压力明显增高、脑脊液白细胞通常低于 500×10^6/L，以淋巴细胞为主，淋巴细胞轻到中度增高，糖明显降低；脑脊液墨汁染色涂片发现隐球菌阳性或查隐球菌抗原、抗体阳性，可确诊新型隐球菌性脑膜炎。

7. 头颅 MRI 增强提示脑膜增强强化，脑实质出现局限的炎症性病灶。

【鉴别诊断】 主要与其他病原体所致的脑炎鉴别。如结核性脑膜炎临床表现和脑脊液常规检查与隐球菌性脑膜炎很相似，不同的是结核性脑膜炎腰椎穿刺脑脊液的压力比隐球菌脑膜炎低，脑脊液白细胞数和氯化物数值也较隐球菌脑膜炎低，结核性脑膜炎脑脊液蛋白明显增高，多大于 1g/L。鉴别结核性脑膜炎和隐球菌性脑膜炎主要依据是发现病原体，前者脑脊液涂片发现抗酸杆菌，后者墨汁染色可发现新型隐球菌，乳胶凝集试验可检测出隐球菌抗原可以相鉴别。

【治疗原则】 抗真菌治疗；对症及支持治疗；康复治疗。

【一般治疗】 脱水降颅内压、止痛、神经保护、营养支持，防治并发症等。

（三）药物处方

【处方①】 两性霉素 B：第 1 天：0.5~1mg+5%~10% 葡萄糖液 500ml 缓慢静脉滴注，每分钟少于 15 滴，滴注时间大于 6~8 小时，每日 1 次，不建议使用 0.9% 氯化钠溶液稀释，可引起沉淀。第 2 天：成人剂量为 2mg。第 3 天：成人剂量为 5mg。无严重不良反应，第 4 天剂量增至 10mg。无严重不良反应，以后每日增加 5mg。一般每日达 25~40mg。疗程一般大于 3 个月，两性霉素 B 治疗隐性脑膜脑炎，总剂量不少于 3~4g。

注意事项

1. 静脉滴注速度必须缓慢，以减轻不良反应。

2. 易导致低钾血症，建议监测血钾。

3. 可导致心肌损害及肝肾功能损害，应定期检查心肌酶、氨基转移酶、肌酐等指标。

4. 可导致静脉炎，严重者可导致血栓性静脉炎。

5. 孕妇禁用。

【处方②】 氟胞嘧啶 5~10g，口服或静脉注射，每日分次使用。儿童：每日剂量 100~200mg/kg，分次使用，口服或静脉注射，疗程 3 个月以上。

注意事项

1. 通常与两性霉素 B 合用，可增强疗效，单独使用疗效差，容易产生耐受性。

2. 主要副作用有消化系统症状（食欲下降、恶心、肝功能损害）和血液系统症状（白细胞、血红蛋白及血小板减少），还有皮疹、意识障碍、精神异常、肾功能损害等。停药后症状可消失，恢复正常。

3. 疗程开始的第一个月每周行血常规、肝肾功能检查，以后可改为每月复查一次。

4. 孕妇禁用。

【处方③】 氟康唑 200~400mg，口服或静脉注射，每日1次，一般疗程大于6～8周。

注意事项

1. 适用于不能耐受或病情太重不能用两性霉素 B 的患者及两性霉素 B 治愈后防止复发的患者。

2. 有肾损害时应减少剂量。

（李少梅）

十三、病毒性脑膜炎

（一）概述

病毒性脑膜炎是一种最为常见的颅内感染，可由多种病毒感染所致，引起的急性中枢神经系统感染，病变主要侵犯颞叶、额叶和边缘叶脑组织。临床上最常见的是单纯疱疹病毒（HSV），此外还有肠道病毒、腮腺炎病毒、水痘-带状疱疹病毒、EB 病毒、巨细胞病毒、乙型脑炎病毒等。

（二）诊断与治疗

【诊断要点】

1. 有疱疹等病毒感染史，如皮肤或黏膜疱疹、口腔疱疹、生殖器疱疹等。

2. 急性起病，常有上呼吸道感染的前驱症状，如发热、咽痛、咳嗽咳痰、鼻塞流涕等。

3. 中枢神经系统受损的表现，如头痛、呕吐等颅内高压表现；累及脑实质者，出现意识障碍、精神症状、癫痫或肢体瘫痪等神经系统缺损症状。

4. 脑脊液符合病毒性颅内感染的特点：腰穿压力稍高，糖、氯化物正常或稍低，蛋白正常或稍高，白细胞数轻度增高。

5. 影像学显示额、颞叶病灶。

6. 脑电图显示不同程度的局灶性慢波或癫痫样放电。

7. 双份脑脊液检测发现 HSV 特异性抗体显著变化。

8. 脑活检发现细胞核内嗜酸性包涵体或脑组织标本 PCR、原位杂交等检查发现病毒 DNA。

其中，以上1～6项为常用的临床诊断依据，7～8项为比较少用的但有确诊意义的诊断依据。

【治疗原则】 抗病毒治疗；对症治疗；支持治疗；防治并发症。

【一般治疗】

1. 抗病毒治疗

（1）阿昔洛韦 临床常用推荐剂量为 15～30mg/（kg·d），分 3 次静脉滴注，连续使用14～21 天。注意该药有时会引起恶心、呕吐、肝功能受损、皮疹、震颤、短暂性肾功能受损等不良反应。

（2）更昔洛韦 与阿昔洛韦相似，但其对阿昔洛韦耐药的 HSV 突变株较为敏感，临床常用于阿昔洛韦无效的 HSE 患者。临床常用推荐剂量为5～10mg/（kg·d），每12 小时1 次，静脉滴注，连续使用14～21 天。注意该药有引起肾功能受损、骨髓抑制等副作用。

2. 免疫治疗：干扰素和干扰素诱生剂以及免疫球蛋白对

病毒性脑膜炎有辅助治疗效果，可酌情使用。

肾上腺皮质激素可减轻炎症反应和脑水肿，对血-脑屏障和溶酶系统有一定的保护作用，减少中枢神经系统内抗原和抗体反应时产生的有害物质，但其应用目前还存在一定的争议。

3. 激素治疗

（1）激素使用的适应证 病情危重，头颅 CT 见出血性坏死灶、脑脊液白细胞和红细胞明显增多者可适量使用。

（2）激素使用的原则 早期、大量、短程给药。

（3）激素使用的方法 临床上多采用地塞米松10～20mg，每日 1 次，10～14 天后改为口服泼尼松 30～50mg，每日 1 次，病情稳定后每 3 天减量 5～10mg，直至停止。

4. 对症与支持治疗

（1）癫痫发作者应给予抗癫痫药物治疗。

（2）躁狂、激惹等精神行为异常者应给予镇静和精神类药物治疗。

（3）注意维持水、电解质平稳，保持足够的营养摄入。

（4）保持呼吸道通畅。

（5）高热者给予物理降温。

（6）必要时脱水降颅压。

（7）加强护理和康复治疗。

（三）药物处方

【处方①】 0.9%氯化钠溶液 100ml+阿昔洛韦 0.5g，静脉滴注，每 8 小时 1 次。

【处方②】 0.9%氯化钠溶液 250ml+奥拉西坦 4g，静脉滴注，每日 1 次。

【处方③】 20%甘露醇注射液 125ml，静脉滴注，每 6～12 小时 1 次（合并颅内高压时使用）。

【处方④】 甘油果糖氯化钠注射液 250ml，静脉滴注，每日 1～2 次（合并颅内高压时使用）。

【处方⑤】 丙戊酸钠缓释片 0.5g，每日 1～2 次（合并继发性癫痫时使用）。

（曾结霞）

十四、多发性硬化

（一）概述

多发性硬化（MS）是一种以中枢神经系统白质炎症脱髓鞘病变为主要特点的自身免疫病。病因尚不明确，可能与感染、遗传、环境等多种因素有关。具有"白质"受累的临床特征。临床上以视神经炎、核间性眼肌麻痹、脊髓感觉症状、无力及共济运动失调的症状更为常见。MS 常呈缓解-复发交替病程，随着髓鞘再生、炎症减退和神经可塑性的修饰而缓解。临床分型可分为复发缓解型 MS（RRMS）、继发进展型 MS（SPMS）、原发进展型 MS（PPMS）、进展复发型 MS（PRMS）及其他类型。

（二）诊断与治疗

【诊断要点】 MS 主要依靠临床表现进行诊断，但一些临床特异的检查，例如颅脑 MRI、脑脊液免疫学检查、诱发电位仍很重要。

1. 临床上发病多为青中年人群，且女性多为好发者，发病数小时至数天出现有局灶性神经功能障碍，但无血管病危险因素。

2. 注意临床首发症状，包括肢体感觉症状、单侧视力减退、发作相关的肌无力、复视等症状。

3. 注意既往是否有类似发作的病史，确定首发或复发，注意时间的多发和空间多发特点。

4. 注意典型发作和不典型发作的临床症状。

5. 急性期，如果脑脊液检查提示 IgG 指数增高、OB 阳性，可以支持诊断。

6. 诱发电位可提示在脊髓、脑或视神经存在病灶。

7. 磁共振成像（MRI）常可显示视神经、脑部及脊髓多发的病变，在 T_2 和磁共振成像液体衰减反转恢复序列（FLAIR）像可见多发高信号，T_1 低信号或等信号，在脑部的影像学表现常有垂直侧脑室长轴分布病灶，在急性期常有新发病灶强化的情况，可呈现新旧不一的病变特点，常有较特征性"Dawson 手指征""煎蛋征"等影像学表现。

8. 排除其他疾病的可能性。

9. 可参照 2017 年 MS McDonald 诊断标准。

【治疗原则】

1. 急性发作期以控制病情、缓解症状、防止疾病进展恶化和最大程度地减少神经功能破坏为主。急性期治疗手段首选糖皮质激素大剂量、短疗程治疗，可考虑应用大剂量丙种球蛋白冲击治疗及血浆置换治疗。

2. 缓解期以预防复发、延缓病程、提高治疗有效性和改善患者生活质量为主。推荐使用疾病修饰治疗（DMT），多应用干扰素、免疫调节剂等药物。

3. 对症治疗：可针对痛性痉挛、慢性感觉异常、抑郁、焦虑、疲劳、膀胱直肠功能障碍等情况采取相应药物治疗。

【一般治疗】

1. 避免或减少促使多发性硬化病情加重或复发的外界因素，如外伤、感冒、腹泻、全身或局部感染性疾患、手术或麻醉、环境温度过高或桑拿浴、受凉淋雨、情绪激动或过度悲伤等。

2. 重视患者的心理或精神治疗。

3. 注意吃易消化的食物，多吃生蔬菜及水果，增加不饱和脂肪酸（植物或蔬菜油）的摄入，适当增加蜂蜜、谷类制品，同时应保持大便通畅。

（三）药物处方

【处方①】　注射用甲泼尼龙琥珀酸钠 1000mg，静脉滴注，每日 1 次，连续 3～5 天。

注意事项

1. 静脉滴注 3～5 天后如神经功能缺损症状明显改善可直接停用，如疾病仍进展，可转为阶梯减量方案，2～3 天减

少一半的用量，至 120mg 以下可改为口服 60～80mg 每日 1 次，之后继续 2～3 天减少一半用量，直至减停，原则上总疗程不超过 3～4 周。

2. 如减量过程中疾病进展，必要时可再次冲击治疗。

3. 必要时合用大剂量丙种球蛋白冲击治疗，用量约每日体重 0.4g/kg，连续应用不超过 5 天。

4. 重症患者或激素治疗无效时可合并应用血浆置换术。

5. 应用甲泼尼松龙冲击治疗时注意防止电解质紊乱、高血糖、高血压、骨质疏松、股骨头坏死及上消化道出血等并发症。

6. 该法适用于 MS 急性期住院患者。

【处方②】　β-干扰素 1a，250μg，皮下注射，隔日 1 次。

注意事项

1. β-干扰素，为 DMT 的一线治疗药物，可减少 MRI T_2 活动病灶数目及容积，降低复发率，延缓进展。

2. 治疗原则为早期、序贯、长期。

3. 小剂量开始，建议应用β-干扰素 1a，起始用量 62.5μg，皮下注射，隔日 1 次，以后每注射 2 次后，增加 62.5μg，直至推荐剂量。

（许遵宝）

十五、帕金森病

（一）概述

帕金森病（PD）是一种常见的神经系统变性疾病，55 岁以上的老年人中，大约有 1% 的人罹患此病，65 岁以上的老年人，男性 1.7%、女性 1.6% 罹患此病。不到 10% 的患者有家族史。随着公众健康水平的提高和人口老龄化，PD 患者数也在逐渐增加。PD 最主要的病理改变是黑质-纹状体多巴胺系统功能紊乱，多巴胺含量显著减少。

（二）诊断与治疗

【诊断要点】

1. 运动减少：启动随意运动的速度缓慢。疾病进展后，重复性动作的运动速度及幅度均降低。

2. 至少存在下列 1 项特征：①肌肉僵直；②静止性震颤 4～6Hz；③姿势不稳（非原发性视觉、前庭、小脑及本体感觉功能障碍造成）。

3. 支持诊断帕金森病必须具备下列 3 项或 3 项以上。

①单侧起病；②静止性震颤；③逐渐进展；④发病后多为持续性的不对称性受累；⑤对左旋多巴的治疗反应良好（70%～100%）；⑥左旋多巴导致的严重的异动症；⑦左旋多巴的治疗效果持续 5 年或 5 年以上；⑧临床病程 10 年或 10 年以上。

【治疗原则】

1. 综合治疗：无论药物或手术都只能改善症状不能阻止病情的发展，更无法治愈。我们应该对帕金森病的运动症状和非运动症状采取全面综合的治疗。药物治疗是帕金森病最主要的治疗手段。左旋多巴制剂仍是最有效的药物。手术治

疗是药物治疗的一种有效补充。康复治疗、心理治疗及良好的护理也能在一定程度上改善症状。

2. 用药原则：①坚持剂量滴定，最小剂量，最佳效果，不求全效；②个体化用药（考虑患者病情、年龄、职业、经济能力、有无认知障碍、并发症、患者意愿、经济承受能力等因素）；③尽量减少药物的副作用和并发症；④使用左旋多巴，快速停药会导致撤药恶性综合征，不能快速停药。

【一般治疗】

1. 保护性治疗：可能的神经保护的药物有单胺氧化酶 B 型（MAO-B）抑制剂、多巴胺受体激动剂，大剂量辅酶 Q10 等。

2. 症状性治疗：早期治疗（Hoehn-Yahr Ⅰ、Ⅱ级）；一旦早期诊断，即应尽早开始治疗；中晚期治疗（Hoehn-Yahr Ⅲ、Ⅴ级）；中晚期帕金森患者治疗较复杂，需兼顾考虑治疗患者的运动症状及运动并发症和非运动症状。

（三）药物处方

【处方①】 多巴丝肼片 62.5～125mg，口服，每日 2～3 次，根据病情而渐增剂量，选择合适的剂量维持治疗，餐前 1 小时或餐后 1.5 小时服药。

注意事项

1. 多巴丝肼禁止与非选择性单胺氧化酶抑制剂合用，但不包括选择性单胺氧化酶 B 抑制剂（如司来吉兰和雷沙吉兰）和选择性单胺氧化酶 A 抑制剂（如吗氯贝胺），两者不在禁止合用之列。

2. 多巴丝肼禁用于内分泌、肾（透析者除外）、肝功能代偿失调或心脏病、精神病、闭角型青光眼患者。

3. 多巴丝肼禁用于 25 岁以下的患者（必须是骨骼发育完全的患者）。

【处方②】 盐酸苯海索 1～2mg（0.5～1 片），口服，每日 3 次，视病情调整剂量。一般每日不超过 10mg（5 片），口服，分 3～4 次服用。老年患者应减量。

【处方③】 普拉克索片 0.125mg，口服，每日 3 次，每 5～7 天逐步增加剂量。若患者未出现不可耐受的副作用，剂量应逐步增加以达到可产生最大疗效剂量。维持剂量：每日 0.375～4.5mg；最大剂量：每日 4.5mg。

注意事项

1. 肾功能下降的患者需减量。

2. 左旋多巴和多巴胺受体激动剂药物可引起多为视觉上的幻觉的不良反应。

3. 晚期帕金森病，联合应用左旋多巴，注意早期联合用药出现运动障碍情况，左旋多巴应减量使用。

4. 普拉克索与嗜睡和突然睡眠发作有关，在治疗的过程中要谨慎驾驶车辆或操作机器，慎用其他镇静类药物或酒精。

5. 可能会出现行为改变，曾经报道过帕金森病患者在使用多巴胺受体激动剂出现病理性赌博、性欲增高和性欲亢进。

6. 若潜在的获益大于风险，精神障碍的患者仅用多巴胺受体激动剂进行治疗。

7. 出现直立性低血压风险、严重心血管疾病的患者用药需监测血压。

8. 已有报道突然终止多巴胺能治疗时会发生神经阻滞剂恶性综合征（NMS）。

【处方④】 吡贝地尔 50mg，口服，每日 1 次。副反应明显的患者可改为 25mg，口服，每日 2 次，第 2 周加量至 50mg，口服，每日 2 次。有效剂量每日 150mg，口服，每日 3 次。最大不超过每日 250mg/d。

【处方⑤】 恩他卡朋片 100～200mg，口服，服用次数需与左旋多巴相同，若每日服用复方左旋多巴次数较多，也可少于复方左旋多巴的服用次数。恩托卡朋片需与复方左旋多巴同服，单用无效。

【处方⑥】 盐酸金刚烷胺（抗震颤麻痹）100mg，口服，每日 1～2 次，每日最大量为 400mg。肾功能障碍者应减量。

注意事项

1. 慎用于：①有脑血管病或病史者；②有反复发作的湿疹样皮疹病史者；③末梢性水肿患者；④充血性心力衰竭患者；⑤精神病或严重神经症患者；⑥肾功能障碍患者；⑦有癫痫病史者；⑧肝脏疾病患者。

2. 老年患者耐受性低，容易出现幻觉、谵妄的症状。

3. 孕妇慎用，哺乳期妇女禁用。

4. 用药前后及用药时，特别是增加剂量后的数日内，注意监测：血药浓度及生命体征（体温、血压、脉搏、呼吸等）。

5. 服药后不要开车或操作机器。

6. 每日服药 1 次或 2 次时，可减轻头晕目眩、失眠及恶心等不良反应。

7. 每日应在下午 4 时前最后一次服药，避免引起失眠。

8. 对肾功能障碍者、充血性心力衰竭患者、末梢性水肿患者、直立性低血压患者或老年人有肾清除率降低时，应酌情减量或停用盐酸金刚烷胺。

9. 大剂量用药（每日 0.3g）可引起失眠、头痛、幻觉等精神症状，恶心、呕吐、腹痛、腹泻、便秘等消化道症状及口干、皮疹等。

10. 过量中毒时可表现为严重的情绪或其他精神改变，严重的睡眠障碍或恶梦、惊厥。

11. 过量时只能作对症与支持疗法，尚无特殊的解毒药。

12. 不能突然停药，应逐渐减量。

13. 治疗期间不宜饮酒，容易醉。

【处方⑦】 盐酸司来吉兰 2.5～5.0mg，口服，每日 1～2 次，早、中午服用。

注意事项

1. 傍晚或晚上口服会致失眠。

2. 慎用于消化性溃疡、未控制的高血压、心律失常、心绞痛、严重肝肾功能异常及精神病患者。

3. 警惕与三环类抗抑郁药或 5-羟色胺再摄取抑制剂合用，会出现严重反应，甚至致命。

4. 与左旋多巴合用，左旋多巴的剂量应减少 30%。

5. 避免与哌替啶合用，可造成危及生命的严重不良反应。

6. 较常见的副作用：肝脏氨基转移酶暂时性增高。身体的不自主运动增加、情绪和其他精神改变。

（李少梅）

十六、癫痫

（一）概述

癫痫是一种由多种已知或未知的病因所引起的慢性脑部疾病，以脑部神经元过度放电导致的反复性、发作性、短暂性和刻板性的中枢神经系统功能失常为特征。

（二）诊断与治疗

【诊断要点】

1. 判断发作性事件是否为癫痫发作：病史是重要依据、脑电图是重要检查手段，注意和其他发作性疾病的鉴别诊断。

2. 判断癫痫发作的类型：发作期的临床表现以及脑电图的表现。

3. 判断癫痫及癫痫综合征的类型：综合临床表现、脑电图、发病年龄、家族史、神经系统体格检查、影像学检查、药物的疗效等因素进行分类。

4. 寻找病因：特发性、症状性、隐源性。

5. 评估癫痫所造成的损伤。

【治疗原则】

1. 药物治疗原则

（1）开始用药指征 1 年内有 2 次或以上无诱因发作者。

（2）药物选择原则 根据发作类型及癫痫和癫痫综合征类型选药。

（3）单药原则，合理的多药联合治疗 大部分患者通过单药治疗能够有效控制癫痫的发作，但少部分患者在 2 次单药治疗后仍然不能很好地控制病情，此时可以考虑合理的多药联合治疗。合理的多药联合治疗应注意选择作用机制不同的、具有药效协同增强作用的药效动力学的、无不良相互作用的药代动力学的、无协同增加或叠加的副作用的药物联用。

（4）换药原则 除非出现需要立即停换药的情况（如卡马西平过敏性药物疹），否则应该在第二种药物逐渐加量至稳态浓度后，才能逐渐减少第一种药物的剂量至停药，换药期间应该有 5~7 天的过渡期。

（5）停药原则 患者药物治疗 2~5 年完全无发作者，评估再次发作的可能性，若可以考虑停药，需要遵循缓慢和逐渐减量原则，一般需要半年~1 年的时间才能完全停用。联合用药者，每次只能减掉一种药物，并且撤掉一种药物之后至少间隔 1 个月，如仍无发作，再撤掉第二种药物。如果撤药过程中出现发作，应停止撤药，并将药物恢复到发作前剂量。

2. 外科治疗原则：目前癫痫的外科手术适应证尚不统一，手术方法多种，包括切除性手术、姑息性手术、神经调控手术、立体定向放射治疗术、立体定向射频毁损术等。手术的目的是提高患者生活质量，终止或减少癫痫发作。切除性手术的适应证主要是针对药物治疗失败的且可以确定致痫灶的难治性癫痫、有明确病理灶的症状性癫痫，同时需要判断切除后是否可能产生永久性功能损害。姑息性手术主要用于一些特殊的癫痫性脑病和其他一些不能行切除性手术的患者。

3. 生酮饮食治疗：生酮饮食是指高脂、低碳水化合物和适当的蛋白质饮食，适合难治性儿童癫痫、偏头痛转运体 I 缺乏症患者、丙酮酸脱氢酶缺乏症患者；禁止对脂肪酸转运和氧化障碍者使用此方法。治疗原则如下。①治疗前全面临床和应用状况的评估；②选择合理食物开始治疗：首先禁食 24~48 小时，检测生命体征及微量血糖、血酮、尿酮，血糖低于 2.2mmol/L 或血酮高于 3.0mmol/L 时开始给予生酮饮食；③正确处理治疗期间的常见问题，如低血糖、过分酮症、酮症不足、恶心、呕吐、嗜睡、癫痫发作增加或无效等；④随访：应与家属密切联系，稳定后 3~6 个月随访一次；⑤终止生酮饮食：无效者，予逐渐降低生酮饮食的比例，直到酮症消失。有效者，予维持生酮饮食 2~3 年。

【一般治疗】 癫痫的治疗以药物治疗为主，主要根据患者的癫痫发作类型和癫痫综合征来选择抗癫痫的药物。一般来说，部分性发作或部分性继发全面性发作，首选卡马西平，次选苯妥英钠、苯巴比妥、丙戊酸盐；全面性发作如全身强直-阵挛发作、肌阵挛发作、阵挛性发作、失神发作、失张力发作，首选丙戊酸盐；青少年肌阵挛性癫痫（JME）、伦诺克斯-加斯托综合征（LGS）首选丙戊酸盐；West 综合征首选促肾上腺皮质激素（ACTH）等。

（三）药物处方

【处方①】 丙戊酸钠缓释片 0.2~0.4g，每日 2~3 次，依据体重及病情调整。

【处方②】 卡马西平 0.1~0.2g，每日 1~3 次，依据体重及病情调整。

【处方③】 托吡酯 25~75mg，每日 2 次，依据体重及病情调整。

【处方④】 奥卡西平 0.3g，每日 1 次，依据体重及病情调整。

【处方⑤】 左乙拉西坦片 0.5g，每日 2 次，依据体重及病情调整。

【处方⑥】 拉莫三嗪片 25mg，每日 1 次，依据体重及病情调整。

（曾结霞）

十七、阿尔茨海默病

（一）概述

阿尔茨海默病（AD）是以退行性认知功能障碍和日常

生活能力下降为特征的神经系统变性疾病，是痴呆中最常见的一种类型。

（二）诊断与治疗

诊断可依据患者的详细病史、临床症状、神经心理学检查、脑脊液生物学标记检查、影像学检查（头颅 CT、MR、f-MRI、PET 的特异性成像等）及相关基因突变检测。确诊需病理学检查。

【诊断要点】

1. 临床检查确认痴呆，神经心理测试支持。强调必须有 2 个或 2 个以上认知功能障碍，即记忆力减退+其他认知能力减退。

2. 痴呆的发生和发展符合 AD 的特征：潜隐性起病、进行性恶化。

3. 需排除其他疾病导致的痴呆。

4. 排除意识障碍、谵妄等导致的认知功能障碍。

【治疗原则】

1. 至今尚无对 AD 有特效的可逆性治疗，在探讨 AD 的发病机制及临床症状的指南治疗原则的基础上，推荐对 AD 患者实行多靶点机制的全面治疗可以给患者带来更大获益，使患者长期保持病情稳定或轻度好转。

2. 多靶点全面治疗

（1）一致推荐 FDA 批准的乙酰胆碱酯酶抑制剂（AChEI，如多奈哌齐、卡巴拉汀和加兰他敏）及 N-甲基-D-天冬氨酸（NMDA）受体拮抗剂美金刚为 AD 的一线治疗药物。

（2）联合 AChEI 和美金刚治疗比单独应用 AChEI 更有效，两者联合用药有相互增效的作用。

（3）针对 AD 并存精神、行为症状患者，如抑郁、焦虑等症状明显可考虑应用 SSRI 类药物，例如舍曲林、艾司西酞普兰等；如精神行为症状严重，在应用 AChEI、NMDA 等一线治疗基础上仍无效，可考虑短期、小剂量应用抗非典型精神病药，例如利培酮、奥氮平、喹硫平等，应谨慎缓慢增加剂量；如合并激惹、躁动、攻击行为等精神行为，上述治疗效果差者可试用情感稳定剂，例如卡马西平、丙戊酸钠等；如有睡眠障碍、焦虑者可短期应用苯二氮䓬类药物，但不建议长期使用。

（4）控制危险因素：包括血压、血脂、血糖、脑缺血及患者营养状态等。

（5）其他改善认知功能的辅助药物，常用的包括抗氧化剂（如银杏叶制剂、维生素 E 和司来吉兰等）、促智剂（脑代谢活化剂尼麦角林、二氢麦角碱、吡咯烷酮衍生物吡拉西坦、茴拉西坦、奥拉西坦等）、改善脑血液循环的中医中药（银杏叶提取物和鼠尾草提取物等）、非甾体类抗炎药等。目前此类药物疗效证据不确切，不应单独应用，以免因单独用药而致病情进展加重。

3. 虽然目前的一线治疗药物能有效控制病情的进展，但很难让患者及家属感觉到症状明显改善，致使许多患者在用药 2～3 个月后停药，故临床医生应向患者及家属交代药物

治疗的长期获益在于延缓疾病的发展或轻度好转，以确保长期治疗。

4. 坚持随访并对疗效进行评估，应至少每 3～6 个月随访 1 次，根据评估结果调整药物的剂量及治疗方案，确保疗效的有效性。

【一般治疗】

1. 认知障碍要分级照料，教育看护者掌握护理及康复原则和方法，认知障碍疾病管理应遵从"早期识别、干预，全面、全程管理"的基本原则。

2. 认知康复治疗，包括刺激导向疗法（如娱乐活动、艺术疗法、音乐疗法等）、利用计算机辅助认知功能训练、针对特殊认知缺陷的本体定位、心理支持治疗，以及社会技能训练等。鼓励患者尽量维持生活能力和参与社会活动。

（三）药物处方

【处方①】 盐酸多奈哌齐片，起始剂量 5mg，每日 1 次，服用 4 周后可增至 10mg，每日 1 次，晚上睡前服用。如患者有失眠或睡眠障碍，也可改为早餐前服用。

【处方②】 重酒石酸卡巴拉汀胶囊，起始剂量为 1mg，每日 2 次；如患者服用至少 4 周以后对此剂量耐受良好，可将剂量增至 3mg，每日 2 次；服用至少 4 周以后对此剂量耐受良好，可逐渐增加剂量至 4.5mg，以至 6mg，每日 2 次。

【处方③】 石杉碱甲，每次 0.1～0.2mg（2～4 片），每日 2 次。

【处方④】 盐酸美金刚，起始剂量 5mg，每日 1 次，晨服；第 2 周增加至每次 5mg，每日 2 次；第 3 周早 10mg，下午服 5mg；第 4 周开始服用推荐的维持剂量每次 10mg，每日 2 次。可空腹服用，也可随食物同服。

盐酸美金刚是一个对中、重度 AD 疗效确切的药物，对中、重度 AD 患者的认知和非认知症状均有效，非认知症状（激越、妄想）的治疗效果优于其他症状，对轻度、轻-中度 AD 也适用。盐酸美金刚与盐酸多奈哌齐或重酒石酸卡巴拉汀合用，可减缓中、重度 AD 患者认知功能衰退。

【处方⑤】 盐酸多奈哌齐 5～10mg，每日 1 次。奥拉西坦胶囊，每次 1～2 粒（400～800mg），每日 2 次。

注意事项

1. 服用奥拉西坦后，少数患者出现精神兴奋和睡眠异常，出现时应减量。个别患者出现恶心和胃部不适。

2. 仅有一些小样本试验提示奥拉西坦治疗 AD 可能有效，目前此类药物的疗效需进一步的证据。盐酸多奈哌齐见处方①。

AD 患者合并抑郁焦虑症状明显时联合抗抑郁药：常用选择性 5-羟色胺再摄取抑制剂（SSRI），包括盐酸舍曲林 25～50mg 每日 1 次、草酸艾司西酞普兰 5～10mg 每日 1 次、盐酸氟西汀 20mg 每日 1 次、盐酸帕罗西汀 10～20mg 每日 1 次、马来酸氟伏沙明 25～50mg 每日 1 次。疗效差时，可酌情增加剂量。其中盐酸舍曲林和草酸艾司西酞普兰对肝脏 P_{450} 酶的影响较小，安全性相对好。盐酸帕罗西汀、马来酸

氟伏沙明具有一定的镇静作用；盐酸氟西汀引起失眠、激越的可能性较大，适合用于伴有淡漠、思睡的患者。SSRI 类药副反应较小，比较适合阿尔茨海默病患者使用。主要有恶心、呕吐、腹泻、激越、失眠、静坐不能、震颤、性功能障碍和体重减轻等。各种 SSRI 引起的上述副作用的严重程度和频率可有不同。

【处方⑥】 盐酸多奈哌齐 5～10mg，每日 1 次。盐酸舍曲林，开始 25～50mg 起，每日 1 次，早或晚服用均可，可与食物同时服用，也可单独服用。对 AD 患者，疗效差时可酌情增加剂量。

【处方⑦】 盐酸多奈哌齐 5～10mg，每日 1 次。草酸艾司西酞普兰 5～10mg，每日 1 次，可酌情增加剂量。

【处方⑧】 盐酸多奈哌齐 5～10mg，每日 1 次；奥氮平，一般 2.5mg 每日 1 次起，每晚睡前服用，谨慎短期小剂量使用。

（李巧薇）

十八、血管性痴呆

（一）疾病概述

血管性痴呆（VD）是指由脑血管病危险因素（高血压、糖尿病和高脂血症等）、显性（如脑梗死和脑出血等）或非显性脑血管病（如白质疏松和慢性脑缺血）引起的痴呆综合征，是仅次于阿尔茨海默病的常见痴呆。可分为以下几种。①急性血管性痴呆：包括多发梗死性痴呆（MID）、关键部位梗死性痴呆（SID）、分水岭梗死性痴呆和出血性痴呆；②亚急性或慢性血管性痴呆：包括皮质下动脉硬化性脑病（Binswanger 病）、伴有皮质下梗死和白质脑病的常染色体显性遗传性脑动脉病（CADASIL 病）。

（二）诊断与治疗

VD 的诊断标准很多，常用的有 4 个：DSM－Ⅳ标准、ICD－10 标准、ADDTC 标准、NINDS－AIREN 标准。

【诊断要点】

1. 有确定的痴呆症状，神经心理学检查证实的认知和非认知障碍，行为改变，显著的社会功能下降。

2. 有确定的脑血管病及其相应的症状和体征，脑血管病史、脑血管病后遗症状、脑影像改变。

3. 确定痴呆与脑血管病相关，通过病史、临床表现以及各项辅助检查，证实有与痴呆发病有关的脑血管病依据。

4. 痴呆多发生在脑血管病后 3～6 个月以内，痴呆症状持续一定的时间长度，可突然发生或缓慢进展，病程呈波动性或阶梯样加重。

5. 除外其他痴呆的病因。

【鉴别诊断】

1. 阿尔茨海默病：起病隐匿，进展缓慢，记忆力减退症状明显，神经影像学表现为明显的皮层脑萎缩，Hachacinski 缺血量表≤4 分（改良 Hachacinski 缺血量表≤2 分）。

2. 路易体痴呆（DLB）：进行性痴呆、波动性的认知障碍、反复发作性生动的视幻觉、帕金森病症状（对左旋多巴治疗效果差），患者易跌倒，对精神病药物敏感。但影像学上无梗死灶，无神经系统定位体征。

3. 额颞痴呆和皮克病：早期表现为人格改变、自知力差和社会行为衰退，而遗忘、空间定向及认知障碍出现较晚。头部 CT 或 MRI 显示特征性额叶和颞叶萎缩。

4. 帕金森病痴呆：一般无卒中病史。早期出现锥体外系症状：静止性震颤、肌强直、动作缓慢、姿态异常等表现，多巴治疗有效。以注意力、计算力、视空间、记忆力等受损为主。

5. 正常颅压脑积水：典型三联症为进行性智能受损、共济失调步态、尿失禁。且无明确的卒中史，影像上缺乏脑梗死的依据。

6. 炎症性痴呆：如梅毒所致麻痹性痴呆，常合并阿罗瞳孔、腱反射减退、共济失调步态等，特异性血清学、脑脊液检查可鉴别。

【治疗原则】

1. 防治脑血管疾病及其危险因素：包括抗血小板聚集（阿司匹林、氯吡格雷）、他汀降脂、治疗动脉粥样硬化，降糖、降压、降尿酸、降低高同型半胱氨酸等。

2. 改善认知功能。胆碱酯酶抑制剂多奈哌齐、加兰他敏、卡巴拉汀，非竞争性 N－甲基－D－天冬氨酸（NMDA）受体拮抗剂盐酸美金刚推荐用于 VD 的治疗。其他可应用的辅助治疗药物包括：神经保护剂维生素 E、维生素 C；脑代谢剂如吡拉西坦、奥拉西坦、胞磷胆碱、尼麦角林、双氢麦角碱；钙离子拮抗剂尼莫地平；改善脑循环的中医中药如银杏叶制剂等。

3. 对症治疗痴呆伴发的行为精神症状，包括抗抑郁药（如 SSRI 药物的舍曲林、艾司西酞普兰等）、抗精神病药（非典型抗精神病药奥氮平、利培酮和喹硫平等）及镇静催眠药（奥沙西泮、阿普唑仑、艾司唑仑等）。注意使用非典型抗精神病药物时应充分考虑患者的临床获益和潜在风险，遵循低起始剂量、缓慢增量原则。

【一般治疗】 康复治疗也非常重要，包括肢体功能康复锻炼、语言训练、认知功能训练、心理治疗，鼓励患者与外界接触，争取回归社会。

（三）药物处方

【处方①】 乙酰水杨酸 100mg，每日 1 次。阿托伐他汀钙片 10～20mg，每日 1 次。氨氯地平片 5～10mg，每日 1 次。盐酸多奈哌齐 5～10mg，每日 1 次。

【处方②】 乙酰水杨酸 100mg，每日 1 次。阿托伐他汀钙片 10～20mg，每日 1 次。氨氯地平片 5～10mg，每日 1 次。盐酸美金刚，起始剂量 5mg，每日 1 次，晨服；第 2 周增加至每次 5mg，每日 2 次；第 3 周早 10mg，下午服 5mg；第 4 周开始服用推荐的维持剂量每次 10mg，每日 2 次，可空腹服用，也可随食物同服。

【处方③】 氯吡格雷 75mg，每日 1 次。瑞舒伐他汀钙 5～10mg，每日 1 次。氨氯地平片 5～10mg，每日 1 次。胞磷胆碱钠片，每次 0.2g（1 片），每日 3 次。盐酸多奈哌齐 5～

10mg，每日 1 次。

【处方④】 氯吡格雷 75mg，每日 1 次。瑞舒伐他汀钙片 5～10mg，每日 1 次。氨氯地平片 5～10mg，每日 1 次。奥拉西坦胶囊，每次 0.4～0.8g，每日 2 次。盐酸多奈哌齐 5～10mg，每日 1 次。

【处方⑤】 乙酰水杨酸 100mg，每日 1 次。阿托伐他汀钙片 10～20mg，每日 1 次。尼莫地平片，每次 30mg，每日 3 次。盐酸多奈哌齐 5～10mg，每日 1 次。

【处方⑥】 氯吡格雷 75mg，每日 1 次。瑞舒伐他汀钙片 5～10mg，每日 1 次。尼麦角林胶囊 30mg，每日 1 次，早晨服用。盐酸多奈哌齐 5～10mg，每日 1 次。

【处方⑦】 阿司匹林片 100mg，每日 1 次。阿托伐他汀钙片 10～20mg，每日 1 次。甲磺酸二氢麦角碱缓释片，2.5mg/片，每日 2 次，饭后口服。盐酸多奈哌齐 5～10mg，每日 1 次。

（李巧薇）

十九、重症肌无力

（一）概述

重症肌无力（MG）是以横纹肌无力及易疲劳为临床特点的神经-肌肉接头病。病变部位在神经-肌肉接头的突触后膜，该膜上的 AChR 受到损害后，受体数目减少。极少部分 MG 患者由 MuSK 抗体、LRP4 抗体介导。其主要临床表现为横纹肌无力、易疲劳、活动后加重，休息和应用胆碱酯酶抑制剂后症状明显缓解。MG 在各个年龄阶段均可发病，在 40 岁以前，女性发病率高于男性。50 岁后男性发病率高于女性。

（二）诊断与治疗

【诊断要点】

1. 横纹肌无力，症状波动及易疲劳，重复活动后加重，休息减轻。

2. 神经专科体验发现肌肉分布有特点，眼睑肌和眼外肌受累出现有复视及眼睑下垂，可有咀嚼无力、鼻音、构音障碍、吞咽困难及饮水呛咳。四肢肌肉无力以近端无力为主。严重有呼吸肌受累。

3. 新斯的明试验阳性。

4. 冰冷试验阳性。

5. 疲劳试验阳性。

6. 相关抗体检测阳性（包括 AChR 抗体、MuSK 抗体等）。

7. 重复神经电刺激可见低频刺激（3Hz）复合肌肉动作电位波幅递减现象；单纤维肌电图可见颤抖现象增宽。

8. 胸部增强 CT 或 MRI 有可能发现胸腺异常或肿瘤。

【治疗原则】

1. 为患者设定治疗目标，使 MG 症状缓解、好转及治愈，预防复发，回归正常的社会生活。

2. 个体化治疗，如眼肌型可门诊治疗，全身型需住院治疗。如 Musk 抗体 MG、胸腺瘤 MG 和晚发型 AChR-MG，

存在有额外的抗体，尤其是雷诺丁受体（RyR）抗体和肌连蛋白（Titin）抗体需行免疫抑制治疗。

3. 全身型合并胸腺瘤宜首选手术治疗，眼肌型宜药物治疗，效果不佳时，如合并有胸腺瘤，可行手术治疗。术后均需要接受系统治疗。

4. 药物治疗首选乙酰胆碱酯酶抑制剂，主要用以改善症状。乙酰胆碱酯酶抑制剂治疗效果欠佳，可行免疫治疗，包括激素、免疫抑制剂，以及静脉应用免疫大剂量球蛋白和血浆置换。

5. 避免使用加重重症肌无力的药物，包括他汀类药物、A 型肉毒毒素、庆大霉素等。

6. 注意防治各种肌无力危象，危象患者注意营养支持治疗、防治感染及治疗其他并发症。

【一般治疗】

1. 注意休息，避免受凉、劳累。

2. 营养支持：高蛋白、高热量饮食，吞咽困难者可行鼻饲饮食或静脉营养支持。

3. 加强护理，保持呼吸道通畅，累及呼吸肌者可行气管插管或气管切开，呼吸机辅助呼吸。

（三）药物处方

【处方①】 溴吡斯的明片 30～120mg，每 3～6 小时 1 次。

注意事项

1. 口服溴吡斯的明后 15～30 分钟起效，一般持续 3～4 小时，不同患者有差别。

2. 小中等剂量开始，逐渐加量。

3. 治疗单次剂量和次数根据患者病情适当调整，例如咀嚼的患者可餐前给药；对延髓肌效果差，且可能导致病情加剧，对延髓肌或呼吸肌受累的 MG 应减量或间断使用溴吡斯的明。

4. 抗胆碱酯酶药物过量可导致胆碱能危象，导致肌无力症状加重。

5. 可出现腹泻、腹痛、恶心、流涎、多汗、心动过缓、瞳孔缩小、出血倾向等副作用，胃肠道副作用多见，可用洛哌丁胺或阿托品治疗患者胃肠道副作用。

【处方②】 泼尼松片 5～20mg，隔日 1 次。

注意事项

1. 对于非急重症患者可采取该治疗方案，且适用于门诊，建议早期治疗，通常可应用泼尼松片 5～20mg，起始每日 1 次，每隔 2～3 天增加 5mg，逐渐达 60～80mg 或获得满意疗效，数月后再逐渐减量至维持剂量，注意减量时每个月不得超过 5mg，否则容易引起症状恶化，甚至出现肌无力危象的情况，但合并其他免疫抑制剂时减量速度可加快。

2. 该应用方案可避免应用大剂量激素时出现症状恶化的情况，但起效较缓慢，平均 2 周左右起效。

3. 如住院重症患者仍建议行大剂量激素冲击治疗后在小剂量维持治疗的方案。

4. 注意应用激素时易并发消化道症状、股骨头坏死、骨质疏松症、青光眼、高血压、糖尿病、Cushing 综合征、白

内障、感染、电解质紊乱等并发症。

【处方③】 硫唑嘌呤，2～3mg/（kg·d），分每日 3 次治疗。

注意事项

1. 硫唑嘌呤是治疗 MG 的一线药物。眼肌型和全身型 MG 均可使用，可与糖皮质激素联合使用，短期内有效减少糖皮质用量。

2. 服用硫唑嘌呤应从小剂量开始，逐渐加量，一般多在使用后 3～6 个月起效，1～2 年后可达全效。如无严重副反应，可长期应用。

3. 注意肝酶升高和骨髓抑制的可能性，注意定期复查血常规及肝功能。

4. 注意流感样副反应、消化道症状、脱发等其他副反应。

5. 有条件者可建议应用硫唑嘌呤前筛查嘌呤甲基转移酶基因缺陷。

【处方④】 环孢素 A，2～4mg/（kg·d），口服，每日 1 次。

注意事项

1. 可用于硫唑嘌呤控制不佳或不良反应较大的 MG 患者，可改善肌无力症状及降低 AChR-Ab 抗体。

2. 不良反应有肾功能损害、高血压、震颤、牙龈增生、肌痛和流感样症状，建议药物期间至少每月查血常规、肝肾功能 1 次。

【处方⑤】 他克莫司胶囊 3mg，口服，每日 1 次。

注意事项

1. 该药适用于不能耐受 CS 和其他免疫抑制剂副作用，或对其疗效差的 MG 患者，特别是 RyR 抗体阳性的 MG 患者。

2. 该药起效快，约 2 周起效，但需定期监测血药浓度，并根据浓度调整药物剂量，可长期服用，可单一药物维持治疗，注意不能与硫唑嘌呤同时使用。

3. 副作用较轻，注意恶心、腹泻、麻木、头痛、震颤、血压升高、血镁降低、肾功能损害等情况。

4. 建议服用药物期间至少每月查血常规、血糖、肝肾功能 1 次。

【处方⑥】 吗替麦考酚酯 750～1000mg，每日 2 次。

注意事项

1. 主要通过阻断嘌呤合成选择性抑制 T 细胞和 B 细胞增殖，为 MG 的二线药物，用于硫唑嘌呤控制不佳或不良反应较大的 MG 患者，可改善肌无力症状及降低 AChR-Ab 抗体。

2. 注意胃肠道不适、贫血、白细胞减少及恶变的可能性。

（许遵宝）

第九章　精神心理科疾病

一、创伤后应激障碍

（一）概述

创伤后应激障碍（PTSD）是由于遭受异乎寻常的威胁性或灾难性心理创伤，导致延迟出现和（或）延长出现的精神障碍。这类心理创伤几乎能使每个人产生强烈痛苦，如天灾人祸、战争、身受酷刑、恐怖活动受害者、被强奸、目睹他人惨死等。有人格缺陷（如强迫、衰弱）或既往有神经症病史等附加因素，可以降低对应激源的应对能力或可加重疾病过程。主要表现为：反复发生闯入性的创伤性体验重现（病理性重现或称闪回）、梦中反复再现创伤情景或因面临与刺激相似或有关的境遇，感到痛苦和不由自主地反复回想；持续的警觉性增高；持续的故意回避容易使人联想到创伤的活动和情境。偶尔可见急性惊恐发作或攻击行为，这是由突然唤起的创伤性回忆或刺激发挥扳机作用促发的。常伴发自主神经过度兴奋状态，表现为过度警觉、惊跳反应、失眠、焦虑和抑郁，自杀观念也较常见。有的患者对创伤性经历选择性遗忘，对未来失去憧憬。还有的患者伴有酒精和药物的滥用使情况变得更为复杂。

创伤后应激障碍发病的潜伏期从几周到数月不等（很少超过 6 个月）。病程有波动，大多数患者可恢复，少数患者表现为多年不愈的慢性病程或转变为持久的人格改变。少数患者可有神经症病史等附加因素，从而降低了对应激源的应对能力或加重疾病过程。精神障碍延迟发生，在遭受创伤后数日甚至数月后才出现，病程可长达多年。

必须注意，创伤后应激障碍诊断不宜过宽。必须有证据表明其发生在极严重的创伤性事件后的 6 个月内、具有典型的临床表现或者没有其他适宜诊断（如焦虑症、强迫症或抑郁症等）可供选择，但事件与起病的间隔超过 6 个月，症状表现典型，亦可诊断。

（二）诊断与治疗

【诊断要点】《中国精神障碍分类与诊断标准（第 3 版）》

（CCMD-3）诊断标准如下。

1. 症状标准

（1）遭受对每个人来说都是异乎寻常的创伤性事件或处境（如天灾人祸）。

（2）反复重现创伤性体验（病理性重现），并至少有下列1项：①不由自主地回想受打击的经历；②反复出现有创伤性内容的噩梦；③反复发生错觉、幻觉；④反复发生触景生情的精神痛苦，如目睹死者遗物、旧地重游或周年日等情况下会感到异常痛苦和产生明显的生理反应，如心悸、出汗、面色苍白等。

（3）持续的警觉性增高，至少有下列1项：①入睡困难或睡眠不深；②易激惹；③集中注意困难；④过分地担惊受怕。

（4）对与刺激相似或有关的情境的回避，至少有下列2项：①极力不想有关创伤性经历的人与事；②避免参加能引起痛苦回忆的活动，或避免到会引起痛苦回忆的地方；③不愿与人交往、对亲人变得冷淡；④兴趣爱好范围变窄，但对与创伤经历无关的某些活动仍有兴趣；⑤选择性遗忘；⑥对未来失去希望和信心。

2. 严重标准：社会功能受损。

3. 病程标准：精神障碍延迟发生（即在遭受创伤后数日至数月后，罕见延迟半年以上才发生），符合症状标准至少已3个月。

4. 排除标准：排除情感性精神障碍、其他应激障碍、神经症、躯体形式障碍等。

【治疗原则】 心理治疗是根治PTSD最有效的方法。药物治疗可以缓解PTSD的症状，加强心理治疗的效果。首选联合使用两种治疗方法。

【一般治疗】

1. 心理治疗：各种形式的心理治疗在PTSD都有应用的报告。对于急性期主要采用危机干预的原则与技术，侧重于提供支持，帮助患者接受所面临的不幸与自身反应，鼓励患者面对事件，表达、宣泄与创伤性事件相伴随的情感。

慢性和迟发性PTSD心理治疗中除采用特殊的心理治疗技术外，为患者及其亲友提供有关PTSD的知识也很重要，还需要注意动员患者家属及其他社会力量，强化社会支持。

2. 药物治疗：各类抗抑郁剂能减轻闯入性回忆和回避症状，剂量和疗程与治疗抑郁症相当，有人建议症状缓解后还应给予1年左右的维持治疗；另外，根据症状特点，抗焦虑药、心境稳定剂等也常被使用；至于抗精神病药物，除非患者有过分激越或暴力性发作，一般不主张使用。

（三）药物处方

【处方①】 盐酸氟西汀片，口服，每日早上20mg，必要时可加至40mg。每日1次，大约半年为一疗程。

注意事项

1. 早期的不良反应为恶心、头痛、口干、出汗、视物模糊、失眠焦虑等。

2. 可引起性功能障碍，皮疹发生率为3%。

3. 可能诱发躁狂，尚未发现潜在的心脏毒性反应。

4. 因氟西汀的半衰期比较长，故肝肾功能较差或老年患者应适当减少剂量。

5. 有癫痫史者、妊娠或哺乳期妇女慎用，儿童应用时遵照医嘱。

6. 与卡马西平、三环类抗抑郁药同服，可使他们的血药浓度升高，因此应减量并定期监测血药浓度。

7. 禁与MAOI合用，停MAOI改氟西汀治疗至少间隔2周，从氟西汀改用MAOI至少需要间隔5周。

8. 因与血浆蛋白结合率高，与华法林、地高辛合用时可影响他们的药代动力学而出现不良反应。

【处方②】 盐酸帕罗西汀片，初始剂量为20mg/d，可每周以10mg量递增，最大剂量为60mg/d。

注意事项

1. 可能出现胃肠道反应、便秘、口干；嗜睡、失眠和兴奋、异常的梦境；眩晕、震颤，头痛、情绪不稳；胆固醇升高，体重增加；视物模糊；高血压、心动过速；打哈欠；出汗；性功能障碍；虚弱无力；关节痛；耳鸣。

2. 不可用于18岁以下的患者，<24岁的患者的自杀倾向在治疗早期增高。

3. 有躁狂发作史、癫痫、心脏病、房角变窄的青光眼、严重肾或肝功能损害患者慎用。

4. 与MAOI之间需有2周的停药间隔。

【处方③】 盐酸舍曲林片，口服。成人：初始剂量为50mg，每日1次，早晨服用；每隔1周可增加50mg，直至常用剂量200mg/d；最大剂量为200mg/d。儿童：上述成人剂量减半。

注意事项

1. 可能出现胃肠道反应、口干等抗胆碱能反应，眩晕、嗜睡、失眠，震颤、性功能障碍，多汗。

2. 避免用于不稳定性癫痫患者。

3. 肝功能不全患者应减低剂量或给药频率。

4. 与MAOI之间需有2周的停药间隔。

【处方④】 草酸艾司西酞普兰片，口服，初始剂量：10mg，1次/日，早餐后顿服，可增加至20mg/d，最大剂量：40mg/d。

注意事项

1. 用药早期可能出现恶心等胃肠道反应、头痛和睡眠障碍、焦虑、性功能障碍。

2. 应从小剂量开始给药，以减少上述情况的发生，逐渐加量直到达期待效果。

3. 若出现失眠或严重的静坐不能，在急性期建议辅予镇静剂治疗。

4. 肝功能不全、癫痫及有出血倾向的患者慎用。

5. 如需停药，建议逐渐减量后停药。

6. 与MAOI之间需有2周的停药间隔。

7. Q-T间期延长或先天性Q-T综合征患者禁用。

【处方⑤】盐酸度洛西汀肠溶胶囊，初始剂量为60mg/d，分两次口服或顿服。最大剂量为120mg/d。

注意事项

1. 可出现胃肠道反应、口干、便秘；乏力，嗜睡；出汗增多。

2. 通常不用于有习惯性饮酒、慢性肝病、肝肾功能不全的患者。

3. 正在服用 MAOI 的患者禁用。

4. 有躁狂、惊厥和癫痫史，闭角型青光眼及有胃排空减缓的患者慎用。

【处方⑥】 碳酸锂。普通口服剂型：初始剂量每次0.125～0.25g，每日3次，以后可逐渐增加剂量，维持剂量0.6～0.9g/d，分3次口服。缓释剂型：0.3g/d，2日后0.3g，每日2次，再2日后增至0.9g/d，再2日后1.2～1.5g/d，分次餐后服用。

注意事项

1. 服药初期可能出现口干、烦渴、胃肠道反应，手颤、肌肉无力。长期服用可能出现粒细胞增多、体重增加、甲减、心电图异常等。

2. 用药期间注意监测血锂水平。

3. 甲状腺疾病，脑器质性病变，严重躯体疾病，轻、中度肾脏或心脏损害，明显液体丢失，有自杀倾向，老年人慎用。

4. 严重肾脏或心脏疾病、脑创伤、严重脱水、低钠血症、尿崩症、甲减、恶病质、营养不良、严重感染患者以及孕妇、儿童禁用。

5. 慎与利尿剂、某些非甾体类抗炎药、吩噻嗪类及某些抗精神病药物合用。

【处方⑦】 丙戊酸钠缓释片。躁狂发作：起始剂量500mg/d，分2次早晚服用，第3天增至1g/d，第1周末增至1.5g/d；维持剂量1～2g/d；最大剂量3g/d。

注意事项

1. 急（慢）性肝炎、有严重肝炎病史或家族史，特别是与用药相关的肝卟啉病患者、患有尿素循环障碍的患者禁用。

2. 不良反应主要为胃肠道反应、肝损伤、震颤、低钠血症、贫血、血小板减少、耳聋、超敏性、一过性或剂量相关性的脱发、痛经等。

3. 不得与其他具有相同转化产物的药物合用，如美尔奎宁、圣约翰草等。

4. 慎与氨曲南、碳氢霉烯类、卡马西平、拉莫三嗪、苯巴比妥、西咪替丁、红霉素等合用。

【处方⑧】 枸橼酸坦度螺酮5～10mg，口服，3次/日，服用3～4天。常用剂量为30mg/d。最大剂量为60mg/d。平均7天有效，疗程为4周以上。

注意事项

1. 需要迅速控制焦虑症状时，可以合用苯二氮䓬类药物1～2周，然后逐步减停。

2. 主要不良反应为嗜睡、恶心、食欲下降、氨基转移酶升高等。

3. 本药有微弱的抗多巴胺作用，有可能增强丁酰苯类药物（如氟哌啶醇）的锥体外系反应。

4. 本药 5-HT 受体介导的中枢性降压作用，有可能增强钙拮抗剂（如尼卡地平、氨氯地平、硝苯地平等）药物的降压作用。

5. 老年人用药时，应从小剂量开始。

（张玉清 闭学先）

二、焦虑症

（一）概述

焦虑症是以焦虑为主要临床表现的神经症。焦虑症有两种主要的临床形式：惊恐障碍和广泛性焦虑。广泛性焦虑一般为没有明确客观对象和具体内容的提心吊胆和恐惧不安。除焦虑心情外，还有显著的自主神经症状，如头晕、心悸、胸闷、口干、尿频、出汗、震颤等自主神经症状、肌肉紧张以及运动性不安。焦虑症的焦虑症状是原发的，患者的焦虑情绪并非由于实际的威胁所致，其紧张、惊恐的程度与现实处境很不相称，并常为此感到十分痛苦。凡继发于妄想、强迫症（OCD）、疑病症、抑郁症、恐惧症等的焦虑都应诊断为焦虑综合征，而不应诊断为焦虑症。惊恐障碍是以惊恐发作为原发和主要临床相的一种神经症。而惊恐发作作为继发症状，可见于多种不同的精神障碍，如恐惧症、抑郁症等。

（二）诊断与治疗

【诊断要点】 CCMD-3 诊断标准。

1. 广泛性焦虑：指一种以缺乏明确对象和具体内容的提心吊胆及紧张不安为主的焦虑症，并有显著的自主神经症状、肌肉紧张及运动性不安。患者因难以忍受又无法解脱而感到痛苦。

（1）症状标准

①符合神经症的诊断标准。

②以持续的原发性焦虑症状为主，并符合下列2项。

a. 经常或持续的无明确对象和固定内容的恐惧或提心吊胆。

b. 伴自主神经症状或运动性不安。

（2）严重标准 社会功能受损，患者因难以忍受又无法解脱，而感到痛苦。

（3）病程标准 符合症状标准至少已6个月。

（4）排除标准

①排除甲状腺功能亢进症、高血压、冠心病等躯体疾病的继发性焦虑。

②排除兴奋药物过量、催眠镇静药物或抗焦虑药的戒断反应，强迫症、恐惧症、疑病症、神经衰弱、躁狂症、抑郁症或精神分裂症等伴发的焦虑。

2. 惊恐发作：是一种以反复的惊恐发作为主要原发症状的神经症。这种发作并不局限于任何特定的情境，具有不可预测性。惊恐发作作为继发症状，可见于多种不同的精神障碍，如恐惧性神经症、抑郁症等，并应与某些躯体疾病相鉴别，如癫痫、心脏病发作、内分泌失调等。

（1）症状标准

①符合神经症的诊断标准。

②惊恐发作需符合以下4项：a. 发作无明显诱因，无相关的特定情境，发作不可预测；b. 在发作间歇期，除害怕再发作外，无明显症状；c. 发作时表现强烈的恐惧、焦虑及明显的自主神经症状，并常有人格解体、现实解体、濒死恐惧或失控感等痛苦体验；d. 发作突然开始，迅速达到高峰，发作时意识清晰，事后能回忆。

（2）严重标准　患者因难以忍受又无法解脱而感到痛苦。

（3）病程标准　在1个月内至少有3次惊恐发作，或在首次发作后继发害怕再发作的焦虑持续1个月。

（4）排除标准

①排除其他精神障碍，如恐惧症、抑郁症或躯体形式障碍等继发的惊恐发作。

②排除躯体疾病如癫痫、心脏病发作、嗜铬细胞瘤、甲亢或自发性低血糖等继发的惊恐发作。

【治疗原则】

1. 对于惊恐发作，药物治疗效果明显，应在药物控制惊恐发作和焦虑的基础上适当配合心理治疗。

2. 对于广泛性焦虑，药物治疗不是首选治疗手段，而应在心理治疗的基础上适当配合药物治疗。

【一般治疗】

1. 惊恐发作

（1）药物治疗　对发作不频繁以及发作有限的患者，短期使用抗焦虑药物治疗会有所帮助。常用的有安定类药物（如艾司唑仑）、β受体拮抗剂（如普萘洛尔）、三环类抗抑郁药物（如丙米嗪）等。

（2）心理治疗　支持心理治疗、放松疗法、认知行为疗法等均可配合药物治疗。

（3）避免不必要的检查或药物及非精神科会诊。

2. 广泛性焦虑

（1）药物治疗　不是首选治疗手段，安定类药物和抗抑郁药对减轻广泛性焦虑障碍症状均有效。非安定类抗焦虑药坦度螺酮已用于临床，与其他镇静剂不发生协同作用，尤其适用于老年人以及酒精或镇静药依赖患者。5-羟色胺再摄取抑制剂（SSRI）帕罗西汀和双通道抗抑郁剂（SNRI）度罗西汀等也在临床广泛应用。β受体拮抗剂有利于控制患者躯体症状，对心动过速、震颤、多汗等有一定效果。

（2）心理治疗　如支持性心理治疗、放松疗法、行为疗法、催眠疗法等均可用。

（3）其他疗法　如生物反馈疗法、音乐治疗等与药物联合应用。

（三）药物处方

【处方①】　枸橼酸坦度螺酮5～10mg，口服，3次/日，服用3～4天。常用剂量：30mg/d；最大剂量：60mg/d。

【处方②】　盐酸舍曲林片，口服。成人：初始剂量为50mg，1次/日，早晨服用；每隔1周可增加50mg，直至常用剂量：200mg/d；最大剂量为200mg/d。儿童：上述成人剂量减半。

【处方③】　盐酸帕罗西汀片，初始剂量为20mg/d，可每周以10mg量递增，最大剂量为60mg/d。

【处方④】　盐酸曲唑酮片，口服，初始剂量为50～100mg/d，每晚1次服用。每3～4天可增加50mg，最大剂量为400mg/d。

注意事项

1. 可能出现疲乏、头晕、头痛、失眠、紧张和震颤，视物模糊、口干、便秘；少见直立性低血压、心动过速、胃肠道反应。

2. 严重的心脏病或心律不齐、意识障碍、低血压者禁用。

3. 在择期手术前，应在临床许可的情况下尽早停用本药。

4. 在治疗期间注意监测白细胞及分类。

5. 癫痫患者、肝功能不良者慎用。

【处方⑤】　盐酸丁螺环酮片5mg，口服，2～3次/日，第二周可将剂量加倍，并根据用药反应逐步增加剂量。常用剂量：20～60mg/d。

注意事项

1. 可能出现中枢神经系统反应，如眩晕、头痛、头晕、耳鸣、兴奋。

2. 肝、肾功能不全者慎用。

3. 肝功能衰竭和癫痫患者禁用。

【处方⑥】　阿普唑仑片，口服，0.4～0.8mg，睡前服用或焦虑状态下临时服用。

注意事项

1. 可能出现中枢神经系统反应，如镇静、困倦、肌无力、共济失调，少见眩晕、头痛、精神紊乱，持续使用通常会减轻。

2. 长期使用半衰期长的药物，次日可有抗焦虑和缓解反跳性过度紧张反应的作用，但可能导致日间困倦、认知功能受损，以及运动失调。

3. 长期使用可能出现依赖和戒断症状，尤其是既往有药物依赖史者。

4. 老年人应减量慎用。

5. 禁用于妊娠或哺乳妇女，肝、肾功能损害者，阻塞性睡眠呼吸暂停综合征及重度通气功能缺损的患者。

【处方⑦】　艾司唑仑片，口服，1～2mg，睡前服用或焦虑状态下临时服用。

注意事项

1. 同阿普唑仑。

2. 重症肌无力患者禁用。

3. 心脏传导阻滞、老年患者慎用。

【处方⑧】 奥沙西泮片，口服，15mg，睡前服用或2～3次/日。

注意事项

1. 同阿普唑仑。

2. 更适用于老年和肝病患者。

【处方⑨】 普萘洛尔片，常用于社交焦虑障碍患者，口服，10～20mg，进入社交场合前1小时服用。

注意事项

1. 可产生心血管不良反应（如心动过缓、低血压、原有心血管病者出现传导阻滞、心力衰竭等）、支气管痉挛、疲劳、抑郁、睡眠不安等。

2. 可能会干扰碳水化合物和脂质代谢。

3. 哮喘、慢性阻塞性肺病、糖尿病患者慎用。

（张玉清　闫学先）

三、精神分裂症

（一）概述

精神分裂症是一组病因未明的精神病，多起病于青壮年。常缓慢起病，具有思维、情感、行为等多方面障碍，精神活动不协调。通常意识清晰，智能尚好，有的患者在疾病过程中可出现认知功能损害。自然病程多迁延，呈反复加重或恶化，但部分患者可保持痊愈或基本痊愈状态。

（二）诊断与治疗

【诊断要点】 CCMD-3诊断标准。

1. 症状标准：至少有下列2项，并非继发于意识障碍、智能障碍、情感高涨或低落（单纯型分裂症另规定）。

（1）反复出现的言语性幻听。

（2）明显的思维松弛、思维破裂、言语不连贯或思维内容贫乏。

（3）思想被插入、被撤走、被播散、思维中断或强制性思维。

（4）被动、被控制或被洞悉体验。

（5）原发性妄想（包括妄想知觉、妄想心境）或其他荒谬的妄想。

（6）思维逻辑倒错、病理性象征性思维或语词新作。

（7）情感倒错或明显的情感淡漠。

（8）紧张综合征、怪异行为或愚蠢行为。

（9）明显的意志减退或缺乏。

2. 严重标准：自知力障碍，并有社会功能严重受损或无法进行有效交谈。

3. 病程标准

（1）符合症状标准和严重标准，至少已持续1个月，单纯型另有规定。

（2）若同时符合精神分裂症和情感性精神障碍的症状标准，当情感症状减轻到不能满足情感性精神障碍症状标准时，分裂症状需继续满足精神分裂症的症状标准至少2周以上，方可诊断为精神分裂症。

4. 排除标准：排除器质性精神障碍以及精神活性物质和非成瘾物质所致精神障碍。

另外，单纯型分裂症并不常见，主要表现为潜隐起病但逐渐发展的古怪行为，社会功能明显受损，使其不能满足对社会的要求，总体表现变得很差。与分裂症的青春型、偏执型和紧张型相比较，本型的精神病性症状（如幻觉和妄想）表现不明显，几乎只有情感迟钝、意志丧失等阴性症状，之前并无任何显著的精神病性症状。随着社交活动的日益贫乏，患者可表现社会退缩、自我专注、懒散及无目的的漫游。

5. 单纯型分裂症诊断标准

（1）以思维贫乏、情感淡漠或意志减退等阴性症状为主，从无明显的阳性症状。

（2）社会功能严重受损，趋向精神衰退。

（3）起病隐袭，缓慢发展，病程至少2年，常在青少年期起病。

【治疗原则】

1. 目前尚无法根治精神分裂症，但治疗能减轻或缓解病症，并减少伴发疾病的患病率及病死率。治疗目标是降低复发的频率、严重性及心理社会性不良后果，并增强发作间歇期的心理社会功能。

2. 应识别精神分裂症的促发或延续因素，提倡早期发现，早期治疗。应用恰当的药物、心理治疗和心理社会康复。后者的目的在于减少应激事件，使患者主动配合治疗。

3. 确定药物及其他治疗，并制定全面的全程综合性治疗计划。

4. 在整个药物治疗过程中，要始终注意贯彻治疗的"个体化"原则。治疗应努力取得患者及其家属的配合，增强执行治疗计划的依从性。

5. 精神科医生除直接治疗患者外，还常作为合作伙伴或指导者，以团队工作方式与其他人员共同根据患者的需要，最大程度地改善社会功能和提高生活质量。

6. 精神分裂症患者不论在临床治疗或是在病情缓解时，心理社会干预都很重要。包括治疗和康复过程中的心理教育、家庭干预、疾病缓解期对复发症状的长期监察、依靠初级保健组织对精神征象的早期发现以及与精神科医生的密切联系等。其主要内容是让患者及其家属对所患疾病的性质有所了解，并认识存在复发的危险性，教育患者及其家属减少心理应激以及对心理压力的应对措施，理解维持服药的重要性和治疗中可能发生的副作用及其处理方法，提高用药的依从性。

【一般治疗】

1. 前驱期：一旦明确了精神分裂的前驱症状，应立即治疗。药物可用于前驱期、先兆发作或急性发病的防治以及改善间歇期症状。

2. 急性期：尽力减轻和缓解急性症状，重建和恢复患者的社会功能；抗精神病药应尽早使用，经典抗精神病药及利培酮、奥氮平应作为一线药，如存在不依从情况可用肌内或静脉滴注给药；在一种抗精神病药疗效不佳时可并用其他药（如卡马西平、丙戊酸盐、苯二氮䓬类）或改用氯氮平等二线药物；对紧张症药物治疗无效或有禁忌证时，可用改良电休克治疗（MECT）。

3. 恢复期：减少对患者的应激，降低复发可能性和增强患者适应社区生活的能力，如一种抗精神病药已使病情缓解，应续用同量 6 个月，再考虑减量维持治疗；心理治疗起支持作用；应注意过度逼迫患者完成高水平职业工作或实施社会功能，可增加复发风险。

4. 康复期：保证患者维持和改善功能水平及生活质量，使前驱症状或逐渐出现的分裂性症状得到有效治疗，继续监测治疗副反应；一旦出现早期症状，应及时干预；制订用抗精神病药进行长期的药物治疗计划时，应针对药物不良反应与复发风险加以权衡，初发患者经 1 年维持治疗可试验性停药，多次反复发作者维持治疗至少 5 年甚至终身。

（三）药物处方

【处方①】 盐酸氯丙嗪 25～50mg，每日 2～3 次，口服、肌内注射、静脉注射，逐渐增至 300～450mg。极量：150mg/次，600mg/d。

注意事项

1. 常见不良反应有口干、直立性低血压、心动过速、困倦、皮疹、震颤、肌强直及静坐不能等。长期大剂量应用可引起迟发性运动障碍。

2. 偶可发生药物性肝功能异常及粒细胞减少等严重副作用。

3. 与 MAOI、三环类抗抑郁药、阿托品类合用时，抗胆碱作用增强，不良反应加重。

【处方②】 氟哌啶醇，口服有效剂量为 10～20mg/d。急性兴奋躁动可肌内注射 5mg/次，每日 2～3 次。

注意事项

1. 本药镇静作用较多数吩噻嗪类药小，对肝脏、心血管副作用较轻，但锥体外系不良反应（EPS）较重，发生率达 80%左右，以急性肌张力障碍、静坐不能最常见。

2. 其他参照盐酸氯丙嗪。

【处方③】 氯氮平片，初始剂量：一般为 25～50mg/d，每 2～3 天增加 25mg，直至达到预期效果。常用剂量：100～400mg/d，分次口服。

注意事项

1. 可能出现中性粒细胞减少症，过度镇静，疲劳、困倦、头晕、头痛、流涎、口干、便秘、癫痫发作阈值降低、体重增加、血糖升高。

2. 白细胞明显降低者，癫痫，酒精、药物或毒品成瘾，有循环衰竭病史，骨髓抑制或异常增生，严重中枢神经抑制，肝病、严重肾损害、心力衰竭患者禁用。

3. 闭角型青光眼、前列腺增生、有痉挛性疾病或病史、心血管病患者慎用。

4. 氯氮平是一种广谱抗精神病药，对分裂症、双相情感障碍均有较好效果，对难治性患者 30%有效。因有粒细胞缺乏症等潜在危险，只限于二线用药。

【处方④】 利培酮片，口服，初始剂量：1～2mg/d，如需增加剂量至少间隔 1 天，并且每次增加不超过 2mg/d。常用剂量：2～4mg/d；最大剂量：6mg/d。

注意事项

1. 可能出现失眠、焦虑、激越、头痛，少见嗜睡、疲劳、头晕、注意力下降、胃肠道反应、视物模糊、性功能异常、尿失禁、锥体外系症状。

2. 偶见血压异常、心动过速，血中催乳素增加，体重增加、水肿，肝酶升高。

3. 心血管疾病、帕金森综合征、癫痫患者慎用。

4. 用药初期和加药速度过快时会发生低血压，此时则应考虑减量。

【处方⑤】 阿立哌唑片，初始计量：10mg/d，分两次口服，两周后可根据疗效和耐受情况逐渐增加剂量，最大剂量：30mg/d。

注意事项

1. 可能出现头痛、无力、发热，恶心、呕吐、便秘，焦虑、失眠、头晕、嗜睡、静坐不能、震颤，鼻炎、咳嗽、皮疹、视物模糊。

2. 慎用于心、脑血管疾病患者，诱发低血压的情况，有癫痫病史或癫痫阈值较低的情况，有吸入性肺炎风险的患者。

【处方⑥】 奥氮平片，口服，每次 5～15mg/d，最大剂量为 20mg/d。

注意事项

1. 可能出现嗜睡和体重增加。

2. 少见头晕，食欲增强、外周水肿、直立性低血压、锥体外系反应，口干和便秘，氨基转移酶一过性升高。

3. 禁用于已知有闭角型青光眼危险的患者。

4. 糖尿病、有低血压倾向的心血管和脑血管病、肝功能损害、前列腺肥大、麻痹性肠梗阻和癫痫患者慎用。

5. 奥氮平极易氧化失活，因而切割或破碎后应立即服用。

6. 老年人使用增加心脑血管事件风险。

【处方⑦】 富马酸喹硫平片，分 1～2 次口服，第 1 日 100mg，第 2 日 200mg，第 3 日 300mg，第 4 日 400mg。第 6 日可将剂量进一步调至 800mg/d。增加幅度不得超过 200mg/d。常用剂量：400～800mg/d。

注意事项

1. 可能出现困倦，头晕，便秘，心动过速，直立性低血压，口干，无力，肝功能异常，消化不良，白细胞减少，周围性水肿，鼻炎，皮疹。

2. 慎用于有心、脑血管病，低血压倾向，有癫痫病史的患者。

3. 可能出现过度镇静和体重增加。

4. 老年人使用增加心脑血管事件风险。

【处方⑧】 盐酸齐拉西酮，口服制剂初始剂量 20mg/次，每日 2 次，视病情可间隔 2 天或以上逐渐增加到 80mg/次，每日 2 次；注射剂 10～20mg/d，肌内注射，最大剂量 40mg/d。

注意事项

1. 可能出现嗜睡、呼吸道感染，偶见静坐不能、锥体外系症状、头晕，虚弱、胸痛、心动过速、胃肠道反应、便秘、口干、视觉异常。

2. 近期发生过心肌梗死、失代偿性心力衰竭、Q-T 间期有可能延长的患者禁用。

3. 有心、脑血管病史或卒中的危险因素，有易出现低血压的躯体疾病病史，有癫痫病史或癫痫发生阈值降低（如阿尔茨海默病）、心脏病，有吸入性肺炎风险及乳腺癌患者慎用。

【处方⑨】 氨磺必利片，口服，400～800mg/d，分 1～2 次口服，最大剂量：1200mg/d。阴性症状占优势阶段推荐剂量：50～300mg/d。

注意事项

1. 主要不良反应有体重增加、头昏、嗜睡、直立性低血压、锥体外系症状、胃肠道反应、血清催乳素增高等。

2. 嗜铬细胞瘤、催乳素瘤、乳腺癌、严重肾功能不全、孕妇、儿童禁用。

3. 肾功能损伤、癫痫患者及老年人慎用。

4. 慎与抗高血压药、中枢神经系统抑制剂合用。

（张玉清　闭学先）

四、恐惧症

（一）概述

恐惧症又称恐怖症，是以恐惧症状为主要临床相的神经症。诱发患者恐惧的仅是或主要是容易识别的目前并无危险的客体或处境，而且存在其身体之外，恐惧发作时往往伴有显著的自主神经症状。患者极力回避所害怕的客体或处境具有特征性。患者知道这种害怕是过分、不应该、不合理的，但这种认识仍不能防止恐惧发作。

（二）诊断与治疗

【诊断要点】 CCMD-3 诊断标准。

恐惧症是一种以过分和不合理地惧怕外界客体或处境为主的神经症。患者明知没有必要，但仍不能防止恐惧发作，恐惧发作时往往伴有显著的焦虑和自主神经症状。患者极力回避所害怕的客体或处境，或是带着畏惧去忍受。

（1）符合神经症的诊断标准。

（2）以恐惧为主，需符合以下 4 项：①对某些客体或处境如广场、闭室、黑暗场所、拥挤的场所、交通工具、社交场合（如在公共场合进食或说话、聚会、开会，或怕自己做出一些难堪的行为等）和人际接触（如在公共场合与人接触、怕与他人目光对视或怕在与人群相对时被人审视等）以及特定物体或情境，如动物（如昆虫、鼠、蛇等）、高处、黑暗、雷电、鲜血、外伤、打针、手术或尖锐锋利物品等有强烈恐惧，恐惧的程度与实际危险不相称；②发作时有焦虑和自主神经症状；③有反复或持续的回避行为；④知道恐惧过分、不合理或不必要，但无法控制。

（3）对恐惧情景和事物的回避必须是或曾经是突出症状。

（4）排除焦虑症、分裂症、疑病症。

【治疗原则】

1. 心理治疗是治疗恐惧症最重要的手段，一般常用行为疗法，系统脱敏疗法和冲击疗法常用。

2. 药物治疗：严格说来，没有一种药物可以消除恐惧情绪，但苯二氮䓬类（BDZ）、三环类（TCA）、5-羟色胺再摄取抑制剂（SSRI）以及 β 受体拮抗剂等对减轻自主神经反应、降低警觉和焦虑水平有一定帮助。

【一般治疗】

1. 系统脱敏疗法：最早用于恐惧症的治疗，即在重现恐怖场面（刺激）的同时，引入对立的、令人愉快的刺激，使恐惧反应减弱，称为相互抑制。比如在松弛状态下，让患者像过去一样想象引起恐惧、焦虑的场面（刺激），这种刺激的强度要分成不同的焦虑等级，然后从最弱的刺激做起，逐步递增，使其在成功的松弛中抑制焦虑反应。这样做，最初可使想象中的焦虑缓解，然后经泛化，扩展到对现实的场面（刺激）也不再感到恐惧和焦虑。

2. 暴露冲击疗法：优点是方法简单，疗程短，收效快；缺点是无视患者的心理承受能力，痛苦大，有时难以实施，不宜滥用或首选。

（三）药物处方

【处方①】 盐酸帕罗西汀片，初始剂量为 20mg/d，可每周以 10mg 量递增，最大剂量为 60mg/d。

【处方②】 盐酸曲唑酮片，口服。初始剂量：50～100mg/d，每晚 1 次服用。每 3～4 天可增加 50mg，最大剂量：400mg/d。

【处方③】 盐酸丁螺环酮片 5mg，口服，2～3 次/日，第 2 周可将剂量加倍，并根据用药反应逐步增加剂量。常用剂量：20～60mg/d。

【处方④】 阿普唑仑片，口服，0.4～0.8mg，睡前服用或焦虑状态下临时服用。

【处方⑤】 艾司唑仑片，口服，1～2mg，睡前服用或焦虑状态下临时服用。

【处方⑧】 奥沙西泮片，口服，15mg，2～3 次/日。

【处方⑥】 普萘洛尔片，口服，10mg，2～3 次/日或进行暴露冲击疗法前 1 小时服用。

（张玉清　闭学先）

五、强迫症

（一）概述

强迫症以强迫症状为主要临床表现，其特点是有意识的自我强迫和反强迫并存。二者尖锐冲突使患者焦虑和痛苦，患者体验到观念或冲动系来源于自我，但违反自己意愿，虽极力抵抗，但无法控制。患者意识到强迫症状的异常性，但无法摆脱。女性发病率略高，通常都在 25 岁前发病。病程迁延者可以仪式动作为主而精神痛苦减轻，但社会功能严重受损。

（二）诊断与治疗

【诊断要点】 CCMD-3 诊断标准。

1. 症状标准

（1）符合神经症的诊断标准，并以强迫症状为主，至少有下列 1 项。①以强迫思想为主，包括强迫观念、回忆或表象，强迫性对立观念、穷思竭虑、害怕丧失自控能力等；②以强迫行为（动作）为主，包括反复洗涤、核对、检查或询问等；③上述的混合形式。

（2）患者称强迫症状起源于自己内心，不是被别人或外界影响强加的。

（3）强迫症状反复出现，患者认为没有意义，并感到不快甚至痛苦，因此试图抵抗，但不能奏效。

2. 严重标准：社会功能受损。

3. 病程标准：符合症状标准至少已 3 个月。

4. 排除标准

（1）排除其他精神障碍的继发性强迫症状，如精神分裂症、抑郁症或恐惧症等。

（2）排除脑器质性疾病特别是基底节病变的继发性强迫症状。

【治疗原则】

1. 强迫症以药物治疗结合心理治疗效果较好。

2. 强迫症需要较长的治疗时间，一般需应用治疗剂量治疗 10～12 周。

3. 盐酸氯咪嗪过量有毒性作用，不宜用于有自杀危险的患者。故 SSRI 成了治疗强迫症的主导药物，包括舍曲林、氟西汀等。

4. 严重病例或难治病例，约 40%患者对 SSRI 治疗反应欠佳可考虑其他治疗方法，如静脉注射盐酸氯咪嗪或并用氟哌啶醇或利培酮治疗。

【一般治疗】

1. 心理治疗

（1）认知-行为治疗　是对强迫症治疗最有效的心理治疗方法。行为治疗主要运用两种方法，即暴露和反应预防。暴露是逐步的，与系统性脱敏相似，或者是更快捷的满灌法，逐渐延长患者在引起焦虑环境中停留时间（如肮脏），直到患者不再对其敏感。暴露疗法用于缓解患者在害怕环境中的焦虑反应，而反应预防主要是让患者面对恐怖环境不做出强迫性反应。例如对于强迫怀疑的患者，教其学会停止反复思考出门是否锁门等问题。

（2）森田疗法　对强迫症治疗有效，特别是在静卧期结束时患者症状改善幅度较大。患者对治疗精神领悟越深刻，远期疗效越好。

2. 药物治疗：药物治疗以具有 5-HT 再摄取阻滞作用的氯丙嗪和选择性 5-羟色胺再摄取抑制剂（SSRI）等疗效较好。焦虑明显者可并用苯二氮䓬类如氯硝西泮。

（三）药物处方

【处方①】 盐酸氯米帕明，初始剂量为 25mg/d，每日 2～3 次，可逐渐增至常用剂量 150～250mg/d，分 2 次服用，最大剂量为 250mg/d。必要时可予静脉滴注，剂量为口服用量一半左右。

注意事项

1. 可能出现抗胆碱能作用，嗜睡、疲劳、排尿障碍、头痛、震颤、头晕、体重增加、恶心、性功能失调、肌阵挛。

2. 低血压、心血管疾病、心功能不全、心律失常、闭角型青光眼、排尿障碍、低惊厥阈、肝肾功能严重损害、肾上腺髓质肿瘤、行电抽搐疗法者；有双相情感障碍、甲亢或合用甲状腺制剂、有自杀倾向患者；外科手术、怀孕和哺乳期慎用。

3. 可影响驾驶及机械操作能力。

【处方②】 盐酸舍曲林片，口服。成人：初始剂量为 50mg，1 次/日，早晨服用；每隔 1 周可增加 50mg，直至常用剂量：200mg/d；最大剂量为 200mg/d。儿童：上述成人剂量减半。

【处方③】 氟西汀片剂，口服，每日早上 20mg。必要时可加至 40～60mg/d，日量大于 20mg 时，需分 2 次服用，最大剂量 60mg/d。

【处方④】 盐酸帕罗西汀片，初始剂量为 20mg/d，可每周以 10mg 量递增，最大剂量为 60mg/d。

注意事项

1. 妊娠患者不宜使用。

2. 余注意事项同"创伤后应激障碍"处方②。

【处方⑤】 马来酸氟伏沙明，口服。成人：初始剂量：50mg/d，服用 3～4 天，逐渐增量直至常用剂量 200mg/d；最大剂量：300mg/d；剂量超过 150mg/d，应该分 2～3 次服用。8 岁以上儿童：上述成人剂量减半，且最大剂量为 200mg/d。

注意事项

1. 最常见的不良反应是恶心和消化不良，也可见性功能障碍及睡眠障碍如嗜睡或失眠，偶可导致头痛。

2. 可抑制 CYP450、1A2、2D6、2C19 同工酶，能升高多种精神药物如氯氮平和 TCAs 的血药浓度，从而增加其疗效和不良反应。

3. 可联合华法林能增加其血药浓度达 65%，并增加其出血倾向。

4. 不能与 MAOI 药物合用，两药合用可导致 5-HT 能过强，引起 5-HT 综合征。

【处方⑥】 草酸艾司西酞普兰片，口服，初始剂量为 10mg，1 次/日，早餐后顿服，可增加至 20mg/d，最大剂量为 40mg/d。

【处方⑦】 西酞普兰片，口服，初始剂量：20mg/d，可逐渐增至常用剂量 40～60mg/d。最大剂量：80mg/d，分 2 次服用。

【处方⑧】 盐酸文拉法辛，缓释剂型 75mg，1 次/日，每隔 4 天以上可逐渐增加，直至达 75～300mg/d。最大剂量：300mg/d。

注意事项

1. 可出现胃肠道反应、口干、便秘；中枢神经统异常如眩晕、睡眠障碍、梦境怪异、紧张；视觉异常、出汗和性功能异常；偶见无力、震颤、激动、鼻炎。

2. 长期服药后停药，需经数周逐渐缓慢停药。

3. 正在服用 MAOI 的患者禁用。

4. 有双相情感障碍、惊厥和癫痫史，高血压、眼压升高或急性闭角型青光眼，皮肤和黏膜易出血等慎用。

5. 一日剂量超过 200mg 时，需定期检查血压。

（张玉清 闭学先）

六、神经衰弱

（一）概述

神经衰弱主要以脑和躯体功能衰弱为特征，表现为精神易兴奋但易疲劳以及紧张、烦恼、易激惹等情绪症状和肌肉紧张性疼痛、睡眠障碍等生理功能紊乱症状。症状不是继发于躯体或脑的疾病，也不是其他任何精神障碍的一部分。

神经衰弱是一种以脑力和体力的虚弱感为特征的神经症，主要表现有两种类型且彼此有相当的重叠。第一种类型的特点是主诉用脑后倍感疲倦，常伴有职业成就或应付日常事务效率一定程度的下降。患者常诉说精神疲惫、注意集中困难、容易分心，并常有令人不快的联想或回忆闯入脑中，思考问题没有效率。第二种类型的特点是在轻微的体力劳动后即感虚弱和极为疲乏，伴以肌肉疼痛和不能放松。两型中都有各种不快的躯体感觉，常见的有头晕、紧张性头痛和不安定感。

（二）诊断与治疗

【诊断要点】 CCMD-3 诊断标准。

以脑和躯体功能衰弱症状为主要临床相，常有下述症状。

1. 衰弱症状：脑力易疲劳，无精打采，自感脑子迟钝，注意力不集中或不能持久，记忆差，脑力和体力均易疲劳，效率显著下降。

2. 情绪症状：感到烦恼，紧张而不能松弛，易激惹等。其内容常与现实生活中的各种矛盾有关，感到困难重重，难以应付。可有焦虑或抑郁，但不占主导地位。

3. 兴奋症状：感到精神易兴奋，表现为回忆和联想增多，且控制不住，伴有不快感，但没有言语运动增多。这种情况在入睡前较多，表现为对指向性思维感到费力，而缺乏指向的思维却很活跃，因难以控制而感到痛苦，有时对声光

很敏感。

4. 肌肉紧张性疼痛：如紧张性头痛、肢体肌肉酸痛等。

5. 睡眠障碍：如入睡困难，为多梦所苦，醒后感到不解乏，无睡眠感（实际已睡，自感未睡），睡眠醒觉节律紊乱（夜间不眠，白天无精打采和打瞌睡）。

6. 其他心理生理障碍：如头晕眼花、耳鸣、心慌、胸闷、腹胀、消化不良、尿频、多汗、阳痿、早泄或月经紊乱等。有时这类症状可成为本症患者求治主诉，使神经衰弱基本症状被掩盖。

7. 多起病缓慢，就诊时往往已有数月以上的病程。可追溯导致长期精神紧张、疲劳的应激因素。也偶有突然失眠或头痛起病，无明显原因者。病程持续或时轻时重。及时适当的治疗多数可好转，病程 2 年以上的慢性患者或合并人格障碍者，预后欠佳。

【治疗原则】

1. 心理治疗为主结合药物与理疗，疗效较好。

2. 治疗药物可根据症状表现选用抗焦虑剂、脑代谢药等对症治疗，宜小剂量用药。

3. 治疗过程中若出现其他神经症系列症状并符合该诊断标准时，应更改为相应诊断并调整相关治疗。

【一般治疗】

1. 心理治疗

（1）支持性心理治疗 通过解释、疏导，使患者提高对本病的认识，引导其不要将注意力全部集中在对自身疾病的观察上，增加自信心。

（2）行为治疗 自我放松训练，对于紧张症状明显伴疼痛不适等症的患者有效，必要时配合生物反馈治疗。

2. 中医治疗：包括中药、针灸、气功、太极拳等，对改善疲劳症状有效。

3. 其他治疗：按摩治疗、水疗等，有一定辅助疗效。目前，脑功能保健治疗、电磁疗法、光电子治疗等在临床亦有应用。

（三）药物处方

【处方①】 枸橼酸坦度螺酮 5～10mg，口服，3 次/日，服用 3～4 天，常用剂量为 30mg/d，最大剂量为 60mg/d。

【处方②】 盐酸帕罗西汀片，初始剂量为 20mg/d，可每周以 10mg 量递增，最大剂量为 60mg/d。

【处方③】 盐酸曲唑酮片，口服。初始剂量：50～100mg/d，每晚 1 次服用；每 3～4 天可增加 50mg，最大剂量：400mg/d。

【处方④】 盐酸丁螺环酮片 5mg，口服，2 或 3 次/日，第 2 周可将剂量加倍，并根据用药反应逐步增加剂量。常用剂量：20～60mg/d。

【处方⑤】 阿普唑仑片，口服，0.4～0.8mg，睡前服用或焦虑状态下临时服用。

【处方⑥】 艾司唑仑片，口服，1～2mg，睡前服用或焦虑状态下临时服用。

【处方⑦】 奥沙西泮片，口服，15mg 睡前服用或 2～3 次/日。

（张玉清　闭学先）

七、失眠症

（一）概述

失眠症是一种以失眠为主的睡眠质量不满状况，其他症状均继发于失眠，包括难以入睡、睡眠不深、易醒、多梦、早醒、醒后不易再睡、醒后感到不适、疲乏或白天困倦。失眠可引起患者忧虑或恐惧心理，并导致精神活动效率下降，妨碍社会功能。如果失眠是某种躯体疾病或精神障碍（如神经衰弱、抑郁症）症状的一个组成部分，不另诊断为失眠症。

失眠患者的睡眠表现为难以入睡或难以保持熟睡，醒后不能使人精神振作或恢复精力。失眠持续的时间有重要的诊断意义。仅仅几天的短暂失眠常因急性应激、急性内科疾病、疲劳或患者自己服药所致，而失眠超过 3 周应考虑为慢性失眠。酒精或药物滥用可能是慢性失眠的一个原因或结果，患者总担心可能引起失眠，常可强化失眠。

（二）诊断与治疗

【诊断要点】 CCMD-3 诊断标准。

1. 症状标准

（1）几乎以失眠为唯一的症状，包括难以入睡、睡眠不深、多梦、早醒；或醒后不易再睡、醒后不适感、疲乏；或白天困倦等。

（2）具有失眠和极度关注失眠结果的优势观念。

2. 严重标准：对睡眠数量、质量的不满引起明显的苦恼或社会功能受损。

3. 病程标准：至少每周发生 3 次，并至少已 1 个月。

4. 排除标准：排除躯体疾病或精神障碍症状导致的继发性失眠。

5. 说明：如果失眠是某种躯体疾病或精神障碍（如神经衰弱、抑郁症）症状的一个组成部分，不另诊断为失眠症。

【治疗原则】

1. 处理失眠症时应注意确定失眠原因的重要性，同一患者可能有多种原因。

2. 对慢性失眠采取长期治疗的方法，通过支持性的疏导、鼓励、安慰有助于获得疗效，特别是对长期失眠、多次复发者，还需结合更多的有关预防措施和行为治疗。

3. 心理治疗和心理教育的主要目的是根除或减轻失眠问题，阻止短暂失眠发展为慢性失眠，并改善患者的生活质量。为此，可进行心理教育、行为干预结合药物治疗。

4. 药物治疗的 5 个基本要点

（1）选择半衰期较短的药，使用最低有效剂量，以减轻白天镇静作用。

（2）间断给药（每周 2～4 次）。

（3）短期用药（连续用药不超过 3～4 周）。

（4）逐渐停药、突然停药时，半衰期较短的药比半衰期较长的药撤药反应出现得更快、更严重，故停服半衰期短的药物，需经过几天逐步减药过程。

（5）对急、慢性失眠的研究发现，佐匹克隆、唑吡坦等的作用与安定类药物疗效类似，由于这类药物均通过调节 GABA 受体复合体发挥作用，应注意药物成瘾，连续使用不应超过 4 周。用药不可同时饮酒，否则会增加药物成瘾的危险性。

【一般治疗】

1. 睡眠健康教育及行为干预

（1）保持有规律的作息制度，如傍晚做放松活动，定时上床和起床，尽管晚上睡眠不佳，早晨仍要按时起床。白天体育锻炼有助于睡眠，但傍晚锻炼可加重失眠。如卧床 20 分钟后不能入睡，应起床，等想睡时再睡。应使患者明白由应激或躯体病导致的暂时睡眠障碍很常见，不必过分担心。改进睡眠习惯比应用镇静催眠药更为有效。饮酒虽然可帮助入睡，但能引起睡眠不稳和早醒。兴奋剂（包括咖啡和茶）能引起或加重失眠，因此应该避免在睡前饮用咖啡和酒。

（2）采用刺激控制法。很多失眠症患者对睡眠产生恐惧，当夜晚来临时费尽心机地思考如何尽快入睡，同时害怕失眠，造成内心冲突，由此形成恶性循环。打破这种恶性循环的一种办法是顺其自然，采取能睡多少就睡多少的态度，听任睡眠的自然来临称为刺激控制疗法。例如告诉患者只有当想睡时才上床，睡前不读书、不看电视、不吃东西、不工作。如上床约 20 分钟仍不能入睡，应该下床到另一房间，在昏暗的灯光下看书并避免看电视，只有当想睡时才回到床上，目的是重建卧室与睡眠间的关系。不论夜晚睡眠如何，都应在早上固定时间起床，这样可固定睡眠－觉醒节律（时间控制），并提高睡眠效率（在床上的时间确实用于睡眠）。最后，尽量减少或避免白天打盹或午睡。

（3）刺激控制疗法应结合睡眠限制疗法，即缩短清醒时的卧床时间，直到允许躺在床上的时间与期望维持的有效睡眠时间一样长。第二天应在固定时间起床，保证在床上的时间至少有 85% 用于睡眠。

（4）在就诊过程中，应向患者介绍有关刺激控制法、时间控制法及睡眠限制疗法等方面的知识，如饮食、锻炼、药物使用以及环境因素（如光、声及温度）对睡眠的影响。特殊的方法包括放松疗法，认知－行为治疗主要针对导致失眠的不良认知方式。

2. 其他治疗

（1）褪黑素的最理想作用是治疗睡眠节律障碍，包括睡眠位相滞后、时差反常、倒班作业引起的睡眠障碍以及盲人或脑损伤者的睡眠障碍。

（2）光疗对时差综合征有很好的疗效。

（3）各种中医中药治疗失眠的研究发现，应用足反射法、针刺治疗、耳针疗法、复方酸枣仁安神胶囊等，对治疗失眠有效。

（三）药物处方

【处方①】 阿普唑仑片，口服，0.4～0.8mg，睡前服用。

【处方②】 艾司唑仑片，口服，1～2mg，睡前服用。

【处方③】 奥沙西泮片，口服，15mg，睡前服用。

【处方④】 地西泮片，口服，5～10mg，睡前服用。

注意事项 青光眼或重症肌无力患者禁用。

【处方⑤】 氟硝西泮片，口服，0.5～2mg，睡前服用。

注意事项

1. 青光眼患者禁用。

2. 突然停药可能引起癫痫。

【处方⑥】 劳拉西泮片，口服，1～4mg，睡前服用。

注意事项 肺部疾病患者禁用。

【处方⑦】 氯硝西泮片，口服，2～4mg，睡前服用。

【处方⑧】 咪达唑仑片，口服，7.5～15mg，睡前服用。

【处方⑨】 扎来普隆片，口服，7.5～15mg，睡前服用。

注意事项

1. 可能出现头痛、嗜睡、眩晕、口干、出汗、胃肠道反应、乏力、记忆困难、多梦、情绪低落、震颤、站立不稳、视力障碍。

2. 抑郁症患者慎用，服用期间禁止饮酒。

3. 除非能保证 4 小时以上的睡眠时间，否则不要服用。

【处方⑩】 酒石酸唑吡坦片，口服，5～10mg，睡前服用。

注意事项

1. 可能出现头痛、头晕、思睡、无力、健忘、噩梦、早醒、皮疹、胃肠道不适等。

2. 可能减低驾驶员和机器操作者的注意力。

3. 抑郁症患者慎用。

4. 用药期间应戒酒。

（张玉清 闫学先）

八、双相情感障碍

（一）概述

双相情感障碍是一种常见的精神疾病，指既有符合症状学诊断标准的躁狂或轻躁狂发作，又有抑郁发作的一类心境障碍。一般呈发作性病程，躁狂/轻躁狂和抑郁反复循环或交替出现，也可以混合方式同时出现。通常每次发作往往持续一段时间（躁狂发作持续 1 周以上，抑郁发作持续 2 周以上），并对患者的日常生活及社会功能产生不良影响。发作间歇期通常以完全缓解为特征，大多数患者有反复发作倾向，部分可有残留症状或转为慢性病程。

临床表现：

1. 抑郁发作：参见"抑郁症"。

2. 躁狂发作：参见"躁狂症"。

3. 轻躁狂发作：临床表现较躁狂发作轻，患者可存在持续至少数天的心境高涨、精力充沛、活动增多，有显著的自我感觉良好，注意力不集中也不能持久，轻度挥霍，社交活动增多，性欲增强，睡眠需要减少。有时表现为易激惹，自负自傲，行为较莽撞，但不伴有幻觉、妄想等精神病性症状。对患者社会功能有轻度的影响，部分患者有时达不到影响社会功能的程度。一般人常不易觉察。

4. 混合发作：指躁狂症状和抑郁症状在一次发作中同时出现，临床上较为少见。通常是在躁狂与抑郁快速转相时发生。例如，一个躁狂发作的患者突然转为抑郁，几小时后又再复躁狂，使人得到"混合"的印象，但这种"混合"状态一般持续时间较短，多数较快转入躁狂相或抑郁相。混合发作时躁狂症状和抑郁症状均不典型，容易误诊为分裂心境障碍或精神分裂症。

（二）诊断与治疗

【诊断要点】 CCMD-3 诊断标准。

1. 双相障碍，目前为轻躁狂：目前发作符合轻躁狂标准，以前至少有 1 次发作符合某一型抑郁标准。

2. 双相障碍，目前为无精神病性症状的躁狂：目前发作符合无精神病性症状的躁狂标准，以前至少有 1 次发作符合某一型抑郁标准。

3. 双相障碍，目前为有精神病性症状的躁狂：目前发作符合有精神病性症状的躁狂标准，以前至少有 1 次发作符合某一型抑郁标准。

4. 双相障碍，目前为轻抑郁：目前发作符合轻抑郁标准，以前至少有 1 次发作符合某一型躁狂标准。

5. 双相障碍，目前为无精神病性症状的抑郁：目前发作符合无精神病性症状的抑郁标准，以前至少有 1 次发作符合某一型躁狂标准。

6. 双相障碍，目前为有精神病性症状的抑郁：目前发作符合有精神病性症状的抑郁标准，以前至少有 1 次发作符合某一型躁狂标准。

7. 双相障碍，目前为混合性发作：①目前发作以躁狂和抑郁症状混合或迅速交替（即在数小时内）为特征，至少持续 2 周躁狂和抑郁症状均很突出；②以前至少有 1 次发作符合某一型抑郁标准或躁狂标准。

8. 双相障碍，目前为快速循环发作：在过去 12 个月中，至少有 4 次情感障碍发作，每次发作符合轻躁狂或躁狂发作、轻抑郁或抑郁发作，或情感障碍的混合性发作标准。

【治疗原则】

1. 个体化治疗原则：需要考虑患者性别、年龄、主要症状、躯体情况、是否合并使用药物、首发或复发、既往治疗史等多方面因素，选择合适的药物，从较低剂量起始。治疗过程中需要密切观察治疗反应、不良反应以及可能出现的药物相互作用等及时调整，提高患者的耐受性和依从性。

2. 综合治疗原则：应采取药物治疗、物理治疗、心理治疗和危机干预等措施的综合运用，提高疗效，改善依从性，预防复发和自杀，改善社会功能和生活质量。

3. 长期治疗原则：由于双相障碍几乎终身以循环方式反

复发作，其发作的频率远较抑郁障碍为高，因此应坚持长期治疗原则。急性期治疗目的是控制症状、缩短病程；巩固期治疗目的是防止症状复燃、促使社会功能的恢复；维持期治疗目的在于防止复发、维持良好社会功能，提高生活质量。

4. 双相抑郁的治疗原则：对于双相抑郁患者，由于抗抑郁药物容易诱发躁狂发作、快速循环发作或导致抑郁症状慢性化和病程的复杂化，原则上不主张使用抗抑郁药物。对于抑郁发作比较严重甚至伴有明显消极行为者、抑郁发作在整个病程中占据绝大多数者以及伴有严重焦虑、强迫症状、自杀风险较高者，可以考虑在心境稳定剂足量治疗的基础上，短期合并应用抗抑郁药，一旦上述症状缓解，应尽早减少或停用抗抑郁药。

【一般治疗】

1. 心境稳定剂是最主要的治疗药物，包括抗躁狂药碳酸锂和抗癫痫药（丙戊酸盐、卡马西平、拉莫三嗪等），它们往往被用于整个疗程的始终或持续应用为长期维持治疗。

2. 对于有明显兴奋躁动的患者，可以合并抗精神病药物，包括经典抗精神病药氟哌啶醇、氯丙嗪和非典型抗精神病药奥氮平、喹硫平、利培酮、齐拉西酮、阿立哌唑等。严重的患者可以合并改良电抽搐治疗，同时适当减少药物剂量。

3. 对于难治性患者，可以考虑氯氮平合并碳酸锂治疗。治疗中需要注意药物不良反应和相互作用，并按要求检测血药浓度。

4. 改良电休克治疗（MECT）：重症或难治性躁狂或抑郁发作以及无法阻断的快速循环发作，特别是有拒食、木僵和严重自伤自杀危险的患者。

（三）药物处方

双相躁狂或轻躁狂发作：药物处方同"躁狂症"。

双相抑郁发作药物处方如下。

【处方①】 拉莫三嗪片，口服，单药治疗初始剂量为25mg/d，两周后增加至50mg/d，以后每周增加50～100mg，直至达维持剂量200mg/d；服用丙戊酸盐患者的初始剂量每次25mg，隔日1次，2周后25mg/d，以后每1～2周增加25～50mg，直至达维持剂量100mg/d。

注意事项

1. 可能出现皮疹、血管神经性水肿、Stevens-Johnson综合征、头痛、疲惫、眩晕、嗜睡或失眠、恶心等。

2. 出现严重皮肤反应的危险因素：起始剂量过高、增加剂量过快、合并使用丙戊酸盐，需注意预防和监测。

3. 孕妇、哺乳期妇女慎用，并监测血药浓度。

4. 血药浓度>30μg/ml时，需警惕发生药物毒性反应的可能。

【处方②】 奥卡西平，口服，600mg/d，分2次服用，每3天增加300mg，直至1.2～1.8g/d。最大剂量2.4g/d，维持剂量1.2g/d。

注意事项

1. 可能出现镇静、认知障碍、胃肠道反应、流涎等，少见震颤、头晕、头痛、静坐不能、发音不清、眼震等。

2. 房室传导阻滞患者禁用。

3. 本药可与卡马西平发生交叉过敏反应。

4. 用药期间定期测血钠，避免饮酒。

【处方③】 碳酸锂。普通口服剂型：初始剂量每次0.125～0.25g，每日3次，以后可逐渐增加剂量，维持剂量0.6～0.9g/d，分3次口服。缓释剂型：0.3g/d，2日后0.3g，每日2次，再2日后增至0.9g/d，再2日后1.2～1.5g/d，分次餐后服用。

【处方④】 丙戊酸钠缓释片。躁狂发作：起始剂量500mg/d，分两次早晚服用，第3天增至1g/d，第1周末增至1.5g/d。维持剂量1～2g/d。最大剂量3g/d。

【处方⑤】 盐酸安非他酮片，口服，初始剂量75mg，2次/日，3～4天后增加到3次/日，以后酌情增加到300mg/d，分3次口服。在加量过程中，3日内增加剂量不得超过一日100mg。

注意事项

1. 常见不良反应有激越、口干、失眠、头痛/偏头痛、恶心/呕吐、便秘和震颤等。

2. 有癫痫病史者、贪食症或厌食症患者禁用本品。

3. 突然戒酒或停用镇静剂的患者禁用本品。

4. 不能与单胺氧化酶抑制剂（MAOI）合并使用，MAOI与本品的服用间隔至少应该为14天。

5. 肝肾功能不全患者慎用。

6. 抗抑郁剂用于双相抑郁患者，建议同时使用心境稳定剂，并在抑郁症状控制满意后尽早减停抗抑郁药。

【处方⑥】 盐酸氟西汀片，口服，每日早上20mg，必要时可加至40mg。每日1次，大约半年为一疗程。

注意事项 抗抑郁剂用于双相抑郁患者，建议同时使用心境稳定剂，并在抑郁症状控制满意后尽早减停抗抑郁药。

【处方⑦】 草酸艾司西酞普兰片，口服，初始剂量为10mg，1次/日，早餐后顿服，可增加至20mg/d，最大剂量为40mg/d。

注意事项

1. 抗抑郁剂用于双相抑郁患者，建议同时使用心境稳定剂，并在抑郁症状控制满意后尽早减停抗抑郁药。

2. 余注意事项同"创伤后应激障碍"处方④。

【处方⑧】 西酞普兰片，口服，初始剂量：20mg/d，可逐渐增加至常用剂量40～60mg/d。最大剂量80mg/d，分2次服用。

（张玉清 闰学先）

九、抑郁症

（一）概述

抑郁症是一种常见的精神疾病，主要表现为与现实处境不相称的情感低落、思维缓慢、语言动作减少和迟缓，故称"三低症状"。抑郁症起病缓慢，往往先有失眠、乏力、食欲不振、工作效率低和内感性不适（精神运动性抑制）。

1. 情感低落、沮丧忧虑。常表现愁眉不展、忧心忡忡，对前途悲观失望，生活索然无味，甚至有强烈的自杀欲望。患者有时可表现心烦意乱、焦虑不安、惶惶不可终日或紧张激越；自感疲乏无力、不思饮食；有的患者情感低落有昼重夜轻的特点。

2. 思维明显缓慢，对问话反应迟钝，注意集中困难，记忆力减退，自感脑子迟钝，联想困难；语言少、声音低；随着症状加重，患者的自责、内疚观念加重，甚至达到妄想程度，常见为自责自罪妄想，也可有贫穷妄想、疑病妄想。

3. 活动减少，多终日独坐一处不与他人交往，逐渐发展到不去工作、疏远亲友、回避社交，对过去的爱好和生活乐趣一概丧失；严重者出现自杀行为以求解脱，其自杀死亡率可达 15%～25%；患者往往疏于操持家务，重者连吃、喝、个人卫生都不顾；走路行动缓慢，严重时不语、不食、不动，可成为抑郁性木僵；睡眠障碍明显，主要为早醒。

4. 可出现躯体症状，如口干、恶心、呕吐、便秘、消化不良、胃肠功能减弱、心悸、胸闷、憋气、出汗等；约 70% 的患者食欲减退、体重下降；男性患者可出现阳痿，女性患者有性感缺失和闭经。

（二）诊断与治疗

【诊断要点】 CCMD-3 诊断标准。

抑郁发作以心境低落为主，与其处境不相称，可以从闷闷不乐到悲痛欲绝，甚至发生木僵；严重者可出现幻觉、妄想等精神病性症状；某些病例的焦虑与运动性激越很显著。

1. 症状标准：以心境低落为主，并至少有下列 4 项。

（1）兴趣丧失、无愉快感。

（2）精力减退或疲乏感。

（3）精神运动性迟滞或激越。

（4）自我评价过低、自责或有内疚感。

（5）联想困难或自觉思考能力下降。

（6）反复出现想死的念头或有自杀、自伤行为。

（7）睡眠障碍，如失眠、早醒，或睡眠过多。

（8）食欲降低或体重明显减轻。

（9）性欲减退。

2. 严重标准：社会功能受损，给本人造成痛苦或不良后果。

3. 病程标准

（1）符合症状标准和严重标准至少已持续 2 周。

（2）可存在某些分裂性症状，但不符合分裂症的诊断。若同时符合分裂症的症状标准，在分裂症状缓解后，满足抑郁发作标准至少 2 周。

4. 排除标准：排除器质性精神障碍或精神活性物质和非成瘾物质所致抑郁。

【治疗原则】

1. 全面考虑患者的症状特点、年龄、躯体状况、药物的耐受性、有无并发症，因人而异地个体化合理用药。

2. 计量逐步递增，尽可能采用最小有效计量，使不良反应减至最少，以提高服药依从性。停药时，应逐渐减量，不要骤然停药，避免出现撤药综合征。

3. 小剂量疗效不佳时，根据不良反应和耐受情况，增至足量和足够长的疗程。

4. 如仍无效，可考虑换药，换用同类另一种药物或作用机制不同的另一种药。

5. 尽可能单一用药，足量、足疗程治疗，当换药无效时，可考虑两种作用机制不同的抗抑郁药联用，一般不主张联用两种以上的抗抑郁药。

6. 治疗前向患者家属及家人阐明药物性质、作用和可能发生的不良反应及对策，争取他们的主动配合，能遵医嘱按时按量服药。

7. 治疗期间密切观察病情变化和不良反应，并及时处理。

8. 抗抑郁药治疗过程中应密切关注诱发躁狂和快速循环发作的可能。

9. 在药物治疗的基础之上辅以心理治疗，可望取得更佳效果。

10. 积极治疗与抑郁共病的其他躯体疾病、物质依赖、焦虑障碍等。

11. 抑郁症是慢性易复发的疾病，对抑郁症的治疗应当是全病程治疗，如急性期治疗、巩固期治疗和维持期治疗，不同的治疗前有相应的治疗目标和策略。急性期治疗目标应尽可能达到临床缓解，也有称为临床痊愈；巩固期和维持期治疗的目标是预防复发和复燃，恢复患者社会职业职能。首次发作的抑郁障碍，50%～85%会有第二次发作。因此常需维持治疗以防止复发。

【一般治疗】

1. 电抽搐治疗或改良电抽搐治疗：改良电休克治疗（MECT）是治疗重症抑郁最为有效的方法之一，是用一定量的电流通过脑部，引起中枢神经系统癫痫样放电产生全身性抽搐发作的治疗方法，适应证为有强烈自杀观念和企图的患者以及病情严重而对药物不能耐受或效果不理想的患者，需要专科医生规范操作。

2. 心理治疗：应用心理学的原则和方法，对于患者的认知、情绪、行为有关问题进行治疗，达到改善心理困扰，调整情绪，改善行为的目的。心理治疗方法有支持性心理治疗、行为治疗、认知疗法、人际关系疗法及系统家庭治疗等，能充分调动患者主观能动性以配合治疗，协助患者调整不良认知，提高社会功能。

（三）药物处方

【处方①】 盐酸氟西汀片，口服，每日早上 20mg，必要时可加至 40mg。每日 1 次，大约半年为一疗程。

【处方②】 盐酸氯米帕明，初始剂量为 25mg/d，每日 2～

3 次，可逐渐增至常用剂量 150～250mg/d，分 2 次服用，最大剂量为 250mg/d。

【处方③】　盐酸帕罗西汀片，初始剂量为 20mg/d，可每周以 10mg 量递增，最大剂量为 60mg/d。

【处方④】　盐酸舍曲林片，口服。成人：初始剂量为 50mg，1 次/日，早晨服用。每隔 1 周可增加 50mg，直至常用剂量 200mg/d，最大剂量为 200mg/d。儿童：上述成人剂量减半。

【处方⑤】　草酸艾司西酞普兰片，口服。初始剂量：10mg，1 次/日，早餐后顿服，可增加至 20mg/d。最大剂量：40mg/d。

【处方⑥】　草酸艾司西酞普兰片，口服。初始剂量：20mg/d，可逐渐增加至常用剂量 40～60mg/d。最大剂量：80mg/d，分 2 次服用。

【处方⑦】　盐酸文拉法辛，缓释剂型 75mg，1 次/日，每隔 4 天以上可逐渐增加，直至达 75～300mg/d。最大剂量：300mg/d。

【处方⑧】　盐酸度洛西汀肠溶胶囊。初始剂量：60mg/d，分两次口服或顿服。最大剂量：120mg/d。

【处方⑨】　氟伏沙明，口服。成人：初始剂置 50mg/d，服用 3～4 天，逐渐增量直至达到常用剂量 200mg/d；最大剂量 300mg/d；剂量超过 150mg/d，应该分 2～3 次服用。8 岁以上儿童：上述成人剂量减半，且最大剂量 200mg/d。

【处方⑩】　米氮平片，口服，初始剂量 15～30mg，1～2 次/日，常用剂量 15～45mg/d。

注意事项

1. 可能出现食欲和体重增加、嗜睡、镇静、乏力等。

2. 少见直立性低血压、躁狂、惊厥、震颤、肝酶升高。

3. 肝功能不全、心动过速、缺血性心脏病、癫痫、粒细胞缺乏、前列腺肥大、青光眼或眼压增高、糖尿病患者慎用。

4. 若出现黄疸，应停止用药。

5. 治疗期间禁止饮酒。

（张玉清　闭学先）

十、癔症

（一）概述

癔症是指一种有癔症性人格基础和起病常受心理社会因素影响的精神障碍。主要表现为解离症状（部分或完全丧失对自我身份识别和对过去的记忆，CCMD-3 称为癔症性精神症状）和转换症状（在遭遇无法解决的问题和冲突时产生不快心情，并转化成躯体症状的方式出现，CCMD-3 称为癔症性躯体症状）。这些症状没有可证实的器质性病变基础，并与患者的现实处境不相称。本症除癔症性精神病或癔症性意识障碍有自知力障碍外，自知力基本完整，病程多反复迁延。常见于青春期和更年期，女性较多。

（二）诊断与治疗

【诊断要点】　CCMD-3 诊断标准。

1. 症状标准

（1）有心理社会因素作为诱因，并至少有下列 1 项综合

征：①癔症性遗忘；②癔症性漫游；③癔症性多重人格；④癔症性精神病；⑤癔症性运动和感觉障碍；⑥其他癔症形式。

（2）没有可解释上述症状的躯体疾病。

2. 严重标准：社会功能受损。

3. 病程标准：起病与应激事件之间有明确联系，病程多反复迁延。

4. 排除标准：排除器质性精神障碍（如癫痫所致精神障碍）、诈病。

5. 说明

（1）癫痫可并有癔症表现，此时应并列诊断。

（2）癔症性症状可见于分裂症和情感性精神障碍，假如有分裂症状或情感症状存在，应分别做出后两者的相应诊断。

【治疗原则】

1. 心理治疗的原则

（1）减轻患者的心理负担，缓解痛苦，给予一般性支持。

（2）转变患者观念，除应用行为疗法外，可结合作业性治疗，增强应对能力。

（3）增强患者的认知能力，改善个性，解决冲突和转变态度。需要对发病者做合理解释，让患者和家属明白：症状与心因、个性特征的联系；躯体或神经系统症状经常找不到明显的躯体病因，症状很可能由应激引起；如果治疗得当，有关症状会迅速缓解，不会遗留永久性损伤。

（4）暗示治疗时，不宜采取简单的言语暗示，而应恰当应用理疗和药物治疗相结合的暗示治疗，尤其对反复发作者应根据病情采用心理治疗、药物和物理治疗相结合的综合治疗。

（5）在诊断明确后，应尽可能避免反复检查。询问病史或进行检查时，不恰当的提示可使患者出现一些新的症状。总之，必须防止暗示引发或强化症状。

（6）鼓励患者承认和面对应激或困难，但没有必要使患者将应激与当前的症状相联系。建议患者进行短暂的休息并脱离应激环境，恢复正常生活，但不要长时间休息或躲避各种活动。

（7）对癔症性症状可选用针刺或电兴奋刺激等物理治疗。药物治疗应根据具体情况而定，镇静药物要慎用。

（8）癔症易复发，如能及时消除病因，使患者对自己的疾病有正确了解，改善人际关系，对预防复发都有帮助。长期住院或在家休养，均不利于康复。

（9）可采用分组治疗、成双治疗及家庭治疗的形式进行治疗。

2. 药物治疗的原则

（1）尽管心理治疗对癔症是基本的，但还是要结合一定的药物治疗，药物治疗的目的在于改善情感症状（如抑郁、焦虑），使患者尽早安静合作。

（2）对严重的癔症应较长时间使用药物治疗，以便有效地进行心理治疗。有时病情波动，症状再度加重时，药物治疗更有帮助。

（3）应根据每个患者的具体情况，使用抗抑郁药、苯二氮䓬类药或抗精神病药，用药过程中应注意不良反应。

【一般治疗】

1. 心理治疗：癔症的主要治疗手段是心理治疗。早期充分治疗对防止症状反复发作和疾病的慢性化十分重要。可采用暗示治疗、解释性心理治疗、分析性心理治疗、心理咨询、支持性心理疗法、松弛疗法、系统脱敏治疗等。

2. 心理社会康复：对病情较重的癔症患者，如症状突出、抵抗治疗、慢性病程、家庭与社会关系受到干扰及工作成绩明显下降者，均需心理社会康复治疗。治疗时应结合心理治疗，其中行为治疗的工作治疗与分等级的工作尝试较有效。

（三）药物处方

【处方①】 枸橼酸坦度螺酮5～10mg，口服，3次/日，服用3～4天，常用剂量为30mg/d，最大剂量为60mg/d。

【处方②】 盐酸舍曲林片，口服。成人：初始剂量为50mg，1次/日，早晨服用；每隔1周可增加50mg，直至常用剂量200mg/d；最大剂量为200mg/d。儿童：上述成人剂量减半。

【处方③】 盐酸帕罗西汀片，初始剂量为20mg/d，可每周以10mg量递增，最大剂量为60mg/d。

【处方④】 盐酸曲唑酮片，口服，初始剂量：50～100mg/d，每晚1次服用。每3～4天可增加50mg，最大剂量：400mg/d。

【处方⑤】 盐酸丁螺环酮片5mg，口服，2或3次/日，第二周可将剂量加倍，并根据用药反应逐步增加剂量。常用剂量：20～60mg/d。

【处方⑥】 阿普唑仑片，口服，0.4～0.8mg，睡前服用或焦虑状态下临时服用。

【处方⑦】 艾司唑仑片，口服，1～2mg，睡前服用或焦虑状态下临时服用。

【处方⑧】 奥沙西泮片，口服，15mg，睡前服用或2～3次/日。

（张玉清 闭学先）

十一、躁狂症

（一）概述

躁狂症又称躁狂发作，主要表现为情感高涨或易激惹、思维奔逸和精神运动性兴奋，故称"三高症状"。主要临床表现如下所述。

1. 心境高涨，自我感觉良好，整天兴高采烈，得意洋洋，笑逐颜开，具有一定的感染力，常博得周围人的共鸣。有的患者尽管心境高涨，但情绪不稳，变幻莫测，时而欢乐愉悦，时而激动暴怒。部分患者则以愤怒、易激惹、敌意为特征，甚至可出现破坏及攻击行为，但常常很快转怒为喜或马上赔礼道歉。

2. 思维奔逸，反应敏捷，思潮汹涌，有很多的计划和目标，感到自己言语跟不上思维的速度，滔滔不绝，口若悬河，眉飞色舞，即使口干舌燥，声音嘶哑，仍要讲个不停。信口开河，内容不切实际，目空一切，自命不凡，盛气凌人。

3. 活动增多，精力旺盛，不知疲倦，兴趣广泛，动作迅速，忙忙碌碌，爱管闲事，但往往虎头蛇尾，一事无成，随心所欲，不计后果，常挥霍无度，慷慨大方，为了吸引眼球过度修饰自己，哗众取宠，专横跋扈，好为人师，喜欢对别人颐指气使，举止轻浮，常出入娱乐场所，招蜂引蝶。

4. 躯体症状：面色红润，双眼炯炯有神，心率加快，瞳孔扩大。睡眠需要减少，入睡困难，早醒，睡眠节律紊乱；食欲亢进、暴饮暴食或因过于忙碌而进食不规则，加上过度消耗引起体重下降；对异性的兴趣增加，性欲亢进，性生活无节制。

5. 其他症状：注意力不能集中持久，容易受外界环境的影响，随境转移；记忆力增强，紊乱多变；发作极为严重时，患者极度的兴奋躁动，可有短暂、片段的幻听，行为紊乱而毫无目的的指向，伴有冲动行为；也可出现意识障碍，有错觉、幻觉及思维不连贯等症状，称为谵妄性躁狂。多数患者在疾病的早期即丧失自知力。

6. 轻躁狂发作临床表现较躁狂发作轻，患者可存在持续至少数天的心境高涨、精力充沛、活动增多、有显著的自我感觉良好，注意力不集中，也不能持久，轻度挥霍，社交活动增多，性欲增强，睡眠需要减少。有时表现为易激惹，自负自傲，行为较莽撞，但不伴有幻觉、妄想等精神病性症状。对患者社会功能有轻度的影响，部分患者有时达不到影响社会功能的程度，一般人常不易觉察。

（二）诊断与治疗

【诊断要点】 CCMD-3诊断标准。

躁狂发作以心境高涨为主，与其处境不相称，可以从高兴愉快到欣喜若狂，某些病例仅以易激惹为主。病情轻者社会功能无损害或仅有轻度损害，严重者可出现幻觉、妄想等精神病性症状。

1. 症状标准：以情绪高涨或易激惹为主，并至少有下列3项（若仅为易激惹，至少需4项）。

（1）注意力不集中或随境转移。

（2）语量增多。

（3）思维奔逸（语速增快、言语急促等）、联想加快或意念飘忽的体验。

（4）自我评价过高或夸大。

（5）精力充沛、不感疲乏、活动增多、难以安静，或不断改变计划和活动。

（6）鲁莽行为（如挥霍、不负责任，或不计后果的行为等）。

（7）睡眠需要减少。

（8）性欲亢进。

2. 严重标准：严重损害社会功能，或给别人造成危险或不良后果。

3. 病程标准

（1）符合症状标准和严重标准至少已持续1周。

（2）可存在某些分裂性症状，但不符合分裂症的诊断标准。若同时符合分裂症的症状标准,在分裂症状缓解后,满足躁狂发作标准至少1周。

4. 排除标准:排除器质性精神障碍,或精神活性物质和非成瘾物质所致躁狂。

5. 说明:本躁狂发作标准仅适用于单次发作的诊断。

【治疗原则】

1. 尽力减轻和缓解急性症状,重建和恢复患者的社会功能。

2. 抗躁狂药应尽早使用,注意监测药物治疗不良反应,如用锂盐者应检测血锂浓度。如存在不依从情况,可用肌内注射氟哌啶醇或静脉滴注苯二氮䓬类药物。

3. 在一种抗躁狂药疗效不佳时可并用其他药,如抗精神病药、部分抗癫痫药(如卡马西平、丙戊酸盐、妥泰等)或苯二氮䓬类药物等。

4. 药物治疗无效或有禁忌证时,电休克疗法(ECT)可作为后备手段。

5. 心理治疗和社会干预的目标是减少应激性生活事件。

6. 以适合患者的方式提供健康教育。

7. 恢复期应减少对患者的应激,改善症状,降低复发可能性和增强患者社会适应能力。症状缓解后,应续用该剂量3~6个月,再考虑减量维持治疗。

8. 康复期应努力使患者维持和改善功能水平及生活质量,使前驱期症状得到有效治疗,继续监测治疗不良反应。

9. 长期的药物治疗计划应针对不良反应与复发风险二者权衡。首发患者经过1年维持治疗,可试验性停药。反复发作者,维持治疗至少5年甚至终身。

【一般治疗】

1. 物理治疗:严重的躁狂患者或难治性患者可以药物合并改良电休克治疗(MECT),但应适当减少给药剂量。

2. 心理治疗:急性期心理治疗和社会干预的目标是减少应激性生活事件;康复期心理治疗主要有认知疗法、人际关系治疗、行为治疗、心理分析治疗、家庭治疗等。

（三）药物处方

【处方①】　盐酸氯丙嗪25~50mg,每日2~3次,口服/肌内注射/静脉注射,逐渐增至300~450mg,极量:150mg/次,600mg/d。

【处方②】　氟哌啶醇,口服有效剂量为10~20mg/d。急性兴奋躁动可肌内注射5mg/次,每日2~3次。

【处方③】　氯氮平片,初始剂量一般为25~50mg/d,每2~3天增加25mg,直至达到预期效果。常用剂量100~400mg/d,分次口服。

【处方④】　奥氮平片,口服,5~15mg/d,最大剂量:20mg/d。

【处方⑤】　喹硫平片,分1~2次口服,第1日100mg,第2日200mg,第3日300mg,第4日400mg。第6日可将剂量进一步调至800mg。增加幅度不得超过200mg/d。常用剂量:400~800mg/d。

【处方⑥】　碳酸锂。普通口服剂型:初始剂量0.125~0.25g/次,每日3次,以后可逐渐增加剂量,维持剂量0.6~0.9g/d,分3次口服。缓释剂型:0.3g/d,2日后0.3g,每日2次,再2日后增至0.9g/d,再2日后1.2~1.5g/d,分次餐后服用。

【处方⑦】　丙戊酸钠缓释片。躁狂发作:起始剂量500mg/d,分2次早晚服用,第3天增至1g/日,第1周末增至1.5g/d。维持剂量:1~2g/d。最大剂量:3g/d。

（张玉清　闭学先）

第三篇　外科疾病

第一章　普通外科疾病

一、破伤风

（一）概述

破伤风是由破伤风梭菌侵入人体伤口后，在厌氧环境下生长繁殖，产生嗜神经外毒素而引起全身肌肉强直性痉挛为特点的急性传染病。重型患者可因喉痉挛或继发严重肺部感染而死亡。新生儿破伤风由脐带感染引起，病死率很高。

（二）诊断与治疗

【诊断要点】

1. 早期症状为全身不适、肌肉酸痛等，嚼肌痉挛所致的张口困难是最早的典型症状。

2. 持续性的全身肌张力增高和后继出现的阵发性强直性肌痉挛。患者神志清楚，当病情进展而出现阵发性强直性肌痉挛时，患者十分痛苦，常由很轻微的刺激即引起一次痛苦的痉挛。

3. 身体各部位的肌肉强直引起破伤风患者特征性的"苦笑状"面容、吞咽困难、颈强直、角弓反张、腹肌强直及四肢僵硬等临床表现。

4. 较重的病例常同时有交感神经过度兴奋的症状，如高热、多汗、心动过速等。

5. 高热是破伤风患者预后差的重要标志之一。

6. 患儿可表现一种皱额、闭眼、口半张开、嘴唇收缩的特殊外貌，亦可因喉肌痉挛而窒息死亡。新生儿破伤风出现高热，除因交感神经兴奋性增高外，继发支气管肺炎亦为常见原因。

【治疗原则】 在破伤风治疗中，彻底处理伤口，恰当地控制肌肉痉挛而防止喉痉挛，以及有效地控制肺部感染最为重要。

【一般治疗】

1. 患者隔离，病室环境应绝对安静避光，各种诊治措施操作应轻柔，尽量减少对患者的各种刺激，防止舌咬伤。

2. 伤口处理：破伤风的伤口情况直接与患者的病情发展和预后有关。伤口应认真检查，彻底清除异物和坏死组织，

特别是表面已结痂甚至愈合的伤口，常因深部异物及感染的存在，临床的病情可不易控制或继续发展。

3. 为充分引流，伤口应敞开而不宜包扎，最好用3%过氧化氢溶液浸泡或反复冲洗以消除厌氧环境。

4. 窒息患者行气管切开或气管插管呼吸机辅助呼吸。

（三）药物处方

【处方①】 破伤风抗毒素（TAT），2万～10万单位，肌内注射（皮试阴性）。

或破伤风免疫球蛋白，3000单位，肌内注射（适用于TAT过敏者）。

注意事项

1. 破伤风抗毒素的不良反应如下。①过敏休克：可在注射中或注射后数分钟至数十分钟内突然发生。患者突然表现沉郁或烦躁，脸色苍白或潮红，胸闷或气喘，出冷汗，恶心或腹痛，脉搏细速，血压下降；重者神志昏迷虚脱，如不及时抢救可以迅速死亡。②血清病：主要症状为荨麻疹、发热、淋巴结肿大、局部浮肿、偶有蛋白尿、呕吐、关节痛，注射部位可出现红斑、瘙痒及水肿，对血清病应对症疗法，可使用钙剂或抗组胺药物，一般数日至十数日即可痊愈。

2. 免疫球蛋白制品中的抗体可能干扰活病毒疫苗（如麻疹、腮腺炎、脊髓灰质炎和疱疹疫苗）的反应，所以建议应在注射破伤风人免疫球蛋白大约3个月后再使用这些疫苗。

【处方②】 0.9%氯化钠溶液100ml＋注射用青霉素钠400万单位（需皮试阴性），静脉滴注，每日2次。

注意事项

1. 不良反应主要有胃肠道反应，如恶心、呕吐等；过敏反应，如斑丘疹、荨麻疹等；还可引起中性粒细胞减少、血红蛋白减少、血小板减少等；其他反应，头痛、发热、寒战、注射部位疼痛及静脉炎、菌群失调等。

2. 对青霉素及头孢类药物过敏者禁用；合并严重胆囊炎患者、严重肾功能不全患者慎用；用药期间禁酒及禁服含酒精药物。

【处方③】 适用于阵发性痉挛的躁动患者。

氯丙嗪 25～50mg/次，地西泮 10～20mg/次，每 4～6 小时交替应用。

注意事项

1. 异丙嗪的不良反应：①较常见的有嗜睡；较少见的有视物模糊或色盲（轻度），头晕目眩，口、鼻、咽干燥，耳鸣，皮疹，胃痛或胃部不适感，反应迟钝（儿童多见），晕倒感（低血压），恶心或呕吐（进行外科手术、并用其他药物时），甚至出现黄疸。②增加皮肤对光的敏感性，多噩梦，易兴奋、激动，幻觉，中毒性谵妄，儿童易发生锥体外系反应。上述反应发生率不高。③心血管的不良反应很少见，可见血压增高，偶见血压轻度降低。白细胞减少、粒细胞减少症及再生不良性贫血则属少见。

2. 以下情况慎用地西泮：严重的急性酒精中毒，可加重中枢神经系统抑制作用；重度重症肌无力，病情可能被加重；急性或隐性发生闭角型青光眼可因本品的抗胆碱能效应而使病情加重；低蛋白血症时，可导致易嗜睡难醒；多动症者可有反常反应；严重慢性阻塞性肺部病变，可加重呼吸衰竭；外科或长期卧床患者，咳嗽反射可受到抑制；有药物滥用和成瘾史者。

【处方④】 适用于无法进食患者。

（1440）脂肪乳氨基酸（17）葡萄糖（11%）注射液 1440ml＋注射用丙氨酰谷氨酰胺 20g＋维生素 C 2g＋维生素 B_6 0.2g＋10%氯化钾注射液 20ml＋胰岛素注射液 16 单位，静脉滴注，每日 1 次。

（李振凯）

二、气性坏疽

（一）概述

气性坏疽是指由梭状芽孢杆菌引起的严重感染，以肌坏死和全身毒性为特点。起病急，进展快，主要致病菌为产气荚膜梭菌；此外，还有恶性水肿杆菌、腐败杆菌和溶组织杆菌等。感染发生时往往不是单一细菌而是几种细菌的混合。

（二）诊断与治疗

【诊断要点】

1. 该病多有较严重的外伤史，伤后局部出现不同寻常的胀痛，有无一般的红、热反应，但局部肿胀持续加重，急剧出现脓毒症症状，如烦躁不安、脉速、出汗等。

2. 渗出液或吸出液的涂片染色发现大量的革兰阳性梭形杆菌，但几乎没有多形核白细胞是其特点。

3. X 线检查在肌群间出现气体等可助诊断。

【治疗原则】 本病重在预防，如果诊断一旦成立，治疗措施需立即开始，越早越好。

【一般治疗】

1. 急性清创：应在第一时间进行手术清创，要彻底清除变色、不收缩、不出血的肌肉，且应切除受感染的整块肌肉，包括肌肉的起止点，局限在某一筋膜腔的感染，应切除该筋膜腔的肌群。如整个肢体广泛感染，应果断截肢以挽救生命。

2. 大剂量应用抗生素：首选青霉素、甲硝唑或其他广谱抗生素。

3. 高压氧治疗：组织内持续滴注过氧化氢，伤口以过氧化氢溶液纱布湿敷。

4. 全身支持治疗：包括多次输血、纠正酸中毒、保护脏器功能。患者接触过的污物、敷料应单独收集、废弃或消毒。

（李振凯）

三、颈部肿块

（一）概述

颈部肿块是颈部最常出现的疾病之一，学者 Skondalakis 对颈部肿块的诊断总结出一条"80%规律"：①对于非甲状腺的颈部肿块，有大约 20%属于炎症、先天性疾病，而其余 80%属于真性肿瘤。②对于属于真性肿瘤的患者中，有大约 20%属于良性肿瘤，80%为恶性来源；同时与性别有关，女性约占 20%，男性占 80%。③在颈部恶性肿瘤中，有 20%为颈部原发，而绝大多数为来源于全身其他部位恶性肿瘤的转移灶（占 80%）。④颈部的转移灶有 80%来源于头面部，20%来源于人体躯干部位。

（二）诊断与治疗

【诊断要点】

1. 病史：因颈部肿块疾病复杂多样应详细询问病史，包括患者年龄、性别、病程长短、症状轻重、治疗效果以及有无鼻、咽、喉、口腔等器官受累的临床表现，或发热、消瘦等全身症状。

2. 临床检查：应注意观察颈部是否对称，有无局部肿胀、瘘管形成等现象。检查时注意肿块之部位、大小、质地、活动度、有无压痛或搏动，并应两侧对照比较。应常规检查耳鼻咽喉、口腔等处，以便了解鼻、咽、喉等处有无原发病灶。必要时可作鼻内镜或纤维鼻咽喉镜检查。

3. 影像学检查：颈部 CT 扫描可了解肿瘤部位、范围，有助于明确肿块与颈动脉、颈内静脉等重要结构的关系，若疑似转移病灶，应酌情做鼻窦、鼻咽和喉侧位等 X 线片检查。对于颈部鳃裂瘘管或甲状舌管瘘管，可行碘油造影 X 线片检查，以了解瘘管走向和范围。

4. 病理学检查：①穿刺活检法：以细针刺入肿块，将用力抽吸后取得的组织，进行细胞病理学检查。适用于多数颈部肿块者，惟其取得之组织较少、检查阴性时，应结合临床做进一步检查。②切开活检法：一般仅限于经多次检查仍未能明确诊断时。手术时应将单个淋巴结完整取出，以防病变扩散。

【治疗原则】 本病复杂多样，应根据不同病因采取不同治疗方法。

【一般治疗】

1. 颈部鳃裂囊肿、甲状舌管囊肿或瘘管，应手术治疗。甲状舌管囊肿与舌骨关系密切时，可切除部分舌骨。

2. 甲状腺腺瘤应手术切除，术时应避免操作喉返神经，防止声带麻痹、声音嘶哑。甲状腺癌手术时，应注意保持呼吸道通畅。

3. 涎腺来源及神经源性良性肿瘤宜经颈侧途径摘除肿瘤，以便明确颈动脉、颈内静脉、迷走神经、舌下神经之位置，避免剥离肿瘤时误伤。

4. 鼻咽癌、扁桃体癌引起的颈淋巴结转移，采用放射治疗效果较好。喉癌引起的颈淋巴结转移，放疗效果欠佳，应及时行颈淋巴结廓清术。

5. 恶性淋巴瘤多采用放疗化和化疗相结合的治疗方法。

6. 对于颈淋巴结核，应注意查找肺、肠等处有无结核病灶，并以抗结核药物进行治疗。

7. 急性颈淋巴结炎应积极使用消炎药物。

（三）药物处方

【处方①】　适用于有炎症者。

氯化钠注射液 100ml+注射用青霉素钠 400 万单位（需皮试阴性），静脉滴注，每日 2 次。

甲硝唑氯化钠注射液 100ml，静脉滴注，每日 1 次。

或氯化钠注射液 100ml+注射用头孢呋辛钠 1.5g（需皮试阴性），静脉滴注，每日 2 次。

甲硝唑氯化钠注射液 100ml，静脉滴注，每日 1 次。

【处方②】　适用于结核的患者。

异烟肼 5mg/kg，口服，每日 1 次，每日最高 0.3g。或 15mg/kg，口服，每周 2~3 次，每日最高 0.9g。

利福平 0.45~0.60g，口服，每日 1 次（空腹），每日不超过 1.2g。1 个月以上小儿，每日按体重 10~20mg/kg，空腹顿服，每日量不超过 0.6g。

吡嗪酰胺 15~30mg/kg，口服，每日 1 次；或 50~70mg/kg，口服，每周 2~3 次。

盐酸乙胺丁醇 15mg/kg，口服，每日 1 次；或 25~35mg/kg，最高 2.5g，口服，每周 3 次；或 50mg/kg，最高 2.5g，口服，每周 2 次。

（李振凯）

四、结节性甲状腺肿

（一）概述

结节性甲状腺肿又称腺瘤样甲状腺肿，是由于患者长期处于缺碘或相对缺碘以及致甲状腺肿物质的环境中，引起甲状腺弥漫性肿大。病程较长后，滤泡上皮由普遍性增生转变为局灶性增生，部分区域则出现退行性变，最后由于长期的增生性病变和退行性病变反复交替，腺体内出现不同发展阶段的结节。

（二）诊断与治疗

【诊断要点】

1. 患者有长期单纯性甲状腺肿的病史，发病年龄一般大于 30 岁，女性多于男性。甲状腺肿大程度不一，多不对称，结节质软或稍硬，光滑，无触痛。病情进展缓慢，多数患者无症状。较大的结节性甲状腺肿可引起压迫症状，出现呼吸

困难、吞咽困难和声音嘶哑等。结节内急性出血可致肿块突然增大及疼痛，症状可于几天内消退，增大的肿块可在几周或更长时间内减小。

2. 结节性甲状腺肿出现甲状腺功能亢进症（Plummer 病）时，患者有乏力、体重下降、心悸、心律失常、怕热多汗、易激动等症状，但甲状腺局部无血管杂音及震颤，突眼少见，手指震颤亦少见。老年患者症状常不典型。

3. 来自碘缺乏地区的结节性甲状腺肿患者，其甲状腺功能可有低下表现，临床上也可发生心率减慢，水肿与皮肤粗糙及贫血表现等。少数患者也可癌变。

【治疗原则】　结节小者，可暂行观察，每年体检即可。若结节较大，影响美观或出现压迫症状，则考虑手术治疗。

【一般治疗】　冷结节中少数为甲状腺发育不全，可试用甲状腺制剂治疗 4~6 个月。若结节缩小，可免于手术治疗；若结节不缩小，反而增长迅速，累及周围组织，应考虑为恶性癌肿，争取尽快手术治疗。

（三）药物处方

【处方①】　适用于 TSH 升高或存在甲减患者。

左甲状腺素钠片 50μg，口服，每日 1 次（需早晨空腹服用）。

注意事项

1. 老年人、心血管疾病患者、心肌缺血或糖尿病患者慎用。

2. 有垂体功能减退或肾上腺皮质功能减退者,如需补充甲状腺制剂，在给左甲状腺素钠以前数日应先用肾上腺皮质激素。

【处方②】　小金丸 3g，口服，每日 2 次；或小金片 3 片，口服，每日 2 次。

夏枯草 6 片，口服，每日 2 次。

（李振凯　邵清）

五、急性乳腺炎

（一）概述

急性乳腺炎是乳腺的急性化脓性感染，患者多是产后哺乳的妇女，尤以初产妇更为多见，往往发生在产后 3~4 周，其病因主要为乳汁淤积。乳汁是理想的培养基，乳汁淤积将有利于入侵细菌的生长繁殖，细菌入侵，乳头破损或皲裂，使细菌沿淋巴管入侵是感染的主要途径，细菌也可以直接侵入乳管。临床表现：患者感觉乳房疼痛、局部红肿、发热，随着炎症的发展，患者可有寒战、高热、脉搏加快，常有患侧淋巴结肿大、压痛，白细胞计数明显增高。

（二）诊断与治疗

【诊断要点】

1. 产后哺乳的女性如出现乳房胀痛以及局部红、肿、热、痛，并可扪及痛性肿块，伴有不同程度的全身炎性毒性表现，不难作出诊断。

2. B 超检查可发现乳房炎性肿块及脓肿形成。

3. 有波动的炎性肿块,用针刺获得脓性液体,即可明确诊断。

【治疗原则】 消除感染、排空乳汁,呈蜂窝织炎表现而未形成脓肿之前,应用抗菌药物脓肿形成后,主要治疗措施是及时做脓肿切开引流,一般不停止哺乳,但患侧乳房应停止哺乳,并以吸乳器吸尽乳汁,促使乳汁通畅排出,局部热敷以利于早期炎症的消散。

【一般治疗】

1. 用绷带或乳托将乳房托起,早期仅有乳汁淤积的产妇全身症状轻,可继续哺乳,可做按摩以促使乳汁排出通畅。

2. 乳房肿胀明显或有肿块形成者,排净乳汁,患侧乳房停止哺乳,局部热敷或红外线照射理疗。

3. 脓肿已形成时应及时切开引流,切口一般以乳头、乳晕为中心呈放射形,乳晕下浅脓肿可沿乳晕做弧形切口,脓肿位于乳房后,应在乳房下部皮肤皱襞 1~2cm 做弧形切口。

（三）药物处方

【处方①】 0.9%氯化钠溶液100ml+注射用青霉素钠400万单位(需皮试阴性),静脉滴注,每日 2 次。

【处方②】 50%硫酸镁溶液或 0.02%呋喃西林溶液局部湿敷。

注意事项

1. 硫酸镁溶液浓度勿过高,可引起脱水。

2. 呋喃西林溶液可引起过敏性皮炎,过敏体质者慎用。

【处方③】 用于青霉素过敏者。

0.9%氯化钠溶液 250ml+注射用乳糖酸红霉素 1.0g,静脉滴注,每日 2 次。

注意事项 不良反应主要有恶心、呕吐、腹泻、腹痛等胃肠道反应;少见肝功能异常,偶见黄疸等;浓度过高时可引起听力减退,停药后可恢复;偶有过敏反应;偶有心律失常、口腔或阴道念珠菌感染。

（李振凯 邵清）

六、乳腺增生症

（一）概述

乳腺增生症是指乳腺上皮和纤维组织增生,乳腺组织导管和乳小叶在结构上的退行性病变及进行性结缔组织的生长。乳腺增生症是妇女多发病,常见于中年妇女,是乳腺实质的良性增生,其病因为女性体内激素代谢障碍,尤其是雌、孕激素比例失调,使乳腺实质增生过度和复旧不全,突出表现为乳房胀痛和肿块,特点是部分患者具有周期性,疼痛与月经周期有关,往往月经前疼痛加重,月经结束后减轻或消失,有时整个月经周期都有疼痛,患者可有乳腺肿块,大小不一,质韧而不硬,少数患者可有乳头溢液。

（二）诊断与治疗

【诊断要点】

1. 乳房疼痛:常为胀痛或刺痛,可累及一侧或两侧乳房,以一侧偏重多见,疼痛严重者不可触碰,甚至影响日常生活,常于月经前加重,经后逐渐缓解。

2. 乳房肿块:可发于单侧或双侧,常见于乳房外上象限,多为多发亦可单发,肿块形状不一,可呈片状、结节状、条索状,以片状多见,边界多不明显,质地较韧,活动度良好,可随月经周期而变化,月经前肿块可变大、变硬,经后缩小变软。

3. 乳头溢液:少数患者可出现乳头溢液,为草绿色或棕色浆液性溢液。

4. 月经失调:部分患者可出现月经不规律,量少或色淡,可伴痛经。

5. 乳腺彩超检查:可见乳腺腺体增厚,结构紊乱,多发大小不等囊性结节。

【治疗原则】 定期检查乳腺彩超,早发现早治疗,疼痛严重者可给予药物治疗,应坚持服药。

【一般治疗】

1. 保持心情愉快,尽量避免熬夜。

2. 半年复查一次彩超,必要时可做穿刺定性。

3. 增生程度较轻者可做乳腺按摩,中度以上增生者尽量避免按摩。

4. 局部热敷、红外线照射理疗。

5. 手术治疗:患者经过药物治疗后疗效不明显,肿块增多、增大质地坚实者;肿物针吸细胞学检查见导管上皮细胞增生活跃,并有不典型增生者;年龄在 40 岁以上,有乳癌家族史者,宜选择手术治疗。根据病变范围大小,肿块多少采用不同的手术方法,如肿块切除术、乳腺区段切除术,如病例证实为恶性,则可行经皮下乳腺单纯切除术、乳腺根治术。

（三）药物处方

【处方①】 逍遥散 3~9g,口服,每日 3 次。

注意事项

1. 适用于肝郁血虚脾弱证。

2. 孕妇慎用,尽量避免与其他药物同时服用。

【处方②】 小金丸 3g,口服,每日 2 次。或小金片 3片,口服,每日 2 次。

夏枯草 6 片,口服,每日 2 次。

【处方③】 适用于疼痛症状较重或雌激素受体阳性者。

枸橼酸他莫昔芬片 10mg,口服,每日 2 次。

（李振凯 邵清）

七、乳头溢液

（一）概述

乳头溢液是乳腺疾病的常见症状,可分为生理性溢液及病理性溢液。生理性溢液是指妊娠和哺乳期的泌乳现象,口服避孕药或镇静药引起的双侧乳头溢液及绝经后妇女单侧或双侧少量溢液等。病理性溢液是指非生理情况下,一侧或双侧来自一个或多个导管的间断性、持续性,从数月到数年的乳头溢液。

（二）诊断与治疗

【诊断要点】

1. 病因诊断：对乳头溢液患者进行病因诊断时，除详细了解病史及体格检查外，还需仔细观察溢液类型及是单管溢液还是多管溢液。此外还应进行有关辅助检查，以帮助诊断。

2. 溢液量的评估：除妊娠期、哺乳期乳汁正常分泌外，其他乳头溢液都属病理性溢液。溢液量的评估可分为5个等级：＋＋＋：不用挤压，自然流出；＋＋：轻压时，丝状喷出；＋：强压时流出2～3滴；±：强压时勉强可见；－：压迫亦不见溢液。治疗后评估乳头溢液量亦可作为治疗效果的评价参考。

3. 实验室检查：①溢液细胞学检查：溢液细胞学检查简单、方便，能早期发现乳腺癌，为患者容易接受的诊断方法；②肿块针吸细胞学检查：乳头溢液伴有乳内肿块者，针吸细胞学检查对乳腺癌的诊断正确率可达96%，对乳头溢液的良性疾病的正确诊断率则较低；③活体组织检查：是确诊乳头溢液病因的最可靠方法，尤其对早期微小瘤灶，是需进一步确诊的可靠方法。若能在影像学定位基础上行穿刺活检，则确诊率尚可提高。

4. 影像学检查：①近红外线乳腺扫描：此法对乳晕区导管疾病所引起溢液的阳性诊断率可达80%～90%；②B超检查：此法对良性乳腺疾病的病因诊断符合率可达80%～90%，超声检查可见到扩大的乳管、极小的囊肿，有时可见到管内乳头状瘤或充盈缺损情况；③选择性乳腺导管造影：对乳头溢液，良、恶性乳腺疾病均有较大的诊断价值，尤其对有乳头溢液而体检无肿块及其他体征，或其他检查均为阴性者。选择性乳腺导管造影能在术前明确溢液的部位、性质和程度。

【治疗原则】 定期检查乳腺检查，早发现、早治疗，疼痛严重者可给予药物治疗，应坚持服药。

【一般治疗】

1. 非肿瘤性溢液的治疗：常为乳腺导管扩张症、乳腺囊性增生等引起。前者可行药物治疗或手术治疗，后者可行中药治疗、药物治疗或手术治疗。

2. 肿瘤性溢液的治疗：常为导管内乳头状瘤或导管内乳头状癌所引起。前者行局部区段切除，后者应行乳腺癌根治术。

（三）药物处方

【处方①】 逍遥散，3～9g，口服，每日3次。

【处方②】 小金丸 3g，口服，每日2次；或小金片3片，口服，每日2次。

夏枯草6片，口服，每日2次。

【处方③】 适用于乳腺增生疼痛症状较重或雌激素受体阳性者。

枸橼酸他莫昔芬片，10mg，口服，每日2次。

（牟海峰）

八、幽门梗阻

（一）概述

幽门梗阻指的是胃的幽门部位由于溃疡或癌瘤等病变所致的食物和胃液通过障碍，可分为不完全性梗阻和完全性梗阻两大类。幽门梗阻是胃、十二指肠溃疡的常见并发症之一，可发生在溃疡病的近期（即活动期）或晚期，其他可以形成幽门梗阻的疾病还有胃窦癌、胃黏膜脱垂及胃结核等。

（二）诊断与治疗

【诊断要点】

1. 实验室检查：血常规检查可发现因营养不良所致轻度贫血，血化学显示钠、钾、氯都低于正常，二氧化碳结合力和 pH 升高，二氧化碳分压亦高，呈低钾性碱中毒。非蛋白氮或尿素氮因尿少亦高于正常。由于长期饥饿，可出现低蛋白血症。如贫血严重，大便潜血阳性，应考虑恶性溃疡之可能性。

2. X 线检查：除透视下能见到巨大胃泡以外，应在洗胃后做 X 线钡剂胃肠造影，可清楚地看见扩大的胃和排空困难。此外，还能看见溃疡的龛影或十二指肠壶腹部变形，对于鉴别良性或恶性溃疡，亦有 80%～85% 的可靠性。

3. 胃镜检查：纤维胃镜能看出幽门痉挛、黏膜水肿或黏膜脱垂，以及瘢痕性狭窄等不同的病理变化，并可以看出溃疡的大小、位置与形态。对可疑恶性的病例，需做活组织检查。因此胃镜检查能为幽门梗阻的病因提供确切的诊断依据。

4. 盐水负荷试验：先将胃内存积的内容物抽吸干净，然后 3～5 分钟内注入生理氯化钠溶液 700ml，30 分钟以后再吸出胃内盐水。若抽出不及 200ml，说明无幽门梗阻；若抽出超出 350ml 以上，则认为有梗阻存在。

【治疗原则】 一般幽门梗阻患者，不宜施行紧急手术；如经过 3～5 天胃肠减压，患者能恢复饮食，病情逐渐好转，说明痉挛和水肿的因素得到消除，可继续观察。必要时重复钡餐检查。反之，如减压无效则说明瘢痕性狭窄，必须采取手术治疗。如有恶性肿瘤的证据，无疑更需积极采取手术措施。

【一般治疗】

1. 胃肠减压，高渗盐水洗胃，去除胃内容物，减轻胃负担。

2. 矫正失水与电解质紊乱是治疗幽门梗阻的首要问题，因为丢失胃酸多，存在不同程度的碱中毒。

3. 经短期内科治疗无效，说明瘢痕挛缩为引起幽门梗阻的主要因素。或经检查诊断为胃溃疡，尤其是有恶变可疑者，于非手术疗法使炎症水肿消失后，应择期行手术治疗。

（三）药物处方

【处方①】 （1440）脂肪乳氨基酸（17）葡萄糖（11%）注射液 1440ml＋注射用丙氨酰谷氨酰胺 20g＋维生素 C

2g+维生素 B₆0.2g+10%氯化钾注射液 20ml+胰岛素注射液 16 单位，静脉滴注，每日 1 次。

【处方②】 10%葡萄糖注射液 1000ml+复方氨基酸注射液（3AA）250ml+维生素 C 2g+维生素 B₆ 0.2g+10%氯化钾注射液 20ml+胰岛素注射液 12 单位，静脉滴注，每日 1 次。

10%葡萄糖注射液 500ml+门冬氨酸钾镁注射液 20ml+10%氯化钾注射液 10ml+胰岛素注射液 10 单位，静脉滴注，每日 1 次。

（李振凯）

九、门静脉高压症

（一）概述

门静脉高压症是一组由门静脉压力持久增高引起的综合征，大多数由肝硬化引起，少数继发于门静脉主干或肝静脉梗阻以及原因不明的其他因素。当门静脉血不能顺利通过肝脏回流入下腔静脉就会引起门静脉压力增高，表现为门-体静脉间交通支开放，大量门静脉血在未进入肝脏前就直接经交通支进入体循环，从而出现腹壁和食管静脉扩张、脾大和脾功能亢进症、肝功能失代偿和腹腔积液等。最为严重的是食管胃底静脉曲张，一旦破裂就会引起严重的急性上消化道出血危及生命。

（二）诊断与治疗

【诊断要点】

1. 病史：患者既往是否有肝炎病史或与肝炎患者接触史以及输血史，是否有拔牙等口腔治疗史，均可提示是否患肝炎后肝硬化。饮酒史是酒精性肝病诊断的重要依据，但不是所有长期饮酒者都形成酒精性肝硬化。另外还有血吸虫病史，心脏病史，服用雌激素、非甾体类药物，营养不良及肝胆疾病家族史等，均可提示有无先天性、特发性门静脉高压症。

2. 临床表现：门脉高压症可引起侧支循环开放、脾大、脾功能亢进症以及腹腔积液等临床表现，其他尚有蜘蛛痣、肝掌和肝功能减退等表现。大多数患者根据临床表现即可做出门脉高压症的诊断。

【治疗原则】 本病的早期可无任何症状，而一旦出现症状又往往比较凶险，故有必要对患有肝炎后肝硬化和血吸虫性肝硬化的患者结合健康体检定期随访以早期发现、早期治疗。

【一般治疗】

1. 生活规律，避免剧烈运动，多卧床休息，并做有节奏的深呼吸，有助于血液回流。

2. 调节饮食，宜吃营养丰富、易消化的软食，不吃粗糙、过硬的食品。大多数患者有腹腔积液，要限制食盐的摄入。未发生肝性脑病时，可适当进食优质蛋白质。

3. 避免任何能增加腹腔压力的活动，如呕吐、便秘、咳嗽、大笑、用力等。

4. 手术治疗：外科治疗门静脉高压症主要是预防和控制食管胃底曲张静脉破裂出血。对于没有黄疸和明显腹水的患者发生大出血，应争取即时或经短时间准备后即行手术。手术治疗包括门体分流术、断流手术。严重脾大合并明显的脾功能亢进症最多见于晚期血吸虫病，也见于脾静脉栓塞引起的左侧门静脉高压症，对于这类患者单纯行脾切除效果良好；近年来也有行选择性脾动脉栓塞术、脾脏射频消融术，以缓解脾功能亢进症，并能保留脾脏。肝硬化引起的顽固性腹腔积液的有效治疗方法是肝移植。其他治疗包括行经颈内静脉肝内门腔静脉分流术（TIPS）和腹腔-上腔静脉转流术。

（三）药物处方

【处方①】 适用于有病毒复制的肝炎性肝硬化所致的门脉高压者。

拉米夫定片 100mg，口服，每日 1 次。
甘草酸二铵肠溶胶囊 150mg，口服，每日 3 次。
盐酸普萘洛尔 40mg，口服，每日 2 次。

【处方②】 适用于合并有腹水的患者。

人血白蛋白 10g，静脉滴注，每日 1～2 次。
呋塞米注射液 20mg，静脉注射，每日 1～2 次。
或注射用托拉塞米 10mg，静脉注射，每日 1～2 次。
10%葡萄糖注射液 1000ml+复方氨基酸注射液（3AA）250ml+维生素 C 2g+维生素 B₆ 0.2g+10%氯化钾注射液 20ml+胰岛素注射液 12 单位，静脉滴注，每日 1 次。

10%葡萄糖注射液 500ml+门冬氨酸钾镁注射液 20ml+10%氯化钾注射液 10ml+胰岛素注射液 10 单位，静脉滴注，每日 1 次。

5%葡萄糖氯化钠注射液 250ml+维生素 K₁ 30mg，静脉滴注，每日 1 次。

注意事项

1. 人血白蛋白偶可引起寒战、发热、颜面潮红、皮疹、恶心、呕吐等，输入速度过快可导致肺水肿。

2. 利尿剂常见的不良反应有头痛、眩晕、疲乏、食欲减退、恶心、呕吐、便秘、腹泻、低血压、精神紊乱、心绞痛、低钾血症，偶见瘙痒、皮疹、光敏反应，罕见口干、视觉障碍。

【处方③】 适用于胃底食管静脉曲张破裂者。

垂体后叶注射液 5～10 单位，肌内注射，每 6～8 小时一次；或 5%葡萄糖注射液 500ml+垂体后叶注射液 10～20 单位，静脉滴注。

生理氯化钠溶液 50ml+醋酸奥曲肽 0.3g，静脉泵入，每 24 小时 1 次。

注射用奥美拉唑钠 40mg，壶入，每日 1～2 次。

5%葡萄糖氯化钠注射液 250ml+维生素 K₁ 30mg+注射用酚磺乙胺 0.75g+氨甲苯酸注射液 0.3g，静脉滴注，每日 1 次。

（李振凯）

十、急性腹膜炎

（一）概述

急性腹膜炎是常见的外科急腹症，其病理基础是腹膜壁层和（或）脏层因各种原因受到刺激或损害发生急性炎性反应，多由细菌感染、化学刺激或物理损伤所引起。大多数为继发性腹膜炎，源于腹腔的脏器感染、坏死穿孔、外伤等。其典型临床表现为腹膜炎三联征（腹部压痛、腹肌紧张和反跳痛）以及腹痛、恶心、呕吐、发热、白细胞升高等，严重时可致血压下降和全身中毒性反应，如未能及时治疗可死于中毒性休克。部分患者可并发盆腔脓肿、肠间脓肿、膈下脓肿、髂窝脓肿及粘连性肠梗阻等并发症。

（二）诊断与治疗

【诊断要点】

1. 急性腹痛：腹痛是最主要、最常见的症状，多数突然发生，持续存在，迅速扩展，其性质取决于腹膜炎的种类（化学性抑或细菌性）、病变的范围和患者的反应。胃、十二指肠、胆囊等器官急性穿孔引起弥漫性腹膜炎时，则表现全腹疼痛，甚至休克，少数病例可因腹膜渗出大量液体，稀释刺激物，而出现腹痛和腹膜刺激征暂时缓解的病情好转假象；当继发细菌感染后，腹痛再次加剧。细菌感染引起的腹膜炎一般先有原发病灶（如阑尾炎、胆囊炎等）的局部疼痛，穿孔时腹痛可较前缓解，呈胀痛或钝痛，但疼痛逐渐加重并向全腹扩散；腹痛的程度因人而异，体弱或老年患者疼痛常不明显。

2. 恶心与呕吐：为早期出现的常见症状，开始由于腹膜刺激引起反射性呕吐，吐出物多为胃内容物，有时可含胆汁；后由于麻痹性肠梗阻，则出现持续性呕吐，吐出物为棕黄色肠内容物，可有恶臭。

3. 发热：由感染所致的腹膜炎常有中等程度发热，部分患者会出现高热，空腔脏器急性穿孔产生的腹膜炎体温多低于正常或接近正常。

4. 急性弥漫性腹膜炎患者，由于腹膜渗出大量液体，腹膜及肠壁高度充血，水肿，麻痹的肠腔积聚大量液体，加上呕吐、失水等因素，有效循环血容量及血钾总量显著减少。此外，由于肾血流量减少，毒血症加重，心、肾及周围血管功能减损，患者常有低血压及休克表现，脉搏细数或不能扪及，也可有口渴、少尿或无尿。

5. 毒素吸收引起肠麻痹患者可有腹胀，无肛门排气；当患者出现频繁的呃逆，则炎症可能已波及膈肌。

6. 腹膜炎患者多有痛苦表情，咳嗽、呼吸、转动身体均可使腹痛加剧，患者被迫采取仰卧位，两下肢屈曲，呼吸表浅频数。

7. 腹部查体可发现典型的腹膜炎三联征——腹部压痛、腹肌紧张和反跳痛。在局限性腹膜炎，三者局限于腹部的一处；而在弥漫性腹膜炎，则遍及全腹，并可见到腹式呼吸变浅，腹壁反射消失，肠鸣音减少或消失，压痛和反跳痛几乎

始终存在。当炎症局限，形成局限性脓肿或炎性肿块、且接近腹壁时，可能扪及边缘不清的肿块，在盆腔的肿块或脓肿有时可通过直肠指诊扪及。

【治疗原则】 查找病因，诊断明确后可给予止痛等对症处理，症状较重者需手术治疗。

【一般治疗】

1. 卧床休息，半卧位，以利炎性渗出物流向盆腔而易于引流，若休克严重则取平卧位。

2. 禁食、水，胃肠减压。

3. 纠正体液、电解质及酸碱平衡的失调。

4. 静脉内高营养治疗或少量输血浆、全血，以改善患者的全身情况及增强免疫力。

5. 抗菌治疗为急性腹膜炎最重要的内科疗法。一般继发性腹膜炎多为需氧菌与厌氧菌的混合感染，故宜采用广谱抗生素或使用数种抗生素联合治疗。如能获得病原菌，依药敏试验结果选用抗生素更佳。

6. 剧烈疼痛或烦躁不安者，如诊断已经明确，可酌用哌替啶、苯巴比妥等药物；如有休克自应积极进行抗休克治疗等。

（三）药物处方

【处方①】 适用于轻症腹膜炎患者。

氯化钠注射液 100ml＋注射用青霉素钠 400 万单位（需皮试阴性），静脉滴注，每日 2 次。甲硝唑氯化钠注射液 100ml，静脉滴注，每日 1 次。

或氯化钠注射液 100ml＋注射用头孢呋辛钠 1.5g（需皮试阴性），静脉滴注，每日 2 次。甲硝唑氯化钠注射液 100ml，静脉滴注，每日 1 次。

【处方②】 适用于重症腹膜炎患者。

氯化钠注射液 100ml＋注射用头孢哌酮钠舒巴坦钠 1.5g（需皮试阴性），静脉滴注，每 12 小时一次。甲硝唑氯化钠注射液 100ml，静脉滴注，每日 1 次。

或氯化钠注射液 100ml＋注射用头孢曲松钠 1g（需皮试阴性），静脉滴注，每日 2 次。甲硝唑氯化钠注射液 100ml，静脉滴注，每日 1 次。

【处方③】 适用于完全禁食、水患者。

（1440）脂肪乳氨基酸（17）葡萄糖（11%）注射液 1440ml＋注射用丙氨酰谷氨酰胺 20g＋维生素 C 2g＋维生素 B6 0.2g＋10%氯化钾注射液 20ml＋胰岛素注射液 16 单位，静脉滴注，每日 1 次。

注射用奥美拉唑钠 40mg，壶入，每日 1～2 次。

【处方④】 适用于青霉素、头孢类药物过敏者。

左氧氟沙星氯化钠注射液 0.5g，静脉滴注，每日 1 次。

甲硝唑氯化钠注射液 100ml，静脉滴注，每日 1 次。

【处方⑤】 适用于腹部绞痛且诊断明确患者。

盐酸消旋山莨菪碱注射液 10mg，肌内注射。

【处方⑥】 适用于腹痛明显且诊断明确者。

盐酸哌替啶注射液 50mg，肌内注射。

注意事项

1. 成瘾性比吗啡轻，但连续应用亦会成瘾。

2. 不良反应有头晕、头痛、出汗、口干、恶心、呕吐等，过量可致瞳孔散大、惊厥、出现幻觉、心动过速、血压下降、呼吸抑制、昏迷等。

3. 不宜皮下注射，因对局部有刺激性。

4. 儿童慎用。1 岁以内小儿一般不应静脉注射本品或进行人工冬眠。

5. 不宜与异丙嗪多次合用，否则可致呼吸抑制，引起休克等不良反应。

（牟海峰）

十一、急性胰腺炎

（一）概述

急性胰腺炎是多种病因导致胰酶在胰腺内被激活后引起胰腺组织自身消化、水肿、出血甚至坏死的炎症反应，是一种常见急腹症，可分为水肿性和出血坏死性。前者病情轻，预后好；而后者病情险恶，死亡率高，不仅表现为胰腺的局部炎症，而且常常涉及全身的多个脏器。其危险因素国内以胆道疾病为主，称为胆源性胰腺炎，其他因素：上腹部外伤、胰腺血循环障碍（低血压、动脉栓塞等）、饮食因素（暴饮暴食）、感染因素、药物因素、高脂血症、高钙血症等。

（二）诊断与治疗

【诊断要点】

1. 腹痛：表现为急性、突发、持续、剧烈的上腹部疼痛，疼痛可呈持续性钝痛、刀割样痛或绞痛，常位于上中腹，进食后可加剧，弯腰或前倾位疼痛可减轻。腹痛若向腰背部发射则提示病变已累及全胰腺。

2. 腹胀：早期可有轻度腹胀，后期由于腹膜后感染腹胀加重，腹胀与感染程度成正比，可引起麻痹性肠梗阻。

3. 恶心、呕吐：起病早期即可有恶心、呕吐，有时较频繁，剧烈者可呕吐胆汁，吐后腹痛不缓解。

4. 发热：水肿型胰腺炎患者一般有中等发热，出血坏死型常有高热，合并有腹腔感染时可呈现出弛张热。

5. 水、电解质紊乱及酸碱平衡失调：患者多有不同程度脱水及碱中毒，重症患者可有高血糖、低钙血症、低钾血症、低镁血症等。

6. 休克：急性出血坏死性胰腺炎患者可突然出现休克症状，部分患者可出现格雷·特纳征、卡伦征。

7. 血清淀粉酶和（或）脂肪酶活性至少＞3 倍正常上限值。

8. 腹部 CT 或 MRI 可见胰腺和胰周肿胀、边界模糊，胰腺内皂化斑以及胰腺和胰周组织坏死、脓肿等。

【一般治疗】

1. 防治休克、改善微循环：禁食和胃肠减压，应积极补充液体、电解质和热量，以维持循环的稳定和水、电解质平衡。

2. 静卧休息、解痉止痛、营养支持。

3. 手术治疗：虽有局限性区域性胰腺坏死、渗出，无感染而全身中毒症状不十分严重的患者，不需急于手术；若有感染则应予以相应的手术治疗。最常用的是坏死组织清除加引流术。胆源性胰腺炎处理主要是取出结石，通畅引流并清除坏死胰腺组织做广泛引流。

（三）药物处方

【处方①】 适合于急性胰腺炎全身反应期、水肿性胰腺炎。

（1440）脂肪乳氨基酸（17）葡萄糖（11%）注射液 1440ml＋注射用丙氨酰谷氨酰胺 20g＋维生素 C 2g＋维生素 B_6 0.2g＋10%氯化钾注射液 20ml＋胰岛素注射液 16 单位，静脉滴注，每日 1 次。

注射用奥美拉唑钠 40mg，壶入，每日 1～2 次。

醋酸奥曲肽 0.1g，皮下注射，每 6 小时 1 次。

0.9%氯化钠溶液 500ml＋注射用乌司他丁 10 万单位，静脉滴注，每日 2 次。

盐酸哌替啶注射液 50mg，肌内注射。

盐酸消旋山莨菪碱注射液 10mg，肌内注射。

注意事项　输注时应注意：①输液时注意如采用周围静脉输注有可能发生静脉炎；②不良反应主要有体温升高（发生率 3%），偶见寒战、恶心/呕吐（发生率 1%），另有输注过程中出现肝功能酶一过性升高的报道；其他不良反应更为罕见，包括超敏反应（过敏反应、皮疹、荨麻疹），呼吸症状（如呼吸急促），低血压，溶血，网织红细胞增多，腹痛、头痛、疲倦、阴茎异常勃起少见报道；③脂肪超载综合征：表现有高脂血症、发热、脂肪浸润、肝大、脾大、贫血、白细胞减少症、血小板减少症、凝血机制障碍、昏迷，若停止输注所有症状通常均可逆转。

【处方②】 适用于急性坏死性胰腺炎。

（1440）脂肪乳氨基酸（17）葡萄糖（11%）注射液 1440ml＋注射用丙氨酰谷氨酰胺 20g＋维生素 C 2g＋维生素 B_6 0.2g＋10%氯化钾注射液 20ml＋胰岛素注射液 16 单位，静脉滴注，每日 1 次。

10% 葡萄糖注射液 500ml＋门冬氨酸钾镁注射液 20ml＋10%氯化钾注射液 10ml＋胰岛素注射液 10 单位，静脉滴注，每日 1 次。

注射用奥美拉唑钠 40mg，壶入，每日 1～2 次。

醋酸奥曲肽 0.1g，皮下注射，每 6 小时 1 次。

0.9%氯化钠溶液 500ml＋注射用乌司他丁 10 万单位，静脉滴注，每日 3 次。

盐酸哌替啶注射液 50mg，肌内注射。

盐酸消旋山莨菪碱注射液 10mg，肌内注射。

左氧氟沙星氯化钠注射液 0.5g，静脉滴注，每日 1 次。

甲硝唑氯化钠注射液 100ml 静脉滴注，每日 1 次。

或氯化钠注射液 100ml＋注射用头孢哌酮钠舒巴坦钠

1.5g（需皮试阴性）静脉滴注，每 12 小时 1 次。

甲硝唑氯化钠注射液 100ml，静脉滴注，每日 1 次。

或氯化钠注射液 250ml＋注射用哌拉西林钠他唑巴坦钠 4.5g，静脉滴注，每 8 小时 1 次。

大黄 10g＋温水 50ml，鼻饲，每日 4～5 次。

（牟海峰）

十二、慢性胰腺炎

（一）概述

慢性胰腺炎是各种原因所致的胰腺实质和胰管的不可逆慢性炎症，其特征是反复发作的上腹部疼痛伴不同程度的胰腺内、外分泌功能减退或丧失，其主要病因是长期酗酒，我国则以胆道疾病为主。此外，甲状旁腺功能亢进症的高钙血症、高脂血症、营养不良、血管因素、遗传因素、先天性胰腺分离畸形等也可导致本病。

（二）诊断与治疗

【诊断要点】

1. 腹痛：疼痛位于上腹部剑突下或偏左，常放射到腰背部，呈束腰带状。

2. 消瘦：慢性胰腺炎患者多数可出现食欲减退、纳差，引起体重下降甚至消瘦、营养不良。

3. 腹泻：部分患者可有慢性腹泻或脂肪泻。

4. 后期患者可出现腹部包块、黄疸及糖尿病。

5. 符合下列任何一项或一项以上者可诊断为慢性胰腺炎：①ERCP 显示有胰管改变；②促胰泌素试验阳性；③胰腺钙化；④提示慢性胰腺炎的 EUS 异常；⑤组织学检查显示慢性胰腺炎特征。

【治疗原则】　改善微循环，补充胰酶，治疗胆道疾病，预防并发症的发生等。

【一般治疗】

1. 病因治疗：治疗胆道疾病，戒酒。

2. 饮食疗法：少食多餐，高蛋白、高维生素、低脂饮食。

3. 镇痛：可用长效抗胆碱能药物，要防止药物成瘾，必要时行腹腔神经丛封闭。

4. 补充胰酶：消化不良，特别是脂肪泻患者，应给予大量外源性胰酶制剂。

5. 控制糖尿病：控制饮食并采用胰岛素替代疗法。

6. 手术治疗。

（三）药物处方

【处方①】　颠茄片，10mg，口服，每日 3 次。

【处方②】　胰酶肠溶片 3 片，口服，每日 3 次。

【处方③】　适用于疼痛患者。

对乙酰氨基酚 0.3～0.6g，口服，每 4 小时 1 次或每天 4 次。或氨酚待因片，1～2 片，口服，每日 3 次。

注意事项

1. 主要不良反应有：服用常用剂量时，偶有头晕、出汗、恶心、嗜睡等反应，停药后可自行消失。解热镇痛药超剂量或长期使用可产生药物依赖性。

2. 有呼吸抑制及有呼吸道梗阻性疾病，尤其是哮喘发作的患者应禁用；多痰患者禁用，以防因抑制咳嗽反射，使大量痰液阻塞呼吸道，继发感染而加重病情。

3. 长期使用后身体可产生一定程度的耐受性；不明原因的急腹症、腹泻，应用本品后可能掩盖真相造成误诊，故应慎重。下列情况慎用：酒精中毒、肝病或病毒性肝炎、肾功能不全、支气管哮喘、胆结石、颅脑外伤或颅内病变、前列腺肥大等；长期大量应用解热镇痛药物时，特别是肝功能异常者，应定期测定肝功能及血常规。

（牟海峰）

十三、腹股沟疝

（一）概述

腹腔内脏在腹股沟通过腹壁缺损突出者，称为腹股沟疝，是最常见的腹外疝，占全部腹外疝的 90%。根据疝环与腹壁下动脉的关系，腹股沟疝分为腹股沟斜疝和腹股沟直疝两种。斜疝从位于腹壁下动脉外侧的腹股沟管内环突出，向内下，向前斜行经腹股沟管，再穿出腹股沟环，可进入阴囊中，占 95%。直疝从腹壁下动脉内侧的腹股沟三角区直接由后向前突出，不经内环，也从不进入阴囊，仅占 5%。腹股沟疝发生于男性者占多数。男女发病率之比为 15:1，右侧比左侧多见。老年患者中直疝发生率有所上升，但仍以斜疝为多见。

（二）诊断与治疗

【诊断要点】

1. 可复性疝：基本表现是腹股沟区出现一可复性肿块，开始肿块较小，仅在患者站立、劳动、行走、跑步、剧咳或患儿啼哭时出现，平卧或用手压时肿块可自行回纳，消失不见。一般无特殊不适，仅偶尔伴局部胀痛和牵涉痛。随着疾病的发展，肿块可逐渐增大，自腹股沟下降至阴囊内或大阴唇，行走不便和影响劳动。平卧时肿块可自行消失或用手将包块向外上方轻轻挤推，向腹腔内回纳消失。疝块回纳后，压住内环口，随患者咳嗽有冲击感。

2. 滑动性斜疝：往往表现为较大而不能完全回纳的难复性疝。滑出腹腔的盲肠常与疝囊前壁发生粘连。临床上除了肿块不能完全回纳外，尚有消化不良和便秘等症状。

3. 嵌顿性疝：常发生在强力劳动或排便等腹内压骤增时，通常都是斜疝。临床上常表现为疝块突然增大，并伴有明显疼痛。平卧或用手推送肿块不能使之回纳。肿块紧张发硬，且有明显触痛。嵌顿的内容物为大网膜，局部疼痛常轻微；如为肠袢，不但局部疼痛明显，还可伴有阵发性腹部绞痛、恶心、呕吐、便秘、腹胀等机械性肠梗阻的病症。

4. 绞窄性疝：患者腹痛剧烈且呈持续性；呕吐频繁，呕吐物含咖啡样血液或出现血便；不对称腹胀，腹膜刺激征，肠鸣音减弱或消失；腹腔穿刺或灌洗为血性积液；X线检查见孤立胀大的肠袢或瘤状阴影；体温、脉率、白细胞计数渐上升，甚至出现休克体征。

【治疗原则】 软化大便，保持大便通畅。使用疝带、疝托、中药等。成年人各种疝均需手术治疗。

【一般治疗】

1. 保持大便通畅：口服缓泻剂，使大便松软、润滑，增加多纤维食物摄入和改变大便习惯，逐步纠正便秘的发生。

2. 使用疝带或疝托，避免腹内压增高的情况，例如大笑、剧烈咳嗽、用力大便、负重等。

3. 手术治疗。

（三）药物处方

【处方①】 适用于便秘者。

麻仁软胶囊2粒，口服，每日1次。

芪蓉润肠口服液10ml，口服，每日3次。

【处方②】 适用于嵌顿疝或绞窄疝有感染者。

氯化钠注射液100ml+注射用青霉素钠400万单位（需皮试阴性），静脉滴注，每日2次。

甲硝唑氯化钠注射液100ml，静脉滴注，每日1次。

或氯化钠注射液100ml+注射用头孢呋辛钠1.5g（需皮试阴性），静脉滴注，每日2次。

甲硝唑氯化钠注射液100ml，静脉滴注，每日1次。

【处方③】适用于有感染且青霉素、头孢类药物过敏者。

左氧氟沙星氯化钠注射液0.5g，静脉滴注，每日1次。

甲硝唑氯化钠注射液100ml，静脉滴注，每日1次。

（牟海峰）

十四、股疝

（一）概述

腹腔内脏器经股环、股管自卵圆窝疝出时，称为股疝。多为后天获得性，先天性股疝极其罕见。其发病与股环较宽、妊娠、肥胖、结缔组织退行性变、腹内压升高等因素有关。

（二）诊断与治疗

【诊断要点】

1. 可复性肿块：股疝肿块通常不大，患者在站立、咳嗽、用力等引起腹内压增加时，发现大腿根部（卵圆孔处）出现半球形隆起，大小似一枚核桃或鸡蛋，质地柔软。平卧时疝块通常不能自行还纳，需沿其突出途径进行逆行复位还纳。由于囊外有丰富的脂肪组织，平卧而回纳疝内容物后，有时肿块并不消失。若疝内容物为大网膜等组织，经常发作，容易和疝囊发生粘连，肿块不易完全消失，则形成难复性股疝。

2. 胀痛：股疝较大时肿块可转向上行，基底部可延伸到腹股沟区，患者往往伴有腹股沟区坠胀不适；或在久站后局部胀痛和下坠感。

3. 肠梗阻表现：约有60%病例可发生嵌顿，引起局部疼痛加剧，出现急性肠梗阻表现才来就诊。故对急性肠梗阻患者，尤其是中年妇女，应检查有无股疝，以避免漏诊和误诊。

【治疗原则】 同"腹股沟疝"。

【一般治疗】 同"腹股沟疝"。

（三）药物处方

处方及注意事项同"腹股沟疝"。

（牟海峰）

第二章 骨科疾病

一、骨折

（一）概述

骨折不论发生于骨、骺板或关节，都是指骨质结构连续性的中断。这包括明显的皮质骨断裂，也包括骨小梁的中断，即微骨折。骨折一般均伴有软组织——骨周围的骨膜、韧带、肌腱、肌肉、血管、神经、关节囊的损伤，一般表现为局部疼痛、肿胀、青紫、功能障碍、畸形及骨擦音等。在治疗时，可以利用完整的软组织作为整复、固定的支点，对已破坏的软组织，应在治疗骨折的同时治疗软组织损伤。

（二）诊断与治疗

【诊断要点】

1. 全身表现

（1）体温 骨折后一般体温正常，出血量较大的骨折，血肿吸收时体温略有升高，但一般不超过38℃，开放性骨折体温升高时，应考虑感染的可能。

（2）休克 骨折所致的休克主要原因是出血，特别是骨盆骨折、股骨骨折和多发性骨折，其出血量大者可达2000ml以上。严重的开放性骨折或并发重要内脏器官损伤时亦可导致休克。

2. 局部表现

（1）骨折的一般表现 为局限性疼痛与压痛、局部肿胀与瘀斑、功能障碍。

（2）骨折的专有体征　①畸形：骨折段移位可使患肢外形发生改变，主要表现为短缩、成角或旋转；②异常活动：正常情况下肢体不能活动的部位，骨折后出现不正常的活动；③骨擦音或骨擦感：骨折后，两骨折端相互摩擦时，可产生骨擦音或骨擦感。

影像学检查：凡疑为骨折者应常规进行 X 线拍片检查，可显示临床上难以发现的不完全性骨折、深部骨折、关节内骨折和小的撕脱性骨折等，即使临床上已表现为明显骨折者，X 线拍片检查也是必要的，可以帮助了解骨折的类型和具体情况，对治疗具有指导意义。骨折的 X 线检查一般应拍摄包括邻近一个关节在内的正、侧位片，必要时需加摄斜位、切线位或健侧相应部位的 X 线片。仔细阅读 X 线片后应辨明以下几点：①骨折是损伤性或病理性；②骨折是否移位，如何移位；③骨折对位对线是否满意，是否需要整复；④骨折是新鲜的还是陈旧的；⑤是否有临近关节或骨损伤。

【治疗原则】　三步阶梯疗法：骨折患者的典型表现是伤后出现局部变形、肢体等出现异常运动、移动肢体时可听到骨擦音；此外，伤口剧痛，局部肿胀、淤血，伤后出现运动障碍。出现外伤后尽可能少搬动患者，如需搬动必须动作谨慎、轻柔、稳妥，以不增加患者痛苦为原则。治疗骨折的最终目的是使受伤肢体最大可能、最大限度地恢复其功能。因此，在骨折治疗中，复位、固定、功能锻炼这三项基本原则十分重要。

【一般治疗】

1. 手术治疗

（1）复位　是将骨折后发生移位的骨折断端重新恢复正常或接近原有正常位置，以重新恢复骨骼的支架作用。复位的方法有闭合复位、手术复位及外固定架复位。

（2）固定　骨折复位后，因为其不稳定，容易发生再移位，因此要采用不同的方法将其固定在满意的位置上，使其逐渐愈合。常用的固定方法有：小夹板、石膏绷带、外固定支架、牵引制动固定等，这些叫做外固定。如果通过手术切开放置钢板、钢针、髓内针、螺丝钉等，就叫做内固定。

（3）功能锻炼　骨折后期主要是以重点关节为主的全身功能锻炼，通过受伤肢体肌肉收缩，增加骨折周围组织的血液循环，促进骨折愈合，防止肌肉萎缩，通过主动或被动活动未被固定的关节，防止关节粘连、关节囊挛缩等，使受伤肢体的功能尽快恢复到骨折前的正常状态。骨折患者的康复应该遵循循序渐进，由轻到重、由小到大，主动功能锻炼为主，被动活动为辅的原则。

2. 康复治疗

（1）要求　尽早进行系统合理的功能锻炼，不仅能维持机体正常的生理功能水平、加快骨折愈合、防止毗邻未受伤关节的功能障碍，更重要的是可以防止因肌肉粘连、关节僵硬及肌肉萎缩所引起的受伤关节的永久的功能障碍，最大限度地恢复患者的肢体功能，预防肢体废用性萎缩及关节挛缩。

（2）日常方法　四肢骨折，尤其是关节及关节周围骨折术后的康复，最重要的是关节活动度和肌力的训练。早期关节活动度训练要以被动活动为主，应掌握循序渐进的原则，有条件可使用 CPM 进行功能锻炼。术后 3 天可开始逐步加强主动的关节活动。康复训练要逐步加大并维持关节的最大活动度，切忌小范围快节奏活动，这样不仅无助于关节活动度的改善，而且对骨折局部也有影响。

（3）肌力训练　人体上下肢的功能各有侧重，上肢侧重于精细动作，这些功能的恢复是功能锻炼的重点。锻炼时要注意手指屈伸都要达到最大限度，以防止手部关节僵硬粘连。下肢的主要功能是负重，但在下肢骨折愈合前如果过度负重会造成固定物松动、折断，所以下肢骨折的康复一定要遵循"早活动、晚负重"的原则。股四头肌是大腿前侧的一块重要肌肉，伤后和术后如果长时间不活动很容易萎缩，而且一旦萎缩很难恢复，直接影响功能康复结果。

（三）药物处方

【处方①】　伤科接骨片 2～3 片，口服，每日 3 次。

注意事项

1. 运动员慎用。

2. 本品服用需遵医嘱，不可随意增加剂量。

3. 孕妇及 10 岁以下儿童禁服。

【处方②】　七叶皂苷钠 30～60mg，口服，每日 2 次。

注意事项

1. 对本品任何成分过敏者禁用。

2. 应放置在儿童不易接触的地方。

3. 服用期间出现任何不良反应应告知医生。

（王永胜）

二、颈椎病

（一）概述

颈椎病是颈椎间盘退变及其继发性改变刺激或压迫邻近组织引起的各种症状和体征。颈椎有 7 块，在日常工作生活中，它们是最灵活、活动频率最高的椎体，在承受各种负荷、劳损后，逐渐出现退行性变。

症状：①头颈活动受限，闭眼时向左右旋转头颈，引起偏头痛或眩晕。②活动时有疼痛。③颈部有僵直。④伴有手肩臂感觉异常疼痛（皮肤过敏、蚁走感、手指发热、发冷等）。手指无力。⑤由于脑内供血不足可引起脑后部缺血而表现一系列头部症状，如偏头痛、视力障碍、耳鸣、听力减退等。⑥有椎管狭窄者可在低头时突然引起全身麻木，或有过电样的感觉。

（二）诊断与治疗

【诊断要点】

1. 有颈椎病的一些症状。

2. 影像学：X 线检查、CT、MR、DSA（椎动脉数字减影血管造影）显示颈椎间盘或椎间关节有退行性变改变。

3. 影像学征象必须与临床表现相一致。

【治疗原则】

1. 由于病因复杂，颈椎病患者情况有所不同，进行治疗时，一定要坚持原则性与个体性相结合，不同颈椎病患者，应当采取不同方法，治疗方案应切实可行。

2. 强调局部与整体。颈椎病往往表现为局部疼痛，实则是全身性病变。颈椎病患者在治疗上，要做到局部与整体相结合。颈椎病患者只有坚持局部与整体结合，才能有效发现颈椎病病根，并对症下药，达到彻底治疗颈椎病的目的。

3. 熟悉颈椎病常识，了解颈椎解剖特点，做到科学预防与治疗颈椎病。对于颈椎病患者来说，一定要掌握颈椎自我保健方法，积极预防颈部疼痛发生，选择正确的门诊治疗，而且应循序渐进，持之以恒。颈椎病患者根据自己的情况，选择多种方法，综合治疗，以求快速痊愈。

4. 颈椎病治疗应该提高生存质量，缓解患者痛苦，这是颈椎病的治疗目的，也是治疗原则。颈椎病是一种慢性疾病，治疗过程也是漫长的，需要患者坚持治疗，保证患者正常的生活，维护健康和劳动力，在延长寿命的同时提高其生存质量。这对于颈椎病患者的治疗来说，是非常重要的。

5. 坚持自我治疗。颈椎病的自我治疗是极为重要的一种治疗方法，颈椎病患者只要长期坚持，科学指导，颈部的不适和疼痛就一定能够治愈。可以适当地进行牵引、康复锻炼，根据不同病情，有针对性治疗。

【一般治疗】

1. 自我疗法：①颈围。限制颈部的过度活动，缓解椎间隙内的压力，增加颈部的支撑作用。②牵引。可以在家中，也可在医院内，低枕头，纠正高枕姿势。限制头颈部活动，有利于椎间隙内突出物的还纳。

2. 按摩与推拿法：理疗操作的方法要柔和。

3. 手术治疗：切除骨刺或突出的椎间盘，解除脊髓神经压迫。

4. 微创治疗：是近年来国际引进的最先进治疗技术，安全有效，被广泛应于临床。微创治疗包括激光微创治疗和微创介入治疗。

5. 其他治疗：包括臭氧髓核消融术、宝石激光消融术、胶原酶溶解术、后路镜技术、椎体后凸成形术、低温等离子消融术等。

（梁和胜 肖立军）

三、急性腰扭伤

（一）概述

急性腰扭伤是腰部肌肉、筋膜、韧带等软组织因外力作用突然受到过度牵拉而引起的急性撕裂伤，常发生于搬抬重物、腰部肌肉强力收缩时。急性腰扭伤可使腰骶部肌肉的附着点、骨膜、筋膜和韧带等组织撕裂。

主要临床表现：患者伤后立即出现腰部疼痛，呈持续性剧痛，次日可因局部出血、肿胀、腰痛更为严重；也有的只

是轻微扭转一下腰部，当时并无明显痛感，但休息后次日感到腰部疼痛。腰部活动受限，不能挺直，俯、仰、扭转感困难，咳嗽、喷嚏、大小便时可使疼痛加剧。站立时往往用手扶住腰部，坐位时用双手撑于椅子，以减轻疼痛。腰肌扭伤后一侧或两侧即发生疼痛；有时可以受伤后半天或隔夜才出现疼痛、腰部活动受阻，静止时疼痛稍轻、活动或咳嗽时疼痛较甚。检查时局部肌肉紧张、压痛及牵引痛明显，但无淤血现象。

（二）诊断与治疗

【诊断要点】

1. 本病的辅助检查方法主要是 X 线检查：①损伤较轻者，X 线平片无异常表现；②损伤严重者，X 线表现一般韧带损伤多无异常发现或见腰生理前突消失。棘上、棘间韧带断裂者，侧位片表现棘突间距离增大或合并棘突，关节突骨折。

2. 患者有搬抬重物史，有的患者主诉听到清脆的响声。

3. 伤后重者疼痛剧烈，当即不能活动；轻者尚能工作，但休息后或次日疼痛加重，甚至不能起床。检查时见患者腰部僵硬，腰前凸消失，可有脊柱侧弯及骶棘肌痉挛。

4. 在损伤部位可找到明显压痛点。

【治疗原则】

1. 急性期应卧床休息。

2. 按摩：目的在于行气活血、舒筋通络、解痉止痛。伴有关节半脱位者，以手法复位。

【一般治疗】

1. 卧床休息 1～3 周，以利于腰部软组织修复。

2. 压痛点明显者可用 1% 普鲁卡因（或加入醋酸氢化可的松 1ml）做痛点封闭，并辅以物理治疗。也可局部敷贴活血、散瘀、止痛膏药。症状减轻后，逐渐开始腰背肌锻炼。

（三）药物处方

药物在急性腰扭伤的治疗中，可以起到比较有效的治疗效果。

【处方①】 双氯芬酸钠缓释片 0.1g，口服，每日 1 次。

【处方②】 盐酸乙哌立松片 0.5g，口服，每日 3 次。

【处方③】 洛索洛芬钠片 60mg，口服，每日 3 次。

【处方④】 塞来昔布胶囊，急性疼痛：推荐剂量为第 1 天首剂 400mg，必要时，可再服 200mg；随后根据需要，每日 2 次，每次 200mg。

【处方⑤】 复方氯唑沙宗片，口服，每次 2 片，每日 3～4 次，疗程 10 天。

（廖穗祥 肖立军）

四、慢性腰部劳损

（一）概述

慢性腰肌劳损或称"腰背肌筋膜炎""功能性腰痛"等。主要指腰骶部肌肉、筋膜、韧带等软组织的慢性损伤，导致局部无菌性炎症，从而引起腰骶部一侧或两侧的弥漫性疼

痛,是慢性腰腿痛中常见的疾病之一,常与职业和工作环境有一定关系。

慢性腰肌劳损是一种积累性损伤,主要由于腰部肌肉疲劳过度,如长时间的弯腰工作,或由于习惯性姿势不良,或由于长时间处于某一固定体位,致使肌肉、筋膜及韧带持续牵拉,使肌肉内的压力增加,血供受阻,这样肌纤维在收缩时消耗的能源得不到补充,产生大量乳酸,加之代谢产物得不到及时清除,积聚过多,而引起炎症、粘连。如此反复,日久即可导致组织变性、增厚及挛缩,并刺激相应的神经而引起慢性腰痛。

未正确治疗或治疗不彻底,或反复多次损伤,致使受伤的腰肌筋膜不能完全修复。局部存在慢性无菌性炎症,微循环障碍,乳酸等代谢产物堆积,刺激神经末梢而引起症状;加之受损的肌纤维变性或瘢痕化,也可刺激或压迫神经末梢而引起慢性腰痛。

(二)诊断与治疗

【诊断要点】

1. 压痛点

(1)腰背部压痛范围较广泛,压痛点多在骶髂关节背面、骶骨背面和腰椎横突等处。

(2)轻者压痛多不明显,重者伴随压痛可有一侧或双侧骶棘肌痉挛僵硬。

2. X线检查:除少数可发现腰骶椎先天性畸形和老年患者椎体骨质增生外,多无异常发现。

3. 根据病史、症状以及反复发作、时轻时重的特点,本病诊断一般并不困难。

【治疗原则】 非手术治疗是慢性腰肌劳损的主要治疗手段,也是综合治疗的基础。

1. 避免寒湿、湿热侵袭改善阴冷潮湿的生活、工作环境,勿坐卧湿地,勿冒雨涉水,劳作汗出后及时擦拭身体,更换衣服,或饮姜汤水驱散风寒。

2. 注重劳动卫生,腰部用力应适当,不可强力举重,不可负重久行,坐、卧、行走保持正确姿势,需做腰部用力或弯曲的工作时,应定时做松弛腰部肌肉的体操和佩戴腰痛固定带或者腰痛治疗带。

3. 注意避免跌、仆、闪、挫。

4. 劳逸适度,节制房事,勿使肾精亏损,肾阳虚败。

5. 体虚者,可适当食用、服用具有补肾的食品和药物。

【一般治疗】

1. 按摩治疗

(1)治疗原则　舒筋通络,温经活血,解痉止痛。

(2)取穴及部位　肾俞、腰阳关、大肠俞、八髎、秩边、委中、承山和腰臀部。

(3)主要手法　按揉、点压、弹拨、擦、拍击、扳法等。

(4)操作方法

a. 准备手法:患者俯卧位,医者先用柔和的掌根按揉法沿两侧足太阳膀胱经从上向下施术5~6遍。

b. 治疗手法:接着,用掌根在痛点周围按揉1~2分钟;医者以双手拇指依次点揉两侧三焦俞、肾俞、气海俞、大肠俞、关元俞、志室、秩边等穴位,约4分钟,以酸胀为度;并用双手拇指弹拨痉挛的肌索10次;然后,患者侧卧位,施腰椎斜扳法,左右各1次。

c. 结束手法:用掌擦法直擦腰背两侧膀胱经,横擦腰骶部,以透热为度;并用桑枝棒拍击腰骶部,约2分钟,结束治疗。

2. 中药外敷疗法。

3. 针灸治疗。

4. 封闭治疗:如果腰骶部出现特定痛点,触压时候剧痛,有时可以远处传导,此时可以使用封闭疗法:2%利多卡因2~5ml,曲安奈德10~40mg,在最疼痛位置进行封闭。如果是腰椎间盘突出此时使用"硬膜外腔灌注疗法"就不需要封闭便可以达到一法两治的效果。

(三)药物处方

药物在慢性腰肌劳损的治疗中,主要起到辅助及加强康复理疗的效果。

【处方①】 奇正消痛贴膏,外用,将小袋内润湿剂均匀涂在药垫表面,润湿后直接贴于患处或穴位,每贴敷24小时。

【处方②】 双氯芬酸二乙胺乳胶剂,外用。按照痛处面积大小,使用本品适量,轻轻揉搓,使本品渗透皮肤,每日3~4次。

【处方③】 治伤软膏,外用,涂敷患处,每日1次或隔日1次。

【处方④】 塞来昔布胶囊,急性疼痛:推荐剂量为第1天首剂400mg,必要时,可再服200mg;随后根据需要,每日2次,每次200mg。

(廖穗祥　陈文贵)

五、腰椎管狭窄症

(一)概述

构成腰椎管的各解剖结构因发育性或退变因素造成骨性或纤维性退变引起一个或多个平面管腔狭窄,导致脊髓血液循环障碍、脊髓及神经根压迫症者为腰椎管狭窄症。椎管狭窄分为先天性和后天性两类。先天性椎管狭窄系患者出生前或生后椎弓发育障碍造成的椎管狭窄,以仅限于椎弓发育障碍的发育性椎管狭窄最常见,亦称特发性椎管狭窄。后天性椎管狭窄的主要病因是脊柱退行性改变。

(二)诊断与治疗

【诊断要点】 本病起病多隐匿,病程缓慢,好发于40~50岁之间的男性。

1. 感觉障碍:主要表现为下肢麻木、过敏或疼痛。大多数患者具有上述症状,且为始发症状。主要是脊髓丘脑束及其他感觉神经纤维束受累所致。可以一侧肢体先出现症状。

2. 运动障碍:多在感觉障碍之后出现,表现为椎体束征,下肢无力、僵硬不灵活。间歇性跛行。大多数从下肢无力、沉重、脚落地似踩棉花感开始，重者站立步态不稳，易跪地，需扶墙或双拐行走，随着症状的逐渐加重出现瘫痪。

3. 大、小便障碍：一般出现较晚。早期为大、小便无力，以尿频、尿急及便秘多见，晚期可出现尿潴留及大、小便失禁。

4. 影像学表现

（1）X 线片检查　应包括发育性椎管矢状径；椎体矢状径；功能性矢状径（I）：椎体后下缘到下位脊椎棘突根部前上缘的距离；功能性矢状径（E）：下一椎体后上缘至自体棘突根部前上缘的距离；椎管矢状径/椎体矢状径的比值；动态测定颈椎过伸、过屈位功能矢状径 I 和 E 值。功能矢状径反映颈椎管退变状况。

（2）CT 扫描检查　CT 可清晰显示椎管形态及狭窄程度。能够清楚地显示骨性椎管，但对软性椎管显示欠佳。

（3）MRI 检查　MRI 可准确显示椎管狭窄的部位及程度，并能纵向直接显示硬膜囊及脊髓的受压情况，尤其当椎管严重狭窄致蛛网膜下隙完全梗阻时，能清楚显示梗阻病变头、尾侧的位置，但是 MRI 对椎管的正常及病理骨性结构显示不如 CT。主要表现为 T_1 加权像显示脊髓的压迫移位，还可直接显示脊髓有无变性萎缩及囊性变。T_2 加权像能较好地显示硬膜囊的受压状况。

（4）脊髓造影检查　可诊断椎管内占位性病变和椎管形态变化及其与脊髓相互关系，能早期发现椎管内病变，确定病变部位、范围及大小。

【治疗原则】　对轻型病例可采用理疗、制动及对症处理。多数患者非手术疗法往往症状获得缓解。对脊髓损害发展较快、症状较重者应尽快行手术治疗。手术方法按照入路不同可分为：前路手术、前外侧路手术、后路手术。手术入路的选择，应在临床的基础上充分借用 CT、MRI 等现代影像技术。术前应明确椎管狭窄、腰脊髓受压部位，做到哪里压迫在哪里减压，有针对性地进行致压节段的减压是原则。手术可有效地去除脊髓前方的直接或主要致压物，并植骨融合稳定腰椎，达到治疗效果。前路手术：前路减压手术：摘除椎间盘突出物，把突向椎管的髓核及纤维环彻底刮除，并同时植骨。后路手术：①全椎板切除脊髓减压术：可分为局限性椎板切除椎管探查减压和广泛性椎板切除减压术。②一侧椎板切除脊髓减压术：该手术目的在于既能解除脊髓压迫、扩大椎管，又能保留腰椎后路大部分稳定结构。手术要点：椎板切除范围从棘突基底部至外侧关节突基底部保留关节突。该术式能保证术后腰椎的静力和动力学稳定。有效持久地保持扩大的椎管容积。

（贺侃松）

六、腰椎间盘突出症

（一）概述

腰椎间盘突出症是较为常见的疾患之一，主要是因为腰椎间盘各部分（髓核、纤维环及软骨板）尤其是髓核，有不同程度的退行性改变后，在外力因素的作用下，椎间盘的纤维环破裂，髓核组织从破裂之处突出（或脱出）于后方或椎管内，导致相邻脊神经根遭受刺激或压迫，从而产生腰部疼痛，一侧下肢或双下肢麻木、疼痛等一系列临床症状。腰椎间盘突出症以腰 4～腰 5、腰 5～骶 1 发病率最高，约占 95%。

（二）诊断与治疗

【诊断要点】　对典型病例的诊断，结合病史、体检和影像学检查，一般无困难，尤其是在 CT 与磁共振技术广泛应用的今天。如仅有 CT、MRI 表现而无临床症状，不应诊断本病。

1. 临床表现：①腰痛：是大多数患者最先出现的症状，发生率约 91%。由于纤维环外层及后纵韧带受到髓核刺激，经窦椎神经而产生下腰部感应痛，有时可伴有臀部疼痛。②下肢放射痛：虽然高位腰椎间盘突出（腰 2～腰 3、腰 3～腰 4）可以引起股神经痛，但临床少见，不足 5%。绝大多数患者是腰 4～腰 5、腰 5～骶 1 间隙突出，表现为坐骨神经痛。典型坐骨神经痛是从下腰部向臀部、大腿后方、小腿外侧直到足部的放射痛，在喷嚏和咳嗽等腹压增高的情况下疼痛会加剧。③马尾神经症状：向正后方突出的髓核或脱垂、游离椎间盘组织压迫马尾神经，其主要表现为大、小便障碍，会阴和肛周感觉异常。严重者可出现大、小便失控及双下肢不完全性瘫痪等症状，临床上少见。

2. 一般体征：腰椎侧凸是一种为减轻疼痛的姿势性代偿畸形。视髓核突出的部位与神经根之间的关系不同而表现为脊柱弯向健侧或弯向患侧；腰部活动受限大部分患者都有不同程度的腰部活动受限，急性期尤为明显，其中以前屈受限最明显，因为前屈位时可进一步促使髓核向后移位，并增加对受压神经根的牵拉；压痛、叩痛及骶棘肌痉挛压痛及叩痛的部位基本上与病变的椎间隙相一致，80%～90% 的病例呈阳性。叩痛以棘突处为明显，系叩击振动病变部所致。压痛点主要位于椎旁 1cm 处，可出现沿坐骨神经放射痛。约 1/3 患者有腰部骶棘肌痉挛。

3. 常用检查：①腰椎 X 线片：单纯 X 线片不能直接反映是否存在椎间盘突出，但 X 线片上有时可见椎间隙变窄、椎体边缘增生等退行性改变，是一种间接的提示，部分患者可以有脊柱偏斜、脊柱侧凸。②CT 检查：可较清楚地显示椎间盘突出的部位、大小、形态和神经根、硬脊膜囊受压移位的情况，同时可显示椎板及黄韧带肥厚、小关节增生肥大、椎管及侧隐窝狭窄等情况，对本病有较大的诊断价值。③磁共振（MRI）检查：MRI 无放射性损害，对腰椎间盘突出症的诊断具有重要意义。MRI 可以全面地观察腰椎间盘是否病变，并通过不同层面的矢状面影像及所累及椎间盘的横切位影像，清晰地显示椎间盘突出的形态及其与硬膜囊、神经根等周围组织的关系，另外可鉴别是否存在椎管内其他占位性病变。④其他：电生理检查（肌电图、神经传导速度与诱发电位）可协助确定神经损害的范围及程度，观察治疗效果。

【治疗原则】

1. 尽量选择非损伤的保守治疗，包括有损伤的微创介入等均排在保守治疗之后，在保守治疗无效的情况下考虑其他治疗。

2. 单纯的椎间盘膨出可以考虑介入治疗，不要考虑微创或常规手术。

3. 年老体弱者尽量不要考虑有损伤的治疗，包括手术、微创、介入等都不适合，应该进行保守治疗。

4. 膨出和轻度突出的一般采用保守治疗或者介入治疗。

5. 严重突出和脱出的都应该选择微创治疗或者手术治疗。

6. 单纯性突出可以考虑微创治疗，不要考虑介入治疗或者常规手术。

7. 复杂性突出（多地方突出）应该考虑常规手术治疗，不要考虑微创和介入。

8. 伴随椎管狭窄、黄韧带肥厚的情况，应该选择常规手术。

9. 椎间盘突出有钙化者应该选择常规手术。

【一般治疗】

1. 非手术疗法：腰椎间盘突出症大多数患者可以经非手术治疗缓解或治愈。其治疗原理并非将退变突出的椎间盘组织回复原位，而是改变椎间盘组织与受压神经根的相对位置或部分回纳，减轻对神经根的压迫，松解神经根的粘连，消除神经根的炎症，从而缓解症状。非手术治疗主要适用于：年轻、初次发作或病程较短者；症状较轻，休息后症状可自行缓解者；影像学检查无明显椎管狭窄。

（1）绝对卧床休息初次发作时，应严格卧床休息，强调大、小便均不应下床或坐起，这样才能有比较好的效果。卧床休息3周后可以佩戴腰围保护下起床活动，3个月内不做弯腰持物动作。此方法简单有效，但较难坚持。缓解后，应加强腰背肌锻炼，以减少复发的概率。

（2）牵引治疗采用骨盆牵引，可以增加椎间隙宽度，减少椎间盘内压，椎间盘突出部分回纳，减轻对神经根的刺激和压迫，需要在专业医生指导下进行。

（3）理疗和推拿、按摩可缓解肌肉痉挛，减轻椎间盘内压力，但注意暴力推拿按摩可以导致病情加重，应慎重。

（4）支持治疗可尝试使用硫酸氨基葡萄糖和硫酸软骨素进行支持治疗。硫酸氨基葡萄糖与硫酸软骨素在临床上用于治疗全身各部位的骨关节炎，这些软骨保护剂具有一定程度的抗炎抗软骨分解作用。

（5）皮质激素硬膜外注射皮质激素是一种长效抗炎剂，可以减轻神经根周围炎症和粘连。一般采用长效皮质类固醇制剂+2%利多卡因行硬膜外注射，每周一次，3次为一个疗程，2~4周后可再用一个疗程。

（6）髓核化学溶解法利用胶原蛋白酶或木瓜蛋白酶，注入椎间盘内或硬脊膜与突出的髓核之间，选择性溶解髓核和纤维环，而不损害神经根，以降低椎间盘内压力或使突出的髓核变小从而缓解症状。但该方法有产生过敏反应的风险。

2. 经皮髓核切吸术/髓核激光气化术：通过特殊器械在X线监视下进入椎间隙，将部分髓核绞碎吸出或激光气化，从而减轻椎间盘内压力达到缓解症状目的，适合于膨出或轻度突出的患者，不适合于合并侧隐窝狭窄或者已有明显突出及髓核已脱入椎管内者。

3. 手术治疗

（1）手术适应证：①病史超过3个月，严格保守治疗无效或保守治疗有效，但经常复发且疼痛较重者；②首次发作，但疼痛剧烈，尤以下肢症状明显，患者难以行动和入眠，处于强迫体位者；③合并马尾神经受压表现；④出现单根神经根麻痹，伴有肌肉萎缩、肌力下降；⑤合并椎管狭窄者。

（2）手术方法经后路腰背部切口，部分椎板和关节突切除，或经椎板间隙行椎间盘切除。中央型椎间盘突出，行椎板切除后，经硬脊膜外或硬脊膜内椎间盘切除。合并腰椎不稳、腰椎管狭窄者，需要同时行脊柱融合术。

显微椎间盘摘除、显微内镜下椎间盘摘除、经皮椎间孔镜下椎间盘摘除等微创外科技术使手术损伤减小，取得了良好的效果。

（梁卓贤）

七、肩周炎

（一）概述

肩周炎又称肩关节周围炎、粘连性关节囊炎，俗称凝肩、五十肩。以肩部逐渐产生疼痛，夜间为甚，逐渐加重为特征，肩关节活动功能受限而且日益加重，达到某种程度后症状可逐渐自行缓解或消失，最后完全恢复。

（二）诊断与治疗

【诊断要点】

1. 年龄、性别：本病的好发年龄在50岁左右，中老年发病率高，女性发病率略高于男性，多见于体力劳动者。

2. 发病：常无外伤史或轻微外伤史，病情较长。

3. 临床表现

（1）肩部疼痛 起初时肩部呈阵发性疼痛，多数为慢性发作，以后疼痛逐渐加剧，钝痛或刀割样痛，且呈持续性，气候变化或劳累后常使疼痛加重，疼痛可向颈项及上肢（特别是肘部）扩散，当肩部偶然受到碰撞或牵拉时，常可引起撕裂样剧痛，肩痛昼轻夜重为本病一大特点，多数患者常诉说后半夜痛醒，不能成寐，尤其不能向患侧侧卧，此种情况因血虚而致痛者更为明显；若因受寒而致痛者，则对气候变化特别敏感。

（2）肩关节活动受限 肩关节向各方向活动均可受限，以外展、上举、内外旋更为明显。随着病情进展，由于长期废用引起关节囊及肩周软组织的粘连，肌力逐渐下降，加上喙肱韧带固定于缩短的内旋位等因素，使肩关节各方向的主动和被动活动均受限，当肩关节外展时出现典型的"扛肩"现象，特别是梳头、穿衣、洗脸、叉腰等动作均难以完成，严重时肘关节功能也可受影响，屈肘时手不能摸到同侧肩部，尤其在手臂后伸时不能完成屈肘动作。

（3）怕冷　患肩怕冷，不少患者终年用棉垫包肩，即使在暑天，肩部也不敢吹风。

（4）压痛　多数患者在肩关节周围可触到明显的压痛点，压痛点在肱二头肌长头腱沟。肩峰下滑囊、喙突、冈上肌附着点等处。

（5）肌肉痉挛与萎缩　三角肌、冈上肌等肩周围肌肉早期可出现痉挛，晚期可发生废用性肌萎缩，出现肩峰突起、上举不便、后弯不利等典型症状。

4. 辅助检查：常规 X 线摄片，大多正常，后期部分患者可见骨质疏松，但无骨质破坏，可在肩峰下见到钙化阴影。年龄较大或病程较长者，X 线平片可见到肩部骨质疏松或冈上肌腱、肩峰下滑囊钙化征。

【治疗原则】

1. 自我按摩治疗：患者的病程较短，症状轻，绝大多数可以通过肩关节自我按摩或运动操练得到自愈。自我按摩的步骤及方法为：①用健侧的拇指或手掌自上而下按揉患侧肩关节的前部及外侧，时间 1～2 分钟，在局部痛点处可以用拇指点按片刻；②用健侧手的第 2～4 指的指腹按揉肩关节后部的各个部位，时间 1～2 分钟，按揉过程中发现有局部痛点亦可用手指点按片刻；③用健侧拇指及其余手指的联合动作揉捏患侧上肢的上臂肌肉，由下至上揉捏至肩部，时间 1～2 分钟；④还可在患肩外展等功能位置的情况下，用上述方法进行按摩，一边按摩一边进行肩关节各方向的活动；⑤最后用手掌自上而下地掌揉 1～2 分钟，对于肩后部按摩不到的部位，可用拍打法进行治疗。自我按摩可每日进行 1 次，坚持 1～2 个月，会有较好的效果。

2. 运动疗法

（1）肘外甩手　患者背部靠墙站立或仰卧在床上，上臂贴身、屈肘，以肘点作为支点，进行外旋活动。

（2）爬墙训练　患者面对墙壁站立，用患侧手指沿墙缓缓向上爬动，使上肢尽量高举，到最大限度，在墙上作一记号，然后再徐徐向下回原处，反复进行，逐渐增加高度。

（3）身后拉手　患者自然站立，在患侧上肢内旋并向后伸的姿势下，健侧手拉患侧手或腕部，逐步拉向健侧并向上牵拉。

（4）展臂站立　患者上肢自然下垂，双臂伸直，手心向下缓缓外展，向上用力抬起，到最大限度后停 10 分钟，然后回原处，反复进行。

（5）后伸摸背　患者自然站立，在患侧上肢内旋并向后伸的姿势下，屈肘、屈腕，中指指腹触摸脊柱棘突，由下逐渐向上至最大限度后呆住不动，2 分钟后再缓缓向下回原处，反复进行，逐渐增加高度。

（6）肘部擦额　患者站立或仰卧均可，患侧肘屈曲，前臂向前向上并旋前（掌心向上），尽量用肘部擦额部，即擦汗动作。

（7）头枕双手　患者仰卧位，两手十指交叉，掌心向上，放在头后部（枕部），先使两肘尽量内收，然后再尽量外展。

（8）旋肩画圈　患者站立，患肢自然下垂，肘部伸直，患臂由前向上向后划圈，幅度由小到大，反复数遍。

以上动作不必每次都做完，可以根据个人的具体情况选择交替锻炼，每天 3～5 次，每个动作做 30 次左右，多者不限，只要持之以恒，对肩周炎的防治会大有益处。

3. 手法治疗：麻醉下手法松解，即在麻醉状态下，通过手法松解关节周围的粘连组织，以恢复肩关节活动度。然而手法松解有一定难度，不同手法可能疗效不同。另外手法松解有骨折、关节脱位、肩袖损伤、臂丛神经损伤、关节周围软组织损伤等并发症，因此，采用这种治疗方式需要慎重。

4. 手术治疗：非手术疗法长期治疗无效者，应考虑行手术治疗，手术方法包括肱二头肌长头腱固定或移位术、喙肱韧带切断术、滑囊切除术、清除冈上肌腱中的钙化部分等，亦有人主张肩关节外展功能受限时，可行肩峰切除术。

【一般治疗】

1. 加强体育锻炼是预防和治疗肩周炎的有效方法，但贵在坚持。如果不坚持锻炼，不坚持做康复治疗，则肩关节的功能难以恢复正常。

2. 营养不良可导致体质虚弱，而体质虚弱又常导致肩周炎。如果营养补充得比较充分，加上适当锻炼，肩周炎常可不药而愈。

3. 受凉常是肩周炎的诱发因素，因此，为了预防肩周炎，中老年人应重视保暖防寒，勿使肩部受凉。一旦着凉也要及时治疗，切忌拖延不治。

4. 加强肩关节肌肉的锻炼可以预防和延缓肩周炎的发生和发展。据调查，肩关节肌肉发达、力量大的人群中，肩周炎发作的概率下降了 80%，所以，肩关节周围韧带、肌肉的锻炼强大，对于肩周炎的治疗恢复有着重要的意义。

5. 理疗、按摩或热敷有助于解痉、消炎、止痛。

（三）**药物处方**

【处方①】　塞来昔布胶囊，口服，推荐剂量为第 1 天首剂 400mg，必要时，可再服 200mg；随后根据需要，每日 2 次，每次 200mg。

【处方②】　洛索洛芬钠片，口服，每次 60mg，每日 3 次。

【处方③】　双氯芬酸钠缓释胶囊，口服，每次 50mg，每日 2 次。

【处方④】　布洛芬缓释胶囊，口服，每次 0.3g，每日 2 次（早晚各 1 次）。

【处方⑤】　可待因，口服，每次 15mg，每日 2 次。

【处方⑥】　盐酸曲马多缓释片，口服，每次 100mg，每日 1～2 次，间隔不得少于 8 小时。

【处方⑦】 封闭治疗：压痛局限者可局部封闭治疗。封闭的药物有：①用 1%普鲁卡因 5～10ml 加醋酸氢化可的松 25mg 局部封闭，每周一次，共 2～3 次。②曲安奈德 1ml（40mg），2%利多卡因 1ml 混合后局部封闭，每周 1 次，共 1～2 次。

【处方⑧】 双氯芬酸二乙胺乳胶剂，外用。按照痛处面积大小，使用本品适量，轻轻揉搓，使本品渗透皮肤，每日 3～4 次。

（罗程）

八、肱骨外上髁炎

（一）概述

肱骨外上髁炎（俗称网球肘）是肘关节外侧前臂伸肌起点处肌腱发炎疼痛。本病是常与职业密切相关的积累性劳损性疾病，病变常导致肱骨外上髁腕伸肌腱附着处发生撕裂，出血机化形成纤维组织，肘关节外上髁部局限性疼痛，并影响伸腕和前臂旋转功能。本病名称较多，如肱骨外上髁综合征、肱桡关节外侧滑膜囊炎、肱骨外上髁骨膜炎、网球肘等。疼痛的产生是由于前臂伸肌重复用力引起的慢性撕拉伤造成的。患者会在用力抓握或提举物体时感到患部疼痛。网球肘是过劳性综合征的典型例子。网球、羽毛球运动员较常见，家庭主妇、砖瓦工、木工等长期反复用力做肘部活动者，也易患此病。

局部无红肿，肘关节伸屈不受影响，但前臂旋转活动时可疼痛；严重者伸指、伸腕或执筷动作时即可引起疼痛；有少数患者在阴雨天时自觉疼痛加重。

（二）诊断与治疗

【诊断要点】

1. 肘部损伤史及前臂伸肌群反复牵拉刺激的劳损史。

2. 诉有肘外侧疼痛：肘外侧疼痛呈持续渐进性发展，在某些方向性动作时疼痛加重，如拧衣服、扫地、端水壶、打羽毛球等活动。疼痛有时可向前臂、上臂放散，但在静止时疼痛减轻或无症状。

3. 常因疼痛而使肘、腕部活动受限，前臂无力，握力减弱，甚至持物落地。

4. 肘外侧、肱桡关节处、环头韧带部有明显压痛，多无肿胀。

5. 米尔（Mill）征阳性：即前臂稍弯曲，手半握拳，腕尽量掌屈，前臂旋前，再将肘伸直时肱骨外上髁处明显疼痛。

6. 抗阻力腕关节背伸痛阳性。

7. X 线检查：X 线片一般无异常表现。病程长者可见骨膜反应，在肱骨外上髁附近有钙化沉积。

【治疗原则】

1. 调整日常生活与工作量，有规律地进行活动和锻炼，避免前臂伸肌群反复牵拉刺激劳累。

2. 对症消炎止痛。

3. 根据患者具体情况制订治疗方案，减轻或消除症状，

避免复发。

【一般治疗】

1. 非手术治疗

（1）休息 避免引起疼痛的活动，疼痛消失前不要运动，特别是禁打网球。

（2）冰敷 冰敷肘外侧 1 周，每天 4 次，每次 15～20 分钟。毛巾包裹冰块时不要将冰块接触皮肤以免冻伤皮肤。

（3）护具 前臂处使用加压抗力护具，限制前臂肌肉产生的力量。

（4）热疗 在牵拉疗法和运动准备活动之前进行。

（5）牵拉疗法 当急性疼痛消失后即按医嘱开始轻柔牵拉肘部、腕部，不要产生疼痛，保持牵拉状态 10 秒，重复 6 次。

（6）力量练习 按医嘱加强腕伸肌肉力量训练。

（7）逐渐恢复运动 按照医生建议，锻炼运动项目（工作）需要的手臂运动。

（8）可的松局部封闭 在肘关节特定部位注射可的松类药物，消炎、止痛。

（9）体外冲击波治疗 可以改善局部血运，减轻炎症，对肌腱末端病疗效较好。

2. 手术治疗：肱骨外上髁炎晚期或顽固性肱骨外上髁炎，经正规保守治疗 6～12 个月后，症状仍然严重而影响生活和工作可以采取手术治疗。手术方法有微创的关节镜手术和创伤亦不大的开放性手术，以清除不健康组织，改善或重建局部血液循环，使肌腱和骨愈合。

（黄炳锋 罗治成）

九、退行性髋关节炎

（一）概述

髋关节炎通常是指由于髋关节面长期负重不均衡所致的关节软骨变性或骨质结构改变的一类骨关节炎性疾病，其主要表现为臀外侧、腹股沟等部位的疼痛（可放射至膝）、肿胀、关节积液、软骨磨损、骨刺增生、关节变形、髋的内旋和伸直活动受限、不能行走甚至卧床不起等。

（二）诊断与治疗

【诊断要点】

1. 患者年龄大，有长期劳损病史，该病发展缓慢。早期症状轻，多在活动时发生疼痛，休息后好转。严重时出现静息痛，与骨内压增高有关。

2. 疼痛部位可在髋关节的前面或侧方，或大腿内侧，亦可向身体其他部位放射，如坐骨神经走行区。

3. 髋部疼痛因受寒冷、潮湿影响而加重，常伴有跛行及晨僵。

4. 体检：腹股沟处压痛明显，严重者可有髋关节屈曲、外旋和内收畸形。

5. X 线表现为关节间隙狭窄，股骨头变扁，肥大，股骨颈变粗变短，头颈交界处有骨赘形成，而使股骨头呈蕈状。

髋臼顶部可见骨密度增高，外上缘亦有骨赘形成。

【治疗原则】

1. 缓解或解除症状，延缓关节退变，最大限度地保持和恢复患者日常生活。

2. 必要时手术治疗。

【一般治疗】

1. 患者教育：减少不合理的活动，避免不良姿势，避免长时间跑、跳、蹲，减少和避免爬楼梯，游泳为最适宜的有氧运动，使髋关节在非负重位下屈伸活动。

2. 休息：受累关节减少压力和剪力，使滑膜炎症消失。大多用于髋关节骨性关节炎症状剧烈和退变加重的情况。在个别关节的急性发作过程，最好把患病关节放在床上休息，同时嘱咐患者减轻体重，缓解关节压力。

3. 行动支持：可采用拐杖、助行器。

4. 手术治疗：必要时行人工全髋关节置换术。

5. 预防原则：多晒太阳，注意防寒湿，保暖，使髋关节得到很好的休息；疼痛缓解后，每日平地慢走，每次 20～30 分钟；尽量减少上下台阶、弯腰、跑步等使关节负重的运动，避免、减少关节软骨的磨损。

6. 饮食原则：食活血化瘀、芳香开窍的食物（如三七、山楂、藿香、薤白、荠菜等）；多食新鲜蔬菜、水果、豆类；病程后期宜食补气益血、滋补肝肾等含营养的食物；避免油炸、烧烤、过咸、过甜等食物；忌食麻辣、腥腻等厚味及烟酒刺激之品。

（三）药物处方

【处方①】 双氯芬酸软膏，外涂，每天 1 次。

注意事项 双氯芬酸软膏可有效缓解关节轻中度疼痛，且副作用少。

【处方②】 玻尿酸钠，关节腔内注射，每次 25mg，每周 1 次，连续 5 周。

注意事项 玻尿酸钠可润滑关节，保护关节软骨及缓解疼痛，须严格无菌操作。

（黄炳森）

十、髌骨软骨软化症

（一）概述

髌骨（膝盖骨）和股骨髁组成髌股关节，正常的髌股关节两部分对合比较正常，各部位关节面受力比较均匀。髌骨软骨软化症发生，是髌骨关节的这种生物力学关系发生紊乱造成的，髌骨向外侧倾或者半脱位，导致髌骨内侧的面软骨撞击股骨外髁滑车，引起关节外侧间隙软骨过度磨损，软骨细胞脱落，骨质增生，关节间隙狭窄一系列病理变化，出现各种临床症状：膝关节前侧疼痛，久坐起立或下楼、下坡时疼痛加重，常有腿打软，关节怕凉或膝关节反复肿胀、积液等。

（二）诊断与治疗

【诊断要点】

1. 膝关节前侧疼痛，休息后好转，随病程延长，疼痛时间多于缓解。

2. 膝关节畏寒，膝关节可反复肿胀积液，下蹲困难，夜间疼痛，而影响睡眠和正常生活。晚期由于磨损严重，膝关节不能完全伸直，关节腔内可出现关节积水和游离体，造成关节内绞锁。

3. 体检所见为髌骨碾磨试验（＋）；有摩擦音，但大关节间隙无压痛。继发滑膜炎可出现关节积液，此时浮髌试验阳性。病程长者，有股四头肌萎缩。

4. X 线检查常有不同程度的骨质增生，X 线轴位检查可见髌骨侧倾或半脱位，外侧间隙变窄，髌股关节外侧过量长期的磨损，会造成相应关节软骨下骨硬化，髌骨侧位 X 线片可见"月牙样"骨硬化影。

【治疗原则】

1. 以非手术疗法为主，调整日常生活与工作量，有规律地进行活动和锻炼，避免劳累。

2. 对症消炎止痛。

【一般治疗】

1. 手术治疗：克服髌骨向外侧倾或半脱位，从根本上解除髌骨软骨软化症的病因。

（1）膝关节支持带的外侧松解，内侧重叠缝合。

（2）韧带转移法。

（3）胫骨结节内移术或截骨术。这些过去使用了几十年的方法，由于切口和手术创伤较大逐渐被放弃。人工髌骨关节表面置换术治疗单纯的严重的髌股关节炎有一定疗效。

2. 关节镜治疗：是检查治疗髌骨软骨软化症中后期病例的较好方法，但单纯"刨削术"效果不佳，"膝关节外侧支持带的松解术"有短期效果，却不能持久，容易复发。

3. 选择性股四头肌电刺激治疗：用髌骨软化症治疗仪选择性刺激股四头肌内侧头，使其单独收缩锻炼强壮，使股四头肌四个头建立新平衡，阻断髌骨软化症发病恶性循环，效果不错。能明显缓解症状，防止病情加重。外侧支持带的松解术加选择性股四头肌内侧头肌肉电刺激，有望解决髌骨软化症这一难题。

（三）药物处方

【处方①】 洛索洛芬钠片，成人 1 次口服 60mg（以无水物计），每日 3 次。出现症状时可 1 次口服 60～120mg。随年龄及症状适宜增减，每日最多 180mg 为限。空腹时不宜服药，或遵医嘱。

注意事项 此药属非甾体抗炎药。

（1）应注意消炎镇痛剂的治疗，是对症疗法而不是病因疗法。

（2）本品用于慢性疾患（类风湿关节炎、骨性关节炎）时，应考虑以下情况。

a. 长期用药时，应定期进行临床检验（尿检查、血液检查及肝功能检查等）。若出现异常应减量或停止用药。

b. 还应考虑药物疗法以外的治疗方法。

（3）本品用于急性疾患时，应考虑以下情况。

a. 根据急性炎症、疼痛及发热程度而给药。

b. 原则上避免长期使用同一药物。

c. 若有病因疗法，则应采用。

【处方②】　氨基葡萄糖，每次 2 粒，每天 3 次，建议服用 60～90 天。

注意事项　消化系统少见轻微而短暂的胃肠道症状，如恶心、便秘、腹胀和腹泻。中枢神经系统可见头痛和失眠，偶见轻度嗜睡。另有幻觉、记忆丧失、颤抖、偏头痛报道。心血管系统可出现心悸、外周性水肿和心动过速。部分患者可能出现过敏反应，包括皮疹（麻疹样皮疹）、皮肤瘙痒和皮肤红斑。有胸部疼痛、喉咙紧张感报道。夜间出汗增多。

【处方③】　塞来昔布胶囊，口服，每次 200mg，每日 2 次。

注意事项

1. 本品与其他 NSAID 一样，可能引起严重的心血管副作用。

2. 如果出现任何类型的皮疹，应立即停药，并尽快与医生联系。

【处方④】　双氯芬酸钠缓释片，口服，每次 0.1g（1 片），每日 1 次，或遵医嘱。晚餐后用温开水送服，需整片吞服，不要弄碎或咀嚼。

注意事项

1. 避免与其他非甾体抗炎药，包括选择性环氧化酶-2（COX-2）抑制剂合并用药。

2. 根据控制症状的需要，在最短治疗时间内使用最低有效剂量，可以使不良反应降到最低。

【处方⑤】　布洛芬缓释胶囊，口服。成人：每次 1 粒，每日 2 次（早晚各 1 次）。

注意事项

1. 本品为对症治疗药，自我用药不宜长期或大量使用，用于止痛不得超过 5 天，用于解热不得超过 3 天，如症状不缓解，请咨询医师或药师。

2. 本品最好在餐中或餐后服用。

【处方⑥】　双氯芬酸二乙胺，外用，按痛处面积大小确定使用剂量。通常每次使用双氯芬酸二乙胺乳胶剂 3～5cm或更多，轻轻揉搓使双氯芬酸二乙胺乳胶剂渗透皮肤，每日 3～4 次。12 岁以下儿童用量请咨询医师或药师。

注意事项

1. 本品只适用于完整的皮肤表面，忌用于破损皮肤或开放性创口。

2. 可局部应用也可全身吸收，故应严格按规定剂量使用，避免长期大面积使用。

3. 本品仅供外用，禁止接触眼睛和黏膜，切勿入口。

【处方⑦】　消炎镇痛膏，贴于患处。每日 1～2 次。

注意事项

1. 本品为外用药，皮肤破伤处不宜使用。

2. 皮肤过敏者停用。

【处方⑧】　云南白药气雾剂，外用，喷于伤患处，每日

3～5 次。凡遇较重闭合性跌打损伤者，先喷云南白药气雾剂保险液，若剧烈疼痛仍不缓解，可间隔 1～2 分钟重复给药，每天使用不得超过 3 次。喷云南白药气雾剂保险液间隔 3 分钟后，再喷云南白药气雾剂。

注意事项

1. 本品只限于外用，切勿喷入口、眼、鼻。

2. 皮肤过敏者停用。

（黄炯锋　罗治成）

十一、滑囊炎

（一）概述

滑囊炎是指滑囊的急性或慢性炎症。滑囊是结缔组织中的囊状间隙，是由内皮细胞组成的封闭性囊，内壁为滑膜，有少许滑液。少数与关节相通，位于关节附近的骨突与肌腱或肌肉、皮肤之间。凡摩擦力或压力较大的地方，都可有滑囊存在，其作用主要是有利于滑动，从而减轻或避免关节附近的骨隆突和软组织间的摩擦和压迫。许多关节的病变都可以引起该病，如瘦弱老者久坐硬凳所致的骨结节滑囊炎；跪位工作者的髌前滑囊炎；长期穿尖而窄的皮鞋所致的拇趾滑囊炎等。

（二）诊断与治疗

【诊断要点】

1. 关节附的骨突处有呈圆形或椭圆形、边缘清楚、大小不等的肿块。

2. 急性者疼痛、压痛明显，慢性者较轻，患肢可有不同程度的活动障碍。

3. 浅表性滑囊可测出有波动感，深部滑囊或囊内压较高时常不易触及波动，穿刺可得黏液或血性黏液。

4. 若继发感染，可有红、肿、热、痛等表现。

【治疗原则】

1. 调整日常生活与工作量，有规律地进行活动和锻炼，避免劳累。

2. 对症消炎止痛。

【一般治疗】

1. 对于非感染性急性滑囊炎，暂时休息或患部制动和大剂量非甾体类抗炎药必要时并用麻醉镇静剂可能有效。

2. 疼痛消退后，应增加主动运动、摆动锻炼，有益于肩关节的康复。

（黄炯锋　罗治成）

十二、狭窄性腱鞘炎

（一）概述

腱鞘就是套在肌腱外面的双层套管样密闭的滑膜管，是保护肌腱的滑液鞘。它分两层包绕着肌腱，两层之间有一空腔即滑液腔，内有腱鞘滑液。内层与肌腱紧密相贴，外层衬于腱纤维鞘里面，共同与骨面结合，具有固定、保护和润滑肌腱，使其免受摩擦或压迫的作用。肌腱长期在此

过度摩擦，即可发生肌腱和腱鞘的损伤性炎症，引起肿胀，称为腱鞘炎。

（二）诊断与治疗

【诊断要点】

1. 弹响指，扳机指：在手指常发生屈肌腱鞘炎；起病初期在手指屈伸时产生弹响、疼痛，故又称"弹响指"或"扳机指"。拇指为拇长屈肌腱鞘炎；在腕部为拇长展肌和拇短伸肌腱鞘炎，又称桡骨茎突狭窄性腱鞘炎。

2. 腕桡侧疼痛，可向手及前臂放射。拇指活动无力。

3. 患处局部可见有小的隆起，并能触及小的硬结，有压痛。

4. 晨起指发僵、疼痛，缓慢活动后即消失。随病程延长逐渐出现弹响伴明显疼痛，严重者患指屈曲，活动不灵活，关节肿胀。严重时关节绞锁在屈曲或伸直位，关节不能伸直或屈曲。

5. 握拳尺偏（Finkelstein）试验即握拳尺偏实验：拇指握于掌心，然后握拳，轻轻尺偏腕关节，桡骨茎突出现剧痛者为阳性。

【治疗原则】

1. 调整日常生活与工作量，有规律地进行活动和锻炼，避免劳累。

2. 对症消炎止痛。

【一般治疗】

1. 局部制动和腱鞘内注射醋酸泼尼松龙有很好疗效。但注射一定要准确，一旦注入桡动脉浅支，则有桡侧三个手指血管痉挛或栓塞导致指端坏死可能。

2. 如非手术治疗无效，可考虑行狭窄的腱鞘切除术：局麻，在痛性结节处做一小切口。切皮肤后钝性分离，注意牵开两侧的皮神经和血管，充分暴露腱鞘。此时被动活动患者手指，即可见到膨大的结节在腱鞘狭窄处上、下移动。认准腱鞘狭窄增厚范围，用小尖刀从一侧切开该处腱鞘，再用小剪刀剪去狭窄腱鞘的两侧及前壁，以彻底解除狭窄。如仅行狭窄处切开，有时会发生再粘连而症状复发。

（黄炯锋　罗治成）

十三、胫骨结节骨软骨病

（一）概述

本病亦称为Osgood-Schlatter病。胫骨结节骨软骨病是股四头肌的长期、反复、猛烈的收缩暴力通过髌骨和髌韧带集中于胫骨结节骨骺，使其发生慢性损伤，以致骨骺缺血坏死而引起的临床症状。胫骨结节骨软骨病是一种青少年疾患，患者的胫骨结节变大并伴疼痛，其临床表现主要为胫骨结节部位疼痛、肿大和压痛，无明显的功能障碍。患者多有外伤史。本病多见于10～15岁的青少年，男多于女，多为单侧，亦可双侧（约占30%），好发于喜爱剧烈运动（如跑跳、球类等）的中学生，发病缓慢。可并发高位髌骨和膝反屈。胫骨结节骨软骨病不治可自愈，骨骺骨化后，症状自消，

但时间较长。对症治疗，常能奏效。治疗无效或明显畸形者，可行手术治疗，疗效良好。

（二）诊断与治疗

【诊断要点】

1. 以年龄（18岁前）、强力运动史、膝前部疼痛为主要症状。

2. 运动后或压迫局部疼痛加剧，休息后减轻。

3. 有时可有跛行，胫骨结节局部隆起、坚硬、压痛，抗阻力伸膝时疼痛明显加重。

4. X线片有助于诊断。

【治疗原则】

1. 停止剧烈活动，注意休息。

2. 对症消炎止痛。

【一般治疗】

1. 胫骨结节骨软骨病可自愈，大部分患者仅需保守治疗或不需治疗。

2. 对早期疼痛较轻者，只需停止剧烈运动，症状即可缓解或消失。

3. 配合局部热敷、理疗，有助于改善血运状况，以减轻肿胀、疼痛。

4. 对疼痛剧烈者，可局部注射醋酸曲安奈德，在肿胀的髌腱或骨骺周围软组织中行局部封闭，也能起到很好的减轻疼痛、缩短病程的作用。同时，可用石膏托固定制动4周，允许下肢负重，但那些疼痛剧烈者应卧床休息或拄拐，以减轻对结节部的应力，3个月内避免剧烈运动，症状通常可以消失。

（黄炯锋　罗治成）

十四、急性血源性骨髓炎

（一）概述

急性血源性骨髓炎是病菌自远处病灶经血液循环播散于骨组织，短期内造成骨组织严重感染的病症。急性血源性骨髓炎多见于儿童及青少年或机体抵抗力下降人群。好发部位为长管状骨的干骺端，以胫骨上段和股骨下段多发。溶血性金黄色葡萄球菌是最常见的致病菌，乙型链球菌占第二位，偶见大肠埃希菌、肺炎球菌、铜绿假单胞菌、流感嗜血杆菌等。感染病灶常为扁桃体炎、中耳炎、疖、痈等。临床中往往发病前有外伤病史，但很少发现原发感染灶。

（二）诊断与治疗

【诊断要点】

1. 全身情况：起病急，有寒战，高热，常在39℃以上，有明显毒血症症状。儿童可有烦躁不安，呕吐，惊厥等。

2. 局部症状：早期患区剧痛，周围肌肉痉挛，抗拒主动、被动活动，局部皮温高，肿胀不明显。后期数天后可出现局部水肿，形成骨膜下脓肿，脓肿破裂后可形成软组织深部脓肿。疼痛往往减轻，但局部红、肿、热、压痛则更加明显。各关节可有反应性积液。如向髓腔播散，则症状更严重，整

个骨干都有骨破坏后，易发生病理性骨折。

急性骨髓炎的自然病程可维持 3~4 周。脓肿后形成窦道，疼痛缓解，体温逐渐下降，病变转入慢性阶段。

部分低毒感染，表现不典型，体征较轻，诊断较困难。

3. 辅助检查

（1）血常规：示白细胞计数增高，在 $10×10^9$/L 以上，中性粒细胞可占 90% 以上。

（2）血培养：阳性。最基本最重要的是一旦怀疑本病，在抗生素应用以前应行血液培养，以确定起病菌及药物敏感性。

（3）局部脓肿分层穿刺：怀疑急性骨髓炎时，应行分层穿刺或骨髓穿刺、涂片、大体上能确定起病菌。骨穿时应注入生理氯化钠溶液，抽出骨髓，骨膜下形成脓液时应分层穿刺，极易成功，此时病程往往已进入中期。

（4）X 线：早期无明显改变，发病 2 周左右方有骨破坏、增生和病理性骨折表现。

（5）骨与软组织 MRI 检查：可发现早期骨组织感染症状，脓肿如形成，CT 检查亦可早期发现。

（6）核素骨显像：可以发病后 48 小时即有阳性结果。

【治疗原则】 本病自然病程为 3~4 周，早期诊断与治疗是主要的关键。应早期联合使用大剂量抗生素，及时引流脓液，减少毒血症，阻止急性骨髓炎向慢性骨髓炎发展。

【一般治疗】

1. 药物治疗：早期，足量，敏感，联合应用。发病 5 天内使用往往可以控制炎症。5 天后使用或细菌对所用抗生素不敏感时，都会影响疗效。应用时选用一种广谱抗生素和一种针对革兰阳性球菌的抗生素联合应用，待检出致病菌后再调整。治疗后有以下四种结果。

（1）在 X 线片改变出现前全身及局部症状均消失，骨脓肿未形成。

（2）在出现 X 线片改变后全身及局部症状治疗消失，说明骨脓肿已被控制，有被吸收的可能。这两种情况不需要手术治疗，但仍需连续应用抗生素至少 3 周。

（3）全身症状消退，但局部症状加剧，说明抗生素不能消灭骨脓肿，需要手术引流。

（4）全身及局部症状均不消退，说明：①致病菌对所用抗生素有耐药性；②有骨脓肿形成；③产生迁徙性脓肿。为保全生命需切开引流。

2. 全身支持治疗：包括充分休息与良好护理，注意水、电解质平衡，少量多次输血，预防发生压疮及口腔感染等，给予易消化的富于蛋白质和维生素的饮食，使用镇痛剂，使患者得到较好的休息。

3. 局部治疗：用夹板或石膏托限制活动，抬高患肢，以防止畸形，减少疼痛和避免病理性骨折。如早期经药物治疗症状消退，可延缓手术，或无需手术治疗。

4. 饮食注意：骨髓炎患者在施治的早期强调并提倡清淡可口的素食，多食蔬菜、水果，忌大量吃肉。因素食能提供最天然、最易消化，最能直接吸收的营养素。骨与软组织的修复离不开维生素、微量元素和具有保护作用的植物激素、纤维质等。素食配制合理可满足骨修复需要，同时可快速补充人体代谢所需要的糖、脂肪、蛋白质这三大营养要素。

5. 手术治疗：宜早不宜迟，最好在抗生素治疗后 48~72 小时仍不能控制局部症状时进行手术。治疗延迟的手术只能达到引流目的，不能阻止急性骨髓炎向慢性骨髓炎的演变。手术目的：①引流脓液，减少毒血症症状；②阻止急性骨髓炎转变为慢性骨髓炎。手术的方法：①骨质钻孔引流；②髓腔开窗减压。手术伤口及骨窗的处理：①闭式灌洗引流；②单纯闭式引流或负压封闭引流技术结合冲髓腔冲洗。

（三）药物处方

常规应用抗生素，以静脉滴注为主，需连续应用 3 周以上。

【处方①】 青霉素 G，240~480 万 U，静脉滴注，每日 2~4 次。

【处方②】 哌拉西林 2~4g，静脉滴注，每日 2~4 次。

【处方③】 头孢唑林钠 0.5~1.0g，静脉滴注，每日 2~4 次。

【处方④】 注射用亚胺培南西司他丁钠 0.5g，静脉注射或静脉滴注，每日 2~4 次。

【处方⑤】 阿米卡星（丁胺卡那），成人 7.5mg/kg，每日 1~2 次。

【处方⑥】 万古霉素，成人 7.5mg/kg，静脉滴注，每 6 小时 1 次。

【处方⑦】 克林霉素 0.6g，静脉滴注，每日 2~4 次。

【处方⑧】 甲硝唑 0.5g，静脉滴注，每日 3 次。

（李军）

十五、骨与关节结核

（一）概述

骨与关节结核是常见病，一种继发性的病变。它是由于结核杆菌经呼吸道（肺结核）或消化道（肠结核）侵入人体，形成原发灶。结核杆菌在原发灶进入淋巴血行播散到全身各脏器，一般不直接侵犯骨与关节。一旦出现人体抵抗力下降，潜伏在感染灶中的结核杆菌就会繁殖并形成病灶而发病。

骨与关节结核一般为单发，且发病缓慢。早期表现一般为低热，局部疼痛、压痛、叩击痛及肌痉挛，关节活动受限等。中晚期则形成结核冷脓肿，表现一般无炎症性红、肿、热、痛的特征。冷脓肿破溃以后，则形成窦道，继发细菌性感染可出现关节强直。

（二）诊断与治疗

【诊断要点】

1. 有结核病接触史，或有结核病原发病灶。

2. 局部压痛或叩击痛，髋、膝关节结核可见跛行，间歇性腿痛或关节肿胀，活动受限。

3. 起病缓慢，可先有低热、乏力、食欲下降、全身不适等结核中毒症状。

4. 贫血，血白细胞轻度上升，血沉加快，结核菌素纯蛋白衍生物（PPD）试验阳性。

5. 脓肿液或关节腔穿刺液涂片、培养有助于诊断。

6. X 线检查可见关节间隙变窄以及骨质疏松、破坏等病变，椎间隙或关节间隙狭窄及脓肿阴影。

【治疗原则】

1. 治疗的关键是早期诊断和早期治疗。

2. 最大程度保持骨关节功能，预防畸形，减少残废，防止并发症。

【一般治疗】

1. 采用全身治疗和局部治疗相结合：①全身治疗。包括休息营养疗法及抗结核药物。充足的营养是增加抵抗力的基本条件。最好选择多种食品，注意烹调多花样，以刺激食欲。②局部治疗。包括局部制动、切开排脓、病灶清除术、关节融合术等。局部制动又包括石膏、夹板、支架固定与牵引疗法。局部制动可有效减少患处活动，缓解疼痛，有利于修复。制动的肢体位置最好保持在功能位。成人重度关节畸形用骨牵引减轻疼痛，防骨折用皮牵引。

2. 脓肿处理：小脓肿可以自然吸收或钙化而沉着于结缔组织中，但需时间较长，抗结核药物往往对脓肿内的结核菌不起作用。较大脓肿应及早行排脓术。排脓方法有穿刺排脓及切开排脓两种方式。穿刺排脓时应当从脓肿范围以外的健康皮肤进针，在皮下斜行，然后刺入脓肿。可防止穿刺后形成窦道。切开排脓往往与病灶清除术同时进行。

3. 病灶清除术：术前抗结核药物治疗 2～4 周。在抗结核药物治疗下，通过不同的手术途径显露病灶，彻底清除脓液、死骨、肉芽组织及坏死的组织。手术指征：有明显的死骨及大脓肿形成者；窦道流脓经久不愈者；单纯性骨结核，且髓腔积脓压力过高，有向关节内突破可能者；单纯性滑膜结核，且药物治疗效果不佳即将发展为全关节结核者；脊髓受压表现者。手术禁忌证：全身广泛的多发性结核者；急性活动期的骨关节结核；不适于有混合性感染、体温高、中毒症状明显者；合并有其他重大疾病难以耐受手术者；老年及幼儿也应慎重使用。

4. 关节融合术、脊椎融合术、关节切除术：关节融合术用于全关节结核破坏严重者，方法是切除病灶并将关节的两端骨组织固定在一起。脊椎融合术可在病灶清除术时，同时行病椎间植骨术。关节切除术是切除患病的关节，常用于肘关节，可保留屈伸功能，但不稳定。

（三）药物处方

根据药物疗效、使用经验及药物分类将其分组，对耐药结核病的化学治疗很有帮助。

第 1 组：一线口服抗结核药物异烟肼（H）、利福平（R）、乙胺丁醇（E）、吡嗪酰胺（Z）、利福布汀（Rfb）。

第 2 组：注射用抗结核药卡那霉素（Km）、阿米卡星（Am）、卷曲霉素（Cm）、链霉素（S）。

第 3 组：氟喹诺酮类药物莫西沙星（Mfx）、左氧氟沙星（Lfx）、氧氟沙星（Ofx）。

第 4 组：口服抑菌二线抗结核药物乙硫异烟胺（Eto）、丙硫异烟胺（Pto）、环丝氨酸（Cs）、特立齐酮（Trd）、对氨基水杨酸（PAS）。

结核病化疗的治疗原则：早期、联合、适量、规律、全程。

常用方案如下。

1. 标准化疗方案：异烟肼（H）＋利福平（R）＋乙胺丁醇（E）＋链霉素（SM），强化治疗 3 个月后停用 SM，全疗程为 12～18 个月。

2. 短程化疗方案：强化期为疗程的前 2～3 个月，建议用 3～4 种药物，巩固期为 4～6 个月，建议用 2～3 种药物。推荐化疗方案为：2HRZ/6HR。

【处方①】 异烟肼，成人每日 300mg（或每日 4～8mg/kg），一次口服，小儿每日 5～10mg/kg（每日不超过 300mg）。

【处方②】 利福平，成人口服 450～600mg，空腹顿服，每日 1 次。

【处方③】 链霉素，成人每日肌内注射 1g（50 岁以上或肾功能减退者可用 0.5～0.75g）。间歇疗法为每周 2 次，每次肌内注射 1g。

【处方④】 吡嗪酰胺，每日 15～30mg/kg，顿服。

【处方⑤】 乙胺丁醇，成人剂量为 750mg，早晨一次顿服。

（陈立安）

十六、腕管综合征

（一）概述

腕管综合征又称鼠标手或迟发性正中神经麻痹，是最常见的周围神经卡压性疾患，是正中神经在腕管内受压而引起的示指、中指疼痛、麻木和拇指肌肉无力感等表现。

（二）诊断与治疗

【诊断要点】腕管综合征的诊断主要根据临床症状和特征性的物理检查结果，确诊需要电诊断检查。最重要的诊断依据是患者存在典型的临床症状，即正中神经分布区的麻木不适，夜间加重。除了主观性的症状，客观检查也非常重要。明确出现手指感觉减退或散失以及大鱼际肌肉萎缩是病情严重的表现，而在出现这些表现之前就应该进行治疗干预。基于诱发诊断试验的客观性检查也有利于帮助诊断，包括蒂内尔（Tinel）征，腕掌屈（Phalen）试验和正中神经压迫试验。

沿正中神经走行从前臂向远端叩击，如果在腕管区域叩击时出现正中神经支配区域的麻木不适感，为 Tinel 征阳性，但由于该检查的敏感度和特异度不高，不能单独作为诊断的依据。Phalen 试验是让患者手腕保持于最大屈曲位，如果 60

秒内出现桡侧三个手指的麻木不适感,则为阳性。66%~88%的腕管综合征患者可出现 Phalen 试验阳性,但 10%~20%的正常人也会出现 Phalen 试验阳性。Durkan 医生描述了专用于诊断腕管综合征的正中神经压迫试验。检查者用拇指压迫腕管部位,如果 30 秒内出现正中神经支配区域皮肤的麻木不适为阳性。Durkan 报道 87%的腕管综合征患者正中神经压迫试验阳性,还有作者报道了更高的阳性率。该检查是诊断腕管综合征的一个重要物理检查。

神经传导检查和肌电图结果可以帮助确定诊断,排除其他神经性疾患,还可反映压迫的严重程度,对于拟定恰当的治疗策略有重要参考价值。但由于电诊断检查存在假阴性和假阳性结果,不能单一依靠电诊断检查来确定诊断。当怀疑腕管周围骨性异常导致正中神经卡压时,腕管切线位 X 线片有助于确定是否存在腕管容积的改变。

【治疗原则】 症状轻者,可采用非手术治疗,方法很多,包括支具制动和皮质类固醇注射等。

医生常常建议患者采用支具制动来控制病情发展,缓解症状。常用的是预制好的支具,佩戴后腕关节被控制在背伸 30°位。但这样的背伸角度会增加腕管内压力。

【一般治疗】

1. 手术治疗:如果保守治疗方案不能缓解患者的症状,对于症状加重者,则要考虑手术治疗。适应证:①经保守治疗无效者;②病程长,已有肌肉萎缩者;③临床疑有肿物压迫者。手术应当以可以充分显露正中神经为前提,以免伤及神经。术中需注意腕横韧带的切开要充分,因为在腕横纹以远 3~4cm 处腕横韧带开始变薄,往往易被误认为掌中腱膜,而未将其切开,这是造成减压不彻底的原因。另外术中止血要彻底。

2. 康复治疗:术后切口区予疏松包扎,术后 2 天内限制腕关节活动。2 天后开始肩、肘、腕、手和手指功能练习。术后 3 周内,可在夜间使用支具固定腕关节于中立位。术后 12~14 天拆除缝线。1 个月后恢复工作,但限制负重。术后 6~8 周,完全恢复活动。及早开始功能锻炼可缩短康复期。对于因结核性腱滑膜炎或类风湿性滑膜炎引起的腕管综合征,术后还需应用抗结核或抗风湿的药物治疗。

（三）药物处方

【处方①】 甲钴胺片 0.5mg,口服,每日 3 次。

注意事项

1. 如果服用一个月以上无效,则无须继续服用。

2. 从事汞及其化合物的工作人员,不宜长期大量服用本品。

【处方②】 维生素 B_1 片 10mg,口服,每日 3 次。

注意事项

1. 必须按推荐剂量服用,不可超量服用。

2. 如服用过量或出现严重不良反应,应立即就医。

（陈梓锋）

十七、肘管综合征

（一）概述

肘管综合征,又称创伤性尺神经炎、迟发性尺神经炎,是常见的周围神经卡压性疾病之一,其发病率仅次于腕管综合征。

临床可见手背尺侧、小鱼际、小指及环指尺侧感觉异常,减退或消失等首先发生,通常为麻木或刺痛。可伴有肘、前臂及手内侧疼痛,可向小指和环指放射。继发感觉异常一定时间后可出现小指对掌无力及手指收、展不灵活。逐渐出现手部肌肉萎缩、无力,抓不紧东西,屈肘时尤为明显。体征检查可见手部小鱼际肌、骨间肌萎缩,肌力减退。病程长或受压较重者可有不同程度的环、小指呈爪状畸形。亦可发生尺侧腕屈肌和环、小指指深屈肌肌力减弱、肌萎缩,握、捏力减弱。小指外展位不能内收。拇指和示指间夹纸试验阳性（Froment 征）。患者手指内收、外展肌力弱。尺神经支配的屈指深肌肌力减弱。屈肘时加重或出现麻木或刺痛感。

（二）诊断与治疗

【诊断要点】 根据病史、临床症状及体征,基本可以明确诊断。必要时可结合相关辅助检查。

1. 电生理检查:尺神经电生理检测可发现被支配的诸肌出现失神经的自发电位活动。肌肉收缩时,动作电位的数量、振幅减小,并可有多相电位。另外,经过肘部的运动神经传导速度减慢。肘下尺神经传导速度减慢,小鱼际肌及骨间肌肌电图异常。肌电图对于诊断肘管综合征有较高的价值。有研究认为,肘上 5cm 至肘下 5cm 段尺神经传导速度<40m/s时,应考虑为肘管综合征。

2. 影像检查:肘部 X 线显示肘内侧骨化,局部有移位骨块或异常骨化,肘关节提携角改变及肘关节的退行性变,对肘管综合征的诊断均有参考价值。有外伤者 X 线片可见陈旧性骨折、畸形愈合（肘内翻或肘外翻）或不愈合,骨关节炎者肘部有骨质增生。

【治疗原则】 对于肘管综合征的治疗,目前仍有较大的争议。有学者认为,迟发性尺神经炎初期治疗应以保守治疗为主,通常包括应用营养神经药物、休息、改变或限制肘关节及腕关节活动,而症状持续或加重特别是伴有肌无力时,则是外科干预的指征。

【一般治疗】

1. 手术治疗:常见手术方法有尺神经原位松解术、内上髁切除术、皮下前置术、肌内前置术、肌下前置术、关节镜下尺神经松解术等。总治疗原则是术中对尺神经及其通路彻底松解减压,同时保证尺神经前置后的可靠固定及良好血供、组织床环境。

2. 康复治疗:术后切口区予疏松包扎,术后 2 天内限制腕关节活动。2 天后开始肩、肘、腕、手和手指功能练习。术后 3 周内,可在夜间使用支具固定腕关节于中立位。术后

12～14 天拆除缝线。术后 6～8 周，完全恢复活动。及早开始功能锻炼可缩短康复期。对于因结核性腱滑膜炎或类风湿性滑膜炎引起的腕管综合征，术后还需应用抗结核或抗风湿的药物治疗。

（邱健钊）

十八、颈肩综合征

（一）概述

颈肩综合征乃是颈部、肩部甚至臂肘的肌筋并联发生酸软、痹痛、乏力感及功能障碍等临床表现的病症。本症多于肩周炎基础上累及演进形成，好发于中老年人，以女性的发病率较高。尚缺乏特效治疗，故病程迁延，是临床常见的难治病之一。

（二）诊断与治疗

【诊断要点】

1. 本病多发于 40 岁以上的中老年人。

2. 颈项肩臂部僵硬疼痛。呈放射性、间歇性发作，夜间尤甚，压痛点多位于风池穴、脊突、脊旁、肩胛内上角等处。

3. 病程在 3 个月以上者多形成肩关节粘连，出现不同程度的功能障碍。

4. 椎间孔压缩试验及臂丛神经牵拉试验均阳性。

5. X 线片检查颈椎生理曲度改变，失稳、椎间孔变小、钩椎关节增生等。

6. 注意与肩周炎、胸廓出口综合征、锁骨上肿物、进行性肌萎缩等疾患相鉴别。

【治疗原则】 坚持按摩理疗，少服药。利用晚上或双休日、节假日去做按摩，选择拔罐、艾灸等多种方法。若时间不充足，口服中成药，活血、调剂神经，如布洛芬缓释胶囊、三七伤药片、舒筋丸等。经调理治疗后，可逐步缓解症状。

【一般治疗】

1. 常规治疗：颈肩综合征的发展大致分为三个时期：神经激惹期、神经挤压期、神经压迫期。早期明显长时间紧张工作后，头晕、颈肩部劳累，此时只要注意适当的体育活动和放松，情绪乐观，也可做短暂的外部治疗，便可恢复原有的轻松。若前述症状没被注意，使病变进入中期，就会出现颈肩部肌肉群痉挛、颈部发僵、两上肢酸麻胀痛等症状。此时颈椎发生已发生退行性改变，但仍在可逆阶段。认真的治疗可避免退行性病变的进展，甚至组织病变也可康复。疗效可靠的中药外贴治疗会使症状迅速缓解，再配合适当体育锻炼，纠正行坐姿势，可预防复发。若放弃中期治疗，使颈椎病进入后期，骨质增生密度增高、椎间盘突出被挤出的髓核机化、椎管变狭窄，将使治疗难度增加。因此一旦出现颈肩不适，应早期治疗。

2. 手法治疗：本病的手法运用范围较广，适用于任何一期的功能治疗，针对病因改善血液运行，促进代谢，消减症状，恢复功能，在功能恢复的过程中，可解除粘连等障碍，以获得康复。

3. 中药内服：依据病因病机不同，采取不同治疗原则。如，补肝肾、壮筋骨、养血、通络、祛风、除湿等药物。

肩周炎和颈肩综合征多半是因颈椎间盘突出、骨质增生等退行性病变激惹、挤压、压迫了神经组织引起的颈肩部酸胀痛症状的总称。

肩周炎和颈肩综合征的发展是一个很漫长的过程，常和身体素质、特定职业、生活习惯、风湿寒冷、外伤等有明显关系。经临床发现，神经衰弱、胃肠吸收差、生活不规律、长期紧张工作的人群均易患颈椎病及颈肩综合征。

（1）缓解颈部酸痛的方法：坐位或站位，上身保持正直，然后双手的示指、中指、无名指指尖相对，按在颈后正中线上，从上到下依次进行。手指刚力向前按，头向后仰，也就是相对用力。这样反复做 2～3 次，能够很快消除长时间低头所造成的颈部酸痛僵硬感。

（2）缓解肩部的僵硬感：身体站直，双手下垂放在背后，胳膊伸直且双手相扣，然后肩关节做向前向后的运动，或者双手自然下垂，肩关节做环转运动，这样做可以缓解肩部的紧张感和肌肉僵硬感，前一种方法可以连同肩胛骨及其周围的肌肉一并放松。

（3）缓解腰部僵硬的方法：长时间坐位，起来后常常会觉得腰部酸疼、僵硬。这时很多人会习惯性地站起来捶捶腰，或者转转腰。其实还有一种方法：一手放在背后腰部，一手放在前额，下肢站直，上身向后仰，别看做起来很简单，效果可是一点都不简单。如果是在家的话，还可以做"燕儿飞"：平趴在床上或者一个平坦的板上，双手背在后面，一手抓着另一手的手腕，然后双腿向上弯曲，同时上身向上抬，这个动作看似简单，其实好多人上身只能抬起一点点。这样做几下就能感到整个背部的肌肉都放松了，简单而有效。

4. 针灸疗法：颈性头痛多发生于脑力劳动者和家庭主妇中，中青年多发，可由情绪、劳累诱发。大部分患者曾因颈椎 X 线片骨质无异常而误诊。实际上，即使颈椎 X 线片无异常，也可因枕部三角区肌筋膜紧张而致大脑血运不畅，引发无骨质病变的颈肩综合征。对病程久者，可在治疗的同时，给予生活指导，必要时可结合活血化瘀的方药辅助治疗。

（三）药物处方

【处方①】 中药外敷，主治各型颈椎病，祛风散寒除湿，舒筋活血，强筋壮骨。

葛根 24g，伸筋草、白芍、丹参各 15g，秦艽、灵仙、桑枝、鸡血藤各 12g，每日一剂。分早晚 2 次温敷。将药渣用布包煎汤，早晚用毛巾沾药热敷颈部及肩部肌肉，每次 20 分钟，10 天为一个疗程。

【处方②】 追骨风 30g、酒 60g，追骨风入酒内浸泡 5 日，分数次内服。

（邓德礼）

十九、强直性脊柱炎

（一）概述

强直性脊柱炎（AS）是以骶髂关节和脊柱附着点炎症为主要症状的疾病。某些微生物（如克雷伯杆菌）与易感者自身组织具有共同抗原，可引发异常免疫应答。是以四肢大关节、椎间盘纤维环及其附近结缔组织纤维化和骨化以及关节强直为病变特点的慢性炎性疾病。强直性脊柱炎属风湿病范畴，病因尚不明确，是以脊柱为主要病变部位的慢性病，累及骶髂关节，引起脊柱强直和纤维化，造成不同程度眼、肺、肌肉、骨骼病变，是自身免疫病。

（二）诊断与治疗

【诊断要点】

1. 临床表现

（1）腰和（或）脊柱、腹股沟、臀部或下肢酸痛不适或不对称性外周寡关节炎，尤其是下肢寡关节炎，症状持续≥6周。

（2）夜间痛或晨僵明显。

（3）活动后缓解。

（4）足跟痛或其他肌腱附着点病。

（5）虹膜睫状体炎现在症或既往史。

（6）AS家族史或HLA-B27阳性。

（7）非甾体抗炎药（NSAID）能迅速缓解症状。

2. 影像学或病理学

（1）双侧X线骶髂关节炎≥Ⅲ期。

（2）双侧CT骶髂关节炎≥Ⅱ期。

（3）CT骶髂关节炎不足Ⅱ级者，可行MRI检查。如表现软骨破坏、关节旁水肿和（或）广泛脂肪沉积，尤其动态增强检查关节或关节旁增强强度＞20%，且增强斜率＞10%者。

（4）骶髂关节病理学检查显示炎症者。

【治疗原则】

1. 控制炎症，减轻或缓解症状，维持正常姿势和最佳功能位置，防止畸形。

2. 早诊断早治疗，采取综合措施进行治疗，包括教育患者和家属、体育治疗、物理治疗、药物和外科治疗等。

【一般治疗】

1. 体育治疗：体育疗法对各种慢性疾病均有好处，对AS更为重要。可保持脊柱的生理弯曲，防止畸形。保持胸廓活动度，维持正常的呼吸功能。保持骨密度和强度，防止骨质疏松和肢体废用性肌肉萎缩等。患者可根据个人情况采取适当的运动方式和运动量。如新的疼痛持续2小时以上不能恢复，则表明运动过度，应适当减少运动量或调整运动方式。

2. 物理治疗：理疗一般可用热疗，如热水浴、盆浴或淋浴、矿泉温泉浴等，以增加局部血液循环，使肌肉放松，减轻疼痛，有利于关节活动，保持正常功能，防止畸形。

3. 手术治疗：严重脊柱驼背、畸形，待病情稳定后可作矫正手术，腰椎畸形者可行脊椎截骨术矫正驼背。对颈7胸1截骨术可矫正颈椎严重畸形。关节畸形可行人工关节置换术。

4. 该病治疗从教育患者和家属着手，使其了解疾病的性质、大致病程、可能采用的措施以及将来的预后，以增强抗病的信心和耐心，取得他们的理解和密切配合。

5. 注意日常生活中要维持正常姿势和活动能力，如行走、坐位和站立时应挺胸收腹，睡眠时不用枕或用薄枕，睡硬木板床，取仰卧位或俯卧位，每天早晚各俯卧半小时。参与力所能及的劳动和体育活动。工作时注意姿势，防止脊柱弯曲畸形等。

6. 保持乐观情绪，消除紧张、焦虑、抑郁和恐惧的心理；戒烟酒；按时作息，参加医疗体育锻炼。

7. 了解药物作用和副作用，学会自行调整药物剂量及处理药物副作用，以利配合治疗，取得更好的效果。

（三）药物治疗

【处方①】 非甾体类抗炎药有消炎止痛、减轻僵硬和肌肉痉挛作用。

塞来昔布，推荐剂量为第1天首剂400mg；随后根据需要，每日2次，每次200mg。

【处方②】 柳氮磺胺吡啶（SSZ）是5-氨基水杨酸（5-ASA）和磺胺吡啶（SP）的偶氮复合物，20世纪80年代开始用于治疗AS。成人：初剂量为每日2~3g，分3~4次口服，无明显不适量，可渐增至每日4~6g。待肠病症状缓解后，逐渐减量至维持量，每日1.5~2g。

【处方③】 甲氨蝶呤，口服和静脉用药疗效相似，成人：口服，每日2.5~10mg，总量为50~150mg。儿童：每日1.5~5mg。

【处方④】 雷公藤多苷片，口服，每日每千克体重1~1.5mg，分3次饭后服用。一般首次应给足量，控制症状后减量。

【处方⑤】 肿瘤坏死因子（TNF-α）拮抗剂，如注射用重组人Ⅱ型肿瘤坏死因子受体-抗体融合蛋白（益赛普）、阿达木单抗注射液等。益赛普：皮下注射，部位可为大腿、腹部或上臂。成人：推荐剂量为每次25mg，每周2次，每次间隔3~4天。注射前用1ml注射用水溶解，溶解后密闭环境可于2~8℃冷藏72小时。

注意事项 TNF-α拮抗剂是目前治疗AS等脊柱关节疾病的最佳选择，有条件者应尽量选择。

（刘俊）

第三章　肝胆外科疾病

一、急性结石性胆囊炎

（一）概述

急性结石性胆囊炎是由于结石阻塞胆囊管，造成胆囊内胆汁滞留，继发细菌感染引起的急性炎症。多数患者病因不清楚。常发生在创伤或与胆系无关的一些腹部手术后。常见的致病因素是胆囊管梗阻，约有80%患者由胆囊结石引起。当胆囊管梗阻后，胆汁浓缩，浓度高的胆汁酸盐会损害胆囊黏膜上皮，引起炎症。还有部分患者是由于致病细菌入侵，大多通过胆道逆行而入侵胆囊，致病细菌主要是大肠埃希菌，其他有克雷伯菌、粪肠球菌、铜绿假单胞菌等。

（二）诊断与治疗

【诊断要点】

1. 反复发作性的右上腹痛，可向右肩胛下区放射。

2. 可伴消化不良症状，偶发恶心、呕吐，体格检查可有或无右上腹压痛。

3. 超声等影像学检查发现胆囊结石和（或）CCK－HIDA评估为胆囊低喷射指数（喷射指数<35%）。

（1）腹部 B 超检查　是诊断急性胆囊炎尤其是急性结石性胆囊炎最有效、简单的影像学方法。常见的超声声像图特征是：①胆囊体积增大且短轴值增加比长轴值增加更有诊断意义；②以椭圆形及梨形胆囊多见；③以薄壁形居多，即壁厚 0.3cm 以下胆囊多见；④胆汁大多透声好，约占80%；⑤超声墨菲征呈阳性；⑥胆囊内多伴有结石或结石于颈部嵌顿。囊壁增厚、粗糙不光滑或出现"双环"征，胆汁透声差或胆囊轮廓模糊，不能作为主要或常见超声诊断指标。

（2）腹部 CT 检查　除可发现胆囊管或胆囊结石外，诊断主要依据胆囊扩大以及胆囊壁普遍性增厚（增强扫描可见胆囊明显强化）。这两种现象对确立诊断缺一不可。因胆囊扩大也可见于胆道梗阻，或正常胆囊炎因增厚的胆囊壁而呈结节状，可给人以胆囊癌的征象，故其鉴别诊断需结合临床症状。化脓性胆囊炎胆汁 CT 值可>20Hu。胆囊周围炎，胆囊壁与肝实质界面不清或于胆囊周围显示为低密度环，系由肝组织继发性水肿所致。若胆囊穿孔，胆囊窝部可出现有液平的脓肿。气肿性胆囊炎则于胆囊内或壁内出现气影。周围粘连，则可见胆囊被着变形。应该指出的是，如无胆石存在，CT 难以肯定胆囊缩小是生理性抑或病理性收缩。如胆汁钙化或胆囊壁钙化而形成所谓"瓷器胆囊"，则 CT 易于诊断。

（3）MRCP、ERCP 等　此类检查在急性胆囊炎合并有胆管阻塞需排除胆管结石时诊断意义较大，如为单纯的急性胆囊炎，出于经济及操作难度考虑可不予使用。

4. 常有发病之前饱餐、进食油腻食物。

5. 突发右上腹疼痛，并向右肩背部放射，伴有发热、恶心、呕吐。

6. 体检右上腹压痛和肌紧张，墨菲征阳性。

7. 白细胞计数增高，B 超示胆囊壁水肿、毛糙，胆囊内可见结石影的，即可确诊为本病，如以往有胆绞痛病史，则可有助于确诊。

8. 如出现寒战、高热，则可能病变严重，出现了胆囊坏疽、穿孔或胆囊积脓，或合并急性胆管炎。

【治疗原则】　无论是结石性或非结石性急性胆囊炎，手术切除胆囊均为最终、最彻底的治疗方法，但往往由于患者个体差异，在治疗方法及时机选择上需要根据实际病情灵活掌握。

【一般治疗】

1. 非手术治疗：急性胆囊炎确诊后一般先采用非手术治疗，既能控制炎症，也可作为术前准备。非手术治疗期间应密切观察患者全身和局部变化，以便随时调整治疗方案。大多数患者经治疗后，病情能够控制，待以后择期行手术治疗。非手术治疗包括：①卧床休息、禁食。严重呕吐者可行胃肠减压。应静脉补充营养，维持水、电解质平衡，供给足够的葡萄糖和维生素以保护肝脏。②解痉、镇痛。可使用阿托品、硝酸甘油、哌替啶、美沙酮等，以维持正常心血管功能和保护肾脏等功能。③抗菌治疗。抗生素使用是为了预防菌血症和化脓性并发症，通常联合应用氨苄西林、克林霉素和氨基糖苷类，或选用第二代头孢菌素治疗，抗生素的更换应根据血培养及药敏试验结果而定。

对于并存病较多、合并妊娠及有先天性重要脏器疾病的患者，非手术治疗中对于全身状况的调整显得尤为重要，治疗的效果直接关系到患者是否能够耐受日后的手术治疗。

2. 手术治疗：急性胆囊炎最终、最有效的治疗方法仍为手术切除。采用非手术治疗的目的在于改善全身情况以赢得手术治疗的条件和时间，正确地把握手术时机对于急性胆囊炎的治疗显得尤为重要，符合以下情况者需考虑及时手术。①非手术治疗，症状无缓解或病情加重者；②胆囊穿孔、弥漫性腹膜炎、急性化脓性胆管炎、急性坏死性胰腺炎等并发症者；③发病在 48～72 小时内者；④其他患者，特别是年老体弱者，反应差、经非手术治疗效果不好时应考虑有胆囊坏疽或穿孔的可能，如无手术禁忌证应早期手术。

（三）药物处方

【处方①】 奥美拉唑，每次 40mg，每日 1～2 次，静脉滴注。临用前将 10ml 专用溶剂注入冻干粉小瓶内，禁止用其他溶剂溶解。将上述溶解后的药液加入 0.9%氯化钠溶液 100ml 或 5%葡萄糖注射液 100ml 中稀释后供静脉滴注，静脉滴注时间不得少于 20 分钟。注射用奥美拉唑钠与氯化钠溶液配伍最好，也可以与 5%葡萄糖注射液配伍，不宜与 10%葡萄糖注射液和 5%葡萄糖氯化钠注射液伍用，注射液体积以 100ml 为宜。腹痛症状消失可停止。

【处方②】 头孢呋辛钠，深部肌内注射或静脉注射，或滴注，5～7 天。

肌内注射：头孢呋辛钠 0.25g 用 1.0ml 无菌注射水溶解，或 0.75g 用 3ml 无菌注射水溶解，缓慢摇匀得混悬液后，深部肌内注射。肌内注射前，必需回抽无血才可注射。

静脉注射：头孢呋辛钠 0.25g 至少用 2.0ml 无菌注射用水溶解，或 0.75g 至少用 6.0ml 无菌注射用水溶解，或 1.5g 至少用 15ml 无菌注射用水溶解，摇匀后再缓慢静脉注射，也可加入静脉输注管内滴注。

静脉滴注：头孢呋辛钠 1.5g，加入到至少 50ml 常用静脉注射液中使用，不可与氨基糖苷类抗生素配伍使用。

【处方③】 头孢哌酮钠，静脉注射或肌内注射，成人 1～2g，每 12 小时 1 次，每日 2～4 次。严重感染可增至 1 次 4g，每 12 小时 1 次。连续 5～7 天。

儿童：每日 50～200mg/kg，分 2～4 次给药。静脉注射或静脉滴注，可用 0.9%氯化钠溶液或 5%葡萄糖注射液溶解稀释供输注。

【处方④】 0.5%甲硝唑注射液 100ml，静脉滴注，每日 2 次，连续 5～7 天。

【处方⑤】 奥硝唑注射液 5mg/ml，100ml，静脉滴注，每日 2 次。

【处方⑥】 盐酸消旋山莨菪碱注射液（654-2）。常用量：成人每次肌内注射 5～10mg；小儿 0.1～0.2mg/kg，每日 1～2 次。也可以 0.9%氯化钠溶液 250ml/500ml＋盐酸消旋山莨菪碱注射液（654-2）10mg/20mg，静脉滴注，每日 1～2 次。腹部绞痛缓解，可以停用。

注意事项

1. 急腹症诊断未明确时，不宜轻易使用。

2. 夏季用药时，因其闭汗作用，可使体温升高。

3. 静脉滴注过程中若出现排尿困难，对于成人可肌内注射新斯的明 0.5～1.0mg 或氢溴酸加兰他敏 2.5～5mg，对于小儿可肌内注射新斯的明 0.01～0.02mg/kg，以解除症状。

【处方⑦】 左氧氟沙星，静脉滴注，成人每次 0.5g，每天 1 次，连续 5～7 天。

注意事项 专供静脉滴注，滴注时间为每 100ml 至少

60 分钟，不宜与其他药物同瓶混合静脉滴注，或在同一根静脉输液管内进行静脉滴注。

【处方⑧】 多烯磷脂酰胆碱注射液，静脉注射。成人和青少年一般每日缓慢静脉注射 1～2 安瓿，严重病例每日注射 2～4 安瓿，如需要，每天剂量可增加至 6～8 安瓿。一次可同时注射 2 安瓿的量。肝功能明显好转可停止。

注意事项

1. 只可使用澄清的溶液，不可与其他任何注射液混合注射。

2. 偶有过敏反应。

3. 严禁用电解质溶液（生理氯化钠溶液、林格液等）稀释，若要配制静脉输液，只能用不含电解质的葡萄糖溶液稀释（如 5%或 10%葡萄糖溶液、5%木糖醇溶液）。

（刘辉 关玉峰 赵立刚）

二、急性非结石性胆囊炎

（一）概述

急性非结石性胆囊炎是指术前影像学检查及术后病理检查均未发现结石的情况下发生的胆囊炎症性疾病，临床相对较少，占急性胆囊炎的 5%～10%。多见于老年重病者，如创伤、烧伤、脓毒症、长期胃肠外营养或者大手术后患者，如辅助动脉瘤或心脏旁路手术后。此病发病急骤，易发生胆囊坏疽或穿孔。

急性非结石性胆囊炎的症状与急性结石性胆囊炎的症状相似，但由于多为老年重病者，症状较结石性胆囊炎相比不甚典型，主要有右上腹剧烈的绞痛或胀痛，可放射至右肩或右背部，常伴有恶心、呕吐，合并感染化脓坏疽时伴畏寒、高热，体温可达 40℃。

（二）诊断与治疗

【诊断要点】

1. 本病多见于男性、老年患者，腹痛症状常因患者伴有其他严重疾病而掩盖，易误诊和延误治疗。

2. 反复发作性的右上腹痛，可向右肩胛下区放射。

3. 可伴消化不良症状，偶发恶心、呕吐，体格检查可有或无右上腹压痛。

4. 常有发病之前饱餐、进食油腻食物。

5. 突发右上腹疼痛，并向右肩背部放射，伴有发热、恶心、呕吐。

6. 体检右上腹压痛和肌紧张，墨菲征阳性。

7. 白细胞计数增高，B 超示胆囊壁水肿、毛糙，即可确诊为本病，如以往有胆绞痛病史，则可有助于确诊。

8. 如出现寒战、高热，则可能病变严重，出现了胆囊坏疽、穿孔或胆囊积脓，或合并急性胆管炎。

9. 对危重的、严重创伤及长期应用肠外营养支持的患者，出现右上腹压痛、腹膜炎刺激征或触及肿大的胆囊、墨菲征阳性时，应及时做进一步的检查。发病早期 B 超检查不易诊断，CT 检查有帮助，而肝胆系统核素扫描约 97%的患

者可获得诊断。

【治疗原则】　同急性结石性胆囊炎。

【一般治疗】　同急性结石性胆囊炎。

（三）药物处方

【处方①】　消炎利胆片0.26g，口服，每日3次。

注意事项

1. 过敏体质者慎用。

2. 本品药性苦寒，脾胃虚寒者（表现为畏寒喜暖、口淡不渴或喜热饮等）慎用。

3. 本品所含苦木有一定毒性，不宜过量、久服。

4. 慢性肝炎、肝硬化以及肝癌患者慎用，不可久服，以免加重肝脏病变。

5. 用于治疗急性胆囊炎感染时，应密切观察病情变化，若发热、黄疸、上腹痛等症加重时，应及时请外科处理。

6. 本品为急性胆囊炎的辅助用药，请在医师指导下与其他药物联合使用。

7. 糖尿病患者慎用本品含糖剂型。

8. 糖尿病、高血压、心脏病、肾脏病等严重慢性病患者慎用，应在医师指导下服用。

余处方及注意事项同"急性结石性胆囊炎"处方①～③、⑤～⑧。

（刘丁一　关玉峰　赵立刚）

三、慢性胆囊炎

（一）概述

慢性胆囊炎患者的发病年龄和性别与急性胆囊炎患者相似，临床表现在不同患者则可有甚大差别，且与实际的病理变化也常不一致，有时患者可毫无症状，而死后尸体解剖则发现胆囊有明显的慢性病变；有时患者有剧烈的胆绞痛病史，但手术时发现胆囊病变却并不严重。

慢性胆囊炎的症状：慢性胆囊炎的临床表现并不一致，但总以胆区疼痛为主要症状。病情呈慢性迁延过程，有轻重交替、反复发作的特点。①右上腹钝痛、胀痛、坠痛或不适感。②嗳气、反酸、腹胀、胃部烧灼感等消化不良症状。③恶心、厌油腻食物或进食高脂食物后症状加重。④右肩、右肩胛区或右背部疼痛不适，这是由于胆囊炎症或与周围之粘连涉及右膈神经或右侧肋间神经而出现的反射性疼痛。⑤部分病例可有胆绞痛。多由较小结石或浓稠胆汁的刺激引起胆囊管的痉挛性收缩所致。绞痛多很剧烈，阿托品等药物常难制止。绞痛发作时，患者抱腹蜷卧或辗转不安，常屏气或不愿讲话，以期减轻疼痛。绞痛可持续数分钟或数小时不等，可伴恶心、呕吐，且常在呕吐后而有缓解，也可骤然痛止，不再发作。也有反复数次后才停止者。⑥可有大便干燥、稀溏或黏滞不爽。

慢性胆囊炎的体征：①胆区压痛、叩击痛，但无反跳痛。②可有低热，但多数体温正常。③胆囊穴、肝俞穴、胆俞穴压痛。④右膈神经压痛点。在颈部右侧胸锁乳头肌的两下脚之间。⑤胆汁淤积时，可扪到胀大的胆囊。⑥病毒性和寄生虫性胆囊炎，可有肝、脾大。⑦偶有黄疸，多见于华支睾吸虫性胆囊炎。

（二）诊断与治疗

【诊断要点】

1. 患者症状可以明显地从急性胆囊炎第一次发作后即不断出现。

2. 患者通常有气胀、嗳气以及厌食油腻现象，饱食以后常感上腹部不适，且不像十二指肠溃疡在食后可减轻疼痛。

3. 患者常感有右肩胛骨下、右季肋下或右腰等处隐痛，在站立、运动或冷水浴后更加明显。

4. 体检除右上腹有轻度触痛外，一般无其他阳性症状。

5. 慢性胆囊炎患者一般诊断并不困难，因多数患者有右上腹部一次或多次的绞痛病史和消化不良症状，但有时症状不典型者，可与慢性阑尾炎、慢性溃疡病、慢性胃炎、结肠癌、慢性胰腺炎及肾盂肾炎等症混淆。

6. 正确的诊断有赖于胆囊部X线平片摄影、胆囊造影、B超或CT、MRI等。

【治疗原则】　以保守治疗为主。对于症状轻、不影响正常生活的患者，可选用非手术治疗，低脂饮食，长期口服利胆药物，如消炎利胆片、熊胆胶囊、利胆素等，腹痛时可用颠茄类解痉药物对症治疗。急性发炎时可给药抗炎，抑制胃酸分泌、解痉等对症支持治疗。

【一般治疗】

1. 解痉止痛：用于慢性胆囊炎急性发作时的胆绞痛。可用硝酸甘油酯0.6mg舌下含服，或阿托品0.5mg肌内注射，可同时用异丙嗪25mg肌内注射。镇痛剂哌替啶50～100mg肌内注射，与解痉剂合用可增强镇痛效果。

2. 缓解胆源性消化不良症状：慢性胆囊炎中普遍存在炎性刺激和胆囊壁慢性纤维化等改变，容易导致患者出现消化不良症状。对于有明确胆囊结石的消化不良患者，10%～33%的症状可在胆囊切除术后得到缓解。

3. 抗感染治疗：慢性胆囊炎患者胆汁培养结果、患者感染严重程度、抗生素耐药性和抗菌谱以及患者的基础疾病（特别是对于肝、肾功能有损害等情况），在慢性胆囊炎胆道感染的治疗中合理应用抗生素具有重要意义。

（三）药物处方

【处方①】　利胆排石片，口服。排石：每次6～10片，每日2次。炎症：每次4～6片，每日2次。发作时可用，症状消失可停止。疗程：15天～1个月。

【处方②】　复方胆通胶囊，口服，每次2粒，每日3次，疗程15天。

【处方③】　熊去氧胆酸。利胆：每次50mg，每天150mg。溶解胆结石：每天450～600mg，或每天8～10mg/kg，分早晚2次服。当胆石清除后，每晚口服500mg，以防止复发。可口服3个月。

【处方④】　奥硝唑注射液100ml，静脉滴注，每日2次。

余处方及注意事项同"急性结石性胆囊炎"处方②、⑥～⑧。

（刘辉　关玉峰　赵立刚）

四、胆囊结石

（一）概述

胆囊结石主要见于成人，女性多于男性，40 岁后发病率随年龄增长而增高。结石为胆固醇结石或以胆固醇为主的混合性结石和黑色胆色素结石，别称胆结石病，因胆囊结石与多种因素有关。任何影响胆固醇与胆汁酸浓度比例改变和造成胆汁淤滞的因素都能导致结石形成。

（二）诊断与治疗

【诊断要点】

1. 右侧腹部疼痛不适。

2. 患者伴有恶心、呕吐。

3. 当胆囊内的小结石嵌顿于胆囊颈部时，可出现持续性右上腹痛，阵发性加剧，向右肩背部放射。

4. 根据临床典型的绞痛病史，影像学检查可确诊。首选 B 超检查，可见胆囊内有强回声团、随体位改变而移动、其后有声影即可确诊为胆囊结石。仅有 10%～15% 的胆囊结石含有钙，腹部 X 线能确诊，侧位照片可与右肾结石区别。CT、MRI 也可显示胆囊结石，但不作为常规检查。

【治疗原则】 一般先采用非手术治疗，既能控制炎症，也可作为术前准备。非手术治疗期间应密切观察患者全身和局部变化，以便随时调整治疗方案。大多数患者经治疗后，病情能够控制，待以后择期行手术治疗。

【一般治疗】

1. 非手术治疗：①卧床休息、禁食。严重呕吐者可行胃肠减压。应静脉补充营养，维持水、电解质平衡，供给足够的葡萄糖和维生素以保护肝脏。②解痉、镇痛。可使用阿托品、盐酸山莨菪碱、曲马多、哌替啶等，以维持正常心血管功能和保护肾脏等功能。③抗菌治疗。抗生素使用是为了预防菌血症和化脓性并发症，通常联合应用氨苄西林、克林霉素和氨基糖苷类或选用第二代头孢菌素治疗，抗生素的更换应根据血培养及药敏试验结果而定。对于并存病较多、合并妊娠及有先天性重要脏器疾病的患者，非手术治疗中对于全身状况的调整显得尤为重要，治疗的效果直接关系到患者是否能够耐受日后的手术治疗。

2. 手术治疗：符合以下情况者需考虑及时手术：①非手术治疗，症状无缓解或病情加重者；②胆囊穿孔、弥漫性腹膜炎、急性化脓性胆管炎、急性坏死性胰腺炎等并发症者；③发病在 48～72 小时内者；④其他患者，特别是年老体弱者、反应差、经非手术治疗效果不好时应考虑有胆囊坏疽或穿孔的可能，如无手术禁忌证应早期手术。

（三）药物处方

处方及注意事项同"急性结石性胆囊炎"①～③、⑤～⑧"慢性胆囊炎"处方⑤。

（刘辉　关玉峰　赵立刚）

五、肝外胆管结石

（一）概述

肝外胆管结石分为原发性和继发性两种。原发性占大多数，指原发于胆管系统内的结石，多数为胆色素结石或混合性结石；继发性指胆囊内结石排至胆管内，多数为胆固醇结石。大多数胆管结石患者都有在进油脂食后、体位改变后发生胆绞痛，这是因为结石在胆管内向下移动，刺激胆管痉挛，同时阻塞胆汁流过所致。

（二）诊断与治疗

【诊断要点】

1. 出现腹痛、寒战高热和黄疸，呈典型的夏科（Charcot）三联症。感染严重者可出现低血压、中毒性休克，甚至神志恍惚、昏迷、Roynolds 五联症等急性梗阻性化脓性胆管炎的表现。皮肤、巩膜黄染，腹式呼吸受限。右上腹及剑突下可有不同程度的压痛或肌紧张、反跳痛，有时肋缘下可触及肿大、压痛的胆囊。严重者可有脉搏快、低血压等中毒性休克征。缓解期检查，一般无明显阳性体征。

2. 实验室检查：胆管梗阻、炎症期，血液白细胞总数增多，中性粒细胞增高。不同程度的肝功能受损，血总胆红素增高（以直接胆红素为主），尿胆红素和尿胆原含量增加。

3. 影像学检查

（1）B 超检查　方便、安全、无创，可了解显示段内胆管有无扩张、结石和蛔虫等。但因胆总管下段结石等病变，受十二指肠内气体的干扰显示不清，故准确率仅 65%～70%。

（2）CT 检查　因不受肠气影响，对胆总管下段结石的诊断优于 B 超。

（3）经皮肝穿刺胆管造影和经十二指肠逆行胆胰管造影　可显示结石的部位、大小、数量以及梗阻的部位、程度及有无胆管扩张或狭窄等胆管病变存在，对胆系结石的诊断最为可靠。

（4）磁共振胆管显像检查　无创、安全，可清楚显示胆管系统的影像和结石等病变。

【治疗原则】 去除结石、解除梗阻、保证胆流通畅。伴发急性重症胆管炎者，应及时进行有力的抗感染，纠正全身中毒症状，早期手术。症状较轻、经抗炎支持治疗短时间内好转者，可待日后择期手术。

【一般治疗】 主要为手术治疗。

1. 切开胆总管取石：诊断明确的肝外胆管结石，目前仍以胆总管切开探查取石、T 形管引流为主。对于非梗阻、感染发作时的择期手术，务必努力取净结石，探明胆管有无狭窄等病变，并进行相应的处理。有条件者最好术中常规进行纤维胆管镜检查取石。

2. 经十二指肠奥迪（Oddi）括约肌切开取石：适于 Oddi 括约肌狭窄或结石嵌顿于壶腹部难以取出者。

3. 胆总管与空肠 Roux-en-Y 吻合术:胆总管下端严重的良性狭窄或梗阻,狭窄段超过 2cm,无法用手术方法在局部解除梗阻者,应行胆总管与空肠端侧 Roux-en-Y 吻合术,同时切除胆囊。

4. 经内镜乳头括约肌切开取石:内镜下乳头切开后用取石网篮放入胆总管套取结石,不需剖腹、创伤小,但需要必备的设备和技术条件。适于胆总管下段直径 1cm 以内的结石,若结石直径较大,则需具备碎石设施。

(三)药物处方

【处方①】　维生素 K_1,肌内或深部皮下注射,每次 10mg,每日 1~2 次,24 小时内总量不超过 40mg。

【处方②】　盐酸屈他维林,40~80mg 静脉内缓慢注射(大约 30 秒)或与非麻醉镇痛药合用。

【处方③】　间苯三酚注射液,肌内或静脉注射:每次 1~2 支(40~80mg),每日 1~3 支(40~120mg)。静脉滴注:每日剂量可达 5 支(200mg),稀释于 5%或 10%葡萄糖注射液中静脉滴注。

余处方及注意事项同“急性结石性胆囊炎”处方③、⑤~⑧。

(梁俊杰)

六、肝内胆管结石

(一)概述

肝内胆管结石是胆管结石的一种类型,指左右肝管汇合部以上各分枝胆管内的结石。可以单独存在,也可以与肝外胆管结石并存。一般为胆红素结石。肝内胆管结石常合并肝外胆管结石;并发胆管梗阻;诱发局部感染及继发胆管狭窄,使结石难以自行排出,病情迁延不愈。可引起严重并发症,是良性胆道疾病死亡的重要原因。

(二)诊断与治疗

【诊断要点】　对肝内胆管结石的诊断,要求明确结石部位、数量、大小的分布,还应了解肝内胆管和肝脏的病理改变。

1. 临床表现:反复发作胆管炎、肝区疼痛、肝肿大和黄疸。

2 实验室检查:急性感染期与肝外胆管结石的化验结果相似。慢性期可有血浆蛋白偏低、血清碱性磷酸酶、ALT、AST 升高。晚期多有肝功能损害。

3. 影像学检查肝内胆管结石的确切诊断和了解肝胆管系统的病理状况,最终需要依靠现代影像学检查。

(1)B 超和 CT 检查　有助于了解结石的大体位置、数量和胆管扩张情况。B 超准确率在 70%左右。CT 准确率平均 80%左右。两者均难准确了解具体的数量、位置和胆管病理改变。不易区别肝内钙化灶。

(2)经皮经肝穿刺胆系造影(PTC)和 ERCP　能明确结石的具体部位、大小、数量及胆管病理现状。准确率可达 95%以上。

(3)磁共振胆系成像　可以显示结石和胆管系统的影像状况,无创,不如 PTC 和 ERCT 清晰。

(4)术中胆管造影和胆管镜检查　可进一步确定诊断和了解结石是否取净。

【治疗原则】　与肝外胆管结石相似,外科手术仍然是主要治疗手段。急性感染期应尽可能控制感染,然后择期手术。无症状、无局限性胆管扩张的三级胆管以上的结石,一般可不做治疗。反复发作胆管炎的肝内胆管结石,主要采用手术治疗。手术治疗原则是:取净结石、去除病灶、通畅引流、防止复发。

【一般治疗】　根据不同部位、有无合并胆管狭窄及肝萎缩,分别采取合适的治疗方法。

1. 肝切除术:切除术的适应证有:①肝区域性的结石合并肝纤维化萎缩、脓肿、胆瘘;②难以取净的肝叶、肝段结石并胆管扩张;③不易手术修复的高位胆管狭窄伴有近端管结石;④局限于一侧的结石并肝内胆管囊性扩张;⑤局限性的结石合并胆道出血;⑥结石合并胆管癌。

2. 胆肠吻合术:是治疗肝内胆管结石合并胆管狭窄、恢复胆汁通畅有效的手术方法。

3. 胆管切开取石:可直视下或通过胆道镜取出结石,是治疗肝外胆管结石的基本方法,但是肝内胆管结石单纯胆管切开取石很难完全取净结石。对肝内胆管无扩张、结石在较大的胆管、无合并狭窄的患者或者并发急性胆管炎行暂时的胆道减压和引流时采用。术后 6 周常需要用胆道镜多次检查、取石。

4. 肝移植术:适用于全肝胆管充满结石无法取净,且肝功能损害威胁患者生命时采用。

(三)药物处方

处方及注意事项同“肝外胆管结石”。

(梁俊杰　关玉峰)

七、急性梗阻性化脓性胆管炎

(一)概述

急性梗阻性化脓性胆管炎是在胆道梗阻的基础上伴发胆管急性化脓性感染和积脓,胆道高压,大量细菌内毒素进入血液,导致多菌种、强毒力、厌氧与需氧菌混合性败血症、内毒素血症、氮质血症、高胆红素血症、中毒性肝炎、感染性休克以及多器官功能衰竭等一系列严重并发症。

(二)诊断与治疗

【诊断要点】

1. 可有反复胆道感染发作史。

2. 发病急、上腹持续性疼痛、可阵发性加重、伴有寒战高热、继而出现黄疸等症状(Charcot 三联征)。

3. 脉搏细速、低血压、中毒性休克、神志恍惚、嗜睡甚至昏迷(Reynolds 五联征)。

4. 右上腹部、剑突下明显压痛及肌紧张、可有反跳痛、肝大并有触痛、叩击痛,可有胆囊肿大,触痛、腹胀明显。

5. 血白细胞及中性粒细胞计数明显增高,并可出现毒性颗粒。血清胆红素（尤其是直接反应胆红素）明显增高,尿胆红素明显升高,碱性磷酸酶值升高,并常有 GPT 和 $\gamma-GT$ 值增高等肝功能损害表现。血培养常有细菌生长。

6. 影像学检查提示胆管扩张、内有结石、肿瘤、寄生虫等征象。

7. 术中探查胆管内有高压的脓性液体、细菌培养阳性。

当出现 Charcot 三联征时,已构成急性胆管炎的诊断,一旦出现血压下降、感染性休克和神志改变,则已构成急性梗阻性化脓性胆管炎的诊断。

【治疗原则】 立即解除胆道梗阻并引流。

【一般治疗】

1. 非手术治疗

（1）有休克者应首先治疗休克,并注意防治急性肾衰竭。

（2）纠正代谢性酸中毒,根据血生化检查结果,输入适量的碳酸氢钠。

（3）选用广谱抗生素静脉内滴注,然后根据胆汁及血液的细菌培养及抗生素敏感度测定结果加以调整。

（4）给予镇痛药和解痉剂,纠正脱水,静脉给予大剂量维生素 C 及维生素 K_1 等。

（5）情况允许时可做纤维十二指肠镜及鼻胆管引流术。

经过上述紧急处理者,病情可能趋于稳定,血压平稳、腹痛减轻、体温下降。待全身情况好转后,再择期施行手术。

2. 手术治疗:手术的基本方法为胆总管切开引流术。并发胆囊积脓及结石者,可同时取出胆石并作胆囊造口引流术,待病情改善后,再做第二次手术。手术时宜先探查胆总管,取出胆管内的结石,放置 T 形引流管。若肝管开口处梗阻,则必须将其扩大或将狭窄处切开。尽量取出狭窄上方的结石,然后将引流管的一臂放至狭窄处上方肝管内,才能达到充分引流的目的。

（三）药物处方

处方及注意事项同"急性结石性胆囊炎"。

（刘辉 关玉峰）

八、胆道蛔虫病

（一）概述

蛔虫是寄生在人体小肠中下段的寄生虫。胆道蛔虫病是肠道蛔虫病中最严重的一种并发症,多见于 6～8 岁学龄儿童、农民和晚期孕妇,是由各种原因引起的肠道蛔虫运动活跃,并钻入胆道而出现的急性上腹痛或胆道感染。发作时患者疼痛难以忍受,大哭大叫,十分痛苦。若治疗措施跟不上,晚期患者可出现不同程度的脱水和酸中毒,甚至危及生命。

临床表现主要是腹部钻顶样剧烈绞痛,疼痛持续时间不等,疼痛过后可如常人,这是胆道蛔虫病的特点。患者腹痛的程度和体征不相符,常常腹痛剧烈,但体征轻微。发病初期腹部喜按,但随着胆道炎症的发生而出现拒按。可有恶心、呕吐,呕吐物多为胃内容物,可含胆汁,也有可能吐出蛔虫。当合并感染时,患者可出现畏寒、发热,但体温的上升与腹痛的程度不成比例。

（二）诊断与治疗

【诊断要点】

1. 根据上述典型临床表现,临床症状重而体征轻的特点,结合影像学检查多可做出诊断。

2. 实验室检查:白细胞计数可轻度上升、嗜酸粒细胞增多。大便中可查到蛔虫卵。

3. 影像学检查

（1）超声表现 胆道蛔虫病诊断标准:胆总管扩张是诊断胆道蛔虫病的重要声像图特征,凡肝外胆管内径>0.6cm 为扩张（0.7～1.0cm 为轻度,1.1～1.5cm 为中度,>1.6cm 为重度）。扩张程度与蛔虫粗细及多少有一定关系,也与蛔虫进入胆道时间与伴发感染程度有关,扩张胆管内见平行"双线"状高回声带,称"通心粉征",是胆道蛔虫病特有的声像图表现。胆道蛔虫的双线状长条形平行强回声带中间的暗区是由于蛔虫的假体腔形成的,其内可见间断的点状强回声,当蛔虫死亡,其中心暗带变模糊,甚至消失。

（2）X 线表现 可用钡餐或用导管插入十二指肠,注入少量钡剂,于适当加压下摄片。在十二指肠降部显示有边缘平滑可稍弯曲的条状透亮阴影,代表蛔虫没有钻入胆总管的部分。在相当于乏特乳头部位,即蛔虫钻入胆总管处呈钝圆形。有时因括约肌关闭功能不全而有肠道气体进入胆道。这时在平片上可见到胆道积气,其中有弯曲的长条形软组织阴影。在"T"管造影及静脉胆道造影检查,以显示整个胆道情况,观察蛔虫的部位和数目,以及手术是否彻底,有无蛔虫残骸存在。

（3）CT 和 MRI 表现 显示位于胆囊或胆管内长条状呈弯曲的透亮阴影,其形态与蛔虫相符。其边缘光滑。

【治疗原则】

1. 对症治疗,如解痉、镇痛、利胆、驱虫、控制感染、纠正水、电解质失调等。

2. 绝大多数患者可用非手术疗法治愈,仅在出现严重并发症时才考虑手术治疗。

【一般治疗】

1. 非手术治疗

（1）解痉镇痛 疼痛发作时,可遵医嘱注射阿托品、山莨菪碱（654-2）等胆碱能阻滞剂,必要时可注射哌替啶。

（2）利胆驱虫 发作时可服用利胆排蛔虫的中药（如乌梅汤）和 33%硫酸镁。氧气驱虫对镇痛和驱虫均有效。驱虫最好在症状缓解期进行,选用左旋咪唑等。

（3）控制感染 采用氨基糖苷类和甲硝唑等抗菌药物。

（4）内镜逆行胰胆管造影术（ERCP） 通过 ERCP 观察,若蛔虫有部分留在胆道外,可用取石钳将虫体取出。

2. 手术治疗:手术切开胆总管探查、取虫和引流。胆囊炎多为继发的，一般无须手术切除。应注意手术中和手术后驱虫治疗，防止胆道蛔虫病复发。

（三）药物处方

【处方①】 阿托品注射液，皮下、肌内或静脉注射。成人常用量：每次 0.3～0.5mg，每日 0.5～3mg。极量：每次 2mg。儿童皮下注射：每次 0.01～0.02mg/kg，每日 2～3 次。

余处方及注意事项同"急性非结石性胆囊炎"处方①～⑥、⑧。

（刘丁一　关玉峰）

九、细菌性肝脓肿

（一）概述

细菌性肝脓肿是指由化脓性细菌侵入肝脏形成的肝内化脓性感染病灶。临床上主要以寒战、高热、肝区疼痛、肝大和局部压痛为主要表现。全身性细菌感染特别是腹腔内感染时，细菌可侵入肝脏，如患者抵抗力弱，就可能发生肝脓肿。引起细菌性肝脓肿最常见的致病菌，成人为大肠埃希菌、变形杆菌、铜绿假单胞菌，儿童为金黄色葡萄球菌和链球菌，Friedlnder 肺炎杆菌等则次之。一般起病较急，由于肝脏血运丰富，一旦发生化脓性感染，大量毒素进入血液循环，可引起全身脓毒性反应。临床上常继发某种前驱性疾病（如胆道蛔虫病）之后突发寒战、高热和肝区疼痛等。

（二）诊断与治疗

【诊断要点】

1. 病史及体征：临床上突然发生寒战、高热，以及肝区压痛、叩击痛和肝大等，应考虑到肝脏内有脓肿形成，有必要做进一步详细检查。

2. 实验室检查：血中白细胞计数显著增高，有时出现贫血。肝功能检查也可出现异常，ALT、AST 升高，约 10%的患者血清胆红素升高。

3. X 线检查：可见肝脏阴影增大或有局限性隆起。右叶脓肿可使右膈肌抬高、运动受限，右侧反应性胸膜炎或胸腔积液，右下肺不张以及膈下有液-气平面。

4. B 超检查：可作为首选的检查方法，显示肝病变内部液性无回声暗区，内可见分隔，脓肿壁厚呈强回声，内壁不光滑，病变后方回声增强，超声造影表现为病灶周边及分隔增强，表现为"黑洞征"。B 超可明确脓肿部位、大小，其诊断符合率在 96%以上。

5. CT 及 MR 检查：CT 平扫呈圆形或卵圆形低密度区，脓液密度稍高于水，边缘多不清楚；增强扫描脓肿壁呈环状强化，而脓液不强化。MRI 可在 T_1 加权像呈圆形或卵圆形低信号，T_2 加权像脓腔呈高信号表达。

【鉴别诊断】 主要与阿米巴性肝脓肿及包虫性肝脓肿鉴别，其他需要进行鉴别诊断的疾病有膈下脓肿、胆道感染、先天性肝囊肿合并感染、原发性肝癌等。

【治疗原则】 细菌性肝脓肿是一种严重的继发性感染性病变，如果早期积极治疗原发病灶，肝脓肿是可以预防的，即使肝内已出现早期感染，给予大量敏感抗生素，亦可避免脓肿形成。一旦形成脓肿，应强调早期发现、早期诊断、早期治疗的原则，根据不同的病情、病期、脓肿部位等选择适宜的治疗方法。

【一般治疗】

1. 非手术治疗：对急性期肝局限性炎症，脓肿尚未形成或多发性小脓肿，应非手术治疗。

（1）积极治疗原发病灶。

（2）应用抗生素。未明确致病菌前，先选用广谱抗生素，然后应根据细菌培养和药敏试验及时调整用药。

（3）加强全身对症支持治疗，给予充分营养和能量，纠正水、电解质紊乱，可配合中医中药治疗。

（4）单个较大的脓肿可在 B 超引导下经皮肝穿刺引流并反复冲洗后注入抗生素。B 超下穿刺可多次进行，必要时介入置管引流，待每日引流量<5ml 或脓腔<2ml 后即可考虑拔管。多数肝脓肿可经非手术疗法治愈。

2. 手术治疗

（1）脓肿切开引流　适用于较大脓肿估计有穿破可能或已穿破引起腹膜炎、脓胸者；或胆源性肝脓肿需同时处理胆道疾病；或慢性肝脓肿非手术治疗难以控制者。

（2）肝叶、段切除术　适用于慢性厚壁肝脓肿和脓肿切开引流后脓肿壁不塌陷、留有死腔或窦道长期不愈，胆瘘或存在肝内胆管结石等其他肝疾病需要切除累及的肝叶或段。

（三）药物处方

【处方①】 头孢曲松钠，成人每日量 1～2g，每日 1 次，肌内注射或静脉注射，不可超过每日 4g。儿童：重症（脑膜炎除外），每日 50～75mg/kg（每日不超过 2g），分 2 次给予，静脉滴注给药。

【处方②】 葡醛内酯，肌内注射，每次 0.1～0.2g，每天 1～2 次。静脉注射：用量同肌内注射。静脉滴注：每天 0.2～0.4g，置于葡萄糖液中滴注。

注意事项 葡醛内酯可与肌苷、维生素 C 等与葡萄糖注射液静脉滴注。

余处方及注意事项同"急性结石性胆囊炎"处方②～⑧。

（梁俊杰　关玉峰　赵立刚）

第四章　肛肠外科疾病

一、肠梗阻

（一）概述

肠内容物不能正常运行、顺利通过肠道，称为肠梗阻，是外科常见的病症。肠梗阻不但可引起肠管本身解剖与功能上的改变，还可导致全身性生理上的紊乱，临床表现复杂多变。

尽管由于肠梗阻的原因、部位、病变程度、发病急慢的不同，可有不同的临床表现，但肠内容物不能顺利通过肠腔则是一致具有的，其共同表现是腹痛、呕吐、腹胀及停止自肛门排气排便。

（二）诊断与治疗

【诊断要点】

1. 肠梗阻典型四大症状：腹痛、呕吐、腹胀、停止自肛门排气排便，腹部体检见腹胀、蠕动波或肠型、肠鸣音亢进等，一般可作出诊断。

2. X 线立位腹平片检查：腹平片上可见胀气的肠袢及多数气液平面。如立位腹平片表现为孤立、突出胀大的肠袢，不因时间而改变位置或有假肿瘤状阴影；或肠间隙增宽，提示有腹腔积液等，均提示为绞窄性肠梗阻。

3. 腹部 CT 检查：可提示梗阻原因，梗阻部位等重要信息。腹部增强 CT 扫描还能鉴别有无肠系膜血管栓塞或血栓形成。

【治疗原则】 肠梗阻的治疗原则是矫正因肠梗阻所引起的全身生理紊乱和解除梗阻。具体治疗方法要根据肠梗阻的类型、部位和患者的全身情况而定。

【一般治疗】

1. 基础疗法

（1）胃肠减压　是治疗肠梗阻的重要方法之一。通过胃肠减压，吸出胃肠道内的气体和液体，可以减轻腹胀，降低肠腔内压力，减少肠腔内的细菌和毒素，改善肠壁血循环，有利于改善局部病变和全身情况。

（2）矫正水、电解质紊乱和酸碱失衡　输液所需容量和种类需根据呕吐情况、缺水体征、血液浓缩程度、尿排出量和比重，并结合血清钾、钠、氯和血气分析监测结果而定。单纯性肠梗阻，特别是早期，上述生理紊乱较易纠正。而在单纯性肠梗阻晚期和绞窄性肠梗阻，尚需输给血浆、全血或血浆代用品，以补偿丧失至肠腔或腹腔内的血浆和血液。

（3）防治感染和中毒　应用抗肠道细菌，包括抗厌氧菌的抗生素。一般单纯性肠梗阻可不应用，但对单纯性肠梗阻晚期，特别是绞窄性肠梗阻以及手术治疗的患者，应该使用。

此外，还可应用镇静剂、解痉剂等一般对症治疗，镇痛剂的应用则应遵循急腹症治疗的原则。

2. 解除梗阻：主要是通过各种手术方法解除梗阻，恢复肠道通畅性。各种类型的绞窄性肠梗阻、肿瘤及先天性肠道畸形引起的肠梗阻以及非手术治疗无效的患者，适应手术治疗。手术大体可归纳为以下四种。①解决引起梗阻的原因，如粘连松解术、肠切开取出异物、肠套叠或肠扭转复位术等；②肠切除肠吻合术：如肠管因肿瘤、炎症性狭窄等，或局部肠袢已经失活坏死，则应做肠切除肠吻合术；③短路手术：当引起梗阻的原因既不能简单解除又不能切除时，如晚期肿瘤已浸润固定或肠粘连成团与周围组织分界不清，则可作梗阻近端与远端肠袢的短路吻合术；④肠造口或肠外置术：如患者情况极严重或局部病变所限，不能耐受和进行复杂手术，可用这类术式解除梗阻。

（三）药物处方

【处方①】 液状石蜡油 20～30ml，口服，每天 1～3 次。

【处方②】 注射用生长抑素 3mg，静脉推注，每日 12 小时一次。

【处方③】 甲硝唑 100ml，静脉滴注，每日 2 次，连续 5～7 天。

余处方及注意事项同"肠扭转"处方①～④⑥⑧。

（关玉峰）

二、肠扭转

（一）概述

肠扭转是肠管的某一段肠袢沿一个固定点旋转而引起，常常是因为肠袢及其系膜过长，

肠扭转后肠腔受压而变窄，引起梗阻、扭转与压迫影响肠管的血液供应，因此，肠扭转所引起的肠梗阻多为绞窄性。饱餐后体力劳动或剧烈运动常是肠扭转的诱发因素，为一种闭袢型梗阻。扭转肠袢极易因血循环中断而坏死，是机械性肠梗阻中最危险的一种类型，大多数肠扭转发生在小肠。小肠扭转好发于 20～40 岁间的青壮年，盲肠扭转好发于 40 岁以下的成年，而乙状结肠扭转则好发于 40～70 岁的中老年。男性的发病率高于女性。

（二）诊断与治疗

【诊断要点】

1. 小肠扭转：X线腹平片示全部小肠扭转，仅见胃十二指肠充气扩张，而小肠充气不多见，部分小肠扭转见小肠普遍充气，并有多个液平面，或者巨大扩张的充气肠袢固定于腹部某一部位，并且有很长的液平面。

2. 乙状结肠扭转

（1）X线腹平片　腹部偏左可见一巨大的双腔充气孤立肠襻自盆腔直达上腹或膈肌，降、横、升结肠和小肠可有不同程度的胀气。

（2）X线钡灌肠　可见钡液止于直肠上端，呈典型的"鸟嘴"样或螺旋形狭窄。

3. 盲肠扭转

（1）X线腹平片示单个卵圆形胀大肠袢，左上腹有气液平，可见小肠胀气，但无结肠胀气。

（2）X线钡灌肠可见钡剂在横结肠或肝区处受阻。

【治疗原则】

1. 小肠扭转：早期可先试用非手术疗法，出现腹膜炎或非手术疗法无效应行手术。

2. 乙状结肠扭转：可进行非手术治疗，非手术疗法失败或疑有肠坏死，应及时手术。

3. 盲肠扭转：盲肠扭转应及时手术。

【一般治疗】

1. 小肠扭转

（1）非手术疗法　①胃肠减压：吸除梗阻近端胃肠内容物；②手法复位：患者膝胸卧位，按逆时针方向手法按摩。

（2）手术治疗　出现腹膜炎或非手术疗法无效，无小肠坏死，将扭转肠袢复位，同时观察血运，若肠袢坏死，切除坏死肠袢，并行小肠端端一期吻合。

2. 乙状结肠扭转

（1）非手术疗法　①禁食、胃肠减压；②试用纤维结肠镜或金属乙状结肠镜通过梗阻部位，并置肛管减压；③乙状结肠扭转经置管减压缓解后，应择期手术，切除过长的结肠。

（2）手术疗法　①非手术疗法失败或疑有肠坏死，应及时手术；②术中无肠坏死，可将扭转复位，对过长的乙状结肠最好不行一期乙状结肠切除和吻合，以后择期行乙状结肠部分切除术；③已有肠坏死或穿孔，则切除坏死肠袢，近端外置造口，远端造口或缝闭，以后择期行吻合手术，多不主张一期吻合；手术经验丰富者，可视情况完成一期吻合。

3. 盲肠扭转

（1）盲肠扭转应及时手术。

（2）盲肠无坏死，将其复位固定或行盲肠插管造口，术后2周拔除插管。

（3）盲肠已坏死，切除盲肠，做回肠升结肠或横结肠吻合，必要时加做回肠插管造口术。

（三）药物处方

【处方①】 奥美拉唑，静脉滴注，每次40mg，每日1～2次。临用前将10ml专用溶剂注入冻干粉小瓶内，禁止用其他溶剂溶解。将上述溶解后的药液加入0.9%氯化钠注射液100ml或5%葡萄糖注射液100ml中稀释后供静脉滴注，静脉滴注时间不得少于20分钟。注射用奥美拉唑钠与0.9%氯化钠溶液配伍最好，也可以与5%葡萄糖注射液配伍，不宜与10%葡萄糖注射液和5%葡萄糖氯化钠注射液伍用，注射液体积以100ml为宜。腹痛症状消失可停止。

【处方②】 注射用头孢呋辛钠，本品可深部肌内注射，也可静脉注射或滴注，5～7天。

肌内注射给药时，本品每0.25g用1.0ml无菌注射用水溶解或0.75g用3ml无菌注射用水溶解，缓慢摇匀得混悬液后，方可深部肌内注射。肌内注射前，必需回抽无血才可注射。

静脉注射：0.25g至少用2.0ml无菌注射用水溶解，0.75g至少用6.0ml无菌注射用水溶解，1.5g至少用15ml无菌注射用水溶解，摇匀后再缓慢静脉注射，也可加入静脉输注管内滴注。

静脉滴注：可将1.5g头孢呋辛加入至少50ml常用静脉注射液中使用，不可与氨基糖苷类抗生素配伍使用。

【处方③】 头孢哌酮钠，静脉注射、肌内注射，成人1～2g，每12小时1次，每日2～4次。严重感染可增至每次4g，每12小时1次。连续5～7天。

儿童每日50～200mg/kg，分2～4次给药。静脉注射或静脉滴注可用0.9%氯化钠溶液或5%葡萄糖注射液溶解稀释供输注。

【处方④】 奥曲肽注射液0.1mg，皮下注射，每日3次。

【处方⑤】 奥硝唑100ml，静脉滴注，每日2次。

【处方⑥】 盐酸消旋山莨菪碱注射液（654-2），常用量：成人每次肌内注射5～10mg，小儿0.1～0.2mg/kg，每日1～2次。也可以0.9%氯化钠注射液250ml/500ml＋盐酸消旋山莨菪碱注射液10mg/20mg，静脉滴注，每日1～2次。腹部绞痛缓解可以停用。

【处方⑦】 左氧氟沙星，静脉滴注，成人每次0.5g，每日1次，连续5～7天。

【处方⑧】 间苯三酚注射液40～80mg，肌内或静脉注射，每日1～2次。

（王浩志　关玉峰）

三、肠套叠

（一）概述

肠套叠是指一段肠管套入与其相连的肠腔内，并导致肠内容物通过障碍。肠套叠占肠梗阻的15%～20%，有原发性和继发性两类。原发性肠套叠多发生于婴幼儿，继发性肠套叠则多见于成人。绝大多数肠套叠是近端肠管向远端肠管内套入，逆性套叠较罕见，不及总例数的10%。

临床表现：①多发于婴幼儿，特别是2岁以下的儿童；②典型表现：腹痛、呕吐、便血及腹部包块；③成人肠套叠的临床表现不如幼儿典型，往往表现为慢性反复发作，较少发生血便。成人肠套叠多与器质性疾病（尤其是肠息肉和肿瘤）有关。

（二）诊断与治疗

【诊断要点】

1. 出现肠梗阻症状和体征。

2. 空气或钡剂灌肠 X 线检查可见空气或钡剂在套叠处受阻，阻端钡剂呈"杯口状"，甚至呈"弹簧"状阴影。

【治疗原则】

1. 小儿肠套叠多为原发性，可应用空气或钡剂灌肠法复位，但怀疑有肠坏死者禁忌使用。

2. 灌肠法不能复位或怀疑有肠坏死，或为继发性肠套叠者可行手术疗法。

【一般治疗】

1. 非手术治疗：空气或钡剂灌肠法复位。

2. 手术治疗：具体手术方法应根据探查情况决定。无肠坏死者，行手术复位。有困难时，切开外鞘颈部使之复位，然后修补肠壁。已有坏死或合并其他器质性疾病者，可行肠切除吻合术或造瘘术。

（三）药物处方

【处方①】 盐酸屈他维林 40～80mg，静脉内缓慢注射（大约 30 秒）或与非麻醉镇痛药合用。

【处方②】 注射用生长抑素，3mg，静脉推注，每日 12 小时一次。

余处方及注意事项同"肠扭转"处方③～⑧。

（王浩志　关玉峰）

四、肛瘘

（一）概述

肛瘘是指肛管周围的肉芽肿性管道，由内口、瘘管、外口三部分组成。内口常位于肛窦，多为一个；外口在肛周皮肤上，可为一个或多个，经久不愈或间歇性反复发作，任何年龄均可发病，但多见于青壮年男性。

本病的临床表现是以下症状的反复发作：瘘外口流出少量脓性、血性、黏液性分泌物为主要症状。较大的高位肛瘘，因瘘管位于括约肌外，不受括约肌控制，常有粪便及气体排出。由于分泌物的刺激，使肛门部潮湿瘙痒，有时形成湿疹。当外口愈合，瘘管中有脓肿形成时，可感到明显疼痛，同时可伴有发热、寒战、乏力等全身感染症状，脓肿穿破或切开引流后，症状缓解。

（二）诊断与治疗

【诊断要点】

1. 瘘外口流出少量脓性、血性、黏液性分泌物。

2. 检查时在肛周皮肤上可见到单个或多个外口，挤压时有脓液或脓血性分泌物排出。若瘘管位置较低，肛门指诊时可触及条索样瘘管。内口的位置至关重要，可用软质探针探查、亚甲蓝注射、彩超、碘油瘘管造影及盆腔磁共振成像

3. 磁共振成像（MRI）：无创，软组织分辨率高，对瘘管显示清楚，T1WI 可显示肛周解剖结构，活动性瘘管内因含脓液而在 T2WI 呈高信号，慢性瘘管因为纤维化而表现为低信号。

【治疗原则】 肛瘘极少自愈，不治疗会反复发作直肠肛管周围脓肿；肛瘘的治疗目标是尽可能减少括约肌损伤，消除肛瘘内口和任何相通的上皮化瘘管。

【一般治疗】

1. 瘘管填塞术：考虑到切开和剔除术都会断开瘘管经过的肛门括约肌，国内外尝试采取一些特殊材料来填塞瘘管，可以不伤及肛门肌肉而治愈肛瘘；0.5%甲硝唑、0.9%氯化钠溶液冲洗瘘管后，用生物蛋白胶自外口注入。治愈率较低，约为 25%。对于单纯性肛瘘可采用。

2. 手术治疗：原则是将瘘管切开或切除，形成敞开的创面，促使愈合。手术的关键是尽量减少肛门括约肌的损伤，防止肛门失禁，同时避免瘘的复发。对于复杂性肛瘘，以下不同方法可结合采用。

（1）瘘管切开术　将瘘管全部切开开放，靠肉芽组织生长使伤口愈合的方法。适用于低位肛瘘，因瘘管在外括约肌深部以下，切开后只损伤外括约肌皮下部和浅部，不会出现术后肛门失禁。

（2）挂线疗法　利用橡皮筋或有腐蚀作用的药线的机械性压迫作用，缓慢切开肛瘘的方法。适用于距肛门 3～5cm 内，有内外口的低位或高位单纯性肛瘘，或作为复杂性肛瘘切开、切除的辅助治疗。它的最大优点是不会造成肛门失禁。但缺点是疼痛明显，尤其是还需要二次紧线，疗程相对较长。

（3）肛瘘切除术　切开瘘管并将瘘管壁全部切除至健康组织，创面不予缝合，若创面较大，可部分缝合，部分敞开。适用于低位单纯性肛瘘。

（三）药物处方

【处方①】 注射用头孢唑林钠，成人常用剂量：静脉缓慢推注、静脉滴注或肌内注射每次 0.5～1g，每日 2～4 次，严重感染可增加至每日 6g，分 2～4 次静脉给予。

【处方②】 注射用头孢曲松钠，每 24 小时 1～2g 或每 12 小时 0.5～1g。最高剂量每日 4g，疗程 7～14 日。

【处方③】 甲硝唑片，口服每日 0.6～1.2g（3～6 片），分 3 次服，7～10 日为一疗程。

余处方及注意事项同"肠扭转"处方②③，"肛裂"处方①、③、④。

（朱显军　关玉峰）

五、肛裂

（一）概述

肛裂是齿状线下肛管皮肤层裂伤后形成的小溃疡，方向与肛管纵轴平行，呈梭形或椭圆形，常引起肛周剧痛。

长期便秘、粪便干结引起的排便时机械性创伤是大多数

肛裂形成的直接原因。因肛裂、前哨痔、肛乳头肥大常同时存在，称为肛裂"三联征"。本病的典型临床表现为：疼痛、便秘和出血。疼痛多剧烈，有典型的周期性：排便时感到肛管烧灼样或刀割样疼痛称为排便时疼痛；便后数分钟可缓解，称为间歇期；随后因肛门括约肌收缩痉挛，再次剧痛，此期可持续半小时到数小时，临床称为括约肌挛缩痛。以上称为肛裂疼痛。因害怕疼痛不愿排便，久而久之引起便秘，粪便更为干硬，便秘又加重肛裂，形成恶性循环。排便时常在粪便表面或便纸上见到少量血迹，或滴鲜血，大量出血少见。

（二）诊断与治疗

【诊断要点】 急性肛裂可见裂口边缘整齐、底浅、呈红色并有弹性，无瘢痕形成。慢性肛裂因反复发作，底深不整齐、质硬、边缘增厚纤维化、肉芽灰白。若发现肛裂"三联征"，不难做出诊断。

【治疗原则】 急性或初发的肛裂可用坐浴和润便的方法治疗；慢性肛裂可用坐浴、润便加以扩肛的方法；经久不愈、非手术治疗无效且症状较重者可采用手术治疗。

【一般治疗】

1. 非手术治疗：原则是解除括约肌痉挛，止痛，帮助排便，中断恶性循环，促使局部愈合。具体方法可采用坐浴、口服缓泻剂或液状石蜡润便。

2. 手术治疗

（1）肛裂切除术　切除全部增生变硬的裂缘、前哨痔、肥大的肛乳头、发炎的隐窝和深部不健康的组织直至暴露肛管括约肌，可同时切断部分外括约肌皮下部或内括约肌，创面敞开引流。主要缺点为愈合较慢。

（2）肛管内括约肌切断术　肛管内括约肌为环形的不随意肌，它的痉挛收缩是引起肛裂疼痛的主要原因。手术方法是在肛管一侧距肛缘 1~1.5cm 做小切口达内括约肌下缘，确定括约肌间沟后分离内括约肌至齿状线，剪断内括约肌，然后扩张至 4 指，止血后缝合切口，可一并切除肥大乳头、前哨痔，肛裂在数周后自行愈合。治愈率高，但手术不当可导致肛门失禁。

（三）药物处方

【处方①】 高锰酸钾外用片，0.1g，坐浴，每日 3 次。

注意事项

1. 本品仅供外用，切忌口服。

2. 本品水溶液易变质，故应临用前用温水配制，并立即使用。

3. 配制时不可用手直接接触本品，以免被腐蚀或染色，切勿将本品误入眼中。

4. 应严格按用法与用量使用，如浓度过高可损伤皮肤和黏膜。

5. 长期使用，易使皮肤着色，停用后可逐渐消失。

6. 用药部位如有灼烧感、红肿等情况，应停止用药，并将局部药物洗净，必要时向医师咨询。

【处方②】 乳果糖口服溶液 15ml，口服，每日 3 次。

【处方③】 甲硝唑注射液，静脉给药首次按体重 15mg/kg，维持量按体重 7.5mg/kg，每 6~8 小时静脉滴注一次。

注意事项 若遇药液浑浊、异物、瓶身破裂、轧口松动等，请勿使用。一次使用不完，禁止再用。

【处方④】 奥硝唑氯化钠注射液，成人起始剂量为 0.5~1g，然后每 12 小时静脉滴注 0.5g，连用 3~6 天。如患者症状改善，建议改用口服制剂。

【处方⑤】 头孢呋辛酯片 250mg，口服，每天 2 次。

【处方⑥】 注射用头孢呋辛钠 1.5g，静脉滴注，每天 2 次。

【处方⑦】 盐酸曲马多缓释片 0.1g，口服。

【处方⑧】 盐酸曲马多注射液，肌内注射，每次 50~100mg，必要时可重复。日剂量不超过 400mg。

（朱显军　关玉峰）

六、肛周脓肿

（一）概述

肛周脓肿，又称肛管直肠周围脓肿，中医称为肛痈。肛周脓肿是发生于肛门、肛管和直肠周围的急性化脓感染性疾病，属于细菌感染，是肛瘘的前身。本病与肛瘘是肛肠三大疾病之一，发病率约为 2%，占肛肠病的 8%~25%。多见于 20~40 岁的男性，男性发病率是女性的 3~4 倍，小儿发病率也相对较高。

（二）诊断与治疗

【诊断要点】

1. 肛肠常规检查：①看。看红肿范围，看齿线处有无黏液流出，借此来判断内口位置。②摸。指诊非常重要，无论是低位还是高位，指诊有时比 B 超还准确。

2. 血常规化验：通过血常规的检查，可以判断脓肿的严重程度。

3. B 超检查：B 超目前已经广泛应用于肛瘘和肛周脓肿的诊断，可以很准确地显示脓腔和瘘管的走向，与括约肌的关系及内口的位置。

4. CT 及磁共振检查：主要用于看不见摸不着的高位脓肿。

【治疗原则】 本病的治疗没有太多选择，治愈的方法只有手术，且越早越好。在无条件或身体条件不允许手术情况下，可以选择药物治疗。

【一般治疗】

1. 药物治疗

（1）抗炎表浅的脓肿可选择口服抗生素，一般用广谱抗生素。对范围相对大的脓肿需联合用药，甲硝唑、硫酸依替米星、卡那霉素、链霉素等。

（2）外用药涂　金黄膏、活血止痛散、四黄膏、玉露膏等。

（3）中药内服 明·薛己校注的《外科精要》中提出初起予以消散，成脓期予以托毒的治疗理念。可以用仙方活命饮、黄连解毒汤加减。

2. 手术治疗

（1）抽脓减压 局部消毒，用 20ml 注射器从脓肿最薄弱处刺入脓腔，抽取脓液，边抽边上下移动针头，直至无脓可抽。

本方法可以暂时减轻脓腔张力，缓解疼痛，适用于临时应急处理，但不能代替手术。如果病情发展快，如坏死性筋膜炎等，就不能用，以免耽误病情。

（2）切开排脓 在局部麻醉下，从脓腔中间部位，切开小口排脓，术后用甲硝唑冲洗脓腔，并放置油纱条引流。

本方法属于暂时性应急处理，或是二次手术疗法的第一次手术。可排出脓液，迅速减轻症状，但不能代替根治术，一般约需 3 个月左右，待瘘管形成，内口明确，再行根治术。

（3）根治术 ①低位脓肿——直接切开。②马蹄脓肿——切开加旷置。③高位脓肿——挂线术。④高位脓肿——等压引流术。由于切割挂线依然切断了肛直环，痛苦大，创口深。为了进一步减少手术创伤，可采取双向等压引流手术治疗，术中采取半切割挂线，并放置引流管，可不切断肛直环而使脓腔愈合。

早期通过积极的手术治疗，绝大部分肛管直肠周围脓肿可获得治愈。高位脓肿病情复杂，存在反复发作可能。极少数患者因感染过重，可造成死亡。

（三）药物处方

处方及注意事项同"肠扭转"处方②③，"肛裂"处方①③④，"肛瘘"处方①～③。

（王浩志 关玉峰）

七、痔

（一）概述

痔是最常见的肛肠疾病。任何年龄都可发病，但随年龄增长，发病率增高。内痔是肛垫的支持结构、静脉丛及动静脉吻合支发生病理性改变或移位；外痔是齿状线远侧皮下静脉丛的病理性扩张或血栓形成。内痔通过丰富的静脉丛吻合支和相应部位的外痔相互融合为混合痔。

（二）诊断与治疗

【诊断要点】 首先做肛门视诊，内痔除Ⅰ度外，其他都可在肛门视诊下见到。直肠指诊虽对痔的诊断意义不大，但可了解直肠内有无其他病变，如直肠癌、直肠息肉等。最后作肛门镜检查，不仅可见到痔块的情况，还可观察到直肠黏膜有无充血、水肿、溃疡、肿块等。

【治疗原则】 应遵循三个原则：无症状的痔无需治疗；有症状的痔重在减轻或消除症状；以非手术治疗为主。

【一般治疗】

在痔的初期和无症状的痔，主要通过饮食、生活习惯来保持大便通畅。热水坐浴可改善局部血液循环。血栓性外痔有时经局部热敷、外敷消炎止痛药物后，疼痛可缓解而不需手术。嵌顿痔初期可手法还纳，阻止再脱出。

2. 注射疗法：Ⅰ、Ⅱ度出血性内痔的效果较好。注射硬化剂的作用是使痔和痔块周围产生无菌性炎症反应，黏膜下组织纤维化，致使痔块萎缩。避免将硬化剂注入到黏膜层，而导致黏膜坏死。当硬化剂注入黏膜层时，黏膜立即变白，应将针进一步插深，但应避免进入肌层，回抽无血后注入硬化剂。

3. 胶圈套扎疗法：可用于治疗Ⅰ、Ⅱ、Ⅲ度内痔。原理是将特制的胶圈套入到内痔的根部，利用胶圈的弹性阻断痔的血运，使痔缺血、坏死、脱落而愈合。注意痔块脱落时有出血的可能。套扎不能套在齿状线及皮肤，否则引起剧烈疼痛。

4. 多普勒超声引导下痔动脉结扎术：适用于Ⅱ、Ⅲ、Ⅳ度的内痔。采用特有的带多普勒超声探头的直肠镜，于齿状线上方 2～3cm 探测到痔上方的动脉直接进行结扎，通过阻断痔的血液供应以达到缓解症状的目的。

5. 手术治疗

（1）痔单纯切除术 主要用于Ⅱ、Ⅲ度内痔和混合痔的治疗。可取折刀位或截石位，骶管麻醉或局部麻醉后，扩肛，显露痔块，在痔块基底部两侧皮肤上作"V"形切离曲张静脉团，直至显露肛管内括约肌。用止血钳于底部钳夹，贯穿缝扎后，切除远端痔核。齿状线以上黏膜用可吸收线予以缝合；齿状线以下的皮肤切口不予缝合，创面用凡士林纱布填塞。嵌顿痔也可用同样方法急诊切除。

（2）吻合器痔上黏膜环切术（PPH） 适用于Ⅲ、Ⅳ度内痔、非手术疗法治疗失败的Ⅱ度内痔和环状痔，直肠黏膜脱垂也可采用。此法是通过专门设计的管状吻合器环行切除距离齿状线 2cm 以上的直肠黏膜 2～4cm，使下移的肛垫上移固定，具有疼痛轻微、手术时间短、恢复快等优点。

（3）血栓外痔剥离术 用于治疗血栓性外痔。在局部麻醉下将痔表面的皮肤梭形切开，摘除血栓后填入油纱布，不缝合创面。

（三）药物处方

【处方①】 草木犀流浸液片 400mg，口服，每日 3 次，每次 2～4 片。

【处方②】 复方角菜酸酯栓，塞入肛门内，每次 1 枚，每日 1～2 次。

注意事项

1. 肛门周围皮肤可能会略感不适，此不适会自动消失或减轻。

2. 使用本品 7 天后，症状未缓解，请咨询医师或药师。

3. 使用本品时，宜先洗净患处。

余处方及注意事项同"肠扭转"处方②，"肛裂"处方①⑤⑦⑧，"肛瘘"处方③。

（朱显军 关玉峰）

八、急性阑尾炎

（一）概述

急性阑尾炎是外科常见病，居各种急腹症的首位。转移性右下腹痛及阑尾点压痛、反跳痛为其常见临床表现，但是急性阑尾炎的病情变化多端。其临床表现为持续伴阵发性加剧的右下腹痛、恶心、呕吐，多数患者白细胞和中性粒细胞计数增高。右下腹阑尾区（麦氏点）压痛，则是该病重要体征。

（二）诊断与治疗

【诊断要点】

1. 症状：①腹痛：转移性右下腹痛（70%~80%），腹痛程度及部位有差异；②胃肠道症状：恶心、呕吐、腹泻；③全身症状：乏力、心率增快、畏寒、寒战、发热等。

2. 体征：腹肌紧张，右下腹痛、反跳痛，结肠充气试验阳性、闭孔内肌试验阳性、腰大肌试验阳性。

3. 辅助检查：白细胞、中性粒细胞比例，C-反应蛋白、血清降钙素原升高，B超、CT等检查见肿大阑尾及周围渗出。

【治疗原则】

1. 积极进行对症治疗，如止吐、镇静，必要时放置胃减压管等。

2. 除黏膜水肿型可以保守治疗后痊愈外，都应采用阑尾切除手术治疗。

3. 辅助治疗，包括禁食、卧床休息，给予水、电解质静脉输入等。

【一般治疗】

1. 非手术治疗：①指征：单纯性阑尾炎和急性阑尾炎早期；主观或客观条件不许可；伴严重器质性疾病有手术禁忌。②方法：全身敏感抗生素；补液对症治疗；严密观察。

2. 手术治疗：绝大多数急性阑尾炎一旦确诊，应早起施行阑尾切除术。无论是否手术治疗，均应使用抗生素抗感染治疗，抗感染治疗方案建议使用头孢类抗生素＋硝基咪唑类抗生素。

仅有管腔堵塞或充血水肿：手术操作简易，并发症少。

化脓坏疽穿孔：操作困难、术后并发症增加；术前常规应用抗生素。

手术方式：开放手术及腹腔镜阑尾切除术。目前腹腔镜手术已超过开放手术成为主流方式。

（三）药物处方

【处方①】 奥硝唑片，成人每次500mg，每日2次。

【处方②】 注射用头孢哌酮钠舒巴坦钠（1:0.5g），成人每日用量按头孢哌酮量计算为1~2g，分为等量，每12小时注射一次。严重或难治性感染，每日剂量可增至8g，分为等量，每12小时注射一次。但舒巴坦的总量每日不宜超过4g。

余处方及注意事项同"肛裂"处方③~⑥，"肛瘘"处方②③。

（罗喜俊　关玉峰）

九、慢性阑尾炎

（一）概述

慢性阑尾炎是指阑尾急性炎症消退后而遗留的阑尾慢性炎症病变，如管壁纤维结缔组织增生、管腔狭窄或闭塞、阑尾扭曲以及周围组织粘连等。慢性阑尾炎分为原发性和继发性两种。原发性慢性阑尾炎起病隐匿，症状发展缓慢，间断发作，病程持续较长，几个月到几年。病初无典型的急性发作史，病程中也无反复急性发作的现象。继发性慢性阑尾炎是首次急性阑尾炎发病后，经非手术治疗而愈或自行缓解，其后遗留有临床症状，久治不愈，病程中可再次或多次急性发作。

（二）诊断与治疗

【诊断要点】

1. 症状

（1）腹部疼痛　右下腹部疼痛，其特点是间断性隐痛或胀痛，时重时轻，部位比较固定。多数患者在饱餐、运动、劳累、受凉和长期站立后诱发腹痛发生。病程中可能有慢性阑尾炎急性发作。

（2）胃肠道反应　患者常有轻重不等的消化不良、食欲下降。病程较长者可出现消瘦、体重下降。一般无恶心和呕吐，也无腹胀，但老年患者可伴有便秘。

2. 体征：腹部压痛是唯一的体征，主要位于右下腹部，一般范围较小，位置恒定，重压时才能出现。无肌紧张和反跳痛，一般无腹部包块，但有时可触到胀气的盲肠。

3. 辅助检查

（1）X线钡剂灌肠检查　钡剂灌肠检查不仅可明确压痛点是否位于阑尾处，重要还在于排除可与慢性阑尾炎相混淆的其他疾病，如溃疡病、慢性结肠炎、盲肠结核或癌肿、内脏下垂等。该检查对无典型发作史的患者有重要意义。

（2）超声检查　用以排除最易与慢性阑尾炎相混淆的慢性胆囊炎、慢性肠系膜淋巴结炎、女性的慢性附件炎及慢性泌尿系感染、泌尿系结石等。

【治疗原则】 诊断明确后需手术切除阑尾，并行病理检查证实此诊断。急性阑尾炎保守治疗后的慢性阑尾炎常粘连较重，手术操作应细致。慢性阑尾炎急性发作时应按照急性阑尾炎诊治标准尽早手术治疗。与初次急性阑尾炎发作相比，慢性阑尾炎急性发作宜保守治疗，以后再次急性发作可能性增大。

【一般治疗】

1. 非手术治疗：指征为主观或客观条件不许可；伴存严重器质性疾病有手术禁忌。方法：解痉、理疗等处理。

2. 手术治疗：手术方式采取开放手术及腹腔镜阑尾切除术。目前腹腔镜手术已超过开放手术成为主流方式。

（三）药物处方

【处方①】 盐酸屈他维林片40mg，口服，每天3次。

【处方②】 匹维溴铵片50mg，每天3次。

【处方③】 独一味片，口服，每次 3 片，每日 3 次。

注意事项 严格按照药品说明书规定的功能主治及用法用量使用。

余处方及注意事项同"肛裂"处方③⑤⑥，"肛瘘"处方③，"急性阑尾炎"处方①。

（罗喜俊 关玉峰）

第五章 神经外科疾病

一、头皮损伤

（一）概述

头皮损伤是原发性颅脑损伤中最常见的一种，它的范围可由轻微擦伤到整个头皮的撕脱伤，其意义在于医生据此可判断颅脑损伤的部位及轻重。

头皮损伤往往都合并有不同程度的颅骨及脑组织损伤，可成为颅内感染的入侵门户，引起颅内的继发性病变。

（二）诊断与治疗

【诊断要点】

1. 头皮裂伤：头皮属特化的皮肤，含有大量的毛囊、汗腺和皮脂腺，容易隐藏污垢、细菌，容易招致感染。头皮血液循环十分丰富，虽然头皮发生裂伤，只要能够及时施行彻底的清创，感染并不多见。

2. 头皮撕脱伤：头皮撕脱伤是一种严重的头皮损伤，几乎都是因为留有发辫的妇女不慎将头发卷入转动的机轮而致。由于表皮层、皮下组织层与帽状腱膜 3 层紧密相接在一起，故在强力的牵扯下，往往将头皮自帽状腱膜下间隙全层撕脱，有时连同部分骨膜也被撕脱，使颅骨裸露。

3. 头皮血肿：头皮富含血管，遭受钝性打击或碰撞后，可使组织内血管破裂出血，而头皮仍属完整。头皮出血常在皮下组织中、帽状腱膜下或骨膜下形成血肿，其所在部位和类型有助于分析致伤机制，并能对颅骨和脑的损伤作出估计。

【治疗原则】

1. 头皮擦伤、头皮挫伤及皮下血肿：无须特殊处理，1～2 周可自行消散。

2. 头皮裂伤：因头皮血供丰富，加之头皮收缩能力差，出血不易停止，很小的裂伤也需要缝合。头皮抗感染能力强，只要在 48～72 小时内清创彻底，缝合可一期愈合。缝合应将帽状腱膜与皮肤分两层缝合。

3. 头皮血肿：需加压包扎，待自行吸收。巨大的血肿可严密消毒下穿刺吸血并加压包扎。

4. 头皮撕脱伤：部分性撕脱伤，彻底清创后将皮瓣复位缝合；完全性撕脱伤，可采用显微外科技术吻合头皮动脉，再植头皮，污染严重需应用抗生素。

（三）药物处方

【处方①】 破伤风抗毒素针，1500 IU，肌内注射，伤后注射 1 次，需要皮试。

注意事项

1. 过敏试验为阳性者慎用。

2. 过敏试验阳性仍需注射者，需严格按脱敏注射法执行。

3. 门诊患者注射抗毒素后，需观察 30 分钟方可离开。

余处方及注意事项同"颅骨骨髓炎"处方②③，"脑震荡"处方④～⑥。

（何永垣 黄潞）

二、脑震荡

（一）概述

脑震荡指头部遭受外力打击后，即刻发生短暂的脑功能障碍。病理改变无明显变化，发生机制至今仍有许多争论。

临床表现为短暂性昏迷、逆行性遗忘以及头痛、恶心和呕吐等症状，神经系统检查无阳性体征发现。它是最轻的一种脑损伤，经治疗后大多可以治愈，其可以单独发生，也可以与其他颅脑损伤如颅内血肿合并存在，应注意及时作出鉴别诊断。

常见症状与体征如下。

1. 意识障碍：程度较轻而时间短暂，可以短至数秒钟或数分钟，但不超过半小时。

2. 近事遗忘：清醒后对受伤当时情况及受伤经过不能回忆，但对受伤前的事情能清楚地回忆。

3. 其他症状：常有头痛、头晕、恶心、厌食、呕吐、耳鸣、失眠、畏光、注意力不集中和反应迟钝等症状。

4. 神经系统检查：无阳性体征。

（二）诊断与治疗

【诊断要点】

1. 头伤后立即发生短暂性昏迷，时间在 30 分钟内，清醒后常有近事遗忘、头痛、头晕、恶心、厌食、呕吐、耳鸣、注意力不集中等症状，血压、呼吸和脉搏基本正常。

2. 神经系统检查无阳性体征。腰椎穿刺检查脑脊液压力和成分正常。

3. 颅骨 X 线检查：无骨折发现。

4. 颅脑 CT 扫描：颅骨及颅内无明显异常改变。

5. 脑电图检查：伤后数月脑电图多属正常。

6. 脑血流检查：伤后早期可有脑血流量减少。

【治疗原则】　伤后在一定时间内可在急诊室观察，密切注意意识、瞳孔、肢体活动和生命体征的变化，一旦发现颅内继发性病变或其他并发症，可得到及时的诊治。

【一般治疗】　脑震荡急性期患者应注意卧床休息，避免外界不良刺激，减少脑力活动，适当给予镇静及改善自主神经功能药物等治疗，并注意患者的心理调节和治疗。

（三）药物处方

症状较轻者，无需药物治疗，症状较重者，可适当给予药物对症治疗，下列药物主要为对症治疗用药。

【处方①】　布洛芬片 0.1g，口服，每日 3～4 次。

【处方②】　谷维素片 20mg，口服，每日 3 次。

【处方③】　盐酸倍他司汀口服液 10ml，口服，每日 3 次。

【处方④】　甲钴胺片 0.5mg，口服，每日 3 次。

【处方⑤】　胞磷胆碱片 0.2g，每日 3 次。

【处方⑥】　吡拉西坦片 0.8mg，口服，每日 3 次。

（何永垣　梁永俊）

三、颅内血肿

（一）概述

由于创伤等原因，当脑内的或者脑组织和颅骨之间的血管破裂之后，血液集聚于脑内或者脑与颅骨之间，并对脑组织产生压迫时，颅内血肿因而形成。颅内血肿是颅脑损伤中常见且严重的继发性病变。

（二）诊断与治疗

【诊断要点】　根据病史、临床症状和影像检查资料可以确诊。

1. 硬脑膜外血肿：CT 检查，若发现颅骨内板与脑表面之间有双凸镜形或弓形密度增高影，可有助于确诊。CT 检查还可明确定位，计算出血量，了解脑室受压及中线结构移位以及脑挫裂伤、脑水肿、多个或多种血肿并存等情况。

2. 硬脑膜下血肿：硬脑膜下血肿是指出血积聚于硬脑膜下腔，在颅内血肿中最常见。①急性硬脑膜下血肿 CT 检查颅骨内板与脑表面之间出现高密度、等密度或混合密度的新月形或半月形影，可有助于确诊。②慢性硬膜下血肿 CT 检查如发现颅骨内板下低密度的新月形、半月形或双凸镜形影像，可有助于确诊；少数也可呈现高密度、等密度或混杂密度，与血肿腔内的凝血机制和病程有关，还可见到脑萎缩以及包膜的增厚与钙化等。

3. 脑内血肿：CT 检查，在脑挫裂伤灶附近或脑深部白质内见到圆形或不规则高密度血肿影，有助于确诊，同时亦可见血肿周围的低密度水肿区。

4. 脑室内出血与血肿：CT 检查，如发现脑室扩大，脑室内有高密度凝血块影或血液与脑脊液混合的中等密度影，有助于确诊。

5. 迟发性颅内血肿：指颅脑损伤后首次 CT 检查时无血肿，而在以后的 CT 检查中发现了血肿或在原无血肿的部位发现了新的血肿，此种现象可见于各种外伤性颅内血肿。确诊需依靠多次 CT 检查的对比。

【治疗原则】　重点是处理继发性脑损伤，着重于脑疝的预防和早期发现，特别是颅内血肿的早期发现和处理，以争取最好的疗效。对原发性脑损伤的处理除了病情观察以外，主要是对已产生的昏迷、高热等病症进行护理和对症治疗，预防并发症，以避免对脑组织和机体的进一步危害。

【一般治疗】

1. 轻型（Ⅰ级）：①留急诊室观察 24 小时；②观察意识、瞳孔、生命体征及神经体征变化；③颅骨 X 线摄片，必要时做头颅 CT 检查；④对症处理；⑤向家属交代有迟发性颅内血肿形成的可能。

2. 中型（Ⅱ级）：①意识清楚者留急诊室或住院观察 48～72 小时，有意识障碍者需住院治疗；②观察意识、瞳孔、生命体征及神经系体征变化；③颅骨 X 线摄片，头部 CT 检查；④对症处理；⑤有病情变化时，立即进行头颅 CT 检查，没有变化，也需要在 4～6 小时候进行首次头部 CT 复查，并做好随时手术的准备工作。

3. 重型（Ⅲ级）：①需住院或在重症监护病房；②观察意识、瞳孔、生命体征及神经系体征变化；③选用头部 CT 监测、颅内压监测或脑诱发电位监测；④积极处理高热、躁动、癫痫等，有颅内压增高表现者，给予脱水等治疗，维持良好的周围循环和脑灌注压；⑤注重昏迷的护理与治疗，尤其是要保证呼吸道通畅；⑥有手术指征者尽早手术；已有脑疝时，在排除休克后，先予以甘露醇及呋塞米静脉推注，立即手术。

（三）药物处方

【处方①】　20% 甘露醇 125～250ml，快速静脉滴注，每日 2～4 次。

注意事项

1. 用于控制颅高压症状，根据症状可从每 12 小时一次增加到每 6 小时一次。

2. 有潜在的增加出血的风险。

3. 长期应用可堵塞肾小管，引起肾功能不全。

4. 药物外渗可导致组织水肿和皮肤坏死。

【处方②】　氨甲环酸片 1～1.5g，口服，每日 3～4 次。

注意事项　应用本品要监护血栓形成并发症的可能性，对有血栓形成倾向者需慎用。

【处方③】　氢氯噻嗪片 25mg，口服，每日 3 次，根据血压情况服药，监控血压及电解质。

【处方④】　奥美拉唑肠溶胶囊 20mg，口服，每日 1 次，2～4 周。

【处方⑤】 铝镁加混悬液 1 包，每日 3 次，2～4 周。

【处方⑥】 丙戊酸钠缓释片 0.5g，口服，每日 2 次。

【处方⑦】 甲钴胺片 0.5mg，口服，每日 3 次。

【处方⑧】 胞磷胆碱钠片 0.2g，每日 3 次。

（何永垣　黄潞）

四、脑出血

（一）概述

脑出血（ICH）是指非外伤性脑实质内血管破裂引起的出血。

脑出血患者往往由于情绪激动、费劲用力时突然发病，早期死亡率很高，幸存者中多数留有不同程度的运动障碍、认知障碍、言语吞咽障碍等后遗症。脑内血肿患者会出现剧烈头痛、呕吐及不同程度的意识障碍等症状，常经过几分钟至几小时的平稳期后出现进行性加重。

【常见症状】

1. 运动和语言障碍：运动障碍以偏瘫为多见；言语障碍主要表现为失语和言语含糊不清。

2. 呕吐：约一半的患者发生呕吐，可能与脑出血时颅内压增高、眩晕发作、脑膜受到血液刺激有关。

3. 意识障碍：表现为嗜睡或昏迷，程度与脑出血的部位、出血量和速度有关。在脑较深部位的短时间内大量出血，大多会出现意识障碍。

4. 眼部症状：瞳孔不等大常发生于颅内压增高出现脑疝的患者，还可以有偏盲和眼球活动障碍。脑出血患者在急性期常常两眼凝视大脑的出血侧（凝视麻痹）。

5. 头痛、头晕：头痛是脑出血的首发症状，常常位于出血一侧的头部；有颅内压力增高时，疼痛可以发展到整个头部。头晕常与头痛伴发，特别是在小脑和脑干出血时。

（二）诊断与治疗

【诊断要点】 中老年患者在活动中或情绪激动时突然发病，迅速出现局灶性神经功能缺损症状以及头痛、呕吐等颅高压症状应考虑脑出血的可能，结合头颅 CT 检查，可以迅速明确诊断。脑出血诊断主要依据。

1. 大多数为 50 岁以上，较长期的高血压动脉硬化病史。

2. 体力活动或情绪激动时突然发病，有头痛、呕吐、意识障碍等症状。

3. 发病快，在几分钟或几小时内出现肢体功能障碍及颅内压增高的症状。

4. 查体有神经系统定位体征。

5. 脑 CT 扫描检查可见脑内血肿呈高密度区域，可确定出血的部位、血肿大小、是否破入脑室、有无脑水肿和脑疝形成，确诊以脑 CT 扫描见到出血病灶为准，CT 对脑出血几乎 100% 诊断。

【治疗原则】 ICH 急性期必须住院进一步治疗，治疗的首要原则是保持安静，稳定血压，防止继续出血，根据情况，适当降低颅内压，防治脑水肿，维持水、电解质、血糖、体温平衡；同时加强呼吸道管理及护理，预防及防止各种颅内及全身并发症。

【一般治疗】

1. 一般应卧床休息 2～4 周，保持安静，避免情绪激动和血压升高。严密观察体温、脉搏、呼吸和血压等生命体征，注意瞳孔变化和意识改变。

2. 保持呼吸道通畅，清理呼吸道分泌物或吸入物。必要时及时行气管插管或切开术；有意识障碍、消化道出血者禁食 24～48 小时，必要时应排空胃内容物。

3. 水、电解质平衡和营养，每日入液量可按尿量＋500ml 计算，如有高热、多汗、呕吐，维持中心静脉压在 5～12mmHg 水平。注意防止水、电解质紊乱，以免加重脑水肿。每日补钠、钾、糖类，补充热量，必要时给予脂肪乳剂注射液（脂肪乳）、人血白蛋白、氨基酸或能量合剂等。

4. 调整血糖，血糖过高或过低者，应及时纠正，维持血糖水平在 6～9mmol/L 之间。

5. 明显头痛、过度烦躁不安者，可酌情适当给予镇静止痛剂；便秘者可选用缓泻剂。

6. 降低颅内压，脑出血后脑水肿约在 48 小时达到高峰，维持 3～5 天后逐渐消退，可持续 2～3 周或更长。脑水肿可使颅内压增高，并致脑疝形成，是影响脑出血死亡率及功能恢复的主要因素。积极控制脑水肿、降低颅内压是脑出血急性期治疗的重要环节。

7. 一般来说，病情危重致颅内压过高出现脑疝，内科保守治疗效果不佳时，应及时进行外科手术治疗。

8. 康复治疗，脑出血后，只要患者的生命体征平稳、病情不再进展，宜尽早进行康复治疗。早期分阶段综合康复治疗对恢复患者的神经功能，提高生活质量有益。

（三）药物处方

【处方①】 苯磺酸氨氯地平片 5～10mg，口服，每日 1 次，长期服药，监控血压。

【处方②】 厄贝沙坦片 150mg，口服，每日 1 次，长期服药，监控血压。

余处方及注意事项同"颅内血肿"处方③～⑧。

（何永垣　梁永俊）

五、脑梗死

（一）概述

脑梗死又称缺血性脑卒中、中风，是指因脑部血液供应障碍，缺血、缺氧所导致的局限性脑组织的缺血性坏死或软化。临床表现以猝然昏倒、不省人事、半身不遂、言语障碍、智力障碍为主要特征。脑梗死不仅给人类健康和生命造成极大威胁，而且给患者、家庭及社会带来极大的痛苦和沉重的负担。

常见的症状有以下几种。

1. 主观症状：头痛、头晕、眩晕、恶心、呕吐、运动性和（或）感觉性失语甚至昏迷。

2. 脑神经症状：双眼向病灶侧凝视、中枢性面瘫及舌瘫；假性延髓性麻痹，如饮水呛咳和吞咽困难。

3. 躯体症状：肢体偏瘫或轻度偏瘫，偏身感觉减退，步态不稳，肢体无力，大、小便失禁等。

（二）诊断与治疗

【诊断要点】

1. CT检查：CT显示梗死灶为低密度，可以明确病变的部位、形状及大小，较大的梗死灶可使脑室受压、变形及中线结构移位，但脑梗死起病4～6小时内，只有部分病例可见边界不清的稍低密度灶，而大部分的病例在24小时后才能显示边界较清的低密度且小于5mm的梗死灶。

2. MRI检查：MRI对脑梗死的检出极为敏感，对脑部缺血性损害的检出优于CT，能够检出较早期的脑缺血性损害，可在缺血1小时内见到。起病6小时后大梗死几乎都能被MRI显示，表现为T_1加权低信号，T_2加权高信号。

3. 常规检查：血、尿、大便常规及肝功能、肾功能、凝血功能、血糖、血脂、心电图等作为常规检查，有条件者可进行动态血压监测。胸片应作为常规以排除癌栓，是否发生吸入性肺炎的诊断依据。

4. 特殊检查：经颅多普勒超声（TCD）、颈动脉彩色B超、磁共振血管成像（MRA）、数字减影血管造影（DSA）、颈动脉造影，可明确有无颅内外动脉狭窄或闭塞。

【治疗原则】 脑梗死属于急症，也是一种高致残率及高致死率的疾病。本病的治疗原则是：争取超早期治疗，在发病4.5小时内尽可能静脉溶栓治疗，在发病6～8小时内有条件的医院可进行适当的急性期血管内干预；确定个体化和整体化治疗方案，依据患者自身的危险因素、病情程度等采用对应针对性治疗，结合神经外科、康复科及护理部分等多个科室的努力实现一体化治疗，以最大程度提高治疗效果和改善预后。

【一般治疗】

1. 控制血压，降压目标一般应该达到≤140/90mmHg，理想应达到≤130/80mmHg。糖尿病合并高血压患者严格控制血压在130/80mmHg以下，降血压药物以血管紧张素转换酶抑制剂、血管紧张素Ⅱ受体拮抗剂类在降低心脑血管事件方面获益明显。在急性期血压控制方面应当注意以下几点。

（1）准备溶栓者，应使收缩压<180mmHg、舒张压<100mmHg。

（2）缺血性脑卒中后24小时内血压升高的患者应谨慎处理。应先处理紧张、焦虑、疼痛、恶心、呕吐及颅内压增高等情况。血压持续升高，收缩压≥200mmHg或舒张压≥110mmHg，或伴有严重心功能不全、主动脉夹层、高血压脑病，可予谨慎降压治疗，并严密观察血压变化，必要时可静脉使用短效药物（如拉贝洛尔、尼卡地平等），最好应用微量输液泵，避免血压降得过低。

（3）有高血压病史且正在服用降压药者，如病情平稳，

可于脑卒中24小时后开始恢复使用降压药物。

（4）脑卒中后低血压患者应积极寻找和处理原因，必要时可采用扩容升压的措施。

2. 控制血糖，空腹血糖应<7mmol/L，糖尿病血糖控制的靶目标为HbAlc<6.5%，必要时可通过控制饮食、口服降糖药物或使用胰岛素控制高血糖。

在急性期血糖控制方面应当注意以下两点。

（1）血糖超过11.1mmol/L时可给予胰岛素治疗。

（2）血糖低于2.8mmol/L时可给予10%～20%葡萄糖口服或注射治疗。

3. 调脂治疗，对脑梗死患者的血脂调节药物治疗的几个推荐意见如下所述。

（1）胆固醇水平升高的缺血性脑卒中和短暂性脑缺血发作（TIA）患者，应该进行生活方式的干预及药物治疗。建议使用他汀类药物，目标是使低密度脂蛋白（LDL-C）水平降至2.59mmol/L以下或使LDL-C下降幅度达到30%～40%。

（2）伴有多种危险因素（冠心病，糖尿病，未戒断的吸烟，代谢综合征，脑动脉粥样硬化病变但无确切的易损斑块、动脉源性栓塞证据或外周动脉疾病之一者）的缺血性脑卒中和TIA患者，如果LDL-C>2.07mmol/L，应将LDL-C降至2.07mmol/L以下或使LDL-C下降幅度>40%。

（3）对于有颅内外大动脉粥样硬化性易损斑块或动脉源性栓塞证据的缺血性脑卒中和TIA患者，推荐尽早启动强化他汀类药物治疗，建议目标LDL-C<2.07mmol/L或使LDL-C下降幅度>40%。

【特殊治疗】 主要包括溶栓治疗、抗血小板聚集、抗凝药物治疗、神经保护剂、血管内介入治疗和手术治疗等。

1. 溶栓治疗、静脉溶栓和动脉溶栓的适应证及禁忌证基本一致。现以静脉溶栓为例介绍其相关注意问题。

（1）对缺血性脑卒中发病3小时内和3～4.5小时的患者，应根据适应证严格筛选患者，尽快静脉给予rtPA溶栓治疗。使用方法：rtPA 0.9mg/kg（最大剂量为90mg）静脉滴注，其中10%在最初1分钟内静脉推注，其余持续滴注，用药期间及用药24小时内应如前述严密监护患者。

（2）发病6小时内的缺血性脑卒中患者，如不能使用rtPA可考虑静脉给予尿激酶，应根据适应证严格选择患者。使用方法：尿激酶100万～150万IU，溶于0.9氯化钠溶液100～200ml，持续静脉滴注30分钟，用药期间应如前述严密监护患者。

（3）发病6小时内由大脑中动脉闭塞导致的严重脑卒中且不适合静脉溶栓的患者，经过严格选择后可在有条件的医院进行动脉溶栓。

（4）发病24小时内由后循环动脉闭塞导致的严重脑卒中且不适合静脉溶栓的患者，经过严格选择后可在有条件的单位进行动脉溶栓。

（5）溶栓患者的抗血小板或特殊情况下溶栓后还需抗

血小板聚集或抗凝药物治疗者，应推迟到溶栓 24 小时后开始。

（6）临床医生应该在实施溶栓治疗前与患者及家属充分沟通，向其告知溶栓治疗可能的临床获益和承担的相应风险。

2. 抗血小板聚集治疗。

3. 抗凝治疗，主要包括肝素、低分子肝素和华法林。

4. 神经保护剂，如自由基清除剂、钙通道阻断剂等，对急性期脑梗死患者可试用此类药物治疗。

5. 其他特殊治疗，如血管内干预治疗和外科手术治疗，有条件的医院可对合适的脑梗死患者进行急性期血管内干预和外科手术治疗，如对发病 6 小时内的脑梗死病例可采用动脉溶栓及急性期支架或机械取栓治疗；对大面积脑梗死病例必要时可采用去骨板减压术治疗。

（三）药物处方

【处方①】　氨氯地平片 5～10mg，口服，每日 1 次，长期服药，监控血压。

【处方②】　厄贝沙坦片 150mg，口服，每日 1 次，长期服药，监控血压。

【处方③】　二甲双胍片 0.5g，口服，每日 2～3 次，长期服药，监控血糖。

【处方④】　氯吡格雷片 75mg，口服，每日 1 次，长期服药，监控凝血功能。

【处方⑤】　阿司匹林肠溶片 100mg，口服，每日 1 次，长期服药，监控凝血功能。

【处方⑥】　阿托伐他汀钙片 10mg，口服，每日 1 次，长期服药。

【处方⑦】　甲钴胺片 0.5mg，口服，每日 3 次。

【处方⑧】　丁苯酞软胶囊 0.2g，口服，每日 3 次，20天为一疗程。

（何永垣　黄潞）

六、颅骨骨髓炎

（一）概述

颅骨骨髓炎是致病菌侵入颅骨引起的非特异性炎性反应，以青少年多见，常有头部外伤史，多为头部伤口受到污染或头部邻近部位感染灶蔓延引起，少数为通过血行播散所致。少有急性炎症表现，多见局限性慢性病变，部分可有慢性伤口窦道，颅底骨髓炎还可有受累脑神经麻痹的症状和体征。急性者早期症状不明显，当表浅感染向深层扩散时出现局部红、肿、热、痛等炎性反应，逐渐出现头皮下波动，引流有脓汁或自行破溃排出脓液，反复发作，经久不愈，甚至有死骨排出；多数患者无发热，开颅术后感染多在术后 1～2 周发生。

（二）诊断与治疗

【诊断要点】　根据患者的症状和体征，特别是局部伤口的红、肿、热、痛和化脓即可诊断，颅骨平片和其他神经影像学检查可明确颅骨骨髓炎的诊断。

【鉴别诊断】

1. 黄素瘤：颅骨呈地图状骨破坏，边缘锐利，少有骨质硬化。

2. 颅骨肿瘤浸润或转移瘤：多呈骨质破坏，无坏死骨和脓腔。

3. 颅骨结核：骨质破坏边缘锐利，硬化增生少，死骨少。

【治疗原则】

1. 全身抗生素治疗。

2. 手术去除死骨或将颅骨瓣去掉，保留完好骨膜。

【一般治疗】

1. 外科彻底清创和清除死骨，联合使用对细菌敏感的抗生素是目前最有效的治疗方法，急性骨髓炎更需足量、足时抗感染治疗，全身应用抗生素至少 6 周，口服 8 周以上，尤其是颅底的慢性骨髓炎。

2. 一般根据患者的症状、体征的改善，血沉恢复至正常水平和连续扫描恢复正常等指标来判断治疗效果。

（三）药物

【处方①】　阿莫西林克拉维酸钾分散片，2～4 片，口服，每日 2 次。

【处方②】　头孢克肟分散片 200mg，每日 2 次。

【处方③】　克林霉素磷酸酯 0.15g，口服，每日 3～4 次。

【处方④】　氧氟沙星片 0.2g，口服，每日 2 次。

（何永垣　黄潞）

七、肋间神经痛

（一）概述

肋间神经痛是患者的主观症状。肋间神经由胸脊髓向两侧发出经肋间到胸前壁，支配相应胸椎旁背部和胸壁的肌肉的分支及沿肋间走行的感觉分支。

胸椎间盘退变性突出、关节囊和韧带增厚和骨化常导致神经通道狭窄变形，可引起肋间神经炎症，产生疼痛。同样累及肋间神经的病变还有胸椎结核、胸椎骨折或脱位、脊椎或脊髓肿瘤、强直性脊柱炎以及肋骨、纵隔、胸膜病变。带状疱疹性肋间神经痛常疼痛剧烈。

肋间神经痛是指一个或几个肋间部位从背部沿肋间向胸腹前壁放射，呈半环状分布。多为单侧受累，也可以双侧同时受累。咳嗽、深呼吸或打喷嚏往往使疼痛加重。查体可有胸椎棘突，棘突间或椎旁压痛和叩痛，少数患者沿肋间有压痛，受累神经支配区可有感觉异常。其疼痛性质多为刺痛或灼痛，有沿肋间神经放射的特点。

（二）诊断与治疗

【诊断要点】　确立诊断首先要根据疼痛的特征分布，明确为肋间神经痛，然后更为重要的是想到和找出造成肋间神经痛的病因，尤其要考虑到结核、肿瘤、老年骨质疏松性压缩性骨折、初期带状疱疹等容易忽略的重要疾患。

【治疗原则】　治疗应该针对引起肋间神经痛的病因，治疗方法应根据所确立的病因来制订。

【一般治疗】

1. 局部可以使用热毛巾热敷，加速血液循环，减少炎症。

2. 疼痛的时候口服抗炎镇痛药物缓解局部疼痛和炎症。

3. 平时多锻炼，增强体质。

4. 如药物治疗效果不佳可行推拿、针灸或局部封闭。

（三）药物处方

【处方①】　卡马西平 0.1～0.2g，每日 2 次，可逐渐加量至 0.2～0.4g，每日 2 次。

【处方②】　布洛芬片 0.1g，口服，每日 3～4 次。

【处方③】　塞来昔布胶囊 200mg，口服，每日 2 次。

（何永垣　梁永俊）

八、周围神经损伤

（一）概述

周围神经损伤主要由于各种原因引起受该神经支配的区域出现感觉障碍、运动障碍和营养障碍。周围神经是指中枢神经（脑和脊髓）以外的神经，它包括 12 对脑神经、31 对脊神经和自主性神经（交感神经、副交感神经）。

（二）诊断与治疗

【诊断要点】　根据外伤史、临床症状和检查，判断神经损伤的部位、性质和程度可明确诊断。

1. 伤部检查：检查有无伤口，如有伤口，应检查其范围和深度、软组织损伤情况以及有无感染。查明枪弹伤或弹片伤的径路，有无血管伤、骨折或脱臼等。如伤口已愈合，观察瘢痕情况和有无动脉瘤或动–静脉瘘形成等。

2. 肢体姿势：观察肢体有无畸形。桡神经伤有腕下垂；尺神经伤有爪状手，即第 4、5 指的掌指关节过伸，指间关节屈曲；正中神经伤有猿手；腓总神经伤有足下垂等。如时间过久，因对抗肌肉失去平衡，可发生关节挛缩等改变。

3. 运动功能的检查：根据肌肉瘫痪情况判断神经损伤及其程度。

4. 感觉功能的检查：检查痛觉、触觉、温觉、两点

区别觉及其改变范围，判断神经损伤程度。

5. 营养改变：神经损伤后，支配区的皮肤发冷、无汗、光滑、萎缩。坐骨神经伤常发生足底压疮、足部冻伤。无汗或少汗区一般符合感觉消失范围。可做出汗试验。

6. 反射：根据肌肉瘫痪情况，腱反射消失或减退。

7. 神经近侧断端有假性神经瘤：常有剧烈疼痛和触痛，触痛放散至该神经支配区。

8. 神经干叩击试验（蒂内尔征）：当神经损伤后或损伤神经修复后，在损伤平面或神经生长所达到的部位，轻叩神经，即发生该神经分布区放射性麻痛，称蒂内尔征阳性。

9. 电生理检查：通过肌电图及诱发电位检查，判断神经损伤范围、程度、吻合后恢复情况及预后。

【治疗原则】

1. 修复神经断裂。

2. 通过减压解除骨折端压迫。

3. 通过松解解除瘢痕粘连绞窄。

4. 通过锻炼恢复肢体功能。

【一般治疗】

1. 非手术疗法：对周围神经损伤，不论手术与否，均应采取下述措施，即保持肢体循环、关节角度和肌肉张力，预防畸形和外伤。瘫痪的肢体易受外伤、冻伤、烫伤和压伤，应注意保护。

2. 手术治疗：神经损伤后，原则上越早修复越好。锐器伤应争取一期修复，火器伤早期清创时不做一期修复，待伤口愈合后 3～4 周行二期修复。锐器伤如早期未修复，亦应争取二期修复。二期修复时间以伤口愈合后 3～4 周为宜。主要的手术治疗方法有神经松解术和神经吻合术。

（三）药物处方

【处方①】　维生素 B_1 注射液 0.1g，肌内注射，每日 1 次。

【处方②】　维生素 B_{12} 注射液 0.5mg，肌内注射，每日 1 次。

余处方同"颅骨骨髓炎"处方②③，"头皮损伤"处方①。

（何永垣　黄潞）

第六章　胸外科疾病

一、创伤性气胸

（一）概述

胸部损伤，空气经胸部伤口、肺、气管和食管破裂口进入和积存在胸腔中，造成正常负压消失，称为气胸。病因常

为交通事故、坠落伤、刀刺伤、枪伤、医源性损伤等。

（二）诊断与治疗

【诊断要点】　开放性气胸有明显的胸部伤口时，气体通过创口发出有特征的声音，诊断并不困难。张力性气胸患者呼吸窘迫、大汗淋漓、皮下气肿，在锁骨中线第 2 肋间刺入

带注射器的粗针头，若针筒芯被空气顶出即可诊断。少量闭合性气胸需根据X线检查才能诊断。创伤性气胸根据肺受压的程度不一，可发现患侧胸部饱满、呼吸运动减弱，叩诊鼓音，气管移向健侧，呼吸音减低或消失。病情允许时应行X线胸片或胸部CT，以了解气胸程度，排除血胸和胸内异物。

【治疗原则】 气胸的治疗在于恢复胸腔的正常负压，排尽胸腔积气。

【一般治疗】

1. 闭合性气胸：小量气胸（<20%）患者自觉症状不明显，可观察治疗，待其自行吸收。中等量以上者，尽早置入胸腔闭式引流管，使肺尽快复张，减少并发症。针刺抽气的成功率约53%，胸腔闭式引流术有效率为97%。插管部位选择腋前线第4、5肋间，有利于引流和肺复张。置管后48小时，无气泡溢出，X线胸片证实患肺膨胀良好，可拔出胸管。连枷胸并发少量气胸，使用人工呼吸机辅助前应预防性置胸管，防止正压呼吸加重气胸或形成张力性气胸。

2. 开放性气胸：应快速闭合胸壁缺损，恢复胸膜腔负压。使用无菌凡士林纱布5～6层，大小超过伤口边缘4cm以上，覆盖伤口，再用棉垫敷料，加压包扎。暂时阻止开放性气胸的发展，应尽早进行清创缝合或胸壁缺损修补。术后腋中线第5、6肋间隙置胸腔闭式引流管，接水封瓶，负压吸引。

3. 张力性气胸：应立即排气减压，情况紧急，可在锁骨中线第2肋间插入粗针头排气。若患者有穿透性伤口，可用戴手套的手指或钳子深入创口，扩大以减压。这些措施使张力性气胸变为开放性气胸，病情稍加改善后，于第5、6肋间隙腋中线处置胸腔闭式引流管，负压吸引。如果病情已经发展到呼吸衰竭，置胸管前应当使用气管插管，人工呼吸机辅助和给氧。张力性气胸合并支气管损伤者，胸腔引流瓶内大量气泡，患侧肺不张，需急诊开胸修补。

（三）药物处方

【处方①】 多索茶碱，静脉滴注，成人每次200mg，12小时1次。

【处方②】 盐酸氨溴索，缓慢静脉滴注。成人及12岁以上儿童：每天2～3次，每次15mg，严重病例可增至每次30mg。

【处方③】 头孢呋辛钠，静脉滴注，成人常用量为每次0.75～1.5g。

（张耀森）

二、自发性气胸

（一）概述

自发性气胸是由于肺部疾病使肺组织和脏层胸膜破裂，或者胸膜下微小疱或肺大疱破裂，肺和支气管内的空气进入胸膜腔所致的肺脏压缩。

（二）诊断与治疗

【诊断要点】 典型的气胸根据突发的剧烈胸痛、胸闷憋气等表现结合X线胸片很容易诊断。对于气胸患者经临床处理后仍有呼吸困难而X线胸片未能发现气胸征象，条件许可时可行胸部CT检查，在气胸定量的诊断上CT的准确性明显高于胸片。

【治疗原则】 排尽胸腔气体，防止复发。

【一般治疗】

1. 单纯观察，保守治疗：经严格选择，无呼吸困难，肺压缩小于30%的气胸可吸氧、观察，待其自行吸收。

2. 胸腔穿刺抽气：单侧肺压缩超过30%的气胸病例可首先考虑单纯胸腔抽气治疗，这是治疗气胸的常用方法，其优点是简单且费用低廉，但胸腔积气吸收时间长，复发率高。

3. 胸腔闭式引流：胸腔闭式引流简单易行，可在病床边完成。适用于经单纯抽气失败的自发性气胸和绝大部分继发性气胸患者，也是治疗气胸的常用方法。

4. 胸膜固定疗法：胸膜粘连术是有效地预防气胸复发的治疗方法，包括机械摩擦法和胸腔内注入黏合剂法。

5. 手术治疗：对于反复发作的自发性气胸唯一的有效治疗方法是外科手术行肺大疱切除加胸膜固定术。电视辅助胸腔镜手术广泛应用于临床，并因创伤小、痛苦少、对心肺功能影响小、恢复快和符合美容要求等优点逐步取代常规开胸手术成为治疗肺大疱和自发性气胸的金标准。

（三）药物处方

处方及注意事项同"创伤性气胸"。

（张耀森）

三、慢性脓胸

（一）概述

慢性脓胸是胸外科常见的难治之症。急性脓胸经历6～8周后，即逐渐转入慢性期，形成慢性脓胸。慢性脓胸的常见原因有：①急性脓胸期治疗不及时或治疗不当，如早期应用抗生素不当或急性脓胸引流不彻底，如纤维素较多、脓液稠厚的病例没有及时做引流术或引流管太细；引流管放置位置过高或过深，引流不畅；或过早拔除引流管，脓胸尚未治愈等。②合并有支气管-胸膜瘘或食管-胸膜瘘，污染物质及细菌不断进入胸膜腔。③脓腔内有异物存留，如弹片、死骨片，换药时不慎遗留的棉球或短橡皮引流管等。④邻近器官感染病灶，肝或膈下脓肿溃破入胸膜腔引起脓胸，原发脓肿未得到及时治疗。⑤某些特殊感染如结核杆菌、真菌感染。

（二）诊断与治疗

【诊断要点】 慢性脓胸患者都有急性脓胸病史。根据慢性脓胸的症状、体征、X线检查和CT扫描以及胸腔穿刺抽出脓液可明确诊断。

【治疗原则】

1. 全身治疗：慢性脓胸由于长期感染和慢性消耗，患者体质较弱。加强营养，多进高蛋白、高热量、高维生素饮食，多吃肉类、奶类、蛋类、蔬菜、水果等，改善营养状况。鼓励多活动，提高食欲，增强心肺功能。可少量多次输血、白蛋白，纠正贫血和低蛋白血症。

2. 控制感染：根据脓液性质及培养结果，选择对感染细菌敏感的抗生素或抗结核药。同时加强综合治疗，提高患者的免疫功能，以有效控制感染。

3. 手术治疗：手术治疗是治疗慢性脓胸的主要手术，根据患者脓胸的大小、病程、纤维板的厚薄情况、患者的一般状态选择合适的手术方式，如改进胸腔引流、胸膜纤维板剥脱术、胸腔镜手术、胸廓成形术、胸膜肺切除术、带蒂大网膜和带蒂肌瓣填充术。

【一般治疗】

1. 手术治疗

（1）改进胸腔引流。

（2）胸膜纤维板剥脱术。

（3）胸腔镜手术。

（4）胸廓成形术。

（5）胸膜肺切除术。

（6）带蒂大网膜和带蒂肌瓣填充术。

2. 抗感染治疗：根据脓胸性质及培养结果，合理应用针对感染细菌敏感的抗菌药物或抗结核药，常常合并有厌氧菌感染，需联合使用硝唑类抗生素，慢性脓胸的致病菌以革兰阴性杆菌和金黄色葡萄球菌为多见。

（三）药物处方

【处方①】 头孢哌酮钠他唑巴坦钠，静脉滴注，常用量为每日 2～4g（2～4 瓶），严重或难治性感染可增至每日 8g（8 瓶）。分等量每 8 或 12 小时静脉滴注 1 次，每 12 小时他唑巴坦的剂量应不超过 0.5g。

注意事项 使用本品前，应详细询问患者对青霉素类、头孢菌素类及 β-内酰胺抑制剂类药物有无过敏史。治疗中，如发生过敏反应，应立即停药。严重过敏反应者，应立即给予肾上腺素急救，给氧，静脉注射皮质激素类药物。本品为钠盐，需要控制盐摄入量的患者使用本品时，应定期检查血清电解质水平；对于同时接受细胞毒药物或利尿剂治疗的患者，要警惕发生低钾血症的可能。

【处方②】 甲硝唑，静脉滴注。厌氧菌感染：静脉给药首剂 15mg/kg，继以 7.5mg/kg 维持，每次最大剂量不超过 1g，每 8～12 小时 1 次，静脉滴注时间在 1 小时以上。疗程为 7 日或更长。

【处方③】 万古霉素，静脉滴注，每天 2g（效价），可分为每 6 小时 500mg 或每 12 小时 1g。

【处方④】 利福平，口服或静脉滴注。抗结核治疗：成人，口服，每日 0.45～0.60g，空腹顿服，每日不超过 1.2g；1 个月以上小儿每日按体重 10～20mg/kg，空腹顿服，每日量不超过 0.6g。

【处方⑤】 异烟肼，口服或静脉滴注，成人与其他抗结核药合用，按体重每日口服 5mg/kg，最高 0.3g。

【处方⑥】 乙胺丁醇片，口服，成人常用量与其他抗结核药合用，结核初治，按体重 15mg/kg，每日一次顿服。

【处方⑦】 吡嗪酰胺片，口服，成人常用量，与其他抗结核药联合，每日 15～30mg/kg，顿服。

（钟慧玲）

四、气管梗阻

（一）概述

气管梗阻，是指因气管梗阻、狭窄导致呼吸困难乃至窒息的一种致命性急症。

（二）诊断与治疗

【诊断要点】

1. 病史：上呼吸道感染史、药物使用史、误吸史、外伤史、颈部手术史、肿瘤个人史、患者的年龄及一般情况。

2. 症状：气促、胸闷、呼吸困难。

3. 体征：①吸气期呼吸困难；②吸气期喉鸣、干啰音、喘鸣音；③典型的三凹征：吸气期锁骨上下窝、胸骨上窝、剑突下及肋间软组织凹陷；④可有声嘶；⑤重症缺氧表现呼吸快而浅、心率快、脉无力、面色苍白、出汗、发绀，甚至窒息死亡。

4. 病情允许时应做咽、喉、颈、胸部检查及透视或摄片，寻找病因。

【治疗原则】 气道梗阻属于致命性急症，病因不同，具体治疗方法不同，但总的原则是解除气道梗阻，抢救生命，然后治疗病因及原发病。

【一般治疗】

1. 喉头水肿：紧急处理方式为粗针环甲膜穿刺，应用肾上腺素及激素。患者常在 0.5～3 小时内病情恶化，表现为进行性喘鸣、发声困难、喉头水肿、巨大的舌肿胀、面部及颈部肿胀、低氧血症。在这种情况下，气管插管已非常困难，试图进行气管插管将进一步加重喉头水肿，并极易造成咽喉部的出血；患者因缺氧而变得极度躁动，对氧疗不配合。故环甲膜穿刺为首选，一般不用气管插管，必要时紧急气管切开。对于感染性患者，后续继续积极抗感染。对于过敏性喉头水肿，后续治疗包括停止过敏原的接触、继续抗过敏。对于舌根后坠者，喉罩通气为最简单有效的方法。

2. 异物性气道梗阻：目前经典方法为海姆立克（Heimlich）法，即胸腹冲击法。利用肺部残留的气体，形成气流冲击异物，使异物排出。这是用于呼吸道梗阻救治的国际标准方法。海姆立克法无效或异物位置较深，病情允许，可以经纤支镜取异物。

3. 外伤性气管梗阻：手术重建气道或气管内支架。

4. 肿瘤导致的气道梗阻：需要根据肿瘤的来源、类型、分期、位置、大小而定。如能根治性切除肿瘤，并且技术成熟、患者条件允许，可以行肿瘤切除并气道重建。

（梁恒伦）

五、食管裂孔疝

（一）概述

食管裂孔疝是指腹腔内脏器（主要是胃）通过膈食管裂孔进入胸腔所致的疾病。食管裂孔疝在膈疝中最常见，达90%以上，属于消化内科疾病。食管裂孔疝患者可以无症状或症状轻微，其症状轻重与疝囊大小、食管炎症的严重程度无关。裂孔疝和反流性食管炎可同时也可分别存在。本病可发生于任何年龄，但症状的出现随年龄增长而增多。

【诊断要点】

1. 胃食管反流症状：表现胸骨后或剑突下烧灼感、胃内容物上反感、上腹饱胀、嗳气、疼痛等。疼痛性质多为烧灼感或针刺样疼痛，可放射至背部、肩部、颈部等处。平卧，进食甜食、酸性食物，均可能诱发并可加重症状。此症状尤以滑动型裂孔疝多见。

2. 并发症

（1）出血　裂孔疝有时可出血，主要是食管炎和疝囊炎所致，多为慢性少量渗血，可致贫血。疝入的胃和肠发生溃疡可致呕血和黑便。

（2）反流性食管狭窄　在有反流症状患者中，少数发生器质性狭窄，以致出现吞咽困难、吞咽疼痛、食后呕吐等症状。

（3）疝囊嵌顿　一般见于食管旁疝。裂孔疝患者如突然剧烈上腹痛伴呕吐，完全不能吞咽或同时发生大出血，提示发生急性嵌顿。

3. 疝囊压迫症状：当疝囊较大压迫心肺、纵隔时，可以产生气急、心悸、咳嗽、发绀等症状，压迫食管时可感觉在胸骨后有食物停滞或吞咽困难。

【治疗原则】

1. 通过内科治疗，消除疝形成的因素，控制胃食管反流，促进食管排空以及缓和（或）减少胃酸分泌。

2. 通过外科治疗，复位疝内容物，修补松弛薄弱的食管裂孔，防治胃食管反流，保持胃流出道通畅，兼治并存的并发症。

【一般治疗】

1. 内科治疗：适用于小型滑疝及反流症状较轻者。

（1）生活方式改变　①减少食量，以高蛋白、低脂肪饮食为主，避免咖啡、巧克力、饮酒等，避免餐后平卧和睡前进食；②睡眠时取头高足低位，卧位时抬高床头；③避免弯腰、穿紧身衣、呕吐等增加腹内压的因素；④肥胖者应设法减轻体重，有慢性咳嗽、长期便秘者应设法治疗。对于无症状的食管裂孔疝及小裂孔疝者可适当给予上述治疗。

（2）药物治疗　对于已有胸痛、胸骨后烧灼感、反酸或餐后反胃等胃食管反流症状者，除以上预防措施外，再给予抗反流及保护食管黏膜药物、促动力药等。

2. 外科治疗

（1）手术适应证　①食管裂孔疝合并反流性食管炎，内科治疗效果不佳；②食管裂孔疝同时存在幽门梗阻、十二指肠淤滞；③食管裂孔旁疝和巨大裂孔疝；④食管裂孔疝怀疑有癌变。

（2）手术方法　治疗食管裂孔疝的手术方法很多，主要是疝修补术及抗反流手术。

（三）药物处方

【处方①】 铝碳酸镁咀嚼片 1g，嚼服，每日 3 次。

【处方②】 多潘立酮片 10mg，口服，每日 3 次。

【处方③】 法莫替丁片 20mg，口服，每日 3 次。

【处方④】 奥美拉唑 40mg，静脉滴注，每 12 小时 1 次。

（江俊伟）

六、纵隔囊肿

（一）概述

纵隔囊肿属纵隔肿物中的一类，纵隔囊肿是纵隔内的一种良性病变。可发生于纵隔内各个脏器（如心包、气管、支气管、胸导管、淋巴管、胸腺等），偶见有包虫囊肿、后天性胰腺囊肿、神经源性肠囊肿。

（二）诊断与治疗

【诊断要点】

1. 根据病史、临床症状和体征综合分析，借助 CT 检查，一般可明确诊断。

2. 实验室检查：血常规正常。

【治疗原则】 根据囊肿大小及严重程度，进行手术切除或暂不处理。

【一般治疗】

1. 食管囊肿：手术切除是本病的唯一治疗方法。

2. 胃肠囊肿：外科手术切除是本病唯一的治疗方法。为避免发生气管-支气管瘘、食管瘘、胸椎破坏等并发症，应争取早期明确诊断、早期手术治疗。

3. 心包囊肿：一般不需处理，症状明显者可手术切除。

4. 气管支气管囊肿：较大的气管支气管囊肿一般应行手术切除。对于无临床症状而手术耐受性较好的患者可行择期手术；呼吸道压迫症状明显者（多见于小儿患者）有时需行急诊手术；囊肿继发感染者可先予抗生素和局部引流治疗，感染控制后再行手术切除。手术治疗效果良好，个别患者术后囊肿可复发。

5. 胸腺囊肿：手术治疗既可切除囊肿，也有助于明确组织学诊断。胸腺囊肿切除后不复发，预后好。

（卢国杰）

七、胸腺瘤

（一）概述

胸腺瘤是最常见的前上纵隔原发性肿瘤，起源于胸腺上皮。绝大多数胸腺瘤位于前纵隔，附着于心包，少数发生在纵隔以外部位，如胸膜、心膈角、肺实质内、肺门或颈部。1999 年 WHO 制订了一种胸腺上皮肿瘤分类法。它采用了

Muller-Hemelink 分类法，并根据上皮细胞形态及淋巴细胞与上皮细胞的比例进行分类，将胸腺瘤分为 A、AB、B_1、B_2、B_3 和 C 型。

（二）诊断与治疗

【诊断要点】

1. 胸腺瘤的临床表现

（1）30%～60%的患者可无症状，仅在偶然的胸片检查时发现。

（2）有症状的患者主要表现为瘤体侵犯或压迫邻近纵隔结构所引起的胸部局部症状，包括咳嗽、胸痛、喘鸣、反复发作的呼吸道感染、呼吸困难、吞咽困难、声音嘶哑、霍纳综合征、上腔静脉综合征、心包压塞、脊髓受压等症状。

（3）全身症状有发热、体重下降、疲劳、食欲减退、盗汗等。

（4）胸腺瘤常具有特异性表现，合并多种副瘤综合征：重症肌无力最常见；红细胞发育不良、低丙种球蛋白血症；多肌炎；系统性红斑狼疮；类风湿关节炎；甲状腺炎等多种疾病。

（5）胸腺瘤最常见的转移是胸内转移（如胸膜、心包），可伴胸腔积液，引起呼吸困难、胸痛、胸部不适等症状。胸外和血行转移少见，转移部位以骨骼系统最为常见，引起相关的转移症状。

2. 临床诊断：根据患者的病史和临床表现，尤其是重症肌无力的患者，要考虑胸腺瘤的可能。

3. 影像学诊断：X 线检查可以显示纵隔增宽及前纵隔肿物影像，并可了解心脏影有无增大、肺组织有无浸润。胸部增强 CT 是诊断胸腺瘤的首选方法，能够显示肿瘤病变范围、有无周围组织浸润和远处转移、估计肿瘤分期，对胸腺瘤的治疗和预后有重要的指导价值，MRI 也有一定的作用。PET/CT 对胸腺瘤肿瘤的早期诊断和良恶性鉴别具有较高的准确性，还可以在一定程度上预测胸腺瘤的恶性程度。

4. 病理诊断

（1）穿刺活检诊断 细针抽吸（FNA）活检、经纤维支气管镜或食管镜穿刺活检、超声引导下的纵隔肿瘤穿刺活检、CT 引导下经皮穿刺纵隔肿瘤活检等方法的共同的特点是创伤小、操作简单、安全、有效，但这些方法获得的组织少，常无法给出明确的病理诊断，而且不能确定胸腺瘤、淋巴瘤和胸腺增生之间的病理分化。

（2）手术诊断 纵隔镜、胸腔镜、小切口开胸手术取病理适用于部分复杂的晚期患者。

【治疗原则】

胸腺瘤一经诊断即应外科手术切除，无论良性或恶性胸腺瘤都应尽早切除。切除的恶性胸腺瘤可取病理活检指导术后治疗，部分切除者术后放射治疗可缓解症状，延长患者存活时间。

【一般治疗】

手术治疗：孤立无粘连的良性胸腺瘤，完整摘除无困难，手术可顺利完成，但某些复杂病例手术时要充分估计困难。恶性胸腺瘤需先探查，搞清肿瘤与周围邻近器官的关系再行解剖。胸腺瘤位于纵隔心底部，心脏与大血管交界处；恶性胸腺瘤向周围粘连浸润；肿瘤增长时邻近组织器官被推移，正常解剖关系改变；纤维结缔组织粘连增厚，使之与血管不易辨别，这些均可造成术中误伤血管而引起大出血。

（三）药物处方

药物在胸腺瘤的治疗中，地位极其重要，胸腺瘤合并重症肌无力常见，重症肌无力危象严重危及患者生命。

【处方①】 新斯的明 1mg，肌内注射，每日 3 次。

【处方②】 溴吡斯的明片 60～120mg，口服，每 4～8 小时 1 次。

【处方③】 丙种球蛋白 0.4g/kg，静脉滴注，每天 1 次，连续 5 天一个疗程。

注意事项

1. 按球蛋白来源可分为两种，一种为健康人静脉血来源的丙种球蛋白制剂，按蛋白质含量有 10%、16%、16.5%等数种（国内制品浓度在 10%以上），其中丙种球蛋白占 95%以上；另一种为胎盘血来源的丙种球蛋白（人胎盘血丙种球蛋白），即胎盘球蛋白，含蛋白质 5%，其中丙种球蛋白占90%以上。胎盘球蛋白因丙种球蛋白含量以及纯度均较低，其用量应相应增大。

2. 除专供静脉注射用的制剂外，一般制剂不可静脉注射。

3. 开瓶后应一次注射完毕，不得分次使用。

4. 大量注射时，可见局部疼痛和暂时性体温升高。

5. 本品出现浑浊，有摇不散的沉淀、异物或玻璃瓶有裂纹、过期失效、均不可使用。

6. 发热患者禁用或慎用。

7. 运输及贮存过程中严禁冻结。

【处方④】 甲泼尼龙 500～1000mg，加入 5%葡萄糖溶液或 0.9%氯化钠溶液 250ml 中，静脉滴注，每日 1 次，连续 7～10 日；然后，泼尼松 100mg，口服，每日 1 次，3～4 周内递减至维持量。

（江俊伟）

八、胸腔积液

（一）概述

胸腔积液是以胸膜腔内病理性液体积聚为特征。胸膜腔为脏层和壁层胸膜之间的一个潜在间隙，正常人胸膜腔内有 5～15ml 液体，在呼吸运动时起润滑作用。胸膜腔内每天有 500～1000ml 的液体形成与吸收，任何原因导致胸膜腔内液体形成过快或吸收过缓，即可产生胸腔积液。

（二）诊断与治疗

【诊断要点】

1. 影像学检查。①胸片和胸部 CT：一般积液量在 200ml 左右即可见到肋膈角变钝。包裹性积液局限于一处，不随体位改变而变动。胸部 CT 在显示积液的同时，还能显示肺内、纵隔和胸膜病变的情况，能提示积液的病因。②胸部超声：在胸膜脏层和壁层之间出现可随呼吸而改变的无回声区，是胸腔积液超声检查特征。胸部超声检查可估计积液量的多少，还可鉴别胸腔积液、胸膜增厚、液气胸等。对包囊性积液可提供较准确的定位诊断，有助于胸腔穿刺抽液。

2. 胸腔穿刺抽液检查：对穿刺抽出液体进行化验。

3. 经皮胸膜活检：在 B 超或 CT 引导下进行经皮胸膜活检，对积液的病因诊断有重要意义。

【治疗原则】

1. 诊断明确后，应针对不同情况进行治疗。

2. 若为减轻症状，必要时抽取一定量胸腔积液，减轻患者的呼吸困难症状。

【一般治疗】

1. 全身治疗：加强营养，多进食高蛋白、高热量、高维生素饮食，多吃肉类、奶类、蛋类、蔬菜、水果等，改善营养状况。鼓励多活动，提高食欲，增强心肺功能，纠正贫血和低蛋白血症。

2. 胸腔穿刺抽液或胸腔闭式引流，充分引流液体。

3. 手术治疗：胸腔镜微创手术或开胸手术治疗。

（三）药物处方

【处方①】 亚胺培南西司他丁钠，静脉滴注，每天总剂量根据感染的类型和严重程度而定；并按照病原菌的敏感性、患者的肾功能和体重，考虑将一天的总剂量等量分次给予患者。

余处方及注意事项同"慢性脓胸"处方①～③。

（高建伟）

第七章　心血管外科疾病

一、先天性心脏病

（一）概述

先天性心脏病是先天性畸形中最常见的一类，指在胚胎发育时期由于心脏及大血管的形成障碍或发育异常而引起的解剖结构异常或出生后应自动关闭的通道未能闭合（在胎儿属正常）的情形。

先天性心脏病的种类很多，其临床表现主要取决于畸形的大小和复杂程度。复杂而严重的畸形在出生后不久即可出现严重症状，甚至危及生命。需要注意的是一些简单的畸形（如室间隔缺损、动脉导管未闭等）早期可以没有明显症状，但疾病仍然会潜在地发展加重，需要及时诊治，以免失去手术机会。主要症状有：①经常感冒、反复呼吸道感染，易患肺炎；②生长发育差、消瘦、多汗；③吃奶时吸吮无力、喂奶困难或婴儿拒食、呛咳，平时呼吸急促；④儿童诉说易疲乏、体力差；⑤口唇、指甲青紫或者哭闹或活动后青紫，杵状指（趾）；⑥喜欢蹲踞、晕厥、咯血；⑦听诊发现心脏有杂音。

（二）诊断与治疗

【诊断要点】 一般通过症状、体征、心电图和超声心动图等即可做出诊断，并能估计其血流动力学改变、病变程度及范围，以制定治疗方案。对合并多种畸形、复杂疑难的先天性心脏病，专科医生会根据情况，有选择地采取三维 CT 检查、心导管检查或心血管造影等检查手段，了解其病变程度、类型及范围，综合分析做出明确的诊断，并指导制订治疗方案。

【治疗原则】

1. 先天性心脏病中，一般仅有少数类型的先天性心脏病可以自然恢复，有的则随着年龄增大，并发症会渐渐增多，病情也逐渐加重。

2. 选择何种治疗方法以及选择正确的手术时机，主要取决于先天性心脏畸形的范围及程度。简单而轻微的畸形如房间隔缺损、单纯肺动脉瓣狭窄，如缺损直径小，则对血流动力学无明显影响，可以终身不需任何治疗。严重的先天性心脏病如完全性大动脉转位或左心发育不良综合征，在出生后必须立即手术，否则患儿将无法生存。

3. 保守观察的先天性心脏病病例：①直径较小、无肺动脉高压倾向的继发孔房缺者，可观察到 3～5 岁再手术。②直径小于 4mm 的膜部室间隔缺损，对心功能影响小，并且有自动闭合的可能，所以也可以观察到 3～5 岁，如室缺仍未能闭合则应考虑手术治疗。由于小室缺有诱发细菌性心内膜炎的可能，而目前外科手术安全性已非常高，所以多不主张较长时间等待。③跨瓣压差小于 40mmHg 的主动脉瓣、小于 60mmHg 的肺动脉瓣狭窄。这些病例采用保守治疗的前提是，必须在有较高先天性心脏病外科治疗水平的医院检查心脏超声 2 次以上，另外在观察期间需定期进行随访观察和必要的检查，以免造成误诊而贻误治疗时机。

4. 选择合适的手术时机是先天性心脏病手术成功并取得良好预后的关键。确定手术时机有几个主要因素。①先天性心脏病自身的病理特征及对血流动力学的影响程度：一般讲，畸形越复杂，对血流动力学影响越大，越应尽早手术治疗；②继发性病理改变的进展情况：左向右分流型先天性心脏病，应争取在发生肺血管阻塞性改变之前进行手术矫治。发绀性、梗阻性先天性心脏病应争取在发生严重心肌肥厚、纤维变性前手术。

【一般治疗】　先天性心脏病的治疗方法有手术治疗、介入治疗和药物治疗等多种。选择治疗方法以及手术时间应根据病情，由心脏专科医生针对患儿的具体情况提出建议。

（江俊伟）

二、动脉栓塞

（一）概述

动脉栓塞是指动脉腔被栓子（血栓、脂肪、癌栓等）阻塞，引起急性缺血的临床表现。特点是起病急，症状明显，进展迅速，如不尽快处理，预后不良。

急性动脉栓塞不良来自以下几个方面。①心源性：如风湿性心脏病、心房颤动、细菌性心内膜炎；②动脉瘤、动脉粥样硬化斑块脱落；③医源性：血管成形术等介入手术或外科手术撕裂血管内膜继发血栓形成并脱落。

栓子可随血流冲入脑部、内脏和四肢，在周围血管中以下肢多见。栓子随动脉血流冲入并阻塞远端直径较小的分支动脉，可引起肢体的缺血性坏死。栓子如果阻塞下肢大血管，严重缺血后 12 小时，肢体可以发生坏死，严重者将最终导致截肢。

（二）诊断与治疗

【诊断要点】　急性动脉栓塞的临床表现，可以概括为 5P，即疼痛（pain）、感觉异常（paresthesia）、麻痹（paralysis）、无脉（pulselessness）和苍白（pallor）。

【治疗原则】　根据病情进展，选择非手术治疗及手术治疗。

【一般治疗】

1. 非手术治疗：主要适用于早期、肢体功能障碍较轻、栓塞不完全的患者。常用药物：溶栓、抗凝及扩血管药物。

2. 介入治疗

（1）动脉内溶栓治疗　动脉内溶栓治疗是采用药物激活纤维蛋白溶解酶系统，使血栓溶解，再通血管。目前动脉内溶栓方法很多，如高浓度团注溶栓、血栓段溶栓、小剂量渐进性溶栓等，渐进性脉冲-喷射溶栓是近年来备受推崇的溶栓方法。

（2）介入导管取栓术、流变清除血栓术、Amplatz 血栓消融术、Straub 机械切线系统取栓术。

3. 手术治疗：大、中动脉栓塞。肢体缺血坏死的时间一般在 4～8 小时，因而手术时间越早越好，否则截肢率随着动脉栓塞时间的延长而上升。介入治疗效果不佳，应尽早外科切开动脉直接取栓，如出现下肢广泛坏死应行截肢术。

（三）药物处方

【处方①】　尿激酶，静脉注射，以 0.9%氯化钠溶液配

制本品（浓度 2500U/ml），4000U/min 速度经导管注入血凝块。可调整滴入速度为 1000U/min，直至血块溶解。

尿激酶，动脉导管内注射，建议 5000U/kg，隔天复查超声或造影，评估血栓溶解情况。

注意事项

1. 应用本品前，应对患者进行血细胞比容、血小板记数、凝血酶时间（TT）、凝血酶原时间（PT）、激活的部分凝血激活酶时间（APTT）及优球蛋白溶解时间（ELT）的测定。TT 和 APTT 应小于 2 倍延长的范围内。

2. 用药期间应密切观察患者反应，如脉率、体温、呼吸频率和血压、出血倾向等，至少每 4 小时记录 1 次。如发现过敏症状（如皮疹、荨麻疹等）应立即停用。

3. 静脉给药时，要求穿刺一次成功，以避免局部出血或血肿。

4. 动脉穿刺给药时，给药毕，应在穿刺局部加压至少30 分钟，并用无菌绷带和敷料加压包扎，以免出血。

【处方②】　阿替普酶，静脉注射，给药总剂量不应超过1.5mg/kg。隔天复查超声或造影，评估血栓溶解情况。

注意事项

1. 必须有足够的监测手段才能进行溶栓/纤维蛋白溶解治疗。

2. 只有经过适当培训且有溶栓治疗经验的医生才能使用本品，并且需有适当的设备来监测使用情况。

3. 可能发生颅内出血和再灌注后损伤。

（唐郁宽　黄晨）

三、二尖瓣狭窄

（一）概述

二尖瓣狭窄是风湿性心脏瓣膜病中最常见的类型，风湿热是临床上二尖瓣狭窄最常见病因，是急性风湿热引起心肌炎后所遗留的以瓣膜病为主的心脏病。由于反复发生的风湿热，早期二尖瓣以瓣膜交界处及其基底部水肿、炎症及赘生物（渗出物）形成为主，后期在愈合过程中由于纤维蛋白的沉积和纤维性变，逐渐形成前后瓣叶交界处粘连、融合，瓣膜增厚、粗糙、硬化、钙化以及腱索缩短和相互粘连，限制瓣膜活动能力和开放，导致瓣口狭窄。

症状如下。①呼吸困难：由肺静脉高压、肺淤血引起。早期多在运动、发热、妊娠等心排血量增加时出现，随着病程进展，轻微活动甚至静息时即可出现呼吸困难，阵发性房颤时心室率增快亦可诱发呼吸困难；②咯血：与长期肺静脉高压所致的支气管小血管破裂有关；③咳嗽、声嘶：由于左心房极度增大压迫主支气管或喉返神经引起；④体循环栓塞、心力衰竭及心房纤颤可出现相应的临床症状。

（二）诊断与治疗

【诊断要点】

1. 左心失代偿期：由于肺淤血可引起劳力性呼吸困难伴咳嗽、咯血。

2. 右心受累期：体循环淤血、肝大而有压痛、颈静脉怒张、浮肿、腹腔积液、尿少。

3. 二尖瓣面容，心尖区可触及舒张期震颤，第一心音亢进，可闻及二尖瓣开放拍击音；肺动脉瓣区第二心音亢进、分裂，有时该区可闻及舒张早期吹风样杂音（Graham-Steell 杂音）。

4. 辅助检查：①X 线检查：左心房扩大，右前斜位吞钡透视，可见食管压迹，肺动脉段突出，心影呈梨形，肺门阴影增大、增浓；②心电图检查提示左心房增大、右心室肥厚伴劳损，确诊有赖于超声心动图。

【治疗原则】

1. 对症处理，缓解患者症状。

2. 积极预防、治疗发生感染，控制风湿活动。

3. 减轻心脏负荷，加强心肌收缩力，改善心脏功能。

4. 合并心房纤颤者抗心律失常、抗凝治疗。

5. 手术治疗：二尖瓣狭窄手术包括成形术及换瓣手术两大类，一般情况下首选成形术，病变难以成形或成形手术失败者，考虑进行瓣膜置换。

（1）经皮房间隔穿刺　二尖瓣球囊扩张术（PBMV）适应证：①有症状，心功能Ⅱ、Ⅲ级。②无症状，但肺动脉压升高（肺动脉收缩压静息＞50mmHg，运动＞60mmHg）。③中度狭窄，二尖瓣口面积 0.8cm²≤MVA≤1.5cm²。④二尖瓣柔软，前叶活动度好，无严重增厚，无瓣下病变，超声及影像示无严重钙化。⑤左心房内无附壁血栓。⑥无中重度二尖瓣反流；⑦近期无风湿活动（抗链球菌溶血素"O"、血沉正常）。

（2）闭式交界分离术　适应证同经皮球囊扩张术，现已被球囊扩张术及直视成形术所替代。

（3）直视二尖瓣成形术　适应证：心功能Ⅲ～Ⅳ级；中、重度狭窄，瓣叶严重钙化，病变累及腱索和乳头肌；左心房血栓或再狭窄等，不适于经皮球囊扩张术。术后症状缓解期为 8～12 年，常需二次手术换瓣。

（4）瓣膜置换术成形术　难以纠正二尖瓣畸形时，选择瓣膜置换手术。适应证：①明显心衰（NYHA 分级Ⅲ或Ⅳ级）或可能出现危及生命的并发症；②瓣膜病变严重，如钙化、变形、无弹性的漏斗型二尖瓣狭窄及分离术后再狭窄；③合并严重二尖瓣关闭不全。

（三）药物处方

【处方①】　血管紧张素Ⅰ转化酶抑制剂（ACEI）：培哚普利叔丁胺片，口服，由 2mg 开始治疗，并根据降压、患者耐受情况调整剂量，每日 1 次，长期用药。

【处方②】　血管紧张素Ⅱ受体阻滞药（ARB）：缬沙坦胶囊，口服，由 80mg 开始治疗，并根据降压、患者耐受情况调整剂量，每日 1 次，长期用药。

【处方③】　抗醛固酮药物：螺内酯片，口服，每日 40～120mg，分 2～4 次服用，以后酌情调整剂量。

【处方④】　利尿药物：呋塞米片，口服，起始剂量为每次 20～40mg，每日 1 次，必要时 6～8 小时后追加 20～40mg，

直至出现满意利尿效果。每日最大剂量可达 600mg，但一般应控制在 100mg 以内，分 2～3 次服用。

【处方⑤】　β 受体拮抗剂：酒石酸美托洛尔片，口服，每次 6.25～50mg，每日 2～3 次，剂量可根据病情和需要从小剂量开始，此后逐渐加量。

【处方⑥】　强心苷类药物：地高辛片，口服，常用 0.125～0.5mg（0.5～2 片），每日 1 次，7 天可达稳态血药浓度；若达快速负荷量，可每 6～8 小时给药 0.25mg（1 片），总剂量每日 0.75～1.25mg（每日 3～5 片）；维持量，每日 1 次，0.125～0.5mg（0.5～2 片）。

【处方⑦】　抗心律失常药物：盐酸胺碘酮片，口服，每日 0.4～0.6g，分 2～3 次服，1～2 周后根据需要改为每日 0.2～0.4g 维持，部分患者可减至 0.2g，每周 5 天或更小剂量维持。

【处方⑧】　抗凝药物：华法林钠片，口服，第 1～3 天 3～4mg（年老体弱或糖尿病患者半量即可），3 天后可给维持量每日 2.5～5mg（可参考凝血时间调整剂量使 INR 值达 2～3）。

（余盛龙）

四、二尖瓣关闭不全

（一）概述

二尖瓣关闭功能取决于瓣叶、瓣环、腱索、乳头肌、左心室的完整结构和正常功能，其中任一部分发生结构和功能异常均可引起二尖瓣关闭不全。

体征：视诊左心室增大，心尖搏动向左下移位，心尖搏动强，发生心力衰竭后心尖搏动减弱；触诊心尖搏动有力，可呈抬举样，在重度关闭不全患者可触及收缩期震颤；听诊心尖区可闻及响亮粗糙、音调较高的 3/6 级以上全收缩期吹风样杂音，可向左腋下和左肩胛间部传导。S_1 常减弱，P_2 可亢进和分裂。严重反流时心尖区可闻及 S_3 以及紧随 S_3 后的短促舒张期隆隆样杂音；并发肺水肿或右心衰竭时，可出现相应体征。

（二）诊断与治疗

【诊断要点】

1. 代偿期可无症状，当左心衰竭时可有心悸、气促、乏力等。

2. 心界向左扩大；心尖区可闻及响亮、粗糙的收缩期吹风样杂音，常向腋下或背部传导；可闻及第三心音；肺动脉瓣区第二心音亢进。

3. 辅助检查

（1）X 线检查：急性二尖瓣关闭不全者心影正常或左心房轻度增大。慢性者可见左心房、左心室扩大，肺淤血，间质肺水肿征。可见二尖瓣环及瓣膜钙化。

（2）超声心动图：脉冲多普勒和彩色多普勒显像可确诊并评估二尖瓣反流程度。M 型和二维超声心动图可测量房室大小，观察瓣叶形态及运动，明确病因。

4. 其他检查

（1）心电图　急性者心电图多正常，窦性心动过速常见。慢性重度者可出现左房增大、左室肥厚或非特异性 ST 改变，心房纤颤较常见。

（2）心导管　用于临床表现与非侵入性检查结果不相符，或术前需要精确评估反流程度，或需要排除冠心病时。

鉴别诊断：

各种原因引起的三尖瓣关闭不全，室间隔缺损，主动脉狭窄，左、右心室流出道梗阻均可出现收缩期杂音，应注意鉴别，超声心动图是诊断和评估二尖瓣反流最精确的无创检查方法。

【治疗原则】

1. 对症处理，缓解患者症状。

2. 积极预防、治疗发生感染，控制风湿活动。

3. 减轻心脏负荷，加强心肌收缩力。

4. 手术治疗：患者的临床症状、左心室大小及左心功能是考虑是否手术的决定因素。

手术指征：

（1）无症状的中度二尖瓣关闭不全患者符合以下任何一种情况即应手术：①心功能减退，左室射血分数（LVEF）少于 0.55；②左心室舒张末期内径（LVEDd）>70mm；③活动受限，活动后肺嵌压出现异常升高；④肺动脉高压（静息肺动脉压>50mmHg，运动后>60mmHg）；⑤心房纤颤。

（2）有症状者不论心功能正常与否均应手术。如 LVEF<0.3，视患者具体情况处理。

【一般治疗】

1. 急性二尖瓣关闭不全：治疗目标为减少反流量、恢复前向血流、减轻肺淤血。硝普钠可同时扩张小动脉、小静脉，降低前、后负荷，应首选。低心排血量时，可联用正性肌力药（如多巴酚丁胺）。当病因为感染性心内膜炎、缺血性心脏病时，同时给予病因治疗。

2. 慢性二尖瓣关闭不全：根据临床症状酌情给予利尿、扩血管、强心治疗，房颤者需给予抗凝治疗。

（三）药物处方

【处方①】　卡托普利，起始剂量为 6.25mg，每日 3 次，目标维持剂量为 50mg，每日 3 次。马来酸依那普利片，起始剂量为 2.5mg，每日 2 次，目标维持剂量为 10~20mg，每日 2 次。福辛普利钠，起始剂量为 5~10mg，每日 1 次，目标维持剂量为 40mg，每日 1 次。赖诺普利片，起始剂量为 2.5~5.0mg，每日 1 次，目标维持剂量为 20~40mg，每日 1 次。盐酸喹那普利，起始剂量为 10mg，每日 2 次，目标维持剂量为 40mg，每日 2 次。雷米普利，起始剂量为 1.25~2.5mg，每日 1 次，目标维持剂量为 10mg，每日 1 次。

注意事项

1. 初次用时用小剂量，后渐增至治疗量长期应用。

2. 左心室衰竭期，慢性肺阻性充血阶段，降低后负荷，减少体循环阻力，增加心排血量和减少反流量。

【处方②】　盐酸哌唑嗪 1mg，每日 2~3 次。

注意事项

1. 与钙拮抗药同用，降压作用加强，剂量须适当调整。

2. 与非甾体类抗炎镇痛药同用，尤其与吲哚美辛同用，可使本品的降压作用减弱。

3. 与盐酸维拉帕米及硝苯地平等钙拮抗剂有相加作用，合用会使血压过度降低。

4. 可提高地高辛的血药浓度。

5. 首次应用时出现"首剂现象"：严重的直立性低血压（通常在首次给药后 30~90 分钟或与其他降压药合用时出现）、眩晕、头痛、心悸、出汗等。这是由于阻断内脏交感神经的活性使静脉扩张，回心血量显著减少所致。

【处方③】　地高辛 0.125~0.5mg，每日 1 次，7 天可达稳态血药浓度；若达快速负荷量，可每 6~8 小时给药 0.25mg，总剂量每日 0.75~1.25mg；维持量，0.125~0.5mg，每日 1 次。

注意事项

1. 促心律失常作用、胃纳不佳或恶心、呕吐（刺激延髓中枢）、下腹痛、异常的无力、软弱。

2. 在洋地黄的中毒表现中，促心律失常最重要，最常见者为室性期前收缩。

【处方④】　硝普钠，静脉泵入，起始剂量为 12.5~25μg/min，维持量为 50~100μg/min。成人常用量：总量为按体重 3.5mg/kg。

【处方⑤】　呋塞米 20~40mg，静脉推注，必要时可反复应用。

（余盛龙）

五、主动脉瓣狭窄

（一）概述

瓣膜性主动脉瓣狭窄（AS）有先天性、风湿性和退行性三个基本病因。主动脉瓣狭窄不伴二尖瓣病变者，而以先天性或退行性变最为常见。左心室（LV）流出道梗阻造成左心室收缩压升高，LVET 增加，主动脉（AO）压力降低。左心室收缩压和容量负荷增加使左心室质量增加，引起左心室功能不全和心力衰竭。左心室收缩压、左心室质量和左心室射血时间增加使心肌耗氧增加。左心室射血时间增加导致舒张时间（心肌灌注时间）减少。左心室舒张压升高和主动脉舒张压的降低使冠状动脉的灌注压降低。舒张时间和冠状动脉的灌注压降低使心肌氧供减少。心肌氧耗增加和氧供减少引起心肌缺血，进一步损害左心室功能，导致一系列症状。

（二）诊断与治疗

【诊断要点】

1. 无症状期（潜伏期）比较长。

2. 约 2/3 严重 AS 患者有心绞痛（其中一半有明显的冠脉阻塞）。

3. 晕厥常发于运动时。

4. 劳累性低血压可表现为昏昏沉沉或用力时眩晕。

5. 胃肠出血可发生于严重的 AS 患者。

6. 感染性心内膜炎对年轻患者较老年患者具有更大的危险性。

7. 可在颈动脉搏动处扪及所谓的颈动脉震颤。

8. 收缩期震颤是严重 AS 的特异表现。

9. 右心衰竭很少出现在左心衰竭之前。

10. 超声心动图是评价、随访 AS 最重要的检查技术。

【治疗原则】

1. 内科治疗：AS 的内科治疗主要是预防感染性心内膜炎。无症状者无须治疗，应定期随访。轻度 AS 每 2 年复查一次，体力活动不受限制；中度及重度 AS 应避免剧烈运动，每 6～12 月复查一次。一旦出现症状，则建议手术治疗。心力衰竭患者在等待手术期间，可慎用利尿剂缓解肺充血；如果出现房颤，应该尽早电复律，避免进一步发展为左心衰竭。ACEI 及 β 受体阻滞剂不适用于 AS 患者。洋地黄类可用于心力衰竭患者。

2. 手术治疗：包括人工瓣膜置换术，直视下主动脉瓣分离术，经皮主动脉瓣球囊成形术，经皮主动脉瓣置换术等。

【一般治疗】 适当避免过度体力劳动及剧烈运动，预防感染性心内膜炎。

（三）药物处方

【处方①】 托拉塞米胶囊 10mg，每日 1 次，必要时可加至每日 2 次或每日 3 次。一般每日最高不超过 200mg。

【处方②】 呋塞米片，起始剂量为口服 20mg，每日 1 次，可增加至每日 2 次或每日 3 次，直到满意利尿效果；最大剂量一般应控制在 100mg 以内。

【处方③】 螺内酯片，初始 20～40mg/d。

【处方④】 地高辛片，每次 0.75～1.5mg。

（张在勇）

六、主动脉瓣关闭不全

（一）概述

主动脉瓣关闭不全可由于主动脉瓣叶和（或）主动脉壁的根部原发病变所引起。根据发病情况可分为急性和慢性。

主动脉瓣关闭不全导致左心室容量升高，每搏量升高，主动脉收缩压升高，有效每搏量降低。左心室容量的升高导致左心室质量增加，可能会导致左心室功能失调和衰竭。左心室每搏量的增加使得收缩压上升，左心射血时间（LVET）延长。左心室收缩压升高可导致舒张时间缩短。舒张时间（心肌灌注时间）下降，主动脉舒张压降低、有效每搏量减少，使心肌氧供减少。心肌氧耗增加和氧供减少引起心肌缺血，进一步损害左心室功能。

（二）诊断与治疗

【诊断要点】

1. 患者主诉多为逐渐出现的劳力性呼吸困难、端坐呼吸及夜间阵发性呼吸困难。

2. 晚期出现明显心绞痛，夜间心绞痛常伴有出汗，原因为心率减慢和舒张压极度下降。

3. 严重的主动脉瓣关闭不全患者有不舒适的心悸感，平卧加重。

4. 可出现"De Musset 征"——头部随着每次心搏而晃动。

5. 可出现"水冲脉"或"Corrigan 脉（塌陷脉）"。

6. 可出现"Traube 征（枪击音）"——在股动脉闻及收缩期和舒张期隆隆声音。

7. 可出现"Muller 征"——收缩期悬雍垂的搏动。

8. 可出现"Duroziez 征"——股动脉近端加压时闻及收缩期杂音和远端加压时舒张期杂音。

9. 可出现"Quincke 征（毛细血管搏动征）"。

10. 多普勒超声心动图和彩色多普勒显像图是诊断和评估主动脉瓣关闭不全最为敏感和准确的非侵入性技术。

【治疗原则】

1. 内科治疗：所有任何严重程度的主动脉瓣关闭不全者，都应尽量给予抗生素预防感染性心内膜炎。轻、中度患者无症状者无须治疗，应 12～24 月进行临床随访和超声心动图检查。若有全身舒张动脉压升高导致反流量增加应给予治疗，以血管扩张剂硝苯地平或 ACE 抑制剂为宜，β 受体拮抗剂应慎用。

2. 手术治疗：包括瓣膜修复术、人工瓣膜置换术、经皮主动脉瓣置换术等。

（三）药物处方

【处方①】 硝苯地平控释片 10mg，每日 1 次，必要时可加至每日 2 次或每日 3 次。

【处方②】 培哚普利片，建议起始剂量为口服 2mg，每日 1 次，特别是对于老年人。可增加至 4mg，每日 1 次，或者 8mg，每日 1 次。

【处方③】 非洛地平缓释片，建议起始剂量为口服 2.5mg，每日 1 次，可增加至 5mg，每日 1 次。

（张在勇）

七、主动脉瘤

（一）概述

主动脉瘤是主动脉壁病变或者损伤，导致主动脉局限性膨出，临床表现为搏动性肿块，可出现疼痛及压迫症状。

（二）诊断与治疗

【诊断要点】

1. 临床表现

（1）搏动性肿物　患者脐周有异常波动感，搏动与心跳一致，可触及震颤及闻及收缩期杂音。

（2）疼痛　腹部或腰部出现疼痛，多为胀痛或刀割样疼痛。

（3）胃肠道、泌尿道等压迫症状。

（4）栓塞症状　瘤腔内血栓脱落可导致下肢动脉栓塞。

（5）突发破裂时可导致突发性剧烈腹痛、失血性休克甚至死亡。

2. 辅助检查

（1）超声多普勒检查。

（2）CT 检查　CT 增强检查能准确显示瘤腔及腔内情况，明确周围脏器及组织关系。

（3）磁共振成像　可清楚显示病变的部位、形状、大小。

（4）DSA　血管造影为诊断金标准，同时可行血管腔内治疗术。

【治疗原则】　控制血压，降低腹内压力，腔内血管成形术及外科手术为主要治疗手段。

【一般治疗】

1. 内科治疗：控制血压，保持大便通畅。

2. 腔内血管成形术：在 DSA 的监控下，将可折叠的人工血管覆膜支架植入主动脉瘤病变血管，隔绝瘤腔并原位重建血流通路。

3. 外科手术：瘤体直径大于 5cm，突发持续性剧烈腹痛，严重压迫胃肠道、泌尿道等都应及时行手术治疗。

（三）药物处方

【处方①】　盐酸尼卡地平，每次 20mg，口服，每天 3 次。

【处方②】　乳果糖口服溶液，每日 30ml，口服，每天 1 次。

注意事项　当患者便秘时，可服用该药保持大便通畅。

（唐郁宽　黄晨　樊景辉）

八、心脏黏液瘤

（一）概述

心脏黏液瘤是最常见的心脏原发良性肿瘤，多数有瘤蒂，可发生于心脏各房、室腔，最常见于左心房，约占 75%。多数肿瘤有瘤蒂与心房壁相连，90% 的左心房黏液瘤附着于心房间隔卵圆窝处。瘤体可随心脏的收缩、舒张而活动，绝大多数为单发肿瘤，但也可为多发，常有家族遗传倾向。

（二）诊断与治疗

【诊断要点】

1. X 线胸部平片：可显示肺淤血及心脏形态某些改变。肺淤血及心影改变较轻而症状较重、体征又较明显者，提示心脏黏液瘤之可能，但只能作为重要参考，不能据之确诊。

2. 电子计算机 X 线扫描横断体层摄影（CT）、磁共振成像（MRI）：均为无创检查，也均可清晰显示心腔内占位性病变，但费用昂贵，不适于常规检查心脏黏液瘤。

3. 超声心动图检查是有力的依据。M 型超声可做出定性诊断，但二维超声心动为首选方法，为定量诊断，可反映下述特征：肿瘤的形态和轮廓；瘤体大小；区别局限性与弥漫性肿瘤；肿瘤边缘的回声是否清楚，有否包膜回声；鉴别心腔内、心肌、心壁及心外肿瘤；侵及范围是单心腔或多心腔；显示蒂的附着部位、长度或其他形式的起始点；肿瘤运动过程中的形态变异程度；瘤体数目；瘤体回声程度及分布特征；继发性改变包括心脏扩大变形、瓣膜功能异常和心包积液等。

4. 实验室检查：心脏黏液瘤特别是全身反应严重的病例多有贫血（血红蛋白可低达 40～50g/L），血沉增快（可＞120mm/h），免疫球蛋白 IgM、IgG、IgA 等诸多方面的改变，但无特异性。这些改变只可作为了解全身情况的参考而不能作为确诊依据。

【治疗原则】

1. 心功能不全者，强心、利尿改善心功能，尽早或急诊低温体外回流手术摘除心腔内肿瘤。

2. 术中未阻断主动脉前，避免搬动心脏和心内、外探查。

3. 肿瘤摘除后，心腔应彻底冲洗，以防肿瘤碎块遗留于心腔内。

【一般治疗】

1. 严格卧床休息。

2. 瘤蒂处房间隔或心房壁、心内膜、心肌应彻底切除；心脏瓣膜受侵不能修复则行瓣膜替换术；瓣环扩大致关闭不全行瓣环缝缩术；房间隔切除范围较大者补片修复。

3. 心脏切口宜大，便于肿瘤完整摘除。

（江俊伟）

九、下肢动脉硬化闭塞症

（一）概述

下肢动脉硬化闭塞症（PAD）是由于下肢动脉粥样硬化斑块形成，引起下肢动脉狭窄、闭塞，进而导致肢体慢性缺血。

（二）诊断与治疗

【诊断要点】

1. 最早出现的症状是患肢发凉、麻木和间歇性跛行，随着病情发展，缺血程度加重，出现下肢持续的静息痛，常在肢体抬高位时加重，下垂位时减轻，疼痛在夜间更为剧烈。

2. 患肢皮肤苍白、温度降低、感觉减退，后期可产生趾、足或小腿的干性坏疽和溃疡。

3. 糖尿病患者常有继发感染。

4. 足背动脉减弱或消失；股动脉搏动减弱或消失。

5. 对于临床表现的严重程度，可用 Fontine 分期进行划分。

（1）第 1 期　轻微主诉期，患者仅感觉患肢皮温降低、怕冷或轻度麻木，活动后易疲劳。血管造影未见血管明显异常。

（2）第 2 期　间歇性跛行期，当患者在行走时，小腿易产生痉挛、疼痛及疲乏无力，必须停止行走，休息片刻后，症状有所缓解，才能继续活动。如再行走一段距离后，症状又重复出现。小腿间歇性跛行是下肢缺血性病变最常见的症状。

（3）第 3 期 静息痛期，当病变进一步发展，而侧支循环建立严重不足，使患肢处于相当严重的缺血状态时，那么即使在休息时也会感到疼痛、麻木和感觉异常。

（4）第 4 期 组织坏死期，主要指病变继续发展至坏疽期，侧支循环十分有限，出现严重缺血症状。在发生溃疡或坏疽以前，皮肤温度降低，色泽为暗紫色。早期坏疽和溃疡往往发生在足趾部，随着病变的进展，感染、坏疽可逐渐向上发展至踝部、小腿或大腿。

【治疗原则】 动脉硬化是一种全身性疾病，应整体看待和治疗，包括控制血压、血糖、血脂，严格戒烟等，并积极诊治可能伴发的心脑血管病。在医生指导下加强锻炼，促进侧支循环形成；并注意足部护理，避免皮肤破损、烫伤、注意保暖等。针对下肢动脉硬化闭塞症的药物治疗，主要用于早、中期患者或作为手术及介入治疗的辅助。常用药物包括：抗血小板药，如阿司匹林、氯吡格雷等；血管扩张及促进侧支循环形成的药物，如西洛他唑、前列腺素类药物等。

【一般治疗】

1. 经皮腔内血管成形术：经皮腔内血管成形术（PTA）与内支架植入治疗均已成为较成熟的技术，两者的结合应用也是目前最常用的治疗手段。支架植入可以减少经扩张后可能或是证实存在的弹性回缩、夹层、内膜撕裂片以及残余狭窄。

2. 动脉斑块旋切术：在血管腔内通过机械设备将动脉硬化斑块旋切，可切除动脉斑块及增生的内膜，移出体外，近中期疗效确切，较好地处理髋关节及分叉部位的病变，减少支架的植入。

3. 血管旁路移植术。

4. 动脉内膜剥脱和成形术。

5. 超声消融：经消融导管传递的低频高能的超声波能使其尖端的金属探头发生纵向振动，振动速度可达 2000r/s，从而导致与其直接接触的血栓与硬化斑块破碎，即机械性破碎作用同时，声传播中产生的强大负声源使液体裂解产生微泡，微泡在金属探头周围高度集中并爆裂产生高强度的局部压力，使附近的血栓和硬化斑块被破碎成微小颗粒，即空穴作用。消融产生的碎屑及微粒可被血液中酶消化和单核 - 吞噬细胞系统吞噬，一般不引起远端血管的堵塞。

（三）药物处方

【处方①】 乙酰水杨酸 100mg，口服，每日 1 次。疗程 1 年。

【处方②】 氯吡格雷，口服，每次 75mg，每日 1 次，疗程 1 年。

【处方③】 西洛他唑片，口服，每次 100mg，每日 2 次。可根据病情适当增减。

【处方④】 贝前列素钠片，口服，一次 40μg，每日 3 次。

【处方⑤】 盐酸沙格雷酯片，口服，每次 100mg，每日 3 次。

【处方⑥】 阿托伐他汀钙片，口服，每次 10mg，每日 1 次。本品最大剂量为每天一次 80mg。

【处方⑦】 瑞舒伐他汀钙片，口服，每次 10mg，每日 1 次。

（唐郁宽 黄晨）

十、下肢静脉炎

（一）概述

下肢静脉炎是指下肢静脉血管的急性无菌性炎症。静脉炎可分为浅静脉炎和深静脉炎。沿静脉走行突然发生红肿、灼热、疼痛或压痛，出现条索状发红；急性期后，索条状物变硬，局部皮肤色素沉着，少数患者可有游走性发作、发热、白细胞总数增高等。

（二）诊断与治疗

【诊断要点】

1. 下肢血栓性静脉炎：下肢血栓性浅静脉炎表现为患肢皮温升高、局部红肿、疼痛，可触及痛性索状硬条或串珠样结节。累及深静脉，出现患肢凹陷性肿胀，行走时肿痛加重，静卧后减轻，皮肤呈暗红色，可现广泛静脉曲张以及毛细血管扩张；后期出现局部营养障碍性改变，伴有淤积性皮炎、色素沉着、皮肤溃疡。

2. 下肢游走性浅静脉炎：浅静脉炎症发生部位不定，具有间歇性、游走性和全身各处交替发作的特点，可反复多次发作，炎症消退后皮肤色素沉着呈黑色。

【治疗原则】 根据病情选择具体治疗方法。

【一般治疗】

1. 去除导致静脉炎的病因，如拔出静脉导管、停止静脉注射等。如合并细菌感染，可酌情予以抗生素。抬高患肢，避免久站、久坐等，同时可加用医用弹力袜，促进静脉血液回流。局部可采用硫酸镁湿敷、热敷、物理治疗等促进炎症吸收，止痛。

2. 药物治疗：外用抗炎药物软膏，内服促进静脉回流等活血化瘀药物。对合并细菌感染者应使用抗生素。

3. 手术治疗：下肢静脉曲张合并血栓形成浅静脉炎，可于炎症消退后行微创手术治疗。

（三）药物处方

【处方①】 草木犀流浸液片，口服，每日 3 次，每次 2 ～ 4 片。

注意事项

1. 主要用于增强血管强度和弹性，改善静脉血流量，促进血液循环及增加血液流量。

2. 有胃肠疾病患者改为饭后服用。

【处方②】 多磺酸黏多糖乳膏，外用，将 5cm 的乳膏涂在患处并轻轻按摩，每日 2 次。

注意事项

1. 适应证为浅表性静脉炎、静脉曲张性静脉炎、血栓性静脉炎、由静脉输液和注射引起的渗出、抑制瘢痕的形成和软化瘢痕。

2. 不可直接涂抹于破损的皮肤和开放性伤口,避免接触眼睛或黏膜。

(唐郁宽 黄晨)

十一、原发性下肢静脉曲张

(一)概述

隐静脉、浅静脉伸长、迂曲状态,多见于从事持久站立工作、体力活动强度高或久坐少动者。

(二)诊断与治疗

【诊断要点】

1. 原发性下肢静脉曲张以大隐静脉曲张为多见,主要表现下肢浅静脉扩张、迂曲,下肢沉重、乏力感。

2. 下肢浅表静脉呈蚯蚓状分布。

3. 下肢静脉曲张可分为以下 6 级。

(1)C_1 级 有毛细血管扩张、网状静脉、踝部潮红。

(2)C_2 级 有下肢静脉曲张,直径大于 5mm,下肢皮肤表面有静脉隆起。

(3)C_3 级 有水肿。

(4)C_4 级 有静脉病变引起的皮肤改变,如色素沉着、湿疹和皮肤硬化等。

(5)C_5 级 有静脉病变引起的皮肤改变和已愈合的溃疡。

(6)C_6 级 有静脉病变引起的皮肤改变和正在发作的溃疡。

【治疗原则】 C_1 级可予非手术治疗,C_2 级以上建议微创手术治疗。

【一般治疗】

1. 非手术疗法:患肢穿着医用弹力袜或弹力绷带,应避免久坐、久站或背担重物等高强度体力活动。非手术疗法仅能改善症状。

2. 微创治疗

(1)硬化剂注射法 对于泡沫硬化疗法治疗下肢静脉曲张,其适用范围包括多种静脉疾病,尤其适用于蜘蛛网状静脉曲张、网状静脉曲张、大隐静脉功能不全、侧支静脉曲张、穿通支静脉功能不全。曲张静脉直径小于 5mm 的治疗效果最好。硬化剂常用聚多卡醇、聚桂醇 - 400、5% 鱼肝油酸钠。硬化剂疗法有多种,其中以下肢静脉曲张的泡沫硬化疗法最常见。把液体硬化剂与气体充分混合形成的致密的具有泡沫性质的硬化剂,能更好地排空静脉中的血液,更持久停留在靶静脉内,增大药物的局部浓度,引起靶血管内膜的损伤而逐渐形成肉芽组织继之纤维化并且在静脉腔内增生重塑,最终形成不可压缩条索状纤维组织。

(2)静脉腔内激光闭合术 激光纤维置入浅静脉主干腔内,末端接触静脉壁及血液,产生光热作用,一方面引起静脉内壁损伤,结构破坏;另一方面引起局部血栓形成,从而导致静脉纤维化以及血栓栓塞,进而导致静脉闭合。适用

情况:适用于轻、中度静脉曲张。

(3)静脉腔内射频闭合术 基本同激光闭合术,本方法通过射频方法产生热能,进而导致静脉壁内蛋白纤维发生热凝固、结构破坏,进而纤维化、变性、挛缩。

3. 外科手术:大隐或小隐静脉高位结扎及主干与曲张静脉剥脱术。

(三)药物处方

处方及注意事项同"下肢静脉炎"。

(唐郁宽 黄晨)

十二、深静脉血栓形成

(一)概述

深静脉血栓(DVT)是仅次于脑血管和冠状动脉疾病的第三大血管疾病。深静脉血栓形成以下肢多见。DVT 除导致下肢肿胀、慢性疼痛以及下肢溃疡不愈等症状外,60%以上的患者合并有肺栓塞(PE),病死率约 12%,被称为"隐秘性杀手"。如果 DVT 在早期未得到有效治疗,可能导致栓塞后综合征(PTS),将影响患者的工作和生活。

(二)诊断与治疗

【诊断要点】

1. 最常见的主要临床表现是一侧肢体的突然肿胀,局部感疼痛,行走时加剧,轻者局部仅感沉重,站立时症状加重。

2. 皮温升高,局部发红,可出现局部硬结、静脉曲张;随着病情进展,可能出现静脉性溃疡。

3. 疾病体征:①患肢下肢肿胀;②静脉血栓部位常有压痛;③Homans 征,将足向背侧急剧弯曲时,可引起小腿肌肉深部疼痛。小腿深静脉血栓时,Homans 征常为阳性,这是由于腓肠肌及比目鱼肌被动伸长时,刺激小腿血全静脉而引起;④浅静脉曲张深静脉阻塞可引起浅静脉压升高,发病 1、2 周后可见浅静脉曲张;⑤局部皮肤皮温升高;⑥局部皮肤颜色发红,色素沉着;⑦可出现静脉溃疡。

4. 辅助检查:①超声检查;②CT 检查;③磁共振检查;④顺行静脉造影仍是目前诊断下肢深静脉血栓的金标准。

【治疗原则】 下肢深静脉血栓的治疗原则包括预防肺栓塞、静脉再通、保留静脉瓣功能等。

【一般治疗】

1. 抗凝治疗:即应用肝素或低分子肝素,低分子肝素再与华法林重叠 3～5 天,要求控制凝血酶的国际比值在 2～3。这是治疗下肢深静脉血栓的标准方法,作为预防 PE 及 PTS 使用。不管患者处于急性期、亚急性期、慢性期都需要抗凝。

2. 溶栓治疗:血栓处于急性期(0～18 天)可以采取溶栓治疗,现一般采用介入导管溶栓。溶栓应该考虑安全性、时效性和综合性因素。①安全性:对急性静脉血栓、反复出现的静脉血栓、肺栓塞风险未能解除、易栓症、不可使用抗凝治疗的患者,应该考虑介入治疗前置入下腔静脉滤

器。②时效性：如明确诊断的急性 DVT，应尽快实施介入治疗，以缩短病程、提高管腔再通率，确保静脉瓣膜功能良好。③综合性：对于下肢深静脉血栓（LEDVT），可采用导管抽吸、机械旋切、支架植入、导管溶栓等多种介入方法。

3. 介入治疗

（1）下腔静脉滤器的置入　肺栓塞是 LEDVT 的严重并发症，急性大面积肺栓塞是患者猝死的常见原因之一。

（2）经导管直接溶栓　是目前临床最常用的一种治疗方法，指通过导管直接灌注溶栓药溶解血栓。

（3）机械性血栓清除　经皮机械性血栓清除术是指将特殊的导管装置送入血管腔内起到消融血栓的作用。

（4）经皮腔内血管成形术（PTA）及支架置入术。

（三）药物处方

【处方①】 低分子肝素注射液，皮下注射，按 0.1ml/10kg

的剂量每 12 小时注射。血栓处于急性期可连续治疗 10 天，如更换华法林代替，需重叠 5 天后再停用该药。

【处方②】 华法林，口服，第 1～3 天 3mg（年老体弱及糖尿病患者半量即可），3 天后可给维持量一日 2.5～5mg（可参考国际凝血时间调整剂量使 INR 值达 2～3，亚洲人不超过 2.5）。因本品起效缓慢，需要同时应用肝素，待本品充分发挥抗凝效果后再停用肝素。疗程：建议 6～12 个月或更长，对于反复发病的深静脉血栓和易栓患者，建议长期抗凝，但需定期进行出血风险评估。

【处方③】 利伐沙班，口服，推荐急性血栓前 3 周 15mg 每日 2 次，之后维持治疗 20mg 每日 1 次。疗程：建议 6～12 个月或更长，对于反复发病的深静脉血栓和易栓患者，建议长期抗凝，但需定期进行出血风险评估。

（唐郁宽　黄晨）

第八章　泌尿外科疾病

一、包皮过长和包茎

（一）概述

包皮过长和包茎是一种男性常见的疾病。包皮过长指在自然情况下包皮完整覆盖龟头。如包皮过长伴有包皮口狭窄，龟头不能自然外露称为包茎。两者均可影响排尿。主要表现为排尿时尿液通过狭窄的包皮口受阻，使包皮腔扩张，存积尿液，容易累积成包皮垢，刺激龟头和包皮内板形成包皮龟头炎、包皮粘连及尿路感染。

（二）诊断与治疗

【诊断要点】

1. 包皮过长：包皮完整覆盖龟头，自然情况下龟头不能外露，仍可通过外力翻出龟头。

2. 包茎：包皮出口狭窄，通过外力外翻仍不能暴露龟头。包茎分为先天性和继发性两种。先天性主要见于婴幼儿，随着阴茎生长发育和勃起，包皮自行向上退缩，在青春期前逐渐显露出阴茎头。继发性包茎多由感染或损伤引起，包皮口瘢痕挛缩，包皮完全无法上退，这种包茎多需外科处理。

【治疗原则】

1. 包皮过长的患者，如果包皮口宽大容易上翻，可以不手术，勤清洗即可，保持局部清洁。

2. 包茎或包皮开口较小，反复发作包皮龟头炎者，可在感染控制后行包皮环切术。

3. 出现包皮龟头炎时，给予抗生素抗感染，必要时局部应用抗菌洗液清洗。

【一般治疗】

1. 包皮龟头炎，行抗感染处理。口服抗生素，注意外阴清洁。药物主要用于包皮过长或包茎引起的包皮龟头炎治疗。

2. 有手术适应证，行包皮环切术治疗。

（三）药物处方

【处方①】 头孢呋辛酯片，口服，每次 0.5g，每日 2 次，疗程 5～7 天。

【处方②】 苯扎氯铵溶液，与 0.9%氯化钠溶液配成 0.01%～0.02%的溶液泡洗患处，每次 50ml，每日 1～2 次。疗程可根据病情短期或较长期使用。

（赵国华）

二、睾丸鞘膜积液

（一）概述

睾丸鞘膜积液是因鞘膜本身或睾丸、附睾等发生病变时，鞘膜腔内液体的分泌增加、吸收减少，鞘膜囊内积聚的液体增多而形成的囊肿。鞘膜积液通常为单侧，双侧约 10%。

（二）诊断与治疗

【诊断要点】

1. 阴囊内或腹股沟区可见囊性肿块，多无不适，可有坠胀痛，严重时影响活动和（或）排尿。如为交通性鞘膜积液，站立、腹压增加时较明显，平卧、触摸时可消失。

2. 睾丸鞘膜积液质地韧，有弹性和囊性感，触不到睾丸和附睾。精索鞘膜积液位于精索上，活动度大，可触到睾丸和附睾。交通性鞘膜积液挤压时积液可缩小或消失。

3. 透光试验阳性，如伴有炎症、出血时可为阴性。

4. B超检查可见液性回声。对诊断及鉴别诊断有重要意义。

【治疗原则】

1. 婴儿鞘膜积液往往在2岁前可以吸收，不需要手术。

2. 鞘膜积液量少、进展缓慢并且无明显症状，可以随访观察。

3. 积极治疗原发病，鞘膜积液往往可以自行消退。

4. 鞘膜积液量多、影响生活，需要手术治疗。

【一般治疗】

1. 随访观察：适用于病程缓慢、积液少、张力小、长期不增长而无明显症状者。婴儿型鞘膜积液常在2岁前自行消失，不急于进行治疗。因全身疾病引起的积液，当全身疾病痊愈后，积液可逐渐被吸收。

2. 穿刺抽液，注射硬化剂：单纯穿刺抽液易复发，抽液后向鞘膜腔内注射硬化剂，必须排除鞘膜腔与腹腔相通。因其具有局部形成硬块、继发感染等并发症，应用尚有争议。

3. 手术是治疗睾丸鞘膜积液最安全、有效的方法。

（孙家各）

三、隐睾

（一）概述

隐睾（UDT）是指睾丸未下降至阴囊，包括睾丸下降不全、睾丸异位和睾丸缺如。睾丸下降不全是指睾丸未沿着腹膜鞘突下降至阴囊，而停留在腹膜后、腹股沟管或阴囊入口处。睾丸异位是指睾丸已出腹股沟管外环，未入阴囊，而到达耻骨上、会阴部、股部、腹股沟管与皮肤之间、对侧阴囊内等。

（二）诊断与治疗

【诊断要点】

1. 患侧阴囊发育不良，阴囊空虚。80%可在阴囊附近触及睾丸，如近阴囊颈、外环外、腹股沟管、会阴部等。

2. 合并小阴茎、尿道下裂，甚至为两性畸形。

3. 彩超、磁共振辅助检查，明确睾丸位置。

4. 腹腔镜探查，即可检查，也可同时行睾丸下降术治疗。

5. 血清睾酮（T）、促卵泡生成素（FSH）、黄体生成素（LH）、抗苗勒管激素（AMH）测定、人绒毛膜促性腺激素（hCG）刺激试验、染色体核型、遗传基因测定等。隐睾患者FSH水平高，AMH、T水平偏低。

【治疗原则】

1. 若诊断明确应尽早治疗。睾丸的自发下降在出生后3个月内即可完成。一般认为超过1岁，睾丸无自行下降可能。超过3岁，睾丸生精功能严重受损。保留生育能力的理想年龄是在出生后12~24个月。睾丸未降的决定性治疗应在出

生后6~12个月间完成，此时间是行睾丸下降固定术的最佳时间。所以，一般认为手术应该在2岁前进行，6~12月是行睾丸下降固定术的最佳时间。

2. 尽力将睾丸拖入阴囊内，便于观察，如有恶变迹象则切除睾丸。如不能拖入阴囊，则将睾丸切除，防止将来恶变。

3. 如未探及隐睾，仍需要每年检查，动态观察影像学变化，避免漏诊。如因为漏诊，睾丸出现恶变或转移，应尽早手术、化疗、放疗等治疗。

【一般治疗】

1. 激素治疗：激素对可缩回睾丸或获得性隐睾的治疗效果较好，常采用黄体生成素释放激素（LHRH）和人绒毛膜促性腺激素（hCG）单用或合用。若不成功，需手术治疗。hCG增加睾丸血供，可用于手术前准备。

2. 开放手术（睾丸下降固定术）：适用于腹腔外可触及的隐睾行开放性手术。切口多选择腹股沟斜切口。充分游离精索，使睾丸无张力拖入阴囊。在阴囊肉膜内扩充出腔隙，足够容纳睾丸。固定精索及睾丸，放置扭转。结扎疝囊或鞘状突，加强腹股沟管后壁。

3. 腹腔镜手术：适用于腹腔内睾丸探查、切除及睾丸下降固定术。尤其是单孔腹腔镜，经脐建立通道，损伤小并且美观。腹腔感染、粘连及凝血功能异常为手术禁忌证。睾丸萎缩、恶变及睾丸无法拖入阴囊而对侧睾丸正常，可行隐睾切除。

4. 自体睾丸移植：适用于高位隐睾，无法拖入阴囊的患者。可将睾丸切除后移植于阴囊内，睾丸动脉与腹壁下动脉吻合。

（三）药物处方

【处方①】 注射用绒毛膜促性腺激素（hCG），肌内注射，每次1000U，每周2次，连续4~5周。

注意事项 本品应用前临时配制。

【处方②】 促性腺激素释放激素（GnRH），鼻黏膜喷雾给药，每侧鼻孔200μg，每天3次，每天总量1.2mg，连续28天。

（孙家各 刘德忠）

四、急性肾盂肾炎

（一）概述

急性肾盂肾炎是指肾盂黏膜及肾实质的急性感染性疾病，主要是大肠埃希菌的感染，另外还由变形杆菌、葡萄球菌、粪链球菌及铜绿假单胞菌等引起。本病可发生于各种年龄，但以育龄妇女最多见。尿路梗阻和尿流停滞是急性肾盂肾炎最常见的原因，单纯的肾盂肾炎很少见。感染途径有两种：①上行性感染，细菌由输尿管进入肾盂，再侵入肾实质。70%的急性肾盂肾炎是源于此途径。②血行性感染，细菌由血流进入肾小管，从肾小管侵入肾盂，约占30%，多为葡萄球菌感染。典型的急性肾盂肾炎起病急骤，临床表现为发作

性的寒战、发热、腰背痛（肋脊角处有明显的叩击痛），通常还伴有腹痛，恶心，呕吐，尿频、尿急、尿痛等膀胱刺激症状。体温多在 38～39℃，也可高达 40℃，热型不一，一般呈弛张型，也可呈间歇或稽留型，伴头痛，全身酸痛，热退时可有大汗等。在上行性感染时，膀胱刺激征可先于全身症状出现。有症状的急性肾盂肾炎患者，在其疾病过程中都可并发菌血症，而最严重的并发症是中毒性休克和弥散性血管内凝血（DIC）。

（二）诊断与治疗

【诊断要点】 以尿频、尿急、尿痛、畏寒、发热、腰痛为主要症状，体检有单侧或双侧肾区叩痛，结合检查、检验。

1. 血常规检查：白细胞计数和中性粒细胞可增高。

2. 尿常规检查：尿色可清或浑浊，可有腐败气味，少数患者呈现肉眼血尿。镜下检查，40%～60%患者有镜下血尿，常见白细胞尿（脓尿），离心后尿沉渣镜下＞5 个/高倍视野，急性期常呈白细胞满视野，若见到白细胞管型则为肾盂肾炎的诊断提供了一个重要的依据。尿蛋白定性检查为微量，定量检查 1.0g/24 小时左右，一般不超过 2.0g/24 小时。

3. 尿细菌培养：是确定有无尿路感染的重要指标，只要条件许可，均应采用中段尿做细菌培养及药敏鉴定。

4. 血清学检查：较有临床意义的有下列几种方法：①免疫荧光技术检查抗体包裹细菌（ACB）。②鉴定尿细菌的血清型。③Tatom-Horsefall（T-H）蛋白及抗体测定。④尿 β_2-微球蛋白（β_2-MG）测定。

5. 肾功能检查：急性肾盂肾炎偶有尿浓缩功能障碍，于治疗后多可恢复。

6. B 超检查：显示肾皮质髓质境界不清，并有比正常回声偏低的区域，还可确定有无梗阻，结石等。

7. X 线检查：腹部平片可因肾周围脓肿而肾外形不清，静脉尿路造影可发现肾盏显影延缓和肾盂显影减弱，可显示尿路梗阻、肾或输尿管畸形、结石、异物、肿瘤等原发病变。

8. CT：CT 检查可显示患侧肾外形肿大，并可见楔形强化降低区，从集合系统向肾包膜放射，病灶可单发或多发。

【治疗原则】

1. 支持治疗。

2. 充足、敏感抗生素治疗。

【一般治疗】

1. 急性肾盂肾炎患者伴有发热、显著的尿路刺激症状或伴有血尿时应卧床休息，体温恢复正常，症状明显减轻后即可起床活动。一般休息 7～10 天，症状完全消失后可恢复工作。

2. 发热、全身症状明显者，根据患者全身情况给以流质或半流质饮食，无明显症状后改为普通日常饮食。高热、消化道症状明显者可静脉补液。

3. 每天饮水量应充分，可饮水 2000ml 以上。多饮水、多排尿，使尿路冲洗，促使细菌及炎性分泌物的排出，并降低肾髓质及乳头部的高渗性，不利于细菌的生长繁殖。

4. 抗菌治疗：在采尿标本做细菌定量培养及药敏报告获得之前，要凭医生的经验决定治疗方案。鉴于肾盂肾炎多由革兰阴性菌引起，故一般首选革兰阴性杆菌有效的抗生素，但应兼顾治疗革兰阳性菌感染。

5. 碱化尿液及对症治疗，减轻症状，促进恢复。

（三）药物处方

【处方①】 左氧氟沙星注射液，静脉滴注，每次 0.5g，每天 1 次。

注意事项

1. 疗程根据患者恢复情况，可用 1～2 周，直到症状完全消失，必要时巩固治疗 3～7 天或改为口服。

2. 左氧氟沙星注射液静脉刺激症状较明显，输液宜慢。

3. 可有精神兴奋、影响睡眠等副作用，停药能消除。

4. 偶有过敏反应，如出现皮疹等，一般不严重，一旦发生，需停药。

【处方②】 左氧氟沙星片，口服，每次 0.5g，每天 1 次。

注意事项

1. 在急性肾盂肾炎治疗中一般用于左氧氟沙星注射液的序贯治疗，可序贯口服 4～8 天或更长时间。

2. 空腹服药效果较好，一般可晨起服用。

【处方③】 诺氟沙星胶囊，口服，一次 400mg，一日 2 次。

注意事项 该品宜空腹服用，并同时饮水 250ml。

【处方④】 呋喃妥因片（呋喃妥因片），口服，每次 100mg，每天 3 次。

注意事项

1. 呋喃妥因宜与食物同服，以减少胃肠道刺激。也可选用肠溶片空腹服用。

2. 疗程应至少 7 日，或继续用药至尿中细菌清除 3 日以上。预防复发的使用可在每晚睡前口服 100mg，连续 3～6 个月。

3. 长期应用本品 6 个月以上者，有发生弥漫性间质性肺炎或肺纤维化的可能，应严密观察，及早发现，及时停药。因此将本品作长期预防应用者需权衡利弊。

【处方⑤】 复方磺胺甲噁唑，口服，每次 2 片，每天 2 次。

【处方⑥】 头孢克肟分散片，口服，每次 100mg，每天 2 次。

【处方⑦】 头孢唑肟钠注射液，静脉滴注，每次 1.5g，每日 2 次。

【处方⑧】 酒石酸托特罗定片，口服，每次 2mg，每日 2 次。

注意事项

1. 在肾盂肾炎的辅助治疗中，主要用于减轻膀胱刺激征。缓解后可不用。

2. 服用本品可能引起视物模糊，用药期间驾驶车辆、开动机器和进行危险作业者应当注意。

3. 有青光眼及高眼压的患者禁用。

【处方⑨】　碳酸氢钠片，口服，每次 1.0g，每日 3 次。

注意事项

1. 在肾盂肾炎的辅助治疗中，主要用于减轻膀胱刺激征，增强抗菌药物的疗效。

2. 本品连续使用不得超过 7 天。

（刘德忠）

五、慢性肾盂肾炎

（一）概述

慢性肾盂肾炎是指发生于肾脏和肾盂的炎症，大都由细菌感染引起，致病菌主要是大肠埃希菌，病变侵犯肾间质和肾盂、肾盏组织。

该病常见于女性，有的患者在儿童时期有过急性尿路感染，经过治疗，症状消失，但仍有"无症状菌尿"，到成人时逐渐发展为慢性肾盂肾炎。

（二）诊断与治疗

【诊断要点】　根据慢性尿路感染病史结合肾脏影像学的特异性表现，常可做出临床诊断。目前的病理诊断标准为：除慢性间质性肾炎改变外，还有肾盏、肾盂炎症、纤维化及变形，且在病史或细菌学上有尿路感染的病史。

1. 症状和体征：慢性肾盂肾炎的表现与急性肾盂肾炎截然不同，其发病和病程很隐蔽。可分为三部分。

（1）尿路感染表现：不明显，可有乏力、低热、食欲下降等，间歇性出现腰酸、腰痛等肾盂肾炎症状，可伴有尿频、尿急、尿痛等下尿路感染症状。可表现为间歇性无症状性菌尿。

（2）慢性间质性肾炎表现：如尿浓缩能力下降，可出现多尿、夜尿增多，易发生烦渴、脱水；肾小管重吸收能力下降可表现为低钠、低钾血症，肾功能不全时也可出现高钾血症；肾小管酸中毒常见。慢性肾盂肾炎表现以肾小管功能损害表现为主，往往比肾小球功能损害更为突出。

（3）慢性肾功能不全：发展至终末期可出现肾功能不全，可有水肿、乏力、食欲不振、贫血等表现。

2. 实验室检查

（1）尿常规：最简便而可靠的方法。凡每个高倍视野下超过 5 个（>5 个/HP）白细胞成为脓尿，有时可发现白细胞管型、菌尿，可伴有镜下血尿。偶见微量蛋白尿，如有较多蛋白尿则提示肾小球可能受累及。

（2）尿细菌学检查：可间歇出现真性细菌尿，急性发作时，与急性肾盂肾炎相同，尿培养多为阳性。95%以上的尿路感染有革兰阴性菌引起，其他一些寄生菌如表皮葡萄球菌、乳酸杆菌、厌氧菌、棒状杆菌等很少引起尿路感染。

（3）血常规：红细胞计数和血红蛋白可轻度降低，急性发作时白细胞计数和中性粒细胞比例可增高。

（4）肾功能检查：可出现持续肾功能损害：①肾浓缩功能减退，如出现低比重尿、尿糖阳性、夜尿量增多，晨尿渗透压降低，但缺乏特异性；②酸化功能减退，如晨尿 pH 增高，尿 HCO_3^- 增多，尿 NH_4^+ 减少等；③肾小球滤过功能减退，如内生肌酐清除率降低，血尿素氮、肌酐增高，胱氨酸蛋白酶抑制剂 C（又名胱抑素 C，cystatin C）增高，肾小球滤过率下降等。

3. 影像学检查

（1）超声检查　应用最广泛、最简便的影像学方法。可见肾外形凹凸不平、两肾大小不等，集合系统结构紊乱，可见肾盂分离或扩张。后期可见皮质回声增强、变薄等表现。

（2）X 线检查　KUB 平片可显示一侧或双侧肾脏较正常为小，静脉或逆行肾盂造影具有特征性征象，即肾盂和肾盏的变形、扩张、缩窄或肾乳头收缩等。膀胱排尿性造影，部分患者有膀胱输尿管反流，此外还可发现有尿流不畅、尿路梗阻如结石、肿瘤或先天性畸形等易感因素。

（3）放射性核素扫描　可确定患者肾功能损害，显示患肾较小，动态扫描还可查出膀胱输尿管反流。

（4）膀胱镜检查　可能发现在患侧输尿管口有炎症改变，输尿管插管受阻，静脉注射靛胭脂证实患肾功能减弱。

4. 肾活检：光镜检查可见肾小管萎缩及瘢痕形成，间质可有淋巴细胞，单核细胞浸润，急性发作时可有中性粒细胞浸润，肾小球可正常或轻度小球周围纤维化，如有长期高血压，则可见肾小球毛细血管壁硬化，肾小球囊内胶原沉着。

慢性肾盂肾炎的诊断标准应该严格。对慢性肾盂肾炎患者需做全面彻底检查，以明确：①致病菌；②单侧或双侧感染；③原发病灶；④肾实质损害范围及肾功能减损程度；⑤有无尿路梗阻。

【治疗原则】

1. 早发现，早治疗。

2. 积极寻找并及时去除发病因素，是抗菌治疗有效的前提。如手术治疗肥大的前列腺，使尿路梗阻得以解除，就可以较有效地治疗肾盂肾炎。抗菌治疗的同时，特别是在疗效不佳或频频再发时，必须寻找并去除易感因素。

3. 定期作尿细菌培养和菌落计数，并参考药物敏感试验的结果来选用最敏感的抗生素。由于致病菌较为顽固，以 2～3 种敏感抗生素联合应用为佳，必要时尚可中西医结合治疗。

4. 疗程是慢性肾盂肾炎治疗成败的关键，不能足疗程用药，即使原治疗有效，往往不能彻底清除细菌，同时培养了耐药菌，使致病菌得到喘息，一旦条件适宜，即可复发，病情迁延。因此，慢性肾盂肾炎急性发作时，按急性肾盂肾炎的治疗原则用药，总疗程不少于 4 周。若无效或复查中再发，可选用敏感药物分为 2～4 组轮换应用，每组药用 1 个疗程，疗程结束后停药 3～5 天，共 2～4 个月。当临床症状被控制后，可停药观察，一般每月复查尿常规和尿细菌培养一次，共半年。

5. 如上述长程抗菌治疗仍无效或常复发者可采用低剂量长期抑菌治疗。临床常用磺胺甲硝唑/甲氧苄啶（复方磺胺甲基异噁唑）、呋喃妥因（呋喃妥因）、头孢氨苄、阿莫西林、诺氟沙星等任何一种药 1 次剂量，于每晚排尿后入眠前服用，可长期服至 3~6 个月，多可防止再发，尤其对重新感染引起再发的慢性肾盂肾炎更为有效。

【一般治疗】

1. 多饮水，勤排尿。有发热等全身感染症状应卧床休息。

2. 积极治疗诱发因素，如肾结石、输尿管畸形、反流性肾病等。寻找并去除导致慢性肾盂肾炎发病的易感因素，解除尿路梗阻，纠正尿路畸形，提高机体免疫功能。术前积极进行抗生素治疗，控制尿路感染，术后再用抗生素，以免发生败血症。

3. 已有肾功能损害的患者，要注意维持水、电解质平衡。有高血压的患者，要降压治疗。

4. 尿细菌培养确定菌型，在药物敏感试验指导下进行抗生素治疗。

5. 增强免疫力治疗及中西医结合治疗。

6. 疗效判断

（1）临床治愈：症状消失，停药 72 小时后，每隔 2~3 天做尿常规及细菌培养，连续 3 次阴性。

（2）痊愈：临床治愈后，尿常规及细菌培养每月复查 1~2 次，连续半年均阴性。

（3）复发：指治疗后菌尿转阴，但停药后 6 周内再发，且致病菌与先前感染完全相同。复发的常见原因有：①尿路解剖或功能异常而引起尿流不畅。应积极解除梗阻、纠正解剖异常。如无法纠正，则根据药敏选择恰当抗生素治疗 6 周。②抗生素选用不当或疗程不足。根据药敏选择药物，治疗 4 周。③病变部位瘢痕形成，血供差，病灶内抗菌药物浓度不足。可选用大剂量杀菌性抗生素，如头孢菌素、氨苄西林等，疗程 6 周。

（4）再发：治疗后菌尿转阴，停药后 6 周内发生与先前不同的病菌感染，即重新感染。可按首次发作的治疗方法处理，重视预防，同时应全面检查有无易感因素存在，予以去除。

7. 预后：肾盂肾炎的预后，在很大程度上取决于患者是否有导致发病的易感因素。此外与是否及时、有效地治疗有关。若无明显的易感因素，急性期易被治愈，慢性期也可获得较好疗效而不易再发；反之，如有明显的易感因素，急性期则难以治愈，慢性期疗效更差，且常再发，影响肾功能而预后不良。恰当的治疗和密切的随访观察也可改善预后。

8. 预防：肾盂肾炎的致病菌入侵途径主要是上行性感染，预防主要措施如下。

（1）坚持每天多饮水，勤排尿，以冲洗膀胱和尿道，避免细菌在尿路繁殖，这是最简便又有效的措施。

（2）增强体质，提高机体防御能力。

（3）积极治疗易发因素，如糖尿病、肾结石和尿路梗阻等。

（4）注意阴部清洁，以减少尿道口的细菌群，必要时可用新霉素或呋喃旦啶油膏涂于尿道口旁黏膜或会阴部皮肤，以减少上行性再发感染。

（5）尽量避免使用尿路器械，减少导尿及泌尿道器械操作。必要时应严格无菌操作。

（6）反复发作的肾盂肾炎妇女，应每晚服一个剂量的抗菌药预防，可任选复方新诺明、呋喃旦啶、阿莫西林或头孢拉啶等药物中一种，如无不良反应，可用至半年以上。女性的再发与性生活有关者，性生活后即排尿，必要的口服一次复方磺胺甲噁唑，也可减少肾盂肾炎的再发。更年期可服用尼尔雌醇 1~2mg，每月 1~2 次，可增强局部抵抗力。

（三）药物处方

参照"急性肾盂肾炎"药物处方。

慢性肾盂肾炎选用的抗菌药物与急性肾盂肾炎相似，但治疗较急性期困难。

（刘德忠）

六、急性细菌性前列腺炎

（一）概述

急性细菌性前列腺炎大多数是由尿路上行感染导致，如一些经尿道的操作。血行感染可来自体表感染、口腔、呼吸道等，也可由下尿路感染逆流引起。致病细菌以革兰阴性杆菌为主，也有葡萄球菌、链球菌、淋球菌及衣原体、支原体等。

一般本病发病突然，为急性小腹部和（或）会阴部疼痛伴随着排尿刺激症状和梗阻症状以及发热全身症状。最常见的表现有排尿刺激症状（尿频、尿急、尿痛）、排尿梗阻症状（排尿等待、尿流中断，偶见急性尿潴留）和疼痛症状（会阴部及耻骨上疼痛伴随外生殖器不适或疼痛）。少数患者伴有全身炎症症状，如寒战、呕吐、高热甚至败血症。

（二）诊断与治疗

【诊断要点】　根据患者病史、是否有急性感染病史，直肠指检前列腺肿胀、压痛、局部温度升高，表面光滑，触及有波动感提示有脓肿形成。

常见的并发症有急性尿潴留、附睾炎、直肠或会阴感染。少数患者并发上尿路感染。尿常规，血、尿细菌培养异常。

【治疗原则】

1. 及时应用足量敏感抗生素治疗炎症：可以先经验性用药，根据尿/血细菌培养结果调整用药，疗程不少于 1 周。

2. 对症治疗。

3. 尿潴留：耻骨上造瘘或采用细软的硅胶导尿管留置

导尿。

4. 并发前列腺脓肿：切开引流。

【一般治疗】

1. 应卧床休息 3～4 天，适当饮水，禁忌饮酒和食用刺激性食物。可行热水坐浴或会阴部热敷，并保持大便通畅。禁忌性生活。避免加重前列腺刺激的活动如骑自行车、前列腺按摩等。

2. 抗生素治疗：当患者全身症状明显，体温较高，血中白细胞明显升高时，应通过静脉给药，使用 1 周后改用口服药 2～4 周；当患者全身症状不重，体温及血常规正常时，可口服给药，一般疗程为 2～4 周；应选用能够弥散进入前列腺内且快速有效的抗感染药物，迅速控制症状，以防转为慢性前列腺炎。

3. 中医中药治疗：穴位针对性疗法，结合了针灸与药物的原理，治疗前景非常可观。

4. 对症治疗：若发生高热，应对症给予退热药，如消炎痛栓、阿司匹林片等，必要时可用地塞米松 2mg 壶入，同时必须应用抗生素抗感染避免感染加重。如发生排尿困难或尿潴留，应行暂时性耻骨上膀胱穿刺造口以引流尿液，或采用细软的硅胶导尿管留置导尿。

5. 手术治疗：如果急性前列腺炎已形成前列腺脓肿，则应经直肠或经会阴部行切开引流术。如果脓肿局限于前列腺内，可用尿道镜行前列腺穿刺排脓术，然后注入广谱抗生素。

（三）药物处方

【处方①】 盐酸坦索罗辛胶囊，口服，每次 0.2mg，每晚一次。

注意事项 主要用来改善排尿困难等排尿不畅症状，可长期使用，尤其是有前列腺增生的患者。

【处方②】 左氧氟沙星注射液，静脉滴注，每次 0.5g，每天一次。

【处方③】 左氧氟沙星片，口服，每次 0.5g，每天一次。

【处方④】 注射用头孢哌酮钠舒巴坦钠，静脉滴注，每次 3g，每 12 小时一次。可用 1 周。

（赵国华）

七、良性前列腺增生

（一）概述

良性前列腺增生（BPH）是老年男性最常见的疾病，表现为组织学上的前列腺间质和腺体成分的增生、解剖学上的前列腺增大、临床上的下尿路症状、尿动力学上的膀胱出口梗阻。年龄的增长及雄性激素的持续存在是引起增生的主要病因，在两者的作用下，围绕尿道周围的移行区的间质增生，引起前列腺体积增大、张力增高、尿道受压及膀胱功能障碍，出现残余尿量增多、反复泌尿系感染、膀胱结石、上尿路积水、肾功能损害等并发症。下尿路症状的严重程度与前列腺大小不完全成正比。

（二）诊断与治疗

【诊断要点】

1. 男性，年龄大于 40 岁。

2. 潴尿期症状：尿频、尿急、夜尿次数增多。

3. 排尿期症状：排尿费力、尿线细、尿流中断、尿分叉、射程短、时间长。

4. 排尿后症状：尿不尽、尿后滴沥、残余尿增多等。

5. 反复泌尿系感染或生殖系统感染。

6. 无痛性血尿（已排除泌尿系占位病变）。

7. 前列腺指诊见前列腺增大、中央沟变浅或消失，甚至触不到前列腺边界。

8. B 超检查提示前列腺增生或合并膀胱结石、上尿路积水等。

9. 最大尿流率小于 15ml/s。

10. 尿动力学检查提示膀胱出口梗阻。

11. 膀胱镜检查见前列腺增大、膀胱颈抬高、后尿道延长、膀胱小梁形成、前列腺表面血管扩张等。

【治疗原则】 仅影像学诊断增生而无临床症状的患者等待观察，有临床症状者口服药物治疗，药物治疗效果不佳或有相关并发症者选择手术治疗。

【一般治疗】

1. 等待观察：可于夜间和公共场合限制饮水量，禁忌酗酒和久坐。

2. α 受体拮抗剂：降低膀胱颈部平滑肌张力，增加排尿动力。

3. 5α-还原酶抑制剂：缩小前列腺体积，降低排尿阻力。

4. 植物制剂：改善排尿症状，副作用较小。

5. 手术治疗：常见的手术方式为经尿道前列腺电切术、经尿道前列腺剜除术等，切除增生的前列腺组织，使后尿道通畅。

（三）药物处方

【处方①】 盐酸特拉唑嗪片，口服，每次 2mg，每晚 1 次。

【处方②】 盐酸坦索罗辛缓释胶囊，口服，每次 0.2mg，每晚 1 次。

【处方③】 甲磺酸多沙唑嗪控释片，口服，每次 4mg，每晚 1 次。

注意事项

1. 以上三种药物同为肾上腺素能 α 受体拮抗剂，可选择其中一种口服，可长期使用。

2. 最常见副作用是直立性低血压，尤其是老年人更明显，所以建议睡前服用，夜间起床要缓慢。盐酸坦索罗辛低血压发生率最低。

3. 起效快，一般 48 小时后症状有改善，1 个月无改善建议停药。

4. 增加急性尿潴留拔管成功率。

5. 对于女性患者也有改善排尿困难作用。

6. 可联合托特罗定治疗前列腺增生合并尿急的患者,不增加尿潴留风险。

【处方④】　非那雄胺片,口服,每次 5mg,每日 1 次。

【处方⑤】　爱普列特片,口服,每次 5mg,每日 2 次。

注意事项

1. 以上两种药物为 5α-还原酶抑制剂,原理上可以阻止前列腺增生的发展。可以选择其一长期使用。

2. 最常见副作用是勃起功能障碍、性欲低下、男性乳房发育等。

3. 服药 3 个月以上才起效。

4. 可降低前列腺出血的发生率。

5. 因会影响血前列腺特异性抗原(PSA)水平,建议使用前先查血 PSA,排除前列腺癌。使用 1 年以上的前列腺增生患者,复查 PSA 时,实际值需加倍。

【处方⑥】　癃闭舒胶囊,口服,每次 0.9g,每日 2 次。

【处方⑦】　前列舒通胶囊,口服,每次 1.2g,每日 3 次。

注意事项

1. 此两种药物为中成药,作用机制复杂不清,对前列腺炎及前列腺增生都可使用,多数患者感觉效果好。

2. 可选择其一,副作用小,疗效不确定。可长期服用。如单独服用半个月感觉无效则需换药。

3. 以上三组药物可每组选择其一同服,或任两组药物选择一种同服,也可单独使用。

【处方⑧】　前列安栓,塞肛,每次 1 粒,每日 1 次。

注意事项

1. 禁忌辛辣刺激食物,戒酒。

2. 可外涂植物油等,方便塞入肛门内。

(孙家各)

八、膀胱炎

(一)概述

急性细菌性膀胱炎女性较多,约 1/3 患者集中在 20～40 岁。因女性尿道解剖特点导致会阴部大量细菌存在,只要有感染的诱因存在,如性交、导尿、个人卫生不洁等;还有个人对细菌抵抗力下降如受凉、熬夜、感冒后、劳累等,都可以导致上行感染。男性发病偏少,一般都继发于其他病变,如急性前列腺炎、前列腺增生症、包皮龟头炎、尿道狭窄、泌尿系结石、上尿路感染等。致病菌大多为大肠埃希菌。

发病较突然,典型症状为尿频、尿急、尿痛,严重的时候几分钟排尿一次,尿不尽感强烈。其他症状还有尿道烧灼感、血尿及急迫性尿失禁。

一般全身症状不明显,如果并发急性肾盂肾炎或前列腺炎、附睾炎时可能会有发热。男性如有慢性前列腺炎,可在性交或饮酒后诱发膀胱炎。

(二)诊断与治疗

【诊断要点】　体检时膀胱区可有压痛,一般无肾区叩痛。

在男性,可同时发现其他并发炎症,如附睾炎,检查附睾有无肿痛;还应检查尿道有无异常分泌物,有无前列腺炎及前列腺增生症。女性患者应注意有无阴道炎等妇科疾病,有无外生殖器畸形,尿道旁腺有无感染积脓。

尿常规化验有白细胞增多,同时可伴有红细胞。反复感染应做尿细菌培养、菌落计数和药敏试验。如果有尿道分泌物,应做涂片细菌学检查。

【治疗原则】

1. 多饮水,口服碳酸氢钠碱化尿液,减少对尿路的刺激。

2. 可服用颠茄、阿托品、地西泮,辅以热水坐浴等减轻膀胱痉挛。

3. 抗生素应用,可选用二代或三代头孢菌素类别、喹诺酮、磺胺类。

4. 女性患者无并发症的单纯性膀胱炎,可选用敏感的抗菌药物,采用 3 日疗法,与治疗一周效果相似且副作用少、费用低。

5. 绝经后妇女经常会发生泌尿系感染,并易反复感染。雌激素的缺乏引起阴道内乳酸杆菌减少和致病菌繁殖的增加是感染的重要因素。雌激素替代疗法可以改善阴道内环境,增加乳酸菌的量,减少致病菌,从而减少膀胱炎的发生。

(三)药物处方

【处方①】　左氧氟沙星片,口服,每次 0.5g,每日一次。

注意事项

在急性膀胱炎治疗中可口服 3～7 天,根据症状缓解情况及复查尿常规情况停药。

【处方②】　头孢克肟分散片,口服,每次 100mg,每天 2 次。

注意事项

1. 急性膀胱炎患者可服用 3～7 天,根据症状缓解情况及复查尿常规情况停药。

2. 对于肾功能减退者应适当减量。

3. 对头孢类药物过敏者禁用。

4. 近 1 周内饮酒者禁用。

【处方③】　雌三醇乳膏,涂抹尿道周围,每次适量,第 1 周内每天使用 1 次,然后根据症状缓解情况逐渐减低至维持量(例如每周使用 2 次)。

注意事项　为老年女性反复泌尿系感染,检查有尿道萎缩、为提高尿道防御能力的辅助用药。

(赵国华)

九、膀胱结石

(一)概述

膀胱结石是指在膀胱内形成的结石,分为原发性膀胱结石和继发性膀胱结石。前者是指在膀胱内形成的结石,多由于营养不良引起,多发于儿童,随着我国经济的不断发展,儿童膀胱结石现已呈下降趋势;后者则是指来源于上尿路或继发于下尿路梗阻、感染、膀胱异物或神经源性膀胱等因素而形成的膀胱结石。

膀胱结石的主要症状是疼痛和血尿，其程度与结石部位、大小、活动与否及有无并发症及其程度等因素有关。典型症状为排尿终端痛、疼痛会放射至远端尿道及阴茎头部，伴有排尿困难和尿急、尿频等。有些结石可引起突然的排尿中断和尿道剧烈疼痛，改变体位后可缓解。除了这些症状外，还常常伴发血尿和感染。

（二）诊断与治疗

【诊断要点】 一般根据患者典型的症状和影像学可作出诊断，较大的膀胱结石可由直肠、腹壁双合诊扪及。应注意病因学诊断。常用的诊断方法有以下几种。

1. 超声：能发现膀胱内强回声声团伴有声影。可同时发现前列腺增生症等，为无创伤性检查。

2. X 检查：能显示绝大多数结石，怀疑其他部位结石时，可以行泌尿系平片及排泄性尿路造影。

3. 盆腔 CT：可以清晰显示膀胱结石。

4. 膀胱尿道镜检查：是诊断膀胱结石最可靠的方法。查清结石的具体特征，并可发现有无其他病变，如前列腺增生、膀胱憩室、炎症改变及癌变等，还能在麻醉情况下碎石。

【治疗原则】 膀胱结石的治疗原则是取净结石，纠正结石成因。小的结石可经尿道自行排出，较大结石不能自行排出者可行体外冲击波碎石、膀胱内碎石术或膀胱切开取石术。膀胱感染严重时，应用抗生素治疗。

【一般治疗】

1. 多饮水、注意休息、预防感染及解痉止痛对症治疗。

2. 碎石手术治疗。如同时存在排尿困难，可先留置导尿，再行碎石手术。主要治疗方式：①体外冲击波碎石；②经尿道膀胱镜取石或碎石。可应用大力碎石钳机械碎石，并将碎石取出。膀胱镜液电效应碎石方法也是不错的传统方法。如果结石较大，需采用超声、激光或气压弹道碎石。

3. 耻骨上膀胱切开取石术。一般结石过大、过硬或伴有膀胱憩室时可考虑此方式，并可同时处理膀胱憩室。

（三）药物处方

如合并有膀胱感染，需应用抗生素控制感染后再行手术治疗。抗生素的应用同"膀胱炎"。

（赵国华）

十、肾与输尿管结石

（一）概述

泌尿系结石分为肾结石、输尿管结石、膀胱结石及尿道结石，其中肾和输尿管结石称为上尿路结石，约占泌尿系结石的 95%。肾、输尿管结石（上尿路结石）多发生于中壮年，男、女比例为（3～9）:1，左右侧发病相似，双侧结石占 10%。主要症状是绞痛和血尿，常见并发症是梗阻和感染。疼痛时，往往伴发肉眼血尿或镜下血尿，以后者居多。大量肉眼血尿并不多见。体力劳动后血尿可加重。患者偶可因无痛血尿而

就医。

肾、输尿管结石的常见并发症是梗阻和感染，不少病例因尿路感染症状就医。梗阻则可引起肾积水，出现上腹部或腰部肿块。有时沿输尿管行程有压痛。孤立肾或双侧尿路结石因梗阻而引起无尿，即所谓结石梗阻性无尿。

（二）诊断与治疗

【诊断要点】

1. 疼痛为最常见症状，可有绞痛、钝痛等，一般结石越小、活动度越大，疼痛越剧烈。肾绞痛呈突发性、阵发性加重、剧烈、向同侧会阴部放射。可合并恶心、呕吐等消化道症状。

2. 血尿一般为镜下血尿，严重时可出现肉眼血尿，有时血尿是唯一症状，也是与其他急腹症相鉴别的依据。

3. 全身感染症状，如发热、血常规高等，感染多为大肠埃希菌，可反复发作，长时间应用抗感染药物可引起真菌感染。

4. 有结石随尿液排出体外是尿石症的有力证明。

5. B 超检查，经济、方便，常规应用。B 超影像表现为高回声，后方伴声影。可发现 2mm 以上的结石。由于肠道气体干扰，输尿管下段结石容易误诊。

6. 泌尿系 CT 检查，敏感度较高，影像表现为高密度影。可显示 0.5mm 以上的结石。

【治疗原则】

1. 清除结石，保护肾功能。

2. 去除诱因，防止复发。

3. 注意防治感染。

4. 解痉、止痛治疗。

【一般治疗】

1. 保守治疗：适用于小于 1cm 的结石。

2. 体外冲击波碎石术：经济、方便，适用于 1～2cm 结石。缺点是碎石后小的结石仍需自行排出。目前有震动床，辅助排石。

3. 经皮肾镜碎石术：适用于 1cm 以上肾结石及肾盂输尿管连接处结石。可分 2 期进行，1 期建立皮肾通道，2 期再碎石。如无手术禁忌证，可 1 期完成通道建立及碎石术。对于复杂结石，可建立 2～3 个经皮通道进行碎石。术后常规留置输尿管支架管（D–J 管）及肾造瘘，充分引流肾盂内尿液。手术并发症主要为出血、感染等。

4. 输尿管镜下碎石术：适用于输尿管结石或经保守治疗及体外冲击波碎石治疗无效的患者，手术创伤小。并发症主要为输尿管损伤、断裂等，上段结石可能出现向肾盂内移位。术后常规留置输尿管支架管（D–J 管）。

5. 软输尿管镜下碎石术：适用于肾内小于 2cm 结石。优点创伤小，缺点为费用贵。先于患侧输尿管内预留 D–J 管，一般 1～2 周。再行软输尿管镜下碎石。

（三）药物处方

【处方①】 排石颗粒，冲服，每次 1 袋，每日 3 次。

注意事项

1. 孕妇禁用。

2. 长期服用可能会引起肾功能损害。

【处方②】　枸橼酸氢钾钠颗粒剂，冲服，早晨、中午每次各 2.5g（1 勺）；晚上 5g（2 勺）。

注意事项

1. 主要用于治疗尿酸结石及预防结石复发。

2. 肾衰竭及酸碱平稳紊乱患者禁用。

3. 轻度胃肠道反应。

【处方③】　杜阿合剂，即哌替啶 50mg，阿托品 0.5mg，肌内注射。解痉止痛效果较好，多用于肾绞痛发作时临时解痉止痛。

注意事项

1. 孕妇、婴幼儿禁用。

2. 两次用药间隔不小于 4 小时。

3. 副作用有口干、便秘、排尿困难、瞳孔散大、呼吸抑制、心率增快等。

【处方④】　间苯三酚注射液 100mg，加入 0.9%氯化钠溶液 250ml，静脉滴注。用于解痉止痛。

（孙家各）

十一、肾损伤

（一）概述

肾损伤的发病率不高，常是严重多发性损伤的一部分，占泌尿生殖道损伤的 65%左右，占所有泌尿外科住院患者总数的 0.03%～0.063%，可分为闭合性和开放性损伤两大类，以闭合性损伤常见。最常见原因是钝器伤，如交通事故、跌落、运动性外伤。枪弹和刺伤可引起贯通性肾脏外伤，还有偶发的医源性损伤（由于体外震波碎石、肾活检、腔内泌尿外科检查或手术治疗时）。肾损伤依创伤的程度又可分为挫伤、撕裂伤、碎裂伤和肾蒂伤 4 种类型。

肾损伤大多见于 20～40 岁的男性。这与从事剧烈体力劳动和体育活动有关。男女患者数之比约 4:1。肾损伤的主要症状为腰部外伤疼痛、局部肿块、休克、血尿等。开放性损伤多见于战时和意外事故，无论由冷兵器或火器所致，往往伴有腹内其他脏器损伤及出现相应症状，后果严重。肾损伤并发症包括出血不止、尿外渗、血肿、脓肿形成和高血压等。

（二）诊断与治疗

【诊断要点】

1. 详询病史及仔细体格检查：注意查明损伤的机制；注意是否并发胸部损伤及腹部损伤；注意血压变化。

2. 血常规、尿常规检查：注意血细胞比容以及尿红细胞数量变化；轻微的外伤仅引起显微镜下血尿。

3. 超声检查：腹部及泌尿系统。

4. X 线检查：腹部平片可见肾区阴影增大，静脉肾盂造影可见肾脏形态增大，肾盂、肾盏充盈缺损，肾脏不显影或

造影剂外溢可明确肾脏损伤的情况。

5. CT 检查：方便快捷，具有确诊功能。可了解肾脏的形态、损伤的类型、肾周围血肿及尿外渗的范围等情况，可评估损伤程度、部位指导治疗，必要时做增强 CT。所有血流动力学稳定的患者都推荐进行 CT 检查，以准确地评估肾脏损伤的程度。有些钝性损伤后，血压平稳、镜下血尿并且没有腰部损伤的临床表现。

6. 肾动脉造影：可了解伤肾血运及有无肾动脉损伤或栓塞，必要时可同时做选择性肾动脉栓塞止血治疗。

【治疗原则】　任何提示有肾脏损伤的临床表现（例如安全带的印痕、腰部挫伤、低位肋骨骨折）都要全面检查、及时诊断并密切观察病情或手术探查。

1. 防治休克：无论有无休克，入院时均应尽快建立输液通道，镇静止痛，绝对卧床休息。有休克者多系伤情严重，在抗休克的同时抓紧检查，确定伤情，酌情予以相应处理。

2. 非手术治疗：适用于肾挫伤或轻度撕裂伤，包括绝对卧床休息、抗感染、应用止血药物等。严格限制活动至少 2 周，保持大便通畅，预防呼吸道感染，避免腹压突然增高导致继发性出血。体外震波碎石术常可发生一过性不严重的血尿，这种创伤不经治疗也可自愈。

3. 手术治疗

（1）手术指征　①开放性肾损伤；②伴有腹内脏器伤，或疑有腹腔内大出血或弥漫性腹膜炎；③抗休克治疗血压不能回升或升而复降，提示有大出血；④尿路造影或 CT 等客观检查提示有明显造影剂外溢，有较大肾实质破裂或肾盂损伤；⑤肾动脉造影显示有肾动脉损伤或栓塞；⑥非手术治疗过程中肾区肿块不断增大，肉眼血尿持续不止，短期内出现严重贫血；⑦明显肾周围感染。

（2）手术方式　先控制肾蒂，制止出血，清除肾周围血肿及尿外渗后再探查处理肾脏。①肾脏裂伤修补术：肾脏裂伤范围较局限，整个肾脏血运无障碍者予以修补；②肾脏部分切除术：肾的一极严重损伤，其余肾组织无损伤或虽有裂伤但可以修补者；③肾血管修补或肾血管重建术：肾蒂血管撕裂、断裂、血栓形成者；④肾切除术：肾脏严重碎裂伤无法修补者，严重肾蒂伤血管无法修补或重建者；肾损伤后肾内血管已广泛血栓形成者；肾脏创伤后感染、坏死及继发性大出血者。注意在伤肾切除前，必须明确对侧肾脏功能良好，方可进行切除。

（3）介入治疗　肾脏局部出血不严重，损伤范围较小，在肾动脉造影检查时可以及时做选择性栓塞治疗。

【一般治疗】

1. 绝对卧床休息 2 周以上，局部可冷敷，严密观察生命指征，定时测量体温、脉搏、呼吸、血压及检查腰、腹部肿块，必要时记尿量。可以滚动留每次尿样比较尿色深浅，初判病情变化。小的挫裂伤，待尿液变清后可允许起床活动。但小裂伤创口的愈合需 4～6 周，因此正常活动至少应在症状完全消失后 1 个月才能进行，而体育运动等剧烈活动要等

3 个月后方可试行。

2. 对于出血严重者宜留置三腔导尿管并持续冲洗膀胱，以防膀胱内出现血凝块导致尿潴留。

3. 补液、抗休克、止血、镇静、止痛、解痉、抗感染治疗。必要时输血补充血容量。

4. 通便，防止剧烈活动，注意防压疮及下肢血栓形成。

5. 3～5 周复查排泄性尿路造影或泌尿系 CT 并注意是否有高血压。

（三）药物处方

【处方①】　注射用血凝酶冻干粉针，静脉注射 1 单位，同时肌内注射 1 单位。

注意事项

1. 此药可静脉注射、肌内注射或皮下注射，也可局部用药。一般出血：成人 1～2 单位（2～4 支）；儿童 0.3～0.5 单位（约 3/5～1 支）。紧急出血：立即静脉注射 0.5～1 单位（1～2 支），同时肌内注射 1 单位（2 支）。静脉注射最好是加入 10ml 的 0.9%氯化钠溶液中，混合注射。异常出血，剂量加倍，间隔 6 小时可再肌内注射 1 单位（2 支），至出血完全停止。

2. 应注意防止用药过量，否则其止血作用会降低。

【处方②】　氨酚羟考酮片，口服，每次 1 片，成人可每 6 小时服用 1 片。可根据疼痛程度和给药后反应来调整剂量，必要时可超过推荐剂量给药。

注意事项　停止治疗：使用本品超过几个星期而不再需要治疗时应该平稳递减剂量，以防止身体依赖的患者出现戒断症状。

【处方③】　云南白药胶囊，口服，一次 1～2 粒，一日 4 次（2～5 岁按 1/4 剂量服用；6～12 岁按 1/2 剂量服用）。凡遇较重的跌打损伤可先服保险子 1 粒，轻伤及其他病症不必服。药粉也可外敷于表浅伤口止血。

注意事项　外用前务必清洁创面。

（刘德忠）

十二、肾结核

（一）概述

肾结核是由结核分枝杆菌引起的慢性、进行性、破坏性病变。结核分枝杆菌自原发感染灶经血行传播引起肾结核。如果未能早期发现或者及时治疗，结核杆菌可进一步随尿流下行播散到输尿管、膀胱、尿道等，同时可以通过生殖道感染生殖系统。肾结核往往在肺结核发生或者愈合后 3～10 年或者更长时间，也可能出现在一些免疫力低下的人群，如消耗性疾病、创伤、皮质激素应用、免疫抑制性疾病、糖尿病、艾滋病等患者。

（二）诊断与治疗

【诊断要点】　肾结核的早期病变主要是肾皮质内多发性结核结节，是由淋巴细胞、浆细胞、巨噬细胞和上皮样细胞形成的结核性肉芽组织。病情进展，病灶浸润逐渐扩大，侵

入肾髓质后病变不能自愈，进行性发展，从肾乳头处破入肾盏肾盂形成空洞性溃疡，逐渐扩大蔓延累及全肾。

肾结核的症状取决于肾病变范围及输尿管、膀胱继发性结核病变的严重程度。主要有以下表现。

1. 尿频、尿急、尿痛：是典型的症状。尿频出现最早，病情进展伴发尿急、尿痛。晚期膀胱挛缩，容量变小，尿频特别严重，甚至出现尿失禁。

2. 血尿：是肾结核的重要症状，常为终末血尿。

3. 脓尿：肾结核患者通常伴有不同程度的脓尿，严重者尿液如淘米水样，显微镜下可见大量脓细胞。

4. 腰痛和肿块：一般在较大肾积脓或巨大肾积水时，腰部可触及肿块。

5. 生殖系统结核：肾结核男性患者中较多合并生殖系统结核，最明显的为附睾结核。

6. 全身症状：肾结核患者通常全身症状不明显，但晚期的肾结核患者或合并其他系统结核的患者可出现结核全身症状，如发热、盗汗、消瘦、贫血、虚弱、食欲差和血沉快等表现。

【治疗原则】　肾结核继发于全身性结核病，因此在治疗上必须重视全身治疗并结合局部病变情况全面考虑，才能收到比较满意的效果。

【一般治疗】

1. 注意全身治疗，包括充分的营养、休息、适当的体育活动、环境、避免劳累等。

2. 药物治疗的原则是早期、适量、联合、规律、全程。

3. 药物治疗 6～9 个月无效，肾结核破坏严重者，应在药物治疗的配合下行手术治疗。

（三）药物处方

【处方】　三联抗结核治疗及辅助用药处方如下：

利福平，口服，每次 600mg，每天 1 次。

异烟肼，口服，每次 300mg，每天 1 次。

吡嗪酰胺，口服，每次 1.5g，每天 1 次。

维生素 C，口服，每次 1g，每天 1 次。

维生素 B_6，口服，每次 60mg，每天 1 次。

注意事项

1. 抗结核药物一般是晨起空腹顿服，每天 1 次，疗程为 9～12 个月。

2. 抗结核药物通常具有肝毒性，服药期间应同时服用保肝药物，定期复查肝功能。

3. 如使用链霉素，因为它对第Ⅷ对脑神经有损害，影响听力，一经发现，立即停药。

4. 药物治疗最好三种药物联合治疗，降低耐药可能性，药量要充足，疗程要长。

（赵国华）

十三、精索静脉曲张

（一）概述

精索静脉曲张是一种男性常见的疾病，是因阴囊内蔓状

静脉从异常迂曲、扩张、伸长所致。

精索静脉曲张可影响精子产生和精液质量，精索静脉的迂曲扩张，使睾丸温度升高，睾丸组织内有害物质蓄积，影响睾丸功能。精索静脉曲张是男性不育的重要影响因素。

（二）诊断与治疗

【诊断要点】　患者站立位检查，可见患侧较健侧阴囊松弛下垂，偶可见曲张的静脉似蚯蚓团状。平卧位后，曲张的静脉随即缩小或消失。如果患者局部症状不明显，可做 Valsalva 试验，即患者站立，用力屏气增加腹压，显现出静脉曲张，应用 B 超等检查也可进一步明确。患者平卧而曲张精索静脉仍不消失的考虑继发精索静脉曲张可能，需行其他相关检查明确。

【治疗原则】　应根据患者是否伴有不育或精液质量异常、有无临床症状、静脉曲张程度及有无其他并发症等情况给予治疗。治疗方法包括一般治疗、药物治疗和手术治疗。手术治疗是主要的治疗方法，可以达到理想的治疗效果。

【一般治疗】

1. 使用阴囊托带或穿紧身内裤：适用于没有症状的患者。

2. 外科治疗：首先应排除肾肿瘤、肾积水、腹膜后肿瘤、异位血管等继发性因素。精索静脉曲张的外科治疗方式包括手术治疗和介入治疗（顺行或逆行）。

症状较重，伴有精液异常的患者，应行手术治疗。为避免精索静脉曲张导致睾丸组织长期受损，对于幼儿Ⅲ级精索静脉曲张患儿应尽早手术。手术治疗包括：传统经腹股沟途径、经腹膜后途经、经腹股沟下途径精索静脉结扎术；显微技术腹股沟途径或者腹股沟下途径精索静脉结扎术；腹腔镜精索静脉结扎术等。显微技术腹股沟下途径精索静脉结扎术具有创伤小、结扎完全、不易复发、效果确定、并发症少等特点，可能将会成为该手术治疗的金标准。

介入治疗主要指精索静脉介入栓塞术（顺行或逆行）。

3. 其他：包括生活方式、饮食调节、物理疗法，如戒烟限酒、饮食清淡、回避增加腹压的运动、降温疗法等。

（三）药物治疗

【处方①】　迈之灵，饭后口服，每次 1 片，每日 2 次。

注意事项

1. 口服药物可以使曲张的静脉收缩、改善症状，对疾病本身无根治效果。

2. 症状较重的，可以每次口服 2 片。

3. 疗程不限，可以根据症状自行停药或服用。

4. 症状轻微，不影响正常工作、学习者可以不用口服药物治疗。

【处方②】　布洛芬片，口服，每次 1 片，必要时服用。

（赵国华）

十四、肾周围炎及肾周围脓肿

（一）疾病概述

肾周围炎是肾周围组织化脓感染，该病多由肾盂肾炎直接扩展所致（90%），致病菌多是革兰阴性杆菌，特别是大肠埃希菌最常见；小部分（10%）是血源性感染，是由体内其他地方炎症病灶的细菌经血流播散到肾皮质，在皮质表面形成小脓肿，脓肿向外穿破进入肾周围组织，而引起肾周围炎和肾周围脓肿，这种血行感染途径致病菌多是革兰阳性球菌。肾周围炎和肾周围脓肿是同一疾病的不同阶段。肾周围炎未经及时治疗，可发展为肾周围脓肿，肾周围脓肿能向上蔓延至膈下，也可沿腰大肌下行。肾周围炎、肾周围脓肿起病隐匿，数周后可出现明显的临床症状，患者除肾盂肾炎症状加重、恶寒、发热、血白细胞升高外，常出现单侧明显的腰痛和压痛，个别患者可在腹部触到肿块。

（二）诊断与治疗

【诊断要点】

1. 腰痛、发热、腹部包块。

2. 肾区叩击痛阳性。

3. 尿中白细胞阳性、结核分枝杆菌 γ 干扰素阳性。

4. 腹部平片可见肾影增多、腰大肌模糊、脊柱弯向患侧。

5. B 超、CT、MRI 影像学检查可见肾周脂肪炎症改变。如脓肿形成，表现为囊液浑浊、囊壁厚。

6. B 超、CT 引导下脓肿穿刺抽液，细菌培养。

【治疗原则】　加强全身支持、抗感染治疗，如脓肿形成需要充分引流。患肾功能严重受损可行肾切除术。如确定结核感染，应抗结核治疗，至少 6 个月。

【一般治疗】

1. 加强营养支持、休息。

2. 根据培养结果，选择敏感抗感染药物。在培养结果出来之前，可选用加酶的抗生素经验治疗。

3. 脓肿形成后可切开引流或穿刺引流。

（三）药物处方

【处方①】　注射用哌拉西林钠他唑巴坦钠，静脉滴注，每次 4.5g，每 6 小时 1 次或每 8 小时 1 次。

【处方②】　注射用头孢唑肟钠，静脉滴注，每次 1.5g，每日 2 次。

注意事项

1. 该药每天用量 2～4g，分 2～4 次使用。可根据患者体重、病情轻重选择总量。能每 6～8 小时 1 次，优于每天 2 次的使用频次。

2. 溶于 100ml 0.9%氯化钠溶液中静脉滴注，半小时滴完。

（孙家各）

第九章　烧伤科疾病

一、电烧伤

（一）概述

电损伤包括电流直接伤、电弧烧伤和电流引起衣物燃烧造成的烧伤。前者属于真正的电烧伤，由于电流直接通过身体，电能转变为热能使组织直接受热致伤，特别是高压电烧伤，不但可造成皮肤凝固性坏死甚至炭化，深部组织损伤往往也很严重。

（二）诊断与治疗

【诊断要点】　临床表现为"口小、底大、外浅、内深"的特点。组织损伤的程度因电流种类、电流量大小、频率、电压、组织的电阻、皮肤结构和表面湿度、持续时间、接触面积及电流径路等而异。①电接触伤：强大的电流通过人体，有明显的出口和入口；②电弧烧伤：电弧放电引起烧伤，处于电场范围内可受到电流损伤；③电烧伤符合伤：不但存在电烧伤，而且接触电后从高空坠落及机械作用而形成骨折、关节脱位、脑外伤、硬膜外血肿、软组织挫裂伤及内脏损伤；④存在心脏、呼吸系统、脑、肾脏等腹部脏器的损害表现。

【治疗原则】　防治心跳呼吸骤停；液体复苏时适当增加补液量，同时碱化尿液，辅助利尿；抗感染；肌内注射破伤风抗毒素；早期清创，甚至需要反复多次清创；植皮或皮瓣修复创面。

【一般治疗】

1. 早期急救处理：①呼吸、心跳停止者，立即进行人工心肺复苏；应用血管活性药物；室颤者，给予电除颤；心肺复苏后宜行 ICU 监护，直至恢复伤前状态。②液体复苏。电烧伤不可按烧伤面积估算补液量，由于高压电往往造成深度肌肉组织损伤，液体丢失不可低估，同时因大量的血红蛋白、肌红蛋白堵塞肾小管，更易发生肾功能损害。因此，应适当加大补液量，维持每小时尿量至少 100ml，同时碱化尿液，加用甘露醇利尿。③防止感染。常规注射抗生素及 TAT。

2. 局部创面处理：电弧烧伤同一般热力烧伤。电接触伤，伤后 6～8 小时组织间隙内大量积液，可造成筋膜室间隔内压力增加，导致组织坏死或缺血性肌挛缩，如筋膜室压力大于 30mmHg 者应紧急行筋膜室切开减压处理；另外，早期即应清除坏死组织，及时覆盖创面，以减少感染的发生概率。清创时应尽量保留神经、肌腱。骨烧伤可考虑行钻孔形成肉芽创面、二期植皮修复。血管损伤者，必要时

可行血管移植修复术。尽量保持神经的连续性，如有神经、血管、肌腱及骨等深部组织的裸露，应尽快行植皮或皮瓣覆盖创面。

3. 特殊部位电烧伤的处理

（1）颅骨电烧伤　早期清创坏死头皮，保留坏死的颅骨，立即应用皮瓣修复。可选择旋转皮瓣、岛状皮瓣、游离皮瓣及肌皮瓣等。

（2）面部电烧伤　清创面部坏死组织，一期行游离皮瓣修复。对于洞穿性缺损，可设计双叶皮瓣修复；或者早期换药，二期在肉芽创面行植皮修复。

（3）颈部电烧伤　颈部大血管较多，容易发生大出血。对颈部电烧伤应尽早清创，疑有血管损伤者应及时探查，早期修复。

（4）胸部电烧伤　出现气胸者，应行胸腔闭式引流。

（5）腹部电烧伤　腹壁烧伤伴内脏坏死或穿孔，行剖腹探查，按腹部外科原则进行处理。

（6）会阴电烧伤　外生殖器烧伤者可早期行膀胱造瘘术。尽量早期切除坏死组织，植皮修复创面。肛周可考虑皮瓣移植。

（三）药物处方

【处方①】　5%碳酸氢钠 500ml，静脉滴注，每天 2 次。

【处方②】　呋塞米 20mg，静脉滴注，每天 2 次。

（陈云辉）

二、化学烧伤

（一）概述

化学烧伤通常为常温或高温的化学物质直接对皮肤造成刺激、腐蚀作用及化学反应热引起的急性皮肤损害，可伴有眼烧伤和呼吸道吸入性损伤。某些化学物质可经皮肤、黏膜吸收中毒。

（二）诊断与治疗

【诊断要点】

1. 烧伤程度与接触化学物质的性质、浓度、时间及现场急救是否及时、恰当有关。

2. 烧伤往往呈进行性。

3. 烧伤后某些物质可经呼吸道、皮肤、黏膜吸收中毒。

4. 化学烧伤时水疱常有糜烂。酸烧伤可使组织蛋白凝固，防止继续穿透，往往形成厚痂。碱烧伤可以皂化脂肪，穿透组织，创面表现为湿润油腻状，深度往往超过受伤开始

时候的估计程度。

5. 化学烧伤的面积计算同一般烧伤，但深度估计较为复杂，需根据不同种类的化学烧伤特征进行初步估计，并且在接下来的治疗过程中进一步修正。

【治疗原则】

1. 受伤现场应立即脱去污染的衣物。

2. 用大量流动水冲洗，以稀释、洗去化学物质，尽量不少于 30 分钟，尽量用冷水。

3. 一般不用中和剂或者使用弱酸碱中和剂。

4. 大部分化学烧伤在接诊后应早期彻底清创，去除所有烧伤表皮及水疱，部分化学烧伤（如碱烧伤、磷烧伤等）应早期切痂、清创。

【一般治疗】

1. 酸烧伤时与皮肤接触，可立即引起组织蛋白的凝固使组织脱水，形成厚痂，可防硫酸继续向深层组织渗透，减少损害，一般及时清除残留酸液不至于造成更进一步的深度烧伤，更重要的是注意眼睛等器官的保护。首先以大量流水冲洗，不能用弱碱性的溶液中和，避免进一步烧伤。

2. 碱类物质包括钾、钠、钙、镁的氢氧化物以及碳酸氢钠、氟化物等。碱烧伤的致伤机制包括：碱对组织的吸水作用，使局部细胞脱水。碱离子与组织蛋白形成碱变性蛋白复合物，皂化脂肪组织，使得创面加深。碱烧伤处理应：①迅速脱去沾染的衣物，立即用大量的清水或弱酸冲洗创面；②创面暴露治疗，以便观察创面情况；③深度创面应及早行切削痂植皮；④全身处理同一般烧伤，但通常会在公式计算的基础上增加补液量及适当应用利尿剂。

3. 磷烧伤可致深度烧伤。因磷在皮肤可持续燃烧，并且磷是一种毒性很强的物质，被身体吸收后可引起全身性中毒。急救时应灭火除磷，然后用湿敷或 1%硫酸铜纱布或 2.5%碳酸氢钠纱布包扎，禁用油纱布包扎，因磷易溶于脂类，促使机体吸收中毒。

（三）药物处方

【处方①】 糖皮质激素：注射用甲泼尼龙琥珀酸钠（甲强龙）40～80mg，静脉滴注，每天 1～2 次。

【处方②】 硫代硫酸钠注射液 0.5～1.0g，用注射用水稀释成 5%溶液静脉滴注，每天 1～2 次。对于化学烧伤可疑合并重金属中毒者，可采用 5%硫代硫酸钠溶液冲洗或局部湿敷，以用于中和毒物。

（陈云辉）

三、热烧伤

（一）概述

热烧伤一般是指由于热力，包括热液、火焰、高温气体、蒸汽、炽热金属液体或固体等引起的组织损害，主要伤及皮肤和（或）黏膜，严重者也可伤及皮下和（或）黏膜下组织，如肌肉、骨或内脏组织。热烧伤是最常见的一种烧伤，占各类烧伤原因的 85%～90%。

（二）诊断与治疗

【诊断要点】

1. 烧伤面积估计：目前最为常用的是"中国九分法"。计算方法如下：男性成人头面颈部体表面积为 9%（1 个 9%）；双上肢为 18%（2 个 9%）；躯干（含会阴 1%）为 27%（3 个 9%）；双下肢（含臀部 5%）为 46%（5 个 9%+1%）。共为 $11×9\%+1\%=100\%$。女性成人与男性区别在于女性双臀部计为 7%，双足计为 5%。12 岁以下儿童头面颈部=9+（12－年龄）；下肢=46－（12－年龄）。

2. 烧伤深度的判断：目前国际上习惯采用三度四分法，即一度、浅二度、深二度、三度。①一度烧伤：又称红斑性烧伤，局部干燥、疼痛剧烈，微肿而红，无水疱。②浅二度烧伤：又称水疱性烧伤，局部红肿明显，有大小不一的水疱，内含黄色或淡红色液体或蛋白凝固的胶胨物。基底潮红，质地较软，温度较高，疼痛剧烈，痛觉敏感，可见大量脉络状或颗粒状扩张充血的毛细血管网。③深二度烧伤：局部肿胀，表皮较白或棕黄，间或有较小的水疱，基底微湿，微红或红白相间，质地较韧，感觉迟钝，温度较低。可见针孔或粟粒状红色小点。④三度烧伤：又称焦痂性烧伤，是皮肤全层的烧伤，有时甚至深及脂肪、肌肉、骨骼、内脏器官等。

3. 烧伤严重程度分类如下。①轻度：总面积 10%以下的Ⅱ度烧伤，适宜门诊治疗。②中度：总面积 11%～50%或深Ⅱ度、Ⅲ度烧伤 9%以下，需住院治疗。③重度：总面积 51%～80%或深Ⅱ度、Ⅲ度超过 10%。或烧伤面积不足 51%，单合并严重合并伤或并发症，以及毁损性电烧伤、磷烧伤等，需收治于烧伤中心。④特重烧伤：总面积 80%以上者，多伴严重合并症或并发症。

4. 烧伤并发症

（1）休克期　①急性肺水肿：多半是由于复苏不当，未能及时进行有效的补液所致；②急性脑水肿：原因包括氧供不足、低钠血症和水中毒；③心功能障碍：病因包括心肌损害、心脏负荷增加、原有心功能不全、烧伤后应激等所致；④急性肾衰竭：因缺血、缺氧，溶血和血（肌）红蛋白尿，毒性物质损害等所致。

（2）感染期　烧伤脓毒症。

（3）内脏并发症　①多脏器功能障碍：一旦出现，治疗非常复杂，重点在于预防，治疗手段主要是对症处理；②急性肺损伤：病因包括吸入性损伤，休克大量输血、输液，误吸，感染，氧中毒等所致；③心功能不全；④深静脉血栓形成；⑤肾功能不全；⑥胃肠道并发症：包括应激性溃疡、肠系膜上动脉压迫综合征及腹腔挤压综合征等。

（4）晚期并发症　①瘢痕增生挛缩畸形；②关节僵硬。

【治疗原则】 抗休克；防治感染；维持水及电解质平衡；保持呼吸道通畅；防治脏器并发症；保护创面；后续的植皮修复手术治疗；功能康复治疗。

【一般治疗】

1. 急救：尽快去除着火或热液浸渍的衣物；卧倒、翻滚灭火；用阻燃物品覆盖灭火；禁止站立或奔跑呼叫，以防止头面部严重烧伤或吸入性损伤；尽快离开封闭或不通风现场。尽早开始冷疗，可将烧伤创面用自来水淋洗或浸泡半小时以上，但大面积烧伤不宜冷疗。

2. 抗休克：烧伤休克的特点是低血容量性休克，包括4个环节：毛细血管通透性增高；烧伤组织渗透压增高；细胞膜功能受损；低蛋白血症。烧伤后体液立即渗出，伤后6～8小时内最快，18～24小时逐渐减慢，36小时后大多停止渗出。因此组织水肿在伤后24小时左右最为明显。成人烧伤面积超过30%，小儿超过10%时均可能发生休克。

休克治疗包括口服补液及静脉补液治疗。静脉补液常用第三军医大学公式：伤后第一个24小时内，成人每1%二度、三度烧伤面积，每千克体重补充胶体0.5ml，电解质1ml，基础水分2000ml，伤后8小时内补入估计量的一半，后16小时补入另一半；伤后第二个24小时电解质和胶体液减半，基础水分不变。

3. 抗感染：烧伤后的感染来源途径主要是创面感染、静脉感染、呼吸道感染以及肠源性感染，其中创面感染是烧伤感染的主要来源，而静脉感染是医源性感染的最常发生的途径。烧伤感染的防治首先是要求积极做好创面处理，其次是合理使用抗生素，原则是早期、广谱、强效、联合、及时停药，根据药敏结果及时调整，同时要避免静脉、尿道、呼吸道等医源性感染。

4. 创面处理：早期在休克控制的情况下尽早开始"简单"清创，避免因清创致休克加重。尽早行冷疗，温度以5～20℃为宜，时间半小时以上。如严重烧伤环状焦痂形成，则应尽早行焦痂切开渐长，避免肢体远端坏死。常规创面处理包括包扎、暴露、湿敷、半暴露、浸浴等。

5. 防治内脏并发症：目前认为烧伤后缺血-再灌注损害、失控性炎症反应以及感染等强烈应激是导致烧伤后脏器损害的主要因素。

（1）烧伤后多脏器功能障碍（MODS） 治疗原则为尽快纠正休克，减轻缺血性及再灌注损害；防治感染；尽早切痂；肠道营养支持。

（2）肺部并发症 保持呼吸道通畅；给氧和机械通气；液体调节；必要时应用血管扩张剂。

（3）心功能不全 镇静、给氧；减轻前负荷，但应注意利尿剂的使用，避免造成低血容量性休克；强心；改善心肌缺血及能量代谢；纠正心律失常。

（4）深静脉血栓形成 可致肢体肿胀、疼痛，回流受阻，感染加重，肺梗死甚至发生脓毒血症。

6. 康复治疗

（1）烧伤后早期 即应开始功能锻炼，随着病情逐渐好转，局部水肿及疼痛明显减轻，可适当加大运动量。

①锻炼范围：所有未烧伤的部位，未被固定的关节及烧伤部分附近的关节，伤后即可做小量、速度缓慢的主动运动及部分被动运动。

②方法：上肢可做手指屈伸、收展、对掌运动；下肢可做伸膝及与挛缩方向相反的运动。

③注意事项：a. 锻炼前应做好解释工作，必要时需减轻活动量；b. 活动时应注意保护创面，防止愈合部位皮肤撕裂，引起出血或影响创面愈合。

（2）烧伤后中期 创面愈合，局部炎症基本消失，此时应尽快恢复患者的肢体功能，预防和矫正各种瘢痕挛缩和关节畸形。

①方法：尽量利用各种器械和体疗方法进行锻炼。以主动活动为主，配合被动运动及按摩，活动中应注意对抗挛缩的强制活动，禁止暴力牵拉。

②注意事项：肘关节多做屈伸锻炼，腕关节做屈伸、环转和前臂旋前、旋后运动。肩关节做外展、屈伸及旋转动作。

（3）烧伤后期 应逐步加大锻炼强度，进行康复治疗的同时，要主动酌情增加日常的生活与工作活动量。

（三）药物处方

【处方①】 全血或血浆，根据公式计算的胶体用量适当输注，尤其是在休克早期更加重要。

注意事项

1. 休克期补充全血，并非必需，仅在血浆来源困难时可适当补充全血，目前一般以成分输血代替。烧伤水肿液和水疱液的主要成分是血浆。

2. 抗休克期间补液顺序最好是以先晶体后胶体，先电解质后水分的顺序输注。

【处方②】 5%或20%人血白蛋白50ml，静脉滴注，每天1～3次。

注意事项

1. 胶体渗透压的维持主要靠白蛋白，烧伤渗出液中白蛋白含量相当于血浆白蛋白浓度的90%，故补充白蛋白对提高胶体渗透压有明显作用。

2. 由于白蛋白的扩容作用强而迅速，小儿和老年患者应注意输注速度和总量，否则易导致心力衰竭，最好稀释5%浓度。

【处方③】 6%羟乙基淀粉注射液500ml，静脉滴注，每次不超过1000～1500ml。

注意事项

1. 其分子量大于中分子右旋糖酐，与人体白蛋白近似，因而在体内发挥作用的时间较长。

2. 长期大量使用可损害机体免疫功能。

【处方④】 0.9%氯化钠溶液：根据补液计划，以晶体、胶体、水分的顺序依次输注。

注意事项

1. 起到维持血浆晶体渗透压的作用。

2. 大量输注后易导致血浆中氯离子含量过多，引起高氯性代谢性酸中毒。

【处方⑤】 乳酸钠林格注射液，可根据晶体需要量适当输注。

注意事项　其电解质成分和晶体渗透压水平与血浆近似，大量输入后不会引起高氯性酸中毒。

（陈云辉）

四、烧伤感染

（一）概述

烧伤后，皮肤作为人体抵御微生物入侵的天然屏障被破坏后而出现细菌感染，被统称为烧伤感染。常见细菌为金黄色葡萄球菌、铜绿假单胞菌、弗氏枸橼酸杆菌、硝酸盐阴性杆菌以及其他肠道阴性杆菌。严重烧伤还可能出现毒菌感染、厌氧菌和病毒感染。全身侵袭性感染即创面脓毒症和败血症的防治，往往是严重烧伤抢救成功与否的关键。

（二）诊断与治疗

【诊断要点】　主要依靠临床症状做出早期诊断。早期症状变化：①体温骤升至39.5～40℃或反常地下降。②心率加快达140次/分以上，呼吸增加，不能以其他原因解释者。③精神症状如谵语、烦躁、幻觉等。④食欲减退，腹胀或腹泻。⑤创面恶化，焦痂变潮湿或其深二度痂皮见针尖大小的溢液点或出血点，数目在不断增加或渐趋扩大或肉芽创面灰暗，高低不平，有暗红色的点状坏死；或已成活的皮片呈蚕蚀状被侵袭，不见扩大反而缩小。⑥白细胞增高或不断下降，中毒颗粒增多。可根据这2～3个症状或体征做出早期临床败血症的诊断，先按败血症治疗，不必等待血液细菌培养结果。另外，败血症发生前24～48小时，已有中性粒细胞吞噬功能、杀菌活力和趋化性降低，巨噬细胞也有类似改变。T抑制细胞在败血症时数量增加，纤维连结蛋白和丙种球蛋白减少。当然败血症的确诊应该是除临床症状外，还必须有血培养阳性结果为依据。

【治疗原则】　积极治疗创面，全身性抗感染治疗，病情允许下尽早手术治疗。

【一般治疗】

1. 坚持严格的消毒隔离制度：做好床边隔离，减少或防止细菌的入侵，尤其是铜绿假单胞菌和耐药性金黄色葡萄糖球菌的交叉感染。在静脉输液时，严格无菌操作，及时防治静脉炎。为防治导管相关性败血症，禁止在大隐静脉近端切开，插管至髂外静脉、下腔静脉。静脉切开插管或穿刺应由四肢远侧开始，尽量远离创面和避免通过创面做静脉切开。如急诊抗休克输液已做了通过创面的踝部静脉切开，要妥善保护，及时更换渗湿敷料，插管超过3天即拔管。如静脉通道附近有红肿疼痛反应、输液不够通畅或由近端挤压出脓性分泌物，应立即拔管，创面敞开。

2. 营养与支持疗法：这是防治感染的基础。大面积烧伤每天需补充热量16720kJ（4000kcal）以上，蛋白质100～150g，热量与氮的摄入以100:1较合适。营养补充以口服为主，口服不足加静脉补充。早期开始肠内营养，也可减少肠源性感染风险。

3. 正确处理创面：是防治全身感染的关键之一。尽早切（削）痂、植皮覆盖创面。切痂就是祛除病灶和感染源，患者免疫功能常随之改善，侵袭性感染可得以控制。选择合适的时机可以提高植皮的成活率，一般主张在休克平稳或其他合并症基本控制后行植皮术，不易导致手术失败和感染扩散。

4. 合理使用抗菌药物：抗生素是防治感染的重要武器，但必须通过机体才能发挥作用。由于耐药菌杆的增加，临床常用的一些抗生素，治疗烧伤全身感染逐渐失去应用价值，而需要新一代的抗菌药。

（三）药物处方

【处方①】　注射用亚胺培南西司他丁钠 0.5～1g，静脉滴注，每6～8小时1次。

【处方②】　万古霉素7.5mg/kg，静脉滴注，每6小时1次。

【处方③】　注射用哌拉西林钠他唑巴坦钠4.5g，每8小时1次。

【处方④】　头孢哌酮钠舒巴坦钠（舒普深）2～4g，每12小时1次。

（刘霞）

五、烧伤休克

（一）概述

烧伤休克是由于受伤后局部大量体液自毛细血管渗出至创面及组织间隙，造成有效循环血量减少，从而引发的低血容量休克。

（二）诊断与治疗

【诊断要点】

1. 脉搏（心率）增快：这是由于烧伤后儿茶酚胺分泌增多，使心率加快，严重时可增至130次/分以上，脉搏细弱，听诊心音遥远，第一音减弱。

2. 尿量减少：是烧伤休克的重要且较早的表现，如果肾功能未严重损害，尿量减少一般能反映组织血液灌流情况和休克的严重程度。尿少是血容量不足、肾血流量减少所致，也与抗尿激素和醛固酮增多有关。

3. 口渴：为烧伤休克较早的表现。经补液治疗后，轻度伤员多可解除，而严重患者则难以消失、可持续到回收期以后。

4. 烦躁不安：出现较早，是脑细胞因血液灌流不良而缺氧的表现。

5. 恶心、呕吐：出现也较早，如频繁呕吐常示休克较重，其原因也是脑缺氧。

6. 末梢循环不良：较早的表现是浅静脉充盈不良，皮肤发白、肢体发凉；严重时，可出现发绀和毛细血管充盈不良。

7. 血压和脉压的变化：烧伤早期，由于代偿的缘故，血管收缩，周围阻力增加，血压往往增高，尤其是舒张压，故脉压变小是休克较早的表现。以后代偿不全，毛细血管床扩大、血液淤滞、有效循环血量明显减少，则收缩压开始下降。

因此收缩压下降不是烧伤休克的早期表现，如已下降则提示休克已较严重。对于严重烧伤患者，如有条件可监测中心静脉压。

8. 化验检查：一般根据临床表现足可做出烧伤休克的诊断。必要的化验检查如血浆渗透压、血细胞压积、红细胞计数、血红蛋白等，有助于烧伤休克的早期诊断，亦可做治疗参考。

【治疗原则】　补液疗法为当前防治休克的主要措施。包括口服补液及静脉补液。

【一般治疗】

1. 静脉补液治疗：主要目的是补充血容量不足和纠正电解质紊乱。在实施输液治疗时，输进去的液体不能过多，也不能过少。过多则造成组织肿胀，增加机体负担，增加感染机会，甚至造成肺水肿、脑水肿。过少则无法纠正休克，易导致急性肾衰竭。因此需要正确掌握输液治疗，力求平稳过渡休克，同时扶持机体抵抗力，为后期治疗打下良好的基础。

无严重恶心、呕吐，能口服者，可及早口服补液盐等烧伤饮料。婴幼儿可吃母乳，但头面颈部组织较疏松，烧伤后水肿严重，警惕发生休克的同时要注意有无气道梗阻风险。

2. 保持良好的呼吸功能：主要是保持呼吸道通畅。如经常抽吸呼吸道内的痰液、脱落黏膜等以排除机械性梗阻。

3. 镇静、镇痛药物的应用：烧伤后剧烈疼痛和患者恐惧是对中枢神经系统的强烈刺激，故镇静、镇痛对休克的防治有一定作用。一般采用盐酸哌替啶或吗啡。反复应用时，可间用巴比妥类药物；血容量补充后也可应用盐酸异丙嗪等药物。如因血容量不足而烦躁不安时，加大镇静剂并不能使患者安静，有时还可由于用量过大抑制呼吸、增重脑缺氧，反而使烦躁加重。

4. 纠正酸碱紊乱：休克时因乏氧代谢而使乳酸产生增多造成代谢性酸中毒。烧伤早期，常因紧张、疼痛、休克和吸入性损伤缺氧而有时过度换气造成呼吸性碱中毒，均从各个方面直接或间接地影响着体内酸和碱的平衡，干扰着血液pH 的稳定。在临床上如果对此认识不足和处理不及时，均会加重复杂的功能紊乱，甚至形成恶性循环，使病毒趋向复杂，给治疗带来困难。为此，对复杂的病情及酸碱平衡紊乱要做到及时诊断和处理。

（三）药物处方

【处方①】　血浆：根据公式计算的胶体用量适当输注，尤其是在休克早期更加重要。

注意事项

1. 血浆是休克期胶体补液首选。一般在血浆来源不足时可选择人血白蛋白代替。若均来源不足或存在应用禁忌，可选用其他胶体溶液代替。

2. 抗休克期间补液顺序最好是以先晶体后胶体，先电解质后水分的顺序输注。

【处方②】　5%或10%人血白蛋白250ml，静脉滴注，每天2～3 次。

【处方③】　0.9%氯化钠注射液或5%葡萄糖氯化钠注射液，根据补液计划，以晶体、胶体、水分的顺序依次输注。

【处方④】　5%葡萄糖注射液及 10%葡萄糖注射液，作为生理需要水分，成人补充 2000～2500ml，以晶体、胶体、水分的顺序依次输注。

注意事项　输注时需按照顺序进行，避免一直补充水分，减少脑水肿及肺水肿风险（儿童患者尤其重视）。

余处方及注意事项同"热烧伤"处方③⑤。

（刘霞）

第四篇 肿瘤科疾病

第一章 头颈胸部肿瘤

一、鼻咽癌

（一）概述

鼻咽癌是指发生于鼻咽腔顶部和侧壁的恶性肿瘤。鼻咽癌淋巴结转移发生率高，颈部淋巴结转移率占70%以上，颌下淋巴结转移少于2%。淋巴结转移据转移部位不同而呈现不同的症状，常见搏动性头痛或面颈胀痛、发作性晕厥、喉返神经麻痹症状导致的声嘶、呼吸困难等。远处转移以骨转移最多见，扁骨系统高发，如椎体、肋骨、骶髂骨、胸骨等较为常见，肺及肝转移次之；皮下转移或骨髓侵犯亦可见于已存在多发脏器转移的患者；脑转移罕见。骨转移多伴随局部疼痛，压、叩痛，贫血，发热等；存在胸膜受累时出现胸腔积液时可出现呼吸困难等症状。

（二）诊断与治疗

【诊断要点】 凡有血涕、鼻塞、头痛、耳鸣、耳聋等五官症状，颈部肿块或普查EB病毒抗体滴度明显增高者，均应行鼻咽镜、影像学及病理学等一系列临床检查以确诊。

1. 鼻咽镜检查：诊断鼻咽癌必不可少的最基本检查，观察鼻道有无肿块、出血、坏死物等，并观察咽隐窝是否对称，有无浅窄、消失、隆突结构及鼻咽各壁的黏膜有无增厚、结节、隆起等。

2. 光导纤维镜检查：可不受患者张口大小及咽反射制约，更好地观察黏膜病变，并可直接取活检，检出率更高。

3. X线平片检查：目前已基本被CT和MRI取代。

4. CT检查：具有较高的分辨率，能显示鼻咽表层结构、癌灶周围及咽旁间隙情况，对颅底骨质的观察也清晰、准确，有利于发现早期病变，对临床分期与治疗方案的设计也是不可缺少的参考资料。所以每例患者均应做常规的CT检查。

5. MRI检查：具有良好的软组织分辨力，可清楚显示鼻咽部的正常结构的层次和分辨肿瘤的范围，同时可显示局部骨小梁尚未破坏时肿瘤对骨髓腔的浸润，这方面优于CT。对判断放疗后局部纤维化还是肿瘤，MRI亦优于CT。鼻咽癌的MRI图像常表现为局部黏膜增厚或形成小肿块，可致鼻咽腔不对称变浅、变窄。

6. 彩超检查：经济、无创，可短期重复检查，便于观察随诊，主要用于颈部检查，可判断颈部肿块是实性或是囊性，并有助于检出深部肿大淋巴结。

7. 放射性核素骨显像：灵敏度高，无创，可在骨转移症状出现前3个月或在影像学检出骨破坏前3~6个月检出放射性浓聚表现，但需以临床体检、X线片或CT/MRI等作为诊断依据。

8. 血清学检查：鼻咽癌患者可能在有临床症状前已有EB病毒抗体阳性，其滴度水平常随病情进展而增高。目前血清EB病毒抗体测定主要应用于健康或高危人群普查，协助原发灶不明的颈部淋巴结转移癌寻找可能存在的鼻咽癌以及放疗前后动态观察。

9. 病理诊断：患者在治疗前均应尽可能取得组织学的诊断，而且应尽量取鼻咽原发灶组织送检，仅在原发灶未能获得阳性结果时才考虑做颈部淋巴结活检。目前国内多采用1991年国内《鼻咽癌诊治规范》分类方案，将鼻咽癌分为高分化鳞状细胞癌、中分化鳞状细胞癌、低分化鳞状细胞癌、泡状核细胞癌和未分化癌。

【一般治疗】

1. 放射治疗。

2. 同步化放疗

（1）中期（Ⅱ期）病变 因为Ⅱ期鼻咽癌患者的远期失败率较高，通常推荐联合治疗策略，放射治疗同步顺铂化疗组总体生存率较单用放疗明显提高。

（2）晚期（Ⅲ期、ⅣA期和ⅣB期）病变 联合治疗（包括同步放化疗）是针对晚期、非转移性鼻咽癌患者（Ⅲ期、ⅣA期和ⅣB期）的标准治疗。这种方案可能也包括在同步放化疗后应用辅助化疗或者在一些病例中于同步放化疗之前行诱导化疗。

3. 化学药物治疗：鼻咽癌的病理类型绝大多数为低分化鳞癌，对化疗比较敏感。化疗常用于放疗未控、复发或远处

4. 手术治疗：由于鼻咽部特殊的解剖结构，肿瘤外科的切除原则难以很好地运用于鼻咽癌。因此，一般先采用放疗，但在某些特殊情况下，也可行外科治疗。

（三）药物处方

【处方①】 顺铂，用于同步化放疗，大剂量快速给予顺铂：$100mg/m^2$，静脉滴注，第 1 天、第 22 天和第 43 天给药；或者小剂量每周给予顺铂：$30\sim40mg/m^2$，静脉滴注，每周 1 次。

【处方②】 卡铂，用于同步化放疗，卡铂，曲线下面积（AUC）为 $1.5\sim2$，静脉滴注，每周 1 次。

【处方③】 单药西妥昔单抗联合放疗：西妥昔单抗在放疗前 1 周，静脉滴注，持续 2 小时给药，$400mg/m^2$，随后在放疗期间每周持续 1 小时给药，静脉滴注，$250mg/m^2$。

【处方④】 诱导化疗：多西他赛+顺铂+氟尿嘧啶三药联合方案：多西他赛 $75mg/m^2$，静脉滴注，第一天；或者紫杉醇 $135\sim175mg/m^2$，静脉滴注，第一天；顺铂 $100mg/m^2$，静脉滴注，第一天；氟尿嘧啶 $1000mg/(m^2 \cdot d)$，静脉滴注，连续 5 天，持续 24 小时输注。

【处方⑤】 姑息化疗：顺铂 $100mg/m^2$，静脉滴注，第 1 天；氟尿嘧啶 $1000mg/m^2$，静脉滴注，连续输注 4 天。

【处方⑥】 姑息化疗：铂类+紫杉类：多西他赛 $75\sim100mg/m^2$，或紫杉醇 $135\sim175mg/m^2$，静脉滴注；顺铂 $70\sim75mg/m^2$，静脉滴注。每 3 周 1 次。

【处方⑦】 以铂类为基础的化疗联合靶向治疗：顺铂 $100mg/m^2$，第 1 天；或卡铂，AUC 为 5，第 1 天；氟尿嘧啶 $1000mg/m^2$，连用 4 天，每 3 周重复。联合西妥昔单抗（首剂 $400mg/m^2$，随后每周 $250mg/m^2$）。

【处方⑧】 PD-1 抑制剂免疫治疗：尼沃单抗 $3mg/kg$，静脉滴注，第 1 天，每 2 周重复；培布珠单抗 200mg，静脉滴注，第 1 天，每 3 周重复。

（李治桦）

二、喉癌

（一）概述

喉癌可发生于喉内所有区域，但以声门区癌最多见，约占 60%；声门上区癌次之，约占 30%；声门下区癌极为少见。喉癌的进展类型与其原发部位、分化程度和肿瘤大小相关，其途径如下。①直接扩散：向黏膜下直接扩散，并向外扩散至咽部的其他软组织，甚至向下侵及食管颈段和甲状腺。②淋巴转移：声门上区癌分化程度低，声门上淋巴管丰富，易早期出现颈部淋巴结转移。声门区癌分化程度多数较高，且该区淋巴管稀少，少见早期发生淋巴结转移。声门下区癌多易转移至喉前及气管旁淋巴结。③血行转移：晚期患者可转移至肺、肝、骨、脑等远处器官。

（二）诊断与治疗

【诊断要点】 喉癌患者多因以下症状就诊：声嘶、咽部不适、颈部肿物，甚至出现咽喉出血、呼吸困难等晚期症状。患病时间多在 1 年内，根据症状，医师用喉镜检查多可看见病变，并可观察声带活动情况及肿瘤侵犯范围。

1. 喉镜检查：间接喉镜或光导纤维喉镜，诊断喉癌必不可少的最基本检查，应特别注意观察会厌喉面、前联合、喉室及声门下区等隐蔽部位。

2. X 线平片检查：经济实用，可取喉侧位像及喉后前位体层像，尤其是体层像，可以动态观察声带活动情况。

3. CT 或 MRI 检查：具有较高的分辨率，能显示喉部结构、癌灶周围及会厌前间隙、声门旁间隙及喉外扩散情况，并可显示有无喉软骨破坏及颈淋巴结肿大情况，与血管的关系等。

4. 病理诊断：确诊需要病理活检证实，可在喉镜下钳取肿瘤组织送检。

【一般治疗】

1. 放射治疗：一期 RT 治疗可得到较好的功能结局，并且有较大可能保留声音质量，同时避免全身麻醉和其他手术相关的即时危险。大多数 T_1 期、T_2 期喉癌患者采用单一的 RT 治疗。

2. 手术治疗：治疗早期喉癌患者的保喉手术技术包括开放性部分喉切除术、经口激光显微手术（TOLM）和经口机器人手术。

3. 同步化放疗：同步放化疗是在行根治性放疗的同时进行全身化疗，以改善疾病控制和喉保全的可能性。

4. 诱导化疗：诱导化疗后行根治性放疗是局部晚期喉癌和下咽癌患者功能器官保全的一个可选择方案。

（三）药物处方

【处方①】 同步化放疗：广泛推荐一般状况和日常生活活动能力良好的局部可切除的晚期（Ⅲ期和精选的Ⅳ期）喉癌患者进行同步放化疗，联合基于铂的化疗方案，如顺铂（每 3 周 1 次，一次 $100mg/m^2$）。

【处方②】 诱导化疗：多西他赛 $75mg/m^2$，静脉滴注，第 1 天；顺铂 $100mg/m^2$，静脉滴注，第 1 天，氟尿嘧啶 $1000mg/(m^2 \cdot d)$，持续输注，第 $1\sim4$ 天，共 3 或 4 个周期。

【处方③】 多西他赛+顺铂+5-氟尿嘧啶（TPF）诱导化疗，随后用卡铂同步放射治疗：多西他赛 $75mg/m^2$，静脉滴注，第 1 天；顺铂 $100mg/m^2$，静脉滴注，第 1 天；氟尿嘧啶 $1000mg/(m^2 \cdot d)$，第 $1\sim4$ 天持续输注，之后给予采用每周 1 次的卡铂[剂量为浓度-时间曲线的曲线下面积（AUC）为 1.5 时]进行同步放化疗。

（李治桦）

三、舌癌

（一）概述

舌癌是最常见的口腔癌，男性多于女性。

舌癌早期症状主要为疼痛，随着疾病进展，疼痛加重，进食时为甚，并可向耳周及颞部放射。多数病变发展较快，病史较短，多数在 1 年内就诊。就诊症状可有舌部肿块、烧灼不适、溃烂、疼痛、言语与进食不利。肿块周围有时可见白斑或红斑。肾癌进展后可见患者闭口或伸舌困难、流涎，晚期舌癌可侵及下颌骨、口底、口咽等处。

舌癌以溃疡和浸润型多见，亦有外生型。多数早期为硬结、糜烂，病变进展迅速，形成中心溃疡，边缘外翻的浸润性肿块，并累及周围口腔肌肉。因有丰富的淋巴引流，舌癌的区域淋巴结转移较常见。

（二）诊断与治疗

【诊断要点】 舌癌的触诊比望诊更重要。一旦出现溃疡或肿瘤性病变，根据病史、检查、活检病理，对其诊断并不困难。舌部的溃疡或肿块在去除刺激因素后仍不愈合或消失的创口，均应及时做组织病理检查，原有癌前病变或癌前状态基础上如出现糜烂、溃疡不愈、局部硬结、裂隙也应做活检明确性质。

【治疗原则】

1. 手术和放疗是舌癌治疗的主要手段。初始手术和根治性放疗都是舌癌患者的选择。

2. 手术是舌癌的重要治疗手段，除完全彻底地切除原发病灶外，必要时还应包括颈部淋巴结的处理。手术操作应注意防止肿瘤细胞的脱落、种植。

3. 早期舌癌应选用内放疗，由于置针手术对术者的防护较困难，近年来多采用后装治疗。外照射仅为辅助治疗，因其很难达到根治，也可用于配合内放疗，或晚期患者手术前后辅助治疗。

4. 颈部处理：舌癌的颈部淋巴结转移率较高，除 T_1 患者外，其他分期患者均应考虑同期行选择性颈部淋巴结清扫术；对于确诊时已出现颈部淋巴结阳性的患者，则更需同期行根治性颈淋巴结清扫术。

5. 化学治疗：对于晚期患者，应行术前诱导化疗，舌癌对化疗的反应较好，可提高患者生存率。

6. 冷冻治疗：对分期 T_1、T_2 的舌癌可行冷冻治疗。

（三）药物处方

【处方①】 顺铂用于术后同步化放疗，放疗（60Gy，6 周内分 30 次），化疗（顺铂 30mg/m²，一周 1 次）联合治疗。

【处方②】 卡铂用于同步化放疗，卡铂（AUC 为 1.5～2），静脉滴注，1 周 1 次。

【处方③】 顺铂 75mg/m²，静脉滴注，第 1 天；氟尿嘧啶 300～500mg/（m²·d），静脉滴注，连用 3～5 天，每次静脉滴注时间不得少于 6～8 小时，可用输液泵连续给药 24 小时，每 3 周 1 次。共 3 个周期。

【处方④】 单药西妥昔单抗联合放疗：放疗前 1 周，西妥昔单抗 400mg/m²，持续 2 小时给药；放疗期间，250mg/m²，持续 1 小时给药，每周一次。

【处方⑤】 诱导化疗：多西他赛 75mg/m²，第 1 天；顺铂 100mg/m²，静脉滴注，第 1 天；氟尿嘧啶 1000mg/(m²·d)，连续 5 天，持续 24 小时输注。

【处方⑥】 姑息化疗：顺铂 100mg/m²，静脉滴注，第 1 天；氟尿嘧啶 1000mg/（m²·d），连续输注 4 天。

【处方⑦】 以铂类为基础的化疗 + 靶向治疗：顺铂 100mg/m²，或卡铂，血药浓度–时间曲线下面积（AUC 为 5），静脉滴注，第 1 天；氟尿嘧啶组，1000mg/（m²·d），静脉注射，连用 4 天；每 3 周 1 次。联用西妥昔单抗（首剂 400mg/m²，随后每周 250mg/m²）静脉滴注。

【处方⑧】 PD–1 抑制剂免疫治疗：尼沃单抗 3mg/kg，静脉滴注，每 2 周重复直至进展；培布珠单抗 200mg，静脉滴注，每 3 周重复 1 次。

（李治桦）

四、甲状腺癌

（一）概述

甲状腺肿瘤临床较常见，大多为良性，少数为癌，肉瘤罕见。甲状腺癌发病率低，占甲状腺肿瘤的 5%～10%，占全身恶性肿瘤的 1%～2%，但却是内分泌系统中最常见的恶性肿瘤。甲状腺癌通常表现为甲状腺结节。以下几种情况下甲状腺结节会得到临床关注：被患者发现、常规体检时发现，或行放射学操作时偶然发现，比如颈动脉超声诊断、颈部 CT 扫描等。不可触及结节与同样大小的可触及结节的恶性风险相当。甲状腺结节快速增长史、甲状腺结节固定于周围组织、新发声音嘶哑或声带麻痹或出现同侧颈部淋巴结肿大，都要怀疑甲状腺结节可能为恶性。

（二）诊断与治疗

【诊断要点】 甲状腺结节可由患者自行察觉、在常规体格检查时发现或行影像学检查（如颈动脉超声，颈部 CT、MRI 或 PET 扫描）时偶然发现，而引起临床注意，需要行进一步影像学及病理学等一系列临床检查以确诊。

1. 病史与体格检查：病史与体格检查预测癌症的准确性低。然而，有数个病史特征提示恶性肿瘤可能性增加，例如颈部肿块快速生长史、儿童期头颈部照射、因骨髓移植接收全身照射、甲状腺癌或甲状腺癌综合征［例如，多发性内分泌肿瘤 2 型（MEN2）、家族性腺瘤性息肉病或多发性错构瘤综合征］家族史。体格检查发现固定的质硬肿块、梗阻性症状、颈部淋巴结肿大或声带麻痹均提示癌症的可能性。

2. 血清促甲状腺激素（TSH）：所有甲状腺结节患者都应进行甲状腺功能评估，如果血清 TSH 浓度正常或升高并且结节符合取样超声检查标准，则需要行 FNA 活检。

3. 甲状腺超声检查：对于体格检查中发现疑似甲状腺结节或结节性甲状腺肿的所有患者，或其他影像学检查偶然发现结节的所有患者，都应行甲状腺超声检查，用以明确甲状腺的大小和解剖结构，是多发或单发，有否囊性变，颈部有无淋巴结肿大转移等，并观察其相邻的颈部组织结构。

4. 甲状腺闪烁成像：甲状腺闪烁成像用于确定结节的功能状态。如果血清 TSH 浓度低于正常（提示存在明显的或亚临床型甲亢），则甲状腺结节为高功能性的可能性增加。由于高功能性结节极少为癌症，所以经放射性碘成像显示为高功能性结节不需要行 FNA。非功能结节显示为冷结节（摄取率低于周围甲状腺组织），并且需要通过穿刺针吸活检进行进一步评估。

5. CT 诊断：可对大多数病例提出良、恶性诊断依据，而且可明确显示病变范围及内部结构情况，钙化情况。

6. MRI 检查：可行冠状、矢状及横断面等多维成像，可清楚显示软组织对比，对甲状腺癌的诊断治疗有较高的价值。

7. 细针抽吸活检：是一种简单而安全的门诊操作，在伴或不伴局部麻醉的情况下，使用 23～27G（通常是 25G）的细针获取用于细胞学检查的组织样本。在富有经验的情况下，可在 90%～97% 的实性结节抽吸物中获得足够的样本。

8. 病理诊断：目前国内外多采用以下病理分型：①乳头状腺癌，占 60%～80%；②滤泡状腺癌，占 10%～14%；③髓样癌，占 3%～10%；④未分化癌，包括鳞状细胞癌，占 5%；⑤恶性淋巴瘤；⑥转移癌；⑦其他原发肿瘤。前五种是主要的。乳头状腺癌和滤泡状腺癌又称为分化型甲状腺癌，恶性程度低；未分化型甲状腺癌属高度恶性肿瘤，进展快，多在诊断 1 年内死亡；髓样癌介于两者之间。

【一般治疗】

1. 手术治疗：手术是甲状腺癌患者的初始治疗方法。

2. 放射碘治疗：放射碘（^{131}I）是甲状腺癌最有效的辅助治疗。^{131}I 通过发射短波长（1～2mm）的 β 射线来导致细胞毒作用。

3. 甲状腺激素抑制治疗：有研究表明，当随访中血清促甲状腺素的浓度低至无法检出时，患者的无复发生存期得到了改善。

4. 外照射：对于存在放射碘难治性转移癌的分化型甲状腺癌患者或其肿瘤不能集聚碘的患者，放疗可能有效。外照射也可作为辅助治疗，用于肉眼观察完全切除后预防肿瘤的复发、不完全切除或局部复发后进行区域性肿瘤控制以及作为远处转移的姑息治疗。

5. 全身性化疗：传统的细胞毒性药物偶尔也被用于治疗进展性症状性甲状腺癌（对手术、放射碘治疗或外照射治疗无反应，或不适合进行上述治疗）患者，但很少达到完全缓解，且长期疗效并不常见。此外，可稳定进展性转移性病变的酪氨酸激酶抑制剂的存在，正在改变治疗这类患者的标准方法，这进一步限制了细胞毒性药物的作用。

（三）药物处方

【处方①】 对较低危患者：使用（1.1～1.8）×10^9Bq ^{131}I。对中危患者使用（2.8～3.7）×10^9Bq 的 ^{131}I，仅对局部复发或死于宏观残余疾病或远处转移的风险较高的患者：使用（5.6～7.4）×10^9 Bq 的剂量。

【处方②】 甲状腺素（T_4）治疗，适当的初始剂量为

1.6μg/kg 体重（即 0.075～0.15mg/d）。如促甲状腺素水平低于 0.1U/L，则本药的剂量应高于每天 2μg/kg。

【处方③】 乐伐替尼：起始剂量为一次 24mg，口服，一天 1 次。

【处方④】 多靶点激酶抑制剂替代方案：甲苯磺酸索拉非尼片，典型起始剂量为一次 400mg，口服，一天 2 次。

【处方⑤】 盐酸多柔比星 60～75mg/m²，连续静脉输注 48～72 小时，每 3 周 1 次。

（李治桦）

五、肺癌

（一）概述

原发性支气管肺癌简称肺癌，指发生于支气管黏膜上皮细胞或肺泡组织的恶性肿瘤，是最常见的肺部原发性恶性肿瘤。

（二）诊断与治疗

【诊断要点】 凡有顽固性咳嗽、刺激性干咳、咯血、胸痛、消瘦等症状者或没有症状但常规体检时发现肺部病灶者，均应进一步检查，尤其对于有吸烟史患者。

1. 胸部 X 片检查：X 线检查是诊断肺癌最初步和常用的方法。可以大致定位肿瘤及评估大小，以及发现由于肿瘤阻塞支气管而引起的局部肺气肿、肺不张或肿瘤邻近部位的浸润性病变或炎性病变。

2. 胸部 CT 检查：与 X 线相比，胸部低剂量 CT 对肺癌高危人群进行早期筛查可使肺癌病死率下降 20%。病灶通常表现为斑片状、边缘模糊的肺内阴影。

3. 痰液脱落细胞检查：痰检被广泛运用于肺癌的诊断，此方法简便易行，无创伤及痛苦，但有 20% 左右的假阴性率及 2% 左右的假阳性率，且病理分型不能确切。

4. 纤维支气管镜检查：适用于中央型肺癌的诊断，镜下可见管腔内肿块或支气管外压性狭窄或阻塞，以判断肿瘤部位。周围型肺癌由于发生部位在更为细窄的段或肺泡，因此支气管镜通常无法探及。

5. 肺穿刺检查：适用于周围型肺癌，在影像学引导下经皮细针穿刺病灶部位，取病变组织活检。

【治疗原则】

1. 非小细胞肺癌：Ⅰ期患者主要以手术切除为主，以期达到根治目的，手术包括原发灶切除和纵隔淋巴结清扫。5 年生存率 Ⅰ$_A$ 期约 70%，Ⅰ$_B$ 期约 60%。不能耐受手术者，则选取根治性放疗；肿瘤分化程度差或癌栓者，酌情考虑术后辅助化疗。Ⅱ期患者采用手术及术后辅助化疗为主。Ⅲ期患者可先给予新辅助化疗以达到肿瘤降期后行手术，但手术通常无法根治，需行术后辅助放化疗。对于不能手术者，放化疗综合治疗是治疗的首选，且同步放化疗的疗效优于序贯化放疗。Ⅳ期患者治疗手段主要是全身化疗，但对于一般情况差、ECOG 评分≥3 者，化疗无法带来临床获益反而有可能带来更多的毒副反应。对于非鳞非小细胞肺癌，靶向治疗

近年来获得了令人欣喜的疗效，且毒副作用小，亚裔人群里获益者较广，其中以表皮生长因子酪氨酸激酶抑制剂受体抑制剂（EGFR-TKI）应用最多，对应基因突变者在肺癌各个分期里均可以考虑使用。

2. 小细胞肺癌：小细胞肺癌以全身化疗为主，辅以局部肿瘤放疗或手术。

（三）药物处方

【处方①】 吉非替尼（易瑞沙）250mg，每天 1 次，连续口服。

注意事项

1. 该方案主要适用于表皮生长因子受体（EGFR）敏感性突变的非小细胞肺癌（NSCLC）患者。

2. 该药为第一代 EGFR 酪氨酸激酶抑制剂（EGFR-TKI），最常见的药物不良反应（ADR）为腹泻、皮疹、瘙痒、皮肤干燥和痤疮，发生率占 20% 以上，一般见于服药后 1 个月内，通常是可逆性的。大约 8% 的患者出现严重的 ADR（CTC 标准 3 或 4 级），因 ADRs 停止治疗的患者仅有 1%。

3. 当出现药物耐药时，有必要监测耐药突变，以及时调整治疗（如换用二代及以上 TKI 靶向药物）。

【处方②】 盐酸厄洛替尼片 150mg，每天 1 次，连续口服。

注意事项

1. 该方案主要适用于 EGFR 敏感性突变的非小细胞肺癌患者。

2. 当出现药物耐药时，有必要监测耐药突变，以及时调整治疗如换用二代及以上 TKI 靶向药物。

【处方③】 盐酸埃克替尼 125mg，每天 3 次，连续口服。

【处方④】 马来酸阿法替尼片 40mg，每天 1 次，连续口服。

【处方⑤】 奥西替尼（泰瑞莎）80mg，每天 1 次，连续口服。

注意事项

1. 该药为第三代 EGFR-TKI，主要适用于既往经 EGFR-TKI 治疗时或治疗后出现疾病进展，并且经检测确认存在 EGFR *T790M* 突变阳性的局部晚期或转移性非小细胞性肺癌成人患者的治疗。

2. 在使用本品治疗局部晚期或转移性非小细胞肺癌前，首先需要明确 EGFR *T790M* 突变的状态。应采用经过充分验证的检测方法确定存在 EGFR *T790M* 突变。

3. 如果漏服本品 1 次，则应补服本品，除非下次服药时间在 12 小时以内。

【处方⑥】 克唑替尼（赛可瑞）250mg，每天 2 次，连续口服。

【处方⑦】 艾乐替尼 600mg，每天 2 次，连续口服。

【处方⑧】 培美曲塞 500mg/m²，静脉滴注，第 1 天；顺铂 75mg/m²，静脉滴注，大于 2 小时，第 1 天。每 21 天为一周期。

注意事项 该方案主要适用于肺腺癌患者。

【处方⑨】 多西他赛 75mg/m²，静脉滴注，第 1 天；顺铂 25mg/m²，静脉滴注，第 1 天。每 21 天为一周期。

注意事项

1. 该方案主要适用于非小细胞肺癌患者，也可用于小细胞肺癌的后线治疗。

2. 中性粒细胞减少是最常见的副反应而且通常较严重（低于 500/mm³）。可逆转且不蓄积。

3. 多西他赛可发生严重过敏反应，停止滴注并立即治疗后患者可恢复正常。部分病例也可发生轻度过敏反应，如脸红、伴有或不伴有瘙痒的红斑、胸闷、背痛、呼吸困难、药物热或寒战。

4. 皮肤反应常表现为红斑，主要见于手、足，也可发生在臂部，脸部及胸部的局部皮疹，有时伴有瘙痒。皮疹通常可能在滴注多西他赛后 1 周内发生，但可在下次滴注前恢复。严重症状如皮疹后出现脱皮则极少发生。可能会发生指（趾）甲病变。以色素沉着或变淡为特点，有时发生疼痛和指甲脱落。

5. 为了减少液体潴留，应在多西他赛用药前一天、当天及后一天给患者预防性使用皮质类固醇。

6. 其他副反应包括：皮肤反应（如红斑、瘙痒）、心血管副反应（如心悸、肺水肿及高血压）、神经毒性（如肢端麻木以及脱发、无力、黏膜炎、关节痛和肌肉痛）、低血压和注射部位反应。

【处方⑩】 紫杉醇 135～175mg/m²，静脉滴注 3 小时，第 1 天；顺铂 25mg/m²，静脉滴注，第 1 天。每 21 天为一周期。

【处方⑪】 盐酸吉西他滨 1000mg/m²，静脉滴注（30 分钟），第 1、8 天；顺铂 75mg/m²，静脉滴注，第 1 天。每 21 天为一周期。

注意事项

1. 该方案主要适用于非小细胞肺癌患者。

2. 骨髓抑制表现为白细胞、血小板减少及贫血，尤其血小板减少发生率极高，III～IV 度常见。

3. 约 25% 的患者出现皮疹，10% 的患者出现瘙痒，少于 1% 的患者可发生支气管痉挛。

4. 其他副反应包括：流感症状、周围性水肿、脱发、嗜睡、腹泻、口腔炎及便秘等。

【处方⑫】 依托泊苷 80mg/(m²·d)，静脉滴注，第 1～5 天；顺铂 20mg/(m²·d)，静脉滴注，第 1～5 天。21 天为一周期。

注意事项

1. 该方案主要适用于小细胞肺癌患者的一线化疗。

2. 依托泊苷静脉滴注时速度不得过快，至少半小时，否则容易引起低血压、喉痉挛等过敏反应；此外，口腔炎、脱发亦常见。

【处方⑬】 盐酸伊立替康 60mg/m²，静脉滴注，第 1 天、第 8 天、第 15 天；顺铂 25mg/m²，静脉滴注，第 1～3 天。每 28 天为一周期。

注意事项

1. 该方案主要适用于小细胞肺癌的二线治疗。

2. 中性粒细胞减少是盐酸伊立替康剂量限制性毒性。78.7%的患者均出现过中性粒细胞减少症，严重者（中性粒细胞计数＜500/mm³）占 22.6%。

3. 腹泻（用药 24 小时后发生）是盐酸伊立替康的剂量限制性毒性反应，在所有听从腹泻处理措施忠告的患者中 20%发生严重腹泻。

【处方⑭】　注射用培美曲塞二钠 500mg/m²，静脉滴注，第 1 天；顺铂 75mg/m²，静脉滴注，大于 2 小时，第 1 天；贝伐单抗 15mg/kg，静脉滴注，第 1 天。21 天为一周期。

【处方⑮】　紫杉醇 175mg/m²，静脉滴注 3 小时，第 1 天；卡铂 AUC 6.0，静脉滴注，第 1 天；贝伐单抗 15mg/kg，静脉滴注，第 1 天。21 天为一周期。

【处方⑯】　酒石酸长春瑞滨 25mg/（m²·d），静脉滴注，第 1 天、第 5 天；顺铂 30mg/（m²·d），静脉滴注，第 2～4 天；重组人血管内皮抑素 7.5mg/（m²·d），静脉滴注 4～10 小时，第 1～14 天。21 天为一周期。

【处方⑰】　派姆单抗 Keytruda 2mg/kg，静脉滴注 30 分钟，第 1 天。21 天为一周期。

（安娟）

六、胶质瘤

（一）概述

胶质瘤是最常见的原发颅内恶性肿瘤，是神经胶质细胞恶变后，脱离了机体对细胞增殖的正常调控机制，不断异常增生形成的占位性病变。

本病的临床表现主要有两大类。一类是与颅内压增高有关的症状，如头痛、恶心和喷射性呕吐。另一类是与定位神经系统损害有关的症状，如肢体的感觉、运动障碍等。此外，癫痫也是胶质瘤常见的临床表现，主要见于颞叶以及额叶病变的患者。其他临床表现还包括言语功能障碍、认知障碍、人格改变以及视觉障碍等。

（二）诊断与治疗

【诊断要点】　对于出现中枢神经系统症状的患者，应进一步行影像学检查。对于可手术的患者，应行手术切除明确病理诊断。对于不可手术患者，应建议行活检明确病理诊断。

1. 计算机体层摄影（CT）：颅内呈境界不清的均匀或不均匀的低密度病灶，常位于一侧大脑半球，有一定的占位效应和瘤周水肿。10%～20%存在钙化。增强 CT：一般不强化或轻度强化，若有强化则提示局部恶变。

2. 磁共振成像（MRI）：肿瘤在 T_1WI 上表现为低或等信号，在 T_2WI 及 $T_2-FLAIR$ 上表现为均匀高信号。钙化、囊变、出血及瘤周水肿较罕见。注射 Gd-DTPA 后，肿瘤可有不同程度强化。

3. 正电子发射计算机断层显像（PET-CT）：18-氟脱氧葡萄糖显像，肿瘤多呈高摄取。

【治疗原则】　首选手术。对于 WHO I 级患者，术后可选择观察。如有残留，建议行术后辅助放疗。对于 WHO II～IV 级患者，术后应行辅助放疗。对于 WHO III～IV 级患者，推荐术后同步放化疗，并在同步放化疗结束后，接受不少于 6 周期化疗。

（三）药物处方

【处方①】　丙戊酸钠缓释片 0.5g，口服，每日 2 次。

【处方②】　左乙拉西坦 0.5g，口服，每日 2 次。

【处方③】　贝伐单抗 10～15mg/kg，静脉滴注，每 2 或 3 周重复一次。

（李博　邱晓光）

七、脑膜瘤

（一）概述

脑膜瘤分为颅内脑膜瘤和异位脑膜瘤。前者由颅内蛛网膜细胞形成，后者指无脑膜覆盖的组织器官发生的脑膜瘤，主要由胚胎期残留的蛛网膜组织演变而成。颅内脑膜瘤最为常见，其发生率仅次于胶质瘤。脑膜瘤可以发生在颅内任何部位，但幕上较幕下多见。好发部位依次为大脑突面、矢状窦旁、大脑镰旁和颅底。

脑膜瘤主要的症状为占位效应以及对局部脑组织的推移挤压造成的相关症状。一般而言，脑膜瘤生长缓慢，病程长，因此就诊时往往肿瘤巨大，但症状轻微，主要有视乳头水肿，鲜有头痛、恶心、呕吐等症状。少数患者生长迅速，导致神经系统失代偿，出现相应症状。这与胶质瘤相反，后者生长迅速，很快出现昏迷或脑疝，眼底却正常。

（二）诊断与治疗

【诊断要点】　在出现神经系统症状的基础上，应考虑行颅脑影像学检查。

（1）CT 表现　肿瘤多呈圆形、分叶状或扁平状，边界清晰。密度均匀呈等或偏高密度，少数可不均匀和呈低密度，为瘤内囊变或坏死。增强后密度均匀增高。瘤内钙化多均匀，但可不规则。局部颅骨可增生或破坏。

（2）MRI 表现　在 T_1WI 上大约 60%的脑膜瘤呈高信号，约 30%呈低信号。T_2WI 呈低至高信号，主要与病理类型有关。如纤维性脑膜瘤多为低信号，内皮型脑膜瘤为高信号。此外，T_2WI 还可显示瘤周水肿，多见于额叶脑膜瘤。

（3）血管造影　血管造影的目的是显示肿瘤血供，有利于设计手术方案、术前瘤供血管栓塞以及了解静脉窦受累等情况。因此并不是常规检查。

【治疗原则】　手术治疗是脑膜瘤的主要治疗手段，也是综合治疗的基础。由于绝大多数脑膜瘤属于良性肿瘤，因此在完整切除的情况下，可以达到治愈。但由于很多患者的脑膜瘤与周围组织关系密切，特别是当病变紧邻或包绕周围重要结构时，为了保全神经系统功能，提高患者的生活质量，仅能做部分切除。这部分患者术后一般需要其他治疗的配合，以推迟肿瘤进展时间。

（三）药物处方

药物在脑膜瘤的治疗中，地位极其有限，仅限于某些复发或不能手术的患者。

【处方①】 他莫昔芬 20mg，口服，每日 1 次。

【处方②】 米非司酮，每次 20～50mg，口服，每日 2～4 次。

【处方③】 曲匹地尔 50～100mg，口服，每日 3 次。

【处方④】 羟基脲 20～40mg/kg，口服，每 3 天 1 次，4～6 周为一疗程。

【处方⑤】 干扰素，300 万～500 万单位，隔日一次，疗程 4～6 个月。

【处方⑥】 丙戊酸钠缓释片 0.5g，口服，每日 2 次。

【处方⑦】 左乙拉西坦 0.5g，口服，每次 2 次。

【处方⑧】 卡马西平 0.1～0.2g，每日 2 次，可逐渐加量至 0.2～0.4g，每日 2 次。

（李博 邱晓光）

八、乳腺癌

（一）概述

乳腺癌是发生在乳腺腺上皮组织的恶性肿瘤，其中 99% 发生在女性，男性仅占 1%。

（二）诊断与治疗

【诊断要点】 提高疗效的关键是早发现、早诊断、早治疗，应结合患者的临床表现及病史、体格检查、影像学检查、组织病理学和细胞病理学检查进行乳腺癌的诊断与鉴别诊断。多数患者是自己无意中发现乳腺肿物来医院就诊，少数患者是通过定期体检或筛查被发现乳腺肿物或可疑病变。可触及肿块可采用活检明确诊断。若临床摸不到肿块而是靠影像学检查发现可疑病变，可借助影像学检查定位进行活检，病理学检查是乳腺癌诊断的金标准。

1. 乳腺钼靶 X 线检查：最基本的乳腺影像学检查方法，乳腺 X 线检查评估分类常用的是 BI-RADS 分类法。

2. 超声显像学检查：是乳腺 X 线检查的重要补充，其特点为无损伤、可反复进行。

3. 乳腺 MRI 检查：具有较高的软组织对比性，对致密性乳腺癌和钼靶 X 线片诊断较困难的乳腺组织类型有重要意义。

4. 影像引导下的乳腺组织学活检：影像学引导下乳腺组织学活检指在乳腺 X 线、超声和 MRI 影像引导下进行乳腺组织病理学检查（简称活检），特别适合未扪及的乳腺病灶（如小肿块、钙化灶及结构扭曲等）。具体包括影像引导下空芯针穿刺活检（CNB）、真空辅助活检（VAB）和钢丝定位手术活检等。

【治疗原则】 强调综合治疗，0、Ⅰ、Ⅱ 期和可手术的

Ⅲ 期乳腺癌一般先行手术治疗，术后根据具体情况行辅助治疗；而对于肿块较大以及不可手术的 Ⅲ 期乳腺癌可先行化疗，后争取根治性手术治疗，术后根据具体情况行放化疗或内分泌治疗。Ⅳ 期乳腺癌以及复发转移性乳腺癌以化疗或内分泌治疗为主，必要时可行姑息性放疗。

【一般治疗】

1. 乳腺癌的新辅助治疗：术前新辅助治疗的目标是局部晚期乳腺癌或炎性乳腺癌的规范疗法，可以使肿瘤降期以利于手术，或变不能手术为能手术；对于肿瘤较大且有保乳意愿的患者可以提高保乳率；新辅助治疗获得病理完全缓解（pCR）的患者，预示较好的远期预后，同时也可起到体内药敏研究的作用。新辅助治疗前应明确肿瘤临床分期、肿瘤病理类型、组织学分级、分子特征以及肿瘤瘤床定位等。部分乳腺癌对新辅助化疗初始治疗方案不敏感：若 2 个周期化疗后肿瘤无变化或反而增大，应根据实际情况考虑是否需要更换化疗方案或采用其他疗法。接受有效的新辅助化疗之后，即便临床上肿瘤完全消失，也必须接受既定的后续治疗，包括手术治疗，并根据手术前后病理结果决定进一步辅助治疗的方案。

新辅助化疗方案应同时包括紫杉类和蒽环类药物，HER2 阳性者应加用抗 HER2 的药物。存在化疗禁忌的老年、激素受体阳性的可考虑先行术前内分泌治疗，绝经后的患者推荐使用第三代芳香化酶抑制剂，包括阿那曲唑、来曲唑、依西美坦。

2. 乳腺癌的手术治疗：手术治疗是乳腺癌综合治疗的重要组成部分，目前的手术方式朝着切除范围不断缩小、切除与修复相结合的方向发展，如保乳手术、前哨淋巴结活检技术及肿瘤整形修复技术的广泛应用。同时，针对不同生物学类型及不同分期的患者采取及时、规范的手术治疗是提高患者预后、改善生活质量的保证。

3. 乳腺癌的辅助治疗：术后辅助治疗根据分子分型明确患者是否应接受内分泌治疗、抗 HER2 治疗或化疗为基础的治疗。对于腔面 A 型、肿瘤<1cm、无淋巴结转移、无其他潜在复发风险者，可仅接受辅助内分泌治疗、不予术后辅助化疗。而对于 Ki-67 中高表达或伴有其他危险因素的，应根据情况选择短疗程的术后辅助化疗。对于 HER2 阳性患者，肿瘤>0.5cm 的需化疗联合抗 HER2 治疗。

术后辅助治疗包括 3 至 6 月的辅助化疗、1 年曲妥珠单抗靶向治疗和 5～10 年内分泌治疗等。术后辅助化疗应在术后首先进行，而后为辅助内分泌治疗和放疗，其中内分泌治疗、放疗和分子靶向治疗可以同时进行。

4. 晚期乳腺癌的解救治疗：晚期乳腺癌包括复发和转移性乳腺癌，是不可治愈的疾病。治疗的主要目的是缓解症状、提高生活质量和延长患者生存期。

晚期乳腺癌化疗如具备以下 1 个因素即可考虑首选化疗：①有症状的内脏转移；②激素受体阳性但对内分泌治疗耐药。

晚期乳腺癌内分泌治疗适应证：①ER和（或）PR阳性的复发或转移性乳腺癌；②骨或软组织转移灶；③无症状的内脏转移。

（三）药物处方

○人表皮生长因子受体2（HER2）阴性乳腺癌新辅助化疗方案

【处方①】 蒽环类联合环磷酰胺序贯多西他赛（AC或EC-T）：盐酸多柔比星60mg/m²；或盐酸表柔比星90mg/m²，静脉滴注，第1天；环磷酰胺600mg/m²，静脉滴注，第1天；每21天1周期，共4周期。后序贯多西他赛80~100mg/m²，静脉滴注，第1天。21天1周期，共4周期。

【处方②】 蒽环类联合环磷酰胺序贯紫杉醇化疗（A/EC-wP）：盐酸多柔比星60mg/m²；或盐酸表柔比星90mg/m²，静脉滴注，第1天；环磷酰胺600mg/m²，静脉滴注，第1天。每21天1周期，共4周期。后序贯紫杉醇80mg/m²，静脉滴注，第1天，共12周。

【处方③】 蒽环类联合多西他赛（AT）：盐酸多柔比星60mg/m²；或盐酸表柔比星90mg/m²，静脉滴注，第1天；多西他赛75mg/m²，静脉滴注，第1天。21天1周期，共6~8周期。

【处方④】 多西他赛联合环磷酰胺及蒽环类（TAC）：多西他赛75mg/m²，静脉滴注，第1天；盐酸多柔比星50mg/m²，静脉滴注，第1天；环磷酰胺500mg/m²，静脉滴注，第1天。21天为1个周期，共6个周期。

○人表皮生长因子受体2（HER2）阳性乳腺癌新辅助治疗

考虑含曲妥珠单抗的治疗，优先选择含紫杉类的治疗方案，在紫杉类药物治疗的同时联合曲妥珠单抗。临床研究证明，人表皮生长因子受体2（HER2）阳性患者新辅助治疗，曲妥珠单抗联合化疗较单用化疗可显著提高病理学完全缓解（pCR）率，是人表皮生长因子受体2（HER2）阳性乳腺癌患者新辅助治疗的标准治疗。

【处方①】 多柔比星联合环磷酰胺序贯多西他赛联合曲妥珠单抗（AC-TH）：多柔比星60mg/m²，静脉滴注，第1天；环磷酰胺600mg/m²，静脉滴注，第1天；21天为1个周期，共4个周期。后续以：多西他赛75mg/m²，静脉滴注，第1天；联合曲妥珠单抗，首剂8mg/kg，静脉滴注，第1天；随后曲妥珠单抗6mg/kg，静脉滴注，第1天；每21天1周期，共4周期。之后曲妥珠单抗6mg/kg，每21天1次，静脉滴注，共1年。

应用曲妥珠单抗时，应在基线时、3个月、6个月、9个月监测心功能。

【处方②】 盐酸表柔比星90mg/m²，静脉滴注，第1天；环磷酰胺600mg/m²，静脉滴注，第1天；联合曲妥珠单抗，首剂8mg/kg，静脉滴注，第1天；随后曲妥珠单抗，6mg/kg，静脉滴注，第1天；每21天1周期，共4周期。后序贯多西他赛80~100mg/m²，静脉滴注，第1天；曲妥珠单

抗，6mg/kg，静脉滴注，第1天。21天1周期，共4周期。曲妥珠单抗共应用1年。注意曲妥珠单抗联合蒽环类时应不超过4周期。术前应用曲妥珠单抗的新辅助治疗患者，无论是否达pCR，推荐术后继续应用曲妥珠单抗，总疗程达1年。

【处方③】 多西他赛75mg/m²，静脉滴注，第1天；卡铂AUC为6静脉滴注，第1天。21天为1个周期，共6个周期。联合曲妥珠单抗4mg/kg静脉滴注，第1周，随后曲妥珠单抗2mg/kg静脉滴注，每周1次，共17周。或首剂曲妥珠单抗8mg/kg，静脉滴注，第1天；随后曲妥珠单抗6mg/kg，静脉滴注，第1天。每21天1次，用药总共1年。在基线时，3个月、6个月、9个月监测心功能。

【处方④】 曲妥珠单抗首剂8mg/kg静脉滴注，第1天，随后6mg/kg，静脉滴注，第1天；帕妥珠单抗840mg，静脉滴注，第1天；随后420mg，静脉滴注，第1天；多西他赛75mg/m²，静脉滴注，第1天。21天为1个周期，共6个周期。之后，曲妥珠单抗6mg/kg，静脉滴注，每21天1次，前后总共1年。在基线时，3个月、6个月、9个月监测心功能。

【处方⑤】 紫杉醇+曲妥珠单抗→盐酸多柔比星+环磷酰胺（TH→AC）：紫杉醇80mg/m²，静脉滴注1小时，每周1次，共12周；曲妥珠单抗4mg/kg，静脉滴注，与第1次使用紫杉醇时一起使用，随后曲妥珠单抗2mg/kg，静脉滴注，每周1次，共1年；或者曲妥珠单抗6mg/kg，静脉滴注，每21天一次，在完成紫杉醇治疗之后应用，前后总共1年。序贯多柔比星60mg/m²，静脉滴注，第1天；环磷酰胺600mg/m²，静脉滴注，第1天。21天为1个周期，共4周期。

○晚期乳腺癌治疗

标准的晚期乳腺癌药物治疗为应用一个治疗方案直至疾病进展换药，但由于缺乏总生存期方面的差异，应该采用长期化疗还是短期化疗后停药或维持治疗需权衡疗效、药物不良反应和患者生活质量。

【处方①】 单药紫杉类（T）：多西他赛75mg/m²，静脉滴注，第1天，21天1个周期；或紫杉醇175mg/m²，静脉滴注，第1天，21天1个周期；或80mg/m²，静脉滴注，第1天，7天1个周期。

【处方②】 白蛋白结合性紫杉醇260mg/m²，静脉滴注，第1天，21天1个周期；或100~150mg/m²，静脉滴注，第1天、第8天、第15天、第28天1个周期。

【处方③】 卡培他滨1000mg/m²，一天2次，第1~14天，21天1周期。

【处方④】 盐酸吉西他滨1000mg/m²，静脉滴注，第1天；7天1周期。

【处方⑤】 盐酸长春瑞滨25mg/m²，静脉滴注，第1天，7天1周期。

【处方⑥】 盐酸表柔比星 60～90mg/m²，静脉滴注，第 1 天；盐酸多柔比星 60～75mg/m²，静脉滴注，第 1 天。21 天 1 周期。

【处方⑦】 多西他赛＋卡培他滨（TX）：多西他赛 75mg/m²，静脉滴注，第 1 天；卡培他滨 1000mg/m²，一天 2 次，第 1～14 天。21 天 1 周期。

【处方⑧】 长春瑞滨联合卡培他滨：长春瑞滨 25mg/m²，静脉滴注，第 1 天、第 8 天；卡培他滨 1000mg/m²，口服，一天 2 次，第 1～14 天。21 天 1 周期。

【处方⑨】 吉西他滨联合顺铂：吉西他滨 1000mg/m²，静脉滴注，第 1 天、第 8 天；顺铂 75mg/m²，静脉滴注，第 1～3 天。21 天 1 周期。

【处方⑩】 长春瑞滨联合顺铂：长春瑞滨 25mg/m²，第 1 天、8 天；顺铂 75mg/m²，第 1～3 天。21 天 1 周期。

【处方⑪】 吉西他滨联合卡铂：吉西他滨 1000mg/m²，静脉滴注，第 1 天、第 8 天；卡铂（AUC 为 2），静脉滴注，第 1 天、第 8 天。21 天 1 周期。

（赵玮）

第二章　腹部和盆腔肿瘤

一、食管癌

（一）概述

食管癌系指由食管鳞状上皮或腺上皮的异常增生所形成的恶性病变。

食管癌的临床症状是随着癌灶的发展而呈进行性加重的。早期症状主要有：①吞咽食物轻度哽咽感，偶尔出现不影响进食；②胸骨后或上腹部疼痛不适，多伴有咽下痛；③食管内异物感；④咽喉部干燥与紧缩感；⑤食物通过缓慢并有滞留感。中、晚期食管癌的症状主要有：进行性吞咽困难，呕吐黏液，前胸或后背持续性疼痛及咽下痛，营养不良、脱水、消瘦、贫血以及转移症状和体征（如颈部肿块、声音嘶哑、压迫症状等，食管出血、穿孔，食管－气管瘘等）。

（二）诊断与治疗

【诊断要点】 凡有咽下食物哽咽感、食管内异物感、进行性吞咽困难、颈部肿块等临床症状者，均应行影像学、电子胃镜及病理学等一系列临床检查以确诊。

【治疗原则】 早期食管癌症状不明显，发现时往往已经处于晚期，术后局部复发与远处转移是主要的死亡原因，探索食管癌综合治疗模式是改善食管癌患者远期生存的关键。

根据患者的一般身体情况、年龄、病理分期、病变部位等采取综合治疗模式。临床实践参考美国 NCCN 食管癌治疗指南，并需要结合个体化特征进行治疗。

主要包括：外科手术治疗、局部放射治疗、化学治疗、靶向治疗、最佳支持治疗。

（三）药物处方

【处方①】 晚期食管癌的化疗：顺铂 100mg/（m²·d），静脉滴注，第 1 天；氟尿嘧啶 1000mg/（m²·d），持续静脉滴注 120 小时，第 1～5 天。每 4 周 1 次，连用 2 周期后评价疗效。

【处方②】 晚期食管癌的化疗：盐酸表柔比星＋顺铂＋氟尿嘧啶。盐酸表柔比星 50mg/m²，静脉滴注，第 1 天；顺铂 60mg/m²，静脉滴注，第 1 天；氟尿嘧啶 200mg/（m²·d），持续静脉滴注 24 小时，第 1～21 天。每 3 周 1 次，连用 2 周期后评价疗效。

【处方③】 晚期食管癌的化疗：紫杉醇 90mg/（m²·d），静脉滴注，第 1 天；顺铂 50mg/（m²·d），静脉滴注，第 1 天。每 2 周 1 次。连用 3 周期后评价疗效。

【处方④】 晚期食管癌的化疗：吉西他滨 1000mg/（m²·d），静脉滴注，第 1 天、第 8 天；顺铂 75mg/（m²·d），静脉滴注，第 1 天。每 3 周 1 次，连用 2 周期后评价疗效。

【处方⑤】 晚期食管癌的化疗：紫杉醇 175mg/（m²·d），静脉滴注，第 1 天；顺铂 20mg/（m²·d），静脉滴注，第 1～5 天；氟尿嘧啶 750mg/（m²·d），持续静脉滴注 24 小时，第 1～5 天。每 4 周 1 次，连用 2 周期后评价疗效。

【处方⑥】 局部晚期食管癌的术前新辅助化疗/术后辅助化疗：顺铂 80mg/（m²·d），静脉滴注，第 1 天；氟尿嘧啶 800mg/（m²·d），持续静脉滴注 24 小时，第 1～5 天。每 3 周 1 次，连用 2 周期，连用 3 周期后评价疗效。

【处方⑦】 *HER－2* 高表达的食管－胃结合部腺癌的靶向治疗：曲妥珠单抗，首次用药剂量按 8mg/kg，静脉滴注，第 1 天；以后按 6mg/kg，静脉滴注，第 1 天；每 3 周 1 次。或者首次用药剂量按 6mg/kg，静脉滴注，第 1 天；以后按 4mg/kg，静脉滴注，第 1 天。每 2 周 1 次。

（韩雅琳）

二、胃癌

（一）概述

胃癌是指起源于胃黏膜上皮的恶性肿瘤，是我国常见的恶性消化道肿瘤之一。

早期胃癌患者常无特异的症状，随着病情的进展可以出现类似胃炎、溃疡等的症状，主要有：上腹部饱胀不适或隐痛，以饭后为重；恶心、呕吐；食欲减退、嗳气、反酸、恶心、呕吐、出血和黑便等；体重减轻、贫血、乏力等。进展期胃癌常伴的体征有：上腹部深压痛、上腹部肿块、胃肠梗阻、锁骨上淋巴结肿大等。

（二）诊断与治疗

【诊断要点】

1. 凡有胃部不适、黑便、体重减轻、贫血等症状，锁骨上淋巴结肿大或普查 Hp 阳性且伴有慢性糜烂性胃炎病史者，均应行胃镜、影像学及病理学等一系列临床检查进行确诊。

2. X 线平片检查：目前已基本被 CT 和 MRI 取代。

3. CT 检查：可了解胃癌的部位，浆膜受侵情况，与周围邻近器官的关系及淋巴结的转移情况，对胃癌的诊断、分期和治疗起重要作用。

4. 超声内镜检查：了解肿瘤浸润深度，周围淋巴结转移情况等。

5. 实验室检查：CEA、CA19-9、CA72-4 和 AFP 等，但对胃癌均缺乏特异性。

6. 其他检查：MRI、PET-CT、腹腔细胞学检查等。

7. 病理诊断：是指采用胃镜检查并行病变部位活检及病理检查等方法明确病变是否为癌、肿瘤的分化程度及特殊分子表达情况等与胃癌自身性质和生物学行为特点密切相关的属性与特征。胃癌的病理诊断是临床诊治的根本依据，目前主要依赖胃镜下活检及病理检查的方法，而胃液脱落细胞学检查现已较少应用。

【一般治疗】

1. 手术治疗：内镜手术及腹腔镜手术在早期胃癌治疗领域已成为规范的治疗手段。内镜下黏膜切除术是胃癌微创手术的巨大进步，已用于治疗早期胃癌。腹腔镜手术治疗早期胃癌可以达到与传统开腹手术同等的疗效，并具有创伤小、恢复快等优势。胃癌的根治性手术包括对原发灶的根治性切除及区域淋巴结的清扫。目前 D_2 手术已经被广泛接受作为进展期胃癌的规范手术，适用于原发病灶可以彻底切除、淋巴结转移不超过 N_2、无远处转移的进展期胃癌。

2. 化学治疗：进展期胃癌的化学治疗主要包括围术期化疗及术后辅助化疗。

（1）围术期化疗　是采用术前化疗-手术-术后辅助化疗的治疗模式。其优点包括：使胃癌降期从而提高根治性切除率、作为体内药敏试验指导术后辅助化疗方案的选择，而且术前行化疗避免了因术后消化道改建后造成营养障碍而影响化疗耐受性的问题。

（2）术后辅助化疗　这种采用手术-术后辅助化疗的治疗模式，是亚洲各国广泛采用的进展期胃癌综合治疗模式。但凡术后病理检查提示浸润深度达到 T_2 或以上，和（或）伴有淋巴结转移，和（或）伴有肿瘤低分化或组织学分级高、脉管浸润、神经浸润及发病年龄低于 50 岁等高危因素时，均应以术后辅助化疗。姑息化疗是晚期胃癌综合治疗中占据核心地位的治疗方式。

3. 分子靶向治疗：分子靶向治疗是在细胞分子水平上，针对已经明确的致癌位点设计相应的治疗药物，而药物在体内会特异性地选择致癌位点与之结合并发生作用，使肿瘤细胞特异性死亡，而不会波及肿瘤周围的正常细胞组织。

4. 放射治疗：胃癌术后常因局部复发而治疗失败，因此局部的放射治疗有可能通过减少局部复发而达到提高疗效的目的。放射治疗作为一种局部治疗在晚期综合治疗中作用有限，可选择性用于需要控制肿瘤局部进展但不适合接受手术治疗的患者以及需要放射治疗减轻症状的情况。

5. 支持治疗：晚期胃癌患者症状繁杂，这些问题的存在不仅严重地影响患者的生存质量，也往往是造成患者无法接受治疗的主要原因。因此必须重视对晚期胃癌患者的支持治疗，从营养支持到各种镇痛、镇静药物及其他的必要手段的综合运用，务必使这些患者尽可能少地承受疾病造成的痛苦。

（三）药物处方

【处方①】　术前新辅助化疗：盐酸表柔比星 50mg/m²，静脉滴注，第 1 日；顺铂 60mg/m²，静脉滴注，第 1 日；氟尿嘧啶 200mg/（m²·d），持续静脉滴注 24 小时，第 1～21 天。每 3 周 1 次，连用 2 周期后评价疗效。

【处方②】　术后辅助化疗：替吉奥胶囊，用药剂量根据体表面积而定。体表面积小于 1.25m²，80mg/d；1.25～1.5m²，100mg/d；大于等于 1.5m²，120mg/d。一般服药 2 周休息 1 周，连用 2 周期后评价疗效。

【处方③】　术后辅助化疗：奥沙利铂 130mg/m²，静脉滴注，第 1 天；卡培他滨 1000mg/m²，口服，一天 2 次，第 1～14 天。每 3 周 1 次，连用 2 周期后评价疗效。

【处方④】　转移性或局部晚期胃癌的化疗：顺铂 100mg/m²，静脉滴注，第 1 日，氟尿嘧啶 800～1000mg/（m²·d），持续静脉滴注 24 小时，第 1～5 天。每 4 周 1 次，连用 2 周期后评价疗效。

【处方⑤】　转移性或局部晚期胃癌的化疗：多西他赛 75mg/m²，静脉滴注，第 1 天；顺铂 75mg/m²，静脉滴注，第 1 天；氟尿嘧啶 750mg/（m²·d），持续静脉滴注 24 小时，第 1～5 日。每 3 周 1 次，连用 2 周期后评价疗效。

【处方⑥】　转移性或局部晚期胃癌的化疗：盐酸表柔比星，50mg/m²，静脉滴注，第 1 日；奥沙利铂 130mg/m²，静脉滴注，第 1 日；卡培他滨 1250mg/m²，口服，第 1～21 日。每 3 周 1 次，连用 2 周期后评价疗效。

【处方⑦】 HER2 阳性晚期胃癌的治疗：靶向治疗＋以 CF 为基础的化疗：曲妥珠单抗，首次用药剂量按 8mg/kg，静脉滴注，第 1 天，每 3 周 1 次；以后按 6mg/kg，静脉滴注，第 1 天，每 3 周 1 次；顺铂 80mg/m²，静脉滴注，第 1 日；氟尿嘧啶 800mg/（m²·d），持续静脉滴注 24 小时，第 1～5 日。每 3 周 1 次，连用 2 周期后评价疗效。

（韩雅琳）

三、原发性肝癌

（一）概述

原发性肝癌（以下简称肝癌）属于肝脏上皮性恶性肿瘤中的一类。通常说的"肝癌三部曲"指的是患者从病毒性肝炎到肝硬化，最后发展到肝癌的演变过程，这一过程平均需要 20～25 年。早期肝癌或小肝癌（≤3cm）切除后 5 年生存率较高（75%），但早期病变由于无症状或症状轻微，易于忽视，到发现时通常已为肝癌中晚期，5 年生存率不到 8%。

肝癌早期可无临床症状，随着肿瘤增大，可出现肝区疼痛、腹部包块、腹胀、乏力、食欲减退、消瘦、发热、黄疸、腹腔积液、上消化道出血等表现。肝癌结节破裂出血时会出现急腹症。肝癌肝硬化时可出现门静脉高压、脾大、肝掌、蜘蛛痣、腹壁静脉曲张等。其他副癌综合征如红细胞异常、血糖血胆固醇异常、高钙血症等也可在临床检查中发现。

（二）诊断与治疗

【诊断要点】 慢性肝炎、肝硬化患者需定期检查，当出现肝区疼痛、消瘦、黄疸、上消化道出血等表现时，应尽快进一步就诊。

1. 血清甲胎蛋白（AFP）测定：放射免疫法测定血清 AFP≥400μg/L 持续 4 周，或 AFP≥200μg/L 持续 8 周，并能排除妊娠、活动性肝病等，即可考虑肝癌的诊断。

2. 超声检查：可判断病灶位置、大小、形态以及肝静脉或门静脉内有无癌栓。小肝癌常呈低回声，周围有声晕，大肝癌呈高回声或高低回声混合，周边常有卫星结节，可有中心液化区。

3. CT 检查：可显示肿瘤的大小、部位、数目、血供情况等，能检出直径 1.0cm 左右的微小癌灶。肝细胞癌动脉相时常见填充，静脉相时多呈低密度占位，胆管细胞癌动脉相时常呈周围略强化。

4. MRI 检查：对良、恶性肝内占位病变，特别是与血管瘤的鉴别优于 CT。通常肝癌结节在 T_1 加权相呈低信号或等信号强度，T_2 加权相呈高信号强度，有包膜者在 T_1 加权相可见肿瘤周围低信号强度环，癌栓在 T_1 加权相呈等信号强度，T_2 加权相呈高信号强度。

5. 选择性腹腔动脉或肝动脉造影检查：当临床怀疑肝癌但 AFP 及其他影像学检查均为阴性时，可考虑行动脉造影，该检查对血管丰富的肿瘤，其分辨率低限约 1cm，对＜2.0cm

的小肝癌阳性率可达 90%。CT－A 有可能显示 0.5cm 的肝癌，经肝动脉注入碘油后 7～14 天再做 CT，可见肿瘤结节明显填充。

6. PET－CT 检查：可显示病灶的代谢情况，对全身情况进行评估，有助于肿瘤分期。.

7. 肝穿刺活检：在超声或 CT 引导下行细针穿刺，有助于提高阳性率。肝癌分为肝细胞癌、胆管细胞癌和混合型肝癌，其中肝细胞肝癌占其中 90% 以上，癌细胞呈多角形，核大，核仁明显，胞质丰富。

【一般治疗】

1. 外科手术：手术切除是治疗肝癌的首选，可行根治性或姑息性肝切除术等，肿瘤切除程度与预后密切相关。原发性肝癌也是行肝移植手术的指征之一。对不能切除的肝癌可根据具体情况，采用术中肝动脉结扎、肝动脉栓塞化疗等处理；此外，射频消融、射波刀、氩氦刀、激光、微波等治疗均有一定的疗效。

2. 化疗：肝癌患者全身化疗效果极差，通常不选择全身静脉化疗，局部化疗则多采用肝动脉和（或）门静脉置泵做区域化疗栓塞；经股动脉做选择性插管至肝动脉，注入栓塞剂（常用如碘化油）和抗癌药行化疗栓塞，部分患者可因此获得手术切除的机会。

3. 放射治疗：对一般情况及肝功能尚好，无黄疸、腹水、脾功能亢进症及食管静脉曲张，癌肿较局限，尚无远处转移而又不适于手术切除或手术后复发者，可采用放射为主的综合治疗。对估计手术不能切除者，也可行放射介入治疗。

（三）药物处方

【处方】 甲苯磺酸索拉非尼片 0.4g，每天 2 次，连续口服。

注意事项

1. 该药建议空腹或伴低脂，中脂饮食服用，每次以一杯温开水吞服。

2. 治疗时间应持续治疗直至患者不能临床受益或出现不可耐受的毒性反应。

3. 剂量调整及特殊使用说明：对疑似不良反应的处理包括暂停或减少索拉非尼用量，如必需，索拉非尼的用量减为每日一次或隔日一次，每次 0.4g（2×0.2g）。

（安娟）

四、胆系肿瘤

（一）概述

胆系肿瘤是指胆道系统恶性肿瘤，包括肝内胆管癌、肝外胆管癌（合称胆管癌）和胆囊癌，其中 80% 以上为腺癌，发病率较低。

胆系肿瘤的临床表现主要为：①黄疸，是胆道阻塞的结果，多呈进行性加深，其程度与梗阻部位和程度有关；②腹痛：可呈进食后上腹部轻度不适，或剑突下隐痛不适，或背部疼痛，或右上腹绞痛，可出现于黄疸之前或黄疸之后；③发热：多为梗阻胆管内炎症所致，发生率较低；④可有食欲不振、消化不良、厌油、乏力、体重减轻、全身皮肤瘙痒、恶心、呕吐等伴随症状，少数可有门脉高压症状；⑤胆囊癌患者可出现右上腹包块，因肿瘤迅速增长阻塞胆管使胆囊肿大所致。

（二）诊断与治疗

【诊断要点】　由于胆系肿瘤起病隐匿，生长迅速，临床症状不典型或缺乏特异性，所以必须通过一系列的辅助检查以确诊。

1. 超声检查：B 超检查简便无损伤，可反复使用，其诊断准确率达 75%～82%，应为首选检查方法。

2. CT 检查：是目前最常用的方法。可了解胆囊和胆管内有无占位性病变及胆管扩张、肝内转移灶、区域淋巴结肿大等。

3. MRI 检查：具有良好的软组织分辨力，可采用磁共振胰胆管成像（MRCP），无需造影剂，无创伤，无放射，安全性好，易于接受，还可为手术方式提供依据。

4. 细胞学检查：经皮胆道穿刺可以获得细胞学标本，但需在 CT 或 B 超引导下进行，一般不推荐做常规检查。

5. 血清学检查：CEA、CA19-9 等，但对胆系肿瘤均缺乏特异性。

【治疗原则】

1. 胆系肿瘤的综合治疗目的主要是缓解患者痛苦，提高生存质量，尽量延长生存时间。

2. 手术治疗：只有 25%～35%的患者有机会接受根治性切除手术。大多数患者只能行姑息性手术治疗。

3. 药物治疗：大多数晚期患者以内科治疗为主，化疗及靶向药物在胆系肿瘤治疗中的作用日益凸显。

4. 放射治疗：放疗效果非常有限。

【一般治疗】

1. 手术治疗：手术切除是治疗胆系肿瘤的首选方法。只要胆系肿瘤能获得根治性切除，患者全身情况能够耐受，无远处转移，均应积极行手术治疗，争取获得根治性切除。对不能切除者，新辅助化疗方案有可能使肿瘤降期，增加根治性手术切除的机会。手术效果主要取决于肿瘤的部位和肿瘤浸润胆管的程度、手术无瘤切缘及是否有淋巴结转移。60%以上的患者只能行姑息性局部减症手术治疗，如胆道梗阻内镜或经皮胆管支架植入术。

2. 药物治疗：对不能手术切除或伴有转移的进展期胆系肿瘤，主要推荐吉西他滨联合铂类抗肿瘤药和（或）替吉奥的化疗方案，加用厄洛替尼可增强抗肿瘤效果。

3. 放射治疗：对不能手术切除或伴有转移的胆系肿瘤患者，植入胆管支架＋外照射放疗的疗效非常有限，但外照射放疗对局限性转移灶及控制病灶出血有益。无法手术和仅接受引流的肝外胆管癌患者接受放疗的平均生存时间小于 10 个月。

（三）药物处方

【处方①】　吉西他滨 1000mg/（m²·d），静脉滴注，第 1 天、第 8 天；顺铂 25mg/（m²·d），静脉滴注，第 1 天、第 8 天。每 3 周 1 次，连用 2 周期后评价疗效。

【处方②】　替吉奥胶囊，用药剂量根据体表面积而定，体表面积（m²）：小于 1.25m²，80mg/d，口服；1.25～1.5m²，100mg/d；大于等于 1.5m²，120mg/d。服药 2 周休息 1 周，连用 2 周期后评价疗效。

【处方③】　胆囊癌的辅助化疗：丝裂霉素 6mg/m²，静脉滴注，手术当天；氟尿嘧啶 310mg/（m²·d），静脉滴注，第 1～5 天；术后第 1 周和第 3 周，氟尿嘧啶 1000mg/（m²·d），口服，术后第 5 周开始，直至疾病进展。

【处方④】　吉西他滨 900mg/m²，静脉滴注，第 1 天、第 8 天；奥沙利铂 80mg/m²，静脉滴注，第 1 天、第 8 天。每 3 周 1 次，连用 2 周期后评价疗效。

【处方⑤】　吉西他滨 1000mg/m²，静脉滴注，第 1 天；奥沙利铂 100mg/m²，静脉滴注，第 2 天，厄洛替尼 100mg，口服，每天 1 次，第 1～14 天。每 2 周 1 次，连用 3 周期后评价疗效。

（韩雅琳）

五、胰腺癌

（一）概述

胰腺癌是消化系统常见的恶性肿瘤之一，主要是指胰腺外分泌腺的恶性程度极高的消化系肿瘤。

（二）诊断与治疗

【诊断要点】　由于胰腺癌生长部位隐蔽，且缺乏特征性临床表现，因而早期诊断至今仍比较困难。一般认为，对于 50～60 岁的中老年人，若有顽固性厌食、消化不良、恶心、脂肪泻、明显消瘦等症状时，应考虑到胰腺癌可能；若伴有腹痛、进行性加重的黄疸时，则更有利于诊断。临床常通过肿瘤标记物检测和影像学检查辅助诊断。

（1）实验室检查　CA19-9 是目前临床最常用、诊断价值最高的肿瘤相关抗原，敏感性接近 90%，特异性较差。出现梗阻性黄疸时，血清胆红素定量检查 90%平均在 6mg/L，并可持续升高，达 10mg/L，严重时可达 30mg/L；血清淀粉酶和脂肪酶升高，部分患者血糖、尿糖升高。晚期患者，血浆蛋白指数降低，白、球蛋白比例倒置。

（2）影像学检查

①超声检查：B 超对胰腺占位的确诊率高达 80%，可作为胰腺癌检查的首选工具。

②CT：CT 对胆管扩张的确诊率为 100%，判断梗阻原因的准确率为 83%，并可清晰显示胰腺癌对周围肠系膜血管的侵袭情况。

③磁共振：磁共振血管造影结合三维成像重建方法可提供清晰的仿三维图像。快速动态增强磁共振成像或磁共振胰管显像的诊断正确率可达 85%～95%。

④经内镜逆行性胰胆管造影（ERCP）：ERCP 在胰腺癌中虽只提供间接征象，但具有很高的灵敏度，在诊断中有一定的价值。

⑤数字减影血管造影（DSA）：在对胰腺癌进行选择动脉血管造影时可有以下改变：动脉受压、狭窄、位移、中断或受到侵蚀，肿瘤部位血管呈病理性迂曲，有不规则血管区或环绕肿瘤外周的肿瘤血管因肿瘤中心缺乏血供呈抱球样改变。

【治疗原则】

1. 由于胰腺癌早期诊断率低，根治性切除率不高，5 年生存率不足 5%，故目前胰腺癌的治疗主张手术、放疗、化疗、生物治疗、对症及支持等综合治疗模式。

2. 手术治疗：主要为胰十二指肠切除术。

3. 化学治疗：目前有效的药物主要为吉西他滨。

4. 靶向治疗：主要是针对表皮生长因子为靶点的分子治疗。

5. 放射治疗：主要为控制术后局部复发及疼痛。

（三）药物处方

【处方①】 晚期胰腺癌的化疗：吉西他滨 1000mg/m²，静脉滴注，第 1 天、第 8 天、第 15 天，每 4 周 1 次，连用 2 周期后评价疗效。

【处方②】 晚期胰腺癌的化疗：吉西他滨 1000mg/（m²·d），静脉滴注 30 分钟，第 1 天、第 8 天；卡培他滨 650mg/m²，口服，每天 2 次，第 1~14 天。每 3 周 1 次，连用 2 周期后评价疗效。

【处方③】 晚期胰腺癌的化疗：吉西他滨 1000mg/（m²·d），静脉滴注，10mg/（m²·min），第 1 天、第 8 天；奥沙利铂 100mg/（m²·d），静脉滴注 2 小时，第 1 天。每 3 周 1 次，连用 2 周期后，评价疗效。

【处方④】 可切除性胰腺癌的辅助化疗：吉西他滨 1000mg/m²，静脉滴注，第 1 天、第 8 天、第 15 天。每 4 周 1 次，连用 2 周期后评价疗效。

【处方⑤】 晚期胰腺癌的靶向治疗：厄洛替尼 150mg，餐后口服，每日 1 次，28 天为 1 个周期。1 周期后评价疗效。

【处方⑥】 晚期胰腺癌的化疗：替吉奥胶囊 40mg/m²，每天 2 次，餐后口服，连服 4 周休息 2 周，每 6 周 1 次。

【处方⑦】 卡培他滨 1000~1250mg/m²，餐后口服，每天 2 次，第 1~14 天。每 3 周 1 次，连服 2 周休息 1 周，连用 2 周期后评价疗效。

【处方⑧】 晚期胰腺癌的二线化疗：奥沙利铂 130mg/m²，静脉滴注，第 1 天；卡培他滨 1000mg/m²，餐后口服，每天 2 次，第 1~14 天。每 3 周 1 次，连用 2 周期后评价疗效。

（韩雅琳）

六、结直肠癌

（一）概述

大肠癌是大肠黏膜上皮起源的恶性肿瘤，包括结肠癌和直肠癌，是常见的消化系统肿瘤之一。早期发现、早期诊断、早期治疗及开展规范化的综合治疗是提高大肠癌疗效的关键。

（二）诊断与治疗

【诊断要点】 凡是有大便规律改变、便血、腹痛等症状，应提高警惕，及时完善肛门指检、实验室检查、影像学、肠镜及病理学等一系列检查以确诊，以免延误。

1. 直肠肛门指检：肛指检查简单易行，直肠指检目前仍是直肠癌手术前一系列检查中最基本和最重要的检查方法。大部分直肠癌可在直肠触诊时触及。

2. 实验室检查

（1）大便隐血试验 此方法简便易行，是大肠癌普查初筛方法和结肠疾病的常规检查，可提供早期诊断的线索。

（2）血红蛋白检查 凡原因不明的贫血者应建议作钡剂灌肠检查或纤维结肠镜检查。

（3）血清癌胚抗原（CEA）检查 CEA 检查不具有特异性的诊断价值，因此不适合作为普查或早期诊断，但对估计预后、监察疗效和复发具有一定帮助。

3. 内镜检查：凡有便血或大便习惯改变、经直肠指检无异常发现者，应常规进行乙状结肠镜或纤维结肠镜检查。内镜检查能在直视下观察全部结直肠及病灶情况，并钳取病变部位进一步行病理学检查。

纤维结肠镜检查就目前而言是对大肠内病变诊断最有效、最安全、最可靠、最重要的检查方法，绝大部分早期大肠癌可由内镜检查发现。

4. 双重对比造影：传统的大肠癌的诊断钡剂灌肠 X 线检查对早期癌和大肠腺瘤显示常有困难，而气钡双重对比造影技术已大大提高了早期大肠癌和小腺瘤的发现率和诊断准确率，目前已成为放射科常规检查。

5. CT 诊断：CT 不能作为早期诊断的方法，但 CT 对结肠癌的分期有重要意义，尤其对于估计不能直接手术，而在应用外放射或局部腔内放疗后有可能手术切除的患者更有价值。CT 对晚期直肠癌和复发性直肠癌的手术估计有较大意义，可以直接观察到肿瘤侵犯骨盆肌肉（提肛肌、闭孔内肌、尾骨肌、梨状肌、臀肌）膀胱和前列腺。对于了解肿瘤肠管外浸润程度及有无淋巴结或肝脏转移有重要意义。

6. 直肠内超声显像检查：直肠内超声显像检查是以探测直肠癌外侵和肿瘤对直肠壁的浸润程度为目的的一种新的诊断方法。直肠内超声显像检查能正确地诊断出肿瘤所侵犯的部位及大小。

7. 磁共振检查：磁共振检查具有良好的软组织分辨力，对了解肿瘤外侵、转移也有很大帮助。

【一般治疗】

1. 外科治疗

（1）结肠癌根治术 右半结肠切除、横结肠切除、左半结肠切除、乙状结肠切除术。直肠癌根治术包括各种入路的局部切除术、直肠前切除术、腹会阴联合直肠癌根治术、经腹直肠切除结肠造瘘术。

（2）联合脏器切除术　结肠癌联合脏器切除术适用于邻近脏器受侵的病例，常作为根治性术式应用。但在某些情况下，如癌瘤侵及其他脏器，可能出现梗阻、穿孔或已形成内瘘，且术后生存预期较长者，即使已发生远处播散，仍可行姑息性联合脏器切除术。

（3）姑息性肿瘤切除术　指肉眼见有肿瘤残留者。如已存在腹膜、肝及非区域性的远处淋巴结的转移，无法行全部转移灶切除的情况。

（4）术后复发和转移的治疗　肝转移的患者如除肝以外无其他部位复发或转移，肺转移的患者如除肺以外无其他部位复发或转移，则视转移灶的数目和范围决定能否手术，并加用化疗等综合治疗。

2. 放射治疗

（1）术前放射治疗　术前放疗在中晚期直肠癌综合治疗中的地位已逐步得到肯定。

（2）术后放射治疗　直肠癌手术后联合放化疗仍是标准的辅助治疗方法。一般认为，术后放疗开始早者效果较好，以在术后 2 个月内开始为好。Ⅱ、Ⅲ期患者，尤其是病灶外侵明显、有较多的区域淋巴结转移、手术有局部残留者，常需做术后放疗。

3. 化学治疗：结直肠癌化疗最常用的药物包括氟尿嘧啶类化合物（5-氟尿嘧啶和卡培他滨）、奥沙利铂和伊立替康，氟尿嘧啶类药物是结直肠癌化疗的基石，往往与奥沙利铂或伊立替康组成联合化疗方案应用。

4. 靶向治疗：近年来结直肠癌的靶向治疗取得了巨大进展。包括针对 EGFR 的西妥昔单抗和帕尼单抗，针对 VEGF 的贝伐珠单抗，与化疗联合可进一步延长无进展生存和总生存，给晚期结直肠癌患者带来明显的生存获益，显著提高了临床疗效。

（三）药物

【处方①】 晚期结直肠癌的化疗：奥沙利铂 85mg/m²，静脉滴注 2 小时，第 1 天；亚叶酸钙 200mg/m²，静脉滴注 2 小时，第 1～2 天；氟尿嘧啶 400mg/m²，静脉推注，第 1～2 天。600mg/m²，持续静脉滴注 22 小时，每 2 周 1 次，连用 3 周期后评价疗效。

【处方②】 晚期结直肠癌的化疗：奥沙利铂 100mg/m²，静脉滴注 2 小时，第 1 天；亚叶酸钙 400mg/m²，静脉滴注 2 小时，第 1 天；氟尿嘧啶 400mg/m²，静脉推注，第 1 天。2400～3000mg/m²，持续静脉滴注 46 小时，每 2 周 1 次，连用 3 周期后评价疗效。

【处方③】 晚期结直肠癌的化疗：奥沙利铂 130mg/m²，静脉滴注 2 小时，第 1 天；卡培他滨 850～1000mg/m²，口服，每天 2 次，第 1～14 天。每 3 周 1 次，连用 2 周期后评价疗效。

【处方④】 晚期结直肠癌的化疗：卡培他滨 2500mg/m²，口服，第 1～14 天。每 3 周 1 次，连用 2 周期后评价疗效。

【处方⑤】 晚期结直肠癌的化疗：伊立替康 180mg/m²，静脉滴注 90 分钟，第 1 天；亚叶酸钙 200mg/m²，静脉滴注 2 小时，第 1 天；氟尿嘧啶 400mg/m²，静脉推注，第 1 天。2400～3000mg/m²，持续静脉滴注 46 小时，每 2 周 1 次，连用 3 周期后评价疗效。

【处方⑥】 晚期结直肠癌的化疗：雷替曲塞 3mg/m²，静脉滴注 15 分钟，第 1 天；奥沙利铂 130mg/m²，静脉滴注 2 小时，第 1 天。每 3 周 1 次，连用 2 周期后评价疗效。

【处方⑦】 结直肠癌的靶向治疗：西妥昔单抗，首次用药剂量按 400mg/m²，静脉滴注，第 1 周；随后按 250mg/m²，静脉滴注，每周 1 次。可与前述化疗方案联合使用。

【处方⑧】 结直肠癌的靶向治疗：贝伐珠单抗 5～10mg/kg，静脉滴注，每 2 周 1 次。可与前述化疗方案联合使用。

（韩雅琳）

七、肾细胞癌

（一）概述

肾细胞癌（RCC）是起源于肾实质泌尿小管上皮系统的恶性肿瘤，又称肾腺癌，简称为肾癌。

（二）诊断与治疗

【诊断要点】 肾癌典型的临床表现是血尿、包块和腰痛，但这三个症状一般只有到晚期病变时才会同时出现。因此，对 40 岁以上的患者，出现以上任何一个症状时应引起高度重视，尤其是无痛性肉眼血尿往往是肾癌的首发症状，更应首先考虑和排除肾肿瘤的可能。除体格检查双手合诊注意肾区有无包块外，常用的诊断措施有以下几种。

1. B 超检查：能检出直径 1cm 以上的肿瘤，且使用方法无创伤性，能重复检查，能准确地分辨囊性病变抑或是实性占位性病变。

2. CT 扫描：CT 扫描不仅能正确分辨病变性质是囊性还是实性外，还能通过测定病变组织的密度进行诊断，能更形象地反映解剖结构上的变异，应用对照剂后尚能了解双肾功能情况，这一项目已列为肾肿瘤术前的常规检查。

3. 静脉肾盂造影：通过排泄性尿路造影，不但能看到肾癌引起的肾盂肾盏受压情况，如龙爪样畸形、花瓣状变形、缺损不显影等，而且能了解对侧肾脏功能情况，这对决定切除病肾是一个重要的先决条件。

4. 磁共振：应用磁共振进行肾癌临床分期正确率能达到 90%。

5. 肾动脉造影及栓塞：肾动脉造影对肾囊肿与肾肿瘤的鉴别有重要作用，前者囊肿内无血管，囊肿周围血管少且整齐，常呈弓形移位；而肾癌血管丰富、粗大、排列紊乱。肾动脉造影目前一般作为肾肿瘤动脉栓塞前的一种辅助性诊断措施，一旦确诊肾癌，造影同时即行肾动脉栓塞。动脉栓塞后可使瘤体缩小，术中减少出血及癌栓扩散，亦可降低手术难度。

6. 实验室检查：肾癌患者在大量肉眼血尿发作之后，一般尿中或多或少存在镜下红细胞，部分患者尿中细胞学检查可找到癌细胞，但阳性率较低。近年发展起来的肿瘤标志物检查是一项新的检查方法，但缺乏特异性的肾癌标记物，血、尿中的癌胚抗原，血中亲血色蛋白、尿中聚胺物等水平在肾癌患者中可有提高。

7. 其他：膀胱镜检查在血尿发作时可窥清血尿从何侧而来，腹膜后充气造影对了解肾癌与周围组织粘连情况也有帮助，可选择应用。

【一般治疗】

1. 手术治疗：综合影像学检查结果进行临床分期（cTNM），根据 cTNM 分期初步制定治疗原则。依据术后组织学确定的侵袭范围进行病理分期（pTNM）评价，如 pTNM 与 cTNM 分期有偏差，按 pTNM 分期结果修订术后治疗方案。

（1）肾原发病灶的手术治疗　对体能状态良好、低危险因素的患者应首选外科手术，切除肾脏原发灶可提高 IFN-α 和（或）IL-2 治疗转移性肾癌的疗效。对肾肿瘤引起严重血尿、疼痛等症状的患者可选择姑息性肾切除术、肾动脉栓塞以缓解症状，提高生存质量。

（2）转移灶的手术治疗　对根治性肾切除术后出现的孤立性转移瘤以及肾癌伴发孤立性转移、行为状态良好的患者可选择外科手术治疗。对伴发转移的患者，可视患者的身体状况与肾脏手术同时进行或分期进行。

2. 内科治疗

（1）局限性肾癌术后辅助治疗　手术后的放、化疗不能降低转移率，不推荐术后常规应用辅助性放、化疗。

（2）肾癌的内科治疗　转移性肾癌主要是指临床分期为 Ⅳ 期的患者，采用以内科为主的综合治疗，外科手术是辅助治疗的重要方法。

（3）化疗　用于治疗转移性肾癌的主要化疗药物有吉西他滨、氟尿嘧啶或卡培他滨、顺铂，吉西他滨联合氟尿嘧啶或卡培他滨主要用于以透明细胞为主型的转移性肾癌；吉西他滨联合顺铂主要用于以非透明细胞为主型的转移性肾癌；如果肿瘤组织中含有肉瘤样成分，化疗方案中可以联合阿霉素。化疗联合 IFN-α 和（或）IL-2 也未显示出优势。化疗是转移性非透明细胞癌患者的一线治疗方案。

3. 放射治疗：放射治疗对肾细胞癌基本无效。对局部瘤床复发、区域或远处淋巴结转移、骨骼或肺转移患者，姑息放疗可达到缓解疼痛、改善生存质量的目的。立体定向放疗（γ 刀、X 刀、三维适形放疗、适形调强放疗）对复发或转移病灶能起到较好的控制作用。

（三）药物处方

【处方①】　白细胞介素-2（IL-2），每天 1800 万单位，皮下注射，每周 5 天，共 5～8 周。

【处方②】　干扰素-α（IFN-α），每次 900 万单位，肌内注射或皮下注射，每周 3 次，共 12 周。

【处方③】　甲苯磺酸索拉非尼 400mg，口服，每天 2 次。

【处方④】　舒尼替尼 50mg，每天 1 次，连用 4 周，停 2 周。每 6 周为一周期。

【处方⑤】　贝伐珠单抗 10mg/kg，静脉输注，每 2 周 1 次；干扰素-α，900 万单位/次，肌内注射或皮下注射，每周 3 次。

【处方⑥】　帕唑帕尼 800mg，口服，每天 1 次。

【处方⑦】　西罗莫司 50mg，口服，每天 1 次。静脉 25mg，每周 1 次。

【处方⑧】　依维莫司，10mg，口服，每天 1 次。

（李朝霞）

八、膀胱癌

（一）概述

膀胱癌是泌尿系统中最常见的肿瘤，血尿是膀胱癌最常见和最早出现的症状。常表现为全程间歇性无痛性肉眼血尿，可自行减轻或停止。

尿频、尿急、尿痛多为膀胱肿瘤的晚期表现，常因肿瘤坏死、溃疡或并发感染所致。少数广泛原位癌或浸润性癌起始即有膀胱刺激症状，预后不良。有时尿内混有"腐肉"样坏死组织排出。三角区及膀胱颈部肿瘤可梗阻膀胱出口，造成排尿困难，甚至尿潴留。膀胱癌晚期尚可见到下腹部浸润性肿块。盆腔广泛浸润时腰骶部疼痛、下肢浮肿。阻塞输尿管可致肾积水、肾功不全、严重贫血、体重下降衰弱等。

（二）诊断与治疗

【诊断要点】　中老年出现无痛性肉眼血尿，应首先想到泌尿系肿瘤的可能，其中尤以膀胱肿瘤多见。下列检查方法有助于确诊。

1. 尿检查：膀胱肿瘤患者的尿中容易找到脱落的肿瘤细胞，方法简便，可作为血尿患者的初步筛选。但肿瘤细胞分化良好时，难与正常移行上皮细胞以及因结石、炎症所引起的变异细胞相鉴别。

2. 影像学检查

（1）X 线检查　排泄性尿路造影可了解肾盂、输尿管有无肿瘤以及肿瘤对肾功能的影响；肾积水或显影不良常提示肿瘤浸润输尿管口。膀胱造影时可见充盈缺损，浸润膀胱壁僵硬不整齐。

（2）超声检查　日益受到重视，可发现 0.5cm 以上膀胱肿瘤，如应用经尿道超声扫描，能比较准确地了解肿瘤浸润的范围和分期。

（3）CT　平扫见膀胱壁突向腔内的结节状、菜花状或分叶状软组织密度影，大小不一，表面可见点状或弧形钙化，常位于膀胱三角或膀胱侧壁，膀胱壁增厚僵直，有时可见盆腔周围肿大淋巴结，膀胱三角区闭塞是膀胱癌侵犯精囊腺。增强扫描可见明显强化。

3. 膀胱镜检查：可直接看到肿瘤所在部位、大小、数目、形态、蒂部情况和基底部浸润程度等。原位癌（Tis）除局部黏膜发红外，无其他异常。表浅的乳头状癌（T_a，T_i）呈浅红色，似水草在水中飘荡。有浸润的乳头状癌（T_2、T_3）呈暗红色，较实性，乳头融合，部分呈团块状，蒂周围黏膜水肿，肿物在水中活动件很小。浸润性癌（T_3、T_4）呈褐色团块状，表面坏死形成溃疡，边缘隆起水肿，并可有钙质沉着；膀胱镜检查时还要注意肿瘤与输尿管口和膀胱颈的关系，并应同时做肿瘤活组织检查。

4. 膀胱双合诊：可检查膀胱肿瘤浸润的范围和深度；检查时患者腹肌必须放松，动作轻柔，以免引起肿瘤出血和转移，理想的是在麻醉下做此检查。

【治疗原则】根据浅表性及浸润性两种不同方案治疗各异。

1. 浅表性膀胱癌

（1）经尿道膀胱肿瘤切除术（TUR-BT），此外还有电灼、激光等切除术。适用于肿瘤分级低（G_1、G_2），侵犯不超过浅肌层（Tis，T_a，T_1）。

（2）膀胱灌注治疗　目的在于预防术后患者复发，清除残余肿瘤或原位癌。适用于明确病变但不能切除、不能接受手术，肿瘤高分级、多次复发、多发病变，肿瘤不能完全切除，原位癌。主要使用化疗药物、免疫制剂。

2. 浸润性膀胱癌：主要手段是膀胱全切加区域淋巴结清扫术，并行尿道改道或膀胱重建。适用于高分级肿瘤，侵犯肌层、淋巴管以及原发肿瘤附近和远处存在原位癌。部分膀胱切除术适用于原发肿瘤为单发，肿瘤距膀胱 2cm 以上且邻近黏膜不存在不典型增生或经尿道不易切除肿瘤以及憩室内肿瘤。

3. 放射治疗：术前放疗实际价值不大。主要用于晚期骨转移及肿瘤浸润造成的剧烈疼痛或发生在持重的脊柱或股骨的转移。

4. 化疗：单药治疗有效的药物：甲氨蝶呤、阿霉素、顺铂、紫杉醇、异环磷酰胺、5-氟尿嘧啶等，其中甲氨蝶呤、顺铂、紫杉醇表现出较好的单药抗瘤活性。

【一般治疗】

1. 手术治疗

（1）电灼或电切法　对小的表浅肿瘤，可经尿道施行肿瘤电灼或电切术，对较大的肿瘤亦可进行经尿道肿瘤切除术，对多发浅肿瘤可切开膀胱施行电灼及电切术。

（2）肿瘤及膀胱部分切除术　对已侵犯肌层的肿瘤可选择此种治疗方法，切除包括肿瘤的全层膀胱壁，切缘距肿瘤不少于 2cm，肿瘤若邻近输尿管口则一并切除，另行输尿管膀胱移植术。

（3）膀胱全切术　适用于肿瘤浸润深、范围广或肿瘤位于三角区内难以用上述方法手术治疗者则采用膀胱全切术。膀胱全切术又分单纯膀胱全切术及膀胱肿瘤根治全切术，后者包括清扫盆腔淋巴结及切除除直肠外的盆腔内器管。膀胱切除后尿流改道方式较多（如直肠膀胱术、回肠膀胱术、膀胱再生术、可控性肠管膀胱等），目前仍以回肠膀胱尿流改

道者为多。

2. 非手术治疗

（1）放射治疗　对肿瘤切除后预防复发及晚期癌肿控制病情发展有一定帮助。

（2）化疗　化疗分全身化疗和局部化疗两种，局部化疗又有经髂内动脉内灌注和经膀胱内灌注等方法。目前较普遍的化疗用药还是多经膀胱内灌注。

（3）免疫治疗　卡介苗膀胱内灌注对预防肿瘤复发有明显疗效。据报道，干扰素、白介素等全身应用及膀胱内灌注对预防肿瘤术后复发亦有较好作用。

（三）药物处方

【处方①】苗酸表柔比星 50～80mg，或丝裂霉素 20～60mg，或吡柔比星 30mg，或羟基喜树碱 10～20mg，加生理氯化钠溶液或蒸馏水 20～40ml，患者排空尿液后行通过导尿管灌入膀胱，并保留 0.5～2 小时（注：膀胱内保留时间需依据药物说明书）。每 15 分钟更换体位 1 次，尽量使药物接触膀胱的各个壁。术后 6 小时内灌注 1 次，后每周 1 次共 8 周，然后每月 1 次至 1 年。

【处方②】卡介苗（BCG）120mg，加生理氯化钠溶液 50ml，膀胱灌注，每周 1 次，每 6 周为 1 个周期。

【处方③】吉西他滨 800～1000mg/m²，第 1 天、第 8 天、第 15 天，静脉滴注；顺铂 70mg/m²，第 2 天，静脉滴注。每 3～4 周重复，共 2～6 个周期。

【处方④】甲氨蝶呤 30mg/m²，静脉滴注，第 1 天、第 15 天、第 22 天；长春碱 3mg/m²，第 2 天、第 15 天、第 22 天，静脉滴注；盐酸多柔比星 30mg/m²，静脉滴注，第 2 天；顺铂，70mg/m²，静脉滴注，第 2 天。每 4 周重复，共 2～6 个周期。

【处方⑤】环磷酰胺 650mg/m²，第 1 天，静脉推注；盐酸多柔比星，50mg/m²，第 2 天，静脉推注；顺铂，100mg/m²，第 1 天，静脉滴注。每 3 周重复，共 4～6 个周期。

【处方⑥】紫杉醇 135～150mg/m²，静脉滴注，第 1 天；顺铂 70～75mg/m²，静脉滴注，第 1 天。每 3 周 1 次。

【处方⑦】多西他赛 75～100mg/m²，静脉滴注，第 1 天；顺铂 70～75mg/m²，静脉滴注，第 1 天。每 3 周 1 次。

【处方⑧】甲氨蝶呤 30mg/m²，静脉滴注，第 1 天、第 8 天；长春碱 6mg/m²，静脉滴注，第 1 天、第 8 天；顺铂 70mg/m²，静脉滴注，第 2 天。每 3 周重复，共 3 个周期。

（李朝霞）

九、前列腺癌

（一）概述

前列腺癌就是发生于男性前列腺组织中的恶性肿瘤，病理学分类 95% 以上是腺癌，其发展通常遵循一定的顺序：局限于前列腺内→侵犯前列腺包膜→突破前列腺包膜→侵犯精囊腺→转移至邻近区域淋巴结→转移至骨骼和其他脏器。

前列腺癌患者往往是因其他部位转移灶引起的不适而

就诊，在体格检查或特殊检查时确诊的，其症状因转移的部位不同而不同。当肿瘤压迫或发生周围淋巴结转移造成淋巴管阻塞或压迫血管，或因癌相关性血液高凝状态而发生下肢深静脉血栓时，可出现下肢水肿。骨转移可为多发性的，一般以腰骶部和骨盆多见，表现为持续性骨痛、下肢活动障碍、易疲劳，严重者可出现下肢瘫痪。当肿瘤侵犯或压迫周围神经或脊髓时，可出现局部神经疼痛如会阴部疼痛或神经功能障碍；有肺转移时可有气短等肺部症状；直肠受累时可有大便困难、肛门坠胀感；其他还有贫血等。

（二）诊断与治疗

【诊断要点】

1. 前列腺癌的症状：早期前列腺癌通常没有症状，但肿瘤侵犯或阻塞尿道、膀胱颈时，则会发生类似下尿路梗阻或刺激症状，严重者可能出现急性尿潴留、血尿、尿失禁。骨转移时会引起骨骼疼痛、病理性骨折、贫血、脊髓压迫导致下肢瘫痪等。

2. 前列腺系统性穿刺活检：是诊断前列腺癌最可靠的检查。

3. 由前列腺直肠指检或血清前列腺特异性抗原（PSA）检查或经直肠前列腺超声波（TRUS）检查后，可疑前列腺癌需进行前列腺活检（10～12针）。

4. PSA 结果的判定：血清总 PSA（tPSA）>4.0ng/ml 为异常。游离 PSA（fPSA）和 tPSA 作为常规同时检测。fPSA/tPSA>0.16 为正常值。

5. CT、MRI 扫描：显示肿瘤及其对邻近组织和器官的侵犯、盆腔内转移性淋巴结肿大，协助进行肿瘤的临床分期。

6. 全身核素骨显像检查：比常规 X 线片提前 3～6 个月发现骨转移灶。

【一般治疗】

1. 手术治疗：根治性前列腺切除术是治疗局限性前列腺癌最有效的方法，有三种主要术式，即传统的经会阴、经耻骨后及近年发展的腹腔镜前列腺癌根治术。

2. 局部治疗：前列腺的局部治疗，除根治性前列腺癌手术、放射线外照射以及近距离内照射等成熟的方法外，还包括前列腺癌的冷冻治疗、高能聚焦超声和组织内肿瘤射频消融等试验性局部治疗。和根治性前列腺癌手术和放疗相比较，其对临床局限性前列腺癌的治疗效果，还需要更多的长期临床研究加以评估和提高。

3. 放射治疗

（1）外放射治疗　前列腺癌患者的放射治疗具有疗效好、适应证广、并发症少等优点，适用于各期患者。

（2）近距离治疗　近距离治疗包括腔内照射、组织间照射等，是将放射源密封后直接放入被治疗的组织内或放入人体的天然腔内进行照射。

（3）放疗联合内分泌治疗　雄激素剥夺治疗通常在放疗时给予，此后持续 2 年。也可在放疗前 2 个月使用，目的是减少肿瘤大小和放疗的靶体积。

（4）辅助性放疗　有 PSA 升高复发风险的患者，前列腺癌根治术后高风险患者应立即给予放疗，可减少 50% PSA 升高复发，但生存数据不成熟。

（5）挽救性放疗　前列腺癌根治术后 PSA 升高的患者和有局部复发高风险的患者，可考虑挽救性放疗。

4. 内分泌治疗：内分泌治疗的目的是降低体内雄激素浓度、抑制肾上腺来源雄激素的合成、抑制睾酮转化为双氢睾酮或阻断雄激素与其受体的结合，以抑制或控制前列腺癌细胞的生长。

（1）促性腺激素释放激素类似物或促黄体激素释放激素类似物的应用。临床常用药物有醋酸亮丙瑞林、布斯瑞林、醋酸戈舍瑞林。

（2）抗雄激素药物　若促黄体激素释放激素类似物去势治疗失败，主要标志 PSA 升高，可加用二线药物，即抗雄激素制剂。即使这样，对晚期疾病的控制也只在 2～3 个月。抗雄激素药物主要有两大类：一类是类固醇药物，其代表为醋酸甲地孕酮；另一类是非类固醇药物，主要有比卡鲁胺和氟他胺。

（3）雌激素类药物　口服治疗有效，抑制垂体前叶释放黄体激素，进而抑制睾丸产生雄激素。药物包括己烯雌酚、炔雌醇等，因有潜在心脏毒性和血栓性静脉炎的危险，现较少应用。

5. 化学治疗：用于治疗那些对内分泌治疗抵抗的转移性前列腺癌的患者，以期延缓肿瘤生长，延长患者的生命。多西他赛能有效延长内分泌治疗抵抗性前列腺癌患者的生存时间；而卡巴他赛可以进一步延长那些多西他赛治疗失败的患者的生存时间。阿比特龙是其中最具临床应用价值的新药，对于内分泌治疗抵抗性前列腺癌的有效率颇高。

6. 前列腺癌骨转移的治疗：骨转移在前列腺癌患者非常常见。对于激素敏感性前列腺癌，双磷酸盐类药物如帕米膦酸二钠结合内分泌治疗可达到较好的效果。对于激素抗拒性前列腺癌，可根据转移部位、转移灶的多少，在化疗和（或）放疗的同时给予双磷酸盐类药物治疗。另外，应用放射性核素 ^{89}Sr 可在一定程度上减轻骨转移引起的疼痛，缓解病情的发展。

（三）药物处方

【处方①】　注射用醋酸亮丙瑞林 7.5mg，皮下注射，每月 1 次。

【处方②】　醋酸戈舍瑞林：皮下注射，每月 1 次，每次 3.6mg；或每 3 个月 1 次，每次 10.8mg。

【处方③】　醋酸甲地孕酮 160mg，口服，每天 1 次；3 个月后改为 40mg，口服，每天 1 次。

【处方④】　比卡鲁胺片 50mg，口服，每日 1 次。

【处方⑤】　氟他胺 250mg，口服，每日 3 次。

【处方⑥】　己烯雌酚，每日 3～5mg，7～12 天后改为每日 1～3mg 维持量。

【处方⑦】　多西他赛 75mg/m²，第 1 天，静脉滴注；泼尼松 5mg，口服，每天 2 次，第 1~21 天。21 天为 1 个周期，共 10 个周期。

【处方⑧】 盐酸米托蒽醌 12mg/m²，第 1 天，静脉滴注；泼尼松 5mg，口服，每天 2 次；第 1~21 天。21 天为 1 个周期，共 10 个周期。

【处方⑨】 醋酸阿比特龙 1000mg，空腹口服，每天 1 次；泼尼松龙 5mg，口服，每天 2 次。3 周为 1 个周期，连续治疗 10 个周期。

（李朝霞）

十、卵巢癌

（一）概述

卵巢癌是妇科三大恶性肿瘤之一，死亡率居妇科恶性肿瘤之首，严重危害女性健康。

多数早期卵巢癌症状常不明显，多在妇科检查时偶然被发现，60%~70%卵巢癌患者出现症状时已发展至Ⅲ期或Ⅳ期。一部分早期患者可出现轻度胃肠道反应、消化不良、腹胀及食欲不振等。晚期卵巢癌患者最常见的症状为盆腹部包块，包块体积小时不易察觉，包块体积大时可影响胃肠道蠕动，进而出现腹胀及下腹不适感。如肿块压迫直肠及膀胱，可出现便秘、腹泻、肛门坠胀感及尿频、尿急、排尿困难等症状。如肿瘤穿破包膜在腹腔或盆腔种植时，可出现大量腹腔积液，合并腹腔积液的患者常有较严重的消化道反应，部分患者可伴有低热、乏力、消瘦、疼痛、胸闷、气短等症状。性索间质细胞瘤因具有内分泌功能，可出现阴道不规则出血、月经紊乱或性早熟、闭经等内分泌失调症状。

（二）诊断与治疗

【诊断要点】 应根据症状、体征、影像学检查、组织病理学、实验室检查进行诊断。

1. 症状：早期患者症状隐蔽，随着肿瘤进展，患者可出现腹部包块、腹痛、腹胀、泌尿系统症状、排便习惯改变及内分泌紊乱等临床表现。

2. 体征：妇科检查可发现盆腔囊性、囊实性或实性肿块，晚期肿块固定并出现腹盆腔转移结节或腹腔积液。

3. 影像学检查：可明确肿瘤大小、部位、性质、与周围脏器关系及侵犯范围。超声检查可见一侧或双侧的卵巢包块，外形常不规则，呈囊实性，CDFI 内血流信号丰富，频谱多普勒为低阻动脉血流，多数患者盆腹腔可见大量腹腔积液。CT 检查可见盆腹腔肿块，上皮癌可呈囊性、实性或囊实性，后两者多见，囊壁可见乳头状突起，部分患者可见腹腔、邻近脏器及淋巴结转移，盆腹腔可见大量腹腔积液。MRI 检查可见上皮癌囊性部分 T_1WI 呈低信号，T_2WI 呈高信号，囊壁乳头状突起及实性部分在 T_1WI 呈稍高信号，T_2WI 呈等信号或等、高不均信号。

4. 实验室检查：CA125 升高见于 80%~90%上皮癌患者，其敏感性高，特异性不强，可作为卵巢癌诊断、监测病情及判断疗效的一个重要指标。AFP 及 hCG 升高可作为卵巢内胚窦瘤及卵巢绒癌的标记物。

5. 细胞组织病理学：晚期患者可行 B 超/CT 引导下阴道后穹窿吸液涂片检查、直肠子宫陷凹穿刺液检查及腹腔积液细胞学检查，腹腔积液中查到肿瘤细胞是初步诊断依据，准确率一般达 70%~80%。对可疑病例，腹腔镜检查及组织学检查可明确诊断。

【一般治疗】

1. 手术治疗：手术是卵巢恶性肿瘤的主要治疗方式，对考虑卵巢癌的患者应进行准确的手术分期及肿瘤细胞减灭术。对于早期癌患者，初始手术应当是全面严格分期的开腹手术，为选择术后治疗方法提供依据，手术范围包括经腹子宫全切除术和双侧输卵管、卵巢切除术。

2. 化学治疗：卵巢上皮癌是化疗中度敏感肿瘤，一线紫杉类和铂类联合化疗有效率高达 80%以上，但大部分肿瘤会出现耐药。对于一线化疗后无疾病进展的患者，可随访观察。对于部分缓解或出现进展的患者应接受二线化疗。

3. 激素治疗：多联合化疗应用。单纯激素治疗主要用于晚期肿瘤复发转移，对化疗抗拒或不宜化疗的患者，多为姑息治疗，有效率为 8%~32%。常用药物有己酸孕酮、甲地孕酮、他莫昔芬等。

4. 靶向治疗：术后一线化疗加抗血管生成药贝伐珠单抗可提高患者中位无进展生存期，但总生存率及生存质量无差异，故目前临床上对于卵巢癌术后一线化疗是否加贝伐珠单抗应根据具体情况而定。贝伐珠单抗在复发性卵巢癌研究中取得较好效果，NCCN 推荐用于卵巢上皮癌的二线治疗。

5. 放射治疗：放射治疗目前主要用于术后残存肿瘤小或无肉眼残存肿瘤者的辅助治疗，化疗难治性、化疗后残存或复发肿瘤的挽救治疗，或作为孤立转移灶的姑息治疗。

（三）药物处方

【处方①】 紫杉醇+卡铂（TC 方案）：紫杉醇 175mg/m²，静脉滴注 3 小时，第 1 天；卡铂，AUC 5~6，静脉滴注，第 1 天。每 3 周重复，共 6 周期。

注意事项 为卵巢上皮癌的一线常规化疗方案，可根据患者情况加用靶向药贝伐珠单抗：紫杉醇 175mg/m²，静脉滴注 3 小时，第 1 天；卡铂，AUC 5~6，静脉滴注，第 1 天；贝伐珠单抗 7.5mg/kg，静脉滴注。每 3 周重复，共 6 周期。此后继续贝伐珠单抗以 7.5mg/kg 维持治疗，每 3 周重复，最多用 12 周期。贝伐珠单抗常见不良反应有头痛、高血压、蛋白尿、胃肠穿孔、出血、血栓栓塞等。

【处方②】 紫杉醇+顺铂（TP 方案）：紫杉醇 135mg/m²，静脉滴注 24 小时，第 1 天；顺铂 70~100mg/m²，腹腔灌注，第 2 天；紫杉醇 60mg/m²，第 8 天（最大体表面积 2.0m²），腹腔灌注。每 3 周重复，共 6 周期。

注意事项 为卵巢上皮癌的一线化疗方案，对残留肿瘤<1cm 的满意减瘤的Ⅱ期或Ⅲ期患者考虑予腹腔化疗。

【处方③】 多西紫杉醇+卡铂（DC 方案）：多西紫杉醇（多西他赛）60~75mg/m²，静脉滴注 1 小时，第 1 天；卡铂，

AUC 5~6，静脉滴注，第 1 天。每 3 周重复，共 6 周期。

注意事项 为卵巢上皮癌的一线常规化疗方案，当用作铂敏感复发化疗方案时，剂量调整为：多西紫杉醇（多西他赛）25~30mg/m²，静脉滴注 1 小时，第 1 天；卡铂，AUC 5~6，静脉滴注，第 2 天。每 3~4 周重复。

【处方④】 紫杉醇＋卡铂（TC 方案）：紫杉醇 80mg/m²，静脉滴注 1 小时，第 1 天、第 8 天、第 15 天；卡铂，AUC 6，静脉滴注，第 1 天。每 3 周重复，共 6 周期。

注意事项 为卵巢上皮癌的一线常规化疗方案，当用作铂敏感复发化疗方案时，剂量调整为：紫杉醇 60~80mg/m²，静脉滴注 1 小时，第 1 天、第 8 天、第 15 天；卡铂，AUC 5~6，静脉滴注，第 2 天。每 3~4 周重复。

【处方⑤】 吉西他滨＋卡铂（GC 方案）：吉西他滨 800~1000mg/m²，静脉滴注 30 分钟，第 1 天、第 8 天；卡铂，AUC 4~6，静脉滴注，第 2 天。每 3~4 周重复。

注意事项 为卵巢上皮癌铂敏感复发化疗方案。

【处方⑥】 吉西他滨＋奥沙利铂方案：吉西他滨 800mg/m²，静脉滴注 30 分钟，第 1 天、第 8 天；奥沙利铂 130mg/m²，静脉滴注 2 小时，第 1 天。每 3 周重复。

注意事项 为铂耐药复发卵巢上皮癌化疗方案。

【处方⑦】 博来霉素＋依托泊苷＋顺铂（BEP 方案）：顺铂 20mg/（m²·d），静脉滴注，第 1~5 天；依托泊苷 70~100mg/（m²·d），静脉滴注，第 1~5 天；博来霉素每天 15mg，静脉滴注，第 1~3 天。每 3 周重复。

【处方⑧】 异环磷酰胺＋依托泊苷＋顺铂（IEP 方案）：异环磷酰胺 1.2g/（m²·d），静脉滴注，第 1~3 天；依托泊苷 70~100mg/（m²·d），静脉滴注，第 1~5 天；顺铂 20mg/m²/d，静脉滴注，第 1~5 天。3~4 周为一个周期。

注意事项 为卵巢恶性生殖细胞瘤二线化疗方案，主要用于对铂类药物敏感的生殖细胞瘤。

（李慧）

十一、子宫颈癌

（一）概述

子宫颈癌是女性最常见的恶性生殖道肿瘤之一，发病年龄有年轻化趋势。宫颈癌主要包括宫颈鳞状细胞癌、腺癌、腺鳞癌及其他少见病理类型，其中鳞状细胞癌约占 80%，腺癌约占 20%。

（二）诊断与治疗

【诊断要点】

1. 症状：早期常无症状，随着病情进展，可出现阴道出血、阴道分泌物增多、疼痛、泌尿系统及排便习惯等临床表现改变。

2. 体征：一般体征可有贫血貌、浅表淋巴结肿大等。妇科检查可发现宫颈肿物，表现为外生型、宫颈内生型、溃疡型或颈管型。

3. HPV 检测：是宫颈癌癌前病变及宫颈癌发病的必要因素。高危型 HPV 检测可用于诊断及病情监测。

4. 实验室检查：鳞癌相关抗原（SCC）是宫颈鳞状细胞癌的主要标志物，可用于诊断及监测病情。CA125、CEA、CA199 对宫颈腺癌的诊断具有参考意义。神经元特异性烯醇化酶（NSE）对宫颈神经内分泌瘤的诊断具有参考意义。

5. 影像学检查：宫颈浸润癌超声检查一般呈低回声，边界欠清晰。CT 检查具有较高的分辨率，宫颈癌的 CT 表现为宫颈增大，有软组织肿块影，外侧缘不整或模糊，增强扫描时有强化，但密度低于正常宫颈组织，若有坏死其内可见不强化区。侵及邻近器官时表现为脂肪界限消失，受累器官出现软组织肿块。MRI 具有良好的软组织分辨力，在诊断肿瘤大小、间质浸润深度、阴道和宫旁扩散范围和淋巴结状态方面具有价值。宫颈癌 MRI 表现为 T_1WI 呈低信号，T_2WI 呈中、高信号，与低信号的子宫颈间质对比清晰，间质环中断提示宫旁组织受侵，肿瘤包绕髂血管或侵犯盆壁肌肉提示盆壁受侵。PET-CT 可通过局部糖代谢增高判断原发灶及转移灶的位置。

6. 细胞组织病理学：宫颈/阴道细胞学涂片检查无损伤，简单易行，可多次重复，是筛查宫颈上皮内瘤变和早期宫颈癌的最好方法，有传统的巴氏涂片和现代的液基细胞学制片方法，后者因敏感性及特异性高近年来应用较多。阴道镜可在直视下发现宫颈癌前病变及小病灶，对于细胞学检查异常者，应在阴道镜观察下取材活检，宫颈活组织病理学检查是宫颈癌诊断的金标准。对于细胞学多次阳性，而阴道镜检查和宫颈活检阴性或活检为高级别上皮内瘤变但不排除浸润癌者应行诊断性宫颈锥形切除术。

【治疗原则】

1. 早期宫颈癌（Ⅰ~ⅡA 期）：以手术治疗为主。

2. 局部晚期宫颈癌（ⅠB₂~ⅡA₂ 期）：可选择铂类为基础的同步放化疗或根治性手术，两者疗效相当，但临床往往采用根治性子宫切除术＋盆腔淋巴结切除术。

3. 中晚期宫颈癌（ⅡB~Ⅳ期）：ⅡB~ⅣA 期患者选择铂类为基础的同步放化疗，ⅣB 期患者以铂类基础的姑息性全身化疗为主，可辅以个体化放疗控制局部病变。

【一般治疗】

1. 手术治疗：对于早期宫颈癌（Ⅰ~ⅡA 期）患者，ⅠA₁ 期可行宫颈锥切术或全子宫切除术，ⅠA₂ 期不要求保留生育功能的患者可行改良型广泛性子宫切除术，要求保留生育功能的可选择行宫颈锥切术或根治性宫颈切除术。对于肿瘤最大径小于 2cm 且要求保留生育功能的 ⅠB₁ 期患者，可选择行根治性宫颈切除术，其余早期宫颈癌患者行广泛性子宫切除术。对于 ⅠB₂、ⅡA₂ 期局部晚期患者，可选择根治性手术。对于 ⅠA₂ 期以上宫颈癌，手术范围应包括盆腔淋巴结清扫术±腹主动脉旁淋巴结取样术，术后有不良预后因素（局部肿瘤大于 4cm、深肌层浸润、淋巴脉管受累、腹膜后淋巴结转移、切缘阳性、宫旁转移）者，需辅助放疗或铂类为基础的同步放化疗。

2. 放射治疗：宫颈癌对放疗较敏感，早期宫颈癌放疗疗效与手术相当，Ⅲ期宫颈癌放疗 5 年生存率可达 30%～50%，Ⅳ期宫颈癌放疗亦能达到良好的姑息作用，对减轻症状、延长生命效果较好。

3. 同步放化疗：根治性外照射加腔内放疗同步铂类为基础的同步放化疗是治疗中晚期宫颈癌的金标准，与单纯放疗相比，可显著改善患者的生存，使死亡风险下降 30%～50%。同步化疗主要是提高放疗的敏感性，常用药物有单药顺铂、顺铂＋氟尿嘧啶。

4. 化学治疗：对于局部晚期宫颈癌，术前新辅助化疗可提高手术切除率、降低术后病理危险因素及局部复发率，改善患者的长期生存。对于晚期（ⅣB 期）及复发患者，姑息化疗尽管疗效不佳，但在一定程度上可改善患者生活质量。一线化疗方案包括：顺铂＋紫杉醇、卡铂＋紫杉醇、顺铂＋拓扑替康、顺铂＋吉西他滨。二线化疗包括：贝伐珠单抗、多西他赛、5-氟尿嘧啶、吉西他滨、异环磷酰胺、伊立替康、丝裂霉素、拓扑替康、培美曲塞、长春瑞滨等。

（三）药物处方

【处方①】 紫杉醇＋顺铂（TP 方案）：紫杉醇 135～175mg/m²，静脉滴注，第 1 天；顺铂 50～70mg/m²，静脉滴注，第 2 天。每 3～4 周重复。

注意事项 晚期患者一线化疗方案（一般共 6 周期），亦可作为新辅助化疗方案（一般为 1～3 疗程），临床实际应用时，应结合患者的一般状况及耐受情况对剂量进行适当调整。

【处方②】 紫杉醇＋卡铂（TC 方案）：紫杉醇 135～175mg/m²，静脉滴注，第 1 天；卡铂，AUC 4～5，静脉滴注，第 2 天。每 3～4 周重复。

注意事项 为晚期患者一线化疗方案（一般共 6 周期），亦可作为新辅助化疗方案（一般为 1～3 周期），临床实际应用时，应结合患者的一般状况及耐受情况对剂量进行适当调整。

【处方③】 紫杉醇＋奈达铂（PTX/NDP 方案）：紫杉醇 135～175mg/m²，静脉滴注，第 1 天；奈达铂 70～80mg/m²，静脉滴注，第 2 天。每 3～4 周重复。

注意事项 为晚期患者一线化疗方案（一般共 6 周期），临床实际应用时，应结合患者的一般状况及耐受情况对剂量进行适当调整。

【处方④】 异环磷酰胺＋顺铂＋博来霉素（BIP 方案）：异环磷酰胺 1g/（m²·d），静脉滴注，第 1～3 天；顺铂 50mg/m²，静脉滴注，第 1 天；博来霉素 15mg/d，静脉滴注，第 1～3 天。每 3～4 周重复。

注意事项 为晚期患者一线化疗方案（一般共 6 周期），亦可作为新辅助化疗方案（一般为 1～3 周期），临床实际应用时，应结合患者的一般状况及耐受情况对剂量进行适当调整。

【处方⑤】 吉西他滨＋顺铂（GP 方案）：吉西他滨 1250mg/m²，静脉滴注，第 1 天、第 8 天；顺铂 50mg/m²，静脉滴注，第 1 天。每 3～4 周重复。

注意事项 为晚期患者一线化疗方案（一般共 6 周期），亦可作为新辅助化疗方案（一般为 1～3 周期），临床实际应用时，应结合患者的一般状况及耐受情况对剂量进行适当调整。

【处方⑥】 5-氟尿嘧啶＋顺铂（FP 方案）：5-氟尿嘧啶 4g，静脉持续泵入（96 小时），放疗第 1～4 天，第 29～32 天；顺铂 50～70mg/m²，静脉滴注，放疗第 1 天、第 29 天。

注意事项 为放疗期间增敏化疗方案，临床实际应用时，应结合患者的一般状况及耐受情况对剂量进行适当调整。

【处方⑦】 顺铂（DDP）化疗方案：顺铂，30～40mg/m²，静脉滴注，放疗第 1 天、第 8 天、第 15 天、第 22 天、第 29 天、第 36 天。

（李慧）

十二、子宫内膜癌

（一）概述

子宫内膜癌是指发生于子宫内膜的恶性肿瘤，又称子宫体癌，为 35～60 岁女性最常见的恶性生殖道肿瘤。子宫内膜癌发病相关危险因素主要有：①肥胖、糖尿病、高血压是子宫内膜癌的高危因素，称为子宫内膜癌综合征；②长期持续的雌激素刺激，包括内源性雌激素失衡或外源性雌激素应用；③月经初潮早、无排卵、绝经晚或月经失调及不孕不育；④遗传因素：约 20% 患者有家族史；⑤不良生活方式，如吸烟、酗酒、低体力活动、不良饮食习惯等；⑥长期应用乳腺癌辅助治疗药物他莫昔芬。

（二）诊断与治疗

【诊断要点】 应根据症状、体征、实验室检查、影像学检查及组织病理学检查进行诊断。

1. 症状：绝经后阴道出血或出现血性白带、阴道排液者，不孕史者及 40 岁前有长期阴道出血者、40 岁后有不规则阴道出血者均应怀疑子宫内膜癌并进一步检查。

2. 体征：注意有无糖尿病、高血压及心血管疾病等相关体征。一般体征可有发热、贫血貌、浅表淋巴结肿大、盆腔肿物、恶病质等。妇科检查可发现子宫增大、附件肿物、宫腔积液等，应排除阴道、宫颈病变出血及炎性感染引起的排液。

3. 实验室检查：CA125 在晚期、转移性子宫内膜癌及术后复发患者中均有不同程度的升高，对诊断及术后监测病情有一定的参考价值。

4. 影像学检查：经阴道 B 超检查可了解子宫大小、宫腔有无赘生物、内膜厚度、肌层有无浸润、附件肿物大小和性质等。CT 及 MRI 等特殊检查可明确肌层浸润深度、有无宫颈受累及淋巴结转移等。

5. 细胞组织病理学：子宫内膜组织学检查是子宫内膜癌确诊及肿瘤组织学分级的依据。可通过分段取颈管细胞学检查及在宫腔镜直视下对可疑部位取内膜活检。

【治疗原则】

1. 子宫内膜样腺癌以手术治疗为主，除不能耐受手术及晚期不能手术的患者外，均应进行全面的手术–病理分期，具有高危因素者术后辅以放疗、化疗或内分泌治疗等综合治疗。

2. 晚期或复发性子宫内膜样腺癌可接受的治疗方案包括减瘤术、全身化疗、内分泌治疗和放疗。

【一般治疗】

1. 手术治疗：手术是子宫内膜样腺癌的主要治疗手段，手术目的为手术–病理分期，明确病变范围，决定术后辅助治疗方案。

2. 化学治疗：化疗为晚期或复发子宫内膜样腺癌综合治疗措施之一，可根据患者情况单独应用或联合应用 3～6 周期，也可与孕激素合并应用。单药有效率为 25%～37%，联合用药有效率为 50%～60%。常用化疗药物有顺铂、阿霉素、紫杉醇、环磷酰胺、氟尿嘧啶、丝裂霉素、依托泊苷等。

3. 放射治疗：放疗为子宫内膜样腺癌有效方法之一，分为单纯放疗、术前放疗及术后放疗。

4. 内分泌治疗：仅应用于子宫内膜样腺癌，目前主要应用于早期需要保留生育功能的年轻患者，及晚期、复发或无法手术的患者。内分泌治疗总体有效率为 25%～30%，其中肿瘤分化良好、孕激素受体阳性者疗效相对较好。目前无公认的治疗方案，一般主张单独应用大剂量长疗程的孕激素，常用药物有孕酮类药物（甲地孕酮、甲羟孕酮、己酸孕酮）及他莫昔芬。

（三）药物处方

【处方①】　紫杉醇＋卡铂（TC 方案）：紫杉醇 135～175mg/m²，静脉滴注，第 1 天；卡铂 AUC 4～6，静脉滴注，第 1 天。每 3～4 周重复，共 3～6 周期。

【处方②】　紫杉醇＋顺铂（TP 方案）：紫杉醇 135～175mg/m²，静脉滴注，第 1 天；顺铂 50～70mg/m²，静脉滴注，第 2 天。每 3～4 周重复，共 3～6 周期。

【处方③】　盐酸多柔比星＋顺铂（AP 方案）：盐酸多柔比星 60mg/m²，静脉滴注，第 1 天；顺铂 50mg/m²，静脉滴注，第 1 天。每 3～4 周重复，共 3～6 周期。

【处方④】　紫杉醇＋盐酸多柔比星＋顺铂（TAP 方案）：盐酸多柔比星，45mg/m²，静脉滴注，第 1 天；紫杉醇 160mg/m²，静脉滴注，第 1 天；顺铂 50mg/m²，静脉滴注，第 2 天。每 3～4 周重复，共 3～6 周期。

【处方⑤】　多西紫杉醇＋卡铂（DC 方案）：多西紫杉醇（多西他赛）75mg/m²，静脉滴注 1 小时，第 1 天；卡铂，AUC 4～6，静脉滴注，第 1 天。每 3～4 周重复，共 3～6 周期。

【处方⑥】　异环磷酰胺＋紫杉醇方案：异环磷酰胺 1.6

克/m²，静脉滴注，第 1～3 天；紫杉醇 135mg/m²，静脉滴注 3 小时，第 1 天。每 3～4 周重复，共 3～6 周期。

（李慧）

十三、绒毛膜上皮癌和恶性葡萄胎

（一）概述

妊娠滋养细胞疾病是异体滋养细胞增殖的一种疾病，包括葡萄胎、侵蚀性葡萄胎、绒毛膜癌和胎盘部位滋养细胞肿瘤。除葡萄胎为良性肿瘤外，其余均为恶性滋养细胞肿瘤范畴。其中侵蚀性葡萄胎和绒毛膜癌在临床表现、处理原则与预后上基本一致，FIGO 2000 年将侵蚀性葡萄胎和绒毛膜癌合称为妊娠滋养细胞肿瘤。

（二）诊断与治疗

【诊断要点】　结合临床症状、人绒毛膜促性腺激素（hCG）测定、超声及组织病理学检查可进行诊断。

1. 症状：凡是足月分娩、异位妊娠、流产后，尤其是葡萄胎清除后阴道出现持续性不规则出血、子宫复旧不佳者均应考虑妊娠滋养细胞肿瘤。对于继发于流产或足月产后发生恶变的、葡萄胎排空后 1 年以上发病者一般诊断为绒癌，1 年内诊断为侵蚀性葡萄胎。

2. 实验室检查：足月产或流产 1 月后、葡萄胎清宫 2 月后，血 hCG 持续在正常水平以上，或定性试验阴性后又转为阳性，已降至正常水平一段时间又出现升高，结合临床表现，在除外胎盘残留、不全流产或残余葡萄胎的情况下，应考虑妊娠滋养细胞肿瘤。hCG 可作为诊断、疗效评价及随访指标。

3. 影像学检查：超声检查可发现广泛的肌层内肿瘤血管浸润和低阻性血流频谱。胸片、CT 及 MRI 可明确肿瘤侵及范围及有无远处转移。

4. 组织学诊断：在子宫肌层内或子宫外转移灶中发现绒毛或退化的绒毛阴影，则诊断为侵蚀性葡萄胎；若仅见成片滋养细胞浸润及坏死出血，未见绒毛结构者，诊断为绒癌。

【治疗原则】

1. 妊娠滋养细胞肿瘤以全身化疗为主，辅以手术、放疗及免疫等综合治疗。

2. 制订治疗方案前，必须作出正确的 FIGO 分期和对造血功能、肝肾功能及全身情况的估计，以达到分层和个体化疗。

（三）药物处方

【处方①】　5-氟尿嘧啶方案：5-氟尿嘧啶 28～30mg/（kg·d），静脉滴注 8 小时，8～10 天为 1 疗程。疗程间隔 2 周，共 1～2 疗程。

注意事项　主要用于病灶局限于子宫及低危转移性妊娠滋养细胞肿瘤患者。

【处方②】甲氨蝶呤-四氢叶酸方案：甲氨蝶呤 1～2mg/（kg·d），深部肌内注射，第 1 天、第 3 天、第 5 天、第 7 天隔日用药 1 次，在甲氨蝶呤给药 24 小时后，第 2 天、第 4

天、第 6 天、第 8 天按 0.1～0.2mg/（kg·d）肌内注射四氢叶酸，8 天为 1 疗程。疗程间隔 12～14 天，共 1 疗程。

注意事项 主要用于病灶局限于子宫及低危转移性妊娠滋养细胞肿瘤患者。

【处方③】 放线菌素 D 方案：放线菌素 D 10～13μg/（kg·d），静脉滴注，5 天为 1 疗程，疗程间隔 12～14 天，共 1～2 疗程。

注意事项 主要用于病灶局限于子宫及低危转移性妊娠滋养细胞肿瘤患者。

【处方④】 长春新碱＋5-氟尿嘧啶＋放线菌素 D（VCR＋5-FU＋KSM 方案）：长春新碱 2mg 溶于 30ml 生理氯化钠溶液，于第 1 天化疗前 3 小时静脉推注；5-氟尿嘧啶 24～26mg/（kg·d），溶于 500ml 5%葡萄糖注射液，静脉匀速滴注 8 小时，第 1～7 天；放线菌素 D 4～6μg/（kg·d），溶于 250ml 5%葡萄糖注射液，静脉滴注 1 小时，第 6～8 天。疗程间隔 17～21 天。

注意事项 为联合化疗方案，适用于肿瘤出现多处转移或 WHO 预后评分为中高危患者。

【处方⑤】 长春新碱＋5-氟尿嘧啶＋放线菌素 D＋依托泊苷（VCR＋5-FU＋KSM＋VP-16 方案）：长春新碱 2mg 溶于 30ml 生理氯化钠溶液，于第 1 天化疗前 3 小时静脉推注；5-氟尿嘧啶 800～900mg/（m²·d），溶于 500ml 5%葡萄糖注射液，静脉匀速滴注 8 小时，第 1 天～第 5 天；依托泊苷 100mg/（m²·d），溶于 250ml 生理氯化钠溶液，静脉滴注 1 小时，第 1～5 天；放线菌素 D 200μg/（m²·d），溶于 250ml 5%葡萄糖注射液，静脉滴注 1 小时，第 1～5 天。疗程间隔 17～21 天。

【处方⑥】 甲氨蝶呤＋放线菌素 D＋依托泊苷＋四氢叶酸＋长春新碱（EMA/CO 方案）：第 1 天，甲氨蝶呤 100mg/m² 溶于 30ml 生理氯化钠溶液，静脉推注；甲氨蝶呤 200mg/m² 溶于 1000ml 生理氯化钠溶液，静脉匀速滴注 12 小时；放线菌素 D 500μg，溶于 250ml 5%葡萄糖注射液，静脉滴注 1 小时；依托泊苷 100mg/m²，溶于 250ml 生理氯化钠溶液，静脉滴注 1 小时。第 2 天，依托泊苷，100mg/m²，溶于 250ml 生理氯化钠溶液，静脉滴注 1 小时；放线菌素 D 500μg，溶于 250ml 5%葡萄糖注射液，静脉滴注 1 小时。四氢叶酸 15mg，溶于 4ml 生理氯化钠溶液，肌内注射，每 12 小时 1 次（从静脉推注甲氨蝶呤 24 小时后开始，共 4 次）。第 8 天，长春新碱 2mg 溶于 30ml 生理氯化钠溶液，于化疗前 3 小时静脉推注；环磷酰胺 600mg/m²，溶于 500ml 生理氯化钠溶液，静脉滴注 2 小时。疗程间隔 7 天。

【处方⑦】 顺铂＋长春新碱＋博来霉素（PVB 方案）：顺铂 20mg/m²，静脉滴注，第 1～5 天；长春新碱 2mg，静脉滴注，第 1～2 天；博来霉素 30mg，肌内注射，第 2 天。博来霉素每周重复，终身剂量为 360mg。

第三章 骨、皮肤与软组织肿瘤

一、骨巨细胞瘤

（一）概述

骨巨细胞瘤（GCT）约占原发性骨肿瘤的 20%，可能起始于骨髓内间叶组织，好发年龄为 20～40 岁，女性高于男性。多见于股骨下端、胫骨上端、肱骨上端及桡骨远端的骨骺，随病灶的扩大逐渐侵及干骺端。骨巨细胞瘤具有较强侵袭性，对骨质的溶蚀破坏作用大，极少数有反应性新骨生成及自愈倾向，可穿过骨皮质形成软组织包块，刮除术后复发率高，少数可出现局部恶性变或肺转移。

（二）诊断与治疗

【诊断要点】

1. 常有关节疼痛，关节肿胀、皮肤充血和功能障碍。

2. X 线表现为病灶位于干骺端偏心位、溶骨性膨胀性骨破坏，边界清楚，有时呈皂泡样改变，多有明显包壳。

3. 病理检查见肿瘤由稠密的、大小一致的单核细胞群组成，大量多核巨细胞分布于各部，基质中有梭性成纤维细胞样和圆形组织细胞样细胞分布。

【治疗原则】

骨巨细胞瘤的治疗以手术切除为主，彻底的囊内切除为首选的手术方法，应用切刮术加灭活处理，植入自体或异体松质骨或骨水泥。本病复发率高，对于复发者，应作切除或节段截除术或假体植入术。分期属 G_1-2T_1-2M_0 者，宜广泛或根治切除，对脊椎等手术困难部位可放疗。骨巨细胞瘤对化疗无效。

【一般治疗】

1. 局部切除：肿瘤切除后，若对功能影响不大，可完全切除，如腓骨上端、尺骨下端、桡骨上端等部位。

2. 刮除加辅助治疗：可应用酚溶液或无水乙醇涂抹刮除后的肿瘤空腔的内表面。细胞毒素物质可用于局部复发的表面。物理疗法有冷冻或热治疗。用骨水泥填充肿瘤内切除所剩的空腔时，产生的热量可预防复发，即骨水泥的致热反应造成局部发热，使残存肿瘤组织坏死而不损伤正常组织，避免并发症出现。

3. 切除或截肢：肿块范围较大，为恶性，有软组织浸润或术后复发，应根据具体情况考虑局部切除或截肢，术后可考虑应用人工关节或关节融合术。

4. 放射治疗：在不能手术或手术不能彻底切除者、术后对功能影响过大者及术后复发者，可采用放射治疗，放疗范围应超过病变边缘 1～2cm，包括软组织肿块在内，剂量一般为 45～55Gy/（5～6）周。

（林小华）

二、骨肉瘤

（一）概述

骨肉瘤好发于儿童和年轻人，中位发病年龄为 20 岁。骨肉瘤亚型有 11 种。骨肉瘤是一个产生骨质或不成熟骨高级别梭形细胞肿瘤，常见于骨发育生长最快的股骨远端或近端胫骨。大多数骨肉瘤生长在骨髓腔内，恶性度高，骨膜外病变是皮质旁骨肉瘤，常发生在股骨远端后方；另外一种皮质旁变异型为骨膜骨肉瘤，常累及股骨远端后方，病变的严重性表现介于皮质旁骨肉瘤及经典骨肉瘤之间。

（二）诊断与治疗

【诊断要点】 成骨性骨肉瘤可以在早期发现血液中骨源性碱性磷酸酶增高，病理诊断是治疗的依据。进行活体组织检查，尽快得到病理学检查的确认，对明确诊断和治疗有重要的意义。

1. X 线片：典型的骨肉瘤的 X 线表现为骨组织同时具有新骨生成和骨破坏的特点。Codman 三角是其特征性的 X 线征象。这种现象在部分骨髓炎和尤文肉瘤患者中可见到，在骨肉瘤中则是非常典型的。晚期可看到肿瘤浸润软组织的阴影，可在部分病例中见到病理性骨折。

2. CT 和 MRI：是判断骨肿瘤性质、范围和有无周围软组织浸润的有效手段，可早期发现肺部和其他脏器的转移病灶，是骨肉瘤临床检查的常规项目。

3. 核素骨扫描：可早期发现和晚期鉴别有无转移病灶的常用方法。

【治疗原则】 骨肉瘤经病理确诊后，手术切除肿瘤组织在骨肉瘤治疗中占据主导地位，辅助化疗及新辅助化疗可延长早期骨肉瘤的生存期。肿瘤组织切除后的化学或放射性治疗对控制肿瘤转移，提高生存率非常重要。

【一般治疗】 目前骨肉瘤仍以手术切除肿瘤病灶组织为主。放、化疗在术后辅助及晚期肿瘤中占有重要地位，近年来早期临床研究中发现，我国自主研发的抗血管生成药物阿帕替尼对治疗骨肉瘤显示出一定疗效。

（三）药物处方

【处方①】 盐酸多柔比星 60～75mg/m²，连续静脉输注 48～72 小时，每 3 周 1 次。

【处方②】 异环磷酰胺+顺铂+依托泊苷：异环磷酰胺

1.2g/（m²·d），静脉滴注，第 1～3 天；依托泊苷 70～100mg/（m²·d），静脉滴注，第 1～5 天；顺铂 20mg/（m²·d），静脉滴注，第 1～5 天。3～4 周为一个周期。

【处方③】 长春新碱+5-氟尿嘧啶：长春新碱 2mg，溶于 30ml 生理氯化钠溶液，静脉推注，第 1 天；5-氟尿嘧啶 24～26mg/（kg·d），溶于 500ml 5%葡萄糖注射液，静脉匀速滴注 8 小时，第 1～7 天。疗程间隔 17～21 天。

（关煜）

三、软骨肉瘤

（一）概述

软骨肉瘤是常见的恶性骨肿瘤之一，但少于成骨肉瘤。有原发和继发两种，后者可由软骨瘤、骨软骨瘤恶变而来。肿瘤多见于成人，30 岁以下少见，35 岁以后发病率逐渐增高。男性多于女性。

（二）诊断与治疗

【诊断要点】

1. 患者年龄偏大（尤其是 40 岁后肿瘤仍在增大）。

2. 在休息状态下疼痛。

3. 肿瘤最大径：长骨>5cm、扁骨>2～3cm。

4. 影像学骨皮质有改变（增厚、变薄、局部隆起以及骨皮质内层扇形凹陷大于正常皮质厚度的 2/3）。

5. 骨端受累。

6. MRI 与 X 线平片/CT 相比较肿瘤范围有明显差异，出现骨旁或瘤旁水肿影。

7. 有骨膜反应或软组织肿块时。即使软骨细胞缺乏异型性和富于细胞性也应高度疑为软骨肉瘤。

【治疗原则】 肿瘤的组织学级别及生长部位，是决定初始治疗选择的重要参数。可切除低级别及局限型可以实施病灶切除+辅助化疗。部分瘤体大，肿瘤生长于关节内或骨盆内的低级别病变，首选治疗是切缘阴性的广泛切除术。高级别或侵犯型，如可以切除，可通过广泛切除获得切缘阴性。

【一般治疗】 放射治疗适用于不能手术的高级别、低级别病变。

化疗对于所有类型软骨肉瘤治疗效果差，普通软骨肉瘤无固定化疗方案，去分化软骨肉瘤参照骨肉瘤的治疗，间质软骨肉瘤参照尤因肉瘤。

（三）药物处方

【处方①】 长春新碱+盐酸多柔比星+环磷酰胺：长春新碱 2mg，静脉注射，第 1～2 天；盐酸多柔比星 60～75mg/m²，静脉滴注，第 1 天；环磷酰胺 600mg/m²，静脉滴注，第 1 天。疗程间隔 17～21 天。

【处方②】 异环磷酰胺+依托泊苷：异环磷酰胺 1.2g/（m²·d），静脉滴注，第 1～3 天；依托泊苷 70～100mg/（m²·d），静脉滴注，第 1～5 天。3～4 周为一个周期。

【处方③】 长春新碱+5-氟尿嘧啶：长春新碱 2mg 溶

于 30ml 生理氯化钠溶液，于第 1 天化疗前 3 小时静脉推注；5-氟尿嘧啶 24～26mg/（kg·d），溶于 500ml 5%葡萄糖注射液，静脉匀速滴注 8 小时，第 1～7 天。疗程间隔 17～21 天。

（关煜）

四、尤文肉瘤

（一）概述

尤文肉瘤是一种多起源于骨的高度恶性"小圆细胞"恶性肿瘤。好发于青少年。

（二）诊断与治疗

【诊断要点】

1. 发病年龄及部位

（1）年龄和性别尤文肉瘤多发生在 5～25 岁，发生在 5 岁以下和 30 岁以上的病例很少见（各少于 10%）。男女发病率差异较明显，男女比为（1.3～1.5）:1。

（2）好发部位尤文肉瘤可发生在所有骨骼，长管状骨较多见，其中股骨发病率较其他部位更高，其次是胫骨和腓骨。扁平骨为另一个高发区域，尤文肉瘤一般发生在长管状骨的骨干，干骺端偏干和干骺端其他位置也较常见，病变可扩张到全部骨干，但骺端受侵很少。

2. 临床症状和体征

（1）疼痛 是最常见的临床症状，呈间歇性发作。疼痛程度不一，进展迅速，短时间内会变为持续性疼痛；肿瘤发病部位不同，局部疼痛随肿瘤部位而逐渐扩散蔓延。发病部位邻近关节时，可表现跛行、关节僵硬及关节积液。该肿瘤很少合并病理骨折，位于脊柱部位的肿瘤，肿瘤压迫可产生下肢的放射痛、无力和麻木感。

（2）肿块 肿瘤生长迅速，表面可表现为红、肿、热、痛，肿瘤局部压痛明显。表面可有静脉怒张，有时肿块在软组织内生长极快，2～3 个月内即可长成人头样大小。发病部位位于髂骨的肿瘤，肿块可伸入到盆腔内部，查体时可在下腹部或肛诊时触及肿块。

（3）全身症状 表面患者常见的全身症状，有体温增高，可达 38～40℃，周身乏力，食欲减退及贫血等；另外，肿瘤所在部位不同，还可引起相应部位的其他症状，如位于股骨下端的病变，可影响膝关节运动功能，并可引起关节腔积液，位于肋骨的病变可引起胸腔积液等。

尤文肉瘤还有一些相对少见的情况，包括长管状骨进行性破坏造成的病理骨折以及神经症状（下颌骨肿瘤造成的面神经感觉异常，骨盆和骶骨肿瘤造成肠道和膀胱功能异常，椎体肿瘤造成神经根和脊髓压迫症状）。

3. 影像学检查

（1）X 线检查 尤文肉瘤最常见的 X 线表现是长管状骨的骨干或干骺端进行性的骨质破坏，主要沿骨的长轴及骨干的中心扩展，形成骨松质破坏，并逐渐蔓延到皮质，使得哈佛管增宽，肿瘤穿出皮质过程中刺激骨膜，使得皮质区可见沿骨膜长轴形成数层骨膜性新生骨。皮质的外向溶骨破坏

加上外层的骨膜新生骨形成，造成骨干梭形膨胀表现，称为"葱皮样"骨膜反应或骨膜新生骨。肿瘤及其软组织肿块可以长的很大，其大小和肿瘤生长速度及症状出现早晚相关。肿瘤所在部位决定其症状出现的早晚。

（2）CT 和 MRI CT 和 MRI 检查主要用于新辅助化疗后疗效评价。结合 X 线片、ECT、CT 和 MRI 综合评价，再结合临床才能对化疗疗效有一个全面的了解。

4. 病理学检查：肿瘤由小圆细胞、卵圆细胞及短梭形细胞构成，在某些区域，大量成片的细胞，期间无骨小梁。另外区域，肿瘤细胞充满髓腔，但不破坏骨小梁，并且在某些区域，细胞形成结节，周围由非肿瘤性纤维组织包绕，大片的出血坏死区很常见。条索状的肿瘤细胞充满于扩大的哈佛管内并延伸到软组织肿块中。在肿块边缘可见肿瘤细胞穿透纤维组织包膜进入邻近的肌肉或反应组织内。

【治疗原则】

以往单纯的手术和放射治疗，很快会出现肿瘤的复发或转移，这可能与肿瘤的微小转移灶相关。以化疗为主的全身治疗显著提高了患者的存活率，治疗方案主要是以放疗或手术治疗达到局部控制，同时行全身化疗及靶向治疗防止肿瘤复发。

1. 外科治疗：尤文肉瘤的局部外科治疗既能有效地控制局部的复发率，又能减少保肢手术后的并发症。但手术自身所带来的并发症并不少见，包括严重的伤口感染、伤口局部皮瓣坏死、人工关节假体的松动和断裂、病理骨折、应用异体骨后的排异反应导致不愈合、神经麻痹等，其发生率较低，总之，在外科边界有保证的情况下，外科治疗应为首选方法。

2. 放疗：尤文肉瘤对放疗极为敏感，作为局部控制肿瘤的方法，在早期的方案中放疗具有重要的意义，但单纯放疗易发生转移或复发，放疗作用已大大下降。推荐术后放疗用于那些无法完整切除病灶的患者。对于原发于颅骨、脊椎或盆腔的肿瘤，由于手术无法完整根除，放疗又难以达到标准计量，因此局部控制成为难点。放疗作为局部控制肿瘤的方法仍具有一定的应用价值。

3. 化学治疗：化疗是尤文肉瘤最重要的治疗方案，多种药物联合化疗使得尤文肉瘤的 5 年生存率由 5%～10%提高至 70%。目前认为较为有效的化疗药物为环磷酰胺、阿霉素、放线菌素 D、更生霉素、长春新碱等。多药联合化疗是目前比较有效的化疗方案。术前新辅助化疗能明显提高患者的复发生存率和总生存率。

4. 靶向治疗：靶向治疗通过针对肿瘤发生及发展过程中的特异性靶点来治愈肿瘤，其对正常组织的影响较小，已逐渐成为肿瘤治疗研究的新热点。目前，尤文肉瘤靶向治疗研究的内容主要集中在胰岛素样生长因子受体（CGF-1R）、EWS-ETS 融合基因、哺乳动物雷帕霉素靶蛋白（mTOR）等方面。

（三）药物处方

【处方①】 长春新碱＋放线菌素-D＋环磷酰胺（VAC

方案）：长春新碱 2mg，静脉滴注，第 1 天；放线菌素－D 2mg/m²，静脉滴注，第 1 天；环磷酰胺 1200mg/m²，静脉滴注，第 1 天。每 28 天为一周期。

【处方②】 长春新碱＋盐酸多柔比星＋环磷酰胺（VAC 方案）：长春新碱 2mg，静脉滴注，第 1 天、第 29 天；盐酸多柔比星 75mg/m²，第 1 天、第 29 天；环磷酰胺 1200mg/m²，静脉滴注，第 1 天、第 29 天。每 28 天为一周期。

【处方③】 T9方案（64天重复）：盐酸多柔比星 20mg/m²，静脉滴注，第 1 天、第 2 天、第 3 天、第 42 天、第 43 天、第 44 天；甲氨蝶呤 12mg/m²，第 1 天、第 2 天、第 3 天、第 42 天、第 43 天、第 44 天；环磷酰胺 1200mg/m²，静脉滴注，第 1 天、第 42 天；放线菌素－D 0.5mg/kg，静脉滴注，第 21 天、第 22 天、第 23 天；博来霉素 10mg/m²，静脉滴注，第 21 天、第 22 天、第 23 天；长春新碱 1.5mg/m²，静脉滴注，第 1 天、第 7 天、第 14 天、第 21 天、第 30 天。

【处方④】 IE（异环磷酰胺＋依托泊苷）方案序贯 AC（盐酸多柔比星＋环磷酰胺）方案治疗。IE：异环磷酰胺 1.6g/m²，静脉滴注，第 1～5 天＋依托泊苷 100mg/m²，静脉滴注，第 15 天，21 天一周期，3 周期 IE 后接 AC。AC：盐酸多柔比星 35mg/m²，静脉滴注，第 8 天；环磷酰胺 150mg/m²，静脉滴注，第 1～7 天，21 天一周期。

（刘冰）

五、恶性黑色素瘤

（一）概述

恶性黑色素瘤是一种来源于黑色素细胞的恶性肿瘤，可分布于皮肤、眼睛、黏膜表面和神经系统。其发病率随年龄逐年增长，男性患病风险为女性的 1.7 倍。绝大部分恶性黑色素瘤可以产生黑色素，少数可表现为无色素性恶性黑色素瘤。

（二）诊断与治疗

【诊断要点】 皮肤恶性黑色素瘤起源于与黑色素细胞有关的皮损。正常人几乎均有色痣，部分人皮肤存在由痣细胞构成的良性肿瘤，如交界痣、皮内痣和复合痣等；此外，黑色素细胞可能还会引起单纯雀斑样痣、太田痣、发育不良痣、蓝痣等皮肤。这些均需与皮肤恶性黑色素瘤鉴别。

1. 美国国立癌症研究所推荐的“ABCDE”检查法，可适用于皮肤恶性黑色素瘤的早期诊断：①不对称（asymmetry）；②边缘不规则（border irregularities）；③颜色不均匀（color variegation，即同一区域内有不同的颜色）；④直径大于 6mm（diametergreater than 6mm）；⑤扩大或颜色、形状或症状的变化（enlargement or evolution of color change，shape，or symptoms）。出现上述改变常提示早期恶性黑色素瘤可能。

2. 全身皮肤检查：与部分检查相比，对全部皮肤表面进行筛查性检查可使检出黑素瘤的可能性增至 6 倍。男性的病灶更多位于背部，女性的病灶更多位于小腿，因为这些是日晒伤及日光暴露的常见部位，筛查这些部位以及头皮和足底可能有助于早期发现。

3. 皮肤镜检查：皮肤镜检查（或皮肤视镜检查或表皮发光显微镜）是指使用手持透镜联合油浸来更好地观察色素病变。该技术主要由皮肤科医生实施，可改善黑素瘤的发现。

4. 活检：以往观点认为，对怀疑恶黑者，应将病灶连同周围 0.5～1cm 正常皮肤及皮下脂肪整块切除后行病理检查，证实为恶黑，再决定是否广泛切除。

5. 皮肤恶性黑色素瘤分型如下：表浅扩散型，占黑色素瘤的 70% 以上。结节型，占 15%～30%，好发于下肢和躯干，易发生溃疡和出血，侵袭性强；雀斑型，占 4%～10%，好发于白种老年人头、颈部等暴露部位；肢端雀斑型：特征性的出现在手掌、足底或甲床下，仅占皮肤恶黑的 2%～8%，但在深色皮肤人群如黑人、亚洲人和拉丁美洲人中比例较高，为 35%～66%。

6. PET－CT 检查：由于大部分恶性黑色素瘤对葡萄糖的摄取很高，因此在检查系统性转移灶时，PET－CT 较其他影像学检查（如 B 超、CT、MRI）有更高的敏感性。但 MRI 对于脑转移，CT 对于肺转移，前哨淋巴结活检对于区域淋巴结转移，相对 PET－CT 更有优势。

7. 其他检查：对于其他特殊部位的恶性黑色素瘤的诊断，其他检查如胃镜、肠镜、眼底镜等，均有其特殊的价值。

【一般治疗】

1. 低危患者：大多数诊断为黑素瘤的患者呈 Ⅰ 期或 ⅡA 期病变（肿瘤厚度≤2mm 伴溃疡，或局部肿瘤厚度≤4mm 且无溃疡）。对于这些患者，外科手术通常能够治愈，无需辅助治疗（除非在正式临床试验情况下）。

2. 高危淋巴结阴性（ⅡB 期或 ⅡC 期）黑素瘤：无淋巴结受累但原发肿瘤具有高危特征的患者病变复发和扩散的风险较高。高危原发肿瘤包括厚度大于 4mm 的肿瘤或厚度大于 2mm 且有溃疡的肿瘤。

3. 高危Ⅲ期黑素瘤：对于已行Ⅲ期黑素瘤完全切除术的患者，有关辅助治疗的推荐取决于淋巴结受累范围：对于有肉眼可见淋巴结受累、多个淋巴结受累或单个淋巴结中镜下肿瘤直径大于 1mm 的患者，首选方法是使之参与到评估程序性细胞死亡－1 蛋白（PD－1）抑制剂的临床试验中。若无法参与临床试验，易普利单抗（使用 10mg/kg 的方案）是一种合适的替代选择。

4. Ⅳ期黑色素瘤：部分患者在就诊时具有转移性肿瘤，而一些患者在初始根治性治疗后发生转移。高剂量白细胞介素－2（IL－2）是改变转移性黑色素瘤患者自然病程的首要治疗，可能治愈小部分患者。但是，它的重度毒性限制其仅应用于下述患者：仔细选择出的、在具有处理治疗副作用经验的医疗中心接受治疗的患者。

5. 放射治疗：黑色素瘤一直被认为是一种相对抗放射的肿瘤。新近的研究数据对这一观点提出异议，且现在认为放射治疗是恶性黑色素瘤的有效治疗方法。最重要的是，它可以有效减轻 40%～50% 的有不可切除的局部复发性或转移性疾病患者中出现的骨痛、硬膜外脊髓压迫、因大脑受累和（或）肿瘤出血而出现的中枢神经系统功能障碍的痛苦。

6. 细胞毒性化疗：尚未显示细胞毒性化疗（单药或联用）能改善晚期黑色素瘤患者的总生存期。缓解率通常小于 20%，中位缓解时间是 4～6 个月。因此，化疗（如达卡巴嗪、替莫唑胺、卡铂/紫杉醇、福莫司汀）的作用限于以下患者：存在 BRAF 野生型（WT）肿瘤且不适合进行免疫治疗的患者以及在采用其他选择进行最佳治疗后发生进展的患者。

（三）药物处方

【处方①】 干扰素-α（IFN-α），2000 万单位/m^2，静脉给药，每周 5 日，治疗 4 周；随后以 1000 万单位/m^2，皮下给药。每周 3 次，治疗 11 个月。

【处方②】 重组人白细胞介素-2（rhIL-2），一次 600000～720000U/kg，每 8 小时 1 次，静脉给药，在第 1 天～第 5 天，第 15～19 天给药，每个疗程最多 28 剂。

【处方③】 BFAF 抑制剂：威罗非尼，每次 960mg，口服，一天 2 次；达拉非尼，每次 150mg，口服，一天 2 次。

【处方④】 曲美替尼 2mg/d，口服，一天一次。

【处方⑤】 伊马替尼，一次 400mg，口服，一日 2 次。

【处方⑥】 使用以 PD-1 为靶点的尼沃单抗或培布珠单抗。尼沃单抗 3mg/kg，静脉给药，每 2 周 1 次；培布珠单抗，一次 200mg，静脉滴注 30 分钟，每 3 周 1 次，直至疾病进展或出现无法耐受的毒性。

【处方⑦】 用于疾病转移患者：易普利单抗 3mg/kg，静脉输注，每 3 周 1 次，共治疗 4 次；作为辅助治疗：易普利单抗 10mg/kg，每 3 周 1 次，共治疗 4 次；随后每 12 周 1 次，持续最多 3 年。

（李治桦）

六、皮肤癌

（一）概述

皮肤恶性肿瘤主要包括恶性黑色素瘤、基底细胞癌、鳞状细胞癌、肉瘤及附属器官的恶性肿瘤等，恶性黑素瘤属色素性皮肤癌，有单独章节介绍，本部分主要介绍占皮肤恶性肿瘤 90% 以上的基底细胞癌和鳞状细胞癌。

（二）诊断与治疗

【诊断要点】 遇有下列情况应高度怀疑早期皮肤癌：①经久不愈或时好时坏或有少量出血的皮肤溃疡；②日光性角化病出现出血、溃疡或不对称性结节突起；③曾被阳光照射过的皮肤或陈旧瘢痕出现溃疡或结节突起；④久不消褪的红色皮肤瘢痕上出现糜烂等。

1. 活检：因为皮肤肿瘤临床特征有高度重叠，所以活检对诊断至关重要。切除活检或钻孔活检比削刮活检对诊断更有利，因为浅表的削刮活检可能丢失重要的诊断线索。

2. 病理诊断：准确的病理学分型尤为重要。

【一般治疗】

1. 手术切除：对低危型和高危型 SCC 均适用，是治疗 SCC 的常用方法。切除通常可在门诊局麻下进行。

2. 冷冻疗法：通过冻结和融化的方法破坏恶性细胞。这种疗法可能用于小的界限清楚的低危侵袭性皮肤癌和皮肤原位癌。

3. 电外科：电干燥术和电刮除术（ED&C）可能用于治疗小的、表浅的、界限清楚的皮肤癌和位于非关键的低风险部位的皮肤原位癌。

4. 放疗：放疗是小的边界清楚的原发性 SCC 初始治疗方法的一个选择。然而，由于放疗存在潜在的长期副作用，这种治疗方式主要保留用于年龄较大患者或不能进行手术治疗的患者。

5. 局部用 5-氟尿嘧啶：当其他治疗方式不能实行时和患者拒绝手术治疗时，局部用 5-FU 被广泛用于该病。在术后愈合不佳的情况下，例如皮损累及老年患者或有静脉淤积性疾病的患者的下肢时，局部用 5-FU 尤其有价值。局部用 5-FU 也可有效治疗可能发生于砷皮炎或着色性干皮病（XP）患者的广泛性原位皮肤癌病变。

6. 光动力疗法：光动力疗法（PDT）可用于治疗皮肤原位癌，PDT 不推荐用于治疗侵袭性皮肤癌。

7. 全身化疗：全身化疗用于治疗手术切除或放疗无法处理的远处转移或局部晚期病变患者。

（三）药物处方

○基底细胞癌

靶向治疗：Hedgehog 信号通路可引起基底细胞增殖和肿瘤生长。此通路的信号由细胞表面受体 SMO 启动。两种 SMO 抑制剂（维莫德吉和索尼德吉）对局部晚期或转移性基底细胞癌患者有临床上有用的活性。伊曲康唑是一种抗真菌药物，也可抑制该通路，但该药物的资料要有限很多。

【处方①】 维莫德吉 150mg，一日 1 次，口服。

【处方②】 索尼德吉 200mg，口服，一日 1 次。

○鳞状细胞癌

【处方①】 西妥昔单抗，第 1 周 400mg/m^2，随后每周给予 250mg/m^2，静脉滴注。

【处方②】 帕尼单抗 6mg/kg，静脉滴注，每 2 周 1 次。

（李治桦）

第五篇 妇产科疾病

第一章 妇科疾病

一、原发性痛经

（一）概述

原发性痛经是指在生殖器官无器质性病变存在时，于行经前后或月经期发生的下腹部疼痛、坠胀，伴有腰酸或其他不适，症状严重影响生活质量。占痛经的 90% 以上，发生主要与局部前列腺素含量增高有关。

（二）诊断与治疗

【诊断要点】

1. 主要症状：经期或其前后有严重下腹痛、腰酸等，影响工作及生活。

2. 自初潮即有痛经，疼痛剧烈者卧床不起，不能工作。

3. 妇科检查无明显异常。

4. 排除由生殖器官器质性病变引起，常见于盆腔炎、子宫内膜异位症等引起继发性痛经。

【治疗原则】 应重视心理治疗，消除紧张心理和顾虑可缓解疼痛。疼痛不能忍受时可辅以药物治疗。

【一般治疗】

1. 心理治疗：对青春期少女痛经患者，行心理疏导。

2. 足够的休息和睡眠、规律而适度的锻炼。

（三）药物处方

1. 非甾体抗炎药物（NASIDS）是临床治疗痛经最常用的一线药物，根据不同报道，大约有 64%～100% 患者应用此类药物后主观症状减轻。其作用机制为通过抑制环氧化酶（COX）而减少 PGs 的生物合成，从而缓解 PG 引起的子宫痉挛性收缩。

2. 口服避孕药：多用于需避孕的妇女，是痛经患者的二类药物。口服避孕药具有双重作用，一方面可以减少月经量，另一方面可抑制排卵。药物作用机制可能是通过抑制排卵，降低血中雌激素的含量，使血中前列腺素、血管升压素及催产素水平降低，从而起到抑制子宫活动的作用。口服避孕药对原发性痛经患者有效率高达 90%。

3. 中医中药治疗：经皮电刺激神经疗法（TENS）。药物

治疗无明显效果者，可以试用该方法。

【处方①】 布洛芬缓释胶囊，口服，每日 2 次（早、晚各 1 次），每次 0.3～0.6g（1～2 粒）。用药不得超过 5 天。

【处方②】 双氯酚酸钠栓剂，取塑料指套一只，套在示指上，取出栓剂，持栓剂下端，用少量温水湿润后，轻轻塞入肛门 2cm 处，成人每次 50mg，每日 50～100mg。根据症状的需要，可以短时间内再次使用。

【处方③】 口服短效避孕药：1 片，口服，每日 1 次，口服 21 天或 28 天（按照药物说明书使用）。

（刘志红 范佳颖）

二、功能失调性子宫出血

（一）概述

功能失调性子宫出血简称功血，是由于生殖内分泌轴功能紊乱造成的异常子宫出血。分为无排卵性功血和有排卵型功血两大类。

1. 无排卵性功血：青春期及绝经过渡期常见。因下丘脑－垂体－卵巢轴发育不完善或卵巢功能下降导致无周期性排卵，临床表现为出血失去规律性（周期性），间隔时长时短，出血量不能预计，一般出血时间长，不易自止。出血频繁或出血多者可引起严重贫血甚至休克。

2. 有排卵型功血：有周期性排卵，因此临床上仍有可辨认的月经周期。有排卵型功血常表现为：①月经过多：指月经周期规则、经期正常，但经量＞80ml。常因子宫内膜纤溶酶活性过高或前列腺素等血管舒缩因子内分泌失调所致。②月经间期出血：可分为黄体萎缩不全及黄体功能不足两类。前者由于黄体萎缩过程延长，常在点滴出血后才有正式月经来潮，以后又常淋漓数日；后者因黄体期孕酮分泌不足，黄体期缩短，临床表现为周期缩短，经量可稍增多。黄体功能异常常合并不孕或者流产。③围排卵期出血：原因不明，可能与排卵前后激素水平波动有关系。出血期≤7 天，出血停止数天后又出血，量少，多数持续 1～3 天，时有时无。

（二）诊断与治疗

【诊断要点】 功血的诊断需根据病史、身体检查和相应的辅助检查综合得出。

1. 病史：包括患者的年龄、月经史、婚育史、避孕措施，是否存在引起月经失调的内分泌疾病或凝血功能障碍性疾病病史以及近期有无服用干扰排卵的药物或者抗凝药物等，还应包括已进行过的检查和治疗情况。仔细询问患者的月经情况，了解出血类型是鉴别功血和其他异常子宫出血的最主要依据。

2. 体检：根据病史及临床表现常可做出功血的初步诊断。辅助检查的目的是鉴别诊断和确定病情严重程度及是否有合并症。辅助检查主要包括：①全血细胞计数：确定有无贫血及血小板减少。②凝血功能检查：凝血酶原时间、活化部分凝血酶时间、血小板计数、出凝血时间等，排除凝血功能障碍性疾病。③尿妊娠试验或血人绒毛膜促性腺激素β亚单位检测：除外妊娠。④盆腔超声检查：了解子宫内膜厚度及回声，以明确有无宫腔占位性病变及其他生殖道器质性病变等。⑤基础体温测定：不仅有助于判断有无排卵，还可提示黄体功能不全（体温升高天数≤11天）、黄体萎缩不全（高相期体温下降缓慢伴经前期出血）。⑥激素水平测定：适时测定孕酮水平可确定有无排卵及黄体功能，测定甲状腺素水平可迅速排除甲状腺功能异常，测定催乳素及其他内分泌激素水平以利于鉴别诊断。⑦诊断性刮宫或宫腔镜下刮宫：当异常子宫出血病程超过半年，或超声检查发现子宫内膜厚度＞12mm，或患者年龄＞40岁时，首次就诊可考虑采用诊断性刮宫或宫腔镜下刮宫，以了解子宫内膜情况。

3. 诊断流程：功血的诊断应按照下列步骤进行：①确定异常子宫出血的模式；②除外器质性疾病；③鉴别有无排卵及无排卵的病因。

【治疗原则】

1. 无排卵者：对于青春期、生育期患者应调整周期，必要时促排卵；对于围绝经期患者应止血（诊断性刮宫＋药物）。

2. 有排卵者：调整周期，止血。

【一般治疗】 手术治疗：对于药物治疗效果不佳或不宜用药、无生育要求的患者，尤其是不易随访的年龄较大者及内膜病理为癌前病变或癌变者，应考虑手术治疗。包括：①子宫内膜去除术：适用于激素等药物治疗无效或复发者，尤其适用于无生育要求的有排卵型月经过多患者，并可同时剔除黏膜下子宫肌瘤；②子宫全切术。

（三）药物处方

○止血

【处方①】 孕激素：孕激素治疗也称"子宫内膜脱落法"或"药物刮宫"，停药后短期内即有撤退性出血，适用于血红蛋白＞80g/L、生命体征稳定的患者。具体用法如下：黄体酮，20～40mg，肌内注射，每天1次，共3～5天；地屈孕酮，10mg，每日2次，口服，共10天；微粒化黄体酮胶囊，200～300mg，口服，每天1次，共10天；醋酸甲羟孕酮，6～10mg，口服，每天1次，共10天。

【处方②】 雌激素：雌激素治疗也称"子宫内膜修复法"，适用于出血时间长、量多致血红蛋白＜80g/L的青春期患者。具体用法如下：苯甲酸雌二醇，初始剂量3～4mg/d，分2～3次，肌内注射，若出血明显减少，则维持；若出血量未见明显减少，则加量，也可从6～8mg/d开始，每日最大量一般不超过12mg。出血停止3天后开始减量，通常以每3天减量1/3为宜。结合雌激素，25mg，静脉注射，可4～6小时重复1次，一般用药2～3次；次日给予结合雌激素3.75～7.5mg/d，口服，并按每3天递减1/3量为宜。也可在24～48小时内开始用口服避孕药。结合雌激素：每次1.25mg或戊酸雌二醇每次2mg，口服，每4～6小时1次，血止3天后按每3天递减1/3量为宜。

各种雌激素治疗过程中，当血红蛋白增加至90g/L以上后，均必须加用孕激素治疗，以达到撤退性出血的目的。

【处方③】 复方短效口服避孕药：适用于长期而严重的无排卵性出血。目前使用的是第3代短效口服避孕药，如去氧孕烯-炔雌醇、孕二烯酮-炔雌醇或复方醋酸环丙孕酮，用法为每次1～2片，每8～12小时一次，血止3天后逐渐减量至每天1片，维持至第21天本周期结束。

【处方④】 炔诺酮，治疗出血较多的功血时，首剂量为5mg，每8小时一次，血止2～3天后，每3天递减1/3量，直至维持剂量为每天2.5～5.0mg；持续用至血止后21天停药，停药后3～7天发生撤退性出血。也可用左炔诺孕酮，每天1.5～2.25mg，血止后按同样原则递减。

【处方⑤】 氨甲环酸，每次1g，每天2～3次。

【处方⑥】 丙酸睾酮：具有对抗雌激素的作用，可减少盆腔充血和增加子宫张力，减少子宫出血，并有协助止血作用。

○调节月经周期

采用上述方法达到止血目的后，因病因并未去除，停药后多数患者可复发，需采取措施控制周期，防止功血再次发生。

【处方①】 孕激素，可用于撤退性出血第15天起。地屈孕酮，每天10～20mg，共10天；或微粒化黄体酮胶囊，每天200～300mg，共10天；或安宫黄体酮，每天4～12mg，分2～3次口服，共10～14天。酌情应用3～6个周期。

【处方②】 口服避孕药：口服避孕药可很好地控制周期，尤其适用于有避孕需求的患者。一般在止血用药撤退性出血后，周期性使用口服避孕药3个周期，病情反复者可酌情延长至6个周期。

【处方③】 雌-孕激素续贯疗法：如孕激素治疗后不出现撤退性出血，考虑是否内源性雌激素水平不足，可用雌-孕激素续贯疗法。如芬吗通，1片，每天一次，共28天，连服3～6月。

【处方④】 左炔诺孕酮宫内缓释系统：可有效治疗功血，

原理为在宫腔内局部释放左炔诺孕酮，抑制子宫内膜生长。

（肖青）

三、闭经

（一）概述

闭经是常见的女性疾病，表现为无月经或月经停止。可分为：①原发性闭经：年龄＞14岁，第二性征未发育；或者年龄＞16岁，第二性征已发育，月经还未来潮。②继发性闭经：正常月经周期建立后，月经停止6个月以上，或按自身原有月经周期停止3个周期以上。或者按生殖轴病变和功能失调的部位，分为下丘脑性闭经、垂体性闭经、卵巢性闭经、子宫性闭经以及下生殖道发育异常性闭经。

（二）诊断与治疗

【诊断要点】 关键是确定引起闭经的病变部位及性质，以便采取相应的治疗对策。

1. 病史：详细询问闭经年限、闭经前月经情况、有无诱因（精神刺激、环境改变等）及伴随症状（体重改变、头痛、泌乳等）和治疗经过。对原发性闭经者要了解有无乳房发育，其母妊娠、生产过程有无异常及生长发育史；既往有无手术、用药、放疗、接触化学药物、病毒感染史等。

2. 体检：检查身高、体重、毛发分布、乳房发育及有无溢乳、躯干肢体畸形。妇科检查：内、外生殖道有无畸形，盆腔有无肿物。

3. 功能试验：孕激素试验、雌激素试验、垂体兴奋试验等。

【治疗原则】 闭经的治疗首先应明确病因，部分患者去除病因后可恢复月经，同时应针对性地进行内分泌治疗。对于青春期性幼稚患者及成人低雌激素血症的患者应采用雌激素替代和（或）孕激素治疗。对于有生育要求的患者应诱发排卵或者辅助生育治疗。

（三）药物处方

【处方①】 对青春期性幼稚患者，以小剂量起始，达到预期身高后加量；待子宫发育后，定期加用孕激素或采用雌-孕激素序贯疗法。成人低雌激素血症则先采用雌激素制剂促进和维持全身健康和性征发育；待子宫发育后，定期加用孕激素或采用雌-孕激素序贯疗法。青春期女孩建议选用天然或接近天然的雌激素和孕激素，有利于生殖轴功能的恢复。

1. 身高尚未达到预期身高，起始剂量应从小剂量开始。17-β雌二醇，口服，每天0.5～1mg（或戊酸雌二醇，每天0.5～1mg；结合型雌激素，每天0.3mg）。若身高达到预期身高，则可增加剂量，促进性征发育，17-β雌二醇，每天1～2mg（或戊酸雌二醇，每天1～2mg；结合型雌激素，每天0.625mg）。

2. 孕激素全周期疗法：地屈孕酮，每天20mg，连服20～28天；或微粒化黄体酮，每天300mg，连服20～28天；或甲羟孕酮，每天10～20mg，连服20～28天。

3. 孕激素后半周期治疗：地屈孕酮，每天20mg，连服10～14天；微粒化黄体酮，每天300mg，连服10～14天；甲羟孕酮，每天8～10mg，连服10～14天。

【处方②】 对于FSH和PRL正常的闭经患者，首选氯米芬（CC）作为促排卵药物。对于FSH升高≥20U/L的闭经患者，由于其卵巢功能衰竭，不建议采用促排卵药物治疗。使用促性腺素诱发排卵必须由有经验的医生在有B超和激素水平监测的条件下用药。

1. 氯米芬，每天50～150mg，连续5天。

2. 氯米芬，每天50～150mg，连续5天+FSH/hMG。

3. FSH/hMG，隔天或每天50～75U，连续12～14天，每一周逐渐递增。

（秦爽 李庆丰）

四、滴虫性阴道炎

（一）概述

滴虫性阴道炎是由阴道毛滴虫感染引起的常见阴道炎症。可由性交直接传染，也可经浴池、盆具、游泳池、衣物及污染的器械等间接传播。常于月经前后发作。临床可见稀薄的泡沫状白带增多及外阴瘙痒，瘙痒部位主要为阴道口及外阴，间有灼热感、疼痛、性交痛，如尿道口有感染，可有尿频、尿急，有时可见血尿。

（二）诊断与治疗

【诊断要点】

1. 不洁性生活史或不洁器具接触史。

2. 主要症状是阴道分泌物增多及外阴瘙痒，间或有灼热、疼痛、性交痛等。

3. 分泌物典型为泡沫状、稀薄脓性、黄绿色、有臭味。

4. 滴虫性阴道炎患者的阴道pH升高，一般在5.0～6.5。

5. 阴道毛滴虫能吞噬精子，可致不孕。

6. 阴道分泌物中找到滴虫即可确诊。

【治疗原则】

1. 需全身用药。

2. 需同时治疗性伴侣。

3. 主要治疗药物为甲硝唑及替硝唑。

【一般治疗】

1. 保持外阴清洁。

2. 本人及性伴侣的内裤及洗涤用的毛巾应煮沸5～10分钟。

（三）药物处方

【处方①】 甲硝唑或替硝唑，2g，单次口服。

或甲硝唑400mg，每日2次，连服7日。

或初次治疗失败的患者可重复应用替硝唑2g，单次口服；或甲硝唑400mg，每日2次，连服7日。若治疗仍失败，则给予甲硝唑2g，每日1次，连服5日；或替硝唑2g，每日1次，连服5日。

注意事项 强调全身用药，口服药物的治愈率可达

90%～95%。

【处方②】 甲硝唑阴道泡腾片 200mg，每晚 1 次，塞入阴道深部，连用 7～10 日；或 0.75%甲硝唑凝胶，每次 5g，阴道塞入每日 2 次，连服 7 日。

注意事项 不能耐受口服药物或不适宜全身用药者，可选择阴道局部用药。

（杨洁萍 黄峥）

五、非特异性外阴炎

（一）概述

非特异性外阴炎是一种常见的妇科炎症，是由物理、化学因素而不是特异性病原体所致的外阴皮肤或黏膜的炎症。外阴炎多是由于阴道、子宫颈的炎性白带和宫颈癌分泌物、月经血或产后恶露及大便、尿液的长期刺激而发生的，炎症一般限于小阴唇内外侧，严重时整个外阴部均可见发炎、肿胀、充血甚至糜烂，形成浅表溃疡，有灼热感、痒，搔抓后疼痛。这些症状往往在排尿时加重。病程长时可见皮肤增厚、粗糙、皲裂、奇痒。

（二）诊断与治疗

【诊断要点】

1. 主诉外阴痒、疼痛、烧灼感等。

2. 妇科检查见外阴充血、红肿、糜烂，可见到抓痕。

3. 白带常规示白带无异常。

【治疗原则】 保持外阴局部清洁、干燥，局部应用抗生素，消除病因。

【一般治疗】

1. 平时注意保持外阴部位清洁、干燥。

2. 避免搔抓，用弱酸配方的女性护理液进行日常清洁保养。

3. 积极治愈相关疾病。

4. 勤换内裤，经常单独清洗晾晒内裤，避免与其他衣物交叉感染。

5. 不宜食用辛辣刺激性食品。

（三）药物处方

【处方①】 1:5000 高锰酸钾液坐浴或外敷，每日 2 次，每次 15 分钟。维持 3～5 天。

抗生素软膏，如百多邦软膏 1 支（金霉素眼膏或红霉素眼膏），涂外阴，维持 3～5 天。

注意事项 临床用高锰酸钾片，叮嘱患者不要用手直接接触高锰酸钾片，使用时须用水稀释 1:5000，否则灼伤外阴和手的皮肤。

【处方②】 中药洗剂，如红核洗液、川百洗液、利夫康洗液等，按药物说明书兑水坐浴或外敷，每日 2 次，每次 15 分钟，维持 3～5 天。

抗生素软膏，如百多邦软膏 1 支（金霉素眼膏或红霉素眼膏），涂外阴，维持 3～5 天。

（杨洁萍 黄峥）

六、急性子宫颈炎

（一）概述

急性子宫颈炎即子宫颈发生急性炎症，多见于产后、剖宫产后、人流手术或诊断性刮宫术后子宫颈损伤，病原体从损伤部位入侵引起感染，也可由化学因素刺激或宫颈异物伴发感染所致。最常见病原体为性传播疾病病原体–淋病奈瑟菌及沙眼衣原体，其次为葡萄球菌、链球菌、大肠埃希菌、滴虫等。

（二）诊断与治疗

【诊断要点】

1. 临床表现，主要为白带增多，脓性，是急性宫颈炎最常见的有时甚至是唯一的症状，此外可能有经间期出血、同房后出血及腰酸及下腹坠胀痛。

2. 体征：①子宫颈管或宫颈管棉拭子标本上肉眼见到脓性或黏液脓性分泌物；和（或）②用棉拭子擦拭宫颈管时，容易诱发宫颈管内出血。

3. 分泌物白细胞检测：①子宫颈管脓性分泌物涂片做革兰染色，中性粒细胞大于 30/高倍视野；和（或）②阴道分泌物湿片检查，中性粒细胞大于 30/高倍视野，排除阴道炎症。

4. 病原学检测：①做宫颈或阴道分泌物涂片，查找滴虫及化脓菌，但敏感性、特异性差，不推荐作为淋病的诊断方法；②细菌培养，淋病奈瑟菌培养为淋病诊断的金标准方法，也可用于一般化脓菌培养，可同时行药物敏感试验；③核酸检测，包括核酸杂交及核酸扩增，可进行解脲衣原体、生殖衣原体、淋病奈瑟菌、沙眼衣原体等检测，其中核酸扩增方法敏感性及特异性高，④怀疑衣原体感染时可做酶联免疫吸附试验检测沙眼衣原体抗原。

【治疗原则】 全身治疗为主，给予抗生素药物治疗。

【一般治疗】

1. 经验性抗生素治疗：对有以下性传播疾病高危因素的患者（如年龄小于 25 岁，多性伴或新性伴，并且为无保护性性交），在未获得病原体检测结果前，采用针对淋病奈瑟菌、衣原体的经验性抗生素治疗。

2. 针对病原体的抗生素治疗：对于获得病原体者，选择针对病原体的抗生素。淋病奈瑟菌感染常用头孢菌素，沙眼衣原体感染常用四环素类、红霉素类或喹诺酮类药物。

3. 性伴侣的处理：若子宫颈炎患者的病原体为沙眼衣原体和（或）淋病奈瑟菌，应对其性伴进行相应的检查及治疗。

（三）药物处方

○淋病奈瑟菌感染

【处方①】 头孢菌素类

头孢曲松钠 1g，肌内注射，单次。

头孢克肟 400mg，口服，单次。

头孢唑肟 500mg，肌内注射，单次。

头孢西丁 2g，肌内注射，单次。加用丙磺舒 1g 口服，单次。

头孢噻肟钠 500mg，肌内注射，单次。

【处方②】　氨基糖苷类：大观霉素 4g，肌内注射，单次。

○沙眼衣原体感染

【处方①】　四环素类：多西环素 100mg，每日 2 次，连服 7 日。

【处方②】　红霉素类：阿奇霉素 1g，口服，单次。红霉素 500mg，每日 4 次，连服 7 日。

【处方③】　喹诺酮类

氧氟沙星 300mg/次，口服，每日 2 次，连服 7 日。

左氧氟沙星 500mg/次，口服，每日 1 次，连服 7 日。

莫西沙星 400mg/次，口服，每日 1 次，连服 7 日。

（陈微微　黄峥）

七、慢性子宫颈炎

（一）概述

慢性子宫颈炎是妇科疾病中最为常见的一种疾病。经产妇女较为多见。多由急性子宫颈炎转变而来，也可为病原体感染所致，病原体与急性子宫颈炎相似。多数患者无症状，临床主要表现为白带增多，呈乳白色、微黄色或为黏稠状脓性，有时为血性或夹杂血丝。妇科检查可发现子宫颈分泌物脓性、子宫颈息肉、子宫颈肥大及子宫颈腺囊肿等。

（二）诊断与治疗

【诊断要点】　根据临床表现及妇科检查结果可初步做出慢性子宫颈炎诊断，但需与宫颈上皮内瘤样变、早期宫颈癌、湿疣等鉴别，可行宫颈分泌物病原学检查，方法同急性子宫颈炎。

【治疗原则】

1. 治疗前必须先筛查排除宫颈上皮内肿瘤及早期宫颈癌。

2. 无症状者无须治疗。

3. 对有分泌物增多及接触性出血患者，可予阴道塞药或宫颈物理治疗。

4. 宫颈息肉伴接触性出血者，行宫颈息肉摘除术。

5. 药物治疗：根据宫颈分泌物病原学检查结果针对性用药，用药同急性子宫颈炎；病原体不明确的，可给予爱宝疗栓或保妇康栓塞阴道治疗。

【一般治疗】

1. 局部物理治疗：包括微波、激光、冷冻等方法，使糜烂面坏死、脱落，为新生鳞状上皮覆盖。①治疗时间选择月经干净后 3～7 天；②排除急性生殖道炎症；③冷冻治疗后可有大量阴道水性分泌物、头晕等副反应，物理治疗后 1～2 周均可能因脱痂出现少量阴道血性分泌物，大出血少见；④创面愈合期间（4～8 周）禁止性交、盆浴、阴道冲洗；⑤治疗后严密复查，注意有无宫颈粘连狭窄；若冷冻治疗后 3 月未愈合，考虑治疗失败，改用其他治疗方式。

2. 手术治疗：对子宫颈息肉，行息肉摘除术，切除息肉送病理组织学检查。

（三）药物处方

【处方①】　聚甲酚磺醛栓 90mg，隔日阴道深部上药，共上药 12 次。

注意事项

1. 本品会加速和增强修复过程，如果出现坏死组织从病灶处脱落，有时甚至是大片脱落，无须惊恐。

2. 治疗期间避免性交，不要使用刺激性肥皂清洗患处。

3. 月经期停止用药。

4. 注意防止与眼部接触。

5. 如果棉织物及皮革与本品接触后，必须在制剂未干前立即用水洗净。

【处方②】　保妇康栓 1.74g，每晚阴道深部上药，共 8 天。

注意事项　如遇天热，栓剂变软，切勿挤压，可在用药前将药放入冰箱内或冷水中冷冻 5～10 分钟，即可使用，外形改变不影响疗效。

（陈微微　黄峥）

八、盆腔炎

（一）概述

盆腔炎（PID）是指病原体引起的女性上生殖道感染性疾病，包括子宫内膜炎、输卵管炎、输卵管卵巢脓肿和盆腔腹膜炎。主要致病菌有淋病奈瑟菌、沙眼衣原体，此外，一些需氧菌、厌氧菌、病毒和支原体等也参与致病。最常见的临床表现为下腹痛、性交痛、白带增多、异常阴道流血等，常并发尿频、尿急、尿痛等泌尿道症状；严重患者可有高热、寒战、呕吐、腹胀、腹泻等全身及消化系统症状。

（二）诊断与治疗

【诊断要点】

1. 最低标准（性活跃期女性中，排除其他病因，满足以下两个条件，即可给予经验性治疗。）

（1）盆腔疼痛或下腹疼痛。

（2）子宫压痛或附件区压痛或子宫颈举痛。

2. 附加标准（满足以下条件之一，可增加盆腔炎诊断的特异性。）

（1）口表温度≥38.3℃。

（2）子宫颈或阴道脓性分泌物。

（3）阴道分泌物显微镜检查见大量白细胞。

（4）红细胞沉降率升高。

（5）C-反应蛋白水平升高。

（6）实验室检查证实有子宫颈淋病奈瑟菌或沙眼衣原体感染。

注：如果子宫颈分泌物外观正常，并且阴道分泌物镜检无白细胞，诊断 PID 需慎重，需要排除其他可能引起下腹痛的病因。

3. 特异性标准（满足以下条件之一，可确诊 PID）

（1）子宫内膜活检证实子宫内膜炎。

（2）经阴道超声检查或磁共振检查显示输卵管管壁增厚、积液，输卵管卵巢包块。

（3）腹腔镜检查见盆腔炎征象：如输卵管明显充血、水肿、伞部及浆膜层脓性渗出物、输卵管卵巢包块。

【治疗原则】 以抗生素治疗为主，必要时予手术治疗。抗生素应广谱、及时、足量、个体化。抗菌谱应覆盖包括淋病奈瑟菌、沙眼衣原体、厌氧菌、G⁺及 G⁻需氧菌等。

【一般治疗】

1. 手术治疗：当出现以下情形时考虑手术治疗：①药物治疗无效：抗感染治疗 48～72 小时，体温持续不降、体征无明显减轻，感染中毒症状未改善或包块增大者；②经药物治疗 2 周以上，肿块持续存在者；③一旦疑诊脓肿破裂，应立即在抗菌药物治疗下行手术探查。

手术方式：根据情况可选择腹腔镜手术或经腹手术。手术范围应以切除病灶为主，根据病变程度、患者年龄、一般情况等进行个体性选择。年轻女性尽量保留卵巢；年龄较大、附件广泛受累或反复复发脓肿等，可行子宫全切除＋双附件切除术。当盆腔脓肿位置低、突向阴道后穹窿时，可经阴道切开引流。

2. 性伴侣的治疗：如盆腔炎患者检测出淋病奈瑟菌或沙眼衣原体等性传播疾病相关病原体，出现临床症状前 60 天内接触过的性伴侣需要做相应检查及治疗，同时盆腔炎治疗期间，应避免无保护性交。

（周蓓 黄峥）

九、前庭大腺炎

（一）概述

前庭大腺炎是病原体侵入前庭大腺引起炎症。前庭大腺位于两侧大阴唇后 1/3，腺管开口于处女膜与小阴唇之间，在性交、分娩等情况污染外阴部时易发生炎症。急性发作时，可发展为前庭大腺脓肿，也可反复发作。

（二）诊断与治疗

【诊断要点】

1. 主诉外阴肿胀，疼痛，影响行走。

2. 妇科检查前庭大腺位于一侧大阴唇后 1/3 局部红肿，发热，压痛明显，患侧前庭大腺有时可见白色小点。当脓肿形成，疼痛加剧，脓肿直径可达 3～6cm，可触及波动感。当脓肿内压力增大时，表面皮肤变薄，可自行破溃。全身检查部分患者出现发热等全身症状，腹股沟淋巴结可呈不同程度增大。

【治疗原则】 使用抗生素前应取前庭大腺开口处分泌物行细菌培养＋药敏，指导用药。药敏结果未出，可使用广谱抗生素。脓肿形成后需行切开引流术，并放置引流条。

【一般治疗】

1. 急性期避免性生活。

2. 注意休息，忌烟酒等刺激性食物。

3. 1:5000 高锰酸钾液坐浴或外敷，每天 2 次，每次 15 分钟。维持 3～7 天。

4. 抗生素软膏，如百多邦软膏（金霉素眼膏或红霉素眼膏）1 支，涂外阴，每天 2 次，维持 3～7 天。

（三）药物处方

【处方①】 莫西沙星 0.4g，每天 1 次，连续 6 天。

【处方②】 头孢克肟 100mg，每天 2 次，连续 6 天，或其他二代/三代头孢霉素。

甲硝唑 0.4g，每天 2 次，连续 6 天。

（杨洁萍 黄峥）

十、生殖道沙眼衣原体感染

（一）概述

生殖道沙眼衣原体感染是常见的性传播疾病。沙眼衣原体引起的疾病范围广泛，可累及眼、生殖道、直肠等多个脏器，也可导致母婴传播。因而，沙眼衣原体感染的防治具有重要的公共卫生和临床意义。

（二）诊断与治疗

【诊断要点】

1. 流行病史：有不安全性行为，多性伴或性伴感染史。新生儿感染者的母亲有泌尿生殖道沙眼衣原体感染史。

2. 临床表现

（1）男性特有的表现 ①尿道炎：表现为尿道不适、尿痛或有尿道分泌物，有时仅表现为尿道的轻微刺痛和痒感，尿道分泌物为黏液性或黏液脓性，较稀薄，量较少。②附睾炎：如未治疗或治疗不当，少数患者可引起附睾炎。表现为单侧附睾肿大、疼痛、水肿、硬结，局部或全身发热，硬结多发生在附睾的曲细精管，可触及痛性的附睾硬结；有时睾丸也可累及，出现睾丸肿大、疼痛及触痛、阴囊水肿等。③前列腺炎：患者既往有衣原体尿道炎的病史或现患衣原体尿道炎。表现为会阴部及其周围轻微疼痛或酸胀感，伴有直肠坠胀感，可伴有排精痛。体检时前列腺呈不对称肿大、变硬或有硬结和压痛。尿中可出现透明丝状物或灰白色块状物。④关节炎（莱特尔综合征）：为少见的合并症。常在尿道炎出现 1～4 周后发生。为发生于下肢大关节及骶关节等的非对称性、非侵蚀性关节炎。莱特尔综合征则指除上述病变外，还有眼（结膜炎、葡萄膜炎）、皮肤（环状包皮龟头炎、掌跖角化病）、黏膜（上腭、舌及口腔黏膜）等损害。

（2）女性特有的表现 ①宫颈炎：常呈无症状感染，难以确定潜伏期。有症状者可有阴道分泌物异常、非月经期或性交后出血及下腹部不适。体检可发现宫颈充血、水肿、接触性出血（脆性增加）、宫颈管黏液脓性分泌物，阴道壁黏膜正常。②尿道炎：可出现尿痛、尿频、尿急，常同时合并宫颈炎。体检可发现尿道口充血潮红，微肿胀或正常，可有少量黏液脓性分泌物溢出。③盆腔炎：如不治疗或治疗不当，部分患者可上行感染而发生盆腔炎，表现为下腹痛、腰痛、性交痛、阴道异常出血、阴道分泌物异常等。急性发病时伴有高热、寒战、头痛、食欲不振等全身症状。病情较轻时，下腹部轻微疼痛，血沉稍快。体检可发现下腹部压痛、宫颈举痛，可扪及增粗的输卵管或炎性肿块。病程经过通常为慢性迁延性。远期后果包括输卵管不通、异位妊娠、慢性盆腔痛等。

（3）男性和女性共有的表现 ①直肠炎：男性多见于同性轻者无症状，重者有直肠疼痛、便血、腹泻及黏液性分泌物；②眼结膜炎：出现眼睑肿胀，睑结膜充血及滤泡，可有黏液脓性分泌物。

（4）无症状感染 男性尿道、女性宫颈沙眼衣原体感染多数为无症状感染。

（5）新生儿感染 ①新生儿结膜炎：由患病的母亲传行为所致。在生后5～12天发生。轻者无症状，有症状的新生儿表现为轻重不等的化脓性结膜炎，出现黏液性或黏液脓性分泌物，眼睑水肿，睑结膜弥漫性红肿，球结膜炎症性乳头状增生，日久可致瘢痕、微血管翳等。②新生儿肺炎：常在3～16周龄发生。表现为鼻塞、流涕、呼吸急促，特征性的（间隔时间短、断续性）咳嗽，常不发热。体检发现呼吸急促，可闻及湿啰音。

3. 实验室检查：①显微镜检查，涂片吉姆萨染色、碘染色或帕氏染色直接镜检可发现沙眼衣原体包涵体，只适用于新生儿眼结膜刮片的检查；②培养法，沙眼衣原体细胞培养阳性；③抗原检测，酶联免疫吸附试验、直接免疫荧光法或免疫层析试验检测沙眼衣原体抗原阳性；④抗体检测，新生儿衣原体肺炎中沙眼衣原体 IgM 抗体滴度升高，有诊断意义；⑤核酸检测，PCR、RNA 实时荧光核酸恒温扩增法（SAT）、转录介导核酸恒温扩增法（TMA）等检测沙眼衣原体核酸阳性。PCR 检测应在通过相关机构认证的实验室开展。

4. 诊断分类：①确诊病例，同时符合临床表现和实验室检查中的任一项者，有或无流行病学史；②无症状感染，符合实验室检查中的任一项（主要为培养法、抗原检测和核酸检测）且无症状者。

【治疗原则】

1. 杀灭病原体，消除症状，防止并发症的产生，阻断进一步传播。

2. 早诊断、早治疗，及时、足量、规范用药。

3. 根据不同症状采取个体化治疗方案，性伴侣同时治疗，治疗后注意随访复查。

【一般治疗】

1. 保持外阴清洁、干燥、勤换内衣裤。

2. 慎重选择性伴侣，使用安全套。

（三）药物

【处方①】 阿奇霉素1g，口服，顿服。

【处方②】 多西环素0.1g，口服，每日2次，连用7～

10天。

【处方③】 米诺环素0.1g，口服，每日2次，连用10天。

【处方④】 四环素0.5g，口服，每日4次，连用2～3周。

【处方⑤】 红霉素0.5g，口服，每日4次，连用7天。

【处方⑥】 罗红霉素0.15g，口服，每日2次，连用10天。

【处方⑦】 克拉霉素0.25g，口服，每日2次，连用10天。

【处方⑧】 氧氟沙星0.3g，口服，每日2次，连用7天。

【处方⑨】 左氧氟沙星0.5g，口服，每日1次，连用7天。

【处方⑩】 莫西沙星0.4g，口服，每日1次，连用7天。

（孙翔 季冰）

十一、生殖器疱疹

（一）概述

生殖器疱疹是单纯疱疹病毒（HSV）感染外阴、肛门生殖器皮肤黏膜引起的性传播疾病。导致生殖器疱疹的单纯疱疹病毒有 HSV-1 型和 HSV-2 型。多数生殖器疱疹由 HSV-2 引起。HSV 进入人体后，可终生潜伏，潜伏的病毒在一定条件下可再度活跃而复发，因此，生殖器疱疹常呈慢性反复发作的过程。HSV 除可引起生殖器疱疹外，还可在分娩时经产道传给新生儿，引起新生儿 HSV 感染。

（二）诊断与治疗

【诊断要点】

1. 流行病史：有不安全性行为，多性伴或性伴感染史。

2. 临床表现

（1）初发生殖器疱疹 是指第1次出现临床表现的生殖器疱疹。初发可以是原发性生殖器疱疹，也可以是非原发性感染。①原发性生殖器疱疹：既往无 HSV 感染，血清 HSV 抗体检测阴性，为第1次感染 HSV 而出现症状者。是临床表现最为严重的一种类型。潜伏期1周（2～12天）。男性好发于龟头、冠状沟、阴茎体等，女性好发于大阴唇、小阴唇、阴道口、会阴、肛周等；少见的部位包括阴囊、阴阜、大腿、臀部等；有肛交行为者常见肛门、直肠受累。最初的表现为红斑、丘疹或丘疱疹，很快发展为集簇或散在的小水疱，2～4天后破溃形成糜烂和溃疡。局部可出现瘙痒、疼痛或烧灼感。病程持续15～20天。常伴发热、头痛、肌痛、全身不适或乏力等症状。可有尿道炎、膀胱炎或宫颈炎等表现。腹股沟淋巴结可肿大，有压痛。②非原发性生殖器疱疹：既往有过 HSV 感染（主要为口唇或颜面疱疹），血清 HSV 抗体检测阳性，再次感染另一型别的 HSV 而出现生殖器疱疹的初次发作。与上述原发性生殖器疱疹相比，自觉症状较轻，皮损较局限，病程较短，全身症状较少见，腹股沟淋巴结多不肿大。

（2）复发性生殖器疱疹 首次复发多出现在原发感染后1～4个月。个体复发频率的差异较大，平均每年3～4次，有达十余次者。多在发疹前数小时至5天有前驱症状，表现为局部瘙痒、烧灼感、刺痛、隐痛、麻木感和会阴坠胀感等。皮损数目较少，为集簇的小水疱，很快破溃形成糜烂或浅表溃疡，分布不对称，局部轻微疼痛、瘙痒、烧灼感。病程常为 6～10 天，皮损多在 4～5 天内愈合。全身症状少见，多无腹股沟淋巴结肿大。

（3）亚临床感染　无临床症状和体征的 HSV 感染。但存在无症状排毒，可有传染性。

（4）不典型或未识别的生殖器疱疹　不典型损害可为非特异性红斑、裂隙、硬结（或疖肿）、毛囊炎、皮肤擦破、包皮红肿渗液等。

（5）特殊类型的生殖器疱疹　①疱疹性宫颈炎：表现为黏液脓性宫颈炎，出现宫颈充血及脆性增加、水疱、糜烂，甚至坏死。②疱疹性直肠炎：多见于有肛交行为者，表现为肛周水疱或溃疡，肛门部疼痛、里急后重、便秘和直肠黏液血性分泌物，常伴发热、全身不适、肌痛等。③新生儿疱疹：为妊娠期生殖器疱疹的不良后果。可分为局限型、中枢神经系统型和播散型。常在生后 3～30 天出现症状，侵犯皮肤黏膜、内脏和中枢神经系统。表现为吃奶时吸吮无力、昏睡、发热、抽搐、惊厥或发生皮损，可出现结膜炎、角膜炎，可伴有黄疸、发绀、呼吸困难、循环衰竭以至死亡。④并发症：少见。中枢神经系统并发症包括无菌性脑膜炎、自主神经功能障碍、横断性脊髓炎和骶神经根病。播散性 HSV 感染包括播散性皮肤感染、疱疹性脑膜炎、肝炎、肺炎等。

3. 实验室检查：①培养法，细胞培养 HSV 阳性；②抗原检测，酶联免疫吸附试验或免疫荧光试验检测 HSV 抗原阳性；③核酸检测，PCR 等检测 HSV 核酸阳性，核酸检测应在通过相关机构认证的实验室开展；④抗体检测：HSV-2 型特异性血清抗体检测阳性。此外，HSV 型特异性血清学诊断试验可检测不同 HSV 型别的血清抗体，可用于复发性生殖器疱疹患者无皮损期的辅助诊断，也可用于对患者性伴的 HSV 感染状况的判断及不典型生殖器疱疹的辅助诊断。在血清中检出不同型别的 IgM 抗体，表明有该型 HSV 的首次感染，且只出现在近期感染时。而 IgG 抗体持续存在的时间更长，其阳性则更能提示 HSV 感染，尤其对无明显皮损患者的辅助诊断。但不同试剂的敏感性和特异性相差较大，该试验检测结果目前不能作为确诊病例的依据。

4. 诊断分类：①临床诊断病例，符合临床表现，有或无流行病学史；②确诊病例，同时符合临床诊断病例的要求和实验室检查中的任 1 项。

【治疗原则】

1. 减轻症状。

2. 缩短病程。

3. 减少 HSV 排放。

4. 控制其传染性。

5. 系统性抗病毒治疗。

【一般治疗】

1. 应在患病早期及时给予医学咨询、社会心理咨询、药物治疗等综合处理措施，以减少疾病复发。

2. 所有感染生殖器疱疹的患者都应接受梅毒及 HIV 检测。

（三）药物处方

○初发生殖器疱疹

【处方①】阿昔洛韦 200mg，口服，每日 5 次；或 400mg，每日 3 次，共 7～10 天。

【处方②】伐昔洛韦 500mg，每日 2 次，共 7～10 天。

【处方③】泛昔洛韦 250mg，每日 3 次，共 7～10 天。

○疱疹性直肠炎、口炎或咽炎

适当增大剂量或延长疗程至 10～14 天。

○播散性 HSV 感染

【处方】阿昔洛韦 5～10mg/kg，静脉滴注，每 8 小时 1 次，疗程为 5～7 天或直至临床表现消失。肾脏功能受损的患者，阿昔洛韦的用量应根据肾损程度调整。

○复发性生殖器疱疹

采用间歇疗法，最好在患者出现前驱症状时或症状出现 24 小时内使用。间歇疗法用于病情复发时，可减轻病情的严重程度，缩短复发时间，减少病毒排出。

【处方①】口服阿昔洛韦 200mg，每日 5 次，或 400mg，每日 3 次，共 5 天。

【处方②】伐昔洛韦 500mg，每日 2 次，共 5 天。

【处方③】泛昔洛韦 250mg，每日 3 次，共 5 天。

○生殖器疱疹频繁复发（每年复发超过 6 次）

采用长期抑制疗法。

【处方①】口服阿昔洛韦 400mg，每日 2 次。

【处方②】伐昔洛韦 500mg，每日 1 次。

【处方③】泛昔洛韦 250mg，每日 2 次。

需长期持续给药，疗程一般为 4～12 个月。

（赵二勇　季冰）

十二、外阴鳞状上皮增生

（一）概述

外阴鳞状上皮增生是一种以外阴瘙痒为主要症状的鳞状上皮细胞良性增生为主的外阴疾病，以往称之为增生性营养不良。多见于 30～60 岁妇女，国外报道绝经后期妇女多见。恶变率 2%～5%。是最常见的外阴白色病变。其病因不明，外阴潮湿、阴道排出物的刺激可能与其发病有关。

（二）诊断与治疗

【诊断要点】

1. 以外阴瘙痒为主，常常难以忍受，搔抓后虽瘙痒得到暂时缓解，但又可导致皮肤进一步损失导致瘙痒更剧，形成恶性循环。

2. 确诊靠病理组织学检查，活检应在色素减退区、皲裂、溃疡、隆起、硬结或粗糙处进行，注意多点活检。

【治疗原则】　以药物治疗为主，局部物理治疗为辅。

【一般治疗】

1. 保持外阴清洁干燥和透气，不用肥皂或其他刺激性药物擦洗，避免搔抓。

2. 精神紧张、瘙痒严重以致影响睡眠者，可加用镇静或抗过敏药物以增强疗效。

3. 药物治疗：以激素局部涂抹为主。

4. 超声聚焦治疗：有效率约为95%。

5. 激光治疗：该法治疗简易、破坏性小、瘢痕少，但远期仍有50%的复发率。

6. 手术治疗：创伤大，仅用于反复药物治疗无效且超声聚焦治疗或激光治疗亦无效或复发的患者，有恶变可能。手术采用单纯外阴切除，术后应定期随访，远期复发率为50%，复发部位多在切口周围。

（三）药物处方

【处方①】 1%～2%氢化可的松软膏，每日局部涂擦3～4次。

注意事项

1. 不宜长期使用，并同时避免全身大面积使用。

2. 涂擦部位如有灼热感、瘙痒、红肿等，应停止用药，洗净。

【处方②】 0.025%醋酸氟氢松，每日局部涂擦3～4次。

【处方③】 0.1%曲安奈德，每日局部涂擦3～4次。

（蔡春芳 何耀娟）

十三、外阴阴道假丝酵母菌病

（一）概述

外阴阴道假丝酵母菌病（VVC）曾称外阴阴道念珠菌病，是由假丝酵母菌引起的常见外阴阴道炎症。10%～20%患者无症状。主要表现为外阴瘙痒及灼痛、豆渣样白带、性交痛以及尿痛；妇科检查外阴潮红、水肿，常伴有抓痕，严重者可见皮肤皲裂、表皮脱落。阴道黏膜红肿、小阴唇内侧及阴道黏膜附有白色块状物等。

单纯性VVC，临床症状轻，可根据临床表现进行评分。评分指标有五项：局部瘙痒、局部疼痛的症状，检查时的局部黏膜充血水肿、皲裂、糜烂和分泌物的性状。每项2分，如果综合评分在7分以上，为严重的VVC；7分以下为轻度或中度的VVC。

（二）诊断与治疗

【诊断要点】

1. 有上述典型症状及体征。

2. 在分泌物中找到假丝酵母菌的芽生孢子或假菌丝。但即使阴道分泌物涂片阴性亦不能完全排除VVC。

【治疗原则】

1. 消除诱因：根据患者情况选择局部或全身应用抗真菌药物。复杂性VVC应强调在病原体的培养和药物敏感试验基础上用药。严重VVC应延长治疗时间。

2. 复发性VVC（RVVC）：一年内有症状并经真菌学证实的VVC发作4次或以上，称为RVVC。抗真菌治疗分为初始治疗及巩固治疗。在初始治疗达到真菌学治愈后，给予

巩固治疗至半年。

3. 无需对性伴侣进行常规治疗：对有症状的男性应进行假丝酵母菌检查及治疗，预防女性重复感染。

【一般治疗】

1. 向患者讲述本病的特性以及坚持全程用药的重要性。

2. 教育患者如何减少性传播的风险。

3. 若有糖尿病应给予积极治疗，及时停用广谱抗生素、雌激素及皮质类固醇激素。

4. 勤换内裤，用过的内裤、盆及毛巾均应用开水烫洗。

（三）药物处方

【处方①】 克霉唑乳膏1粒，置入阴道深部，单次用药。严重VVC，72小时后加用1次。治疗RVVC时，可在第1天、第4天和第7天分别用药1次。作为RVVC的巩固治疗，可在每次经前或经后（具体根据患者的复发规律）用药1次，共6次。

【处方②】 咪康唑栓剂（达克宁栓），每晚1粒（200mg），置入阴道深部，连用7日；或每晚1粒（400mg），连用3日；或1粒（1200mg）单次用药。

【处方③】 制霉菌素，10万单位或50万单位，每日1次，置入阴道深部，连用14日。

【处方④】 硝呋太尔－制霉菌素软胶囊/硝呋太尔－制霉菌素阴道栓，用于真菌和细菌的混合性感染，每晚1粒，置入阴道深部，连用6日。严重者或RVVC，可以在用药结束后再加用1～2次克霉唑乳膏。

【处方⑤】 双唑泰栓/软胶囊，用于真菌和细菌的混合性感染，每晚1粒，置入阴道深部，连用7日。

【处方⑥】 氟康唑150mg，单次口服。严重VVC，72小时后加服1次。RVVC，第4和第7日各加服1次。作为RVVC的巩固治疗，每周口服1次，共6个月。

【处方⑦】 伊曲康唑胶囊0.2g，口服，每天2次。严重者连服2～3天。

【处方⑧】 酮康唑400mg，每天1次，月经期连服5天，可减少复发。

（沈青丽 何耀娟 黄峥）

十四、外阴硬化性苔藓

（一）概述

外阴硬化性苔藓是一种以外阴及肛周皮肤萎缩变薄、色素减退呈白色病变为主要特征的疾病，为常见外阴病变，可发生于青春前期少女，但多见于50岁左右妇女。

发病机制可能与以下因素有关：①20%伴有自身免疫病；②性激素缺乏，如睾酮不足；③基因遗传疾病；④局部组织自由基作用。

症状：主要表现为日益加重的外阴病损区瘙痒及外阴烧灼感；也有个别患者无瘙痒不适，严重者可引起排尿困难和性交困难。

体征：主要表现为肛周和阴道周围皮肤变薄、发白、伴

有黏膜皮肤交界消失和皮肤弹性消失，累及的组织萎缩，皮肤皱褶消失变平，外阴失去正常结构；硬化性苔藓可引起阴道口瘢痕性缩窄，急性期外观为红色或紫色；外阴、会阴和肛周成沙漏状；硬化性苔藓一般不累及阴道；硬化性苔藓极少发展为外阴癌。

（二）诊断与治疗

【诊断要点】　根据症状与体征做出诊断，确诊靠组织学检查，活检应在色素减退区及皲裂、溃疡、隆起、硬结和粗糙处进行，并注意多点活检。

【治疗原则】　以局部应用高效甾体激素为主，当局部病损组织出现不典型增生或有癌前病变/癌变者；或者反复应用药物治疗或物理治疗无效；局部粘连严重者行手术治疗。

【一般治疗】

1. 保持外阴皮肤清洁、干燥。

2. 忌食辛辣，过敏类食物，少饮酒，不宜用刺激性肥皂、清洁剂或药物或温度过高的水清洗外阴。

3. 忌穿不透气的化纤内裤或紧身内裤。

4. 对精神较紧张，瘙痒症状明显以致失眠者，可用镇静、安眠和抗过敏类药物。

（三）药物处方

【处方①】　类固醇激素为首选的药物治疗，主要有强效和中效激素：强效如丙酸氯倍他索、卤米松；中效激素包括曲安奈德（派瑞松、艾洛松等）。如 0.01%曲安奈德软膏，每日 3～4 次；丙酸倍他米松，每日 2 次，用 1 个月后改为每日 1 次，连用 2 个月。

【处方②】　免疫调节剂，主要有：0.03%或 0.1%他克莫司、1%吡美莫司，每日 1～2 次，在患处涂一层轻轻擦匀，并完全覆盖，直至皮疹消退可停药。

【处方③】　2%丙酸睾酮软膏，或 2%丙酸睾酮软膏与 1%或 2.5%氢化可的松软膏混合，或 0.3%黄体酮油膏涂擦患处治疗至瘙痒缓解，最初 1 个月每天 3 次，然后逐渐减少用药频率每天 2 次 1 个月直至每周 1～2 次维持量至皮疹消退。

【处方④】　全身治疗，如阿维 A 胶囊 20～30mg/d，口服，具有维持上皮和黏膜功能和结构的作用，缓解皮肤瘙痒症状，另外可口服多种维生素，伴有局部感染者应使用抗生素。

（詹望桃　何耀娟）

十五、萎缩性阴道炎

（一）概述

萎缩性阴道炎又称老年性阴道炎，常见于自然绝经或人工绝经后妇女，也见于产后闭经或药物假绝经治疗的妇女，是由于卵巢功能衰退、激素水平降低、阴道黏膜抵抗力减弱，致病菌易于侵入而引起的阴道炎。

（二）诊断与治疗

【诊断要点】

1. 主诉外阴灼热不适，瘙痒及阴道分泌物增多。

2. 阴道分泌物稀薄、淡黄色，感染严重者呈脓血性白带，可有性交痛。

3. 阴道呈萎缩性改变，上皮皱褶消失、萎缩、菲薄；阴道黏膜充血，有散在小出血点或点状出血斑；可见粘连，严重时造成狭窄甚至闭锁，形成阴道积脓或宫腔积脓。

【治疗原则】　补充雌激素，增强阴道抵抗力，抑制细菌生长。

【一般治疗】

1. 保持外阴清洁。

2. 勤换洗内衣裤。

（三）药物处方

【处方①】　醋酸氯己定溶液 50ml，冲洗阴道。

雌三醇软膏，涂外阴和阴道壁，每日 1～2 次，连续14 天。

【处方②】　替勃龙 1.25～2.5mg，每日 1 次。

雌三醇软膏，涂外阴和阴道壁，每日 1～2 次，连续14 天。

【处方③】　醋酸氯己定溶液 50ml，冲洗阴道。

保妇康栓，1 粒，塞阴道，每日 1 次，连续 7～10 天。

（杨洁萍　黄峥）

十六、淋病

（一）概述

淋病是一种经典的性传播疾病，由淋病奈瑟菌（淋球菌）感染所致，主要表现为泌尿生殖系统黏膜的化脓性炎症。男性最常见的表现是尿道炎，而女性则为宫颈炎。局部并发症男性主要表现为附睾炎和前列腺炎，女性主要表现为子宫内膜炎和盆腔炎。咽部、直肠和眼结膜亦可为原发性感染部位。淋球菌经血行播散可导致播散性淋球菌感染（DGI），但临床上罕见。

（二）诊断与治疗

【诊断要点】

1. 流行病学史：有不安全性行为，多性伴或性伴感染史，有与淋病患者密切接触史，儿童有受性虐待史，新生儿的母亲有淋病史。

2. 无并发症淋病：①男性无并发症淋病：淋菌性尿道炎为男性最常见的表现，约 10%感染者无症状。潜伏期为 2～10 天，常为 3～5 天。患者常有尿痛、尿道刺痒或尿急、尿频。患者尿道分泌物开始为黏液性、量较少，数日后出现大量脓性或脓血性分泌物。尿道口潮红、水肿，严重者可出现包皮龟头炎，表现为龟头、包皮内板红肿，有渗出物或糜烂，包皮水肿，可并发包皮嵌顿；腹股沟淋巴结红肿疼痛。偶见尿道瘘管和窦道。②女性无并发症淋病：约 50%女性感染者无明显症状。常因病情隐匿而难以确定潜伏期。a. 宫颈炎：阴道分泌物增多，呈脓性，子宫颈充血、红肿，子宫颈口有黏液脓性分泌物，可有外阴刺痒和烧灼感；b. 尿道炎：尿痛、尿急、尿频或血尿，尿道口充血，有触痛及少量脓性分泌物，或挤压尿道后有脓性分泌物；c. 前庭大腺炎：通常为单侧性，大阴唇部位局限性隆起，红、肿、热、痛。可形成脓肿，触及有波动感，局部疼痛明显，可伴全身症状和发热；d. 肛周炎：肛周潮红、轻度水肿表面有脓性渗出物，伴瘙痒。③儿童淋病：a. 男性儿童多发生尿道炎和包皮龟头炎，有尿痛和尿道分泌物。检查可见包皮红肿、龟头和尿道口潮红，有尿道脓性分泌物；b. 幼女表现为外阴阴道炎，有尿痛、尿频、尿急，阴道脓性分泌物。检查可见外阴、阴道、尿道口红肿，阴道及尿道口有脓性分泌物。

3. 有并发症淋病：①男性有并发症淋病：a. 附睾炎：常为单侧，附睾肿大、疼痛明显，同侧腹股沟和下腹部有反射性抽痛。检查可见一侧阴囊肿大，阴囊皮肤水肿、发红、发热，肿大、触痛明显，尿道口可见脓性分泌物；b. 精囊炎：急性期有发热、尿频、尿急、尿痛、终末血尿、血精、下腹疼痛，直肠检查可触及肿大的精囊并有剧烈的触痛；c. 前列腺炎：急性期有畏寒、发热、尿频、尿急、尿痛或排尿困难，终末血尿或尿道脓性分泌物，会阴部或耻骨上区坠胀不适感，直肠胀满、排便感。直肠检查示前列腺肿大，有触痛；重者可并发急性尿潴留、前列腺脓肿等。②女性有并发症淋病：淋菌性子宫颈炎上行感染可导致淋菌性盆腔炎，包括子宫内膜炎、输卵管炎、输卵管卵巢囊肿、盆腔腹膜炎、盆腔脓肿以及肝周围炎等。淋菌性盆腔炎可导致不孕症、异位妊娠、慢性盆腔痛等不良后果。a. 盆腔炎：临床表现无特异性，可有全身症状，如畏寒、发热（>38℃）、食欲不振、恶心、呕吐等，下腹痛、不规则阴道出血、异常阴道分泌物，腹部和盆腔检查可有下腹部压痛、宫颈剧痛、附件压痛或触及包块，宫颈口有脓性分泌物；b. 肝周炎：表现为上腹部突发性疼痛，深呼吸和咳嗽时疼痛加剧，伴有发热、恶心、呕吐等全身症状，触诊时右上腹有明显压痛，X 线胸透可见右侧有少量胸腔积液。

4. 其他部位淋病：①眼结膜炎；②咽炎；③直肠炎。

5. 实验室检查：①显微镜检查：取男性尿道分泌物涂片做革兰染色，镜检多形核细胞内见革兰阴性双球菌为阳性。适用于男性无合并症淋病的诊断，不推荐用于咽部、直肠和女性宫颈感染的诊断。②淋球菌培养：为淋病的确诊试验，适用于男、女性及所有临床标本的淋球菌检查。③核酸检测：用 PCR 等技术检测各类临床标本中淋球菌核酸阳性，核酸检测应在通过相关机构认定的实验室开展。

6. 诊断分类：应根据流行病学史、临床表现和实验室检查结果进行综合分析，慎重作出诊断。①疑似病例：符合流行病学史以及临床表现中任何一项者；②确诊病例：同时符合疑似病例的要求和实验室检查中任何一项者。

（三）药物处方

○无并发症淋病

淋菌性尿道炎、子宫颈炎、直肠炎。

【处方①】　头孢曲松 250mg，单次肌内注射。

【处方②】　大观霉素 2g（宫颈炎 4g），单次肌内注射；如果衣原体感染不能排除，加抗沙眼衣原体感染药物。

【处方③】　头孢噻肟 1g，单次肌内注射。

【处方④】　其他第 3 代头孢菌素类，如已证明其疗效较好，亦可选作替代药物。如果衣原体感染不能排除，加抗沙眼衣原体感染药物。

○有并发症淋病

（1）淋菌性附睾炎、前列腺炎、精囊炎。

【处方①】　头孢曲松 250mg，每日 1 次，肌内注射，共10 天。

【处方②】　大观霉素 2g，每日 1 次，肌内注射，共 10天。如果衣原体感染不能排除，加抗沙眼衣原体感染药物。

【处方③】　头孢噻肟 1g，每日 1 次，肌内注射，共 10天。如果衣原体感染不能排除，加抗沙眼衣原体感染药物。

（2）淋菌性盆腔炎。

【处方①】　门诊治疗方案：头孢曲松 250mg，每日 1 次，肌内注射，共 10 天；加口服多西环素 100mg，每日 2 次，共 14 天；加口服甲硝唑，400mg，每日 2 次，共 14 天。

【处方②】　住院治疗方案：头孢替坦 2g，静脉滴注，每 12 小时 1 次；或头孢西丁 2g，静脉滴注，每 6 小时 1 次；加多西环素 100mg，静脉滴注或口服，每 12 小时 1 次。

【处方③】　住院治疗方案：克林霉素 900mg，静脉滴注，每 8 小时 1 次，加庆大霉素负荷量（2mg/kg），静脉滴注或肌内注射，随后给予维持量（1.5mg/kg），每 8 小时 1 次，也可每日 1 次给药。

○其他部位淋病

【处方①】　淋菌性眼结膜炎推荐方案

新生儿：头孢曲松 25～50mg/kg（总量不超过 125mg），静脉或肌内注射，每日 1 次，连续 3 天。儿童：体重>45kg者，按成人方案治疗；体重<45kg 者，头孢曲松 50mg/kg（最大剂量 1g），单次肌内注射或静脉滴注。

成人：头孢曲松 1g，单次肌内注射；或者大观霉素 2g，每日 1 次肌内注射，共 3 天。应同时应用生理氯化钠溶液冲洗眼部，每小时 1 次。

【处方②】　淋菌性咽炎推荐方案：头孢曲松 250mg，单次肌内注射；或头孢噻肟 1g，单次肌内注射。如果衣原体感染不能排除，加抗沙眼衣原体感染药物。

（孙翔　季冰　黄子健）

十七、子宫内膜异位症

（一）概述

子宫内膜异位症（简称内异症）是指子宫内膜组织（腺体和间质）在子宫腔被覆内膜及子宫以外的部位出现、生长、浸润，反复出血，继而引发疼痛、不孕及结节或包块等，为生育年龄妇女的多发病、常见病，病变广泛、形态多样、极具侵袭性和复发性，具有性激素依赖的特点。

（二）诊断与治疗

【诊断要点】

1. 临床症状和体征。

2. 影像学检查：彩超检查，主要对卵巢子宫内膜异位囊肿的诊断有价值，典型的卵巢子宫内膜异位囊肿的超声影像为无回声区内有密集光点；经阴道或直肠超声、CT 及 MRI 检查对浸润直肠或阴道直肠隔的深部病变的诊断和评估有一定意义。

3. 腹腔镜检查：目前内膜异位症诊断的通行手段是腹腔镜下对病灶形态的观察，术中要仔细观察盆腔，特别是宫骶韧带、卵巢窝这些部位。确诊需要病理检查，组织病理学结果是内异症确诊的基本证据（但临床上有一定病例的确诊未能找到组织病理学证据）。

4. 血清 CA125 水平检测：CA125 水平检测对早期内异症的诊断意义不大。CA125 水平升高更多见于重度内异症、盆腔有明显炎症反应、合并子宫内膜异位囊肿破裂或子宫腺肌病者。

5. 可疑膀胱内膜异位症或肠道内膜异位症，术前应行膀胱镜或肠镜检查并行活检以除外器官本身的病变特别是恶性肿瘤。活检诊断内异症的概率为 10%～15%。

【治疗原则】

1. 减灭和消除病灶，减轻和消除疼痛，改善和促进生育，减少和避免复发。

2. 治疗方法包括手术治疗、药物治疗、介入治疗、中药治疗及辅助治疗（如辅助生殖技术治疗）等。

【一般治疗】

1. 避免服用含雌激素的药物和食物，忌生冷食物。

2. 加强锻炼，注意休息。

3. 减少人流、清宫、剖宫产术等致病因素。

4. 手术治疗

（1）保守性手术　即病灶切除术。保留患者的生育功能，手术尽量切除肉眼可见的病灶、剔除卵巢子宫内膜异位囊肿以及分离粘连。适合于年龄较轻或需要保留生育功能者。保守性手术以腹腔镜作为首选。

（2）子宫及双侧附件切除术　切除全子宫、双侧附件以及所有肉眼可见的病灶。适合年龄较大、无生育要求、症状重者或者复发后经保守性手术或药物治疗无效者。

（3）子宫切除术　切除全子宫，保留卵巢。主要适合无生育要求、症状重者或者复发后经保守性手术或药物治疗无效，但年龄较轻希望保留卵巢内分泌功能者。

（4）神经阻断手术　如宫骶韧带切除术（LUNA）、骶前神经切除术（PSN）。由于手术的治疗效果不够理想以及手术的风险，目前已经不再是治疗子宫内膜异位症相关疼痛的主要术式。

（三）药物处方

【处方①】　非甾体类消炎药（前列腺素合成酶抑制剂）：吲哚美辛 25mg，每天 2～3 次，直至疼痛缓解；布洛芬缓释胶囊 300～600mg，每天 2 次，直至疼痛缓解。

【处方②】　复方短效口服避孕药，每晚 1 片，可周期服药也可长期服药，使用 6～9 个月。

【处方③】　甲羟孕酮 30mg，每日 1 次，连续 6 个月。

【处方④】　米非司酮 25～100mg，每日 1 次，连续 6 个月。

【处方⑤】　孕三烯酮 2.5mg，每周 2 次，月经周期第一天开始用药，连续 6 个月。

【处方⑥】　GnRH-a：月经周期的 1～5 天开始治疗，每 4 周一次，连续 3～6 个月。注射用曲普瑞林，每次 3.75mg，肌内注射；注射用醋酸亮丙瑞林，每次 3.75mg，肌内注射；醋酸戈舍瑞林缓释植入剂，每次 3.6mg，腹膜内给药。

（杜苗苗　范佳颖）

十八、子宫腺肌病

（一）概述

子宫内膜腺体及间质侵入子宫肌层时，称子宫腺肌病（adenomyosis）。当病灶呈局限性团块样或结节状增生，可称为子宫腺肌瘤（adenomyoma）。好发于 30～50 岁经产妇，目前病因尚不明确，多数认为其发生发展与高雌激素相关，多次妊娠、多产、人工流产及慢性子宫内膜炎等是子宫腺肌病发病的高危因素。

（二）诊断与治疗

【诊断要点】

1. 临床表现

（1）继发性痛经，并呈进行性加重趋势。

（2）月经异常：经量增多、经期延长及不规则阴道流血等。

（3）贫血、不孕、性交痛、慢性盆腔痛等。

（4）妇科检查：子宫球形增大，病灶多累及子宫后壁或局部形成腺肌瘤结节。

2. 辅助检查

（1）B 超检查　超声提示子宫不同程度增大，肌层增厚，病灶多位于后壁或压迫宫腔线，病灶为等回声或强回声，与周围组织无明显边界。

（2）MRI　MRI 提示信号强度低病灶，增强可见信号强度高病灶，内膜与肌层结合带增宽。

（3）CA125 升高。

（4）病理镜下见肌层内异位的不成熟内膜腺体及间质呈岛状分布。

【治疗原则】　去除病灶，缓解疼痛，促进生育，延缓复发。

【一般治疗】

1. 手术治疗：为主要的治疗手段，对于无生育要求患者，各种路径的子宫切除是根治性手术方式，对于年轻或需要保留生育功能者，可行各种路径的子宫病灶切除或腺肌瘤切除术。有慢性盆腔痛者，可宫内放置曼月乐环或行子宫动脉栓塞术。选择保留子宫患者术后需长期药物管理及随访。

2. 药物治疗：目的是抑制卵巢功能，阻止内异症病灶进展，减少内异症病灶的活性及减少粘连的形成。常用药物有非甾体类抗炎药（NSAID）、口服短效避孕药、高效孕激素、雄激素衍生物、促性腺激素释放激动剂（GnRH-a）、左炔诺孕酮宫内缓释系统等。

（三）药物处方

【处方①】 NSAID（吲哚美辛 25～50mg/次，布洛芬 0.2～0.4mg/次，对乙酰氨基酚 1 片/次），止痛间隔不小于 6 小时，直至疼痛缓解。

【处方②】 口服避孕药（如屈螺酮炔雌醇片）：1 片，每天一次，连续用药或周期用药 21 天停用 7 天，持续 6 个月及以上，可较长时间用药。

【处方③】 高效孕激素：甲羟孕酮 30mg/d，连用 6 个月，可引起子宫内膜蜕膜样改变，最终导致宫内膜萎缩，同时可负反馈抑制下丘脑-垂体-卵巢轴。

【处方④】 GnRH-a 用法，每 28 天一次，共用 3～6 个月或更长时间。下调垂体功能，造成暂时性药物去势及体内低雌激素状态。

【处方⑤】 雄激素类衍生物如孕三烯酮，每周 2 次，每次 2.5mg，连服 3～6 月。首剂于月经第 1 天始服。

【处方⑥】 左炔诺孕酮宫内缓释系统（曼月乐）：宫内置入后可持续每日释放左炔诺孕酮直接作用子宫内膜，可抑制雌激素受体在子宫内膜的合成，使子宫内膜对血循环中雌激素失去敏感性，从而发挥内膜增生拮抗作用。一次放置可持续 5 年有效。

注意事项

1. 月经出血类型改变：经量减少、闭经、点滴阴道出血、月经期缩短或延长等，但不影响卵巢功能及雌二醇水平。

2. 不良反应常见：头痛、下腹痛、压痛、皮肤疾病、阴道分泌物、乳痛、阴道炎、抑郁和其他情绪改变、恶心及水肿等。

（刘雅琼　黄峥）

十九、子宫肌瘤

（一）概述

子宫肌瘤亦称子宫平滑肌瘤，是女性内生殖器官中最常见的良性肿瘤，多见于 30～50 岁女性，且随年龄增长而发病率增加。子宫平滑肌瘤确切病因未明，目前普遍认为其对雌激素具有高敏感性，生长及发展均高度依赖于雌激素，此外孕激素在促进子宫肌瘤生长中具有协同作用。

（二）诊断与治疗

【诊断要点】

1. 临床表现：子宫肌瘤临床症状包括以下几种。①月经异常：最常见症状，是由于肌壁间或黏膜下肌瘤向内膜压迫，增加子宫内膜面积、影响子宫血管闭合、影响宫腔经血排出等，导致月经量增多、经期延长或不规则出血等。②腹部肿块：当子宫肌瘤持续增大或宫底浆膜下肌瘤，可在下腹部扪及质硬肿物，可活动，常无压痛，特别在膀胱充盈时明显。③白带增多：多见于黏膜下肌瘤及宫颈肌瘤，感染者可有脓

苔样白带。④压迫症状：压迫膀胱者，可出现尿频、尿急、排尿困难、尿潴留等症状。压迫后盆腔者可出现便秘。⑤疼痛：多见于妊娠期子宫肌瘤红色样变性或浆膜下肌瘤蒂扭转。此外，尚可有继发性贫血、不孕、流产等。

临床体征如腹部查体时可有腹部质硬肿块，妇科双合诊时可及子宫增大，子宫表面不平凸起；宫颈肌瘤、黏膜下脱出肌瘤可及宫颈外口肿物。

2. 辅助检查：B 超具有无创、可重复性，目前为子宫肌瘤的主要辅助诊断手段，通过 B 超体检可发现无症状子宫肌瘤并随访，有症状肌瘤者可辅助鉴别诊断等。此外可采用诊断性刮宫、宫腔镜检查、腹腔镜探查等协助明确。

【治疗原则】 无症状者可期待治疗，有症状者根据患者年龄，有无生育要求，肌瘤数目、大小、部位、性质及生长速度选择不同治疗方式。

【一般治疗】 手术治疗。①适应证：月经过多继发贫血；伴膀胱、直肠压迫症状；肌瘤生长过快；保守期待治疗失败；可疑子宫肉瘤；伴不孕、复发性流产；浆膜下肌瘤蒂扭转；黏膜下肌瘤合并感染等。②手术方式：子宫肌瘤剔除、全子宫切除术，具体可根据患者实际情况、术者技巧等选用腹式、阴式、腹腔镜术式、宫腔镜术式等；此外，还可行子宫动脉栓塞术、宫腔镜子宫内膜电切术等。

（三）药物治疗

【处方①】 促性腺激素释放激素类似物（GnRH-a）：疗程控 3～6 月。

注射用醋酸亮丙瑞林 3.75mg/次，皮下注射或肌内注射，每 4 周 1 次；或者注射用曲普瑞林 3.75mg/次，皮下注射或肌内注射，每 4 周 1 次；或者注射用醋酸戈舍瑞林 3.6mg/次，皮下注射，每 4 周 1 次。

依据患者病情需要，适当使用 3～6 疗程。

【处方②】 米非司酮 10mg/d，口服，连续服用 3～6 个月。

【处方③】 丙酸睾酮 25mg，肌内注射，每 5 日 1 次，经期 25mg/d，连续 3 天，每月总量≤300mg。

（刘文杰　黄峥）

二十、子宫脱垂

（一）概述

子宫从正常位置沿阴道下降，宫颈外口达坐骨棘水平以下，甚至子宫全部脱出阴道口以外，称为子宫脱垂。子宫脱垂影响患者的日常生活、性功能及体育锻炼。随着人口的老龄化和预期寿命的延长，子宫脱垂的发病率在我国老年女性人群中呈上升趋势。

（二）诊断与治疗

【诊断要点】

1. 症状：轻症无症状，随脱垂的加重，患者能看到或者感到有肿物脱出阴道口，可伴有明显下坠感，休息后肿物常可回纳，可伴阴道壁溃疡、阴道出血等；阴道前壁膨出者可

有排尿困难、活动后漏尿、尿不尽等；阴道后壁膨出者可有便秘、排便困难等。

2. 妇科检查：观察患者屏气用力状态下的最大脱垂情况，同时注意有无阴道黏膜溃疡、宫颈延长等。

3. 临床分度

（1）Ⅰ度　轻型：宫颈外口距处女膜缘＜4cm，未达处女膜缘；重型：宫颈已达处女膜缘，阴道口可见宫颈。

（2）Ⅱ度　轻型：宫颈脱出阴道口，宫体仍在阴道内；重型：宫颈及部分宫体脱出阴道口。

（3）Ⅲ度　宫颈及宫体全部脱出阴道口外。

【一般治疗】

1. 非手术治疗

（1）盆底肌肉锻炼　即 Kegel 运动。增强盆底支持力，改善并预防轻、中度脱垂及其相关症状的进一步发展。用力做缩肛运动 3 秒以上放松，每次 10～15 分钟，每日 2～3 次，持续 8 周以上。对于训练不满意者可以辅助生物反馈治疗或电刺激等方法来增强锻炼效果。

（2）行为训练改善排尿、排便习惯　譬如定时排便、饮食调节（增加食物纤维）、使用缓泻剂或灌肠剂避免用力排便。

（3）子宫托治疗　是子宫脱垂的一线治疗方法，适应证有：患者不愿意手术治疗或者全身状况不能耐受手术治疗，孕期或未完成生育者，盆腔器官脱垂（POP）术后复发或者症状缓解不满意者，术前试验性治疗。

2. 手术治疗：手术方式选择应该根据患者年龄，身体状况，脱垂程度，是否有症状，是否需要保留性功能有生育功能来决定。

（1）保留生育功能的手术　子宫骶骨固定术、各种保留子宫的子宫韧带悬吊术、经阴道网片置入术等。

（2）保留阴道功能的手术　阴道前后壁修补术、阴道残端悬吊术、经阴道网片置入术、会阴体重建术等。

（3）不保留阴道功能的手术　保留子宫的阴道半封闭术、不保留子宫的改良阴道封闭术等。

（4）不保留生育功能的手术　阴式子宫切除术。

（三）药物处方

补中益气汤（丸）等有促进盆底肌张力恢复、缓解局部症状的作用。

【处方】　补中益气汤：炙黄芪 30g、潞党参 20g、白术 10g、当归 10g、陈皮 6g、升麻 6g、柴胡 12g、枸杞 10g、菟丝子 10g、杜仲 10g、山茱萸 10g，水煎服，每日 1 剂，连服 1 月。

（苏向辉　黄峥）

二十一、子宫粘连

（一）概述

子宫粘连是子宫颈或子宫腔的内膜受到机械性损失后粘连，常见于行人工流产术或自然流产刮宫术后。分为子宫

颈管粘连和子宫腔粘连，前者是宫颈管黏膜受损导致狭窄或闭锁，后者是宫腔内膜基底层受破坏，使前后壁部分或全部互相粘连，以致宫腔变窄或消失。子宫粘连主要表现为：流产后继发闭经、下腹痛、月经量减少和不孕等。

（二）诊断与治疗

【诊断要点】

1. 有明确的人工流产或宫腔手术（诊断性刮宫、肌瘤手术等）病史。

2. 主要症状为闭经伴周期性腹痛、月经过少及继发不孕等。

3. 宫腔粘连重时表现为继发性闭经，即子宫性闭经。用雌激素、孕激素治疗不引起撤退性出血。

4. 宫腔部分粘连者，则表现为月经过少（多数月经量减少一半以上），但月经周期正常。

5. 有宫腔下段宫颈管粘连的常伴有周期性腹痛，表现为流产后 1 月左右出现突发性下腹疼挛性疼痛，多伴有肛门坠胀感，甚至有里急后重感。疼痛一般持续 3～7 天后逐渐减轻、消失，间隔 1 个月左右，再次发生周期性腹痛，且渐进性加重。

6. 继发不孕及早孕期反复自然流产、早产。

7. 体征：可有下腹部压痛，严重时出现反跳痛。妇科检查：子宫体大小正常或稍大、较软，有明显压痛，有时有宫颈举痛；双侧附件检查多无明显异常，后穹窿可有触痛。

8. 子宫探针检查可协助诊断：探针插入宫颈内 1～3cm 处即有阻力感。如阻力大，探针不易插入，不可盲目用力，避免造成子宫穿孔。

9. 子宫输卵管造影可提供宫腔粘连的诊断依据，其阳性的 X 线征象包括边缘不整齐的充盈缺损、宫腔变形或不规则等。其缺点是：假阳性率高（可高达 39%），并且无法检测子宫内膜纤维化以及无法观察宫腔粘连的程度。

10. 宫腔镜是诊断宫腔粘连的金标准，条件允许时应该首选。宫腔镜能更准确描述宫腔的形态、宫腔粘连的程度及内膜质量，并能同时治疗。宫腔粘连分型：根据粘连的部位，可分为中央型粘连（粘连带位于子宫前后壁间，将宫腔的中央部分粘连）、周围型粘连（粘连带位于宫底或子宫侧壁，将宫腔的周边部分粘连）以及混合型粘连。

【治疗原则】　子宫粘连需要根据患者病情轻重、个体化处理。以手术治疗为主，药物治疗为辅助。治疗的目的是：确保宫颈、宫腔的通畅，恢复宫腔的正常容积，确保正常月经和促进生育。

【一般治疗】

1. 人工流产或宫腔镜手术前应积极治疗患者的慢性宫颈炎、子宫内膜炎，以防术后感染。

2. 人工流产或刮宫后需保持良好的作息、健康的饮食，应用抗生素预防术后感染。

手术治疗：

1. 宫颈的粘连可通过宫颈扩张（扩宫棒等）或探针分离粘连，在 B 超介导下手术更安全。

2. 宫腔镜直视下分离粘连仍是最主要的治疗手段。粘连严重的，要注意子宫穿孔风险。B超介导下宫腔镜分离宫腔粘连或腹腔镜监护下手术，可减低子宫穿孔等风险。分离粘连后，宫腔内放置节育器 3～6 个月，以防再次发生粘连；并且术后给予人工周期治疗，促进子宫内膜增生修复，连用 3 个周期。

（三）药物处方

【处方①】　戊酸雌二醇片，每次 2～3mg，1 日 3 次，连续用 21 天，第 12 天开始加用地屈孕酮每次 10mg，每日 2 次，连用 10 天。

注意事项

1. 此方法为人工周期治疗，排除妊娠后的闭经可使用。

2. 常用于宫腔粘连分离手术后就配合使用，一般连续使用 3 个周期。

3. 戊酸雌二醇片连续使用 21 天，地屈孕酮第 12 天开始一起服用，连续 10 天。停药后 3～5 天来月经。

4. 停药 7 天后，不管月经是否干净，继续服用下一周期的戊酸雌二醇片+地屈孕酮。

5. 可能出现乳胀、头疼、浮肿等不良反应。

【处方②】　戊酸雌二醇片，每次 2～3mg，每日 3 次，连续用 90 天，最后 5～10 天加黄体酮 20mg/d，肌内注射。

注意事项

1. 此方法连续戊酸雌二醇片治疗，最后加用黄体酮注射撤退出血。

2. 常用于宫腔严重粘连分离手术后，雌激素连续作用，内膜增长快。

3. 中间可能有不规则少许出血，一般 3 个月服药期不来月经。

4. 服用前需排除乳腺疾病，服用期间监测肝功能情况。

（温灿良）

二十二、多囊卵巢综合征

（一）概述

多囊卵巢综合征，PCOS 是生育年龄妇女最常见的内分泌及代谢紊乱性疾病之一，也是引起育龄女性继发性闭经和无排卵性不孕的主要原因。它以慢性无排卵、闭经或月经稀发、不孕、肥胖、多毛和卵巢多囊性增大为临床特征的综合征。

（二）诊断与治疗

【诊断要点】

1. 症状和体征

（1）多发生在 20～40 岁生育年龄妇女。

（2）初潮两年不能建立规律月经。月经稀发、闭经，少数可表现为功能失调性子宫出血。

（3）原发不孕。

（4）69%患者有多毛表现。

（5）多数有自青春期开始的向心性肥胖。

（6）妇科检查可触及双侧卵巢呈对称性增大，质地较坚韧。

2. 辅助检查

（1）基础体温多呈单相或不典型双相。

（2）诊断性刮宫和子宫内膜活检，无论在月经前数日或来潮 12 小时内，均为不同程度的增生期变化，无分泌改变。

（3）B超发现一侧或双侧卵巢直径2～9mm 的卵泡≥12 个，和（或）卵巢体积≥10ml。

（4）性激素测定：月经后半期孕酮测定等方法有助于判断是否有排卵；血中 LH 明显增高，LH/FSH>2～3；总睾酮、游离睾酮指数［游离雄激素指数（FAI）＝总睾酮/SHBG浓度×100］或游离睾酮高于实验室参考正常值；20%～35%的患者可伴有催乳素轻度升高（<40ng/ml）；空腹胰岛素升高≥14mU/L，IGF-I 升高（正常 120mmol/L），血浆 IGF-I 结合蛋白质降低（正常<300ng/ml）。

（5）腹腔镜检查示卵巢增大，包膜增厚，呈灰白色。

（6）盆腔 CT 或 MRI 排除盆腔肿瘤。

（7）后腹膜充气造影及子宫输卵管造影，目的是观察卵巢和肾上腺形态、大小，以鉴别高雄激素血症的原因。

3. 诊断标准

2011 年 12 月 1 日开始实施的中华人民共和国卫生行业标准——多囊卵巢综合征诊断（Ws 330-2011）。①月经稀发或闭经或不规则子宫出血（必需条件）；②高雄激素的临床表现或高雄激素血症；③超声表现为 PCO。符合①+②/③仅为疑似 PCOS，确诊需排除其他可能引起高雄激素的疾病和引起排卵异常的疾病。

【治疗原则】

1. 根据患者就诊时不同的目的和要求进行治疗，如长期闭经和不规则阴道流血，希望有正常月经；婚后多年不育，迫切希望生育；多毛影响美观等。

2. 以药物治疗为主，必要时可考虑手术治疗。

3. 治疗前向患者阐明药物作用和可能发生的不良反应及对策，争取患者的主动配合，能遵医嘱按时按量服药。

4. 积极治疗合并的其他躯体疾病等。

5. 凡≥35 岁患者，应作常规诊断性刮宫和内膜病检，以了解内膜组织学变化（腺囊型/腺瘤型/不典型增生过长），并排除内膜癌。

手术治疗：

1. 卵巢楔形切除术（OWR）适用于血睾酮升高、双侧卵巢增大而 DHEA、PRL 正常（提示主要病因在卵巢）者。

2. 腹腔镜下卵巢电灼或激光打孔治疗（LOD）：目前首选的外科手术治疗方法。

（三）药物处方

〇促排卵：用于希望恢复排卵功能，达到生育的患者。

【处方①】　氯米芬（CC）：于自然月经或撤退出血的第 5 天开始，50mg/d，口服，连续 5 天，如无排卵则每周期增加 50mg/d 直至 150mg/d。

注意事项

1. 氯米芬是 PCOS 不孕症治疗的一线治疗方法。

2. 氯米芬也可在女性生殖道的其他部位表现出抗雌激素特征，特别是子宫内膜（使子宫内膜变薄）和宫颈（使宫颈黏液黏稠），这些抗雌激素效应对妊娠有负面影响。可于近排卵期适量加用戊酸雌二醇等天然雌激素。

3. 用 B 超监测优势卵泡达平均直径 18～20mm 时，可用人绒毛膜促性腺激素（HCG）诱发排卵，并指导同房。不用 B 超监测时，应建议在氯米芬应用第 5 天后的 3 天开始隔日同房或用尿 LH 测排卵试纸来指导。

【处方②】 促性腺激素（Gn）：包括人绝经期促性腺激素 HMG、高纯度 FSH（HP-FSH）和基因重组的促卵泡生成素 r-FSH。

常规方法：月经 3～5 天起始，Gn，37.5 IU/d，若卵巢无反应，每隔 7～14 天增加 37.5IU，直到 B 超下见不多于 3 个优势卵泡出现，最大剂量 225 IU/d。

人绒毛膜促性腺激素（hCG），10000U，立即（排卵前）肌内注射。

【处方③】 来曲唑：月经第 3 天，2.5～5mg，每天一次，口服，连续 5 天。

【处方④】 促性腺激素释放激素类似物（GnRH-a）或拮抗剂：GnRH-a（曲普瑞林）：在月经第一天 3.75mg，单次肌内注射，注射 4 周后测血清 FSH、LH、E_2 和 B 超，E_2<80pmol/L，且卵巢无直径 10mm 以上的卵泡，则开始促排卵治疗，如不符合以上情况可以再次注射 3.75mg。

○雌-孕激素序贯或联合应用，调整月经周期，保护子宫内膜。

【处方①】 口服避孕药：常规用法是在自然月经或撤退出血的第 1～5 天服用，每天 1 片，连续服用 21 天。停药约 5 天开始撤退性出血，撤退出血第 5 天重新开始用药，或停药 7 天后重复启用。至少 3～6 个月，可重复使用。

【处方②】 孕激素：常用的孕激素有安宫黄体酮（MPA）、微粉化孕酮、地屈孕酮、黄体酮等。

常规用法是在月经周期后半期 MPA 6mg/d，或微粉化孕酮 200mg/d，或地屈孕酮 10～20mg/d；撤退出血可以肌内注射黄体酮 5～7 天。

○胰岛素抵抗的治疗。

【处方】 常用药物有胰岛素增敏剂（ISD）：主要有二甲双胍、曲格列酮、罗格列酮等。

常用方法：二甲双胍 500mg，每日 2～3 次，口服，连续服用 2～3 个月。

○高雄激素血症。

【处方①】 卵巢性高雄激素血症：选用口服避孕药（OC）、GnRHa 和酮康唑（竞争型 α 受体阻断药咪唑林衍生物）。

炔雌醇环丙孕酮片，于自然月经或撤退出血的第 1～5 天服用，每日 1 片，连服 21 天，停药 7 天后重复启用，至少 3～6 月，可重复使用。

酮康唑 500～600mg/d，至少 6 个月。副反应是肝肾损害。

【处方②】 肾上腺性高雄激素血症：主要选用糖皮质激素和酮康唑治疗。

地塞米松 0.25～0.75mg，每天 1 次。

泼尼松 5～7.5mg/d，睡前服用。

【处方③】 抗雄激素药物：包括安体舒通（螺旋内酯）、醋酸塞普隆（CPA）和氟化酰胺。

安体舒通，高雄激素血症伴无排卵的月经失调者可于月经的第 5～21 天，每天口服 20mg，可使部分患者月经周期及排卵恢复。剂量范围 50～200mg/d，连服 3 个月。

醋酸塞普隆（CPA）50～100μg/d，于月经周期第 5～14 天服用，同时予炔雌醇（EE₂）35～50μg 或 17β-雌二醇（17β-E_2），100μg/d，第 5～24 天服用。

氟化酰胺 250mg，每日 2～3 次，应配伍 OC。

（付一元）

二十三、葡萄胎

（一）概述

葡萄胎是妊娠后胎盘滋养细胞增生，间质水肿，而形成大小不一的水疱，水疱之间借蒂相互连接成串，形如葡萄而命名，又称水疱状胎块（HM），其与一般流产中胎盘水疱样变性不同。葡萄胎不同年代、地域，患病率差异很大，好发年龄为<20 岁或>40 岁，孕妇随孕产次增多而发病率增高，单次葡萄胎后再发葡萄胎风险增加 1%，2 次葡萄胎之后，再发葡萄胎风险高达 15%～20%。≥2 次自然流产妇女，发生葡萄胎风险是普通人群的 3 倍。

（二）诊断与治疗

【诊断要点】

1. 临床症状和体征：葡萄胎早期症状与正常妊娠相似，随停经时间推移，可出现如下临床症状。①不规则阴道出血：停经 2 月左右出现不规则阴道出血，出血量通常少于月经量，这是葡萄胎最早、最常见症状，其发生率高达 90%。停经 4 周后可自然排胎，可伴较大量出血，排出物内有时可见葡萄样组织。②子宫异常增大：伴随葡萄胎快速生长及宫腔内出血，约半数患者可出现子宫异常增大、变软。③妊娠剧吐：其发生较正常妊娠早而严重，与血绒毛膜促性腺激素（hCG）异常升高相关。④腹痛：好发于葡萄胎增生及子宫增大较快者，表现为下腹异常不适、隐痛、下坠等。⑤妊娠期高血压疾病：好发于子宫增大较快患者，病情发生早，症状严重。⑥卵巢黄素化囊肿：由大量 HCG 刺激卵巢卵泡膜细胞黄素化而形成，多为双侧、多房，内含清亮或琥珀色囊液，停经 2～3 月多可自然消退，也可持续增大、扭转而出现相应临床症状。⑦甲状腺功能亢进症：约 7%患者出现轻度甲亢症状。

2. 实验室检查：尿妊娠试验阳性，血 β-hCG 检测提示明显快速升高，缺乏正常 hCG 波动规律。

（1）B 超 完全性葡萄胎者可见子宫明显大于相应孕周，宫腔内充满不均质密集、短条状回声，呈"落雪状"或"蜂窝状"，无明显血流信号，未见妊娠囊或胎心搏动，常伴双侧卵巢多房性囊肿。部分性葡萄胎者，尚可见胎儿或羊膜囊。

（2）染色体核型检测　完全性葡萄胎染色体核型为二倍体，部分性葡萄胎则为三倍体或四倍体。

【治疗原则】

1. 葡萄胎确诊后，应立即清除。

2. 清除葡萄胎时，应防止出血过多、子宫穿孔及感染等症状。

【一般治疗】

1. 清除宫腔内容物：临床一经诊断应及时清宫，术式首选吸宫术，但若是不具备吸宫条件，仍可行刮宫术。清宫前需做好详尽评估，如血压、尿蛋白、β-hCG 水平、血红蛋白、白蛋白、甲状腺功能以及其他常规检测。如一次清宫干净困难或孕周＞12 周，则可考虑 1 周后再次清宫。

2. 如果年龄 40 岁以上，没有生育需求，而且有恶变倾向、hCG 效价异常增高等症状，可手术切除子宫。

3. 随访：葡萄胎清宫术后必须定期随访，直至血 hCG 转阴后 1 年，以便及时发现并处理滋养细胞肿瘤。血 hCG 转阴后 6 个月可以妊娠。无生育要求者可口服短效避孕药或安置宫内节育器避孕。随访内容包括：①每周一次血 hCG 测定，直至连续 3 次转阴；改为每月一次血 hCG 测定直至转阴后半年，然后每 2 月一次血 hCG 测定直至转阴后 1 年。

②临床症状有无复发。③必要时行盆腔 B 超、胸片或肺 CT 检查。如连续 3 周血 hCG 不降或处于平台期（±10%），或连续 2 周上升（＞10%）则转肿瘤专科就诊。

（三）药物处方

预防性化疗：目前尚有争议，适用于完全性葡萄胎有如下高危因素者：①清宫前 hCG＞100000U/L；②子宫增大明显超过相应孕周；③卵巢黄素化囊肿直径＞6cm；④年龄＞40 岁；⑤重复葡萄胎。于葡萄胎排空前或排空时，一般选用甲氨蝶呤、氟尿嘧啶、放线菌素 D 单药化疗，化疗至 hCG 正常为止。依据 FIGO 2018 指南建议选用甲氨蝶呤（MTX）及放线菌素 D，后者优于前者，用法方案如下。

【处方①】　MTX 0.4mg/（kg·d），肌内注射，连续 5 日，每 2 周 1 次。

或甲氨蝶呤，50mg/m²，肌内注射，每周 1 次。

或甲氨蝶呤，1mg/（kg·d），肌内注射，第 1、3、5、7 日；加用四氢叶酸，0.1mg/（kg·d），肌内注射，第 2、4、6、8 日。

【处方②】　放线菌素 D 12～12μg/（kg·d），静脉滴注，连续 5 日，每 2 周 1 次。

（刘文杰　黄峥）

第二章　产科疾病

一、妊娠剧吐

（一）概述

妊娠剧吐是排除性临床诊断。妊娠早期孕妇出现严重持续的恶心、呕吐引起脱水、酮症甚至中毒，需要住院治疗。通常体重较妊娠前减轻≥5%。有恶心、呕吐的孕妇中通常只有 0.3%～1.0%发展为妊娠剧吐。

几乎所有的妊娠剧吐均发生于孕 9 周之前，典型表现为孕 6 周左右出现恶心、呕吐，并随妊娠进展逐渐加重，至孕 8 周左右发展为持续性呕吐，不能进食，极为严重者出现嗜睡、意识模糊、谵妄甚至昏迷、死亡。体重较妊娠前减轻≥5%。

（二）诊断与治疗

【诊断要点】

1. 停经史：与其他原因无关的持续性恶心、呕吐。

2. 实验室检查：包括：超声明确是否为正常妊娠，测定血常规、电解质、肝肾功能、尿酮体、尿比重等可以判断病情严重程度。

鉴别诊断：应与以下疾病相鉴别。

1. 葡萄胎：停经史，血β-hCG 异常增高者也可出现妊娠剧吐表现，超声有助于鉴别。

2. 消化系统疾病：急性胃肠炎，不洁饮食病史，呕吐伴腹痛、腹泻等表现，血常规白细胞计数可升高。急性病毒性肝炎，有恶心、呕吐，厌食油腻等表现，查体可有皮肤巩膜黄染等。肝功能、肝炎病毒指标有助于鉴别。

3. 代谢性疾病

（1）糖尿病酮症酸中毒　有糖尿病病史，监测血糖有助于鉴别。

（2）甲亢　有甲亢病史、高代谢体征，甲状腺激素水平监测有助于鉴别。

4. 神经系统疾病：特发性颅内高压、前庭损害、偏头痛、中枢神经系统肿瘤等。

5. 妊娠相关疾病：妊娠急性脂肪肝、子痫前期等。

6. 其他：药物毒性、心理疾病等。

【治疗原则】持续性呕吐合并酮症的妊娠剧吐孕妇需要住院治疗，包括静脉补液、补充多种维生素、纠正脱水及电解质紊乱、合理使用止吐药物、防治并发症等。

【一般治疗】 包括一般处理及心理支持治疗。

1. 尽量避免接触容易诱发呕吐气味的食品或添加剂。避免早晨空腹，鼓励少量多餐，两餐之间饮水，进食清淡、干燥及高蛋白的食物。

2. 对于精神情绪不稳定的孕妇，给予心理疏导，解除其思想顾虑。

（三）药物处方

【处方①】 葡萄糖，葡萄糖盐水，生理氯化钠溶液及平衡液共 3000ml 左右＋维生素 B_6 100mg＋维生素 B_1 100mg＋维生素 C 2～3g，每日一次，连续静脉输液至少 3 天。

注意事项

1. 若有脱水，暂禁食。

2. 连续输液至少 3 天，维持每天尿量≥1000ml。

3. 可按照葡萄糖 4～5g＋胰岛素 1U＋10% KCl 1～1.5g 配成极化液输注补充能量，但应注意先补充维生素 B_1 后再输注葡萄糖，以防止发生韦尼克脑病。

4. 常规治疗无效不能维持正常体质量者可考虑鼻胃管肠内营养。

【处方②】 补钾。一般补钾 3～4g/d，严重低钾血症时可补钾至 6～8g/d。5%葡萄糖 500ml＋10%氯化钾 15ml，每天 2～3 次静脉滴注，过度正常进食后可暂停补钾。

注意事项 注意观察尿量，原则上每 500ml 尿量补钾 1g 较为安全，同时监测血清钾水平及心电图。

【处方③】 碳酸氢钠，125～250ml/次，必要时静脉滴注。

注意事项 根据血气分析二氧化碳水平适当补充碳酸氢钠纠正代谢性酸中毒。

【处方④】 维生素 B_6 片，10～25mg，每天 3 次。具体用药时长需根据呕吐症状个体化。

注意事项 本品为止吐的一线用药。

【处方⑤】 甲氧氯普胺，5～10mg，每 8 小时 1 次，口服，肌内注射或者静脉滴注。具体用药时长需根据呕吐症状个体化。

（潘秀玉）

二、妊娠期高血压

（一）概述

妊娠期高血压是妊娠期特有的疾病，是严重的妊娠并发症之一，多数病例在妊娠期出现高血压、蛋白尿等症状，分娩结束即随之消失。

妊娠期高血压可分类为以下五类。

（1）妊娠期高血压 妊娠期出现高血压，收缩压≥140mmHg 和（或）舒张压≥90mmHg，产后 12 周内恢复正常；尿蛋白（－）。

（2）子痫前期 轻度：妊娠 20 周后出现［收缩压≥140mmHg 和（或）舒张压≥90mmHg］伴蛋白尿≥0.3g/24h，

或随机尿蛋白（＋）。重度：血压和蛋白尿持续升高，发生母体脏器不全或胎儿并发症。出现下述任一不良情况可诊断为重度子痫前期：①血压持续升高：收缩压≥160mmHg 和（或）舒张压≥110mmHg；②蛋白尿≥5.0g/24h，或随机尿蛋白≥（＋＋＋）；③持续性头痛或视觉障碍或其他脑神经症状；④持续性上腹部痛，肝包膜下血肿或肝破裂症状；⑤肝脏功能异常，肝酶 ALT 或 AST 水平升高；⑥肾功能异常，少尿（24 小时尿量少于 400ml 或每小时＜17ml）或血肌酐＞106μmol/L；⑦低蛋白血症伴胸腔积液或者腹腔积液；⑧血液系统异常，血小板持续性下降并低于 $100×10^9$/L；血管内溶血，贫血黄疸或血 LDH 升高；⑨心力衰竭、肺水肿；⑩胎儿生长受限或羊水过少；⑪早发型即妊娠 34 周以前发病。

（3）子痫 子痫前期基础上发生不明原因的抽搐。子痫发生前可有不断加重的子痫前期，也发生于血压升高不明显，无蛋白尿的病例。通常产前子痫较多，发生于产后 48 小时者约 25%。子痫抽搐进展迅速，前驱症状短暂，表现为抽搐、面部充血、口吐白沫、深昏迷，随之深部肌肉僵硬，很快发展成典型的全身高张阵挛惊厥，有节律的肌肉收缩和紧张，持续 1～1.5 分钟。其间患者无呼吸动作。

（4）慢性高血压并发子痫前期 妊娠前无蛋白尿，妊娠后出现蛋白尿≥ 0.3g/24h；妊娠前有蛋白尿，妊娠后蛋白尿明显增加或血压进一步升高或出现血小板减少＜$100×10^9$/L。

（5）妊娠合并慢性高血压 妊娠 20 周前收缩压≥140mmHg 和（或）舒张压≥90mmHg，妊娠无明显加重；妊娠 20 周后首次诊断高血压并持续到产后 12 周以后。

（二）诊断与治疗

【诊断要点】

（1）高血压 同一手臂至少 2 次测量的收缩压≥140mmHg 和（或）舒张压≥90mmHg。

对首次发现血压升高者，应间隔 4 小时或以上复测血压，如 2 次测量均为收缩压≥140mmHg 和（或）舒张压≥90mmHg 诊断为高血压。若血压较基础血压升高 30/15mmHg，但低于 140/90mmHg 不作为诊断依据，但需严密观察。对首次发现血压升高者，应间隔 4 小时或以上复测血压；对严重高血压患者［收缩压≥160mmHg 和（或）舒张压≥110mmHg］，为观察病情指导治疗，应密切观察血压。

（2）蛋白尿 高危孕妇每次产检均应检测尿蛋白。尿蛋白检查应选用中段尿。对可疑子痫前期孕妇应进行 24 小时尿蛋白定量检查。尿蛋白≥3.0g/24h，随机尿蛋白≥3.0g/L 或尿蛋白定性≥（＋）定义为尿蛋白，避免阴道分泌物或羊水污染尿液。

（3）水肿。

（4）头痛、眼花、恶心、呕吐、持续性右上腹疼痛，严重时可抽搐或昏迷。

【治疗原则】 休息、镇静、解痉，有指征的降压、有指征的补充胶体、有指征的利尿，密切监测及评估母胎情况，适时终止妊娠。

【一般治疗】

1. 妊娠期高血压患者可在家或住院治疗,轻度子痫前期应住院评估决定是否院内治疗,重度子痫前期及子痫患者应住院治疗。

2. 休息:应注意休息,并取左侧卧位,但子痫前期患者住院期间不建议绝对卧床休息。

3. 饮食:正常孕妇饮食,保证充足的蛋白质和热量,但不建议限制食盐摄入。

4. 镇静:为保证充足睡眠,必要时可睡前口服地西泮2.5～5mg。

(三)药物处方

〇降压治疗

【处方①】 β肾上腺素能受体阻滞剂。盐酸拉贝洛尔50～150mg,口服,3～4/d。静脉应用:50～100mg加入5%葡萄糖250～500ml,以20～40滴/分点滴,根据血压调整滴速,待血压稳定后改口服,孕期根据血压情况调整用药量至血压控制平稳。

注意事项　该药显效快,不引起血压过低或反射性心动过速。

【处方②】 二氢吡啶类钙离子通道阻滞剂。硝苯地平10mg,口服,每日3～4次,必要时可加量,一般每日30～90mg,24小时总量不超过120mg。孕期根据血压情况调整用药量至血压控制平稳。

注意事项

1. 舌下含服起效快,但不推荐常规使用。

2. 副作用为心悸、头痛,与硫酸镁有协同作用。

【处方③】 二氢吡啶类钙离子通道阻滞剂。盐酸尼卡地平,口服,初始剂量20～40mg,每日3次。静脉滴注1mg/h起,根据血压变化每10分钟调整剂量。孕期根据血压情况调整用药量至血压控制平稳。

【处方④】 肾上腺素能受体阻滞剂。甲磺酸酚妥拉明10～20mg,溶入5%葡萄糖100～200ml,以10g/min静脉滴注。

【处方⑤】 硝酸甘油,推荐剂量范围是10～200g/min,用来控制高血压的初始推荐剂量为25g/min,可以每隔5分钟增加25g,直到血压稳定为止,某些情况下剂量需要增至400g/min,但一般10～200g/min就足够。

注意事项　本品的用量应根据患者的个体需要进行调整,并应监测患者的血流动力学参数。

〇防治子痫

【处方】 控制子痫。静脉用药:负荷剂量硫酸镁2.5～5g,溶于10%葡萄糖20ml,静推15～20分钟;或5%葡萄糖100ml快速静脉滴注,继而1～2g/h静脉滴注维持。或者,夜间睡眠前停用静脉给药,改为肌内注射:25%硫酸镁20ml+2%利多卡因2ml,深部臀肌内注射。24小时硫酸镁总量25～30g,疗程24～48小时。

预防子痫发作(适用于子痫前期和子痫发作后):负荷和维持剂量同控制子痫处理。用药时间长短根据病情需要掌握,一般每天静脉滴注6～12小时,24小时总量不超过25g,用药期间每日评估病情变化,决定是否继续用药。

注意事项

1. 血清镁离子有效治疗浓度为1.8～3.0mmol/L,超过3.5mmol/L即可出现中毒症状。

2. 使用硫酸镁必备条件如下。

(1)膝腱反射存在。

(2)呼吸≥16次/分。

(3)尿量≥25ml/h或≥600ml/d。

(4)备有10%葡萄糖酸钙。镁离子中毒时停用硫酸镁并静脉缓慢推注(5～10分钟)10%葡萄糖酸钙10ml。

3. 如患者同时合并肾功能不全、心肌病、重症肌无力等,则应慎用或减量使用硫酸镁。

4. 条件许可,用药期间可监测血清镁离子浓度。

〇镇静

【处方①】 地西泮2.5～5.0mg,口服,2～3次/日,或者睡前服用,可缓解患者的精神紧张、失眠等症状,保证患者获得足够的休息。地西泮,10mg,肌内注射或者静脉注射(>2分钟)可用于控制子痫发作和再次抽搐。

【处方②】 苯巴比妥,镇静时口服剂量为每次30mg,每日3次。控制子痫时肌内注射0.1g。

【处方③】 冬眠合剂。冬眠合剂由氯丙嗪(50mg)、哌替啶(100mg)和异丙嗪(50mg)三种药物组成,可抑制中枢神经系统,有助于解痉、降压、控制子痫抽搐。通常以1/3～1/2量肌内注射或以半量加入5%葡萄糖溶液250ml,静脉滴注。

注意事项　由于氯丙嗪可使血压急剧下降,导致肾及胎盘血流量降低,而且对母胎肝脏有一定损害,故仅应用于硫酸镁治疗效果不佳者。

(黄倩)

三、妊娠期糖尿病

(一)概述

妊娠合并糖尿病包括孕前糖尿病患者妊娠以及妊娠期发生的糖代谢异常(妊娠期糖尿病),是妊娠期最常见的并发症之一。妊娠期糖尿病导致不良妊娠结局如子痫前期、巨大儿、剖宫产等风险明显增加,而难产、胎儿畸形、围生儿死亡的发生风险也明显升高。

(二)诊断与治疗

【诊断要点】

1. 妊娠前已确诊为糖尿病患者。

2. 妊娠前未进行过血糖检查但存在糖尿病高危因素者,如肥胖(尤其重度肥胖)、一级亲属患2型糖尿病、GDM史或大于胎龄儿分娩史、多囊卵巢综合征患者及妊娠早期空腹尿糖反复阳性,首次产前检查时应明确是否存在妊娠前糖尿病，达到以下任何一项标准应诊断为糖尿病合并妊娠。

（1）空腹血糖（FPG）≥7.0mmol/L。

（2）糖化血红蛋白（GHbA1c）≥6.5%（采用 NGSP/DCCT 标化的方法）。

（3）伴有典型的高血糖或高血糖危象症状，同时任意血糖≥11.1mmol/L。

如果没有明确的高血糖症状，任意血糖≥11.1mmol/L 需要次日复测上述（1）或者（2）确诊。不建议孕早期常规葡萄糖耐量试验（OGTT）检查。

【治疗原则】

1. 与内科医生、营养科医生一起共同参与孕期血糖的管理。

2. 妊娠期糖尿病患者应进行生活方式管理，如血糖控制不理想应优先考虑胰岛素治疗。

3. 根据血糖的水平调整胰岛素的用量，教育患者学会微量血糖监测的方法及时记录。

【一般治疗】

1. 妊娠期糖尿病的健康教育：健康教育在妊娠期糖尿病孕妇的妊娠期管理及治疗中起到至关重要的作用。妊娠期糖尿病的生活方式干预应首先从健康教育开始，健康教育的内容包括为孕妇及家属提供妊娠期糖尿病的概况，如何进行膳食管理、运动指导，如何进行自我血糖监测、低血糖的识别等知识，使孕妇及家属认识到生活方式干预在妊娠期糖尿病治疗中的重要性，从而有效提高妊娠期糖尿病治疗的依从性，使孕妇学会自我管理，改变不良的生活习惯。

2. 医学营养治疗：医学营养治疗是妊娠期糖尿病治疗的基础，是妊娠期糖尿病的首选治疗措施。理想的饮食控制目标：既能保证和提供妊娠期间热量和营养需要，又能避免餐后高血糖或饥饿性酮症出现，保证胎儿正常生长发育。多数妊娠期糖尿病患者经合理饮食控制和适当运动治疗，均能控制血糖在满意范围。合理安排餐次及每餐次的进食量有助于控制血糖，早、中、晚三餐的能量占每日摄入总能量的 10%～15%、30%、30%，每次加餐的能量占 5%～10%，可防止餐前低血糖及减少餐后血糖波动，降低低血糖及能量不足的风险，改善围生结局。

3. 孕期运动指导：饮食控制结合运动能更好地控制血糖。研究发现，适当运动能改善胰岛素敏感性，增加骨骼肌摄取葡萄糖效率，降低游离脂肪酸水平，改善不良心理状态，提高生存质量。孕期科学合理运动还能增加孕妇体力和耐力，有助于控制孕期体重增长，有利于阴道分娩。

4. 孕产期的心理辅导：定期进行健康教育，包括如何使用血糖仪监测血糖、监测频率、何时监测等，对不良情绪进行疏导，对于焦虑、抑郁严重且经生活方式干预无效者，应及时进行心理咨询和治疗。

（三）药物处方

大多数妊娠期糖尿病孕妇通过生活方式管理即可使血糖达标，血糖控制不理想应优先考虑胰岛素治疗。尽管已有

一些国外研究证实，格列苯脲和二甲双胍控制妊娠期糖尿病患者血糖有效、安全，然而，格列苯脲的应用易引发低血糖，二甲双胍可以通过胎盘，并且，尚缺乏对两种药物用于 GDM 患者治疗后其对胎儿远期影响安全性追踪观察结果。

迄今为止，我国尚未批准任何口服降糖药物用于治疗妊娠期高血糖，所以，国内缺乏妊娠期应用口服降糖药物的经验。

可用于妊娠期间血糖控制的胰岛素包括：常规胰岛素，中性鱼精蛋白锌胰岛素、门冬胰岛素、赖脯胰岛素和地特胰岛素。

【处方】　胰岛素，起始总剂量为每天 0.3～0.8U/kg，分次皮下注射，后续使用剂量可根据患者各时间点血糖值的情况进行调整。胰岛素用量个体差异较大，尚无统一标准。一般从最小剂量开始，并根据病情、孕期进展及血糖值加以调整，力求控制血糖在正常水平。

（胡慧平）

四、不全流产

（一）概述

不全流产是指妊娠 28 周前出现阴道流血增多伴阵发性下腹痛或腰背痛伴组织物部分排出，是难免流产继续发展阶段。有阴道大量出血的可能，甚至可能发生休克。

（二）诊断与治疗

【诊断要点】

1. 主诉妊娠 28 周前出现阴道流血增多伴阵发性下腹痛或腰背痛，有阴道组织物排出病史。

2. 妇科检查宫颈口已扩张，宫颈口可有妊娠物堵塞，持续性流血，子宫小于停经周数。

【治疗原则】

尽快行清宫术或钳刮术。阴道大量流血伴休克者，同时输血输液，如合并感染使用广谱抗生素直至体温恢复正常 24～48 小时。

【一般治疗】　如患者述阴道有组织物排出，阴道流血不多，B 超提示宫腔有少量组织物残留，可不清宫，等待下一次月经复潮后复查 B 超，了解宫腔残留物是否随子宫内膜的剥落而排出。

（三）药物处方

【处方①】　注射用缩宫素 10～20U，肌内注射或宫颈肌内注射，或 10U＋5%葡萄糖液 500ml 静脉滴注。

【处方②】　益母草胶囊 3～4 粒，每天 3 次，连服 6 天。

【处方③】　新生化片 3 粒，每天 3 次，连服 6 天。

注意事项　如合并感染，需结合抗菌谱选择敏感抗生素或选用广谱抗生素，抗菌谱涵盖 G+、G-需氧菌、厌氧菌、淋病奈瑟菌及衣原体。

（杨洁萍　黄峥）

五、感染性流产

（一）概述

感染性流产即流产合并生殖系统感染，指妇女流产后 2

周内由于致病菌感染而发生生殖器官炎症，包括子宫内膜炎、子宫肌炎、附件炎和盆腔炎等。

根据感染的严重程度及感染的范围，流产后感染临床表现各异。通常流产过程中，若阴道流血时间长，有组织物残留于宫腔内或非法堕胎，有可能引起宫腔感染，常为厌氧菌及需氧菌混合感染，严重感染可扩散至盆腹腔或者全身，并发盆腔炎、腹膜炎、败血症及感染性休克。表现如下所述。

1. 感染的一般临床表现：畏寒、发热、脉搏增快、恶心、呕吐等。

2. 腹痛：常表现为下腹部或盆腔部位的持续性疼痛；当存在弥漫性腹膜炎时疼痛可波及全腹。

3. 白带异常：白带量增多，常为脓性或脓血性，有臭味。

4. 妇科检查：宫口可见脓性分泌物流出，宫颈举痛明显，子宫体压痛，附件区增厚或有痛性包块。

5. 腹膜炎体征：下腹部或全腹部有压痛、反跳痛。

（二）诊断与治疗

【诊断要点】 非法堕胎或不全流产后，阴道出血时间长，发热，腹痛，阴道分泌物有臭味。感染性流产应当作出病原学诊断；此外，还应注意并发症的诊断，如感染性休克、急性肾衰竭、DIC 等。美国疾病控制中心（CDC）对急性盆腔炎的诊断标准为：下腹压痛、附件压痛和宫颈举痛，3 项为必备条件。

【治疗原则】 控制感染的同时尽快清除宫腔内残留物。

【一般治疗】

1. 控制感染：可根据病情的严重程度及抗生素的抗菌谱决定使用药物的种类、剂量及给药途径。在致病菌及药敏试验未明确之前，应使用广谱抗生素或联合用药。

2. 手术治疗：感染性流产的潜在危险是感染灶扩散，并发感染性休克、急性肾衰竭及 DIC 等严重并发症。因此应及早进行手术，去除病原。①清宫术：在抗生素治疗的基础上，病情稳定者宜及早清宫。术前可先用宫缩剂（静脉滴注或肌内注射），以防子宫穿孔。术时可先用卵圆钳将宫腔内大块组织钳出，用大刮匙搔刮宫壁一周，感染的子宫组织很脆弱易发生子宫穿孔，故最好由有经验的医生施术。另外，清宫术有加速细菌血行扩散的危险，应加强术后抗感染治疗，并注意对生命体征的监护。②子宫切除术：一般来说，感染性流产在清除感染的胚胎组织以后，炎性多能控制，但也有个别病例炎性难以控制，进而出现感染性休克、肾衰竭及 DIC 等，同时考虑存在子宫穿孔或子宫严重感染时应考虑做子宫切除术。

3. 支持治疗：严重感染的病例应予以补液，纠正水、电解质平衡，输血及输人体白蛋白，补充热量等，以增强机体抵抗力及手术的耐受性。

（三）药物处方

常用的联合用药方案有以下几种。致病菌药敏试验明确后可选择 1～3 种敏感的抗生素。药物使用参考急性盆腔炎

的抗生素治疗。

（潘秀玉）

六、先兆流产

（一）概述

先兆流产指妊娠 28 周前，出现少量的阴道流血、伴（或不伴）随下腹阵痛，有腰酸或下腹坠胀感，胚胎/胎儿存活，是自然流产的早期阶段。为妊娠时限性疾病，如经休息及治疗后症状消失，妊娠可继续；如阴道流血及腹痛症状进一步加重，将可能发展为难免流产。发生在妊娠 12 周前者，可称为早期先兆流产，发生在妊娠 12 周或之后者，称之为晚期先兆流产。

目前流产病因主要包括胚胎因素、母体因素、父方因素及环境因素四方面。胚胎因素主要为遗传基因的缺陷，是其流产的常见原因。母体因素有多方面，包括合并全身性疾病、生殖器官异常、内分泌异常、强烈应激和不良生活习惯、免疫功能异常等。父方因素可能与精子染色体异常相关。环境中过多接触放射线、砷、铅、甲醛、苯、氯丁二烯、氧化乙烯等化学物也可能引起流产。

（二）诊断与治疗

【诊断要点】

1. 临床表现

（1）主要症状 停经后阴道少量流血，伴（不伴）轻度下腹痛。阴道流血往往量少并与平素月经量及性状不同，通常表现为不规则的、暗红色、褐色阴道血性分泌物。腹痛往往为程度较轻的中下腹痛，呈阵发性隐痛、下腹坠胀感或腰酸等症状。少数患者无明显自觉症状，仅于常规超声检查发现妊娠囊与子宫壁之间出现无回声区（提示宫腔积血）。

（2）体征

①一般情况：生命体征平稳，神志清醒，可伴精神紧张、焦虑。

②腹部检查：腹壁软，无肌紧张，无明显压痛、反跳痛，无移动性浊音。

③妇科检查：阴道可见血污，宫颈口关闭，无活动性流液，宫颈外口未见妊娠物。子宫大小与停经时间相符。孕 16 周后可经腹部使用多普勒仪探及胎心音。

2. 辅助检查

（1）血β-hCG、孕酮测定 正常孕周 6～8 周时，其值每日以 66% 的速度增长。孕酮值判断先兆流产的预后。

（2）超声检查 B 超检查见宫内妊娠并有胎心搏动，有时见宫内妊娠囊/胎膜与子宫壁之间有无回声区。若超声未探及胎心搏动，则需联合血β-hCG 定期监测并择期复查超声以明确诊断。

（3）流产初步原因筛查 血常规、白带常规、宫颈分泌物支原体、衣原体、一般细菌培养、奈氏链球菌等；传染病检查；甲状腺功能、凝血功能等。

【治疗原则】 排除异位妊娠，难免流产后可予安胎辅助治疗，定期监测，包括症状和体征改变、盆腔超声、β–hCG（10 周前）定期复查等，及时发现稽留流产、难免流产情况发生。

【一般治疗】

1. 避免剧烈运动及性生活，保持会阴部清洁。

2. 当上述治疗效果不佳时，应选用药物治疗。主要为孕激素维持黄体功能，止血药、抑制宫缩的药物及治疗原发疾病、宫颈分泌物阳性者，选用敏感抗生素治疗。

（三）药物处方

【处方①】 黄体酮注射液 20mg/d，肌内注射。根据胎儿发育情况及孕激素监测水平停药，可用至孕 9～12 周。

【处方②】 地屈孕酮片 10mg，每 8～12 小时 1 次，口服，首剂 40mg。根据胎儿发育情况及孕激素监测水平停药可用至孕 9～12 周。

【处方③】 氨甲环酸 1mg，口服，每日 3 次。

【处方④】 间苯三酚 40mg，肌内注射，临时用药；80～120mg，加入 5% 葡萄糖注射液/生理氯化钠溶液 250～500ml（每天使用剂量≤200mg），静脉用药，每天 1 次。

【处方⑤】 硫酸镁，适用于孕 16 周后有宫缩的患者。

第一天（冲击量）5% 葡萄糖注射液/生理氯化钠溶液 250ml＋25% 硫酸镁注射液 5g，静脉滴注，1 小时滴完。

（维持量）5% 葡萄糖注射液/生理氯化钠溶液 500ml＋25% 硫酸镁注射液 10g，静脉滴注，6 小时滴完。

第二天后（冲击量）5% 葡萄糖注射液/生理氯化钠溶液 250ml＋25% 硫酸镁注射液，5g，静脉滴注，3 小时滴完。

（维持量）5% 葡萄糖注射液/生理氯化钠溶液 500ml＋25% 硫酸镁注射液 10g，静脉滴注，6 小时滴完。

注意事项

1. 注意监测血镁离子浓度治疗有效浓度为 2.0～3.5mmol/L，中毒浓度≥5mmol/L。

2. 用药期间定期检查膝反射、呼吸频率及尿量。膝反射减弱，呼吸＜16 次/分，尿量＜25ml/h 或 600ml/24h 均提示中毒可能，一旦出现中毒反应，停止用药，使用 10% 葡萄糖酸钙 10ml 静脉注射，密切监测。

【处方⑥】 盐酸利托君，适用于孕 20 周后出现子宫收缩的患者。

轻度宫缩患者：10mg，口服，6～8 小时 1 次。

中重度宫缩患者：5% 葡萄糖注射液 250ml＋安宝针剂 50mg，静脉滴注，每分钟 4 滴起开始调速。

注意事项

1. 用药前行心电图检查，结果必须正常。

2. 血糖检测正常或被稳定控制，用药超 5 天应检测血糖。

3. 心律＞140 次/分应减量或停药警惕肺水肿等并发症发生；宫缩抑制后巩固治疗 12 小时后减量，停药前 30 分钟开始改 10mg 口服，2 小时 1 次，逐渐减量。

【处方⑦】 醋酸阿托西班：适用于 24 周后出现子宫收缩患者，分为以下三步。

第一步：初始剂量 6.75mg（0.9ml：6.75mg 规格），静脉注射。

第二步：滴注高浓度稀释药液（5ml：37.5mg 规格），滴速 300μg/min，3 小时滴完。

第三步：滴注低浓度稀释药液（5ml：37.5mg 规格），滴速 100μg/min，45 小时滴完。

注意事项

1. 建议由有治疗早产经验的医生使用。

2. 治疗时间不超过 48 小时，总剂量不超过 330mg。

3. 如再次使用也需要重复第一步骤后再进行静脉滴注。

4. 禁用于以下情况：小于 24 周或大于 33 足周，胎儿宫内生长迟缓和胎心异常；产前子宫出血需要立即分娩；死胎、宫内感染、胎盘前置状态、胎盘早剥等。

【处方⑧】 维生素 E，100mg，口服，每天 1 次。

【处方⑨】 中医中药治疗。

（谢静颖 范佳颖）

七、异位妊娠

（一）概述

受精卵在子宫体腔以外着床称为异位妊娠。异位妊娠是妇产科常见的急腹症，发病率约 2%，是导致孕产妇死亡的原因之一。近年来，由于对异位妊娠的早期诊断和早期治疗，使患者的存活率明显提高，生殖预后明显改善。

根据异位妊娠部位的不同，分为输卵管妊娠、卵巢妊娠、腹腔妊娠、阔韧带妊娠、宫颈妊娠、剖宫产瘢痕妊娠等类型。最常见的类型是输卵管妊娠，占异位妊娠总数的 95% 左右。罕见宫内宫外同时妊娠、同侧或双侧输卵管多胎妊娠、腹腔妊娠、宫颈妊娠等。

剖宫产瘢痕妊娠（CSP）指胚胎着床在既往剖宫产切口处，是目前常见一特殊部位的异位妊娠，一旦确诊必须立即住院治疗，治疗方案需个体化原则。本章主要阐述输卵管妊娠。

（二）诊断与治疗

【诊断要点】

1. 典型症状：停经、腹痛、阴道流血。

2. 其他症状：晕厥与休克，腹部包块。

3. 生命体征：体温正常或轻微增高，脉搏增快，血压正常或下降。

4. 腹部体征：腹平或轻微膨隆，下腹一侧压痛、肌紧张、反跳痛，偶可扪及下腹一侧的肿块。大量腹腔内出血时，叩诊移动性浊音阳性。

5. 妇科检查：阴道内有或无出血，宫颈举摆痛，子宫稍增大、质软，一侧附件区可触及肿块（大小、形状、质地各异），边界多不清楚，触痛明显。腹腔内出血多时，阴道后穹隆饱满，触痛，子宫有漂浮感。

6. 尿 hCG 阳性或血 hCG 增高。血 hCG＞2000U/L、超声未见宫内妊娠囊，排除自然流产后，诊断基本成立。

7. 孕酮：值偏低，多在 10～25ng/ml 之间。

8. 盆腔超声：宫腔内未探及妊娠囊，宫旁探及混合性包块。部分包块内可见卵黄囊、胚芽及原始心管搏动，子宫直肠窝游离暗区。

9. 阴道后穹窿穿刺：抽出暗红色不凝血液提示腹腔内出血。

10. 腹腔镜检查：是诊断的金标准。

【治疗原则】　异位妊娠的治疗，包括手术治疗和药物治疗，以手术治疗为主。

【一般治疗】

1. 手术治疗：分为保守性手术和根治手术。手术途径有经腹腔镜或经腹手术。首选腹腔镜手术。适应证：生命体征不稳定或有腹腔内出血征象者；诊断不明确者；异位妊娠有进展（如血 hCG＞3000 IU/L 或持续升高、有胎心搏动、附件区大包块等）；随诊不可靠者；药物治疗禁忌证或无效者。

（1）保守手术——保留患侧输卵管的手术　适用于有生育要求的年轻妇女，特别是对侧输卵管已切除或有明显病变者。

（2）根治手术——切除患侧输卵管的手术　适用于无生育要求的输卵管妊娠、内出血并发休克的急症患者。

2. 药物治疗：适用于早期输卵管妊娠，要求保留生育功能的年轻患者。

适应证：无药物治疗的禁忌证；输卵管妊娠未发生破裂；妊娠囊的直径≤4cm；血 hCG＜2000 IU/L；无明显内出血。

禁忌证：生命体征不稳定；异位妊娠破裂；妊娠囊的直径≥4cm 或≥3.5cm 伴胎心搏动。

用药途径：全身用药、病灶局部用药。

常用药物：甲氨蝶呤（MTX）。

（三）药物处方

【处方①】　MTX，50mg/m² 体表面积，单次肌内注射。治疗的第 4 天和第 7 天测血 hCG 值，若第 7 天在第 4 天的基础上下降＜15%，重复剂量用药。

【处方②】　MTX，0.4mg/（kg·d），肌内注射，5 天为一疗程。1 个疗程后，血 HCG 无明显下降，间隔 1 周后再次给第 2 疗程。

【处方③】　B 超引导下，MTX 50～100mg，异位妊娠病灶局部注射。

【处方④】　米非司酮，总量 300～600mg，分 3～4 天口服（100～150mg，每天 1 次，3～4 天为 1 个疗程）。

【处方⑤】　米非司酮 100mg，每天 2 次，4 天为 1 个疗程。

【处方⑥】MTX 联合米非司酮，MTX，单剂量 50mg/m²，加用米非司酮 600mg，单次口服。

（朱亚莉　范佳颖）

八、早产

（一）概述

早产的上限全球统一，即妊娠不满 37 周分娩；而下限设置各国不同，我国仍然采用妊娠满 28 周或者新生儿体重≥1000g 的标准。根据原因不同，早产分为自发性早产和治疗性早产。前者包括早产和胎膜早破后早产；后者是因为妊娠合并症或并发症，为母儿安全需要提前终止妊娠者。

（二）诊断与治疗

【诊断要点】

早产临产：凡妊娠满 28 周～36⁺⁶ 周，出现规律宫缩（每20 分钟 4 次或每 60 分钟内 8 次），同时宫颈管进行性缩短（宫颈缩短≥80%），伴有宫颈口扩张 2cm 以上。宫口扩张小于2cm 或宫颈管缩短小于 80% 之前很难判断是否早产临产。

先兆早产：凡妊娠满 28 周～36⁺⁶ 周，孕妇虽有上述规律宫缩，但宫颈尚未扩张，而经阴道超声测量 CL≤20mm则诊断为先兆早产。

【治疗原则】　若胎膜完整，在母胎情况允许时尽量保胎至 34 周。

【一般治疗】

1. 卧床休息：适当减少活动，必要时住院并卧床休息。

2. 糖皮质激素：促胎肺成熟，降低新生儿并发症和病死率。

3. 宫缩抑制剂的使用：先兆早产患者，通过抑制宫缩，防止即刻早产，为完成促胎肺成熟治疗以及转运孕妇到有早产儿抢救条件的医院分娩赢得时间。常用的宫缩抑制剂有：钙通道阻滞剂、前列腺素合成酶抑制剂、β₂ 肾上腺素能受体激动剂、缩宫素受体拮抗剂。

4. 硫酸镁的应用：推荐妊娠 32 周前早产者常规应用硫酸镁作为胎儿中枢神经系统保护剂治疗。

5. 控制感染：感染是早产的重要原因之一，应对先兆早产孕妇做阴道分泌物细菌学检查。对于胎膜完整的早产，使用抗生素不能预防早产，除非分娩在即而下生殖道 GBS 阳性，否则不推荐使用抗生素。

6. 加强母胎监护：权衡母胎利弊，必要时适时终止妊娠。对于早产儿尤其是＜32 周的早产儿，建议宫内转运到具有早产儿救治能力的医院。

（三）药物处方

【处方①】　糖皮质激素。倍他米松 12mg，肌内注射，24 小时重复 1 次，共 2 次；地塞米松 6mg，肌内注射，12 小时重复 1 次，共 4 次。

注意事项

1. 孕 24⁺⁶～33⁺⁶ 周，可能在 7 天内分娩的孕妇（包括胎膜早破和多胎妊娠孕妇），推荐单疗程使用糖皮质激素。≥孕 23 周，且可能在 7 天内分娩的孕妇，需根据孕妇及家属意见是否进行复苏（无论胎膜早破与否及多胎妊娠胎儿的数目），酌情推荐单疗程糖皮质激素治疗。

2. 对孕周更小（近存活期）且可能在 7 天内分娩者，如孕妇及家属同意行新生儿复苏，可酌情使用糖皮质激素治疗。

3. 对孕 34^{+6}～36^{+6} 周，可能在 7 天内分娩，且既往未接受过产前糖皮质激素治疗的孕妇，推荐给予单疗程治疗。

4. 进行产前糖皮质激素治疗时，不建议重复给药，也不建议连续治疗超过 2 个疗程。

5. 对妊娠<34 周、可能在 7 天内分娩的孕妇，且距前次使用糖皮质激素治疗超过 14 天者，推荐再给予 1 疗程糖皮质激素。根据临床情况，距前次糖皮质激素治疗超过 7 天可给予一次补救性的糖皮质激素治疗。

【处方②】 吲哚美辛，起始剂量为 50～100mg，经阴道或直肠给药，也可口服，然后每 6 小时给 25mg，可维持 48 小时。

注意事项

1. 禁忌证：孕妇血小板功能不良、出血性疾病、肝功能不良、胃溃疡、有对阿司匹林过敏的哮喘病史。

2. 妊娠 32 周前使用或使用时间不超过 48 小时时，则副作用较小；否则可引起胎儿动脉导管提前关闭，也可因减少胎儿肾血流量而使羊水量减少。

3. 妊娠 32 周后用药，需要监测羊水量及胎儿动脉导管宽度。

4. 当发现胎儿动脉导管狭窄时立即停药。

【处方③】 盐酸利托君，起始剂量 50～100μg/min，静脉滴注，每 10 分钟可增加剂量 50μg/min，至宫缩停止，最大剂量不超过 350μg/min，共 48 小时。

注意事项

1. 副作用：母体方面主要有恶心、头痛、鼻塞、低钾血症、心动过速、胸痛、气短、高血糖、肺水肿，偶有心肌缺血等；胎儿及新生儿方面主要有心动过速、低血糖、低钾血症、低血压、高胆红素，偶有脑室周围出血等。

2. 禁忌证：有心脏病、心律不齐、糖尿病控制不满意、甲状腺功能亢进症。

【处方④】 阿托西班，起始剂量为 6.75mg，静脉推注 1 分钟，继之 24mg/h 维持 3 小时，接着 8mg/h 持续 45 小时。

注意事项 停药间隔超过 30 分钟，需重新静推 0.9ml 阿托西班。

【处方⑤】 硫酸镁，负荷剂量 4.0g，静脉滴注，30 分钟滴完，然后以 1g/h 维持，时间不超过 48 小时。

注意事项

1. 推荐妊娠 32 周前早产者常规应用硫酸镁作为胎儿中枢神经系统保护剂治疗（Ⅰ级 A）。

2. 硫酸镁使用时机和使用剂量尚无一致意见，加拿大妇产科协会（SOGC）指南推荐孕 32 周前的早产临产，宫口扩张后用药，负荷剂量 4.0g 静脉滴注，30 分钟滴完，然后以 1g/h 维持至分娩（Ⅱ级 B）。ACOG 指南无明确剂量推荐，但建议应用硫酸镁时间不超过 48 小时。

3. 禁忌证：孕妇患肌无力、肾衰竭。硫酸镁应用前及使用过程中应监测呼吸、膝反射、尿量（同妊娠期高血压疾病），24 小时总量不超过 30g。

（潘秀玉）

九、妊娠急性脂肪肝

（一）概述

妊娠急性脂肪肝是一种比较少见的严重的妊娠晚期并发症，又称妊娠特发性脂肪肝。该病起病急骤，进展迅速，病情凶险，母婴死亡率高，以黄疸、凝血障碍、肝性脑病以及肝小脂肪滴脂肪变性为特征，是造成妊娠期急性肝功能衰竭的原因之一。

（二）诊断与治疗

【诊断要点】

1. 妊娠晚期突发的无原因的恶心、呕吐，上腹部和进行性黄疸。

2. 妊娠妇女无肝病史及肝炎接触史、各种肝炎标志物阴性。

3. 肝、肾功能异常，ALT、碱性磷酸酶、血清胆红素升高，以直接胆红素为主，尿胆红素阴性、尿酸、肌酐、尿素氮均升高。

4. 持续低血糖。

5. 白细胞计数升高、血小板计数减少。

6. 凝血功能障碍。

7. 超声提示肝区弥散的密集光点，呈雪花状，强弱不均，有肝萎缩者可见肝缩小。

8. 肝穿刺活检病理变化为肝细胞质中有脂肪小滴，表现为弥漫性微滴性脂肪变性、炎症、坏死不明显、肝小叶完整。

【治疗原则】

1. 早期诊断：因妊娠期急性脂肪肝早期症状不具有特异性及其症状与其他妊娠晚期合并症相似，即使结合实验室检查，早期诊断也较困难，因此，应加强早期监护，尤其是合并有多器官功能衰竭或死亡危险因素的孕妇。

2. 及时终止妊娠：及时终止妊娠有利于母婴预后，临床上首选剖宫产，因为阴道分娩过程中孕妇可能消耗过多体力、肝脏代谢压力大，使原有并发症如凝血功能异常、急性肾衰竭等进一步恶化，且易发生软产道损伤、产后宫缩乏力，阴道大出血，均可增加孕产妇死亡率。

3. 支持治疗：低脂、低蛋白、高碳水化合物饮食，加强监护，保持呼吸道通畅，注意生命体征变化，密切注意水、电解质平衡，及时纠正酸中毒，补充足够能量，纠正低血糖，维持有效循环血容量，维持正常血压，改善微循环，预防性保护胃肠道功能和肝脏功能。发生 DIC 时，及早使用抗凝剂，如肝素等，严密观察病情变化，必要时采用人工肝血浆置换疗法，为肝细胞再生赢得时间。

4. 护肝治疗：给予葡萄糖和维生素，如 B 族维生素、维生素 C、维生素 E、维生素 K 等。维生素 C 能促进肝细胞再生，改善肝功能；维生素 K 有促进凝血酶原、纤维蛋白原和某些凝血因子合成的作用；其余常用的护肝药还有谷胱甘肽、丁二磺酸腺苷蛋氨酸、多烯磷脂酰胆碱等。

（三）药物处方

【处方①】 血浆置换或者新鲜冰冻血浆输注，1500～2000ml，每日 1 次，至少连续使用 7 天。

注意事项

1. 该病起病急骤，需尽早进行血浆置换，切勿延误治疗时机。

2. 连续使用，不要间隔使用。

3. 可采用新鲜冰冻血浆代替血浆置换术。

【处方②】 还原型谷胱甘肽，1200mg，静脉滴注，每日 1 次。

注意事项

1. 诊断明确后，在医师指导下用药。

2. 注射前必须完全溶解，外观澄清、无色，溶解后的本品在室温下可保存 2 小时，0～50℃保存 8 小时。

3. 没有证据表明谷胱甘肽对胚胎有毒性作用，孕妇只有在必要情况和医疗监护下才能使用此药。

【处方③】 腺苷蛋氨酸 500～1000mg，静脉滴注，每日 1～2 次，滴注需缓慢。

注意事项 注射用冻干粉针须在临用前用所附溶液溶解，静脉注射必须非常缓慢。

【处方④】 多烯磷脂酰胆碱，1～2 瓶，静脉滴注，每日 1～2 次。

注意事项

1. 只可使用澄清的溶液。

2. 缓慢静脉注射。

3. 制剂中含有苯甲醇，新生儿和早产儿禁用。

4. 2～8℃保存。

【处方⑤】 复方甘草酸苷 5～20ml，静脉注射，每日 1 次。

注意事项

1. 对高龄患者应慎重给药（高龄患者低钾血症发生率高）。

2. 为防止休克发生，问诊要充分。

3. 实现准备急救物品，以便发生休克时能及时抢救。

4. 给药后，需保持患者安静，并密切观察患者状态。

5. 与含甘草的制剂并用时，由于本品亦为甘草酸苷制剂，容易出现假性醛固酮增多症，应予注意。

【处方⑥】 肾上腺皮质激素：氢化可的松每天 200～300mg，加入 5% 葡萄糖溶液中静脉滴注。

（周艳红）

十、过期妊娠

（一）概述

过期妊娠是指平时月经规律，妊娠达到或超过 42 周尚未分娩者。肥胖、孕前体重增加过多、遗传因素、既往有过期妊娠病史、分娩发动障碍等是其病因及高危因素。在我国，随着产前保健不断规范和合理的产科干预，过期妊娠的发病率呈逐年降低的趋势。

（二）诊断与治疗

【诊断要点】 核实孕周，妊娠达到或超过 42 周尚未分娩者，即可诊断。

（1）使用辅助生殖技术（ART）妊娠的孕妇 孕周按辅助生殖技术的方案和时间计算。

（2）自然受孕、月经规律、末次月经时间确定的孕妇 孕 13^{+6} 周以前按超声检查胎儿顶臀长（CRL）计算孕周。与按末次月经计算孕周相差 5 天以内，则按末次月经计算孕周；如果两种方法计算孕周相差 ≥6 天，则按早孕期超声检查结果计算孕周，在此基础上，孕 16～22 周超声检查复核孕周；如果中孕期超声检查与早孕期计算孕周相差 10 天以内，则仍按早孕期计算孕周不变；如果相差 ≥11 天，则按 16～22 周超声检查计算孕周。

（3）月经不规则或末次月经时间不详的孕妇，优先按早孕期超声检查结果计算孕周，如果早孕期未进行超声检查，则按照首次就诊时超声检查确定孕周计算。

【治疗原则】

1. 加强产检宣教，产检应核对预产期，确定预产期无误者在超过妊娠 41 周以后，应终止妊娠，尽量避免过期妊娠出现。

2. 评估胎儿宫内情况

（1）胎动情况 通过胎动自我检测，如胎动明显减少提示有胎儿宫内缺氧可能。

（2）胎心监护 胎儿电子监护主要包括无应激试验（NST）、胎儿声震刺激试验（FVAST）、缩宫素激惹试验（OCT）、宫缩应激试验（CST）等。NST 是目前最常用的产前胎儿电子监护方法。若 NST 为无反应性应进一步进行 OCT，评估胎儿宫内情况。

（3）B 型超声检查 主要通过超声观察胎儿呼吸运动（FBM）、肌张力、羊水量、胎动计数，结合 NST 进行胎儿生物物理评分（BPP），能一定程度上反映胎儿宫内缺氧或窘迫情况；另外可检查胎儿脐动脉血流 S/D 比值，有助于判断胎儿安危情况。

3. 判断宫颈成熟度：判断宫颈成熟程度主要有 Bishop 评分法和宫颈长度测量法。目前最常用的方法是 Bishop 评分法（表 5-1）。国内主要采用 Bishop 评分 ≥6 分提示宫颈成熟，评分越高，引产成功率越高；评分 <6 分提示宫颈不成熟。

表 5-1 Bishop 评分法

指标	0 分	1 分	2 分	3 分
子宫颈口扩张（cm）	0	1～2	3～4	≥5
宫颈管消退（%）	0～30	40～50	60～70	≥80
先露位置（坐骨棘＝0）	-3	-2	-1～0	+1～+2
宫颈硬度	硬	中	软	—
宫口位置	后	中	前	—

【一般治疗】

1. 引产术：宫颈成熟，即可进行小剂量缩宫素引产；宫颈不成熟，应先促宫颈成熟，目前主要有前列腺素制剂类药物和机械性促宫颈成熟两种方法，促宫颈成熟后再进行引产。

2. 剖宫产术：若有胎盘功能不良、胎儿不能耐受宫缩、胎儿窘迫、巨大胎、头盆不称、肩难产风险大等，可考虑剖宫产。可适当放宽剖宫产指征。

（三）药物处方

【处方①】 可控释地诺前列酮栓：使用时在外阴消毒后，将 10mg 药物横置入阴道后穹窿深处，它能以 0.3mg/h 的速度缓慢释放，用药后孕妇需平卧 20～30 分钟。

注意事项

1. 用药过程中应定期监测宫缩情况、胎儿电子监护结果以及孕妇一般情况。

2. 当出现规律宫缩且伴有宫颈成熟度改变、置药 24 小时、自然破膜或行人工破膜时可通过留在阴道口外的终止带取出。

3. 若出现异常情况如宫缩过频、胎动减少或消失、胎动过频、胎儿电子监护结果为Ⅱ类或Ⅲ类、严重的母体不良反应等情况，应及时取出。

【处方②】 米索前列醇：每次 25μg，阴道后穹窿放置。

注意事项

1. 若药物在孕妇阴道内融化吸收好且 6 小时后仍无宫缩，在重新评价宫颈成熟度后，可重复放入，但每日用药总量不超过 50μg。

2. 药物放入后需定时观察其融化吸收情况、孕妇宫缩和胎儿电子监护情况，残留药物取出情况与地诺前列酮栓相同。

与米索前列醇相比，地诺前列酮栓能更好地提高引产成功率，缩短用药至临产的时间，引产效果更理想，副作用更小，使用方便，安全性好，但子宫过度刺激发生率较高且价格昂贵，需多次阴道操作，限制了其临床应用。米索前列醇价格相对较低，但对母体副作用较强。

【处方③】 机械性促宫颈成熟，主要包括低位水囊、福莱导尿管、海藻棒、昆布条、刺激乳头等方法。

注意事项　常用的机械性方法如低位水囊促宫颈成熟的成功率高，且无药物引起的副作用，当发现异常可随时取出，操作简单，常作为孕晚期促宫颈成熟的首选途径，但有引起脐带脱垂、继发感染等风险。

【处方④】 缩宫素 2.5 IU＋5%葡萄糖 500ml，静脉滴注。

注意事项

1. 在使用过程中，需有专人定期观察宫缩强度、频率、持续时间、胎心率变化，做好胎心监护。

2. 自小剂量（2.7mU/min，4 滴/分）逐渐增加缩宫素剂量（最大剂量为 26.4mU/min，48 滴/分），直至出现有效宫缩（10 分钟内出 3 次宫缩，每次宫缩持续 30～60 秒，伴有

宫颈的缩短和宫口扩张）。

（王乐乐）

十一、胎膜早破

（一）概述

胎膜早破是指在临产前发生胎膜破裂。妊娠 37 周前发生的胎膜破裂称为未足月胎膜早破。妊娠满 37 周后的胎膜早破发生率约为 10%；妊娠不满 37 周的胎膜早破发生率约为 2.0%～3.5%。大约 1/3 的早产与胎膜早破有关，孕周越小，围生儿预后越差，孕产妇感染率和围生儿病死率显著升高。

（二）诊断与治疗

【诊断要点】

1. 临床表现：孕妇感觉阴道内有尿样液体流出或仅感外阴较平时湿润。

2. 阴道窥器检查：可见液体自宫颈流出，或后穹窿较多积液，并见到胎脂样物质。

3. 辅助检查

（1）阴道液 pH 测定　正常阴道液 pH 为 3.8～4.2，羊水 pH 为 7.0～7.3，而正常尿液的 pH 为 5.0～6.0。若 pH≥6.5，提示胎膜早破；假阴性和假阳性率总计为 5% 左右。

（2）阴道液涂片检查　取阴道后穹窿积液置于载玻片上，放置至少 10 分钟，干燥后镜检可见较纤细的羊齿植物叶状结晶。而宫颈黏液涂片可见宽大而粗的羊齿植物叶状结晶。

（3）胎儿纤连蛋白（fFN）测定　当宫颈及阴道分泌物内 fFN 含量＞0.05mg/L 时，胎膜抗张能力下降，易发生胎膜早破。

（4）胰岛素样生长因子结合蛋白-1（IGFBP-1）检测　检测人羊水中 IGFBP-1 检测试纸，特异性强，不受血液、精液、尿液和宫颈黏液的影响。

（5）羊膜镜检查　可直视胎先露部，看见头发或其他胎儿部分，看不到前羊膜囊即可诊断为胎膜早破。

（6）B 型超声检查　50%～70%的患者会出现羊水量减少；最大羊水暗区≤2cm，羊水指数≤5cm 诊断羊水过少。

【治疗原则】 胎膜早破的处理应根据孕周、有无母儿感染、有无临产、胎先露、胎儿宫内情况、胎肺成熟情况及医疗机构的新生儿抢救条件来综合考虑。妊娠＜24 周的孕妇建议终止妊娠；妊娠 28～34 周的孕妇若胎肺不成熟，无感染征象、无胎儿窘迫者可期待治疗，但必须排除绒毛膜羊膜炎；若胎肺成熟，有明显感染或胎儿窘迫征象时，应立即终止妊娠；妊娠＞34 周，建议终止妊娠。

【一般治疗】

1. 足月胎膜早破的处理：足月胎膜早破常是即将临产的征兆，如检查宫颈已成熟，可以进行观察，一般在破膜后 12 小时内自然临产。若 12 小时内未临产，可予以药物引产。

2. 未足月胎膜早破的处理：期待疗法，适用于妊娠 28～34 周、胎膜早破不伴感染、羊水池深度≥3cm 者。

（1）一般处理 绝对卧床，保持外阴清洁，避免不必要的肛门及阴道检查，密切观察产妇体温、心率、宫缩、阴道流液性状和血白细胞计数、CRP 及降钙素原等指标。

（2）预防感染 破膜超过 12 小时，应给予抗生素预防感染。建议首先静脉应用抗生素 2～3 日，然后改口服抗生素维持。

（3）纠正羊水过少 羊水池深度≤2cm，妊娠<34 周，可行经腹羊膜腔输液，有助于胎肺发育，避免产程中脐带受压。

3. 终止妊娠

（1）经阴道分娩 妊娠 34 周后，胎肺成熟，宫颈成熟，无产科禁忌证可引产。

（2）剖宫产 胎头高浮、胎位异常，宫颈不成熟，胎肺成熟，明显羊膜腔感染，伴有胎儿窘迫，抗感染同时行剖宫产术终止妊娠，做好新生儿复苏准备。

（三）药物处方

○抑制宫缩

【处方①】 盐酸利托君 100mg 加于生理氯化钠溶液或 5%葡萄糖液 500ml 静脉滴注，初始剂量为 5 滴/分，根据宫缩情况进行调节，每 10 分钟增加 5 滴，最大量至 35 滴/分，待宫缩抑制后持续滴注 12 小时，停止静脉滴注前 30 分钟改为口服 10mg，每 4～6 小时 1 次。

注意事项 用药期间密切观察孕妇主诉及心率、血压、宫缩变化，并限制静脉输液量（每日不超过 2000ml），以防肺水肿。如患者心率>120 次/分，应减滴数；如心率>140 次/分，应停药；若出现胸痛，应立即停药并行心电监护。长期用药者应监测血钾、血糖、肝功能和超声心动图。

【处方②】 25%硫酸镁，16ml 加于 5%葡萄糖液 100ml 中，在 30～60 分钟内静脉滴注完，以后 1～2g/h 的剂量维持，每日总量不超过 30g。

注意事项 用药过程中必须监测镁离子浓度，密切注意呼吸、膝反射和尿量。若呼吸<16 次/分、尿量<17ml/h、膝反射消失，应立即停药，并给予钙剂拮抗。肾功能不良、肌无力、心肌病患者禁用。

【处方③】 阿托西班，先取 0.9ml 缓慢静推（>1 分钟），继之取 19.1ml 加生理氯化钠溶液配成 200ml 溶液，前 3 小时 24ml/h 静脉滴注，3 小时后改为 8ml/h 静脉滴注。

注意事项 该药物副作用少，但价格昂贵，可根据患者经济条件及患者意愿使用。

○促胎肺成熟

妊娠<34 周者使用糖皮质激素促胎儿肺成熟。

【处方】 地塞米松注射液 6mg，肌内注射，每 12 小时 1 次，共 4 次。

（张婧）

十二、胎盘早剥

（一）概述

胎盘早剥是妊娠晚期的严重并发症，指妊娠 20 周后或分娩期，正常位置的胎盘在胎儿娩出前，部分或全部从子宫壁剥离。

胎盘早剥起病急、发展快，若处理不及时可危及母儿生命。根据病情严重程度，学者 Sher 将胎盘早剥分为三度。

（1）Ⅰ度 胎盘剥离面积小，无腹痛或腹痛轻微，贫血体征不明显。腹部检查见子宫软，大小与妊娠周数相符，胎位清楚，胎心率正常。产后检查见胎盘母体面有凝血块及压迹即可诊断。

（2）Ⅱ度 胎盘剥离面积为胎盘面积的 1/3 左右。主要症状为突然发生持续性腹痛、腰酸或腰背痛，疼痛程度与胎盘后积血量成正比。无阴道出血或流血量不多，贫血程度与阴道出血量不相符。腹部检查见子宫大于妊娠周数，子宫底随胎盘后血肿增大而升高。胎盘附着处压痛明显（胎盘位于后壁则不明显），宫缩有间歇，胎位可扪及，胎儿存活。

（3）Ⅲ度 胎盘剥离面积超过胎盘面积的 1/2。临床表现重，可出现恶心、呕吐、面色苍白、四肢湿冷、脉搏细数、血压下降等休克症状，且休克程度大多与阴道出血量不成正比。腹部检查见子宫硬如板状，宫缩间歇时不能松弛，胎位扪不清，胎心消失。若患者无凝血功能障碍属Ⅲa，有凝血功能障碍者属Ⅲb。

（二）诊断与治疗

【诊断要点】

1. 病史：合并妊娠期高血压疾病、长时间仰卧位、胎膜早破、双胎妊娠一胎娩出过快、羊水过多、外伤尤其是腹部直接受到撞击或挤压、高龄孕妇、经产妇、吸烟、可卡因滥用、孕妇代谢异常、孕妇有血栓形成倾向、子宫肌瘤（尤其是胎盘附着部位肌瘤）、既往胎盘早剥病史。

2. 临床表现：根据病情严重程度，出现腹痛、阴道流血、休克症状、胎心变化、凝血功能障碍等症状体征。

3. 辅助检查

（1）B 超检查 B 超提示胎盘与子宫壁之间出现边界不清的液性低回声区即为胎盘后血肿，胎盘异常增厚或胎盘边缘"圆形"裂开。但 B 超检查阴性结果不能完全排除胎盘早剥，尤其是后壁胎盘。

（2）实验室检查 包括血常规、凝血功能检查，Ⅱ度及Ⅲ度患者应检测肾功能及二氧化碳结合力，有条件时应做血气分析，并做 DIC 筛选试验。

【治疗原则】 早期识别、积极处理休克、及时终止妊娠、控制 DIC、减少并发症。

【一般治疗】

1. 纠正休克：建立静脉通道，迅速补充血容量（视血红蛋白及凝血功能情况，输注红细胞、血浆、血小板、冷沉淀等），维持血流动力学平稳。

2. 及时终止妊娠：根据孕妇病情轻重、胎儿宫内情况、产程进展、胎产式等，决定分娩方式。

（1）阴道分娩 适用于病情分度为Ⅰ度，以外出血为主，病情较轻，母体一般情况好，宫口已扩张，估计短时间可结束分娩者。行人工破膜，必要时滴注缩宫素，产程中严密观察心率、血压、阴道流血量及胎儿宫内情况，必要时随时中转剖宫产。

（2）剖宫产 适用于Ⅰ度胎盘早剥伴胎儿窘迫征象、Ⅱ度胎盘早剥不能短时间结束分娩、Ⅲ度胎盘早剥产妇病情恶化不能立即分娩、破膜后产程无进展。术中注意按摩子宫、热盐水纱垫热敷子宫，如出现难以控制的大量出血，应快速输注新鲜血及凝血因子，并行子宫切除术。

3. 并发症处理：产后出血。胎儿娩出后立即给予子宫收缩药物、人工剥离胎盘、持续子宫按摩。

（三）药物

【处方①】 缩宫素10U，子宫肌肌内注射；或缩宫素10～20U加入补液中，静脉滴注，24小时内总量一般不超过60U。

注意事项 慎防直接原液注入血管。

【处方②】 卡前列素氨丁三醇注射液250μg，三角肌肌内注射，必要时间隔15～90分钟多次注射，总量不超过2mg（8次）。

【处方③】 卡贝缩宫素注射液100μg，静脉推注（1分钟内缓慢注射）。

【处方④】 马来酸麦角新碱注射液0.2mg，肌内注射或静脉注射（需稀释缓慢注射，至少1分钟），必要时2～4小时重复一次，最多5次。

（钟俊敏）

十三、产后出血

（一）概述

产后出血（PPH）是指经阴道分娩后24小时内出血量超过500ml或者剖宫产胎儿娩出后24小时内出血量超过1000ml，是分娩期常见的严重并发症，也是我国孕产妇死亡的第一位原因。

（二）诊断与治疗

【诊断要点】

1. 准确估计失血量：胎盘娩出后阴道分娩者24小时内出血量>500ml或者剖宫产者出血量>1000ml即可诊断产后出血。估计失血量的方法如下。

（1）称重法 失血量（ml）=[胎儿娩出后的接血敷料湿重（g）－接血前敷料干重（g）]/1.05（血液比重g/ml）。

（2）容积法 用产后接血容器收集血液后，放入量杯测量失血量。

（3）面积法 可按接血纱块血湿面积粗略估计失血量，根据不同厚度布类污染面积，换算成出血量。

（4）休克指数（脉搏/收缩压） 可用于无法客观测量产后出血者。若休克指数≥1，表明失血量达患者血容量的20%

（1000ml）左右；休克指数>1.5，表明失血量已达血容量的30%（1500ml）；休克指数>2，则失血量达血容量的50%（2500ml）以上。

（5）血红蛋白测定 血红蛋白每下降10g/L，失血400～500ml，但产后出血早期，由于血液浓缩，血红蛋白值常不能准确反映实际出血量。

（6）监测生命体征、尿量和精神状态。

2. 明确出血原因：产后出血最主要的原因是子宫收缩乏力，占70%～90%，其次按发生概率的高低依次为胎盘因素、软产道损伤及凝血功能障碍。

（1）子宫收缩乏力所引起的产后出血可发生在胎盘娩出前，也可以在胎盘娩出后，主要表现为胎盘娩出后阴道流血较多，按压宫底有血块挤出，也可以没有突然大量的出血，但有持续的中量出血，直到出现严重的血容量不足，产妇可出现烦躁、皮肤苍白湿冷、脉搏细弱、脉搏缩小等休克症状。

（2）胎盘因素导致的产后出血一般表现为胎盘娩出前阴道多量流血，常伴有宫缩乏力、子宫不呈球状收缩、宫底上升、脐带不下移，胎盘娩出以及宫缩改善后出血停止，出血的特点为间歇性，血色暗红，有凝血块。胎盘因素所致产后出血主要包括胎盘剥离不全、胎盘剥离后滞留、胎盘嵌顿、胎盘粘连、胎盘植入、胎盘和（或）胎膜残留以及前置胎盘等。

（3）软产道损伤是指子宫下段、子宫颈、阴道、盆底及会阴等软组织在分娩时所引起的损伤，指胎儿娩出后出血，血色鲜红能自凝，出血量与裂伤程度以及是否累及血管相关，裂伤较深或者波及血管时，出血较多。检查子宫收缩良好，则应仔细检查软产道可明确裂伤及出血部位。

（4）凝血功能障碍的主要临床表现为出血以及出血引起的休克和多器官功能衰竭。出血的发生时间随病因和病情进展情况而异，可在胎盘娩出前，亦可在胎盘娩出后。大多发现时已处于消耗性低凝或者继发性纤溶亢进阶段，临床上可出现不同部位的出血，最多见的是子宫大量出血或者少量持续不断的出血。开始还可见到血凝块，但血块很快又溶解，最后表现为血不凝，此外，常有皮下、静脉穿刺部位以及伤口、口腔、胃肠道出血或者血尿。

3. 积极处理第三产程：积极处理第三产程是预防产后出血的有效措施，主要的干预措施包括：胎头娩出随即前肩娩出后，预防性应用缩宫素；非头位胎儿可于胎儿全身娩出后、多胎妊娠最后一个胎儿娩出后，预防性应用缩宫素；胎儿娩出后有控制地牵拉脐带协助胎盘娩出；胎盘娩出后按摩子宫；此外，胎盘娩出后应仔细检查胎盘、胎膜是否完整，有无副胎盘、有无产道损伤，发现问题及时处理。

【治疗原则】

1. 正确估计失血量和动态监护生命体征及出入量。

2. 积极寻找病因，根据临床表现、病史、体征及实验室检查，尽快查明出血病因。

3. 针对病因加强宫缩、迅速止血。

4. 补充血容量，纠正失血性休克。

5. 监测机体内外环境，预防多器官功能衰竭。

6. 预防感染。

【一般治疗】

1. 正确估计出血量和动态监测：准确估计失血量是判断病情和选择实施抢救措施的关键。估计失血量等于或者大于500ml 时，则需及时采取必要的动态监护措施，如凝血功能，水、电解质平衡；持续心电监护，持续监测血压、脉搏等生命体征，必要时可以连续监测血红蛋白浓度及凝血功能。

2. 子宫按摩或者压迫法：经腹按摩子宫或者经阴道联合按压。经腹按摩方法为，胎盘娩出后，术者一手的拇指在前，其余四指在后，在下腹部按摩并压迫宫底，挤出宫腔内积血，促进子宫收缩。经腹经阴道联合按压法，术者一手戴无菌手套伸入阴道握拳置于阴道前穹窿，顶住子宫前壁，另一只手在腹部按压子宫后壁，使宫体前屈，两手相对紧压并均匀有节律地按摩子宫。剖宫产时可以手入腹腔，直接按摩宫底，增强子宫收缩，按摩时间以子宫恢复正常收缩并能保持收缩状态为止。

3. 手术治疗：子宫收缩乏力性产后出血。①宫腔球囊填塞；②B-Lynch 缝合；③盆腔血管结扎；④经导管动脉栓塞；⑤子宫切除术。

（三）药物处方

【处方①】 注射用缩宫素 10U，肌内注射，子宫肌层或者宫颈注射，10～20U 加入 500ml 晶体液中，持续静脉滴注 2～3 天。

【处方②】 卡前列素氨丁三醇注射液，250μg/支，深部肌内或子宫肌层注射，每 15 分钟一次，一天最大量不超过 8 支。

【处方③】 长效缩宫素（卡贝）100μg，静脉注射，或者 1 分钟内静脉滴注，每日 1 次。

【处方④】 马来酸麦角新碱，静脉注射或肌内注射：每次 0.1～0.2mg，静脉注射时可用 25%葡萄糖注射液 20ml 稀释。剖宫产时直接注射于子宫肌层 0.2mg，产后或流产后为了止血可在子宫颈注射 0.2mg，注射于子宫颈左、右两侧。

【处方⑤】 米索前列醇 200～600μg，口服、舌下给药或者直肠给药。

【处方⑥】 钙剂，1g 溶于 5%葡萄糖溶液 100ml，静脉滴注，加强子宫肌肉收缩力及参与凝血过程。

【处方⑦】 氨甲环酸氯化钠注射液 100ml，静脉滴注，用于急性或慢性、局限性或全身性原发性纤维蛋白溶解亢进所致的各种产后出血。

【处方⑧】 米非司酮 25mg，口服，每日 2 次，用于完全性胎盘粘连或者胎盘植入所致产后出血，且患者要求保留子宫者。

（周艳红）

十四、产褥感染

（一）概述

产褥感染是指分娩及产褥期生殖道受到病原体侵袭，引起局部或者全身感染，其发病率为 1%～8%，是产褥期最常见的并发症，以发热、疼痛、异常恶露为主要症状。

产后 2～3 天突然出现高热，应考虑产褥感染的可能，根据感染的部位不同，可分为会阴、阴道、宫颈、腹部伤、子宫切口局部感染，急性子宫内膜炎、急性盆腔结缔组织炎、腹膜炎、血栓静脉炎、脓毒血症及败血症等。

产褥病率是指分娩 24 小时以后的 10 天内，每日测量体温 4 次，间隔 4 小时，有两次体温≥38℃。产褥病率常由产褥感染引起，产褥病率的原因除产褥感染外，也可由其他原因引起，比如呼吸系统感染、泌尿系统感染、乳腺内乳汁淤积、药物热，产褥感染是导致孕产妇死亡的四大原因之一。

（二）诊断与治疗

【诊断要点】

1. 急性外阴、阴道、宫颈炎及伤口感染：伤口边缘红肿、触痛、硬结，有脓性分泌物、拆线后伤口裂开，腹部伤口感染可致晚期产后出血甚至出现腹壁-子宫瘘，同时恶露会有脓性、异味等感染表现，阴道与宫颈感染表现为黏膜充血、溃疡、脓性分泌物增多。

2. 急性子宫内膜炎、子宫肌炎：主要是黏膜上行性感染。产后 3～4 天出现低热、恶露增多有臭味，子宫复旧不良，下腹疼痛及压痛。临床表现严重者出现寒战、高热、头痛、心律快，白细胞增多，但局部反应轻、下腹压痛轻重不一，有时体温可以在未使用抗生素的情况下恢复正常，常常容易引起误诊，如果治疗不及时，炎症会加重。

3. 急性盆腔结缔组织炎、急性输卵管炎，主要表现为血行感染，淋巴感染，即高热、恶心、呕吐、寒战、厌食、下腹痛、子宫复旧不良，子宫两侧增厚有明显压痛，有质硬包块，若已化脓则出现囊性感，需尽早切开排脓。

4. 急性盆腔腹膜炎及弥散性腹膜炎（俗称冰冻骨盆）：全身中毒症状，如高热、恶心、呕吐、腹胀，检查时腹部有明显压痛、反跳痛，也可在直肠子宫凹陷形成局部脓肿，称为盆腔脓肿，检查发现后穹窿饱满，有波动感，可出现腹泻、里急后重与排尿困难，有少数患者发展为弥漫性腹膜炎，病情更为严重者危及生命。

5. 盆腔血栓性静脉炎：主要为厌氧菌所致，表现为弛张热、股白肿，盆腔内血栓性静脉炎，为产后 1～2 周发病，继子宫内膜炎后出现寒战、高热、反复发作、持续数周。

【治疗原则】

1. 应积极处理，切勿耽搁时机，否则病情加剧随时可导致患者中毒性休克、多脏器功能衰竭而死亡。

2. 主要是抗感染治疗，首选广谱、高效抗生素，如青霉素、氨苄西林、头孢类或者喹诺酮类抗生素。

3. 必要时进行细菌培养及药物敏感试验，应用相应的有效抗生素。

4. 对于青霉素过敏者，可采用克林霉素对厌氧菌亦有较好的抗菌作用。

5. 病情危重者可短期加用肾上腺皮质激素，以提高机体的应急能力。

6. 同时辅以整体护理，局部病灶处理。

7. 必要时手术或中药等治疗。

【一般治疗】

1. 一般治疗：半坐卧位，利于恶露引流和使炎症局限于盆腔内，纠正贫血与电解质紊乱，及时清除宫腔残留物，脓肿者切开引流，缝线感染者予以拆除。

2. 抗生素治疗：得到细菌培养和药敏试验结果前，根据临床经验选用广谱抗生素，并快速、广谱、足量给药，如根据临床经验考虑革兰阴性菌感染多建议第三代头孢菌素，如考虑革兰阳性菌可能性大，最好选用第一代、第二代头孢菌素，也可选用青霉素，如考虑合并厌氧菌感染，可以加用甲硝唑、奥硝唑等抗厌氧菌感染，抗生素治疗 48 小时后病情无改善，需更换或者加用抗生素，并重新检查。

3. 手术治疗：有腹腔、盆腔脓肿者，根据脓肿位置切开引流，子宫感染严重不能控制者，及时切除子宫，开放阴道残端引流。

（三）药物处方

【处方①】 注射用头孢唑林钠 2g，溶于氯化钠溶液 100ml 静脉滴注，每日 2 次，连续 5～7 日。

【处方②】 头孢曲松钠 2g，溶于氯化钠溶液 100ml 静脉滴注，每日 1 次，连续 5～7 日。

【处方③】 头孢哌酮/舒巴坦钠 1.5g，溶于氯化钠溶液 100ml 静脉滴注，每日 2 次，连续 5～7 日。

【处方④】 哌拉西林/他唑巴坦 2.25g，溶于氯化钠溶液 100ml 静脉滴注，每日 2 次，连续 5～7 日。

【处方⑤】 亚胺培南 1.0g，溶于氯化钠溶液 100ml 静脉滴注，每日 2 次，连续 5～7 日。

【处方⑥】 万古霉素 1.0g，溶于氯化钠溶液 100ml 静脉滴注，每日 2 次，连续 5～7 日。

【处方⑦】 甲硝唑注射液 100ml，静脉滴注，每日 2 次，连续 5～7 日。

【处方⑧】 盐酸环丙沙星注射液 0.2g，静脉滴注，每日 2 次，连续 5～7 日。

十五、羊水栓塞

（一）概述

羊水栓塞是指在分娩过程中羊水突然进入母体血循环引起急性肺栓塞、过敏性休克、弥散性血管内凝血（DIC）、肾衰竭等一系列病理改变的严重分娩并发症，也可发生在足月分娩和妊娠 10～14 周钳刮术时，死亡率高达 60% 以上，是孕产妇死亡的主要原因之一。

羊水栓塞发病迅猛，病死率高，许多实验室检查尚未出结果，患者已死亡。多数病例在发病时常首先出现一些前驱症状，如寒战、烦躁、咳嗽、气急、发绀、呕吐等。如羊水成分侵入较少，则症状较轻，有时可自行恢复；如羊水成分侵入量多则相继出现典型临床表现。

（二）诊断与治疗

【诊断要点】

1. 羊水栓塞可能发生于胎膜破裂后、分娩时或分娩后以及在缩宫素静脉滴注引产或在中孕期钳刮操作时，产妇突然出现烦躁不安、寒战、呛咳、气急、烦躁不安、恶心、呕吐等前驱症状，继而出现呼吸困难、发绀、抽搐、昏迷、脉搏细数、血压急剧下降、心率加快、肺底部湿啰音。部分患者血压回升后往往出现产后出血，血液不凝，有时有全身出血倾向，最后可以出现肾、肺、心功能的衰竭。

2. 临床表现及病史：羊水栓塞的诊断主要是根据诱发因素、临床症状和体征。在诱发子宫收缩、宫颈扩张或分娩、剖宫产过程中或产后短时间内，出现下列不能用其他原因解释的情况。

（1）血压骤降或心脏停搏。

（2）急性缺氧如呼吸困难、发绀或呼吸停止。

（3）凝血机制障碍或无法解释的严重出血。

有这些情况首先诊断为羊水栓塞，并立即按羊水栓塞处理。

【治疗原则】 早期诊断及积极的心肺复苏是关键。当患者怀疑羊水栓塞诊断时要有应急准备与措施，边救治边确诊，一旦诊断思路对，治疗方向就对。

（1）改善低氧血症（给氧，气管插管）。

（2）抗过敏。

（3）抗休克。

（4）纠正 DIC。

（5）预防肾衰竭。

（6）预防感染。

【一般治疗】

1. 改善低氧血症

（1）供氧 保持呼吸道通畅，立即面罩给氧或气管插管正压给氧，必要时气管切开；保证供氧以改善肺泡毛细血管缺氧状况，预防及减轻肺水肿；改善心、脑、肾等重要脏器的缺氧状况。

（2）解除肺动脉高压 解除肺动脉高压：应用解痉药物缓解肺动脉高压，改善肺血流低灌注，根本改善缺氧，预防右心衰竭所致的呼吸循环衰竭。①盐酸罂粟碱：为首选药物，30～90mg 加于 10%～25% 葡萄糖液 20ml 缓慢静脉推注，日量不超过 300mg。可松弛平滑肌，扩张冠状动脉、肺和脑小动脉，降低小血管阻力，与阿托品同时应用效果更佳。②硫酸阿托品：1mg 加于 10%～25% 葡萄糖液 10ml，每 15～30 分钟静脉推注 1 次，直至面色潮红、症状缓解为止。阿托品能阻断迷走神经反射所致的肺血管和支气管痉挛，心率＞120 次/分时慎用。③氨茶碱：250mg 加于 25% 葡萄糖液 20ml 缓慢推注，可松弛支气管平滑肌，解除肺血管痉挛。④甲磺酸酚妥拉明：5～10mg 加于 10% 葡萄糖液 100ml，以 0.3mg/min 速度静脉滴注。为α肾上腺素能抑制剂，能解除肺血管痉挛，消除肺动脉高压。

2. 抗过敏：分娩前后突然出现羊水栓塞的前驱症状，在改善缺氧的同时，应立即给予大剂量肾上腺糖皮质激素抗过敏、解痉，稳定溶酶体，保护细胞。氢化可的松 100～200mg加于 5%～10%葡萄糖液 50～100ml 快速静脉滴注，再用 300～800mg 加于 5%葡萄糖液 250～500ml，静脉滴注，日量可达 500～1000mg；或地塞米松 20mg 加于 25%葡萄糖液静脉注射后，再加 20mg 于 5%～10%葡萄糖液中静脉滴注。

3. 抗休克：羊水栓塞引起的休克比较复杂，与过敏、肺源性、心源性及 DIC 等多种因素有关，应综合考虑。

（1）补充血容量　不管任何原因引起的休克都存在有效血容量不足问题，尽快补充新鲜血和血浆。扩容可选用低分子右旋糖酐－40，葡萄糖注射液 250～500ml 静脉滴注，抗休克时滴速为 20～40ml/min，日量不超过 1000ml。抢救过程中应测定中心静脉压（CVP），了解心脏负荷状况、指导输液量及速度，并可抽取血液检查羊水有形成分。

（2）升压药物　休克症状急剧而严重或血容量已补足而血压仍不稳定者。多巴胺 20～40mg 加于 10%葡萄糖液 250ml静脉滴注；间羟胺 20～80mg 加于 5%葡萄糖液静脉滴注，根据血压调整速度。

（3）纠正酸中毒　应及时行动脉血气分析血清电解质测定。如有酸中毒时，用 5%碳酸氢钠液 250ml 静脉滴注，并及时纠正电解质紊乱。

（4）纠正心力衰竭　常用毛花苷 C 0.2～0.4mg 加于 10%葡萄糖液 20ml 静脉缓注；或毒毛花苷 K 0.125～0.25mg 同法静脉缓注，必要时 4～6 小时重复用药。

4. 防治 DIC：羊水栓塞一旦确诊，就应该开始抗凝治疗，尽早使用肝素，但实际情况很难掌握高凝期和低凝纤溶期。故应尽早尽快输血及各种凝血因子（新鲜血、纤维蛋白原、凝血酶原复合物、血小板、冷沉淀等），补充上述成分后可以应用低分子肝素。

（1）肝素钠　用于治疗羊水栓塞早期的高凝状态，尤其在发病后 10 分钟内使用效果更佳。在应用肝素时以试管法测定凝血时间控制在 15 分钟左右。肝素过量有出血倾向时，可用鱼精蛋白对抗，1mg 鱼精蛋白对抗肝素 100U。

（2）补充凝血因子　应及时输新鲜血或血浆、纤维蛋白原等。

（3）抗纤溶药物　纤溶亢进时，用氨基己酸（4～6g）、氨甲苯酸（0.1～0.3g）、氨甲环酸（0.5～1.0g）加于 0.9%氯化钠注射液或 5%葡萄糖液 100ml 静脉滴注，抑制纤溶激活酶，使纤溶酶原不被激活，从而抑制纤维蛋白的溶解。补充纤维蛋白原 2～4g/次。

5. 预防肾衰竭：羊水栓塞发生的第三阶段为肾衰竭阶段，注意尿量。当血容量补足后，若仍少尿应选用呋塞米 20～40mg 静脉注射或 20%甘露醇 250ml 快速静脉滴注（10ml/min），扩张肾小球动脉（有心力衰竭时慎用）预防肾衰竭，无效者提示急性肾衰竭，应尽早采取血液透析等急救处理。

6. 预防感染：应选用肾毒性小的广谱抗生素预防感染。

7. 产科处理

（1）羊水栓塞发生于胎儿娩出前，积极改善呼吸循环功能，防止 DIC，抢救休克，待好转迅速结束分娩。

（2）如宫口未开或未开全，应行剖宫产终止妊娠。

（3）宫口开全，在条件允许的情况下可行产钳助产结束分娩。

（4）为预防产后出血，可以使用缩宫素，但发病时如未分娩而正在使用缩宫素则应立即停药。

8. 子宫切除的目的和时机

（1）目的　控制胎盘剥离面血窦出血，并阻断羊水成分继续进入血循环。

（2）时机　难以控制的产后大出血且血液不凝者，立即行子宫切除；非大出血，生命体征稍稳定后可以手术。

（三）药物处方

【处方①】　盐酸罂粟碱 30～90mg，加于 10%～25%葡萄糖 20ml，缓慢静脉推注，日量不超过 300mg。

【处方②】　硫酸阿托品 1mg，加于 10%～25%葡萄糖液 10ml，每 15～30 分钟静脉推注 1 次，直至面色潮红、症状缓解为止。

【处方③】　氨茶碱 250mg，加于 25%葡萄糖液 20ml，缓慢推注。可松弛支气管平滑肌，解除肺血管痉挛。

【处方④】　甲磺酸酚妥拉明 5～10mg，加于 10%葡萄糖液 100ml，以 0.3mg/min 速度静脉滴注。为α肾上腺素能抑制剂，能解除肺血管痉挛，消除肺动脉高压。

【处方⑤】　氢化可的松 100～200mg，加于 5%～10%葡萄糖液 50～100ml，快速静脉滴注，再用 300～800mg，加于 5%葡萄糖液 250～500ml，静脉滴注，日量可达 500～1000mg；或地塞米松 20mg，加于 25%葡萄糖液静脉推注后，再加 20mg 于 5%～10%葡萄糖液中，静脉滴注。

【处方⑥】　毛花苷 C 0.2～0.4mg，加于 10%葡萄糖液 20ml，静脉缓注；或毒毛花苷 K 0.125～0.25mg，静脉缓注，必要时 4～6 小时重复用药。

【处方⑦】　低分子右旋糖酐－40 葡萄糖注射液，250～500ml，静脉滴注，抗休克时滴速为 20～40ml/min，日量不超过 1000ml。

【处方⑧】　呋塞米 20～40mg，静脉注射，或 20%甘露醇 250ml 快速静脉滴注（10ml/min），扩张肾小球动脉预防肾衰竭。

（胡慧平）

第六篇 儿科疾病

第一章 新生儿疾病

一、新生儿窒息

（一）概述

新生儿窒息是指由于产前、产时或产后的各种病因使新生儿生后不能建立正常呼吸，引起缺氧并导致全身多脏器损害，是围生期新生儿死亡和致残的主要原因之一。凡使胎儿、新生儿血氧浓度降低的因素都可以引起窒息，可出现在妊娠期，但绝大多数出血在产程开始后。有高危因素的分娩，应高度重视。每次分娩都要有一个受过培训的医务人员（如有经验的助产士）参与新生儿的初步复苏；当需要全程复苏时，还需要有其他受过培训的医务人员（如新生儿专科医师）参加。新生儿窒息可引起缺氧并导致全身多脏器损害的一系列改变，主要依靠临床表现进行诊断。

（二）诊断与治疗

【诊断要点】 Apgar 评分系统是国际上公认的评价新生儿窒息最简捷实用的方法，可评价窒息的严重程度和复苏的效果，但值得注意的是，Apgar 不能用于指导新生儿复苏。中华医学会围产医学分会新生儿复苏学组提出关于结合 Apgar 评分及脐动脉血气分析 pH 诊断新生儿窒息的具体方案如下。

1. 新生儿生后仍做 Apgar 评分，在二级及以上或有条件的医院生后即刻应做脐动脉血气分析，Apgar 评分结合血气结果作出窒息的诊断。①轻度窒息：Apgar 评分 1 分钟≤7 分，或 5 分钟≤7 分，伴脐动脉血 pH<7.2；②重度窒息：Apgar 评分 1 分钟≤3 分，或 5 分钟≤5 分，伴脐动脉血 pH<7.0。

2. 未取得脐动脉血气分析结果的，Apgar 评分异常，可称之为"低 Apgar 评分"。考虑到目前国际、国内的疾病诊断编码的现状，对于"低 Apgar 评分"的病例，Apgar 评分≤3 分列入严重新生儿窒息；Apgar 评分≤7 分列入轻度新生儿窒息的诊断。

3. 需要注意的是，"低 Apgar 评分"并未取得相关的国内外编码。具体病历的诊断包括病历封面仍应该采用轻度窒息、重度窒息，以避免病例诊断和统计的困难。

【一般治疗】

1. 积极进行复苏。

2. 复苏后观察监护：监护主要内容为呼吸、心率、血压、体温、尿量、肤色、窒息所导致的神经系统症状；注意电解质紊乱，大、小便异常，酸碱失衡，感染，喂养等问题。

（三）药物处方

主要是复苏过程的用药，但需要注意的是新生儿复苏的关键在于通气，药物少用。

【处方①】 1:10000 肾上腺素，每次 0.1~0.3ml/kg，静脉注射；1:10000 肾上腺素，每次 0.5~1ml/kg，气管导管内注入。

注意事项

1. 应用指征：经过有效通气及胸外按压，心率仍低于 60 次/分，考虑使用肾上腺素。

2. 新生儿复苏用肾上腺素无论静脉还是气管导管内给药，其浓度均为 1:10000；而原液浓度为 1:1000，需预先准备好。

3. 气管内滴入用量较大。

【处方②】 生理氯化钠溶液，适量。

（卢伟能）

二、新生儿黄疸

（一）概述

新生儿黄疸或高胆红素血症是因胆红素在体内积聚导致皮肤或其他器官黄染的现象，是新生儿期最常见的临床问题。未结合胆红素增高是新生儿黄疸最常见的表现形式，重者可引起胆红素脑病（核黄疸），造成神经系统的永久性损害，严重者可死亡。

（二）诊断与治疗

【诊断要点】 根据胆红素水平可明确高胆红素血症，注意胆红素水平及血红蛋白水平。实验室检查除外感染，血型血清学检查除外新生儿溶血病，行 G-6-PD 活性检查除外红细胞葡萄糖-6-磷酸脱氢酶缺陷症。

【治疗原则】

1. 查出原因，采取相应治疗。

2. 降低血清胆红素蓝光疗法。

3. 提早喂养，保持大便通畅。

4. 保护肝，控制感染，不使用对肝有损害及可能引起溶血和黄疸的药物。

5. 适当输注血浆和白蛋白，防止胆红素脑病发生。

6. 纠正缺氧和水、电解质紊乱，维持酸碱平衡。

【一般治疗】 新生儿黄疸的干预指标应为随胎龄、时龄、出生体重而变化的多条动态曲线。

1. 光疗：能使未结合胆红素在光的作用下，转变成水溶性异构体，经胆汁和尿液排出，能有效降低血清胆红素的水平，对明显高胆红素血症达到光疗干预标准的患儿应及时采用光疗措施以降低胆红素水平。除了医用光疗灯，日光灯或太阳光也有一定的疗效。

但需要注意的是光疗只对高未结合胆红素血症有效，因此，以结合胆红素为主的高胆红素血症不应使用光疗退黄，而应首先排除先天性胆道闭锁，予消炎利胆治疗。

2. 换血疗法：在未结合胆红素达到或超过重度高胆红素血症水平时，应考虑转有条件的医院进行全部换血术，换血术的作用是换出部分血中游离抗体和致敏红细胞，减轻溶血；换出血中大量胆红素，防止发生胆红素脑病；纠正贫血，改善携氧，防止心力衰竭。

（三）药物处方

【处方①】 白蛋白，每次 0.5～1g/kg，滴注 2～6 小时，最大剂量每天 6g/kg。

注意事项

1. 输注白蛋白以增加其与未结合胆红素的联结，减少胆红素脑病的发生。

2. 白蛋白为血制品，其在高胆红素血症的应用尚存在争议，应严格控制其使用指证。

3. 不良反应有寒战、高热等，也有传染病的风险。

【处方②】 静脉丙种球蛋白，每天（400mg～1g）/kg，静脉滴注，2～5 天。

注意事项

1. 应用于免疫性因素引起的高胆红素血症，如 ABO 或 Rh 血型不合性溶血病，以抑制吞噬细胞破坏致敏红细胞。

2. 静脉丙种球蛋白是血制品，应严格控制其使用指证。

【处方③】 茵栀黄口服液 3～5ml，每日 3 次，口服。

注意事项

1. 为中药制剂，主要成分为茵陈、山栀子和大黄，可以减少胆红素肝-肠循环，利胆、促进胆汁分泌，有退黄作用。

2. 其副作用为大便次数增多，大便呈褐色。

3. 由于中国南方为 G6PD 缺陷症的高发区，使用应

慎重。

值得注意的是，目前明确有退黄确切效果的只是光疗和换血两种方法。

（卢伟能）

三、新生儿感染性肺炎

（一）概述

新生儿感染性肺炎为新生儿常见病，可以发生在宫内、分娩过程中或出生后，由细菌、病毒或原虫感染引起，是导致新生儿死亡的重要原因。按其发生时间分为宫内感染性肺炎、分娩过程中感染性肺炎及出生后感染性肺炎。

（二）诊断与治疗

【诊断要点】

1. 新生儿出生时常有窒息史，复苏后呼吸增快，常伴有呻吟，体温不稳定。

2. 分娩时的感染经过一定潜伏期才发病，肺炎的症状表现有呼吸暂停、肺部啰音等。严重者可出现呼吸衰竭。细菌感染的发病多在生后 3～5 天内，可有败血症。

3. 约半数患者可闻及肺部啰音；呼吸音粗糙或减低。

4. 严重病例会出现呼吸衰竭，有时出现抽搐、昏迷，并发弥散性血管内凝血、休克、持续肺动脉高压（PPHN）、肺出血等。

5. X 线表现

（1）双肺满布小片状或线状模糊影，从肺门向外周呈扇形扩展。

（2）肺纹理增粗。有时呈颗粒状影伴支气管充气征及肺气肿。

（3）细菌性感染多表现为两肺弥漫性模糊影，阴影密度不均匀。

（4）病毒性感染多表现为间质性肺炎，肺门及内带肺野呈间质条索影，可伴散在的肺部浸润及明显肺气肿。

【治疗原则】

1. 积极抗感染。

2. 对症治疗。

3. 注意保持呼吸道通畅。

【一般治疗】

主要包括呼吸的管理、感染的管理及营养的管理。

1. 加强护理及监护：保暖，维持中性温度，使环境湿度维持在 50% 以上。必要时给予雾化吸入，保证呼吸道通畅。

2. 供氧：加强呼吸管理，出现呼吸衰竭者可考虑机械通气。

3. 抗感染：治疗细菌性肺炎应早期使用抗生素。原则上应用敏感抗生素，但致病菌不易明确，而对于宫内感染的新生儿肺炎，要注意 B 族链球菌感染的可能，因此多先采用青霉素和氨苄西林，可加用三代头孢联合抗感染，而后根据病情及药敏选择其他抗生素。而社区获得性

肺炎多为病毒感染所致,亦可能是细菌感染,入院后建议行病毒检查(如咽拭子病毒分离及血常规、CRP 及 PCT 检查)。病毒性肺炎一般为自限性疾病,对症治疗,一般不需予抗病毒治疗,但如继发细菌感染,则可根据病情选用合适抗生素。

4. 供给足够的营养及液体:喂奶以少量多餐为主。加强营养支持,气促明显甚至需要吸氧者可予管饲喂养;对不能喂养者可采用静脉营养支持,保持水、电解质平衡。

(三)药物处方

【处方①】 青霉素:>2kg,如≤7 天,2.5 万～5 万 U/kg,每 8 小时 1 次,静脉滴注,或肌内注射;如>7 天,2.5 万～5 万 U/kg,每 6 小时 1 次,静脉滴注,或肌内注射。

注意事项

1. 对于 B 族链球菌感染敏感,少见耐药菌。

2. 重症按高限剂量静脉给药。

3. 罕见皮疹、嗜酸粒细胞增多;新生儿罕见过敏性休克。

4. 使用前应做皮试,对青霉素过敏的母亲所娩婴儿,仍可用药,但正在接受过敏母亲哺乳的婴儿可从肠道吸收母乳中已致敏的淋巴细胞,有可能发生过敏反应,建议避免使用青霉素类抗生素。

5. 尽可能少用肌内注射,因局部刺激性大。

【处方②】 氨苄西林:>2kg,如≤7 天,25～50mg/kg,每 8 小时 1 次,静脉滴注,或肌内注射,或口服;如>7 天,25～50mg/kg,每 8 小时 1 次,静脉滴注,或肌内注射,或口服。

【处方③】 头孢呋辛:>2kg,如≤7 天,37.5mg/kg,每 12 小时 1 次,静脉滴注,或肌内注射;如>7 天,50mg/kg,每 8 小时 1 次,静脉滴注,或肌内注射。

【处方④】 头孢哌酮-舒巴坦钠 80mg/kg,每 12 小时 1 次,静脉滴注。

【处方⑤】 头孢噻肟:≤7 天,50mg/kg,每 12 小时 1 次,静脉滴注,或肌内注射;如>7 天,50mg/kg,每 8 小时 1 次,静脉滴注,或肌内注射。

【处方⑥】 亚胺培南西司他丁钠:≤7 天,40mg/kg,每 12 小时 1 次,静脉滴注;如>7 天,40mg/kg,每 8 小时 1 次,静脉滴注。

【处方⑦】 美罗培南:≤7 天,20mg/kg,每 12 小时 1 次,静脉滴注;如>7 天,20mg/kg,每 8 小时 1 次,静脉滴注。

四、新生儿败血症

(一)概述

新生儿败血症是指病原体侵入新生儿血循环中并在其中繁殖,产生毒素,引起全身性感染。这是新生儿(特别是早产儿)致病和致死的主要原因。按起病时间分为早发型和晚发型败血症。早发型于生后 3～5 天内发病,常为宫内或产时感染,多于生后数小时后出现症状;90%的患儿在生后 24 小时内出现症状。晚发型于 3～5 天后发病,与生后感染有关。两种类型的败血症致病菌、危险因素及临床表现不同。这一分类方法有助于指导临床诊治,尤其是经验性选择抗生素。

(二)诊断与治疗

【诊断要点】

1. 确诊败血症:具有临床表现并符合下列任何一条。

(1)血培养或无菌体腔内培养出致病菌。

(2)如果血培养出条件致病菌,则必须与另次(份)血、无菌体腔内或导管头培养出同种细菌。

2. 临床诊断败血症

具有临床表现且具备以下任何一条:

(1)非特异性检查≥2 条。

(2)血标本病原菌抗原或 DNA 检测阳性。

3. 非特异性检查

(1)白细胞计数 WBC<5×10⁹/L 为白细胞减少;≤3 天者 WBC>25×10⁹/L,>3 天者 WBC>20×10⁹/L 为白细胞增多。

(2)白细胞分类 未成熟中性粒细胞/中性粒细胞(I/T)比率≥0.16。

(3)C-反应蛋白(CRP) 为急性蛋白,炎症发生 6～8 小时后即可升高,有助于感染的早期判断。

(4)血清降钙素原(PCT) 增高早于 CRP,有更高的特异性和敏感性。

【治疗原则】

1. 选用合适的抗生素:积极抗感染治疗。

2. 支持疗法:给予足够热量,维持血糖、电解质在正常水平,必要时吸氧。

3. 对症治疗:处理严重并发症。

【一般治疗】

1. 抗感染治疗:临床诊断新生儿败血症,在应用抗生素前,应常规抽血做血培养,不待结果,先根据流行病学,经验性应用抗生素。病原未明确前可选择既针对 G⁺菌又针对 G⁻菌的抗生素,可先联用两种抗生素,根据不同地区、不同时期有不同优势致病菌,经验性选用抗生素。一旦培养及药敏结果出来,应根据药敏做相应的调整。同时应常规行腰椎穿刺术以除外细菌性脑膜炎的可能。

一般采用静脉注射,疗程 7～14 天。B 族链球菌(GBS)及 G⁻菌所致细菌性脑膜炎疗程 14～21 天。

但需要注意的是:国内新生儿禁用氨基糖苷类抗生素,改用第三代头孢菌素。对病原不明的一般患儿可用青霉素类加第三代头孢菌素,对重症患儿尤其是院内感染者可改用耐酶青霉素或碳青霉类抗生素。

2. 支持治疗:静脉补液,纠正酸中毒及电解质紊乱。维持内环境稳定尤其是呼吸和循环的稳定。对早产儿及严重感染者，可考虑予免疫球蛋白治疗，剂量是 200～600mg/kg，每日 1 次，连用 3～5 天。但其效果尚未得到充分肯定。

第二章　小儿疾病

一、百日咳

（一）概述

百日咳是一种由百日咳杆菌引起的急性呼吸道传染病。临床以阵发性痉挛性咳嗽、咳嗽终末伴有深长的鸡鸣样吸气回声为特征，病程常迁延 2～3 个月。本病传染性强，多发生于儿童。婴儿及重症患者可并发肺炎或百日咳脑病。由于疫苗的广泛接种，我国百日咳流行已明显减少，发病率和死亡率显著降低。

（二）诊断与治疗

【诊断要点】

1. 病史：当地百日咳流行情况、接触史及预防接种史。

2. 临床表现：咳嗽逐渐加重，出现阵发性痉挛性咳嗽及咳嗽末鸡鸣样吸气回声，日轻夜重，且肺部无阳性体征。特别情况：小于 3 个月的婴儿出现阵发性发绀、呼吸暂停甚至惊厥和窒息。精神运动性迟滞或激越。

3. 辅助检查：外周血白细胞及淋巴细胞计数明显增高有助于诊断；细菌培养等病原学检查可明确诊断。

【治疗原则】

1. 控制传染源和切断传播途径。

2. 积极进行病原治疗。

3. 减少并发症的发生。

【一般治疗】

1. 按呼吸道传染病隔离，保持室内安静，空气新鲜，温度和湿度适当。

2. 加强护理、及时观察病情，以免窒息及惊厥的发生。

3. 减少诱发痉咳的刺激因素。

4. 饮食需营养丰富，易于消化，富含维生素。

5. 防止呕吐，及时清理鼻咽分泌物，保持呼吸道通畅。

（三）药物处方

【处方①】 阿奇霉素：≤5 个月，10mg/（kg·d），1 次口服，疗程 5 天；6 个月以上，第一天 10mg/（kg·d），最大剂量 500mg，第 2～5 天 5mg/（kg·d），最大剂量 250mg，1 次口服，疗程 5 天。

【处方②】 复方磺胺甲噁唑（磺胺甲噁唑－甲氧苄啶），甲氧苄啶 8mg/（kg·d），磺胺甲噁唑 40mg/（kg·d），分 2

次口服，疗程 14 天。

注意事项 小于 2 个月的婴儿禁用本品。

【处方③】 病情严重的体弱婴儿可考虑用泼尼松，1～2mg/（kg·d），口服，疗程 3～5 天。

（房春晓　徐翼）

二、川崎病

（一）概述

川崎病是一种病因未明的儿童常见血管炎综合征，主要表现为发热、皮疹、颈部非脓性淋巴结肿大、眼球结膜充血、口腔黏膜弥漫充血、杨梅舌、掌跖红斑、手足硬性水肿等。

（二）诊断与治疗

【诊断要点】 发热 5 天以上，伴以下 5 项主要临床表现中 4 项者，排除其他疾病后，即可诊断为川崎病。

1. 四肢变化：急性期掌跖红斑、手足硬性水肿，恢复期指（趾）端膜状脱皮。

2. 多形性红斑。

3. 眼结膜充血，非化脓性。

4. 口唇充血皲裂，口腔黏膜弥漫充血，舌乳头突起、充血呈杨梅舌。

5. 颈部非化脓性淋巴结肿大，通常直径大于 1.5cm。

如 5 项临床表现中不足 4 项，但超声心动图有冠状动脉损害，亦可确诊为川崎病。确诊典型川崎病：达到至少 4 项或发热≥5 天，主要临床表现不足 4 项，但超声心动图或血管造影发现冠脉病变。确诊不典型川崎病：达到 3～4 项，对疑似病例应常规做心脏超声检查。

【治疗原则】

1. 适当休息，清淡饮食；病重者予心电监护，吸氧。

2. 对症治疗：静脉补充大剂量维生素 C，适当补充水、电解质。高热时降温处理。

3. 对因治疗：急性期大剂量丙种球蛋白及阿司匹林治疗。恢复期病例用小剂量阿司匹林，至血沉、血小板恢复正常，如无冠状动脉异常，一般在发病后 6～8 周停药，此后 6 个月、1 年复查超声心动图。对遗留冠状动脉病变慢性期患者，需长期服用抗凝药物并密切随访。有中、小的单发冠状动脉瘤患者，应长期服用小剂量阿司匹林，直到动脉瘤消退。

（三）药物处方

处方及注意事项同"新生儿感染性肺炎"。

（卢伟能）

4. 大多数川崎病患儿可以治愈，但是，一些患儿尽管给予正确的治疗也可发展为心脏并发症。本病不可预防，但降低冠状动脉并发症的最佳方法是早期诊断和及时治疗。

【一般治疗】

1. 常规治疗：适当休息，清淡饮食；病重者予心电监护，吸氧。

2. 对症治疗：适当补充水、电解质。监测体温变化，体温大于 38.5℃时口服对乙酰氨基酚或布洛芬降温处理。

（三）药物处方

【处方①】 静脉注射丙种球蛋白 2g/kg，于 8～12 小时静脉缓慢输入，宜于发病早期（10 天以内）应用。

【处方②】 阿司匹林，急性期 30～50mg/（kg·d），分 2～3 次服用，热退后 3 天减至 3～5mg/（kg·d），维持 6～8 周。如有冠状动脉病变时，应延长用药时间，直至冠状动脉恢复正常。

【处方③】 甲泼尼龙，每日 30mg/kg 静脉滴注，连续 3 天停用。泼尼松，每日 1～2mg/kg 口服，退热后逐渐减量，用药 4～6 周。

【处方④】 普萘洛尔，每日 0.5～1mg/kg 开始，逐渐增加至每日 4mg/kg，分 2～3 次口服；美托洛尔，起始每日 0.2～0.4mg/kg，分 2 次，逐渐加量，最大剂量每日 1～2mg/kg。

【处方⑤】 低分子肝素注射液，每日 100 IU/kg，皮下注射 7 天。

【处方⑥】 双嘧达莫，每日 3～5mg/kg，分 2～3 次口服。

（李伟　张丽）

三、风疹

（一）概述

风疹是由风疹病毒（RV）引起的一种急性呼吸道传染病，临床以低热、皮疹及耳后、枕部淋巴结肿大和全身症状轻微为特征。主要经飞沫传播，以春季多见。妊娠早期感染风疹后，病毒可通过胎盘传给胎儿而导致各种先天畸形，称之为先天性风疹综合征。

（二）诊断与治疗

【诊断要点】

1. 病史：冬春季节发病，3 周内有无风疹患者密切接触史，既往有无风疹及预防接种史。

2. 临床表现：①后天性风疹主要表现为发热 1～2 天出疹。皮疹特点：常始于面部，1 天出齐，为粉红色斑丘疹，持续 1～3 天迅速消退，无色素沉着，无或轻度脱屑。出疹时口腔黏膜（如软腭和两颊）可见红色点状黏膜疹。耳后、枕部及颈后淋巴结肿大为本病特征。②先天性风疹综合征主要为风疹病毒引起胎儿损伤，可产生黄疸，肝、脾大，血小板减少，X 线长骨透亮带，脑膜脑炎，先天性心脏病，眼睛畸形，白内障，耳聋，小头畸形和甲状腺发育不良等。

3. 辅助检查：

（1）血常规：白细胞计数正常或稍减低，淋巴细胞相对增多，可见非典型细胞。

（2）病毒学检测：患儿咽部分泌物及血清中可分离出病毒。孕妇原发感染风疹病毒后，可采取羊水，胎盘绒毛或胎儿活检组织进行病毒分离和鉴定。

（3）血清学检查　采取急性期和恢复期双份血清，检测特异性抗体 4 倍以上升高者诊断为近期感染。快速诊断 RV 感染则常检测血清中 IgM 抗体和测定特异性 IgG 亲和力。

【治疗原则】

1. 无有效抗病毒药物，酌情使用利巴韦林进行病原治疗。

2. 对症治疗，如退热、镇静等。

3. 进行预防接种，控制传染源，切断传播途径。

【一般治疗】

1. 患儿应隔离到出疹后 5 日。

2. 经血清学和病毒学确诊为先天性风疹的小儿，应隔离至病毒分离阴性为止。

3. 精心护理，应注意休息和给高热量及富含维生素的饮食。

（三）药物处方

【处方】 利巴韦林注射液：用氯化钠注射液或 5% 葡萄糖注射液稀释成每 1ml 含 1mg 的溶液后静脉缓慢滴注。小儿按体重一日 10～15mg/kg，分 2 次给药。每次滴注 20 分钟以上，疗程 3～7 日。

（龚余　徐翼）

四、麻疹

（一）概述

麻疹是由麻疹病毒引起的病毒感染性传染病，在我国法定的传染病中属于乙类传染病。其主要的临床表现有发热、咳嗽、流涕等其他症状及眼结膜炎，特征性表现为口腔麻疹黏膜斑及皮肤斑丘疹。我国自从婴幼儿广泛接种麻疹疫苗以来，该病的发展已经基本得到了控制。

（二）诊断与治疗

【诊断要点】

1. 病史：当地麻疹流行情况、接触史及预防接种史。

2. 临床表现：如前驱期麻疹黏膜斑、出疹期热高疹出特点和出疹顺序与皮疹形态；恢复期疹退脱屑和色素沉着等确立临床诊断。

3. 辅助检查：常采用血清特异性 IgM 测定进行病原诊断。必要时辅以其他病原学检查，尤其是非典型麻疹者。

【治疗原则】 麻疹尚无特异性抗病毒的疗法，对症支持为主。

【一般治疗】 患者应单病室隔离至体温正常或至少出疹后 5 天；卧床休息，保持室内空气新鲜，温度适宜，眼、鼻、口腔保持清洁，多饮水。高热时可温水灌肠或予小剂量退热剂降温，咳嗽剧烈时予镇咳祛痰剂。对住院麻疹患儿应补充维生素 A，来降低并发症和死亡率。

（三）药物处方

【处方①】维生素 A。年龄≤6 个月：5 万单位，1 次口服，疗程 2 天；年龄 6～12 个月：10 万单位，1 次口服，疗程 2 天；年龄>12 个月：20 万单位，1 次口服，疗程 2 天。

注意事项

1. 长期大量应用可引起维生素 A 过多症，甚至发生急性或慢性中毒，以 6 个月至 3 岁的婴儿发生率最高。

2. 婴幼儿对维生素 A 敏感，应谨慎使用。

【处方②】氨溴特罗口服溶液。年龄≤8 个月：2.5ml，口服，1 日 2 次；8～12 个月：5ml，口服，1 日 2 次；2～3 岁：7.5ml，口服，1 日 2 次；4～5 岁：10ml，口服，1 日 2 次；6～12 岁：15ml，口服，1 日 2 次；>12 岁，20ml，口服，1 日 2 次，症状明显好转后可减至 10ml，口服，1 日 2 次。

【处方③】注射人免疫球蛋白。0.25ml/（kg·d）（免疫抑制者 0.5ml/kg），静脉注射。

（张芬　徐翼）

五、热性惊厥

（一）概述

热性惊厥是婴儿和年幼儿童最常见的神经系统病况。热性惊厥（FC）的发作均与发热性疾病中体温骤然升高有关。FC 又是小儿时期最常见的惊厥性疾患，儿童期患病率为 3%～4%，首次发作年龄多于生后 6 个月至 3 岁间，平均 18～22 个月，男孩稍多于女孩。绝大多数 5 岁后不再发作。患儿常有 FC 家族史。

FC 发生在热性疾病初期，体温骤然升高（大多 39℃时），70% 以上与上呼吸道感染有关，其他伴发于出疹性疾病、中耳炎等疾病，但绝不包括颅内感染和各种颅脑病变引起的急性惊厥。

（二）诊断与治疗

【诊断要点】

1. 体温 38℃以上出现惊厥。

2. 年龄大于 6 个月但小于 5 岁。

3. 无中枢神经系统感染或炎症。

4. 无可能导致惊厥的急性全身性代谢异常。

5. 既往没有热性惊厥史。

6. 单纯性热性惊厥是最常见的类型，特征是呈全身性发作、持续不到 15 分钟且 24 小时内不复发。

7. 复杂性热性惊厥的特征是呈局部性发作（如局限于单条肢体或单侧身体的摆动）、持续超过 15 分钟或 24 小时之内复发。

【治疗原则】

1. 维持生命功能，防止惊厥性损伤，减少后遗症。仔细监测患儿的呼吸及循环状况，如果开始出现通气不充分的情况，应进行高级通气支持（如气囊-面罩通气、喉面罩通气、根治性人工气道）。

2. 控制惊厥发作。对于持续时间超过 5 分钟的热性惊厥，应进行治疗。对于多数病例，静脉给予苯二氮䓬类药物（如地西泮），可有效终止发作。

3. 寻找并治疗引起惊厥的病因，积极治疗原发病。

4. 预防惊厥复发。对于单纯性热性惊厥，仅针对原发病处理，包括退热药物和其他物理降温措施即可。

【一般治疗】急性期处理：加强护理，将患儿平放床上，取头侧位。保持环境安静，减少刺激。保持呼吸通畅，必要时抽吸咽部分泌物。有发绀者给氧，窒息时进行人工呼吸。控制高热。物理降温可用冷水湿毛巾较大面积地敷于额头部，每 5～10 分钟更换一次，必要时用冰袋放于额头部、枕部或颈部。注意心肺功能，必要时进行高级通气支持等。维持营养及体液平衡。

（三）药物处方

【处方】对于较轻的惊厥，可用地西泮灌肠，0.5mg/kg；一般不超过 5mg。较重的惊厥则用地西泮静脉注射，剂量每次 0.3～0.5mg/kg，最大剂量 10mg。注射速度 1～2 分钟。必要时可重复注射一次，间隔 15～20 分钟。对于有复发倾向者，可于发热病开始即使用地西泮 1mg/（kg·d），分 3 次口服，连服 2～3 天，或直到本次原发病体温恢复正常为止。

注意事项

1. 本药物的优点是对各型惊厥持续状态有效，作用快，1～3 分钟内生效，比较安全。

2. 本药物的缺点是作用时间短暂；剂量过大可有呼吸抑制，特别是地西泮与苯巴比妥合用时可能发生呼吸暂停，故需进行呼吸、血压监测。

3. 地西泮可不经稀释直接注射，也可稀释后注射（可用注射用水、生理氯化钠溶液、5%葡萄糖稀释均可），稀释后产生的浑浊不影响疗效。

（叶明怡）

六、癫痫

（一）概述

癫痫是由多种原因引起的一种脑部慢性疾病，其特征是脑内神经元群反复发作性过度放电引起的突发性、暂时性脑功能失常。癫痫不是一种独立的疾病或综合征，而是一组疾病和综合征的总称，其在临床上主要表现为意识、运动、精神或自主神经功能障碍。由于癫痫发作表现与异常放电部位、范围及强度有关，因而表现复杂，发作可呈突然发作，持续时间短暂，恢复意识较快，亦可呈持续发作状态。癫痫和癫痫发作含义不同，癫痫发作为癫痫的主要表现，是脑神经元过度同步放电引起的短暂脑功能障碍，而癫痫则可看作为慢性脑功能失调综合征。癫痫的发病年龄较早，发病高峰期在儿童及青少年期，对个体的一生影响较大，一些患者可出现明显的智力倒退、躯体残疾以及一系列社会心理障碍。

（二）诊断与治疗

【诊断要点】

1. 详细询问病史，具体了解患者癫痫发作时的症状。

2. 癫痫发作形式复杂多样，应根据患者具体症状判断。

3. 脑电图检查，癫痫患者发作时和发作间歇期出现的异常脑电波。

4. 常规脑部影像学检查，包括头颅 CT、磁共振。

【治疗原则】 避免诱发因素，坚持正规治疗，努力控制发作，合理安排患儿学习生活，尽量提高患儿生活质量。

【一般治疗】

1. 对如颅内占位、遗传代谢异常等症状性癫痫的可治性病因应及时治疗。

2. 明确诊断后应根据患儿发作类型选用合适抗癫痫药物。

3. 尽量采用单药治疗，对于难治性癫痫且具有多种发作类型者可联合用药。

（三）药物处方

【处方①】 丙戊酸，每天 15～40mg/kg 体重。

注意事项 可有食欲增加、肥胖、肝损害等副作用，注意监测肝功能。

【处方②】 苯巴比妥，每天 3～5mg/kg 体重。

注意事项 可有嗜睡、兴奋、皮疹等表现。

【处方③】 卡马西平，每天 10～30mg/kg 体重。

注意事项 副作用可有皮疹、白细胞减少、肝损害，注意监测血常规及肝功能。

【处方④】 氯硝西泮，每天 0.02～0.2mg/kg 体重。

注意事项 副作用有嗜睡，呼吸道分泌物增多，肌肉松弛。

【处方⑤】 苯妥英，每天 3～6mg/kg 体重。

注意事项 副作用有牙龈增生、毛发增多、共济失调、皮疹、白细胞减少、肝损害。

（冯恫）

七、水痘

（一）概述

水痘是一种由水痘–带状疱疹病毒引起的传染性极强的儿童期出疹性疾病。水痘经过飞沫或接触传播，感染后可获得持久的免疫力，但以后可以发生带状疱疹。本病冬春季节多发。患者多见于儿童，以 2～6 岁为高峰。其临床特点为皮肤黏膜相继出现和同时存在斑疹、丘疹、疱疹和结痂等各类皮疹，一般全身症状轻微。由于疫苗的广泛接种，我国水痘流行已明显减少。

（二）诊断与治疗

【诊断要点】

1. 病史：当地水痘流行情况、接触史及预防接种史。

2. 临床表现：皮疹逐渐增多，呈向心性分布，先见于发际、头面、躯干，后延及全身，发际、胸背较多，四肢、面部较少。皮疹可分批出现，同一部位可见斑疹、丘疹、疱疹和结痂同时存在。

3. 辅助检查：血清特异性病毒 IgM 抗体、血清特异性 IgG 抗体滴度 4 倍以上增高及病毒分离等病原学检查可明确诊断。

【治疗原则】 控制传染源和切断传播途径；积极病原治疗；同时减少并发症的发生。

【一般治疗】 按呼吸道传染病隔离，保持室内安静，空气新鲜，温度和湿度适当；卧床休息，加强护理，如勤换内衣、剪短患儿指甲、戴手套以防抓伤和减少继发感染等。保持空气流通，供给足够水分和易消化食物。隔离至全部疱疹干燥结痂为止。

（三）药物处方

【处方①】 阿昔洛韦，口服 20mg/（kg·次），最大每次 800mg，每日 4 次，疗程 5 天；40kg 以上儿童：0.8g/（kg·次），每日 4 次，疗程 5 天。静脉滴注 30mg/（kg·d）或 500mg/（m²·d），q8h，每次输注时间应在 1 小时以上，疗程 7 天或无新皮疹出现达 48 小时止。

【处方②】 盐酸伐昔洛韦，3～7 岁儿童：75mg/次；＞7 岁儿童：150mg/次，每日 2 次，疗程 7 天。

（四）并发症处理

1. 皮肤感染：是最常见的并发症，如脓疱疮、蜂窝织炎等。局部涂搽和口服或静脉使用敏感抗生素。

2. 进展型水痘（免疫缺陷病、使用免疫抑制剂患儿、新生儿期）

（1）使用免疫抑制剂（化疗、恶性肿瘤、免疫性疾病）患儿，如情况许可应尽快减至生理剂量，必要时考虑停用。

（2）尽早使用丙种球蛋白，总量 2g/kg，分 2～5 天滴注。

3. 水痘肺炎：出现高热、咳嗽、咳痰，结合胸片可考虑使用敏感抗生素、止咳化痰、必要时吸氧监测。

4. 水痘脑炎：较少见。早期可无发热及脑膜刺激征，常见头痛、呕吐及感觉异常。治疗详见病毒性脑炎治疗方法。

（何登敏 徐翼）

八、脊髓灰质炎

（一）概述

脊髓灰质炎（脊灰）俗称小儿麻痹症，是由脊髓灰质炎病毒引起的严重危害儿童健康的急性传染病，脊髓灰质炎病毒为嗜神经病毒，主要侵犯中枢神经系统的运动神经细胞，以脊髓前角运动神经元损伤为主。患者多为 1～6 岁儿童，主要症状是发热、全身不适，严重时肢体疼痛，发生分布不规则和轻重不等的弛缓性瘫痪。脊髓灰质炎临床表现多种多样，包括程度很轻的非特异性病变，无菌性脑膜炎（非瘫痪性脊髓灰质炎）和各种肌群的弛缓性无力（瘫痪性脊髓灰质炎）。脊髓灰质炎患者，由于脊髓前角运动神经元受损，与之有关的肌肉失去了神经的调节作用而发生萎缩，同时皮下脂肪、肌腱及骨骼也萎缩，使整个机体变细。口服脊灰减毒活疫苗推广后，全球消灭脊灰行动取得了令人瞩目的成绩。

（二）诊断与治疗

【诊断要点】

1. 抗原性质：利用血清中和试验可分为Ⅰ、Ⅱ、Ⅲ三个血清型。每一个血清型病毒都有两种型特异性抗原，一种为D（dense）抗原，存在于成熟病毒体中，含有D抗原的病毒具有充分的传染性及抗原性；另一种为C（coreless）抗原，存在于病毒前壳体内，含C抗原的病毒为缺乏RNA的空壳颗粒，无传染性。

2. 根据临床表现和了解疫苗接种史有助于诊断。

【治疗原则】 目前尚无药物可控制瘫痪的发生和发展，主要是对症处理和支持治疗。治疗原则是减轻恐惧，减少骨骼畸形，预防及处理合并症，康复治疗。

【一般治疗】

1. 卧床休息：患者卧床持续至热退1周，隔离40天，以后避免体力活动至少2周。卧床时使用踏脚板使脚和小腿有一正确角度，以利于功能恢复。

2. 对症治疗：可使用退热镇痛剂、镇静剂缓解全身肌肉痉挛、不适和疼痛；每2～4小时湿热敷一次，每次15～30分钟；热水浴亦有良效，特别是对年幼儿童，与镇痛药合用有协同作用。

3. 瘫痪期

（1）正确的姿势 患者卧床时膝部稍弯曲，髋部及脊柱可用板或沙袋使之挺直，踝关节呈90°。疼痛消失后立即做主动和被动锻炼，以避免骨骼畸形。

（2）适当的营养 应给予营养丰富的饮食和大量水分，如因环境温度过高或热敷引起出汗，则应补充钠盐。厌食时可用胃管保证食物和水分摄入。

（3）药物治疗 促进神经传导功能药物如地巴唑、加兰他敏、维生素 B_{12} 等；继发感染者选用适宜的抗生素治疗。

（4）延髓型瘫痪：①保持呼吸道通畅：采用低头位（床脚抬高呈20°～25°）以免唾液、食物、呕吐物等吸入，最初数日避免胃管喂养，使用静脉途径补充营养；②每日测血压2次，如有高血压脑病，应及时处理；③声带麻痹、呼吸肌瘫痪者，需行气管切开术，通气受损者，则需机械辅助呼吸。

4. 恢复期及后遗症期：尽早开始主动和被动锻炼，防止肌肉萎缩。也可采用针灸、按摩及理疗等，促进功能恢复，严重肢体畸形可手术矫正。

（三）药物处方

【处方①】 静脉注射丙种球蛋白：400mg/（kg·d），连用2～3天。

【处方②】 早期可应用干扰素：每天100万单位，肌内注射，14天为一疗程。

【处方③】 脊髓灰质炎减毒活疫苗进行主动免疫：基础免疫自出生后2月开始，连服3剂，每次间隔1个月，4岁时加强免疫1次。

【处方④】 氢溴酸加兰他敏：常采用肌内注射。每次0.05～0.1mg/kg，每日1次，每疗程2～6周。

【处方⑤】 维生素 B_{12}，肌内注射：每次50～200μg，每日或隔日1次。治疗神经疾患时，用量可酌增。口服：每次25μg，每日3次。

（曾凡森　徐翼）

九、猩红热

（一）概述

猩红热是由产致热毒素的A组β溶血性链球菌感染引起的一种急性呼吸道传染病，多发生于冬末春初，春季的4～5月、冬季的11～12月多见，多发生于3岁以上儿童，以4～5岁多见，多有猩红热接触史，以患者及带菌者为主要传染源，通过飞沫、鼻咽分泌物及密切接触传播。临床以高热、中毒症状重、咽峡炎、杨梅舌、环口苍白圈、扁桃体炎（可有脓苔）为主要表现。后期可因感染后变态反应引起急性肾小球肾炎、风湿热及关节炎等。

（二）诊断与治疗

【诊断要点】

1. 符合下述症状之一。

（1）具有猩红热的流行病学特征，有发热、猩红热样皮疹、咽峡炎等临床表现，排除其他可致猩红热样皮疹的疾病。

（2）具有发热、猩红热样皮疹、咽峡炎等猩红热样临床表现，且咽拭子A族β-溶血性链球菌培养阳性。

2. 实验室检查

（1）外周血常规白细胞及中性粒细胞升高有助于诊断。

（2）细菌培养咽拭子或脓性分泌物培养出A组链球菌，为确诊依据。

【治疗原则】

1. 隔离患者：隔离患者至少7日（自治疗开始），且至少3次咽拭子培养阴性，无并发症时，方可解除隔离。对于咽拭子培养持续阳性者需延长隔离期。检疫期为1周。

2. 一般治疗：卧床休息，进食清淡食物，保持口腔及皮肤卫生。

3. 病原学治疗：常选青霉素，可静脉滴注青霉素或口服阿莫西林类药，疗程10～14天。而青霉素过敏者，可选用头孢菌素类静脉滴注或口服，疗程10天。对青霉素及头孢过敏者可选用红霉素，疗程7～10天。国内敏感菌素实验示，GAS一般对大环内酯药物耐药率高，一般不推荐使用。对带菌者可常规青霉素治疗，疗程1周。

4. 对症治疗：包括物理或药物降温，积极治疗中毒性休克、中耳炎、鼻窦炎、心肌炎等并发症。

（三）药物处方

【处方①】 青霉素钠（钾），每次2.5万U/kg，每天2次，肌内注射；或5万～20万U/（kg·d），分2～4次给药，静脉注射。

【处方②】 阿莫西林克拉维酸钾，口服（按阿莫西林计）。>40kg儿童：按成人方法给药，轻度感染每次250mg，每8

小时 1 次，或者每次 500mg，每 12 小时 1 次；较严重感染，每次 500mg，每 8 小时 1 次，或者每次 875mg，每 12 小时 1 次。≤40kg 儿童：每日 20～40mg/kg，分 3 次，或者每日 25～45mg/kg，分 2 次。≤3 月婴儿：每日 30mg/kg，分 2 次。

静脉滴注：>40kg 儿童：每次 1.2g，每日 3 次。≤40kg 儿童：每次 30mg/kg，每日 3 次，严重时可增至每日 4 次。

注意事项

1. 针剂不能与含有葡萄糖、葡聚糖或酸性碳酸盐物质的溶液混合。

2. 不同配比的阿莫西林和克拉维酸钾组成的复方制剂，不能互相替代。

【处方③】头孢呋辛，口服。3 月以上患儿口服混悬液，每次 10mg/kg，每日 2 次；5～12 岁，可口服胶囊或片剂，20mg/（kg·d），分 2 次口服，每日剂量不超过 0.5g，静脉或肌内注射；3 月以上患儿，30～100mg/（kg·d），分 3～4 次给药。

【处方④】头孢克洛，口服。儿童（>1 月）：根据感染的轻重，每日 20～40mg/kg，分 2～3 次，日极量 1g。

【处方⑤】头孢曲松 50～75mg/（kg·d）。

【处方⑥】红霉素 30～50mg/（kg·d），分 3～4 次口服；或琥乙红霉素 7.5～12.5mg/kg，每日 4 次。

（余兰辉）

十、流行性腮腺炎

（一）概述

流行性腮腺炎是由腮腺炎病毒引起的急性呼吸道传染病，以腮腺肿胀及疼痛为特点的非化脓性炎症，可并发脑膜脑炎和胰腺炎等。多在幼儿园和学校中流行，以 5～15 岁患者较为多见。一次感染后可获得终身免疫。

流行性腮腺炎本身并非重症，但并发症较多，有些病情较重。

1. 神经系统并发症

（1）无菌性脑膜炎、脑炎　为常见的并发症，一般多在肿后 1 周内出现。脑脊液和症状与其他病毒性脑炎相仿，头痛、呕吐等，急性脑水肿表现较明显。脑电图可有改变但不似其他病毒性脑炎明显，结合临床，以脑膜受累为主。

（2）偶有多发性神经炎、脊髓炎，预后多良好。

（3）耳聋　为听神经受累所致。

2. 生殖系统并发症：腮腺炎病毒好侵犯成熟的生殖腺体，故多见于青春期后期以后的患者，小儿少见。

（1）睾丸炎　一般 13～14 岁以后发病率明显增高。常发生在腮腺肿大 1 周左右开始消退时，突发高热、寒战、睾丸胀痛，伴剧烈触痛，症状轻重不一，10 天左右消退。阴囊皮肤水肿也显著，鞘膜腔内可有黄色积液。病变大多侵犯一侧，故很少引致不育症。附睾炎常合并发生。

（2）卵巢炎　少见，有下腰部酸痛，下腹部轻按痛，月经周期失调。

3. 胰腺炎：发生率仅次于脑炎，常发生于腮腺肿胀后 3、4 天至 1 周，以中上腹剧痛和触痛为主要症状。伴呕吐、发热、腹胀、腹泻或便秘等，有时可扪及肿大的胰腺。

（二）诊断与治疗

【诊断要点】

1. 病史：发病前有流行性腮腺炎接触史。

2. 临床表现：发热，畏寒，疲倦，食欲不振，1～2 日后单侧或双侧非化脓性腮腺肿痛或其他唾液腺肿痛。吃酸性食物时胀痛更为明显。腮腺管口可见红肿。特别情况：流行性腮腺炎本身并非重症，但并发症较多，有些病情较重。

3. 辅助检查：①血常规示白细胞计数大多正常和稍增加，淋巴细胞相对增多。有并发症时白细胞计数可增高，偶有类白血病反应；②血清和尿淀粉酶测定：90%患者的血清淀粉酶有轻至中度增高，尿中淀粉酶也增高，有助诊断。淀粉酶增高程度往往与腮腺肿胀程度成正比，脂肪酶升高与胰腺病变有关；③腮腺及胰腺彩超；④疑有脑膜炎患者行腰穿脑脊液检查。

【治疗原则】　无特效治疗，注意控制传染源和切断传播途径。

【一般治疗】

1. 隔离患者使之卧床休息直至腮腺肿胀完全消退。注意口腔清洁，饮食以流质、软食为宜，避免酸性食物，保证液体摄入量。

2. 青黛、硼酸外敷治疗流行性腮腺炎对止痛、消肿有一定的效果。

3. 局部可用红外线、透热等理疗。

4. 基本药物治疗

（1）病原治疗　无有效抗病毒药物，酌情使用利巴韦林。

（2）对症治疗　如退热、镇静等。

5. 预防

（1）隔离与留观　及早隔离患者直至腮腺肿完全消退为止。接触者逐日检查，集体儿童机构应检疫 3 周。

（2）自动免疫　流行性腮腺炎减毒活疫苗预防感染的效果小儿可达 97%，腮腺炎活疫苗与麻疹、风疹疫苗同时联合使用，效果良好，互不干扰。

（3）免疫　一般免疫球蛋白、成人血液均无预防本病的作用。

（三）药物处方

【处方①】利巴韦林注射液，用氯化钠注射液或 5%葡萄糖注射液稀释成每 1ml 含 1mg 的溶液后静脉缓慢滴注。小儿按体重每日 10～15mg/kg，分 2 次给药。每次滴注 20 分钟以上，疗程 3～7 日。

【处方②】 青黛散：调醋局部肿物外敷，1日2~3次。

【处方③】 硼酸洗液，外用冲洗或湿敷。湿敷时，用6~8层纱布浸于本品冷溶液中，轻挤压后，敷于患处5~10分钟后更换，连续使用1小时。每日重复上法4次。

（曾凡森　徐翼）

十一、急性上呼吸道感染

（一）概述

急性上呼吸道感染是指喉部以上，上部呼吸道的鼻和咽部的急性感染，是小儿最常见的疾病。

（二）诊断与治疗

【诊断要点】 根据临床表现进行诊断；临床表现轻重不一，一般年长儿较轻，婴幼儿时期重症较多。

1. 潜伏期：多为2~3日或稍久。

2. 轻症：只有鼻部症状，如流清鼻涕、鼻塞、喷嚏等，也可有轻咳或咽部不适，可在3~4日内自然痊愈。如感染涉及鼻咽部，常有发热、咽炎、扁桃体炎及咽后壁淋巴组织充血和增生，有时淋巴结可轻度肿大。发热可持续2~3日至1周。在婴儿常易引起呕吐和腹泻。

3. 重症：体温可达39~40℃或更高，伴有寒战、头痛、全身无力、食欲减退、睡眠不安等，可因为鼻咽部分泌物引起较频繁的咳嗽。有时红肿明显波及扁桃体，出现滤泡性脓性渗出物，咽痛和全身症状加重，鼻咽部分泌物从稀薄变成稠厚。颌下淋巴结显著肿大，压痛明显。如果炎症波及鼻窦、中耳或气管，则发生相应症状，全身症状也比较严重。

【治疗原则】

1. 抗感染治疗：大多数上呼吸道感染是由病毒感染引起，可给予抗病毒药物治疗；若继发细菌感染，可予抗生素治疗。

2. 积极对症治疗：高热时给予物理及药物降温，出现高热惊厥者予以镇静、止惊处理；鼻塞严重者给予鼻腔清洗及药物外用；咳嗽者可给予祛痰药物口服。

【一般治疗】

1. 居住环境要注意清洁、安静。

2. 高热时卧床休息。

3. 供给足够水分。

4. 注意口腔、鼻及眼的局部清洁以及呼吸道隔离，加强呼吸道管理。

5. 适量补充锌剂及维生素C，有一定作用。

（三）药物处方

【处方①】 双扑伪麻分散片。儿童：2~5岁，每次2片；6~11岁，每次4片；12岁以上儿童及成人每次4~6片，每日3~4次，或间隔6小时1次。用温水分散后服用或吞服。

【处方②】 愈酚伪麻口服溶液。用量与年龄、体重关系见表6-1。

表6-1 愈酚伪麻口服溶液用量与年龄、体重关系

年龄	体重	用量
2岁以下	11.0kg以下	请遵医嘱
2~5岁	11.0~21.9kg	每次5ml
6~12岁	22.0~50.0kg	每次10ml
成人和12岁以上儿童	—	每次10~20ml

【处方③】 头孢克洛干混悬剂，每天20~40mg/kg，冲水口服，每日3次。

（樊慧峰　卢根）

十二、细支气管炎

（一）概述

细支气管炎是2岁以下婴幼儿特有的呼吸道感染性疾病，多见于1~6月的小婴幼儿。其特征为小气道上皮细胞的急性炎症、水肿和坏死，黏液产生增多以及支气管痉挛。临床以呼吸增快、喘憋为主要表现。病原主要为病毒感染，多为呼吸道合胞病毒（RSV），其他为鼻病毒、副流感病毒、人肺病毒等。

（二）诊断与治疗

【诊断要点】 根据患者病史和体格检查得出临床诊断。多在RSV高发的冬春季节发病。咳嗽伴有喘息为本病的特点。症状轻重不等，重者很快发展为呼吸困难，体温高低不一，与病情无平行关系。体格检查的突出表现为呼吸浅快，60~80次/分，脉快而细，常达160~200次/分。肺部听诊多有呼气相延长，喘息明显，喘憋缓解时可闻及中细湿啰音。需注意评估其严重程度（表6-2）。

表6-2 哮喘的严重程度

轻度	中度	重度
喂养正常	中度呼吸困难	不能喂养
轻度或没有呼吸困难	伴有胸凹陷、鼻扇	严重的呼吸难，伴有明显的胸凹陷、鼻扇和呻吟
不需要吸氧（氧饱和度>95%）	轻度低氧血症	低氧血症，不能通过吸氧得到纠正
	需要吸氧进行纠正	可能发生呼吸暂停的频率增多和时间较长
	进食时轻度气短	可能出现进行性疲劳
	短暂的呼吸暂停发作	

【治疗原则】

1. 一般治疗及护理：同支气管肺炎。

2. 监测及支持治疗：对患者进行监测，及时发现低氧血症、呼吸暂停、呼吸衰竭。注意温度调节及足够的液体入量。除轻症外均应吸氧，适当镇静。发现并及时治疗可能出现的并发症，如呼吸性酸中毒。

3. 抗感染治疗：大多数上呼吸道感染由病毒感染引起，可给予抗病毒药物治疗。如继发细菌感染，可予抗生

素治疗。

4. 缓解喘息：重症患儿可予支气管扩张剂雾化吸入。喘息严重者可用糖皮质激素。

（三）药物处方

【处方】 利巴韦林 10～15mg/（kg·d）静脉滴注，每日 1 次，3～5 日为一疗程，仅限病情早期。

（樊慧峰　卢根）

十三、支气管肺炎

（一）概述

支气管肺炎是由不同病原引起的支气管壁和肺泡的炎症，以发热、咳嗽、气促、呼吸困难及肺部固定的中细湿啰音为主要临床表现。最常见的病原体为病毒和细菌，如 RSV、ADV、肺炎链球菌等。

（二）诊断与治疗

支气管肺炎的诊断主要依据临床表现和体征，一般有发热、咳嗽、呼吸气促的症状，肺部听诊闻及中、细湿啰音和（或）胸部影像学有肺炎的改变均可诊断为支气管肺炎。确诊后需注意判断轻重症，有无并发症，并行病原检测，以指导治疗。

【治疗原则】

1. 一般治疗及护理：室内空气流通，室温以 18～20℃ 为宜，湿度以 60% 为宜。保持呼吸道通畅，及时清除上呼吸道分泌物，经常变换体位，以利痰液排出。加强营养，重症不能进食者，可给予肠外营养。注意液体平衡及纠正电解质紊乱。

2. 抗感染治疗：明确为感染或病毒感染继发细菌感染者应使用抗菌药物。原则为安全有效，并在使用抗生素前采集呼吸道或血标本进行细菌培养和药敏试验。选用肺部组织浓度较高的药物。轻症者可考虑口服抗生素。重症患儿必要时予静脉联合用药。抗生素疗程为体温正常后 5～7 天，临床症状基本消失后 3 天。如为耐药菌感染，应延长疗程。

3. 对症治疗：有缺氧表现，均应给予氧疗。保证气道通畅，及时清除鼻痂、痰液等。喘憋明显可给予支气管扩张剂。高热患儿应注意降温。烦躁严重可予适当镇静。

（三）药物处方

【处方①】 阿莫西林克拉维酸钾，30mg/（kg·次），静脉滴注，每 8 小时 1 次。

【处方②】 头孢曲松 30～80mg/kg/次，静脉滴注，每日 1 次。

【处方③】 盐酸氨溴索注射液：6～12 岁儿童，每天 2～3 次，15mg/次；2～6 岁儿童，每天 3 次，7.5mg/次；2 岁以下儿童，每天 2 次，7.5mg/次，缓慢静脉注射。

盐酸氨溴索口服溶液：成人及 12 岁以上儿童，每次 10ml，每日 3 次，用量随年龄递减而减少。应于饭前服。

（樊慧峰　卢根）

十四、支气管哮喘

（一）概述

支气管哮喘（以下简称哮喘）是儿童时期最常见的慢性呼吸道疾病，以慢性气道炎症和气道高反应性为特征，<6 岁的哮喘诊断有一定的困难，主要是因为难以进行客观的肺功能检查。典型哮喘的呼吸道症状具有以下特征：①诱因多样性：常有上呼吸道感染、过敏原暴露、剧烈运动、大笑、哭闹、气候变化等诱因；②反复发作性：当遇到诱因时突然发作或呈发作性加重；③时间节律性：常在夜间及凌晨发作或加重；④季节性：常在秋冬季节或换季时发作或加重；⑤可逆性：平喘药通常能够缓解症状，可有明显的缓解期。哮喘患儿最常见异常体征为呼气相哮鸣音，而肺功能变化具有明显的特征，即可变性呼气气流受限和气道反应性增加。

（二）诊断与治疗

哮喘的诊断主要依据呼吸道症状、体征及肺功能检查，证实存在可变的呼气气流受限，并排除可引起相关症状的其他疾病。

1. 反复喘息、咳嗽、气促、胸闷，多与接触过敏原、冷空气、物理及化学性刺激、呼吸道感染、运动以及过度通气（如大笑和哭闹）等有关，常在夜间和（或）凌晨发作或加剧。

2. 发作时双肺可闻及散在或弥漫性的、以呼气相为主的哮鸣音，呼气相延长。

3. 上述症状和体征经抗哮喘治疗有效或自行缓解。

4. 除外其他疾病所引起的喘息、咳嗽、气促和胸闷。

5. 临床表现不典型者（如无明显喘息或哮鸣音），应至少具备以下 1 项：①证实存在可逆性气流受限：a. 支气管舒张试验阳性：吸入速效 β 受体激动剂（如沙丁胺醇压力定量气雾剂 200～400μg）后 15 分钟第一秒用力呼气量（FEV_1）增加≥12%。b. 抗炎治疗后肺通气功能改善：给予吸入糖皮质激素和（或）抗白三烯药物治疗 4～8 周，FEV_1 增加≥12%。②支气管激发试验阳性；③最大呼气峰流量（PEF）日间变异率（连续监测 2 周）≥13%。

符合第 1～4 条或第 4、5 条者，可诊断为哮喘。

【治疗原则】 哮喘控制治疗应尽早开始。要坚持长期、持续、规范、个体化治疗原则。

治疗包括：①急性发作期：快速缓解症状，如平喘、抗炎治疗；②慢性持续期和临床缓解期：防止症状加重和预防复发，如避免触发因素、抗炎、降低气道高反应性、防止气道重塑，并做好自我管理。

根据年龄分为>6 岁儿童哮喘的长期治疗方案（图 6-1）和<6 岁儿童哮喘的长期治疗方案（图 6-2），分别分为 5 级和 4 级，从第 2 级开始的治疗方案中都有不同的哮喘控制药物可供选择。对以往未经规范治疗的初诊哮喘患儿，参照哮喘控制水平，选择第 2 级、第 3 级或第 4 级治

疗方案。在各级治疗中，每 1～3 个月审核 1 次治疗方案，根据病情控制情况适当调整治疗方案。如哮喘控制，并维持至少 3 个月，治疗方案可考虑降级，直至确定维持哮喘控制的最低剂量。如部分控制，可考虑升级或强化升级（越级）治疗，直至达到控制。

（三）药物处方

【处方①】 吸入用布地奈德混悬液，雾化吸入，起始剂量、严重哮喘或减少口服糖皮质激素时的剂量，0.5～1mg，每天 2 次；维持剂量个体化 0.25～0.5mg，每天 2 次。

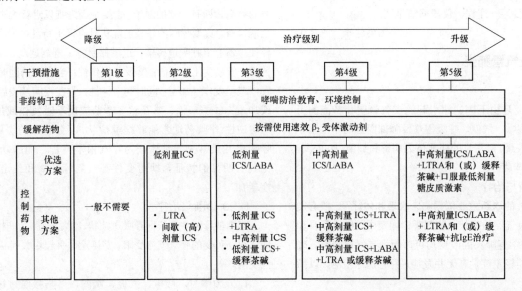

ICS：吸入性糖皮质激素；LTRA：白三烯受体拮抗剂；LABA：长效 β_2 受体激动剂；ICS/LABA：吸入性糖皮质激素与长效 β_2 受体激动剂联合制剂；[a] 抗 IgE 治疗适用于 ≥6 岁儿童。

图 6-1　≥6 岁儿童哮喘的长期治疗方案

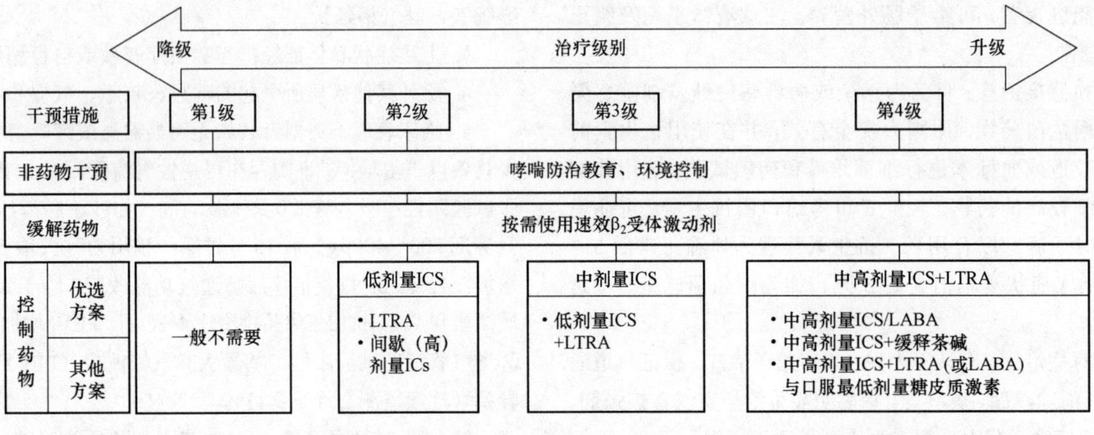

ICS：吸入性糖皮质激素；LTRA：白三烯受体拮抗剂，LABA：长效 β_2 受体激动剂；ICS/LABA：吸入性糖皮质激素与长效 β_2 受体激动剂联合制剂。

图 6-2　<6 岁儿童哮喘的长期治疗方案

【处方②】 硫酸沙丁胺醇雾化溶液，雾化吸入，最小起始剂量为 0.5ml，雾化溶液（含 2.5mg 沙丁胺醇）以注射用生理氯化钠溶液稀释至 2～2.5ml。某些儿童可能需要高达 5.0mg 的沙丁胺醇。间歇疗法可每日重复 4 次。

【处方③】 吸入用异丙托溴铵溶液，≤20kg，每次 250μg；体重 >20kg，每次 500μg，加入 β_2 受体激动剂溶液，雾化吸入。

（樊慧峰　卢根）

十五、小儿腹痛

（一）概述

腹痛是小儿较常见的症状，在耻骨上、脐两旁、胸骨下所发生的疼痛均称之为腹痛。发生腹痛的原因复杂，可涉及不同器官系统，包括内外科疾病，也分为功能性腹痛和器质性腹痛。腹内疾病引起的腹痛占腹痛的 2/3～3/4，以胃、十二指肠疾病最为常见。许多腹外疾病也可表现为腹痛，甚至可能是首发症状。

（二）诊断与治疗

【诊断要点】不同病因引起的腹痛可能出现不同的症状体征，详细病史询问后根据不同可能疾病类型选择合适的辅助检查。注意腹痛性质、腹痛持续时间、腹痛位置等；有无发热、咳嗽等呼吸道症状；有无进食污染食物以及对胃有刺激的药物；有无排血便、稀便；有无尿频、尿痛；有无呕吐血性、咖啡渣或黄绿色物质；有无头痛、有无外伤史、体重近期有无明显下降等。

根据伴随症状：伴恶心、呕吐、腹泻、呕血、便血，多系胃肠道病变；伴黄疸多系肝胆病变；伴膀胱刺激症状或血尿多系泌尿道病变。腹痛与发热的一般关系：先发热后腹痛多系内科性疾病；外科性疾病多系先腹痛后发热。急性腹痛伴休克多见于急性内出血、胃肠穿孔、急性坏死性出血性肠炎、胰腺炎、急性梗阻性化脓性胆管炎、肠或卵巢囊肿扭转。

器质性腹痛具有持续性、局限性、固定性的特点，即腹痛持续 6 小时以上，腹部局部性体征为压痛、肌紧张、肿物、肠型，并具有固定位置、范围、性质，多次检查不变，而功能性腹痛具有间歇性、泛化性、非固定性的特点。

【一般治疗】仅在过敏性紫癜胃肠道损害时要控制饮食，以免加重胃肠道症状。无消化道活动性出血者可以进食少量、少渣、易消化食物。

（三）药物处方

【处方①】抗感染治疗：急性期呼吸道及胃肠道等感染可适当给予抗感染治疗。如急性胰腺炎可用头孢曲松钠 60～80mg/（kg·d），每日 1 次；或甲硝唑每次 7.5mg/kg，每 8 小时 1 次。疗程为 7～14 天。

【处方②】皮质激素：有腹痛症状者推荐采用口服泼尼松治疗，1～2mg/kg（最大剂量 60mg）1～2 周，后 1～2 周减量。静脉短效糖皮质激素氢化可的松琥珀酸钠 5～10mg/（kg·次），根据病情可间断 4～8 小时重复使用，也可使用中长效糖皮质激素甲泼尼龙 5～10mg/（kg·d），急性器官血管炎病情严重者冲击治疗剂量可达 15～30mg/（kg·d），最大剂量小于 1000mg/d，连用 3 天，必要时 1～2 周后重复冲击 3 天或地塞米松 0.3mg/（kg·d），严重症状控制后改口服糖皮质激素，并逐渐减量。总疗程推荐 2～4 周，注意疗程不宜过长。

注意事项 胃肠症状较重者不能口服激素者、持续腹痛、消化道出血、肠系膜血管炎、胰腺炎、关节炎、血管神经性水肿及其他器官的急性血管炎病情较重者推荐静脉使用糖皮质激素。

【处方③】静脉用丙种球蛋白（IVIG）：IVIG 能明显改善 HSP 坏死性皮疹、严重胃肠道症状（包括腹痛、消化道出血、肠梗阻）、脑血管炎（包括抽搐、颅内出血）的症状，推荐剂量 1g/（kg·d），连用 2 天，或 2g/（kg·d）用 1 天，或 400mg/（kg·d）连用 4 天。

（许朝晖 周欣）

十六、小儿胃炎

（一）概述

胃炎是指物理性、化学性、生物性有害因子侵入人体，引起胃黏膜发炎，临床上分为急性胃炎和慢性胃炎两种类型。

急性胃炎一般发生在暴饮暴食，食用了污染食物、对胃有刺激的药物，误服强酸强碱或误服异物后数小时至 24 小时发病。急性胃炎起病急，病程短，表现为上腹饱胀、疼痛、嗳气、恶心及呕吐，呕吐物为胃内容物、水或黏液，严重的急性糜烂性胃炎呕吐物可呈咖啡渣样，较多出血时表现为呕血及黑便。呕吐严重可引起脱水、电解质紊乱、酸中毒，失血可致休克、贫血。

慢性胃炎分为慢性浅表性胃炎和慢性萎缩性胃炎两种。小儿以慢性浅表性胃炎为主，慢性萎缩性胃炎少见，原因至今尚未明了，多数学者公认的病因包括幽门螺杆菌（Hp）感染、十二指肠-胃反流、药物作用、饮食习惯、免疫因素等。临床症状与急性胃炎相似，如果合并消化道溃疡，严重者可出现呕血、血便等上消化道出血或梗阻表现。

（二）诊断与治疗

【诊断要点】

1. 详细病史询问：有无进食污染食物、对胃有刺激的药物，误服强酸强碱或误服异物；大、小便情况，呕吐物性质，有无血性、咖啡渣或胆汁样物质。

2. 症状和体征：与胃炎有关的症状有腹痛、腹胀、呃逆、反酸、恶心、呕吐、食欲不振、腹泻、无力、消瘦等。反复腹痛是最常见症状，年长儿多可指出上腹痛，多发生在餐后，幼儿和学龄前儿童多指脐周不适。慢性胃炎无明显特殊体征，部分患儿可表现面色苍黄、舌苔厚腻、腹胀、上腹和脐周轻压痛。

3. 辅助检查

（1）实验室检查 ①胃酸：浅表性胃炎胃酸水平正常或偏低，萎缩性胃炎则明显降低，甚至缺酸；②胃蛋白酶原；③内因子；④胃泌素；⑤前列腺素：慢性胃炎的黏膜内 PEG 含量降低；⑥Hp 检测：包括 ^{13}C-尿素呼气试验，大便 Hp 抗原检测，血 Hp 抗体检测及胃镜下取胃黏膜行快速尿素酶试验，黏膜组织切片染色找 Hp，行 Hp 培养等；⑦B 超、上消化道钡餐、胃镜等：目前诊断胃炎最好的方法是胃镜检查与黏膜组织活检相结合。

（2）胃镜诊断依据 ①黏膜斑；②充血；③水肿；④微小结节；⑤糜烂；⑥花斑；⑦出血斑点。以上项①～⑤中符合一项即可诊断，⑥⑦二项应结合病理诊断。此外，如发现幽门口收缩不良，反流增多，胆汁反流，常提示胃炎存在。

（3）病理组织学改变：①根据有无腺体萎缩诊断为慢性浅表性胃炎或慢性萎缩性胃炎。②根据炎症程度，慢性浅表性胃炎分为轻、中、重三级。轻度：炎症细胞浸润较轻，多限于黏膜的浅表 1/3，其他改变均不明显；中度：病变程度介于轻、重之间，炎症细胞累及黏膜全层的浅表 1/3～2/3；重度：黏膜上皮变性明显，且有坏死、胃小凹扩张、变长变深、可伴腺体化生，炎症细胞浸润较重，超过黏膜 2/3 以上，可见固有层内淋巴滤泡形成。③如固有层见中性粒细胞浸润，则为"活动性"。

【治疗原则】

1. 首先排除引起腹痛的其他诱因，尤其是外科并发症，如肠梗阻、消化道出血、肠穿孔等。

2. 胃炎治疗为药物和饮食治疗相结合，养成良好的饮食习惯及生活规律，避免进食对胃黏膜有强刺激的饮食和药品，对症治疗为主，与 Hp 感染相关性胃炎首先进行根除 Hp 治疗。

3. 营养管理：首诊时营养评估，合并营养不良者采取合适的肠内营养方式和营养制剂，制订合适的营养方案。

4. 疼痛管理：由护士对患者腹痛情况进行初始评估，疼痛评分在 4 分以上的，应在 1 小时内报告医生，联系麻醉医生会诊。

5. 心理治疗：部分患儿有躯体化症状，完善心理评估和辅助治疗。

【一般治疗】

1. 为了预防胃病的发生，饮食要有规律，选择易消化、无刺激性食物，不要暴饮暴食，节制饮酒，少吃刺激性的食物。

2. 鼓励患儿参加正常活动和上学，降低疼痛感觉阈。

3. 避免进食对胃黏膜有强刺激的饮食和药品，如过硬、过冷、过酸、过甜、粗糙的食物；药品如非甾体类抗炎药和肾上腺皮质激素等；注意饮食卫生。

（三）药物处方

【处方①】 质子泵抑制剂。

奥美拉唑 0.6～0.8mg/（kg·d），口服，每日 1 次。静脉滴注，1 个月～12 岁，最初 0.5mg/kg，必要时增加至 2mg/kg；12～18 岁，每次 40mg，每日 1 次。

兰索拉唑，口服，体重<30kg，0.5～1mg/kg（最大 15mg）；体重>15kg，每次 15～30mg；每日 1 次。

注意事项

1. 最佳服药时间为早餐前半小时左右。

2. 最常见的不良反应为胃肠道症状和肝损害等。

3. 胃肠道反应如腹泻、腹胀、便秘；肝胆系统反应可见血清转氨酶、胆红素升高；血液系统可见粒细胞减少、血小板计数减少；其他系统的不良反应如偶有皮疹、荨麻疹等。

【处方②】 H₂ 受体拮抗剂（H₂RA）。

西咪替丁，口服，新生儿，每次 5mg/kg，每日 4 次；1 个月～12 岁，每次 5～10mg/kg（最大量 400mg），每日 4 次；12～18 岁，每次 400mg，每日 2～4 次。静脉注射与滴注，每次 5～10mg/kg，每日 2～4 次，每日剂量不宜超过 2g。

雷尼替丁，口服，每日 3～5mg/kg，每 12 小时一次或睡前一次服用。缓慢静脉注射，新生儿，每次 0.5～1mg/kg，每 3～4 小时一次；6 个月～18 岁，每次 1mg/kg（最大 50mg），每日 2 次或每 3～4 小时一次。

法莫替丁，口服，每次 0.6～0.8mg/kg（每日最大剂量 40mg），每 12 小时一次或睡前一次服用。静脉滴注，每次不能超过 20mg，每 12 小时一次。

注意事项

1. H₂RA 的不良反应少见，常见不良反应包括过敏、胸闷、心动过速、精神障碍、男性乳房增大等。

2. 神经系统可见头痛、耳鸣，如西咪替丁可透过血–脑屏障，8 岁以下禁用雷尼替丁。

【处方③】 抗酸药。

复方氢氧化铝片，口服，2～10 岁，每次 1/2～2 片；11 岁以上，每次 2～4 片；每日 3 次。

氢氧化铝片，口服，5～6 岁，每次 1/2～1 片；7～10 岁，每次 1 片；11 岁以上，每次 1～3 片；每日 3 次。

注意事项

1. 含铝抗酸药长期使用后常见的不良反应主要为便秘、血铝升高、磷吸收障碍等。

2. 含镁抗酸药可引起腹泻。

3. 碳酸氢钠中和胃酸时产生的二氧化碳可引起嗳气、继发性胃酸分泌增加。

4. 不建议长期使用抗酸药物。

【处方④】 乙酰胆碱受体拮抗剂。

阿托品，口服、静脉、肌内注射或皮下，每次 0.01mg/kg，每 4～6 小时一次，极量一次 0.3mg。

注意事项　高热者禁用，不宜用于支气管哮喘患者。常见不良反应为便秘、出汗减少、口干、皮肤潮红、视物模糊等。

【处方⑤】 多巴胺受体拮抗剂。

多潘立酮，每次 0.3mg/kg，每日 3～4 次，餐前 15～30 分钟服用。

注意事项

1. 有餐后腹痛、腹胀、恶心、呕吐者可使用。

2. 抗胆碱能药物可能对抗本品的抗消化不良作用，二者不宜合用。

3. 1 岁以下血–脑屏障未发育完善，不排除对脑部的副作用。

【处方⑥】 胃黏膜保护剂。

硫糖铝，口服，1 个月～12 岁，每次 250～500mg，每 4～6 小时一次；12 岁以上，每次 1～2g，每 4～6 小时一次。

磷酸铝凝胶，口服，每次 10～20g，每日 2～4 次。

L–谷氨酰胺呱仑酸钠，口服，每次 1 袋（0.67g），每日 3 次，可根据年龄适当调整剂量。

复方谷氨酰胺，口服，每次 1 袋（0.66g），每日 3 次，可根据症状适当调整剂量。

注意事项 含铝抗酸药长期使用后常见的不良反应主要为便秘、血铝升高、磷吸收障碍等。

【处方⑦】 抗 Hp 治疗。

PPI 为基础的三联治疗方案:PPI+阿莫西林+克拉霉素,每日 2 次,7～14 天。

10 天序贯疗法:前 5 天,PPI+阿莫西林,每日 2 次;后 5 天,PPI+克拉霉素+甲硝唑,每日 2 次。青霉素过敏时选用甲硝唑替代阿莫西林。

PPI 剂量:奥美拉唑 1～2mg/(kg·d)(最大 40mg),分 2 次服用。克拉霉素 20mg/(kg·d)(最大 1g),阿莫西林 50mg/(kg·d)(最大 2g);甲硝唑 30mg/(kg·d)(最大 1g),均分 2 次服用。

注意事项 大剂量抗生素可能会导致恶心呕吐、腹泻、皮疹、头晕头痛等不良反应。

【处方⑧】 康复新液,通利血脉,养阴生肌。口服,一次 10ml,每日 3 次。

注意事项 康复新为美洲大蠊干燥虫体分离提取物精制而成的一种生物制剂,少数患儿不接受其特殊口味。

(许朝晖 周欣)

十七、病毒性心肌炎

(一)概述

病毒性心肌炎是指由柯萨奇病毒、埃可病毒、脊髓灰质炎、腺病毒 40、腺病毒 41、流感病毒感染引起的心肌局限性或弥漫性的急性或慢性炎症病变,属于感染性心肌疾病。

大多数患儿有发热、咽痛、咳嗽等上呼吸道病毒感染或腹痛、腹泻等消化道病毒感染等前驱症状;部分有其他病毒感染性疾病如腮腺炎、水痘等临床表现。心脏受累轻者可无症状或有胸闷、心悸、乏力;重症者有面色苍白、出汗、呼吸困难、心力衰竭、心源性休克、心脑综合征而猝死,部分病例心脏正常或稍增大,第一心音减弱、低钝、心尖区闻(1～2)/6 级收缩期杂音,心动过速或过缓,闻及早搏,有心包炎者闻心包摩擦音;严重病例有心力衰竭、心源性休克体征。

(二)诊断与治疗

【诊断要点】

1. 心功能不全、心源性休克或心脑综合征。

2. 心脏扩大(X 线或超声心动图检查具体表现)。

3. 心电图改变:以 R 波为主的 2 个或 2 个以上主要导联(Ⅰ、Ⅱ、aVF、V_5)的 ST-T 改变持续 4 天以上伴动态变化,窦房传导阻滞、房室传导阻滞,完全性右或左束支阻滞,成联律、多形、多源、成对或并行性期前收缩,非房室结及房室折返引起的异位性心动过速,低电压(新生儿除外)及异常 Q 波。

4. CK-MB 升高或心肌肌钙蛋白(cTnI 或 cTnT)阳性。

具备以上临床诊断依据 2 项,可临床诊断为心肌炎。发

病同时或发病前 1～3 周有病毒感染的证据支持诊断者,同时具备病原学确诊依据之一,可确诊为病毒性心肌炎;具备病原学参考证据之一,可临床诊断为病毒性心肌炎。

【治疗原则】

1. 休息:一般患儿休息至热退后 3～4 周,心脏增大及心力衰竭者休息 3～6 个月。

2. 针对心肌炎的治疗:①抗病毒治疗,如病毒唑、更昔洛韦、奥司他韦等,干扰素、中药黄芪颗粒等,临床上根据病情需要选择使用。②营养心肌治疗,大剂量高浓度维生素 C 护心,改善心肌代谢,促进心肌细胞恢复,每日 100～200mg/kg;磷酸肌酸钠、果糖二磷酸等营养心肌治疗。

3. 使用静脉丙种球蛋白 2g/kg,于 2～3 天内静脉滴注,减轻心肌细胞损害,同时增加心肌细胞收缩功能。

4. 糖皮质激素冲击治疗:若合并心力衰竭、心源性休克及严重心律失常和Ⅲ度房室传导阻滞患儿,使用甲泼尼龙 10～30mg/(kg·d),连用 5～7 天。

5. 控制心力衰竭:使用强效利尿剂(如呋塞米),正性肌力药物(如多巴胺、多巴酚丁胺),地高辛等洋地黄类药物应慎重使用。

6. 抢救心源性休克:静脉滴注大剂量激素,正性肌力药物,适当补充血容量。

7. 纠正严重心律失常:发生严重房室传导阻滞者,可予安置心脏临时起搏器。

【一般治疗】

1. 卧床休息,心电监护。

2. 针对心肌炎治疗,包括抗病毒治疗、营养心肌等。

(三)药物处方

【处方①】 维生素 C,每日 100～200mg/kg,快速静脉滴注。

【处方②】 果糖二磷酸,每日剂量为 60～70mg/kg。

注意事项 儿童用药应权衡利弊,幼儿仅在必要时且严格监护下使用。

【处方③】 丙种球蛋白,总量 2g/kg,分 2～3 天静脉滴注。

【处方④】 甲泼尼龙,每日 10～30mg/kg,连用 5～7 天。

(李伟 张丽)

十八、急性肾小球肾炎

(一)概述

急性肾小球肾炎是指一组病因不一,临床表现为急性起病,多有前期感染,以血尿为主,伴不同程度蛋白尿,可有水肿、高血压或肾功能不全等特点的肾小球疾患。本病多见于儿童和青少年,以 5～14 岁多见,小于 2 岁少见,男女之比为 2:1。呼吸道及皮肤感染为主要前期感染。

急性肾炎临床表现轻重悬殊,轻者全无临床症状而检查时发现无症状镜下血尿,重者可呈急进性过程,短期内出现

肾功能不全。

（二）诊断与治疗

【诊断要点】

1. 血尿：尿液检查有肾小球源性血尿，可伴有不同程度蛋白尿。

2. 水肿、尿少、高血压。

3. 血清有链球菌的免疫学改变及动态的血清补体变化（早期下降，6～8周恢复）。

【治疗原则】

1. 本病主要为对症治疗，治疗原则为纠正病理生理变化及生化异常，防治急性期并发症，保护肾功能，以利其恢复。

2. 有感染灶时用青霉素类抗生素10～14天。

【一般治疗】

1. 对症治疗

（1）利尿 经控制水盐入量仍水肿少尿者可用氢氯噻嗪；尿量增多时可加用螺内酯口服。无效时需用呋塞米。

（2）降压 凡经休息，控制水盐、利尿而血压仍高者均应给予降压药。

（3）严重循环充血 纠正水钠潴留，恢复正常血容量，可使用呋塞米注射。表现有肺水肿者除一般对症治疗外可加用硝普钠。对难治病例可采用腹膜透析或血液滤过治疗。

（4）高血压脑病 原则为选用降压效力强而迅速的药物。首选硝普钠，有惊厥者应及时止痉。

2. 辅助措施

（1）休息 急性期需卧床2～3周，直到肉眼血尿消失，水肿减退，血压正常，即可下床做轻微活动。血沉正常可上学，但仅限于完成课堂作业。3个月内应避免重体力活动。尿沉渣细胞绝对数正常后方可恢复体力活动。

（2）饮食 对有水肿高血压者应限盐及水。食盐以60mg/（kg·d）为宜。水分一般以不显性失水加尿量计算。有氮质血症者应限蛋白，可予优质动物蛋白0.5g/（kg·d）。

（三）药物处方

【处方①】 青霉素注射液，静脉给药，每日5万～20万单位/kg，分2～4次。使用10～14天。

【处方②】 氢氯噻嗪片1～2mg/（kg·d），口服，分2～3次。

【处方③】 螺内酯片1～3mg/（kg·d），口服，分2～4次。

【处方④】 呋塞米，口服剂量2～5mg/（kg·d）；注射剂量每次1～2ml/kg，每日1～2次静脉滴注。

【处方⑤】 硝苯地平片，开始剂量为每次0.25mg/kg，最大剂量每次1mg/kg，分3次口服或舌下含服。

【处方⑥】 卡托普利，初始剂量为0.3～0.5mg/（kg·d），最大剂量5～6mg/（kg·d），分3次口服。与硝苯地平交替使用降压效果更佳。

（叶明怡）

十九、过敏性紫癜

（一）概述

过敏性紫癜是一种以全身小血管炎症为主要病变的血管炎综合征，临床表现为血小板不减少性紫癜，常伴关节肿痛、关节积液、腹痛、便血及蛋白尿、血尿。多发于学龄前和学龄期儿童，男孩发病率高于女孩。一年四季均有发病，以春秋二季居多。

（二）诊断与治疗

【诊断要点】

1. 皮肤紫癜。

2. 弥散性腹痛。

3. 组织学检查示以IgA为主免疫复合物沉积。

4. 急性关节炎或关节痛。

5. 肾受累。

其中第一条为必要条件，加上2～5中的至少一条即可诊断为过敏性紫癜。

【治疗原则】

1. 绝大多数过敏性紫癜患者可自行恢复，因此主要给予支持治疗，包括充分补液、休息以及缓解疼痛症状。

2. 应积极寻找去除致病因素，控制感染。

3. 有荨麻疹或血管神经性水肿时，可应用抗组胺药物和钙剂；消化道出血时应禁食，可静脉注射西咪替丁，必要时输血；可用大剂量维生素C，以改善血管通透性。

4. 对于过敏性紫癜患者的腹痛和关节痛，糖皮质激素治疗可缩短过敏性紫癜患者的腹痛持续时间，但糖皮质激素可能不会在其他方面影响临床病程，可用泼尼松口服或用地塞米松、甲泼尼龙静脉滴注。

5. 抗凝治疗，阿司匹林或双嘧达莫阻止血小板凝集；以过敏性紫癜性肾炎为表现时，可选用分次肝素钠静脉滴注。

【一般治疗】

1. 若住院患者不能经口摄入充足的液体，则应接受静脉补液。此外，对于有长期重度腹部症状而不能进行肠内营养的患者，可能需要肠外营养。

2. 对住院患者可能发生的疾病并发症进行监测。需要频繁评估生命体征、尿量和血细胞比容，并进行连续的腹部检查和大便隐血检测。

3. 严重贫血的患者（表现为血细胞比容低合并心动过速和低血压）可能需要输注红细胞。皮肤、消化道或尿中出血造成的失血极少使红细胞水平降低至需要输血的程度，但在此基础上合并炎症引发的红细胞生成减少则可能导致症状性贫血。

4. 当腹部查体体征符合肠梗阻或腹膜炎（外科急腹症）的体征时，需要迅速评估，包括外科会诊或干预可能科会诊或干预可能出现的肠套叠、肠梗死或穿孔。单凭体格检查通常不能诊断肠道血管炎，此时必须进行诊断性影像学检查。通常采用腹部超声检查，因其可检出肠壁厚度变化、血肿、腹腔积液和肠套叠。

5. 有行为或精神状态急性变化的患者需要评估是否存在颅内并发症，例如颅内出血。这些并发症极为少见，大多数中枢神经系统表现都是短暂性的，无须进一步干预。

（三）药物治疗

【处方①】　马来酸氯苯那敏片，口服，每日 0.35mg/kg，分 3～4 次。

【处方②】　葡萄糖酸钙片，口服，1 次 0.5～1g，1 日 3 次。10%葡萄糖酸钙注射液，静脉滴注，每次 5～10ml，加等量 5%～25%葡萄糖液稀释后缓慢静脉注射（每分钟不超过 2ml）。

【处方③】　双嘧达莫，口服，每日 2～3mg/kg，每日 3 次，饭前服用。

【处方④】　泼尼松片，每日 1～2mg/kg，分次口服。

（叶明怡）

二十、风湿热

（一）概述

风湿热是 A 组溶血性链球菌咽峡炎后的免疫性炎性疾病，是全身性结缔组织的非化脓性炎症性疾病，特征是累及心脏、关节、中枢神经系统、皮肤及皮下组织等各器官，其中以心脏的非化脓性炎症最为常见和严重。急性重症风湿热可导致患儿死亡，慢性反复发作可形成风湿性心脏瓣膜病变。风湿热目前仍为儿童获得性心脏病最重要的病因之一。本病学龄儿童多见，3 岁以下罕见，6～15 岁是高峰发病年龄。四季均可发病，以冬春季多见，无性别差异。

（二）诊断与治疗

【诊断要点】

1. 风湿热的诊断有赖于临床表现和实验室检查的综合分析；Jones 诊断标准包括三个部分，即主要临床表现、次要临床表现和链球菌感染证据。在确定链球菌感染证据的前提下，有两项主要表现或一项主要表现伴两项次要表现即可作出诊断（表 6-3）。

表 6-3　风湿热的 Jones 诊断标准

主要表现	次要表现	链球菌感染证据
心肌炎	发热	近期猩红热病史
游走性多发性关节炎	关节痛	咽拭子培养阳性
舞蹈病	风湿热既往史	快速链球菌抗原试验阳性
环形红斑	血沉增快、CRP 阳性	抗链球菌抗体滴度升高
皮下小结	P-R 间期延长	—

注：主要表现为关节炎者，关节痛不再作为次要表现；主要表现为心肌炎者，P-R 间期延长不再作为次要表现。

2. 以下三种情况提示风湿活动的持续存在：①体温不能恢复正常，体重不增加，易疲劳；②脉搏快，心率不正常，

易有变化；③血沉增快，C-反应蛋白阳性，抗链球菌抗体滴度不下降或中性粒细胞计数增高。

【治疗原则】

1. 控制链球菌感染：大剂量青霉素静脉滴注；青霉素过敏者可改用其他有效抗生素如红霉素等以彻底清除链球菌感染。

2. 抗风湿治疗：常用药物有阿司匹林和肾上腺皮质激素。心肌炎时宜早期使用糖皮质激素治疗，关节炎患儿可用水杨酸制剂。

3. 对症治疗：有充血性心力衰竭应加用地高辛，剂量宜偏小，采用维持量法；并加用卡托普利、呋塞米和螺内酯；注意限制液体入量；纠正电解质紊乱；舞蹈病患儿应给予巴比妥类或氯丙嗪等镇静剂；关节肿痛时应予制动。

4. 预防风湿复发：应用长效青霉素120万单位深部肌内注射，每月 1 次，青霉素过敏患儿可改用红霉素等其他抗生素口服，每月口服 1 周，分次服用；预防期限不得少于 5 年，有心肌炎者应延长至 10 年或至青春期后，有严重风湿性心脏病者，宜做终身药物预防。风湿热或风湿性心脏病患儿，当拔牙或行其他手术时，术前、后应给予抗生素静脉滴注预防细菌感染。

【一般治疗】　急性期应卧床休息 2 周，若无心脏受累，可逐渐恢复活动，2 周后达正常活动水平；心肌炎无心脏扩大患儿，应绝对卧床休息 4 周后，逐渐于 4 周内恢复正常活动；心肌炎伴心脏扩大患儿，应卧床休息 6 周，再经 6 周恢复至正常活动水平；心肌炎伴心力衰竭患儿则应绝对卧床休息至少 8 周，然后在 3 个月内逐渐增加活动量。

（三）药物处方

【处方①】　青霉素注射液，每日 480 万～960 万单位，静脉滴注，持续 2～3 周。

【处方②】　阿司匹林片 80～10mg/（kg·d），最大量≤3g/d，分次口服，开始剂量用至体温下降，关节症状消失，血沉、C-反应蛋白及白细胞下降至正常，大约 2 周减为原量 3/4，再用 2 周左右，以后逐渐减量至完全停药。单纯关节炎持续 4～6 周；合适血药浓度为 0.2～0.25g/L。

【处方③】　泼尼松片 2mg/（kg·d），口服，分次服用，最大剂量≤60mg/d，2 周后逐渐减量，总疗程 8～12 周。

（叶明怡）

二十一、幼年特发性关节炎

（一）概述

幼年型特发性关节炎（JIA）指 16 岁以下儿童持续 6 周以上的原因不明的关节炎，是儿童时期常见的结缔组织疾病，以关节损害为主，同时伴有全身多系统累及的儿童慢性风湿病，是造成儿童致残和失明的首要原因。其病因至今尚未明确。

其临床表现除关节炎症和畸形外，常有不规则发热，皮疹，肝、脾淋巴结大，胸膜炎和心包炎等全身症状和内脏损

害。JIA 的许多类型有其特殊的临床特征，与成年人类风湿关节炎相比，皮下结节和血清类风湿因子阳性少见。

（二）诊断与治疗

【诊断要点】

需要排除的情况：a. 银屑病或一级亲属有银屑病史；b. 6 岁以上发病的 HLA-B27 阳性的男性患儿；c. 强直性脊柱炎、附着点炎症相关的关节点或骶髂关节炎，伴有炎症性肠病、赖特综合征（Reiter 综合征）或急性前葡萄膜炎，或者一级亲属中有上述疾病；d. 至少 2 次 RF-IgM 阳性，两次间隔至少 3 个月；e. 全身型 JIA 的表现。

1. 全身型 JIA：发热至少 2 周以上，每日持续至少 3 天，同时存在以下一项或多项表现：①红斑样皮疹；②全身淋巴结肿大；③肝和（或）脾大；④浆膜炎，需除外上述 abcd。

2. 少关节炎型：发病最初 6 个月累及关节≤4 个，有两个亚型：持续型，整个病程中关节受累数≤4 个；扩展型，病程 6 个月后受累关节数≥5 个，需除外上述 abcde。

3. 多关节炎型（RF 阴性）：发病最初 6 个月累及关节≥5 个，RF（-），需除外上述 abcde。

4. 多关节炎型（RF 阳性）：发病最初 6 个月累及关节≥5 个，RF（+）（最初 6 个月内至少 2 次，间隔 3 个月阳性），需除外上述 abce。

5. 银屑病性关节炎：关节炎合并银屑病或关节炎合并以下任何两项：①指（趾）炎；②指甲凹陷或指甲脱离；③家族中一级亲属有银屑病，需除外上述 bcde。

6. 附着点炎症相关的关节炎：关节合并附着点炎症或关节炎或附着点炎症，伴有以下至少两项：①骶髂关节痛和（或）炎症性腰骶部疼痛；②HLA-B27 阳性；③6 岁以上的男性患儿；④急性（炎症性）葡萄膜炎；⑤一级亲属有强直性脊柱炎、附着点炎症相关的关节或骶髂关节炎，伴有炎症性肠病、赖特综合征或急性前葡萄膜炎，需除外 ade。

7. 分类不明的关节炎：不符合上述任何一项或符合上述两项以上类别的关节炎。

【治疗原则】

1. 控制病变的活动度，减轻或消除关节疼痛和肿胀。

2. 预防感染和关节炎症的加重。

3. 预防关节功能不全和残疾。

4. 恢复关节功能及生活与劳动力。

【一般治疗】 除急性发热外，鼓励患儿参加适当活动，定期进行裂隙灯检查以发现虹膜睫状体炎，鼓励参加正常活动和上学，疏导心理，使患儿身心健康成长。

（三）药物处方

全身型 JIA 轻者只需口服非甾体抗炎药，发热如足量非甾体抗炎药不能控制时，可加服泼尼松，合并心包炎需大剂量泼尼松。少关节型 JIA 使用非甾体抗炎药可控制症状，但不能改善病程，有虹膜睫状体炎时可口服泼尼松。多关节型 JIA（RF 阴性）需要抗风湿药治疗，甲氨蝶呤首选。多关节型 JIA（RF 阳性）甲氨蝶呤有效。银屑病

性关节炎使用非甾体抗炎药可改善症状，不选用口服糖皮质激素。如合并前葡萄膜炎，治疗方法同少关节型 JIA。附着点炎症相关的关节炎可使用柳氮磺胺吡啶、甲氨蝶呤，病情较重时甲泼尼龙冲击治疗，还可使用非甾体抗炎药缓解症状。

【处方①】 布洛芬（6 个月以上）30～40mg/（kg·d），分 3～4 次，最大量 2400mg/d。

【处方②】 吲哚美辛（新生儿起）1.5～3mg/（kg·d），分 3 次，最大量 200mg/d。

【处方③】 甲氨蝶呤 10～15mg/m²，每周一次顿服。

【处方④】 柳氮磺吡啶 50mg/（kg·d），分 3～4 次。

【处方⑤】 泼尼松 0.5～1mg/（kg·d），顿服或分次口服（全身型 JIA 发热，足量非甾体抗炎药未能控制时）。2mg/（kg·d），分 3～4 次口服（全身型 JIA 合并心包炎时）。2～4mg/d（少关节炎型 JIA 合并虹膜睫状体炎时）。

（冯恒）

二十二、手足口病

（一）概述

手足口病（HFMD）是由肠道病毒引起的多发生于 5 岁以下儿童的传染病，目前被列为丙类传染病。肠道病毒有 20 余种，而引起手足口病的以 EV71 和 COXA16 感染为主，其中 EV71 感染易侵犯中枢神经系统而致重症手足口病。夏秋季节为高发期，而于热带地区可四季发病。人是肠道病毒的唯一宿主，以患者、病毒携带者及隐性感染者为传染源，主要通过粪-口及飞沫传播，接触感染者的物品、食物及密切接触易感染。临床多表现为发热、口腔疱疹及溃疡、手足肛周疱疹，大部分为自限性疾病，多数 1 周左右症状缓解，而少数（多为 EV71 感染病例）可引起心肌炎、肺水肿、无菌性脑膜等并发症，病情进展迅速，甚至死亡。

手足口病主要发生在 5 岁以下的儿童，潜伏期：多为 2～10 天，平均 3～5 天。

（二）诊断与治疗

【诊断要点】 根据流行病学特征和临床症状及体征，尤其是口腔、手足部位的典型皮疹分布特点可诊断，而临床诊断病例满足以下其中一项即可确诊：①肠道病毒（CV-A16、EV-A71 等）特异性核酸检测阳性；②分离出肠道病毒，并鉴定为 CV-A16、EV-A71 或其他可引起手足口病的肠道病毒；③急性期血清相关病毒 IgM 抗体阳性；④恢复期血清相关肠道病毒的中和抗体比急性期有 4 倍及以上提高。

区分重症手足口病极其重要，如出现以下表现需警惕。①体温：持续高热（腋温）>39℃，常规退热效果欠佳；②神经系统受累表现：精倦、频繁惊跳、肢体抖动、呕吐、站立或坐立不稳等；③呼吸改变：节律不整、气促或呼吸减慢等；④循环欠佳：四肢发凉、冷汗、花斑纹、毛细血管充盈时间延长、心率增快、血压升高或降低等；⑤实验室检查提示：白细胞>15×10⁹/L（除外感染因素），血糖>8.3mmol/L。

危重型手足口病需包括下列情况之一：①频繁抽搐、昏迷、脑疝形成等中枢神经系统受损表现；②呼吸困难、发绀、血性泡沫痰、肺部湿啰音等呼吸功能障碍表现；③休克、毛细血管充盈时间延长等循环功能不全表现。

【治疗原则】 目前，手足口病缺乏特异有效的抗病毒药物，治疗以对症支持治疗为主。

【一般治疗】

1. 隔离治疗：隔离患者至少2周，接触者注意消毒隔离。

2. 清淡饮食，避免辛辣刺激，鼓励进食，多饮水，注意口腔、皮肤护理。

3. 对症治疗

①物理或药物降温，普通病例可门诊治疗，可中西医结合对症治疗，常用康复新、开喉剑、口腔炎、蒲地蓝口服液、抗病毒口服液等中成药。

②重症病例需住院治疗，密切观察病情变化，监测血压、心率、血糖及胸片，注意神经系统、循环系统及呼吸系统并发症，限制液量，要求均匀输液，建议2.5～3.3ml/（kg·h），控制生理需要量60～80ml/（kg·d），维持水、盐、电解质等内环境稳定。

③重症病例，予以丙种球蛋白支持治疗及激素减轻脑水肿及肺水肿。

④有颅内压增高，严重者给予甘露醇脱水等降颅压处理。但对于入院时已经气促的患儿，建议首先使用呋塞米1～2mg/（kg·次）治疗，减轻肺部水肿，因先用甘露醇短期快速输注可能使外周血容量增加，从而有加重肺水肿的可能。

⑤当出现意识障碍、呼吸节律改变、末梢循环差而液体复苏效果欠佳病情持续恶化或短期内肺部渗出性病变时，及早进行机械通气治疗。

⑥维持血压稳定，有循环障碍时可用血管活性药物，如米力农、多巴胺。

⑦继发细菌感染时予以抗生素治疗。

（三）药物处方

【处方①】 丙种球蛋白，每千克体重2g，分2天给予。

【处方②】 氢化可的松3～5mg/（kg·d）或地塞米松0.2～0.5mg/（kg·d），病情危重，进展迅速者，可于2～3天给予地塞米松0.5～1mg/（kg·d），病情稳定后尽早减量或停用。

【处方③】 甲泼尼龙1～2mg/（kg·d），病情危重，进展迅速者，可于2～3天给予10～20mg/（kg·d）（单次剂量不超过1g），病情稳定后尽早减量或停用。

【处方④】 甘露醇，每次0.5～1g/kg，4～8小时快速静脉推注（半小时内入），病情缓解后减量或停用。

【处方⑤】 米力农，负荷量为50～75μg/kg，维持量为0.75μg/（kg·min），72小时内停用。

【处方⑥】 盐酸多巴胺，低剂量0.5～2μg/（kg·min），中等剂量2～10μg/（kg·min），大剂量>10μg/（kg·min）。

【处方⑦】 利巴韦林，静脉滴注，每日10～15mg/kg，分2次给药，疗程3～7天；或口服10～15mg/（kg·d），分4次，疗程3～7天。

【处方⑧】 呋塞米1～2mg/kg。

（余兰辉）

二十三、缺铁性贫血

（一）概述

贫血是指单位体积周围血液中红细胞、血红蛋白和红细胞压积低于正常值，或其中一项低于正常值，就称为贫血。诊断儿童贫血与判断贫血的程度必须参照不同年龄小儿血常规的正常值，世界卫生组织建议：6月～6岁小儿血红蛋白<110g/L；6～14岁血红蛋白<120g/L；成人男性<130g/L；成人女性<120g/L；孕妇<110g/L作为贫血（海平面）标准。缺铁性贫血（IDA）是指体内贮存铁严重缺乏，造成血红蛋白合成障碍而导致的贫血。贫血是缺铁所造成的最重要的临床表现。

（二）诊断与治疗

【诊断要点】 缺铁的诊断主要依赖铁代谢的实验室检查；缺铁性贫血的诊断，则要通过临床表现、血液参数及涂片检查，加上铁代谢试验指标的异常来判断。缺铁性贫血的诊断标准如下。

1. 小细胞低色素性贫血：表现为低色素性贫血：6个月至6岁血红蛋白<110g/L；6岁以上至14岁血红蛋白<120g/L，红细胞形态有明显低色素表现，红细胞平均容积（MCV）<80fL，红细胞平均血红蛋白量<27pg，红细胞平均血红蛋白浓度<0.31。

2. 有明确的缺铁病因和临床表现。

3. 血清铁<60μmol/L，总铁结合力>350μmol/L。

4. 运铁蛋白饱和度<0.15%。

5. 骨髓铁染色显示骨髓小粒可染铁消失，铁粒幼红细胞<15%。

6. 红细胞游离原卟啉>50mg/L全血。

7. 血清铁蛋白<16μg/L。

8. 铁剂治疗有效。

符合第1条和第2～8条中任何二条以上者可诊断为缺铁性贫血。

【治疗原则】 缺铁性贫血的治疗包括补充铁和除去缺铁的原因两方面。铁剂治疗的目的一是使血红蛋白恢复正常；二是补充体内铁贮存量。因此铁剂治疗剂量要足，疗程要够。

【一般治疗】

1. 提倡母乳喂养。

2. 补铁时间：足月儿4月左右开始补铁，早产儿2个月左右开始。一般从膳食补铁。

3. 符合缺铁性贫血诊断标准，应尽力查明和去除病因，用铁剂治疗。

（三）药物处方

【处方①】 口服元素铁，4～6mg/kg，常用的有硫酸亚铁，含铁量20%，20～30mg/（kg·d），分2次，直至血红蛋白正常后，根据膳食含铁情况，维持治疗3个月，同时口服维生素C。

【处方②】 注射铁剂：对不能耐受口服铁剂、腹泻严重而贫血又较重的患儿，方考虑铁剂注射。常用的铁注射剂有右旋糖酐铁复合物及山梨醇枸橼酸铁复合物，这两种制剂各含铁58mg/ml肌内注射。

注意事项 肌内注射铁剂局部可产生疼痛及荨麻疹，还可见发热、关节痛、头痛或局部淋巴结大等，甚至偶因过敏性休克死亡，故应严格掌握适应证，能口服铁剂治疗时绝不用注射铁。

（何映谊 江华）

二十四、儿童肥胖症

（一）概述

儿童肥胖症是指多种原因造成的儿童体内过多能量以脂肪的形式储存，身体脂肪重量超标并与高脂血症、高血压、糖尿病以及心血管疾病患病风险增高相关的一种疾病。肥胖症可分为单纯性肥胖和病理性肥胖两类。单纯性肥胖无明显原因引起，可与遗传、饮食、环境、神经内分泌和能量代谢相关，约占儿童肥胖总数的99%；而病理性肥胖是由明确病因所引起的，占肥胖症的极少数。肥胖不仅影响人的形象、心理和生理发育，还成为远期成人高脂血症、糖尿病等代谢性疾病以及高血压、冠心病等心血管疾病的高危发生风险因素。

主要临床表现为食欲极佳，进食快，进食量大，喜吃肉食、甜食，懒动，喜卧，体脂分布均匀，皮肤有紫纹或白纹，可见黑棘皮，男孩阴茎因埋于脂肪组织中而表现阴茎过小。严重肥胖症有活动后气促、心悸或腿痛。

（二）诊断与治疗

【诊断要点】

1. 体重指数（BMI）：BMI＝体重（kg）/身高的平方（m^2），BMI≥同年龄、同性别第95百分位数（P_{95}）为肥胖，≥85百分位数（P_{85}）为超重。

2. 腰－髋（臀）围比值（WHR）：腰围是以肋缘与髂嵴中点为水平的周径（cm）。髋（臀）围是以臀部最突出点为水平周径（cm）。WHR＜0.8为周围型肥胖；＞0.8为中心性肥胖。

3. 腰围身高比（WHR）：女童≥0.46，男童≥0.48为中心性肥胖。

【治疗原则】

1. 对于单纯性肥胖，主要是生活方式的干预，在不影响基本热量和营养需求的前提下，对患儿饮食、运动和日常行为进行干预，使体重逐渐下降到不超过正常身高体重标准的20%以内。①控制总热量摄入，采用低脂肪、低糖、高蛋白饮食，限制饱和脂肪酸、反式脂肪及胆固醇的摄入，多吃含纤维素的蔬菜、水果，保证维生素和矿物质的摄入。热量分配应加强早、中二餐，减少晚餐量。②增加运动，以低强度、持续时间较长的有氧代谢运动为主，限制久坐，控制看电视、玩电脑时间。

2. 减肥药不适合于儿童，对于伴有胰岛素抵抗、糖耐量异常、2型糖尿病的肥胖患儿，可使用二甲双胍治疗。

3. 对超重和肥胖患儿应进行对糖尿病、高脂血症、高血压等可能的并发症进行定期筛查。

4. 对于病理性肥胖，应针对相应的病因进行治疗，配合生活方式干预。

（三）药物处方

【处方】 二甲双胍，每次500mg，每天2～3次，最大剂量每天2000mg。

注意事项 以下情况不能使用二甲双胍：糖尿病酮症酸中毒、肝及肾功能不全（血清肌酐超过1.5mg/dl）、肺功能不全、心力衰竭、严重感染和外伤、重大手术以及临床有低血压和缺氧情况、维生素B_{12}、叶酸缺乏者；合并严重糖尿病肾病、糖尿病眼底病变者；接受放射造影剂，嗜酒的患者等。

（冯恒）

二十五、儿童糖尿病

（一）概述

儿童糖尿病是儿童内分泌疾病中的一种常见疾病，是以高血糖为主要表现的全身慢性代谢性疾病。原发性糖尿病可分为1型糖尿病（胰岛素依赖型）和2型糖尿病（非胰岛素依赖型）。

1型糖尿病主要临床表现是：患儿主要表现为多饮、多尿、多食及体重减轻。而引起以上临床表现则是因为血浆葡萄糖浓度增高，尿糖出现。由于尿糖增高，可致渗透性利尿，出现多尿而失去过多的水分终致脱水，而失水过多又会使患儿多饮以补充失去的水分，而体重减轻则是因机体呈持续分解代谢状态及从尿糖、酮尿中丢失热量。该型糖尿病易发生酮症酸中毒。

2型糖尿病主要临床表现：多见于患有肥胖的儿童，临床表现与1型糖尿病相似，但不易发生酮症酸中毒，同时可能出现高血压、高脂血症、微量蛋白尿、睡眠呼吸障碍及肝脂肪变性等并发症。青春期少女还可能合并多囊卵巢综合征。

（二）诊断与治疗

【诊断要点】

○糖尿病诊断标准

1. 糖尿病临床症状加上随机血浆葡萄糖浓度≥11.1mmol/L。或者

2. 糖尿病症状加上空腹血浆葡萄糖≥7.0mmol/L。或者

3. 糖尿病症状加上葡萄糖耐量（OGTT）试验，2小时血浆负荷葡萄糖≥11.1mmol/L。

4. 糖化血红蛋白（HbAlc）＞6.5%。

○1 型糖尿病诊断要点

1. 多数 20 岁前起病。

2. 起病急，多数以多饮、多尿、体重下降起病，部分以酮症酸中毒（脱水、循环衰竭、昏迷）起病。

3. 大部分患儿体内可检测到自身免疫的证据（胰岛自身抗体）。

4. 依赖胰岛素治疗。

○2 型糖尿病诊断要点

1. 超重或肥胖。

2. 起病隐匿。

3. 有 2 型糖尿病家族史。

空腹胰岛素水平正常或偏高，空腹 C-肽水平正常或升高（>1.5ng/ml，考虑 2 型糖尿病可能）。

1 型糖尿病相关的自身抗体阴性。

○糖尿病酮症酸中毒诊断要点

1. 有糖尿病特征临床表现。

2. 脱水，深大呼吸，呼气有酮味。

3. 恶心、呕吐、腹痛、咽干。

4. 进行性意识障碍甚至昏迷。

5. 白细胞增多。

6. 血清淀粉酶非特异性增高。

7. 合并感染时可发热。

【治疗原则】

1. 消除临床症状。

2. 预防酮症酸中毒的发生。

3. 避免发生低血糖。

4. 保证患儿正常生长、发育和防止肥胖。

5. 防止及纠正情绪障碍。

6. 防止慢性并发症的发生、发展，早期诊断和治疗并发症。

【一般治疗】

1. 营养管理：热量需求应满足儿童年龄、生长发育和日常生活的需要，初始热量：1000＋年龄×（70～100）kcal。碳水化合物占全天总热量的 55%～60%，蛋白占 15%～20%，脂肪占 20%～25%。鼓励高纤维饮食。不饱和脂肪与饱和脂肪的比例约 1.2:1.0，蛋白宜选动物蛋白，以瘦肉、鱼较好，蛋黄数宜限制。

2. 运动治疗：运动量个体化，应有规律、有计划地运动，可进行任何形式的运动，但必须在运动前、中、后检测血糖，注意进食，防止低血糖，在即将进行剧烈运动前可以适当减少胰岛素用量。

3. 血糖监测：血糖需在三餐前、睡前以及凌晨 3 点监测，在患病或血糖浓度≥16.7mmol/L 时，需要测量尿酮体。

4. 并发症筛查：诊断后 3 个月内应进行首次眼科检查，筛查频率为一年一次，但如果有视力丧失的高风险应该更频繁筛查；11 岁的患儿及有 2 年糖尿病病史的患儿每年筛查微量白蛋白尿，每年评估有无周围和自主神经病，12 岁以上的

患儿每年筛查空腹血脂。

（三）药物处方

○1 型糖尿病

需胰岛素终身治疗。胰岛素剂型见表 6-4。

表 6-4 胰岛素剂型

胰岛素种类	起效时间	高峰时间	作用持续时间
速效	10～15 分钟	30～90 分钟	4～5 小时
短效	30 分钟	3～4 小时	6～8 小时
中效	1～4 小时	4～12 小时	18～24 小时
长效	3～4 小时	14～20 小时	24～36 小时

【处方】 胰岛素，1 日总量（单位 U）＝体重 kg×（0.4～0.5）。

方案：①基础-餐前大剂量：三餐前给予短效或速效胰岛素，睡前给予中效或长效胰岛素，睡前中长效用量为总量的 30%～50%，余量分三份三餐前注射；②每天 3 次注射：早餐前短效或速效与中效混合，晚餐前单用短效或速效胰岛素，睡前用中效胰岛素；③每日 2 次注射：短效或速效胰岛素与中效胰岛素混合分别于早餐前和晚餐前注射。

○2 型糖尿病

有症状的或者无症状而经过饮食和运动治疗后的患儿，若 7%<HbAlc<9%，7.2mmol/L<空腹血糖<13.9mmol/L，餐后血糖>10.0mmol/L 使用二甲双胍治疗。合并酮症或酮症酸中毒的患儿以及难以鉴别是 1 型或 2 型糖尿病的患儿；确诊为 2 型不合并酮症或酮症酸中毒但随机血浆葡萄糖>13.9mmol/L 或者 HbAlc>9% 的患儿；经二甲双胍治疗 3 个月后，HbAlc>7%，空腹血糖>7.2mmol/L，餐后血糖>10.0mmol/L 的患儿使用胰岛素治疗。

【处方①】 二甲双胍：用量从 500mg 起，每 1～2 天增加 500mg，直到达到有效剂量或最大剂量 2000mg，分餐给予。

【处方②】 胰岛素：1 日总量（U）＝体重 kg×（0.5～08），方案同 1 型糖尿病。

○酮症酸中毒的治疗

1. 紧急评估及对症治疗：评估呼吸、脱水程度、循环灌注、血压，检测血糖、血酮体、血气、电解质、肾功能、尿酮体，给予心电监护、血氧监测、保持气道通畅、面罩 100%氧气吸氧，呼吸衰竭者予气道插管、机械通气辅助呼吸。

2. 补液治疗

（1）脱水程度的评估 脱水 3%——临床上刚能分辨出；轻度脱水 5%——皮肤黏膜干燥；中度脱水 7.5%——还有眼睛凹陷，毛细血管充盈时间延长；重度脱水 10%——循环灌注存在严重异常，脉搏细弱，休克。

（2）补液量 有昏迷休克者应迅速建立两条静脉输液通道：生理氯化钠溶液 10ml/kg 在 30 分钟内输入，必要时

重复，最大量 30ml/kg。补液量＝维持量＋累积损失量，累积损失量（ml）＝%脱水程度×体重（kg）×1000，脱水程度计算不能＞10%，不能计算尿液中丢失水量。维持量的计算：体重 3～9kg，80ml/（kg·24h）；体重 10～19kg，70ml/（kg·24h）；体重 20～29kg，60ml/（kg·24h）；体重 30～50kg，50ml/（kg·24h）；＞50kg，35ml/（kg·24h）。通常需计算 48 小时液量，输液速度（ml/h）＝（48 小时维持量＋累积损失量－扩容液量）/48。

（3）补钾 有尿后补钾（浓度 0.3%），无尿或血钾＞6.0mmol/L 停止补钾。

（4）渗透压 酮症酸中毒时需注意血浆渗透压和 Na^+，预防脑水肿发生。血浆渗透压（mOsm/L）＝2×（K^+＋Na^+）（mmol/L）＋葡萄糖（mmol/L）＋BUN（mmol/L）。当血浆渗透压超过 310mmol/L 时需注意高渗状态，胰岛素治疗后血糖下降，血清钠升高，理论上血糖每下降 5.6mmol/L，血 Na^+ 升高 2mmol/L。假如血浆渗透压每小时下降＞3mmol/L，提示有脑水肿危险，若校正后的血钠升高＞150mmol/L，宜放慢补液速度。

（5）碳酸氢钠的使用 因为使用碳酸氢钠可加重中枢神经系统酸中毒和组织缺氧，可加重低钾血症和改变钙离子浓度而发生危险，并且可以增加血浆渗透压，所以只有当动脉血气 pH＜6.9，休克持续无好转时才考虑使用。可用 5% $NaHCO_3$ 1～2ml/kg。

3. 小剂量胰岛素的应用：0.1 单位/kg/小时＋生理氯化钠溶液 50ml，婴幼儿 0.05U/（kg·h），先计算 5 小时。血糖降低速度 4～5mmol/L 为宜。血糖降速＞5mmol/L 或降至 12～15mmol/L，改为 0.45%氯化钠或 5%葡萄糖，将血糖维持在 8～12mmol/L，血糖重新超过 15mmol/L 以上，胰岛素剂量增加 25%。血糖＜8mmol/L 或下降过快，补液葡萄糖浓度增加至 10%以上，血糖＜4mmol/L，不停胰岛素，推 10%葡萄糖 2ml/kg，增加补液葡萄糖浓度。pH＞7.3，血糖在 8～12mmol/L 且已开始输注含糖液体，减少胰岛素剂量，但不低于 0.05U/（kg·h）。当患者能进食，血 pH＞7.3，血糖＜16.7mmol/L，HCO_3^-＞16mmol/L，可改为皮下注射胰岛素。

（冯恒）

二十六、锌缺乏症

（一）概述

锌是人体内重要的微量元素，含量仅次于铁。主要存在于人体的头发、骨骼、皮肤和血液中，参与体内多种酶的组成，对儿童的体格、免疫、中枢神经系统均有重要作用。锌缺乏会影响蛋白质、核酸、消化酶、维生素 A 还原酶的合成，造成生长发育障碍、消化能力下降、维生素 A 利用障碍以及免疫能力下降。

锌缺乏症是指各种原因引起儿童体内锌不足导致多种系统功能紊乱的疾病。原因包括摄入不足、需要相对增加、丢失过多、吸收障碍、遗传缺陷和医源性缺乏等。

（二）诊断与治疗

【临床表现】

1. 生长发育落后：缺锌影响小儿生长发育，身高、体重常低于正常同龄儿，严重者有侏儒症。

2. 味觉障碍：缺锌时味觉功能减退，食欲不振、偏食或厌食。有些患者出现异食癖，即喜爱泥土、墙皮、纸张或其他异物的现象。

3. 神经－精神发育障碍：缺锌可影响小儿智能发育，出现行为改变、认知能力不良、精神发育迟缓、共济失调、行为障碍。

4. 皮肤黏膜表现：皮肤干燥、皮疹、痤疮、口角炎、肢端及口周红肿、伤口愈合缓慢、秃发等。

5. 易反复感染：缺锌小儿免疫功能下降，出现反复呼吸道或消化道感染、腹泻。

6. 性发育迟缓：青春期性发育迟缓或停滞，第二性征出现延迟。

7. 其他：因维生素 A 代谢障碍而致暗适应能力差。孕母缺锌可引起宫内发育迟缓、早产或低出生体重儿、发育不良儿。

【诊断要点】 诊断主要依靠临床表现及实验室检查，必要时给予锌剂治疗可辅助诊断。

1. 病史及临床表现：调查喂养情况和疾病史，评价膳食锌摄入量是否达到推荐量。食欲降低、生长发育落后及程度不等的上述其他症状与体征。

2. 实验室检查：血浆（清）锌是临床常用的判断锌近期营养状况的生物学指标，但缺乏敏感性，在轻度缺乏时往往无变化，在中重度缺乏时下降明显。清晨空腹血清锌低于 10.7μmol/L、非空腹血清锌低于 9.95μmol/L 为锌缺乏。

3. 诊断性试验治疗：怀疑锌缺乏时，可试行补锌试验。治疗后症状消失，体格生长发育、食欲以及免疫功能等得到明显改善，血清锌上升，有助于确诊。在临床上，如果考虑锌缺乏时，按照 1mg/（kg·d）剂量的试验性锌补充是安全、合理的。

【治疗原则】

1. 去除病因，积极治疗原发病。

2. 调整膳食，增加锌的摄入。

3. 口服锌制剂：婴幼儿、学龄前及青春期前儿童，可口服锌剂（按元素锌计）每日 0.5～1.0mg/kg，最大量每日 20mg，疗程 3 个月，轻症可较短。

4. 对继发性锌缺乏，开始可每日 1mg/kg，为了快速生长的需要，婴幼儿如继续丢失过多，每日可增至 2mg/kg，但应密切监测血浆锌含量。

5. 肠病性肢端皮炎患者一生需补锌，婴幼儿开始治疗时每日给锌 3mg/kg。

6. 如患儿不能口服治疗时，可经静脉补充锌。全胃肠道外静脉营养给锌建议剂量：早产儿 0.4mg/（kg·d），3 个月以下的足月儿 0.2mg/（kg·d），较大婴儿及幼儿 0.1mg/

（kg·d），儿童 0.05mg/（kg·d）。

7. 用锌剂治疗时，应随时观察疗效和副作用，并监测血浆锌、铜、铁。

8. 除肠病性肢端皮炎或全胃肠道外静脉营养等特殊情况外，要及时停药，以免长期过量服用。

【一般治疗】

1. 积极查找导致锌缺乏的高危因素，并采取有效干预措施。

2. 调整膳食：提倡母乳喂养，尤其初乳的摄入，6月龄婴儿及时添加辅食，合理膳食，补充含锌量丰富的食物（如蛋黄、瘦肉、动物性肝脏、坚果等），纠正挑食、偏食、厌食等不良的饮食行为习惯。

（三）药物处方

【处方①】 葡萄糖酸锌，口服（以锌计）。均分 2～3 次，餐后服用。成人：每次 1～2 包/片，每日 2 次，餐后服（表 6-5）。

表 6-5 葡萄糖酸锌用量

年龄（岁）	标准体重（kg）	用量（每日）
<2	—	0.5～1mg/kg
2～6	12～120	5mg
7～9	22～26	10mg
10～12	28～32	15mg

【处方②】 赖氨葡锌颗粒，1～6 个月新生儿每日半包；7～12 个月小儿每日 1 包；1～10 岁小儿每日 2 包；10 岁以上儿童及成人每日 3 包；孕妇每日 4 包，哺乳期妇女每日 5 包。

【处方③】 四维葡锌胶丸，每次 1～2 粒，每日 3 次。小儿：1～6 个月：每日元素锌 3mg；7～12 个月：每日元素锌 5mg；1～10 岁：每日元素锌 10mg；>10 岁～成人每日元素锌 15mg。

【处方④】 枸橼酸锌片，每日 2 次，饭后服用。1～3 岁，体重 10～15kg，每次 1 片；4～6 岁，体重 16～21kg，每次 1.5 片；7～9 岁，体重 22～27kg，每次 2 片；10～12 岁，体重 28～32kg，每次 2.5 片。

【处方⑤】 硫酸锌口服溶液，10 岁以上儿童及成人每日 30ml，1～10 岁儿童每日 20ml。

【处方⑥】 甘草锌颗粒，每日按体重 0.5～1.5mg/kg 元素锌计算，分 3 次服用。也可按照年龄确定剂量：1～5 岁，1 次 0.75g，每日 2～3 次；6～10 岁，1 次 1.5g，每日 2～3 次；11～15 岁，1 次 2.5g，每日 2～3 次，开水冲服。保健营养性补锌：1 次 1.5g，每日 2～3 次。

【处方⑦】 葡萄糖酸钙锌，婴幼儿每日 5～10ml，成人每日 20～30ml，分 2～3 次，饭后服。

【处方⑧】 复方锌铁钙颗粒，1～10 岁，每次 1 包，每日 2 次；6～12 个月每日 1 包；6 个月以下每日半包。

（刘慧燕 林穗方）

二十七、维生素 D 缺乏性佝偻病

（一）概述

维生素 D 缺乏性佝偻病是由于儿童体内维生素 D 不足导致钙和磷代谢紊乱、生长着的长骨干骺端生长板和骨基质矿化不全的全身慢性营养性疾病，典型的表现是生长板变宽和长骨的远端周长增大，在腕、踝部扩大及软骨关节处呈串珠样隆起、软化的骨干受重力作用及肌肉牵拉出现畸形等。

（二）诊断与治疗

【诊断要点】 由于不同年龄的骨骼生长速度不同，因此年龄不同，临床表现不同，本病临床上分为早期、活动期、恢复期和后遗症期。

1. 早期：多见于 2～3 月龄婴儿。可有易激惹、夜惊、汗多刺激头皮而摇头等非特异性神经－精神症状。此期常无骨骼病变。血清 25-（OH）D_3 下降，PTH 升高，血钙、血磷正常或稍低，碱性磷酸酶正常或稍高。骨骼 X 线可正常或钙化带稍模糊。

2. 活动期：骨骼体征：<6 月龄婴儿，可有颅骨软化体征（压乒乓球感）；>6 月龄婴儿，可见方颅、手（足）镯、肋串珠、肋膈沟、鸡胸、O 型腿、X 型腿等体征。血清 25-（OH）D_3 显著降低，血钙正常低值或降低，血磷明显降低，血碱性磷酸酶升高。骨骼 X 线显示长骨钙化带消失，干骺端呈毛刷样、杯口状改变，骨骺软骨盘增宽（>2mm），骨质稀疏，骨皮质变薄。

3. 恢复期：早期或活动期患儿经治疗或日光照射后，临床症状和体征逐渐减轻或消失。血钙、血磷、碱性磷酸酶、血清 25-（OH）D_3 逐渐恢复正常。骨骼 X 线长骨干骺端临时钙化带重现、增宽、密度增加，骨骺软骨盘<2mm。

4. 后遗症期：多见于 2 岁以后的儿童。因婴幼儿期严重佝偻病，残留不同程度的骨骼畸形。无任何临床症状，血生化正常，X 线检查骨骼干骺端病变消失。

【治疗原则】

1. 控制活动期，防止骨骼畸形。

2. 以维生素 D 口服为主，同时给予多种维生素。

3. 当重症佝偻病有并发症或无法口服者可大剂量肌内注射维生素 D，但肌内注射给药方法不宜应用于新生儿和小婴儿，因其没有足够的脂肪储存维生素 D，而且可导致局部肌纤维损伤出血。

4. 乳类是婴儿钙营养的优质来源，只要奶量足够（每天 500ml），可不补钙；如有钙缺乏高危因素，骨量发育不良，或在有低血钙表现、严重佝偻病和营养不足时需要补充钙剂。

5. 严重骨骼畸形者，可外科手术矫形。

【一般治疗】 应注意加强营养及护理，保证足够奶量，及时添加转乳期食品，积极防治感染，坚持每日户外活动。

（三）药物处方

【处方①】 维生素 D 滴剂，每日 50～125μg（2000～

5000 国际单位），持续 4～6 周，之后小于 1 岁婴儿改为预防量每日 400 国际单位，大于 1 岁婴儿改为每日 600 国际单位。

【处方②】　维生素 D_3 注射液，15 万～30 万国际单位，肌内注射，一次。

【处方③】　维生素 AD 滴剂（胶囊型），口服，将软囊滴嘴开口后，内容物滴入婴儿口中（开口方法：建议采用将滴嘴在开水中浸泡 30 秒，使胶皮融化）；有吞服能力的儿童、孕妇及乳母可直接吞服。每次 1 粒，每日 1 次。

注意事项　必须按推荐剂量服用，不可超量服用。

【处方④】　乳酸钙颗粒，口服，每次 1 袋，每日 1～2 次，温开水冲服。

【处方⑤】　牡蛎碳酸钙泡腾片，口服，每次 1～2 片，每日 3 次，用温开水溶解后服用。

【处方⑥】　葡萄糖酸钙口服溶液，口服，每次 10～20ml，每日 3 次。

【处方⑦】　碳酸钙咀嚼片，咀嚼后咽下，每次半片，每天 1～2 次。

【处方⑧】　多维元素分散片（21），直接口服或用少量水深解后服用，成人及 12 岁以上儿童每日 2 片，12 岁以下儿童每日 1 片，饭后服用。

注意事项

1. 应按推荐剂量服用。

2. 服用本品后尿液变黄，但不影响使用。

（萧敏华　刘喜红）

二十八、先天性甲状腺功能减退症

（一）概述

先天性甲状腺功能减低症是儿科最常见内分泌疾病之一，简称先天性甲减。因先天性或者遗传因素引起甲状腺发育障碍、激素合成障碍、分泌减少，导致患儿生长障碍、智能落后。根据病因可分为两大类：散发性和地方性。散发性甲减是由于先天性甲状腺发育不良、异位或甲状腺激素合成途径缺陷所致，临床较常见，发生率为 1/3000～1/5000；地方性甲减多见于甲状腺肿流行的地区，系由于地区性水、土和食物中碘缺乏所致。随着新生儿疾病筛查的推广和碘盐的食用的普及，先天性甲减的发病率已经大大降低。

（二）诊断与治疗

【诊断要点】

1. 新生儿甲减筛查：目前广泛开展的新生儿疾病筛查可以在先天性甲减出现症状、体征之前，但是血生化已经有改变时即做出早期诊断。由于出生时的环境刺激会引起新生儿一过性 TSH 增高，故应避开这一生理性 TSH 高峰，标本采集需在出生第 3 天以后进行。新生儿甲减筛查采用干血滤纸片方法。必须指出，测定 TSH 进行新生儿疾病筛查，对继发于下丘脑-垂体原因的甲减无法诊断。由于生理指标的变

化和个体的差异，新生儿疾病筛查会出现个别假阴性。因此，对甲减筛查阴性病例，如临床有甲减可疑，仍应提高警惕，进一步详细检查甲状腺功能。

2. 年幼儿童甲减诊断：根据典型的临床症状、有甲状腺功能降低，可以确诊。甲状腺放射性核素显像、超声波检查和骨龄测定皆有助于诊断。

【治疗原则】

1. 不论病因在甲状腺本身或在下丘脑-垂体，一旦确诊立即治疗。

2. 先天性甲减系甲状腺发育异常者，需终身治疗。

3. 新生儿疾病筛查诊断的先天性甲减，治疗剂量应该一次足量给予，使血 FT_4 维持在正常高值水平。而对于大年龄的下丘脑-垂体性甲减，甲状腺素治疗需从小剂量开始，同时给予生理需要量皮质激素治疗，防止突发性肾上腺皮质功能衰竭。

4. 疑有暂时性甲减者，可在治疗 2 年后减药或停药 1 个月复查甲状腺功能，若功能正常，则可停药定期观察。

【一般治疗】

1. 治疗的总体目标，使血清 T_4 浓度迅速恢复至正常范围，随后使甲状腺功能在临床和生化指标上保持正常，从而保证患者具有接近遗传潜能的正常生长发育以及心理测量学结局。

2. 新生儿甲减，初始甲状腺素治疗剂量为 6～15μg/（kg·d），每日 1 次口服，目的是使高 TSH 在 2 周内恢复正常，使 FT_4 达到正常范围，以尽早纠正甲减状态。

3. 在随后的随访中，甲状腺素维持剂量必须个体化，根据血 FT_4、TSH 浓度调整。当血清 FT_4 和 TSH 正常后，随访可减为每 2～3 月 1 次，2 岁以后可减为每 3～6 月 1 次，定期随访观察患者生长曲线、智商、骨龄以及血清 FT_4、TSH 变化等。

4. 甲状腺素用量不足时，患儿身高及骨骼发育落后，剂量过大则引起烦躁、多汗、消瘦、腹痛和腹泻等症状，必须引起注意，及时调整。

（三）药物处方

【处方】　左旋甲状腺素钠片（L-T_4），每日 1 次口服。新生儿 6～15μg/（kg·d）；3～12 月 5～10μg/（kg·d）；1～5 岁 5～6μg/（kg·d）；6～12 岁 4～5μg/（kg·d）；12 岁到成人 2～3μg/（kg·d）。

（叶明怡）

二十九、注意缺陷障碍

（一）概述

注意缺陷障碍（ADHD）又称儿童多动症，是儿童期最常见的行为障碍。以与年龄不相应的注意缺陷、多动冲动为主要特征，起病于 7 岁以前，症状可持续存在至青春期或成年期。常伴有学习困难、人际关系差、自我评价低下，共患

其他精神障碍，影响学业成就及职业功能。

（二）诊断与治疗

【诊断要点】

1. 起病于 7 岁以前，症状持续存在超过 6 个月。

2. 主要表现为注意缺陷和（或）活动过度，必须出现在学校、家庭等 1 个以上场合。

3. 学习困难，品行问题可以存在，但不是诊断之必需条件。

4. 排除症状是由情绪障碍、精神发育迟滞、儿童精神分裂症等其他障碍所致。

诊断主要依据详细的病史采集和心理行为评估，评估的方法包括直接观察和检查性交谈、评定量表及神经心理测验。除观察儿童的行为表现外，还需观察家庭亲子关系和互动方式。检查性交谈宜分别从患儿和家长处获得信息，有条件时尚需获得老师报告的信息，而使信息更全面可靠。

5. 常用的神经心理测验和行为评定量表如下所述。

（1）智力测验　韦克斯勒智力测验最为常用。注意缺陷障碍患儿的智力多在正常水平或处于边缘智力水平（总智商在 70～89）。部分患儿表现为言语智商和操作智商的发展不平衡，以操作智商优于言语智商为多。

（2）注意力测验　常用划销试验、连续操作测验（CPT）、威斯康辛图片分类测验、斯特鲁普测验等，但注意测验结果并不能作为诊断的直接依据，研究表明儿童在测验过程中的行为表现比测验结果与诊断的相关性更强。

（3）行为评定量表　应用较多的评定量表有康氏儿童行为量表，阿肯巴克儿童行为量表。前者又依据评定人不同分为 3 种：康氏父母用症状问卷（PSQ）、康氏教师用评定量表（TRS）和可共用的康氏简明症状问卷（ASQ）。阿肯巴克儿童行为量表由父母填写，适用于 4～16 岁儿童，可了解儿童多动及其他多种行为问题。

【治疗原则】 主要采取综合治疗，包括药物治疗、父母培训、心理治疗、学校教育。

1. 药物治疗：常用中枢神经兴奋药哌甲酯和盐酸托莫西丁。影响药物治疗的最大问题在于治疗依从性，国内有研究报道不满 50% 的患者接受药物治疗，而其中只有约 1/3 患者服药至少 1 年，且均为间歇性用药。患者停药的主要原因是担心药物不良反应，但因发生不良反应而停药的情况十分少见。

2. 父母培训：对于注意缺陷障碍的治疗至关重要。主要包括对注意缺陷障碍的正确认识，帮助父母正确关注儿童的行为，制定切实可行的行为目标，采用有效的管理策略，促进积极的亲子沟通，以提高治疗依从性。

3. 心理治疗：以认知行为治疗效果较好，对症状明显的儿童不推荐单纯的心理治疗。在进行治疗以前，要确定好治疗的靶症状，1 次不宜解决多个问题，在实施的过程中，综合采用阳性强化、自我指导等行为技术，结合认知疗法技术，逐步以适应良好行为取代症状行为。治疗目标的确定宜选择对患儿危害最明显、最急于解决的问题或最容易解决的问题着手，并根据治疗情况适时改变治疗目标。

4. 学校教育：老师对 ADHD 的正确理解和恰当的教育方式，有利于改善患儿症状，增强自信和自尊，提高学习成绩。

【一般治疗】

1. 治疗协作：ADHD 是一种慢性疾病，应按照与儿童期其他慢性疾病类似的方式治疗。除了定期监测治疗干预的效果，初级保健临床医生向儿童及其家人提供 ADHD 相关信息、帮助其家庭制订具体的治疗目标。家长和老师之间定期交流很重要，可通过每日报告卡或每周交流簿的形式进行。患者及其家长应参与治疗选择的决策。患者及其家人必须与治疗医生共同评估各种治疗方法的风险与获益，以确定最佳治疗策略。

2. 共病治疗：多达 1/3 的 ADHD 儿童合并一种或多种疾病，如学习障碍、对立违抗性障碍（ODD）、品行障碍、焦虑障碍、心境障碍、抽动症和睡眠障碍。共病与 ADHD 同时治疗很重要，共病的治疗可能影响 ADHD 的治疗。对于有共病的 ADHD 儿童，其所有症状的治疗可能需要辅以行为和心理干预。

（三）药物处方

【处方①】 哌甲酯速释片，5～40mg/d［0.3～1.0mg/（kg·d）］，分 2～3 次顿服。用药宜从小剂量开始，根据疗效和不良反应调整用药剂量。

【处方②】 哌甲酯控释片，18～54mg/d，早餐后 1 次吞服。用药宜从小剂量开始，根据疗效和不良反应调整用药剂量。

【处方③】 盐酸托莫西丁 0.8～1.2mg/（kg·d），早餐后 1 次吞服。用药宜从 1mg/d 开始，根据需要 7 天调整 1 次剂量，直至目标剂量。

注意事项

1. 可用于 6 岁以上患者。

2. 体重不足 70kg 的儿童和青少年用量：开始时，盐酸托莫西汀的每日总剂量应约为 0.5mg/kg，并且在 3 天的最低用量之后增加给药量，至每日总目标剂量，约为 1.2mg/kg，可每日早晨单次服药或早晨和傍晚平均分为 2 次服用。剂量超过 1.2mg（kg·d）未显示额外的益处。

3. 对儿童和青少年用量：每日最大剂量不应超过 1.4mg/kg 或 10mg，选其中较小的一个剂量。

4. 体重超过 70kg 的儿童、青少年和成人用量：开始时，盐酸托莫西汀每日总剂量应为 40mg，并且在 3 天的最低用量之后增加给药量，至每日总目标剂量，约为 80mg，每日早晨单次服药或早晨和傍晚平均分为 2 次服用。再继续使用 2～4 周后，如仍未达到最佳疗效，每日总剂量最大可以增加到 100mg，没有数据支持在更高剂量下会增加疗效。

5. 对体重超过 70kg 的儿童和青少年以及成人，每日最大推荐总剂量为 100mg。

6. 常见的药物不良反应：有食欲减退、睡眠影响、腹痛、心率加快、嗜睡等；长期使用可对体重、身高有一定的影响。

（叶明怡）

三十、中枢性性早熟

（一）概述

中枢性性早熟（CPP）是指由于下丘脑－垂体－性腺轴功能提前启动而导致男孩在 9 岁前、女孩在 8 岁前内外生殖器官快速发育及呈现第二性征的一种常见儿科内分泌疾病，可能带来心理问题和社会异常行为。发病率为 1/10000～1/5000，女孩为男孩的 5～10 倍，男孩性早熟有 25%～90% 的患儿具有器质性原因，2/3 的患儿有神经系统异常，50% 左右存在中枢神经系统肿瘤。

主要临床表现是第二性征与正常发育程序相似，但在正常青春发育年龄前出现，女孩首先出现乳房发育，可一侧先增大，数月后另一侧增大，继乳房发育后出现身高增长加速，其后阴毛呈现，一般在乳房发育至少 2 年后初潮出现。男孩首先为睾丸增大（≥4ml），然后阴茎增大，在睾丸达 8～10ml 时出现身高增长加速，阴毛呈现，一般在睾丸开始增大至少 2 年出现变声和遗精。

（二）诊断与治疗

【诊断要点】

1. 第二性征提前出现：女孩 8 岁前，男孩 9 岁前，以女孩出现乳房结节，男孩睾丸容积增大为首发表现。

2. 线性生长加速：年生长速率高于正常儿童。

3. 骨龄超前：骨龄超过生理年龄 1 岁或 1 岁以上。

4. 性腺发育：女孩盆腔 B 超示子宫、卵巢容积增大，并可见多个直径≥4mm 的卵泡，男孩睾丸容积≥4ml。

5. 下丘脑－垂体－性腺轴功能启动：血清促性腺激素及性激素（雌二醇或睾酮）升高达青春期水平。

【治疗原则】

1. 对快进展型 CPP、预测成人身高受损者及快进展型

青春期，可使用促性腺激素释放激素类似物（GnRHa）抑制过早或过快的性发育。

2. 防止或缓解患儿因性早熟导致的相关社会或心理问题。

3. 对于 GnRHa 治疗中患儿生长减速明显或未治疗前已身材矮小可联合重组人生长激素治疗，改善成年终身高。

4. 对继发性 CPP，强调同时进行病因治疗。有中枢神经系统病变的 CPP 可考虑手术或放疗，但对非进行性损害的颅内肿瘤或先天异常宜谨慎处理，对继发于其他疾病的 CPP 应同时针对原发病治疗。

（三）药物处方

【处方①】 注射用曲普瑞林，首剂 3.75mg，此后 80～100μg/kg，4 周。

注意事项

1. 第一次注射后女孩可出现少量阴道出血。

2. 可出现过敏反应，如荨麻疹、瘙痒，罕有 Quincke 水肿发生。

3. 恶心、呕吐、体重增加、高血压、情绪紊乱、发热、视觉异常、注射处疼痛。

4. 不能与升高催乳素浓度的药物同时使用。

【处方②】 注射用醋酸亮丙瑞林，首剂 3.75mg，此后 30～90μg/kg，4 周。

注意事项

1. 第一次注射后女孩可出现少量阴道出血。

2. 偶见肝功能异常（血清氨基转移酶和乳酸脱氢酶升高）。

3. 胃肠道反应有恶心、呕吐、食欲不振等。

4. 偶有贫血、白细胞减少等，可见面部多毛或脱发、痤疮、皮疹、瘙痒以及心电图异常、心胸比例增大等。

5. 用药局部可见疼痛、硬结、发红、发冷等。

6. 皮下注射，不得静脉注射。

（冯烜）

第七篇　眼科疾病

第一章　感染性疾病

一、细菌性角膜炎

（一）概述

细菌性角膜炎多为外伤后感染或剔除角膜异物后感染所致。常见致病菌有葡萄球菌、链球菌、假单胞菌等。一些眼病及全身疾病（如干眼症、慢性泪囊炎、糖尿病等）也可造成角膜对细菌易感性增加。

（二）诊断与治疗

【诊断原则】

1. 起病急，常在角膜外伤后 24～48 小时发病。

2. 症状：眼红、疼痛、畏光、流泪、视力降低、眼睑痉挛及分泌物增多等。

3. 体征：眼睑肿胀、球结膜水肿、睫状充血或混合充血。

【治疗原则】 早期大量应用抗生素滴眼液，必要时加用糖皮质激素眼药。

【一般治疗】 注意规律休息及足够睡眠，调整情绪，注意饮食，合理使用眼药水，要注意用眼习惯，定时休息，保持眼部卫生。

（三）药物处方

【处方①】 抗生素眼药。

左氧氟沙星滴眼液，或 5%头孢唑林＋1.3%～1.5%妥布霉素，滴眼，每次 2 滴，每日 3 次，间隔 5 分钟 1 次。

【处方②】 散瞳：复方托吡卡胺滴眼液，滴眼，每次 1～2 滴，每日 2 次，间隔 3～5 分钟；或硫酸阿托品眼膏，适量，涂于眼睑内，每日 2 次。

【处方③】 促进角膜修复。

重组牛碱性成纤维细胞生长因子滴眼液，滴眼，每次 2 滴，每日 4 次。

重组牛碱性成纤维细胞生长因子眼用凝胶，涂于眼睑内，适量，每日 4 次。

【处方④】 增强免疫力：重组人干扰素α−2b 滴眼液（5ml：100 万单位），滴眼，每次 2 滴，每日 6 次。

【处方⑤】 糖皮质激素类：氟米龙眼药水，滴眼，每次

2 滴，每日 4 次。

注意事项　角膜溃疡时慎用糖皮质激素眼药。

（蔡春梅　杜娟　刘志鹏　卫胜晓）

二、病毒性角膜炎

（一）概述

病毒性角膜炎可由多种病毒引起，其临床表现轻重不等，对视力的损害程度视病变位置、炎症轻重、病程长短、复发次数和有无混合感染而不同。临床上常见的病毒性角膜炎有单纯疱疹性角膜炎、带状疱疹性角膜炎等。单纯疱疹病毒为常见的病原体；带状疱疹病毒次之；还有在接种牛痘疫苗中牛痘病毒意外感染角膜所致；也有受腺病毒感染而发病。

（二）诊断与治疗

【诊断要点】

1. 症状：眼红、疼痛、畏光、流泪、视力下降、眼睑疱疹，以前有眼病发作史。

2. 体征

（1）眼睑/皮肤损害簇集的以红斑为基底的小水疱逐渐进展结痂。

（2）结膜炎　结膜充血，伴滤泡形成和耳前淋巴结肿大。

（3）角膜上皮改变　可见浅层点状角膜炎（SPK）、星状角膜炎、树枝状角膜炎，表现为细线状、分支状上皮病灶，在每个分支的末端形成棒状终末球或地图样角膜溃疡。

【治疗原则】 局部应用抗病毒和抗生素治疗，必要时加用提高免疫力药物。

【一般治疗】 注意规律休息及足够睡眠，调整情绪，注意饮食，合理使用眼药水，注意眼睛保湿是最好的预防方法。要注意用眼习惯，定时休息，合理补充膳食营养。

（三）药物处方

【处方①】 抗病毒眼药：更昔洛韦眼用凝胶（5g：7.5mg），涂入眼睑，每日 6 次。

注意事项　抗病毒药联合应用可提高疗效，减少耐药，

口服阿昔洛韦不能阻止单纯疱疹病毒上皮性角膜炎患者发生基质炎或虹膜炎。

【处方②】抗生素眼药：左氧氟沙星滴眼液及眼用凝胶，适量，每日4次，点眼。

【处方③】散瞳：复方托吡卡胺滴眼液，每次2滴，每日2次，点眼；或硫酸阿托品眼膏，适量，每日2次，点眼。

【处方④】促进角膜修复：重组牛碱性成纤维细胞生长因子滴眼液或凝胶，适量，每日4次，点眼。

【处方⑤】增强免疫力：重组人干扰素α-2b滴眼液（5ml：100万单位），每次2滴，每日6次。

【处方⑥】泼尼松，口服，60mg～80mg，每日1次。

【处方⑦】0.05%环孢素滴眼液，每次1～2滴，滴入眼睑，每日4～6次。

注意事项　必要时全身应用抗炎抗病毒及增强免疫力药物；有角膜上皮病变的患者禁用皮质激素类眼药，严重角膜基质病变伴发上皮缺损的患者，可口服皮质激素。

（蔡春梅　杜娟　刘志鹏　卫胜晓）

三、真菌性角膜炎

（一）概述

真菌性角膜炎是一种由致病真菌引起的、致盲率极高的感染性角膜病。真菌性角膜炎起病缓慢、病程长，病程可持续达2～3个月，常在发病数天内出现角膜溃疡。

（二）诊断与治疗

【诊断要点】

1. 病因：常伴有眼部植物性外伤史，常见有树枝、甘蔗叶、稻草等刺伤。

2. 临床表现：起病缓慢，亚急性经过，刺激症状较轻，伴视力障碍。角膜浸润灶呈白色或灰色，致密，表面欠光泽，呈牙膏样或苔垢样外观，溃疡周围有胶原溶解形成的浅沟，或抗原-抗体反应形成的免疫环。有时在角膜病灶旁可见伪足或卫星样浸润灶，病灶后可有斑块状纤维脓性沉着物。前房积脓，呈灰白色、黏稠或呈糊状。

3. 实验室检查：实验室检查找到真菌和菌丝可以确诊。常用方法有角膜刮片革兰染色和吉姆萨染色、10%～20%氢氧化钾湿片刮片及培养均为阴性，而临床又高度怀疑者，可考虑做角膜组织活检。

【治疗原则】　局部应用抗真菌药物，必要时全身应该抗真菌药，禁忌糖皮质激素。

【一般治疗】　注意规律休息及足够睡眠，调整情绪，注意饮食，合理使用眼药水，治疗全身真菌疾病。

（三）药物处方

【处方①】　抗真菌滴眼液：包括多烯类，如0.25%两性霉素B眼液、5%那他霉素；咪唑类，如0.5%咪康唑眼液；或嘧啶类，如1%氟胞嘧啶液。

频滴患眼，通常每1/3～1小时一次，晚上涂抗真菌眼膏。

注意事项　抗真菌药物联合应用协同作用，可减少药物用量，降低毒副作用，目前仍应维持滴眼一段时间，以防止复发。

【处方②】　结膜下注射抗真菌药：咪康唑5～10mg，或两性霉素B 0.1mg，结膜下注射。

注意事项　治疗过程中注意药物的眼表毒性，包括结膜充血、水肿、点状上皮脱落等，起效后药物治疗应至少持续6周。

【处方③】　全身使用抗真菌药：咪康唑10～30mg/（kg·d），静脉滴注，分3次给药，每次用量一般不超过600mg，每次滴注时间为30～60分钟；或0.2%氟康唑，100mg，静脉滴注。

【处方④】　散瞳：复方托吡卡胺眼药水，每次2滴，每日2次；或硫酸阿托品眼膏，适量，涂于眼睑内，每日2次。

【处方⑤】　促进角膜修复。

重组牛碱性成纤维细胞生长因子滴眼液，滴眼，每次2滴，每日4次。

重组牛碱性成纤维细胞生长因子眼用凝胶，涂于眼睑内，适量，每日4次。

（蔡春梅　杜娟　刘志鹏　卫胜晓）

四、急性结膜炎

（一）概述

正常情况下，结膜具有一定防御能力，但当防御能力减弱或外界致病因素增加时，将引起结膜组织炎症发生，这种炎症统称为结膜炎。按病程可分为超急性、急性、亚急性、慢性结膜炎。临床表现：自觉症状常有眼部异物感、烧灼感、发痒和流泪等。疾病分类：根据结膜炎的病情及病程，可分为急性、亚急性和慢性三类；根据病因又可分为细菌性、病毒性、衣原体性、真菌性和变态反应性等；根据结膜的病变特点，可分为急性滤泡性结膜炎、慢性滤泡性结膜炎、膜性及假膜性结膜炎等。

（二）诊断与治疗

【诊断要点】

1. 症状：患眼异物感、烧灼感、眼睑沉重、分泌物增多，当病变累及角膜时，可出现畏光、流泪及不同程度的视力下降。

2. 体征：结膜炎的体征是正确诊断各种不同结膜炎的重要依据。①结膜充血：结膜血管充血的特点是愈近穹窿部充血愈明显，而愈靠近角膜缘充血愈轻，血管呈网状分布，色鲜红，可伸入角膜周围形成角膜血管翳，滴洒肾上腺素之后充血很快消失。②分泌物：分泌物的性质可因结膜炎的病因不同而有所不同。脓性分泌物多见于淋球菌性结膜炎；黏液脓性或卡他性分泌物多见于细菌性或衣原体性结膜炎，常可坚固地粘于睫毛，使晨起眼睑睁开困难；水样分泌物通常见于病毒性结膜炎。③结膜水肿：结膜炎症致使结膜血管扩张、渗出导致组织水肿，因球结膜及穹窿结膜组织松弛，水肿时隆起明显；而睑结膜与睑板紧密相连，水肿表现不显著。④结膜下出血：多为点状或小片状，病毒所致的流行性出血性结膜炎常可伴结膜下出血。⑤乳头：是结膜炎症的非特异性体征，可位于睑结膜或角膜缘，表现为隆起的多角形马赛克样外观，充血区域被苍白的沟隙所分离。⑥滤泡：滤泡呈黄白色、光滑的圆形隆起，直径为 0.5～2.0mm。⑦膜与伪膜：膜是附着在结膜表面的纤维素渗出，伪膜易于剥离，而真膜不易分离，强行剥离后创面出血，二者本质的不同在于炎症反应程度的差异，真膜的炎症反应更为剧烈，白喉杆菌引起严重的膜性结膜炎；β-溶血性链球菌、肺炎杆菌、淋球菌、腺病毒、包涵体等均可引起膜性或假膜性结膜炎。⑧瘢痕：结膜上皮的损伤不会导致瘢痕的形成，基质组织的损伤是结膜瘢痕形成的组织学基础。⑨耳前淋巴结肿大：病毒性结膜炎常伴有耳前淋巴结肿大。

【治疗原则】 首先病因治疗，同时做好隔离，治疗以局部给药为主，必要时可辅以全身用药。

【一般治疗】 结膜炎多是接触传染，故应提倡勤洗手，避免随意揉眼。提倡流水洗脸，毛巾、手帕等物品要与他人分开，防止交叉感染，并经常清洗消毒，急性结膜炎勿包扎患眼。

（三）药物处方

【处方①】 左氧氟沙星滴眼液，每次 2 滴，每日 4 次。

儿童：妥布霉素滴眼液，每次 2 滴，每日 4 次。

【处方②】 氟米龙滴眼液，每次 2 滴，每日 4 次。

注意事项 氟米龙是激素类眼药水，病情好转后不能突然停药，要逐渐减量直至停药。

【处方③】 抗病毒滴眼剂：阿昔洛韦滴眼液，每次 2 滴，每日 4 次。

【处方④】 左氧氟沙星眼膏，每次 0.05mg，睡前涂眼。

儿童：妥布霉素眼膏，每次 0.01mg，睡前涂眼。

【处方⑤】 交沙霉素片，每次 200mg，每日 4 次。

【处方⑥】 苦胆草片，每日 4 片，每日 3 次。

【处方⑦】 黄连上清片，每日 4 片，每日 2～3 次。

注意事项 不能遮盖患眼：结膜炎时有畏光流泪等刺激症状，外出时可戴遮光眼镜以减少刺激，但应避免遮盖患眼。因为遮盖会使分泌物不能排出，同时又增加结膜囊局部温度和湿度，有利于细菌或病毒繁殖，加重病情。

（蔡春梅 杜娟 刘志鹏 卫胜晓）

五、慢性结膜炎

（一）概述

慢性结膜炎为由多种原因引起的结膜慢性炎症，为一常见病、多发病，常为双侧性，有时非常顽固，久治不愈。其病因包括细菌感染、不良环境的刺激、眼病的影响、不良的生活习惯等。其临床特点为眼痒、异物感、烧灼感、干涩感、眼刺痛及视力疲劳。结膜轻度充血，睑结膜肥厚，乳头增生，白色泡沫状或黏液性分泌物。邻近组织感染引起者可有相应表现，如睑缘炎、泪腺炎等。

（二）诊断与治疗

【诊断要点】

1. 致病因素：①感染因素：由于急性结膜炎未经治疗或治疗不彻底而转变为慢性；或者邻近组织感染波及，如睑缘炎、泪腺炎等。②非感染因素：为最常见的原因。如不良环境刺激，如灰尘、有害气体、空气污浊、风沙、烟雾、强光等。眼部疾病如眼睑内翻、外翻、倒睫、眼睑结石、眼睑闭合不全等；或由于屈光不正、隐斜视、用眼不当等；也可由于过度疲劳、睡眠不足、过度饮酒和睡眠不足、游泳过程中水污染以及其他疾患引起的刺激。药物刺激，由于长期应用某些眼药如肾上腺素、缩瞳药和一些刺激眼药。

2. 临床表现：①痒、异物感、晚间或阅读时加重；②睑结膜充血轻，眦部白色泡沫状分泌物。

【治疗原则】 去除病因、针对症状和针对细菌种类进行治疗。

【一般治疗】

1. 去除病因。改善生活和工作环境，治疗眼睑内翻、外翻、倒睫、眼睑结石、眼睑闭合不全、睑缘炎、泪腺炎、泪道阻塞等，矫正屈光不正、隐斜视，建立正确的阅读习惯。

2. 使用个人的脸盆及毛巾，以免传染给他人。

3. 注意休息及充足睡眠。

（三）药物处方

【处方①】 左氧氟沙星眼药水，每次 2 滴，每日 4 次。

儿童：妥布霉素眼药水，每次 1 滴，每日 4 次。

【处方②】 左氧氟沙星眼膏，每次 0.05mg，睡前涂眼。

儿童：妥布霉素眼膏，每次 0.01mg，睡前涂眼。

【处方③】 0.5%硫酸锌眼药水，每次 2 滴，每日 4 次。

【处方④】 0.3%庆大霉素、0.3%环丙沙星、0.3%氧氟沙星、0.3%～0.5%左氧氟沙星眼药水，适量，每日 3 次，滴入眼睑。

【处方⑤】 奈瑟菌性结膜炎。

青霉素或头孢曲松钠，每日 1～2g，连续 5 日。青霉素过敏者可用盐酸大观霉素（每日 2g，肌内注射）。还可联合口服 1g 阿奇霉素或 100mg 多西环素，每日 2 次，持续 7 日。

【处方⑥】 难治性病例和伴有酒糟鼻患者：多西环素100mg，口服，每日 1～2 次，持续数月。

注意事项 慢性结膜炎除了由细菌感染之外，机械性的刺激、药品等化学性的刺激也是原因。与急性结膜炎相较之下，症状比较温和，却不容易根治，因此，除了药物治疗外，并需有充足的睡眠以及均衡的营养。

（蔡春梅 杜娟 刘志鹏 卫胜晓）

六、睑腺炎

（一）概述

由于葡萄球菌侵入睫毛根部皮脂腺或睑板腺而致的急性化脓性炎症，统称为睑腺炎。前者为外睑腺炎，后者为内睑腺炎。当身体抵抗力降低、营养不良、屈光不正时容易发生。外睑腺炎，亦称外麦粒肿，又名睑缘疖。

（二）诊断与治疗

【诊断要点】 本病开始时睑局部水肿，轻度充血，自觉胀痛，近睑缘处可触及硬结，触痛明显，以后逐渐加重，形成脓肿，且在睫毛根部附近出现黄色脓头，破溃排脓后疼痛迅速消退。重者引起眼睑高度红肿，邻近球结膜水肿，耳前淋巴结肿痛，甚至全身畏寒、发热等症状。

【治疗原则】

1. 早期理疗或热敷，局部、全身应用抗生素。

2. 形成脓肿后，切开排脓，促使炎症消退。

【一般治疗】 首先去除病因，并取脓液做细菌培养及药物敏感试验。麦粒肿初期或脓液未形成时，都可局部湿热敷，每日 3 次，每次 20 分钟。脓点已出现，局部有波动感时，切开排脓，外睑腺炎在皮肤面沿睑缘做横行切口，一定要将脓栓摘出。内睑腺炎，在睑结膜面做与睑缘垂直的切口，排净脓液。

（三）药物处方

【处方①】 左氧氟沙星滴眼液，每次 2 滴，每日 4 次。

儿童：妥布霉素滴眼液，每次 2 滴，每日 4 次。

【处方②】 盐酸金霉素眼膏，适量，涂入眼睑内，每日 3 次。

注意事项 换用红霉素眼膏和其他抗生素滴眼液也可。

【处方③】 全身症状重时应用青霉素，240 万单位，生理氯化钠溶液 100ml，每 4 小时一次或每 6 小时一次。

注意事项

1. 治疗期间注意休息，不吃刺激食物，多饮水并保持大便通畅。

2. 如果睑腺炎长期未消留下硬结，在急性炎症消退后，可在睑结膜面切开刮除内容物，并剪除残囊及肉芽肿。

3. 对青霉素过敏者改用其他抗生素。

（蔡春梅 杜娟 刘志鹏 卫胜晓）

七、睑缘炎

（一）概述

睑缘炎是睑缘皮肤、睫毛毛囊及其腺体的亚急性、慢性炎症。睑缘部位富于腺体组织和脂肪性分泌物，易沾染尘垢和病菌致感染。临床上分三型：鳞屑性、溃疡性、眦部睑缘炎。鳞屑性者为睑缘湿疹皮炎，由腺体分泌过多继发感染引起，溃疡性者是睫毛毛囊和睑缘皮肤受葡萄球菌感染所致。眦部睑缘炎为莫－阿（MorAx-Axenfeld）双杆菌所致。此外，也与维生系 B₂ 缺乏、慢性全身疾病有关。睑缘炎一般病程较长，坚持用药疗效尚好。睑缘炎的发病诱因为理化因素、屈光不正、不良卫生习惯等。

（二）诊断与治疗

【诊断要点】

1. 眼睑部有烧灼感，可有刺痒、刺痛。

2. 临床表现：鳞屑性者睑缘充血、潮红，睫毛和睑缘表面附着上皮鳞屑，睑缘表面有点状皮脂溢出，皮脂集于睫毛根部，形成黄色蜡样分泌物，干燥后结痂。去除鳞屑和痂皮后，暴露出充血的睑缘，但无溃疡或脓点。睫毛容易脱落，但可再生。溃疡性者有出血性溃疡及脓疱，日久睫毛肥厚，秃睫或睫毛乱生眼痒、刺痛和烧灼感等，但更为严重。睑缘有更多的皮脂，睫毛根部散布小脓疱，有痂皮覆盖，睫毛常被干痂粘结成束。去除痂皮后露出睫毛根端和浅小溃疡。睫毛毛囊因感染而被破坏，睫毛容易随痂皮脱落，且不能再生，形成秃睫。眦部眼痒、异物感和烧灼感。外眦部睑缘及皮肤充血、肿胀，并有浸润糜烂。邻近结膜常伴有慢性炎症，表现为充血、肥厚、有黏性分泌物。

3. 睑缘皮肤潮红，有鳞屑或痂皮、糜烂、脓疱等表现。

【治疗原则】

1. 病原治疗。

2. 保持局部清洁。

3. 局部抗生素治疗。

4. 对症支持治疗。

5. 消除诱因：如有屈光不正者验光配镜。

【一般治疗】 要有足够的耐心，坚持治疗才能治好，纠正用脏手揉眼的不良习惯。

（三）药物处方

【处方①】 盐酸金霉素眼膏，适量，涂入眼睑内，每日 3 次。

注意事项 换用红霉素眼膏和其他抗生素滴眼液也可。

【处方②】 1%硝酸银液，外涂后生理氯化钠溶液清洗，每日 3 次。

注意事项

1. 当睑缘结痂、溃疡时，应先清洗去掉痂皮然后再清洗。

2. 注意涂硝酸银液时不要触及角膜，以免损伤角膜。

3. 有砂眼或结膜炎时，应同时治疗。

4. 睑缘炎治愈后还需坚持治疗 2～4 周，以防复发。

5. 长期不愈、屡发者可根据细菌培养、药敏试验选择相应有效药物。

【处方③】 0.25%硫酸锌液，外涂，每日 3 次。

维生素 B₂10mg，口服，每日 3 次。

【处方④】 用生理氯化钠溶液或 3%硼酸溶液清洁睑缘，拭去鳞屑后涂抗生素眼膏，每日 2～3 次。痊愈后可每日一次，至少持续 2 周，以防复发。

【处方⑤】 复合维生素 B 族或维生素 B₂，1 片，每日 3 次，辅助治疗。

注意事项 对于慢性睑缘炎有效，内眦部治疗的辅助治疗。

【处方⑥】 局部应用抗生素及辅助治疗：左氧氟沙星滴眼液，每次 2 滴，每日 4 次。

（蔡春梅 杜娟 刘志鹏 卫胜晓）

八、巩膜炎

（一）概述

巩膜炎是以眼红和视力下降为始发症状、以重度眼痛为主要特点的巩膜感染性疾病，又称深层巩膜炎。较表层巩膜炎少见。发病急，常伴发角膜及葡萄膜炎，预后不佳。依据发病部位可以分为前部巩膜炎及后部巩膜炎。女性多见，双眼可先后或同时发生。

（二）诊断与治疗

【诊断要点】

1. 前巩膜炎：病变位于赤道部前。双眼先后发病，眼部疼痛剧烈。持续数周，迁延可达数月甚至数年。可并发角膜炎、葡萄膜炎、白内障、眼压升高。可分为三类：①结节性巩膜炎：病变区巩膜紫红色充血，炎症浸润肿胀，结节样隆起，质硬，压痛，结节可多个。②弥漫性巩膜炎：巩膜弥漫充血，球结膜水肿，巩膜呈特征性的蓝色。③坏死性巩膜炎：破坏性较大，常引起视力损害的炎症。眼痛明显，早期局部巩膜炎性斑块，边缘炎症较中心重。晚期巩膜坏死变薄，透见脉络膜，甚至穿孔。病灶可迅速向后和周围蔓延扩展。炎症消退后，巩膜呈蓝灰色，粗大血管围绕病灶。常伴严重的自身免疫病（如血管炎）。

2. 后巩膜炎：较少见，为一种肉芽肿炎症，位于赤道后方巩膜。出现不同程度眼痛、视力下降。眼前节无明显改变。可有轻微眼红。后节表现为轻度玻璃体炎、视盘（视乳头）水肿、浆液性视网膜脱离、脉络膜皱褶。

【治疗原则】 局部或全身应用糖皮质激素和非甾体抗炎药，必要时手术治疗。

【一般治疗】 本病常是某些全身性疾病的伴随症状，一旦出现，应积极查找相关的原发病，治疗原发病才能有效地控制本病。

（三）药物处方

【处方①】 针对病因治疗：巩膜炎应重视病因检查，凡明确病因者应针对病因治疗，如结核引起者，应用链霉素肌内注射或异烟肼、维生素 B_6 口服，也可用结核菌素脱敏治疗。

【处方②】 皮质激素疗法：0.5%醋酸可的松滴眼液，滴眼，每次 2 滴，每日 4～6 次。

注意事项 重者球结膜下注射地塞米松 2.5mg，每周 1～2 次。

【处方③】 散瞳：1%硫酸阿托品滴眼液，2 滴，滴入眼睑。

【处方④】 局部湿热敷，每日 3～4 次，每次 20 分钟。

【处方⑤】 消炎止痛：水杨酸钠或吲哚美辛，1 片，每日 2～3 次。

注意事项 对久治不愈，经常复发，特别顽固的病例，可应用局部放射治疗以及自血疗法。

【处方⑥】 中药疗法：以祛邪为主，治以凉血散结，泻火解毒，代表方剂为导赤散和黄连解毒汤。

生地黄 15g、木通 10g、生甘草梢 5g、淡竹叶 10g、黄连 6g、黄芩 10g、黄柏 10g、栀子 10g，每次 1 剂，每日 2 次。

注意事项 用于治疗心火上炎等症状。

（蔡春梅 杜娟 刘志鹏 卫胜晓）

九、虹膜睫状体炎

（一）概述

虹膜睫状体炎又称前葡萄膜炎。虹膜发生炎症后常影响睫状体，故临床上单独的虹膜炎或睫状体炎是很少见的。常同时发病。虹膜睫状体炎病因很多，除眼外伤使细菌、病毒、异物、化学物品等直接进入眼内导致炎症外，全身性疾病如结核、麻风、风湿病、钩端螺旋体病等更是引起虹膜睫状体炎的重要原因。邻近虹膜、睫状体的其他眼组织，如角膜炎、巩膜炎等也可导致本病。

（二）诊断与治疗

【诊断要点】

1. 可有感染病灶、全身结缔组织病等。

2. 视力下降伴眼痛、畏光、流泪。

3. 睫状或混合性充血、睫状区可有压痛。

4. 角膜后灰白色或棕灰色沉着物，下方为多。

5. 前房浑浊，絮状渗出或前房积脓。

6. 虹膜纹理不清，可有结节或萎缩纹、瞳孔缩小、对光反应迟钝、瞳孔缘后粘连或虹膜周边前粘连。

7. 可引起角膜水肿、并发性白内障和玻璃体浑浊。

8. 急性炎症时与急性闭角性青光眼、急性结膜炎鉴别。

【治疗原则】 药物治疗和对症治疗，必要时手术治疗。

【一般治疗】

1. 口服药：开始时要给足量，以便迅速控制炎症，最后用最小量维持到炎症活动完全消退为止。

2. 散瞳。

3. 热敷或短波疗法：扩张血管，促进血液循环，加强炎症吸收。

4. 对症治疗：①对虹膜膨隆者可行虹膜穿刺或虹膜切除；②对虹膜周边粘连引起继发青光眼者可行虹膜周边切除；③对并发白内障者可在炎症控制下行白内障摘除术。

（三）药物处方

【处方①】 妥布霉素地塞米松滴眼液，滴眼，每次 2 滴，每日 4～5 次；或每小时点 1 次，恢复期减少次数。

妥布霉素地塞米松眼膏，适量，涂于患处，每日 2 次。

注意事项 病情好转后糖皮质激素类药物要逐渐减量以避免眼科并发症。

【处方②】 散瞳：1%硫酸阿托品滴眼液或复方托吡卡胺滴眼液，滴眼，每次 2 滴，每日 2～3 次。

【处方③】 对继发青光眼者，降眼压。

醋甲唑胺，口服，50mg，每日 2 次。

盐酸卡替洛尔滴眼液，滴眼，每次 2 滴，每日 2 次。

【处方④】 严重者：泼尼松 30～60mg，每日 1 次，顿服。

【处方⑤】 免疫治疗：乙双吗啉，口服，每日 3 次，连服 2～3 周，停虹膜睫状体炎药 1 周，再用 1～2 个疗程。

（蔡春梅　杜娟　刘志鹏　卫胜晓）

十、急性视神经炎

（一）概述

急性视神经炎中医称之为暴盲，是指眼外观端好，猝然一眼或两眼视力急剧下降甚至失明的严重内障眼病。

（二）诊断与治疗

【诊断要点】

1. 视力急剧下降甚至失明。

2. 瞳孔中等度扩大，对光反应迟钝或消失。

3. 视盘充血水肿，边界模糊，视网膜静脉怒张、迂曲，视盘附近有渗出、出血或水肿。急性球后视神经炎可能眼底早期为正常，眼球运动时有疼痛感。

4. 色觉障碍。视野缩小或有中心暗点。

【治疗原则】

1. 针对病因治疗，以提高药物疗效，防止复发。

2. 早期使用激素及抗生素、血管扩张剂、能量合剂及 B 族维生素等药物治疗。

3. 神经营养药物。

【一般治疗】 对于糖尿病、高血压患者皮质类固醇类药物要慎用，应该针对病因对其并存的高血压、动脉硬化、糖尿病等全身性疾病进行妥善处理。

（三）药物处方

【处方①】 全身皮质激素：泼尼松龙，口服，每千克体重每日 1mg。发热患者分 3 次服用，体温正常者每日晨起一次顿服。病情稳定后应逐渐减量，维持量 5～10mg，视病情而定。甲泼尼龙 250mg，静脉注射。法莫替丁 25mg，口服，每日 2 次。

【处方②】 局部皮质激素：地塞米松注射液 2.5mg，球后注射；或曲安奈德注射液 20mg，球后注射；复方樟柳碱注射液 2ml，颞浅动脉旁注射，每日 1 次。

【处方③】 营养神经：甲钴胺 1000μg，每日 3 次，口服。维生素 B$_1$ 片，每次 1～2 片，每日 3 次，口服。

（蔡春梅　杜娟　刘志鹏　卫胜晓）

十一、沙眼

（一）概述

沙眼是由沙眼衣原体引起的一种慢性传染性结膜角膜炎，因其在睑结膜表面形成粗糙不平的外观，形似沙粒，故名沙眼。本病病变过程早期结膜有浸润，如乳头、滤泡增生，同时发生角膜血管翳；晚期由于受累的睑结膜发生瘢痕，以致

眼睑内翻畸形，加重角膜的损害，可严重影响视力甚至造成失明。潜伏期 5～14 天，双眼患病，多发生于儿童或少年期。

（二）诊断与治疗

【诊断要点】

1. 上穹隆部和上睑板结膜血管模糊充血,乳头增生或滤泡形成，或二者兼有。

2. 用放大镜或裂隙灯检查可见角膜血管翳。

3. 上穹隆部和（或）上睑结膜出现瘢痕。

4. 结膜刮片有沙眼包涵体。

在第 1 项的基础上,兼有其他 3 项中之一者可诊断沙眼。

【治疗原则】 注意眼部卫生，局部和全身应用抗生素。

【一般治疗】 沙眼衣原体常附在患者眼的分泌物中，任何与此分泌物接触的情况均可造成沙眼传播感染的机会。因此，应加强宣传教育，培养良好卫生习惯。不用手揉眼，毛巾、手帕要勤洗、晒干；对沙眼患者应积极治疗，并注意水源清洁。

（三）药物处方

沙眼衣原体对四环素族、大环内酯类及氟喹诺类抗菌药物敏感。

【处方①】 局部用药：0.1%利福平或 0.5%盐酸金霉素或四环素眼药水，每次 2 滴，每日 3～6 次。

注意事项 一般需持续用药 1～3 个月，亦可行间歇疗法即用药 3～5 日后，停药 2～4 周，再行用药。眼药水有效期在 2 周，超过 2 周基本上失效。

【处方②】 10%～30%磺胺醋酰钠和 0.25%～0.5%氯霉素眼药水，每日 4～6 次。

注意事项 一般需持续用药 1～3 个月，再行用药，效果亦佳，易于坚持，对于大部分结瘢而仍有残余乳头增生"小岛"者，可以硫酸铜笔腐蚀，促进结瘢。

【处方③】 全身治疗（急性期或严重的沙眼）。

罗红霉素 0.15g，每日 2 次，口服，连服 7～10 日。

阿奇霉素 0.5g，每日 1 次，口服，连服 7～10 日。

注意事项 连续服用 7～10 日为一疗程，停药 1 周，可再服用。需 2～4 个疗程，应注意药物的副作用。

（蔡春梅　杜娟　刘志鹏　卫胜晓）

十二、慢性泪囊炎

（一）概述

慢性泪囊炎由于鼻泪管的阻塞或狭窄而引起，是一种比较常见的眼病，好发于中老年女性，农村和边远地区多见。常见于沙眼、泪道外伤、鼻炎、鼻中隔偏曲、鼻息肉、下鼻甲肥大等阻塞鼻泪道，泪液不能排出，长期滞留在泪囊内。表现溢泪、有黏液或脓性分泌物自泪小点流出等症状。

（二）诊断与治疗

【诊断要点】

1. 溢泪，内眦部结膜充血，皮肤常有湿疹。

2. 以手指挤压泪囊部，有黏液或脓性分泌物自泪

点流出。

3. 由于分泌物大量聚积，泪囊逐渐扩张，内眦韧带下方呈囊状隆起。

【治疗原则】　去除炎症，疏通泪囊，必要时手术治疗。

【一般治疗】

1. 对患病不久鼻泪管未完全堵塞的病例，可点抗生素眼药水。

2. 如鼻泪管仅部分狭窄，可试做泪道探通术或鼻泪管插管术。

3. 泪点和泪小管正常者，可做泪囊鼻腔吻合术。

4. 如泪囊过分狭小，或患者年老体弱，或伤后合并有严重瘢痕者，可行泪囊摘除术。

（三）药物处方

【处方①】　左氧氟沙星滴眼液，每次 2 滴，每日 4～6 次。

滴完抗生素后，0.25%氯霉素液加 0.5%醋酸可的松及 1:5000 糜蛋白酶，冲洗泪囊。

注意事项

1. 点药之前挤净分泌物，滴药前挤压排空泪囊内分泌物，使药液被吸入泪囊做泪道冲洗，同时应治疗鼻腔疾病。

2. 急性泪囊炎除局部应用抗生素眼液外，应全身用抗生素控制感染。

【处方②】　左氧氟沙星滴眼液，每次 2 滴，每日 3 次，滴入鼻腔内。

盐酸麻黄碱滴鼻液，每次 2 滴，每日 3 次，滴入鼻腔内。

注意事项　经过泪囊冲洗后进行，对于膜性阻塞或纤维蛋白性阻塞有效。

【处方③】　全身应用抗生素：复方磺胺甲噁唑，每次 0.8mg，每 12 小时 1 次。

注意事项　服药期间注意过敏现象，发生皮疹、头晕、恶心等要立即停药，胃肠道反应强烈、肝肾功能损伤者禁用，孕妇及 2 个月儿童禁用。

（蔡春梅　杜娟　刘志鹏　卫胜晓）

十三、眼内炎

（一）概述

眼内炎又称玻璃体炎症，广义地讲是指各种严重的眼内炎症，如眼内感染、眼内异物、肿瘤坏死、严重的非感染性葡萄膜炎、晶状体皮质过敏等引起的玻璃体炎、前房积脓和眼部疼痛。临床上一般指由细菌、真菌或寄生虫引起的感染性眼内炎。

（二）诊断与治疗

【诊断要点】

1. 开放性眼外伤均需行 X 线、眼眶 CT 和 B 超检查以排除眼内异物。对有明显危险因素的病例，如锐器穿孔伤、眼球内异物应列为高度怀疑的对象，密切观察。

2. 经标准化的超声诊断对确定感染的程度和范围有一定价值。A 超扫描，中度的感染性眼内炎常显示为玻璃体内有一连串的低幅度小尖波；B 超显示为弥散的细亮点。

3. 视网膜电图（ERG）检查对伤眼视网膜功能评价也是重要的。

4. 病原学检查是确定病原最可靠的方法，不仅有助于诊断，更重要的是可以指导治疗。

【治疗原则】　早期、及时、大量应用抗生素，以便及时控制感染，恢复部分视力。

【一般治疗】

1. 全身用药：通常采用静脉给药。一般使用广谱且可能穿过血-视网膜及血-房水屏障的抗生素。

2. 滴用眼药：虽然很多抗生素滴眼液可以进入前房，但难以深入玻璃体内，故对眼内炎疗效差。

3. 结膜下及球旁注射：这两种注射方法为临床常用，但由于血-房水屏障的影响，药物在玻璃体浓度甚低，达不到治疗眼内炎的目的。

4. 玻璃体内注射：玻璃体内注射抗生素可使眼内抗生素达到有效治疗浓度。玻璃体内注射药物的体积一般为 0.1ml。

5. 玻璃体切割术：是治疗感染性眼内炎最重要、最有效的手段。

（三）药物处方

【处方①】　头孢呋辛钠 1.5g，生理氯化钠溶液 100ml，每日 2 次，静脉滴注。

【处方②】　妥布霉素地塞米松滴眼液，滴眼，每日 4～5 次；或每小时点 1 次。恢复期减少剂量。

妥布霉素地塞米松眼膏，适量，涂于患处，每日 2 次。

【处方③】　散瞳：1%阿托品滴眼液或复方托吡卡胺滴眼液，每日 2～3 次。

【处方④】　细菌性：万古霉素（1mg/0.1ml），玻璃体内注射；头孢他啶（2.25mg/0.1ml），玻璃体内注射。

真菌性：两性霉素 B（5μg/0.1ml），玻璃体内注射。

注意事项　玻璃体内注射：玻璃体内注射抗生素可使眼内抗生素达到有效治疗浓度。玻璃体注射药物的体积一般为 0.1ml，玻璃体腔内联合使用糖皮质激素有助于改善预后，如地塞米松（0.4mg/0.1ml）。

【处方⑤】　其他疗法：玻璃体切割术是治疗感染性眼内炎最重要最有效的手段。通过玻璃体切割，可以清除浑浊的玻璃体，除去大部分细菌及毒素，避免或减轻玻璃体机化导致的牵拉性视网膜脱离；可以直接自玻璃体采集标本，进行涂片及细菌培养；可以用有抗生素的灌注液直接灌注玻璃体。

（蔡春梅　杜娟　刘志鹏　卫胜晓）

第二章　功能性疾病

一、玻璃体后脱离

（一）概述

玻璃体后脱离（PVD）指玻璃体后皮质从视网膜内表面分离。玻璃体中央部的液化腔扩大，玻璃体后皮质层变薄并出现裂口，液化的玻璃体通过裂口进入玻璃体后间隙，使后皮质与视网膜迅速分离。分离后在视网膜前出现一个如视盘大小的环状浑浊物（Weiss 环）。日久此环可变形或下沉，注意到眼前有漂浮物等表现。

（二）诊断与治疗

【诊断要点】

1. 注意到眼前有漂浮物，如：点状物、飞蝇、环形物等，这是浓缩凝胶体漂浮到视野内造成的。

2. 辅助检查：常规眼科检查、B 超和 OCT 检查明确诊断。

【治疗原则】　注意休息，轻微的脱离不用处理，当出现视网膜裂孔时，要积极处理。

（三）药物处方

【处方①】　左氧氟沙星滴眼液，每日 4 次，滴眼。

注意事项

1. 对本品的成分、氧氟沙星及喹诺酮类抗菌制剂有过敏既往史的患者禁用。

2. 仅限于滴眼。

【处方②】　1%硫酸阿托品滴眼液，2 滴，滴入眼睑。托吡卡胺，2 滴/次，间隔 5 分钟滴第 2 次。

注意事项

1. 视网膜裂孔激光术前散瞳用药。

2. 托吡卡胺对于闭角型青光眼者禁用；婴幼儿有脑损伤、痉挛性麻痹及先天愚型综合征者反应强烈，应禁用。

（蔡春梅　杜娟　刘志鹏　卫胜晓）

二、眼干燥症

（一）概述

眼干燥症又称干眼，是指由于泪液的量或质的异常引起的泪膜不稳定和眼表面的损害，是多因素引起眼表面和泪液异常而导致眼不适、视力障碍、泪膜不稳定及眼表面损害性疾病，伴有泪液渗透压升高和眼表面炎症。干眼的实质是泪膜的微环境改变刺激（物理、化学等）神经而引起一系列症状及泪膜不能完整覆盖角膜表面及引起角膜改变而导致视功能改变。

（二）诊断及治疗

【诊断要点】

1. 主观症状（必需）：干燥感、异物感、疲劳感、不适感。

2. 泪膜不稳定（必需）：泪膜破裂时间（BUT）≤10 秒。

3. 泪液分泌减少：泪河高度、泪液分泌试验≤10 毫米/5 分钟。

4. 眼表面损害（加强诊断）：角膜荧光素染色（FL）染色、虎红染色、角结膜丽丝胺绿染色。

5. 泪液渗透压增加或乳铁蛋白减少（加强诊断）。

排除其他原因：1+2（≤5 秒）或 1+2（≤10 秒）+3 或 4 可做出干眼的个体化诊断。

【治疗原则】

1. 病因治疗。

2. 缓解症状。

3. 恢复和保护视力。

【一般治疗】　注意规律休息及足够睡眠，调整情绪，注意饮食，合理使用眼药水，注意眼睛保湿是最好的预防方法。要注意用眼习惯，定时休息，连续在电脑荧屏前的时间不宜过长。学生还要注意膳食结构，多补充维生素 A、维生素 C、维生素 D，多吃胡萝卜、水果、海产品等。保持良好的工作、生活习惯是预防眼睛干涩的关键。首先要避免长时间操作电脑，注意中间休息。此外，长期从事电脑操作的人，要注意饮食调理，应多吃豆制品、鱼、牛奶、核桃、青菜、大白菜、空心菜、西红柿及新鲜水果等。

（三）药物处方

【处方①】　人工泪液：聚乙二醇滴眼液或玻璃酸钠滴眼液，每次 2 滴，每日 4 次。

注意事项　作为人工泪液，一线使用药物。

【处方②】　润滑剂（眼用凝胶，膏剂）：小牛血去蛋白提取物眼用凝胶，每次 2 滴，每日 2 次。

注意事项　主要应用于重度干眼患者，在眼表保持时间较长，可使视物模糊，所以应在夜间应用以减少对视力的影响。

【处方③】　糖皮质激素：氟米龙滴眼液，每次 2 滴，每日 4 次。

注意事项

1. 用时充分摇匀，根据年龄、症状适当增减。

2. 应用于有眼表炎症的患者，注意其不良反应。

【处方④】 环孢素 A 滴眼液，每次 2 滴，每日 4 次。

注意事项 可用于中度到重度干眼患者，注意其过敏等不良反应。

【处方⑤】 非甾体类激素：普拉洛芬滴眼液，每次 2 滴，每日 4 次。根据症状适当增减次数。

（蔡春梅 杜娟 刘志鹏 卫胜晓）

三、急性闭角型青光眼

（一）概述

急性闭角型青光眼曾称急性充血性青光眼，是一种严重的致盲性眼病。多见于女性和 50 岁以上老年人，男女之比为 1:2。常两眼先后（多数在 5 年以内）或同时发病。原发性急性闭角型青光眼是指由于房角关闭引起眼压急性升高的一类青光眼。

（二）诊断与治疗

【诊断要点】

1. 基础病：一眼已发生急性闭角型青光眼；另一眼前房浅，房角窄，但眼压正常，无自觉症状，属临床前期。

2. 发作期症状：由于眼压突然上升，患者突然感到剧烈的眼胀痛、头痛。视力显著下降，仅眼前指数，光感或无光感。由于迷走神经反射，可伴有恶心、呕吐，易误诊为急性胃肠炎或颅内疾患。应详细询问病史及检查，加以鉴别。

3. 患者能够及时就诊眼科，眼科医生通常可以很快明确诊断，给予患者正确治疗。

【治疗原则】 一经诊断，立刻降眼压，应用缩瞳药物，择期手术。

【一般治疗】

1. 饮食要规律。

2. 保持大便通畅。

3. 尽量少吃或不吃辣椒、生葱、胡椒等刺激性食物。

4. 适当地饮水，一般每次饮水不要超达 500ml。

5. 忌烟，忌酒，忌喝浓茶。

6. 慎用药物：有过急性闭角型青光眼病史的患者，要禁用散瞳药，禁服阿托品、东莨菪碱、颠茄酊、安定等药物，因为这些药物能使瞳孔扩大，致使眼压升高，诱发青光眼的急性发作。

7. 识别急性闭角型青光眼的发病前兆：此病急性发作时，可出现剧烈的头痛、恶心、视力急剧下降，在此之前还可经常出现傍晚头痛、视物模糊、眼肿胀、虹视等。

8. 手术治疗：急性闭角型青光眼虽可用药物治疗使急性发作缓解，达到短期降压的目的，但不能防止再发。因此眼压下降后应根据病情，特别是前房角情况，尽快选择周边虹膜切除术或滤过性手术。若停药 48 小时眼压不回升，房角功能性小梁网 1/2 以上开放以及青光眼临床前期，可施行周边虹膜切除术。对于眼压控制不到正常范围，房角已发生广泛前粘连者，应考虑做滤过性手术或小梁切除术。

（三）药物处方

○缩瞳

【处方①】 缩瞳药。

1%～2%硝酸毛果芸香碱：发病不久的病例常用 1%～2%毛果芸香碱每 15 分钟滴眼 1 次，连续 2～3 小时，至瞳孔缩小接近正常时，可改为 1～2 小时一次，或每天 4 次。

0.25%～0.5%水杨酸毒扁豆碱：每次 1～2 滴，4～5 次，逐渐减少次数。

注意事项 缩瞳作用比较强，在发作期开始半小时内先滴毒扁豆碱 4～5 次，然后再滴毛果芸香碱，治疗效果较好。也可与毛果芸香碱交替使用。由于此药有刺激性，不宜长期使用。如频繁点眼易引起局部充血，并有导致眼压升高的危险，故应慎用。此药宜放置有色瓶中避光保存，若已变色不可再用。

【处方②】 0.25%～0.5%马来酸噻吗洛尔滴眼液，滴眼。

注意事项 缩瞳剂：缩瞳药使瞳孔括约肌收缩，瞳孔缩小，将周边虹膜拉平，与小梁网分开，房角得以重新开放，房水能顺利排出。

【处方③】 碳酸酐酶抑制剂：乙酰唑胺：首次剂量 500mg，以后每 6 小时 1 次，每次 250mg，服用 1 小时眼压开始下降，可持续 6～8 小时。

注意事项

1. 此药系磺胺类衍生物，故应服等量的碳酸氢钠，服此药后钾离子排出增加，有产生手足麻木的副作用，应服 10%氯化钾 10ml，每日 3 次。

2. 此药虽可暂时降低眼压，却无开放已闭塞房角的作用，容易造成治愈错觉，失去早期手术治疗的时机，以致造成房角永久粘连。因此对急性闭角青光眼不宜长期使用，且应与缩瞳剂合并使用。

3. 双氯非那胺，首剂 100mg，以后每次 25～50mg，每 6～8 小时 1 次，副作用较乙酰唑胺轻。

○高渗疗法：必须与缩瞳药同时应用。

【处方①】 甘油：每千克体重 1～1.5g，加等量生理氯化钠溶液，一般剂量为 50%溶液 100～150ml。服后半小时开始降压，可维持 4～6 小时。

注意事项

1. 部分患者服后发生口渴、恶心、上呼吸道烧灼和头昏症状，但为时短暂，且可耐受。

2. 严重呕吐及糖尿病患者不宜用。

【处方②】 甘露醇：每千克体重 1～2g，静脉滴注，一般为 250～500ml，在 30～60 分钟滴完。滴注后半小时眼压开始下降，可维持 3～4 小时。

注意事项 静脉输入甘露醇后可出现多尿、口渴或颅内压降低所引起的恶心、头痛、头晕等症状，这些症状在输液停止后迅速消失。

【处方③】 尿素：每千克体重 1～1.5g，用 10%转化糖配成 30%溶液，以每分钟 45～60 滴做静脉滴注。滴注后半小时眼压开始下降，可维持 5 小时。

注意事项

1. 作静脉注射时，切不可漏出血管之外，否则易致组织坏死。

2. 尿素是所有高渗药物中作用最强者，但副作用较大如头痛、血压突然升高等，对有严重心、肝、肾疾病及高血压患者禁用。

【处方④】 吲哚美辛 25～50mg，每日 2～3 次。

注意事项 活动性溃疡病、溃疡性结肠炎及病史者，癫痫、帕金森病及精神病患者，肝肾功能不全者，对本品或对阿司匹林或其他非甾体抗炎药过敏者，血管神经性水肿或支气管哮喘者禁用。孕妇及 14 岁以下小儿禁用。

【处方⑤】 50%高渗葡萄糖，100ml，静脉推注。

注意事项

1. 水肿及严重心、肾功能不全者，肝硬化腹水者。

2. 高血糖非酮症性高渗状态禁用。

3. 糖尿病酮症酸中毒未控制者禁用。

（蔡春梅 杜娟 刘志鹏 卫胜晓）

四、睑板腺囊肿

（一）概述

睑板腺囊肿是睑板腺特发性无菌性慢性肉芽肿性炎症，俗称霰粒肿。它有纤维结缔组织包囊，囊内含有睑板腺分泌物及包括巨细胞在内的慢性炎症细胞浸润。在病理形态上类似结核结节，但不形成干酪样坏死。眼睑皮下圆形肿块，大小不一。小的囊肿经仔细触摸才能发现。较大者可使皮肤隆起，但与皮肤无粘连。大的肿块可压迫眼球，产生散光而使视力下降。

（二）诊断与治疗

【诊断要点】

1. 多见于青少年或中年人。

2. 根据患者无明显疼痛、眼睑硬结，可以诊断。

3. 复发性睑板腺囊肿，应切除做病理检查。

【治疗原则】 小而无症状的睑板腺囊肿不用处理，自行吸收，大的睑板腺囊肿手术切除。

【一般治疗】 热敷、按摩或理疗等方法，促使肿块消散；反复发作者可作自血疗法；较大者需手术摘除。

（三）药物处方

【处方①】 泼尼松龙 0.3～0.5ml，囊肿附近或囊肿内注射。

注意事项 注射时注意角度。

【处方②】 2%黄氧化汞眼膏，适量，每日 3 次，涂用。

【处方③】 痰湿阻结：化坚二陈丸加减。法半夏 10g，黄连 6g，甘草 3g，茯苓 10g，陈皮 6g，归尾 10g，赤芍 10g。煎服，每日 2 剂。

（蔡春梅 杜娟 刘志鹏 卫胜晓）

五、近视

（一）概述

在调节放松状态下，平行光线经眼球屈光系统后聚焦在视网膜之前，称为近视。

（二）诊断与治疗

【诊断要点】

1. 远视力减退，近视力正常。

2. 验光检查为近视：①轻度近视：<−3.00D；②中度近视：−3.00D～−6.00D；③高度近视：>−6.00D。

【治疗原则】 儿童、青少年均需散瞳验光，排除假性近视，并配戴合适的凹球面镜矫正。高度近视除验光配镜外，也可用接触镜矫正。高度近视有眼底病变者辅以药物治疗，必要时行后巩膜加固术。

【一般治疗】 推拿、验光配镜、针灸治疗。必要时行屈光手术。

（蔡春梅 杜娟 刘志鹏 卫胜晓）

六、老年性白内障

（一）概述

年龄相关性白内障是指中老年开始发生的晶状体浑浊，随着年龄增加，患病率明显增高。由于它主要发生于老年人，以往习惯称之为老年性白内障。白内障的发生是多种因素综合作用的结果，比如放射和自由基损伤；营养物质、化学物质缺乏和抗生素的使用；葡萄糖、半乳糖等代谢障碍；脂质过氧化产物损伤等。此外，其他因素如衰老、遗传基因等因素也是一个重要方面，其中最具有普遍意义的环节便是氧化损伤。

（二）诊断与治疗

【诊断要点】

1. 皮质性年龄相关性白内障：皮质性白内障是年龄相关性白内障中最常见的一种类型，其特点是浑浊自周边部浅皮质开始，逐渐向中心部扩展，占据大部分皮质区。

2. 核性年龄相关性白内障：核性白内障往往和核硬化并存。随着白内障程度加重，晶状体核颜色亦逐渐加深，由淡黄色转而变为棕褐色或琥珀色。在长期得不到治疗的所谓迁延性核性白内障病例，特别是糖尿病患者，晶状体核最终变为黑色，形成所谓的黑色白内障。

3. 囊膜下浑浊性白内障：是指以囊膜下浅皮质浑浊为主要特点的白内障类型。浑浊多位于后囊膜下，呈棕色微细颗粒状或浅杯形囊泡状。

【治疗原则】 早期观察或药物干预，影响视力择期手术。

【一般治疗】 手术治疗是治疗白内障的最基本、最有效的方法。目前主要采用白内障超声乳化联合人工晶体植入技术。

注意事项 青光眼体质的患者的膨胀期白内障，诱发青光眼的急性发作，按急性闭角性青光眼药物治疗，眼压降至正常后青光眼白内障联合手术。

（蔡春梅　杜娟　刘志鹏　卫胜晓）

七、泪道狭窄或阻塞

（一）概述

泪道狭窄指泪道起始部与结膜囊相通并且位置表浅而窄细的管径发生的阻塞，临床表现为眼睛流泪、流脓、肿、痛等症状，严重者可导致失明，甚至侵犯颅内而危及生命。常因炎症、外伤、肿瘤、先天异常和寄生虫等引起。分为先天性泪道狭窄和后天性泪道狭窄。

（二）诊断与治疗

【诊断要点】

1. 溢泪史。

2. 泪道冲洗逆流。

3. 泪道碘油造影可明确阻塞部位。

4. 泪小点缺如、闭塞、狭窄。

5. 泪小管阻塞，冲洗液全部反流，探针不通。泪总管阻塞，从下泪点注入冲剂液，而从上泪点溢出。鼻泪管阻塞从下泪点冲洗液注入后，混合泪囊内黏液及脓性物从泪小点溢出。

【治疗原则】 采用按摩、针灸、手术等手法进行泪道疏通。

【一般治疗】 泪道探通术，激光脉冲疏通，必要时手术治疗（结膜－泪囊鼻腔吻合术、泪囊鼻腔吻合术）。

（三）药物处方

【处方①】 左氧氟沙星滴眼液（凝胶），每次 2 滴，每日 4 次，滴眼。

【处方②】 0.5%丙美卡因，适量，滴用。麻醉后，用生理氯化钠溶液进行泪道疏通和泪道冲洗。

【处方③】 肝血不足，复感外邪，滋阴生津。增液汤合生脉散。生黄芪 15g、黄精 15g、太子参 15g、麦冬 10g、五味子 10g、生地 15g、玄参 15g、葛根 15g、花粉 15g、山药 15g、山萸肉 10g，每次 1 剂，每日 2 次。

注意事项

1. 可根据患者具体情况，调节药物种类。

2. 具体以医师用量为准。

【处方④】 肝肾两虚，约束无权。养肝益肾，固摄敛泪。左归饮加减。熟地 10g、山茱萸 10g、枸杞 10g、山药 30g、茯苓 10g、甘草 3g，每次 1 剂，每日 2 次。

【处方⑤】 气血不足，收摄失司，益气养血，收摄止泪。

八珍汤加减。当归 15g、川芎 9g、白芍 12g、熟地 15g、党参 15g、黄芩 12g、白术 10g、茯苓 12g、甘草 6g，每次 1 剂，每日 2 次。

（蔡春梅　杜娟　刘志鹏　卫胜晓）

八、慢性闭角型青光眼

（一）概述

与急性闭角型青光眼不同的是，慢性闭角型青光眼是由于周边虹膜与小梁网发生粘连，使小梁功能受损所致，但房角粘连是由点到面逐步发展的，小梁网的损害是渐进性的，眼压水平也随着房角粘连范围的缓慢扩展而逐步上升。没有眼压急剧升高的相应症状，眼前段组织也没有明显异常，而视盘则在高眼压的持续作用下渐渐萎缩，形成凹陷，视野也随之发生进行性损害。本病往往只是在做常规眼科检查时或于病程晚期患者感觉到有视野缺损时才被发现。

（二）诊断与治疗

【诊断要点】

1. 周边前房浅，中央前房深度略浅或接近正常，虹膜膨隆现象不明显。

2. 房角为中等狭窄，有程度不同的虹膜周边前粘连。

3. 如双眼不是同时发病，则对侧的"健眼"尽管眼压、眼底、视野均正常，但有房角狭窄或可见到局限性周边虹膜前粘连。

4. 眼压中等度升高。

5. 眼底有典型的青光眼性视盘凹陷。

6. 伴有不同程度的青光眼性视野缺损。

【一般治疗】 采取手术治疗，手术方式同急性闭角型青光眼。

（三）药物处方

同急性闭角型青光眼。

（蔡春梅　杜娟　刘志鹏　卫胜晓）

九、原发性开角型青光眼

（一）概述

开角型青光眼包括原发性和继发性，但是临床上开角型青光眼一般是指原发性开角型青光眼（又称慢性单纯性青光眼），即在没有明显的原因、并且前房角开放的情况下，发生青光眼性视神经病变和相对应的视野缺损，最终可能导致失明。根据患者是否有眼压升高，分成原发性开角型青光眼高眼压型和正常眼压性青光眼两种类型。

（二）诊断与治疗

【诊断要点】

1. 眼压增高或正常：有研究表明：青光眼如果不治疗，从出现视野损害到完全失明的自然病程，眼压在 21～25mmHg 的，约为 14.4 年，25～30mmHg，约为 6.5 年，30mmHg 以上，约为 2.9 年。

2. 眼底：最重要的临床表现是青光眼性视神经病变，主要表现为视盘的盘沿组织不规则丢失、视盘凹陷增大、视网膜神经纤维层缺损、视盘浅层出血、视盘血管走行改变、视盘旁脉络膜视网膜萎缩等，晚期视盘萎缩颜色苍白，并可伴有全周的视盘旁脉络膜视网膜萎缩（青光眼晕）。

3. 视野：青光眼性视神经病变会随着病情的加重而加剧，造成的危害是引起视野的逐渐缩小。

4. 视力不同程度下降。

【治疗原则】 一经诊断，立刻降眼压，保护视神经，必要时手术治疗。

（三）药物处方

○降眼压

【处方①】　前列腺素类衍生物：拉坦前列素滴眼液，每次 1 滴，每日 1 次，滴于患眼。

注意事项　晚间使用效果最好，不可增加滴眼次数。

【处方②】　肾上腺素能β受体拮抗剂：马来酸噻吗洛尔滴眼液，每次 1 滴，每日 1～2 次。

【处方③】　肾上腺素能 α_2 受体激动剂：酒石酸溴莫尼定滴眼液，每次 1 滴，每日 2 次。

【处方④】　碳酸酐酶抑制剂：布林佐胺滴眼液，每次 1 滴，每日 2 次。

○营养神经治疗

【处方】　甲钴胺1000μg，每日 3 次，口服。

银杏叶提取物片80mg，每日 3 次，口服。

（蔡春梅　杜娟　刘志鹏　卫胜晓）

十、老年性黄斑变性

（一）概述

老年性黄斑变性（SMD）的患者多为 50 岁以上，双眼先后或同时发病，视力呈进行性损害。该病是 60 岁以上老人视力不可逆性损害的首要原因，其发病率随年龄增加而增高，可能与遗传因素、黄斑长期慢性光损伤、代谢及营养因素等有关，分为干性（萎缩性）SMD 和湿性（渗出性）SMD。

（二）诊断与治疗

【诊断要点】

1. 干性 SMD：起病缓慢，双眼视力逐渐减退，可有视物变形。病程早期后极部可见大小不一、黄白色类圆形玻璃膜疣。硬性玻璃膜疣呈小圆形、边界清晰；软性玻璃膜疣较大、边缘不清，可扩大相互融合。可显露脉络膜大中血管。

2. 湿性 SMD：视力突然下降、视物变形或中央暗点。眼底可见后极部感觉层视网膜下或 RPE 下暗红甚至暗黑色出血，病变区可隆起。病变区大小不一，大的可超越上下血管弓。病变区内或边缘有黄白色脂性渗出及玻璃膜疣。大量出血时，出血可突破视网膜进入玻璃体，产生玻璃体积血。病程晚期黄斑下出血机化，形成盘状瘢痕，中心视力完全丧失。

3. 辅助检查：光学相干断层成像（OCT）、荧光素眼底血管造影、吲哚菁绿脉络膜造影可明确诊断。

【治疗原则】　保护视细胞，起到视网膜组织营养剂的作用；减少血管的渗透性；封闭已经存在的新生血管；破坏异常的新生血管。

【一般治疗】　萎缩性病变和视力下降，可行低视力矫治；抑制血管内皮生长因子；抑制新生血管；抑制血管内皮细胞移行，必要时进行激光光凝治疗。

（三）药物处方

【处方①】　曲安奈德注射液0.2～0.3mg。

注意事项

有高血压、心脏病、糖尿病、骨质疏松症、青光眼、肝肾功能不全等的患者视病情慎用乃至禁用。

【处方②】　醋酸阿奈可他，1 支，注射用。

注意事项

1. 注射前将药物稀释。

2. 将药物注射至眼后，避免将药物注入眼内。

3. 6 个月给药 1 次。

【处方③】　雷珠单抗 10mg 或康柏西普眼用注射液0.2ml，每月 1 次，连用 3 个月，之后每隔 3 月 1 次。

注意事项

1. 在每次注射前后 3 天自行滴注抗生素滴眼液，每天 4 次。

2. 玻璃体内注射给药前，应对既往病史进行全面的评估，以评估其发生高敏反应的可能性。

3. 对于湿性 SMD 效果显著。

（蔡春梅　杜娟　刘志鹏　卫胜晓）

十一、青光眼睫状体炎综合征

（一）概述

青光眼睫状体炎综合征（简称青–睫综合征），是一种反复发作的单眼青光眼合并睫状体炎。其特点为单侧、反复发作、视力轻度减退、眼压中等升高、房角开放、有少量灰白色膜后沉积物（KP）。本病多发生在 20～50 岁，50 岁以上者少见，60 岁以上者更罕见。

（二）诊断与治疗

【诊断要点】

1. 眼压升高与症状不成比例，患者往往有显著的眼压升高，但通常无症状或仅有轻微的症状。

2. 眼压升高与体征不成比例，尽管患者的眼压升高是突然的，眼压升高的程度足以引起严重的眼组织损害，但患者一般并无急性闭角型青光眼的眼部体征，如睫状充血、角膜水肿、视神经损害、视野缺损等。

3. 眼压升高与虹膜睫状体炎的严重程度不成比例，虹膜睫状体炎可因渗出物、细胞堵塞房角、虹膜后粘连等机制引起眼压升高；但此病的虹膜睫状体炎轻微，不引起虹膜后粘连，眼压升高却特别显著，并且眼压升高可出现于炎症体征出现之前。

4. 单眼受累，虽然此病可累及双眼，但患者典型地表现为单眼受累。

5. 特征性的 KP，此种 KP 典型地表现为数量少、分布特殊、消退慢。

6. 反复发作。

7. 眼压升高时房角是开放的。

8. 活体超声生物显微镜检查可发现睫状体肿胀和渗出。

【治疗原则】

1. 局部应用皮质激素，可控制炎症发展。

2. 降眼压。

3. 散瞳。

【一般治疗】 注意休息，避免劳累和精神紧张。患者的眼压升高一般不宜行抗青光眼手术治疗，手术不能预防疾病的复发，但应严密观察，长期随访，若与原发性或继发性开角型青光眼合并存在，视功能有遭受威胁之可能，应考虑手术治疗。

（三）药物治疗

【处方①】 糖皮质激素。

妥布霉素地塞米松滴眼液，每日 3～6 次，滴眼。

妥布霉素地塞米松眼药膏，适量，每日 2～3 次，涂眼。

注意事项 糖皮质激素眼药在眼压炎症恢复正常时，则应逐渐降低点眼频度至停药，避免激素性青光眼。

【处方②】 非甾体消炎药：吲哚美辛 25～50mg，每日 2～3 次，口服。

【处方③】 降眼压药。

醋甲唑胺片，口服，50mg，每日 2 次。

卡替洛尔滴眼液，滴眼，每次 2 滴，每日 2 次。

（蔡春梅 杜娟 刘志鹏 卫胜晓）

十二、缺血性视神经病变

（一）概述

缺血性视神经病变为供应视神经的动脉血供急性障碍引起视神经缺血、缺氧，造成视神经的损害，分为前部缺血性视神经病变和后部缺血性病变，单眼或双眼发病，双眼发病时间可有间隔。目前临床上将其统称为前部缺血性视神经病变。多见于老年人，女较男多见。凡能使视盘供血不足的全身性疾病或眼病均可引起本病，如高血压、动脉硬化、颞动脉炎、颈动脉阻塞、糖尿病、白血病及红细胞增多症等。

（二）诊断与治疗

【诊断要点】 凡年龄大于 40 岁，视力突然下降，视野缺损呈与生理盲点相连的象限性视野缺损者，应考虑缺血性视神经病变的可能性，但必须除外压迫性视神经病变、脱髓鞘疾病及遗传性疾患等。

1. 前段缺血性视神经病变诊断：①视力突然下降，典型视野缺损；②头痛、眼痕，特别是由于颞动脉炎引起；③视盘呈灰白色水肿；④眼底荧光血管造影显示视盘低荧光或荧光充盈慢或不充盈；⑤手足有雷诺现象；⑥眼球压迫试验的眼压恢复率显著降低。

2. 后段缺血性视神经病变诊断：①视力突然下降并有视野缺损。②无头痛、眼痛；③眼底正常或视盘鼻侧略淡，边界清。④年龄大于 40 岁，常有高血压、低血压、动脉硬化或血液成分的改变；小于 40 岁，多有雷诺现象，或有外伤或惊恐史等。临床上诊断后段缺血性视神经病变常不易，与视神经乳头炎难以鉴别，有认为眼血流图异常或头颅 CT 证实有脑梗死区等可为诊断作参考。

3. 影像诊断：眼底荧光血管造影早期表现为视盘缺血区无荧光或弱荧光或充盈迟缓，网膜循环正常。如部分缺血区因表层毛细血管代偿性扩张渗漏呈现强荧光，视盘上梗阻缺血区与非缺血区荧光强弱产生不对称性即不均匀现象。视神经萎缩后荧光血管造影呈现弱荧光或无荧光充盈。

【治疗原则】

1. 病因治疗。

2. 皮质类固醇治疗，可减少缺血所致的水肿，改善血运障碍，阻断恶性循环。

3. 口服醋氮酰胺类药以降低眼内压，改善视盘血供不平衡。

4. 神经营养药物。

【一般治疗】 尚无特效治疗，通过综合治疗，体外反搏及高压氧治疗等。

（三）药物处方

【处方①】 扩血管。

球后注射山莨菪碱注射液 5mg，球后注射。

1%硫酸阿托品注射液 0.2ml，球后注射。

复方樟柳碱注射液 2ml，颞浅动脉旁注射，每日 1 次。

【处方②】 营养神经：甲钴胺 1000μg，每日 3 次，口服，维生素 B_1 片，每日 3 次，口服。

【处方③】 卡替洛尔滴眼液，每日 2 次。醋甲唑胺片 50mg，口服，每日 2 次。

注意事项 对于糖尿病、高血压患者皮质类固醇类药物要慎用，应该针对病因对其并存的高血压、动脉硬化、糖尿病等全身性疾病进行妥善处理。

（蔡春梅 杜娟 刘志鹏 卫胜晓）

十三、视盘水肿

（一）概述

视神经外面的三层鞘膜分别与颅内的三层鞘膜相连续，颅内的压力可经脑脊液传至视神经处。通常眼压高于颅内压，一旦此平衡破坏可引起视乳头水肿。分为：①早期型：视盘充血，可有视盘附近的线状小出血，由于视盘上下方视网膜神经纤维层水肿浑浊，使视盘上下方的边界不清；②进展型：双侧视盘肿胀充血明显，通常有火焰状的出血，神经纤维层梗死的棉绒状改变，黄斑部可有星形渗出或出血；③慢性型：视盘呈圆形隆起，视杯消失，出现闪亮的硬性渗出表明视盘水肿已几个月了；④萎缩型：视盘色灰白，视网膜血管变细、有鞘膜，可有视盘血管短路，视盘周围及黄斑的色素上皮改变。

（二）诊断与治疗

【诊断要点】

1. 视野检查：有生理盲点扩大，慢性视盘水肿发展至视神经萎缩时，视野有中心视力丧失以及周边视野缩窄，特别是鼻下方。

2. 阵发性眼前发黑或视物模糊，持续数秒至 1 分钟左右，往往是双侧，常由姿势改变而突然引发。

3. 精神症状，癫痫发作，头痛，复视、恶心、呕吐。

4. 视力下降少见。

5. 头颅 CT 和 MRI 检查，颅内压增高。

【治疗原则】 对颅内压增高的原发病因进行治疗。

【一般治疗】 对症降颅压，减轻水肿，必要时开颅降压手术。

（三）药物处方

【处方①】 甘露醇，按 0.25～2g/kg，配制为 15%～25% 的浓度，于 30～60 分钟内静脉滴注。

注意事项

1. 注意复查肝肾功能。

2. 以下禁用：严重失水者，颅内活动性出血者，因扩容加重出血，但颅内手术时除外，急性肺水肿或严重肺淤血。

【处方②】 10%甘油葡萄糖液或 10%甘油生理氯化钠溶液 500ml 静脉滴注，于 2～3 小时内静脉滴完，每日 1～2 次；或按每日每千克体重 1g 计量，与等量氯化钠溶液或橘汁混匀，分 3 次口服或鼻饲。

（蔡春梅 杜娟 刘志鹏 卫胜晓）

十四、糖尿病性视网膜病变

（一）概述

糖尿病性视网膜病变（DR）是糖尿病性微血管病变中最重要的表现，是一种具有特异性改变的眼底病变，是糖尿病的严重并发症之一。临床上根据是否出现视网膜新生血管为标志，将没有视网膜新生血管形成的糖尿病性视网膜病变称为非增殖型糖尿病性视网膜病变（NPDR），而将有视网膜新生血管形成的糖尿病性视网膜病变称为增殖型糖尿病性视网膜病变（PDR）。糖尿病患者主要是胰岛素代谢异常，引起眼组织、神经及血管微循环改变，造成眼的营养和视功能的损坏。

（二）诊断与治疗

【诊断要点】

1. 临床上有"三多一少"等糖尿病症状。

2. 常双眼受累，视力下降程度取决于黄斑区受累程度。

3. 眼底表现临床分型为单纯型和增生型。

4. 化验检查：空腹血糖增高，尿糖阳性。

5. 眼底荧光血管造影：可见微血管性高荧光点，小血管扩张。

6. 视网膜电图：早期有振荡电位的选择性异常。

【治疗原则】

1. 控制血糖、降低血脂、降低血液黏稠度和血小板凝聚，减少视网膜血管渗漏。

2. 激光治疗。

3. 玻璃体视网膜手术。

4. 抗血管内皮生长因子抗体玻璃体腔注药。

5. 支持疗法。

【一般治疗】

1. 光凝治疗：激光治疗被认为是治疗糖尿病性视网膜病变的有效方法。

2. 视网膜有新生血管及黄斑水肿，玻璃体腔注射抗血管内皮生长因子抗体。

3. 玻璃体切割术：对于糖尿病性视网膜病变，玻璃体切割术的基本适应证是玻璃体出血及严重的增殖性病变。一般认为，广泛玻璃体出血 3 个月以上不能自发吸收者需行玻璃体切割术。

（三）药物处方

【处方①】 羟基苯磺酸钙胶囊 1.0g，每日 3 次，口服。

【处方②】 抗血管内皮生长因子（VEGF）抗体 0.05ml，玻璃体腔注射。

注意事项 无视网膜病变的糖尿病患者应每年散瞳检查眼底；糖尿病视网膜病变单纯型 Ⅰ 型每半年散瞳查眼底一次；Ⅱ、Ⅲ 型每 2～4 个月散瞳查眼底一次，增殖型每 1～3 个月散瞳查眼底一次。

（蔡春梅 杜娟 刘志鹏 卫胜晓）

第八篇　耳鼻喉科疾病

第一章　耳疾病

一、急性外耳道炎

（一）概述

外耳道炎是外耳道皮肤或皮下组织的广泛的急、慢性炎症。由于在潮湿的热带地区发病率很高，因而又被称为"热带耳"。根据病程可将外耳道炎分为急性弥漫性外耳道炎和慢性外耳道炎，这里主要介绍急性弥漫性外耳道炎。正常的外耳道皮肤及其附属腺体的分泌对外耳道具有保护作用，当外耳道皮肤本身的抵抗力下降或遭损伤，微生物进入引起感染，发生急性弥漫性外耳道炎症。如患者有全身性慢性疾病，抵抗力差，或局部病因长期未去除，炎症会迁延为慢性，主要表现为耳屏压痛、耳郭牵拉痛，有时疼痛剧烈，咀嚼或说话时加重，伴耳内烧灼感，有时可伴有耳内溢脓。

（二）诊断与治疗

【诊断要点】

1. 急性外耳道炎有耳屏压痛和耳郭牵引痛，因患者疼痛剧烈，检查者动作要轻柔。

2. 外耳道弥漫性充血，肿胀，潮湿，有时可见小脓疱。

3. 外耳道内有分泌物，早期是稀薄的浆液性分泌物，晚期变稠或脓性。

4. 如外耳道肿胀不重，可用小耳镜看到鼓膜，鼓膜可呈粉红色，也可大致正常。如肿胀严重，则看不到鼓膜或不能窥其全貌。

5. 如病情严重，可出现耳郭周围水肿、耳周淋巴结肿胀或压痛。

【治疗原则】

1. 清洁外耳道，保证局部清洁、干燥和引流通畅，保持外耳道处于酸性环境。

2. 取分泌物做细菌培养和药物敏感试验，选择敏感的抗生素。

3. 在尚未获得细菌培养结果时，局部选择酸化的广谱抗生素滴耳液治疗，注意不要用有耳毒性的和接触过敏的药物。

【一般治疗】

1. 外耳道红肿时，局部敷用鱼石脂甘油或紫色消肿膏纱条，可起到消炎消肿的作用。

2. 严重的外耳道炎需全身应用抗生素；耳痛剧烈者给止痛药和镇静剂。

（三）药物处方

【处方①】　氢化可的松乳膏，外用，每日 2～4 次，涂于患处，并轻揉片刻。

【处方②】　氧氟沙星滴耳液，滴耳，成人每次 6～10 滴，每日 2～3 次。滴耳后，进行约 10 分钟耳浴。根据症状适当增减滴耳次数。小儿滴数酌减。

【处方③】　青霉素钠，成人每日 200 万～2000 万单位加入 5%葡萄糖溶液 250ml 中，分 2～4 次静脉滴注给药；儿童 5 万～20 万单位/（kg·d），分 2～4 次给药；疗程均为 5～7 天。

【处方④】　头孢唑林钠，成人每次 0.5～1.0g，加入生理氯化钠溶液 100ml 中，每日 2～4 次，严重感染者可增加至每日 6g，分 2～4 次静脉滴注。儿童 50～100mg/（kg·d），分 2～3 次静脉滴注，疗程 5～7 天。

（冯春　曹现宝）

二、大疱性鼓膜炎

（一）概述

大疱性鼓膜炎又称出血性大疱性鼓膜炎，是一种可能由病毒感染导致的鼓膜急性炎症，一般继发于病毒性上呼吸道感染流行期，如流感病毒、脊髓灰质炎病毒感染等，以鼓膜上皮层下方的局限性积液形成大疱为特征，主要表现为耳深部疼痛，疼痛可突发，并急性加重，可伴有耳溢液、耳鸣、耳内闷胀感甚至听力下降等症状，同时可有发热等全身症状。

（二）诊断与治疗

【诊断要点】

1. 病史：一般有上呼吸道感染等病毒感染病史。

2. 有耳痛、耳溢液、耳鸣、耳闷胀感、听力下降等临床表现。

3. 耳内镜检查：外耳道深部皮肤、鼓膜充血并疱疹形成，疱疹一般位于鼓膜紧张部后上象限，可单个，也可多个，壁薄，触之易破，疱疹破裂时有淡红色或淡黄色渗出，鼓膜一般完整。

4. 实验室检查可有淋巴细胞百分比升高。

【治疗原则】

1. 大疱未破时可在无菌操作下用针尖刺破，注意勿损伤鼓膜。

2. 大疱已破时可用氧氟沙星滴耳液滴耳。

3. 耳痛剧烈者可给予止痛、1%利多卡因滴耳治疗。

【一般治疗】

1. 避免耳内进水继发细菌感染。

2. 外耳道需清洗、换药、清理耳内分泌物，注意无菌。

3. 治疗原发疾病，可口服抗生素预防感染。

（三）药物处方

【处方①】　氧氟沙星滴耳液，滴耳，成人每次 6～10 滴，每日 2～3 次。滴耳后进行约 10 分钟耳浴。根据症状适当增减滴耳次数。小儿滴数酌减。

注意事项

1. 本品一般适用于中耳炎局限在中耳黏膜部位的局部治疗。若炎症已漫及鼓室周围时，除局部治疗外，应同时服用口服制剂。

2. 使用本品时若药温过低，可能会引起眩晕。因此，使用温度应接近体温。

3. 出现过敏症状时应立即停药。

4. 使用本品的疗程以 4 周为限。若继续给药时，应慎用。

【处方②】　1%利多卡因注射剂，滴耳，成人每次 6～10 滴，每日 2～3 次。滴耳后进行约 10 分钟耳浴，根据症状适当增减滴耳次数，小儿滴数酌减。

【处方③】　洛芬待因缓释片，口服，整片吞服，成人每 12 小时 1 次，每次 2～4 片。

（陈显权　曹现宝）

三、耳郭化脓性软骨膜炎

（一）概述

耳郭化脓性软骨膜炎是指耳郭软骨膜的急性化脓性炎症，主要致病菌为铜绿假单胞菌、金黄色葡萄球菌。主要病因有耳郭外伤后继发感染、邻近组织感染扩散、外科手术后经伤口感染等，感染若未及时得到控制，则形成耳郭脓肿。若病情进展，脓液积聚于耳郭软骨与软骨膜之间，使软骨缺血、坏死，可导致耳郭畸形。初期主要表现为耳郭红肿、胀痛、烧灼感，耳郭弹性消失，触压痛明显，随病情进展可出现疼痛加重，伴发热、烦躁不安等症状。

（二）诊断与治疗

【诊断要点】

1. 一般有明确病因，如外伤、邻近组织感染或手术史。

2. 根据临床表现可确诊，脓肿形成时穿刺可抽出脓液。

【治疗原则】

1. 积极病因治疗。

2. 脓肿未形成时，全身大剂量适当应用敏感抗生素，局部鱼石脂软膏外敷。

3. 脓肿形成后，全麻下手术彻底清创，术腔冲洗，放置引流条，术后换药。

4. 脓液应常规送药敏、培养，根据药敏结果选用敏感抗生素。

【一般治疗】

1. 合并发热者给予补液，纠正水、电解质紊乱，对症支持治疗。

2. 脓肿清创术后注意换药，可用抗生素持续冲洗，促进炎症消退。

（三）药物处方

【处方①】　哌拉西林，成人中度感染每日 8g，分 2 次静脉滴注；严重感染每次 3～4g，每 4～6 小时静脉滴注或注射。每日总剂量不超过 24g。婴幼儿和 12 岁以下儿童的剂量为每日按体重 100～200mg/kg。

【处方②】　头孢他啶，每日 2～4g，分 2～3 次静脉滴注或静脉注射；非常严重的感染：每日 4～6g，分 2～3 次静脉滴注或静脉注射。疗程 7～14 天。婴幼儿（出生 2 个月以上）常用剂量为每日 30～100mg/kg，分 2～3 次静脉滴注。

（陈显权　曹现宝）

四、耳鸣

（一）概述

耳鸣是听觉系统障碍的常见症状。多数指患者主观感觉耳内或头内有声音鸣响，但无相应的体内或外界环境中的刺激声源；另外一小部分耳鸣患者，确有体内刺激声源存在，并传入耳内。临床上习惯将前者称主观性耳鸣，仅患者本人感受到声音，后者称客观性耳鸣，患者和检查者都能听到声音。从外耳道、中耳、耳蜗、听神经、脑干到大脑皮质的多种病理或功能改变，均可引起主观性耳鸣。客观性耳鸣病因可分为血管性（包括动脉性和静脉性）、肌源性和咽鼓管异常开放症等。耳鸣音各式各样，多为单一的声音，少数为复合音，如蝉鸣声、铃声、嘶嘶声、开水沸腾声、浪花声、机器轰鸣声等。外界环境安静时，耳鸣往往加重，夜间尤甚。

（二）诊断与治疗

【诊断要点】

1. 病史采集是诊断的关键，注意与听力下降、眩晕、耳漏等其他耳部症状的关系。

2. 耳鸣特点是单音抑或复合音。注意耳鸣发生时间、持续时间、音调、响度、出现缓急以及伴随症状。

3. 耳鸣分级：根据耳鸣对患者影响的程度，可分为轻、中、重三级。

4. 寻找病因：如耵聍栓塞、中耳炎、声损伤、药物中毒、耳部肿瘤、颞骨外伤、梅尼埃病等内耳疾病以及精神心理障碍等全身性疾病。

5. 听力学检查：纯音测听、耳声发射。

6. 影像学检查：CT、MRI。

7. 耳鸣测试：耳鸣音调匹配测试、倍程混淆试验、耳鸣响度匹配试验、耳鸣掩蔽听力图。

【治疗原则】

1. 病因治疗：治疗引起耳鸣的原发病。

2. 药物治疗：至今尚无彻底治愈耳鸣的药物。某些药物可有短期疗效。可选用的药物包括改善内耳血液循环的药物、改善内耳能量代谢的药物、静脉注射局部麻醉药物以及抗焦虑、抗抑郁药物等。

【一般治疗】

1. 掩蔽疗法：包括助听器、录音磁带等掩蔽器械。

2. 生物反馈疗法：适用于精神过敏、疾病倾向或有精神分裂症倾向患者。

3. 电刺激治疗。

4. 人工耳蜗植入：除能提高听力外，对耳鸣也有一定疗效。

5. 心理咨询。

6. 选择性耳蜗神经切断术适用于重度听力损失、严重耳蜗性耳鸣、保守治疗无效者。

（三）药物处方

【处方①】地塞米松磷酸钠注射液 5～10mg，静脉滴注，每日 1 次，连用 3 天，如有效，可再用 2 天后停药，不必逐渐减量，如无效可以直接停药。

【处方②】银杏叶提取物注射剂，通常每日 1～2 次，每次 2～4 支。若必要时可调整剂量至每次 5 支，每日 2 次。给药时可将本品溶于生理氯化钠溶液、葡萄糖输液或低分子右旋糖酐或羟乙基淀粉中，混合比例为 1:10。若输液为 500ml，则静脉滴注速度应控制在 2～3 小时。后续治疗可以口服银杏叶提取物片剂或滴剂。

注意事项

1. 银杏叶提取物注射液不影响糖分代谢，因此适用于糖尿病患者。

2. 高乳酸血症、甲醇中毒者、果糖山梨醇耐受性不佳者及 1,6-二磷酸果糖酶缺乏者，给药剂量每次不可超过 25ml。

3. 本品不能与其他药物混合使用。

4. 过期不能使用。

【处方③】利多卡因注射剂，静脉注射，按体重 1mg/kg（一般用 50～100mg）作为首次负荷量静脉注射 2～3 分钟，必要时每 5 分钟后再重复注射 1～2 次，一小时内最大量不超过 300mg。

【处方④】巴曲酶注射剂，成人首次剂量通常为 10 BU，维持量可视患者情况酌情给予，一般为 5 BU，隔日 1 次，药液使用前用 100ml 以上的生理氯化钠溶液稀释，静脉滴注 1 小时以上。

注意事项

1. 治疗前及治疗期间应对患者进行血纤维蛋白原和血小板凝集情况的检查，并密切注意临床症状。首次用药后第一次血纤维蛋白原低于 100mg/dl 者，给药治疗期间出现出血或可疑出血时，应终止给药，并采取输血或其他措施。

2. 下列患者慎用。

（1）有药物过敏史者。

（2）有消化道溃疡史者。

（3）患有脑血管病后遗症者。

（冯春 曹现宝）

五、分泌性中耳炎

（一）概述

分泌性中耳炎是以中耳积液（包括浆液、黏液、浆-黏液，而非血液或脑脊液）及听力下降为主要特征的中耳非化脓性炎性疾病。本病常见，小儿的发病率比成人高，是引起小儿听力下降的重要原因之一。中耳积液甚为黏稠者称胶耳。按病程的长短不同，可将本病分为急性和慢性两种，一般认为，分泌性中耳炎病程长达 8 周以上者即为慢性。慢性分泌性中耳炎是因急性期未得到及时与恰当的治疗或由急性分泌性中耳炎反复发作、迁延、转化而来。早期，中耳黏膜水肿，毛细血管增生，通透性增加；继之黏膜增厚，上皮化生，鼓室前部低矮的假复层柱状纤毛上皮变为增厚的分泌性上皮；鼓室后部的单层扁平上皮变为假复层柱状上皮，杯状细胞增多。上皮下有病理性腺体样组织形成，固有层有圆形细胞浸润。恢复期中，腺体退化，分泌物减少，黏膜逐渐恢复正常，主要表现为听力下降、耳内闷胀感、耳鸣，有时可伴有耳痛。

（二）诊断与治疗

【诊断要点】

1. 听力下降：急性分泌性中耳炎多有感冒史，以后听力逐渐下降，伴自听增强。当头位变动（如前倾或偏向患侧）、按压耳屏时因积液离开蜗窗，听力可暂时改善。慢性者起病隐匿，患者常说不清发病时间。小儿大多表现为对别人的呼唤声不予理睬，看电视时要调大声量，学习时精神不集中，学习成绩下降等。如小儿的另一耳正常，也可长期不被家长察觉。

2. 耳痛：急性起病时可有耳痛，慢性者耳痛不明显。

3. 耳内闭塞感：耳内闭塞感或闷胀感是常见的主诉之一，按捺耳屏后该症状可暂时减轻。

4. 耳鸣：部分患者有耳鸣，多为间歇性，如"噼啪"声，或低音调"轰轰"声。当头部运动、打呵欠或擤鼻时，耳内可出现气过水声，但若液体很黏稠或液体已完全充满鼓室，此症状缺如。

5. 耳镜检查：急性期，鼓膜松弛部充血，或全鼓膜轻度弥漫性充血。鼓膜内陷，表现为光锥缩短、变形或消失，锤骨柄向后上移位，锤骨短突明显向外突起。鼓室积液时，鼓膜失去正常光泽，呈淡黄、橙红或琥珀色，慢性者可呈灰蓝或乳白色，鼓膜紧张部有扩张的微血管。若液体不黏稠且未充满鼓室，可透过鼓膜见到液平面。此液面形如弧形的发丝，凹面向上，请患者头前俯、后仰时，此平面与地面平行的关系不变。有时尚可透过鼓膜见到气泡影，做咽鼓管吹张后气泡可增多、移位。积液甚多时，鼓膜向外隆凸，鼓膜活动受限。

6. 听力测试

（1）音叉试验　林纳试验（－），韦伯试验偏向患侧。

（2）纯音听阈测试　示传导性听力损失。听力下降的程度不一，重者可达 40dB，轻者 15～20dB。听阈可随积液量的改变而波动。听力损失一般以低频为主，但由于中耳传音结构及两窗阻抗的变化，高频气导及骨导听力亦可下降。少数患者可合并感音神经性听力损失。

（3）声导抗测试　声导抗图对诊断有重要价值。平坦型（B 型）是分泌性中耳炎的典型曲线，负压型（C 型）示鼓室负压，咽鼓管功能不良，其中部分中耳有积液。

【治疗原则】 采取清除中耳积液，控制感染，改善中耳通气、引流以及治疗相关疾病等综合治疗。

【一般治疗】

1. 非手术治疗

（1）抗生素　急性分泌性中耳炎可选用青霉素类、红霉素、头孢呋辛、头孢噻肟、头孢哌酮、头孢唑肟、头孢拉啶等口服或静脉滴注。

（2）糖皮质激素　如地塞米松或泼尼松等做短期治疗。

（3）保持鼻腔及咽鼓管通畅　减充血剂如 1%麻黄素、盐酸羟甲唑林滴（喷）鼻腔。咽鼓管吹张（可采用捏鼻鼓气法、波氏球法或导管法）。成人可经导管向咽鼓管咽口吹入泼尼松龙 1ml，隔日 1 次，共 3～6 次。

2. 手术治疗

（1）鼓膜穿刺术　鼓膜穿刺，抽出积液。必要时可重复穿刺。亦可于抽液后注入糖皮质激素、α-糜蛋白酶等药物。

（2）鼓膜切开术　液体较黏稠，鼓膜穿刺时不能将其吸尽者或经反复穿刺，积液在抽吸后又迅速生成、积聚时，宜做鼓膜切开术。

（3）鼓膜切开加置管术　凡病情迁延长期不愈，或反复发作之慢性分泌性中耳炎及胶耳等，可于鼓膜切开并将积液充分吸尽后，在切口处放置一通气管，以改善中耳的通气，有利液体的引流，促进咽鼓管功能的修复。通气管的留置时间长短不一，一般为 6～8 周，最长可达 1～2 年，不超过 3 年。咽鼓管功能恢复后，通气管大多可自行脱出。

（4）慢性分泌性中耳炎　特别在成年人，经上述各种治疗无效，又未查出明显相关疾病时，宜做颞骨 CT 扫描，如发现鼓室或乳突内有肉芽或鼓室粘连时，应做鼓室探查术或单纯乳突开放术，彻底清除病变组织后，根据不同情况进行鼓室成形术。

（5）其他　积极治疗鼻咽或鼻部疾病，如腺样体切除术（3 岁以上的儿童）、鼻息肉摘除术、下鼻甲部分切除术、功能性鼻窦内镜手术、鼻中隔黏膜下矫正术等，其中，腺样体切除术在儿童分泌性中耳炎的治疗中应受到足够的重视。

（三）药物处方

【处方①】 阿奇霉素，成人 0.5g 加入生理氯化钠溶液或 5%葡萄糖溶液 250ml 中，每日 1 次，连用 2 天后改为口服，0.5g/d，疗程 7～10 天；小儿，15～25kg，0.2g/d，顿服，2～5 天后剂量减半；26～35kg，0.3g/d，顿服，2～5 天后剂量减半；36～45kg，0.4g/d，顿服，2～5 天后剂量减半，小儿疗程均为 5～7 天。

处方②③同急性外耳道炎处方③④。

（冯春　曹现宝）

六、Hunt 综合征

（一）概述

耳带状疱疹是由水痘带状疱疹病毒引起的、以侵犯面神经为主的疾病。因 Ramsey Hunt 于 1907 年首次描述该病，故称 Hunt 综合征。本病常见，好发于青年、老年人，常因受凉、劳累等机体抵抗力下降时诱发，主要表现为耳郭、耳周和（或）外耳道疱疹形成和面瘫，疱疹和面瘫出现时间先后不一，大多患者疱疹出现后才有面瘫。起病初期可仅有发热、头疼等全身症状，继之则出现耳郭、耳周和（或）外耳道疼痛，疼痛剧烈，而后疱疹出现，疱疹主要表现为皮肤淡红色丘疹，继之形成小疱，小疱融合后如自行破溃有分泌物渗出，最后结痂，出现面瘫。实验室检查一般血常规升高，以淋巴细胞增多为主。

（二）诊断与治疗

【诊断要点】

1. 临床表现：可有低热、头疼等全身症状，有耳郭、耳周和（或）外耳道不适或疼痛等局部症状。

2. 体格检查：耳郭、耳周和（或）外耳道疱疹，同侧周围性面瘫。

3. 可伴有耳鸣、眩晕、听力下降等症状。

【治疗原则】

1. 扩血管改善微循环、激素冲击、营养神经对症治疗。

2. 抗病毒治疗。

3. 保守治疗无效情况下必要时可选择手术治疗。

4. 疱疹继发感染者抗感染治疗。

【一般治疗】

1. 保持局部干燥，疱疹可给予阿昔洛韦乳膏局部涂抹，涂抹前应清洁疱疹表面渗出物。

2. 如合并全身症状，积极治疗全身症状，疼痛剧烈者止痛对症治疗。

3. 对闭眼不全患者治疗期间应使用眼药水、眼膏、眼罩等保护眼角膜。

（三）药物处方

【处方①】 阿昔洛韦乳膏，适量，涂于患处，成人与小儿均为白天每 2 小时 1 次，每日 4~6 次，共 7 日。

【处方②】 甲钴胺胶囊 0.5mg，口服，每日 3 次。

【处方③】 盐酸氟桂利嗪胶囊，5mg，每晚 1 次，10 天为一个疗程。

（陈显权　曹现宝）

七、急性化脓性中耳炎

（一）概述

急性化脓性中耳炎是细菌感染引起的中耳黏膜的急性化脓性炎症。病变主要位于鼓室及中耳其他各部，如乳突的黏膜，也有较轻微的炎症。本病多见于儿童。临床上以耳痛，耳内流脓，鼓膜充血、穿孔为特点。由于抗生素的普遍应用，目前发病率已有所下降。主要致病菌为肺炎链球菌、流感嗜血杆菌、乙型溶血性链球菌、葡萄球菌及铜绿假单胞菌等，中耳的真菌感染罕见。致病菌可通过咽鼓管、外耳道鼓膜、血行感染三条途径侵袭中耳，其中以咽鼓管途径最常见。该病最主要表现为耳痛、耳鸣、听力减退，耳痛可呈搏动性跳痛，可放射至颞面部合并半个头部疼痛、牙痛，在鼓膜未穿孔前无耳溢脓，可有畏寒、发热等全身症状，小儿可合并腹泻、呕吐等局部症状，鼓膜穿孔之后出现耳内溢脓，耳痛症状减轻。

（二）诊断与治疗

【诊断要点】

1. 病史：患者一般有上呼吸道感染、急性传染病期间或不洁水中游泳等病史。

2. 症状：可有发热、耳痛、耳内溢脓、耳鸣、听力下降等自诉症状。

3. 耳镜检查：鼓膜未穿孔之前可发现鼓膜松弛部充血。随着病情进一步发展，整个鼓膜弥漫性充血、肿胀，向外膨出，正常解剖标志不易辨识。穿孔后分泌物清理后可发现鼓膜有穿孔，一般为紧张部穿孔，也可为松弛部穿孔，有时可发现分泌物经穿孔处溢出，有搏动性。

4. 听力检查：呈传导性听力损失。

5. CT 检查：可发现中耳鼓室内低密度影，有时可累及鼓窦、乳突，一般无骨质破坏。

6. 血常规：白细胞总数增多，穿孔后血常规可逐渐正常。

【治疗原则】

1. 继发于上呼吸道感染、传染病期间等疾病时需积极治疗原发疾病，去除病因。

2. 清理外耳道分泌物，通畅引流，局部双氧水、生理氯化钠溶液清洗，氧氟沙星滴耳液滴耳治疗。

3. 积极抗感染治疗控制感染，一般选用青霉素、头孢一代或头孢二代抗生素。

【一般治疗】

1. 鼓膜穿孔后，取脓液做细菌培养及药敏试验，并参照药敏结果调整用药。

2. 鼻腔使用减充血剂喷鼻可帮助咽鼓管功能恢复，如盐酸羟甲唑林、1%麻黄素等。

3. 对症支持治疗：清淡饮食，高热者给予全身补液支持治疗，小儿呕吐、腹泻时，应注意补液、纠正电解质紊乱。

4. 下述情况，应做鼓膜切开术：①全身及局部症状较重，鼓膜膨出明显，经保守治疗后效果不明显；②鼓膜虽已穿孔，但穿孔太小，分泌物引流不畅；③疑有并发症可能，但尚无需立即行乳突开放术者。

（三）药物处方

同"急性外耳道炎"处方③④，"大疱性鼓膜炎"处方①，"分泌性中耳炎"处方①②、③。

（冯春　曹现宝）

八、慢性化脓性中耳炎

（一）概述

慢性化脓性中耳炎是中耳黏膜、骨膜或深达骨质的慢性化脓性炎症。病变不仅位于鼓室，还常侵犯鼓窦、乳突和咽鼓管。本病很常见。临床上以耳内长期间断或持续性流脓、鼓膜穿孔和听力下降为特点；在一定条件下，可以引起颅内外并发症。常见致病菌为金黄色葡萄球菌、铜绿假单胞菌，以及变形杆菌、克雷伯菌等。病程较长者，常出现两种以上细菌的混合感染，且菌种常有变化。病变可主要位于鼓室，亦可侵犯中耳的其他部位。如黏膜上皮遭破坏，炎症侵入其下方的骨质，如听小骨、鼓室内壁、鼓沟、鼓窦、乳突，甚至面神经骨管，可发生慢性骨疡，局部有肉芽或息肉生成，少数有钙化灶或组织粘连并存。鼓膜边缘性穿孔或炎症持久不愈的大穿孔，黏膜破坏后可发生鳞状上皮化生或继发胆脂瘤。

（二）诊断与治疗

【诊断要点】

1. 临床表现：长期间断或持续耳溢液，分泌物可多可少，可为黏液脓液，也可为稀薄脓液，有肉芽或息肉者，分泌物中偶可混有血液。

2. 听力下降：听力损失程度不等，轻者可不自觉，待听力损失严重时方觉听力下降。

3. 耳鸣：部分患者可出现耳鸣。

4. 耳镜检查：一般均有鼓膜穿孔，大多位于紧张部，也可位于松弛部；少数有再生膜形成，鼓膜可有散在钙化灶，也可有大片钙化斑，鼓室内一般潮湿，有时可通过穿孔处发现鼓室内肉芽组织。

5. 听力检查：纯音听力测试示传导性或混合性听力损失，程度轻重不一。部分可为感音神经性耳聋。

6. 颞骨高分辨率 CT 扫描：炎症主要局限于鼓室黏膜者，乳突多为气化型，充气良好。若有骨疡、黏膜增厚或肉芽生长等病损，则气房模糊，内有软组织影。此时乳突多为板障型或硬化型。

【治疗原则】　消除病因，控制感染，通畅引流，消除病灶，恢复听力。

1. 若因鼻部、咽部病变导致，应积极治疗原发疾病。

2. 引流通畅者，可局部使用氧氟沙星滴耳液局部用药；急性发作时，应尽早足量全身使用抗生素控制感染，可选用青霉素、头孢一代或头孢二代，脓液送培养、药敏，药敏结果回示后选用敏感抗生素。

3. 局部用药前用 3%双氧水或生理氯化钠溶液彻底清洗外耳道及鼓室的脓液，并用棉签拭干或吸引器吸尽，然后方可滴药；忌用氨基糖苷类抗生素制剂（如新霉素、庆大霉素等）滴耳，以免耳中毒；脓液多或穿孔小者，忌用粉剂，否则影响引流，甚至导致并发症。

4. 对反复发作、保守治疗无效者，中耳有肉芽或息肉、胆脂瘤形成者，炎症已消退、遗留鼓膜穿孔者应选择手术，手术应注重听力恢复。

【一般治疗】

1. 注意休息，调节饮食，禁止游泳，避免污水进入耳内。

2. 急性发作时鼻腔可用减充血剂，如 1%麻黄碱滴鼻液滴鼻帮助改善咽鼓管功能。

3. 注意预防。

（三）药物处方

处方及注意事项同"大疱性鼓膜炎"处方①。

（冯春　曹现宝）

九、良性阵发性位置性眩晕

（一）概述

良性阵发性位置性眩晕（BPPS）是指头部迅速运动至某一特定头位时，出现短暂性阵发性发作的眩晕。病因不明，分为两类：①原发性，即耳石症；②继发性，主要继发于梅尼埃病、头外伤、病毒性迷路炎、迷路震荡、内听动脉缺血等疾病，导致椭圆囊斑上耳石（碳酸钙）脱落，沉积于半规管壶腹嵴顶，头位改变时由于耳石的重力因素，导致眩晕。多发生于后半规管，其次为外半规管。表现为突然发病，出现旋转性或摇晃性眩晕，一般在 30 秒内，改变头位后眩晕减轻或消失，同时出现位置性眼震，伴恶心、呕吐，较梅尼埃病无耳鸣、耳聋及不稳定感，且发病率高一倍。

（二）诊断与治疗

【诊断要点】

1. 临床表现：与特定体位有关，持续时间短，病程可达数小时、数天，少数达数月、数年，可周期性加重或缓解，间歇期长短不一。

2. 听力学检查及变温试验正常，无耳鸣、耳聋。

3. 外半规管位置检查：检查时可发现与转动方向相同的水平眼震，眼震潜伏期 3～10 秒，持续约 30 秒，且眩晕加重。反复试验，反应有疲劳。

4. 神经系统检查、影像学检查无异常。

【治疗原则】

1. 病因治疗：有脑供血不足、血管硬化等使用扩血管药物。

2. 耳石复位：患者仰卧于治疗床上，垂头，患耳左转向下 45°，将头偏向右侧 45°，头及身体继续向右转动直至脸朝下于矢状面呈 45°，保持头及身体为右转位置，坐起，头向前，低头 20°。每 3 小时重复一次，直至眩晕消失。

3. 前庭抑制剂：可使用氟桂利嗪、异丙嗪等有一定疗效。

4. 保守治疗持续 1 年以上仍症状持续，影响生活、工作者，可考虑行手术治疗。有后壶腹神经切断术、半规管阻塞术。

【一般治疗】

1. 避免出现导致眩晕的头位或体位。

2. 心理辅导、鼓励。

3. 呕吐剧烈者止吐、补液对症支持治疗。

（三）药物处方

【处方①】　盐酸氟桂利嗪胶囊 5～10mg，口服，每次 1～2 次。

【处方②】　盐酸异丙嗪片，口服。成人，每次 25mg，每日 1～2 次；小儿，每次按体重 0.5mg/kg 或按体表面积 15mg/m² ，必要时每隔 12 小时一次，或每次 12.5～25mg，每日 2 次。

（陈显权　曹现宝）

十、梅尼埃病

（一）概述

梅尼埃病是一种原因不明的特发性内耳疾病，曾称美尼尔病，在 1861 年由法国医师 ProsperMénière 首次提出。该病主要的病理改变为膜迷路积水，然而膜迷路积水是如何产生的却难以解释清楚，目前已知的病因包括以下因素：各种感染因素（细菌、病毒等）、损伤（包括机械性损伤或声损伤）、耳硬化症、梅毒、遗传因素、过敏、肿瘤、白血病及自身免疫病等。临床表现为反复发作的旋转性眩晕、波动性听力下降、耳鸣和耳闷胀感。本病多发生于 30～50 岁的中、青年人，儿童少见。男女发病无明显差别。双耳患病者占 10%～50%。

（二）诊断与治疗

【诊断要点】

1. 发作性旋转性眩晕 2 次或 2 次以上，每次持续 20 分钟至数小时。常伴自主神经功能紊乱和平衡障碍，无意识障碍。

2. 波动性听力损失，早期多为低频听力损失，随病情进展听力损失逐渐加重。至少 1 次纯音测听为感音神经性听力损失，可出现听觉重振现象。

3. 伴有耳鸣和（或）耳胀满感。

4. 排除其他疾病引起的眩晕，如良性阵发性位置性眩晕、迷路炎、前庭神经元炎、药物中毒性眩晕、突发性耳聋、椎－基底动脉供血不足和颅内占位性病变等。

梅尼埃病可疑诊断（梅尼埃病待诊）：

1. 仅有一次眩晕发作，纯音测听为感音神经性听力损失，伴耳鸣和耳胀满感。

2. 发作性眩晕 2 次或 2 次以上，每次持续 20 分钟至数小时。听力正常，不伴耳鸣和耳胀满感。

3. 波动性低频感音神经性听力损失。可出现重振现象。无明显眩晕发作。

符合以上任何一条为可疑诊断。对于可疑诊断者根据条件可进一步行甘油试验、耳蜗电图、耳声发射及前庭功能检查。

【治疗原则】

1. 调节自主神经功能。

2. 改善内耳微循环。

3. 解除迷路积水为主的药物治疗。

4. 手术治疗：药物治疗无效者，可考虑手术治疗。

【一般治疗】

1. 低盐饮食及清淡饮食：建议每日摄入盐量＜1.0g。适当控制摄入水量。

2. 避免劳累及生活不规律。

3. 保持心情舒畅，避免抑郁等不良情绪。

4. 保证充足睡眠。疾病发作期应卧床休息。

5. 尽量避免灯光照射及强声刺激。

6. 疾病间歇期建议加强锻炼，增强体质。忌烟、酒、浓茶、咖啡等。

7. 避免接触过敏原，控制全身过敏性疾病。

8. 积极治疗全身伴随疾病。

（三）药物处方

【处方①】 地西泮片，成人每次 10～20mg，儿童每次 0.2～0.3mg/kg。每天 2 次。

【处方②】 山莨菪碱 0.3～0.5mg/kg，静脉注射，具体疗程视病情而定。

【处方③】 盐酸氟桂利嗪胶囊，口服，每次 5～10mg，每天 2 次。

【处方④】 地塞米松注射剂 10～20mg，静脉注射；具体疗程视病情而定。

【处方⑤】 氢氯噻嗪，每次 25～50mg，每日 1～2 次，或隔日治疗，或每周连服 3～5 日。

（冯春 曹现宝）

十一、迷路炎

（一）概述

迷路炎又称内耳炎，是指内耳急慢性炎症。中耳内侧壁及内耳外侧壁，与中耳毗邻，故中耳的化脓性炎症可破坏内耳骨壁引起内耳炎症。可分为局限性迷路炎、浆液性迷路炎和化脓性迷路炎三种。局限性迷路炎又称迷路瘘管或迷路周

围炎，临床上此型多见，多因中耳胆脂瘤侵犯破坏骨迷路所致，可于外淋巴液相通，多位于外半规管隆凸处，表现为阵发性或激发性眩晕、自发性眼震、听力减退，可伴恶心、呕吐。浆液性迷路炎是以浆液或纤维素渗出为主的内耳弥漫性非化脓性炎症，主要病因为急、慢性化脓性中耳炎或岩锥炎时，细菌毒素经蜗窗、前庭窗、迷路瘘管或血行途径进入内耳引起的弥漫性浆液性炎症，治疗及时可恢复正常，治疗不当可发展为化脓性迷路炎或死迷路。化脓性迷路炎是指化脓性细菌侵入内耳引起内外淋巴间隙内的广泛化脓性炎症，可使内耳功能完全丧失，甚至引起颅内感染，炎症消退后，继发肉芽组织增生，结缔组织及新骨形成成为"死迷路"，主要表现为重度眩晕、恶心、呕吐，伴听力完全丧失。

（二）诊断与治疗

【诊断要点】

1. 局限性迷路炎

（1）反复慢性化脓性中耳炎病史，尤其是胆脂瘤型患者。

（2）阵发性或激发性眩晕，伴自发性眼震。

（3）听力检查一般表现为传导性耳聋，也可呈混合性耳聋。

（4）瘘管试验阳性，前庭功能检查大多正常或亢进。

2. 浆液性迷路炎

（1）眩晕、视物旋转、恶心、呕吐症状较迷路瘘管重，持续时间长，可伴耳深部疼痛。

（2）自发性眼震，呈水平性。

（3）患耳听力迅速明显下降，可呈混合性或感音性耳聋。

3. 化脓性迷路炎

（1）重度眩晕、恶心、呕吐，可伴发热、头疼等脑膜炎症状。

（2）自发性眼震。

（3）听力急剧下降，完全丧失，可伴耳鸣。

（4）冷热试验、瘘管试验、旋转试验无反应。

【治疗原则】

1. 在抗生素控制下行乳突手术，彻底清除病灶，探查瘘管。

2. 化脓性迷路炎若合并颅内感染，则需急诊手术通畅引流。

【一般治疗】

1. 眩晕发作时卧床休息。

2. 对症治疗：镇静，呕吐频繁者可给予止吐治疗，合并颅内感染者需注意补液，纠正水、电解质紊乱。

（三）药物处方

【处方①】 地西泮片，起始量每日 2 次，每次 1 片，以后可根据病情增至每日 2 次，每次 2 片。

【处方②】 艾司唑仑片，成人常用量，每次 1～2mg（1～2 片），每日 3 次。

【处方③】 甲氧氯普胺片，口服。成人：每次 5～10mg

（1～2 片），每日 3 次。小儿：5～14 岁每次用 2.5～5mg（1/2～1 片），每日 3 次，餐前 30 分钟服，宜短期服用。小儿总剂量不得超过 0.1mg/（kg·d）。

【处方④】　头孢曲松，成人常用量，肌内或静脉给药，每 24 小时 1～2g 或每 12 小时 0.5～1g。最高剂量每日 4g。疗程 7～14 日。小儿常用量，静脉给药，按体重每日 20～80mg/kg。12 岁以上小儿用成人剂量。

（陈显权　曹现宝）

十二、突发性耳聋

（一）概述

突发性耳聋是指 72 小时内突然发生的、原因不明的感音神经性听力损失，纯音听阈至少相邻的两个频率听力下降≥20dBHL。原因不明，多单耳发病。

（二）诊断与治疗

【诊断要点】

1. 听力下降呈感音神经性，可在瞬间、几小时或 3 天内发生。其程度从轻度至全聋，多为单耳，偶有双耳先后或同时发生。

2. 眩晕常为旋转性，多数患者伴恶心、呕吐、出冷汗。

3. 耳鸣多数为嗡嗡声或蝉鸣，可为首发症状。

4. 部分患者可有耳内堵塞发闷感。

5. 可伴眩晕、恶心、呕吐，但不反复发作。

6. 除第八脑神经外，无其他脑神经受损症状。

【治疗原则】

1. 低频下降型：①由于可能存在膜迷路积水，故需要限盐，输液量不宜过大，最好不用生理氯化钠溶液。②平均听力损失<30dB 者，自愈率较高，可口服给药，包括糖皮质激素、甲磺酸倍他司汀、改善静脉回流药物（如马栗种子提取物）等，也可考虑鼓室内或耳后注射糖皮质激素（甲泼尼龙、地塞米松或复方倍他米松等）；听力损失≥30dB 者，可采用银杏叶提取物+糖皮质激素静脉给药。③少部分患者采用②的方案治疗无效，和（或）耳闷加重，可给予降低纤维蛋白原（如巴曲酶）及其他改善静脉回流的药物治疗。

2. 高频下降型：①改善微循环药物（如银杏叶提取物等）+糖皮质激素；②离子通道阻滞剂（如利多卡因）对于减轻高调耳鸣效果较好；③可考虑使用营养神经类药物（如甲钴胺等）。

3. 全频听力下降者（包括平坦下降型和全聋型）：①降低纤维蛋白原药物（如巴曲酶）；②糖皮质激素；③改善内耳微循环药物（如银杏叶提取物等）。建议尽早联合用药治疗。

【一般治疗】

1. 本病有一定自愈率，但不可等待观望，一旦发病，应早期治疗。

2. 发病期间应避免噪声环境，避免感冒、劳累。

3. 可辅助高压氧、针灸、耳后封闭等对症治疗。

（三）药物处方

处方同"耳鸣"处方。

（冯春　曹现宝）

十三、外耳道胆脂瘤

（一）概述

原发于外耳道的胆脂瘤称外耳道胆脂瘤。外耳道胆脂瘤其病因不明，多见于 30 岁以上的成人。

（二）诊断与治疗

【诊断要点】

1. 病史。

2. 体格检查：耳镜检查可见外耳道内有白色胆脂瘤样物堵塞。但有时耳镜内看到的胆脂瘤表面呈棕黑色或黑褐色。清除后见外耳道皮肤糜烂、骨质暴露且有缺损，可有死骨形成；鼓膜多完整。当伴有感染时外耳道内有臭脓和（或）肉芽，局部有触痛。

3. 影像学检查可见外耳道骨壁破坏和外耳道腔扩大，还可见死骨。

4. 病理活检可确诊。

【治疗原则】

1. 彻底清除，若有死骨，应予清除。

2. 若外耳道胆脂瘤伴感染，应在控制感染后取出。

3. 取出胆脂瘤过程中如损伤外耳道，应给抗生素预防感染。

【一般治疗】

1. 若胆脂瘤较大而硬时，可用 3%硼酸甘油或 3%～5%碳酸氢钠溶液（合并感染时禁用）滴耳，软化后再行取出。

2. 对症治疗：疼痛剧烈时，可给予止痛对症治疗。

（三）药物处方

【处方①】　碳酸氢钠滴耳液，滴耳，每日 3～5 次，每次 2～3 滴，3 天后用温水（水温与体温相近）将耵聍冲出。

注意事项

1. 如有外耳道狭窄或急慢性化脓性中耳炎，不能采用冲洗法。

2. 用药后患耳可由于耵聍浸泡后膨胀造成患耳疼痛，应及时就诊，冲洗出耵聍。

【处方②】　同"大疱性鼓膜炎"处方①。

（冯春　曹现宝）

十四、外耳道异物

（一）概述

外耳道异物是指异物侵入外耳道。小儿多误将异物（比如豆类、小玩具）塞入外耳道，故以儿童多见。成人挖耳时将棉签断入外耳道内，也可因外伤或不慎蚊虫等异物侵入；耳部手术后若不留意，可发生医源性外耳道异物（如玩具、铁屑、头发等）形成。根据种类可大概分为三类：动物性（如昆虫等)、植物性(如豆类)、非生物性位置越深,症状越明显,小的异物可以无症状,较大异物靠近鼓膜时可出现耳鸣、眩晕等不适,异物刺伤外耳道皮肤、动物外耳道内爬行、植物类异物遇水膨胀,均可导致剧烈耳痛、耳鸣,合并感染时可出现外耳道流脓、听力下降、反射性咳嗽等不适。

(二)诊断与治疗

【诊断要点】

1. 有异物侵入病史。

2. 异物较大、外耳道皮肤损伤、合并感染时可有耳痛、听力下降、耳鸣、眩晕等临床表现。

3. 耳显微镜检查可以直接发现异物。

【治疗原则】

1. 操作时动作应轻柔,避免损伤外耳道皮肤致出血,更应避免损伤鼓膜导致鼓膜穿孔。

2. 圆形异物宜使用异物钩;昆虫类异物宜先外耳道内滴入 1%盐酸丁卡因,待昆虫麻醉瘫痪后再行取出;小的异物可用膝状镊取出。

3. 遇小儿不配合情况可考虑全身麻醉。

4. 合并感染时需控制感染后方可取出异物。

5. 合并鼓膜穿孔且较大者需行鼓膜修补术。

【一般治疗】

1. 异物取出后发现外耳道皮肤损伤或取出时不慎损伤外耳道皮肤,需嘱患者保持外耳道干燥,局部涂抹抗生素软膏,如红霉素软膏等。

2. 异物取出后若外耳道有活动性出血,可用碘仿纱条填塞止血。

3. 术后疼痛剧烈可给予止痛对症治疗。

(三)药物处方

【处方①】 1%盐酸丁卡因,适量,以淹没活动性昆虫类异物为标准。

【处方②】 红霉素软膏,适量,涂于患处。

(陈显权 曹现宝)

十五、外耳血肿

(一)概述

外耳血肿,又叫耳郭血肿,主要因外伤所致,耳郭位置突出,容易遭受外伤,当暴力使耳部血管破裂,血液淤积于耳郭软骨与软骨膜之间时,或当耳郭挫伤后血清渗出于耳郭软骨与软骨膜之间时,即形成耳郭血肿,因耳郭血供较差,故不易自行吸收。主要表现为耳郭伤处圆形隆起,局部皮肤可呈紫色或淡红色,按压质地软,有波动感,可伴有局部疼痛,尤其当耳郭血肿未及时治疗,合并感染导致耳郭化脓性软骨膜炎时,疼痛剧烈。

(二)诊断与治疗

【诊断要点】

1. 一般有耳郭外伤或耳郭挤压病史。

2. 体格检查:局部圆形或类圆形隆起,按压质地软,界限清楚,有压痛。

3. 局部穿刺可抽出鲜红色或淡红色液体即可确诊。

【治疗原则】

1. 损伤 24 小时内可局部冷敷,防止继续渗血。

2. 粗针穿刺抽吸血液后表面覆盖碘仿纱条或凡士林纱条局部加压包扎, 48 小时后换药酌情决定是否继续加压包扎。

3. 若血肿抽吸后仍反复形成血肿,应行手术切开,清理积血,彻底止血后局部加压包扎。

4. 合并感染时应局部切开,3%双氧水、生理氯化钠溶液清洗换药,并使用抗生素,一般选用青霉素类、头孢一代或头孢二代抗生素。

【一般治疗】

1. 保持局部干燥,避免挤压。

2. 可给予局部理疗等促进血肿消退。

(三)药物处方

【处方①】 3%双氧水溶液,适量,局部清洗,视感染情况可每日 1~3 次。

【处方②】 头孢唑林注射剂,成人常用剂量:静脉缓慢推注、静脉滴注或肌内注射,每次 0.5~1g,每日 2~4 次,严重感染可增加至每日 6g,分 2~4 次静脉给予。儿童常用剂量:每日 50~100mg/kg,分 2~3 次静脉缓慢推注,静脉滴注或肌内注射。

(陈显权 曹现宝)

十六、外伤性鼓膜穿孔

(一)概述

外伤性鼓膜穿孔是指各种创伤导致的鼓膜穿孔。鼓膜位于外耳道深处,在传音过程中常因直接外力或间接外力作用所致,如用各种棒状物挖耳、火星溅入、小虫飞入、烧伤、掌击、颞骨纵行骨折、气压伤等。主要表现为外伤后耳内出血、耳痛、听力下降、耳鸣等不适,内耳受损时可出现眩晕、恶心等症状。

(二)诊断与治疗

【诊断要点】

1. 有头面部外伤史。

2. 患者可感突然耳痛、耳出血、耳闷、听力减退、耳鸣。

3. 听力下降:鼓膜小穿孔时听力可基本正常,穿孔较大尤其是合并听骨链中断时表现为传导性听力下降,合并内耳损伤时表现为混合性听力损伤。

4. 耳镜检查可见鼓膜多呈裂隙状穿孔,穿孔边缘及耳道内有血迹或血痂,颞骨骨折伴脑脊液漏时,可见有清水样液渗出。

【治疗原则】

1. 对裂隙状可选择保守治疗,一般伤后 3~4 周穿孔可自行愈合。

2. 对较小穿孔怀疑愈合有困难者可给予鼓膜贴补。

3. 较大穿孔不愈合者需行鼓膜修补术。

4. 发病后尽早应用抗生素预防感染，外耳道可用酒精擦拭消毒，外耳道口放置消毒棉球。

【一般治疗】

1. 伤后需保持外耳道干燥，禁止滴入任何滴耳液，嘱患者切勿用力擤鼻涕。

2. 鼓膜明显充血者可口服抗生素预防上呼吸道感染，感染严重者可全身使用抗生素。

（三）药物处方

【处方①】 阿莫西林胶囊，口服。成人一次 0.5g，每 6～

8 小时 1 次，每日剂量不超过 4g。小儿，每日剂量按体重 20～40mg/kg，每 8 小时 1 次；3 个月以下婴儿，每日剂量按体重 30mg/kg，每 12 小时 1 次；肾功能严重损害患者，需调整给药剂量，其中内生肌酐清除率为 10～30ml/min 的患者每 12 小时 0.25～0.5g；内生肌酐清除率小于 10ml/min 的患者，每 24 小时 0.25～0.5g。

【处方②】 阿奇霉素。用法及用量同"分泌性中耳炎"处方③。

（陈显权　曹现宝）

第二章　鼻疾病

一、鼻出血

（一）概述

鼻出血常由鼻、鼻窦及其邻近部位局部病变、颅面外伤，以及某些影响鼻腔血管状态和凝血机制的全身性疾病引起，是鼻科常见症状和急症之一。根据病因和出血程度，应积极地采取不同的治疗措施。

（二）诊断与治疗

【诊断要点】

1. 详细询问病史及出血情况，确认出血源于鼻腔或相邻组织，排除咯血和呕血。

2. 确定出血部位，结合前鼻镜、鼻内镜及和（或）CT、MRI 检查，判断出现部位。

3. 血常规检查，对于出血量较大及怀疑为血液病的患者必不可少。对应用抗凝药物及怀疑凝血功能异常的患者，需要检查出凝血功能。

4. 估计出血量，评估患者当前循环系统状况，有无出血性休克，必要时尚需与相关科室会诊。根据每次出血情况及发作次数、血压、脉搏、一般情况及实验室检查来综合判断出血量。失血量达 500ml 时，可出现头晕、口渴、乏力、面色苍白等症状；失血量达 500～1000ml 时可出现出汗、血压下降、脉速而无力，若收缩压低于 80mmHg，则提示血容量已损失约 1/4。

5. 排查全身性疾患。

【治疗原则】 维持生命体征，尽可能迅速止血，并对因治疗。

【一般治疗】 首先对紧张、恐惧的患者和家属进行安慰，使之镇静，以免患者因精神因素引起血压升高，使出血加剧，并及时测血压、脉搏，必要时予以补液，维持生命体征平稳。

如患者已休克，则应先针对休克进行急救。询问病史时，要询问以下情况：哪一侧鼻腔出血或哪一侧鼻腔先出血、出血的速度和出血量、过去有无反复鼻出血、此次出血有无诱因、有无其他伴随症状等。

（三）药物处方

【处方①】 氨甲苯酸。口服：每次 0.25～0.5g，每日 3 次，每日最大剂量 2g；小儿＞5 岁，每次 0.1～0.125g，每日 2～3 次。静脉注射：每次 0.1～0.3g，用 5%葡萄糖注射液或生理氯化钠注射液 10～20ml 稀释后缓慢注射，每日最大用量 0.6g。新生儿每次 0.02～0.03g；小儿＞5 岁，每次 0.05～0.1g。

【处方②】 注射用矛头腹蛇血凝酶，成人 1～2kU；儿童静脉注射 0.3～0.5kU。静脉注射、肌内注射、皮下注射均可。

【处方③】 右旋糖酐 40 注射液，成人每次静脉内输注本品 500～1000ml，应根据患者年龄、临床表现和体重调整用量。加入体外循环液的剂量为 20～30ml/kg，以右旋糖酐 40 计为 2～3g/kg。

（冯春　曹现宝）

二、鼻骨骨折

（一）概述

鼻骨骨折是耳鼻喉科常见的外伤，约占耳鼻喉科外伤疾病的 50%。鼻骨骨折可影响面部的外形及鼻腔的通气功能。鼻骨骨折可单独发生，严重者可合并鼻中隔骨折、软骨脱位、上颌骨额突、鼻窦、眶壁、颅底等的外伤，导致相应部位结构及功能的异常。多见于运动时不慎受伤者、冲突时受伤者、车祸时受伤者、摔倒面部着地者等。据外伤的程度不同，可能会出现以下部分或全部表现：①外鼻畸形，鼻骨骨折导致；

②肿胀外鼻及其周围组织肿胀；③鼻出血，伤及鼻黏膜、血管时可有鼻出血，量多少不等；④鼻塞，鼻黏膜肿胀、鼻中隔偏曲、鼻中隔血肿时可导致；⑤鼻清水样物流出，提示脑脊液漏；⑥视力下降，复视眶壁及视神经受损；⑦头痛、意识丧失颅内损伤可能。

（二）诊断与治疗

【诊断要点】

1. 局部疼痛，鼻出血。

2. 鼻梁塌陷或偏斜。

3. 皮肤撕裂伤、皮下淤血或鼻部软组织肿胀，可有皮下气肿及捻发音。

4. 鼻中隔偏曲及黏膜下血肿。如继发感染可致鼻中隔脓肿，软骨坏死可致鞍鼻畸形。

5. 影像学检查 X 线片鼻骨侧位相可提示骨折部位。

6. 疑有鼻中隔血肿时可穿刺抽吸确诊。

【治疗原则】 应尽早治疗，并预防感染，以免日后遗留面部畸形。

【一般治疗】

1. 急救措施：鼻外伤后，应及时到医院就诊。同时用冰袋等对鼻背部冷敷，但尽量避免用力按压。若合并鼻腔出血，可捏住双侧鼻翼，同时低头，以防止血液流向咽部。

2. 无移位鼻骨骨折：对于无移位的单纯性骨折，鼻腔外形、鼻通气不受影响者不需特殊处理，待其自然愈合。

3. 移位鼻骨骨折：有鼻骨移位的鼻骨骨折，应待局部软组织肿胀消退后复位。

（冯春 曹现宝）

三、鼻疖

（一）概述

鼻疖是鼻前庭毛囊、皮脂腺或汗腺的局限性化脓性炎症，偶可发生在鼻尖或鼻翼。病原菌主要是金黄色葡萄球菌，其次为白色葡萄球菌和溶血性链球菌感染。皮肤擦伤、糜烂、溃疡等均有利于细菌在皮肤表面的定植、繁殖、感染。其他的诱因包括机体抵抗力低下、皮脂腺分泌过旺、营养不良、贫血、糖尿病和长期使用激素等，青少年易发。

（二）诊断与治疗

【诊断要点】

1. 局部表现为红、肿、热、剧痛。可伴有全身不适或低热。

2. 鼻前庭内侧可见丘状隆起，周围组织充血有触痛。

3. 疖肿成熟后，丘状隆起顶部出现黄色脓点，有波动感，可破溃自愈。

4. 炎症加重引起口唇、颊部蜂窝织炎、眼蜂窝织炎。

5. 炎症继续扩散导致海绵窦炎、海绵窦栓塞等严重颅内并发症。

6. 皮损处革兰染色和细菌培养可支持诊断。广泛的疖、痈血中白细胞计数增高。

【治疗原则】

1. 系统治疗：早期、足量、足疗程有效抗菌药物治疗，常用 β-内酰胺类、大环内酯类、林可酰胺类/克林霉素等抗菌药物，最好根据细菌药敏试验来选择抗菌药物。

2. 局部治疗：早期损害可外用抗菌药物包括 2% 莫匹罗星软膏、复方多黏菌素 B 软膏等。辅以温热敷可促进皮损成熟、引流和症状的减轻；紫外线、红外线、超短波等治疗对缓解炎症均有效。

3. 外科疗法：早期皮损和急性炎症期应避免切开，当疖已局限化和有波动感后，可切开排脓引流。

【一般治疗】

1. 疖肿未成熟者可局部理疗，如热敷、超短波、红外线等。

2. 局部涂抗菌软膏促其成熟，同时给予抗生素。

3. 疖肿破溃后，局部清洁消毒，促进引流，破口周围涂抗生素软膏。

4. 切勿挤压疖肿；有严重并发症时，与相关科室合作处理。

（三）药物处方

【处方①】 青霉素钠，成人每日 200 万～2000 万单位加入 250ml 5% 葡萄糖溶液中，分 2～4 次静脉滴注给药；儿童每天 5 万～20 万单位/kg，分 2～4 次给药；疗程均为 5～7 天。

【处方②】 头孢唑林钠，成人每次 0.5～1.0g，加入 100ml 生理氯化钠溶液中，每日 2～4 次，严重感染者可增加至每日 6g，分 2～4 次静脉滴注。儿童每日 50～100mg/kg，分 2～3 次静脉滴注，疗程 5～7 天。

【处方③】 头孢曲松钠，成人每日 2～4g 或者儿童每日 50～100mg/kg，分 1～2 次静脉滴注，疗程 7 天。

【处方④】 阿奇霉素，口服，每次 0.5g，每日 1 次，疗程 3～5 天。加入到 250ml 或 500ml 的生理氯化钠注射液或 5% 葡萄糖注射液中，使最终阿奇霉素浓度为 1.0～2.0mg/ml 静脉滴注，滴注时间不少于 60 分钟。成人用量为每次 0.5g，每天 1 次，至少连续用药 2 天。继之换用口服阿奇霉素 0.5g/d，治疗 7～10 天为一个疗程。

【处方⑤】 莫匹罗星软膏，外用，局部涂于患处，必要时，患处可用敷料包扎或敷盖，每日 3 次，5 天一疗程。必要时可重复一疗程。

【处方⑥】 复方多黏菌素 B 软膏，外用，局部涂于患处，每日 2～4 次，5 天一疗程。

（冯春 曹现宝）

四、鼻前庭炎

（一）概述

鼻前庭炎是鼻腔内分泌物尤其是脓性分泌物经常刺激鼻前庭皮肤所致。鼻腔内任何急性或慢性、特异性或非特异性炎症、鼻腔异物、肿瘤等都可以并发鼻前庭炎。长期有害粉尘（如烟草、皮毛、水泥、石棉等）的刺激，挖鼻或摩擦致鼻前庭皮肤损伤继发感染也是本病病因之一。可分为急性和慢性两种，表现为鼻前庭处红肿、疼痛。

（二）诊断与治疗

【诊断要点】

1. 急性鼻前庭炎表现为鼻前庭处疼痛，检查见鼻前庭内及其与上唇交界处皮肤弥漫性红肿或有皲裂及浅表糜烂，鼻毛上附有黏脓块。

2. 慢性鼻前庭炎表现为鼻前庭发热、干燥、痒以及触痛，检查见鼻前庭鼻毛稀少，局部皮肤增厚，有痂皮形成，清除痂皮后可有小出血创面。

【治疗原则】 消除鼻腔内刺激性分泌物，避免有害粉尘的刺激，改正不良挖鼻习惯。

【一般治疗】

1. 急性者可用抗生素治疗，促使炎症消退。

2. 慢性者可用 3%双氧水清洗，局部涂抗生素软膏。

（三）药物处方

【处方①】 双氧水（过氧化氢溶液），外用。

【处方②】 红霉素软膏，局部外用，适量，涂于患处，每日 2 次。

（冯春　曹现宝）

五、鼻腔异物

（一）概述

鼻腔异物是指鼻腔中存在外来的物质。异物可分为三大类：①非生物类异物，如钮扣、玻璃珠、纸卷、玩具、石块、泥土等；②植物类异物，如果壳、花生、豆类、果核等；③动物类异物，如昆虫、蛔虫、蛆、毛滴虫、水蛭等。临床以非生物类异物及植物类异物多见，以小儿患者多见。

（二）诊断与治疗

【诊断要点】 结合病史、辅助检查不难诊断。如异物存留过久，鼻内有肉芽组织形成，需用探针辅助检查。

【治疗原则】

1. 取出异物，保护鼻腔黏膜。

2. 圆形异物应使用异物钩经异物上方越过异物至异物后方勾出，切不可用镊子夹取，若推入鼻咽部，取出更困难，若下落呛吸入气管，则有生命危险。

【一般治疗】

1. 异物取出后，若鼻黏膜出现损伤、出血，量小时给予观察，止血对症治疗，量大时应给予填塞止血。

2. 若异物取出后鼻腔已有感染，应给予全身抗感染治疗，局部应用减充血剂、用抗生素滴鼻液滴鼻治疗。

（三）药物处方

【处方①】 呋麻滴鼻液，滴鼻用。每次1~3滴，每日3~4次。

余处方同"鼻疖"处方①②。

（冯春　曹现宝）

六、变应性鼻炎

（一）概述

变应性鼻炎又称过敏性鼻炎，是接触过敏原后，由 IgE 介导产生鼻黏膜炎症，表现出鼻部症状的一种常见变态反应性疾病。发病率有逐年明显增高趋势。部分患者合并哮喘。

（二）诊断与治疗

【诊断要点】

1. 阵发性鼻痒、鼻塞、喷嚏和大量清水涕。

2. 鼻镜检查鼻黏膜苍白、水肿，鼻甲水肿，鼻腔湿润或有较多稀薄分泌物。

3. 速发型过敏反应皮肤试验。

4. 鼻腔分泌物涂片（可见较多嗜酸粒细胞）有助于诊断。

5. 血清过敏原特异性 IgE 测定。

6. 过敏原激发试验进一步明确诊断。

【治疗原则】 尽量避免过敏原，正确使用抗组胺药和糖皮质激素，行特异性免疫疗法。

【一般治疗】

1. 减少室内的尘螨数量；维持居住空间相对湿度至60%以下，但过低（如低于 30%~40%）会造成不适；清扫地毯；清洗床上用品、窗帘。螨过敏原溶于水，水洗纺织品可清除其中的大部分过敏原；使用有滤网的空气净化机、吸尘器等。相应花粉致敏季节，规避致敏原；对动物皮毛过敏的患者回避过敏原。

2. 抗组胺药口服或鼻用第 2 代或新型 H_1 抗组胺药，可有效缓解鼻痒、喷嚏和流涕等症状。适用于轻度间歇性和轻度持续性变应性鼻炎，与鼻用糖皮质激素联合治疗中-重度变应性鼻炎。

3. 鼻用糖皮质激素可有效缓解鼻塞、流涕和喷嚏等症状。对其他药物治疗无反应或不能耐受鼻用药物的重症患者，可采用口服糖皮质激素进行短期治疗。

4. 抗白三烯药对变应性鼻炎和哮喘有效。

5. 色酮类药对缓解鼻部症状有一定效果，滴眼液对缓解眼部症状有效。

6. 鼻内减充血剂对鼻充血引起的鼻塞症状有缓解作用，疗程应控制在 7 天以内。

7. 鼻内抗胆碱能药物可有效抑制流涕。

8. 中药部分中药对缓解症状有效。儿童和老年人的治疗原则与成人相同，但应特别注意避免药物的不良反应。

9. 免疫治疗：过敏原特异性免疫治疗常用皮下注射和舌下含服。疗程分为剂量累加阶段和剂量维持阶段，总疗程不少于 2 年。应采用标准化过敏原疫苗。

（三）药物处方

【处方①】 氯雷他定片。常用量每天 10mg，睡前顿服。

【处方②】 布地奈德鼻喷雾剂。成人、6岁及6岁以上儿童，起始剂量为每日 256μg，可于早晨一次喷入或早晚分两次喷入。

【处方③】 糠酸莫米松鼻喷雾剂。成人预防和治疗的常用推荐量为每侧鼻孔 2 揿（每揿为 50μg），每日 1 次（总量为 200μg），一旦症状被控制后，剂量可减至每侧鼻孔 1 揿（总量 100μg），即能维持疗效。3～11 岁儿童：常用推荐量为每侧鼻孔 1 揿（每揿为 50μg），每日 1 次（总量为 100μg）。

【处方④】 盐酸氮䓬斯汀鼻喷雾剂。1 喷/鼻孔，早晚各 1 次，每日 2 次。

【处方⑤】 粉尘螨滴剂。一般应在过敏症状最轻微时开始治疗，在医师指导下使用。滴于舌下，含 1 分钟后吞服。每日 1 次，一般在每天的同一时间用药，最好是早饭前用药。若用药后偶尔出现疲劳症状，可将用药时间改为晚上。根据过敏程度调节剂量。常用量分为递增量和维持量，递增量为 1 号、2 号、3 号，维持量为 4 号、5 号。

【处方⑥】 孟鲁司特钠片。15 岁及 15 岁以上成人：每日 1 片（10mg），睡前服用。6～14 岁儿科患者：每日服用咀嚼片 1 片（5mg），睡前服用。

（冯春 曹现宝）

七、急性鼻窦炎

（一）概述

急性鼻窦炎是鼻窦黏膜的一种急性化脓性炎症，常继发于急性鼻炎。急性鼻窦炎多由上呼吸道感染引起，细菌与病毒感染可同时并发。急性鼻窦炎的感染常来自：窦源性感染、鼻腔源性感染、邻近组织源性感染、血源性感染、创伤源性感染，还有全身因素和中毒因素导致的感染。

（二）诊断与治疗

【诊断要点】

1. 主要症状：鼻塞，脓涕。

2. 次要症状：头面部胀满和压迫感，嗅觉改变。

3. 体征：局部红肿及压痛，前组急性鼻窦炎由于病变接近头颅表面，其病变部位的皮肤及软组织可能发生红肿，由于炎症波及骨膜，故窦腔在体表投影的相应部位可以有压痛，后组急性鼻窦炎由于位置较深，表面无红肿或压痛。

【治疗原则】

1. 控制感染和变态反应因素导致的鼻腔鼻窦黏膜炎症。

2. 改善鼻腔鼻窦的通气、引流。

3. 病变轻者、非慢性鼻窦炎者及不伴有解剖畸形者，采用药物治疗（包括全身和局部药物治疗）即可取得较好疗效；否则应采取综合治疗的手段，包括内科和外科措施。

【一般治疗】

1. 采用足量抗生素控制感染，因多为球菌感染，以青霉素类、头孢菌素类为首选药物，药物治疗强调选择敏感抗生素，足量、足疗程使用。

2. 若头痛或局部疼痛剧烈，可适当用镇静剂或镇痛剂。

3. 全身治疗：大量饮水，饮食清淡，疏通大便，注意休息。

（1）早期用发汗疗法 可减轻症状，缩短病程。

（2）解热镇痛药 阿司匹林、对乙酰氨基酚等。

（3）中成药 疏风、解表、驱邪为主。

（4）抗病毒药物 可在发病早期使用抗病毒药物。

（5）抗菌药物 合并细菌感染或有可疑并发症时，全身应用抗菌药物治疗。

4. 局部治疗

（1）减充血剂喷鼻，可以减轻黏膜充血、肿胀而减轻鼻塞，改善引流，小儿用药浓度适当降低。减充血剂的使用应在 1 周以内。

（2）可使用针灸及穴位按摩方法，以减轻鼻塞。

5. 对症治疗：对于发热的患者给予冰袋物理降温。呕吐及腹泻患者给予止吐及止泻药物治疗，注意维持水、盐及电解质平衡。

（三）药物处方

【处方①】 盐酸麻黄碱滴鼻液，每次 0.5～1mg/kg，每日 3 次。

【处方②】 桉柠蒎肠溶软胶囊，口服，成人急性患者每次 0.3g（1 粒），每日 3～4 次；慢性患者每次 0.3g（1 粒），每日 2 次。

【处方③】 糠酸莫米松鼻喷雾剂，成人预防和治疗的常用推荐量为每侧鼻孔 2 揿（每揿为 50μg），每日 1 次（总量为 200μg），一旦症状被控制后，剂量可减至每侧鼻孔 1 揿（总量 100μg），即能维持疗效。3～11 岁儿童常用推荐量为每侧鼻孔 1 揿（每揿为 50μg），每日 1 次（总量为 100μg）。

【处方④】 阿莫西林克拉维酸钾，口服，625mg 每 8 小时 1 次，疗程 7～10 天。新生儿与 3 月以内婴儿，按阿莫西林计算，每 12 小时 15mg/kg；40kg 以下儿童，按阿莫西林计算，一般感染每 12 小时 25mg/kg 或每 8 小时 20mg/kg，较重感染每 12 小时 45mg/kg，或每 8 小时 40mg/kg，以上均根据病情轻重而定。疗程 7～10 天，其他感染剂量减半。40kg 以上的儿童，可按成人剂量给药。

（冯春 曹现宝）

八、急性鼻炎

（一）概述

急性鼻炎是病毒感染引起的鼻黏膜急性炎性疾病。主要致病病毒为鼻病毒、流感病毒、腺病毒等。经飞沫传播感染。俗称"感冒""伤风"。病程多为 1 周左右。致病微生物为病毒。各种呼吸道病毒均可引起本病，鼻病毒最为常见。

（二）诊断与治疗

【诊断要点】

1. 发病前可能有接触急性鼻炎患者、受凉、过度疲劳等病史。

2. 自觉咽干、四肢倦怠、头胀痛、发热及全身不适。

3. 鼻内干燥、烧灼和发痒感。打喷嚏，流大量清涕，鼻塞，嗅觉减退。

4. 鼻黏膜弥漫充血肿胀，有大量水样或其他样分泌物（后期可为脓性）。

【治疗原则】

1. 支持治疗和对症治疗为主，并注意预防并发症。

2. 本病可发生或大或小的局部范围的流行，病毒可在空气中通过气溶胶传播，流行期间应避免与患者密切接触，不出入或少出入公共场所，注意居室通风。外出时可佩戴口罩。

3. 引起急性鼻炎的病毒可在环境中长时间生存，因此可以经手接触携带，随后通过触碰眼睛或鼻引起感染。所以勤洗手，改正揉眼、挖鼻的不良习惯可起到预防感冒的作用。

4. 疫苗接种：疫苗接种目前主要应用于针对老年人、儿童等易感人群的特殊流行性感冒的预防。对于普通感冒，由于致病病毒种类繁多，目前已鉴定出二百余种，且其间抗原极少出现交叉反应，疫苗接种在预防中作用有限。

【一般治疗】

1. 多饮水，清淡饮食，注意休息。

2. 鼻腔局部可使用收缩剂滴鼻收缩鼻黏膜以利于鼻腔通气引流，如 1%麻黄碱滴鼻液等。

3. 使用退热、止痛等药物减轻全身症状。

（三）药物处方

【处方①】 利巴韦林，8～10mg/（kg·d），静脉滴注，每日 1 次，疗程 5 天。

【处方②】 布洛芬缓释片，成人口服，1 次 1 片，每日 2 次，至症状消失。

【处方③】 α-干扰素 300 万单位，肌内注射，每日 1 次，疗程 3～5 天。

【处方④】盐酸麻黄碱滴鼻液，滴鼻，每次 0.5～1mg/kg，每日 3 次。

（冯春　曹现宝）

九、慢性单纯性鼻炎

（一）概述

慢性单纯性鼻炎是一种以鼻黏膜肿胀、分泌物增多为主要症状的慢性炎症。

（二）诊断与治疗

【诊断要点】

1. 间歇性或交替性鼻塞。

2. 鼻涕多呈黏液性。

3. 轻度嗅觉减退。

4. 鼻腔检查见下鼻甲黏膜肿胀，慢性充血，表面光滑。

5. 病变局限于黏膜层，用减充血剂后鼻腔黏膜收缩明显。

【鉴别诊断】

1. 过敏性鼻炎：是特应性个体接触过敏原后由 IgE 介导的介质释放、并有多种免疫活性细胞和细胞因子等参与的鼻黏膜反应性疾病，非自限性，病程一般较急性鼻炎长。无发热等全身症状。鼻部症状的发作与接触一定的过敏原有关。专科检查可见鼻黏膜苍白、水肿，鼻涕如清水样，可有鼻、眼、腭部瘙痒。可合并支气管哮喘等 I 型变应性疾病，鼻腔分泌物细胞学检查、皮肤试验、激发试验及特异性 IgE 抗体测定等有助于鉴别。

2. 结构性鼻炎：是鼻腔存在一种或几种鼻腔结构的形态或解剖异常，如鼻中隔偏曲、中鼻甲反向弯曲及下鼻甲内展等结构异常，引起鼻腔通气及功能异常。临床常见鼻中隔一侧明显偏曲，另一侧下鼻甲出现代偿性肥大；有时中鼻甲也会出现代偿性肥大等情况。

【治疗原则】

1. 病因治疗：找出全身和局部病因，及时治疗全身性慢性疾病、鼻窦炎、邻近感染病灶和鼻中隔偏曲等，改善生活和工作环境，锻炼身体，提高机体免疫力。

2. 必要时行低温等离子消融术治疗：原理是将等离子低温热效应直接作用于病变组织，在小范围内实现高热，产生组织蛋白质凝固变性，继而瘢痕化和纤维化，使其体积缩小，黏膜水肿消退，导致鼻气道扩大，鼻阻力降低，鼻腔通气功能得到改善。

【一般治疗】

1. 鼻内用血管收缩剂通常用 0.5%～1%盐酸麻黄碱或盐酸羟甲唑啉喷雾剂，本疗法不易长期使用。

2. 局部糖皮质激素具有显著抗炎作用。

3. 短波或红外线理疗可改善局部血循环以减轻症状。

（三）药物处方

【处方①】盐酸麻黄碱滴鼻液，滴鼻，每次 0.5～1mg/kg，每日 3 次。

【处方②】 布地奈德鼻喷雾剂，早晨每个鼻孔内喷入 128μg（2×64μg）；或早晚 2 次，每次每个鼻孔内喷入 64μg。

【处方③】 盐酸利多卡因：鼻腔黏膜下注射，等离子消融减少对正常组织损伤。一般不要超过 200mg（4.0mg/kg），药液中加用肾上腺素用量可增至 200～250mg（6.0mg/kg）。

（冯春　曹现宝）

十、萎缩性鼻炎

（一）概述

萎缩性鼻炎是一种缓慢发生的弥漫性、进行性鼻腔萎缩性病变，不仅在鼻腔黏膜，而且包括黏膜下的血管、腺体至鼻甲骨都会出现萎缩。黏膜萎缩病变可发展至咽部、喉部，引起萎缩性咽炎、萎缩性喉炎。

（二）诊断与治疗

【诊断要点】

1. 鼻腔内异味。

2. 嗅觉下降或倒错。

3. 鼻腔内绿色痂皮、鼻腔宽大甚至空鼻。

4. 辅助检查包括耳鼻咽喉科常规检查、血清学检查、组织活检及影像学检查以明确诊断。

【治疗原则】　一般治疗为改善营养，改进生活条件。手术治疗在于缩小鼻腔，降低鼻腔水分蒸发，减轻鼻黏膜干燥和结痂形成。

【一般治疗】

1. 维生素疗法：维生素 A、维生素 B₂、维生素 C、维生素 E 对此病有一定疗效。

2. 微量元素疗法：适当补充铁、锌等微量元素。

3. 促纤毛排放剂：桃金娘油 0.3g，每天 2 次。能稀释黏液，促进腺体分泌，刺激黏膜纤毛运动，并有一定的抗菌作用。

4. 鼻腔冲洗：用 3%高渗盐水每天进行鼻腔冲洗，去除痂皮及臭味，清洁鼻腔，可以刺激鼻黏膜增生。

（三）药物处方

【处方①】　桉柠蒎软胶囊，口服，成人急性患者每次 0.3g（1 粒），每日 3～4 次；慢性患者每次 0.3g（1 粒），每日 2 次。

【处方②】　复方薄荷滴鼻剂，滴鼻，每次 1～2 滴，每日 3～4 次。

【处方③】　链霉素滴鼻液，每次 1～2 滴，每日 3～4 次。

（冯春　曹现宝）

第三章　咽喉疾病

一、急性咽炎

（一）概述

急性咽炎为咽黏膜、黏膜下组织的急性炎症，常累及咽部淋巴组织，常为上呼吸道急性感染的一部分。炎症可以波及整个咽部，或者仅仅局限于鼻咽、口咽、喉咽的一部分。

此病容易经飞沫传播，食物或者直接接触即可导致感染。多见于冬、春季，一般起病较急，出现咽部干燥、灼热、粗糙、微痛，咽痛症状逐渐加重，进而出现吞咽疼痛；咽痛可放射至双侧耳部及颈部，若炎症累及喉部，可以出现咳嗽以及声音嘶哑等症状；此外，患者可出现全身不适、头痛、食欲不振、口干、口渴、畏寒以及四肢酸痛，可伴有体温升高。若无并发症，一般 1 周内自愈。

（二）诊断与治疗

【诊断要点】

1. 急性上呼吸道感染症状、咽部较剧烈疼痛，灼热感。

2. 咽部黏膜急性充血、肿胀，咽后壁淋巴滤泡隆起，可伴有颈部淋巴结肿大，伴压痛。

3. 咽分泌物涂片及细菌培养。

【治疗原则】

1. 隔离至病愈。

2. 抗病毒及抗生素治疗。

3. 保持咽部清洁。

【一般治疗】

1. 局部物理治疗。

2. 全身症状重时，应卧床休息，多饮水及进食流质饮食，

抗生素及抗病毒药物治疗。

（三）药物处方

【处方①】　西帕依固龈液，含漱 2～3 分钟，吞服无妨，每次约 3～5ml，每日 3～5 次。

【处方②】　复方硼砂含漱液，10ml，加 5 倍温开水稀释后含漱，每次含漱 4 分钟后吐出，每日 3～4 次。

【处方③】　甘桔冰梅片，口服，0.4g，每日 3～4 次。

【处方④】　蓝芩口服液，每次 20ml，每日 3 次。

【处方⑤】　金喉健喷雾剂，每次适量，每日数次，喷患处。

【处方⑥】　吸入用布地奈德混悬液。起始剂量：成人每次 1～2mg，每天 3 次；儿童每次 0.5～1mg，每天 2 次。维持剂量：成人每次 0.5～1mg，每天 2 次；儿童每次 0.25～0.5mg，每天 2 次。

【处方⑦】　西帕依固龈液，每次 5ml，每日 3 次，漱口；或者，复方硼砂含漱液，10ml，5 倍稀释，每日 3 次含漱。甘桔冰梅片，0.4g，每日 3 次，口服。蓝芩口服液，每次 20ml，每日 3 次，口服。金喉健喷雾剂，每次适量，每日数次，喷患处或雾化吸入治疗。

（董静　曹现宝）

二、过敏性咽炎

（一）概述

过敏性咽炎是发生在咽部的变态反应性疾病，过敏原沿鼻腔、口腔达到咽部后，反复刺激咽黏膜而诱发的严重性病变，是人体对外界过敏原（抗原）的免疫应答反应。病程长，症状容易反复发作。

发病时出现咽喉不适，咳嗽难止，流清涕、打喷嚏、咽

痒等症状，午后或劳累后加重，严重者声音嘶哑，咽喉灼热感，胸部胀闷，头晕、头痛。

（二）诊断与治疗

【诊断要点】

1. 咽部异物感、咽喉发痒、咽部肿胀感、干咳，四个症状有一种以上。

2. 咽部黏膜肿胀、色淡或咽后壁淋巴滤泡增生，过敏原皮肤试验有一种以上过敏原存在。

【治疗原则】 抗过敏治疗，同时抗炎治疗。

【一般治疗】

1. 若未明确过敏原，给予抗过敏治疗，抗组胺药物、过敏反应介质阻释药、组胺脱敏药、白三烯受体拮抗剂、抑制抗原 抗体反应药物、改善或控制变态反应症状的药物。

2. 寻找过敏原，若已明确过敏原，尽量避免接触过敏原，行脱敏治疗。

3. 若过敏反应较重，对症支持治疗。

（三）药物处方

【处方①】 氯雷他定片，每日1次，每次1片（10mg）。

【处方②】 孟鲁司特钠片，每日1次，每次1片（10mg）。

（董静 曹现宝）

三、慢性咽炎

（一）概述

慢性咽炎为咽部黏膜、黏膜下及其淋巴组织的慢性弥漫性炎症。常为上呼吸道慢性炎症的一部分，而局限性炎症多为咽淋巴组织的炎症。极为常见。多见于成年人，病程长，症状易反复发作。

慢性咽炎多见于成年人，儿童也可出现。全身症状均不明显，以局部症状为主，咽部不适感、异物感、咽部分泌物不易咳出、咽部痒感、烧灼感、干燥感或刺激感，还可有微痛感。由于咽后壁通常因咽部慢性炎症造成较黏稠分泌物黏附以及由于鼻、鼻窦、鼻咽部病变造成夜间张口呼吸，常在晨起时出现刺激性咳嗽及恶心。咽部异物感可表现为频繁吞咽。咽部分泌物少且不易咳出常表现为习惯性干咳及清嗓子咳痰。

（二）诊断与治疗

【诊断要点】

1. 病史长，可有多次急性发作。

2. 咽部隐痛、瘙痒感、烧灼感、干燥感、异物感，刺激性干咳，经常清咽。

3. 查体：单纯性者，咽黏膜慢性充血；肥厚性者，咽后壁淋巴滤泡增生，咽侧索肥厚呈条索状；萎缩性者，咽黏膜光滑、干燥。

4. 咽部细菌培养。

【治疗原则】

1. 局部用药，保持口腔清洁。

2. 预防继发感染。

【一般治疗】

1. 避免诱发因素。

2. 局部对症治疗为主。口含片甘桔冰梅片 0.4g，3次/日，蓝芩口服液 20ml/次，3次/日，口服及雾化吸入治疗。

3. 慎用抗生素。

（三）药物处方

【处方①】 甘桔冰梅片，口服，0.4g，每日3～4次。

【处方②】 蓝芩口服液，口服，每次20ml，每日3次。

（董静 曹现宝）

四、急性扁桃体炎

（一）概述

扁桃体又称腭扁桃体，是一对扁卵圆形的淋巴器官，位于舌腭弓与咽腭弓之间，表面为复层鳞状上皮覆盖，是经常接触抗原引起局部免疫应答的部位。急性扁桃体炎为腭扁桃体的急性非特异性炎症，伴有不同程度的急性咽炎，致病菌为乙型溶血性链球菌，多见于10～30岁的青少年，且往往是在慢性扁桃体炎基础上反复急性发作。急性扁桃体炎有时为某些疾病尤其是某些传染病的前驱症状，如白喉、麻疹及猩红热等，应注意及早发现。表现为急性起病，可伴畏寒、高热，体温最高达39～40℃，可持续3～5天。咽痛是最常见的局部症状，起初多为一侧疼痛，继而发展为双侧。小儿可能出现呼吸困难。

（二）诊断与治疗

【诊断要点】

1. 急性病容，面色潮红，高热。咽痛，言语含糊不清，耳闷、耳鸣、耳痛。

2. 咽部黏膜弥漫性充血，腭扁桃体肿大，隐窝可见黄色脓点或片状假膜，易拭去，不易出血。颌下淋巴结肿大，伴压痛。

3. 血、尿常规检查：白细胞总数升高，中性粒细胞增多。

4. 咽部细菌培养及药物敏感试验。

【治疗原则】

1. 隔离患者，卧床休息，进流质饮食，多饮水，加强营养，疏通大便。

2. 抗生素、解热镇痛剂、高热不退者可给激素，症状严重者可输液。

3. 局部以漱口水漱口，保持口腔清洁。

4. 反复急性发作或有全身、局部并发症如风湿热、心肌炎、急性肾炎、扁桃体周围炎及周围脓肿者，于急性炎症消退后应行扁桃体切除术。

【一般治疗】

1. 一般疗法：隔离患者，卧床休息，进流质饮食，多饮水，加强营养，疏通大便。

2. 全身治疗：抗生素，青霉素首选，疗程5～7天。咽痛剧烈或高热时，口服解热镇痛剂。

3. 局部治疗：漱口液（西帕依固龈液，每次5ml，每日3次，漱口；或者，复方硼砂含漱液，10ml，5倍稀释，每日

3 次，含漱）、口含片（甘桔冰梅片，0.4g，每日 3 次，口服）、复方碘甘油（每日 2～3 次，涂于扁桃体表面）。

4. 急性期不应行扁桃体切除术。

（三）药物处方

【处方①】 阿莫西林克拉维酸钾片，口服，成人和 12 岁以上小儿每次 1 片，每日 3 次，严重感染时剂量可加倍，未经重新检查，连续治疗期不超过 14 天。

【处方②】 注射用头孢硫脒，静脉注射，每次 1g，每日 2～4 次。小儿按体重每日 50～100mg/kg，分 2～4 次给药。

【处方③】 注射用头孢呋辛钠 1.5g，静脉滴注，每日 2 次。

【处方④】 西帕依固龈液，含漱 2～3 分钟，吞服无妨，每次 3～5ml，每日 3～5 次。

【处方⑤】 复方硼砂含漱液 10ml，加 5 倍温开水稀释后含漱，每次含漱 4 分钟后吐出，每日 3～4 次。

【处方⑥】 甘桔冰梅片 0.4g，口服，每日 3～4 次。

【处方⑦】 复方碘甘油，外用，用棉签蘸取少量本品涂于涂于扁桃体表面，每日 2～3 次。

（董静 曹现宝）

五、慢性扁桃体炎

（一）概述

慢性扁桃体炎在儿童多表现为腭扁桃体的增生肥大，在成人多表现为炎性改变。它是由急性扁桃体炎反复发作转为慢性。患急性传染病（白喉、流感、麻疹及猩红热）后可引起慢性扁桃体炎，鼻腔有鼻窦感染也可伴发本病。病原菌以链球菌及葡萄球菌等最常见。

临床表现为经常咽痛，咽部异物感，发干、发痒，刺激性咳嗽、口臭等症状。小儿扁桃体过度肥大，可能出现呼吸不畅、睡眠时打鼾、吞咽或言语共鸣障碍。

（二）诊断与治疗

【诊断要点】

1. 急性扁桃体炎反复发作。

2. 咽干、咽痒、咽部异物感、刺激性干咳、口臭、睡眠时打鼾、头痛、乏力、低热。

3. 舌腭弓充血，扁桃体表面不平，扁桃体与周围粘连，隐窝口处有黄白色脓栓，颌下淋巴结肿大。

4. 扁桃体按其大小分三度。一度：扁桃体不超过腭舌弓和腭咽弓；二度：超出腭咽弓；三度：两侧扁桃体接近中线或相互接触。若扁桃体过度肥大，可出现呼吸、吞咽或言语功能障碍。

【治疗原则】

1. 保守治疗：预防为主，参加体育锻炼，增强体质和抗病能力，服用维生素C、鱼肝油。

2. 应严格把握手术适应证。

【一般治疗】

1. 体育锻炼：增强体质和抗病能力。

2. 保护口腔清洁：每天睡前刷牙，饭后漱口，以减少口

腔内细菌感染的机会。

3. 含漱法：含碘片每次 1～2 片，每日 3～4 次含化。

4. 药物治疗：可长期服用维生素 C，每次 1 片，每日 3 次。

5. 手术治疗的适应证：①急性扁桃体炎反复发作；②扁桃体过度肥大，妨碍吞咽、呼吸或发声者，或引起 OSAHS；③白喉带菌者经非手术治疗无效时；④某些手术的前置手术。

6. 急性感染期应在感染控制后考虑手术：术前 30 分钟可预防性使用抗生素一次，一般选用头孢一代或二代抗生素。流质饮食，对症支持治疗：术后给予止血、补液对症治疗，若患者疼痛明显可给予止痛治疗。

（三）药物处方

【处方】 注射用头孢呋辛钠 1.5g，静脉滴注，术前 0.5～1.5 小时使用一次，若手术时间过长，术中可加用一次。

（董静 曹现宝）

六、喉痉挛

（一）病情描述

喉痉挛是指喉部肌肉反射性痉挛收缩，使声带内收，声门部分或完全关闭而导致患者出现不同程度的呼吸困难甚至完全性的呼吸道梗阻。常发生于浅麻醉状态下和拔出气管导管后，常见于小儿上气道手术后。浅麻醉下手术操作亦可引起反射性喉痉挛。对于麻醉未完全清醒的患者，拔出气管导管后最容易发生喉痉挛。轻者出现轻度吸气性喘鸣，重者出现完全性上呼吸道阻塞，轻者处理不当易转为重者，完全性上呼吸道阻塞者吸气性喘鸣消失，易误认为临床症状改善。

（二）诊断与治疗

【诊断要点】

1. 临床症状

（1）成人喉痉挛发病急，吸气粗长伴喘鸣，呼气呈断续犬吠声，多短暂，常于深吸气后终止发作，恢复正常呼吸。

（2）痉挛性咳嗽 常见类型，多发生于白天，表现为短促、哮吼性或炸裂性咳嗽，无痰，无声嘶。喉部检查无阳性体征。

（3）痉挛性失声 常发生于用嗓过度并情绪紧张的患者。欲开口发声或说话时，突然失语，不能发声。停止发声痉挛缓解。喉镜检查见声带紧张并呈内收位，发声时声门紧闭或不规则运动。

（4）喉晕厥 系指因喉部原因导致的短暂的意识丧失的一种综合征，男性多发，病因不明。发作早期可有喉部灼热感，继而出现痉挛性咳嗽、晕厥倒地，数秒钟的意识丧失后即清醒。

2. 明确病因。

【治疗原则】

1. 面罩加压纯氧吸入。

2. 轻提下颌可缓解轻度喉痉挛。

3. 立即停止一切刺激和手术操作。

4. 立即请求他人协助处理。

5. 加深麻醉可缓解轻、中度喉痉挛，常用的方法为静脉注射诱导剂量的 20%或增加吸入麻醉药浓度。

6. 暴露并清除咽喉部分泌物，保持呼吸道通畅。

7. 对重度喉痉挛，紧急情况下可采用 16 号以上粗针行环甲膜穿刺给氧或行高频通气。

8. 对重度喉痉挛也可应用琥珀胆碱 1.0～1.5mg/kg，静脉注射或 4.0mg/kg 肌内注射后行气管插管。

【一般治疗】 给予纯氧吸入，必要时纯氧正压通气，直至患者清醒、喉痉挛消失。必要时，可给予短效肌松药，需要时应行气管内插管。

（三）药物处方

【处方①】 氯化琥珀胆碱 1.0～1.5mg/kg，静脉注射。

注意事项 本品必须在具备辅助或控制呼吸的条件下使用。

【处方②】 硫酸阿托品注射液，肌内注射，0.5mg。

（陈颖坤　曹现宝）

七、急性单纯性喉炎

（一）病情描述

急性单纯性喉炎是指喉黏膜及声带的急性炎症，是呼吸道常见急性感染性疾病之一，常继发于急性鼻炎及急性咽炎等疾病。男性患者较女性患者多见，多发于冬、春两季。急性单纯性喉炎多以突发声嘶为主要症状，喉部及气管前可有轻微疼痛，喉部异物感、干燥，初期干咳，后期有痰，伴声嘶加重，一般成人全身症状轻，小儿全身症状重，喉镜检查喉腔黏膜的表现因炎症轻重不同，为双侧对称性、弥漫性病变，发声时声门闭合不全，部分可见喉黏膜散在浅表性溃疡。

（二）诊断与治疗

【诊断要点】

1. 声音嘶哑：根据病情严重程度，声嘶逐渐加重。

2. 喉痛：喉部不适、喉干、异物感，喉部及气管前轻微疼痛，发音时疼痛感加重。

3. 咳嗽、咳痰：起初为干咳，后期有黏脓性分泌物，不易咳出，易致声嘶加重。

4. 全身症状：成人一般有轻微全身中毒症状，严重者可有发热、畏寒、倦怠、食欲不振。

【治疗原则】

1. 严格禁声。

2. 应用抗生素控制炎症，声带充血肿胀者加用糖皮质激素。

3. 雾化吸入治疗。

4. 忌烟酒，多饮温水，保持室内空气流通。

【一般治疗】

注意休息，避免吸入有害气体、受凉、疲劳。

（三）药物处方

【处方①】 注射用盐酸头孢替安，成年人每日 0.5～2g，分 2～4 次。小儿每日 40～80mg/kg，分 3～4 次，静脉注射。

【处方②】 吸入用布地奈德混悬剂，成人每次 1～2mg，每天 3 次。儿童每次 0.5～1mg，每天 2 次。

（陈颖坤　曹现宝）

八、声带麻痹

（一）病情描述

声带麻痹或称喉麻痹，是一种临床表现，非一个独立的疾病。系指支配喉的运动神经受损引起的声带运动障碍。根据病变的部位分为中枢性、周围性。因左侧迷走神经、喉返神经行径较右侧长，故以左侧发病率高。周围性喉麻痹较中枢性喉麻痹常见，常见原因有外伤、机械性压迫或牵拉、肿瘤、周围神经炎、喉肌病变、精神因素亦可致周围性喉麻痹。

（二）诊断与治疗

【诊断要点】

1. 病史、症状、体征。

（1）喉返神经不完全麻痹 左侧麻痹多见。单侧麻痹者症状不明显，剧烈运动时可出现气促，多无呼吸困难。双侧麻痹者可引起喉阻塞，甚至窒息。

（2）喉返神经完全麻痹 单侧麻痹者声音嘶哑、发声易疲劳，说话、咳嗽漏气。双侧麻痹者发音嘶哑无力，不持久。气促而无呼吸困难。易误呛，咳痰困难。

（3）喉上神经麻痹 发高声困难，音色粗弱。双侧麻痹者易误呛、误吸。

（4）混合性喉神经麻痹 单侧麻痹者因对侧声带代偿功能无明显症状，双侧麻痹者喉不能发声，咳嗽功能减弱。

2. 喉镜检查。

3. 查找病因。

【治疗原则】

1. 喉上神经麻痹：根据病因制订治疗方案，若为颈部肿瘤压迫，可行肿瘤切除。若为末梢神经炎造成，可予以维生素 B_1 口服或注射治疗，保守治疗无效或外伤导致者可行甲状舌骨肌环甲肌缝合术。

2. 喉返神经麻痹：单侧麻痹者加强发声训练、保守治疗。无效者可行患侧声带内收术。双侧麻痹而无呼吸困难、发声尚可者可暂不处理，无呼吸困难而发声差者可行单侧声带内收术。双侧麻痹者发生呼吸困难者应首先解除呼吸困难，可行气管切开术，手术原则是发声、呼吸功能兼顾，尽量恢复喉的正常功能。

【一般治疗】 注意声带休息，避免过度用嗓、剧烈运动，发声训练。

（三）药物处方

【处方①】 甲钴胺胶囊，0.5mg，口服，每日 3 次。

【处方②】 维生素 B_1 片，口服，成人，一次 1 片，每日 3 次。

（陈颖坤　曹现宝）

第九篇　口腔科疾病

第一章　感染性疾病

一、口角炎

（一）概述

口角炎是上下唇联合处口角区各种炎症的统称。病损由口角黏膜皮肤连接处向外扩展，可发生于单侧口角，也可双侧同时出现。其形成病因复杂，包含多种因素，如营养不良、缺铁性贫血、微量元素缺乏、感染、不良口腔习惯、无牙（牙合）或垂直距离过短、化学物质或药物刺激等。

疾病主要表现为：上下唇联合处出现病损，病程长短及发病快慢不一，出现潮红充血、干燥脱屑、皲裂糜烂，可见口角皮肤被溢出的唾液浸泡呈现黄白色，对应周围皮肤出现轻度皮炎、皲裂等，患者张口困难，并可见张口时口角裂开、出血。

（二）诊断与治疗

【诊断要点】

1. 结合患者病史，了解患者相关发病背景。

2. 发病部位具有典型特征。

3. 口角潮红、湿白、皲裂、脱屑、糜烂。

【治疗原则】　针对发病因素进行治疗。

1. 去除过敏原，去除化学、药物及机械性局部刺激因素，纠正不良口腔习惯。

2. 改善饮食结构，均衡饮食，尤其注重维生素及微量元素的平衡。

3. 通过口腔修复手段调整不当的咬合垂直距离。

一般治疗

1. 局部治疗：0.1%乳酸依沙吖啶溶液或0.02%醋酸氯己定溶液湿敷15~20分钟，去除痂皮后，给以抗菌类软膏。

2. 全身治疗：全身治疗以纠正病因为主要措施。

3. 调整颌面部垂直距离，恢复正常的咬合关系，减少口角区皱褶，保持口角区干燥。

（三）药物处方

【处方①】　局部用药：0.1%利凡诺溶液，湿敷，每日3次。

【处方②】　局部用药：5%金霉素甘油糊剂，涂擦患处，每日3次。

【处方③】　局部用药：曲安奈德益康唑乳膏，涂擦患处，每日3次。

【处方④】　营养不良为主要因素时：维生素 B_2 片，口服，每次10mg，每日3次。复合维生素B片，口服，每次2片，每日3次。维生素C片，口服，每次100mg，每日3次。

【处方⑤】　免疫增强剂，针对体质差或免疫力低下：胸腺肽肠溶片，口服，每次20mg，每日1~2次。

（卢松鹤）

二、接触性口炎

（一）概述

接触性口炎是指口腔黏膜直接接触一般无毒害物质后出现的局部过敏反应，多发生在超敏体质患者，常见致敏物质包括牙表面银汞合金充填物、带有金属支架的可摘局部义齿、唇膏、含有特殊成分的牙膏、食物及局部药物制剂等。口腔黏膜病损多数为直接接触部位或邻近组织，与致敏源接触位置可出现红肿、水疱、糜烂等，伴有灼痛不适，亦可出现类似扁平苔藓的白色条纹状病损，即苔藓样变，接触唇膏或进行纹唇者亦可出现唇部瘙痒、红肿、糜烂。

（二）诊断与治疗

【诊断要点】

1. 明确的致敏源接触史。

2. 与致敏源相一致或邻近致敏源的病损位置。

3. 去除过敏原后病损即缓解或痊愈。

【治疗原则】

1. 去除可以致敏因素，如去除银汞合金，暂时停止戴义齿等。

2. 如无法确定致敏因素，可行诊断性治疗，依次去除所有可以致敏因素，直到病损出现好转趋势。

3. 局部对症治疗。

4. 局部用药避免应用刺激性较强药物。

【一般治疗】

1. 寻找并及时去除可疑致敏原，避免再次接触。

2. 药物治疗以局部治疗为主。

（三）药物处方

【处方①】 局部用药：0.02%氯己定含漱液 10～20ml，每日 3 次。

【处方②】 局部用药：曲安奈德软膏，涂敷，每日 3 次。

【处方③】 局部用药：金霉素倍他米松糊剂，涂敷，每日 3 次。

【处方④】 局部用药：口腔溃疡散，用消毒棉球蘸药擦患处，一日 2～3 次。

【处方⑤】 局部用药：重组人表皮生长因子喷剂，每日 1 次，喷涂患处。

【处方⑥】 全身用药：氯雷他定片，口服，每次 10mg，每日 1 次。

【处方⑦】 全身用药：泼尼松片，口服，每日 25～40mg，5～7 天为一疗程。

【处方⑧】 全身用药：维生素 C 片，口服，每次 0.2g，每日 3 次。

（卢松鹤）

三、光化性唇炎

（一）概述

光化性唇炎是由于唇部接受日光或紫外线照射过多而出现的病损，也称日光性唇炎。病因多数为对紫外线过敏。根据过敏程度、光线强弱、照射时长、光照范围大小等因素的不同，表现为不同程度的症状。

急性发病者发病前常有短期、大量接受紫外线病史，唇红部尤其下唇，充血水肿，色红灼痛，继而出现水疱，疱破溃后糜烂结痂。慢性型则为长期接受紫外线照射所致，野外工作者多见，唇表面干燥脱屑，累及整个下唇及口角区，唇部可出现多条皲裂和褶皱，原发感染可有糜烂、溃疡、充血水肿等，唇周皮肤可有脱屑。

（二）诊断与治疗

【诊断要点】

1. 有日光照射史。

2. 典型的唇部病损表现。

3. 组织病理学表现为胶原纤维嗜碱性变。

【治疗原则】

1. 避免长期、大剂量接受紫外线直晒。

2. 局部用药。

3. 理疗。

【一般治疗】

1. 局部治疗

（1）避光治疗　可用具有吸收、反射和遮蔽光线作用的防晒剂。

（2）湿敷上药治疗　唇部有渗出、糜烂、结痂时用消炎防腐类漱口水湿敷，去除痂膜，保持干燥、清洁；干燥脱屑型可局部涂擦糖皮质激素类或抗菌类软膏。

（3）5%氟尿嘧啶　传统的治疗光化性唇炎局部用药，抗代谢作用的化疗药物。

（4）咪喹莫特　免疫调节剂，具有抗病毒和抗肿瘤作用。

2. 物理疗法：液氮冷冻疗法、二氧化碳激光照射、光动力疗法等。

3. 手术治疗：怀疑恶变或已经癌变患者应尽快手术，但注意对唇红切除缘的修补。

（三）药物处方

【处方①】 局部用药：0.1%乳酸依沙吖啶溶液 10～20ml，唇部湿敷，每日 3 次。

注意事项 本品见光容易分解变色，应避光保存，使用后请拧紧瓶盖，以防污染。

【处方②】 局部用药：0.1%曲安奈德软膏，涂敷，每日 3 次。

【处方③】 局部用药：金霉素倍他米松糊剂，涂敷，每日 3 次。

【处方④】 局部用药：0.03%他克莫司软膏，每日 1～2 次，涂擦患处。

【处方⑤】 全身用药：泼尼松片，口服，每日 10～30mg，晨起一次给药。

【处方⑥】 全身用药：雷公藤总苷片，饭后口服，1～1.5mg/（kg·d），分 3 次服用，15 天为一疗程。

【处方⑦】 维生素类：复合维生素 B 片，口服，每次 2 片，每日 3 次。

（卢松鹤）

四、慢性唇炎

（一）概述

慢性唇炎为唇部慢性非特异性炎症疾病，表现为唇部反复肿胀、脱屑、皲裂、痂皮等，临床较为常见。病因不明，可能和外界环境因素、物理及化学刺激、精神因素、舔唇等不良口腔习惯有关。

（二）诊断与治疗

【诊断要点】

1. 慢性、反复发作，寒冷、干燥季节好发。

2. 临床表现为唇红脱屑、皲裂、充血、渗出慢性反复发作。

【治疗原则】

1. 去除诱因，在寒冷干燥季节注意防护，避免刺激性食物摄入，纠正舔唇等不良口腔习惯，对有心理障碍者进行相应的治疗。

2. 对症治疗，局部病变采用外用药方式促进愈合。

3. 严重病损应给予抗生素预防感染。

【一般治疗】

1. 局部治疗

（1）湿敷上药　局部湿敷上药是治疗慢性唇炎的有

效手段。

（2）封闭治疗　糜烂严重者，可以局部注射醋酸曲安奈德、醋酸泼尼松等糖皮质激素类药物，以减少渗出，促进愈合。

（3）微波治疗　局部湿敷联合微波治疗适用于慢性糜烂的患者。

2. 中药治疗：疏风健脾、清热祛湿、养血润燥。

（三）药物处方

【处方①】　局部用药：0.1%利凡诺溶液，湿敷，每日3次。

【处方②】　局部用药：5%金霉素甘油糊剂，涂擦患处，每日3次。

【处方③】　局部用药：0.03%他克莫司软膏，每日1～2次，涂擦患处。

【处方④】　局部用药：曲安奈德口腔软膏，每日1～2次，涂擦患处。

【处方⑤】　全身用药：泼尼松片，口服，每日10～30mg，晨起7:00～8:00一次性给予。

【处方⑥】　糖皮质激素禁忌者：昆明山海棠片，口服，每次0.5g，每日3次，饭后即刻口服。

（卢松鹤）

五、口腔单纯疱疹

（一）概述

单纯疱疹是由单纯疱疹病毒引起的急性口腔黏膜及口周皮肤感染性疾病，也是临床最常见的口腔科病毒感染。病程分为前驱期、水疱期、糜烂期及愈合期。全身症状表现为发热、头痛、咽痛、喉部红肿、疲乏不适、全身肌肉疼痛等急性症状，局部表现为口腔黏膜广泛的充血水肿，继而出现成簇密集的小水疱，疱破裂后形成糜烂面，继而结痂。病损具有典型特征。

（二）诊断与治疗

【诊断要点】

1. 原发性单纯疱疹婴幼儿多见，特别是6个月～2岁的儿童。

2. 复发性单纯疱疹成人多见，全身反应较原发性轻。

3. 典型的密集成簇小水疱，破溃后形成糜烂面，病程可分为前驱期、水疱期、糜烂期及愈合期。

4. 原发性疱疹可发生在口腔及口唇周围皮肤任何部位，复发性疱疹多数在以前发生过疱疹的位置或其周围出现。

5. 实验室检查可以明确单纯疱疹病毒的存在。

【治疗原则】

1. 对症处理：局部擦药、湿敷、激光照射、促进疱液吸收，结痂；若疼痛重，可用表面麻醉类药物，以止痒减轻疼痛。

2. 抗病毒治疗：可服用盐酸吗啉胍、板蓝根片或冲剂、口炎冲剂等。病重者可选用左旋咪唑、聚肌胞、干扰素等

药物。

3. 全身支持疗法：适当休息，对症处理。给予高能量、易消化、富于营养的流食或软食。口服多种维生素类药物。必要时可由静脉输入5%～10%葡萄糖液。

4. 继发感染防治：使用抗菌类漱口液消除和预防继发感染。

【一般治疗】

1. 急性疱疹性龈口炎的治疗：该病小儿多见，抗病毒西药国内应用较少，可选用中药清热解毒制剂治疗。患儿的支持和对症处理十分重要。必要时卧床休息、维持体液平衡，合理补充维生素B和维生素C。可选用抗菌漱口液消除和预防继发感染。可局部用止痛剂漱口和擦洗。伴有高热感染患者，应给予全身抗生素治疗。

2. 复发性单纯疱疹的治疗：早期局部用抗病毒制剂；如有继发感染，外用抗生素软膏。

（三）药物处方

【处方①】　局部用药：0.05%氯己定溶液，每次10～20ml含漱或稀释后清洗患儿口腔，每日3次。

【处方②】　局部用药：5%金霉素甘油糊剂，涂擦患处，每日3次。

【处方③】　局部用药：3%阿昔洛韦软膏，每日6次，涂擦患处。

【处方④】　局部用药：重组人表皮生长因子喷剂，每日1次，喷涂患处。

【处方⑤】　全身用药：阿昔洛韦片，口服，每次200mg，每日5次，连续10日。或每次400mg，每日3次，连续5日。

【处方⑥】　全身用药：复合维生素B片，口服，每次2片，每日3次，维生素C片，口服，每次0.2g，每日3次。

【处方⑦】　免疫增强剂，针对体质差或免疫力低下：胸腺肽肠溶片，口服，每次20mg，每日1～2次，1个月为1疗程。

【处方⑧】　中成药：口炎颗粒，温水冲服，每次3g，每日3次，5～7日为一疗程。

（卢松鹤）

六、口腔念珠菌病

（一）概述

口腔念珠菌病是由念珠菌引起的口腔黏膜急性、亚急性及慢性真菌病。主要致病菌为白色念珠菌，即白假丝酵母菌。白色念珠菌存在于健康人的口腔中，当机体出现局部或全身性诱因时，如艾滋病、器官移植术后、系统性疾病、长期应用广谱抗生素、糖皮质激素、免疫抑制剂等，出现菌群失调从而发病。

（二）诊断与治疗

【诊断要点】

1. 根据口腔念珠菌病的各型临床表现、病史、全身状况

等可做出初步判断。

2. 病损区涂片可见念珠菌孢子及菌丝。

3. 念珠菌培养阳性。

4. 慢性增殖型念珠菌病者,组织病理学检查可见念珠菌菌丝侵入上皮,上皮内可见微小脓肿形成。

【治疗原则】

1. 控制真菌,改善口腔环境,创造偏碱性环境。

2. 去除易感因素,如提高机体免疫功能、补充营养等。

3. 病情严重者,全身应用抗真菌药。

4. 婴幼儿患者母婴同治,预防交叉感染。

5. 局部、全身禁用糖皮质激素。

【一般治疗】

1. 局部药物治疗:2%～4%碳酸氢钠溶液、龙胆紫水溶液、氯己定局部涂布,冲洗或含漱。

2. 抗真菌药物治疗:制霉菌素、咪康唑、克霉唑、酮康唑等全身用药。

3. 全身支持治疗:对身体衰弱,有免疫缺陷病或与之有关的全身疾病及慢性念珠菌感染的患者,常需辅以增强机体免疫力的综合治疗措施。

（三）药物处方

【处方①】 局部用药:2%碳酸氢钠溶液,含漱,清洗患儿口腔,每日3次。

注意事项

1. 不宜与氯己定溶液同时含漱,碳酸氢钠溶液的碱性环境会降低氯己定的作用,二者应至少间隔1小时应用。

2. 义齿性口炎患者含漱的同时应用碳酸氢钠溶液每日浸泡义齿（夜间）。

【处方②】 局部用药:制霉菌素糊剂或每毫升5万单位混悬液,涂敷患处,每日3次。

注意事项

1. 气味难闻,可出现胃肠反应,个别出现过敏现象。

2. 制霉菌素胃肠道不易吸收,片剂需含化或制成糊剂涂敷患处。

3. 针对急性感染疗程不用太长,应用7～10日即可。

【处方③】 局部用药:0.12%氯己定含漱液,每日3次。

【处方④】 局部用药:咪康唑软膏,涂敷患处,每日3次。

【处方⑤】 全身用药:氟康唑片,口服或含化,首次剂量200mg,每日1次,以后每次100mg,每日1次,7～14天为一疗程。

【处方⑥】 全身用药:伊曲康唑,每次100mg,每日2次,7～14天为一疗程。

【处方⑦】 免疫增强剂,针对体质差或免疫力低下:胸腺肽肠溶片,口服,每次20mg,每日1～2次,疗程视病情轻重及疗效而定。

（卢松鹤）

七、扁平苔藓

（一）概述

扁平苔藓为皮肤黏膜慢性炎症性疾病,为口腔黏膜常见病之一,目前认为由多种因素引起,个别病例出现癌变,WHO将其列入癌前状态。主要表现为口腔黏膜任何部位均可发生的对称性病损,颊黏膜最为常见,舌、唇、牙龈、上腭等亦可出现,基本损害表现为灰白色角化小丘疹,可排列成条纹,条纹组成网状或树枝状病损,亦可密集成角化斑块,角化病损基底可有炎性反应,亦可充血,发生红斑、萎缩、糜烂、溃疡、水疱等。患者可无自觉症状或有黏膜表面粗糙不适、刺激性疼痛、自发疼痛或烧灼感等。根据病损形态可分为网状型、丘疹型、斑块型、萎缩型、糜烂型、水疱型。

（二）诊断与治疗

【诊断要点】

1. 口腔黏膜对称性病损。

2. 各类型典型病损特征。

3. 慢性病程,女性多见,可伴有皮肤病损。

4. 组织病理学等实验室检查可确诊。

【治疗原则】

1. 目前无特效疗法,需根据患者局部和全身情况酌情治疗。

2. 全身治疗。

3. 局部用药。

4. 精神心理方面予以治疗。

【一般治疗】

1. 去除局部刺激因素,消除感染性炎症。去除各种机械化学刺激,调整咬合,修正不良修复体,减少锐利牙尖及边缘对黏膜的刺激。保持口腔卫生。

2. 外用药物强效糖皮质激素软膏、免疫抑制剂、维A酸软膏、中药等。

3. 局部治疗无效者可以给予全身治疗,临床多采用免疫调节治疗,如糖皮质激素、羟氯喹、雷公藤、昆明山海棠、硫唑嘌呤、甘草酸、氨苯砜等。

（三）药物处方

【处方①】 局部用药:0.02%氯己定含漱液,每日3次。

【处方②】 局部用药:曲安奈德乳膏,涂敷,每日3次。

【处方③】 局部用药:0.03%他克莫司软膏,每日1～2次,涂擦患处。

【处方④】 全身用药:硫酸羟氯喹,饭后口服,每次0.1g,每日2次,1个月为一疗程。

【处方⑤】 全身用药:泼尼松片0.3～1mg/（kg·d）,口服,7～14天为一疗程。

【处方⑥】 全身用药:免疫增强剂,针对体质差或免疫力低下:胸腺肽肠溶片,口服,每次20mg,每日1～2次。

【处方⑦】 全身用药:雷公藤总苷片,饭后口服,1～

1.5mg/（kg·d），分 3 次服用，1 个月为一疗程。

【处方⑧】 全身用药，β-胡萝卜素胶囊，口服，每次 6mg，每日 1～2 次。

（卢松鹤）

八、创伤性溃疡

（一）概述

创伤性溃疡是指机械、物理、化学等局部刺激引起的溃疡，是具有明确刺激因素引起的，去除刺激因素后溃疡可愈合。刺激因素包括口内的残根残冠、不良修复体、不良咬合关系、不良口腔习惯、进食尖锐过硬食物或刺激性食物等。临床表现为口腔出现与刺激因素部位相吻合的溃疡面，多呈不规则形态，根据刺激因素不同，可出现不同表现，由于活动义齿不贴合造成的溃疡又称压疮性溃疡，表面灰白色，边缘隆起，中心凹陷，溃疡深在。婴幼儿吮吸材质过硬的奶嘴造成的溃疡称为 Bednar 溃疡，多出现在硬腭相应部位，表浅且对称分布。婴幼儿舌系带过短导致新萌出下颌褥中切牙损伤舌系带出现的溃疡称为 Riga-Fede 溃疡。创伤性溃疡一般不伴有全身反应，易愈合，不复发。

（二）诊断与治疗

【诊断要点】

1. 明确的局部刺激因素或创伤史。

2. 病损面与刺激因素位置相对应吻合。

3. 刺激因素去除后，病损好转或痊愈，且不再复发。

4. 无明显全身症状。

【治疗原则】

1. 去除局部刺激因素。

2. 局部药物对症治疗。

3. 物理治疗。

4. 同一位置经久不愈者需进行组织病理检查，排出癌变可能性。

【一般治疗】 局部可用止痛、防腐、促进愈合的外用药，如口腔溃疡散、氯己定含漱液等。

（三）药物处方

【处方①】 局部用药：0.02%氯己定溶液 10～20ml，含漱，每日 3 次。

【处方②】 局部用药：曲安奈德软膏，涂敷，每日 3 次。

【处方③】 局部用药：金霉素倍他米松糊剂，涂敷，每日 3 次。

【处方④】 局部用药：口腔溃疡散，用消毒棉球蘸药擦患处，每日 2～3 次。

【处方⑤】 局部用药：重组人表皮生长因子喷剂，每日 1 次，喷涂患处。

【处方⑥】 全身用药：复合维生素 B 片，口服，每次 2 片，每日 3 次。

【处方⑦】 全身用药：维生素 B_2 片，口服，每次 10mg，

每日 3 次。复合维生素 B 片，口服，每次 2 片，每日 3 次。维生素 C 片，口服，每次 100mg，每日 3 次。

（卢松鹤）

九、慢性牙周炎

（一）概述

慢性牙周炎是由牙菌斑中的微生物所引起，造成牙周支持组织炎症和破坏的慢性感染性疾病。主要发生于成人，也可发生于儿童及青少年，病情进展较平缓，多由慢性牙龈炎症迁延而来。

其主要临床表现为：患者可有刷牙或者进食出血，牙龈肿痛，牙齿松动、移位，牙间隙变大，食物嵌塞，冷热敏感，咀嚼无力，口腔异味等症状，也可无明显症状；临床检查可见牙龈暗红或者鲜红，质地松软，与牙面不贴附或有纤维性增生、变厚；牙周探诊时探诊深度超过 3mm，探诊后出血，且有附着丧失；严重的可有牙龈退缩，牙齿移位（常见前牙扇形移位）、松动，伴发牙周脓肿，食物嵌塞，根面敏感，根面龋，逆行性牙髓炎，继发性咬合创伤等。X 线检查可见牙槽骨水平型或者垂直型骨吸收。

（二）诊断与治疗

【诊断要点】

1. 牙周袋深度超过 3mm，并有牙龈暗红或者鲜红、肿胀、松软，探诊后出血，可及临床附着丧失。

2. 多为成人，也可发生在儿童，病情随年龄增大缓慢进展而加重，也有快速进展的活动期。

3. 有明显的牙菌斑、牙石及局部刺激因素，且与牙周炎症和破坏程度一致。

4. X 线检查可见牙槽骨水平型或者垂直型骨吸收。

5. 晚期牙齿松动、移位，伴发牙周脓肿、根分叉病变、牙龈退缩、逆行性牙髓炎等。

6. 全身一般健康，也可有某些危险因素，如吸烟、精神压力、骨质疏松等。

【治疗原则】 彻底清除牙菌斑、牙石等局部刺激因素，消除牙龈炎症，使牙周袋变浅，改善附着水平，争取适当的牙周组织再生，并保持疗效的长期稳定。

【一般治疗】 慢性牙周炎的系统治疗包括以下四个阶段。

1. 基础治疗阶段：包括解释病情、治疗计划并且知情同意，急症治疗（牙周脓肿，牙周牙髓联合病变、急性坏死性牙龈炎、龈乳头炎等的急症处理），口腔卫生指导，拔除保留无望的牙齿，龈上洁治、抛光，龈下刮治、根面平整，清除局部刺激因素（龋齿充填、去除充填体悬突、去除不良修复体、根管治疗等），纠正不良口腔习惯，松牙固定，调𬌗，辅助性地药物治疗，以及基础治疗 6～8 周后的疗效再评估。

2. 牙周手术阶段：基础治疗 2～3 月后牙周再评估，如果仍有 5mm 以上深袋且探诊出血或有Ⅱ度根分叉病变，牙龈、牙槽骨形态不良可以建议行牙周手术，以彻底清除

牙周感染，恢复牙龈、牙槽骨生理外形，并争取牙周组织再生。

3. 正畸及修复治疗阶段：牙周基础（手术治疗）3月后，牙周炎症控制后，可考虑正畸、修复治疗，修复缺失牙齿，建立稳定的平衡殆。种植治疗也在此阶段进行。

4. 维护期：基础治疗、手术治疗，以及修复正畸治疗后，需要患者养成良好的自我口腔卫生维护习惯，定期进行专业的维护，且应该终生坚持，以防止牙周炎复发，保持牙周的长期健康稳定。

（三）处方药物

【处方①】　阿莫西林胶囊，口服，每次 500mg，每日 3 次，连续服用 7 天。

【处方②】　阿莫西林克拉维酸钾分散片，口服每次 750mg，每日 3 次，连续服用 7 天。

【处方③】　甲硝唑片，口服，每日 3 次，每次 0.2g，服用 5~7 天。

【处方④】　替硝唑，首日顿服 2g，以后每日 2 次，每次 0.5g，连续 4 日。

【处方⑤】　罗红霉素胶囊，一次 150mg（一次 1 粒），一日 2 次，5~7 天。

【处方⑥】　盐酸米诺环素软膏（派丽奥），注满患部牙周袋内，每周一次，连续 4 周。

【处方⑦】　复方氯己定含漱液，每次 10~20ml，含漱 1 分钟，每天 2 次，5~10 天为一疗程。

（胡洪成）

十、急性根尖周炎

（一）概述

根尖周炎是指发生于牙根根尖周围组织的炎症性疾病。根尖周炎的组织学表现为炎症反应和牙槽骨吸收，放射影像学表现为围绕根尖的局限性低密度影。患牙处于根尖周炎期间，根管内的病原刺激物与机体免疫系统不断对抗，在病理上呈现破坏与修复的双向动态变化，两者的强弱对比影响病情的表现与变化。在这一过程中，可出现不同的临床症状和体征。当病原刺激毒力较强而机体抵抗力较弱时，疾病以急性形式表现出来，就称为急性根尖周炎。

（二）诊断与治疗

【诊断要点】　根据临床症状与体征进行诊断。

1. 临床症状：咬合痛，能明确定位疼痛的患牙。咬合痛的临床表现可有多种形式，初期为不适、发木、浮起感，咬合时与对颌早接触，紧咬患牙能减轻症状等。随病情进展可能有自发、剧烈的搏动性跳痛，甚至轻触患牙时亦有剧痛。

2. 体征：包括三个方面。首先，牙髓无活力，表现为对冷测、热测、电活力测试无反应；其次，应有能够

解释急性根尖周炎病因的体征，包括龋坏、充填体或其他牙硬组织疾患，或牙髓治疗史、深牙周袋、外伤、创伤等；第三，不同程度的叩痛和牙龈红肿也有一定提示作用。

【治疗原则】　缓解症状，控制疼痛。评估患牙是否有保留价值，如有，完成根管治疗。

【一般治疗】

1. 开髓，清理、疏通根管，建立根尖引流通路。把握指征酌情行脓肿切开引流。

2. 评估患牙是否保留。

（1）患牙不能保留　开放髓腔，待急性症状缓解后予以拔除。

（2）患牙可保留　根据根管内渗出情况决定根管内封抑菌抗炎药物或适当开放髓腔 2~3 天后进一步治疗。待急性症状缓解后，予以根管治疗。

（三）药物处方

服用非甾体类抗炎止痛药，必要时全身应用抗生素，给予全身支持疗法。

【处方①】　阿莫西林，成人每日量 1~4g，口服，分 3~4 次给药。

【处方②】　甲硝唑 0.2~0.4g，口服，每日 2~4 次。

【处方③】　替硝唑，每日 2g，口服，分 1~2 次给药。

【处方④】　布洛芬 0.2~0.4g，口服，每日 3 次，餐中服用可减少胃肠反应。

（田诗雨）

十一、智齿冠周炎

（一）概述

智齿冠周炎是一种常见的颌面部感染性疾病。指牙冠周围软组织发生的炎症，发生于智齿萌出过程中、萌出不全以及阻生时，临床中以下颌智齿冠周炎多见。

【临床表现】　智齿冠周炎常以急性炎症形式出现。早期磨牙后区胀痛不适，口腔活动加重疼痛。病情发展，局部可出现自发性跳痛或沿耳颞神经分布的放射性痛。炎症侵及咀嚼肌，可引起张口受限。口腔不洁，患牙龈处有咸味分泌物。

全身症状可有不同程度的畏寒、发热、全身不适，白细胞总数可有增，中性粒细胞比例上升。

慢性冠周炎在临床上多无明显症状，仅局部有轻度压痛、不适。

口腔检查，多数患者可见智齿萌出不全，或被龈瓣完全覆盖的阻生牙。智齿周围组织不同程度红肿、糜烂、触痛，龈袋内溢脓。炎症波及舌腭弓和咽侧壁时，张口受限明显。化脓性炎症局限后，可形成冠周脓肿，有时可自行溃破。邻牙可有叩痛。通常有患侧下颌下淋巴结的肿胀、压痛。

冠周炎症可直接蔓延或由淋巴管扩散，引起邻近组织器官或筋膜间隙的感染。

（1）炎症向磨牙后区扩散，形成骨膜下脓肿，脓肿向外

穿破，在咬肌前缘与颊肌后缘间的薄弱处发生皮下脓肿，穿破皮肤后可形成经久不愈的面颊瘘。

（2）炎症沿下颌骨外斜线向前，可在相当于下颌第一磨牙颊侧黏膜转折处的骨膜下形成脓肿破溃成瘘。

（3）炎症沿下颌支外侧或内侧向后扩散，可分别引起咬肌间隙、翼下颌间隙感染；此外，亦可导致颊间隙、下颌下间隙、口底间隙、咽旁间隙感染或扁桃体周围脓肿的发生。

（二）诊断与治疗

【诊断要点】

1. 反复发作的磨牙后区肿痛。

2. 开口困难。

3. 阻生智齿。

4. 智齿周围组织红肿。

5. 在慢性冠周炎的 X 线片上，有时可发现冠周和根周骨质影。

【治疗原则】

早期诊断、及时治疗非常重要。智齿冠周炎的急性期应以消炎、镇痛、切开引流、增强全身抵抗力的治疗为主。慢性期，若为不可能萌出的阻生牙则应尽早拔除。

【一般治疗】

1. 局部冲洗：智齿冠周炎的治疗以局部处理为重点，局部又以清除龈袋内食物碎屑、坏死组织、脓液为主。常用生理氯化钠溶液、10%～30%过氧化氢溶液、1:5000 高锰酸钾溶液、0.1%氯己定液等反复冲洗龈袋，至溢出液清亮为止。擦干局部，用探针蘸 2%碘伏、碘甘油或少量浓台氏液导入龈袋内，每日 1～3 次，并用温热水等含漱剂漱口。

2. 抗菌药物及全身支持疗法：根据局部炎症及全身反应程度和有无其他并发症做出选择。

3. 切开引流术：如龈瓣附近形成脓肿，应及时切开、置引流条，定期换药。

4. 冠周龈瓣切除术：当急性炎症消退，对有足够萌出空间、有可能建立咬合关系且牙位基本正常的智齿，可考虑在局麻下切除智齿冠周龈瓣，充分暴露牙冠，以消除盲袋。

5. 下颌智齿拔除术：下颌智齿牙位不正、无足够萌出位置、相对的上颌第三磨牙位置不正或缺失者、冠周炎反复发作形成病灶牙者，均应尽早予以拔除。伴有颊瘘者，在拔牙的同时应切除瘘管，刮尽肉芽，缝合面部皮肤瘘口。

（于森）

十二、牙髓炎

（一）概述

牙髓炎是由于感染、物理和化学等因素导致的牙髓组织炎症性疾病，其中最主要的致病因素是细菌感染。

牙髓炎是口腔中最为多发和最为常见的疾病之一。牙髓炎经过规范的临床治疗，成功率可达 90%以上。

本病的临床表现主要是疼痛，往往呈现自发痛、阵发性痛，夜间发作，疼痛可放射到颌面部较大区域，遇冷热刺激可以激发疼痛。

（二）诊断与治疗

【诊断要点】

1. 可复性牙髓炎

（1）症状 遇冷、热、酸、甜敏感，无自发痛。

（2）可查及导致牙髓炎症的病因。

（3）温度测试一过性敏感。

2. 急性牙髓炎

（1）症状 自发性阵发性痛、夜间痛、冷热刺激痛、放射性痛。

（2）可查及导致牙髓炎症的病因。

（3）温度测试反应极其敏感、剧痛，持续性。可有热痛、冷缓解。

3. 慢性牙髓炎

（1）症状 可有自发性隐痛、温度刺激隐痛。可述及曾有剧烈自发痛、温度刺激痛病史。

（2）可查及导致牙髓炎症的病因。

（3）温度测试多为迟钝，亦可为敏感。

4. 残髓炎

（1）症状 牙髓治疗后出现慢性牙髓炎症状，常伴咬合不适。

（2）患牙做过牙髓治疗。

（3）强温度刺激迟钝痛。

（4）再治疗探查根管内疼痛。

5. 逆行性牙髓炎

（1）症状 长期牙周炎病史，近期出现自发痛、冷热痛。

（2）患牙未查及严重牙硬组织疾病，探及深牙周袋。

（3）温度测试疼痛。

6. 牙髓坏死

（1）症状 一般无疼痛症状。可因牙冠变色就诊。可追问出自发痛病史、外伤史、正畸治疗或充填治疗史。

（2）牙冠颜色暗黄到灰黑。可查及导致牙髓炎症的病因。

（3）温度测试以及牙髓活力测试无反应。

（4）X 线片显示患牙根尖周影像无明显异常。

【治疗原则】

1. 首选口腔科就诊，使用专用器械去净牙硬组织腐质，如能够保存活髓，尽量保存活髓。如不能保存活髓，行根管治疗，随后修复牙体缺损。急性牙髓炎或者慢性牙髓炎急性发作者，疼痛极为剧烈，首选口腔科就诊，使用专用器械开髓减压，摘除牙髓，可迅速缓解疼痛。

2. 急性牙髓炎或者慢性牙髓炎急性发作者，可辅助性给予抗生素、止痛药缓解症状。根管治疗诊间疼痛发生率为 5%～22%，亦可酌情辅助性给予抗生素、止痛药缓解疼痛。同时，慢性牙髓炎患者由于各种原因暂时无法口腔科就诊者，也可考虑给药暂时缓解症状。

【一般治疗】

1. 盖髓术：是将盖髓剂覆盖在接近牙髓的牙本质表面或暴露牙髓处，以保存活髓的方法。主要用于深龋、外伤导致的 0.5mm 左右点状牙髓暴露，且牙髓炎症处于极早期或者可复性牙髓炎阶段者。术后如仍有冷热刺激一过性敏感，可继续观察数周。症状消失后再行充填。如观察期出现自发痛、夜间痛等明确的牙髓炎症状，应改行根管治疗。

2. 急性牙髓炎的应急处理：剧烈疼痛的原因是牙髓炎症渗出导致的髓腔高压。开髓减压，摘除牙髓，可迅速缓解疼痛。

3. 根管治疗：通过机械清创和化学消毒的方法预备根管，力图将髓腔内的病原刺激物全部清除，经过根管的清理、成形、消毒，严密充填，达到消除感染源、封闭根管空腔、防止再感染的目的。

4. 辅助性给药

（1）抗生素应用的适应证 ①全身系统病患者，即使很轻的感染也要及早应用抗生素。②由于各种原因暂时无法口腔科就诊，同时疼痛症状较重者。

（2）阿莫西林是广谱抗菌药，可选用。甲硝唑或者替硝唑可抗厌氧菌，常与青霉素类药物联合使用。

（3）牙髓急性疼痛患者，可建议患者就诊前口服两次剂量的非类固醇类抗炎药（如布洛芬），治疗后如预计患者可能会有术后疼痛，可建议患者继续服药 1～2 天或医师根据情况决定服药时间，以预防和控制术后疼痛。

（三）药物处方

【处方①】 阿莫西林，成人每日量 1～4g，口服，分 3～4 次给药。

【处方②】 甲硝唑，0.2～0.4g，口服，每日 2～4 次。

【处方③】 替硝唑，每日 2g，口服，分 1～2 次给药。

【处方④】 布洛芬，0.2～0.4g，口服，每日 3 次，餐中服用可减少胃肠反应。

（侯晓玫）

第二章 功能性疾病

一、复发性口腔溃疡

（一）概述

复发性口腔溃疡，又称复发性阿弗他溃疡，以反复发作的口腔黏膜溃疡为特点，具有周期性、自限性，病因不明，分为轻型、疱疹型及重型三种，多发于唇、颊、舌、软腭等角化程度低的部位，溃疡表现为典型的红、黄、凹、痛，即病损周围有红晕，上覆黄白色假膜，病损中央凹陷外周略隆起，疼痛明显，一般全身反应较轻或不伴有全身反应。

（二）诊断与治疗

【诊断要点】

1. 周期性发作，有自限性。

2. 典型的红、黄、凹、痛表现。

3. 轻型一般同时出现散在分布的 1～6 个溃疡面，7～10 天自愈。

4. 疱疹型为密集分布的数十个针尖大小的溃疡面，1～2 周愈合。

5. 重型阿弗他溃疡又称腺周口疮，表现为单个大而深的溃疡，持续时间较长，一般 1～2 个月，预后可能留有瘢痕或出现组织缺损。

6. 一般不伴有全身症状。

【治疗原则】

1. 针对可能的因素进行全身调理，包括控制情绪、调节作息、规律饮食等。

2. 局部促愈合。

3. 全身药物调理，延长间歇期。

【一般治疗】

1. 局部药物治疗

（1）止痛剂 可用普鲁卡因、达克罗宁、地卡因，用时涂于溃疡面上，连续 2 次，用于进食前暂时止痛。

（2）消毒防腐 金霉素溶液、氯己定溶液、高锰酸钾溶液、呋喃西林溶液等。

（3）糖皮质激素 将可的松等药物，贴于溃疡上，有减轻疼痛、保护溃疡面、促进愈合的作用。

（4）局部封闭 适用于重型复发性阿弗他溃疡。每周 1～2 次，共用 2～4 次。有加速溃疡愈合作用。

2. 全身用药

（1）维生素类药物 维生素可以维持正常的代谢功能，促进病损愈合。

（2）抗菌药物 当有继发感染时全身可使用抗生素，需结合细菌培养及药物敏感试验。

（3）免疫抑制剂 包括糖皮质激素、沙利度胺、转移因子和胸腺素等。

3. 超声雾化治疗：适用于口腔溃疡散在多发，病情较重者，将地塞米松、庆大霉素加入生理氯化钠溶液，雾化吸入，每天 1 次，每次 15～20 分钟，5 天为 1 个疗程。

4. 物理治疗：用激光（二氧化碳、氦氖等）、微波照射溃疡，有减少渗出、促进愈合的作用。

5. 中医中药：有较好的治疗效果，可减轻症状、促进溃疡愈合，延长间歇期。

（三）药物处方

【处方①】　局部用药：0.02%氯己定含漱液，20～30ml，每日 3 次。

【处方②】　局部用药：1%聚维酮碘溶液，含漱，每日 3 次。

【处方③】　局部用药：金霉素倍他米松糊剂，涂敷，每日 3 次。

【处方④】　局部用药：口腔溃疡散，用消毒棉球蘸药擦患处。每日 2～3 次。

【处方⑤】　局部用药：重组人表皮生长因子喷剂，每日 1 次，喷涂患处。

【处方⑥】　局部用药：4%曲安奈德注射液及 2%利多卡因 1:1 混合，局部注射，每次 20～100mg（依病损面积大小而定），每周 1 次，1～2 次为一疗程。

【处方⑦】　全身用药：泼尼松片，口服，每日 25～35mg，1～2 周为一疗程。

【处方⑧】　中成药：口炎颗粒，温水冲服，每次 3g，每日 3 次，5～7 日为一疗程。

（卢松鹤）

二、口腔白斑

（一）概述

口腔白斑指口腔黏膜上出现的白色病损，不能被擦除，不属于其他任何可定义的病损，属于癌前病变。发病因素可能与吸烟、物理刺激、咀嚼槟榔等相关，亦有遗传性因素。好发于舌腹、口底等部位，根据临床症状可分为斑块型、褶皱型、颗粒型、溃疡型及疣型。

（二）诊断与治疗

【诊断要点】

1. 暂时性诊断：口腔黏膜发生的白色病损，如不能诊断为其他疾病，可暂时性诊断为白斑。

2. 肯定性诊断：当去除所有可疑因素后，病损持续存在、无好转趋势，经组织病理学检查后可进行肯定性诊断。

【治疗原则】

1. 去除所有可疑刺激因素。

2. 局部和全身应用抗角化药物。

3. 预防真菌感染。

4. 手术切除。

5. 定期复查。

【一般治疗】

1. 卫生宣教：加强口腔卫生宣教是口腔白斑早期预防的重点。

2. 去除刺激因素：提倡健康生活方式，戒烟、戒酒，戒

除咀嚼槟榔的习惯，少食酸、辣、烫、麻等刺激食物，去除残根、残冠、不良修复体等口腔内一切刺激因素。

3. 药物治疗：维生素 A 及维生素 A 酸、维生素 E、番茄红素、β–胡萝卜素等。

4. 外科治疗：外科手术切除白斑。

5. 随访：如有临床变化可再次活检。

（三）药物处方

【处方①】　局部用药：0.02%氯己定含漱液，10～20ml，每日 3 次。

【处方②】　局部用药：1%聚维酮碘溶液，含漱，每日 3 次。

【处方③】　局部用药：2%～4%碳酸氢钠溶液，含漱，每日 3 次。

【处方④】　局部用药：0.1%维 A 酸软膏，涂敷，每日 1～2 次。

【处方⑤】　全身用药：胸腺肽肠溶片，口服，每次 20mg，每日 1～2 次，1 个月为一疗程。

【处方⑥】　全身用药：β–胡萝卜素胶囊，口服，每次 6mg，每日 1～2 次。

【处方⑦】　全身用药：复方丹参滴丸，口服或舌下含服，每次 10 粒，每日 3 次。

（卢松鹤）

三、口腔异味

（一）概述

口腔异味，又称口臭，是指口腔呼出的气体中的令人不快的气体。口腔气体中挥发性硫化物是引起口腔异味的主要成分，其中甲基硫醇和硫化氢比例可达 90% 以上。口腔异味主要来源于口腔内的舌苔、牙周袋、食物嵌塞等，也可能存在全身的生理原因或者病理原因。可分为病理性口臭（口源性口臭、非口源性口臭）、生理性口臭和假性口臭。

（二）诊断和治疗

【诊断要点】口腔异味的诊断和鉴别诊断主要在于分析其产生来源。

1. 生理性口臭

（1）口腔卫生不良　口腔卫生习惯不良，舌苔、菌斑软垢及牙间食物嵌塞残存的食物发酵可能产生轻中度的口臭。

（2）饮食气息　如饮酒后的酒精气味、吸烟者的烟味、食大蒜后口腔残存的大蒜臭味。

（3）生理性唾液减少　睡眠时唾液分泌量减少，晨起可有口臭。

2. 口源性口臭

（1）牙周疾病　牙周病患者常伴有大量的牙石、菌斑，牙周袋内细菌发酵产生硫化氢、吲哚和氨类，因而产生臭味；另外，牙周脓肿和牙周袋溢脓，多为金黄色葡萄球菌合并牙周致病菌感染，也会发出臭味；牙周病长伴随食物嵌塞，残存的食物发酵可能产生轻、中度的口臭。

（2）龋齿等牙体疾患 深龋窝洞内、不良修复体悬突下常残存食物残渣和菌斑，细菌经过发酵分解，产生臭味。牙髓坏死、慢性根尖周炎排脓等也可能引起口腔异味。

（3）坏死性病损 坏死性龈口炎、白血病、口腔恶性肿瘤、恶性肉芽肿等也可能伴发腐败性口臭。

（4）黏膜感染 球菌性口炎可能伴发轻度口臭，黏膜糜烂溃疡伴发感染（多形性红斑、天疱疮等）可能会有中度口臭。

（5）拔牙窝内感染 拔牙后拔牙窝内感染（如干槽症等）也可伴有腐败性口臭，智齿冠周炎患者口内也可伴发口臭。

（6）唾液分泌不足 先天性唾液腺发育不全、口干综合征、真菌感染、放疗术后等因为唾液分泌减少，对口腔的冲刷稀释缓冲作用减小而出现口臭。

3. 非口源性口臭

（1）消化系统疾病 消化不良、食管龛室伴有上腹部不适或者腹泻，胃食管反流也会引起口腔异味。急、慢性胃炎，消化性溃疡出现酸臭味；幽门梗阻、晚期胃癌常出现臭鸭蛋性口臭。钡餐造影、大便检查有助于诊断。

（2）呼吸系统疾病 肺部疾病伴咳嗽、痰多者，鼻腔感染流脓涕，化脓性扁桃体炎、慢性上颌窦炎、萎缩性鼻炎等，可产生脓性分泌物而发出臭味。

（3）糖尿病 糖尿病患者口腔有烂苹果味。糖尿病酮症酸中毒患者可呼出丙酮味气体。

（4）尿毒症 尿毒症口腔有氨味。

（5）食物药物中毒 铅汞砷中毒口腔有金属味，氰化物中毒口腔有苦杏仁味，有机磷农药中毒口腔有蒜臭味。

4. 假性口臭：即患者本人自我感觉有口腔异味，但临床检查和实验室结果为阴性。

【治疗原则】 分析引起口腔异味的原因，对原因和基础疾病进行治疗干预。

【一般治疗】

1. 生理性口臭：主要注意口腔卫生，养成良好的口腔卫生习惯，食刺激性食物后及时漱口，戒烟。

2. 病理性口臭：需要针对对应的口腔、邻近组织及系统疾病进行相关的针对性治疗。包括牙周疾病的系统性牙周治疗，龋齿充填、根管治疗，口腔内感染坏死性疾病的处理等，以及口腔临近组织疾病、全身系统性疾病的相应治疗。

3. 假性口臭：可以通过解释说明和心理咨询得到改善。

（胡洪成）

四、龋病

（一）概述

龋病或称蛀牙，是一种发生在牙齿硬组织的慢性、进行性、破坏性疾病，其本质是一种以细菌为主要病原体，多因素作用下的疾病；近代龋病病因学研究认为，龋病是一种与饮食有关的细菌感染性疾病。

龋病是牙齿硬组织在以细菌为主的多种因素影响下发生无机物脱矿、有机物分解，产生色（白垩色、黄褐色、黑褐色）、形（缺损成洞）、质（疏松软化）三方面改变的慢性进行性破坏的疾病。

（二）诊断与治疗

【诊断要点】

1. 问诊：患者的主诉。

2. 视诊：清洁牙面后，观察牙齿龋病好发部位表面色泽的变化。

3. 探诊：借助牙科探针，从正常牙面开始，轻柔探查牙面的连续性及硬度变化。

4. X线检查：龋损部位的密度一般较周围正常组织低，咬合翼片是确定邻面龋的检查手段。

5. 温度诊：在正常牙面（唇颊或舌腭侧中央）使用冰棒或牙胶棒测试牙髓的状态。

6. 光学检查：投射光直接或荧光反射检查，多用于早期诊断。

7. 电导检测：基于正常组织与龋坏组织电导值的不同，判断龋病的深度。

8. 组织化学染色：龋蚀检知液，指导去腐过程。

9. 其他技术：测试菌斑产酸性和致龋菌的方法，检测个体龋病的易感性。

【治疗原则】

1. 生物学原则：去除感染的牙体组织、改变局部环境。氟化物防龋和窝沟封闭技术已经成为常规的防龋手段。

2. 机械原则：保留健康的牙体组织，恢复病损牙齿的功能及美观。相比银汞合金充填术，直接粘接修复术（如树脂充填）及间接嵌体（树脂嵌体、瓷嵌体和高嵌体）修复术能够较多地保留健康牙体组织。

（米姗姗）

五、牙本质过敏

（一）概述

牙本质过敏是指牙齿上暴露的牙本质部分受到机械、化学或温度刺激时，产生的一种特殊的酸、软、疼痛的症状。牙本质过敏不是一种独立的疾病，而是多种牙体疾病共有的一种症状。许多患者以该症状为主诉而来就诊。磨损、酸蚀、楔状缺损、牙周刮治及外伤均会产生牙本质过敏的症状。

（二）诊断与治疗

【诊断要点】

1. 临床表现为激发痛，以机械刺激最为显著，其次为冷、酸、甜等化学刺激和温度刺激，刺激去除后疼痛立即消失。

2. 用尖探针在牙面上可以探及一个或数个敏感点或敏感区，引起患者特殊的酸、软、痛症状。

3. 敏感点多发现在咬合面釉牙本质界、牙本质暴露处或牙颈部釉牙骨质界处，可出现在一颗或多颗牙上。

【治疗原则】 牙本质过敏的治疗根据其发生的部位、

面积的大小，采用不同的办法处理。必须重视产生该症状的牙体疾病的治疗。

【一般治疗】

1. 症状较轻者、敏感区广泛或位于龈下者，可首选家中自行脱敏治疗，如抗牙本质过敏牙膏或漱口液等。

2. 中重度患者，可由医生针对病因进行牙齿充填修复治疗、使用药物脱敏治疗或激光治疗。

3. 长期不愈的重症患者，必要时采取有创性的治疗如根管治疗。

（张雪）

六、牙周-牙髓联合病变

（一）概述

牙周-牙髓联合病变是指同一患牙同时存在牙周病变和牙髓病变，且互相融合交通，感染可起源于牙周组织或牙体组织，属于牙周炎的伴发病变，并非独立的疾病。

病因包括：①牙周组织与牙髓组织在解剖结构上存在很多交通，如牙本质小管、侧支根管、副根管及根尖孔等；②解剖结构变异导致的牙周牙髓联合感染，如畸形舌侧沟；③外伤导致的牙根折裂也可造成牙周牙髓联合感染；④治疗造成根管侧壁穿通；⑤牙髓失活剂外漏导致牙周组织灼伤。

（二）诊断与治疗

【诊断要点】

1. 牙髓感染来源的牙周牙髓联合病变：此类病变的共同临床表现为牙髓无活力或活力异常，牙周病变局限于个别患牙或患牙的某个部位，X线片常可看到"烧瓶状"低密度阴影。

2. 牙周感染来源的牙周牙髓联合病变：针对牙周组织疾病是否是导致牙髓组织萎缩和坏死的病因之一这一问题，不同学者存在不同观点。一般认为牙周炎对牙髓的影响不如牙髓对牙周组织的影响显著。

3. 牙周感染与牙髓感染并存：牙周感染和牙髓感染可同时发生在同一牙齿上，共同进展，如患牙既有深牙周袋、明显的附着丧失和牙槽骨吸收，又存在龋坏或不良修复体、不完善的牙体治疗或牙根折裂等。此时临床上就要根据各自的病情分别进行诊断。当两者都非常严重而互相交通、交互影响时，则成为真正的牙周-牙髓联合病变。

【治疗原则】 对于牙周-牙髓联合病变的患牙，首先应找到最主要的病因，治疗原发病变，彻底消除感染源。对于牙髓病及根尖周病应尽早完善根管治疗，而牙周疾病侵犯到根尖者可选择截根术、牙半切除术等处理感染的牙根，针对预后差的患牙则应向患者详尽交代病情，必要时拔除。

【一般治疗】

1. 病程短、牙周组织仅作为排脓通道者，单纯进行根管治疗通常就可以达到很好的治疗效果。

2. 病程长，牙周组织破坏严重者，应在根管治疗同期进

行牙周基础治疗，联合消除感染灶，必要时进行翻瓣术或根尖手术。

3. 如果是医源性的根管侧壁穿通或髓底穿通，如果可以修补则尽早修补，无法修补则需要拔除。如果是失活剂外漏，则需尽快取出失活药物，对于灼伤的组织进行彻底清创。

4. 对于逆行性牙髓炎，首先告知患者预后情况、治疗方案及费用，对于磨牙仅某个牙根受累的情况，可以选择根管治疗与牙周截根术或牙半切除术配合治疗，并对所有牙周患牙进行完善的牙周治疗。

5. 对于两种疾病并存的情况，首先判断预后，有保留价值的患牙可同期进行牙周和牙体的治疗。

（葛瑶）

七、牙龈病

（一）概述

牙龈病是局限于牙龈组织的病变，一般不侵犯深层牙周组织，然而牙龈病与牙周炎有着紧密关系，因为牙龈组织是牙周组织的一部分，牙周组织包括牙龈、牙骨质和牙周膜。许多引起牙龈病的因素也可进一步参与破坏深层牙周组织。牙龈病的共同特征包括：症状局限于牙龈组织，菌斑的存在引起或加重病损的严重性，有炎症的表现（如牙龈水肿，色红，龈沟温度升高，刺激易出血，龈沟液渗出增多），牙周组织无附着丧失或稳定无进展，去除病因后疾病可逆，若未及时治疗可能发展为牙周炎。

（二）诊断与治疗

【诊断要点】

（1）菌斑出现在龈缘。

（2）疾病始于龈缘。

（3）牙龈颜色改变。

（4）牙龈外形改变。

（5）龈沟温度改变。

（6）龈沟渗出增多。

（7）刺激易出血。

（8）无附着丧失。

（9）无牙槽骨吸收。

（10）组织学改变包括炎性病变。

（11）清除菌斑后疾病可逆。

【治疗原则】 首先去除病因，牙菌斑是引起牙龈病的直接病因，通过洁治术彻底清除菌斑、牙石，去除造成牙菌斑滞留和刺激牙龈的因素，牙龈的炎症可以在1周左右消退。防止复发。菌斑性龈炎是可逆的，其疗效较理想，但也容易复发。

【一般治疗】 消除局部刺激因素，主要方法为龈上洁治术，可彻底清除牙石和菌斑；针对食物嵌塞的原因，用调磨法和修复法治疗。牙龈炎症可在数日内消退，应向患者宣传口腔预防保健的重要性。注意口腔卫生，用正确的方法

漱口和刷牙，矫正食物嵌塞。定期进行口腔检查，去除菌斑和牙石。

（朴牧子）

八、牙龈退缩

（一）概述

牙龈退缩是指牙龈缘位于釉牙骨质界的根方或同时有牙间乳头的退缩，致使牙根暴露，该处也发生牙槽骨相应的吸收，说明有附着丧失。在临床上相当多见，尤其在老年人更为普遍。

（二）诊断与治疗

临床表现及后果：牙龈退缩可以发生在单个牙或多个牙位，同时也可发生于全口牙；牙龈可以有炎症、肿胀，也可以健康无炎症，可以有症状也可以无症状。临床出现的常见问题如下。

1. 影响美观：当病损位于个别前牙，使牙根暴露、龈缘高低不齐，则影响美观，患者常为此寻求治疗。

2. 牙根敏感：牙周刮治过程中，常将根面的牙骨质刮除，治疗后牙龈退缩，使牙本质直接暴露于口腔内，会使温度、机械或化学刺激等直接通过牙本质小管传入牙髓，产生牙根敏感症状。

3. 食物嵌塞和根面龋：当伴有牙龈乳头的退缩时，牙间隙增大，常导致水平型食物嵌塞。如果不及时取出食物或患者未进行适当的邻面菌斑控制，则暴露的牙根面容易患根面龋，多发生于口腔卫生不良的老年牙周炎患者。

【治疗原则】　少量、均匀的牙龈退缩一般无症状，不需处理。如牙龈退缩持续进展，则应仔细寻找原因，并针对原因进行治疗，如改变刷牙习惯、改正不良修复体、调整咬合力或正畸力等。无论有无明确的原因，一旦发生较广泛的牙龈退缩后，较难使其再生而恢复原有的高度，治疗主要是防止其加重。

【一般治疗】　一般情况下，牙周治疗后一次性的牙根敏感不需特殊处理，应向患者解释清楚；少数症状严重，影响进食者，可用氟化钠糊剂或含硝酸钾等成分的制剂等局部涂布或用含氟矿化液含漱等，尽量避免使用烈性脱敏药物。

水平型的食物嵌塞没有特殊疗法，主要是指导患者及时清除食物，保持局部清洁，防止发炎和病情加重。根面龋的预防主要是良好的菌斑控制，可建议使用牙间隙刷、牙线、牙签等工具。此外医师在对深牙周袋治疗时应尽量采用保留牙龈高度、促使牙周组织再生的方法，减少牙根面的暴露，尤其是前牙。

对于个别或少数前牙的牙龈退缩而影响美观者，可用侧向转位瓣移植术、结缔组织瓣移植等手术来覆盖暴露的根面。牙槽骨板太薄或骨裂开者，也可用引导性骨再生手术来治疗。

（朴牧子）

九、牙周病

（一）概述

牙周病是由牙菌斑引起的感染性疾病，或是在感染和炎症的基础上，牙周组织受某些全身疾病或状况的影响，而改变了炎症的特征和病程的进展。本节将重点介绍其中较常见、危害较大的侵袭性牙周炎。侵袭性牙周炎是一组在临床表现和实验室检查均与慢性牙周炎有显著区别的相对少见的牙周炎。年轻患者牙周破坏严重时要考虑此病。

（二）诊断与治疗

【诊断要点】

1. 快速进展的牙周组织破坏。

2. 患者发病年龄多数在35岁以下，但也可以超过。

3. 口腔内牙周组织破坏程度与局部刺激物的量不成正比。

4. 第一恒磨牙和切牙的邻面有附着丧失和牙槽骨吸收。

5. 家族聚集性：家族中多人患病。

6. 全身健康。

【治疗原则】

1. 早期治疗，彻底消除感染，防止复发。

2. 抗菌药物应用。

3. 调整机体防御功能：多西环素调整宿主的免疫和炎症反应，中药治疗可提高疗效并减少复发率。

4. 综合治疗：病情不太重而有牙齿移位的患者，可在炎症控制后正畸治疗。

【一般治疗】

1. 基础治疗：口腔卫生宣教、洁治、刮治和根面平整、去除局部菌斑滞留因素。

2. 治疗侵袭性牙周炎时，在搅乱生物膜后给予口服甲硝唑和羟氨苄西林效果更佳，根面平整后的深牙周袋内放置缓释的抗菌制剂如甲硝唑、二甲胺四环素或氯己定等也有良好疗效。

3. 对于基础治疗不能控制的深牙周带可手术治疗，根据手术的适应证选择不同的术式，如翻瓣术、引导组织再生术、截根术、隧道成形术等。

4. 开始复查间隔1～2个月，半年后若病情稳定可逐渐延长。

（三）药物处方

处方及注意事项同"慢性牙周炎"。

十、颞下颌关节紊乱病

（一）概述

颞下颌关节紊乱病（TMD）是指一类病因尚未完全清楚又有相同或相似临床症状的一组疾病的总称。

一般表现为开口和（或）咀嚼时颞下颌关节区或咀嚼肌疼痛、关节弹响、关节杂音、下颌运动异常等。开始发生于一侧,可两侧均受累。TMD 一般有自愈性或自限性,通常不发生关节强直。X 线检查包括许勒位片、髁突经咽侧位片、锥形束 CT(CBCT)等,可见关节间隙改变和骨质改变,如硬化、骨破坏和增生、囊样变等。

(二)诊断与治疗

【诊断要点】

1. 肌筋膜疼痛

(1)主诉颞面部、耳前区疼痛,下颌功能运动时疼痛加重。

(2)临床触压左右颞肌及咬肌部位,有局部疼痛或远处牵涉痛。

2. 可复性关节盘前移位

(1)患者开闭口时关节弹响。

(2)临床检查开闭口运动或前伸侧方运动有关节弹响,连续检查 3 次出现 2 次以上。

(3)X 线检查显示闭口位关节前间隙增大,开口位恢复正常。关节间隙磁共振成像(MRI)检查可见闭口位关节盘前下移位,开口时恢复正常盘-髁突位置关系。

3. 关节盘绞锁

(1)患者开口时自觉关节卡住,活动关节后可张开,多见于晨起或咀嚼时。

(2)检查有关节弹响,有时病变侧关节开口受限,晃动下颌或者用手推按后可以充分大张口。

4. 不可复性关节盘前移位,伴张口受限。

(1)患者一般曾有典型的关节弹响史,继而有间断性关节绞锁史,进一步发展则弹响消失,开口受限。

(2)开口受限,但有一定的被动开口,开口或前伸时下颌偏向患侧,触诊患侧髁突滑动明显减低

(3)有或无关节弹响,但完全不同于可复性前移位诊断的关节弹响。

(4)MRI 检查见闭口位可见关节盘前移位,开口位关节盘仍位于髁突的前方。

5. 不可复性关节盘前移位,无张口受限。

(1)患者曾有典型的关节弹响史,有突然的弹响消失和开口受限史。

(2)临床检查开口度基本正常,下颌运动也基本正常,但触诊可以感觉到患侧髁突滑动度减低。一般无关节弹响,有时可闻及关节弹响,但不符合可复性前移位的诊断标准。

(3)影像学检查符合不可复性盘前移位诊断。

6. 滑膜炎

(1)主诉关节区疼痛,下颌运动或咀嚼时疼痛加重。

(2)髁突外侧或后方有明显的压痛,或推压下颌向后时关节区疼痛,被动开口时关节痛加重。

7. 骨关节病、骨关节炎

(1)主诉关节区杂音,可伴有颞下颌关节或颌面部肌肉疼痛或僵硬,下颌运动受限和偏斜。

(2)临床检查开闭口、前伸或侧方运动有关节破碎音、摩擦音等杂音。

(3)影像学表现皮质骨破坏、骨质缺损、关节面磨平、骨质硬化、骨质增生等。

【治疗原则】

1. 尽可能找出各种致病因素。

2. 制订针对消除或减弱致病因素和对症治疗相结合的综合性程序性的治疗方案。

3. 以非侵入型、可逆性、保守治疗为主,遵循逐步升级的治疗程序:可逆性保守治疗→不可逆性保守治疗→关节镜治疗→开放式手术治疗。

4. 根据疾病不同类型和患者个人情况选择好适应证,组合好不同的治疗方法进行综合治疗。

5. 对患者的健康教育以及积极的心理支持和临床治疗同等重要。

【一般治疗】

1. 自我保健指导:指导患者避免大张口,限制下颌运动,进食软食,关节区热敷或冷敷或两者交替使用,受累肌肉的自我按摩以及开口训练、纠正不良颈椎姿势等。

2. 药物治疗:可以减轻或消除关节肌肉疼痛,改善功能。包括止痛药、非甾体类消炎止痛药、肾上腺皮质激素类药物、肌肉松弛剂、抗抑郁药等。

3. 𬌗垫治疗:主要有稳定型𬌗垫和再定位𬌗垫。稳定型𬌗垫主要用于治疗疼痛、肌痉挛和夜磨牙症。再定位𬌗垫可减轻关节的不良负荷,改变盘-髁突的位置关系,临床用于治疗关节弹响。

4. 𬌗治疗:当现存的𬌗关系不适合 TMD 患者的颅颌结构,或 TMD 症状改善后缺乏一个稳定的𬌗关系,并直接与 TMD 的症状加重和复发有关,这两种情况可考虑𬌗治疗。𬌗治疗包括调𬌗、修复治疗和正畸治疗。需要的话,还包括正颌外科手术。对于明确关节症状由智齿引起的需拔除智齿。

5. 关节腔灌洗治疗:在清除炎症因子、松解粘连、恢复关节腔正常压力等方面有良好效果,是一种微创、有效的治疗手段。

6. 手术治疗:手术治疗是一种有效的治疗手段,但手术创伤产生的问题可能更麻烦,且复发率较高,因此要严格掌握适应证。手术治疗前应先实施非手术治疗,根据患者实际改善程度、功能丧失程度以及患者对治疗的顺从性与预期结果,来确定手术治疗的方案和治疗时间。

7. 关节镜手术治疗。适应证:关节内结构紊乱(伴张口受限的或伴疼痛的关节盘移位);骨关节病;关节过度运动(髁突脱位或疼痛性的半脱位);纤维强直(即囊内纤维粘连);顽固性疼痛。但是国际上共识是除外某些病例,如急性外伤性结构紊乱、呈进行性发展的退行性关节病等,通常经恰当的非手术治疗并被证明是无效的患者可考虑关节镜手术治疗。

（三）药物处方

【处方①】 美洛昔康片，每日 7.5mg，口服，必要时可加至 15mg。

【处方②】 双氯芬酸钠，每日 75mg，口服。

【处方③】 透明质酸：一般单侧关节上腔的透明质酸钠注射剂量为 1ml，或上、下腔分别注射 0.5ml。每周 1 次，5 周为一个疗程。

（朱俏）

第三章　损伤性疾病

一、创伤性血疱

（一）概述

创伤性血疱为机械、物理等局部刺激因素所导致的口腔黏膜创伤性疾病，常见因素包括残根、残冠、不良修复体、自伤、进食过硬食物、外伤等，表现为口腔黏膜内大小不等的紫红色疱，疱破溃后遗留鲜红色溃疡面。

（二）诊断与治疗

【诊断要点】

1. 有明确的创伤史或口腔内有明确的刺激因素。

2. 血疱位置与创伤因素位置对应。

3. 一般不伴有全身症状。

【治疗原则】

1. 去除局部刺激因素。

2. 局部药物对症治疗。

【一般治疗】

1. 口腔黏膜创伤性血疱可自行破溃。

2. 未破溃血疱可用无菌注射器抽取疱液或刺破血疱。

3. 局部用止痛、防腐、促进愈合外用药。

（三）药物处方

【处方①】 局部用药：0.02%氯己定溶液，20～30ml 含漱，每日 3 次。

【处方②】 局部用药：曲安奈德软膏，涂敷，每日 3 次。

【处方③】 局部用药：金霉素倍他米松糊剂，涂敷，每日 3 次。

【处方④】 局部用药：口腔溃疡散，用消毒棉球蘸药擦患处.一日 2～3 次。

【处方⑤】 局部用药：重组人表皮生长因子喷剂，每日 1 次，喷涂患处。

（卢松鹤）

二、地图舌

（一）概述

地图舌是一种舌部浅表性感染疾病，多见于儿童，随着年龄增长，部分患者症状自行消失，常伴有沟纹舌，其病因可能与营养不良、精神因素等有关，表现为舌背乳头片状萎缩呈现不规则的发红区域，周围舌乳头增生呈白色微隆起的边缘环绕红色病损区，病损位置和形态可变化，多数无自觉症状，少数有灼痛感。

（二）诊断与治疗

【诊断要点】

1. 好发于儿童，舌背前 1/3 多见。

2. 典型病损为白色微隆起边缘环绕红色舌乳头萎缩区。

3. 病损形状、位置可变化。

【治疗原则】

1. 局部对症治疗。

2. 增强免疫、补充营养。

3. 心理治疗。

4. 无症状者不需用药。

【一般治疗】

1. 患者无不适，可不用治疗。

2. 若进食刺激性食物有不适，嘱尽量避免，局部可用漱口水缓解症状。

3. 伴有念珠菌感染者，应辅以局部抗真菌治疗。

（三）药物处方

【处方①】 局部用药：伴有真菌感染者：2%～4%碳酸氢钠溶液，含漱，每日 3 次，同时制霉菌素糊剂，涂敷，每日 3 次。

【处方②】 局部用药：伴有疼痛症状者，5%金霉素甘油糊剂，涂擦患处，每日 3 次。

【处方③】 全身用药：体质差或免疫功能低下者，胸腺肽肠溶片，口服，每次 20mg，每日 1～2 次。

【处方④】 全身用药：营养不良者，多维元素片，每次 1 片，每日 1 次。

【处方⑤】 全身用药：复合维生素 B 片，口服，每次 2 片，每日 3 次。

（卢松鹤）

三、牙外伤

（一）概述

牙外伤指在受到各种机械外力作用下，牙体硬组织、牙周组织和牙髓组织发生的急剧损伤，可伴有软组织与牙槽骨损伤，这些损伤可单独发生亦可同时发生。牙外伤依其损伤部位可分为牙震荡、牙折、牙脱位和牙脱臼等。牙外伤多为急症患者，治疗前首先应详细询问病史和主诉，在此基础上应注意患者的全身情况，检查是否有骨折和颅脑损伤等重大问题，然后进行详细临床检查。

（二）诊断与治疗

【诊断要点】

1. 牙震荡是指在突然外力作用下，牙周膜的轻度损伤，无牙体硬组织的损伤，牙齿未发生移位。临床表现为牙齿轻微受力时酸痛或麻木，有垂直向或水平向轻微叩痛，无明显松动和移位，可有对冷刺激一过性敏感症状。X 线片表现正常或根尖牙周膜增宽。

2. 牙折分为冠折、根折和冠根折。

（1）冠折为冠部的釉质折断或釉质和牙本质同时折断，多见于上颌切牙。分为露髓和不露髓两种。

（2）根折如果发生在根尖 1/3 处，则无叩痛或者有轻度叩痛，无松动或者有轻度松动。根折如果发生在根中 1/3 或近龈 1/3，则叩痛明显，2～3 度松动。X 线片表现为牙根不同部位有 X 线透射的折断线，可以明确诊断。由于解剖学因素，有时无法分辨，需要变换角度拍摄 X 线片帮助诊断，必要时可拍摄 CBCT 明确诊断。

（3）冠根折可为横折或斜折，折断线累及牙冠和根部，与口腔相通，多数患者牙髓暴露。患牙断片动度大，触痛明显。

3. 牙脱位分为挫入性脱位和脱出性脱位。

（1）挫入性脱位 临床表现为牙齿受到外力撞击后，患牙嵌入牙槽窝中，牙冠明显短于正常邻牙，此时有根尖部牙髓损伤，牙周膜撕裂，有的有牙槽骨壁的折断。X 线片见患牙根尖的牙周膜间隙消失。年轻恒牙牙根尚未形成，牙髓常能保存活力，牙根继续发育完成。牙根发育完成的恒牙常造成牙髓坏。

（2）脱出性脱位 临床表现为患牙松动 3 度，较邻牙长。X 线片见根尖部牙周膜间隙明显增宽。

【治疗原则】 保存活髓，保留患牙，通过充填修复、全冠或桩冠修复牙体缺损。

【一般治疗】

1. 牙震荡的患牙应减少使用，避免刺激，必要时适当调整咬合。4 周、8 周、6 个月、12 个月复查，测定并记录患牙牙髓活力，如发生牙髓坏死则根管治疗。

2. 冠折未露髓者，断面近髓处可用氢氧化钙类制剂护髓，用复合树脂粘接修复，定期复查，测定并记录患牙牙髓活力，如发生牙髓坏死则根管治疗。冠折露髓者，年轻恒牙应做直接盖髓或活髓切断术，待根尖形成后再做根管治疗或直接做冠修复，成年人需要做根管治疗后牙冠修复。

3. 根折的患牙需要根据牙髓活力情况决定是否根管治疗。根尖 1/3 处根折的患牙，一般不做特殊处理，如牙髓状况良好，可调合后观察。必要时可以做根管治疗或根尖手术。根中 1/3 处根折的患牙，可局麻下复位、固定，然后进行根管治疗。根冠 1/3 处根折的患牙，折断线与口腔相通者，一般应拔除。若牙根有足够长度，可在局麻下去取出冠方部分，剩余牙根做根管治疗，然后做牙龈切除术或冠延长术，或用正畸方法将牙根牵引出牙槽骨，再以桩核冠修复。

4. 冠根折：当根部断裂面较深时，患牙需拔除。当折断线距龈缘近或剩余牙根较长，则可在根管治疗后行冠延长术，或用正畸方法牵引牙根后做桩核冠修复。

5. 牙脱位：嵌入性脱位的年轻恒牙不必干预，自然萌出，成年人应在局部麻醉下通过牵引复位、固定，或正畸牵引复位，若发现牙髓坏死可行根管治疗。脱出性脱位的牙齿应在局部麻醉下复位、恢复正常咬合关系，固定 2 周，若牙髓出现坏死症状则根管治疗。2 周、4 周、8 周、6 个月、12 个月复查。

6. 牙脱臼：用生理氯化钠溶液冲洗患牙和槽窝，将患牙植入牙槽窝内。若有牙槽突骨折应先复位牙槽突后植入患牙。可采用强力纤维和树脂固定，也可采用托槽等方式固定。应尽快做再植术，脱臼后 2 小时内再植效果最好。再植术后 1 周做根管治疗，根管内封氢氧化钙制剂 3～6 个月可预防外吸收的发生。在此期间可更换氢氧化钙制剂 1～3 次，然后行根管充填。

（姚娜）

四、牙龈出血

（一）概述

牙龈出血有主动出血和被动出血之分。被动出血是当牙龈受到机械刺激（如刷牙、吸吮、咬硬物、食物嵌塞等）时出血，可自行停止；而主动出血是在无任何刺激时即自动流血，无自限性，且出血多。

（二）诊断与治疗

【诊断要点】

1. 出血的诱因，出血与刷牙，进食硬物、食物嵌塞、吸吮等关系。

2. 出血持续时间，能否自行停止。

3. 妊娠史及全身健康状况，如有无血液病及肝、脾功能情况等。如缺铁性贫血、溶血性贫血、骨髓再生障碍、白血病、血小板减少性紫癜、血友病、慢性肝炎及肝硬化、脾功能亢进症、高血压等。

4. 是否有长期服用抗凝血药物史。

5. 口腔卫生习惯。

【治疗原则】 一般而言，牙龈的慢性炎症是牙龈出血的常见原因。治疗时需注意区分是慢性牙龈炎症原因造成的牙龈出血，还是全身其他因素引起的牙龈出血，需要找出病因，对症治疗。

【一般治疗】

1. 对于急性牙龈出血，首先要应急止血，如填塞、压迫出血部位、缝扎牙龈乳头、牙周塞治等，必要时短期全身应用止血药物，但应严格控制适应证。

2. 鉴于牙龈出血多由局部因素引起，应及时去除局部刺激因素，包括龈上洁治、龈下刮治去除菌斑牙石等致病因子；治疗食物嵌塞；去除不良修复体、充填体、矫治器；纠正口腔不良习惯等。口腔卫生宣教，控制菌斑，培养良好的口腔卫生习惯，包括早晚正确刷牙、牙线、牙签的合理使用、定期的牙周检查及牙周支持治疗；戒烟、增加蔬果摄入量等。

3. 对于可疑与全身健康状况有关的牙龈出血，要给予足够的重视，及时行相关检查，如血常规、凝血相、肝肾功能等，针对系统疾病采取治疗措施。

（朴牧子）

第十篇　皮肤与性病科疾病

第一章　皮肤病

一、白癜风

（一）概述

白癜风是后天性色素脱失性皮肤病，易诊而难治。我国患病率为 0.1%～2%。病因不清，有多种学说，如自身免疫学说、黑素细胞自毁学说、神经化学因子学说、遗传学说、氧化应激学说等。

（二）诊断与治疗

【诊断要点】

1. 任何年龄均可发病，青壮年居多。

2. 好发于暴露和摩擦部位，如面、颈、手背、腕部、前臂及腰骶部等，口唇等黏膜部位亦可受累。

3. 典型皮损为色素完全脱失的乳白色斑，境界清楚，周边色素反而增加。根据皮损的分布可分为以下几种。①局限型：又分为节段型和黏膜型；②泛发型：最常见，可分为寻常型、面肢端型和混合型；③全身型。

4. 多无自觉症状，病程慢性，迁移不愈，偶有自行好转或消退者。

5. 组织病理：表皮明显缺少黑素细胞及黑素颗粒，基底层往往完全缺乏多巴胺染色阳性的黑素细胞。

治疗原则：本病治疗相对困难，患者要加强皮肤保护，避免外伤和日光暴晒。加强心理疏导，减轻心理压力，保持乐观情绪。宜采用综合疗法，疗程要长，至少 3 个月以上。

【一般治疗】

1. PUVA 光化学疗法、NB-UVB 光疗、准分子激光治疗等有较好的疗效。

2. 对于局限型、节段型的静止期患者，其他方法治疗效果不佳时，可行自体表皮移植或黑素细胞移植。

（三）药物处方

【处方①】 0.1%他克莫司软膏，适量，外用，每日 2 次；儿童：0.03%他克莫司软膏，适量，涂于患处，每日 2 次；卤米松乳膏，适量，外用，每日 2 次。

注意事项　适用于局限型稳定期的患者。

【处方②】 泼尼松片 20mg，口服，1 次/日，起效后逐渐减量，小剂量维持 3～6 个月；8-甲氧基补骨脂素 0.3～0.6mg/kg，2 小时后 UVA 照射，每周 2 次。

注意事项　适用于皮损泛发的进展期患者。

【处方③】 糠酸莫米松乳膏，适量，外用，每日 1 次；0.05%盐酸氮芥乙醇溶液，适量，外用，每日 2 次；NB-UVB 光疗，每周 2 次。

【处方④】 甲氧沙林片，成人每次服用量为 25～30mg（按每千克体重 0.5mg 计算），每周 2～3 次；2 小时后 NB-UVB 光疗，每周 2 次。

【处方⑤】 盐酸左旋咪唑，每日 150～250mg，连服 3 日，休息 11 日，然后再进行下 1 疗程。

（张继刚　杜娟　刘志鹏　张洁　杨蕾）

二、斑秃

（一）概述

斑秃是突然发生的局限性脱发。病因不清，与遗传、精神神经因素、内分泌失调、自身免疫等多种因素有关，以往强调紧张、压力等精神神经因素，而越来越多的证据支持其自身免疫机制，如斑秃常与其他自身免疫病并发，斑秃患者体内有较高水平的自身抗体，脱发前毛囊周围 T 淋巴细胞浸润等。

（二）诊断与治疗

【诊断要点】

1. 青壮年多见，表现为突然出现的圆形或椭圆形脱发区，边界清楚，数目不等，脱发处皮肤无红肿、无鳞屑、无瘢痕。

2. 病程可持续数月至数年，多数能够再生，但也能再脱。脱发范围越广泛，再脱的可能性越大，再生的可能性越小。

3. 拔出的头发显微镜下观察可见毛干近端萎缩，呈上粗下细的"惊叹号"样；如皮损继续扩大、数目增多，可互相融合成不规则的斑片。

4. 部分严重患者头发全部脱落称为全秃，睫毛、眉毛、胡须、腋毛、阴毛甚至全身体毛完全脱落者，称为普秃。一般来讲，全秃和普秃发生的年龄越小，恢复的可能性越小。

【治疗原则】 尽可能分析并去除可能的病因。根据病情严重程度选择外用药物或内服药物。

【一般治疗】

1. 向患者交代病情及预后，解除思想负担，注意劳逸结合，树立治愈的信心。大多数斑秃患者可在 6～12 个月内痊愈。

2. 可配合局部按摩、半导体激光照射等。

（三）药物处方

【处方①】 胱氨酸片 50mg，口服，每日 3 次；复合维生素 B 片，2 片，口服，每日 3 次；5%米诺地尔溶液，适量，外用，每日 2 次；卤米松乳膏，适量，外用，每日 2 次。

注意事项

1. 胱氨酸、维生素 B 族等有助于毛发生长，伴紧张、焦虑、失眠者可给予地西泮等镇静剂。

2. 米诺地尔外用可改善局部皮肤血液循环，促进生发。

3. 强效糖皮质激素外用可抑制局部炎症反应，可与米诺地尔等交替外用，注意长期外用糖皮质激素的副作用。

【处方②】 胱氨酸片 50mg，口服，每日 3 次；复方甘草酸苷片，2 片，口服，每日 3 次；5%米诺地尔溶液，适量，外用，每日 2 次；半导体激光照射治疗，每周 2 次。

注意事项

1. 复方甘草酸苷具有抗炎、调节免疫等多方面的作用。

2. 除局部外用药物外，可配合半导体激光等物理治疗，促进局部血液循环。

3. 由于毛发生长缓慢，斑秃治疗周期较长，一般至少需 3～6 个月，应向患者交代清楚，积极配合治疗。

【处方③】 泼尼松片 20mg，口服，每日 1 次；胸腺肽肠溶片 20mg，口服，每日 3 次；5%米诺地尔溶液，适量，外用，每日 2 次；卤米松乳膏，适量，外用，每日 2 次。

注意事项

1. 系统应用糖皮质激素适用于较严重的全秃和普秃患者。

2. 一般泼尼松每日 15～30mg，数周后根据病情逐渐减量，小剂量维持治疗数月，停药后部分患者会复发。

3. 注意系统应用糖皮质激素的副作用，尤其是儿童患者应考虑对生长发育的影响。

【处方④】 熟地、当归、巴戟肉、肉苁蓉、熟女贞、桑椹子、羌活、赤芍、白勺、丹参各 12g，川芎、荆芥各 10g，煎服，每日 1 剂。

注意事项

1. 对青少年病程短、脱发区少者效果尤佳。

2. 滋补肝肾方。

（张继刚 杜娟 刘志鹏 张洁 杨蕾）

三、传染性软疣

（一）概述

传染性软疣是由传染性软疣病毒引起的传染性皮肤病。传染性软疣病毒属痘病毒科，主要通过皮肤间密切接触传播，可自身接种，也可通过性接触、间接接触传播，多见于儿童和青年及免疫功能低下者。皮损可见于任何部位，儿童好发于手背、四肢、躯干及面部，成人如经性接触传播，可见于生殖器、臀部、下腹部、耻骨部及大腿内侧等。

（二）诊断与治疗

【诊断要点】

1. 多见于儿童和青年及免疫功能低下者，可发生于任何部位。

2. 表现为米粒至绿豆大小半球形丘疹，灰白色或珍珠色，表面光滑有蜡样光泽，中央有脐凹，可挤出乳白色干酪样物质，称软疣小体。

3. 数目多少不定，散在或簇集，少见融合，可因搔抓及自身接种而呈线状分布。

4. 组织病理：表皮高度增生伸入真皮，分成多个梨状小叶，基底细胞大致正常，自棘层起出现大量软疣小体。

【治疗原则】

1. 以局部治疗为主，局部刮除、人工挤压。

2. 应避免搔抓，以防自身接种，避免与患者共用衣物、毛巾、浴巾、浴盆等，注意消毒。

【一般治疗】

1. 物理治疗：液氮冷冻、二氧化碳激光治疗。

2. 用镊子将软疣小体完全挤出。

（三）药物处方

【处方①】 用镊子挤出软疣小体，压迫止血，外涂 2%碘酊；夫西地酸软膏，外用，适量，每日 2 次。

注意事项

1. 适用于皮损较少者。

2. 有时一次治疗难以全部去除，嘱患者定期复诊。

3. 注意治疗后消毒，避免继发细菌感染。

【处方②】 3%酞丁安乳膏，外用，适量，涂于患处，每日 2 次；0.1%维 A 酸乙醇溶液，外用，适量，涂于患处，每晚 1 次。

注意事项

1. 对于疣体较多，难以全部挤除者，或患儿哭闹难以配合者，可外用药物治疗。

2. 注意维 A 酸类药物外用后应避光。

【处方③】 1%西多福韦软膏，外用，适量，涂于患处，每日 2 次。

注意事项

1. 1～3 周内引起炎症改变，随之皮损消退。

2. 具有无痛、无创伤的特点，但起效较慢。

（张继刚 杜娟 刘志鹏 张洁 杨蕾）

四、带状疱疹

（一）概述

带状疱疹由水痘-带状疱疹病毒引起，现又称为人疱疹病毒 3 型，为 DNA 病毒。初次感染此病毒时，表现为水痘或隐性感染，之后病毒长期潜伏于脊髓后根神经节和脑神经感觉神经节内，当机体遭受某种刺激，如紧张、压力、疲劳等，使机体免疫力低下时，病毒被激活，沿神经纤维下行，受累神经发生炎症、坏死，出现神经痛，该神经支配区域的皮肤出现水疱。

发疹前可有轻度乏力、低热、纳差等全身症状，患部皮肤自觉灼热感或神经痛，持续1～3天，亦可无前驱症状即发疹。好发部位依次为肋间神经、颈神经、三叉神经和腰骶神经支配区域。患处常首先出现潮红斑，很快出现粟粒至黄豆大小丘疹，簇状分布而不融合，继之迅速变为水疱，疱壁紧张发亮，疱液澄清，外周绕以红晕，各簇水疱群间皮肤正常。

（二）诊断与治疗

【诊断要点】

1. 成人多见，随年龄增大发病率明显升高。

2. 一般有发热、乏力、食欲减退及局部皮肤灼痛等前驱症状。

3. 1～4天后在某一特定神经支配区域出现红斑、丘疹、丘疱疹，迅速变为水疱，疱液清，数日后水疱破溃、形成糜烂面，最后干燥结痂，遗留色素沉着，一般不形成瘢痕。

4. 肋间神经、颈神经、三叉神经易受累，神经痛是本病最重要的特征。

【治疗原则】

1. 抗病毒、止痛、缩短病程、防治继发感染等并发症。

2. 早期、足量的抗病毒治疗可缩短病程、减轻神经痛。

【一般治疗】

1. 物理治疗：紫外线、红外线、半导体激光局部照射，可促进创面愈合，改善疼痛症状。

2. 中医中药：针灸、拔罐等对缓解神经痛有一定效果。

3. 神经阻滞：重度疼痛药物难以控制时即应考虑用直接有效的感觉神经阻滞疗法。

4. 神经毁损：射频温控热凝术行神经毁损是治疗最为直接有效的方法。

（三）药物处方

以抗病毒治疗为基础，同时可给予维生素 B_1、维生素 B_{12} 等营养神经药物，根据患者疼痛情况酌情选用止痛药。糖皮质激素的应用存在争议，一般认为在疾病早期（7天之内）应用可抑制神经的炎症反应，减轻神经痛，但对带状疱疹后遗神经痛的发生无肯定的预防作用。局部用药根据皮损情况，水疱较大时可用 3%硼酸洗液湿敷，水疱较小、较少时可用炉甘石洗剂或外用阿昔洛韦乳膏、喷昔洛韦乳膏等抗病毒药物，可同时外用 2%莫匹罗星软膏等预防感染。

【处方①】 阿昔洛韦片800mg，口服，每日5次；注射用腺苷钴胺1.5mg，肌内注射，每日1次；炉甘石洗剂，外用，适量，涂于患处，每日4次。

注意事项

1. 炉甘石洗剂适用于水疱小而少，渗出较少者。

2. 阿昔洛韦每日服药次数多，患者依从性较差。

【处方②】 泛昔洛韦片250mg，口服，每日3次；注射用腺苷钴胺1.5mg，肌内注射，每日1次；布洛芬缓释胶囊0.3g，口服，每日1次；3%硼酸溶液，适量，湿敷，每日3次。

注意事项

1. 泛昔洛韦在缩短病程、减轻疼痛方面优于阿昔洛韦，且服用更方便。

2. 止痛药要根据疼痛情况酌情选用，注意询问药物过敏史。

3. 水疱较大、渗出较多时，要用溶液湿敷。

【处方③】 伐昔洛韦分散片0.3g，口服，每日2次；泼尼松片30mg，口服，每日1次；注射用腺苷钴胺1.5mg，肌内注射，每日1次；阿昔洛韦乳膏，外用，适量，涂于患处，每日3次；半导体激光照射，每次10分钟，每日1次。

注意事项

1. 营养神经药物对缓解神经痛有效，肌内注射效果优于口服。

2. 糖皮质激素口服可缓解急性期神经痛，疗程一般7～10天，注意糖皮质激素的禁忌证和副作用。

3. 可结合半导体激光、中波紫外线照射等物理治疗。

【处方④】 注射用单磷酸阿糖腺苷0.6g，静脉滴注，每日1次；甲钴胺片500μg，口服，每日3次；重楼解毒酊，外用，每日3次；夫西地酸软膏，外用，适量，涂于患处，每日2次。

注意事项

1. 注射用单磷酸阿糖腺苷不可与含钙的输液制剂配伍，不宜于血液、血浆及蛋白制剂配伍。

2. 甲钴胺片对胃肠道有一定刺激，用前应向患者交代清楚。

3. 合并皮肤细菌感染时，可外用抗炎药水或软膏。

【处方⑤】 炒菟丝子粉，芝麻油调糊状，外敷，每日6～8次，3日为1疗程。

注意事项

1. 对本品过敏者禁用。

2. 配合西药治疗，提高机体恢复能力。

（张继刚 杜娟 刘志鹏 张洁 杨蕾）

五、丹毒

（一）概述

丹毒是累及深部皮肤组织的感染性疾病，致病菌多为乙型溶血性链球菌，好发于小腿和面部，前者多由足癣诱发，后者多由鼻炎诱发，营养不良、糖尿病、免疫功能低下等均可成为丹毒的促发因素。炎症深达皮下组织并引起皮肤坏疽者，称为坏疽型丹毒；皮损一面消退，一面发展扩大，呈岛屿状蔓延者，称为游走型丹毒；若于某处多次反复发作者，称复发型丹毒。下肢丹毒反复发作可致皮肤淋巴管受阻，淋巴液回流不畅，致受累组织肥厚，日久形成象皮肿丹毒反复发作引起淋巴回流障碍导致象皮肿。

（二）诊断与治疗

【诊断要点】

1. 由基础疾病诱发而起，外伤、足癣等。

2. 临床表现：多单侧发病，发病急骤，境界清楚的水肿性红斑，迅速向周围扩展，具有红、肿、热、痛的炎症，部分患者红斑表面可出现水疱、大疱或脓疱，分别称为水疱型、大疱型或脓疱型丹毒。

3. 伴随症状：可伴有附近引流淋巴结的肿大和不同程度发热、恶寒等全身中毒症状。

4. 血常规：白细胞总数和中性粒细胞数量增加。

【治疗原则】

1. 应寻找病因并治疗足癣、鼻炎等诱发疾病，治疗糖尿病等慢性病，改善机体免疫功能。

2. 注意休息，避免过劳，除去诱发因素，积极治疗原发病灶，全身症状严重者应给予必要的支持疗法。

3. 以内用药物治疗为主，辅以外用药物、物理治疗、中医治疗等，必要时手术治疗。

【一般治疗】

1. 物理治疗：紫外线照射、半导体激光照射、超短波、红外线等。

2. 手术治疗：已化脓者行切开引流术。

（三）药物处方

【处方①】 注射用青霉素钠，320万U，静脉滴注，每日2次，疗程2周左右；0.5%呋喃西林溶液，湿敷，每日2次；2%莫匹罗星软膏，外用，适量，涂于患处，每日2次。

注意事项

1. 注意询问有无青霉素过敏史。

2. 湿敷应遵循皮肤科湿敷治疗的基本原则和方法。

3. 应持续用药2周以上以防止复发。

【处方②】 在处方①用药的基础上，加半导体激光照射，每次10分钟，每日1次。

注意事项

1. 系统用药，于体温正常后，连续用药2周，防止复发。

2. 青霉素过敏者禁用青霉素类和头孢菌素类药物。

【处方③】 罗红霉素，每日0.3g，分2次口服；或阿奇霉素，每日0.5g，分2次口服；或克拉霉素每日0.5~1.0g，分2次口服。

【处方④】 连翘败毒丸，口服，一次6g（1袋），每日2次。

（张继刚 杜娟 刘志鹏 张洁 杨蕾）

六、冻疮

（一）概述

冻疮是与寒冷气候直接相关的多发生于末梢的局限性、炎症性皮肤病。在寒冷、潮湿的环境下，末梢血管痉挛收缩，导致局部缺氧，造成组织损伤。久之血管麻痹扩张，静脉淤血，血管通透性增加，血浆渗透到周围组织引起肿胀。遗传因素、营养不良、贫血、末梢循环不良、缺乏运动、鞋袜过紧等均可促进本病的发生。

（二）诊断与治疗

【诊断要点】

1. 儿童和青年女性易于发病，好发于初冬和早春季节。

2. 皮损多见于指趾、手背、耳郭等暴露和末梢部位，表现为局限性水肿性斑块，境界不清，中央紫红色，边缘颜色较淡，严重者可出现水疱、糜烂和溃疡；局部有肿胀感，暖热后瘙痒，溃烂后疼痛。

3. 自觉瘙痒，尤其是温度较高时瘙痒明显加剧。

【治疗原则】 药物治疗为主，消炎、消肿、促进局部血液循环。

【一般治疗】

1. 应坚持体育锻炼，加强营养，治疗慢性消耗性疾病，增强机体对寒冷的耐受力。天气寒冷时应注意保暖，保持皮肤干燥。

2. 半导体激光、氦氖激光等物理治疗。

（三）药物处方

【处方①】 10%樟脑软膏，适量，外用，每日2次；维生素E软膏，适量，外用，每日2次。

注意事项

1. 适用于皮损未破溃者。

2. 早诊断、早治疗，气候转冷时注意保暖是预防冻疮的关键。

3. 瘙痒者尽量避免搔抓，以免破溃继发感染。

【处方②】 咪唑斯汀或氯雷他定或西替利嗪等，10mg，口服，每日1次；冻疮膏，适量，外用，每日2次；氦氖激光，局部照射，隔日1次。

注意事项

1. 瘙痒明显者可口服抗组胺药。

2. 氦氖激光等物理治疗可促进局部血液循环、消炎、消肿。

【处方③】 烟酸片100mg，口服，每日3次；维生素E软胶囊0.1g，口服，每日2次；3%硼酸溶液，适量，湿敷，每日3次；夫西地酸乳膏，适量，外用，每日2次。

注意事项

1. 皮损面积较大及反复发作的严重患者，可给予烟酸、维生素E或硝苯地平等扩血管药物口服。

2. 局部破溃渗出较多时，先用硼酸溶液湿敷，渗出控制后再外用抗生素软膏，渗出不明显时可直接外用抗生素软膏。

3. 局部湿敷应遵循皮肤科湿敷治疗的基本原则和方法。

【处方④】 硝苯地平，成人每次10mg~20mg，每日3次。

（张继刚 杜娟 刘志鹏 张洁 杨蕾）

七、多形性日光疹

（一）概述

多形性日光疹是一种特发性、反复发作的光敏性皮肤病。病因尚未完全清楚，一般认为是日光诱发的迟发型超敏反应，致病光谱较宽，UVA、UVB、可见光均可诱发，但多数病例致病光谱在 UVA 范围内，发病也可能与遗传、内分泌、微量元素、代谢异常及免疫异常等有关。

（二）诊断与治疗

【诊断要点】

1. 常于春夏季发病，中青年女性多见。

2. 好发于面部、颈后部、颈下"V"字区、手背、前臂伸侧等曝光部位，一般于日晒后数小时出现瘙痒，数日后出现皮损。

3. 皮损形态多样，可表现为红斑、斑丘疹、丘疹、丘疱疹、水疱等。不同患者皮损的差异很大，但对同一患者而言，皮损形态相对单一。

4. 自觉瘙痒、烧灼感，一般无全身症状，易反复发作。

5. 实验室检查：光斑贴试验、紫外线红斑试验。

6. 注意与湿疹、慢性光化性皮炎、盘状红斑狼疮、多形红斑等鉴别。

【治疗原则】　根据皮损严重程度选择外用药、内用药配合治疗。

【一般治疗】　注意避免强烈日光照射，外用遮光剂，经常参加室外活动，逐步增加机体对日光的耐受能力，必要时可进行预防性光疗。

（三）药物处方

【处方①】　咪唑斯汀缓释片 10mg，口服，每晚 1 次；卤米松乳膏，适量，外用，每晚 2 次。

注意事项

1. 抗组胺药是治疗多形性日光疹的常用药物，可选药物很多，但应避免使用氯苯那敏、异丙嗪等光敏药物。

2. 外用药物可根据皮损特点，选用炉甘石洗剂及糖皮质激素制剂等，避免使用焦油类等潜在光敏物质。

3. 应遵循外用糖皮质激素的一般原则，避免长期外用糖皮质激素可能出现的色素沉着、皮肤萎缩、毛细血管扩张等副作用。

【处方②】　羟氯喹片 200mg，口服，每日 2 次，1 月后可减为 100mg，口服，每日 2 次；西替利嗪分散片 10mg，口服，每晚 1 次；糠酸莫米松乳膏，适量，外用，每晚 1 次。

注意事项

1. 羟氯喹适用于皮损较重且反复发作者，可每年 6～8 月重复治疗，长期应用注意检查视力、眼底和肝肾功能。

2. 皮损较重者亦可口服沙利度胺片，成人每日 100～200mg，儿童 50mg，疾病控制后减量或停药，注意沙利度胺的致畸、嗜睡等副作用。

3. 注意糖皮质激素外用制剂的给药频次，增加给药频次并不能提高疗效。

【处方③】　泼尼松片 30mg，口服，每日 1 次；氯雷他定片 10mg，口服，每日 1 次；丁酸氢化可的松乳膏，适量，外用，每日 2 次；硫唑嘌呤，每日 75～150mg，连服 2～3 个月。

【处方④】　对氨苯甲酸，每次 0.25～0.5g，1 日 3 次，每日最大剂量 2 克。小儿＞5 岁：每次 0.1～0.125g，每日 2～3 次。静脉注射：每次 0.1～0.3g，用 5%葡萄糖注射液或生理氯化钠溶液 10～20ml 稀释后缓慢注射，1 日最大用量 0.6g。连服 6 周。

【处方⑤】　沙利度胺，一次 25～50mg（1～2 片），一日 100～200mg（4～8 片），口服。

（张继刚　杜娟　刘志鹏　张洁　杨蕾）

八、痱子

（一）概述

痱子又称粟粒疹，是在气温高、湿度大的情况下出现的浅表炎症性皮肤病。在高温、高湿的环境下，汗液不易蒸发，使皮肤角质层浸渍，导致汗腺导管开口变窄或闭塞，汗管内汗液潴留致使压力升高而破裂，汗液进入周围组织，在汗孔处出现丘疱疹和小水疱。根据汗管破裂的部位不同，可分为白痱、红痱、脓痱和深痱 4 种类型。

（二）诊断与治疗

【诊断要点】

1. 白痱：又称晶形粟粒疹，是汗管在角质层或以下破裂、汗液溢出所致。多见于长期卧床、身体虚弱者，皮损为针头大小的浅表水疱，疱壁薄，疱液清，周围无红晕。

2. 红痱：又称红色粟粒疹，最常见，是汗管在表皮棘层破裂、汗液溢出所致。多见于儿童及高温作业者，表现为针头大小密集的丘疹和丘疱疹，周边有红晕，自觉轻度烧灼和刺痒。

3. 脓痱：又称脓疱型粟粒疹，多由红痱发展而来，密集的丘疹顶端出现针头大小的脓疱，细菌培养常为阴性。

4. 深痱：又称深部粟粒疹，是汗管在表皮-真皮交界处破裂、汗液溢出所致。多见于严重且反复发作的红痱患者，表现为密集的与汗孔一致的非炎症性丘疱疹、水疱。

【治疗原则】　一般于气候凉爽时，皮损可自愈，因此治疗以清凉、收敛、止痒为原则。

【一般治疗】　夏季应注意室内通风散热，衣着宽松透气，皮肤清洁干燥，避免搔抓，防止继发感染。

（二）药物处方

【处方①】　1%炉甘石薄荷脑洗剂，适量，外用，每日 4 次。

注意事项

1. 具有清凉、止痒的作用。

2. 每日可多次外用。

3. 脱离高热、高湿的环境是痊愈的关键。

【处方②】 咪唑斯汀、氯雷他定或盐酸西替利嗪等，10mg，口服，每日 1 次；1%薄荷醋，适量，外用，每日 4 次。

注意事项

1. 瘙痒严重者可加用口服抗组胺药。

2. 尽量避免搔抓，以免继发感染。

【处方③】 2%鱼石脂炉甘石洗剂，适量，外用，每日 3 次。

注意事项

1. 适用于脓痱。

2. 感染严重者可口服抗生素。

【处方④】 金银花颗粒，一次 10g，一日 3～4 次。

【处方⑤】 黄连扑粉，适量，敷用。

（张继刚 杜娟 刘志鹏 张洁 杨蕾）

九、鸡眼和胼胝

（一）概述

鸡眼与胼胝均是长期摩擦、挤压等物理刺激引起的局限性角质增生，长期站立、行走及足部畸形者易于发生。鸡眼好发于足跖前中部、小趾外侧等部位，胼胝好发于掌跖易受压迫和摩擦的突出部位。

（二）诊断与治疗

【诊断要点】

1. 鸡眼：为境界清楚的黄色局限性角质增生，中央为圆锥状角质栓，行走和站立时自觉疼痛。好发于足跖前中部、小趾外侧等部位。

2. 胼胝：境界不清的黄色或蜡黄色角质斑块，表面光滑，质硬，有时出现皲裂。一般无自觉症状，好发于掌跖易受压迫和摩擦的突出部位。

【治疗原则】 应尽量避免挤压和摩擦等不良刺激，鞋应适当宽松，垫较松软的鞋垫，有足部畸形者应矫正。鸡眼以局部药物治疗为主，必要时可行冷冻、激光及手术治疗。胼胝具有一定的保护作用，一般无须治疗，病因去除后多可缓解。

【一般治疗】

1. 鸡眼可考虑冷冻治疗、激光治疗，疼痛严重者可行手术切除。

2. 胼胝较厚或有疼痛症状者，可用热水浸泡后用刀片逐层去除皮损。

（三）药物处方

【处方①】 水杨酸苯酚贴膏，外用，每次 1 贴，每日 1 次，连用 7 日。

注意事项

1. 适用于鸡眼，注意保护周围皮肤。

2. 用药期间尽量保持皮肤干燥，防止继发感染。

3. 用药后出现红肿、疼痛明显时应及时就医。

【处方②】 50%水杨酸软膏，适量，外用，每日 1 次。

注意事项

1. 鸡眼及较严重的胼胝均可应用。

2. 角质层很厚者，可热水浸泡去除部分角质后再涂药。

3. 注意保护皮损周围正常皮肤。

【处方③】 10%尿素软膏，适量，外用，每日 1 次；0.3%维 A 酸软膏，适量，外用，每晚 1 次。

注意事项

1. 适用于较严重的胼胝。

2. 维 A 酸软膏每晚外涂后可进行封包，以提高疗效。

【处方④】 10%水杨酸冰醋酸，封包，3～7 天换药。

（张继刚 杜娟 刘志鹏 张洁 杨蕾）

十、甲真菌病

（一）概述

甲板和甲下组织的各种真菌感染统称为甲真菌病，而甲癣是指皮肤癣菌引起的甲感染。甲真菌病主要为手足癣直接传染所致，遗传易感性、系统性疾病、局部血液循环障碍、甲外伤、甲的其他疾病等均可为易感因素。分为白色浅表型、远端侧位甲下型、近端甲下型、全甲毁损型。甲真菌病一般无自觉症状，甲板增厚明显时可出现疼痛，伴发甲沟炎时可出现红、肿、热、痛等症状。

（二）诊断与治疗

【诊断要点】

1. 白色浅表型：甲板表面有点状或不规则形白色浑浊，失去甲板正常光泽，表面轻度凹凸不平，多由真菌直接从甲板表面侵入所致。

2. 远端侧位甲下型：为最常见的类型，甲的远端前缘和侧缘颜色灰黄，甲板增厚，凹凸不平，甲下角质堆积，多由手足癣蔓延而来。

3. 近端甲下型：甲根部和甲半月粗糙、变色、失去光泽、凹凸不平，多由致病真菌通过甲小皮侵入甲板所致。

4. 全甲毁损型：整个甲板变形、增厚甚至脱落，甲板呈黑色、灰黄色、灰褐色等，粗糙不平，甲下大量角质堆积，是各型甲真菌病发展的最终结果。

5. 多次真菌镜检可见菌丝及孢子，必要时行真菌培养为皮肤癣菌、酵母菌、霉菌。

【治疗原则】

1. 由于甲板较厚、甲生长缓慢，治疗较困难且易复发，除浅表型和较轻的远端损害可单纯外用药治疗外，应内用药、外用药相结合，且坚持正规、长程治疗。

2. 本病多由手足癣直接传染而来，对手足癣应及时治疗，对患有糖尿病等慢性消耗性疾病者应积极治疗基础疾病。

【一般治疗】

1. 单纯使用外用药治疗时应尽量去除病甲。

2. 封包治疗：40%尿素软膏封包可使病甲软化剥离，再外用抗真菌制剂。

（三）药物处方

应内用药、外用药相结合，内服抗真菌药物为主，目前主要有两种，伊曲康唑和盐酸特比萘芬，与外用药物联合应用可提高疗效。

【处方①】 外用药物包括：30%冰醋酸或 5%碘酊，适量，每日 1 次；或 8%环吡酮胺涂甲剂，适量，隔日 1 次；或 5%盐酸阿莫罗芬涂甲剂，适量，每周 1 次；或 40%尿素乳膏，封包，每日 1 次和环吡酮胺软膏，适量，每日 2 次。

注意事项

1. 单独使用外用药治疗只适用于浅表型和较轻的远端型，应尽量去除病甲，30%冰醋酸或 5%碘酊外用疗程 3～6 个月，注意保护甲周皮肤。。

2. 8%环吡酮胺甲涂剂或 5%盐酸阿莫罗芬可在甲表面形成一层药膜，利于药物渗透，疗程持续半年以上，部分患者可治愈。

3. 尿素乳膏封包可软化病甲，再外用环吡酮胺等抗真菌药物，有利于药物渗透，提高疗效。

【处方②】 伊曲康唑胶囊 200mg，口服，每日 2 次；环吡酮胺软膏，适量，外用，每日 2 次。

注意事项

1. 伊曲康唑采用间歇冲击疗法，服药 1 周后停药 3 周为 1 疗程，指甲的甲真菌病需 2～3 个疗程，趾甲需 3～4 个疗程，伊曲康唑为脂溶性药物，应饭后即服或与饭同服以提高疗效，注意询问患者有无肝功能异常史。

2. 外用抗真菌药物前可采用物理或化学方法使病甲变软、变薄，但不主张拔除病甲。

3. 伊曲康唑半衰期长，停药后仍可较长时间发挥药效。

【处方③】 盐酸特比萘芬片 250mg，口服，每日 1 次，指甲受累 6～8 周，趾甲受累 12～16 周；5%盐酸阿莫罗芬涂甲剂，适量，外用，每周 1 次。

注意事项

1. 盐酸特比萘芬治疗甲真菌病疗程要长，指甲受累 6～8 周，趾甲受累 12～16 周，注意询问患者有无肝功能异常史，用药 4 周后查肝功能。

2. 老年患者甲生长缓慢，可适当延长疗程，但老年患者常有多种慢性病，要注意药物间的相互作用，注意患者肝、肾功能。

3. 与外用药物联合应用可提高疗效、缩短口服药疗程。

（张继刚　杜娟　刘志鹏　张洁　杨蕾）

十一、接触性皮炎

（一）概述

接触性皮炎是皮肤接触外源性过敏原或刺激物后，在接触部位出现的急性或慢性炎症反应。

根据接触物和病原体的不同分为刺激性接触性皮炎和变应性接触性皮炎。前者由刺激性较强的物质引起，某些刺激性较小的物质，如长时间接触也可发生刺激性接触性皮炎。后者为Ⅳ型超敏反应，接触物为过敏原，本身无明显刺激性。根据临床表现和病程可分为急性、亚急性和慢性。

（二）诊断与治疗

【诊断要点】

1. 有明确的接触史。

2. 急性接触性皮炎：急性发病，皮损多局限于接触部位，少数可蔓延或累及周边部位，为境界清楚的红斑，其上可见丘疹、丘疱疹，严重者出现水疱、大疱，常自觉瘙痒或灼痛，搔抓后可将致病物质带到远隔部位并产生类似皮损。刺激性接触性皮炎常自觉灼痛，变应性接触性皮炎常自觉瘙痒。

3. 亚急性接触性皮炎：红斑、丘疹，无明显水疱、渗出。

4. 慢性接触性皮炎：长期反复接触刺激物或过敏原可使皮损呈慢性改变，皮肤粗糙、增厚、苔藓化。

5. 斑贴试验是诊断接触性皮炎简便易行的方法。

【治疗原则】 积极寻找病因，脱离接触物，对症治疗，根据病情严重程度选择内用药，根据皮损特点选择外用药剂型。

【一般治疗】 避免刺激物和已知的过敏原，一旦接触应立即用清水冲洗。

（三）药物处方

根据急性、亚急性、慢性皮炎的皮损特点选择外用药物，急性期渗出较多时用 3%硼酸溶液湿敷，渗出不多时可用氧化锌油，无明显渗出但红肿明显时可用炉甘石洗剂；亚急性期有少量渗出时可用氧化锌油，无渗出是可用糖皮质激素；慢性期可用糖皮质激素软膏。病情较重时，可内服抗组胺药或糖皮质激素。糖皮质激素一般用于重度、泛发的皮损，短期应用，一般不需逐渐减量。

【处方①】 3%硼酸溶液或 1%乳酸依沙吖啶溶液或 1∶（5000～8000）高锰酸钾溶液等，适量，湿敷，每日 3 次；渗出控制后 1%氢化可的松乳膏或 1%莫米松乳膏等，适量，外用，每日 2 次。

注意事项

1. 渗出较多时用溶液湿敷，每日数次，每次 15～30 分钟，待渗出控制后再用糖皮质激素。

2. 湿敷时一般用 6～8 层纱布做成纱布垫，药液浸湿后拧至半干，覆于皮损上方，有清洁、收敛等作用。

3. 无渗出的急性、亚急性皮损可直接应用糖皮质激素霜剂。

【处方②】 咪唑斯汀、氯雷他定或盐酸西替利嗪等，10mg，口服，每日 1 次；1%氢化可的松乳膏，适量，外用，每日 2 次。

注意事项

1. 瘙痒明显、皮损较严重时可口服抗组胺药，一般选择第二代抗组胺药，药效较持久，副作用少，注意仍有部分人会出现困倦。

2. 无渗出的急性、亚急性皮损可直接应用糖皮质激素。

3. 注意外用糖皮质激素可能出现皮肤萎缩、变薄、毛细血管扩张等副作用，一般连续应用不超过 2 周，面部、会阴等部位避免使用强效糖皮质激素。

【处方③】 泼尼松片 20mg，口服，每日 2 次；咪唑斯汀缓释片 10mg，口服，每日 1 次；糠酸莫米松乳膏，适量，外用，每晚 1 次。

注意事项

1. 皮损面积大、泛发、症状较重，抗组胺药和外用药难以控制者可系统给予糖皮质激素，以口服为主，一般为口服泼尼松。

2. 一般口服小剂量即可，短期应用控制症状后可直接停药，不需逐渐减量。

【处方④】 荸荠 200g 去皮，切碎搅汁。鲜薄荷叶 10g 加白糖 10g 捣烂，入荸荠汁中，加水至 200ml。每日 1 剂，顿服。

注意事项

1. 适用于血热生风型接触性皮炎。

2. 对成分过敏者慎用。

【处方⑤】 百合、玉竹、天花粉各 15g 及沙参 10g、山楂 9g 加水适量煮取汁，每日 1 剂，代茶饮。

注意事项

1. 适用于阴虚血热型接触性皮炎。

2. 对成分过敏者慎用。

（张继刚 杜娟 刘志鹏 张洁 杨蕾）

十二、结节性痒疹

（一）概述

结节性痒疹又称结节性苔藓，多见于中年女性，好发于四肢，尤其是小腿伸侧多见，为剧烈瘙痒的结节。病因不明，部分患者在昆虫叮咬后发生，精神因素、内分泌障碍、胃肠功能紊乱等可能与发病也有一定关系。

（二）诊断与治疗

【诊断要点】

1. 皮损初起为红色坚实丘疹，逐渐增大为半球形结节，黄豆至蚕豆大小，顶端角化、粗糙，呈暗褐色，散在分布，偶见群集，数个至数百个，剧烈瘙痒，搔抓后可出现表皮剥脱、血痂、色素沉着、苔藓化等。

2. 病程慢性，迁移不愈。

3. 组织病理：表皮明显角化过度，角化不全，棘层肥厚，表皮突不规则地伸入真皮，呈假上皮瘤样增生，真皮示非特异性炎性浸润。

【治疗原则】 尽可能分析病因，去除可疑致病因素。以对症、止痒治疗为主。

【一般治疗】

1. 尽可能分析病因，去除可疑致病因素。

2. 尽量避免过度搔抓、热水烫洗等不良刺激，避免饮酒、浓茶、咖啡及辛辣刺激性食物；

3. 液氮冷冻、激光治疗也有一定疗效。

4. 顽固性皮损也可试用 UVB 光疗和 PUVA 疗法。

（三）药物处方

【处方①】 咪唑斯汀、氯雷他定或盐酸西替利嗪等，10mg，口服，每日 1 次；盐酸多塞平片 25mg，口服，每晚 1 次；5%～10%硫黄煤焦油软膏或卤米松乳膏，适量，外用，每日 2 次。

注意事项

1. 单纯抗组胺药难以控制瘙痒者，可配合使用具有镇静安眠作用的药物，在用于驾驶员、高空作业及从事危险作业人员时，应注意可能出现的嗜睡等副作用。

2. 强效糖皮质激素外用制剂不宜长期或大面积应用。

3. 对于角化明显的结节，可采用封包治疗提高疗效，也可选用液氮冷冻或激光治疗。

【处方②】 咪唑斯汀、氯雷他定或盐酸西替利嗪等，10mg，口服，每日 1 次；沙利度胺片 25mg，口服，每日 3 次；复方倍他米松注射液 1ml，加入 2%利多卡因注射液 5～10ml 中，每点注射 0.1～0.2ml，每 3～4 周注射 1 次。

【处方③】 咪唑斯汀或氯雷他定或盐酸西替利嗪等，10mg，口服，每日 1 次；多塞平片 25mg，口服，每晚 1 次；雷公藤片，2 片，口服，每日 3 次；糠酸莫米松乳膏，适量，外用，每日 1 次；NB-UVB 治疗，隔日 1 次。

注意事项

1. 根据瘙痒的严重程度选择 1～2 种抗组胺药，睡前可加用有镇静安眠作用的药物，有利于控制瘙痒、改善睡眠。驾驶员、高空作业及从事危险作业人员慎用有嗜睡作用的抗组胺药。

2. 注意雷公藤对血常规和肝功能等的影响，定期复查。

3. NB-UVB 光疗对某些病情顽固者有效，简单、方便、患者依从性较好，并可减少外用糖皮质激素的用量，注意治疗期间避免服用光敏性药物或食用光敏性食物。

【处方④】 沙利度胺片 25mg，每日 2 次，NB-UVB 治疗，隔日 1 次。

【处方⑤】 消风散（当归、生地、防风、蝉蜕、知母、苦参、胡麻、荆芥、苍术、牛蒡子、石膏各 6g，甘草、木通各 3g），煎服，每日 2 剂。

注意事项

1. 若风疹属虚寒者，则不宜用。

2. 服药期间，应忌食辛辣、鱼腥、烟酒、浓茶等，以免影响疗效。

3. 疏风除湿，清热养血。

（张继刚 杜娟 刘志鹏 张洁 杨蕾）

十三、疥疮

（一）概述

疥疮是疥虫寄生在人体表皮内引起的传染性皮肤病，疥虫属于螨类，又称疥螨，可分为人疥螨和动物疥螨。人的疥疮主要由人疥螨引起，动物疥螨也可以感染人，但人的皮肤不适宜其寄生，因此症状较轻，有自限性。本病通过直接接触传染，家庭和集体宿舍可造成流行，被褥、衣物、床单、枕巾甚至握手均可造成传染。

（二）诊断与治疗

【诊断要点】

1. 疥虫易侵犯皮肤薄嫩部位，如指缝、腕部、前臂、脐周、下腹及外生殖器等处。

2. 皮损表现为丘疹、丘疱疹和隧道，阴囊、阴茎、龟头等处可出现黄豆至花生米大小的暗红色结节，称为疥疮结节。

3. 本病剧烈瘙痒，夜间尤甚。由于长期搔抓可出现湿疹化、苔藓化，也可继发细菌感染。

4. 实验室检查找到疥螨即可确诊。

【治疗原则】 治疗以外用药为主，目的为杀虫、止痒、治疗并发症，瘙痒剧烈者可睡前加服镇静、止痒药物，继发感染者可局部或系统应用抗生素。

【一般治疗】 注意个人卫生，一旦确诊应隔离，衣物、床单、枕巾等应煮沸灭虫，家庭成员、集体生活者均应就医检查，患病者同时治疗。

（三）药物处方

外用杀虫剂有5%～10%硫黄乳膏、25%苯甲酸苄酯搽剂、5%三氯苯醚菊酯霜、1%γ-666霜等；疥疮结节较难消退，可外用糖皮质激素霜剂、糖皮质激素局部注射、冷冻治疗等。

【处方①】 10%硫黄乳膏，适量，外用，每日2次。

注意事项

1. 用药前洗澡，从颈部以下，遍搽全身，每日2次，连续3天，用药期间不洗澡、不换衣，第4天洗澡、换衣，将衣物、床单、被罩等煮沸消毒。如未治愈，可再重复一疗程。

2. 硫黄乳膏有一定刺激性，应用时间较长者可造成皮肤干燥、脱屑，可外用润肤剂。

3. 儿童用药浓度减半，可用5%硫黄乳膏。

【处方②】 盐酸赛庚啶片25mg，口服，每晚1次；25%苯甲酸苄酯乳剂，适量，外用，每日2次。

注意事项

1. 25%苯甲酸苄酯乳剂杀虫作用强，刺激性较低，连用3～5天。

2. 外用药中1%γ-666霜虽杀虫作用强，但有毒性，儿童和孕妇禁用，避免大面积应用，用药前不要洗澡，以免药物过分吸收，用药后24小时温水洗澡，如无效，1周后再重复治疗一次。

3. 夜间瘙痒剧烈者，可口服止痒、安眠药物。

【处方③】 2%利多卡因注射液2ml，和醋酸曲安奈德注射液1ml，皮损内注射，每处皮损注射0.1～0.2ml，每周1次。

注意事项

1. 本治疗方法适用于疥疮结节，疥疮结节外用硫黄乳膏等杀虫剂效果不佳，局部注射糖皮质激素疗效较好。

2. 注意控制药物剂量，以免发生皮肤萎缩等不良反应。

【处方④】 伊维菌素，200μg/kg，单次口服。

注意事项

1. 口服药是一种半合成大环内酯药物，国外报道治疗安全有效。

2. 适用于治疗外用药无效的疥疮、结痂性疥疮、大范围流行或重复感染的疥疮。

3. 不良反应发生率低，可见腹痛、腹泻、食欲减退、便秘、恶心、呕吐等。

（张继刚　杜娟　刘志鹏　张洁　杨蕾）

十四、酒渣鼻

（一）概述

酒渣鼻是多发于中年人颜面中部的炎症性皮肤病，表现为红斑、丘疹、脓疱和毛细血管扩张。病因至今尚未完全清楚，可能与精神因素、内分泌失调、胃肠功能紊乱、颜面血管运动神经失调、毛囊虫感染以及嗜酒、辛辣食物、冷热刺激等因素有关。根据临床表现可分为红斑期、丘疹脓疱期和鼻赘期。

（二）诊断与治疗

【诊断要点】

1. 多发于中年人，女性多见，男性症状更重。

2. 根据临床表现可分为三期，但各期之间无明显界限。①红斑期：面中部，尤其是前额、鼻中部、两颊、下颏出现红斑，最初为暂时性，反复发作后变为持久性，伴有毛细血管扩张；②丘疹脓疱期：在红斑的基础上出现粟粒至黄豆大小的痤疮样丘疹、脓疱，甚至结节、囊肿，毛细血管扩张更加明显；③鼻赘期：病期长久者，皮脂腺、结缔组织增生，鼻尖部出现暗红色结节，称为鼻赘，表面凹凸不平，毛囊口扩大，毛细血管扩张更加明显，40岁以上男性发病。

3. 本病慢性病程，一般无明显自觉症状。

【治疗原则】 尽量分析病因，纠正内分泌失调和胃肠功能紊乱。根据分期和皮损特点选择合适的内服药和外用药，基本原则为去脂、杀虫、消炎。

【一般治疗】

1. 忌酒和辛辣食物，多吃蔬菜和水果，保持大便通畅，避免不适当的冷热刺激和精神压力，注意劳逸结合。

2. 选择脉冲染料激光、二氧化碳（CO_2）激光等针对毛细血管扩张和鼻赘进行治疗。

（三）药物处方

【处方①】 复合维生素B片，2片，口服，每日3次；二硫化硒洗剂，适量，外用，每日2次；1%甲硝唑霜，适量，外用，每日2次。

【处方②】 甲硝唑片0.2g，口服，每日3次；维生素 B_6 片10mg，口服，每日3次；5%过氧苯甲酰凝胶，适量，外用，每日2次；1%甲硝唑霜，适量，外用，每日2次。

【处方③】 异维A酸软胶囊10mg，口服，每日2次；甲硝唑片0.2g，口服，每日3次；维生素 B_6 片10mg，口服，每日 3 次；二硫化硒洗剂，外用，每日 2 次；1%甲硝唑霜，适量，外用，每日 2 次。

【处方④】 生地、白茅根各 30g，当归、川芎、陈皮、黄芩、桃仁、栀子各 10g，红花、甘草各 6g。水煎服，日服 2 次，每日 1 剂。

注意事项

1. 舌质红，苔黄腻，脉弦数或滑数。

2. 凉血清热。

3. 对药物成分过敏患者慎用。

【处方⑤】 枇杷叶、黄连各 9g，桑白皮、黄柏、牡丹皮、栀子各 12g，赤芍 15g，白花蛇舌草、生地黄各 30g，生甘草 6g。水煎服，每日 1 剂。

注意事项

1. 舌质红，苔薄黄，脉浮数或滑数。

2. 清肺胃热，佐以凉血活血。

（张继刚 杜娟 刘志鹏 张洁 杨蕾）

十五、毛囊炎、疖及痈

（一）概述

毛囊周围的化脓性感染，多由金黄色葡萄球菌引起，根据感染深度、范围的不同分别称为毛囊炎、疖及痈。

局限于毛囊口的感染性炎症称为毛囊炎；感染扩展到毛囊深部和周围组织时则称为疖，如多发且反复发作、经久不愈，称为疖病；多个相邻的毛囊及毛囊周围组织的化脓性感染相互融合则称为痈。

（二）诊断与治疗

【诊断要点】

1. 毛囊炎：好发于头面部、颈部、背部、臀部、外阴，与毛囊一致的红色丘疹，数日后中央出现脓疱，可多发，但散在不融合，自觉轻微疼痛。

2. 疖：好发于头面部、颈部、臀部、外阴等处，夏季多发，初起为红色毛囊性丘疹，逐渐向深部及周围扩展形成坚实的结节，伴红肿、疼痛，数日后结节化脓坏死，中央破溃排出脓液和坏死组织，严重者可出现淋巴结肿大、发热等症状。

3. 痈：好发于颈部、背部、臀部、大腿等处，初起表现为弥漫性炎性斑块，暗红色，向深处及周围组织扩散，之后中央化脓、坏死，表面出现多个脓头，可伴有局部淋巴结肿大、发热、全身中毒症状。

【治疗原则】

1. 未化脓的疖和痈局部外用抗生素软膏，已化脓的应及时切开引流，但发生于鼻孔和上唇周围即危险三角区者切忌挤压和早期切开。

2. 治疗以外用药物及局部换药为主，严重的疖和痈可全身应用抗生素。

【一般治疗】

1. 注意清洁卫生，保持皮肤清洁、干燥，增强机体免疫力。

2. 物理治疗：早期超短波、远红外线、紫外线理疗。

3. 手术治疗：某些已化脓的疖和痈应及时切开引流。

（三）药物处方

【处方①】 局部可选用：20%鱼石脂软膏、2%莫匹罗星软膏、1%新霉素软膏、夫西地酸软膏、金霉素软膏、或红霉素软膏等，外用，适量，涂于患处，每日 2 次。

注意事项

1. 外用药物相对安全，注意少数患者出现过敏反应。

2. 反复发作、迁移不愈者，注意患者的全身情况，是否伴有慢性消耗性疾病。

3. 红霉素软膏应外涂在引流切口周围，不宜涂于切口内。

【处方②】 头孢呋辛酯片 0.5g，口服，每日 2 次；2%莫匹罗星软膏，外用，适量，每日 2 次；半导体激光照射，每次 30 分钟，每日 1 次。

注意事项

1. 外用药物有多种选择，尽量选用较少产生耐药的药物如莫匹罗星、夫西地酸等。

2. 能口服治疗的不用肌内注射和输液，询问药物过敏史，有青霉素过敏史者尽量不用头孢类抗生素。

3. 毛囊炎、疖的早期可给予半导体激光、中波紫外线照射等物理治疗。

【处方③】 转移因子，皮下注射，每次 2ml，1~2 周 1 次，慢性病以 1~3 个月为 1 疗程。

注意事项

1. 禁与热的饮料和食品同服，以免影响疗效。

2. 变色勿用。

3. 因涉及传输因子，孕妇以及哺乳期妇女禁用。

（张继刚 杜娟 刘志鹏 张洁 杨蕾）

十六、玫瑰糠疹

（一）概述

玫瑰糠疹是临床较常见的自限性、炎症性皮肤病。病因不清，多认为与病毒感染有关，但至今在患者的血液、皮损等处均未分离出病毒，患者的细胞免疫反应可能参与本病的发生。

（二）诊断与治疗

【诊断要点】

1. 好发于青壮年，儿童和老年人少见。

2. 初起为圆形、椭圆形淡红斑，好发于躯干、四肢近端，迅速增大，直径 2~3cm，边界清楚，上覆细小鳞屑，称为母斑或前驱斑，1~2 周后，皮损泛发，形态与母斑大致相同，但较母斑小，长轴与皮纹平行，称之为继发斑。

3. 自觉不同程度的瘙痒，本病有自限性，病程为 6~8 周，愈后遗留暂时性色素沉着、色素脱失斑，一般不复发。

【治疗原则】 本病为自限性疾病，治疗的目的是减轻症状、缩短病程。

【一般治疗】 窄谱中波紫外线（NB–UVB）治疗可促进皮损消退，缩短病程。

（三）药物处方

【处方①】 咪唑斯汀缓释片 10mg，口服，每晚 1 次；炉甘石洗剂，适量，外用，每日 4 次；糠酸莫米松乳膏，适量，外用，每晚 1 次。

注意事项

1. 本病为自限性疾病，尽量采用作用温和，副作用较少的外用药。

2. 本病一般皮损泛发，不宜全身大面积应用糖皮质激素制剂，可选择炎症反应较重的部位限制使用。

3. 瘙痒明显者，根据情况选用 1～2 种抗组胺药。

【处方②】 氯雷他定片 10mg，口服，每晚 1 次；炉甘石洗剂，适量，外用，每日 4 次；NB–UVB 治疗，隔日 1 次。

注意事项

1. NB–UVB 治疗玫瑰糠疹安全、有效，可促进皮损消退，缩短病程，一般 5～10 次即有明显疗效。

2. 根据患者皮肤类型选择 NB–UVB 合适的起始剂量。

3. NB–UVB 照射时注意面部、眼、男性阴囊等部位的防护，避免光敏性食物和药物。NB–UVB 照射后可出现皮肤干燥，可适当外搽润肤剂。

【处方③】 5%葡萄糖注射液 250ml，复方甘草酸苷注射液 40ml，维生素 C 注射液 1g，静脉滴注，每日 1 次；咪唑斯汀缓释片 10mg，口服，每日 1 次；炉甘石洗剂，适量，外用，每日 4 次；糠酸莫米松乳膏，适量，外用，每晚 1 次。

注意事项

1. 皮损泛发、炎症反应重者，可静脉滴注复方甘草酸苷，有类糖皮质激素作用，但无糖皮质激素的副作用，老年患者注意对血压、电解质的影响。

2. 皮损泛发时注意大面积外用糖皮质激素的副作用，可选择部分皮损与炉甘石洗剂等交替使用。

【处方④】 消风凉血汤：白芍 7 分、黄芩 1 钱 5 分、鲜生地 2 钱、桔梗 1 钱、荆芥 5 分、防风 6 分、栀子 5 分、僵蚕 4 分、黄柏 7 分、黄连 3 分、甘草 3 分、归尾 5 分、花粉 6 分、银花 5 分、山豆根 5 分、升麻 3 分、薄荷 3 分。煎服，每日 1 次。

注意事项

1. 加生姜 1 片，水 2 碗，煎 7 分，空心服。

2. 先服泻肝通圣散，泻后再用此方。

（张继刚 杜娟 刘志鹏 张洁 杨蕾）

十七、脓疱疮

（一）概述

脓疱疮是由金黄色葡萄球菌和（或）乙型溶血性链球菌引起的一种急性化脓性皮肤病。

根据临床特点一般分为两种常见类型：寻常型脓疱疮和大疱性脓疱疮。寻常型脓疱疮传染性强。皮损初起为红色斑点或小丘疹，迅速转变成脓疱，周围有明显的红晕，疱壁薄、易破溃、糜烂，脓液干燥后形成蜜黄色厚痂；常因搔抓使相邻脓疱向周围扩散或融合，陈旧的痂一般于 6～10 天后脱落，不留瘢痕。大疱性脓疱疮好发于面部、躯干和四肢。皮损初起为米粒大小水疱或脓疱，迅速变为大疱，疱内容物先清澈后浑浊，疱壁先紧张后松弛，直径 1cm 左右，疱内可见半月状积脓，疱周红晕不明显，疱壁薄，易破溃形成糜烂结痂，痂壳脱落后留有暂时性色素沉着。

（二）诊断与治疗

【诊断要点】

1. 好发部位：可侵犯全身，头、面、鼻常见。

2. 临床表现：①寻常型脓疱疮，又称为接触传染性脓疱疮，初起为炎性丘疹和红斑，迅速形成脓疱，易破溃，脓液渗出，干涸后形成黄色痂，严重者出现全身中毒症状。传染性强，可在幼儿园造成流行。②大疱性脓疱疮，初起为小水疱，迅速增大，疱液由清澈变浑浊，形成脓疱，脓液积于疱底部，形成半月状积脓，全身症状少见，多见于儿童。

3. 血常规：可提示白细胞及中性粒细胞数量增高。

4. 脓液培养：可培养出金黄色葡萄球菌或溶血性链球菌。

5. 多发于夏、秋季，气温高、出汗多、皮肤浸渍、局部皮肤屏障破坏等因素。

【治疗原则】 治疗以外用药为主，皮损泛发或出现全身症状时，可给予内用药物治疗。

【一般治疗】

1. 注意个人卫生，保持皮肤清洁，患者应适当隔离，患者的衣物、毛巾等用品应进行消毒，防止本病传播。

2. 皮损广泛或伴有发热、淋巴结炎者，系统应用敏感抗生素，根据药敏结果来选择。

3. 水疱或脓疱局部消毒后抽吸疱液，外涂新霉素软膏、莫匹罗星软膏或夫西地酸软膏等。

4. 在药物治疗的基础上可给予半导体激光照射等辅助治疗。

（三）药物处方

脓疱未破者可用炉甘石洗剂，脓疱破溃者可用 3%硼酸洗液或 1:5000 高锰酸钾溶液清洗，再外用莫匹罗星等软膏，严重者可给予系统应用抗生素。

【处方①】 局部可选用：2%莫匹罗星软膏，或 1%新霉素软膏，或夫西地酸软膏，或金霉素软膏，或红霉素软膏等，外用，适量，涂于患处，每日 2 次。

注意事项

1. 适用于皮损局限，无明显全身症状者。

2. 外用药物相对安全，注意少数患者出现过敏反应。

3. 脓疱较大时，应先抽出疱液，再外用上述制剂。

【处方②】 1:5000 高锰酸钾溶液或 3%硼酸溶液清洗、祛除痂皮；2%莫匹罗星软膏等，外用，适量，每日 2 次。

注意事项

1. 外用药物有多种选择，尽量选用较少产生耐药的药物，如莫匹罗星、夫西地酸等。

2. 脓疱破溃结痂时应先用 1:5000 高锰酸钾溶液等清洗去除痂皮，再外用抗生素软膏。

【处方③】 头孢呋辛酯片 0.5g，口服，每日 2 次；阿莫西林胶囊 1.0g，口服，每日 3 次；夫西地酸软膏，外用，适量，涂于患处，每日 2 次。

注意事项

1. 皮损泛发，全身症状明显者可系统应用抗生素，以口服为首选，严重者可静脉输液。

2. 必要时根据药敏试验结果选择合适抗生素。

3. 注意系统应用抗生素时的过敏反应。青霉素过敏者，避免应用阿莫西林和头孢类药物。

【处方④】 甲硝唑乳膏，适量，外用，每日 2 次。

【处方⑤】 如意金黄散 12g，外用，适量，每日 2 次。

（张继刚　杜娟　刘志鹏　张洁　杨蕾）

十八、日晒伤

（一）概述

日晒伤是皮肤遭受强烈日光照射后发生的急性光毒性反应，又称晒斑、日光性皮炎。主要为中波紫外线（UVB）引起，其发生和严重程度与光线强度、暴露时间、环境因素、个人体质、肤色深浅等多种因素有关。

（二）诊断与治疗

【诊断要点】

1. 夏、秋季多见，儿童、女性及浅肤色人群好发，高原、水面等区域活动时易发病。

2. 在日晒后数小时至十数小时暴露部位出现弥漫性红斑，边界清楚，之后红斑变黯，出现大片脱屑，遗留色素沉着，严重者红斑上可出现水疱、大疱。

3. 自觉烧灼、疼痛，皮损广泛者可出现发热、畏寒、头痛、乏力等全身症状。

【治疗原则】 治疗以外用药物为主，根据皮损情况对症治疗，以消炎、止痛、安抚为原则。

【一般治疗】 经常进行室外锻炼，增加皮肤对日光的耐受性，但应避免烈日暴晒，注意撑伞、戴宽檐帽、着长袖衫，暴露部位外用遮光剂。

（三）药物处方

【处方①】 糠酸莫米松乳膏，适量，外用，每晚 1 次；炉甘石洗剂，适量，外用，每日 5 次。

注意事项

1. 无水疱、无渗出、症状较轻时外用炉甘石洗剂即可，较重者可配合外用糖皮质激素类药物。

2. 应遵循外用糖皮质激素的一般原则，避免长期外用糖皮质激素可能出现的色素沉着、皮肤萎缩、毛细血管扩张等副作用。

【处方②】 咪唑斯汀缓释片 10mg，口服，每晚 1 次；3%硼酸溶液，适量，湿敷，每日 3 次；待皮损干涸后糠酸莫米松乳膏，适量，外用，每晚 1 次。

注意事项

1. 皮损面积较大，有全身症状者时可口服抗组胺药和（或）非甾体抗炎药，有水疱、渗出者应先用溶液湿敷。

2. 应遵循湿敷的基本方法，皮肤干涸后再外用炉甘石洗剂或糖皮质激素霜剂等。

【处方③】 泼尼松片 30mg，口服，每日 1 次；氯雷他定片 10mg，口服，每日 1 次；糠酸莫米松乳膏，适量，外用，每晚 1 次。

（张继刚　杜娟　刘志鹏　张洁　杨蕾）

十九、瘙痒症

（一）概述

瘙痒症是指仅有瘙痒而无原发皮损的皮肤病。根据瘙痒的部位和范围不同，可分为全身性和局限性。病因复杂，包括内因、外因或兼而有之，全身性瘙痒症最常见的原因是皮肤干燥。全身性瘙痒症患者的瘙痒可开始即为全身性，或最初限于一处，继而扩展至全身或痒无定处，常为阵发性且夜间为重；局限性瘙痒症表现为局部阵发性剧痒，好发于女阴、阴囊、肛周、小腿和头皮部位。情绪波动、温度变化、衣服摩擦等刺激可引起瘙痒发作或加重。

（二）诊断与治疗

【诊断要点】

1. 无原发皮疹，自觉不同程度的瘙痒，常夜间为重，搔抓可引起继发性皮损，如抓痕、条状表皮剥脱和结痂，长期搔抓可引起湿疹样变、苔藓样变、色素沉着及色素减退等，可继发毛囊炎、疖等。

2. 全身性瘙痒症：身体之大部或全身瘙痒，常为阵发性，夜间为甚。

3. 局限性瘙痒症：瘙痒局限于某一部位，以肛门、阴囊及女阴等部位最为多见，情绪波动、温度变化、衣服摩擦等刺激引起瘙痒发作或加重。

【治疗原则】 需明确有无系统性疾病并及时治疗，以对症、止痒治疗为主。

【一般治疗】

1. 避免过度搔抓、热水烫洗等不良刺激，避免饮酒、浓茶、咖啡及辛辣刺激性食物。

2. 住房内不要太干燥，沐浴时不宜用肥皂，浴水温度不宜超过 32℃，经常外擦些润肤露或不含香精的单纯霜剂。

（三）药物处方

【处方①】 1%薄荷脑软膏，适量，外用，每日 2 次；复方炉甘石洗剂，适量，外用，每日 2 次。

注意事项

1. 症状较轻者可单纯外用止痒剂。

2. 外用糖皮质激素类制剂虽可减轻症状，但长期或大面积应用副作用较多，尽量不用。

3. 病期较长，出现苔藓样变者可酌情加用糖皮质激素类软膏。

【处方②】 0.3%尿素霜，适量，外用，每日 2 次；0.025% 辣椒辣素霜，适量，外用，每日 4 次。

注意事项

1. 冬季瘙痒症、老年性瘙痒症等伴有皮肤干燥者可外用尿囊素等润肤剂。

2. 辣椒辣素在用药初期可出现红斑、烧灼、刺痛等，一般均可耐受，反应较重者减少用药次数或停药。

【处方③】 咪唑斯汀、氯雷他定或盐酸西替利嗪等 10mg，口服，每日 1 次；多塞平片 25mg，口服，每晚 1 次；1%薄荷脑软膏，适量，外用，每日 3 次。

注意事项

1. 患者瘙痒症状明显、单纯外用药物不能控制者，口服抗组胺药、镇静安眠药等有利于控制瘙痒、改善睡眠。

2. 驾驶员、高空作业及从事危险作业人员不宜选用有嗜睡作用的抗组胺药。

【处方④】 5%葡萄糖液 500ml，盐酸普鲁卡因 150mg，静脉滴注，每日 1 次，每 3 天增加普鲁卡因 150mg，直至 450～600mg/d 为止，10 次为一疗程。

注意事项

1. 治疗前必须做普鲁卡因皮试。

2. 具有神经麻痹作用。

3. 高血压心脏病可以使用，请遵医嘱治疗。

【处方⑤】 盐酸昂丹司琼 4mg，肌内注射，每日 1 次，根据反应调节用药。

注意事项

1. 对制剂中任何成分过敏者禁用。

2. 孕妇和哺乳妇女禁用。

3. 儿童及老年患者用药减量。

（张继刚　杜娟　刘志鹏　张洁　杨蕾）

二十、神经性皮炎

（一）概述

神经性皮炎又称慢性单纯性苔藓，是常见的慢性皮肤病，以剧烈瘙痒、皮肤苔藓化为特征。病因尚不清楚，可能与神经精神因素、内分泌失调、局部刺激等多种内外因素有关。

（二）诊断与治疗

【诊断要点】

1. 本病多见于青年和成人，老年人较少见，儿童一般不发病。

2. 起病时，患部皮肤仅有瘙痒而无皮疹，经常搔抓或摩擦后便出现米粒至黄豆大小圆形、多角形扁平丘疹，皮损逐渐扩大融合成苔藓样斑块，可见多少不等的抓痕。

3. 好发于颈部、腰骶部、上眼睑、肘部伸侧及阴囊、肛周、女阴等易发瘙痒的部位。

4. 自觉阵发性瘙痒，一般夜间较重，病程慢性，迁延不愈，反复发作。

5. 注意与慢性湿疹、特应性皮炎、银屑病、扁平苔藓、皮肤淀粉样变等相鉴别。

【治疗原则】 治疗的关键是打断瘙痒－搔抓－瘙痒的恶性循环，必要时应给予适当的心理干预。

【一般治疗】 避免搔抓、摩擦、热水烫洗等不良刺激，适当的心理疏导。

（三）药物处方

【处方①】 卤米松乳膏，适量，外用，每日 2 次；或糠酸莫米松乳膏，适量，外用，每晚 1 次。

注意事项

1. 单纯外用糖皮质激素类药物适用于皮损局限、症状较轻者。

2. 外用糖皮质激素类制剂种类很多，可根据苔藓化的严重程度，选择中、强效药物。

3. 如皮损增厚明显，可用物理或化学的方法促进药物渗透，如封包、配合使用角质剥脱剂等。

【处方②】 复方倍他米松注射液 1ml，皮损处封闭，每月 1 次；或曲安奈德注射液，皮损处封闭，每周 1 次。

注意事项

1. 适用于皮损较少、苔藓化明显者。

2. 复方倍他米松封闭每 3～4 周 1 次，曲安奈德封闭每周 1 次，注意局部注射糖皮质激素的不良反应。

【处方③】 咪唑斯汀、氯雷他定或盐酸西替利嗪等，10mg，口服，每日 1 次；多塞平片 25mg，口服，每晚 1 次；糠酸莫米松乳膏，适量，外用，每晚 1 次。

注意事项

1. 嘱患者避免剧烈搔抓，避免热水烫洗等不良刺激，避免饮酒、喝浓茶和咖啡及食用辛辣刺激食物。

2. 部分患者要进行必要的心理疏导。

【处方④】 荆芥 10g、防风 10g、蝉衣 6g、白蒺藜 15g、白鲜皮 15g、金银花 15g、黄芩 10g、苦参 10g、车前草 10g、滑石 30g（先煎）、生甘草 10g，煎服，每日 2 剂。

注意事项

1. 疏风清热利湿。

2. 舌苔薄黄腻，脉濡数。

【处方⑤】 生熟地各 15g、赤白芍各 15g、当归 10g、首乌 15g、丹参 30g、白鲜皮 15g、白蒺藜 15g、荆芥 10g、防风 10g、茯苓 10g、甘草 6g，煎服，每日 2 剂。

注意事项

1. 养血疏风润燥。

2. 面色无华、睡眠较差、苔薄、脉细。

（张继刚　杜娟　刘志鹏　张洁　杨蕾）

二十一、湿疹

（一）概述

湿疹是由多种内、外因素引起的炎症性皮肤病。病因不清，与多种内外因素有关，内部因素包括遗传因素、内分泌改变、代谢障碍、神经精神因素等；外部因素有食物、吸入物、生活环境、气候条件等。根据病程和临床特点，湿疹可分为急性、亚急性、慢性。

（二）诊断与治疗

【诊断要点】

1. 急性湿疹：好发于面、耳、手、足、前臂、小腿外露部位，严重者可弥漫全身，常对称分布，皮损多形性，在红斑的基础上出现丘疹、丘疱疹、小水疱，境界不清，融合成片，浆液渗出明显，自觉剧烈瘙痒；搔抓、热水洗烫可加重皮损。

2. 亚急性湿疹：可因急性湿疹发展而来，亦可一发病就呈亚急性湿疹的表现，肿胀、渗出较急性湿疹轻，可见丘疹和少量丘疱疹、鳞屑、结痂、轻度浸润。常有剧烈瘙痒。

3. 慢性湿疹：好发于手、足、小腿、肘窝、股部、乳房、外阴、肛门等处，多对称发病，可由急性湿疹、亚急性湿疹迁延而来，也可一开始就呈慢性湿疹的表现。患处皮肤浸润肥厚、表面粗糙、苔藓化，伴色素沉着或色素脱失。瘙痒明显，病程慢性。

【治疗原则】 早诊断、早治疗，正规治疗。尽量分析并避免可疑致病因素，以内用药抗敏、止痒，外用药应根据皮损特点选择合适的剂型。发病期间应避免食用辛辣食物及饮酒，避免过度洗烫。

【一般治疗】

1. 避免过分搔抓、热水烫洗等不良刺激，避免食用辛辣刺激食物及饮酒。

2. 除药物治疗外，可根据情况配合使用半导体激光、NB-UVB 光疗等物理治疗。

（三）药物处方

内用药以抗组胺药为主，必要时可两种配合或交替使用，夜间瘙痒明显者可加用镇静安眠药，急性、泛发者可用钙剂、维生素 C、复方甘草酸苷等静脉滴注，不宜系统应用糖皮质激素，虽消炎、止痒、减少渗出作用明显，但停药后极易复发，长期应用不良反应较多。外用药的治疗原则同接触性皮炎，应遵循皮肤外用药的一般使用原则。

【处方①】 盐酸西替利嗪片 10mg，口服，每日 1 次；马来酸氯苯那敏片 4mg，口服，每晚 1 次；3%硼酸溶液或 1%乳酸依沙吖啶溶液或 1:（5000～8000）高锰酸钾溶液等，适量，湿敷，每日 3 次；渗出控制后 1%氢化可的松霜或 1%莫米松霜等，适量，外用，每日 2 次。

注意事项

1. 口服抗组胺药可选用一种或两种配合使用，常白天口服第二代抗组胺药，睡前口服第一代，具有镇静安眠的作用。

2. 急性湿疹渗出较多时先用溶液湿敷，每日数次，每次 15～30 分钟，待渗出控制后再用糖皮质激素霜剂。

3. 湿敷时一般用 6～8 层纱布做成纱布垫，药液浸湿后

拧至半干，覆于皮损上方，有清洁、收敛等作用。

【处方②】 依巴斯汀片 10mg，口服，每日 1 次；赛庚啶片 25mg，口服，每晚 1 次；1%卤米松乳膏，适量，外用，每日 2 次，应用不超过 2 周。

【处方③】 5%葡萄糖注射液 250ml，复方甘草酸苷注射液 40ml，维生素 C 注射液 1g，静脉滴注，每日 1 次；咪唑斯汀缓释片 10mg，口服，每日 1 次；炉甘石洗剂，适量，外用，每日 4 次。

【处方④】 苦参研末，紫皮大蒜捣烂成泥外敷患处，每日 3 次。

（张继刚 杜娟 刘志鹏 张洁 杨蕾）

二十二、手癣、足癣

（一）概述

手癣是指缝、手掌、掌侧缘的皮肤癣菌感染，足癣是足趾间、足跖、足跟及足侧缘的皮肤癣菌感染，可通过直接接触或间接接触传染。致病菌主要为红色毛癣菌、须癣毛癣菌、絮状表皮癣菌及石膏样小孢子菌病等，分为水疱鳞屑型、角化过度型、浸渍糜烂型等。

（二）诊断与治疗

【诊断要点】

1. 足癣多双侧发病，而手癣多单侧发病，可从一侧向对侧传播。

2. 水疱鳞屑型：初起为针尖大小的水疱，群集或散在，疱液清，疱壁厚，不易破溃，水疱干涸后形成领圈样脱屑，稳定期以脱屑为主，瘙痒明显。

3. 角化过度型：常见于足跟和掌跖，皮肤角化增厚、干燥粗糙，易发生皲裂，一般无明显瘙痒，皲裂严重时可出现疼痛。

4. 浸渍糜烂型：好发于指（趾）缝，皮肤潮湿多汗、浸渍发白，表皮剥脱露出湿润的糜烂面。自觉瘙痒明显，继发细菌感染时可散发异臭。

5. 真菌镜检可见菌丝及孢子，真菌培养可见皮肤癣菌。

6. 注意与湿疹、汗疱疹、掌跖脓疱病等相鉴别。

【治疗原则】 以外用药物治疗为主，角化过度型或外用药疗效不佳者可考虑内用药物治疗。

【一般治疗】

1. 本病为接触传染性疾病，应及时治疗，以消灭传染源。

2. 避免与患者共用浴巾、毛巾、拖鞋等；保持足部清洁、干燥，穿透气性好的鞋、袜。

3. 避免用手搔抓足癣皮损，以免自身传染；注意手部日常护理，避免微小创伤。

（三）药物处方

根据不同的临床类型选择不同剂型的外用药物，水疱鳞屑型可选用刺激性较小的霜剂，如联苯苄唑霜；角化过度型可用剥脱作用较强的药物，如 10%水杨酸软膏，也可用酮康唑霜、联苯苄唑霜等封包治疗；浸渍糜烂型可先给予粉剂如

咪康唑，待皮损干燥后再外用联苯苄唑霜等。内服药物有伊曲康唑、盐酸特比萘芬等，与外用药物联合应用可增加疗效。

【处方①】 酮康唑霜，适量，外用，每日 2 次；或联苯苄唑霜，适量，外用，每日 1 次；或特比萘芬霜，适量，外用，每日 1 次。

【处方②】 10%水杨酸软膏，适量，外用，每日 2 次；酮康唑霜，适量，外用，每日 2 次。

【处方③】 百癣夏塔热胶囊 3～5 粒，口服，每日 3 次；复方土槿皮酊，适量，外用，每日 2 次；环吡酮胺软膏，适量，外用，每日 2 次。

注意事项

1. 百癣夏塔热胶囊部分患者服用后出现轻微腹泻，可酌情减量。

2. 复方土槿皮酊有强烈刺激，勿用于面部，勿使进入体腔、眼部。

3. 如有继发细菌感染应先控制感染，再用抗真菌药物治疗。

【处方④】 盐酸特比萘芬片 250mg，每日 1 次，口服；联苯苄唑霜，适量，外用，每晚 1 次。

（张继刚 杜娟 刘志鹏 张洁 杨蕾）

二十三、体癣、股癣

（一）概述

体癣是发生于光滑皮肤（除毛发、头皮、掌跖、甲、阴股部）的浅部真菌感染性皮肤病。股癣是发生于腹股沟、会阴、臀部、肛周的体癣。可通过直接接触或接触患者污染的浴盆、毛巾、衣物等传染，也可通过自身传染而发病。致病菌为红色毛癣菌、须癣毛癣菌、许兰毛癣菌、铁锈色小孢子菌、犬小孢子菌等。

（二）诊断与治疗

【诊断要点】

1. 接触传染。

2. 夏、秋季多发，肥胖、多汗、糖尿病、慢性消耗性疾病、长期应用糖皮质激素或免疫抑制剂者为易感人群。

3. 体癣：初起为红色丘疹、丘疱疹、小水疱，逐渐形成红斑，上覆鳞屑，边界清楚，红斑逐渐向周围扩展，形成环状或多环状，边缘堤状隆起，自觉瘙痒，长期搔抓可造成湿疹化和苔藓样变。

4. 股癣：一侧或双侧发病，皮损与体癣基本类似，由于发病部位潮湿、透气性差，皮损进展较快，瘙痒显著，易发生湿疹化和苔藓样变。

5. 真菌镜检可见菌丝及孢子，真菌培养可见皮肤癣菌。

6. 注意与湿疹、神经性皮炎、银屑病等相鉴别。

【治疗原则】

1. 本病为接触传染性皮肤病，应避免与患者密切接触，避免接触患者的浴巾、浴盆、毛巾等；内衣、内裤要宽松、透气，保持皮肤清洁、干燥。

2. 治疗以外用药物为主，皮损多发或外用药疗效不佳者可考虑短程口服药物治疗。

【一般治疗】 及时治疗手癣、足癣、甲癣、头癣等浅部真菌感染性疾病，防止自身传染；及时治疗糖尿病等消耗性疾病，避免抗生素、糖皮质激素、免疫抑制剂等的滥用。

（三）药物处方

外用药物种类较多，如酮康唑乳膏、联苯苄唑乳膏、特比萘芬乳膏等，疗程要足够，皮损消退后应继续用药 1～2 周，以防复发。内服药物有伊曲康唑、特比萘芬等，与外用药物联合应用可增加疗效。

【处方①】 可选择的外用药物有：酮康唑乳膏，适量，每日 2 次；或联苯苄唑乳膏；或盐酸特比萘芬乳膏，适量，每日 1 次。

【处方②】 伊曲康唑胶囊 100mg，口服，每日 2 次；1%联苯苄唑乳膏，适量，外用，每日 1 次。

【处方③】 盐酸特比萘芬片 250mg，口服，每日 1 次；酮康唑乳膏，外用，每日 2 次。

（张继刚 杜娟 刘志鹏 张洁 杨蕾）

二十四、头癣

（一）概述

头癣是累及头皮、头发的皮肤癣菌感染，主要侵犯生长期头发。多见于儿童和青少年。可通过直接或间接接触患者和染病的猫、狗等动物而传染，根据致病菌和临床表现的不同，可分为黄癣、白癣、黑点癣、脓癣。

（二）诊断与治疗

【诊断要点】

1. 黄癣：初起为针尖大小的黄红色斑点，之后出现小脓疱，形成黄色痂，逐渐扩大融合、变厚，痂下炎症明显。头发干枯、易折断，毛囊破坏导致永久性脱发，愈后遗留萎缩性瘢痕，自觉不同程度的瘙痒。伍德灯（Wood 灯，又称吴氏灯或过滤紫外线灯）照射呈暗绿色荧光。

2. 白癣：初起为红色小丘疹，逐渐扩大成鳞屑性斑疹。病发在距发根 0.5cm 左右折断，残存的发根包绕灰白色套状菌鞘。患处无明显炎症反应，到青春期可自愈，不破坏毛囊，不遗留瘢痕，自觉不同程度的瘙痒。伍德灯照射呈亮绿色荧光。

3. 黑点癣：儿童和成人均可发病，初起为灰白色鳞屑斑，逐渐融合，病发刚出头皮即折断，残存的发根在毛囊口呈黑点状，故名黑点癣。炎症反应轻微，慢性病程，愈后遗留萎缩性瘢痕和永久性秃发。伍德灯照射无荧光。

4. 脓癣：初起为毛囊炎性丘疹，逐渐融合形成炎性肿块，有脓液从毛囊口溢出，耳后、颈部淋巴结可肿大，愈后遗留瘢痕，造成永久性秃发。白癣和黑点癣可同时并发脓癣。

5. 真菌镜检呈阳性可见菌丝及孢子，真菌培养可见皮肤癣菌。

【治疗原则】 早发现、早治疗。灰黄霉素是目前治疗头癣的一线用药，采用服药、搽药、洗头、剪发、消毒五条措施联合应用的综合治疗方案。

【一般治疗】 本病为接触传染性疾病，要从切断传播途径入手，预防疾病发生。患者接触过的帽子、枕巾、毛巾、梳子等以及污染的理发工具要注意消毒处理，患病的动物也要给予治疗和隔离。

（三）药物处方

【处方①】 灰黄霉素片 300mg，口服，每日 2 次，疗程 2～4 周，儿童 10～20mg/（kg·d），分 2～3 次口服；5%硫黄乳膏，外用，适量 涂于患处，每日 2 次；酮康唑洗剂，适量，洗发，每日 1 次。

【处方②】 伊曲康唑胶囊 100mg，口服，每日 2 次，疗程 4～8 周；1%联苯苄唑乳膏，外用，适量，涂于患处，每日 1 次；硫磺皂，洗头，每日 1 次。

【处方③】 盐酸特比萘芬片 250mg，口服，每日 1 次；2%碘酊，适量，外用，每日 2 次；酮康唑洗剂，适量，洗发，每日 1 次。

【处方④】 皮白金草本乳膏，适量，外用，每日 2 次。

（张继刚 杜娟 刘志鹏 张洁 杨蕾）

二十五、寻常痤疮

（一）概述

痤疮是累及毛囊、皮脂腺的慢性炎症性皮肤病，青春期男女易于发病，但各个年龄段均可发生。痤疮病因复杂，多种因素在其中发挥作用。根据皮损性质和严重程度可分为轻、中、重三度。多累及 15～30 岁青年男女，好发于面颊、额部，其次是胸部、背部及肩部等皮脂溢出部位。

皮损初起为与毛囊一致的圆锥形丘疹，包括皮脂淤积于皮脂腺开口处形成白头粉刺或黑头粉刺。白头粉刺（闭合性粉刺）中可挑挤出白色豆渣样物质；而黑头粉刺（开放性粉刺）内含脂栓，由皮脂氧化所致。病情稍重时形成炎性丘疹，顶端可有小脓疱；炎症继续发展，可形成大小不等的暗红色结节或囊肿，后者挤压时有波动感，经久不愈可形成脓肿，破溃后常形成窦道和瘢痕。皮损多对称性分布，常伴有皮脂溢出。

（二）诊断与治疗

【诊断要点】

1. 皮损多见于面部，胸、背部及肩部也可发生，常伴有皮脂溢出。

2. 可表现为白头粉刺、黑头粉刺、炎性丘疹、脓疱、结节和囊肿，可多种损害并存。

3. 一般无自觉症状，炎症明显时可出现疼痛。病程慢性，反复发作，时轻时重，愈后可遗留色素沉着、萎缩性瘢痕等。

【治疗原则】 去脂、溶解角质、杀菌、消炎及调节激素水平。

【一般治疗】

1. 避免辛辣、油腻、高糖饮食，多吃新鲜蔬菜和水果，

保持大便通畅。

2. 劳逸结合，避免熬夜。清水洗脸，尽量避免使用油类、粉质化妆品，以免堵塞毛孔。

3. 忌用手强行挤压患处。

（三）药物处方

【处方①】 5%过氧苯甲酰凝胶，适量，外用，每日 1 次；0.1%阿达帕林凝胶，适量，外用，每晚 1 次。

注意事项

1. 适用于轻度痤疮，只有粉刺者可只外用阿达帕林凝胶，有炎性丘疹者加用过氧苯甲酰凝胶。

2. 阿达帕林具有光敏性，建议晚间应用。

3. 阿达帕林凝胶外用有一定刺激性，可造成皮肤干燥、红斑、脱屑等，应向患者交代清楚。

【处方②】 米诺环素胶囊 50mg，口服，每日 2 次；复合维生素 B 片，2 片，口服，3 次/日；5%过氧苯甲酰凝胶，适量，外用，每日 1 次；复方维 A 酸凝胶，适量，外用，每晚 1 次。

注意事项

1. 适用于中度痤疮，也可选用红霉素、罗红霉素等口服。

2. 维生素 B 族具有调节皮脂腺分泌的作用。

3. 外用维 A 酸类药物注意其光敏性及引起皮肤干燥、脱屑等刺激症状。

【处方③】 异维 A 酸软胶囊 10mg，口服，每日 3 次；红霉素肠溶片 0.5g，口服，每日 2 次；夫西地酸乳膏，适量，外用，每日 1 次；0.1%阿达帕林凝胶，适量，外用，每晚 1 次。

【处方④】 复方醋酸环丙孕酮片，2.5mg，顿服。

注意事项

1. 适用于女性中、重度痤疮患者，伴有雄激素水平过高表现（如多毛、皮脂溢出等）或多囊卵巢综合征。

2. 迟发型痤疮及月经期前痤疮显著加重的女性患者也可考虑应用口服避孕药。

【处方⑤】 可的松每日 12.5～25mg 或氢化可的松每日 10～20mg，口服。

（张继刚 杜娟 刘志鹏 张洁 杨蕾）

二十六、荨麻疹

（一）概述

荨麻疹俗称风团，是皮肤黏膜小血管扩张、渗透性增加而出现的一种局限性皮肤黏膜水肿反应。发病原因复杂多样，多数患者不能确定病因，尤其是慢性荨麻疹患者。食物及食品添加剂、药物、吸入物、感染、物理因素、动植物因素、精神因素、内分泌变化、代谢障碍、自身免疫病等均可诱发本病。根据发病机制可分为超敏反应性和非超敏反应性两类。

（二）诊断与治疗

【诊断要点】

1. 荨麻疹的基本皮损为风团，皮色、红色或苍白色，圆

形、椭圆形或不规则形，自觉瘙痒明显，皮损消退较快，一般不超过 24 小时，皮损消退后不留痕迹。

2. 急性荨麻疹：发病急，常突然自觉皮肤瘙痒，很快于瘙痒部位出现大小不等的红色风团，呈圆形、椭圆形或不规则形，开始孤立或散在，逐渐扩大并融合成片；数小时内水肿减轻，风团变为红斑并逐渐消失，持续时间一般不超过 24 小时，但新风团可此起彼伏，不断发生。累及胃肠道可出现恶心、呕吐、腹痛等消化道症状，累及喉头等可出现呼吸困难甚至窒息。

3. 慢性荨麻疹：皮损反复发作 6 周以上，风团时多时少，全身症状较轻，可持续数月至数年。皮损发作有一定规律性。

【治疗原则】

1. 应尽量查找、分析病因，争取去除病因。对大多数不能明确病因者，给予抗过敏和对症治疗，并尽量避免各种促发因素。

2. 病情严重，出现呼吸困难、休克者，按过敏性休克的治疗原则立即进行抢救。

【一般治疗】 尽量分析病因，避免接触可疑致敏物。

（三）药物处方

一般情况下以抗组胺药治疗为主，多选用第二代抗组胺药，根据病情可选用一种或二、三种联合或交替使用，也可第二代和第一代抗组胺药联合使用。维生素 C 和钙剂可降低血管通透性，减轻水肿，与抗组胺药有协同作用。特殊类型的荨麻疹可在抗组胺药的基础上，联合使用不同的药物，如胆碱能荨麻疹可用酮替芬、阿托品，皮肤划痕症可用酮替芬，日光性荨麻疹可用羟氯喹，寒冷性荨麻疹可用赛庚啶、多塞平等。外用药主要为对症、止痒，如炉甘石洗剂、止痒洗剂等。

【处方①】 氯雷他定片 10mg，口服，每日 1 次；氯苯那敏片 4mg，口服，每晚 1 次；炉甘石洗剂，适量，外用，每日 4 次。

注意事项

1. 氯雷他定等第二代抗组胺药对 H_1 受体选择性强，药效较持久，副作用少，但仍有部分人会出现困倦、嗜睡。

2. 患者瘙痒明显，尤其是夜间瘙痒明显者，可联合应用第二代和第一代抗组胺，常白天口服第二代，睡前口服第一代。

3. 荨麻疹以口服治疗为主，外用药可选择一些止痒剂对症治疗，一般不必应用外用糖皮质激素类药物。

【处方②】 5%葡萄糖注射液 250ml，维生素 C 注射液 1g，注射用氢化可的松琥珀酸钠 200mg，静脉滴注，每日 1 次；咪唑斯汀缓释片 10mg，口服，每日 1 次；炉甘石洗剂，适量，外用，每日 4 次。

注意事项

1. 皮损泛发、病情较重的急性荨麻疹在抗组胺药的基础上，可给予糖皮质激素治疗，根据病情严重程度选择口服或静脉滴注，疗程 1 周左右，病情在 1 周之内控制者一般可直接停药，超过 1 周者要逐渐减量。

2. 维生素 C、钙剂可降低血管通透性，与抗组胺药具有

协同作用，根据患者具体情况选择合适的给药方式。

【处方③】 盐酸西替利嗪片 10mg，口服，每日 1 次；依巴斯汀片，口服，每晚 1 次；西咪替丁片 200mg，口服，每日 3 次。

【处方④】 胸腺素 2～10mg，肌内注射，每日或隔日 1 次；转移因子 2ml，皮下注射，1～2 周 1 次，慢性病以 1～3 个月为 1 疗程。

（张继刚 杜娟 刘志鹏 张洁 杨蕾）

二十七、药物疹

（一）概述

药物疹也称药物性皮炎，是药物通过口服、注射、吸入、灌注等途径进入人体后出现的皮肤黏膜炎症反应，临床表现轻重不一，严重者可累及内脏器官，甚至危及生命。能够引起药物疹的药物很多，临床常见的致敏药物主要有抗生素类（青霉素类、头孢菌素类等）、解热镇痛药（阿司匹林、对乙酰氨基酚等）、镇静催眠药（苯巴比妥等）、抗癫痫药（卡马西平等）以及异种血清制剂及疫苗（破伤风抗毒素、狂犬病疫苗等）。

（二）诊断与治疗

【诊断要点】

1. 患者近期用药史。

2. 有一定潜伏期，初发病在用药后的 4～20 天，再次发病可在用药后数分钟到数小时。

3. 发疹型药物疹：又称麻疹型或猩红热型药物疹，米粒大小红色斑丘疹或弥漫性鲜红色斑，密集对称分布，类似麻疹或猩红热，多有明显瘙痒。

4. 固定性药物疹：为圆形、椭圆形水肿性红斑，鲜红或紫红色，严重者红斑上出现水疱，每次服用同样药物后在同一部位发生，愈后遗留色素沉着。

5. 多形红斑型药物疹：可分为轻型和重型，前者为圆形、椭圆形红斑，境界清楚，中央黯紫色，常有水疱，呈虹膜样。后者皮损泛发，出现大疱、糜烂、渗出，黏膜受累严重，可有高热、肝肾功损害等，病情严重，甚至导致死亡。

6. 大疱性表皮松解型药物疹：是药物疹中最严重的类型，全身泛发弥漫性黯红色、紫红色斑，在红斑的基础上出现松弛性水疱和表皮剥脱，尼氏征阳性，黏膜受累明显，有全身多系统损害，全身中毒症状重，死亡率较高。

7. 痤疮型药物疹：多由于长期应用碘剂、溴剂、糖皮质激素和避孕药等引起。皮损表现为毛囊性丘疹、脓丘疱疹等痤疮样皮损，多见于面部及胸背部。病程进展缓慢。

8. 湿疹型药物疹：患者多首先接触或外用青霉素、链霉素、磺胺类及奎宁等药物引起接触性皮炎，使皮肤敏感性增高，以后又使用了相同或相似药物导致。皮损表现为大小不等的红斑、丘疹、丘疱疹及水疱，常融合成片，泛发全身，可继发糜烂、渗出、脱屑等。病程相对较长。

【治疗原则】 早发现、早治疗，一旦发生应立即停用

可疑致敏药物,促进药物排出,消除药物超敏反应的损害,预防和处理并发症。

【一般治疗】

1. 药物疹的预防十分重要,用药前要仔细询问药物过敏史,严格按规定进行皮试,避免药物滥用,减少用药种类。

2. 重症药物疹要同时防止继发感染,加强支持治疗,注意电解质平衡和加强皮肤黏膜护理。

(三)药物处方

轻症者可给予抗组胺药、维生素C、钙剂,必要时口服中等量糖皮质激素,如泼尼松(30~60mg)。重症者要及时给予大量糖皮质激素静脉滴注。

【处方①】 咪唑斯汀缓释片10mg,口服,每日1次;氯苯那敏片4mg,口服,每晚1次;炉甘石洗剂,适量,外用,每日4次。

注意事项

1. 适用于轻型药物疹,以抗组胺药治疗为主。

2. 患者未进行输液治疗,嘱患者多饮水,促进药物排出。

3. 密切观察病情变化,如不能控制病情可系统应用糖皮质激素治疗。

【处方②】 5%葡萄糖注射液250ml,维生素C注射液1g,葡萄糖酸钙注射液20ml,静脉滴注,每日1次;泼尼松片20mg,口服,每日2次;氯雷他定片10mg,口服,每日1次;炉甘石洗剂,适量,外用,每日4次。

注意事项

1. 适用于轻型药物疹,口服糖皮质激素治疗前必须明确排除发疹性传染病的可能。

2. 输液治疗有助于药物的排出,维生素C和葡萄糖酸钙具有抗过敏作用,与抗组胺药有协同作用。

3. 注意糖皮质激素系统应用的禁忌证和不良反应,根据患者情况权衡利弊,密切观察病情变化,病情缓解后泼尼松及时减量直至停药。

(张继刚　杜娟　刘志鹏　张洁　杨蕾)

二十八、银屑病

(一)概述

银屑病俗称牛皮癣,是常见的慢性、复发性、炎症性皮肤病。病因不明,与遗传、感染、内分泌失调、代谢障碍、精神神经因素、免疫异常等多种因素有关。

(二)诊断与治疗

【诊断要点】

1. 青壮年多见,一般冬季复发或加重,夏季缓解。

2. 根据临床特点的不同,一般可分为四型:①寻常型:最常见,初起为红色丘疹、斑丘疹,逐渐扩大,融合成红色斑块,表面覆盖多层银白色鳞屑,有薄膜现象、奥斯皮茨征(即点状出血)。皮损以发际、四肢两侧多见。自觉不同程度的瘙痒。②脓疱型:可分为泛发性和局限性。前者多在原有银屑病皮损或正常皮肤上出现密集的针头至粟粒大小的无

菌性小脓疱,可融合成脓湖,皮损迅速扩展,可出现发热、寒战等全身症状;后者包括掌跖脓疱病和连续性肢端皮炎,皮损局限,多对称分布。③关节型:除银屑病皮损外,出现关节红肿、疼痛、活动受限,大小关节均可受累,类风湿因子阴性。④红皮病型:常因银屑病在进行期的某些不良刺激引发,全身皮肤弥漫潮红,大量糠状脱屑,可伴发热、畏寒等全身症状。

3. 组织病理:角化不全,芒罗微脓肿,颗粒层变薄甚至消失,表皮增生,表皮突延长呈杵状,真皮乳头上延,真皮乳头内毛细血管扩张迂曲。

【治疗原则】 银屑病的治疗只能达到近期缓解,不能完全防止复发。治疗的目的在于控制病情,延缓发展,减轻症状,尽量延长缓解期。

【一般治疗】

1. 避免使用刺激性强的外用药和可能导致严重不良反应的药物,避免上呼吸道感染、紧张、劳累等诱发、加重因素,注重心理疏导,树立信心,提高患者生活质量。

2. 光疗(NB-UVB)、光化学疗法(PUVA)。

(三)药物处方

【处方①】 卡泊三醇软膏,适量,外用,每日2次;卤米松乳膏,适量,外用,每日2次。

注意事项

1. 寻常型银屑病面积<3%时,外用药物治疗即可,必要时可配合光疗。

2. 卡泊三醇目前已成为寻常型银屑病外用药的首选,可与中、强效糖皮质激素类药物联合外用,序贯疗法受到推崇,可周一至周五外用卡泊三醇软膏,周六、日外用卤米松乳膏。

3. 面部、外阴、腋下等特殊部位的银屑病,可选择0.03%或0.1%他克莫司软膏,刺激性小,疗效肯定。

【处方②】 阿维A胶囊10mg,口服,每日3次;卡泊三醇软膏,适量,外用,每日2次;尿素软膏,适量,外用,每日2次;NB-UVB光疗,隔日1次。

注意事项

1. 面积超过体表面积10%以上的重度寻常型银屑病应考虑系统用药,维A酸类药物也适用于其他各型银屑病,一般用量为0.5~1.0mg/(kg·d),注意维A酸类药物的致畸作用,育龄妇女应避孕,注意黏膜干燥、血脂异常等副作用。

2. 维A酸类药物可增加光疗的敏感性,可适当降低光疗的剂量。

3. 银屑病皮损干燥、脱屑,加之服用维A酸类药物可加重皮肤干燥,可配合外用尿素软膏、鱼肝油软膏等润肤剂。

【处方③】 甲氨蝶呤片15mg,口服,每周1次;卡泊三醇软膏,适量,外用,每日2次;NB-UVB治疗,隔日1次。

注意事项

1. 甲氨蝶呤可用于重度寻常型银屑病、脓疱型银屑病、

关节病型银屑病，尤其对关节病型银屑病疗效较好，此药治疗量和中毒量较接近，并可造成造血功能障碍和肝纤维化，注意严格掌握剂量，定期进行相关实验室检查。

2. 甲氨蝶呤一般起始剂量为每周 7.5～10mg，可逐渐增加至每周 15～25mg，一般不超过每周 30mg。有人主张将每周剂量分 3 次口服，每 12 小时一次。

3. 寻常型银屑病进行期及脓疱型、红皮病型银屑病应避免使用刺激性外用药，以免病情恶化或转变为其他类型。

【处方④】 5%煤焦油乳膏，适量，每日 2 次，外涂。

【处方⑤】 他克莫司 1mg，外用，每日 2 次。

（张继刚 杜娟 刘志鹏 张洁 杨蕾）

二十九、疣

（一）概述

疣是人乳头瘤病毒（HPV）感染引起的良性增生性疾病，根据发病部位和临床表现分为寻常疣、跖疣、扁平疣和尖锐湿疣等，疣状表皮发育不良也与 HPV 感染密切相关。

（二）诊断与治疗

【诊断要点】

1. 寻常疣可发生于任何部位，手部多见，表现为皮色、淡褐色丘疹，表面粗糙，呈乳头瘤状，黄豆大小或更大。

2. 甲周疣发生于甲周，甲下疣发生于甲床。

3. 丝状疣疣体呈丝状突起、顶端角化，好发于颈部、眼睑。

4. 跖疣为发生于足底的寻常疣，足底受力点易发，表现为灰黄色、灰褐色斑块、丘疹，表面角化，粗糙不平，单发或多发，自觉疼痛或无症状。

5. 扁平疣好发于青少年，面部、手背多见，为米粒至黄豆大小的扁平丘疹，略隆起，圆形或椭圆形，皮色或浅褐色，表面光滑，常多发，偶可沿抓痕呈线状分布，为自体接种反应。

【治疗原则】 以外用药物和物理治疗为主，皮损数目较多或反复发作、久治不愈者可加用内用药物或免疫调节剂治疗。

【一般治疗】 注意个人卫生，保持皮肤清洁、干燥，避免皮肤微小创伤。物理治疗方法很多，包括冷冻、激光、电灼、微波等，适用于皮损数目较少者。

（三）药物处方

皮损数目较多或不宜物理治疗者可根据情况选择外用药物治疗，5-氟尿嘧啶软膏、咪喹莫特乳膏等。目前无确切有效的抗 HPV 药物，皮损较多、久治不愈者可加用免疫调节剂，如干扰素、胸腺肽等。

【处方①】 0.1%维 A 酸乳膏，外用，适量，涂于患处，1 次/晚；α-2b 干扰素凝胶，外用，适量，涂于患处，每日 2 次。

【处方②】 盐酸平阳霉素 10mg，用 1%普鲁卡因 20ml 稀释，于疣体根部注射，每个疣注射 0.2～0.5ml，每周 1 次。

注意事项

1. 适用于难治性寻常疣和跖疣。

2. 皮肤反应：可出现色素沉着、角化增厚、皮疹等。

【处方③】 5%氟尿嘧啶软膏，适量，外涂，每日 3 次。

【处方④】 二氧化碳（CO_2）激光治疗；重组人干扰素 α-1b 注射液，300 万 U，肌内注射，隔日 1 次。

注意事项

1. 二氧化碳激光祛除疣体后注意创面的护理。

2. 干扰素肌内注射部分患者会出现发热、乏力等感冒症状，一般对症处理即可。

3. 无论何种方法治疗，均有一定的复发率，应向患者交代清楚。

（张继刚 杜娟 刘志鹏 张洁 杨蕾）

三十、脂溢性皮炎

（一）概述

脂溢性皮炎是发生于皮脂溢出基础上的慢性、炎症性皮肤病，好发于头、面、胸、背等皮脂溢出较多的部位。病因尚未完全明确，部分研究认为与马拉色菌的定植和大量繁殖有关。累积头皮可分为鳞屑型和结痂型。①鳞屑型：常呈红斑或红色毛囊丘疹并有小片糠秕状脱屑，头发干燥、细软、稀疏或脱落；②结痂型：多见于肥胖者，头皮厚积片状、黏着油腻性黄色或棕色痂，痂下炎症明显，间有糜烂渗出，可累及多个皮脂溢出区。

（二）诊断与治疗

【诊断要点】

1. 本病往往局限或开始于头皮，症状加重时可向面部、耳后、胸部、肩胛部等部位发展。

2. 初起为红色毛囊性丘疹，逐渐增多，融合形成黄红色、暗红色斑片，边界清楚，表面见油腻性鳞屑或痂。

3. 自觉不同程度的瘙痒，病程慢性，可反复发作。

【治疗原则】 根据皮损范围、严重程度选择单用外用药治疗或内用药和外用药配合治疗，外用药的原则为去脂、消炎、杀菌、止痒。

【一般治疗】 生活规律，调节饮食，忌饮酒，限制辛辣、油腻、高糖饮食，多吃水果、蔬菜等富含维生素的食物，避免热水烫洗、肥皂洗、剧烈搔抓等不良刺激。

（三）药物处方

【处方①】 联苯苄唑乳膏，外用，适量，每日 1 次；糠酸莫米松乳膏，外用，适量，每晚 1 次。

注意事项

1. 皮损局限、症状较轻时可单纯外用药物治疗，可选用含糖皮质激素和抗真菌药物的复方制剂，如无复方制剂，可配合使用外用糖皮质激素类药物和抗真菌药物。

2. 连续外用糖皮质激素一般不超过两周，面部应尽量避免应用强效糖皮质激素，避免发生皮肤萎缩、毛细血管扩张等不良反应。

【处方②】 复合维生素 B 片，2 片，口服，每日 3 次；盐酸西替利嗪分散片 10mg，口服，每晚 1 次；二硫化硒洗剂，适量，外用，每周 2 次。

【处方③】 泼尼松片 20mg，口服，每日 1 次；咪唑斯汀缓释片 10mg，口服，每日 1 次；曲安奈德益康唑乳膏，适量，外用，每日 2 次；1%酮康唑洗剂，适量，洗头，每周 2 次；小剂量糖皮质激素，早晨顿服，疗程 7～10 天。

【处方④】 生地 20g，何首乌（制）、火麻仁、桑葚、旱莲草、白蒺藜、白芍各 10g，当归、丹参各 8g，川芎、桑叶各 6g。水煎 2 次，合并汁液，分 3 次服，每日 1 剂，连用 10 剂。

注意事项

凉血清热，同时应结合体质的偏盛偏衰，做到辨病与辨证相结合。

【处方⑤】 白鲜皮、苦参、地肤子、百部、荆芥、防风、蛇床子、黄柏、土茯苓、花椒各 15g。水煎 2 次，取混合液 1000ml，外洗头发，隔日 1 剂，连洗 5 剂。

注意事项

1. 外洗剂配合内服药物，效果更佳。

2. 对药物成分过敏者禁用。

（张继刚　杜娟　刘志鹏　张洁　杨蕾）

第二章　性　病

一、尖锐湿疣

（一）概述

尖锐湿疣又称生殖器疣，是人乳头瘤病毒（HPV）感染引起的一种性传播疾病，主要通过性接触传播，少数可通过接触生活用具间接传染而发病，胎儿分娩时经过母亲感染 HPV 的产道时，也可引起感染。

（二）诊断与治疗

【诊断要点】

1. 病史：不洁性交史及配偶感染史。

2. 潜伏期：潜伏期长短不一，2 周至 8 个月，平均 3 个月。

3. 临床表现：皮损多见于外生殖器和肛周皮肤黏膜湿润区，初起为单个或多发红色小丘疹，逐渐增大、增多，呈乳头状、菜花状、蕈状等，表面湿润，粗糙不平，多无自觉症状。多数 HPV 感染呈潜伏感染或亚临床感染，无肉眼可见的皮损。

4. 实验室检查：醋酸白试验，分子生物学方法检测 HPV，必要时行组织病理检查。

【治疗原则】 早发现、早治疗，采用综合治疗方案，祛除疣体和亚临床感染病灶，结合免疫调节和必要的健康教育，减少复发，治疗后定期随访。

【一般治疗】

1. 本病为性传播疾病，主要通过性接触传播，要洁身自好，避免性乱。鼓励高危人群使用安全套。治疗期间避免性生活，性伴要同时检查，如有感染要同时治疗。

2. 用来去除疣体的物理治疗方法有激光、冷冻、微波、电灼等，较大疣体亦可手术切除，但任何去除疣体的方法均不能完全避免复发，可通过改变不良生活习惯，加强身体锻炼以及进行必要的心理干预等多种措施提高患者免疫力，减少复发。

（三）药物处方

常用的去除疣体的药物有 0.5%足叶草毒素酊、10%～25%足叶草酯酊、50%三氯醋酸溶液、5%氟尿嘧啶乳膏、5%咪喹莫特乳膏等。可配合内用干扰素、转移因子等免疫调节剂。近年来，ALA-光动力疗法治疗尖锐湿疣在我国广泛开展，取得较好疗效。

【处方①】 0.5%足叶草毒素酊，适量，外用，每日 2 次；或 5%氟尿嘧啶乳膏，适量，外用，每日 2 次；或 5%咪喹莫特乳膏，适量，外用，每周 3 次。

注意事项

1. 外用药物均有一定刺激性，有些腐蚀性还较强，如足叶草毒素酊、足叶草酯酊等，注意周围正常皮肤黏膜的保护，必要时可由医务人员定期涂药，注意不同药物的疗程及用量。

2. 足叶草毒素酊、足叶草酯酊、三氯醋酸溶液、氟尿嘧啶乳膏孕妇均禁用。

3. 化学药物去除疣体可造成局部糜烂、渗出，注意创面保护，预防感染。

【处方②】 二氧化碳（CO_2）激光或微波或电灼去除疣体；创面愈合后，5%咪喹莫特乳膏，适量，外用，每周 3 次。

注意事项

1. 单纯物理方法去除疣体复发率高，可适当扩大治疗范围，同时考虑治疗后创面感染、瘢痕形成等并发症。

2. 去除疣体、创面愈合后可外用 5%咪喹莫特乳膏，用药 6～10 小时后洗去，每周 3 次，共 8 周。咪喹莫特为小分子免疫调节剂，通过诱导多种免疫细胞产生干扰素、肿瘤坏死因子、白细胞介素等细胞因子而增强机体对 HPV 的免疫应答，对减少复发有一定作用。

3. 咪喹莫特外用可产生局部刺激作用,可能与其诱导局部免疫反应的药理特性有关,一般均可耐受。

【处方③】 二氧化碳(CO_2)激光去除较大疣体;ALA-光动力治疗,每周 1 次;重组人干扰素 α-1b 注射液,300 万 U,肌内注射,隔日 1 次。

注意事项

1. ALA-光动力疗法目前在国内广泛用于尖锐湿疣的治疗,一般每周 1 次,共 3 次,可清除亚临床感染病灶,复发率较传统治疗方法低,对于较大疣体,可先用激光等物理方法去除部分疣体,有利于光敏药物吸收,提高疗效,缩短疗程。

2. 去除疣体及光动力局部治疗后可配合干扰素治疗,以提高患者免疫力,干扰素肌内注射部分患者会出现发热、乏力等感冒症状,一般对症处理即可。

3. 无论何种方法治疗,均有一定的复发率,应向患者交代清楚,ALA-光动力疗法费用较高,应考虑患者经济情况并充分沟通。

【处方④】 10%~25%足叶草酯酊,适量,外用,每周 1 次。

注意事项

1. 涂药 1~4 小时后洗去。

2. 因刺激性较大,故应注意保护皮损周围正常组织。

3. 本药有致畸作用,孕妇禁用。

【处方⑤】 50%三氯醋酸溶液,适量,外用,每周 1 次。

注意事项

1. 每周或隔周使用 1 次,连续用药不宜超过 6 周。

2. 有腐蚀性,应注意保护正常组织。

（张继刚 杜娟 刘志鹏 张洁 杨蕾）

二、软下疳

（一）概述

软下疳是由杜克雷嗜血杆菌引起的性传播疾病,以生殖器部位一个或多个疼痛性溃疡为特征。男性多发于包皮、包皮系带、冠状沟、龟头,女性好发于阴道口、前庭、阴蒂、阴道壁和宫颈溃疡。

（二）诊断与治疗

【诊断要点】

1. 病史:不洁性交史及配偶感染史。

2. 潜伏期:3~14 天。

3. 临床表现:初起为炎性丘疹,迅速发展为小脓疱,脓疱破溃形成边界清楚、边缘不整齐的潜行性溃疡,圆形或椭圆形,基底部可见黄色脓性分泌物,触之较软,易出血,可在原发损害周围出现多个卫星溃疡。男性患者疼痛剧烈,女性患者如溃疡发生于阴道或宫颈,则疼痛较轻。常伴有腹股沟淋巴结化脓性炎症。

4. 实验室检查:包括直接涂片、细菌培养或免疫荧光检查等。

【治疗原则】 早诊断、早治疗,足量、规则用药,治疗后定期随访。

【一般治疗】 本病为性传播疾病,主要通过性接触传播,要洁身自好,避免性乱。鼓励高危人群使用安全套,治疗期间避免性生活,性伴要同时检查,如有感染要同时治疗。

（三）药物处方

以药物治疗为主,原则上应根据药敏试验结果选择敏感抗生素进行治疗。常用药物有头孢曲松、环丙沙星、红霉素、阿奇霉素等。局部可用 1:5000 高锰酸钾溶液清洗,然后外用红霉素软膏。化脓的淋巴结可从邻近正常皮肤处进针抽吸脓液,不可切开引流。

【处方①】 头孢曲松钠 250mg,一次肌内注射;或盐酸大观霉素 2.0g,一次肌内注射;1:5000 高锰酸钾溶液,局部清洗,每日 2 次;红霉素软膏,适量,外用,每日 2 次。

【处方②】 红霉素胶囊 500mg,口服,每日 4 次,连续 7 日;或环丙沙星片 500mg,口服,每日 2 次,连续 3 日;3%过氧化氢溶液,局部清洗,每日 2 次;红霉素软膏,适量,外用,每日 2 次。

【处方③】 阿奇霉素片 1g,一次顿服;1:5000 高锰酸钾溶液,局部清洗,每日 2 次;红霉素软膏,适量,外用,每日 2 次。

注意事项

1. 本治疗方法简便易行,但要在杜克雷嗜血杆菌对阿奇霉素不耐药的基础上应用。

2. 对于化脓的淋巴结,可从邻近正常皮肤处进针抽吸脓液,也可注入药物,不可切开引流,以免自身接种及形成窦道。

3. 应于治疗后 3~7 天进行复查,一般 7 天内症状可明显改善。如无明显改善应考虑诊断是否正确、是否合并其他性传播疾病、是否合并 HIV 感染、是否按医嘱用药、是否杜克雷嗜血杆菌对所用抗生素产生耐药等。

【处方④】 九味芦荟丸。当归30g,胡黄连30g,川芎30g,芜荑30g,白芍30g,龙胆草21g,芦荟15g,木香9g,甘草9g。上药研为细末,配成蜜丸,每丸 6g,每次服 1 丸,每日 2 次。

注意事项

本丸药具有清热解毒、化瘀止痛之效,适用于中医辨证属于毒热瘀阻者。

【处方⑤】 炮山甲、皂角刺各12g,金银花、粉、生地、赤芍、紫草、野菊花各15g,连翘、黄柏各10g,土茯苓20g,人参6g。每日 1 剂,连服 7 天为 1 疗程。

注意事项

功能清热解毒利湿,可用于中医辨证属湿热或毒热者。

（张继刚 杜娟 刘志鹏 张洁 杨蕾）

三、生殖道沙眼衣原体感染

（一）概述

生殖道沙眼衣原体感染是衣原体感染泌尿生殖道引起

的一种性传播疾病。病原体为 D～K 血清型的沙眼衣原体，多发于性活跃人群，主要通过性接触传染，新生儿可经产道分娩时感染。

（二）诊断与治疗

【诊断要点】

1. 病史：不洁性交史及配偶感染史，新生儿可经母体产道感染。

2. 潜伏期：1～3 周。

3. 临床表现：症状轻微，病情隐匿，多数感染者无明显症状，部分感染者可出现以下症状。①男性尿道炎：常见症状为尿道刺痛、刺痒感，可见尿道口红肿，少量浆液性分泌物；②女性黏液性宫颈炎：表现为白带增多，宫颈可见水肿、糜烂，女性患者仅少数会发生尿道炎；③新生儿感染：新生儿经母亲产道分娩时可被感染，出现结膜炎或肺炎。

4. 实验室检查：支原体可进行培养，衣原体进行抗原检测。

【治疗原则】　早期诊断、及时治疗、规则用药，治疗方案要个体化，治疗后定期随访。

【一般治疗】　本病为性传播疾病，主要通过性接触传播，要洁身自好，避免性乱。患者的衣物、床单可煮沸消毒，便器、浴盆等可用消毒剂消毒。要对患者进行预防教育，对性病、艾滋病的预防进行宣教。治疗期间避免性生活，性伴要同时检查，如有感染要同时治疗。

（三）药物处方

推荐用药包括阿奇霉素和多西环素，还可用红霉素、罗红霉素、四环素、盐酸米诺环素、克拉霉素、氧氟沙星等。判愈的标准是患者临床症状消失，可不做病原学检查。

【处方①】　阿奇霉素片 1g，一次顿服；或多西环素片 100mg，口服，每日 2 次，连服 7 日。

【处方②】　红霉素 500mg，口服，每日 4 次，连续 7 日；或阿奇霉素片 1g，一次顿服。

【处方③】　红霉素干糖浆粉剂，50mg/（kg·d），分 4 次口服，连服 2 周。

【处方④】　盐酸米诺环素，每日 200mg，分 2 次口服，连服 10 日。

（张继刚　杜娟　刘志鹏　张洁　杨蕾）

四、生殖器疱疹

（一）概述

生殖器疱疹是单纯疱疹病毒（HSV）感染引起的性传播疾病，主要侵犯泌尿生殖器和肛周黏膜，病情迁移、易复发。HSV 可分为 HSV-1 和 HSV-2 两个血清型，生殖器疱疹主要为 HSV-2 感染。主要通过性接触传播，也可通过母婴传播。

（二）诊断与治疗

【诊断要点】

1. 病史：不洁性交史、配偶感染史、反复发作史等。

2. 潜伏期：平均潜伏期 3～5 天。

3. 根据病程、临床表现可分为：①原发性生殖器疱疹：集簇或散在的水疱，破溃后形成糜烂或溃疡，自觉疼痛，常伴有发热、乏力、腹股沟淋巴结肿大等全身症状；②复发性生殖器疱疹：水疱一般仍在原部位出现，但症状较轻，病程较短，之后可反复发作；③亚临床型生殖器疱疹：无明显皮损或表现为微小裂隙，常被忽略，为重要传染源。

4. 实验室检查：抗原检测、核酸检测、病毒培养、血清学检查等。

【治疗原则】　早诊断、早治疗，以全身抗病毒治疗为主，辅以局部创面处理。治疗的目的是减轻症状、缩短病程、缩短排毒时间、减轻传染性、预防并发症和减少复发，治疗后定期随访。

【一般治疗】

1. 本病为性传播疾病，主要通过性接触传播，要洁身自好，避免危险性行为，鼓励使用安全套。

2. 患者应注意休息，劳逸结合，避免饮酒和熬夜，出现临床症状时应避免性生活。

3. 本病尚无彻底治愈方法，注意对患者进行心理疏导，以减轻心理压力，避免产生焦虑、抑郁等不良心理状态。

（三）药物处方

有临床症状者可给予内用药和外用药联合治疗，内用药主要为阿昔洛韦、泛昔洛韦、伐昔洛韦等口服，外用药可用 1%喷昔洛韦乳膏、酞丁安霜等，注意保持局部清洁、干燥，避免继发感染，已有继发感染者可同时外用抗生素软膏。

【处方①】　阿昔洛韦片 200mg，口服，每日 5 次；或泛昔洛韦片 250mg，口服，每日 3 次；或伐昔洛韦分散片 300mg，口服，每日 3 次；酞丁安霜，适量，外用，每日 2 次。

注意事项

1. 适用于原发性生殖器疱疹，一般疗程 7～10 天。

2. 阿昔洛韦、泛昔洛韦和伐昔洛韦安全性好，偶有发热、头痛、皮疹出现，停药后症状即可消失。

3. 阿昔洛韦每日用药次数较多，给患者造成不便，肾功不良者注意减量服用。

【处方②】　阿昔洛韦每次 5～10mg/kg 体重，静脉滴注，每 8 小时 1 次，用 5～7 日或直至临床症状消退。

注意事项

治疗原发感染症状严重或皮损广泛者。

【处方③】　阿昔洛韦 30～60mg/（kg·d），静脉滴注，疗程为 10～21 天。

注意事项

此法用于新生儿疱疹。

【处方④】　龙胆泻肝汤。龙胆草 10g、山栀 10g、黄芩 10g、柴胡 10g、车前子（包）10g、生地 10g、当归 10g、木通 10g、生甘草 10g。每日 1 剂，水煎服。

注意事项

1. 湿热下注证的生殖器疱疹。

2. 小便黄赤，口苦，口渴，舌红苔黄腻，脉弦滑。

（张继刚　杜娟　刘志鹏　张洁　杨蕾）

五、性病性淋巴肉芽肿

（一）概述

性病性淋巴肉芽肿又称腹股沟淋巴肉芽肿、第四性病，由沙眼衣原体感染所致，常见于热带和亚热带，我国罕见，偶有报道。致病的病原体为 L-1、L-2、L-3 血清型沙眼衣原体，比引起泌尿生殖道感染和沙眼的衣原体更具侵袭性，主要侵犯淋巴组织。

（二）诊断和治疗

【诊断要点】

1. 病史：不洁性交史及配偶感染史。

2. 潜伏期：1～6 周，一般为 3 周。

3. 临床表现：根据病程发展可分为早、中、晚三期。①早期：生殖器初疮期，初起为针头大小的丘疹、丘疱疹、脓疱，破溃后形成糜烂、溃疡，多为单发，无明显自觉症状。②中期：腹股沟横痃期，初疮发生后 1～4 周，男性患者出现单侧或双侧腹股沟淋巴结肿大、粘连、破溃。女性患者如初疮发生于外阴或阴道下 1/3，则中期表现与男性患者相同，如初疮发生于阴道上 1/3 或宫颈，因引流至直肠周围淋巴结，出现直肠炎和直肠周围炎。③晚期：数年后可发生阴部象皮肿和直肠狭窄。

4. 实验室检查：直接涂片染色、衣原体抗原检测、免疫荧光检测、细胞培养等。

【治疗原则】 早诊断、早治疗、足量、规则用药，同时治疗性伴，治疗后定期随访。

【一般治疗】

1. 本病为性传播疾病，主要通过性接触传播，要洁身自好，避免危险性行为，鼓励使用安全套。治疗期间避免性生活，性伴要同时检查，如有感染要同时治疗。

2. 有波动感的化脓淋巴结可从邻近正常皮肤处穿刺抽吸脓液，不可切开引流。直肠狭窄初期可做扩张术，完全严重者外科手术治疗。

（三）药物处方

通常选择四环素类和大环内酯类。常用药物有多西环素、盐酸米诺环素、红霉素等。

【处方①】 多西环素片 100mg，口服，每日 2 次；或盐酸米诺环素胶囊 100mg，口服，每日 2 次。

注意事项

1. 疗程一般 14～21 天，可根据病情适当调整。

2. 药物治疗可消除感染，防止进一步的组织损伤，但已发生的损伤仍可产生瘢痕。

3. 治疗后定期随访，一般治疗后最初一年内每 3 个月随访一次。

【处方②】 红霉素肠溶片 500mg，口服，每日 4 次。

注意事项

1. 疗程一般 14～21 天，可根据病情适当调整。

2. 孕妇和哺乳期妇女应选择此治疗方案。

3. 合并 HIV 感染者，治疗方案相同，但疗程要长。

【处方③】 四环素 500mg，口服，每日 4 次；淋巴结穿刺抽吸脓液。

注意事项

1. 疗程一般 14～21 天，可根据病情适当调整。

2. 对于化脓的淋巴结，可从邻近正常皮肤处穿刺抽吸脓液，并注入抗生素，切忌切开引流，以免脓肿破裂形成窦道。

3. 抗生素可减轻直肠狭窄部位的炎性水肿，但对瘢痕组织无效，需借助外科治疗。

【处方④】 土茯苓 15g，银花 15g，夏枯草 10g，连翘 10g，浙贝母 10g，柴胡 10g，川芎 10g，郁金 10g，陈皮 10g，半夏 10g，甘草 6g。水煎，分 2 次服，每日 1 剂。

注意事项

1. 用于性病性淋巴肉芽肿初期。

2. 红肿热痛明显，加蒲公英 10g，地丁 10g。

3. 色暗质硬，加当归 15g，赤芍 20g。

【处方⑤】 人参（另煎）10g，生黄芪 20g，白术 10g，当归 10g，白芷 10g，穿山甲（先煎）10g，皂角刺 10g，升麻 5g，陈皮 5g，川牛膝 10g，甘草节 5g。上药加水煎煮 2 次，药液对匀后分 2 次服用，每日 1 剂。

注意事项

1. 用于性病性淋巴肉芽肿后期。

2. 阳虚，加肉桂（后下）5g，白芥子 10g，鹿角片（先煎）10g。

3. 阴虚，加生地 15g，玄参 15g，天花粉 10g。

4. 血瘀，加丹参 15g，赤芍 10g，莪术 10g。

（张继刚　杜娟　刘志鹏　张洁　杨蕾）

第十一篇 传染病科疾病

第一章 细菌性疾病

一、霍乱

（一）概述

霍乱是由 O_1 和 O_{139} 血清群霍乱弧菌引起的、主要通过水和食物传播的急性消化道传染病，是发病急、传播快、波及面广、危害严重的甲类传染病，也是当今三种国际检疫传染病中最严重的一种。我国霍乱流行季节为夏、秋季，以 7～10 月为多。典型的临床表现为急骤发病，剧烈的腹泻、呕吐、脱水及肌肉痉挛（特别是腓肠肌）与电解质紊乱（低钾血症），酸碱失衡（酸中毒）及循环障碍，并发症为急性肾衰竭和急性肺水肿。O_1 血清群通常以轻症与带菌者较多，O_{139} 血清群霍乱重型占多数。临床上典型的病例分为泻吐期、脱水期、恢复期或反应期，临床分轻、中、重三型，但还有一种罕见的中毒性霍乱，又称"干性霍乱"，发病特点为起病后迅速进入休克状态，无泻吐或泻吐较轻，无脱水或仅轻度脱水，但有严重中毒性循环障碍。

（二）诊断与治疗

【诊断要点】

1. 疑似诊断标准，至少符合下列 1 项。

（1）霍乱流行期间有明确接触史（如同餐、同住或护理者等），并发生泻吐症状，而无其他原因可查者。

（2）凡有典型临床表现，如剧烈腹泻、水样便（黄水样、清水样、米泔样或血水样），伴有呕吐，迅速出现严重脱水、循环衰竭及肌肉痉挛（特别是腓肠肌）的首发病例，在病原学检查尚未肯定前。

2. 临床诊断标准：霍乱流行期间的疫区内，凡有霍乱典型症状，粪便培养 O_1 和 O_{139} 血清群霍乱弧菌阴性，但无其他原因可查者。

3. 确诊标准，至少符合下列 1 项。

（1）凡有腹泻，粪便培养出 O_1 或 O_{139} 血清群霍乱弧菌阳性。

（2）在流行期间的疫区内有腹泻症状，做双份血清抗体效价测定，如血清凝集试验呈 4 倍以上或杀弧菌抗体测定呈

8 倍以上增长者。

（3）在疫源检查中，首次粪便培养检出 O_1 或 O_{139} 血清群霍乱弧菌前后各 5 天内有腹泻症状者。

【治疗原则】

1. 按甲类传染病隔离治疗：危重患者应先就地抢救，待病情稳定后在医护人员陪同下送往指定的隔离病房，确诊与疑似病例应分开隔离。

2. 轻度脱水患者，以口服补液为主；中重度脱水患者，需立即进行静脉输液抢救，待病情稳定、脱水程度减轻、呕吐停止后改为口服补液。

3. 口服补液：不仅适用于轻、中度脱水患者，而且适用于重度脱水患者。特别是对于儿童病例，呕吐不一定是口服补液的禁忌，但速度要慢一些。

4. 静脉补液：原则是早期、足量、先盐后糖、先快后慢、纠酸补钙、见尿补钾，对老人、婴幼儿及心肺功能不全的患者补液不可过快，边补边观察。

5. 口服补液：推荐使用口服补液盐（ORS）配方。葡萄糖 20g（或白糖 40g）、氯化钠 3.5g、碳酸氢钠 2.5g 或枸橼酸三钠 2.9g、氯化钾 1.5g，加水 1000ml（内含 Na^+ 90mmol，K^+ 20mmol，Cl^- 80mmol，HCO_3^- 30mmol，葡萄糖 111mmol）。ORS 用量在最初 6 小时，成人每小时 750ml，儿童（<20kg）每小时 250ml，以后的用量约为腹泻量的 1.5 倍。

6. 静脉补液：推荐使用林格乳酸盐溶液，或 541 溶液，或生理氯化钠溶液。541 溶液的配方为 1000ml 水内氯化钠 5g、碳酸氢钠 4g、氯化钾 1g（内含 Na^+ 134mmol，Cl^- 99mmol，K^+ 13mmol，HCO_3^- 48mmol）。用时每 1000ml 另加 50% 葡萄糖 20ml，以防低血糖。为方便应用，可按 0.9% 氯化钠 550ml、1.4% 碳酸氢钠 300ml、10% 氯化钾 10ml 和 10% 葡萄糖 140ml 配制。对于幼儿，其比例调整为 1000ml 水内含氯化钠 2.65g、碳酸氢钠 3.75g、氯化钾 1g，葡萄糖 10g。

7. 在液体疗法的同时，给予抗菌药物治疗减少腹泻量和缩短排菌期。可根据药品来源及引起流行的霍乱弧菌对抗菌药物的敏感性，选定一种常用抗菌药物，连服 3 天。

【一般治疗】

1. 补液治疗：在最初 24 小时内，轻度脱水者 3000～4000ml，儿童 120～150ml/kg，含钠液量为 60～80ml/kg；中度脱水者 4000～8000ml，儿童 150～200ml/kg，含钠液量为 80～100ml/kg；重度脱水者 8000～12000ml，儿童 200～250ml/kg，含钠液量为 100～120ml/kg。最初 1～2 小时宜快速滴入，中度脱水者输液速度为每分钟 5～10ml，重度脱水者为每分钟 40～80ml，以后为每分钟 20～30ml 的速度滴入，因此需要使用多条输液管和（或）加压输液装置，视脱水情况逐步调整输液速度。在脱水纠正并且有排尿时，应注意补充氯化钾，剂量按 0.1～0.3g/kg 计算，浓度不超过 0.3%。

2. 对症治疗：中毒性休克患者，或重度脱水患者经输液疗法，估计液体已补足，但血压仍低或测不到者，可以用氢化可的松 100～300mg 或地塞米松 20～40mg 加入液体瓶内滴入，并在另一输液瓶用异丙基肾上腺素 0.5mg，或多巴胺 20mg，或间羟胺 20mg 加入 100ml 5%葡萄糖生理盐水中滴注，密切观察，随时调速。如液量不足，可重复如上配制，直至使血压维持在休克水平以上。应用异丙基肾上腺素时应注意，如心率在 130 次/分以上或心律不齐时应减慢滴注速度或暂时停用。出现急性肺水肿及心力衰竭时应暂停输液，给予镇静剂、利尿剂及强心剂。严重低钾血症者应静脉滴注氯化钾。对急性肾衰竭者应纠正酸中毒和电解质紊乱，如出现高血容量、高钾血症、严重酸中毒，必要时可采用透析。

（三）药物处方

【处方①】 环丙沙星，口服，每次 250～500mg，每日 2 次，疗程 3 天。

【处方②】 诺氟沙星，口服，每次 200mg，每日 3 次，疗程 3 天。

【处方③】 多西环素，口服，成人每次 100mg，每日 2 次；儿童每日 6mg/kg，分 2 次口服。疗程 3 天。

【处方④】 复方磺胺甲噁唑片，口服，成人每次 2 片，每日 2 次；小儿 30mg/kg，分 2 次口服。疗程 3 日。

【处方⑤】 四环素，口服，成人每次 0.5g，每日 4 次，疗程 3 天。

【处方⑥】 氨苄西林，口服，成人每次 0.75g，每日 3 次。疗程 3 天。

【处方⑦】 氯霉素，口服，成人每次 250mg，每日 4 次；小儿 50mg/kg，分 4 次口服。疗程 3 天。

【处方⑧】 头孢唑林，静脉滴注，成人每次 0.5～1g，每日 2～4 次；小儿 50～100mg/kg，分 2 次静脉滴注。疗程 3 日。

（陈青　马世武）

二、流行性脑脊髓膜炎

（一）概述

流行性脑脊髓膜炎（以下简称流脑）是由脑膜炎球菌通过呼吸道传播引起的化脓性脑膜炎，常在冬、春季节引起发病和流行，患者以儿童多见，流行时成年人发病亦增多。根据脑膜炎球菌群特异性抗原——荚膜多糖的不同，一般将脑膜炎球菌分为 13 个血清群，其中以 A、B、C 三群常见，占流行病例的 90%以上。人感染脑膜炎球菌后大多数表现为鼻咽部带菌状态，只有少数成为流脑患者，其主要临床表现为突发性高热、头痛、呕吐、皮肤及黏膜出血点或瘀斑及颈项强直等脑膜刺激征，脑脊液（CSF）呈化脓性改变。少数病例病情严重，病程进展快，可表现为败血症感染性休克和脑膜脑炎，救治不当易导致死亡。

（二）诊断与治疗

【诊断要点】

1. 疑似病例诊断标准

（1）流行病学史　在冬、春季节和流行地区内，在发病前 7 天有明显密切接触史。

（2）临床表现　发热、头痛、呕吐、脑膜刺激征。重症患者可有不同程度的意识障碍和（或）感染中毒性休克。

（3）实验室检查

① 末梢血常规：白细胞总数、中性粒细胞计数明显升高。

② 脑脊液检查：外观呈浑浊米汤样甚或脓样，压力增高；白细胞数明显增高至 1000×10^6/L 以上，以多核细胞为主；糖和氯化物明显减少，蛋白含量升高。

2. 临床诊断标准：疑似病例诊断标准加下列要求：皮肤、黏膜瘀点典型或融合成瘀斑。

3. 确诊标准：疑似病例或临床诊断标准加下列至少 1 项。

（1）瘀点（斑）组织液、脑脊液涂片检测在中性粒细胞内见到革兰阴性肾形双球菌。

（2）脑脊液或血液培养到脑膜炎球菌。

（3）以 PCR 检测到患者急性期血清或 CSF 中脑膜炎球菌的 DNA 特异片段。

（4）急性期血清、尿或 CSF 中检测到脑膜炎球菌群特异性多糖抗原。

（5）恢复期血清抗体效价较急性期呈 4 倍或 4 倍以上升高。

【治疗原则】

1. 依病型不同，早期合理治疗。

2. 发现疫情及时向卫生防疫部门报告。

3. 就地隔离，及时抢救，降低病死率。

4. 普通型、慢性型重在合理抗菌药物治疗，普通型要求尽早足量使用对病原敏感并易透过血-脑屏障的抗菌药物，常用头孢菌素、青霉素及氯霉素。

5. 暴发型贵在早期发现，及时诊断，及时抢救治疗，也应尽早使用抗菌药物，可联合使用。

6. 除合理应用抗菌药物外，应注意早期发现并纠正休克与弥散性血管内凝血、微循环障碍、脑水肿和呼吸衰竭。

7. 对与患者密切接触出现上呼吸道感染样的患者，应按轻症流脑病例处理；根据流行病学检测结果，制订 A 群脑膜炎双球菌多糖菌苗预防注射的计划，在流行前期完成接种计划；若出现非 A 群脑膜炎球菌引起的流脑局部暴发，应及时对患者全家及其毗邻的邻居实施抗菌药物预防。

【一般治疗】 对症治疗：加强营养，维持水、电解质平衡。高热时可用物理方法或药物降温，烦躁不安或惊厥时可给予地西泮，成人每次 10～20mg，儿童每次 0.2～0.3mg/kg。颅内高压时给予 20% 甘露醇 1～2g/kg，快速静脉滴注，根据病情 4～6 小时 1 次，可重复使用，应用过程中注意对肾脏的损害。头痛时可酌情使用可待因、阿司匹林或用高渗葡萄糖静脉推注。呕吐时可肌内注射盐酸氯丙嗪或甲氧氯普胺。呼吸困难时应给予吸氧，必要时气管插管，使用呼吸机。

（三）药物处方

【处方①】 青霉素 G，20 万 U/（kg·d）（可用 320 万～400 万单位/次，静脉滴注，每 8 小时 1 次，疗程 5～7 天；儿童：20 万～40 万单位/（kg·d），分 3～4 次静脉滴注，疗程同成人。

【处方②】 氯霉素，成人每次 2～3g 或儿童 50mg/（kg·d），分次静脉滴注，疗程 5～7 天。

【处方③】 头孢曲松钠，成人每日 2～4g，儿童 50～100mg/（kg·d），分 1～2 次静脉滴注，疗程 7 天。

【处方④】 头孢噻肟钠，成人每次 2g，儿童 50mg/kg，每 6 小时静脉滴注，疗程 7 天。

【处方⑤】 磺胺嘧啶，成人每次 4g，儿童 100～200mg/（kg·d），可分 4 次静脉滴注，疗程均为 3～5 天。

（陈青 马世武）

三、猫抓病

（一）概述

猫抓病（CSD），又称猫抓综合征，是一种由特殊的革兰阴性菌——汉赛巴尔通体经猫抓伤或撕咬侵入人体后引起的以局部皮损及引流区域淋巴结肿大为主要特征的自限性疾病。本病主要为散发，多好发于学龄前儿童及青少年，男性略多于女性，发病高峰为秋、冬季节。其临床表现呈多样性，其严重程度主要取决于宿主的免疫状态，但以轻症病例居多，常为原发性皮肤损伤（多见于手足、前臂、小腿、颜面、眼部等处，表现为斑丘疹、结节状红斑、环形红斑、疱疹、瘀斑、脓疱、结痂及荨麻疹等）、局部淋巴结肿大、全身症状（发热、疲乏、厌食、恶心、呕吐、腹痛、头痛、脾大、咽喉痛和结膜炎）。少见临床表现及并发症有脑病、慢性严重的脏器损害（肝肉芽肿及骨髓炎等）、关节病。临床上常分为肝脾型、脑病型和眼病型。

（二）诊断与治疗

【诊断要点】

1. 临床诊断标准

（1）流行病学资料 有猫接触史，并被猫抓、咬。

（2）临床特点 出现原发皮损、局部淋巴结肿大。

2. 确诊标准：至少符合下列 3 项。

（1）与猫频繁接触和被抓伤或有原发皮损（皮肤或眼部）。

（2）特异性抗原皮试呈阳性。

（3）从病变淋巴结中抽出脓液，并经培养和实验室检查，排除了其他疾病的可能性。

（4）淋巴结活检示特征性病变，Warthin-Starry（W-S）银染色找到多行革兰阴性小杆菌。

（5）做间接免疫荧光抗体试验（IFAT），IgG 抗体升高达 1:64 定为阳性，双份血清 IgG 抗体效价升高 4 倍以上。

【治疗原则】

1. 一旦出现症状，应尽早就医，及时对症处理，一般病例无需抗菌治疗。

2. 当疾病处于急性期或出现全身症状应使用抗生素，汉赛巴尔通体对多种抗菌药物敏感，常用的有庆大霉素、复方磺胺甲噁唑、多西环素、红霉素、氨基糖苷类、利福平、环丙沙星。

3. 对于并发脑病等重症患者或有免疫缺陷基础患者可抗菌药物联合使用。

4. 淋巴结化脓时，可穿刺吸脓不可切开流脓，当淋巴结肿大 1 年以上未见缩小者可考虑进行手术治疗，但术后仍应抗菌治疗 1～2 周。

【一般治疗】 用消毒液清洗受损皮肤处，被抓挠后，应用肥皂和清水彻底清洗干净。高热时物理降温或应用退热药。

（三）药物处方

【处方①】 多西环素，饭后口服，成人每次 0.1g，每日 2 次，疗程 7 天。

【处方②】 复方磺胺甲噁唑片，成人 2 片，每日 2 次，疗程 7 天。儿童用量为复方磺胺甲噁唑每日 40mg/kg，加甲氧苄氨嘧啶每日 8mg/kg，分 2 次口服，疗程 7 天。

【处方③】 庆大霉素，肌内注射，成人每次 8 万单位，每日 2 次，疗程 7 天。

【处方④】 环丙沙星，口服，成人 250～500mg，每日 2 次；静脉滴注，每次 100～200mg，每 12 小时 1 次，每次滴注时间不少于 30 分钟。疗程 7 天。

【处方⑤】 利福平，饭前 1 小时口服，每日 0.6～1.0g，分 2～3 次，儿童剂量酌减。疗程 7 天。

（陈青 马世武）

四、伤寒

（一）概述

伤寒是由伤寒沙门菌感染引起的经消化道传播的全身性急性传染病。基本病理特征主要是持续菌血症和全身单核-吞噬细胞系统的巨噬细胞反应性增生，以回肠下段淋巴组织病变最明显。典型伤寒的临床特征为持续发热（多为稽留热）、相对缓脉（成年人常见）和重脉、神经系统中毒症状（包括表情淡漠、反应迟钝、耳鸣、听力减退）、消化系统症状（包括腹痛、腹胀或腹泻）、肝和脾大、玫瑰疹及白细胞减少等，并发症包括肠出血、肠穿孔、中毒性心肌炎、中毒性肝炎、支气管炎及肺炎、溶血性尿毒性综合征、急性胆囊炎、骨髓炎、肾盂肾炎、脑膜炎及血栓性静脉炎。小儿伤寒患者的临床表现不典型，一般起病比较急，呕吐、腹泻等胃肠症状及肝、脾大明显，容易合并支气管炎或肺炎。老年伤寒患者体温多不高，神经系统和心血管系统症状严重，易合并支气管肺炎和心力衰竭，病程迁延，恢复慢，病死率较高。

（二）诊断与治疗

【诊断要点】

1. 临床诊断标准，应符合下列要求。

（1）流行病学资料　有不洁饮食史、既往病史、预防接种史以及曾与患者接触史。

（2）临床特点　持续高热1周以上，并有相对缓脉、皮肤玫瑰疹、肝脾大。

（3）实验室检查　外周血白细胞总数减少，淋巴细胞相对增多，嗜酸粒细胞减少或消失。

2. 确诊标准：至少具有下列1项。

（1）血、骨髓、尿、粪便或玫瑰疹刮取物中，任一标本分离到伤寒沙门菌。

（2）肥达反应O抗体凝集效价≥1:80，H抗体凝集效价≥1:160，恢复期效价增高达4倍以上。

3. 饮食行业从业人员诊断

（1）疑诊　血清Vi抗体效价≥1:20。

（2）确诊　粪/尿或胆汁培养阳性。

【治疗原则】

1. 用抗菌药物之前先取血做细菌培养，依当地药敏情况先做抗菌经验治疗，获细菌药敏结果后，选择敏感的抗菌药物。成人首选喹诺酮类，孕妇儿童首选头孢菌素类，氯霉素应用于耐药菌株。

2. 对肠穿孔或必要做外科治疗的肠出血患者，应及时进行手术治疗。

3. 对伤寒带菌者的治疗，应以抗菌药物为主做全程治疗，治疗后大便培养随访至少1年，以彻底消除传染源。

【一般治疗】

1. 对症治疗：高热时酌情使用冰敷、酒精擦浴等物理方法，慎用解热镇痛药，禁用阿司匹林、吲哚美辛等对胃肠道有明显刺激的退热药。便秘患者可使用生理盐水300～500ml低压灌肠或开塞露入肛，禁用泻药。腹胀患者禁用新斯的明，慎用肾上腺素皮质激素，以免诱发肠穿孔或出血。腹泻患者一般不使用鸦片制剂，以免肠道蠕动减少，从而腹中积气。对于出现谵妄、昏迷或休克等严重毒血症状的高危患者，在应用足量有效抗生素的同时，可加用肾上腺皮质激素。

2. 饮食治疗：注意加强营养，起病初期应给予高热量、易消化、少纤维的饮食，恢复期可逐步恢复饮食，但应避免容易产气的食物。

（三）药物处方

【处方①】　左氧氟沙星，口服，每次0.2～0.4g，每日2～3次，疗程14天。

【处方②】　氧氟沙星，口服，每次0.2g，每日3次，疗程14天。对于重型或有并发症的患者，静脉滴注，每次0.2g，每日2次，症状控制后改为口服，疗程14天。

【处方③】　环丙沙星，口服，每次0.5g，每日2次，疗程14天。对于重型或有并发症的患者，静脉滴注，每次0.2g，每日2次，症状控制后改为口服，疗程14天。

【处方④】　头孢噻肟钠，每次2g，静脉滴注，每日2次；儿童，每次50mg/kg，静脉滴注，每日2次，疗程14天。

【处方⑤】　头孢哌酮，每次2g，静脉滴注，每日2次；儿童，每次50mg/kg，静脉滴注，每日2次，疗程14天。

【处方⑥】　头孢他啶，静脉滴注，每次2g，每日2次；儿童，静脉滴注，每次50mg/kg，每日2次，疗程14天。

【处方⑦】　头孢曲松钠，静脉滴注，每次1～2g，每日2次；儿童，静脉滴注，每次50mg/kg，每日2次，疗程14天。

【处方⑧】　氯霉素，口服，每日1.5～2g，分3～4次，热退后减半，再用10～14天，总疗程为2～3周。

注意事项　同"霍乱"处方⑦。

（陈青　马世武）

五、炭疽

（一）概述

炭疽是由炭疽杆菌引起的动物源性传染病，属于自然疫源性疾病。主要发生于牛、马、羊等食草动物。炭疽杆菌主要从皮肤侵入引起皮肤炭疽，使皮肤形成特异性黑痂溃疡与周围脓肿和脓毒血症，也可引起吸入性炭疽或胃肠炭疽，进而可继发炭疽杆菌败血症和炭疽脑膜炎。本病潜伏期因侵入途径不同而不同，一般为1～5日，也可短至12小时，长达2周者；皮肤的潜伏期较长，肺炭疽的潜伏期较短。皮肤炭疽病变多见于手、脚、面、颈部、肩等裸露部位的皮肤，初期为皮肤破损处出现斑疹或丘疹；第2日在皮疹顶部出现小水疱而形成疱疹，内含淡黄色液体，周围组织变硬肿胀；第3～4日变中心呈现出血性坏死、组织稍下陷，周围有成群小水疱，水肿区继续扩大；第5～7日坏死区溃破成浅溃疡，血样渗出物结成硬而黑似炭块焦痂，痂内有肉芽组织。皮肤炭疽发病同时，多出现发热、头痛、关节痛、全身不适及局部淋巴结和脾大等中毒症状和体征。最近还有一种在吸毒者中发现的注射性炭疽，其症状与皮肤炭疽类似，但传播至全身的速度更快。

（二）诊断与治疗

【诊断要点】

1. 临床诊断标准

（1）流行病学资料　患者多有与病畜及畜产品密切接触史或从事畜牧业工作的患者。

（2）临床表现　典型的皮肤炭疽有皮损特点而无明显疼痛。吸入性炭疽患者可出现突发寒战、高热、呼吸困难、发绀等。胃肠型炭疽患者可出现急性腹泻、急腹症等表现。

（3）实验室检查 外周血常规白细胞总数及中性粒细胞增高，在分泌物、组织液和排泄物等标本中，涂片镜下发现大量、均一的革兰阳性粗大的杆菌。吸入性炭疽时胸部X线表现为纵隔增高、胸膜炎症、肋膈角变钝、胸腔积液及胸膜刺激表现。

2. 确诊标准，至少符合下列一项。

（1）检出具有毒力的（即通过PCR检验*PAG*和*CYA*基因均阳性）的炭疽杆菌。

（2）恢复期血清炭疽杆菌毒素的抗体较急性血清升高4倍以上。

【治疗原则】

1. 我国的传染病防治法规定，吸入性炭疽病例应按甲类传染病管理。

2. 所有类型的炭疽患者，都需要在隔离状态下治疗。皮肤炭疽病例隔离至创口愈合、痂皮脱落为止。其他类型病例应待症状消失、分泌物或排泄物培养两次阴性后出院。

3. 尽早进行病原治疗，但用药前应采集标本做细菌培养及药物敏感试验，并及时合理进行抗菌药物治疗的试验性。

4. 青霉素G为治疗本病的首选药物，如有过敏史，可选用氨基糖苷类、头孢菌素及喹诺酮类抗菌药物，重症患者可合用林可霉素、亚胺培南、克拉霉素、阿奇霉素、万古霉素、替考拉宁、多黏菌素B等可按药敏结果选药。皮肤型炭疽可以口服给药，其他型炭疽开始均需静脉滴注，病情控制后可序贯口服给药。

5. 因抗菌药物只对炭疽杆菌有效，而对炭疽毒素无效，故重症病例可在应用抗生素治疗的同时加用抗炭疽血清中和毒素。原则应是早期给予大剂量，第1天2mg/kg，第2、3天1mg/kg，应用3天。应用前必须先做过敏试验。

【一般治疗】 对呕吐、腹泻或进食量少的患者给予多饮水或静脉补液；对有休克、循环衰竭者可按抗休克原则处理；对皮肤恶性水肿和重症者可使用肾上腺素皮质激素，常用氢化可的松100～300mg/d静脉推注；皮肤炭疽的局部处理严禁挤压和切开引流，以免感染扩散；颈部肿胀引起呼吸困难的患者可考虑气管插管或气管切开。

（三）药物处方

【处方①】 青霉素G，静脉滴注，每次240万～320万单位，每日1次，疗程7～10天。

【处方②】 青霉素G，静脉滴注，每次400万～800万单位，每6小时1次，疗程7～10天。

【处方③】 氯霉素，肌内注射或静脉滴注，每次0.5g，每日2次。疗程7～10天。

【处方④】 四环素，肌内注射或静脉滴注，每次0.5g，每日3～4次，疗程7～10天。

【处方⑤】 阿米卡星，肌内注射或静脉滴注，每次0.4g，每日2次，疗程7～10天。

【处方⑥】 头孢噻肟，静脉滴注，每次2g，每日2次；

儿童，静脉滴注，每次50mg/kg，每日2次，疗程14天。

【处方⑦】 头孢哌酮，静脉滴注，每次2g，每日2次；儿童，静脉滴注，每次50mg/kg，每日2次，疗程14天。

【处方⑧】 头孢他啶，静脉滴注，每次2g，每日2次；儿童，静脉滴注，每次50mg/kg，每日2次，疗程14天。

【处方⑨】 头孢曲松，静脉滴注，每次1～2g，每日2次；儿童，静脉滴注，每次50mg/kg，每日2次，疗程14天。

（陈青 马世武）

六、细菌性痢疾

（一）概述

细菌性痢疾简称菌痢，是由志贺菌（也称痢疾杆菌）引起的肠道传染病。菌痢主要通过粪-口途径感染和传播，终年散发，夏、秋季可引起流行。志贺菌属A、B、C、D4个群，细菌的侵袭力和毒素为主要致病因素。

（二）诊断与治疗

【诊断要点】

1. 疑似诊断：腹泻，有脓血便、黏液便、水样便或稀便，伴有里急后重症状，尚未确定其他原因引起的腹泻者。

2. 临床诊断标准，应符合下列要求

（1）流行病学资料 发病季节为夏、秋季，有腹泻、菌痢患者接触或不洁饮食史。

（2）临床特点 急性期患者有发热、腹痛、腹泻、里急后重及黏液脓血便、左下腹明显压痛；慢性菌痢患者则有急性痢疾史，病程超过2月病情未愈。

（3）实验室检查 粪便常规检查白细胞或脓细胞≥15/HPF（400倍），可见红细胞、吞噬细胞。

3. 确诊标准：病原学检查，粪便常规培养志贺菌阳性。

【治疗原则】

1. 根据流行病学资料和临床表现和实验室检查，综合分析后做出疑似诊断、临床诊断。

2. 急性菌痢应采取对症处理、抗菌等治疗。中毒性菌痢应迅速降温，控制惊厥，解除微循环障碍，积极防止休克、脑水肿及呼吸衰竭，及时应用有效的抗菌药物治疗。慢性菌痢应消除感染、提高机体抵抗力和调整肠道功能。

3. 轻型菌痢患者可不应用抗菌药物，严重病例则需要应用抗菌药物。应根据当地流行菌株药敏试验或粪便培养结果进行抗菌药物，疗程为3～5天。喹诺酮类药物可作为首选药物，首选环丙沙星；匹美西林和头孢曲松作为二线药物，只有在志贺菌株对环丙沙星耐药时才考虑应用。

4. 慢性菌痢患者通常联用两种不同类型抗菌药物，疗程需适当延长，必要时给予多个疗程治疗。

5. 消化道隔离至粪便培养连续2次阴性。

【一般治疗】

1. 对症治疗：轻度脱水患者可给予口服补液，脱水明显者给予静脉补液，酸中毒时可给予碱性液。高热时物理降温为主，必要时适当使用退热药；高热伴烦躁、惊厥者，可采用亚冬眠疗法。毒血症状严重时，可给予小剂量肾上腺皮质激素。剧烈腹痛时给予解痉药物，如山莨菪碱-2（654-2）、阿托品等。

2. 饮食治疗：进食易消化、吸收的食物，以流食为主，忌食生冷油腻及刺激性食物。

（三）药物处方

【处方①】　环丙沙星片，口服，每次 0.3g，每日 2 次，疗程 3～5 天。

【处方②】　匹美西林，口服，每日 4～8g，分 2～4 次，

疗程 3～5 天。

【处方③】　头孢曲松钠，静脉滴注，每次 1～2g，每日 2 次；儿童，静脉滴注，每次 50mg/kg，每日 2 次，疗程 14 天。

【处方④】　阿奇霉素，口服，每次 0.5g，每日 1 次，疗程 3～5 天。

【处方⑤】　黄连素，口服，每次 0.1～0.3g，每日 3 次，疗程 7 天。

（陈青　马世武）

第二章　病毒性疾病

一、埃博拉出血热

（一）概述

埃博拉出血热（EHF），是由纤丝病毒科的埃博拉病毒所引起的一种急性出血性传染病。主要通过患者的血液和排泄物传播，临床主要表现为急性起病、发热、肌痛、出血、皮疹和肝肾功能损害。

（二）诊断与治疗

诊断标准：

1. 疑似病例诊断标准：①曾接触过埃博拉（疑似、可能或确诊）病例或接触过死亡或生病的动物；②突发高热和（或）合并以下情况中的至少 3 种：头痛、呕吐、厌食、腹泻、嗜睡、胃疼、肌肉或关节痛、吞咽困难、呼吸困难、呃逆、无已知病因、无法解释的出血。

2. 可能病例诊断标准：①曾与埃博拉确诊病例有流行病学关联的接触史；②经临床评估怀疑患有埃博拉病毒病；③其标本尚未进行埃博拉病毒核酸检测或尚未得到实验室确认。

3. 确诊病例诊断标准：对埃博拉病毒病疑似和可能病例均被收治入院，确诊病例必须通过实验室核酸检测确认，核酸检测阳性，则归为埃博拉确诊病例；核酸检测阴性，但病程不足 72 小时，则在达 72 小时后再次检测。

【治疗原则】　目前对埃博拉出血热尚无特效治疗方法，一些抗病毒药物（如干扰素和利巴韦林）无效，目前 EHF 的临床治疗仍以退热、补液等对症支持治疗为主，治疗的重点是纠正水、电解质紊乱，维持内环境稳定，预防和控制出血，控制继发感染，治疗肾衰竭和出血、DIC 等并发症等，用恢复期患者的血浆治疗 EHF 患者尚存在争议。

【一般治疗】

1. 营养支持治疗：可给予口服补液盐和全能营养素等支

持治疗。

2. 抗感染治疗：有合并细菌感染，可给予进行经验性抗感染治疗。

3. 退热：可给予对乙酰氨基酚退热治疗。

4. 止吐、止泻：出现呕吐、腹泻症状，均给予多潘立酮或甲氧氯普胺止吐；给予蒙脱石散或盐酸小檗碱止泻。

5. 抑酸止血：出现消化道出血患者，可给予质子泵抑酸剂，进行止血治疗。

6. 止痛镇静：如果疼痛严重，可给予盐酸曲马多止痛治疗；出现睡眠障碍，可给予地西泮镇静治疗。

7. 心理治疗：出现焦虑、抑郁情绪的患者，可加强沟通，消除患者紧张、恐惧心理障碍。

（三）药物处方

【处方①】　口服补液盐（ORS）：将 1 袋（大小各 1 包）溶于 500ml 温水中，一般每日服用 3000ml 左右。

注意事项

下列情况禁用：少尿或无尿、严重腹泻或呕吐、葡萄糖吸收障碍、肠梗阻、肠麻痹及肠穿孔。

【处方②】　发热时可用对乙酰氨基酚 320mg，口服，退热。

【处方③】　甲氧氯普胺 10mg，肌内注射，每日 2～3 次，具体疗程视病情而定。

注意事项　每日总剂量不超过 0.5mg/kg，否则易引起椎体外系反应，注射给药可引起直立性低血压，须警惕。

【处方④】　奥美拉唑钠 20mg，口服，每日 2 次，具体疗程视病情而定。

（葛哲　马世武）

二、病毒性肝炎

病毒性肝炎是由多种肝炎病毒引起的，以肝脏损害为主

的一组全身性传染病。目前按病原学分类有甲型、乙型、丙型、丁型、戊型 5 种肝炎病毒。各型病毒感染人体后导致病毒性肝炎临床表现类似，以厌油、恶心、食欲不振等消化道症状为主，同时伴有易疲劳、乏力等全身症状，部分病例可出现黄疸，轻者可无明显临床症状。甲型和戊型主要表现为急性感染，经粪-口传播，其他三型多呈慢性感染，少数病例可发展为肝硬化或肝细胞癌，主要经血液、性、母婴垂直传播。丁肝一般合并其他肝炎。以下主要介绍甲、乙、丙、戊四种病毒性肝炎。

甲型病毒性肝炎

（一）概述

甲型病毒性肝炎，简称甲肝，系由甲型肝炎病毒（HAV）引起的急性肝脏炎症，主要经粪-口途径传播，无症状感染者常见，任何年龄均可患本病，但主要为儿童和青少年，成人甲肝的临床症状一般较儿童重。冬、春季节是甲肝发病的高峰期，潜伏期平均 30 天（5～45 天）。

（二）诊断与治疗

【诊断要点】

1. 流行病学资料：6 周内有不洁饮食、饮水史，特别是被污染的毛蚶、蛤蜊等半熟食品。与患者有密切接触史，甲型肝炎流行地区出差及旅游史，无甲型肝炎疫苗接种史。

2. 临床特点：急性起病，有畏寒、发热、乏力、腹痛、腹泻、消化不良、食欲减退、恶心等胃肠道症状（也可无自觉症状），尿色加深（或不加深），疲乏，肝大及肝功能异常。初起往往误认为感冒，83%左右的甲肝患者有发热，体温 38～39℃，90%的患者有黄疸。消化道症状重，GPT 升高的幅度大。

3. 实验室检查：血清 GPT 显著升高，胆红素正常或大于 17μmol/L，并具备下列任何一项均可确诊为甲型肝炎：①抗-HAV IgM 阳性；②抗-HAV IgG 急性期阴性，恢复期阳性；③粪便中检出 HAV 颗粒、HAV Ag 或 HAV RNA；④急性期及恢复期双份血清抗-HAV IgG 滴度有 4 倍以上增长，亦是诊断甲型肝炎的依据。

【治疗原则】

1. 保肝、对症支持治疗为主。

2. 出院标准：肝炎临床症状、体征明显好转，肝功能检查正常或基本正常。

【一般治疗】

1. 对症治疗：注意休息，无黄疸型肝炎，临床无明显症状者不强调卧床休息；黄疸型则需在急性期加强休息，直至黄疸基本消退。

2. 饮食治疗：急性期患者应进食清淡、低脂、富含维生素及易消化的饮食，恢复期应给予充分的热量及高蛋白饮食。

（三）处方药物

【处方①】 1g 维生素 C 和 0.2g 维生素 B_6（10%葡萄糖

250ml），静脉滴注，每日 1 次；异甘草酸镁注射液 120ml（10%葡萄糖 250ml），静脉滴注，每日 1 次；疗程 2 周。

注意事项 患者应用异甘草酸镁注射液后可出现低钾血症，存在血压上升，水钠潴留、浮肿、体重增加等假性醛固酮症的危险；

【处方②】 门冬氨酸钾镁注射液 40ml（10%葡萄糖 250ml），静脉滴注，每日 1 次；多烯磷脂酰胆碱 697.5mg（10%葡萄糖 250ml），静脉滴注，每日 1 次；疗程 2 周。

【处方③】 双环醇 25mg，口服，每日 3 次；谷胱甘肽片 0.4g，口服，每日 3 次；具体疗程视肝功能恢复而定。

注意事项 谷胱甘肽片副作用：偶见皮疹，应停药。偶有食欲不振、恶心、呕吐、上腹痛等症状。

乙型病毒性肝炎

（一）概述

乙型病毒性肝炎，简称乙肝，系由乙型肝炎病毒（HBV）感染所致。HBV 属嗜肝 DNA 病毒科，HBV 至少有 9 个基因型（A～J），我国以 B 型和 C 型为主。与 C 基因型相比，B 基因型感染者较少进展为慢性肝炎、肝硬化和肝细胞癌。

（二）诊断与治疗

【诊断要点】

依据流行病学资料、临床表现、实验室检查、病理学及影像学等检查进行初步诊断，确诊必须依靠血清 HBV 标志物或 HBV DNA 结果。

诊断分类：包括急性乙肝、慢性乙肝、隐匿性乙肝、肝炎肝硬化、乙肝病毒相关的肝细胞癌。

（1）急性乙肝

①近期出现乏力和消化道症状，可有眼黄、尿黄、皮肤巩膜黄染。

②肝功能检查：血清 GOT、GPT、TBIL 升高。

③HBsAg 阳性。

④有明确的证据表明 6 个月内曾检测 HBsAg 阴性。

⑤抗 HBc-IgM 阳性。

⑥肝组织学符合急性病毒性肝炎改变。

（2）慢性乙肝

①HBsAg 阳性超过 6 个月。

②HBsAg 阳性时间不详，抗-HBc IgM 阴性。

③查体可见慢性肝病面容，肝掌，蜘蛛痣，肝、脾大。

④血清 GPT 反复或持续异常，白蛋白降低和（或）球蛋白升高，或总胆红素升高。

⑤肝脏病理学检查有慢性病毒性肝炎的特点。

⑥血清 HBsAg 阳性，HBeAg 阳性或阴性，HBV DNA 阳性，GPT 持续或反复异常或肝组织学检查有肝炎改变。

（3）隐匿性乙肝 血清 HBsAg 阴性，但血清和（或）肝组织中 HBV DNA 阳性，并有慢性乙肝的表现，除 HBV-DNA 阳性外，可有血清抗-HBs、抗-HBe 和（或）抗-HBc 阳性，但约 20%隐匿性慢性乙肝患者的血清标志物均为阴性，诊断主要通过 HBV DNA 检测，尤其对抗-HBc 持续阳性者。

（4）肝炎肝硬化

①血清 HBsAg 阳性。

②人血白蛋白降低，或血清 GOT 或 GPT 升高，或胆红素升高，伴有脾功能亢进症（白细胞、血小板减少），或明确食管胃底静脉曲张，或有肝性脑病或腹腔积液。

③腹部 B 超、CT 或 MRI 等影像学检查有肝硬化的典型表现。

④肝组织学检查见假小叶形成。

（5）乙肝病毒相关的肝细胞癌

①HBsAg 阳性或有慢性乙肝病史。

②B 超、CT、MRI 检查或血管造影检查发现>2cm 的结节灶，同时 AFP>400μg/L，并能排除妊娠、生殖系胚胎源性肿瘤及转移性肝癌。

③肝脏占位性病变的组织学检查证实为肝细胞癌。

【治疗原则】

1. 护肝、抗病毒及对症支持治疗，且进行护肝治疗时应逐渐停药，防止停药出现 GPT 反跳现象。

2. 慢性乙肝抗病毒治疗适应证［具有以下（1）并有（2）或（3）（4）（5）的患者］应进行抗病毒治疗。

（1）主要根据血清 HBV DNA 水平、血清 GPT 和肝脏疾病严重程度来决定，同时结合患者年龄、家族史和伴随疾病等因素，综合评估患者疾病进展风险后决定是否予以抗病毒治疗。动态评估比单次的检测更具有临床意义，对 HBeAg 阳性患者，发现 GPT 水平升高后，可以考虑观察 3～6 个月，若未发生自发性 HBeAg 血清学转换，且 GPT 持续升高，再考虑抗病毒治疗。

（2）HBeAg 阳性者 HBV DNA≥10^5 拷贝/ml（HBeAg 阴性者为 10^4 拷贝/ml）。

（3）GPT>2×ULN，若用干扰素治疗，GPT 应≤10×ULN，总胆红素水平应<2×ULN。

（4）如 GPT<2×ULN，但肝组织学提示明显肝脏炎症或纤维化。

（5）存在肝硬化客观依据时，无论 GPT 和 HBeAg 情况，只要 HBV DNA 阳性，均建议积极抗病毒治疗。

【一般治疗】

1. 急性期或慢性肝炎活动期患者应强调卧床休息。

2. 清淡营养均衡饮食，进食少且呕吐者，应适当补充足够能量。

（三）药物处方

○护肝治疗

【处方①】　多烯磷脂酰胆碱注射液 465mg（10%葡萄糖 500ml），静脉滴注，每日 1 次，疗程一般为 2 周，具体疗程视病情而定。

【处方②】　还原性谷胱甘肽 2.4g（5%葡萄糖 250ml），静脉滴注，每日 1 次，疗程一般为 2 周，具体疗程视病情而

定。

【处方③】　异甘草酸镁注射液 120ml（5%葡萄糖 250ml），静脉滴注，每日 1 次，疗程一般为 2 周，具体疗程视病情而定。

○抗病毒治疗

【处方①】　聚乙二醇 IFN-α-2a，135～180μg，每周 1 次，皮下注射；或 IFN-α-2b，1.0μg/kg，每周 1 次，皮下注射；两种方案任选其一，疗程均为 1 年。

【处方②】　替诺福韦 300mg，口服，每日 1 次，疗程至少 4 年。

【处方③】　恩替卡韦 0.5mg，口服，每日 1 次，疗程至少 4 年。

【处方④】　阿德福韦酯 10mg，口服，每日 1 次，疗程至少 4 年。

【处方⑤】　拉米夫定 100mg，口服，每日 1 次，疗程至少 4 年。

【处方⑥】　替比夫定 600mg，口服，每日 1 次，疗程至少 4 年。

丙型病毒性肝炎

（一）概述

丙型病毒性肝炎，简称丙肝，由丙型肝炎病毒（HCV）感染所致。

（二）诊断与治疗

1. 急性丙肝诊断：有以下 1+2+3 或 2+3 者可诊断。

（1）流行病学史　就诊前 6 个月以内有明确的流行病学史，如输血、应用血液制品史或明确的 HCV 暴露史。

（2）临床表现　可有全身乏力、食欲减退、恶心和右季肋部疼痛等症状，少数患者伴低热、轻度肝大、黄疸，可有脾大。部分患者无明显症状，表现为隐匿性感染。

（3）实验室检查　GPT 可呈轻度和中度升高，也可在正常范围内，有明确的 6 个月以内抗-HCV 和（或）HCV RNA 检测阳性结果。HCV RNA 可在 GPT 恢复正常前转阴，但也有 GPT 恢复正常而 HCV RNA 持续阳性者。

2. 慢性丙型肝炎诊断

（1）诊断依据　HCV 感染超过 6 个月，或 6 个月以前有明确的流行病学史，或发病日期不明；抗-HCV 及 HCV RNA 阳性，肝脏组织病理学检查符合慢性肝炎；或根据症状、体征、实验室及影像学检查结果综合分析，亦可诊断。

（2）病变程度判断　肝活检病理学诊断可以判定肝脏炎症分级和纤维化分期。HCV 单独感染很少引起重型肝炎，HCV 重叠 HIV、HBV 等病毒感染或过量饮酒或应用肝毒性药物时，可发展为重型肝炎。

（3）慢性丙型肝炎的肝外表现　肝外临床表现或综合征可能是机体异常免疫反应所致，包括类风湿关节炎、干燥综合征、扁平苔藓、肾小球肾炎、混合型冷球蛋白血症、B 细胞淋巴瘤等。

【治疗原则】

1. 护肝及对症支持治疗。

2. 抗病毒治疗

（1）若检测到 HCV RNA 阳性，无治疗禁忌证，即应开始抗病毒治疗。

（2）治疗前应进行 HCV RNA 基因分型和 HCV RNA 定量检查，以决定抗病毒治疗的疗程和利巴韦林的剂量。

（3）治疗 4、12、24 周应检测 HCV RNA 以评估病毒学应答来指导治疗。

3. 出院标准：临床症状消失，肝功能基本正常，即可出院。

【一般治疗】

1. 急性期或慢性肝炎活动期患者应强调卧床休息。

2. 清淡、营养均衡饮食，进食少且呕吐者，应适当补充足够能量。

（三）药物处方

○护肝治疗

【处方①】 异甘草酸镁注射液 80ml（10%葡萄糖 250ml），静脉滴注，每日 1 次，疗程 2 周，具体视病情而定。

【处方②】 还原性谷胱甘肽 2.4g（10%葡萄糖 250ml），静脉滴注，每日 1 次；或谷胱甘肽片 0.4g，口服，每日 3 次。疗程均为 2 周，具体视病情而定。

【处方③】 多烯磷脂酰胆碱注射液 697.5mg（10%葡萄糖 250ml），静脉滴注，每日 1 次，疗程 2 周，具体视病情而定。

【处方④】 双环醇片 25mg，口服，每日 3 次，疗程 2 周，具体视病情而定。

○抗病毒治疗

【处方】 peg-IFNα-2a 180μg 或 peg-IFNα-2b 1.5μg/kg，皮下注射，每周 1 次；利巴韦林 1000mg/d。建议治疗 24 周。

戊型病毒性肝炎

（一）概述

戊型病毒性肝炎，简称戊肝，是由戊型肝炎病毒（HEV）感染引起的急性传染性病毒性肝炎，主要传染源为急性期患者和隐性感染者，经粪-口传播。细胞免疫是引起肝细胞损伤的主要机制。暴发流行均由于粪便污染水源所致，散发多由于不洁饮食或饮用品引起；隐性感染多见，显性感染主要发生于成年，小儿发病率低。原有慢性 HBV 感染者或晚期孕妇感染 HEV 后病死率高，后者为本型肝炎的特点，老人感染戊肝容易重症化并不易康复。平均潜伏期为40天（10～70 天）。

（二）诊断与治疗

【诊断要点】

1. 急性戊型肝炎诊断

（1）急性起病。

（2）流行病学 发病前 10～70 天在戊型病毒性肝炎流行区，进食未煮熟的海产品或饮用污染的水。

（3）主要症状 乏力、食欲减退、恶心、呕吐、厌油、腹胀、肝区痛、尿色加深、黄疸，少数可伴发热。

（4）主要体征 可有皮肤和巩膜黄染、肝大、质地软、边缘锐，伴触痛及叩痛。

（5）病原学 HEV 相关检查阳性，其中血或粪便 HEV RNA 阳性具有确诊意义，抗 HEV-IgM 和（或）抗 HEV-IgG 阳性有参考价值。

2. 急性重型戊型肝炎

（1）符合急性黄疸型戊型肝炎的诊断标准。

（2）起病 10 天内出现精神-神经症状（指肝性脑病）。

（3）黄疸迅速加深，血清胆红素大于 171μmol/L。

（4）凝血酶原时间延长，凝血酶原活动度低于 40%。

3. 亚急重型性戊型肝炎

（1）符合急性黄疸型肝炎的诊断标准。

（2）起病后 10 天以上出现以下情况者

①高度乏力和明显食欲不振，恶心，呕吐，皮肤巩膜黄染，重度腹胀或腹腔积液。

②血清胆红素上升＞171μmol/L 或每日升高值大于 17.1μmol/L。

③血清凝血酶原时间显著延长，凝血酶原活度低于 40%。

④意识障碍。

【治疗原则】

1. 保肝、对症支持治疗为主。

2. 出院标准：①隔离期满。②临床症状消失。③血清总胆红素正常，ALT 在正常 2 倍以下；重症肝炎及淤胆型肝炎转入相应路径或转上级医院治疗；妊娠（特别是晚期妊娠）合并戊型肝炎、老年戊型肝炎、慢性肝病合并戊型肝炎、乙型肝炎或丙型肝炎重叠感染 HEV 者不适用上述方案，建议转上级医院治疗。

【一般治疗】 对症治疗：急性期患者应卧床休息，进食高蛋白质、低脂肪、高维生素类食物，摄取碳水化合物要适量，不可过多，以避免发生脂肪肝。患者不宜饮用含有乙醇的饮料。

（三）药物处方

【处方①】 异甘草酸镁注射液 120ml（10%葡萄糖 250ml），静脉滴注，每日 1 次。疗程一般为 2 周，具体视病情而定。

【处方②】 多烯磷脂酰胆碱注射液 697.5mg（10%葡萄糖 500ml），静脉滴注，每日 1 次。疗程一般为 2 周，具体视病情而定。

【处方③】 双环醇片 25mg，口服，每日 3 次；谷胱甘肽片 0.4g，口服，每日 3 次。疗程一般为 2 周，具体视病情而定。

（何海英 马世武）

三、严重急性呼吸综合征

（一）概述

严重急性呼吸综合征（SARS）是由冠状病毒（SARS-CoV）引起的一种具有明显传染性、可累及多个脏器系统的特殊肺炎。

（二）诊断与治疗

【诊断要点】

1. 流行病学史：①与发病者有密切接触史，或属受传染的群体发病者之一或有明确传染他人的证据；②发病前 2 周曾到过或居住于疫区。

2. 典型临床表现：起病急，以发热为首发和主要症状，体温一般高于 38℃，常呈持续性高热，可伴有乏力、头痛、肌肉关节疼痛等全身症状及干咳、气促等呼吸道症状，并迅速发展至呼吸窘迫，部分病例表现为腹泻等消化道症状。患者肺部体征常不明显，部分患者可闻及干、湿性啰音。

3. 实验室检查：血常规：外周血白细胞计数正常或降低，血淋巴细胞减少，$CD4^+$、$CD8^+$ 细胞计数降低，二者比值正常或降低。

4. 胸部影像学检查：肺部有不同程度的片状、斑片状浸润影，少数为肺实变影。阴影常为多发和（或）双侧改变，部分病例进展迅速短期内融合成大片状阴影。肺部阴影吸收、消散较慢；阴影改变与临床症状体征可不一致。

5. 抗菌药治疗无效是其重要特征。

6. 特异性病原学检测：①SARS-CoV 血清特异性抗体检测：发病 10 天后采用 IFA 在患者血清内可以检测到 SARS-CoV 的特异性抗体，从进展期至恢复期抗体阳转或抗体滴度呈 4 倍及以上升高，具有病原学诊断意义；②SARS-CoV RNA 检测具有早期诊断意义，多次、多种标本和多种试剂盒检测 SARS-CoV RNA 阳性，对病原学诊断有重要支持意义。

疑是诊断标准：符合上述 1 ①+2+3 条或 1 ②+3+4 条，或 2+3+4 条。

临床诊断标准：符合上述 1 ①+2+4 条及以上，或 1 ②+2+4+5 条或 1 ②+2+3+4 条。

确诊诊断标准：临床诊断标准任一项+6 中任一条可确定诊断。

医学观察病例：符合上述 1 ②+2+3 条者。

重症诊断要点：在上述诊断基础上，符合下列标准中任何一项，诊断为重症病例。

（1）肺多叶病变或 X 线胸片 48 小时内病灶进展>50%。

（2）呼吸困难，呼吸频率>30 次/分。

（3）低氧血症，吸氧 3~5 L/min 条件下，SPO_2<93%，或 FiO_2<300mmHg。

（4）休克、急性呼吸窘迫综合征（ARDS）或多器官功能障碍综合征（MODS）。

【治疗原则】

1. 一般治疗与病情监测：卧床休息，注意维持水、电解质平衡，避免用力和剧烈咳嗽。一般早期给予持续鼻导管吸氧（吸氧浓度一般为 1~3 升/分钟）。密切观察病情变化。

2. 对症治疗：发热或全身酸痛明显者，可使用解热镇痛药。高热者给予物理降温措施。儿童禁用阿司匹林，避免发生瑞氏综合征。咳嗽、咳痰者可给予镇咳、祛痰药，有心、肝、肾等器官功能损害者，应采取相应治疗。腹泻患者应注意补液及纠正水、电解质失衡。

3. 糖皮质激素的使用：应用糖皮质激素的目的在于抑制异常的免疫病理反应，减轻全身炎症反应状态，从而改善机体的一般状况，减轻肺的渗出、损伤，防止或减轻后期的肺纤维化。应用指征如下：①有严重的中毒症状，持续高热不退，经对症治疗 3 天以上最高体温仍超过 39℃；②X 线胸片显示多发或大片阴影，进展迅速，48 小时之内病灶面积增大>50%，且在正位胸片上占双肺总面积的 1/4 以上；③达到急性肺损伤或 ARDS 的诊断标准。具备以上指征之一即可应用。

4. 抗病毒治疗：目前尚未发现针对 SARS-CoV 的特异性药物。可试用蛋白酶抑制剂类药物洛匹那韦及利托那韦。

5. 免疫治疗：胸腺肽、干扰素、静脉用丙种球蛋白等非特异性免疫增强剂对 SARS 的疗效尚未肯定，不推荐常规使用。SARS 恢复期血清的临床疗效尚未被证实，对诊断明确的高危患者，可在严密观察下试用。

6. 抗菌药物治疗：抗菌药物的应用目的主要为两个：一是用于对疑似患者的试验治疗，以帮助鉴别诊断；二是用于治疗和控制继发细菌、真菌感染。

7. 呼吸支持治疗：可试用无创正压人工通气或有创正压人工通气。

【一般治疗】　适当补液，注意维持水、电解质平衡，给予相关对症治疗等。

（三）药物处方

【处方①】甲泼尼龙，每天 80~320mg，加入生理氯化钠溶液 250ml 中，一般每 3~5 天减量 1/3，通常静脉给药 1~2 周后可改为口服泼尼松或泼尼松龙。一般不超过 4 周，少数危重患者可考虑短期（3~5 天）甲泼尼龙冲击疗法（500mg/d）。待病情缓解和（或）胸片有吸收后逐渐减量停用，一般可选择每 3~5 天减量 1/3。

【处方②】洛匹卡韦-利托那韦片，每片含洛匹卡韦 100mg 和利托那韦 25mg，成人和青少年口服，每次 4 片（400mg/100mg），每日 2 次；或者 800/200mg（8 片），每日 1 次；儿童（2 岁以上，体重≥40kg），每次 4 片（400mg/100mg），每日 2 次。

【处方③】阿奇霉素，成人 0.5g 加入生理氯化钠溶液或 5%葡萄糖溶液 250ml 中，每日 1 次，连用 2 天后改为口服 0.5g/d，疗程 7~10 天。小儿：15~25kg 者，0.2g，每日顿服，2~5 天后 0.1g，每日顿服；26~35kg，0.3g，每日顿服，2~5 天后 0.15g，每日顿服；36~45kg 者，0.4g，每日顿服，2~5 天后 0.2g，每日顿服。疗程均为 5~7 天。

【处方④】 左氧氟沙星氯化钠注射液，成人每天 0.5g 或 0.75g，静脉滴注。疗程 7～14 天。

【处方⑤】 氟康唑注射液，成人：每天 400mg，静脉滴注，连续给药 7～14 天；儿童：3mg/kg，每日最高剂量不应超过成人每日最高剂量，根据临床治疗反应而确定。

【处方⑥】 静脉注射人免疫球蛋白，200～300mg/（kg·d），连续 2～3 天。

【处方⑦】 盐酸氨溴索注射液，成人及 12 岁以上儿童：每次 15mg，每日 2～3 次，严重者增至 30mg 每日 2～3 次；6～12 岁儿童：每次 15mg，每日 2～3 次；2～6 岁儿童，每次 7.5mg，每日 3 次；2 岁以下儿童，每次 7.5mg，每日 2 次。疗程均为 5～7 天。

【处方⑧】 亚胺培南西司他丁钠，每日 1～2g，加入生理氯化钠溶液中分 3～4 次滴注。对中度感染也可用每次 1g，每日 2 次的方案。对不敏感病原菌引起的感染，静脉滴注的剂量最多可以增至 4g/d 或 50mg/（kg·d），两者中择较低剂量使用。疗程 7 天，在根据病情降阶梯治疗。

（詹淑华 马世武）

四、登革热

（一）概述

登革热是由于伊蚊叮咬后，传播登革病毒引起的急性虫媒性传染性疾病，严重者发生多器官较大量的出血和休克，引起登革出血热，出现血液浓缩、血小板减少、白细胞增多、肝大，多见于青少年患者，病死率较高。

（二）诊断与治疗

【诊断要点】

1. 临床诊断标准，应符合下列要求。

（1）流行病学资料 生活在登革热流行区或发病 15 天内去过登革热流行区，发病于本病流行季节，发病前 3～15 天曾有被伊虫叮咬史。特别是当某地于短期间内出现大量发高热的病例时，更应想到本病的可能性。

（2）临床特点 突然起病，畏寒、发热，伴全身疼痛、明显乏力、恶心、呕吐，出皮疹，皮下出血，浅表淋巴结肿大，束臂试验阳性。

（3）实验室检查 血清中抗登革病毒 IgG 抗体、血清中抗登革病毒 IgM 抗体阳性；或双份血清，恢复期特异性 IgG 抗体滴度比急性期有 4 倍或更高增长；或在血清中分离出登革病毒。

2. 实验室诊断标准：若患者只有符合登革热诊断的流行病学资料和临床表现，而无实验室病原特异性检查的依据，则只可作为疑似病例。若患者在符合"疑似病例"的基础上，再有血清中抗登革病毒 IgG 抗体阳性；则可作为临床诊断病例。若患者有符合登革热诊断的流行病学资料和临床表现，再加上血清中抗登革病毒 IgM 抗体阳性；或双份血清，恢复期特异性 IgG 抗体滴度比急性期有 4 倍或更高增长，或在血清中分离出登革病毒，则可明确诊断，成为确诊病例。

【治疗原则】 应尽可能做到早发现、早隔离、早就地治疗患者。目前对本病尚无确切有效的病原治疗药物，主要采取支持及对症治疗措施。

【一般治疗】

1. 一般及支持治疗急性期应卧床休息，给予清淡的流质或半流质饮食，防蚊隔离至病程的第 7 天。对典型和重型病例应加强护理，注意口腔和皮肤清洁，保持每日有一定的尿量和大便通畅。

2. 降低体温：对高热患者宜先用物理降温，如冰敷、酒精拭浴，慎用止痛退热药物，以免在 G-6-PD 缺陷患者中诱发急性血管内溶血或因大量出汗而引起虚脱。对高热不退及毒血症状严重者，可短期应用小剂量肾上腺皮质激素，如口服泼尼松 5mg，每日 3 次。

3. 补液：对出汗多、腹泻者，先做口服补液，注意水、电解质与酸碱平衡。必要时应采用静脉补液，纠正脱水、低钾血症和代谢性酸中毒，但应时刻警惕诱发脑水肿、颅内高压症、脑疝的可能性。

4. 降低颅内压：对剧烈头痛、出现颅内高压症的病例应及时应用 20%甘露醇注射液 250～500ml 快速静脉滴注，必要时于 6～8 小时后重复应用。同时静脉滴注地塞米松，10～40mg/d，有助于减轻脑水肿、降低颅内压。对呼吸中枢受抑制的患者，应及时应用人工呼吸机治疗，并监测心电图、血压、血氧饱和度和血液酸碱度。

（三）药物处方

【处方①】 泼尼松片 5mg，口服，每日 3 次，疗程 3～5 天。

【处方②】 20%甘露醇注射液 250～500ml，快速静脉滴注，必要时于 6～8 小时后重复。

【处方③】 口服补液盐（ORS）：将一袋（大小各一包）溶于 500ml 温水中，一般每日服用 3000ml 左右。

【处方④】 抑酸止血：奥美拉唑钠胶囊 20mg，口服，每日 2 次；大量消化道出血，40mg，静脉注射，12 小时 1 次。

（葛哲 马世武）

五、风疹

（一）概述

风疹是由风疹病毒经呼吸道传播引起的急性呼吸道传播疾病，呈全球分布，可分为后天感染引起和先天风疹感染（胎儿经母体感染）。风疹患者是主要的传染源，可通过打喷嚏、咳嗽等将鼻咽部带有病毒的飞沫排出体外感染他人，也可通过接触带有患者分泌物的物品感染。发病前 5～7 天和发病后 3～5 天均有传染性。人群普遍易感，好发于 5～9 岁儿童，青年、老人也可发病。

（二）诊断与治疗

【诊断要点】

1. 临床诊断标准，应符合下列要求。

（1）流行病学资料 有风疹患者接触史或接触过被患者

分泌物、排泄物污染的物品。

（2）临床特点　有上呼吸道感染表现，以发热、耳后及枕部淋巴结肿大、特殊皮疹为主要表现。皮疹多为发热 1～2 日后出现，先面后颈，最后四肢，手掌和脚心大多无皮疹。起初为点状斑疹、斑丘疹、丘疹，一般持续 3 天消退，有人称"三日麻疹"。

（3）实验室检查　白细胞总数减少，淋巴细胞比例升高，风疹病毒分离和血清特异性 IgM 抗体检测（IgM 抗体于发病 4～8 周后消失，只留有 IgG 抗体）。

2. 确诊标准

（1）对于典型风疹患者诊断，主要依据流行病学史及临床表现。

（2）对于流行期间不典型患者和隐形感染患者，必须风疹病毒分离或血清特异性 IgM 抗体检测阳性才可诊断。

（3）对于任何妊娠期怀疑新生儿感染者，都应做风疹病毒分离和血清特异性 IgM 抗体，检测阳性即可诊断为先天性风疹。

（4）新生儿若检出特异性 IgM 抗体，出生 6 个月后 IgG 抗体持续存在且滴度升高者，可诊断为先天性风疹。

【治疗原则】

1. 以一般治疗、对症治疗、防治并发症治疗为主要原则。

2. 头痛者可用阿司匹林，对并发脑炎出现脑膜刺激征及意识障碍者，按流行性乙型脑炎处理。

3. 对先天性风疹者，应该重点做好护理，严密观察生长发育，视情况给予针对风疹综合征的治疗。

4. 干扰素或病毒唑有助于减轻病情。

5. 出血倾向严重者，可用皮质激素（如地塞米松），必要时输新鲜血。

6. 隔离患者应该到出皮疹后第 5 天，可戴口罩减少病毒通过呼吸道传播机会，尽量不要到人口密集地点，减少传染风险。

7. 因孕妇感染风疹病毒，尤其是早孕期感染，往往危害大，造成严重后果，所以有生育要求者，没有感染过风疹者应尽量注射风疹疫苗，如果在孕早期（怀孕前 3 个月）确诊感染，可考虑人工流产。

【一般治疗】

1. 普通患者临床症状轻，无需特殊治疗。

2. 症状重者给予加强护理，对症处理。

3. 如发热时用冰敷、乙醇擦浴等物理方法，也可给予解热镇痛药。

4. 若出现脑炎表现，应该给予监测意识、血压、呼吸、脉搏、瞳孔变化，对可疑出现脑水肿、脑疝患者给予甘露醇脱水治疗。

（三）药物处方

【处方①】　普通干扰素，100 万单位，肌内注射，每日 1 次，疗程 3 天。

【处方②】　利巴韦林 8～10mg/（kg·d），静脉滴注，每日 1 次，疗程 5 天。

【处方③】　盐酸金刚烷胺，成人 200mg，口服，每日 1～2 次，疗程 3～5 天；儿童，2～3mg/（kg·d），疗程 3～5 天。

【处方④】　单磷酸阿糖腺苷 5～10mg/（kg·d），静脉滴注，疗程 5 天。

【处方⑤】　地塞米松 5～10mg/d，静脉滴注，疗程 3 天。

（金小琳　马世武）

六、H₇N₉亚型禽流感

（一）概述

人感染 H_7N_9 禽流感是由甲型 H_7N_9 禽流感病毒感染引起的急性呼吸道传染病，临床主要以"肺炎"为主要临床表现，患者常出现发热、咳嗽、咳痰，可伴有头痛、肌肉酸痛、腹泻或呕吐等症状。其中重症肺炎病例常并发急性呼吸窘迫综合征（ARDS）、脓毒性休克、多器官功能障碍综合征（MODS），甚至导致死亡。

（二）诊断与治疗

【诊断要点】

1. 临床诊断标准，应符合下列要求。

（1）流行病学资料　发病前 10 天内，有接触禽类及其分泌物、排泄物，或者到过活禽市场，或者与人感染 H_7N_9 禽流感病例有密切接触史。

（2）临床特点　肺炎为主要临床表现，患者常出现发热、咳嗽、咳痰，可伴有头痛、肌肉酸痛、腹泻或呕吐等症状。重症患者病情发展迅速，多在发病 3～7 天出现重症肺炎，体温大多持续在 39℃ 以上，出现呼吸困难，可伴有咯血痰。常快速进展为 ARDS、脓毒性休克和 MODS。少数患者可为轻症，仅表现为发热伴上呼吸道感染症状。

（3）实验室检查　①血常规：早期白细胞总数一般不高或降低。重症患者淋巴细胞、血小板减少。②血生化检查：多有 C-反应蛋白、乳酸脱氢酶、肌酸激酶、丙氨酸氨基转移酶、天冬氨酸氨基转移酶升高，肌红蛋白可升高。③病原学及相关检测：采集呼吸道标本（如鼻咽分泌物、痰、气道吸出物、支气管肺泡灌洗液）送检，下呼吸道标本检测阳性率高于上呼吸道标本。标本留取后应及时送检。a. 核酸检测：对可疑人感染 H_7N_9 禽流感病例首选核酸检测，对重症病例应定期检测呼吸道分泌物核酸，直至转阴；b. 甲型流感病毒通用型抗原检测：呼吸道标本甲型流感病毒通用型抗原快速检测 H_7N_9 禽流感病毒阳性率低，对高度怀疑人感染 H_7N_9 禽流感病例，应尽快送检呼吸道标本检测核酸；c. 病毒分离：从患者呼吸道标本中分离 H_7N_9 禽流感病毒；d. 血清学检测：动态检测急性期和恢复期双份血清 H_7N_9 禽流感病毒特异性抗体水平呈 4 倍或以上升高。④胸部影像学检查：发生肺炎的患者肺内出现片状阴影。重症患者病变进展迅速，常呈双肺多发磨玻璃影及肺实变影像，可合并少量胸腔积液。发生 ARDS 时，病变分布广泛。

2. 诊断标准

（1）疑似病例 符合上述流行病学史和临床表现，尚无病原学检测结果。

（2）确诊病例 有上述临床表现和病原学检测阳性。

（3）重症病例 符合下列1项主要标准或≥3项次要标准者可诊断为重症病例。主要标准：①需要气管插管行机械通气治疗；②脓毒性休克经积极液体复苏后仍需要血管活性药物治疗。次要标准：①呼吸频率≥30次/分；②氧合指数≤250mmHg；③多肺叶浸润；④意识障碍和（或）定向障碍；⑤血尿素氮≥7.14mmol/L；⑥收缩压＜90mmHg需要积极的液体复苏。

【治疗原则】

1. 隔离治疗：对疑似病例和确诊病例应尽早隔离治疗。

2. 对症治疗：根据患者缺氧程度可采用鼻导管、经鼻高流量氧疗、开放面罩及储氧面罩进行氧疗。高热者可进行物理降温或应用解热药物。咳嗽咳痰严重者可给予止咳祛痰药物。

3. 抗病毒治疗：对怀疑人感染 H_7N_9 禽流感的患者应尽早应用抗流感病毒药物。

4. 加强支持治疗，维持内环境稳定，防治继发感染。

5. 中医药辨证论治。

【一般治疗】

1. 抗病毒药物使用原则：①在使用抗病毒药物之前宜留取呼吸道标本；②抗病毒药物应尽早使用，无须等待病原学检测结果。

2. 抗病毒药物：①神经氨酸酶抑制剂，奥司他韦、帕拉米韦、扎那米韦；②离子通道 M_2 阻滞剂，目前监测资料显示所有 H_7N_9 禽流感病毒对盐酸金刚烷胺和金刚乙胺耐药，不建议使用。

3. 中医药辨证论治

（1）热毒犯肺，肺失宣降证（疑似病例或确诊病例病情轻者）

①症状：发热、咳嗽，甚者喘促、少痰，或头痛，或肌肉关节疼痛。舌红苔薄，脉数滑。

②治法：清热解毒，宣肺止咳。

③中成药：可选择疏风解毒胶囊、莲花清瘟胶囊、金莲清热泡腾片等具有清热解毒、宣肺止咳功效的药物。

④中药注射液：痰热清注射液、喜炎平注射液、热毒宁注射液、血必净注射液、参麦注射液。

（2）热毒壅肺，内闭外脱证（临床表现高热、ARDS、脓毒性休克等患者）

①症状：高热、咳嗽、痰少难咯、憋气、喘促、咯血，或见痰中带血；伴四末不温，四肢厥逆、躁扰不安；甚则神昏谵语。舌黯红，脉沉细数或脉微欲绝。

②治法：解毒泻肺，益气固脱。

③中成药：可选择参麦注射液、参附注射液、痰热清注射液、血必净静脉注射液、喜炎平注射液、热毒宁注射液。

（3）以上中药汤剂、中成药和中药注射液不作为预防使用，宜尽早中医治疗。

4. 重症病例的治疗：采取抗病毒、抗休克、纠正低氧血症，防治 MODS 和继发感染，维持水、电解质平衡等综合措施。对出现呼吸功能障碍者给予吸氧及其他相应呼吸支持，发生其他并发症的患者应积极采取相应治疗。

（1）氧疗 患者病情出现下列情况之一，应进行氧疗。

①吸空气时 SpO_2＜92%。

②呼吸频率增快（呼吸频率＞24 bpm），呼吸困难或窘迫。

（2）呼吸功能支持 ①机械通气：患者经氧疗2小时，SpO_2 仍＜92%，或呼吸困难、呼吸窘迫改善不明显时，宜进行机械通气治疗。可参照 ARDS 机械通气的原则进行治疗。ARDS 治疗中可发生纵隔气肿、呼吸机相关肺炎等并发症，应当引起注意。②无创正压通气：出现呼吸窘迫和（或）低氧血症、氧疗效果不佳的患者，可早期尝试使用无创通气，推荐使用口鼻面罩。无创通气治疗1～2小时无改善，需及早考虑实施有创通气。

（3）有创正压通气 运用 ARDS 保护性通气策略，采用小潮气量，合适的 PEEP，积极的肺复张，严重时采取俯卧位通气。有条件的可根据病情选择体外膜氧合（ECMO）。

（三）药物处方

【处方①】 磷酸奥司他韦，成人剂量每次 75mg，每日2次，疗程5～7天，重症病例剂量可加倍，疗程可适当延长。1岁及以上年龄的儿童患者应根据体重给药（宜选择儿童剂型）。

【处方②】 帕拉米韦，重症病例或无法口服者可用帕拉米韦氯化钠注射液，成人用量为 300～600mg，静脉滴注，每日1次，常规疗程5～7天，可根据临床需要调整。

【处方③】 扎那米韦，适用于7岁以上人群。每日2次，间隔12小时；每次 10mg（分两次吸入）。

【处方④】 盐酸金刚烷胺：成人，100～200mg；儿童，5mg/（kg·d），分2次口服，疗程5天。

（葛哲 马世武）

七、甲型 H_1N_1 流感

（一）概述

甲型 H_1N_1 流感是由甲型 H_1N_1 流感病毒引起的，主要经飞沫传播的急性呼吸道传染病。起病急，通常表现为流感样症状，包括发热、咽痛、流涕、鼻塞、咳嗽、咳痰、头痛、全身酸痛、乏力等，部分病例出现呕吐和（或）腹泻。少数病例仅有轻微的上呼吸道症状，无发热。体征主要包括咽部充血和扁桃体肿大。可发生肺炎等并发症，少数病例病情进展迅速，出现呼吸衰竭、多脏器功能不全或衰竭。新生儿和小婴儿流感样症状常不典型，可表现为低热、嗜睡、喂养困难、呼吸急促、呼吸暂停、发绀和脱水。儿童病例易出现喘息，部分儿童病例出现中枢神经系统损害。妊娠中晚期妇女感染甲型 H_1N_1 流感后较多表现为气促，易发生肺炎、呼吸衰竭等。妊娠期妇女感染甲型 H_1N_1 流感后可能导致流产、早产、胎儿窘迫、胎死宫内等不良妊娠结局。可诱发原有基础疾病的加重，呈现相应的临床表现。病情严重者可以导致死亡。

（二）诊断与治疗

【诊断要点】 诊断主要结合流行病学史、临床表现和病原学检查，早发现、早诊断是防控与有效治疗的关键。

1. 疑似病例：符合下列情况之一即可诊断为疑似病例，对于下述 2 种情况，在条件允许的情况下，可安排甲型 H_1N_1 流感病原学检查。

（1）发病前 7 天内与传染期甲型 H_1N_1 流感确诊病例有密切接触，并出现流感样临床表现（注：密切接触是指在未采取有效防护的情况下，诊治、照看传染期甲型 H_1N_1 流感患者；与患者共同生活；接触过患者的呼吸道分泌物、体液等）。

（2）出现流感样临床表现，甲型流感病毒检测阳性，尚未进一步检测病毒亚型。

2. 临床诊断病例：同一起甲型 H_1N_1 流感暴发疫情中，未经实验室确诊的流感样症状病例，在排除其他致流感样症状疾病时，可诊断为临床诊断病例（注：甲型 H_1N_1 流感暴发是指一个地区或单位短时间出现异常增多的流感样病例，经实验室检测确认为甲型 H_1N_1 流感疫情）。

在条件允许的情况下，临床诊断病例可安排病原学检查。

3. 确诊病例

（1）出现流感样临床表现，同时有以下一种或几种实验室检测结果：甲型 H_1N_1 流感病毒核酸检测阳性（可采用实时 RT-PCR 和 RT-PCR 方法）。

（2）分离到甲型 H_1N_1 流感病毒。

（3）双份血清甲型 H_1N_1 流感病毒的特异性抗体水平呈 4 倍或 4 倍以上升高。

【治疗原则】 早发现、早诊断是防控与有效治疗的关键。

1. 一般治疗：休息，多饮水，密切观察病情变化；对高热病例可给予退热治疗。

2. 抗病毒治疗：研究显示，此种甲型 H_1N_1 流感病毒目前对神经氨酸酶抑制剂奥司他韦、扎那米韦敏感，对盐酸金刚烷胺和金刚乙胺耐药，也可考虑使用盐酸阿比多尔、牛黄清感胶囊等其他抗病毒药物。对于临床症状较轻且无合并症、病情趋于自限的甲型 H_1N_1 流感病例，无需积极应用神经氨酸酶抑制剂。感染甲型 H_1N_1 流感的高危人群应及时给予神经氨酸酶抑制剂进行抗病毒治疗。开始给药时间应尽可能在发病 48 小时以内（以 36 小时内为最佳），不一定等待病毒核酸检测结果，即可开始抗病毒治疗。孕妇在出现流感样症状之后，宜尽早给予神经氨酸酶抑制剂治疗。对于就诊时病情严重或呈进行性加重的病例，需及时用药，即使发病已超过 48 小时，也应使用。

3. 其他治疗

（1）如出现低氧血症或呼吸衰竭，应及时给予相应的治疗措施，包括氧疗或机械通气等。

（2）合并休克时给予相应抗休克治疗。

（3）出现其他脏器功能损害时，给予相应支持治疗。

（4）出现继发感染时，给予相应抗感染治疗。

（5）18 岁以下患者避免应用阿司匹林类药物退热。

（6）妊娠期的甲型 H_1N_1 流感危重病例，应结合患者的病情严重程度、并发症和合并症发生情况、妊娠周数及患者和家属的意愿等因素，考虑终止妊娠的时机和方式。对于重症和危重病例，也可以考虑使用甲型 H_1N_1 流感近期康复者恢复期血浆或疫苗接种者免疫血浆进行治疗。对发病 1 周内的重症和危重病例，在保证医疗安全的前提下，宜早期使用。推荐用法：成人 100～200ml，儿童酌情减量，静脉输入。必要时可重复使用。使用过程中，注意过敏反应。

（三）药物处方

【处方①】 奥司他韦，成人用量为 75mg，每日 2 次，疗程 5 天。1 岁及以上年龄的儿童患者应根据体重给药，体重不足 15kg 者，予 30mg，每日 2 次；体重 15～23kg 者，予 45mg，每日 2 次；体重 23～40kg 者，予 60mg，每日 2 次；体重大于 40kg 者，予 75mg，每日 2 次。疗程均为 5 天。对于病情迁延病例，可适当延长用药时间。

【处方②】 扎那米韦，成人及 7 岁以上儿童用量为 10mg 吸入，每日 2 次，疗程 5 天。

（葛哲 马世武）

八、巨细胞病毒感染

（一）概述

巨细胞病毒（CMV）属于疱疹病毒科，患者和隐性感染者可长期或间歇地自唾液、尿液、宫颈与阴道分泌物、精液、乳汁等排出病毒而作为本病传染源。主要传播途径：①先天性感染；②接触感染，但患者–患者或患者–工作人员间的传播尚无确切实例；③通过输血、器官移植、体外循环和心脏直视手术等传播有所发生。

（二）诊断与治疗

【诊断要点】

1. 临床诊断要点：①婴幼儿患者母亲于妊娠期内有CMV感染；先天性畸形；新生儿黄疸消退延迟，肝、脾大，重度溶血性贫血；白细胞增多伴异常淋巴细胞增多；有颅内钙化、脑内症状原因不明者。②年长儿童及成人单核细胞增多而嗜异凝集试验阴性者；AIDS 患者或器官移植后接受免疫抑制治疗者出现传染性单核细胞增多症表现而血清嗜异凝集试验阴性者，发生间质性肺炎或原因不明的肝炎时均应考虑本病。

2. 具有下列任何一项即可确诊。

（1）从受检者的尿、血、唾液、乳汁、组织等中分离出CMV。

（2）在受检的组织细胞中见到典型的巨细胞包涵体（注意除外其他病毒感染）。

（3）血清特异抗体检测 ①血清抗 CMV–IgG：a. 阳性结果表明 CMV 感染，6 个月以内婴儿需除外胎传抗体；b. 从阴性转为阳性表明原发性感染；c. 双份血清抗体滴度呈 ≥4 倍增高表明 CMV 活动；d. 在严重免疫抑制者，可出

401

现假阴性。②血清抗 CMV-IgM：a. 阳性表明 CMV 活动；b. 新生儿和幼小婴儿产生 IgM 能力较差，因此即使感染了 CMV，仍可出现假阴性；c. 注意类风湿因子等干扰，实验出现假阳性。

（4）用特异的单克隆抗体从受检组织或细胞中检测到 CMV 抗原如 IEA 和（或）EA，表明 CMV 活动。

（5）用分子杂交或聚合酶链反应（PCR）法从受检材料中检出 CMV DNA 特异片段，表明 CMV 感染（潜伏感染或活动性感染均可）。

【治疗原则】 护肝、抗病毒及对症支持治疗。

【一般治疗】 CMV 肝炎可按治疗病毒性肝炎的一般原则使用护肝药物，以促进肝细胞恢复，减轻肝细胞损害，降低氨基转移酶，消退黄疸，必要时输注白蛋白，贫血严重者输血。CMV 肺炎按病毒性肺炎对症支持治疗。

（三）药物处方

【处方①】 更昔洛韦 7.5～10mg/（kg·d），分 2～3 次静脉滴注，14 天后改为 5mg/（kg·d）静脉滴注，维持 1～2 个月。

【处方②】 膦甲酸钠，60mg/kg，每 8 小时 1 次，疗程 3 周；维持剂量 90～120mg/kg。

【处方③】 盐酸缬更昔洛韦片。

方案 1：900mg，每日 2 次，疗程 21 天；维持剂量 900mg，每日 1 次。

方案 2：900mg，每日 1 次，疗程 200 天。

方案 3：900mg，每日 1 次，疗程 100 天。

方案 1 用于 CMV 视网膜炎，方案 2 用于肾移植患者的 CMV 感染预防，方案 3 用于其他脏器移植的 CMV 感染预防。

（何海英 马世武）

九、狂犬病

（一）概述

狂犬病又称恐水症，是由狂犬病毒引起的人畜共患病。主要流行于东南亚、亚洲和拉丁美洲，但全球皆有分布。传染源是患病动物，常见的为狗，猫、猪、牛、马及一些野生动物如狼、浣熊、蝙蝠、狐狸等也可传播本病。我国的狂犬病主要是由狗传播。传播途径是被患病的或者是携带病毒的狗咬伤，病毒从伤口侵入人体，部分人也可以在杀狗、剥皮、切肉的过程中感染。极少数也可通过吸入蝙蝠居住的洞穴中的空气感染。潜伏期 10 天～1 年，一般为 20 天。

（二）诊断与治疗

【诊断要点】

1. 临床诊断病例，符合下列任一项即可诊断。

（1）典型的狂躁型狂犬病临床表现。

（2）明确的动物致伤史和典型的麻痹型狂犬病临床表现。

2. 确诊病例，临床诊断病例如加下列任一项，即可确诊。

（1）直接荧光抗体法（或 ELISA 法） 检测患者唾液、脑脊液或颈后带毛囊的皮肤组织标本中狂犬病病毒抗原阳性，或用 RT-PCR 检测狂犬病毒核酸阳性。

（2）细胞培养法 从患者唾液或脑脊液等标本中分离出狂犬病病毒。

（3）脑组织检测 尸检脑组织标本，用直接荧光法或 ELISA 法检测狂犬病病毒抗原阳性、RT-PCR 检测狂犬病毒核酸阳性、细胞培养法分离出狂犬病病毒。

【治疗原则】

1. 一旦发病，即使使用疫苗和免疫球蛋白也不能改善预后，死亡率几乎 100%，所以预防重于治疗。

2. 以对症治疗、防治并发症为主要原则。

3. 隔离患者，防止唾液污染，保持病房安静，减少水、风、光、声音等刺激。

4. 咬伤后立即分别用 20% 肥皂水或 0.1%新洁尔灭彻底清洗伤口，反复冲洗至少半小时，二者不可同时合用，再用 75%和 2%的碘酊反复涂搽。

5. 使用狂犬病免疫球蛋白在伤口周围浸润注射，不要缝合伤口。

6. 酌情使用抗生素和破伤风抗毒素。

7. 人被接种过疫苗的家畜咬伤，不需抗狂犬病治疗。对不明来源牲畜及行为不正常动物咬伤应进行疫苗加狂犬病免疫球蛋白治疗。

【一般治疗】

1. 加强监护，给予氧气吸入。

2. 纠正酸中毒，维持水及电解质平衡。

3 对于躁狂明显、咽喉肌痉挛发作的患者可给予镇静剂，必要时管切开。

4. 脑水肿患者可给予甘露醇的脱水药，必要时可行脑脊液侧脑室引流。

5. 有心动过速、心律失常、高血压患者可给予 β 受体阻滞剂或强心剂。

6. 低血压者给予扩容、补液、收缩血管治疗。

7. 有血栓形成、出血、贫血患者给予相应治疗。

（三）药物处方

【处方①】 国际上流行 3 种灭活疫苗：人二倍体细胞疫苗、原代牛肾细胞疫苗、纯化鸡胚疫苗。我国使用国产纯化人 Vero 细胞疫苗，按照 0、7、21 天各 1 针，三角肌内注射。

【处方②】 狂犬病免疫球蛋白：有马和人两种马狂犬病免疫球蛋白要皮试，预防剂量 20 IU/kg，治疗剂量 40 IU/kg，肌肉和局部各一半。

（金小琳 马世武）

十、流行性感冒

（一）概述

流行性感冒，简称流感，是由流感病毒引起的急性呼吸道传染病，本病通过呼吸道传播，其潜伏期短、传染性强且病毒极易变异，往往造成世界性大流行，甚至暴发流行。根据临床表现的严重程度分为两型，典型流感及流感病毒性肺炎。典型流感起病急，以高热、畏寒、肌痛、乏力等全身中毒症状为表现，但体征较轻，伴或不伴咳嗽、流涕等局部症状，呈自限性。严重类型多见于老年患者、婴幼儿或有基础疾病的慢性病患者。起病与一般典型流感相似，病情进展迅速，出现高热不退、呼吸困难、发绀或者多器官功能衰竭，死亡率高；此外，流感还有一些特殊类型，包括胃肠型、脑膜脑炎型、心肌炎型、心包炎型以及以横纹肌溶解为主要表现的肌炎型（仅见于儿童）。

（二）诊断与治疗

【诊断要点】

1. 流行病学史：冬、春季节同一地区，短期内出现较多症状相似的急性呼吸道感染病例。可暴发流行，应考虑流感的可能。

2. 临床表现：除短期内集中出现较多量相似病例外，还表现为全身中毒症状较重但呼吸道症状相对较轻的特点。

3. 实验室诊断：①早期快速诊断，起病 3 天内鼻黏膜洗液涂片染色找包涵体或用免疫荧光法实验检测抗原呈阳性；②血清学诊断，分别对急性期及恢复期血清行补体结合或血凝抑制试验，前后抗体滴度上升 4 倍以上，则为阳性；③病毒分离，取起病 3 天内患者的含漱液或咽拭子接种于鸡胚或组织培养分离病毒。

【治疗原则】

1. 对症治疗：高热患者可予以解热镇痛药物，儿童忌服含阿司匹林成分药物，以免诱发瑞氏综合征。对于咳嗽剧烈影响休息者可给予镇咳药物。

2. 并发症治疗：对于并发细菌性肺炎或特殊类型流感患者，应加强监护，保持呼吸道通畅，氧疗，必要时呼吸机辅助通气治疗；此外对于并发细菌感染者，应积极完善病原学检查，根据药敏试验结果选用敏感抗菌药物。

3. 抗病毒治疗：可使用抗病毒药物。

【一般治疗】 卧床休息，多饮水，食易消化食物，预防并发症。对于重症者严密观察生命体征。

（三）药物处方

【处方①】 盐酸金刚烷胺片，成人和 12 岁及 12 岁以上儿童，200mg，每日 1 次或 100mg，每 12 小时 1 次；1～9 岁小儿，1.5～3mg/kg，8 小时 1 次或 2.2～4.4mg/kg，12 小时 1 次；9～12 岁小儿，100mg，每 12 小时 1 次。均为口服，疗程 3～4 天。

【处方②】 金刚乙胺片，成人及 10 岁以上儿童，200mg，每日 1 次或分 2 次给药；1～10 岁小儿，5mg/kg（不超过150mg），每日 1 次或分 2 次给药；老人剂量减半。均口服，疗程 7 天。

【处方③】 奥司他韦，成人和 13 岁以上青少年，75mg，每日 2 次；1 岁以上儿童按体重给药，≤15kg 者，30mg，每日 2 次；15～23kg 儿童，45mg，每日 2 次；23～40kg 儿

童，60mg，每日 2 次；40kg 以上儿童，75mg，每日 2 次。均为口服，疗程 5 天。

【处方④】 扎那米韦吸入粉雾剂，成人及 7 岁以上儿童：10mg（2 吸）每日 2 次，症状发作后尽早给药（48 小时内）。第一天 2 次给药至少间隔 2 小时，以后每 12 小时给药 1 次，疗程 5 天。

（詹淑华 马世武）

十一、流行性腮腺炎

（一）概述

流行性腮腺炎是由腮腺炎病毒引起的急性呼吸道传染病，本病呈全球性分布，全年均可发病，以冬、春季常见。主要发生于儿童和青少年，无免疫力的成人亦可发病。

（二）诊断与治疗

【诊断要点】

1. 流行病学史：多见于冬、春季节，有流行性腮腺炎患者接触史。

2. 临床表现：①发热、头痛、乏力、食欲不振等；②发热 1～2 日后，单侧或双侧腮腺肿胀、疼痛，以耳垂为中心向前、后、下发展，张口和咀嚼或进食酸性食物时疼痛加剧，颌下腺或舌下腺可单独或同时受累，有时可出现吞咽困难；③伴脑膜脑炎时有头痛、呕吐、脑膜刺激征或意识改变；④伴睾丸炎时有睾丸肿痛或并发附睾炎、鞘膜积液；⑤伴胰腺炎时有呕吐、上中腹疼痛与压痛。

3. 实验室诊断：①白细胞计数和尿常规一般正常，有睾丸炎者白细胞可以增高；②90%患者发病早期血清和尿淀粉酶增高，无腮腺肿大的脑膜脑炎患者，血和尿淀粉酶也可升高，血清脂肪酶增高，有助于胰腺炎的诊断；③采用 ELISA 法检测血清中检测出腮腺炎病毒特异性 IgM 抗体，有早期诊断意义；④恢复期与急性期血清（间隔 2～4 周）腮腺炎病毒 IgG 抗体滴度比呈 4 倍或 4 倍以上升高；⑤唾液、尿、脑脊液等体液中分离到腮腺炎病毒。

治疗原则

1. 一般治疗：卧床休息，避免进食酸性饮料、多饮水，保持口腔清洁。

2. 对症治疗：发热、头痛及腮腺痛可给予解热镇痛药，儿童不可给予阿司匹林，维持水、电解质及酸碱平衡。

3. 抗病毒治疗：早期可使用利巴韦林。

4. 并发症治疗：①睾丸炎：用丁字带将肿胀的睾丸托起，局部冷敷，早期应用己烯雌酚；②心肌炎：可使用肾上腺皮质激素；③脑炎及脑膜脑炎：可使用甘露醇或甘油果糖降颅内压、使用肾上腺皮质激素；④胰腺炎：禁饮禁食，补液，维持水、电解质、酸碱平衡。

（三）药物处方

【处方①】 布洛芬缓释片，成人口服，1 次 1 片，每日 2 次，至症状消失。

【处方②】 利巴韦林注射液，成人 1 次 0.5g，每日 2

次，小儿按千克体重每日 10～15mg，分 2 次给药，加入生理氯化钠溶液稀释成每 1ml 含 1mg 溶液后静脉滴注，疗程 5～7 天。

【处方③】地塞米松磷酸钠注射液，5～10mg 静脉注射，每日 1 次，疗程 5～7 天。

【处方④】复方甘露醇注射液，125～250ml，静脉滴注，每 4～6 小时 1 次，直至症状缓解。

【处方⑤】甘露醇注射液，成人按体重 0.25～2g/kg，配制为 15%～25%浓度于 30～60 分钟内静脉滴注；儿童按体重 1～2g/kg 或按体表面积 30～60g/m^2，以 15%～20%浓度溶液于 30～60 分钟内静脉滴注；患者衰弱时剂量减至 0.5g/kg；均应用至症状消失。

【处方⑥】甘油果糖氯化钠注射液，成人一般 1 次 250～500ml，每日 1～2 次，每次 500ml 需滴注 2～3 小时，250ml 滴注时间为 1～1.5 小时。剂量根据年龄、症状可适当增减。

【处方⑦】己烯雌酚，口服 1mg，每日 3 次疗程 5～7 天。

【处方⑧】毛花苷 C 注射液，0.4～0.6mg 加入 5% 葡萄糖溶液 20ml 中静脉缓推，以后 2～4 小时可予以 0.2～0.4mg，总量 1～1.6mg。2 岁以下儿童按体重 0.022mg/kg，2～3 岁儿童 0.025mg/kg，症状缓解后停用。

（詹淑华　马世武）

十二、肾综合征出血热

（一）概述

肾综合征出血热是由汉坦病毒引起的一种自然疫源性疾病，这种病毒侵入人体后直接作用于全身毛细血管和小血管，引起广泛的血管壁损伤，使血管壁的通透性增高，导致组织或器官水肿，鼠为主要传染源，包括家鼠及野鼠，四季均可发病，家鼠传播者以 3～5 月为高峰，野鼠传播者以 11～1 月份为高峰，5～7 月为小高峰。人群普遍易感，以男性青壮年农民和工人发病率较高，其他人群亦可发病。传播途径为接触、呼吸道（最主要途径）、消化道、虫媒、母婴垂直传播。

（二）诊断与治疗

【诊断要点】

1. 根据流行病学资料：在疫区居住或去过疫区，有无鼠接触史、发病季节等。

2. 临床表现：三红、三痛、发热中毒症状、充血出血、肾损害主证和典型病例五期经过，即发热、低血压休克、少尿、多尿、恢复。

3. 实验室检查：白细胞升高、出现异型淋巴细胞、小细胞减少、尿蛋白，发病初期检测血清抗汉坦病毒 IgM 抗体多阳性，或检测间隔 1 周以上的急性期和多尿及恢复期双份血清，IgG 抗体效价大于 4 倍以上具有诊断价值。

【治疗原则】

1. 早发现、早休息、早治疗和就地隔离治疗。

2. 密切观察生命体征，针对五期的临床经过给予相应的综合治疗。

3. 低血压休克期：补液应"一早二快三适量"，晶胶结合，以平衡盐液为主。若扩容纠酸后血压仍不上升，可应用血管活性药和肾上腺糖皮质激素。

4. 少尿期需要稳定内环境、促进利尿、导泻、透析。稳定内环境：每日输入量为前一日出量加上 500～800ml，以高糖为主，限制含钾剂，一般无须补钠，酸中毒可酌情用碳酸氢钠；促进利尿：一般血压稳定 12～24 小时开始使用。

5. 透析疗法指针：①少尿＞5 天或无尿＞24 小时；②血容量综合征伴发肺水肿、脑水肿及肠道大出血者；③血钾＞6.5mmol/L，心电图有高耸 T 波表现；④进展型氮质血症，每日 BUN 升高＞7.14mmol/L。

6. 移行阶段及多尿早期治疗同少尿期，多尿后期主要是维持水、电解质平衡，补液量宜量出为入，补充以口服为主，不能进食者可以静脉补充，防止继发感染、出血、脱水、低钾、低钠；由于免疫力低下，易发生呼吸道、泌尿道感染，若发生感染，及时诊断治疗，避免使用对肾脏有损伤的抗生素。

7. 恢复期应补充营养，逐渐增加活动，出院后休息 1～2 月，避免劳累。定期复查肾功能。

【一般治疗】

1. 对症治疗：早期严格卧床休息，给予高热量、高维生素流质或半流质饮食，高热者可给予物理降温，慎用发汗退热药物。常规输入平衡盐液，根据血压、体温、尿量及血液浓缩情况调整液体量。

2. 饮食治疗：营养丰富、易于消化的饮食。

（三）药物处方

○控制感染

【处方①】利巴韦林 800～1200mg（10%葡萄糖 250ml），静脉滴注，疗程 3～5 天。

【处方②】α-干扰素 300 万肌内注射，每日 1 次，疗程 3～5 天。

○减少渗出、防治出血、预防 DIC

【处方①】2g 维生素 C 联合 100～200mg 氢化可的松或 5～10mg 地塞米松（5%葡萄糖 250ml），静脉滴注，每日 1 次；疗程视病情而定。

【处方②】酚磺乙胺 1g（5%葡萄糖 250ml），静脉滴注，每日 1 次；疗程视病情而定。

【处方③】双嘧达莫 0.1g，口服 3 次，3～5 天；疗程视病情而定。

○抗休克治疗

【处方①】平衡盐液或生理氯化钠溶液 1000ml，706 代血浆或低分子右旋糖酐，300～500ml，多通道快速输液，在 30 分钟内滴完；继续快速输入 1000ml；根据血压、脉压、尿量、心率、末梢循环的动态变化，决定滴速及用量。

【处方②】平衡盐液或生理氯化钠溶液 1000ml，血浆 300ml，静脉滴注。

【处方③】碳酸氢钠注射液，根据动脉血的酸碱结果或检验确定，分次补充或每次 60～80ml 静脉滴注。具体用量视病情而定，24 小时不宜超过 600ml。

【处方④】　多巴胺 10～20mg（10%葡萄糖 100ml），静脉滴注。具体疗程视病情而定。

【处方⑤】　山莨菪碱 0.3～0.5mg/kg，静脉注射。具体疗程视病情而定。

【处方⑥】　地塞米松 10～20mg，静脉注射。具体疗程视病情而定。

○少尿期的治疗

【处方①】　甘露醇 125ml，静脉滴注，每天 2～4 次。具体疗程视病情而定。

【处方②】　呋塞米 20～200mg，静脉注射，每天 2～4 次。具体疗程视病情而定。

【处方③】　酚妥拉明，10mg；或山莨菪碱，10～20mg，静脉注射，每天 2～3 次。具体疗程视病情而定。

○导泻

【处方①】　甘露醇 100～150ml，口服，每日 2～4 次。

○多尿期的治疗

【处方②】　头孢曲松钠 2g（氯化钠 100ml），静脉滴注，每日 2 次。疗程视病情而定。

（何海英　马世武）

十三、水痘-带状疱疹

（一）概述

水痘与带状疱疹均是由水痘-带状疱疹病毒引起的急性传染性疾病，在儿童初次感染时多表现为水痘，成人再次感染时多表现为带状疱疹。水痘和带状疱疹可发生于任何年龄，但水痘多发生于儿童，多数发生于 2～6 岁。传播途径为呼吸道传播，因患者疱疹液含有病毒，所以接触患者水疱液也可被感染。潜伏期为 10～20 天，平均潜伏期为 14 天。从发病前 1～2 天直到疱疹结痂都具有传染性。

（二）诊断与治疗

【诊断要点】

1. 临床诊断：主要根据有水痘-带状疱疹患者接触史，出现典型皮疹者，可临床诊断为水痘。好发季节为冬季和春季，好发人群为儿童，对曾接触过水痘-带状疱疹患者的人，应考虑有可能传染本病。

（1）主要表现为发热、怕冷、肌肉酸痛、咳嗽等。

（2）发热后 1～2 天开始起皮疹，起皮疹顺序为从躯干到面部、头皮，到四肢。

（3）皮疹的形态变化为斑疹、丘疹、疱疹、结痂、脱落，可多种形态皮疹共存。

2. 实验室诊断：下述检测阳性可以确诊。

（1）疱疹刮片可查到病毒。

（2）血清补体结合试验阳性。

（3）鼻咽分泌物 PCR 查病毒阳性。

【治疗原则】

1. 水痘是自限性疾病，即不治疗也会痊愈的疾病，所以主要为对症治疗，防治并发症。

2. 注意呼吸道隔离，发热时卧床休息，高热时给予降温处理，不到人员密集地方。

3. 进食清淡、容易消化的食物，多补充水分。

4. 因儿童防护意识差，多为幼儿园群体生活，所有对发病的儿童要尽早隔离，直到皮疹全部结痂。

5. 对于皮疹瘙痒明显的患者，可给予抗组胺药物口服。

4. 对于疱疹合并感染的患者应给予局部使用抗生素。

5. 一般水痘患者不应使用激素，但有出血性水痘或水痘肺炎患者，应使用，并且尽快减量、停用。

6. 对于带状疱疹伴有明显神经痛的患者，可给予镇静止痛。

7. 重症水痘患者宜早期抗病毒治疗，一般阿昔洛韦与丙种球蛋白联合使用可迅速控制病情，减少并发症的发生；联合干扰素治疗，可抑制皮疹发展，减少感染。

8. 体温在 39℃以下可用青霉素预防细菌感染，39℃以上用阿莫西林克拉维酸钾或头孢噻肟钠，有败血症者根据细菌培养及药敏结果选用合理抗生素。

9. 合并心肌炎使用大剂量维生素 C 及果糖营养心肌；有肝损伤者用复方甘草酸苷保肝治疗；合并脑炎者加用甘露醇等脱水剂；血小板减少者为预防 DIC 加用小剂量低分子肝素。

10. 对于带状疱疹患者，确诊后在抗病毒治疗同时使用糖皮质激素，可以起到消炎、消肿、止痛的作用。

【一般治疗】

1. 呼吸道隔离、接触隔离直至疱疹全部结痂变干。

2. 给予抗病毒治疗。

3. 高热患者可使用酒精擦浴、冰袋敷。

4. 可以用炉甘石洗剂擦洗疱疹，可止痒，减少疱疹感染机会，或用马来酸氯苯那敏、氯雷他定、雷尼替丁减轻皮肤瘙痒。

5. 给予补充维生素 C、维生素 B_1。

（三）药物处方

【处方①】　阿昔洛韦 5～10mg/（kg·d），静脉注射，疗程5～7 天。

【处方②】　丙种球蛋白，40mg/（kg·d），静脉滴注，视病情连续使用 2～5 天。

【处方③】　普通干扰素注射液，每天 300 万单位，肌内注射，疗程 7 天。

【处方④】　甘露醇注射液，每次 0.5～1.0g/kg，每 4～8 小时 1 次，20～30 分钟快速静脉注射。

【处方⑤】　地塞米松，0.2～0.5mg/（kg·d）或醋酸泼尼松，1mg/（kg·d），均口服，疗程为 7 天。

【处方⑥】　水痘疫苗，1～12 岁儿童接种 1 剂量（0.5ml）；13 岁以上青少年及成人接种 2 剂量，间隔 6～10 周，注射部位为上臂皮下。

（金小琳　马世武）

第三章　寄生虫性疾病

一、阿米巴病

（一）概述

阿米巴病是由溶组织内阿米巴寄生于人体所导致的疾病。根据其寄生的部位主要分为肠阿米巴病和肠外阿米巴病。肠阿米巴病病变部位主要在盲肠或阑尾，也易累及乙状结肠和升结肠，偶及回肠。典型病理损害是底大口小的"烧瓶样"溃疡，急性期表现为腹痛、腹泻，一天数十次，呈果酱样大便，伴有黏液和腥臭味，里急后重等；急性期可突然转为暴发性痢疾，出现大量的黏血样变、发热、广泛腹痛、强烈而持续的里急后重感、腹腔积液等，可危及生命；轻者可无明显临床症状。慢性阿米巴病表现为长期间歇性腹泻、腹痛、胃肠胀气和体重下降等，可持续1年，甚至长达5年。肠外阿米巴病是肠黏膜下层或肌层的滋养体进入静脉播散到其他器官系统所致，最常见的是阿米巴肝脓肿。临床上有大概10%的患者可并发阿米巴肝脓肿，可表现为腹痛、发热、食欲不振、肝大、黄疸等，穿刺可见巧克力样脓液。

（二）诊断与治疗

【诊断要点】　有流行病学史及典型的临床症状应高度怀疑此病，粪便中检查到阿米巴滋养体和包囊即可确诊，乙状结肠活检找到病原体亦可确诊。

1. 流行病学史：进食不洁饮食史和慢性腹泻患者密切接触史。

2. 临床表现：腹痛、腹泻（腥臭的果酱样大便）等。

3. 实验室检查：粪便中检查到阿米巴滋养体和包囊即可确诊。①血常规：重型患者白细胞和中心粒细胞可轻度升高，轻型和慢性患者则正常，少数患者嗜酸粒细胞可轻度升高；②粪便检查：新鲜粪便（半小时内）检查到伪足伸展运动、吞噬红细胞的滋养体可确诊；③免疫学检查：通过各种免疫学试验检测阿米巴相关抗体，一般IgG阴性患者可排除此病，粪便中阿米巴滋养体抗原阳性可确诊此病；④分子生物学检查：DNA杂交实验及PCR技术检测阿米巴滋养体DNA也具有特异性。

4. 影像学检查与活检：X线、CT、超声等有助于肝脓肿诊断，需与其他肝占位疾病鉴别，结肠镜可见典型溃疡，组织活检查滋养体。

【治疗原则】

1. 防止重复感染。

2. 全面考虑患者症状特点、年龄、躯体状况，药物的耐受性，有无并发症，因人而异地个体化合理用药。

3. 根据患者疾病类型采用不同的治疗方案。

4. 治疗阿米巴病首选硝基咪唑类，此类药物无效时可选用氯喹。

5. 可联合应用巴龙霉素或喹诺酮类抗生素辅助治疗，合并细菌感染时宜选用细菌敏感抗生素。

6. 严重感染者宜选用静脉滴注用药。

7. 阿米巴肝脓肿多主张内科治疗为主，一般在抗阿米巴药物治疗2～4天后可行脓肿穿刺引流，较大脓肿抽脓后注入甲硝唑加强脓肿愈合。

8. 阿米巴肝脓肿内科治疗不佳时采用外科手术引流，同时加强抗阿米巴药物和抗生素应用。

【一般治疗】　患者宜卧床休息，给予高蛋白、高热量饮食，加强营养，同时避免食用肠道刺激性食物，营养不良者应加强支持治疗。肝脓肿患者行B超定位下穿刺引流，脓液黏稠者可注入生理盐水或α-胰蛋白酶5mg加50ml生理盐水，抽取1/2脓液使脓液变稀。

（三）药物处方

【处方①】　甲硝唑，成人0.4g，每日3次，儿童35mg/（kg·d），分3次口服，疗程均为10天；重症患者甲硝唑滴注，成人0.5g，每8小时1次，病情好转后改每12小时1次或改为口服，疗程10天。

【处方②】　替硝唑成人2g/d，儿童25mg/（kg·d），疗程5天，重症患者静脉滴注。

【处方③】　奥硝唑0.5g，每日2次，疗程10天。

【处方④】　塞克硝唑，每天2g，疗程5天。

【处方⑤】　二氯尼特0.5g，每日3次，疗程10天。

【处方⑥】　磷酸氯喹0.5g，每日2次，连服2日后改为0.25g，每日2次，疗程2～3周。

（彭惠　马世武）

二、钩虫病

（一）概述

钩虫病主要是由十二指肠钩虫或美洲钩虫寄生于人体小肠所导致的疾病，俗称"黄肿病""懒黄病"。成虫寄生于肠道的危害较严重，引起肠黏膜损伤，造成消化道功能紊乱［包括食欲减退、腹痛、腹泻（水样便或黏液样变）、消化道出血、贫血、消瘦等］；感染严重者可严重贫血并诱发贫血性心脏病，随后出现相关循环系统症状及体征（如心脏扩大、下肢水肿等），儿童可出现生长发育障碍、智力下降、性功能发育障碍等；感染轻者可无临床症状。幼虫可引起钩虫性皮炎和一过性肺炎。

（二）诊断与治疗

【诊断要点】 实验室检出虫卵、幼虫等可确诊，有流行病学史及相关临床症状者可高度怀疑本病。

1. 流行病学史：在流行区皮肤裸露处接触污染土壤、感染者粪便等。

2. 临床表现：如消化道症状、长期慢性贫血等。

3. 实验室检查：粪便检查出虫卵或经钩蚴培养出幼虫可确诊。①直接涂片法：适用于感染率较高的地区，轻度感染易漏诊；②饱和盐水浮聚法：诊断钩虫感染最常用，检出率较直接涂片高5～6倍；③改良加藤法：定量检测感染度（以每克粪便虫卵数表示（EPG），EPG<3000为轻度感染，3000≤EPG<10000为中度感染，EPG≥10000为重度感染），可用于疗效评估及实验室诊断、流行病学检查；④钩虫培养法：耗时5～6日，检出率与饱和盐水浮聚法相似，在光镜下观察到幼虫即可确诊，高流行区出现咳嗽、咳痰症状亦可做痰液检查。

4. 影像学检查：胃、肠镜等在十二指肠、盲肠等查见活的虫体可确诊。胃肠道钡餐可有十二指肠下段和空肠上段黏膜纹理紊乱、增厚、蠕动增加，被激惹呈节段性收缩等现象。

【治疗原则】

1. 防止再次接触污染土壤等传染源而形成重复感染。

2. 全面考虑患者症状特点、年龄、躯体状况，药物的耐受性，有无并发症，因人而异地个体化合理用药。

3. 根据患者疾病类型采用不同的治疗方案。

4. 严重感染患者宜反复多个疗程治疗。

5. 广泛皮炎患者需在外用药膏的同时辅以口服驱虫药。

6. 孕妇及婴幼儿钩虫病患者严重贫血可采用输血治疗，宜小剂量、缓慢输血。

7. 补充铁剂应在血常规正常后2～3月停止。

8. 对于应用甲苯达唑治疗的患者，习惯性便秘时可加服泻药。

【一般治疗】 补充铁剂、纠正贫血，严重贫血者给予输血治疗。

（三）药物处方

【处方①】 盐酸左旋咪唑搽剂，每日2～3次，重者连续应用2天。

【处方②】 15%阿苯达唑软膏，外用，每日2～3次，重者连续应用2天。

【处方③】 阿苯达唑10～15mg/（kg·d），分2次口服，疗程3天（钩蚴皮炎广泛患者辅助用药）；400mg/d，疗程2～3天，2岁以上儿童轻症患者剂量减半（驱虫治疗）。

【处方④】 甲苯达唑，顿服，200mg/d，疗程3天，1～2岁儿童剂量减半。

【处方⑤】 复方甲苯达唑（甲苯达唑100mg，左旋咪唑25mg），口服，每日2片，疗程2天，4岁以下儿童剂

量减半。

【处方⑥】 复方阿苯达唑（阿苯达唑67mg，噻嘧啶250mg），成人及7岁上儿童2片，顿服。

（彭惠 马世武）

三、蛔虫病

（一）概述

蛔虫病是由似蚓蛔线虫寄生于人体小肠或其他器官所导致的疾病，根据其寄生的部位可分为肠道蛔虫症和胆道蛔虫病等异位蛔虫症。肠道蛔虫症一般无明显临床症状，少数有间断腹痛和脐周压痛，严重感染者有食欲减退、消瘦、贫血等症状，大量蛔虫致肠梗阻时可出现相应的症状；儿童患者常有精神症状，如惊厥、叶惊、磨牙、异嗜症等。肠道蛔虫移行到其他器官时，如胆道蛔虫病可引起胆道出血、肝脓肿、胆石症、胆囊破裂、胆汁性腹膜炎等。除此之外，蛔蚴亦可致病，其移行到肺时引起低热、咳嗽或哮喘样发作等，听诊肺有干啰音。蛔虫是人体消化道最常见的寄生虫，蛔虫病是最常见的寄生虫病，其流行范围广泛，发展中国家发病率高，我国大部分农村属于中重度流行区，常为散发，也可呈暴发流行。

（二）诊断与治疗

【诊断要点】 根据流行病学史及典型的临床症状应高度怀疑此病，粪便中检查到蛔虫卵或排除蛔虫、吐出蛔虫即可确诊，蛔虫性肠梗阻患者腹部有条索样肿块，影像学检查发现蛔虫阴影即可诊断。

1. 流行病学史：接触感染期蛔虫污染的泥土、生食污染的蔬菜等。

2. 临床表现：腹痛、儿童磨牙、夜惊等。

3. 实验室检查：粪便中检查到蛔虫卵或蛔虫即可确诊。①血常规：幼虫移行、异位蛔虫症及合并感染时白细胞和嗜酸粒细胞增多；②粪便检查：粪涂片、饱和盐水浮聚法、改良加藤法等可检查虫卵。

4. 影像学检查：超声、逆行胆胰管造影有助于肝胆、胰、阑尾蛔虫病诊断，CT、MRI对于胰管内微小蛔虫的发现有帮助。

【治疗原则】

1. 防止重复感染。

2. 全面考虑患者症状特点、年龄、躯体状况，药物的耐受性，有无并发症，因人而异地个体化合理用药。

3. 根据患者疾病类型采用不同的治疗方案。

4. 感染严重者需多个疗程。

【一般治疗】 胆道蛔虫病需进行解痉止痛、抗感染治疗；蛔虫性肠梗阻可服用豆油或花生油，蛔虫团松解后再行驱虫，若无效则尽快手术治疗；阑尾蛔虫病、肝脓肿、急性化脓性胆管炎、出血坏死性胰腺炎均需尽快进行外科治疗。

（三）药物处方

【处方①】 阿苯达唑，成人0.4g，顿服。

【处方②】 伊维菌素，成人 100μg/d，疗程 2 天。

【处方③】 盐酸左旋咪唑宝塔糖，口服，成人 1.5～2.5mg/kg，小儿剂量为 2～3mg/kg，空腹或睡前顿服。

【处方④】 枸橼酸哌嗪片（0.5g）。12 岁以上儿童及成人，口服，睡前顿服 6～7 片，疗程 2 天；12 岁以下儿童，10～15kg 者口服 2～3 片，16～21kg 者口服 3～4 片，疗程均为 2 天。

（彭惠 马世武）

四、蓝氏贾第鞭毛虫病

（一）概述

蓝氏贾第鞭毛虫病是由蓝氏贾第鞭毛虫引起的人畜共患寄生虫病。主要寄生于人体的小肠，简称贾第虫病。由于蓝氏贾第鞭毛虫易在旅游者中引起感染并造成腹泻亦称旅游者腹泻。潜伏期为 1～2 周，长者可达 45 天。急性期症状有恶心、厌食、上腹部及全身不适或伴低热、寒战、突发性恶臭水泻、胃肠胀气、呃逆和中上腹痉挛性疼痛，粪便偶见黏液，通常不带血；幼儿患者其病程可持续数月，出现吸收不良、脂肪泻、衰弱和消瘦等症状；感染轻者可无明显临床症状。亚急性患者表现与急性期类似，间歇性排恶臭稀便、便秘、腹胀、恶心、呕吐等。慢性期患者多见，周期性排恶臭稀便，病程可迁延数年不愈。贾第虫偶可侵入胆道系统，引起胆囊炎或胆管炎。该病呈全球性分布，在 HIV 患者及同性恋中的感染增多，在我国各地区人群的感染率不等，农村高于城市。

（二）诊断与治疗

【诊断要点】 有流行病学史及典型的临床症状应高度怀疑此病，粪便中检查到滋养体和包囊即可确诊，乙状结肠活检找到滋养体亦可确诊，其他包括 PCR 检测贾第虫特异性基因片段等。

1. 流行病学史：接触污染水源、同性性行为等。

2. 临床表现：排恶臭稀便、消化不良等。

3. 实验室检查：粪便中检查到滋养体和包囊即可确诊。①粪便检查：新鲜粪便（半小时内）标本生理盐水涂片镜检到滋养体可确诊，亚急性期、慢性期多次检查包囊；②小肠液检查：十二指肠引流或肠内试验法检查取肠液检查滋养体；③免疫学检查：通过各种免疫学试验检测相关抗体抗原，敏感性、特异性均较高；④分子生物学检查：应用 PCR 技术检测贾第虫 DNA 片段也具有特异性。

4. 影像学检查与活检：肠镜在小肠十二指肠悬韧带附近取黏膜组织压片镜检滋养体，此法临床少用。

【治疗原则】

1. 防止重复感染。

2. 全面考虑患者症状特点、年龄、躯体状况，药物的耐受性，有无并发症，因人而异地个体化合理用药。

3. 根据患者疾病类型采用不同的治疗方案。

4. 患者应按肠道传染病隔离，控制饮食。

5. 合并细菌感染时应给予抗生素。

6. 对确诊患者和高度怀疑本病者应给予抗病原体药物治疗。

【一般治疗】 对于严重腹泻患者应及时给予补液治疗，防止水、电解质紊乱，可酌情给予营养治疗等。

（三）药物处方

【处方①】 甲硝唑 3.2g，每日 1 次，疗程 7 天。

【处方②】 替硝唑，成人 2g 顿服，儿童 30～50mg/kg，间隔 3～5 日可重复 1 次。

【处方③】 呋喃唑酮，成人常用剂量为 0.1g，每日 3～4 次；儿童 5～10mg/kg，分 4 次服用，疗程为 7～10 日。

（彭惠 马世武）

五、蛲虫病

（一）概述

蛲虫病是由蠕形住肠线虫，即蛲虫寄生于人体盲肠、结肠、回肠下段所引起的寄生虫病。患者常表现为肛门周围及会阴部瘙痒、烦躁不安、失眠、食欲减退、夜间磨牙、消瘦等，婴幼儿可变现为夜间反复哭闹、睡不安宁，儿童容易造成反复感染，影响其身心健康，轻度感染者可无临床症状，卫生习惯良好者可自愈。蛲虫也可表现为异位寄生并引起相应部位的炎症，如阴道炎、子宫炎、卵巢炎症及尿道炎等。蛲虫病分布于世界各地，主要的感染人群是儿童，温、寒带地区感染率较高，尤其是居住拥挤、卫生条件差的地区，但是其流行与地区的经济发展程度无明显相关性。人体是蛲虫的唯一终宿主。蛲虫的唯一传染源是患者，主要经消化道传播，患者排出的卵具有传染性。

（二）诊断与治疗

【诊断要点】 有流行病学史及典型的临床症状应高度怀疑此病，找到成虫或者虫卵可确诊。

1. 流行病学史：如周围有类似症状患者或家族中曾有异位蛲虫损害等。

2. 临床表现：肛门周围及会阴部瘙痒等。

3. 实验室检查：患者肛门、会阴等部位找到成虫或虫卵即可确诊。①成虫检查：患者熟睡约 3 小时后，检查患者肛门、会阴、内衣等部位查找成虫，反复寻找一般可找到并确诊；②虫卵检查：棉签拭子法或透明胶粘贴法，检出率近100%，雌虫一般不在肠道中产卵，因此粪便中虫卵检出率低于 50%。

【治疗原则】

1. 做好患者周围及患者生活环境的普查及消毒，同时患者应注意个人卫生，消灭传染源，防止重复感染。

2. 全面考虑患者症状特点、年龄、躯体状况，药物的耐受性，有无并发症，因人而异地个体化合理用药。

3. 通常需要重复治疗 1～2 次。

4. 全身用药为主，辅以局部用药。

【一般治疗】 可在全身用药的基础上采用蛲虫膏、2%

氧化氨基汞软膏涂于肛门周围，有杀虫和止痒的疗效。

（三）药物处方

【处方①】 阿苯达唑，100～200mg 顿服，2 周后重复 1 次。

【处方②】 甲苯达唑，口服，100mg/d，疗程 3 天。

【处方③】 伊维菌素，14 岁以上患者 12mg 顿服，14 岁以下患者剂量减半。

【处方④】 噻嘧啶 1.2～1.5g，顿服，儿童 30mg/kg，2 周后重复治疗 1 次。

（彭惠　马世武）

六、疟疾

（一）概述

疟疾主要是由雌性按蚊叮咬传播的疟原虫寄生于人体引起的寄生虫病。其主要致病期是处于红细胞内的裂体增殖期，疾病严重程度与感染疟原虫的种类、数量和人体的免疫状态有关。可感染人类的疟原虫有四种，包括间日疟原虫、三日疟原虫、恶性疟原虫、卵形疟原虫。主要流行于热带和亚热带，其次是温带，在我国主要以间日疟流行为主，云南和海南地区以间日疟和恶性疟混合流行。临床上以反复发作的间歇性高热、寒战、出汗后缓解为特点。

（二）诊断与治疗

【诊断要点】 有疟疾流行区接触史和当地蚊虫叮咬史或输血史等及典型的临床症状可临床诊断疟疾；外周血中查出疟原虫可实验室诊断；免疫学检查疟原虫的特异性抗体和抗原，方便、快捷、敏感性高，但其抗原抗体通常于感染 3～4 周后出现，临床价值应用较小，一般用于流行病学调查。

1. 流行病学史：疟疾流行区接触史、蚊虫叮咬史、输血史等。

2. 临床表现：反复发作的间歇性高热、寒战、出汗后缓解，脾大等。

3. 实验室检查：外周血查出疟原虫可确诊。

（1）疟原虫检查　①外周血：血液的厚、薄涂片经吉姆萨染色用显微镜油镜观察，可诊断并判断疟原虫厚度；②PCR：检测特异性 DNA，具有灵敏度高的特点。

（2）免疫学检查　酶联吸附试验、放射免疫测定等检测疟原虫的特异性抗体和抗原，方便、快捷、敏感性高，但其抗原抗体通常于感染 3～4 周后出现，临床价值应用较小，一般用于流行病学调查。

【治疗原则】

1. 防止再次被蚊虫叮咬而形成重复感染。

2. 全面考虑患者症状特点、年龄、躯体状况，药物的耐受性，有无并发症，因人而异地个体化合理用药。

3. 根据患者感染疟原虫的种类、原虫密度、是否耐药等采用不同的治疗方案。

4. 非耐药疟疾首选磷酸氯喹。

5. 耐药疟疾首选青蒿琥酯或甲氟喹。

6. 预防疟疾的复发和传播选用伯氨喹。

7. 青蒿素尤其适用于孕妇及脑型疟的治疗。

8. 脑型疟的治疗在国内最常用的是青蒿琥酯的注射剂型。

9. 抗病原体治疗通常是先应用杀灭红细胞内裂体增殖的疟原虫的药物，葡萄糖-6-磷酸脱氢酶（G-6-PD）活性检测正常后再应用杀灭红细胞内疟原虫配子体及迟发子孢子的药物。

10. 妊娠早期耐药或恶性疟患者可采用奎宁加克林霉素，中晚期采用青蒿琥酯或奎宁加用克林霉素。

11. 脑型疟患者应给予脱水治疗并注意改善循环。

12. 对于高热患者应用非甾体解热镇痛药退热，超高热宜用激素。

【一般治疗】 给予对症支持治疗，检测血糖，及时纠正低血糖等。

（三）药物处方

【处方①】 青蒿素，成人首次口服 1g，6～8 小时后口服 0.5g，第 2、3 日各口服 0.5g。

【处方②】 双氢青蒿素，成人首剂 120mg，随后每日 60mg，疗程 1 周。

【处方③】 蒿甲醚，首剂 300mg 肌内注射，第 2、3 日剂量减半肌内注射。

【处方④】 青蒿琥酯，成人第 1 天每次口服 100mg，口服 2 次，第 2～5 天剂量减半，每日 2 次；脑型疟患者用 60mg 加 5%碳酸氢钠 0.6ml 摇匀至完全溶解，加入 5%葡萄糖溶液 5.4ml，使其最终成为 10mg/ml 的青蒿琥酯溶液（静脉注射）；或以 1.2mg/kg 计算用量，4、24、48 小时注射 1 次；清醒后改为口服，100mg/d，疗程 2～3 天。

【处方⑤】 磷酸氯喹，首剂口服 1g，第 2、3 日各口服 0.5g。脑型疟患者 16mg/kg（5%葡萄糖溶液）静脉滴注，4 小时内滴完，续以 8mg/kg，2 小时内滴完。每天总量不得超过 25mg/kg。

【处方⑥】 盐酸甲氟喹，成人顿服 750mg。

【处方⑦】 磷酸哌喹，首次 0.6g，第 2、3 日分别口服 0.6g 及 0.3g，总量 1.2～2.5g。

【处方⑧】 盐酸氨酚喹啉，首剂服用 3 片，第 2、3 天口服 2 片。

【处方⑨】 磷酸伯氨喹，成人每次口服磷酸伯氨喹 13.2g，每日 3 次，疗程 8 天。恶性疟和三日疟服用 2～4 天即可。

【处方⑩】 盐酸奎宁，500mg 加入 5%葡萄糖溶液中，4 小时内滴完，12 小时后可重复使用。清醒后改为口服。

（彭惠　马世武）

七、丝虫病

（一）概述

丝虫病主要是由节肢动物传播的丝虫寄生于人体的淋巴组织、浆膜腔引起的寄生虫病。急性期主要表现为超敏及炎症反应，丝虫热（畏寒、寒战、周期性发热）、淋巴管和淋巴结炎（好发于下肢）、丹毒样皮炎、附睾炎、睾丸炎、肺嗜酸粒细胞浸润症等；慢性期反复感染淋巴结形成增生性肉芽肿，阻塞淋巴系统，可出现淋巴水肿和象皮肿、乳糜尿、鞘膜积液、隐形丝虫病等。丝虫病呈世界分布，在我国仅有两种丝虫流行，即班氏丝虫和马来丝虫，均寄生于人体的淋巴系统，2007 年世界卫生组织审核认可中国是第一个宣布消灭丝虫病的国家。

（二）诊断与治疗

【诊断要点】　有明确的蚊虫叮咬史及典型的临床症状可临床诊断丝虫病；外周血、体液等查出微丝蚴，组织活检查出成虫可实验室诊断；对于高度怀疑丝虫病，缺乏实验室证据的患者可行诊断性治疗，部分患者在 2 周内可出现淋巴系统反应和淋巴结节，有助于临床诊断。

1. 流行病学史：有蚊虫叮咬史。

2. 临床表现：周期性发热、淋巴管炎、淋巴结肿痛、乳糜尿、象皮肿等。

3. 实验室检查：外周血、体液等查出微丝蚴可确诊。①血常规：白细胞总数在（$10 \sim 20$）$\times 10^9$/L，嗜酸粒细胞显著增多，一般占白细胞总数的 20% 以上。②微丝蚴检查：a. 外周血：涂片法、鲜血法、浓聚法、白天诱虫法、微孔膜过滤法等；b. 体液：包括鞘膜积液、乳糜液、淋巴液等。③免疫学检查：皮内试验、补体结合试验、间接免疫荧光抗体检查等，与其他线虫存在交叉反应，特异性较低。④分子生物学检查：DNA 杂交实验及 PCR 技术等。

4. 影像学检查：淋巴管造影显示淋巴管扩张、输出淋巴管狭窄，淋巴结实质缺损。

5. 活组织检查：皮下结节、淋巴结、附睾结节等活检，查找成虫并观察病理变化。

【治疗原则】

1. 防止再次被蚊虫叮咬而形成重复感染。

2. 全面考虑患者症状特点、年龄、躯体状况、药物的耐受性及有无并发症，因人而异地个体化合理用药。

3. 根据患者疾病类型采用不同的治疗方案：治疗丝虫病首选乙胺嗪；马来丝虫患者宜选用短程疗法；班氏丝虫病患者采用中程疗法。

4. 阿苯达唑一般不单独用于此病治疗。

5. 合并细菌感染的患者加用抗菌药物，严重感染者可重复治疗。

6. 患者乳糜尿非手术治疗效果不佳时可采用手术治疗。

7. 乳糜血尿可酌情使用止血剂。

8. 严重的下肢象皮肿可行皮肤移行术，阴囊象皮肿可行整形术。

9. 流行区宜推广全民使用乙胺嗪药盐（每千克食盐添加 3g 乙胺嗪）。

【一般治疗】

1. 淋巴管炎和淋巴结炎：应用泼尼松、保泰松、阿司匹林，疗程 $2 \sim 3$ 日。

2. 乳糜尿：卧床休息时加腹带、抬高臀部、多饮水、低脂低蛋白清淡饮食，必要时可用 1% 的硝酸银或 12.5% 的碘化钠溶液做肾盂冲洗。

3. 象皮肿：保持患肢清洁，避免挤压摩擦，可采用热辐射和微波疗法。

（三）药物处方

【处方①】　枸橼酸乙胺嗪。短程疗法：成人 1.5g 顿服或 0.75g，每日 2 次，连服 2 天；中程疗法：每日 0.6g，分 $2 \sim 3$ 次口服，连服 1 周；间歇疗法：每日 0.5g，每周 1 次，连服 7 周。

乙胺嗪药盐：每千克食盐添加 3g 乙胺嗪，食用半年。

【处方②】　伊维菌素，口服，成人 $100 \sim 200 \mu g/$（kg·d），疗程 $1 \sim 2$ 天。

【处方③】　呋喃嘧酮，口服，20mg/（kg·d），分 $2 \sim 3$ 次口服，连续服用 1 周。

【处方④】　多西环素，口服，200mg/d，疗程 8 周。

【处方⑤】　阿苯达唑，400mg/kg，单剂口服，常于乙胺嗪和伊维菌素连用。

（彭惠　马世武）

八、绦虫病

（一）概述

绦虫病是由各种绦虫寄生于人体的消化道引起的寄生虫病。可寄生于人体绦虫总共 30 余种，分属于绦虫亚纲的圆叶目和假叶目。在我国最为常见的是猪带绦虫和牛带绦虫，其次是微小膜壳绦虫，总体感染率均较低，呈全国散发趋势，其中微小膜壳绦虫以新疆部分地区发病率较高，且 10 岁以下儿童感染率较高。这三种绦虫成虫寄生于小肠，病情较轻微，无明显临床症状，初始一般以粪便中出现孕节为唯一表现，少数患者可出现全腹或上腹部隐痛、消化不良、腹泻、体重减轻等症状；微小膜壳绦虫严重感染者表现为严重的胃肠和神经系统症状，如恶心、呕吐、腹痛腹泻以及头痛头晕、烦躁、失眠、晕厥等。其中猪带绦虫的幼虫亦可寄生于人体，引起猪囊尾蚴病。猪带绦虫幼虫寄生部位广泛，主要引起三类猪囊尾蚴病：皮下及肌肉囊尾蚴病、脑囊尾蚴病和眼囊尾蚴病。

（二）诊断与治疗

【诊断要点】　有食用生或半生猪肉、牛肉史，呕吐物或粪便中出现白色节片即可诊断绦虫病。粪便或肛拭子中查出虫卵可确诊。孕节中子宫分支数目和各种免疫学试验有助于鉴别各种类型的绦虫。

1. 流行病学史：有食用生或半生猪肉、牛肉史、污染水源等。

2. 临床表现：粪便、呕吐物中出现孕节，轻微的消化道症状。

3. 实验室检查：粪便或肛拭子中查出虫卵可确诊，免疫学试验相关抗体阳性可辅助诊断及鉴别。①血常规：白细胞数一般正常，病程早期可有嗜酸粒细胞轻度增多。②虫卵检查：a.粪便及肛拭子检测；b.分子生物学检查：DNA-DNA斑点印迹法可用于检测绦虫卵，PCR扩增粪便中虫体或虫卵的种特异性DNA序列以兹鉴别猪带绦虫和牛带绦虫。③免疫学检查：皮内试验、补体结合试验、环状沉淀试验、乳胶凝集试验等检测抗体（阳性率73.7%～99.2%），酶联吸附试验检测粪便特异性抗原，其敏感性为100%，且具有高度特异性，与蛔虫、钩虫、鞭虫无交叉反应。④孕节检查：压片法检查孕节内子宫分支数目及形态。⑤驱虫治疗24小时后，留取全部粪便检查头节帮助考核疗效及鉴别虫种，头节被驱出表明治疗彻底，据头节形状及有无小钩区分虫种。

【治疗原则】

1. 隔离传染源。

2. 全面考虑患者症状特点、年龄、躯体状况、药物的耐受性，有无并发症，因人而异地个体化合理用药。

3. 根据患者疾病类型采用不同的治疗方案。

4. 治疗绦虫病首选吡喹酮。

5. 使用氯硝柳胺治疗猪带绦虫病时，需慎防自体感染囊虫病。

【一般治疗】　根据患者病情给予对症支持治疗。

（三）药物处方

【处方①】　吡喹酮，15～20mg/kg或25mg/kg，清晨空腹顿服。

【处方②】　甲苯达唑，300mg，每日2次，疗程3天。

【处方③】　阿苯达唑，8mg/kg，连续服用3日。

【处方④】　氯硝柳胺，成人2g清晨空腹顿服，儿童剂量减半。

（彭惠　马世武）

九、血吸虫病

（一）疾病概述

血吸虫病是由血吸虫寄生于人体所导致的疾病，主要分布于非洲、拉丁美洲、亚洲。寄生于人体的血吸虫主要有埃及血吸虫、曼氏血吸虫、日本血吸虫、间插血吸虫、湄公血吸虫、马来血吸虫6种，其中以埃及血吸虫病、曼氏血吸虫病和日本血吸虫病流行范围最广，危害最大。在我国流行的是日本血吸虫病，因此本节主要讲述日本血吸虫病。

日本血吸虫病是由日本血吸虫寄生于门静脉系统所导致的疾病。由皮肤接触含尾蚴的疫水而感染，主要病变是虫卵沉积于肠道、肝脏等组织引起的虫卵肉芽肿。急性期主要表现为畏寒、发热、多汗、腹痛、腹泻、淋巴结及肝大等，嗜酸粒细胞显著增多，重症患者可有神志迟钝、黄疸、腹腔积液、重度贫血、脾大等；慢性期以肝、脾大，慢性腹泻、慢性痢疾为主；晚期由于反复或大量感染，虫卵严重破坏肝或其他系统、器官，最终导致干线型肝硬化及门静脉高压综合征、严重生长发育障碍或结肠显著肉芽肿性增殖等。

（二）诊断与治疗

【诊断要点】　实验室检出虫卵可确诊，有明确的流行病学史及血吸虫病典型临床症状、免疫学试验阳性者亦可确诊。

1. 流行病史：有血吸虫疫水接触史。

2. 临床症状：具有急性、慢性或晚期血吸虫病的症状、体征，如发热、多汗、腹泻、肝脾大等。

3. 实验室检查：结合寄生虫学和免疫学检查进行诊断。①粪便中查出虫卵或毛蚴即可确诊，急性期阳性率高，慢性期和晚期检出率较低。②直肠黏膜活检亦可作为病原学诊断，在距肛门8～10cm的背侧黏膜处的检出率最高，一般能检出的虫卵大部分是远期变性虫卵。③免疫学检查方法种类较多，敏感性和特异性均较高，但无法区分是不是现症感染，并有假阳性、假阴性等缺点，包括皮内试验、环卵沉淀试验（COPT）、间接血凝试验（IHA）、酶联免疫吸附试验（ELISA）、循环抗原酶免疫测定（EIA）等。其中理论上来说，EIA阳性表明存在活动性感染，但影响该试验的因素较多，有待研究和解决。

4. 影像学检查：B超定位下肝穿活检，晚期血吸虫病患者重度肝纤维化CT可表现为龟背样图像。

【治疗原则】

1. 防止再次接触传染源。

2. 全面考虑患者症状特点、年龄、躯体状况、药物的耐受性及有无并发症，因人而异地个体化合理用药。

3. 根据患者病情（急、慢性等）采用不同的剂量治疗方案。

4. 合并其他寄生虫/细菌感染时，应先进行驱虫、抗感染治疗。

5. 晚期患者并发门脉高压症可手术治疗。

6. 有侏儒症时可给予小剂量、短期、间歇给予性激素和甲状腺素制剂。

7. 吡喹酮高效、低毒、副作用轻、疗程短、给药方便、适应证广，对于各期各型血吸虫病均有良好疗效，正规用药后，3～6个月粪便转阴率达85%，虫卵孵化转阴率90%～100%，血清免疫转阴需1～3年。

【一般治疗】　根据患者病情酌情给予补液、加强营养等支持治疗。

（三）药物处方

【处方①】　急性血吸虫病：吡喹酮，总量120mg/kg（最大体重按60kg计），6日疗法分次口服，前2日给药占总量50%。

慢性血吸虫病：吡喹酮，成人及体重大于30kg的儿童用药总量按60mg/kg（最大体重按60kg计）计算，2日分4次口服，体重小于30kg的儿童用药总量按70mg/kg计算，用法同成人。

晚期血吸虫病：一般情况较好、肝功能尚可的患者，总量按40～60mg/kg计，2日分4～6次服完；年老体弱、合并其他并发症的患者总量按 60mg/kg 计，3 日分次服用；感染严重者总量按 90mg/kg 计，6 日内分次服用。

【处方②】 接触疫水后 15 日口服蒿甲醚，6mg/kg，15 日 1 次，连服 4～10 次。

注意事项

1. 重疫区预防用药。

2. 个别患者应用蒿甲醚可能会引起天冬氨酸氨基转移酶和丙氨酸氨基转移酶轻度升高，一过性网织红细胞减少。

3. 孕妇禁用。

【处方③】 接触疫水后 7 日口服青蒿琥酯，6mg/kg，每周 1 次，连服 8～15 次。

注意事项

1. 重疫区预防用药。

2. 青蒿琥酯过量使用可能引起一过性网织红细胞减少。

3. 禁用于孕妇。

（彭惠 马世武）

十、阴道毛滴虫病

（一）概述

阴道毛滴虫主要通过性传播寄生于人体，进而引起滴虫性阴道炎、滴虫性尿道炎。阴道毛滴虫仅有滋养体，其主要寄生于女性阴道，尤其以后穹窿多见，偶可侵入尿道。男性感染者一般寄生于尿道、前列腺，亦可侵及睾丸、附睾及包皮下组织。女性感染者可有明显的阴道炎症状，阴部瘙痒或烧灼感，分泌物增多，呈灰黄色、泡沫、臭味，也有呈乳白色的液状分泌物，伴有细菌感染时，白带呈脓液状或粉红状。当滴虫侵及尿道时，可有尿道刺激征，也有患者无明显临床症状。男性感染者还可引起尿痛、夜尿、前列腺肿大及触痛和附睾炎等症状，并且可能引起不育症。阴道毛滴虫呈世界性分布，在我国的流行也很广泛。各地感染率不一，以 16～35 岁年龄组的女性感染率最高。

【诊断要点】 该疾病主要通过实验室诊断，取分泌物涂片镜检，若检得滋养体即可确诊。也可采用培养法。

1. 流行病学史：与可疑患者存在性行为等。

2. 临床表现：阴道炎、尿道炎等。

3. 实验室检查：分泌物查出滋养体可确诊。①滋养体检查。a.分泌物涂片：镜检出滋养体即可确诊；b.分泌物培养：分泌物加入肝浸液培养基，37℃孵育 48 小时后镜检滋养体。②免疫学检查：皮内试验、补体结合试验、间接免疫荧光抗体检查可辅助诊断。③分子生物学检查：DNA 杂交试验等。

4. 影像学检查：阴道镜可见分泌物增多，呈灰黄色、泡沫、臭味，也有呈乳白色的液状分泌物，伴有细菌感染时，白带呈脓液状或粉红状。

【治疗原则】

1. 治疗期间应保持卫生，防止重复感染。

2. 全面考虑患者症状特点、年龄、躯体状况，药物的耐受性，有无并发症，因人而异地个体化合理用药。

3. 治疗选用硝基咪唑类。

4. 滴虫性阴道炎患者应与伴侣同治。

5. 以全身用药为主，局部用药为辅；早期、足量、足疗程。

6. 若疗效不佳，可重复治疗。

7. 月经后本病易复发，需巩固治疗 1 疗程。

8. 难治滴虫病可采用口服、静脉滴注、局部联合用药。

【一般治疗】 可在全身用药的基础上局部用药，采用 0.5%乳酸或醋酸溶液，或 1:5000 的高锰酸钾溶液冲洗阴道。合并细菌感染者可用 1:2000 的新洁尔灭溶液冲洗。

（三）药物处方

【处方①】 甲硝唑。方案 A：2g 顿服；或甲硝唑，250mg，每日 3 次，连服 1 周；方案 B：500mg，每日 2 次，连服 1 周；方案 C：2g，每日 2 次，连服 3～5 天。

【处方②】 甲硝唑栓 200mg，阴道栓，每晚或隔晚 1 次，疗程 7～10 天，连用 2～3 疗程。

【处方③】 替硝唑，2g，顿服；或 500mg，每日 2 次，疗程 1 周。

【处方④】 乙酰胂胺，1 片，阴道栓，每晚或隔晚 1 次，疗程 7～10 天，连用 2～3 疗程。

（彭惠 马世武）

第十二篇　中医科疾病

一、便血

（一）概述

便血系胃肠脉络受损，出现血液随大便而下或大便呈柏油样为主要临床表现的病证，便血均由胃肠之脉络受损所致。

中医认为便血的主要原因是：劳倦过度、七情内伤损伤脾气，以致气失统摄血无所归而致便血；饮食不节、饮酒过量、嗜食辛辣或膏粱厚味以致湿热下注大肠损伤阴络而为便；外感风热、肺经遗热于大肠或风热淫胃或感受温邪疫毒、热入营血，火热动血而致便血；瘀血阻络血不循常道而外溢、流于肠间则便血。

（二）诊断与治疗

【诊断要点】　大便色鲜红、黯红或紫黯，甚至黑如柏油样，次数增多。有胃肠或肝病病史。

【辨证分型】

1. 肠道湿热证：便血色红，大便不畅或稀溏；或有腹痛、口苦、舌质红、苔黄腻、脉濡数。

2. 气虚不摄证：便血色红或紫黯，食少，体倦，面色痿黄，心悸，少寐，舌质淡，脉细。

3. 脾胃虚寒证：便血紫黯，甚则黑色，腹部隐痛，喜热饮，面色不华，神倦懒言，便溏，舌质淡，脉细。

【治疗原则】　便血的治疗以治火、治气、治血为原则。实火当清热泻火，虚火当滋阴降火；实证当清气降气，虚证当补气益气；凉血止血、收敛止血、祛瘀止血随证施用。

【一般治疗】

1. 轻症便血应注意休息，重症者则应卧床。应注意观察便血的颜色、性状及次数。若出现头晕、心慌、烦躁不安、面色苍白、脉细数等症状，常为大出血的征兆，应积极救治，防止气随血脱。

2. 可根据病情进食流质、半流质或无渣饮食。忌食辛辣香燥、油腻炙煿之品，戒除烟酒。可用食疗方（猪肠汤、丝瓜瘦肉汤、猪肠槐米汤）。

3. 可用针灸取穴：上脘、大陵、鱼际、神门毫针平补平泻。

（三）药物处方

【处方①】　肠道湿热证。

治法：清化湿热，凉血止血。

方药：地榆散（《宋·太平惠民和剂局方》）合槐角丸为（《中医内科学》）加减

组成：石榴皮 9g、莲蓬 6g、炙甘草 6g、地榆 9g、茜草 12g、槐角 12g、栀子 12g、黄芩 9g、黄连 9g、茯苓 12g、防风 9g、枳壳 9g、当归 12g。

煎服法：成人常规煎煮服用。

中成药：香连丸

组成：萸黄连、木香。

用法用量：普通成人口服，一次 1 袋，一日 3 次。

【处方②】　气虚不摄证。

治法：益气摄血。

方药：归脾汤（《正体类要》）加减

组成：党参 12g、茯苓 12、白术 12g、甘草 6g、当归 12g、炙黄芪 15g、酸枣仁 9g、远志 7g、龙眼肉 6g、木香 5g、阿胶 3g（烊化）、槐花 6g、地榆 9g、仙鹤草 20g。

加减：气虚明显，出血绵绵不止，加炒柴胡 9g、炙升麻 6g、重用炙黄芪 20g。

煎服法：成人常规煎煮服用。

中成药：人参归脾丸

组成：人参、白术、茯苓、甘草、黄芪、当归、木香、远志、龙眼肉、酸枣仁。

用法用量：普通成人口服，一次 1 袋，一日 3 次。

【处方③】　脾胃虚寒证。

治法：健脾温中，养血止血。

方药：黄土汤（《金匮要略》）加减

组成：灶心土 20g、炮姜 9g、白术 12g、附子 9g（开水先煎 1 小时）、甘草 9g、地黄 12g、阿胶 6g（烊化）、黄芩 9g、白及 12g、乌贼骨 12g、三七 3g（研末吞服）、花蕊石 9g。

加减：四肢不温，腹痛，喜温喜按，加鹿角霜 12g、炮姜 9g、艾叶 9g。

煎服法：灶心土布包先煎，其余药物放置砂锅中，成人常规煎煮服用。

中成药：桂附理中丸

组成：附子、肉桂、人参、白术、干姜、炙草。

用法用量：普通成人口服，一次 1 袋，一日 3 次。

（张崇耀）

二、病毒性心肌炎

（一）概述

病毒性心肌炎是由多种嗜心性病毒侵犯心脏，进而所导致的以心脏间质炎性细胞浸润、心肌细胞坏死、心肌细胞变性等为主要病理表现的弥漫性或者局限性非特异性心肌炎症性疾病；多种病毒可诱发病毒性心肌炎，其中肠病毒属的柯萨奇病毒 B₃ 型致病力最强。

（二）诊断与治疗

【诊断要点】 青壮年多发本病，发病前多有病毒感染；心悸、胸闷或痛伴发有次要症状，如气短、乏力、心烦、头晕、纳差、口干等；发病前多有病毒感染，发病年龄多在 40 岁以下。

【辨证分型】

1. 邪毒犯心证：心悸气短，发热咽痛，胸闷不舒，纳差乏力，舌红苔白，脉浮数或促。

2. 湿热侵心证：心悸胸闷，寒热起伏，全身肌肉酸痛，肢体乏力，恶心、呕吐，腹痛泄泻，舌质红，苔黄腻，脉濡数或结代。

3. 气阴两虚证：心悸不安，胸闷或痛，咽红，自汗倦怠，疲乏无力，口干少津，面色苍白，头晕多汗，肢体浮肿，呼吸急促，舌质淡胖或淡紫，脉缓无力或结代。

4. 心阳不足证：心悸怔忡，神疲乏力，畏寒肢冷，面色苍白，头晕多汗，肢体浮肿，呼吸急促，舌质淡胖或淡紫，脉缓无力或结代。

5. 气虚血瘀证：心悸不安，胸闷或心痛，气短，神疲乏力，舌质淡或青紫，薄白，脉沉缓、沉涩、缓滑或结代。

【治疗原则】 病毒性心肌炎病程较长，病机演变复杂，分期难以界定，但纵观病毒性心肌炎的发生发展，"毒、瘀、虚"三者互相交结，贯穿病程始终，孰轻孰重，临证治疗，当灵活多变，或以清热解毒法为主，佐以滋阴活血之品，或以活血化瘀法为主，佐以滋阴解毒之品，或以益气养阴法为主，佐以解毒活血之品；或诸法合用，紧紧围绕"毒、瘀、虚"三个病理因素，遣药组方，发挥中医药的优势。清热解毒，祛邪务尽，顾护心气；心主血脉，活血化瘀，贯穿始终；调节免疫，益气养阴，预防再感。

【一般治疗】

1. 调情志，充分休息，避免劳累。

2. 饮食清淡，吃新鲜蔬菜、水果，忌食辛辣刺激性和肥厚细腻食品，戒烟、戒酒。

3. 针灸治疗：选取穴位：内关、外关、膻中、心俞、合谷、曲池、神门。操作方法：毫针针刺治疗。

4. 耳针法：内分泌、神门、心、脾、肺、肾用毫针轻刺激，也可用王不留行籽贴压。

（三）药物处方

【处方①】 邪毒犯心。

治法：清热解毒，佐以活血。

方药：银翘散（《温病条辨》）加减

组成：金银花 12g、连翘 12g、板蓝根 15g、炒栀子 12g、牛蒡子 12g、丹皮 12g、桔梗 9g、赤芍 12g、丹参 15g、甘草 9g。

煎服法：成人常规煎煮服用。

中成药：①双黄连口服液

组成：金银花、黄芩、连翘，辅料为蔗糖。

用法用量：口服，一次 2 支，一日 3 次。小儿酌减或遵医嘱。

②抗病毒颗粒

组成：板蓝根、忍冬藤、山豆根、鱼腥草、重楼、青蒿、贯众、白芷、土知母。

用法用量：开水冲服，一次 1～2 包（12g/包），一日 3 次。

③板蓝根颗粒

组成：板蓝根，辅料为糊精、蔗糖。

用法用量：开水冲服，一次 0.5～1 袋（5～10g），一日 3～4 次。

【处方②】 湿热侵心。

治法：清热化湿，宁心安神。

方药：①葛根黄芩黄连汤（《伤寒论》）加减

组成：葛根 15g、炒黄芩 12g、陈皮 12g、石菖蒲 12g、茯苓 15g、郁金 12g、苦参 12g、黄连 12g、板蓝根 15g、山豆根 12g。

煎服法：成人常规煎煮服用。

②甘露消毒丹（《医效秘传》）加减

组成：滑石 15g（包煎）、茵陈 12g、炒黄芩 9g、黄连 9g、连翘 12g、射干 9g、薄荷 3g、大豆卷 12g、苦参 12g、虎杖 15g、苍术 12g、山豆根 12g、甘草 9g。

煎服法：成人常规煎煮服用。

【处方③】 气阴两虚。

治法：益气养阴，宁心安神。

方药：生脉散（《医学名源》）加减

组成：太子参 20g、黄芪 15g、当归 12g、麦冬 12g、五味子 9g、丹皮 12g、菖蒲 12g。

煎服法：成人常规煎煮服用。

中成药：①补心气口服液

组成：黄芪、人参、石菖蒲、薤白。

用法用量：成人口服，一次 10ml，一日 3 次。

②参松养心胶囊

组成：人参、麦冬、山茱萸、丹参、酸枣仁（炒）、桑寄生、赤芍、土鳖虫、甘松、黄连、南五味子、龙骨。

用法用量：成人口服，一次 2～4 粒（0.4g/粒），一日 3 次。

③稳心颗粒

组成：党参、黄精、三七、琥珀、甘松。

用法用量：成人开水冲服，一次 1 袋（9g/袋；无蔗糖，5g/袋），一日 3 次，或遵医嘱。

④荣心丸

组成：玉竹、炙甘草、丹参、降香、辽五味子。

用法用量：大蜜丸，口服，成人每次 6 丸，每日 3 次，或遵医嘱。

【处方④】 心阳不足证。

治法：温振心阳，宁心安神。

方药：①桂枝甘草龙骨牡蛎汤（《伤寒论》）加减

组成：桂枝 12g、甘草 12g、党参 15g、黄芪 15g、龙骨 15g、牡蛎 15g（先煎）、淫羊藿 12g、巴戟天 12g、酸枣仁 15g、茯苓 15g。

②炙甘草汤（《伤寒论》）合桃仁红花煎（《素庵医案》）加减

组成：红花 9g、当归 12g、桃仁 9g、香附 9g、延胡索 9g、赤芍 12g、川芎 9g、乳香 6g、丹参 12g、青皮 6g、生地 15g、炙甘草 12g、麦冬 12g、阿胶（烊化）6g、桂枝 9g、人参 9g、火麻仁 12g、大枣 15g。

煎服法：成人常规煎煮服用。

【处方⑤】 气虚血瘀。

治法：益气养心，活血化瘀。

方药：血府逐瘀汤（《医林改错》）合当归补血汤（《内外伤辨惑论》）加减

组成：红参 12g（另煎兑服）、黄芪 15g、当归 12g、生地 15g、桃仁 12g、红花 9g、丹皮 9g、鸡血藤 15g、三七粉 6g（冲服）、枳壳 6g。

加减：痰瘀互结加瓜蒌壳 12g、薤白 6g、法半夏 9g。

煎服法：成人常规煎煮服用。

（张崇耀）

三、不寐

（一）概述

不寐是以长期不能获得正常睡眠为特征的一类病证。

不寐病位主要在心，与肝、脾、肾密切相关。肝郁化火或痰热扰心，神不守舍者以实证为主。心脾两虚，气血不足，或由心虚胆怯，或由心肾不交，水火不济，心神失养，神不安宁，多属虚证，但久病可表现为虚实兼夹，或为瘀血所致。

（二）诊断与治疗

【诊断要点】 临床主要表现为睡眠时间和深度的不足，轻者入睡困难，或寐而不酣，时寐时醒，或醒后不能再寐，重则彻夜不寐为主要症状者可明确诊断。

【辩证分型】

1. 心肝火旺证：不寐多梦，甚则彻夜不眠，急躁易怒，伴头晕头胀，目赤耳鸣，口干而苦，不思饮食，便秘溲赤，舌红苔黄，脉弦而数。肝郁气滞明显者胸闷胁胀，善太息。

2. 痰火扰心证：心烦不寐，胸闷脘痞，泛恶嗳气，伴口苦，头重，目眩，舌偏红，苔黄腻，脉滑数。兼饮食停滞者，嗳腐吞酸，脘腹胀痛。

3. 心脾两虚证：不易入睡，多梦易醒，心悸健忘，神疲食少，伴头晕目眩，四肢倦怠，腹胀便溏，面色少华，舌淡苔薄，脉细无力。

4. 心肾不交证：心烦不寐，入睡困难，心悸多梦，伴头晕耳鸣，腰膝酸软，潮热盗汗，五心烦热，咽干少津，男子遗精，女子月经不调，舌红少苔，脉细数。

5. 心胆气虚证：虚烦不寐，触事易惊，终日惕惕，胆怯心悸，伴气短自汗，倦怠乏力，舌淡，脉弦细。心肝血虚，惊悸汗出者，肝不疏土，胸闷，善太息，纳呆腹胀者，心悸甚，惊惕不安者。

【治疗原则】 治疗当以补虚泻实，调整脏腑阴阳为原则。实证泻其有余，如疏肝泻火，清化痰热，消导和中；虚证补其不足，如益气养血，健脾补肝益肾。在此基础上安神定志，如养血安神，镇惊安神，清心安神。

【一般治疗】

1. 不寐的治疗应该重视精神调摄，积极进行心理情志调整，克服过度的不良情绪，做到喜怒有节，保持精神舒畅，《内经》云："恬淡虚无，真气从之，精神内守，病安从来"，强调心性修养的重要性。

2. 指导患者建立有规律的作息制度，适量运动周流气血，促进身心健康，其次养成良好的睡眠习惯。晚餐要清淡，饥饱适宜，忌浓茶、咖啡及吸烟。

3. 气功养生导引等均是有益的运动方式。

4. 针灸治疗：主穴：照海、申脉、神门、印堂、四神聪、安眠；配穴：肝火扰心者，加行间、侠溪；心脾两虚者，加心俞、脾俞、足三里；心肾不交者，加太溪、水泉、心俞、脾俞；心胆气虚者，加丘墟、心俞、内关；脾胃不和者，加太白、公孙、内关、足三里。操作方法：照海用补法，申脉用泻法，余穴位补虚泻实，毫针平补平泻。

5. 耳针法：选皮质下、心、肾、肝、神门、垂前、耳背心。毫针刺或揿针埋藏或王不留行籽贴压。

（三）药物处方

【处方①】 心肝火旺证。

治法：疏肝泻火，镇心安神。

方药：龙胆泻肝汤（《医方集解》）加减

组成：龙胆草 6g、黄芩 9g、栀子 9g、泽泻 12g、车前子 12g、当归 15g、生地 15g、柴胡 9g、甘草 9g、生龙骨 15g、生牡蛎 15g、灵磁石 12g。

加减：肝郁气滞加香橼 12g、郁金 12g、佛手 15g、绿萼梅 9g。

煎服法：成人常规煎煮服用。

中成药：丹栀逍遥丸

组成：牡丹皮、炒栀子、柴胡（酒制）、炒白芍、当归、炒白术、茯苓、薄荷、炙甘草。

用法用量：普通成人口服，一次 1 袋，一日 3 次。

【处方②】 痰火扰心证。

治法：清化痰热，和中安神。

方药：参连温胆汤（《三因极一病症方论》）加减

组成：太子参 20g、黄连 9g、半夏 12g、陈皮 12g、茯苓 15g、枳实 9g。

加减：若饮食停滞者加保和丸（连翘 12g、栀子 12g、神曲 12g、焦山楂 12g、莱菔子 12g）。

煎服法：成人常规煎煮服用。

【处方③】心脾两虚证。

治法：补益心脾，养血安神。

方药：归脾汤（《正体类要》）加减

组成：人参 6g、白术 15g、甘草 9g、当归 15g、黄芪 15g、远志 12g、酸枣仁 15g、茯神 12g、龙眼肉 9g、木香 7g。

加减：不寐较重者加五味子 12g、夜交藤 15g、合欢皮 15g、柏子仁 15g 或加生龙骨 15g（先煎）、生牡蛎 12g（先煎）、琥珀末 3g 吞服。

煎服法：成人常规煎煮服用。

中成药：八珍丸

组成：党参、白术（炒）、茯苓、熟地黄、当归、白芍、川芎、甘草。

用法用量：普通成人口服，一次 1 袋，一日 3 次。

【处方④】心肾不交证。

治法：滋阴降火，交通心肾。

方药：六味地黄丸（《小儿药证直诀》）合交泰丸（《韩氏医通》）加减

组成：熟地黄 15g、山萸肉 12g、山药 12g、泽泻 12g、茯苓 12g、丹皮 9g、黄连 6g、肉桂 3g。

煎服法：成人常规煎煮服用。

中成药：天王补心丹

组成：人参、茯苓、玄参、丹参、桔梗、远志、当归、五味、麦门冬、天门冬、柏子仁、酸枣仁、生地黄。

用法用量：普通成人口服，一次 1 袋，一日 3 次。

【处方⑤】心胆气虚证。

治法：益气镇惊，安神定志。

方药：安神定志丸（《医学心悟》）合酸枣仁汤（《金匮药略》）加减

组成：人参 12g（另煎兑服）、茯苓 15g、甘草 9g、茯神 15g、远志 12g、龙齿 15g、石菖蒲 15g、川芎 6g、酸枣仁 12g、知母 6g、白芍 12g、当归 12g、黄芪 15g。

加减：心悸甚惊惕不安者加生龙骨 15g、生牡蛎 15g 以重镇安神。

煎服法：成人常规煎煮服用。

（张崇耀）

四、癫痫

（一）概述

癫痫是一种反复发作性神志异常的病证，俗称"羊癫风"。

《丹溪心法·癫》云："无非痰涎壅塞，迷闷孔窍"，强调痰迷心窍引发本病。中医认为本病主要责之于惊恐，多由于突受大惊大恐，致气机逆乱，或因先天因素、脑部外伤、饮食不节、劳累过度，或患他病之后，造成脏腑失调、痰浊阻滞、气机逆乱、风阳内动所致，尤以痰邪作祟最为重要。病理因素总以痰为主，每由风、火触动，痰瘀内阻，蒙蔽清窍而发病。

癫痫以心脑神机失用为本，风、火、痰、瘀致病为标。本病与五脏均有关联，主要责之于心肝，顽痰闭阻心窍，肝经风火内动是癫痫的主要病机特点。久发耗伤精气，可致心肾亏虚或气血不足，而见心脾两虚。则治愈较难，甚至神情呆滞，智力减退。

（二）诊断与治疗

【诊断要点】　典型发作时表现为突然昏倒、不省人事、两目上视、四肢抽搐、口吐涎沫或有异常叫声等，或仅有突然呆木、两眼瞪视、呼之不应，或头部下垂、肢软无力、面色苍白等。局限性发作可见多种形式，如口、眼、手等局部抽搐而无突然昏倒，或凝视，或语言障碍，或无意识动作等。发作时间数秒至数分钟自止。发作突然，醒后如常人，醒后对发作时情况不知，反复发作。发作前可有先兆症状如眩晕、胸闷；任何年龄、性别均可发病，但多在儿童期、青春期或青年期发病，可有家族史，每因惊恐、劳累、情志过极等诱发。

【辨证分型】

1. 风痰闭阻证：发作前常有眩晕、头昏、胸闷、乏力、痰多、心情不悦。发作呈多样性，或见突然跌倒、神志不清、抽搐吐涎，或伴尖叫与二便失禁，或短暂神志不清、双目发呆、茫然、谈话中断、持物落地，或精神恍惚而无抽搐，舌质红、苔白腻、脉多弦滑有力。

2. 痰火扰神证：发作时昏仆抽搐、吐涎，或有吼叫，平时急躁易怒、心烦失眠、咳痰不爽、口苦咽干、便秘溲黄。病发后症情加重、彻夜难眠、目赤、舌红苔黄腻，脉弦滑而数。

3. 瘀阻脑络证：平素头晕头痛、痛有定处，常伴单侧肢体抽搐，或一侧面部抽动、颜面口唇青紫，舌质黯红或有瘀斑，舌苔薄白，脉涩或弦。多继发于颅脑外伤、产伤、颅内感染性疾患后，或先天脑发育不全。

4. 心脾两虚证：反复发作、神疲乏力、心悸气短、失眠多梦、面色苍白、体瘦纳呆、大便溏薄，舌质淡、苔白腻，脉沉细而弱。

5. 心肾亏虚证：癫痫频发、神思恍惚、心悸、健忘失眠、头晕目眩、两目干涩、面色晦暗、耳轮焦枯不泽、腰膝酸软、大便干燥，舌质淡红苔薄白，脉沉细而数。

【治疗原则】　癫痫治宜分标本虚实。频繁发作以治标为主，着重清泻肝火、豁痰息风、开窍定癫痫；未发作则补虚以治其本，宜益气养血、健脾化痰、滋补肝肾、宁心安神。

【一般治疗】

1. 饮食宜清淡，多吃素菜，少食肥甘之品，切忌过冷过热、辛温刺激的食物，以减少痰涎及火热的滋生。保持精神愉快，避免精神刺激，怡养性情，起居有常，劳逸适度。保证充足的睡眠时间，保持大便通畅。

2. 发作时注意观察神志的改变，抽搐的频率，脉搏的快慢与节律，舌之润燥，瞳孔之大小，有无发绀及呕吐，二便是否失禁等情况，并详加记录。对昏仆抽搐的患者，凡有义齿者均应取下，并用裹纱布的压舌板放入患者口中，防止咬伤唇舌，同时加用床档，以免翻坠下床，防止呕吐物痰液误吸。

3. 休止期患者，不宜驾车、骑车，不宜高空水上作业，避免疾病突发产生意外。

（三）药物处方

【处方①】　风痰闭阻证。

治法：涤痰息风，开窍定痫。

方药：定痫丸（《医学心悟》）加减

组成：天麻9g、全蝎5g、僵蚕12g、浙贝母15g、胆南星9g、姜半夏15g、竹沥6g、石菖蒲9g、琥珀2g（吞服）、茯神12g、远志9g、茯苓神12g、陈皮9g、丹参12g、生龙骨15g、生牡蛎15g、磁石12g、珍珠12g。

加减：眩晕、目斜视者加生龙骨15g、生牡蛎15g、磁石12g、珍珠母12g。

煎服法：生龙骨、生牡蛎、磁石、珍珠先煎，余药物常规煎煮法。

【处方②】　痰火扰神证。

治法：清热泻火，化痰开窍。

方药：龙胆泻肝汤（《兰室秘藏》）合涤痰汤（《医方集解》）加减

组成：龙胆草9g、青黛2g（包煎）、芦荟6g、大黄5g（后下）、黄芩9g、栀子9g、姜半夏12g、胆南星9g、木香5g、枳实7g、茯苓12g、橘红9g、石菖蒲12g、郁金12g。

加减：有肝火动风之势者加石决明15g、钩藤12g、地龙9g、全蝎3g（吞服）。

煎服法：石决明先煎，钩藤后下，余药常规煎煮法。

【处方③】　瘀阻脑络证。

治法：活血化瘀，息风通络。

方药：通窍活血汤（《医林改错》）加减

组成：赤芍12g、川芎9g、桃仁9g、红花9g、麝香0.15g（吞服）、老葱6g、地龙9g、僵蚕9g、全蝎3g、半夏12g、炙南星9g、竹茹9g。

加减：痰涎偏盛者，加茯苓12g、陈皮9g。

煎服法：成人常规煎煮服用。

【处方④】　心脾两虚证。

治法：补益气血，健脾宁心。

方药：归脾汤（《正体类要》）加减

组成：人参6g（另煎兑服）、茯苓12g、白术12g、炙甘草9g、陈皮9g、姜半夏12g、当归12g、丹参12g、熟地15g、酸枣仁12g、远志9g、五味子9g、生龙骨15g、生牡蛎9g。

加减：痰浊盛而恶心呕吐痰涎者，加炙南星12g、姜竹茹9g、瓜蒌12g、石菖蒲12g、旋覆花12g；便溏者，加炒薏仁20g、炒扁豆12g、炮姜6g。

煎服法：成人常规煎煮服用。

【处方⑤】　心肾亏虚证。

治法：补益心肾，潜阳安神。

方药：左归丸（《景岳全书》）合天王补心丹（《校注妇人良方》）加减

组成：熟地黄15g、山药12g、山萸肉12g、菟丝子12g、枸杞12g、怀牛膝12g、生牡蛎15g（先煎）、鳖甲12g（先煎）、鹿角胶7g（烊化）、龟甲胶9g（烊化）、麦冬12g、天冬12g。

加减：神思恍惚持续时间长者，加阿胶6g（烊化）；心中烦热者，加焦山栀12g、莲子7g；大便干燥者，加玄参12g、花粉12g、当归12g、火麻仁12g。

煎服法：牡蛎、鳖甲先煎，鹿角胶、龟甲胶烊化。余药提前煎煮法。

（张崇耀）

五、反胃

（一）概述

反胃是指饮食入胃后，在胃中停留不化，阻滞胃气，胃气上逆而致食物由胃反流而出的病证。古籍记载《金匮要略》称为"胃反"。

《太平圣惠方·第四十七卷》称为"反胃"；本病的病因多由饮食不节，过饥过饱，或贪食生冷，损及脾胃阳气，或情绪不畅思虑过度，损伤脾胃，导中中焦脾胃阳气亏虚，脾胃虚寒，不能腐熟水谷，饮食停留阻滞胃气，胃气上逆，终至食物尽吐而出。

（二）诊断与治疗

【诊断要点】　反胃临床上表现为：饮食入胃后，食物不化，在胃中停留后，再由胃反流出的病证。

【辨证分型】

1. 脾胃虚寒型：食后脘腹胀满，朝食暮吐，暮食朝吐，吐出宿食不化及清稀水液，大便溏少，神疲乏力，手足不温，面色青白。舌淡苔白，脉细弱。

2. 胃中积热型：食后脘腹胀满，朝食暮吐，暮食朝吐，吐出宿食不化及浑浊酸臭之稠液，便秘尿黄，心烦口渴。舌红苔黄腻，脉滑数。

3. 痰浊阻胃型：脘腹胀满，食后尤甚，上腹或有积块，朝食暮吐，暮食朝吐，吐出宿食不化，并有或稠或稀之痰涎水饮；或吐白沫，眩晕，心下悸。舌苔白滑，脉弦滑，舌红苔黄浊，脉滑数。

4. 瘀血积结型：脘腹胀满，食后尤甚，上腹或有积块，质硬，推之不移，朝食暮吐，暮食朝吐，吐出宿食不化；或吐黄沫，或吐褐色浊液，或吐血便血，上腹胀满刺痛拒按。舌质黯红或兼有瘀点，脉弦涩。

【治疗原则】　治疗原则在于温中健脾，降逆和胃。若反复呕吐，津气并虚，可加益气养阴之品；日久不愈，宜加温补肾阳之法。

【一般治疗】

1. 饮食有节，避免贪食生冷。

2. 调畅情志。

3. 针灸治疗：足三里、内关、中脘毫针针刺，可用艾灸。

（三）药物处方

【处方①】 脾胃虚寒型。

治法：温中健脾，和胃降逆。

方药：丁蔻理中汤

组成：丁香 6g（后下）、党参 20g、干姜 9g、白术 12g、白蔻仁 10g（后下）、法半夏 15g、砂仁 6g（后下）、神曲 12g、吴茱萸 9g、甘草 6g。

加减：腹部冷痛，加高良姜 12g、台乌药 12g。

煎服法：丁香 9g、白蔻仁 10g、砂仁 6g 后下，余常规煎煮法。

中成药：桂附理中丸

用法用量：普通成人口服，一次 1 丸，一日 2 次。

【处方②】 胃中积热型。

治法：清胃泄热，和胃降浊。

方药：竹茹汤（《金匮要略》）加减

组成：栀子 9g、竹茹 9g、法半夏 12g、枇杷叶 12g、陈皮 9g、黄连 9g、黄芩 12g、生姜 6g、甘草 6g。

加减：大便干结，加大黄 6g（后下）、枳实 9g。

煎服法：成人常规煎煮服用。

【处方③】 痰浊阻胃型。

治法：涤痰化浊，和胃降逆。

方药：导痰汤（《寿世保元》）

组成：法半夏 15g、炙南星 9g、枳实 10g、陈皮 9g、茯苓 12g、藿香 12g、紫苏梗 12g、砂仁 6g（后下）、甘草 6g。

煎服法：成人常规煎煮服用。

中成药：①香砂六君丸

组成：木香、砂仁、党参、白术（炒）、茯苓、炙甘草、陈皮、半夏（制）、生姜、大枣。

用法用量：普通成人口服，一次 1 袋，一日 3 次。

②单方验方代赭石汤（云南中医学院验方）

组成：代赭石、牛膝各 10g，共研末。

用法用量：每次冲服 2g，每日 3 次。

【处方④】 瘀血积结型。

治法：活血祛瘀，和胃降浊。

方药：膈下逐瘀汤（《医林改错》）加减

组成：当归 12g、川芎 9g、赤芍 12g、桃仁 9g、红花 9g、五灵脂 10g、延胡索 12g、香附 10g、枳壳 12g、乌药 10g、竹茹 10g、法半夏 12g、甘草 6g。

加减：降香 6g（后下）、三七末 5g（研磨冲服）。

煎服法：成人常规煎煮服用。

中成药：云南白药胶囊

用法用量：成人口服，一次 1～2 粒，一日 4 次。

（张崇耀）

六、肺痨

（一）概述

肺痨是以咳嗽、咯血、潮热、盗汗及身体逐渐消瘦为主要临床特征的传染性、慢性、虚损性疾病。临床上根据病情轻重表现不一，轻者可见部分症状，重者诸证兼见。对于本病的名称，历代有不同名称，有以其症状特点而定名的如劳嗽、肺痿疾、伏连、急痨，还有以其具有传染性而定名的如尸注、虫疰、传尸、鬼疰等。

肺痨与西医学的肺结核基本相同。若因肺外结核引起的痨损，有肺痨症候表现也可参照本节辨证论治。

（二）诊断与治疗

【诊断要点】

1. 主要症状：以咳嗽、咯血、潮热、盗汗及形体明显消瘦为主要临床表现。

2. 发病特点：初期患者可仅感疲劳乏力、干咳、食欲不振，形体逐渐消瘦。追问发病情况多有与肺痨患者的长期密切接触史，肺部 X 线检查有重要意义。活动性肺结核痰中常可找到结核菌，具有传染性。条索状、结节状病变经一定时期观察稳定不变及痰培养结核杆菌阴性者，属于非活动性病灶。病情相对稳定。

【辨证分型】

1. 肺阴亏损证：干咳或咳少量黏痰，痰中带有色鲜红血丝，胸部隐痛，午后自觉手足心热；或见夜间少量盗汗，口干咽燥，疲倦乏力，纳食不香，苔薄白，边尖红，脉细数。肺失润降者咳嗽频而痰少质黏；肺络受损痰中带血丝较多；阴虚明显者低热不退、骨蒸潮热。

2. 虚火灼肺证：呛咳气急，吐痰黄稠量多，咯血鲜红，混有泡沫痰涎，午后潮热，五心烦热，颧红骨蒸，盗汗量多，口渴心烦，失眠，急躁易怒，胸胁疼痛，男子可见遗精，女子月经不调，消瘦，舌干红，苔薄黄而剥，脉细数；兼心肝火旺较甚者口渴心烦，失眠，急躁易怒明显；兼痰热蕴肺者咳嗽痰黏色黄；虚火动血者咯血显著伴有胸胁刺痛。

3. 气阴耗伤证：咳嗽声低无力，咳痰清稀色白，量较多，偶或带血，血色淡红，气短乏力，午后潮热，纳少便溏，面色㿠白，颧红，舌质淡，边有齿印，苔薄，脉细数；气虚不摄者咳嗽带血，血色淡红缠绵；营气不调卫表不固者见劳热、自汗、恶风；兼见脾胃亏虚者纳少腹胀，大便溏薄。

4. 阴阳虚损证：咳逆喘息，少气，咳痰色白有沫、或夹血丝，潮热，自汗，盗汗，声嘶或失音，面浮肢肿，心慌，唇紫，肢冷，形寒；或见五更泄泻，口舌生糜，大肉尽脱，男子遗精阳痿，女子经闭，苔黄而剥，舌质光淡隐紫，少津，脉微细而数或虚大无力。肾虚者气逆喘息明显，脾肾衰败者五更泄泻。

【治疗原则】 肺痨的治疗以抗痨杀虫和补虚培元为原则，重视补脾助肺益肾，病位重点在肺，病变中后期脾肾受损，所主功能失司，对兼见症状随证加减治疗。《医学正传·劳极》提出"一则杀其虫，以绝其根本，一则补其虚，以复其真元"。应根据病情轻重、临床表现及患者体质强弱分清治疗主次，但在整个治疗过程中均需重视增强正气，调补气血，提高患者整体抗病能力；此外还应针对咳嗽、咯血、潮热、盗汗四大主证对症辨证施治。

【一般治疗】

1. 咳嗽剧烈者，应注意卧床安静休息，避免活动，顺应四时，慎防感冒。咳嗽时服川贝粉2～3g，开水送下，可服用三子养亲汤、梨子或枇杷叶膏等。

2. 潮热显著者，应绝对卧床休息，进食半流质饮食，可适当进食甘蔗汁、苹果、橘子等；病室应经常通风换气，但不可让患者直接受寒冷空气刺激。

3. 多汗者，注意寒温调节，出汗后及时以干毛巾擦身并更换干燥衣服，必要时可用爽身粉扑身止汗。

4. 咯血量多者，立即卧床休息，进行精神安慰，防止情绪紧张，减少谈话。临时给服三七粉1～3g、白及粉1～3g凉开水调服，密切观察病情，警惕气随血脱的危急症候，血止后方可下床活动。

5. 饮食宜忌：宜适当进食甲鱼、团鱼、雌鸡、老鸭、牛羊乳、蜂乳（蜜）等，或常食猪、羊肺以脏补脏，可选择白木耳、百合、山药、梨、藕、枇杷之类以补肺润燥生津。

6. 忌食一切辛辣刺激动火燥液之品，如胡椒、辣椒、生姜、洋葱、韭菜、烟酒之类。

（三）药物处方

【处方①】 肺阴亏损证。

治法：滋阴润肺。

方药：月华丸（《医学心悟》）加减

组成：北沙参12g、麦冬12g、天冬12g、玉竹12g、百合12g、白及12g、百部12g。

加减：肺络受损，痰中带血丝较多者，加仙鹤草20g、白茅根15g、生地黄15g；阴虚低热明显者，合青蒿鳖甲汤（青蒿6g、鳖甲15g、生地15g、知母6g、丹皮9g）加减。

煎服法：成人常规煎煮服用。

中成药：琼玉膏

组成：生地黄汁、茯苓、人参、白蜜。

用法用量：成人口服，一次15g，一日2次。

【处方②】 虚火灼肺证。

治法：滋阴降火。

方药：百合固金汤（《慎斋遗书》）合秦艽鳖甲散（《卫生宝鉴》）加减

组成：南沙参12g、北沙参12g、麦冬12g、玉竹12g、百合12g、百部12g、白及12g、生地15g、五味子6g、玄参12g、阿胶6g（烊化）、龟甲12g（先煎）。

加减：心肝火旺较甚者，加炒黄芩9g、黄连9g、炒栀子9g；骨蒸劳热较甚者，加秦艽12g、白薇12g、银柴胡12g、炒黄柏6g；痰热蕴肺者，合泻白散（桑白皮15g、地骨皮12g）；虚火动血咯血较著者，合十灰散（大蓟12g、小蓟12g、侧柏叶12g、荷叶9g、炒茜草12g、炒山栀9g、白茅根15g、大黄6g后下、丹皮12g、棕榈炭9g）；胸胁刺痛者，小陷胸汤（黄连9g、瓜蒌壳12g、半夏12g）加减。

煎服法：阿胶烊化、龟甲先煎。余药成人常规煎煮服用。

【处方③】 气阴耗伤证。

治法：益气养阴。

方药：保真汤（《证治准绳》）或参苓白术散（《太平惠民和剂局方》）

组成：西洋参12g（另煎兑服）、黄芪12g、炒白术12g、甘草6g、山药12g、北沙参12g、麦冬12g、地黄15g、阿胶6g（烊化）、五味子6g、冬虫夏草3g（研末吞服）、白及12g、百合12g、紫菀9g、冬花12g、苏子9g。

加减：气虚不摄者党参改为人参9g（另煎兑服）；脾胃亏虚者重用四君子汤。

煎服法：成人常规煎煮服用。

【处方④】 阴阳虚损证。

治法：滋阴补阳。

方药：补天大造丸（《奇方类编》）加减

组成：人参9g（另煎兑服）、黄芪12g、白术12g、山药12g、麦冬9g、生地12g、五味子6g、阿胶6g（烊化）、当归12g、枸杞12g、山萸肉12g、龟甲12g、鹿角胶6g（烊化）、紫河车3g（研末吞服）、冬虫夏草3g（研末吞服）。

加减：肾虚气逆喘息者，基本方加蛤蚧5g（研末吞服）、诃子9g、白果9g、冬虫夏草3g（研末吞服）、钟乳石9g。

服法：龟甲胶、鹿角胶烊化，紫河车研末吞服。余药成人常规煎煮服用。

（张崇耀）

七、肝硬化

（一）概述

肝硬化是一种慢性、进行性、弥漫性肝病，由各种病因引起肝细胞弥漫性坏死、再生，诱发纤维结缔组织增生，导致小叶结构破坏和假小叶重建。

中医认为肝硬化的发生与湿热毒邪、饮食不节、素体虚弱等有关。外因多为湿热毒邪侵犯肝脏，致肝气郁滞，日久必致气血瘀滞。久病生瘀，瘀滞日久，肝失条营，肝肾精亏。饮食不节，损伤脾胃，气血生化无源，则致气血亏虚。气虚行血不力，血虚肝木失荣，肝失条达之性，日久也可致肝郁血瘀，饮酒过度，内生湿热，日久可致肝肾精亏，瘀血凝结而成肝硬化。另如疫毒虫疾、他脏疾病等，也可导致肝郁血瘀而致肝硬化。肝硬化的基本病机可概括为气滞血瘀、肝肾精亏。

（二）诊断与治疗

【诊断要点】

1. 湿热内阻证：皮目黄染，黄色鲜明，恶心、呕吐，口干苦或口臭，胁肋灼痛，脘闷，或纳呆，或腹胀，小便黄赤，大便秘结或黏滞不畅，舌苔黄腻，脉弦滑或滑数。

2. 肝脾血瘀证：胁痛如刺，痛处不移，朱砂掌；或蜘蛛痣色黯；或毛细血管扩张，胁下积块，胁肋久痛，面色晦黯，舌质紫黯；或有斑点，脉涩。

3. 肝郁脾虚证：胁肋胀痛或窜痛，急躁易怒，喜太息，口干、口苦或咽部有异物感，纳差或食后胃脘胀满、腹胀、嗳气，乳房胀痛或结块，便溏。舌质淡红，苔薄白或薄黄，脉弦。

4. 脾虚湿盛证：纳差或食后胃脘胀满，便溏或黏滞不畅，腹胀，气短，乏力，恶心、呕吐，自汗，口淡不欲饮，面色萎黄。舌质淡，舌体胖或齿痕多，苔薄白或腻，脉沉细或细弱。

5. 肝肾阴虚证：腰痛或腰酸腿软，眼干涩、五心烦热或低热，耳鸣、耳聋，头晕、眼花，胁肋隐痛，劳累加重，口干咽燥，小便短赤，大便干结，舌红少苔，脉细或细致。

6. 脾肾阳虚型五更泻，腰痛或腰酸腿软，阳痿，早泄，耳鸣、耳聋，形寒肢冷，小便清长或夜尿频数，舌质淡胖，苔润，脉沉细或迟。

【治疗原则】　早期肝硬化治疗重点是疏肝活血、行气化癥，以促进肝脏康复；晚期肝硬化治疗重点是调补肝肾、散瘀利水、清除湿毒。肝硬化在病清演变过程中可波及心、脾、肾、胆等脏腑，病机也演变复杂。临症必须把握肝硬化的基本病机，结合患者个体情况，才能做出正确的诊治。

【一般治疗】

1. 劳逸结合，适寒温，防外感；调畅情志，避免诱发本病的病因。

2. 饮食有节：避免暴饮暴食，忌生冷、油腻、辛辣，禁醇酒，少食人工合成和含防腐剂的食物。肝硬化重视饮食调护，有"食治胜于药治，药补不如食补"之说。

3. 用药合理，告诫患者不应随意服药，以免服药不当而加重肝脏负担和肝功能损伤。

4. 主要包括病原学的治疗，如抗病毒、杀虫、戒酒、解毒及相关病因的对症治疗等。

5. 根据病情可选用中药穴位敷贴疗法、直流电药物离子导入治疗、结肠透析机辅助中药灌肠疗法、脐火疗法、生物信息红外肝病治疗仪等。

6. 适度体育锻炼：散步、打太极拳、八段锦以增强体质，提高机体抗病能力。

7. 情志护理对肝硬化患者疾病的恢复起到了至关重要的作用。患者多病情长、迁延难愈、并发症多，患者的生活质量严重下降。因此患者常会产生悲观、恐惧、绝望等不良情绪，导致患者常常不配合治疗和护理，严重影响疾病的恢复。使患者明白只有保持情绪稳定，做到情志舒畅、开散郁结之气才能得到最佳疗效，才能战胜疾病。

（三）药物处方

【处方①】　湿热内阻证。

治法：清热利湿。

方药：茵陈蒿汤（《伤寒论》）合中满分消丸（《兰室秘藏》）加减

组成：黄芩 12g、黄连 9g、知母 12g、厚朴 9g、枳实 6g、陈皮 12g、茯苓 15g、猪苓 9g、泽泻 12g、白术 12g、砂仁

6g（后下）、干姜 6g 姜黄 9g、茵陈蒿 15g、栀子 9g、大黄 6g（后下）。

加减：胃脘不适苔厚腻，加藿香 12g、佩兰 12g、扁豆 15g。病毒感染黄疸明显，加露蜂房 9g、虎杖 15g、紫草 12g、土茯苓 15g、草薢 12g。

煎服法：成人常规煎煮服用。

中成药：①五味子颗粒

组成：五味子。辅料为蔗糖。

用法用量：开水冲服，一次 10g，一日 3 次。

②复方甘草片

组成：甘草流浸膏粉 112.5mg、阿片粉 4mg、樟脑 2mg、八角茴香油 2mg、苯甲酸钠 2mg。

用法用量：口服或含化。成人一次 3～4 片，一日 3 次。

③水飞蓟素胶囊

组成：水飞蓟素。

用法用量：重症病例的起始治疗剂量，一次 1 粒（每粒 140mg），一日 3 次。维持剂量，一次 1 粒，一日 2 次。饭前用适量液体吞服，或请遵医嘱。

④双虎清肝颗粒

组成：金银花、虎杖、黄连、白花蛇舌草、蒲公英、丹参、野菊花、紫花地丁、法半夏、甘草、瓜蒌、枳实。

用法用量：口服，开水冲服。一次 1～2 袋，一日 2 次。或遵医嘱。

【处方②】　肝脾血瘀证。

治法：活血软坚。

方药：膈下逐瘀汤（《医林改错》）加减

组成：柴胡 12g、当归 12g、桃仁 9g、五灵脂 9g、炙山甲 6g、地鳖 9g、丹参 15g、白茅根 15g、大腹皮 12g、茯苓 15g、白术 12g、郁金 12g、白花蛇舌草 15g、牡蛎 15g、半枝莲 12g。

加减：水肿明显，加泽兰 12g、泽泻 12g。

煎服法：牡蛎先煎，其他药物放置砂锅中，成人常规煎煮服用。

中成药：①大黄䗪虫丸（胶囊）

组成：熟大黄、土鳖虫（炒）、水蛭（制）、虻虫（去翅足，炒）、蛴螬（炒）、干漆（煅）、桃仁、苦杏仁（炒）、黄芩、地黄、白芍、甘草。

用法用量：成人口服。一次 1～2 丸，一日 1～2 次。

②扶正化瘀胶囊

组成：丹参、发酵虫草菌粉、桃仁、松花粉、绞股蓝、五味子（制）。

用法用量：成人口服，一次 5 粒，一日 3 次，24 周为一疗程。

③复方鳖甲软肝片

组成：鳖甲（制）、莪术、赤芍、当归、三七、党参、黄芪、紫河车、冬虫夏草、板蓝根、连翘。

用法用量：成人口服。一次 4 片，一日 3 次，6 个月为一疗程，或遵医嘱。

④安络化纤丸

组成：地黄、三七、水蛭、僵蚕、地龙、白术、郁金、牛黄、瓦楞子、牡丹皮、大黄、生麦芽、鸡内金、水牛角浓缩粉。辅料为倍他环糊精。

用法用量：成人口服，一次 6g，一日 2 次或遵医嘱，3 个月为一疗程。

【处方③】　肝郁脾虚证。

治法：舒肝健脾

方药：柴胡疏肝散（《证治准绳》）合四君子汤（《太平惠民和剂局方》）加减

组成：柴胡 12g、枳实 3g、白芍 3g、香附 3g、白术 9g、茯苓 12g、陈皮 6g、党参 9g、牡蛎 15g、鳖甲 12g、三棱 9g、莪术 9g。

煎服法：鳖甲、牡蛎先煎，其他药物放置砂锅中，成人常规煎煮服用。

中成药：①茵栀黄口服液

组成：茵陈、栀子、黄芩苷、金银花提取物。

用法用量：口服。每次 10ml，每日 3 次。

②赶黄草制剂

组成：赶黄草。

用法用量：取赶黄草干品 2～3g，沸水冲泡后代茶饮。

③苦黄注射液

组成：苦参、大黄、大青叶、茵陈、春柴胡。辅料为聚山梨酯-80、氢氧化钠。

用法用量：使用剂量应逐日增加，第 1 天 10ml、第 2 天 20ml、第 3 天 30～60ml。滴速不宜过快（每分钟 30 滴），每 500ml 稀释液应在 3～4 小时缓慢滴入。

【处方④】　脾虚湿盛证。

治法：健脾利湿。

方药：参苓白术散（《太平惠民和剂局方》）加减

组成：党参 15g、白术 12g、白扁豆 15g、茯苓 15g、泽泻 12g、陈皮 9g、山药 12g、薏仁 15g、苍术 12g、桂枝 6g、泽兰 12g、猪苓 12g。

煎服法：成人常规煎煮服用。

【处方⑤】　肝肾阴虚证。

治法：滋养肝肾。

方药：一贯煎（《续名医类案》）加减

组成：北沙参 12g、麦冬 12g、当归 12g、生地黄 15g、枸杞 15g、川楝子 9g、鳖甲 12g（先煎）、天冬 12g、地鳖 6g、桃仁 9g、丹皮 9g。

煎服法：鳖甲先煎，其他药物放置砂锅中，成人常规煎煮服用。

中成药：六味地黄丸

组成：熟地黄、山萸肉、干山药、泽泻、牡丹皮、白茯苓。

用法用量：每袋装 10g，普通成人口服，一次 1 袋，一日 3 次。

【处方⑥】　脾肾阳虚证。

治法：温补脾肾。

方药：附子理中丸（《太平惠民和剂局方》）合济生肾气丸（《济生方》）加减

组成：炮附子（先煎）9g、干姜 9g、党参 15g、白术 12g、猪苓 9g、茯苓 15g、泽泻 12g、桂枝 9g、赤芍 12g、丹参 15g、莪术 9g、甘草 9g。

煎服法：附子开水先煎 1 小时，其他药物放置砂锅中，成人常规煎煮服用。

中成药：附子理中丸

用法用量：用"腹痛"处方①。

（张崇耀）

八、感冒

（一）概述

感冒是因感受触冒外界风邪，邪犯卫表而导致的常见外感疾病，临床表现以鼻塞、流涕、喷嚏、咳嗽、头痛、恶寒、发热、全身不适、脉浮为其特征。本病四季均可发生，尤以春、冬两季及季节更替时高发。病情轻者多为感受当令之气，称为伤风、冒风、冒寒；病情重者多为感受非时之邪，称为重伤风；若在一个时期内广泛流行、病情类似者，称为时行感冒。

临证时西医学的上呼吸道多种感染性疾病表现上述症状者，可参照本篇内容进行辨证施治。

（二）诊断与治疗

【诊断要点】　临证以卫表及鼻咽症状为主，可见鼻塞、流涕、多嚏、咽痒、咽痛、周身酸楚不适、恶风或恶寒，或有发热等。若风邪夹暑、夹湿、夹燥，还可见相关症状。时行感冒多呈流行性，在同一时期发病人数剧增，且病证相似，多突然起病，恶寒、发热（多为高热）、周身酸痛、疲乏无力，病情一般较普通感冒为重。本病病程一般 3～7 日，普通感冒少有传变，时行感冒病情较重者可传变入里，变生他病。本病四季皆可发生，以冬、春两季为多。

【辨证分型】

1. 风热感冒：身热较著，微恶风，汗泄不畅，头胀痛，面赤，咳嗽，痰黏或黄，咽燥，或咽喉乳蛾红肿疼痛，鼻塞，流黄浊涕，口干欲饮，舌苔薄白微黄，舌边尖红，脉浮数。风热上壅者头胀痛较甚；风热兼痰阻于肺者咳嗽痰多，咳痰黄稠属痰热较盛；风热兼气分热盛身热较著，恶风不显，口渴多饮，尿黄；若时行感冒热毒较盛，壮热恶寒，头痛身痛，咽喉肿痛，咳嗽气粗；风寒外束入里化热者热为寒遏，烦热恶寒，少汗，咳嗽气急，痰稠，声哑，苔黄白相兼。

2. 风寒感冒：恶寒重，发热轻，无汗，头痛，肢节酸疼，鼻塞声重；或鼻痒喷嚏，时流清涕，咽痒，咳嗽，咳痰稀薄色白，口不渴或渴喜热饮。舌苔薄白而润，脉浮或浮紧。表寒重者头痛身痛，憎寒发热，无汗；风寒兼表湿较重者肢体酸痛，头重头胀，身热不扬；风寒兼湿邪蕴中者脘痞食少，或有便溏，苔白腻。

3. 暑湿感冒：身热，微恶风，汗少，肢体酸重或疼痛，头昏重胀痛，咳嗽痰黏，鼻流浊涕，心烦口渴；或口中黏腻，渴不多饮，胸闷脘痞，泛恶，腹胀，大便或溏，小便短赤；舌苔薄黄而腻，脉濡数。暑湿困卫表者，肢体酸重疼痛较甚；暑湿感冒兼里湿偏盛者，口中黏腻，胸闷脘痞，泛恶，腹胀，便溏。

4. 气（阳）虚感冒：恶寒较甚，发热，无汗，头痛身楚，咳嗽，痰白，咳痰无力，平素反复易感，神疲体弱，气短懒言，甚则畏寒怕冷，舌淡苔白，脉浮而无力。

5. 阴虚感冒：身热，微恶风寒，少汗，头晕，心烦，口干，干咳少痰，舌红少苔，脉细数。若阴伤较重，口渴、咽干明显；兼血虚者，面色无华，唇甲色淡，脉细。

【治疗原则】

1. 感冒的病位在肺卫，辨证属表、属实，遵《素问·阴阳应象大论篇》"其在皮者，汗而发之"，治宜因势利导，从表而解，当采用"解表达邪"为根本的治疗原则。风寒证治以辛温发汗；风热证治以辛凉清解；暑湿杂感者，又当清暑祛湿解表。治疗时还需注意虚体感冒的特殊性以及地域气候、饮食习惯、体质等因素。

2. 处方用药时需要详查六淫邪气的轻重及兼夹邪气或非时之气；邪气入侵部位在卫表或肺系的不同。

【一般治疗】

1. 预防为主：在流行季节，应尽量少去人口密集的公共场所，防止交叉感染。人口密集区域有条件者可做专业的空气消毒（物理的静电吸附或化学的臭氧消毒），以预防传染。开窗通风换气以防止交叉感染。

2. 风寒感冒可用拔罐法选大椎、身柱、大杼、肺俞拔罐，留罐15分钟或用闪罐法。风热感冒可用刺络拔罐法选大椎、风门、身柱、肺俞，消毒后，用三棱针点刺出血，拔火罐于穴位上，留罐10分钟后起罐，清洁消毒局部。常易患感冒者，可坚持每天按摩迎香穴，并服用调理防治方药。

3. 本病在流行季节需积极防治。生活上应慎起居，适寒温，在冬春之际尤当注意防寒保暖，盛夏亦不可贪凉露宿。注意锻炼，增强体质，以御外邪。发热者需适当休息。饮食宜清淡。对时感重症及老年、婴幼儿、体虚者，需加强观察，注意病情变化，如高热动风、邪陷心包、合并或继发其他疾病等。

（三）药物处方

【处方①】 风寒感冒。

治法：辛温解表。

方药：荆防败毒散（《摄生众妙方》）加减

组成：荆芥12g、防风12g、羌活12g、独活12g、柴胡12g、枳壳9g、茯苓12g、川芎9g、前胡12g、桔梗10g、苏叶12g、生姜7g、甘草6g。

加减：表寒重者，基础方加麻黄6g、桂枝12g；表湿较重者，加羌活12g、独活12g；头痛甚者，加白芷12g、川芎12g。

煎服法：药物放置砂锅中，用凉开水浸泡药物，加水量

为超过药物表面约2cm，浸泡约30分钟，以药材浸透为度，武火煎煮，解表药煎煮沸腾后再煎8～15分钟（均按沸后计算）即可，每剂药物连续煎煮3次合并药液，分3次温服。服用2～3剂后根据病情变化调整处方。此为成人解表药常规煎煮服用方法。

中成药：①风寒感冒冲剂

组成：白芷、陈皮、防风、干姜、甘草、葛根、桂枝、桔梗、苦杏、麻黄、紫苏叶。

用法用量：普通成人口服，一次1袋，一日3次。

②感冒软胶囊

组成：羌活、麻黄、桂枝、荆芥穗、防风、白芷、川芎、石菖蒲、葛根、薄荷、苦杏仁、当归、黄芩、桔梗。

用法用量：普通成人口服，一次1袋，一日3次。

③正柴胡饮颗粒

组成：柴胡、陈皮、甘草、赤芍、生姜。

用法用量：普通成人开水冲服，一次3g，一日3次。

④防风通圣丸

组成：防风、荆芥穗、薄荷、麻黄、大黄、芒硝、栀子、滑石、桔梗、石膏川芎、当归、白芍、黄芩、连翘、甘草、白术炒。

用法用量：普通成人口服，一次6g，一日2次。

【处方②】 风热感冒。

治法：辛凉解表。

方药：银翘散（《温病条辨》）加减

组成：银花12g、连翘12g、炒山栀12g、淡豆豉12g、薄荷6g、荆芥12g、竹叶9g、芦根15g、牛蒡子15g、桔梗9g、甘草6g。

加减：风热上壅，加桑叶12g、菊花9g；痰阻于肺，加贝母9g、前胡12g、杏仁9g；痰热较盛，加黄芩9g、知母9g、瓜蒌皮12g；毒壅阻咽喉，加板蓝根15g、玄参15g；风寒外束入里化热，加麻杏石甘汤。

煎服法：成人解表药常规煎煮服用方法。

中成药：①风热感冒颗粒

组成：板蓝根、连翘、薄荷、荆芥穗、桑叶、芦根、牛蒡子、菊花、苦杏仁、桑枝、六神曲。

用法用量：普通成人口服，一次1袋，一日3次。

②银翘解毒颗粒

组成：金银花、连翘、薄荷、荆芥、淡豆豉、牛蒡子、炒桔梗、淡竹叶、甘草。

用法用量：普通成人开水冲服。一次1袋，一日3次，重症者加服1次。

③复方桑菊感冒片

组成：桑叶、菊花、连翘、薄荷素油、苦杏仁、桔梗、甘草、芦根。辅料为淀粉。

用法用量：普通成人口服，一次1袋，一日3次。

④复方穿心莲片

组成：穿心莲、路边青。

用法用量：口服，一次 4 片，一日 3 次。

⑤抗病毒胶囊

组成：板蓝根、石膏、生地黄、广藿香、连翘、芦根、郁金、石菖蒲、知母。

用法用量：成人一次 4～6 粒，3～7 岁一次 2 粒，2 岁以下一次 1 粒，一日 3 次。

⑥羚羊感冒片

组成：羚羊角、牛蒡子、淡豆豉、金银花、荆芥、连翘、淡竹叶、桔梗、薄荷素油、甘草。

用法用量：普通成人口服，一次 4～6 片，一日 2 次。

⑦板蓝根颗粒

用法用量：普通成人开水冲服，一次 5～10g（含蔗糖），一日 3～4 次。

【处方③】 暑湿感冒。

治法：清暑、祛湿、解表。

方药：新加香薷饮（《温病条辨》）加减

组成：银花 12g、连翘 12g、鲜荷叶 12g、鲜芦根 20g、香薷 12g、厚朴 10g、扁豆 15g。

加减：暑热偏盛加山栀 12g、黄芩 9g、青蒿 9g；湿困卫加藿香 12g、佩兰 12g；若小便短赤加六一散：滑石 12g、甘草 6g、赤茯苓 12g。

煎服法：成人解表药常规煎煮服用方法。

中成药：①藿香正气滴丸

组成：广藿香、紫苏叶、白芷、白术（炒）、陈皮、半夏（制）、厚朴（姜制）、茯苓、桔梗、甘草、大腹皮、大枣。

用法用量：普通成人口服，一次 8 丸，一日 3 次。

②六合定中丸

组成：广藿香、紫苏叶、香薷、木香、白扁豆、檀香、茯苓、桔梗、枳壳、木瓜、陈皮、山楂、厚朴、甘草、麦芽、谷芽、六神曲。

用法用量：普通成人口服，一次 1 丸，一日 3 次。

③祛暑丸

组成：茯苓、广藿香、紫苏叶、甘草、香薷、木瓜、檀香、丁香。

用法用量：普通成人口服。每次 1 丸，一日 2 次

【处方④】 气虚感冒。

治法：益气解表。

方药：参苏饮（《太平惠民和剂局方》）加减

组成：党参 15g、甘草 6g、茯苓 12g、苏叶 12g、葛根 15g、前胡 12g、半夏 12g、陈皮 12g、枳壳 7g、桔梗 9g。

煎服法：成人解表药常规煎煮服用方法。

中成药：①玉屏风颗粒

组成：黄芪、白术（炒）、防风。

用法用量：普通成人开水冲服，一次 5g，一日 3 次。

②参苏宣肺丸

组成：党参、紫苏叶、葛根、前胡、半夏（制）、陈皮、枳壳（炒）、桔梗、木香、甘草。

用法用量：普通成人口服，一次 6～9g，一日 2～3 次。

【处方⑤】 阳虚感冒。

治法：助阳解表。

方药：麻黄附子细辛汤（《伤寒论》）加减

组成：党参 15g、黄芪 15g、桂枝 12g、附子 9g（先煎）、炙甘草 6g、细辛 3g、防风 12g、羌活 12g。

煎服法：附子开水先煎 1 小时，余药混合再煎煮沸腾 30 分钟（以沸腾后计时）。

【处方⑥】 阴虚感冒。

治法：滋阴解表。

方药：加减葳蕤汤（《重订通俗伤寒论》）

组成：玉竹 12g、甘草 6g、大枣 6g、豆豉 7g、薄荷 6g、葱白 5g、桔梗 7g、白薇 12g。

加减：阴伤较重加沙参 12g、麦冬 12g；血虚加地黄 15g、当归 12g。

煎服法：成人解表药常规煎煮服用方法。

（张崇耀）

九、高尿酸血症

（一）概述

高尿酸血症为西医学理化检查发现，由于人体嘌呤类物质代谢紊乱，导致尿酸生成过多在细胞外液的尿酸盐呈超饱和状态，大多数高尿酸血症患者无明显临床症状，如果过饱和状态的尿酸盐结晶沉积在组织中可引起痛风、肾脏损害及代谢综合征等疾病。高尿酸血症是多种疾病的危险因素，常与心血管疾病、肥胖、高血压、高脂血症等并发，可分为原发性高尿酸血症、继发性高尿酸血症。现代医学认为尽管体内尿酸主要来源于内源合成过多，但高蛋白、高脂肪、高嘌呤饮食是高尿酸血症发病率升高的主要原因。

中医无"高尿酸血症"病名，对高尿酸血症的认识还处在初级阶段，需要逐步完善和深入的探讨研究。部分现代中医学者认为高尿酸血症属"血毒、浊毒"范畴。高尿酸血症所致痛风性关节炎则应归为《金匮要略》中的"历节病"。高尿酸血症所致痛风肾可在《金匮要略》中的"黄汗证"或中医"热淋""石淋""腰痛""虚劳""水肿"等范畴中参考论治。中医认为高尿酸血症的病因主要为饮食不节、恣食膏粱厚味、内伤七情、先天禀赋不足、肾气亏虚，导致脾虚失运、湿浊内生、湿浊蓄积日久化热、肾亏清阳不升浊阴不降、脾肾不足久则瘀血痰浊内生、浊毒瘀滞。病机为本虚标实，本虚可见脾虚、肾虚、肝肾不足，标实可见湿浊、湿热、瘀血阻滞、痰瘀互结、浊毒。中医素有"肥人多湿多痰"之说。痰湿内阻影响气血运行，久病多瘀、瘀血内生形成痰湿瘀浊的重要病理基础。

（二）诊断与治疗

【诊断要点】 绝大多数原发性高尿酸血症者仅有血尿酸持续性或波动性增高，不出现任何症状称为原发性无症状高尿酸血症。男性和绝经后女性血尿酸大于 420μmol/L，

绝经前女性大于 350μmol/L）可诊断为高尿酸血症；继发性高尿酸血症多见于肿瘤、肾功能不全、肝硬化患者及药物影响等。

中医文献目前无明确高尿酸血症分型，根据现代中医学者论述总结如下。

1. 脾虚痰浊证：形体肥胖、全身困倦、头晕肢沉、胸闷脘痞、咳痰呕恶、大便溏，舌苔腻，脉濡。

2. 肝郁肾虚证：急躁易怒或抑郁喜叹息，双目干涩，头晕、目眩、耳鸣，腰膝酸软，发脱或齿摇，尿后余沥或失禁，性功能减退、不孕、不育。舌质淡胖，苔薄白，脉沉。

3. 痰瘀湿浊证：形体肥胖、胸闷脘痞、全身困倦、头晕肢沉、胸闷或喜太息、少腹胀满，小便短赤、大便黏腻不爽，舌边有瘀斑，苔腻，脉沉。

【治疗原则】 高尿酸血症中医病机为本虚标实，标实可见湿浊、湿热、瘀血阻滞、痰瘀互结、浊毒。本虚可见脾虚、肾虚、肝肾不足。治疗以补虚泻实为治疗原则，利湿除浊，化痰祛瘀，恢复脏腑功能。高尿酸血症常伴有高血糖、糖尿病、高脂血症等疾病，临证时可参阅相关疾病论治。

【一般治疗】

1. 饮食有节，合理饮食结构：饮食原则以五谷为养，五果为助，五畜为益，五菜为充。应做到合理搭配，食养以尽，勿使太过。谨和五味，膳食有酸、苦、甘、辛、咸等五味以入五脏。五味调和，以平为期，水谷精微充足，气血旺盛，脏腑调和。倡适量膳食纤维、优质蛋白、植物脂肪，戒烟、戒酒。合理控制饮食是高尿酸血症最重要环节，调整饮食结构，制订个体化饮食谱尤为重要。

研究发现血尿酸水平与摄入酒精有一定的关系，故低嘌呤饮食、忌酒尤为重要。禁止饮酒、老火汤、动物内脏、骨髓、海鲜，痛风性关节炎急性发作期暂停食肉，痛风间歇期及慢性期，血尿酸控制较稳定时允许每日摄入适量瘦肉（不超过100g）；建议米饭、蔬菜、水果、牛奶、鸡蛋。避免饱餐，避免大量进食黄豆类、面粉类食物；避免服用影响尿酸排泄、分泌及增加尿酸生成的药物，如噻嗪类、氨苯蝶啶、乙胺丁醇、小剂量阿司匹林等。

2. 劳逸结合，合理运动：运动可改善人体代谢。原则是适量、经常性和个体化。每天至少 30 分钟中等强度的活动，有散步、广播操、太极拳、五禽戏等。运动必须个体化，尤其是老年或有严重并发症者，要量力而行，以不觉劳累为度。

3. 中药外敷可选用芳香辟秽，清热解毒中药研末加工双足心贴敷。中药离子导入可根据具体情况，辨证使用中药离子导入。

4. 针灸治疗取脾俞、肾俞、大肠俞、三阴交、足三里、上巨虚、曲泉、关元、曲池、合谷、复溜、太冲、三阴交等，交替取穴。操作方法：用毫针平补平泻手法，配合艾灸脾俞、肾俞、关元、气海。每日 1 次，7 天一个疗程。

（三）药物处方

【处方①】 脾虚痰浊证。

治法：健脾化痰祛浊。

方药：四妙散（《成方便读》）合五苓散（《伤寒论》）加减

组成：苍术 15g、牛膝 9g、炒薏仁 30g、炒黄柏 12g、茯苓 20g、炒白术 15g、桂枝 9g、水蛭 7g、皂角刺 15g、柴胡 12g、桔梗 9g、枳实 9g。

加减：口干便秘，加生大黄 6g（后下）、决明子 15g（后下），使邪有出路。关节肿胀疼痛明显，加土茯苓 30g、萆薢 15g、防己 9g、车前子 12g（包煎）、泽泻 15g、泽兰 15g；疼痛日久、关节黯红瘀阻明显，加乳香 9g、没药 9g、苏木 12g；关节冷痛漫肿，舌质淡黯，阳虚寒湿，加入炙附子 12g（开水先煎 1 小时）、炮姜 9g、桂枝 12g。

煎服法：成人常规煎煮服用。

中成药：①甘露消毒丹

组成：滑石、茵陈、黄芩、石菖蒲、白豆蔻、川贝、木通、藿香、射干、连翘、薄荷。

用法用量：成人口服，每次 6～9g，一日 2 次。

②参苓白术散

组成：白扁豆、白术、茯苓、甘草、桔梗、莲子、人参、砂仁、山药、薏仁。

用法用量：成人口服，一次 6～9g，一日 2～3 次。

【处方②】 肝郁肾虚证。

治法：疏肝化浊益肾。

方药：柴胡疏肝散（《景岳全书》）合二仙汤（《经验方》）加减

组成：炒柴胡 12g、赤芍 15g、枳壳 9g、炒白术 15g、茯苓 20g、川芎 12g、香附 12g、黄柏 9g、薏仁 30g、土茯苓 30g、萆薢 15g、车前子 15g、巴戟天 12g、淫羊藿 12g、仙茅 12g。

加减：胸闷嗳气腹胀明显者，加紫苏梗 12g、佛手 12g、香橼 12g；肝肾阴亏虚明显，加女贞子 12g、旱莲草 12g；腰膝酸软五心烦热者，加知柏地黄丸。

煎服法：成人常规煎煮服用。

中成药：杞菊地黄丸

组成：枸杞、菊花、熟地黄、酒萸肉、牡丹皮、山药、茯苓、泽泻。

用法用量：成人口服，水蜜丸，一次 8 丸，一日 3 次。

【处方③】 痰瘀湿浊证。

治法：化痰、除湿、祛瘀、泻浊。

方药：五苓散（《伤寒论》）合桃红四物汤（《医宗金鉴》）加减

组成：茯苓 30g、猪苓 12g、泽兰 15g、炒白术 15g、桂枝 9g、泽泻 15g、桃仁 12g、红花 9g、赤芍 15g、紫苏梗 12g、车前子 15g、威灵仙 15g、土茯苓 30g、萆薢 15g、木瓜 12g、秦艽 15g、白芥子 15g、全虫 3g、生甘草 9g。

加减：血瘀明显者，加乳香 9g、没药 9g；形体肥胖者，加炒薏仁 30g、扁豆 15g；湿浊内甚，舌苔厚腻，加藿香 12g、佩兰 12g；口干化热，加茵陈 9g、炒栀子 12g。

煎服法：成人常规煎煮服用。

中成药：①血府逐瘀丸

组成：当归、赤芍、桃仁、红花、川芎、地黄、牛膝、枳壳（麸炒）、桔梗、柴胡、甘草。

用法用量：成人口服，每次 1～2 丸，一日 2 次。

②排石颗粒

组成：连钱草、车前子（盐水炒）、关木通、徐长卿、石韦、瞿麦、忍冬藤、滑石、苘麻子、甘草。

用法用量：开水冲服，一次 1 袋，一日 3 次。

（张崇耀）

十、高血压

（一）概述

高血压分为原发性高血压与继发性高血压，是以体循环血压升高为主要表现的综合征，临床症状有头痛、眩晕、心悸、失眠、项强、胸痛、胸闷、口眼歪斜以及半身不遂等。原发性高血压的病因和发病机制没有完整统一的认识，一般认为该病与遗传、食盐摄入过度、从事高度集中及精神紧张的职业、缺少体力劳动、肥胖、抽烟、大量饮酒及某些营养成分缺乏等原因有关，近来还发现，较多高血压患者有胰岛素和高胰岛素血症。高血压是多种心、脑血管疾病的重要病因和危险因素，影响重要器官例如"心、脑、肾"的结构和功能，最终导致这些器官的功能衰竭，是心血管疾病死亡的主要原因之一。

本节论述的高血压是指原发性高血压，继发性高血压需要治疗原发性疾病，临证时可参考本篇论治。

（二）诊断与治疗

【诊断要点】未服抗高血压药物情况下测量两到三次非同日血压，符合收缩压（SBP）≥140mmHg 和（或）舒张压（DBP）≥90mmHg 即可诊断为高血压。

【辨证分型】

1. 肝阳上亢：头痛目眩，面赤，胸胁胀痛，心烦易怒，寐少多梦，口苦口干，大便秘结，舌红苔黄，脉弦数有力。

2. 痰浊上蒙型：头重如蒙，视物旋转，胸闷作恶，呕吐痰涎，心悸失眠，口淡、食少，舌胖，苔白腻，脉弦滑。

3. 阴虚阳亢：头目眩晕，脑海空虚，耳鸣耳聋，腰膝酸软，失眠多梦，口干咽燥，舌少苔，脉细略数。

4. 阴阳两虚：头晕目眩，心慌心悸，肢冷无力，腰酸腿软，夜间尿多，阳痿早泄，失眠多梦。舌苔薄白，舌质淡，脉弦细无力。

【治疗原则】治疗有治标与治本两大法则，根据"虚者补之，实者泻之""闭者通之，脱者固之""急则治标，缓则治本"的原则，治本有补益肝肾、阴阳二补；治标有平肝潜阳、祛瘀化湿、活血化瘀、宁心安神等。妇女更年期还有调摄冲任等。拟定治法为：滋肾平肝，育阴潜阳，镇肝息风，利湿化痰，开窍醒脑，回阳固脱，活血通络等。

【一般治疗】

1. 治疗措施在限制钠盐摄入、禁烟限酒、控制体重、增加运动、松弛精神等非药物治疗的基础上进行合理的药物治疗，将血压降至正常或接近正常，以减少并发症。

2. 保持情绪稳定，解除忧郁、恼怒、思虑等情绪对疾病的影响。保证足够的睡眠。保持大便通畅。

3. 发现有唇舌发麻、肢体麻木、持物不灵、口眼歪斜等脑卒中征象，应嘱患者绝对卧床休息，及时汇报医生处理。

4. 针灸治疗

（1）针刺百合、太冲、三阳交以泻肝清火，用毫针泻法。

（2）针刺中脘、脾俞、商丘、丰隆、内关化痰除湿，用毫针平补平泻。

（3）针刺百会、风池、内关、三阴交、关元、足三里以调补阴阳，用毫针补法。

（4）按揉内关、三阴交、肾俞，按摩关元、气海、涌泉等穴位以补益肝肾。

5. 坚持服药，观察血压变化：将各种药物的名称、剂量、服药方法、服药时间及药物不良反应详细地告知患者及家属，向患者说明坚持定时定量服药的重要性。密切观察降压药物的不良反应，防止低钾血症和直立性低血压。

6. 血压的自我监测：测血压前精神放松，最好休息 20～30 分钟，在医护人员的指导下掌握血压监测的注意事项。如血压过高或过低，应立即就诊。

（三）药物处方

【处方①】肝火亢盛。

治则：清肝泻火，清利湿热。

方药：①龙胆泻肝汤《医方集解》加减

组成：龙胆草 12g、黄芩 12g、栀子 12g、泽泻 15g、木通 7g、车前子 15g、当归 12g、生地黄 15g、柴胡 12g、生甘草 7g。

加减：失眠多梦，加磁石 20g（先煎）、龙齿 20g（先煎）、珍珠母 15g（先煎）、琥珀 3g（研末吞服）。

煎服法：磁石、龙齿、珍珠母先煎半小时，其余药物放置砂锅中，常药规煎煮服用。

②天麻钩藤饮（《杂病证治新义》）加减

组成：天麻 9g、钩藤 15g、石决明 20g、炒栀子 12g、炒黄芩 12g、牛膝 15g、杜仲 15g、益母草 15g、桑寄生 15g、夜交藤 15g、茯神 12g。

加减：头痛口干，加夏枯草 15g、生地黄 15g。

煎服法：成人常规煎煮服用。

【处方②】痰浊上蒙型。

治则：燥湿祛痰，健脾和胃。

方药：半夏白术天麻汤加减

组成：半夏 15g、陈皮 12g、白术 15g、天麻 12g、白茯苓 15g、泽泻 15g、橘红 12g、生姜 7g。

加减：舌质厚腻口黏不爽，加藿香 15g、佩兰 15g、石菖蒲 15g；失眠多梦，加石菖蒲 15g、郁金 15g、枳实 9g、竹茹 9g。

煎服法：成人常规煎煮服用。

【处方③】　阴虚阳亢。

治则：滋养肝肾，养阴填精。

方药：①左归丸（《景岳全书》）加减

组成：大怀熟地 20g、山药 15g、枸杞 15g、山茱萸肉 15g、川牛膝 12g、菟丝子 15g、鹿胶 9g（烊化）、龟胶 9g（烊化）。

加减：潮热，盗汗明显，可加鳖甲 15g、知母 12g、黄柏 9g、丹皮 12g；心肾不交，失眠多梦，健忘，加阿胶 6g（烊化）、鸡子黄 1 枚（冲服）、酸枣仁 15g、柏子仁 15g。

煎服法：成人常规煎煮服用。

②镇肝息风汤（《医学衷中参西录》）加减

组成：怀牛膝 30g、生赭石 30g（先煎）、生龙骨 20g（先煎）、生牡蛎 20g（先煎）、生龟甲 15g（先煎）、白芍 15g、玄参 15g、天冬 15g、川楝子 6g、生麦芽 6g、茵陈 6g、甘草 5g。

煎服法：成人常规煎煮服用。

【处方④】　阴阳两虚。

治法：补阳滋阴，益肾降压。

方药：金匮肾气丸（《金匮要略》）加减

组成：熟地 25g、山茱萸 15g、山药 30g、丹皮 12g、茯苓 9g、泽泻 15g、肉桂 9g、制附子 6g（开水先煎 1 小时）、炒杜仲 15g、怀牛膝 15g、枣仁 15g。

加减：头昏、头痛明显者加生龙骨 25g、生牡蛎 25g。

煎服法：附子 6g（开水先煎 1 小时），成人常规煎煮服用。

（张崇耀）

十一、高脂血症

（一）概述

高脂血症系指血浆中脂质浓度超过正常范围。由于血浆中脂质大部分与血浆中蛋白质结合，因此本病又称为高脂蛋白血症。血脂是血浆的中性脂肪［三酰甘油（TG）和胆固醇（TC）］和类脂（磷脂、糖脂、固醇及类固醇）的总称。

中医认为本病的成因是暴饮暴食、喜食肥甘厚腻、嗜烟酒、缺乏运动、经常熬夜、喜饮浓茶等，这些不良习惯构成了高脂血症的主要原因，从事脑力劳动者、久坐少动者属于高发人群。中医对高脂血症的辨证论治是一个逐渐认识的过程，需要不断完善，证候特点为湿热痰浊、痰瘀互结、脾肾气虚、肝肾阴虚。

（二）诊断与治疗

【诊断要点】

中国人血清胆固醇（TC）的合适范围为：TC＜5.18mmol/L；TC 为 5.18～6.19mmol/L 为边缘升高；TC≥6.22mmol/L 为升高。血清低密度脂蛋白胆固醇（LDL-C）的合适范围为：

LDL-C＜3.37mmol/L；LDL-C 为 3.37～4.14mmol/L 为边缘升高，LDL-C≥4.14mmol/L 为升高。血清高密度脂蛋白胆固醇（HDL-C）的合适范围为：HDL-C≥1.04mmol/L，HDL-C≥1.55mmol/L 为升高，HDL-C＜1.04mmol/L 为减低。血清三酰甘油（TG）的合适范围为：TG＜1.70mmol/L；1.70～2.25mmol/L 为边缘升高，TG≥2.26mmol/L 为升高。

【辨证分型】

1. 脾虚湿盛：头重体倦、腹胀纳呆、乏力懒言、大便溏薄、小便清长、健忘、面色欠华或有下肢肿、眼睑虚浮、口淡不渴或肢体麻木，舌体淡胖、边有齿痕、苔白浊腻、脉缓无力。

2. 痰浊内蕴：头重眩晕、胸闷恶心、纳呆、时吐痰涎、形体肥胖、反应迟钝、肢体沉重或有胁下痞块，舌苔浊腻厚，脉象弦滑。

3. 肝胆湿热：发热、口干烦渴、尿少便秘、头晕脑胀、血压偏高，时有心悸、浮肿，舌红苔黄腻，脉滑数。

4. 肝肾阴虚：头痛眩晕、失眠健忘、耳鸣耳聋、行动迟缓、动作笨拙、手足心热，舌质淡黯，舌红少苔，脉象细数。

5. 脾肾阳虚：头晕伴小便频数、神疲乏力、形体怯冷、面色淡白、脘腹作胀、纳差便溏、四肢浮肿，舌淡质嫩，苔白腻，脉沉细。

6. 瘀血阻络：胸痹心痛、痛处有固定或兼见健忘、失眠、心悸、精神不振、面色或唇色紫黯，舌有紫斑或瘀点脉弦涩或细涩。

【治疗原则】　高脂血症的病理性质属本虚标实，以肝、脾、肾虚损为本，痰浊、水湿、瘀血、气滞为标。根据辨证施治原则可采取涤痰化湿健脾排浊法、祛湿化瘀理气通络法、清热化痰芳香利湿、益气健脾化湿和胃法、温阳健脾化浊降脂、滋补肝肾养阴活血法。

【一般治疗】

1. 饮食调理：选择含胆固醇低的食物，比如新鲜蔬菜和豆类食物。食物的类型主要以蒸煮为主，少食甜食，饮食的搭配中应该有足够的蛋白质。

2. 同时患者在治疗过程应该戒烟禁酒。

3. 高脂血症患者通常会伴有肥胖症，应该为患者制订一个科学合理的减肥计划，每个月的减肥目标在 1～2kg，在实施减肥控制体重期间加强体育锻炼。

4. 适量的体育运动能够使患者身体的热能进行消耗，加快体内新陈代谢，增强体内的脂蛋白酶的活性，从而更加利于脂肪的分解，在运动锻炼的同时要严格控制时间和运动量，避免过度疲劳。

5. 针灸治疗

（1）痰浊阻络型　三阴交、足三里、公孙用毫针平补平泻，丰隆泻法。

（2）气滞血瘀型　三阴交平补平泻，内关泻法。

（3）肝肾阴虚型　三阴交平补平泻，肝俞、肾俞、太溪补法。

6. 耳穴贴压：主穴取脾、胃、肝、肾、心，配穴取脑、降压沟、神门、额、交感等。每次选上述穴位，在三餐食后及晚睡前重点按压。

（三）药物处方

【处方①】 脾虚湿盛。

治法：健脾祛湿。

方药：参苓白术散（《太平惠民和剂局方》）加减

组成：党参20g、茯苓15g、白术12g、怀山药15g、炙甘草6g、薏仁20g、桔梗12g、砂仁8g（后下）、泽泻15g、猪苓12g、荷叶12g。

加减：脘腹胀满明显舌苔厚腻，加苍术12g、藿香12g、佩兰12g；四肢怕冷，加炙附片12g（开水先煎1小时）、干姜7g。

煎服法：制附片（开水先煎1小时），余药常规煎煮法。

中成药：维脂康胶囊

组成：大蒜粉、丹参、陈皮、山楂、陈皮、槐花、三七。

用法用量：普通成人口服，每次2～4粒，一日3次。

【处方②】 痰浊内蕴。

治法：燥湿化痰。

方药：涤痰汤（《济生方》）加减

组成：陈皮12g、半夏12g、炙南星9g、枳实12g、石菖蒲12g、党参18g、白术12g、茯苓15g、炙甘草6g、生姜6g、大枣6g。

加减：蕴而化热口干口臭者，加黄连9g、炒黄芩9g；舌质黯淡有瘀斑夹瘀者，加丹参15g、郁金15g、泽兰12g；四肢肿胀者，加泽泻15g、薏仁20g、扁豆12g；大便干结者，加山楂12g、泽泻20g、神曲12g、枳实9g、莱菔子12g。

煎服法：常规煎煮法。

中成药：血脂康胶囊

组成：红曲。

用法用量：轻、中度患者，每日2粒，晚饭后服用；重度患者，每次2粒，每日2次，早、晚饭后服用。

【处方③】 肝胆湿热。

治法：清热利湿。

方药：龙胆泻肝汤（《医方集解》）加减

组成：龙胆草15g、炒栀子12g、炒黄芩9g、泽泻15g、车前子15g、决明子20g、蔓荆子15g、菊花12g、地龙15g、虎杖15g、夏枯草20g、茵陈9g。

加减：肝风上扰头昏痛不适者，加天麻9g、钩藤15g；痰多眩晕不适者，加半夏15g、白术12g、郁金12g。

煎服法：常规煎煮法。

【处方④】 肝肾阴虚。

治法：补益肝肾。

方药：六味地黄丸（《小儿药证真诀》）合一贯煎（《柳州医话》）加减

组成：熟地黄20g、怀山药15g、山茱萸1g、茯苓15g、丹皮12g、当归12g、白芍12g、沙参15g、枸杞15g、女贞子12g、麦冬12g、牛膝12g、菟丝子12g。

加减：骨蒸潮热者，加太子参30g、秦艽12g、地骨皮15g；形体肥胖虚实夹杂者，加泽泻15g、泽兰15g、扁豆15g。

煎服法：常规煎煮法。

【处方⑤】 脾肾阳虚。

治法：温补脾肾。

方药：金匮肾气丸合苓桂术甘汤（《金匮要略》）加减

组成：制附子12g（开水先煎1小时）、桂枝9g、白术12g、熟地黄15g、怀山药15g、山茱萸12g、茯苓30g、丹皮12g、泽泻15g、炙甘草9g。

加减：四肢困倦者，加木瓜12g、姜黄12g、五加皮20g；形体肥胖虚实夹杂者，加泽兰15g、扁豆15g；舌质黯淡有瘀斑者，加三棱12g、莪术12g。

煎服法：常规煎煮法。

【处方⑥】 瘀血阻络。

治法：活血通脉。

方药：血府逐瘀汤（《医林改错》）加减

组成：当归15g、生地15g、桃仁15g、红花15g、赤芍15g、枳壳15g、人参9g、全蝎5g、土鳖虫15g、瓜蒌15g。

加减：痰湿盛形体肥胖者，加泽泻15g、泽兰15g、薏仁20g、苍术12g、炙南星12g；四肢酸困不适者，加水蛭3g、桑枝15g、姜黄15g；胸闷不适者，加丹参15g、檀香5g（后下）、砂仁9g（后下）。

煎服法：常规煎煮法。

（张崇耀）

十二、咯血

（一）概述

咯血是指血不循经、溢于脉外，经口而咳出，临床主要表现为痰中带血，或痰血相兼，或纯血鲜红，间夹泡沫，亦称为嗽血或咯血。

中医病因学认为咯血总由肺络受损所致。因肺为娇脏，喜润恶燥不耐寒热，故外感风热燥邪或肝火上逆犯肺、阴虚肺热等损伤肺络致使肺失清肃、肺络血溢脉，表现为咯血。咯血可见于多种疾病，许多杂病及温热病都会引起咯血。咯血既是症状也是疾病。内科范围的咯血，主要见于呼吸系统的疾病，西医学的如支气管扩张症、急性气管-支气管炎、慢性支气管炎、肺炎、肺结核、肺癌等可参考本节论治，其中由肺结核、肺癌所致者，尚需参阅肺痨及肺癌论治。温热病中的风温、暑温都会导致咯血，多为急性重症，详见《温病学》有关内容。

（二）诊断与治疗

【诊断要点】 血经咳嗽而出，血色鲜红或暗红，常间夹泡沫或痰血相兼。咯血前有胸闷、喉痒等症。多有慢性咳嗽、痰喘、肺痨等肺系疾病史。实验室检查，如血沉、痰培养细菌、痰检查抗酸杆菌及脱落细胞以及胸部X线检查、支气管镜检或造影、胸部CT等，有助于进一步明确咯血的病因。

【辨证分型】

1. 燥热伤肺证：痰中带血，咽干鼻燥，喉痒咳嗽或伴有身热。舌质红少津，苔薄黄，脉数。兼见风热犯肺者发热头痛，咳嗽咽痛；津伤明显者兼见干咳无痰，或痰黏不易咯出，舌红少津者；痰热蕴肺者，肺络受损者伴有发热面红，咯血、痰黄稠；热势较甚者咯血量多。

2. 肝火犯肺证：痰中带血或纯血鲜红，胸胁胀痛，烦躁易怒，口苦，咳嗽阵作，舌质红，苔薄黄，脉弦数；兼肝火较甚者头晕目赤，心烦易怒。

3. 阴虚肺热证：痰中带血，血色鲜红；或反复咯血，口干咽燥，颧红，潮热盗汗，咳嗽痰少；舌质红，脉细数；阴虚明显者潮热、颧红、盗汗。

【治疗原则】　中医治疗血证可归纳为"治火、治气、治血"三个原则。《景岳全书·血证》说："凡治血证，须知其要，而血动之由，惟火惟气耳。故察火者但察其有火无火，察气者但察其气虚气实，知此四者而得其所以，则治血之法无余义矣"。

1. 治火：火热熏灼，损伤脉络，是咯血最常见的病理机制，火分虚实，实火清热泻火，虚火滋阴降火。

2. 治气：气血有密切关系，血为气之母，气为血帅，气能统血，故《医贯·血证论》说："血随乎气，治血必先理气"，对实证当清气、降气、治血，虚证当补气、益气、止血。

3. 治血：凉血止血、收敛止血或祛瘀止血是中医重要的治血三法，急择之标，故《血证论·吐血》说："存得一分血，便保得一分命"。临证时止血为首要。

在用药上忌用升散燥热之品，以免气火升腾耗液灼津加重咯血。

【一般治疗】

1. 咳嗽剧烈者，应注意卧床安静休息，避免活动。

2. 咯血量多者立即卧床休息，进行精神安慰，防止情绪紧张，减少谈话。临时给三七粉、白及粉各1～3g，凉开水调服，密切观察病情，警惕气随血脱的危急症候。

3. 宜进食清淡、易于消化、富有营养的食物，如新鲜蔬菜、水果、瘦肉、蛋类等，忌食辛辣香燥、油腻炙煿之品，戒除烟酒。

4. 可用针灸取穴：尺泽、孔最、鱼际、足三里、太虚毫针平补平泻。

（三）药物处方

【处方①】　燥热伤肺证。

治法：清热润肺，宁络止血。

方药：桑杏汤（《温病条辨》）加减

组成：桑叶12g、栀子9g、淡豆豉9g、沙参12g、梨皮9g、浙贝母9g、杏仁6g、白茅根12g、茜草9g、藕节12g、侧柏叶12g。

加减：兼见风热犯肺发热，加银花12g、连翘12g、牛蒡子12g；燥热伤阴显者，加减麦冬12g、玄参12g、天冬12g、天花粉12g、芦根15g；兼见痰热蕴肺，加桑白皮12g、黄芩9g、知母12g、炒山栀12g、大蓟9g、小蓟9g；咯血较多者，加连翘12g、黄芩12g、白茅根15g、芦根15g、三七粉2g（冲服）。

煎服法：成人常规煎煮服用。

中成药：①云南白药

用法用量：成人口服，一次0.25～0.5g，一日4次。

②紫地宁血散

组成：大叶紫珠、地榆。

用法用量：口服，一次8g，一日3～4次。

【处方②】　肝火犯肺证。

治法：清肝泻火，凉血止血。

方药：咯血方（《丹溪心法》）加减

组成：青黛3g（包煎）、瓜蒌仁12g、海蛤壳9g、炒栀子12g、诃子6g。

加减：肝火较甚，加丹皮12g、栀子12g、麦冬12g、玄参12g；气郁化火，咯血量多，鲜红，加水牛角15g（先煎）、生地黄15g、赤芍12g、丹皮9g、三七粉2g冲服。

煎服法：水牛角先煎，余药成人常规煎煮服用。

中成药：黛蛤散

组成：青黛，蛤壳。

用法用量：成人口服，一次6g，一日1次，随处方入煎剂。

【处方③】　阴虚肺热证。

治法：滋阴润肺，宁络止血。

方药：百合固金汤（《慎斋遗书》）合十灰散（《十药神书》）加减

组合：百合12g、麦冬9g、玄参3g、生地12g、熟地12g、当归12g、白芍12g、浙贝母12g、甘草6g、白及12g、藕节9g、白茅根15g、茜草炭12g。

加减：反复发作咯血量多，加阿胶3g（烊化）、三七3g（吞服）；潮热汗出者，加地骨皮15g、秦艽12g、青蒿12g。

煎服法：成人常规煎煮服用。

中成药：百合固金丸

组成：熟地、生地、当归、白芍、甘草、桔梗、玄参、贝母、麦冬、百合。

用法用量：普通成人口服，一次1袋，一日3次。

（张崇耀）

十三、功能失调性子宫出血

（一）概述

功能失调性子宫出血是由内分泌失调所引起的女性子宫异常出血，经妇科临床诊查未发现器质性病变，可认为是功能性失调，故简称"功血"。本病病因是由于调节生殖系统的垂体-下丘脑-卵巢轴间的卵巢刺激素、神经内分泌和黄体生成激素的失调导致。

中医认为肾气受病是导致崩漏的根本原因，发病与脏腑虚弱、体质虚弱、情志失调等相关，中医将本病发生的原因归纳为虚、热、瘀三个方面。肾虚失藏不能调摄经期、制约经血。脾虚气陷、统摄无权、冲任失调，不能制约经血，故致崩漏。素体阴虚，虚火内炽或素体阳盛，肝火易动，扰动血海，引发经血崩下。七情所伤、外邪入侵成瘀血，导致冲任瘀阻、血不归经而成崩漏。崩漏病本在肾，病位在冲任，变化在气血，表现为子宫非时下血，或为崩或为漏，或崩漏互见。

（二）诊断与治疗

【诊断要点】　崩漏的临床主证是阴道出血，表现为经水妄行，出血量多势急或淋漓不断。出血有表现为骤然大下继而淋漓的，也有淋漓连月不休，或停经数月又暴下淋漓的。其血色或鲜明或黯淡，血质或黏稠或清稀，或有血块，或有臭气。

【辨证分型】

1. 血热型

（1）虚热型　量少淋漓或量多势急，血色鲜红而质稠。全身症状表现心烦潮热，小便黄少；或大便结燥，苔薄黄，脉细数。

（2）实热型　经血非时忽然大下，或淋漓忽又增多，血色深红或鲜红，质或稠或有血块。全身症状表现为口渴烦热，有发热；或有小腹少腹疼痛，小便黄或大便干结，苔黄或黄腻，脉洪数。

2. 肾虚型

（1）肾阳虚　经来无期，出血量多或淋漓不尽，色淡质清。全身症状表现畏寒肢冷，面色晦黯，腰腿酸软，小便清长，舌质淡，苔薄白。

（2）肾阴虚　经乱无期，出血淋漓不净或量多，色鲜红，质稍稠，舌红、苔少、脉细数，全身症状表现为头晕耳鸣，腰膝酸软；或心烦，舌质偏红、苔少、脉细数。

3. 脾虚型：经血非时而至，崩中继而淋漓，血色淡而质薄。全身症状表现为气短神疲，面色㿠白；或面浮肢肿、手足不温；或饮食不佳。舌质淡，苔薄白，脉弱或沉弱。

4. 血瘀型：经血非时而下，时下时止，或淋漓不净，或停闭日久又突然崩中下血，继而淋漓不断，色紫黑有块。全身症状表现为小腹疼痛或腹痛，舌质紫黯，苔薄白，脉涩。

【治疗原则】　中医治疗功能失调性子宫出血的基本原则：塞流、澄源、复旧三法治之。

1. 塞流：即是止血。留得一分血便是留得一分气，固气摄血。

2. 澄源：即正本清源，辨证论治。调补肝肾、补益心脾以资血之源，安血之室，调经固本。

3. 复旧：即善后调理，但复旧并非全在补血，当视其病势，于善后方中寓治本之法，经病之本在肾，故总宜益肾固冲调经，本固血充，则周期可复正常。

4. 《素问病机气宜保命集·妇人胎产论》：妇人童幼天

葵不行之间，皆属少阴。天葵既行，皆从厥阴论治。天葵已绝，乃属太阴经也。指出少女经病重在补肾，中年女子重在调肝，老年妇女重在补脾。这对治疗功能失调性子宫出血有一定的临床指导意义。

5. 出血量多势急时可考虑输血以扶正补血。

【一般治疗】

1. 清淡饮食：香燥辛温食物及药物或生冷寒凉饮食，出血期间不宜服用；禁忌涉水冒雨、过度疲劳和剧烈运动，出血过多必要时应卧床休息。

2. 调情志，避免不良情绪刺激。

3. 针灸治疗

（1）实证　主穴选取关元、公孙、三阴交、隐白；配穴：血热者加血海，湿热者加阴陵泉，气郁者加太冲，血瘀者加地机。操作方法：关元用平补平泻法，其余穴位用毫针泻法。

（2）虚证　主穴选取气海、三阴交、足三里；配穴：脾气虚者加百会、脾俞、胃俞，肾阳虚者加肾俞、命门，肾阴虚者加然谷、太溪，盗汗者加阴郄，失眠者加神门。操作方法：毫针补法，可用灸法。断红穴（二、三掌骨之间，指端下 1 寸）。

（3）艾灸法　大墩、隐白（双侧）悬灸约 20 分钟可止血。

（4）耳针法　选取内生殖器、皮质下、内分泌、肾、肝、脾。毫针刺用中等刺激，或用埋针法，左右两耳交替使用。

（三）药物处方

【处方①】　血热型。

1. 虚热型

治法：滋阴清热、止血调经。

方药：①保阴煎（《景岳全书》）加减

组成：生地 12g、熟地 12g、芍药 6g、山药 12g、川续断 12g、黄芩 9g、黄柏 6g、生甘草 6g。

加减：心烦失眠口干，加沙参 12g、麦冬 12g、五味子 9g；出血量多，血色鲜红，加阿胶 6g（烊化）、仙鹤草 20g、乌贼骨 9g、炒茜草 12g、大枣 9g。

②上下相资汤（《石室秘录》）

组成：西洋参 12g（另煎兑服）、沙参 12g、玄参 12g、麦冬 12g、玉竹 9g、五味子 6g、熟地 12g、枣皮 12g、车前子 12g（包煎）、牛膝 9g。

煎服法：成人常规煎煮服用。

注意事项　血崩者绝对卧床休息、慎起居以减少盆腔充血，从而减少子宫出血。病久体衰者禁单独行动以防晕厥。

2. 实热型

治法：泻热凉血，止血调经。

方药：清热固经汤（《简明中医妇科学·崩漏》）

组成：沙参 12g、生黄芩 12g、炒栀子 12g、大生地 15g、地骨皮 12g、地榆 9g、阿胶 6g（烊化）、生藕节 9g、棕榈炭 9g、炙龟甲 12g、煅牡蛎 12g、生甘草 6g。

加减：伴有白带色黄嗅秽量多，少腹疼痛加黄柏 12g、苍术 12g、薏仁 15g、红藤 12g、败酱草 12g、大蓟 12g、小蓟 12g、益母草 12g、夏枯草 12g。

煎服法：阿胶烊化，牡蛎、龟甲先煎；余药成人常规煎煮服用。

【处方②】 肾虚型。

1. 肾阳虚

治法：温肾固冲、调经止血。

方药：赞育丹（《景岳全书》）加减

组成：杜仲 15g、仙茅 12g、巴戟天 12g、淫羊藿 12g、菟丝子 12g、蛇床子 9g、熟地 15g、大枣 9g、丹皮 12g、肉苁蓉 12g、当归 12g、白术 12g、鹿角霜 9g。

煎服法：成人常规煎煮服用。

2. 肾阴虚

治法：滋水益阴、止血调经。

方药：①左归丸（《景岳全书》）

组成：熟地 15g、山药 12g、枸杞 12g、山茱萸 12g、怀牛膝 9g、菟丝子 12g、鹿胶 9g（烊化）、龟胶 9g（烊化）、炒荆芥 6g、炒芡实 12g、炒茜草 9g。

②大造丸（《活人心统》）

组成：生地 15g、天冬 12g、麦冬 12g、黄柏 9g、龟甲 12g、太子参 30g、炒荆芥 9g、炒芡实 12g、炒茜草炭 12g、紫河车 3g（研末吞服）、杜仲 15g。

煎服法：鹿胶、龟胶烊化兑服，余药常规煎煮法。

【处方③】 脾虚型。

治法：补气摄血、养血调经。

方药：①固本止崩汤（《傅青主女科》）加减

组成：人参 6g（兑服）、炙黄芪 15g、炒白术 12g、熟地 15g、当归 12g、炮姜 6g、炙升麻 9g、山药 15g、大枣 6g、乌贼骨 15g、仙鹤草 20g、大枣 9g。

②济生归脾（《济生方》）加减

组成：炙黄芪 15g、党参 15g、炒白术 15g、当归 12g、丹参 12g、龙眼肉 7g、木香 3g、炙甘草 12g、鸡血藤 12g、仙鹤草 20g、大枣 6g。

③补肾固冲丸（《中医学新编》）

组成：熟地 15g、菟丝子 12g、续断 15g、阿胶 6g（烊化）、鹿角霜 12g、巴戟 12g、杜仲 20g、枸杞 15g、当归 12g、党参 12g、炒白术 12g、砂仁 5g（后下）、仙鹤草 20g、大枣 9g。

煎服法：阿胶烊化兑服，砂仁后下。余药常规煎煮法。

【处方④】 血瘀型。

治法：活血化瘀，止血调经。

方药：①四物汤（《太平惠民和剂局方》）合失笑散（《朱氏集验方》）

组成：当归 15g、川芎 12g、芍药 12g、熟地 12g、炒蒲黄 9g（包煎）、五灵脂 9g、炒藕节 9g。

②红花桃仁煎（《陈素庵妇科补解》）加减

组成：红花 9g、桃仁 12g、熟地 15g、当归 12g、川芎

9g、白芍 12g、丹参 12g、延胡索 9g、香附 6g、青皮 6g。

③开郁四物汤（《医学正传》）加减

组成：香附 9g、白芍 12g、当归 12g、川芎 9g、熟地 15g、人参 6g（另煎兑服）、炙黄芪 15g、炒白术 12g、炙升麻 7g、炒地榆 9g、蒲黄炭 9g。

煎服法：蒲黄包煎，余药常规煎煮服用。

（张崇耀）

十四、霍乱

（一）概述

霍乱是一种上吐下泻并作的病证，发病特点是来势急骤，变化迅速，病情凶险。临床表现为：起病时先突然腹痛，继则吐泻交作。所吐之物均为未消化之食物，气味酸腐热臭；所泻之物多为黄色粪水或吐下如米泔水，常伴恶寒、发热。部分患者在吐泻之后，津液耗伤，迅速消瘦，或发生转筋，腹中绞痛。若吐泻剧烈，可致面色苍白，目眶凹陷，汗出肢冷等津竭阳衰之危候。

中医的霍乱含义较为广泛，多包括了以急性吐泻为主要临床表现、病情急重的疾病。西医学中的急性胃肠炎、食物中毒等以急性吐泻为主要临床表现者，可参照本节进行辨证论治。

（二）诊断与治疗

【诊断要点】 根据本病发病特点：突发腹痛，吐泻并作。吐为未消化之食物，气味酸腐臭或清冷；泻为黄色粪水，或下如米泔水，常伴恶寒、发热为诊断要点。可见皮肤干而弹性略差，以手捏起则久久不能恢复，目眶深陷眼睛不能闭目、转筋、螺纹干瘪，脉微弱而数。

【辨证分型】

1. 寒湿证：暴起呕吐下利，初起时所下带有稀粪，继则下利清稀或如米泔水，不甚臭秽，腹痛，四肢清冷，舌苔白腻，脉象濡弱。

2. 湿热证：吐泻骤作，呕吐如喷，泻下如米泔水，腹中绞痛，臭秽难闻，头痛发热，口渴心烦，转筋拘急、胸闷尿赤，舌苔黄腻，脉象濡数。

3. 亡阴证：吐泻频繁，神疲无力、面色㿠白、目眶凹陷、螺瘪、声嘶、渴引饮、心烦，呼吸短促、尿少或闭、舌质干红，脉细数。

4. 亡阳证：吐泻过剧、四肢厥冷、汗出身凉、呼吸微弱、语声低怯、舌质淡，脉沉细或细微欲绝，至数不清。

5. 干霍乱：卒然腹中绞痛、欲吐不得吐，欲泻不得泻、烦躁闷乱、面色青惨多四肢厥冷多，脉象沉伏。

【治疗原则】 根据本病病机为湿浊内干肠胃，清浊混乱，治疗当以芳香泄浊、化湿和中为原则。湿热者宜清热化湿，寒湿者宜温中化湿。若出现亡阴、亡阳等危候，又当施以益气养阴、回阳救逆等法，积极救治。

【一般治疗】

1. 若西医明确诊断为"真霍乱"烈性传染病必须严加隔

离，保护水源和食物，防治蔓延扩散，严格按照烈性传染病上报疫情及防治。

2. 发病期间，吐泻交作，以禁食为佳。若吐泻已多，邪衰正虚者，可以"清米汤"温饮恢复胃气。

3. 针灸疗法：选取中脘、内关、足三里重刺激。若呕吐者可加合谷；泻甚者加天枢；腹痛者加公孙；拘急转筋者加承山、曲池，或用耳针。病情重者（尤其是干霍乱）可用三棱针在十宣、曲泽、委中等穴位，急刺出血。里寒者用灸法（附子饼灸、隔姜灸）。

4. 刮痧法：参见疫毒痢应急处理。

5. 取嚏法：可用行军散，或通关散揩鼻。亦可用大蒜汁滴鼻。

（三）药物处方

【处方①】　寒湿证。

治法：散寒燥湿，芳香化浊。

方药：藿香正气散（《太平惠民合剂局方》）加减

组成：大腹皮 12g、白芷 9g、紫苏 12g、茯苓 15g、半夏曲 15g、白术 12g、陈皮 9g、厚朴 9g、苦桔梗 9g、藿香 12g、甘草 9g。

加减：恶寒头痛无汗，脉浮，舌苔白腻，加香薷 12g、佩兰 12g；倦怠嗜卧，胸膈痞闷，舌苔白滑，加白扁豆 15g、香薷 12g、厚朴 12g、木瓜 9g；形寒肢冷，舌淡，苔白而滑，脉沉，加党参 15g、干姜 9g。

煎服法：成人常规煎煮服用。

中成药：六合定中丸

用法用量：普通成人口服，一次 1 丸，一日 3 次。

【处方②】　湿热证。

治法：清热化湿，辟秽泄浊。

方药：①燃照汤（《随息居重订霍乱论》）加减

组成：草果仁 7g、淡豆豉 6g、炒山栀 12g、炒厚朴 6g、醋炒半夏 12g、酒黄芩 9g、滑石 12g（包煎）。

煎服法：成人常规煎煮服用。

②蚕矢汤（《随息居重订霍乱论》）加减

组成：晚蚕沙 15g、生薏仁 15g、大豆黄卷 12g、木瓜 9g、黄连（姜汁炒）9g、制半夏 3g、炒黄芩 3g、通草 3g、炒山栀 5g、吴茱萸 9g。

煎服法：成人常规煎煮服用。

③葛根芩连汤（《伤寒论》）

组成：葛根 12g、炙甘草 9g、炒黄芩 12g、黄连 12g、藿香 12g、佩兰 12g、六一散（滑石、甘草）。

加减：呕吐酸腐（挟有食滞）加神曲 12g、山楂 12g；小便短少加车前草 15g、泽泻 12g；转筋挛急加白芍 12g、木瓜 9g、吴茱萸 6g。

煎服法：成人常规煎煮服用。

【处方③】　亡阴证。

治法：养阴益气生津。

方药：生脉散（《医学启源》）加味

组成：人参 9g（另煎兑服）、麦门冬 12g、五味子 9g。

加减：阴伤，可加白芍 12g、乌梅 9g、甘草 9g 以酸甘化阴；伤阴明显者，加石斛 12g、煅牡蛎 15g、煅龙骨 15g。

煎服法：成人常规煎煮服用。

【处方④】　亡阳证。

治法：回阳救逆。

方药：通脉四逆汤（《伤寒论》）

组成：甘草 6g、干姜 9g、附子 12g（开水先煎 1 小时）。

加减：阴液枯竭，阳气欲绝用参附汤、生麦饮合用。

煎服法：附子先煎，其他药物放置砂锅中再煎煮沸腾 30 分钟。服药避风寒忌生冷水果。

【处方⑤】　干霍乱。

治法：辟浊解秽，宣通气机。

方药：玉枢丹（《百一选方》）

组成：山慈菇 6g，红大戟 9g，千金子霜 1g，五倍子 3g，麝香 0.03g，雄黄 0.05g，朱砂 0.1g。

用法用量：上为细末，糯米糊作锭子，阴干。口服，每次 0.6～1.5g，每日 2 次；外用醋磨，调敷患处。

（张崇耀）

十五、急性肝炎

（一）概述

急性肝炎是指因多种致病因素侵害肝脏，使肝细胞受到破坏，导致肝脏功能受损。临床表现以面、目、身体肌肤熏黄，胁痛，小便黄赤，大便灰或白，可伴有发热、畏寒、纳呆、恶心等症。本病常见的致病因素有病毒、细菌、寄生虫、化学毒物、药物和毒物、酒精等，病程多在半年内。在我国最常见的急性肝炎病因是急性病毒性乙型肝炎。本节讨论的急性肝炎多数指的是急性病毒性肝炎。

中医学中没有急性肝炎的病名，归属在"黄疸、胁肋痛"范畴；临证可参论治；汉·张仲景《伤寒杂病论》把黄疸分为黄疸、谷疸、酒疸、女劳疸、黑疸五种，并对各种黄疸的形成机理、症状特点进行了探讨，其创制的茵陈蒿汤成为历代治疗黄疸的重要方剂。中医历代医家认为本病多因时气疫毒、湿热、寒湿之邪侵袭，或素体虚弱，或酒食不节等有关。由于感受湿热毒邪，蕴结中焦，脾胃运化失常，湿热熏蒸肝胆，不能泄越，致肝失疏泄，胆汁外溢或湿阻中焦，脾失健运，胃失和降发为本病。

（二）诊断与治疗

【诊断要点】　主要症状为急性起病，身目发黄，小便黄赤，纳呆腹胀，倦怠乏力。可伴有口干、口苦、恶心、厌油、呕吐，头身困重，脘腹痞满，胁肋疼痛。发病前可有诱因（如不洁饮食、劳累、饮酒等），结合起病、诱因、肝功能检查等可确诊。

【辨证分型】

1. 肝胆湿热证：口干、口苦，恶心，纳呆，脘腹痞满，乏力；或身目俱黄，色泽鲜明，大便干，小便黄赤，苔黄腻，脉弦滑数。

2. 湿阻脾胃证：恶心厌油，呕吐不止，纳呆腹满、头身困重，倦怠乏力；或身目发黄，大便溏薄，舌质淡红，苔腻微黄，脉濡。

3. 肝郁气滞证：胁肋胀满或者胀痛，偏于右胁，胸部满闷，精神抑郁，时时太息；或烦躁易怒，恶心纳呆，厌食油腻，咽中如有物梗阻，经行乳房胀痛；或月经不调，舌苔薄白，脉弦。

4. 肝郁脾虚证：胁肋隐痛，乏力，纳差，脘腹胀满，少气懒言，面色萎黄，大便溏泻，舌质淡，体胖，边有齿痕，苔薄白，脉沉弦。

5. 疫毒炽盛证（急黄）：发病急骤，黄疸迅速加深，其色如金，皮肤瘙痒，高热口渴，胁痛腹满，神昏谵语，烦躁抽搐；或见衄血、便血；或肌肤瘀斑，舌质红绛，苔黄而燥，脉弦滑或数。

【治疗原则】中医治疗本病主要以化湿邪、利小便为主，结合现代医学使用抗病毒及保肝药物治疗。化湿可以退黄。湿热，当清热化湿，应通利腑气，使湿热下泄；寒湿，应予健脾温化，利小便，主要是通过淡渗利湿，达到退黄的目的。《金匮要略》记载"诸病黄家，但利其小便"，至于急黄热毒炽盛，邪入心营者，又当以清热解毒、凉营开窍为主；阴黄脾虚湿滞者，治以健脾养血，利湿退黄。

【一般治疗】

1. 调畅情志：改善患者情绪，解除顾虑和烦恼。

2. 饮食宜清淡，以营养丰富、易消化、易吸收的食物为主，多吃新鲜水果，饮食有节，定时定量，少食多餐，忌饮酒，忌食生冷、油腻、辛辣刺激性食物。

3. 急性期以卧床休息，肝功能好转时，逐步开始轻度活动，如打太极拳等，以不疲劳为原则。

4. 使用药物注意严格保护肝功能，防治医源性药物肝损伤。

5. 中药保留灌肠法可通腑泻浊，凉血解毒。用于黄疸明显，消退缓慢，大便秘结不通者。推荐药物承气类方药保留灌肠。中药穴位贴敷、中药热熨使药物从腹部皮肤迅速渗入脐血管和淋巴管，使药物达到病变肝脏发挥明显的治疗效果。副反应少，患者无痛苦，是安全、有效的治疗方法。

6. 病毒性肝炎具有传染性，应该隔离治疗，并注意餐具消毒，防止传染；注射用具及手术器械宜严格消毒，避免血液制品的污染，防止血液途径传染。

（三）药物处方

【处方①】肝胆湿热证。

治法：清热利湿。

方药：龙胆泻肝汤（《医方集解》）加减

组成：龙胆草12g、黄芩12g、栀子12g、泽泻12g、当归12g、生地15g、柴胡9g、茵陈6g。

煎服法：成人常规煎煮服用。

中成药：①五味子颗粒

用法用量：成人开水冲服，一次10g，一日3次。

②垂盆草颗粒冲剂

组成：垂盆草。

用法用量：成人开水冲服，一次10g，一日2～3次。

③茵栀黄注射液

组成：茵陈提取物、栀子提取物、黄芩苷、金银花提取物（以绿原酸计）。

用法用量：静脉滴注，一次10～20ml，用10%葡萄糖注射液250～500ml稀释后滴注。

【处方②】湿阻脾胃证。

治法：醒脾除湿。

方药：三仁汤（《温病条变》）加减

组成：藿香12g、黄芩9g、杏仁12g、橘红9g、生薏仁15g、白蔻仁6g、荷叶3g、紫苏梗9g、苏叶6g。

煎服法：成人常规煎煮服用。

中成药：水飞蓟素胶囊

用法用量：同"肝硬化"处方①。

【处方③】肝郁气滞证。

治法：疏肝理气。

方药：柴胡疏肝散（《证治准绳》）加减

组成：柴胡9g、制香附9g、枳壳9g、郁金12g、白术12g、茯苓12g、白芍12g、甘草6g。

煎服法：成人常规煎煮服用。

【处方④】肝郁脾虚证。

治法：疏肝健脾。

方药：柴芍六君子（《医宗金鉴》）加减

组成：柴胡12g、白芍12g、党参12g、茯苓12g、炒白术9g、陈皮12g、半夏12g、炒扁豆12g、山药12g。

加减：纳差，食少，加炒谷芽12g、炒麦芽12g、焦山楂12g、炒神曲12g。

煎服法：成人常规煎煮服用。

中成药：参苓白术散

用法用量：普通成人口服，一次1袋，一日3次。

【处方⑤】疫毒炽盛证（急黄）。

治法：清热解毒，凉血开窍。

方药：犀角散（《备急千金要方》）加减

组成：犀角（用水牛角代）15g、黄连9g、栀子1g、大黄9g、板蓝根12g、生地15g、玄参12g、丹皮12g、茵陈9g、土茯苓15g。

加减：如神昏谵语，加服安宫牛黄丸以凉开透窍；如动风抽搐者，加用钩藤12g、石决明15g，另服羚羊角粉或紫雪丹，以息风止痉；如衄血、便血、肌肤瘀斑重者，可加黑地榆12g、侧柏叶12g、紫草12g、茜根炭9g凉血止血；如腹大有水，小便短少不利，可加马鞭草9g、木通9g、白茅根15g、车前草12g，并另吞琥珀1.5g、沉香粉4g，以通利小便。

煎服法：犀角（用水牛角代）、石决明先煎，钩藤、沉香粉后下，余药成人常规煎煮服用。

（张崇耀）

十六、咳嗽

（一）概述

咳嗽是指肺失宣发肃降，肺气不降，上逆作声，咯吐痰液而言，中医认为有声无痰为咳，有痰无声为嗽，临床上多为痰声并见，难以截然分开，故以咳嗽并称。《素问·咳论篇》阐述"五脏六腑，皆令人咳，非独肺也"。

咳嗽既是病证，也是肺系疾病的常见症状。西医学中急慢性支气管炎、部分支气管扩张症、慢性咽炎等以咳嗽为主要表现者可参考本节辨证论治。中医内科疾病如肺痈、肺痿、风温、肺胀、肺痨等兼见咳嗽者，有其证治特点需审证求因，辨证施治，亦可与本节互参。

（二）诊断与治疗

【诊断要点】　临床以咳嗽、咳痰为主要表现。临证时应根据病史新久、起病缓急、是否兼有表证等以判断外感咳嗽和内伤咳嗽。外感咳嗽，起病急，病程短，常伴恶寒发热，咽痛不适等肺卫表证；内伤咳嗽，常反复发作病程长，多伴有受损病变脏腑兼证。

【辨证分型】

1. 外感风寒：发病急，咳嗽声重，气急，咽痒，咳痰稀薄色白，常伴鼻塞、流清涕、头痛、肢体酸楚；或见恶寒发热、无汗等表证，舌苔薄白，脉浮或浮紧。风寒夹痰湿者咳而痰多质黏，胸闷，苔腻；表寒未解里而有郁热者，咳嗽音哑，气急似喘，痰黏稠，口渴，心烦，或有身热。

2. 外感风热：咳嗽频剧，气粗或咳声嘶哑，喉燥咽痛，咳痰不爽，痰黏色黄，咳时汗出，常伴鼻流黄涕、口渴、头痛、身楚；或见恶风、身热等表证；舌苔薄黄，脉浮数或浮滑。肺热内盛者身热较著，恶风不显，口渴喜饮；热邪上壅者咽痛明显、乳蛾红肿；热伤肺津者咽燥口干，舌质红。

3. 风燥伤肺：发病多在秋季、秋冬交替时节，症见喉痒干咳，唇鼻干燥，连声作呛，无痰或痰少而黏；或痰中带血丝，口干。初起或伴鼻塞、头痛、微寒、身热等表证，舌质红干而少津，苔薄白或薄黄，脉浮数或小数；津伤较甚者可见干咳，咳痰不多，舌干红少苔明显；燥邪伤络者痰中夹血；另有凉燥伤肺者，症见干咳少痰或无痰，咽干鼻燥，兼有恶寒发热，头痛无汗，舌苔薄白而干。

4. 痰湿蕴肺：咳声重浊，痰多稠厚色白或灰色，每于早晨或食后则咳甚痰多，进甘甜油腻食物加重，胸闷脘痞，呕恶食少，体倦，大便时溏，舌苔白腻，脉象濡滑。寒痰较重者痰黏白如沫，怯寒背冷；痰湿脾虚亏虚者咳嗽。

5. 痰热郁肺：咳嗽气息粗促，痰多质黏厚或稠黄或有热腥味或痰中带血，面赤身热，口干而黏，口渴欲饮水，舌质红，舌苔薄黄腻，脉滑数。咳嗽痰热郁蒸者痰黄如脓或有热腥味；痰热壅盛者腑气不通，便秘，胸满咳逆。

6. 肝火犯肺：咳嗽，痰黏难咳，量少质黏，或如絮条，咳时胸胁引痛，面赤，咽干口苦，每因情绪抑郁不畅咳嗽加重，舌红或舌边红，舌苔薄黄少津，脉弦数。肺气郁滞者可见胸闷气逆；肝火犯肺兼火郁伤津者可见咽燥口干，咳嗽日久不减。

7. 肺阴亏耗：干咳，痰少黏白或痰中带血丝；或见声音逐渐嘶哑，口干咽燥；或午后潮热，颧红，盗汗，日渐消瘦，神疲，舌质红少苔，脉细数。兼肺气不敛者，咳而气促；肺热灼津伤血络者咯吐黄痰、痰中带血。

【治疗原则】　咳嗽的治疗应分清邪正虚实。外感咳嗽，多为实证，应祛邪利肺，辨清风寒、风热、风燥论治；内伤咳嗽，多属邪实正虚。标实为主者治以祛邪止咳。本虚为主者治以扶正补虚。"脾为生痰之源，肺为储痰之器"，治疗中不仅需直接调理肺的宣发肃降，更应注重整体调治脾、肝、肾等。

【一般治疗】

1. 平素易于感冒者，配合防感冒保健操，面部迎香穴按摩，夜间足三里艾熏。外感咳嗽，如发热等全身症状明显者，应适当休息。内伤咳嗽多呈慢性反复发作，尤其应当注意起居饮食的调护；注意劳逸结合，缓解期应坚持"缓则治本"的原则，补虚固本。

2. 针灸治疗：风寒感冒者可毫针泻风门、列缺、合谷、肺俞留针或针后在背部腧穴拔火罐。风热感冒者可毫针泻大椎、列缺、合谷、肺俞可疾刺放血；内伤咳嗽者可毫针平补平泻太渊、三阴交、肺俞。耳针选穴胃、肝、脾、神门、交感、十二指肠，用中等强度毫针刺，或用撳针埋藏，或用王不留行籽贴压。

3. 穴位贴敷法：选肺俞、膏肓、膻中、定喘穴位中药外敷治疗慢性咳嗽。

4. 穴位注射法：用中脘、足三里、肝俞、胃俞、脾俞，每次取2穴，诸穴可交替使用。以黄芪、丹参或当归注射液，每穴注入药液1ml，每日或隔日1次。

（三）药物处方

【处方①】　外感风寒咳嗽。

治法：疏风散寒，宣肺止咳。

方药：三拗汤（《太平惠民合剂局方》）合止嗽散（《医学心悟》）加减

组成：麻黄9g、杏仁9g、桔梗9g、前胡12g、甘草6g、陈皮9g、苏叶9g、生姜9g。

加减：外感风寒咳嗽夹痰湿加半夏12g、厚朴9g、茯苓12g；外感风寒咳嗽表寒未解，里有郁热者加生石膏12g、桑皮12g、黄芩9g。

煎服法：成人解表药常规煎煮服用。

【处方②】　外感风热咳嗽。

治法：疏风清热，宣肺止咳。

方药：桑菊饮（《温病条辨》）加减

组成：桑叶12g、菊花9g、薄荷6g、连翘12g、前胡12g、牛蒡子12g、杏仁9g、桔梗9g、浙贝母12g、枇杷叶12g。

加减：风热咳嗽肺热内盛者，加麻黄 7g、杏仁 12g、甘草 6g、生石膏 15g；风热咳嗽热邪上壅者，加玄参 12g、麦冬 9g、射干 12g、山豆根 12g、赤芍 9g；风热咳嗽热伤肺津者，加南沙参 12g、天花粉 12g、芦根 15g。

煎服法：成人解表药常规煎煮服用方法。

【处方③】　风燥伤肺咳嗽。

治法：疏风清肺，润燥止咳。

方药：桑杏汤（《温病条辨》）加减

组成：桑叶 12g、薄荷 9g、豆豉 9g、杏仁 9g、前胡 12g、牛蒡子 12g、南沙参 12g、浙贝母 12g、天花粉 12g、梨皮 9g、芦根 15g。

加减：风燥伤肺咳嗽津伤较甚者加麦冬 12g、北沙参 12g；风燥伤肺咳嗽肺络受损者加白茅根 15g。

煎服法：成人解表药常规煎煮服用方法。

【处方④】　痰湿蕴肺咳嗽。

治法：燥湿化痰，理气止咳。

方药：①二陈平胃散合三子养亲汤（《韩氏医通》）加减

组成：法半夏 12g、陈皮 9g、茯苓 12g、苏子 9g、莱菔子 9g、白芥子 9g、苍术 9g、川朴 9g、枳壳 9g、炒白术 12g。

加减：纳差，脘腹胀满不适，加炒谷芽 12g、炒麦芽 12g、炒神曲 12g、焦山楂 12g。

②小青龙汤（《太平惠民和剂局方》）加减

组成：麻黄 9g、芍药 12g、细辛 3g、炙甘草 6g、干姜 9g、桂枝 12g、五味子 9g、半夏 12g。

③六君子汤（《医学正传》）合杏苏二陈汤

组成：人参 9g（另煎兑服）、白术 12g、茯苓 12g、炙甘草 6g、陈皮 9g、半夏 12g。

煎服法：药物放置砂锅中，用凉开水浸泡药物，加水量为超过药物表面约 2cm，浸泡约 30 分钟，以药材浸透为度，武火煎煮，沸腾后再煎 15～25 分钟（均按沸后计算）即可，每剂药物连续煎煮 3 次合并药液，分 3 次温服。服用 2～3 剂后根据病情变化调整处方（此为成人常规煎煮服用方法）。

【处方⑤】　痰热郁肺咳嗽。

治法：清热肃肺，豁痰止咳。

方药：清金化痰汤（《杂病广要》）加减

组成：黄芩 12g、山栀 9g、知母 9g、桑白皮 12g、杏仁 12g、浙贝母 12g、瓜蒌 9g、海蛤壳 12g、竹沥 6g、半夏 12g、射干 6g。

加减：咳嗽痰热郁蒸，加千金苇茎汤加减：鱼腥草 12g、金荞麦 12g、芦根 15g、浙贝母 9g、冬瓜子 9g、薏仁 15g；痰热郁肺咳嗽痰热壅盛，腑气不通，加葶苈子 12g、大枣 7g、大黄 4g（后下）、风化硝 3g（冲服）。

煎服法：成人常规煎煮服用。

【处方⑥】　肝火犯肺证。

治法：清肺泻肝，顺气降火。

方药：黛蛤散（《经验方》）合泻白散（《小儿药证直诀》）

加减

组成：桑白皮 12g、地骨皮 12g、黄芩 9g、山栀 9g、丹皮 12g、青黛 9g、海蛤壳 12g、粳米 12g、甘草 6g、苏子 9g、竹茹 6g、枇杷叶 9g。

加减：肺气郁滞，胸闷气逆，加瓜蒌壳 9g、桔梗 6g、枳壳 6g、旋覆花 9g；肝火犯肺兼火郁伤津，加北沙参 12g、麦冬 12g、天花粉 12g、诃子 9g。

煎服法：成人常规煎煮服用。

【处方⑦】　肺阴亏耗证。

治法：滋阴润肺，化痰止咳。

方药：沙参麦冬汤（《温病条辨》）加减

组成：沙参 12g、麦冬 12g、花粉 12g、玉竹 12g、百合 12g、甘草 6g、浙贝母 12g、杏仁 9g、桑白皮 12g、地骨皮 12g。

加减：肺阴亏耗咳嗽兼肺气不敛，加五味子 6g、诃子 9g；肺阴亏耗咳嗽兼潮热盗汗者，加功劳叶 12g、银柴胡 12g、青蒿 9g、鳖甲 12g、胡黄连 9g、乌梅 9g、浮小麦 12g；肺阴亏耗咳嗽，加海蛤粉 12g（冲服）、知母 9g、黄芩 9g；肺阴亏耗咳嗽兼热伤血络者，加丹皮 12g、山栀 9g、藕节 9g 清热止血。

煎服法：成人常规煎煮服用。

（张崇耀）

十七、痢疾

（一）概述

痢疾是常见的肠道传染病，夏季多见。临床表现以大便次数增多，腹痛，里急后重，痢下赤白黏冻为主证。

中医认为本病病因是感受时令之邪、饮食不节（洁），二者常相互影响，内外交感而发病。《丹溪心法·痢病》阐明痢疾具有流行性、传染性，指出："时疫作痢，一方一家，上下相染相似"，并认为痢疾的病因以"湿热为本"。本病病位在肠，与脾胃密切相关。病理因素以湿热疫毒为主，病理性质分寒热虚实。初期多实证，疫毒内侵，外感湿热或湿热内生或寒湿阴邪，邪留肠中气机阻滞，发病多实。痢疾失治误治，久病不愈，收涩太早，闭门留寇，酿成正虚邪恋，可发展为虚证。临床表现为虚实夹杂、正邪相争的证候。

本节内容以西医学中的细菌性痢疾、阿米巴痢疾为主，而临床上溃疡性结肠炎、放射性结肠炎、细菌性食物中毒等出现类似本节所述痢疾的症状者，可参照本节辨证处理。

（二）诊断与治疗

【诊断要点】　临床以腹痛，里急后重，大便次数增多，泻下赤白脓血便为主证。暴痢起病突然，病程短，可伴恶寒、发热等；久痢起病缓慢，反复发作，迁延不愈；疫毒痢病情严重而病势凶险，以儿童为多见，起病急骤，在腹痛、腹泻尚未出现之时，即有高热神疲，四肢厥冷，面色青灰，呼吸浅表，神昏惊厥，而痢下、呕吐并不一定严重，有饮食不洁史。临证对痢疾大便的辨别尤为重要，古人总结为：下痢有粪者轻，无粪者重，痢色如鱼脑、如猪肝、如赤豆汁、下痢纯血或如屋漏者重。虽见下痢次数减少发热不休、气急息粗，甚或神昏谵语、腹胀如鼓者及疫毒痢、湿热痢邪毒炽盛者，应及时救治。

【辨证分型】

1. 湿热痢：腹部疼痛、里急后重、痢下赤白脓血、黏稠如胶冻、腥臭、肛门灼热、小便短赤、舌苔黄腻、脉滑数。若瘀热较重痢下鲜红；若兼饮食积滞、嗳腐吞酸、腹部胀满；痢疾初发有表证恶寒发热、头身痛。

2. 疫毒痢：起病急骤、痢下鲜紫脓血、腹痛剧烈、后重感特著、壮热口渴、头痛烦躁、恶心呕吐，甚者神昏惊厥、舌质红绛、舌苔黄燥、脉滑数或微欲绝。热毒深入营血者神昏谵语、甚则痉厥、舌质红、苔黄糙、脉细数；若热极风动痉厥抽搐；若暴痢致脱症见面色苍白、汗出肢冷、唇舌紫黯、尿少、脉微欲绝。

3. 寒湿痢：腹痛拘急、痢下赤白黏胨、白多赤少或为纯白胨、里急后重、口淡乏味、脘胀腹满、头身困重、舌质淡、舌苔白腻、脉濡缓。营血受损：痢下白中兼赤者。

4. 阴虚痢：痢下赤白日久不愈、脓血黏稠或下鲜血、脐下灼痛、虚坐努责、食少、心烦口干、至夜转剧、舌红绛少津、苔少或花剥、脉细数。湿热未清有口苦、肛门灼热。

5. 虚寒痢：痢下赤白清稀、无腥臭或为白胨、甚则滑脱不禁、肛门坠胀、便后更甚、腹部隐痛、缠绵不已、喜按喜温、形寒畏冷、四肢不温、食少神疲、腰膝酸软、舌淡苔薄白、脉沉细而弱。中气亏虚者少气脱肛。

6. 休息痢：下痢时发时止、迁延不愈、常因饮食不当、受凉、劳累而发，发时大便次数增多、夹有赤白黏胨、腹胀食少、倦怠嗜卧、舌质淡苔腻、脉濡软或虚数。中阳亏虚：肠中寒积不化、遇寒即发、症见下痢白胨、倦怠少食、舌淡苔白、脉沉者；若久痢兼见肾阳虚衰关门不固者五更泄泻。

【治疗原则】 痢疾根据痢疾大便的情况及发热、口渴辨清寒热虚实，而确定治疗原则。热痢清之、寒痢温之、初痢实则通之、久痢虚则补之、寒热交错者清温并用、虚实夹杂者攻补兼施。痢疾初起多实热，宜清热化湿解毒。久痢虚证、寒证，应以补虚温中调理脾胃、兼以清肠、收涩固脱。刘河间提出的"调气则后重自除，行血则便脓自愈"。

【一般治疗】

1. 痢疾为肠道传染病，确诊后需要上报疫情，积极采取有效的预防措施，按照传染病预防做好水、粪的管理，饮食管理，消灭苍蝇等处理。

2. 痢疾患者宜清淡饮食为宜，忌食油腻荤腥之品。流行季节可适当食用生蒜瓣预防。

3. 外治之法：可用灌肠法疗法药物直接作用在病变肠腔。药取苦参、白头翁、蒲公英等煎水保留灌肠。

（三）药物处方

【处方①】 湿热痢。

治法：清肠化湿、调气和血。

方药：芍药汤（《素问病机气宜保命集》）加减

组成：黄芩 9g、黄连 9g、炒芍药 15g、当归 9g、甘草 6g、木香 6g、槟榔 6g、大黄 9g（后下）、肉桂 3g、金银花 9g、白头翁 12g、秦皮 12g、黄柏 9g。

加减：瘀热较重，痢下鲜红者，加地榆 12g、丹皮 12g、苦参 12g；饮食积滞、嗳腐吞酸、腹部胀满者，加莱菔子 12g、神曲 12g、焦山楂 12g。

煎服法：肉桂后下，余药常规煎煮法。

中成药：①香连丸

用法用量：普通成人口服，一次 1 袋，一日 3 次。

②木香槟榔丸

组成：木香、槟榔、陈皮、青皮、黄连、枳壳、黄柏、大黄、香附、牵牛。

用法用量：普通成人口服，一次 1 袋，一日 3 次。

【处方②】 疫毒痢。

治法：清热解毒，凉血除积。

方药：白头翁汤（《伤寒论》）合芍药汤（《素问病机气宜保命集》）加减

组成：白头翁 15g、黄连 6g、黄柏 12g、秦皮 12g、芍药 15g、甘草 6g、木香 6g、槟榔 9g。

加减：神昏谵语、甚则痉厥、神昏高热、舌质红、苔黄糙、脉细数属热毒深入营血者，用犀角地黄汤或紫雪丹；若热极风动、痉厥抽搐者，加羚羊角 3g（吞服）、钩藤 9g、石决明 15g（先煎）；若暴痢致脱症，见面色苍白、汗出肢冷、唇舌紫黯、尿少、脉微欲绝者，急服独参汤或参附汤。

煎服法：成人常规煎煮服用。

【处方③】 寒湿痢。

治法：温中燥湿，调气和血。

方药：不换金正气散（《太平惠民和剂局方》）加减

组成：苍术 12g、半夏 9g、厚朴 6g、生姜 6g、陈皮 12g、大枣 6g、甘草 6g。

加减：后重明显者，加木香 5g、枳实 6g 理气导滞；痢下白中兼赤者，加当归 12g、芍药 12g 调营和血。

煎服法：成人常规煎煮服用。

【处方④】 阴虚痢。

治法：养阴和营，清肠化湿。

方药：黄连阿胶汤（《伤寒论》）合驻车丸（《延年秘录》）加减

组成：黄连 9g、炒黄芩 9g、阿胶 6g（烊化）、炒芍药 15g、甘草 9g、生地榆 12g、当归 12g。

加减：若湿热未清口苦，肛门灼热者，加白头翁 12g、秦皮 12g。

煎服法：成人常规煎煮服用。

【处方⑤】 虚寒痢。

治法：温补脾肾，收涩固脱。

方药：桃花汤（《伤寒论》）合真人养脏汤（《太平惠民和剂局方》）加减

组成：人参 12g（另煎兑服）、白术 12g、干姜 6g、肉桂 9g、粳米 15g、炙甘草 12g、诃子 9g、罂粟壳 3g、肉豆蔻 9g、赤石脂 15g、当归 12g、白芍 12g、木香 3g。

加减：若痢久脾虚气陷，导致少气脱肛，加炙黄芪 15g、炒柴胡 6g、炙升麻 6g、党参 12g。

煎服法：成人常规煎煮服用。

【处方⑥】 休息痢。

治法：温中清肠、调气化滞。

方药：连理汤（《秘传证治要诀类方》）加减

组成：人参 9g（另煎兑服）、白术 12g、干姜 6g、茯苓 15g、甘草 6g、黄连 9g、枳实 6g、木香 3g、槟榔 6g。

加减：中阳亏虚寒积不化，遇寒即发，症见下痢白冻，倦怠少食，用温脾汤《备急千金要方》加减（大黄 12g 后下、人参 6g 另煎兑服、甘草 6g、干姜 6g、附子 9g 开水先煎 1 小时）；久痢脱肛，神疲乏力，少气懒言，属脾胃虚弱中气下陷者，用补中益气汤加减。

煎服法：成人常规煎煮服用。

中成药：四神丸（若久痢兼见肾阳虚衰关门不固者用四神丸）

组成：肉豆蔻、五味子、补骨脂、吴茱萸。

用法用量：普通成人口服，一次 1 袋，一日 3 次。

（张崇耀）

十八、慢性肝炎

（一）概述

慢性肝炎是指肝脏发生炎症及肝细胞坏死持续 6 个月以上。慢性肝炎可由多种原因引起，其常见原因如病毒感染（甲、乙、丙、丁）、自身免疫及药物中毒等。因此慢性肝炎不是一个单一的疾病，而是一个临床和病理的综合征。慢性肝炎属中医"胁痛""黄疸""积聚""虚劳"等范畴。

现代中医认为：慢性肝炎主要是因情志失调、饮食不节、脏腑功能紊乱或疲劳过度、饮酒等因素导致温热羁留于肝胆脾，或因急性肝炎失治、调养不当而转为慢性肝炎。

临证时西医学的各种肝炎病毒感染（甲、乙、丙、丁、戊）、自身免疫性肝病、药物中毒、酒精性肝炎、脂肪肝等表现慢性肝炎的特征者，皆可参照本篇内容进行辨证施治。

（二）诊断与治疗

【诊断要点】 临床表现轻重不一，可在体检时发现肝脏肿大或肝功能异常，严重者可深度黄疸、腹腔积液、浮肿、出血倾向及肝性脑病。

【辨证分型】

1. 湿热内蕴型：临床表现为口苦便干、胁痛、腹痛或烦热，或面目皮肤色黄，舌质黯、苔黄腻、脉弦滑或弦数。

2. 肝郁气滞型：临床表现郁闷不舒、两胁胀痛、食欲不振、口苦腹胀、苔薄白、脉弦或弦滑。多见于慢性活动性肝炎和肝硬化患者。

3. 气滞血瘀型：临床表现为胁痛以窜痛为主，偶有刺痛，食欲不振、乏力，面色晦黯，口唇发绀，肝痛、脾大或有肝掌、蜘蛛痣、脉弦或涩。

4. 湿热未尽型：临床表现为口苦而黏、胁痛，小便黄赤，大便多而不爽。此型可见于慢性肝炎任何时期。

5. 肝肾阴虚型：临床表现为头晕眼花、耳鸣，少寐多梦，口干心热，腰腿酸软，大便干燥舌红少苔，脉细或细数。肝炎后期多见此型。

【治疗原则】 慢性肝炎临床表现错综复杂，但其病机特点不外乎正虚邪实两个方面，正虚以脾气亏虚、肝肾阴虚为主，邪实以肝胆湿热、气滞血瘀为主。初期以肝胆湿热肝气郁结为主，但用要注意祛邪而不伤正，辅以健脾养肝之法；中期患者以脾气虚弱、肝肾阴虚为主，治疗应以扶正为主，辅以祛邪；后期患者身体虚弱，正气不足，瘀滞明显，虚实夹杂，应攻补兼施，治以补气活血软坚，做到祛邪不伤正，补虚不滞邪。前人总结为"疏肝健脾是根本，滋阴柔肝辨证用，中后期活血化瘀兼顾用。清热解毒化湿贯穿疾病治疗的始终"。

【一般治疗】

1. 慢性肝炎病程长，需要辨证施护，因人而异，采取移情、疏导、相制等方法，及时给予正确的指导，帮助排除各种干扰，使患者保持最佳身心状态接受治疗。

2. 在饮食上清淡且富有营养，随其所好，食有节制，结合气候及食疗陪补正气。忌辛辣厚味，忌饮酒，忌不新鲜饮食。

3. 在慢性肝炎活动期和肝功能明显损害时应禁止性生活，即使在稳定期也应有所节制，避免"房劳伤肾"之戒。生育期已婚妇女应当避孕。生活规律，和于阴阳，调于四时，适应气候变化，做到"虚邪贼风避之有时"。

4. 慢性活动性肝炎，症状较重，肝功能明显异常者，应卧床休息，限制活动，需要避免劳累。病情稳定的患者，根据个体差异采取动静结合的方法，如气功、太极拳等，达到"形劳而不倦"为原则。

（三）药物处方

【处方①】 湿热内蕴型。

治法：清热解毒，佐以利湿。

方药：茵陈四物汤（《太平惠民和剂局方》）合五味消毒饮（《医宗金鉴》）加减

组成：茵陈 15g、苍术 9g、炒白术 9g、茯苓 12g、当归 9g、栀子 12g、黄柏 7g、大黄（后下）5g、蒲公英 15g、紫花地丁 15g、金银花 15g、野菊花 9g、虎杖 15g、白花蛇舌草 20g、丹参 15g。

加减：脘腹胀满，舌苔厚腻，加薏仁 20g、藿香 12g、佩兰 12g。

煎服法：成人常规煎煮服用。

【处方②】 肝郁气滞型。

治法：疏肝理气，活血化瘀兼健脾和营。

方药：逍遥散（《太平惠民和剂局方》）加减

组成：柴胡 12g、当归 15g、白芍 15g、炒白术 12g、茯苓 15g、甘草 6g、枳壳 9g、丹参 15g、郁金 12g、陈皮 12g、黄芩 7g、香附 6g。

加减：胁肋胀痛不适，加延胡索 12g、川楝子 12g、佛手 12g、香橼 12g。

煎服法：成人常规煎煮服用。

【处方③】气滞血瘀型。

治法：活血化瘀为主，兼健脾和胃。

方药：膈下逐瘀汤（《医林改错》）加减

组成：五灵脂 9g（包煎）、当归 12g、川芎 12g、桃仁 12g、丹皮 9g、赤芍 12g、乌药 6g、延胡索 9g、香附 9g、红花 9g、枳壳 12g、甘草 9g。

加减：舌质紫黯胁肋疼痛，加郁金 12g、丝瓜络 12g。

煎服法：成人常规煎煮服用。

【处方④】湿热未尽型。

治则：清利湿热，疏肝解郁。

方药：茵陈蒿汤加减

组成：醋柴胡 12g、茵陈 12g、大黄 6g（后下）、板蓝根 15g、蒲公英 15g、丹皮 12g、小蓟 12g、炒栀子 9g、炒知母 12g、炒黄柏 9g、川楝子 12g、木香 9g、砂仁 7g（后下）。

加减：湿热之邪明显，加土茯苓 15g、虎杖 12g、蜂房 6g、紫草 12g。

煎服法：成人常规煎煮服用。

【处方⑤】肝肾阴虚型。

治则：滋阴柔肝，健脾益气。

方药：六味地黄汤（《小儿药证直诀》）加减

组成：生地 15g、当归 12g、白芍 12g、黄精 15g、麦冬 12g、炒山药 15g、丹皮 12g、茯苓 12g、沙参 12g、枸杞 15g、泽泻 12g、丹参 15g、桃仁 9g。

加减：口咽干燥不适，加女贞子 12g、旱莲草 12g。

煎服法：成人常规煎煮服用。

（张崇耀）

十九、慢性肾炎

（一）概述

慢性肾炎是以蛋白尿、血尿、高血压、水肿为基本临床表现，疾病表现多样化。本病起病缓慢，常呈慢性进行性过程，少数可由急性肾炎转变而来。随着病情发展，患者多于 2~3 年或多年后出现肾衰竭。临床可见尿中泡沫增多，或血尿（包括镜下红细胞尿）；或眼睑、足跗浮肿；或腰酸、腰痛，眩晕耳鸣；舌淡红或红，或舌体胖、边有齿痕，或舌黯，有点斑，或舌下脉络瘀滞。慢性肾小球肾炎为西医病名，中医学中并无慢性肾炎的病证记载，但根据患者临床症状，归属在中医的"水肿""阴水""腰痛""虚劳"等范畴论治。中医认为风邪外袭或为各种原因影响脾失健运，至水液运化失常、停滞而为湿，湿邪弥漫三焦阻遏气机，气机不畅导致

血行不畅成瘀，水湿瘀血阻滞三焦，使"上焦如雾、中焦如沤、下焦如渎"的气化功能失常，最终导致肺、脾、肾功能失调，发为本病。

（二）诊断与治疗

【诊断要点】

1. 起病缓慢，病情迁延，临床表现有蛋白尿、血尿或显微镜检查尿中有红细胞、水肿、高血压、肾功能不全，病程在 1 年以上，排除继发性肾病、感染性肾病及其他慢性肾脏疾病，均可考虑本病。

2. 根据临床表现可进一步分型。①普通型：轻度或中度水肿；可伴有中等程度的血压升高；尿检查可有中等程度的蛋白尿（+~++），并有不同程度的管型尿；肾功能常有一定程度的损害，内生肌酐清除率下降，夜尿增多，尿浓缩功能下降，尿渗透压下降，尿比重（相对密度）低于 1.015，氮质血症；大部分患者有乏力、纳差、腰酸、贫血。②高血压型：具有普通型的表现，以血压持续性、中等程度以上升高（特别是舒张压升高）为特点；水肿及尿检查改变较轻；肾功能多有中度以上的损害；眼底检查，常见有视网膜动脉细窄、迂曲、反光增强及动静脉交叉压迹现象和絮状渗出物。③肾病型：中度以上水肿、大量蛋白尿、低蛋白血症，可有高脂血症，可伴有不同程度高血压、血尿、贫血、肾功能不全表现。④混合型：同时具备以上三型的临床表现特点。⑤急性发作型：常因呼吸道感染等原因诱发，起病急；水肿、血压增高，可有肉眼血尿、尿蛋白（+~+++）不等，可有管型；经休息及对症治疗后缓解，也可自行缓解，缓解后仍留有不同程度的肾功能损害及贫血表现。

3. 肾穿刺组织病理活检有助于确诊。

【辨证分型】

1. 气阴两虚证：泡沫尿（尿检蛋白）或血尿（尿检镜下红细胞增多）。次证腰酸、乏力、口干、目涩、手足心热，眼睑或足跗浮肿，夜尿多。舌脉脉细或兼微数，苔薄、舌红，舌体胖，舌边有齿痕。

2. 脉络瘀阻证：血尿（包括镜下红细胞尿）、腰部刺痛或久病反复迁延不愈病程 1 年；面色黧黑，肌肤甲错，皮肤赤丝红缕，蟹爪纹络，甲皱微循环瘀滞，舌质有瘀斑、苔腻。

3. 风湿内扰证：泡沫尿或血尿（肉眼或镜下红细胞尿）、困乏、眩晕、水肿。舌质淡胖，苔腻，脉弦或沉。

【治疗原则】慢性肾小球肾炎中医病机认为本虚标实，邪正交争，错综复杂；本虚为肺、脾、肾的亏虚，病久累及心肝；标实为湿邪、瘀血贯穿疾病的始终。治疗本虚当调补肺气、恢复脾主运化、肾主气化的功能，标实根据病邪所在部位的不同分三焦论治：上焦外感湿热伤于肌表，当疏表宣肺清热化湿；中焦湿热中阻，枢机不利，升降失和，当辛开苦降，芳香化湿；下焦湿热下注，膀胱气化不利，清浊相混，淡渗利湿。湿邪久留，脾气被困可用祛风胜湿法，取风能胜湿之理；久病脉络瘀阻，气机郁滞，血行不畅，顽痰死血瘀阻于络脉使用活血化瘀结合虫类药可提高疗效。

【一般治疗】

1. 饮食护理：优质低蛋白、低盐、低脂、低磷饮食。

2. 生活护理：慎起居，适劳逸，勿劳累，防感冒。

3. 心理护理：保持心情舒畅，避免烦躁、焦虑等不良情绪。

4. 根据病情，选用中药保留灌肠、中药熏蒸药浴、针灸、推拿、穴位注射等疗法、选择应用结肠透析机、中药熏蒸、使病邪有出路上下表里分消。

5. 调控血压、血脂，维持机体内环境稳定。

（三）药物处方

【处方①】 气阴两虚证。

治法：益气养阴。

方药：参芪地黄汤（《沈氏尊生书》）加减

组成：生黄芪15g、党参12g、太子参20g、女贞子12g、旱莲草15g、当归12g、白芍12g、干地黄15g、川芎9g、怀山药15g、金樱子12g、芡实12g。

加减：若兼见风热上扰发热，咽痛、咳嗽、血尿、腰酸，苔薄白或薄黄，脉浮数，加金银花12g、连翘12g、牛蒡子12g、芦根15g。

煎服法：成人常规煎煮服用。

【处方②】 脉络瘀阻证。

治法：活血通络。

方药：下瘀血汤（《金匮要略》）加减

组成：制大黄9g、丹参12g、积雪草12g、桃仁9g、莪术12g、淡海藻9g。

加减：若兼见下焦湿热血尿、尿频不爽，舌质红、苔黄腻，脉濡数，加生地黄12g、小蓟12g、滑石12g（包煎）、淡竹叶6g、当归12g、山栀子9g、甘草6g。

煎服法：成人常规煎煮服用。

中成药：肾康宁片

组成：黄芪、淡附片、益母草、锁阳、丹参、茯苓、泽泻、山药。

用法用量：口服，一次5片（0.33g/片），一日3次。

【处方③】 风湿内扰证。

治法：祛风除湿。

方药：防己黄芪汤（《金匮要略》）加减

组成：防己9g、黄芪12g、桂枝9g、茯苓12g、甘草6g。

加减：若兼见湿浊困脾者腹痛、腹泻，或伴恶心、纳呆，苔白腻、脉滑加藿香12g、佩兰12g、大腹皮9g、白芷12g、茯苓12g。

煎服法：成人常规煎煮服用。

中成药：雷公藤多苷片

组成：雷公藤多苷。

用法用量：口服，按体重每千克每日1～1.5mg，分3次饭后服用。一般首次应给足量，控制症状后减量。宜在医师指导下服用。

（张崇耀）

二十、慢性胃炎

（一）概述

慢性胃炎是指由各种原因引起的慢性胃黏膜炎症，临床症状主要表现为上腹疼痛、腹部胀满不适。上腹疼痛可表现为隐痛、钻痛、胀痛、刺痛等，疼痛无节律性，无饥饱痛特征；腹胀多表现为上腹饱胀或全腹胀，进食后明显。常见伴随症状有食欲减退、恶心、呕吐、消化不良、泛酸、舌苔厚腻、大便隐血阳性等。临床上西医根据胃镜检查诊断分型，现代中医认为本病多因情志内伤，肝郁化火或忧思过度，肝失疏泄，导致脾胃受纳与运化功能紊乱。久病导致胃的微循环障碍，胃黏膜出现充血、水肿、糜烂等病理变化。不合理用药时间过长、量过大，都会对胃肠有刺激作用，导致消化功能紊乱。

中医学无慢性胃炎病名，但依据其症状表现，可归属于中医"胃脘痛""痞满"范畴。中医认为本病的发生主要与饮食不节、不合理用药时间过长、过量的药邪损伤、情志失调、感受邪气、脾胃虚弱等因素有关。胃为受盛之官，若饮食不节、暴饮暴食、恣食辛热或过食生冷饮食、饥饱无常、劳倦过度，均可导致脾胃受纳运化障碍，清浊相混而出现腹痛、腹胀、恶心、嗳气等症。素体脾胃虚弱，运化失职，水谷不能化生精微，聚成积滞和水湿，临床表现为纳呆运滞、神疲乏力诸症。

（二）诊断与治疗

【诊断要点】 本病除腹痛、腹胀症状外，常缺乏典型表现，临床上多借助胃镜诊断。

1. 慢性浅表性胃炎：是指不伴有胃黏膜萎缩性改变，胃黏膜层见以淋巴细胞和浆细胞为主的慢性炎症细胞浸润的慢性胃炎。

2. 慢性萎缩性胃炎：是指胃黏膜已发生了萎缩性改变的慢性胃炎，常伴有肠上皮化生。慢性萎缩性胃炎有时以上腹不适、食欲不振、乏力、消瘦、贫血、腹泻等症状较为突出。

3. 特殊类型胃炎：巨大皱襞型肥厚性胃炎，除上腹痛等症状外，由于血清蛋白经病变的胃黏膜中丢失，因此突出表现为低蛋白血症引起的水肿；胃腺增生性肥厚性胃炎由于大量胃酸的分泌，临床症状酷似十二指肠溃疡。

【辨证分型】

1. 脾胃虚寒型：腹痛绵绵，胀满不舒、喜热、喜按、泛吐清水、神倦乏力、手足不温、大便多溏、面色㿠白、舌质淡、苔薄白、脉沉细或弱。

2. 胃热炽盛型：胃脘急迫或痞满胀痛。嘈杂吐酸，心烦，口苦或口臭或口疮；舌质红，苔黄或腻，脉数。此型多见于现代医学的幽门螺杆菌感染，宜辛开苦降，寒湿并用。

3. 肝胃气滞型：胃脘痞胀、疼痛或牵引胁背，嗳气频作、口苦、恶心、泛酸、苔薄白、脉弦。

4. 瘀阻胃络型：脘痛如针刺或刀割，痛有定处，拒按或大便色黑，舌质紫黯，脉涩。

5. 胃阴亏虚型：脘痛隐作，灼热不适，嘈杂似饥，食少口干，大便干燥，舌红少津，脉细数。

【治疗原则】 慢性胃炎中医认为其病位在胃，与肝脾有密切关系。病机以气滞为主，日久及肝脾而癥虚夹杂。胃喜润恶燥，以通降为顺，脾气当清，肝性条达。当以"胃宜降则和，腑以通为补"为主要原则选方用药；强调脾胃虚寒是慢性胃炎的关键。治疗时绝不仅仅拘泥于胃，而应补虚扶正调理阴阳，要寒凉并用、升降相应。湿热型常伴有幽门螺杆菌感染可辨证施治基础上加用杀灭幽门螺杆菌治疗。

【一般治疗】

1. 避免坚硬粗糙、纤维过多和不易消化的食物，亦需避免过酸、过辣、香味过浓、过咸和过热的食物。

2. 食物应营养丰富而又易于消化，进食要定量和少食多餐。

3. 养成低盐饮食习惯。进食时应细嚼慢咽，与唾液充分混合。

4. 安排有规律的生活作息时间，避免晚起或过度劳累。避免在情绪紧张、愤怒、抑郁、过分疲劳时勉强进食。

5. 患萎缩性胃窦炎的患者还要督促其定期去医院做胃镜检查，以早期发现癌变，必要时还应接受手术治疗。

6. 脾胃虚寒艾条灸中脘、天极、足三里，每日1次。

7. 肝胃不和针灸取公孙、内关用"灵龟八法"择扎九针施术效果良好。

（三）药物处方

【处方①】 脾胃虚寒型。

治法：健脾温中。

方药：①香砂理中汤加减

组成：木香 6g、砂仁（后下）6g、党参 12g、白术 12g、干姜 6g、甘草 9g、法夏 12g、高良姜 6g、丁香 6g、吴茱萸 9g。

②黄芪建中汤加减

组成：桂枝 12g、白芍 12g、生姜 9g、甘草 9g、大枣 6g、饴糖 6g。

煎服法：药物放置砂锅中，用凉开水浸泡 30 分钟或更长时间，水液高出药面约 1~1.5cm 并以药材浸透为度，煎煮沸腾 15~20 分钟，每日 1 剂，分 2~3 次温服。服用 2~3 剂后根据病情变化调整处方。

【处方②】 胃热炽盛型。

治法：清脾泻热，降逆和胃。

方药：左金丸（《丹溪心法》）合泻心汤（《金匮要略》）加减

组成：吴茱萸 6g、黄连 12g、黄芩 12g、大黄 7g（后下）、莱菔子 12g、香附 12g、青皮 9g、蒲公英 12g、重楼 12g、金银花 9g。

煎服法：成人常规煎煮服用。

【处方③】 肝胃气滞型。

治法：疏肝泄热，调气和胃。

方药：柴胡疏肝散（《景岳全书》）合左金丸（《丹溪心法》）加减

组成：柴胡 12g、赤芍 12g、川芎 12g、香附 9g、枳壳 9g、吴茱萸 9g、黄连 9g、青皮 6g、白术 12g、蒲公英 12g、炒川楝子 6g、延胡索 12g、荔核 12g。

加减：嗳气频繁者加降香 9g、石菖蒲 12g、旋覆花 9g、代赭石 15g、半夏 12g。

煎服法：成人常规煎煮服用。

【处方④】 瘀阻胃络型。

治法：活血化瘀。

方药：失笑散（《太平惠民和剂局方》）与丹参饮（《时方歌括》）加减

组成：炒蒲黄 12g（包煎）、五灵脂 12g、丹参 12g、檀香 5g（后下）、降香 9g、砂仁 9g 后下、延胡 12g、地榆 9g。

加减：解黑便者，基本方加三七粉 5g，研磨吞服；大便干结者，加大黄 7g 后下。

煎服法：五灵脂包煎，檀香、降香（后下）、砂仁后下，余药成人常规煎煮服用。

中成药：云南白药

【处方⑤】 胃阴亏虚型。

治法：养阴益胃。

方药：麦门冬汤加减

组成：南沙参 12g、麦冬 12g、生地 15g、玉竹 9g、石斛 12g、花粉 12g、山楂 12g、蒲公英 12g、芍药 12g、甘草 6g。

煎服法：成人常规煎煮服用。

（张崇耀）

二十一、慢性支气管炎

（一）概述

慢性支气管炎是指气管、支气管黏膜及其周围组织的慢性非特异性炎症，随着病情的进展，5 年内很有可能并发阻塞性肺气肿，10 年后可以发展为肺源性心脏病，因此必须引起高度重视。

中医虽无"慢性支气管炎"病名，但根据患者症状不同分论于"咳嗽、痰饮、喘证、肺胀"等病证中。中医认为外邪侵袭（冬、春季节寒冷或气候突然变化时特别明显），内舍于肺，肺失宣发肃降引起咳嗽。如迁延不愈久咳伤肺，损及脾肾，脾失健运水湿留阻，痰饮内蓄，上渍于肺、留滞肺络、阻塞气道，肺有停痰宿饮，易受外邪诱发，致使咳喘反复不愈。肺病经久必累及肾，肾虚失纳以致肺气不能归根于肾故气短而喘动则尤甚，随着年龄的增长与衰老症病情日趋严重。本病以肺、脾、肾三脏功能失调，气血阴阳虚衰为本，痰饮、寒邪为标。本虚而标实致为本病特点。

（二）诊断与治疗

【诊断要点】 临床上有慢性或反复发作的咳嗽、咳痰或伴喘息，连续 2 年每年发作 3 个月以上者即可诊断。

本病主要依靠病史和症状在排除其他心、肺疾患的前提下诊断。

【辨证分型】

1. 风寒袭肺：咳嗽，咳痰色白稀薄，咽痒，可伴肺卫表寒证鼻塞流涕、发热、头痛身楚、畏寒。舌质淡苔薄白，脉浮。

2. 风热犯肺：咳嗽气粗，咳痰不爽，痰稠或稠黄，可伴肺卫表热证鼻流黄涕、头痛肢楚、发热微恶风等表证。舌苔薄黄，脉浮数或浮滑。

3. 燥热伤肺：干咳作呛，无痰或痰少不易咳出，常伴燥邪犯肺喉痒咽痛，唇鼻干燥，口干。舌苔薄白或薄黄，舌质红干而少津，脉浮数。

4. 痰湿蕴肺：咳嗽反复发作，痰多色白，咳痰脓稠，胸闷脘痞，纳差腹胀。舌苔白腻，脉弦滑或濡滑。

5. 痰热郁肺：咳嗽气急，痰多质稠色黄，咳痰不爽，口干便秘。舌苔黄或腻，脉滑数。

6. 气阴两虚：咳嗽气短，气怯声低，咳声低弱，咳痰稀薄或痰少，烦热口干，咽喉不利，面潮红。舌淡或舌红苔剥，脉细数。

7. 脾肾阳虚：咳嗽而喘，咳痰稀薄，胸闷气短，甚至喉中痰鸣，动则心悸，畏寒肢冷足肿，食少腰膝酸软。舌质淡胖，苔白，脉沉细。

【治疗原则】　本病病位在肺，与肝、脾、肾脏关系密切，证属本虚标实，本虚以阴虚、气虚多见，标实与痰、火关系最为密切。本病因机体正气不足，卫表不固，抗御外邪能力低下，当气候变化，外邪乘虚而入，肺卫首当其冲，外感引动宿疾，内外应邪，郁遏肺脏而发病，急则治标，故治疗时宜解表祛邪，化痰宣肺为先，注重调理肺、脾、肝、肾气血阴阳，控制咳嗽发作。虚实夹杂者宜补虚泻实，标本兼治。缓解期当调理脾肾，培土生金，补肾纳气。

【一般治疗】

1. 戒烟限酒，劳逸结合，饮食有节。

2. 防治反复发作，减少发作次数，提高人体免疫力是主要治疗原则。

3. 冬病夏治，夏病冬治，可选用三伏贴、三九贴，在对应节气将中药研成的药贴，在肺俞、心俞、大椎、定喘等穴位贴敷治疗。冬季提高免疫力在缓解期可用蜜炼膏方从冬至始每日晨起用蜂蜜调服，至九九结束。

4. 针灸治疗：主穴选取天突、肺俞、太渊。配穴：实证配膻中、列缺；辨证属风寒配风门，重用灸法；痰湿盛配丰隆、章门，针后加用灸法；喘甚配定喘；脾肾气虚配肾俞、脾俞、太溪；肝火灼肺配太冲。操作方法：毫针刺法，实证用泻法，虚证补法。

5. 耳穴：肺、神门、肝、肾、皮质下、内分泌、肾上腺、对屏尖用王不留行籽或白芥子贴压对应穴位治疗。

（三）药物处方

【处方①】　风寒袭肺。

治法：疏风散寒，宣肺化痰。

方药：小青龙汤（《伤寒论》）加减

组成：麻黄9g、芍药12g、细辛3g、干姜4g、甘草6g、桂枝12g、五味子9g、半夏12g、茯苓12g、陈皮12g、桔梗9g、厚朴12g。

加减：痰黄稠加瓜蒌壳12g、桑白皮12g；头身疼痛加羌活12g、藁本12g、独活12g。

煎服法：成人常规煎煮服用。

中成药：风寒感冒冲剂

用法用量：口服，一次1袋，一日3次。

【处方②】　风热犯肺。

治法：疏风清热，宣肺化痰。

方药：桑菊饮（《温病条辨》）加减

组成：桑叶12g、菊花12g、杏仁12g、薄荷6g、连翘15g、桔梗9g、芦根30g、牛蒡子15g、前胡15g、甘草10g。

加减：口干咽喉肿痛，加黄芩12g、知母9g、南沙参12g、天花粉12g；痰黄难咯，加竹沥9g、天竺黄12g。

煎服法：成人常规煎煮服用。

中成药：①蛇胆川贝液

组成：蛇胆汁、平贝母。

用法用量：口服，一次10ml，一日2次。

②风热感冒冲剂

用法用量：成人口服，一次1袋，一日3次。

【处方③】　燥热伤肺。

治法：疏风清肺，润燥化痰。

方药：桑杏汤（《温病条辨》）加减

组成：桑叶12g、杏仁6g、淡豆豉9g、沙参12g、浙贝母9g、瓜蒌9g、栀子12g、黄芩12g、梨皮9g。

加减：咳嗽明显，加前胡12g、百部12g；大便干结不通，加生地黄15g、麦冬12g；咯血，加鲜白茅根15g、小蓟12g、白及12g。

煎服法：成人常规煎煮服用。

【处方④】　痰湿蕴肺。

治法：健脾燥湿，化痰止咳。

方药：二陈汤（《太平惠民和剂局方》）合三子养亲汤（《韩式医通》）加减

组成：半夏15g、茯苓12g、陈皮9g、厚朴6g、甘草6g、苍术9g、苏子12g、白芥子9g、莱菔子9g、紫苏梗9g、桔梗6g、枳实6g、款冬花12g、紫菀12g。

加减：乏力纳差加党参12g、白术12g、炙甘草6g。

煎服法：成人常规煎煮服用。

【处方⑤】　痰热郁肺。

治法：清热肃肺，化痰止咳。

方药：桑白皮汤（《景岳全书》）加减

组成：桑白皮12g、黄芩12g、栀子12g、黄连9g、浙贝母12g、半夏12g、杏仁9g、瓜蒌仁12g、苏子12g、海蛤壳12g（先煎）、鱼腥草15g、薏仁15g、冬瓜子15g、芦根15g。

煎服法：海蛤壳先煎，余药常规煎服法。

中成药：清肺化痰丸

组成：胆南星、苦杏仁、半夏、枳壳、黄芩、川贝、麻黄、桔梗、苏子、瓜蒌、陈皮、莱菔子、款冬花、茯苓、甘草。

用法用量：普通成人口服，一次 1 袋，一日 3 次。

【处方⑥】　气阴两虚。

治法：补肺益气，养阴生津。

方药：生脉散（《备急千金药方》）合沙参麦冬汤（《温病条辨》）加减

组成：太子参 20g、沙参 12g、麦冬 12g、五味子 9g、百合 12g、玉竹 12g、桑叶 9g、天花粉 12g、生扁豆 9g、款冬花 9g、桑白皮 12g、浙贝母 12g、杏仁 9g、百部 12g。

煎服法：成人常规煎服法。

中成药：百合固金丸

用法用量：普通成人口服，一次 1 袋，一日 3 次。

【处方⑦】　脾肾阳虚。

治法：温肾健脾，纳气平喘。

方药：肾气丸（《金匮要略》）合六君子汤（《医学正传》）加减

组成：熟附子 9g（开水先煎 1 小时）、肉桂 5g、熟地 15g、山茱萸 12g、怀山药 15g、茯苓 12g、泽泻 9g、陈皮 12g、党参 12g、白术 12g、甘草 6g、人参 6g（另煎兑服）、龙骨 15g（先煎）、牡蛎 15g（先煎）、紫石英 12g（先煎）、五味子 6g。

煎服法：附子开水先煎 1 小时，牡蛎、龙骨、紫石英先煎，余药混合再煎煮沸腾 30 分钟（沸腾后计时），肉桂后下。服药期间，避风寒，忌生冷水果。

中成药：复方蛤蚧散

组成：蛤蚧、人参、茯苓、知母、贝母、桑白皮、甘草、苦杏仁。

用法用量：普通成人口服，一次 1 袋，一日 3 次。

（张崇耀）

二十二、呕吐

（一）概述

呕吐是指胃中之物从口中吐出，是消化道疾病症状之一，中医认为本病多由感受六淫之邪气或秽浊之气、饮食不节（洁）、忧思恼怒、脾胃素虚或病后虚弱导致胃失和降、气逆于上所致。呕吐初起是人体排出胃中有害物质的保护性反应。汉·张仲景《金匮要略》有详细的证治方药论述，治疗当因势利导，驱邪外出：如小半夏汤、大半夏汤、生姜半夏汤、吴茱萸汤、半夏泻心汤、小柴胡汤等。龚廷贤《寿世保元·呕吐》则认为："有外感寒邪者、有内伤饮食者、有气逆者，三者皆从藿香正气散加减治之；有胃热者清胃保中汤；有胃寒者附子理中汤；有呕哕痰涎者加减二陈汤；有水寒停胃者茯苓半夏汤；有久病胃虚者比和饮，医者宜审而治之也。"具有重要的临床指导意义。

呕吐可以出现于西医学的多种疾病之中如神经性呕吐、急性胃炎、胃黏膜脱垂症、幽门痉挛、幽门梗阻、贲门痉挛、十二指肠壅积症等。其他如肠梗阻、急性胰腺炎、急性胆囊炎、尿毒症、心源性呕吐、颅脑疾病，表现以呕吐为主证时，亦可参考本节辨证论治，同时结合辨病处理。

（二）诊断与治疗

【诊断要点】　呕吐物的形色气味对临床辨证治疗有重要意义：初起呕吐量多，吐出物多有酸腐气味，久病呕吐，时作时止，吐出物不多，酸臭气味不甚。新病邪实，呕吐频频，常伴有恶寒、发热、脉实有力。久病正虚，呕吐无力，常伴精神萎靡、倦怠、面色痿黄、脉弱无力等症。详细询问本病常有饮食不节（洁），忧思恼怒病史。若呕吐物酸腐量多，气味难闻者，多属饮食停滞；若呕吐出苦水、黄水者，多由胆热犯胃；若呕吐物为酸水、绿水者，多因肝热犯胃；若呕吐物为浊痰涎沫者，多属痰饮中阻；若呕吐清水，量少，多因胃气亏虚，运化失职。

【辨证分型】

1. 外邪犯胃证：突然呕吐，胸脘满闷，发热恶寒，头身疼痛，舌苔白腻，脉濡缓。

2. 食滞内停证：呕吐酸腐，脘腹胀满，嗳气厌食，大便或溏或结，舌苔厚腻，脉滑实。患者为：因酒食而吐者；因食鱼、蟹而吐者；因豆制品而吐者；因食物中毒呕吐者。

3. 痰饮内阻证：呕吐清水痰涎，脘闷不食，头眩心悸，舌苔白腻，脉滑。

4. 肝气犯胃证：呕吐吞酸，嗳气频繁，胸胁胀痛，舌质红，苔薄腻，脉弦。

5. 脾胃气虚证：食欲不振，食入难化，恶心、呕吐，脘部痞闷，大便不畅，舌苔白滑，脉象虚弦。

6. 脾胃阳虚证：饮食稍多即吐，时作时止，面色㿠白，倦怠乏力，喜暖恶寒，四肢不温，口干而不欲饮，大便溏薄，舌质淡，脉濡弱。

7. 胃阴不足证：呕吐反复发作，或时作干呕，似饥而不欲食，口燥咽干，舌红少津，脉象细数。

【治疗原则】　呕吐总病机是因胃气上逆所致，故治以和胃降逆为原则，根据辨证施治，偏于邪实者治宜祛邪为主，邪去则呕吐自止，分别采用解表、消食、化痰、解郁等法。偏于正虚者治宜扶正为主，正复则呕吐自愈，分别采用健运脾胃、益气养阴等法。虚实兼夹者当审其标本缓急辨证施治。

【一般治疗】

1. 饮食有节（洁），避免风寒暑湿秽浊之邪的入侵。脾胃虚寒禁服寒凉药物；胃中有热者，忌食肥甘厚腻、香燥辛辣食物，戒烟限酒。

2. 保持心情舒畅，避免精神刺激，对肝气犯胃者，尤当注意。

3. 尽量选择刺激性气味小的，否则随服随吐，更伤胃气。服药应少量频服为佳，可加入少量生姜或姜汁安胃引药。

4. 针灸

（1）主穴选内关、足三里、中脘。配穴：寒邪客胃者加上脘、胃俞；热邪内蕴者加合谷，可用金津、玉液点刺出血；痰饮内阻者加膻中、丰隆；肝气犯胃者加阳陵泉、太冲；脾胃虚寒者加脾俞、胃俞；腹胀者加天枢；肠鸣者加脾俞、大肠俞；泛酸干呕者加公孙。

操作：足三里平补平泻法，内关、中脘用泻法。配穴按虚补实泻法操作。虚寒者可配用艾灸。呕吐发作时，可在内关穴行强刺激并持续运针1~3分钟。

（2）耳针法　选用胃、贲门、食管、交感、神门、脾、肝，每次选3~4穴，毫针中等刺激。亦可用揿针埋藏或王不留行籽贴压。

5. 推拿手法：根据寒热虚实辨证选穴手法治疗。

（三）药物处方

【处方①】 外邪犯胃证：突然呕吐，胸脘满闷，发热恶寒，头身疼痛，舌苔白腻，脉濡缓。

治法：疏邪解表，化浊和中。

方药：藿香正气散加减

组成：藿香12g、紫苏9g、白芷9g、大腹皮12g、厚朴6g、半夏9g、陈皮12g、白术12g、茯苓15g、生姜6g。

加减：饮食停滞，伴见脘痞嗳腐，加鸡内金12g、神曲12g；如风寒偏重症，见寒热无汗，头痛身楚，加荆芥12g、防风12g、羌活9g；气机阻滞，脘闷腹胀，加木香6g、枳壳9g行气消胀。

煎服法：成人常规煎煮服用。

【处方②】 食滞内停证。

治法：消食化滞，和胃降逆。

方药：保和丸加减

组成：山楂12g、神曲12g、莱菔子9g、陈皮12g、半夏12g、茯苓15g、连翘9g。

加减：若因肉食而吐者，重用山楂15g；米食而吐者，加炒谷芽15g；面食而吐者，重用莱菔子12g、麦芽12g；酒食而吐者，加白蔻仁7g、葛花9g、重用神曲15g；食鱼、蟹而吐者，加苏叶12g、生姜9g；豆制品而吐者，加生萝卜汁适量。

煎服法：成人常规煎煮服用。

【处方③】 痰饮内阻证。

治法：温中化饮，和胃降逆。

方药：小半夏汤（《金匮要略》）合苓桂术甘汤（《金匮要略》）加减

组成：半夏12g、生姜9g、茯苓12g、白术12g、甘草6g、桔梗6g。

加减：痰蕴化火，胸膈烦闷，口苦，失眠，恶心呕吐者，加黄连12g、陈皮9g、竹茹9g、枳实9g。

煎服法：成人常规煎煮服用。

【处方④】 肝气犯胃证。

治法：疏肝理气，和胃降逆。

方药：四七汤（《太平惠民合剂局方》）加减

组成：苏叶12g、厚朴9g、半夏12g、生姜6g、茯苓12g、大枣9g。

加减：若肝气犯胃化热如呕吐酸水、心烦口渴加左金丸吴茱萸6g、黄连12g、山栀12g、黄芩9g。

煎服法：成人常规煎煮服用。

【处方⑤】 脾胃气虚证。

治法：健脾益气，和胃降逆。

方药：香砂六君子汤（《时方歌括》）加减

组成：党参15g、茯苓15g、白术12g、甘草6g、半夏12g、陈皮9g、木香3g、砂仁3g（后下）。

加减：中阳亏虚呕吐清水较多，脘冷肢凉者，加台乌9g、砂仁6g、高良姜9g、吴茱萸3g。

煎服法：成人常规煎煮服用。

【处方⑥】 脾胃阳虚证。

治法：温中健脾，和胃降逆。

方药：理中汤（《伤寒论》）加减

组成：人参12g（另煎兑服）、白术12g、干姜6g、甘草9g、砂仁9g（后下）、半夏12g、吴茱萸9g、生姜6g。

加减：若久呕不止，呕吐之物完谷不化，汗出肢冷，腰膝酸软，舌质淡胖，脉沉细，加制附子（开水先煎）12g、肉桂6g（后下）。

煎服法：成人常规煎煮服用。

【处方⑦】 胃阴不足证。

治法：滋养胃阴，降逆止呕。

方药：麦门冬汤（《金匮要略》）加减

组成：人参9g、麦冬12g、粳米9g、甘草6g、半夏12g、大枣6g。

加减：若呕吐较剧者，加竹茹6g、枇杷叶12g和降胃气；若口干，舌红热甚者，加黄连6g；大便干结者，加瓜蒌仁7g、火麻仁12g、白蜜6g以润肠通便；倦怠乏力，纳差舌淡，加太子参6g、山药6g。

煎服法：成人常规煎煮服用。

（张崇耀）

二十三、贫血

（一）概述

贫血是指血液中血红蛋白和红细胞低于正常值。贫血的临床表现为患者口唇、甲床及皮肤苍白、头晕、乏力、心悸、活动后气促，女性月经量少、闭经，消化不良，舌质淡，脉细弱为特点的综合征。

中医学无贫血病名，根据症状一般将贫血归属在"血虚"或"虚劳出血"中论述。"血虚"是中医病机概念，涉及肝、脾、心、肾等不同的病机变化。"贫血"与"血虚"不是同义语，前者侧重血液的微观分析与研究，多在西医疾病中论述，后者重在宏观地概括与论述，为中医学概念范畴。但是，"贫血"与"血虚"之间，确也存在着很大程度的相关性。

现代医学的慢性贫血患者大都表现为血虚证，而中医的血虚患者中也有一部分为贫血患者。贫血的发生主要与生成不足和消耗过多两大因素有关。生成不足中医学主要责之于脾（胃），脾胃亏虚气血化生不足。另外，肾主骨藏精，精血同源，精可化血，若先天禀赋不足或后天克伐太过，可使肾的生髓藏精功能受损，精不足而成贫血之病；消耗过多是指各种原因引起的内外出血，妊娠、儿童发育过快造成的需求超过生成；其他诸如理化因素等也可直接破坏和消耗血液造成贫血。

西医学的许多疾病如缺铁性贫血、各种增生性贫血、再生障碍性贫血、骨髓增生异常综合征等都可以表现出慢性贫血症状，可参阅本节论治。

（二）诊断与治疗

【诊断要点】

现代医学所称之"贫血"，是指在我国海平面地区外周血液血红蛋白量低于正常值下限，即成人男性低于120g/L，成年女性（非妊娠）低于110g/L，妊娠女性低于100g/L。

临床上贫血的基本表现：头晕、乏力、心悸、气促、消化不良、口唇、甲床及皮肤苍白、舌质淡，脉细弱等，可表现为其他多个系统的对应症状。

【辨证分型】

1. 肝脾血虚证：贫血基本临床表现，伴食欲不振、消化不良或恶心、呕吐、腹胀、腹泻，软疲无力等脾虚症状；头晕眼花，手足发麻，肢体拘挛，爪甲干枯，女子月经明显减少等肝血不足症状。舌质淡，苔薄白，脉沉细。常为血虚初期证候，也是最常见的证候。

2. 心脾血虚证：贫血基本临床表现，可兼见脾虚和心血不足所致的各种症状，如食欲不振，腹胀、腹泻，神疲懒言，身倦乏力，心悸短气，失眠、健忘、恶梦；女子则月经不调，脉促或结代；重者可因土不制水而出现小便自利的浮肿，舌质淡、苔薄白、脉沉细，是较重的一种血虚证候，其血红蛋白量多低于60g/L。

3. 精亏血虚证：贫血基本临床表现，兼见腰脊软乏、性欲减退、阳痿，女子月经停闭，多尿或夜尿多，尿比重下降，或有蛋白尿等肾精亏虚的各种症状；是血虚的深层次发展，大多表现为全血皆低。偏阴虚者多兼口咽干燥、手足心热、时时哄热、脉细数等症状；偏阳虚者有畏寒神怯、四肢不温、脉沉弱等症状。

4. 贫血兼证：贫血导致的长期低热不解，一般多伴有气虚；贫血导致的舌炎，表现为舌体红肿疼痛，口腔黏膜常有溃疡点，遇冷热辛辣更甚，光剥无苔；贫血导致的浮肿，伴有心悸、气短而小便通利，肤色多痿黄无华。

【治疗原则】

1. 治必先其所因：引起贫血的原因，多系失血过多（如胃肠出血、阴道出血等）、生化不及、情志内伤、阴血暗耗或瘀血不去、新血不生等，治疗的第一步即除去这些原因。

2. 治重生化之源：脾胃为生化之源，只有脾胃健运才能受纳水谷化生气血，故血虚患者脾胃虚者，自当以健运脾胃为重点。脾胃健运血虚证也会随之缓解。

3. 补血必当补气：故曰气能生血。所以《温病条辨·治血论》说："善治血者，不求之有形之血，而求之无形之气"。

4. 治疗兼夹病证：血本阴质，阴虚则阳亢，故血虚患者常见低热、口糜、舌炎、水肿等兼夹证需要辨证施治。

【一般治疗】

1. 充分心理疏导：贫血疗程长、见效慢，易产生思想波动和疑虑情绪，应向患者详细说明病情的轻重、转归、影响疗效的因素等，使每个患者对自己的病情做到心中有数，增强患者同疾病作斗争的信心。

2. 伴有感染、高热、出血等患者嘱其戴口罩、漱口、坐浴预防感染；注意做好口腔、皮肤及二阴的护理，保持皮肤干燥，避免汗出当风受凉，应注意不要碰伤，防止皮下血肿。

3. 中医有"药食同源"，可通过长期的饮食药膳达到长期持久治疗的目的。

（三）药物处方

【处方①】　肝脾血虚证。

治法：补脾气、养肝血。

方药：①十全大补汤（《太平惠民合剂局方》）加减

组成：人参9g（另煎兑服）、炒白术12g、茯苓12g、甘草9g、熟地15g、炒白芍12g、当归12g、川芎9g、炙黄芪15g、肉桂3g。

煎服法：肉桂后下，余药常规煎煮服用。

②香砂六君子汤（《时方歌括》）加减

组成：党参15g、红参6g（另煎水兑服）、茯苓12g、炒白术9g、陈皮12g、山药15g、扁豆12g、鸡金9g、建曲12g、半夏12g、木香5g、砂仁3g（后下）、炒谷芽6g。

煎服法：砂仁后下，余药常规煎煮服用。

【处方②】　心脾血虚证。

治法：调补心脾。

方药：归脾汤（《济生方》）加减

组成：红参6g（煎水兑服）、炒白术12g、茯苓12g、当归12g、龙眼肉6g、生地15g、枣仁12g、砂仁6g（后下）、阿胶6g（烊化）、炙甘草7g、生姜7g、桂枝6g、麦冬12g、炙黄芪15g、党参12g、炒谷芽9g。

煎服法：砂仁后下，阿胶烊化兑服。余药常规煎煮服用。

【处方③】　精亏血虚证。

治法：补肾填精为大法。

方药：①左归丸（《景岳全书》）加减

组成：熟地15g、山药12g、山茱萸12g、枸杞12g、龟胶9g（烊化兑服）、牛膝12g、鹿胶9g（烊化兑服）、菟丝子12g、人参9g（煎水兑服）、炙黄芪12g。

煎服法：鹿胶、龟胶烊化。

②右归丸（《景岳全书》）加减

组成：熟地15g、山药9g、山茱萸9g、枸杞9g、龟胶9g、牛膝9g、肉桂3g、附片9g（开水先煎）、菟丝子9g、杜仲 9g。

煎服法：肉桂后下，龟胶烊化；附片 9g 开水先煎 1 小时，余药混合煎煮沸腾 30 分钟（以沸腾后计时）。

【处方④】 贫血兼证治疗。

1. 贫血导致的低热

方药：①补中益气汤（《脾胃论》）合四物汤（《太平惠民和剂局方》）加青蒿、鳖甲

组成：黄芪 15g、党参 15g、炒白术 15g、炙甘草 9g、当归 12g、陈皮 9g、炒升麻 9g、炒柴胡 9g、生姜 9g、大枣 6g、熟地黄 15g、炒白芍 12g、川芎 12g、青蒿 12g（后下）、鳖甲 15g（先煎）、地骨皮 15g。

②营卫不和用桂枝汤（《伤寒论》）合四物汤（《太平惠民和剂局方》）加青蒿、鳖甲

组成：桂枝 12g、白芍 12g、青蒿 9g（后下）、地骨皮 12g、生姜 6g、大枣 6g、生地 15g、川芎 9g、当归 12g、丹皮 12g、炙黄芪 15g、炒谷芽 12g、炙甘草 6g、鳖甲 9g（先煎）、青蒿 12g（后下）。

煎服法：青蒿后下，余药常规煎煮服用。

2. 贫血导致的舌炎

治法：滋阴养血与清化湿热。

方药：甘露饮

组成：天冬 12g、生地 12g、熟地 12g、黄芩 9g、枳壳 9g、石斛 12g、丹皮 12g、茵陈 9g、炒谷芽 12g、枇杷叶 12g、甘草 6g。

3. 贫血导致的浮肿

方药：①归脾汤合五皮饮（《证治准绳》）加减

组成：炙黄芪 15g、炒白术 12g、茯苓皮 12g、龙眼肉 9g、酸枣仁 12g、人参 9g、木香 5g、炙甘草 6g、陈皮 9g、生姜皮 9g、桑白皮 12g、大腹皮 12g。

②十全大补汤合五皮饮（《证治准绳》）加减

组成：熟地黄 12g、白芍 12g、当归 12g、川芎 9g、人参 6g、炒白术 12g、炙甘草 6g、炙黄芪 12g、肉桂 3g（后下）、茯苓皮 15g、陈皮 9g、生姜皮 9g、桑白皮 12g、大腹皮 12g。

（张崇耀）

二十四、水肿

（一）概述

水肿是指体内水液代谢失常，水湿潴留，泛滥肌肤，临床表现为头面、眼睑、四肢、腹背甚至全身浮肿，同时水肿也是多种疾病的一个症状。

中医认为水肿一证是全身气化功能障碍的一种表现。水肿发病的基本病理变化为肺失通调，脾失转输，肾失开阖，三焦气化不利。脏腑功能失调在肺、脾、肾，而关键在肾。病理因素为风邪、水湿、疮毒、瘀血。风邪袭表，肺失通调，风水相搏，发为水肿；疮毒内犯，致津液气化失常，发为水肿；外感水湿，久居湿地，冒雨涉水，湿衣裹身时间过久，水湿内侵，困遏脾阳，脾胃失其升清降浊之能，水无所制，

发为水肿。过食肥甘，嗜食辛辣，久则湿热中阻或营养不足，气血生化无源，脾虚不摄，发为水肿；久病劳倦，肾气亏虚，膀胱开合不利，气化失常，水泛肌肤，发为水肿。故水化生于气，其标在肺；土可制水，故其制在脾。今肺虚则气不化精而化水，脾虚则土不制水而反克，肾虚则水无所主而妄行。

（二）诊断与治疗

【诊断要点】 水肿先从眼睑或下肢开始，继及四肢全身。临床表现轻者仅眼睑或足胫浮肿，重者全身皆肿；甚则腹大胀满，气喘不能平卧；更严重者可见尿闭或尿少，恶心、呕吐，口有秽味，鼻衄牙宣，头痛，抽搐，神昏谵语等危象。发病前常有反复乳蛾、心悸、疮毒等久病体虚病史。

水肿辨证可分为阳水与阴水。阳水发病较急，每成于数日之间，肿多由面目开始，自上而下，继及全身，肿处皮肤绷紧光亮，按之凹陷即起，病因多为风邪、疮毒、水湿所致兼有寒热等表证，属表、属实，一般病程较短，风水、皮水多属此类。阴水发病缓慢，肿多由足踝开始，自下而上，继及全身，肿处皮肤松弛，按之凹陷不易恢复，甚则按之如泥，病因多为饮食劳倦，先天或后天因素所致的脏腑亏损属里、属虚或虚实夹杂，病程较长，正水、石水多属此类。

1. 阳水

（1）风水相搏证　眼睑浮肿，继则四肢及全身皆肿，来势迅速，多有恶寒、发热、肢节酸楚、小便不利等症。偏于风热者，伴咽喉红肿、疼痛，舌质红，脉浮滑数。偏于风寒者，兼恶寒，咳喘，舌苔薄白，脉浮滑或浮紧。

（2）湿毒浸淫证　眼睑浮肿，延及全身，皮肤光亮，尿少色赤，身发疮痍；甚则溃烂，恶风发热，舌质红，苔薄黄，脉浮数或滑数。

（3）水湿浸渍证　全身水肿，下肢明显，按之没指，小便短少，身体困重，胸闷，纳呆，泛恶，苔白腻，脉沉缓，起病缓慢，病程较长。

（4）湿热壅盛证　遍体浮肿，皮肤绷急光亮，胸脘痞闷，烦热口渴，小便短赤；或大便干结，舌红，苔黄腻，脉沉数或濡数，腹满不减，大便不通者。

2. 阴水

（1）脾阳虚衰证　身肿日久，腰以下为甚，按之凹陷不易恢复，脘腹胀闷，纳减便溏，面色不华，神疲乏力，四肢倦怠，小便短少，舌质淡，苔白腻或白滑，脉沉缓或沉弱。

（2）肾阳衰微证　水肿反复消长不已，面浮身肿，腰以下甚，按之凹陷不起，尿量减少或反多，腰酸冷痛，四肢厥冷，怯寒神疲，面色㿠白；甚者心悸胸闷，喘促难卧，腹大胀满，舌质淡胖，苔白，脉沉细或沉迟无力。

（3）瘀水互结证　水肿延久不退，肿势轻重不一，四肢或全身浮肿，以下肢为主，皮肤瘀斑，腰部刺痛；或伴血尿，舌紫黯，苔白，脉沉细涩。

【治疗原则】《素问·汤液醪醴论》提出"平治于权衡，去菀陈莝……开鬼门，洁净府"，即发汗、利尿、泻下逐水

为治疗水肿的三条基本原则，具体应用视阴阳虚实不同而异。阳水以祛邪为主解表化湿；阴水当以扶正为主，健脾温肾，同时配以利水、养阴、活血、祛瘀等法。虚实夹杂者或先攻后补，或攻补兼施。水肿一证，外感内伤均可引起，病理变化主要在肺、脾、肾三脏，其中以肾为本。临床辨证以阴阳为纲，同时需注意阴阳、寒热、虚实之间的错杂和转化。治疗方法有发汗、利尿、攻逐、健脾、温肾、降浊、化瘀等。阳水以发汗、利水便为主，阴水以温化为主，应注意阴水迁延，不易速愈。

【一般治疗】

1. 气候更迭注意保暖，防治感冒；注意调摄饮食。肿势重者应予无盐饮食，轻者予低盐饮食（每日食盐量3～4g），若因营养障碍而致水肿者，不必过于忌盐，饮食应富含蛋白质，清淡易消化。

2. 患者应注意保暖、生活环境潮湿者、宜迁居干燥处；平时应避免冒雨涉水，保持皮肤清洁，避免抓破皮肤；劳逸结合，调畅情志，节制房事。

3. 记录24小时水液的出入量，提供治疗参考。

4. 针灸治疗：主穴：三焦俞、委阳、水分、水道、阴陵泉；阳水加肺俞、列缺；阴水加三阴交、关元；毫针平补平泻，阴水加用灸法。掌握进针深度、方向，防止发生脏器损伤。

（三）药物处方

〇阳水

【处方①】 风水相搏证。

治法：疏风清热，宣肺行水。

方药：越婢加术汤（《金匮要略》）合五苓散加减

组成：麻黄9g、杏仁9g、防风12g、浮萍9g、白术12g、茯苓12g、泽泻9g、车前子12g。

加减：如见汗出恶风，卫阳已虚，加防己黄芪汤（《金匮要略》），防己6g、黄芪15g、白术12g、甘草6g、生姜6g、大枣9g）。

煎服法：成人常规煎煮服用。

注意事项

1. 避风寒，防止外邪入侵，避免复感外邪。

2. 疏风宣肺之药服后，嘱其盖被安卧，助之汗出。注意观察汗量，出汗部位、性质及小便增加与否，汗后及时用毛巾擦拭。

3. 进食低盐食物。

4. 可服赤豆汤、冬瓜汤，忌食鸡蛋、肥脂油腻类食物。

【处方②】 湿毒浸淫证。

治法：宣肺解毒，利湿消肿。

方药：麻黄连翘赤小豆汤（《伤寒论》）合五味消毒饮加减

组成：麻黄9g、杏仁12g、桑白皮15g、赤小豆15g、银花12g、野菊花12g、蒲公英12g、紫花地丁15g、紫背天葵9g、

加减：水肿明显合用五皮饮。

煎服法：成人常规煎煮服用。

注意事项　及时治疗上呼吸道感染、皮肤感染。

【处方③】 水湿浸渍证。

治法：运脾化湿，通阳利水。

方药：五皮饮（《中藏经》）合胃苓汤（《丹溪心法》）加减

组成：桑白皮15g、陈皮12g、大腹皮12g、茯苓皮9g、生姜皮9g、苍术12g、厚朴9g、草果6g、桂枝9g、白术12g、茯苓15g、猪苓9g、泽泻9g。

加减：外感风邪肿甚而喘者，加麻黄9g、杏仁9g；若湿困中焦，脘腹胀满者，加川椒目6g、大腹皮6g、干姜9g。

煎服法：成人常规煎煮服用。

注意事项　饮食给赤豆薏仁汤渗湿利水，适当进食温性类食物，如生姜、胡椒、葱、蒜等温阳化湿，忌食生冷瓜果及其他凉性类食物。服药呕吐舌面滴姜汁。

【处方④】 湿热壅盛证。

治法：分利湿热。

方药：疏凿饮子（《重订严氏济生方》）加减

组成：羌活12g、秦艽12g、防风9g、大腹皮9g、茯苓皮12g、生姜皮9g、猪苓9g、泽泻12g、木通3g。

加减：腹满不减，大便不通者加椒目6g、赤小豆12g、黄柏9g、商陆6g、槟榔6g、生大黄9g后下；若肿势严重，兼见喘促不得平卧者加葶苈子12g、桑白皮12g。

煎服法：成人常规煎煮服用。

〇阴水

【处方①】 脾阳虚衰证。

治法：健脾温阳利水。

方药：实脾饮（《济生方》）加减

组成：干姜6g、附子9g（开水先煎）、草果6g、桂枝9g、白术12g、茯苓12g、生姜9g、大枣6g、泽泻12g、车前子12g、木瓜6g、木香3g、厚朴6g、大腹皮9g。

加减：浮肿甚大便溏薄加黄芪15g、桂枝12g；脾肾阳虚加黄芪15g、桂枝12g、补骨脂15g、附子9g（开水先煎）。

煎服法：附子开水先煎1小时，余药混合再煎煮沸腾30分钟（沸腾后计时），服药避风寒忌生冷水果。

中成药：参苓白术散（《太平惠民和剂局方》），巩固治疗。

组成：人参、茯苓、白术、甘草。

用法用量：普通成人口服，一次1袋，一日3次。

【处方②】 肾阳衰微证。

治法：温肾助阳，化气行水。

方药：济生肾气丸（《济生方》）合真武汤（《伤寒论》）加减

组成：附子9g（开水先煎1小时）、肉桂5g、巴戟肉9g、威仙灵12g、白术12g、茯苓12g、泽泻12g、车前子12g（包煎）、牛膝12g、菟丝子12g、补骨脂9g。

加减：肾阳亏虚者右归丸加减；肾阴亏虚者用左归丸加

减；肝风上饶者合天麻钩藤饮加减。

煎服法：附子先煎开水 1 小时，余药混合再煎煮沸腾 30 分钟（沸腾后计时），服药避风寒忌生冷水果。

【处方③】　瘀水互结证。

治法：活血祛瘀，化气行水。

方药：桃红四物汤（《医宗金鉴》）合五苓散（《伤寒论》）

组成：当归 9g、赤芍 9g、川芎 7g、丹参 12g、益母草 12g、红花 6g、凌霄花 9g、路路通 12g、桃仁 9g、茯苓 12g、泽泻 9g、车前子 9g（包煎）。

加减：全身肿甚，气喘烦闷，小便不利，加葶苈子 12g、川椒目 9g、泽兰 12g；腰膝酸软，神疲乏力，合用济生肾气丸；对于久病水肿者，虽无明显瘀阻之象，临床上亦常合用益母草 12g、泽兰 12g、桃仁 9g、红花 6g 以加强利尿消肿的效果。

煎服法：成人常规煎煮服用。

（张崇耀）

二十五、吐血

（一）概述

吐血是指血不循经，血由胃来，经呕吐而出，临床表现为：呕吐出血，血色红或紫黯，常夹有食物残渣，称为吐血或呕血。

古代《医碥·吐血》说："吐血即呕血。旧分无声曰吐，有声曰呕"，临床实际治疗上亦无区分的必要。

中医病因认为：平素嗜食辛辣炙烤之品、饮酒过度热结于胃腑，胃火内炽损伤胃络导致血溢脉外出现呕血；忧思恼怒，郁怒伤肝，郁久化火，肝火犯胃气逆血升而呕血；病位在食管与胃、肠，与脾、肝等脏有关。呕血的病因病机为火、热、虚、瘀，在疾病过程中虚实往往互为夹杂或相互转化或寒热互呈。吐血主要见于西医学上消化道出血，其中以消化性溃疡出血及肝硬化所致的食管、胃底静脉曲张破裂最多见；其次见于食管炎，急、慢性胃炎，胃黏膜脱垂症；以及某些全身性疾病（如血液病、尿毒症、应激性溃疡）引起的出血。

（二）诊断与治疗

【诊断要点】　患者多有胃痛、胁痛、黄疸、癥积等病史。发病多急骤，吐血前多有恶心、胃脘不适、头晕等症。血随呕吐而出，常伴有食物残渣等胃内容物，血色多为咖啡色或紫黯色，也可为鲜红色，出血较多者大便色黑如漆或呈黯红色。

【辨证分型】

1. 胃热壅盛证：吐血色红或紫黯，常夹有食物残渣，吐血量大，常有柏油样黑便，伴有口臭、便秘、胃脘胀闷嘈杂，兼有胃脘疼痛，舌质红，苔黄腻，脉滑数。

2. 肝火犯胃证：吐血色红或紫黯，情绪不畅，心烦易怒，寐少梦多，口苦胁痛，舌质红绛，脉弦数。肝郁气滞者胁痛甚明显，伴有情绪不畅；肝抑化火迫血妄行者吐血量多。

3. 气虚血溢证：吐血缠绵不止，时轻时重，血色黯淡；面色苍白，神疲乏力；若气损及阳脾胃虚寒可见畏寒肤冷、腹泻便溏，舌质淡，脉细弱。

【治疗原则】　《先醒斋医学广笔记·吐血》提出了著名的治吐血三要法"行血、补肝、降气"，对临证治疗吐血有重要指导意义。《血证论》提出的"止血、消瘀、宁血、补血"的治血四法，为通治中医血证的基本原则；呕血属中医血证范畴可按上述原则治疗。吐血初期多为火热实证，反复吐血，气血渐亏，则由实转虚。虚证吐血兼血瘀者形成虚实夹杂证候，治疗宜补血泻实标本兼治。吐血属急需重症，需要结合西医急救手段进行治疗，才能有效治疗疾病挽救生命。吐血的治疗重点需要明确呕血的病因，西医学上消化道出血，以止血保护修复黏膜治疗为原则，某些全身性疾病（如血液病、尿毒症、应激性溃疡）引起的出血必须在止血治疗的同时积极治疗原发疾病，参考相关疾病论治。

【一般治疗】

1. 呕血剧烈者，应注意侧卧床安静休息，避免活动。防止误吸导致患者窒息。

2. 呕血量多者立即卧床休息，进行精神安慰，防止情绪紧张，减少谈话。临时给云南白药粉，凉开水调服，密切观察病情，警惕气随血脱的危急证候。

3. 呕血饮食清淡、易于消化、半流质等，呕血量多必要时禁食；忌食辛辣香燥、油腻炙煿之品，戒除烟酒。

4. 可用针灸取穴：上脘、大陵、鱼际、神门毫针平补平泻。

（三）药物处方

【处方①】　胃热壅盛证。

治法：清胃泻火，化瘀止血。

方药：泻心汤（《金匮要略》）合十灰散（《十药神书》）加减

组成：黄芩 9g、黄连 9g、大黄 6g（后下）、丹皮 12g、栀子 9g、大蓟 12g、小蓟 12g、侧柏叶 12g、茜草 12g、白茅根 15g、棕榈炭 6g。

加减：呕吐剧烈者，加竹茹 9g、旋覆花 9g；口干便秘明显者，加麦冬 12g、石斛 12g、天花粉 12g。

煎服法：成人常规煎煮服用。

中成药：①紫地宁血散

组成：大叶紫珠、地菍。

用法用量：成人口服，一次 8g，一日 3～4 次。

②胃血宁口服液

组成：五倍子、诃子、明矾。

用法用量：成人口服，一次 20ml，一日 2 次。

【处方②】　肝火犯胃证。

治法：泻肝清胃，凉血止血。

方药：龙胆泻肝汤（《兰室秘藏》）加减

组成：龙胆草 9g、柴胡 9g、黄芩 9g、栀子 12g、泽泻 12g、木通 9g、车前子 9g（包煎）、生地 15g、当归 12g、白茅根 15g、藕节 9g、旱莲草 12g、茜草 9g。

加减：胁肋疼痛者，加丝瓜络 12g、白芍 15g、甘草 7g。

煎服法：成人常规煎煮服用。

中成药：龙胆泻肝丸

【处方③】　气虚血溢证。

治法：健脾益气摄血。

方药：归脾汤（《济生方》）加减

组成：党参 15g、茯苓 12g、白术 12g、甘草 6g、当归 12g、龙眼肉 9g、炙黄芪 15g、木香 3g、阿胶 5g（烊化）、仙鹤草 20g、炮姜炭 3g、白及 9g、乌贼骨 9g、大枣 9g。

加减：出血绵绵不止者加炒侧柏叶 12g、炙艾叶 9g、炮姜炭 6g。

煎服法：阿胶烊化兑服，余药成人常规煎煮服用。

（张崇耀）

二十六、胃痛

（一）概述

胃痛，又称胃脘痛，是以上腹部胃脘近心窝处疼痛不适为主证的疾病。中医学认为胃痛的发生，外因主要是外邪犯胃，内因主要与饮食伤胃、情志不畅、脾胃素虚相关，外邪或内伤损伤后导致胃的气机郁滞，胃失和降，不通则痛。外感寒、热、湿诸邪，内客于胃；或过饥过饱，损伤脾胃，胃气壅滞，致胃失和降；或情志不畅，肝失调达疏泄，横逆犯胃；或脾胃气虚或中阳不足，中焦虚寒，失其温养，诸种病因单独或兼见为病，终致胃失和降，不通则痛，发为胃痛。胃痛早期多为实证，后期常为往往虚实夹杂。胃痛失治误治，病久可衍生变证而致便血、呕血、呕吐、反胃、噎膈等病证。

急性胃炎、慢性胃炎、胃溃疡、十二指肠溃疡、功能性消化不良、胃黏膜脱垂等腹部疼痛为主要症状者，均可参考本节进行辨证论治，必要时结合辨病处理提高临床疗效。

（二）诊断与治疗

【诊断要点】　明确胃痛的部位、性质、伴随症状及发病特点：上腹近心窝处胃脘部发生疼痛为特征，疼痛有胀痛、刺痛、隐痛、剧痛等，伴有恶心、呕吐、嘈杂泛酸、嗳气吞腐等上消化道症状。常有反复发作病史，可因天气变化、恼怒、劳累、暴饮暴食、饥饿、进食生冷干硬辛辣醇酒或服用有损脾胃的药物诱发加重。

【辨证分型】

1. 寒邪客胃证：胃痛暴作，恶寒喜暖，得温痛减，遇寒加重，口淡不渴或喜热饮，舌淡苔薄白，脉弦紧。寒邪夹食滞者可见胸脘痞闷，胃纳呆滞，嗳气或呕吐。

2. 饮食伤胃证：胃脘疼痛，胀满拒按，嗳腐吞酸；或呕吐不消化食物，其味腐臭，吐后痛减；不思饮食，大便不爽，得矢气及便后稍舒；舌苔厚腻，脉滑。腑气不通者见胃脘胀痛而便闭；食积化热成燥者见胃痛急剧而拒按，伴见苔黄燥，便秘。

3. 肝气犯胃证：胃脘胀痛，痛连两胁，遇烦恼则痛作或

痛甚，嗳气、矢气则痛舒，胸闷嗳气，喜长叹息，大便不畅，舌苔多薄白，脉弦。肝胃郁热之者见痛势急迫，嘈杂吐酸，口干口苦，舌红苔黄，脉弦或数。

4. 湿热中阻证：胃脘疼痛，痛势急迫，脘闷灼热，口干口苦，口渴而不欲饮，纳呆恶心，小便色黄，大便不畅，舌红，苔黄腻，脉滑数。

5. 胃阴亏耗证：胃脘隐隐灼痛，似饥而不欲食，口燥咽干，五心烦热，消瘦乏力，口渴思饮，大便干结，舌红少津，脉细数。

6. 脾胃虚寒证：胃痛隐隐，绵绵不休，喜温喜按，空腹痛甚，得食则缓，劳累或受凉后发作或加重，泛吐清水，神疲纳呆，四肢倦怠，手足不温，大便溏薄，舌淡苔白，脉虚弱或迟缓。脾肾阳虚者兼有形寒肢冷，腰膝酸软。

【治疗原则】　胃痛治疗当审证求因，辨证施治，以理气、和胃、止痛为治疗原则。邪盛以祛邪为急，正虚以扶正为先，虚实夹杂者，则当祛邪扶正并举。虽有"通则不痛"之说，临证时需要广义理解应用，以恢复胃的通降受纳功能为目的。根据不同病机而采取相应治法，才能善用"通"法。

【一般治疗】

1. 对胃痛患者要重视精神与饮食方面的调摄，保持精神愉快，性格开朗，劳逸结合，切忌暴饮暴食或饥饱无常，饮食以少食多餐、清淡、易消化为原则，可减轻胃痛和减少胃痛发作，进而达到预防胃痛的目的。

2. 慎用对胃肠道有刺激的药物，如水杨酸、肾上腺皮质激素等药物。

3. 针灸：主穴选取足三里、内关、中脘。配穴选取寒邪犯胃者加胃俞，饮食停滞者加下脘、梁门；肝气犯胃者加太冲，气滞血瘀者加膈俞，脾胃虚寒者加气海、关元、脾俞、胃俞，胃阴不足者加三阴交、内庭。操作方法：足三里用泻法或平补平泻法，按虚补实泻法操作。寒气凝滞、脾胃虚寒者，可用灸法。

4. 耳针法选穴胃、肝、脾、神门、交感、十二指肠，毫针刺用中等强度，或用撳针埋藏或用王不留行籽贴压。

（三）药物处方

【处方①】　寒邪客胃证。

治法：温胃散寒，行气止痛。

方药：香苏散（《太平惠民和剂局方》）合良附丸（《良方集腋》）加减

组成：高良姜 12g、吴茱萸 12g、香附 12g、紫苏叶梗 9g、乌药 9g、陈皮 9g、木香 7g、干姜 6g、砂仁 6g（后下）。

加减：食积不化，加保济丸（《丹溪心法》），组成：连翘 12g、半夏 12g、神曲 12g、茯苓 12g、炒栀子 9g、莱菔子 12g。

煎服法：砂仁后下，余药常规煎煮服用。

【处方②】　饮食伤胃证。

治法：消食导滞，和胃止痛。

方药：保和丸（《丹溪心法》）加减

组成：神曲 12g、山楂 12g、莱菔子 9g、茯苓 12g、制半夏 9g、陈皮 12g、连翘 12g。

加减：大便不通，加小承气汤（《伤寒论》）大黄 9g（后下）、枳实 7g、厚朴 9g。

煎服法：常规煎煮服用。

中成药：枳实导滞丸（《内外伤辨惑论》）

组成：枳实（炒）、大黄、黄连（姜汁炙）、黄芩、六神曲（炒）、白术（炒）、茯苓、泽泻。

用法用量：普通成人口服，一次 1 袋，一日 3 次。

【处方③】　肝气犯胃证。

治法：疏肝解郁，理气止痛。

方药：柴胡疏肝散（《景岳全书》）加减

组成：柴胡 9g、芍药 12g、川芎 9g、郁金 12g、香附 9g、川芎 9g、陈皮 12g、枳壳 9g、佛手 12g、香橼 12g、甘草 6g。

加减：肝郁化火口苦咽干反酸呕吐者，加丹皮 12g、炒栀子 12g、黄连 18g、吴茱萸 3g。

煎服法：成人常规煎煮服用。

中成药：①木香通气丸

组成：木香盐（炒）、京三棱（炮）、厚朴（姜制）、枳实（麸炒）、甘草（炙）、干姜（炮）。

用法用量：普通成人口服，一次 1 丸，一日 3 次。

②香砂养胃颗粒

组成：木香、砂仁、白术、陈皮、茯苓、半夏（制）、醋香附、枳实（炒）、豆蔻（去壳）、姜厚朴、广藿香、甘草。

用法用量：普通成人口服，一次 1 袋，一日 3 次。

【处方④】　湿热中阻证。

治法：清化湿热，理气和胃。

方药：清中汤（《医学心悟》）加减

组成：黄连 7g、栀子 9g、制半夏 12g、茯苓 12g、草豆蔻 9g（后下）、陈皮 9g、甘草 6g、藿香 12g、佩兰 12g、茵陈 9g、枳实 6g、扁豆 12g。

加减：舌苔厚腻，加薏仁 20g、杏仁 12g、焦山楂 12g、神曲 12g。大便秘结，加大黄 9g（后下）、枳实 7g。

煎服法：常规煎煮服用。

中成药：藿香平胃散

组成：苍术、陈皮、厚朴、藿香、半夏、甘草。

用法用量：口服，成人 4～6g，每日 2～3 次。

【处方⑤】　胃阴亏耗证。

治法：养阴益胃，和中止痛。

方药：一贯煎（《柳洲医话》）合芍药甘草汤（《伤寒论》）加减

组成：沙参 12g、麦冬 12g、生地 15g、枸杞 12g、当归 12g、川楝子 9g、芍药 20g、甘草 10g。

加减：口咽干燥，加石斛 12g、玉竹 12g、知母 12g、黄连 9g。

煎服法：常规煎煮服用。

【处方⑥】　脾胃虚寒证。

治法：温中健脾，和胃止痛。

方药：黄芪建中汤（《金匮要略》）加减

组成：炙黄芪 12g、桂枝 9g、生姜 9g、炒白芍 20g、炙甘草 9g、饴糖 6g（烊化兑服）、大枣 6g。

加减：四肢畏寒肢冷，加附子理中丸炙附片 12g（开水先煎 1 小时）、党参 15g、炒白术 12g、台乌药 9g、干姜 6g。

煎服法：炙附片开水先煎 1 小时，余药混合再煎煮沸腾 30 分钟（沸腾后计时），服药避风寒及生冷水果。

中成药：①香砂养胃丸

用法用量：普通成人口服，一次 1 袋，一日 3 次。

②附子理中丸（《太平惠民和剂局方》）

用法用量：普通成人口服，一次 1 袋，一日 3 次。

【处方⑦】　胃痛变症（瘀血停胃）。

治法：化瘀通络，理气和胃。

方药：失笑散（《太平惠民和剂局方》）合丹参饮（《医宗金鉴》）加减

组成：蒲黄 9g（包煎）、五灵脂 9g（包煎）、檀香 6g（后下）、砂仁 9g（后下）、三七 5g（研末吞服）、白及 12g。

煎服法：蒲黄、五灵脂包煎，砂仁檀香后下，余药常规煎煮法。

中成药：云南白药胶囊

用法用量：成人口服，一次 1～2 粒，一日 4 次。

（张崇耀）

二十七、消化性溃疡

（一）概述

消化性溃疡是指胃溃疡和十二指肠溃疡，临床症状特点是：慢性、周期性、节律性上腹痛，体征不明显；伴随嗳气、反酸、胸骨后灼烧感、流涎、恶心、呕吐、便秘等症状，可单独或伴疼痛出现；部分患者有失眠、多汗等自主神经功能紊乱症状，夜间痛和背部放射痛多见。消化性溃疡是由于对胃肠道黏膜的攻击因子与防御因子之间的失衡所致，胃肠道黏膜组织被胃酸（盐酸）和胃蛋白酶损伤，引发消化性溃疡。随着幽门螺杆菌被发现，幽门螺杆菌感染为消化性溃疡病最重要的发病原因之一。消化性溃疡是西医学病名，中医根据其临床症状表现，归属在"胃脘痛""痞满""嘈杂""吞酸"等范畴。

现代中医学者认为，消化性溃疡的发生与外感六淫、饮食不节、情志失调、久病体虚等密切相关，前述各种损伤因数导致脾胃功能失调，脾失健运，胃失和降，而发为诸证。肝胃木土相克，脾胃表里相系，故消化性溃疡多与肝脾有关。肝为刚脏喜条达而主疏泄，若郁而伤肝失于疏泄则横逆犯胃，故实证多因肝起。脾为生化之源，久病易致脾阳不足则中焦虚寒，故虚证多由脾致。

（二）诊断与治疗

【诊断要点】　本病根据临床表现：慢性、周期性、节律性上腹痛，体征不明显。伴随症状嗳气、反酸、胸骨后灼烧感、流涎、恶心、呕吐、便秘等可单独或伴疼痛出现。结合西医学的胃镜检查即可明确诊断。

【辨证分型】

1. 肝胃不和证：胃脘胀痛伴两胁隐痛，嘈杂泛酸善叹息，遇情志不畅胃痛加重嗳气频繁，口苦性急易怒，大便不畅或色黑，舌质淡红，苔薄白或薄黄脉弦。

2. 脾胃气虚证：胃脘隐痛腹胀纳少食后明显、大便溏薄、肢体倦怠少气懒言、面色萎黄消瘦，色淡苔白脉缓弱。

3. 脾胃虚寒证：胃脘隐痛，喜暖喜按，空腹痛重得食痛减，纳呆食少，畏寒肢冷、泛吐清，大便稀溏或便血，舌质胖，边有齿痕，苔薄白脉沉细或迟。

4. 肝胃郁热证：胃脘痛势急迫，有灼热感、喜冷饮伴有口干口苦，吞酸嘈杂烦躁易怒，便秘或柏油样便，舌质红、苔黄、苔腐或苔腻，脉弦数或脉弦。

5. 胃阴不足证：胃脘隐痛或灼痛似饥而不欲食，口干不欲饮、口干舌燥、纳呆、干呕，失眠多梦，手足心热，大便干燥，舌红少津裂纹、少苔、无苔或剥苔脉细数。

【治疗原则】　消化性溃疡治疗以和胃健脾止痛为原则，以通字立法。施治的前提在于气机通畅，临证时应标本同治，消其郁滞，疏其壅塞，以达成温运脾阳、健脾益气之功效；而通之法，又可灵活多变，化瘀通络、消食导滞、调理气机。实证多疏肝行气解郁，虚证多健脾益气温中。

【一般治疗】

1. 本病的发生发展与饮食失调、情志不调，寒温失宜等关系密切，平时宜饮食有节，寒温适时，并保持乐观开朗的情绪，有利于疾病的愈合。

2. 有呕血及黑便者应禁食，并配合口服三七粉、云南白药等止血药。血止后，给予汤或细软食物，饮食应少食多餐，减少胃酸对病灶的刺激，以防再次出血，饮食不宜过热。

3. 针灸治疗：选穴中脘、气海、足三里、内关穴，毫针针刺平补平泻治疗；寒性胃脘疼痛者可用温针灸或艾灸治疗。

4. 适当进行锻炼，如散步、气功等，可增强体质，促进康复。

（三）药物处方

【处方①】　肝气犯胃证。

治法：疏肝理气。

方药：柴胡疏肝散（《景岳全书》）加减

组成：柴胡12g、陈皮12g、白芍12g、枳壳9g、海螵蛸12g、麦芽9g、三七粉5g（冲服）香附12g、佛手12g、元胡12g、甘草6g。

煎服法：成人常规煎煮服用。

中成药：①气滞胃痛颗粒

组成：柴胡、延胡索（炙）、枳壳、香附（炙）、白芍、

炙甘草，辅料为蔗糖和糊精。

用法用量：成人开水冲服，一次5g，一日3次。

②胃苏冲剂

组成：紫苏梗、香附、陈皮、香橼、佛手、枳壳。

用法用量：成人口服，每次1袋，一日3次。

③复方田七胃痛胶囊

组成：白及、白芍、川楝子、颠茄流浸膏、甘草、枯矾、三七、碳酸氢钠、瓦楞子、吴茱萸、香附、延胡索、氧化镁。

用法用量：成人口服，一次3~4粒，一日3次。维持用量：症状消失后，继续用药15天，一次2粒，一日2次。

【处方②】　脾胃气虚证。

治法：健脾益气。

方药：四君子汤（《太平惠民和剂局方》）加减

组成：党参15g、白术12g、茯苓15g、厚朴9g、木香6g、砂仁7g后下、三七粉（冲服）6g、海螵蛸12g、炙甘草6g。

煎服法：砂仁后下，余药成人常规煎煮服用。

中成药：香砂六君丸

用法用量：成人口服，浓缩丸，一次12丸，一日3次。

【处方③】　脾胃虚寒证。

治法：温中健脾。

方药：黄芪建中汤（《金匮要略》）加减

组成：黄芪12g、党参12g、白芍12g、白术12g、陈皮9g、干姜6g、白及12g、三七粉（冲服）6g、茯苓12g、大枣9g、饴糖9g、甘草6g。

煎服法：成人常规煎煮服用。

中成药：①虚寒胃痛颗粒

组成：党参、黄芪、高良姜、干姜、白芍、桂枝、大枣、甘草

用法用量：成人口服，每次1~2袋，一日2次。

②附子理中丸

用法用量：成人口服，大蜜丸一次1丸，一日2~3次。

③温胃舒颗粒

组成：党参、附子（制）、黄芪（炙）、肉桂、山药、肉苁蓉（制）、白术（炒）、山楂（炒）、乌梅、砂仁、陈皮、补骨脂，辅料为糊精、蔗糖。

用法用量：成人开水冲服，一次1~2袋，一日2次。

【处方④】　肝胃郁热证。

治法：疏肝泄热。

方药：化肝煎（《景岳全书》）加减

组成：栀子12g、丹皮12g、青皮9g、陈皮12g、浙贝母12g、黄连9g、海螵蛸12g、白及6g、三七粉6g（吞服）、茯苓12g、甘草6g。

煎服法：成人常规煎煮服用。

中成药：丹栀逍遥丸

用法用量：成人口服，一次6~9g，一日2次。

【处方⑤】　胃阴不足证。

治法：养阴益胃。

方药：益胃汤（《温病条辨》）加减

组成：沙参 12g、麦冬 12g、白及 12g、三七粉 6g（吞服）、生地 15g、佛手 12g、玉竹 12g、白芍 12g。

煎服法：成人常规煎煮服用。

（张崇耀）

二十八、心悸

（一）概述

心悸是指患者自觉心中剧烈跳动，惊惕不安，甚则不能自主的一种病证，临证时根据病因及脏腑受累的不同患者常伴胸闷、气短、失眠、健忘、眩晕、耳鸣等症。病情较轻者为惊悸，多呈一过性发作，病情较重者为怔忡，可呈持续性。

中医认为心悸的发生多因体质虚弱、饮食劳倦、七情所伤、感受外邪及药食不当等，以致气血阴阳亏损，心神失养，心主不安，或痰、饮、火、瘀阻滞心脉，扰乱心神所致。素质虚弱或久病劳倦过度，耗损心脾致心神失养，发为心悸；平素心虚胆怯，突遇惊恐，心神动摇，不能自主而心悸。情志不遂气郁结化火生痰，痰火扰心，心神失宁而心悸。感受外邪，痹证日久，复感外邪，发为心悸。温病、疫毒正邪交争或正虚邪恋，心气受损发为心悸；药食不当，蕴热化火生痰，痰火上扰心神则为悸（如中药附子、乌头、麻黄等），西药（锑剂、洋地黄、奎尼丁、阿托品、肾上腺素等）或补液过快、过多等均可导致心悸。

（二）诊断与治疗

【诊断要点】 心悸主要根据自觉症状，心中悸动不安，或快或慢，或停或跳，节律不整，呈阵发性或持续不解，心慌不安，不能自主；伴有胸闷、心烦、乏力、头晕、晕厥等症状；可见结代、缓沉、迟数等脉象。

【辨证分型】

1. 心虚胆怯证：心悸伴有善惊易恐，失眠多梦易惊醒，恶闻声响，食少纳呆，苔薄白，脉细略数或细弦。心气虚损心阳不振见四肢不温、气短乏力、头晕目眩，动则为甚，静则悸缓。

2. 心血不足证：心悸气短，头晕目眩，失眠健忘，面色无华，倦怠乏力，纳呆食少，舌淡红，脉细弱。气阴两虚者见五心烦热，自汗盗汗，胸闷心烦，舌淡红少津，苔少或无，脉细数或结代。

3. 阴虚火旺证：心悸易惊，心烦失眠，五心烦热，口干，盗汗，思虑劳心则症状加重；伴耳鸣腰酸，头晕目眩，急躁易怒；舌红少津，苔少或无，脉象细数；肾阴亏虚，虚火妄动，遗精腰酸。

4. 心阳不振证：心悸不安，胸闷气短，动则尤甚，面色苍白，形寒肢冷，舌淡苔白，脉象虚弱或沉细无力。

5. 水饮凌心证：心悸眩晕，胸闷痞满，渴不欲饮，小便短少；或下肢浮肿，形寒肢冷；伴恶心，欲吐，流涎，舌淡胖，苔白滑，脉象弦滑或沉细而滑；兼见肺气不宣，肺有水湿者，咳喘，胸闷；脾肾阳虚者见因心功能不全而致浮肿、尿少、阵发性夜间咳喘或端坐呼吸。

6. 瘀阻心脉证：心悸不安，胸闷不舒，心痛时作，痛如针刺，唇甲青紫，舌质紫黯或有瘀斑，脉涩或结或代；夹痰湿重者胸满闷痛，痰多，苔浊腻。

7. 痰火扰心证：心悸时发时止，受惊易作，胸闷烦躁，失眠多梦，口干苦；大便秘结，小便短赤；舌红，苔黄腻，脉弦滑。

【治疗原则】 心悸首先应分虚实论治。虚证分别予以补气、养血、滋阴、温阳；实证则应祛痰、化饮、清火、行瘀。但本病以虚实错杂为多见，且虚实的主次、缓急各有不同，故治当相应兼顾。同时，由于心悸均有心神不宁的病理特点，故应酌情配合安神宁心或镇心之法。

【一般治疗】

1. 调情志，保持心情愉快，精神乐观，情绪稳定，减少不良刺激。

2. 饮食有节：避免过饱、过饥，宜低脂、低盐饮食。

3. 生活规律，防止外邪侵袭；劳逸结合，重症患者，应卧床休息，待症状消失后，也应循序渐进地增加活动量。

4. 针灸治疗：内关、郄门、神门、厥阴俞、巨阙毫针平补平泻。

5. 耳针法：选交感、神门、心、脾、肝、胆、肾，毫针用轻刺激或王不留行籽贴压。

6. 长期治疗本病病势缠绵，应坚持长期治疗。配合食补、药膳疗法等，增强抗病力；积极治疗原发病；结合心电监护及心脏彩色多普勒等检查，鉴别心脏功能性或器质性病变，积极准备好急救治疗。

（三）药物处方

【处方①】 心虚胆怯证。

治法：镇惊定志，养心安神。

方药：安神定志丸（《医学心悟》）

组成：龙齿 15g、琥珀 5g 吞服、酸枣仁 15g、远志 12g、茯神 12g、人参 6g、茯苓 15g、山药 15g、天冬 12g、生地 15g、熟地 15g、肉桂 7g、五味子 12g。

加减：心气虚损心阳不振者，加参附汤，重用人参，桂枝、加附子（先煎）。

煎服法：成人常规煎煮服用。

【处方②】 心血不足证。

治法：补血养心，益气安神。

方药：归脾汤（《济生方》）

组成：黄芪 15g、人参 6g、白术 12g、炙甘草 6g、熟地黄 15g、当归 12g、龙眼肉 12g、茯神 15g、远志 12g、酸枣仁 15g、木香 7g。

加减：若热病后期损及心阴而心悸者加生脉散（人参、麦冬、五味子）。

煎服法：成人常规煎煮服用。

中成药：①柏子养心丸

组成：柏子仁、党参、炙黄芪、川芎、当归、茯苓、远志（制）、酸枣仁、肉桂、五味子（蒸）、半夏曲、炙甘草、朱砂。

用法用量：成人口服。一次 60 粒（6g），一日 2 次。

②芪参益气滴丸

组成：黄芪、丹参、三七、降香油。

用法用量：成人口服，餐后半小时服用，一次 1 袋，一日 3 次。

【处方③】　阴虚火旺证。

治法：滋阴清火，养心安神。

方药：天王补心丹（《摄生秘剂》）

组成：生地 15g、玄参 12g、麦冬 12g、天冬 12g、当归 12g、丹参 15g、人参 9g、炙甘草 9g、黄连 6g、茯苓 12g、远志 12g、酸枣仁 15g、柏子仁 20g、五味子 9g、桔梗 7g。

煎服法：成人常规煎煮服用。

中成药：知柏地黄丸

用法用量：成人口服，一次 1 丸，一日 2 次。

【处方④】　心阳不振证。

治法：温补心阳，安神定悸。

方药：桂枝甘草龙骨牡蛎汤（《伤寒论》）合参附汤（《妇人良方》）加减

组成：桂枝 12g、炙附子 9g（开水先煎 1 小时）、人参 9g（另煎兑服）、黄芪 12g、麦冬 12g、枸杞 12g、炙甘草 9g、龙骨 15g（先煎）、牡蛎 15g（先煎）。

煎服法：成人常规煎煮服用。

【处方⑤】　水饮凌心证。

治法：振奋心阳，化气行水，宁心安神。

方药：苓桂术甘汤（《金匮要略》）为基本方

组成：泽泻 15g、猪苓 12g、车前子 12g、茯苓 12g、桂枝 9g、炙甘草 12g、人参 9g、白术 15g、黄芪 15g、远志 9g、茯神 12g、酸枣仁 12g。

加减：见肺气不宣者，加杏仁 12g、前胡 15g、桔梗 9g、葶苈子 12g、五加皮 15g、防己 7g；兼有脾肾阳虚下肢肿胀者，合真武汤加减。

煎服法：成人常规煎煮服用。

【处方⑥】　瘀阻心脉证。

治法：活血化瘀，理气通络。

方药：桃仁红花煎（《素淹医案》）合桂枝甘草龙骨牡蛎汤（《伤寒论》）

组成：桃仁 12g、红花 9g、丹参 12g、赤芍 12g、川芎 9g、延胡索 12g、香附 9g、青皮 9g、生地 15g、当归 15g、桂枝 9g、甘草 6g、生龙骨 15g、生牡蛎 15g。

加减：痰湿重者合瓜蒌薤白半夏汤（《金匮要略》）（瓜蒌壳 12g、薤白 9g、半夏 12g）加减；络脉痹阻者合丹参饮《医宗金鉴》（丹参 15g、檀香 9g、砂仁 9g）加减。

煎服法：成人常规煎煮服用。

【处方⑦】　痰火扰心证。

治法：清热化痰，宁心安神。

方药：黄连温胆汤（《千金方》）加减

组成：黄连 12g、山栀 12g、竹茹 9g、半夏 12g、胆南星 9g、全瓜蒌 12g、陈皮 12g、生姜 7g、枳实 9g、远志 12g、菖蒲 15g、酸枣仁 15g、生龙骨 15g、生牡蛎 15g。

煎服法：煎服法：成人常规煎煮服用。

（张崇耀）

二十九、眩晕

（一）概述

眩是指眼花或眼前发黑，晕是指头晕甚或感觉自身或外界景物旋转，二者常同时并见，故统称为"眩晕"。轻者闭目即止；重者如坐车船，旋转不定，不能站立或伴有恶心、呕吐、汗出，甚则昏倒等症状。

中医认为本病的病因为：肝气不畅郁结，气郁化火，肝阴耗伤，风阳易动，上扰头目，发为眩晕。若年高体虚房劳过度肾精亏虚，髓海不足，无以充盈于脑发为眩晕。嗜酒无度，过食肥甘，损伤脾胃，以致健运失司，水湿内停，积聚生痰，痰阻中焦，清阳不升，头窍失养，故发为眩晕。跌仆损伤，瘀血内阻跌仆坠损，头脑外伤，瘀血停留，阻滞经脉，而致气血不能上荣于头目，眩晕时作。眩晕，《内经》称之为"眩冒"，《素问·至真要大论》曰"诸风掉眩皆属于肝"，《灵枢·海论》曰"髓海不足则脑转耳鸣、胫酸眩冒"，《丹溪心法》曰"无痰则不作眩"，《景岳全书》曰"无虚不能作眩"，《医学正传》曰"眩晕者中风之渐也"，对临证治疗均有重要指导意义。

眩晕是临床常见症状，可见于西医的多种疾病。凡梅尼埃综合征、高血压、低血压、脑动脉硬化、椎－基底动脉供血不足、贫血、神经衰弱等临床表现以眩晕为主证者，均可参考本节有关内容辨证论治。

（二）诊断与治疗

【诊断要点】眩晕的症状特点是：头晕目眩，视物旋转，轻者闭目即止，重者如坐车船，甚则仆倒。严重者可伴有头痛、项强、恶心呕吐、眼球震颤、耳鸣耳聋、汗出、面色苍白等表现。多有情志不遂、年高体虚、饮食不节、跌仆损伤等病史。

【辨证分型】

1. 肝阳上亢：眩晕，耳鸣，头目胀痛，口苦，失眠多梦，遇烦劳郁怒而加重，甚则仆倒，颜面潮红，急躁易怒，肢麻震颤，舌红苔黄，脉弦或数。

2. 痰湿中阻：眩晕，头重昏蒙，或伴视物旋转，胸闷恶心，呕吐痰涎，食少多寐，舌苔白腻，脉濡滑。风痰上扰眩晕较甚，呕吐频作，视物旋转；若痰郁化火，头痛头胀，心烦口苦，渴不欲饮，舌红苔黄腻，脉弦滑。

3. 瘀血阻窍：眩晕、头痛，兼见健忘、失眠、心悸、精神不振、耳鸣耳聋、面唇紫黯，舌黯有瘀斑，脉涩或细涩。

4. 气血亏虚：眩晕动则加剧，劳累即发，面色㿠白、神疲乏力、倦怠懒言、唇甲不华、发色不泽、心悸少寐、纳少腹胀，舌淡苔薄白，脉细弱。若中气不足，清阳不升，兼见气短乏力，纳少神疲，便溏下坠，脉象无力者；卫表亏虚：自汗时出、易于感冒，兼见心悸怔忡、少寐健忘者血不养心。

5. 肾精不足证：眩晕日久不愈、精神萎靡、腰酸膝软、少寐多梦、健忘、两目干涩、视力减退；或遗精滑泄、耳鸣齿摇；或颧红咽干、五心烦热，舌红少苔，脉细数；或面色㿠白，形寒肢冷，舌淡嫩；肝肾阴虚症见五心烦热，潮热颧红，舌红少苔，脉细数。

【治疗原则】以补虚泻实、调整阴阳为治疗原则。实证当平肝潜阳，清肝泻火，化痰行瘀；虚证当滋养肝肾，补益气血，填精生髓。

【一般治疗】

1. 调情志，劳逸结合，饮食有节：避免不良情绪刺激，防止饮食暴食、过食肥甘醇酒及过咸伤肾之品，尽量戒烟、戒酒，避免体力和脑力的过度劳累。

2. 眩晕发病后要及时治疗，注意休息，严重者当卧床休息；避免突然剧烈的体位改变和头颈部运动，以防眩晕症状的加重发生昏仆。有眩晕史的患者，当避免剧烈体力活动，避免高空作业。

3. 针灸治疗

（1）实证　选取穴位：风池、百会、内关、太冲、行间、侠溪、太溪、头维、丰隆、中脘、阴陵泉。操作方法：毫针泻法。

（2）虚证　选取穴位：风池、百会、肝俞、肾俞、足三里、脾俞、胃俞、悬钟、三阴交。操作方法：毫针平补平泻。

（3）耳针法　选取穴位：肾上腺、皮质下、额。操作方法：毫针刺用中等强度，或用揿针埋藏，或用王不留行籽贴压。

（三）药物处方

【处方①】　肝阳上亢证。

治法：平肝潜阳，清火息风。

方药：天麻钩藤饮（《杂病诊治新义》）加减

组成：天麻 9g、石决明 15g、钩藤 12g、牛膝 9g、杜仲 12g、桑寄生 15g、黄芩 9g、山栀 12g、菊花 9g、白芍 12g、龙胆草 9g、丹皮 12g、夏枯草 12g。

加减：肝风上扰，加羚羊角 2g（研末兑服）、生龙骨 15g、生牡蛎 15g、全蝎 3g、蜈蚣 2g。

煎服法：石决明先煎，钩藤后下，余药常规煎煮法。

中成药：天麻素片

组成：本品每片含主要成分天麻素 25mg。

用法用量：成人普通剂量，口服、一次 50～100mg、一日 3 次。

【处方②】　痰湿中阻证。

治法：化痰祛湿，健脾和胃。

方药：半夏白术天麻汤（《医学心悟》）加减

组方：半夏 12g、陈皮 9g、白术 12g、薏仁 15g、茯苓 12g、天麻 6g。

加减：风痰上扰加代赭石 15g（先煎）、竹茹 6g、生姜 9g、旋覆花 9g（包煎）；若痰郁化火加黄连 12g、枳实 9g、竹茹 9g。

煎服法：成人常规煎煮服用。

【处方③】　瘀血阻窍。

治法：祛瘀生新，活血通窍。

方药：通窍活血汤（《医林改错》）加减

组成：川芎 12g、赤芍 12g、桃仁 12g、红花 9g、白芷 9g、菖蒲 12g、老葱 6g、麝香 0.03g（吞服）、当归 12g、地龙 9g、全蝎 3g。

加减：气虚血瘀，加党参 15g、茯苓 12g、炒白术 12g、黄芪 15g、当归 12g；寒凝血瘀，加附子 9g（开水先煎 1 小时）、桂枝 9g。

煎服法：附片开水先煎 1 小时，余药混合再煎煮沸腾 30 分钟，服药避风寒忌生冷水果。

【处方④】　气血亏虚证。

治法：补益气血，调养心脾。

方药：归脾汤（《济生方》）加减

组成：党参 15g、白术 12g、黄芪 15g、当归 12g、熟地 15g、龙眼肉 6g、大枣 6g、茯苓 12g、炒扁豆 12g、远志 9g、枣仁 9g。

加减：若中气不足，合用补中益气汤；卫表亏虚，加玉屏风散；血不养心，合柏子养心丸（柏子仁 12g、合欢皮 12g、夜交藤 15g）。

煎服法：成人常规煎煮服用。

【处方⑤】　肾精不足证。

治法：滋养肝肾，益精填髓。

方药：左归丸（《景岳全书》）加减

组成：熟地 15g、山萸肉 12g、山药 12g、龟甲胶 7g（烊化）、鹿角胶 7g（烊化）、紫河车 3g（研末吞服）、杜仲 12g、枸杞 12g、菟丝子 12g、牛膝 12g。

煎服法：龟甲胶、鹿角胶烊化兑服；余药常规煎煮法。

中成药：①加鳖甲丸（《金匮要略》）

组成：鳖甲（炙）、芍药、枳实（炙）、人参、槟榔、大黄、桂心、橘皮。

用法用量：普通成人口服，一次 1 袋，一日 3 次。

②金锁固精丸（《医方集解》）

组成：沙苑子（炒）、芡实（蒸）、莲子、莲须、龙骨（煅）、牡蛎（煅）。

用法用量：普通成人口服，一次 1 袋，一日 3 次。

（张崇耀）

三十、血尿

（一）概述

血尿是指小便中混有血液，甚或伴有血块或尿液实验室检查见红细胞者，也称为溲血、溺血。随出血量多少不同，小便呈淡红色、鲜红色或茶褐色。用肉眼不易观察到而仅在显微镜下才能发现红细胞的称"镜下血尿"，现在也应包括在血尿之中。根据临床表现本病在中医归属"血证"范畴，古代医籍有丰富的论述，《太平圣惠方·治血尿诸方》："夫血尿者，是膀胱有客热，血渗于脬故也。血得热而妄行，故因热流散，渗于脬内而血尿也"。《血证论》是论述血证的专书，对各种血证的病因病机、辨证论治均有许多精辟论述，该书所提出的止血、消瘀、宁血、补血的治血四法，确实是通治血证之大纲。血尿的病位在肾与膀胱，其主要病机是热伤脉络及脾肾不固。热有实热和虚热之分，脾肾不固之有脾虚及肾虚轻重之别。

西医学所称的尿路感染、肾结核、肾小球肾炎、泌尿系肿瘤以及全身性疾病（如血液病、结缔组织疾病等）出现的血尿均可参考本节辨证论治。

（二）诊断与治疗

【诊断要点】 小便混有血液或血块，呈鲜红、淡红或淡酱油色，排尿时无疼痛。小便常规检查发现有红细胞即可诊断。

【辨证分型】

1. 下焦湿热证：小便黄赤灼热，血尿鲜红，心烦口渴，面赤口疮，夜寐不安，舌质红，脉数。

2. 阴虚火旺型：小便短赤带血，头晕耳鸣，神疲，颧红潮热，腰膝酸软，舌质红，脉细数。

3. 脾不统血证：久病血尿，甚或兼见齿衄、肌衄，食少，体倦乏力，气短声低，面色不华，舌质淡，脉细弱。

4. 肾气不固证：久病血尿，血色淡红，头晕耳鸣，精神困惫，腰脊酸痛，舌质淡，脉沉弱。

【治疗原则】 《血证论》提出的"止血、消瘀、宁血、补血"的治血四法，为通治中医血症的原则；血尿的病因病机主要有热、湿、瘀、虚，尤以前三者多见。临床常用清热利湿、凉血止血；滋阴降火、养血止血；补脾固肾、益气摄血三法治疗血尿。

【一般治疗】

1. 血尿量多者，应注意侧卧床安静休息，避免活动。避免烦劳过度，防止心火偏盛，节制房事，注意清洁卫生。

2. 血尿宜饮食清淡、易于消化、半流质；忌食辛辣香燥、油腻炙煿之品，戒除烟酒。

3. 针灸治疗

取穴：肾俞、三焦俞、血海、太冲、阴陵泉、三阴交。

操作：毫针平补平泻。

4. 耳针：选肾、输尿管、交感、皮质下、三焦。王不留行籽贴压穴位。

（三）药物处方

【处方①】 下焦湿热证。

治法：清热利湿，凉血止血。

方药：小蓟饮子（《济生方》）加减

组成：小蓟15g、生地黄15g、藕节15g、蒲黄10g包煎、木通7g、淡竹叶10g、栀子12g、滑石15g（包煎）、白茅根20g、荠菜20g、甘草6g。

加减：心烦口渴者，加黄芩12g、天花粉15g；血尿较甚者，加槐花12g、赤芍15g；尿中夹有血块者，加桃仁12g、红花7g、牛膝9g；大便秘结者，加生大黄6g（后下）。

煎服法：成人常规煎煮服用。

中成药：云南白药

用法用量：每次1g，口服，每日2～3次。

【处方②】 阴虚火旺型。

治法：滋阴降火，凉血止血。

方药：①知柏地黄丸（《医宗金鉴》）加减

组成：地黄15g、怀山药15g、山茱萸15g、茯苓12g、泽泻12g、丹皮12g、知母12g、黄柏12g。

加减：小便灼热颜色鲜红，加旱莲草15g、大蓟12g、小蓟12g、藕节9g、蒲黄12g（包煎）；颧红潮热者，加地骨皮15g、白薇12g。

煎服法：成人常规煎煮服用。

②地黄旱莲汤（《精选千家妙方》）

组成：生地黄20g、熟地黄15g、女贞子12g、杜仲12g、川续断12g、五味子9g、阿胶7g（烊化）、旱莲草15g。

煎服法：成人常规煎煮服用。

中成药：二至丸

组成：女贞子、旱莲草。

用法用量：口服，一次9g，一日2次。

【处方③】 脾不统血证。

治法：补中健脾，益气摄血。

方药：归脾汤（《济生方》）加减

组成：党参20g、茯苓12g、白术15g、甘草7g、当归12g、炙黄芪15g、酸枣仁15g、远志12g、龙眼肉9g、木香7g、熟地20g、阿胶7g（烊化）、仙鹤草30g、槐花12g。

加减：气虚下陷而且少腹坠胀者，加炙升麻12g、炒柴胡12g。

煎服法：成人常规煎煮服用。

中成药：归脾丸

组成：党参、白术（炒）、黄芪（炙）、茯苓、远志（制）、酸枣仁（炒）、龙眼肉、当归、木香、大枣（去核）、甘草（炙）。

用法用量：口服，一次1丸，一日2次。

【处方④】 肾气不固证。

方药：仙芪地紫合剂（《临床奇效新方》）

组成：淫羊藿12g、黄芪30g、生地黄18g、鹿衔草10g、蒲黄12g（包煎）、紫草12g、车前草12g、三七末4g（冲服）、甘草6g。

加减：血尿较重者，加牡蛎15g、金樱子12g、补骨脂12g；腰脊酸痛畏寒神怯者，加鹿角片12g、狗脊12g、炒续断12g。

煎服法：成人常规煎煮服用。

中成药：无比山药丸（《太平惠民和剂局方》）加减

组成：熟地、山药、山茱萸、怀牛膝、肉苁蓉、菟丝子、杜仲、巴戟天、茯苓、泽泻、五味子、赤石脂、仙鹤草、蒲黄、槐花、紫珠草。

用法用量：每40丸重3g；口服，一次9g，一日2次。

（张崇耀）

三十一、阳痿

（一）概述

阳痿是指青壮年男子未到性欲衰退期，性交时由于阴茎痿软不举，或举而不坚，或坚而不久，无法进行正常性生活持续3个月以上者的病证；但对发热、过度劳累、情绪反常等因素造成的一时性阴茎勃起障碍，不能视为病态。阳痿是中医和西医通用之病名。中医学对阳痿又称阴痿。

（二）诊断与治疗

【诊断要点】 需除外阴茎发育不良引起的性交不能。伴有受损脏腑对应症状神疲乏力，腰酸膝软，畏寒肢冷，夜寐不安，精神苦闷，胆怯多疑，或小便不畅、滴沥不尽等症。

【辨证分型】

1. 肝郁不舒证：阳事不起或起而不坚，心情抑郁，胸胁胀痛，脘闷不适，食少便溏，苔薄白，脉弦。气郁化火者口干口苦，急躁易怒，目赤尿黄。

2. 湿热下注证：阴茎痿软，阴囊潮湿，瘙痒腥臭，睾丸坠胀作痛，小便赤涩灼痛，胁胀腹闷，肢体困倦，泛恶口苦，舌红苔黄腻，脉滑数。

3. 心脾亏虚证：阳痿不举，心悸，失眠多梦，神疲乏力，面色萎黄，食少纳呆，腹胀便溏，舌淡，苔薄白，脉细弱。痰湿内盛者胸脘胀满，泛恶纳呆。

4. 惊恐伤肾证：阳痿不振，心悸易惊，胆怯多疑，夜多噩梦，常有被惊吓史，苔薄白，脉弦细。

5. 命门火衰证：阳事不举，或举而不坚，精薄清冷，神疲倦怠，畏寒肢冷，面色㿠白，头晕耳鸣，腰膝酸软，夜尿清长，舌淡胖，苔薄白，脉沉细。

【治疗原则】 辨别清楚病变脏腑虚实，病理因素为痰湿瘀。实证者，肝郁气滞者宜疏肝理气，湿热下注者应清利湿热；虚证者，命门火衰宜温补命门之火，结合养精，心脾血虚者当调养气血，佐以温补开郁；虚实夹杂者需标本兼顾。目前对功能性阳痿及有轻度器质病变者疗效较好，而对较重的器质性阳痿则需在积极治疗其原发疾病的基础上辅以对症治疗。

【一般治疗】

1. 情绪低落、焦虑惊恐是阳痿的重要诱因。精神抑郁是阳痿患者难以治愈的主要因素。因此调畅情志、怡悦心情、防止精神紧张是预防及调护阳痿的重要环节。

2. 饮食疗法有很好的治疗辅助作用，根据患者不同的体质及证型选择适宜的饮食，一般来讲阴虚内热体质饮食宜清淡，忌辛辣炙煿。阳虚火衰患者饮食宜温补，忌苦寒清泄。

有的医生认为阳痿患者的饮食应以补肾壮阳为主，实在是一种偏见。药食同源，食物的偏性具有治疗作用。

3. 积极治疗易造成阳痿的原发病，如糖尿病、动脉硬化、甲状腺功能亢进症、皮质醇增多症等。

4. 针灸治疗：选穴肾俞、关元、三阴交针用补法。肾阳虚衰型加命门、足三里，针后加灸；肝郁气滞型加太冲（泻法）、气海（平补平泻）；阴虚阳亢型加太溪（补法）、太冲（泻法）；湿热下注型加次髎、气冲、阴陵泉、行间均用（泻法）。毫针针刺治疗。对于虚寒性阳痿可用隔姜灸、附子饼灸关元足三里。

5. 耳穴：取穴：肾、皮质下、外生殖器用皮内针埋藏或王不留行籽贴压。

（三）药物处方

【处方①】 肝郁不舒证。

治法：疏肝解郁。

方药：逍遥散（《太平惠民和剂局方》）加减

组成：柴胡15g、香附15g、郁金15g、川楝子15g、当归12g、白芍12g、生地黄15g、枸杞15g、白术12g、茯苓12g、甘草6g。

煎服法：成人常规煎煮服用。

中成药：气郁化火者加丹栀逍遥散

组成：白术、柴胡、当归、茯苓、甘草、牡丹皮、山栀、芍药、丹皮、栀子。

用法用量：普通成人口服，一次1袋，一日3次。

【处方②】 湿热下注证。

治法：清利湿热。

方药：龙胆泻肝汤（《兰室密藏》）加减

组成：龙胆草6g、丹皮12g、山栀9g、黄芩9g、茯苓12g、木通9g、车前子9g（包煎）、泽泻9g、土茯苓15g、柴胡6g、香附6g、当归12g、生地黄12g、牛膝9g。

煎服法：成人常规煎煮服用。

中成药：①知柏地黄丸

用法用量：普通成人口服，一次1袋，一日3次。

②四妙丸

组成：苍术、牛膝、黄柏（盐炒）、薏仁。

用法用量：普通成人口服，一次1袋，一日3次。

【处方③】 心脾亏虚证。

治法：补益心脾。

方药：归脾汤（《济生方》）加减

组成：党参12g、黄芪15g、白术12g、茯苓12g、当归12g、熟地黄15g、枣仁12g、远志12g。

加减：失眠重者加夜交藤12g、合欢皮15g、柏子仁12g；属痰湿内盛者加用半夏15g、川朴12g、竹茹6g。

煎服法：成人常规煎煮服用。

中成药：①八珍丸

用法用量：普通成人口服，一次1袋，一日3次。

②人参固本丸

组成：人参、地黄、熟地黄、山茱萸（酒炙）、山药、麦冬、天冬、茯苓、泽泻、牡丹皮。

用法用量：口服，一次1丸（每丸9g），一日2次。

【处方④】 惊恐伤肾证。

治法：益肾宁神。

方药：启阳娱心丹（《辨证录》）加减

组成：人参9g、菟丝子12g、当归12g、白芍12g、远志9g、茯神12g、龙齿15g、石菖蒲9g、柴胡12g、香附9g、郁金12g。

加减：惊悸不安，梦中惊叫加青龙齿15g、灵磁石15g。

煎服法：成人常规煎煮服用。

【处方⑤】 命门火衰证。

治法：温肾壮阳。

方药：赞育丸（《景岳全书》）加减

组成：巴戟天12g、肉桂6g、仙灵脾12g、韭菜子9g、熟地黄15g、山茱萸12g、枸杞12g、当归12g、覆盆子12g、金樱子9g、益智仁9g。

煎服法：肉桂后下，余药成人常规煎煮服用。

中成药：海马多鞭丸、鹿茸膏。

（张崇耀）

三十二、遗精

（一）概述

遗精是指男子青春期后非性交或非手淫时频繁发生精液外射的病证。其中因梦而遗精的称"梦遗"；无梦而遗精，甚至清醒时精液流出的谓"滑精"。长期无性生活者，一月遗精1～2次属生理现象。如遗精次数过多，每周2次以上，或清醒时流精，并有头晕、精神萎靡、腰腿酸软、失眠等症，则属病态。

病因为情志失调，思虑劳神太过，心生欲念不遂、醇酒厚味，损伤脾胃，湿热内生蕴而化热，房事过度；或少年无知，频犯手淫，或醉而入房，纵欲无度导致心、肝、脾、肾功能失调，精液外泄，发生遗精。《景岳全书·遗精》所言："有因用心思索过度辄遗者，此中气有不足，心脾之虚陷也"；清·尤怡《金匮翼·梦遗滑精》说："动于心者，神摇于上，则精遗于下也"；《张氏医通·遗精》所谓："脾胃湿热之人，及饮酒厚味太过，与酒客辈，痰火为殃，多致不梦而遗泄"；《证治要诀·遗精》所言："有色欲过度，而滑泄不禁者。"；本病病机为脏腑功能虚损精失固摄、内外实邪扰动精室导致遗精发生。

（二）诊断与治疗

【诊断要点】 非性交时发生精液外泄，一般每周2次以上并有头晕耳鸣、神疲乏力、腰膝酸软、心悸失眠、记忆力减退等症状，多伴有情志不畅或劳倦过度病史。

【辨证分型】

1. 君相火旺证：少寐多梦，梦则遗精，阳事易举，心中烦热，头晕目眩，口苦胁痛，小溲短赤，舌红，苔薄黄，脉弦数。

2. 湿热下注证：遗精时作，小溲黄赤，热涩不畅，口苦而腻，舌质红，苔黄腻，脉濡数。症见阴囊湿痒，小溲短赤，口苦胁痛者湿热下注肝经；湿热中阻者见胸腹脘闷，口苦或淡，渴不欲饮，头晕肢困，饮食不馨。

3. 劳伤心脾证：劳则遗精，失眠健忘，心悸不宁，面色萎黄，神疲乏力，纳差便溏，舌淡苔薄，脉弱。

4. 肾气不固证：多为无梦而遗，甚则滑泄不禁，精液清稀而冷，形寒肢冷，面色㿠白，头昏目眩，腰膝酸软，阳痿早泄，夜尿清长，舌淡胖，苔白滑，脉沉细。肾阳虚为主者症见滑泄久遗，阳痿早泄，阴部有冷感；肾阴虚为主者，症见眩晕，耳鸣，五心烦热，形瘦盗汗，舌红少苔，脉细数者。

【治疗原则】 遗精辨证论治，首应辨明虚实，实证以清泄为主，依其君火、相火、湿热的不同，或清或泄；虚证宜用补涩为要，根据病变脏腑心、脾、肾功能失调的轻重不同，针对脏腑阴阳失调，分别治以滋阴温肾，调补心脾，固涩精关；虚实夹杂者，应虚实兼顾。久病入络夹瘀者，可佐以活血通络。

【一般治疗】

1. 调养精神，清心寡欲。

2. 劳逸结合，避免过度脑力劳动，适当参加体力劳动。

3. 戒除手淫，节制性欲，夜晚进食不宜过饱，睡前用温水洗脚，被褥不宜过厚、过暖，衬裤不宜过紧，养成侧卧习惯。

4. 少食醇酒厚味及辛辣刺激性食品。

5. 针灸治疗：选穴关元、大赫、志室。梦遗加心俞、神门、内关交通心肾为主，毫针用平补平泻法；滑精加肾俞、太溪、足三里以补肾为主，毫针用补法或针灸并用。

（三）药物处方

【处方①】 心肾不交。

治法：交通心肾。

方药：交泰丸（《韩式医通》）合三才封髓丹（《卫生宝鉴》）加减

组成：黄连6g、山栀9g、灯心草6g、知母9g、黄柏9g、丹皮12g、生地黄15g、熟地黄15g、天门冬12g、远志9g、枣仁12g、茯神12g。

煎服法：成人常规煎煮服用。

中成药：①天王补心丹

用法用量：普通成人口服，一次1袋，一日3次。

②知柏地黄丸

用法用量：普通成人口服，一次1袋，一日3次。

③安神定志丸

组成：远志、石菖蒲、茯神、茯苓、朱砂、龙齿、党参。

用法用量：普通成人口服，一次1袋，一日3次。

【处方②】 湿热下注。

治法：清热利湿。

方药：①程氏萆薢分清饮（《医学心悟》）加减

组成：萆薢 12g、黄柏 9g、茯苓 12g、车前子 12g、莲子心 9g、石菖蒲 12g、丹参 12g、白术 12g、薏仁 15g。

②龙胆泻肝汤加减

组成：龙胆草 9g、栀子 12g、黄芩 9g、木通 7g、泽泻 12g、车前子 12g、柴胡 12g、甘草 6g、当归 12g、生地 15g。

加减：湿热中阻者加苍术 9g、茯苓 12g、陈皮 9g、半夏 9g、黄柏 9g。

煎服法：成人常规煎煮服用。

【处方③】　劳伤心脾。

治法：调补心脾，益气摄精。

方药：归脾汤（《济生方》）加减

组成：人参 9g（另煎兑服）、黄芪 15g、山药 15g、茯神 12g、远志 9g、木香 6g、桔梗 9g、升麻 9g、金樱子 9g、芡实 12g、莲子 9g、煅龙骨 15g、煅牡蛎 15g。

煎服法：成人常规煎煮服用。

中成药：补中益气丸

组成：炙黄芪、党参、炙甘草、炒白术、当归、升麻、柴胡、陈皮、生姜、大枣。

用法用量：普通成人口服，一次 1 袋，一日 3 次。

【处方④】　肾气不固。

治法：补肾固精。

方药：金锁固精丸（《医方集解》）加减

组成：沙苑子 12g、杜仲 15g、菟丝子 12g、山药 12g、莲须 9g、龙骨 15、牡蛎 9g、金樱子 9g、芡实 9g、莲子 7g、山茱萸 12g。

煎服法：成人常规煎煮服用。

中成药：①肾阳虚为主者：右归丸

组成：熟地黄、附子（炮附片）、肉桂、山药、山茱萸（酒炙）、菟丝子、鹿角胶、枸杞、当归、杜仲（盐炒）。

用法用量：普通成人口服，一次 1 袋，一日 3 次。

②肾阴虚为主者：左归丸

组成：熟地黄、菟丝子、牛膝、龟甲胶、鹿角胶、山药、山茱萸、枸杞。

用法用量：普通成人口服，一次 1 袋，一日 3 次。

③阴阳两亏者：桂附地黄丸

用法用量：普通成人口服，一次 1 袋，一日 3 次。

（张崇耀）

三十三、抑郁症

（一）概述

抑郁症是由于情志不舒、气机郁滞所致。临床表现主要表现为心情抑郁，情绪不宁，胸胁胀痛，或易怒喜哭，或咽中如物梗死、不寐等。抑郁症为西医病名，中医无抑郁症病名，根据临床表现及症状归属在"癫证、百合病、脏躁"等范畴论治。历代中医论述本病有详细记载，《素问·六元正纪大论》"木郁达之、火郁发之、土郁夺之、金郁泄之、水

郁折之"，《金匮要略》有郁证的"脏躁及梅核气"证治方药沿用至今。《丹溪心法》记载六郁"气、血、火、食、湿、痰"，创制六郁汤、越鞠丸等相应的治疗方剂。明代《医学正传》首先采用郁证这一病证名称。《景岳全书》着重论述了怒郁、思郁、忧郁三种郁证的证治。病因为情志失调，体质易患。概括郁证的基本病机为：气机郁滞导致肝失疏泄、脾失健运、心失所养，脏腑阴阳气血失调。病位主要在肝，可涉及心、脾、肾。病理性质初起属实，日久属虚或见虚实夹杂。郁证初起病变以气滞为主，常兼血瘀、化火、痰结、食滞等实证。病久则易由实转虚损耗脏腑气血阴阳，形成心、脾、肝、肾亏虚的不同证候。

（二）诊断与治疗

【诊断要点】　本病多发于青中年女性。有反复长久的不良情绪经历，患者大多数有忧愁、焦虑、悲哀、恐惧、愤懑等情志内伤的病史。以忧郁不畅、情绪不宁、胸胁胀满疼痛为主要临床表现，或有易怒易哭，或咽中如有炙脔吞之不下咯之不出的特殊症状，无其他病证的症状及体征。

【辨证分型】

1. 肝郁脾虚证：精神抑郁，胸胁胀满，多疑善虑，喜太息，纳呆，消瘦，稍事活动便觉倦怠，脘痞嗳气，大便时溏时干，或咽中不适，舌苔薄白，脉弦细或滑。

2. 肝郁气滞证：精神抑郁，胸胁作胀或脘痞，面色晦黯，嗳气频作，善太息，夜寐不安，月经不调，舌质淡，苔薄白，脉弦。

3. 心脾两虚证：善思多虑不解，胸闷心悸，神疲，失眠，健忘，面色萎黄，头晕神疲倦怠，自汗，纳谷不化，便溏。舌质淡，苔白，脉细。

4. 肾虚肝郁证：情绪低落，烦躁兼兴趣索然，神思不聚，善忘，忧愁善感，胁肋胀痛，时有太息，腰酸背痛，性欲低下，脉沉细弱或沉弦。

5. 肝胆湿热证：烦躁易怒，胸胁胀满，多梦，耳中轰鸣，头晕头胀，腹胀，口苦，咽有异物感，恶心，小便短赤，舌质红，舌苔黄腻，脉弦数或滑数。

【治疗原则】　本病以"理气开郁、调畅气机、怡情易性是治疗郁病的基本原则"。实证理气开郁，根据辨证是否兼有血瘀、痰结、湿滞、食积等而分别采用活血、降火、祛痰、化湿、消食等法。虚则补之，宜养心安神或补益心脾或滋养肝肾。虚实夹杂者补虚泻实。

【一般治疗】

1. 精神治疗对郁证有极为重要的作用。调畅情志、恬淡虚无，解除病原体因，使患者正确认识和对待自己的疾病，并结合语言暗示、诱导对控制发作解除症状有良好效果。

2. 针灸治疗

（1）肝郁脾虚证　选取穴位：期门、太冲、丰隆、脾俞、足三里、天突。随证配穴胸胁痞闷者加内关；腹胀、便溏者加上巨虚、天枢。操作方法：针用补泻兼施法，每日 1 次，

每次留针 30 分钟，10 次为 1 个疗程。

（2）肝郁气滞证　选取穴位：百会、印堂、神门、内关、太冲、大陵、肝俞，太冲、期门。操作方法：针刺用泻法，肝俞平补平泻，每日 1 次，每次留针 30 分钟，10 次为 1 个疗程。

（3）心脾两虚证　选取穴位：神门、心俞、脾俞、三阴交、足三里、中脘、章门。随证配穴兼郁闷不舒者加内关、太冲。操作方法：针用补法，加艾灸穴位心俞、脾俞、足三里，每日 1 次，每次留针 30 分钟，10 次为 1 个疗程。

（4）肾虚肝郁证　选取穴位：太冲、期门、内关、膻中、关元、肾俞。随证配穴偏阳虚者加志室、命门以温肾助阳，引火归元；偏阴虚者加三阴交、太溪以滋补肾阴培精固本；腰膝疲软者加腰阳关。操作方法：针用补泻兼施法，每日 1 次，每次留针 30 分钟。

3. 饮食有节，避免进食生风动火饮食扰乱心神。

（三）药物处方

【处方①】　肝郁脾虚证。

治法：疏肝健脾，化痰散结。

方药：逍遥散（《太平惠民和剂局方》）合半夏厚朴汤（《金匮要略》）加减

组成：柴胡 12g、白术 15g、白芍 12g、当归 12g、茯苓 12g、薄荷 9g、煨姜 9g、炙甘草 7g、法半夏 12g、厚朴 9g、紫苏叶 12g。

加减：嗳气频作，脘闷不舒，加旋覆花 9g、代赭石 15g、苏梗 12g；食滞腹胀者，加神曲 15g、炒谷麦芽 12g、焦山楂 12g、鸡内金 9g。

煎服法：成人常规煎煮服用。

中成药：①逍遥颗粒

组成：柴胡、当归、白芍、白术（炒）、茯苓、甘草（蜜制）、薄荷。辅料为蔗糖、糊精。

用法用量：成人开水冲服，一次 15g，一日 2 次。

②解郁丸

组成：白芍、柴胡、当归、郁金、茯苓、百合、合欢皮、甘草、小麦、大枣。

用法用量：成人口服，一次 4g，一日 3 次。

③乌灵胶囊

组成：乌灵菌粉。

用法用量：成人口服，一次 3 粒，一日 3 次。

【处方②】　肝郁气滞证。

治法：疏肝和胃，理气解郁。

方药：柴胡疏肝散（《景岳全书》）加减

组成：柴胡 12g、白芍 12g、香附 9g、枳壳 9g、当归 12g、陈皮 12g、绿萼梅 12g、百合 12g、合欢花 9g、佛手 12g、紫苏梗 12g、川芎 12g、甘草 6g。

加减：兼有血瘀而见胸胁刺痛，舌质有瘀点瘀斑，加丹参 15g、郁金 12g、红花 7g；肝郁化火，胁肋疼痛，口苦，嘈杂，吞酸，嗳气，呕吐，加黄连 18g、吴茱萸 3g；头痛，

目赤，耳鸣，加菊花 12g、钩藤 12g、刺蒺藜 12g。

煎服法：成人常规煎煮服用。

中成药：疏肝解郁胶囊

组成：贯叶金丝桃、刺五加。

用法用量：成人口服。一次 2 粒，每日 2 次，早晚各一次。

【处方③】　心脾两虚证。

治法：健脾养心，补益气血。

方药：归脾汤（《济生方》）加减

组成：党参 15g、茯苓 15g、炒白术 15g、龙眼肉 9g、大枣 9g、炙甘草 9g、炙黄芪 15g、当归 12g、远志 9g、郁金 12g、酸枣仁 15g、木香 9g。

加减：心胸郁闷情志不舒者，加佛手 15g、紫苏梗 15g、香橼 12g；头痛，加川芎 12g、白芷 12g。

煎服法：成人常规煎煮服用。

中成药：归脾丸

组成：党参、白术（炒）、黄芪（炙）、茯苓、远志（制）、酸枣仁（炒）、龙眼肉、当归、木香、大枣（去核）、甘草（炙）。

用法用量：口服，一次 1 丸，一日 2 次。

【处方④】　肾虚肝郁证。

治法：益肾调气，解郁安神。

方药：颐脑解郁方（《中医内科学》）加减

组成：北刺五加 12g、五味子 9g、郁金 15g、合欢皮 15g、柴胡 12g、栀子 9g、白芍 12g、甘草 7g、佛手 12g、香橼 12g、熟地黄 15g。

加减：心烦失眠，多梦遗精，合交泰丸黄连 12g、肉桂 3g。

煎服法：成人常规煎煮服用。

中成药：六味地黄丸合逍遥散

【处方⑤】　肝胆湿热证。

治法：清肝利胆，宁心安神。

方药：龙胆泻肝汤（《兰室秘藏》）加减

组成：龙胆草 12g、黄芩 9g、栀子 12g、川木通 7g、泽泻 12g、当归 12g、生地 15g、柴胡 12g、甘草 9g、车前子 12g（包煎）、珍珠母 15g（先煎）、龙齿 15g（先煎）。

加减：心肝火旺，加导赤散（淡竹叶 12g，麦冬 12g，丹皮 12g）；口苦咽干，大便秘结，加茵陈蒿 9g、黄连 9g、大黄 5g（后下）。

煎服法：成人常规煎煮服用。

中成药：四妙散

（张崇耀）

三十四、早泄

（一）概述

早泄是指同房时阴茎尚未接触或刚接触女方外阴，或阴茎虽进入阴道，但在很短的时间内便发生射精，随后阴茎疲软，不能维持正常性生活的一种病证，是较常见的男性性功

能障碍疾病。本病与年龄无明显关系。由于早泄多与阳痿、遗精并见，故历代医家对此少有专论。

中医病因病机认为青壮之年手淫频繁，纵欲过度，阴精暗耗，阴虚不能制阳，虚火扰动，精关失固而成早泄。嗜食辛辣、肥甘，致使湿热内生或交媾不洁，湿热之邪外侵，湿热蕴于肝经，扰动精室，故致早泄。先天禀赋不足，后天久病伤肾或房事不节，纵欲过度致肾气亏虚，封藏失职，固摄无权，发为早泄。久病失养，劳神过度致心脾两虚。心不足则神不明，脾不足则气不摄，因而发为早泄。西医认为大脑皮质或脊髓中枢兴奋性增强，促使射精过程提前发生。目前普遍的认识指出精神心理因素是生理性早泄的主要原因，而器质性疾病因素是少数器质性早泄的主要原因。

临床上慢性前列腺炎、精囊炎并发精阜炎、多发性硬化、阴茎海绵体硬结症、包皮系带过短或痛性勃起等疾病均可引起早泄。

（二）诊断与治疗

【诊断要点】

早泄是已做好性交准备，阴茎尚未进入阴道即射精，或已进入阴道但性交时间短，尚未达到性欲高潮即行射精。可伴精神抑郁、焦虑、头晕、神疲、记忆力减退等症状。可询及既往性交时不正常的心理病史或伴有生殖器官炎性病变存在；器质性因素引起的早泄，有原发疾病的症状与体征。前列腺液及精液常规分析有助于生殖系统炎性病变的诊断。

【辨证分型】

1. 阴虚火旺证：临房易早泄，性欲亢进，头晕目眩，五心烦热，腰膝酸软，时有遗精、舌红，少苔，脉细数。

2. 肝经湿热证：临房早泄，性欲亢进，烦躁易怒。伴胁痛纳呆，阴痒尿痛，口苦而黏腻，小便黄赤或淋漓等症。舌质红、苔黄腻，脉弦数。

3. 肾气亏虚证：入房早泄，性欲减退，阴茎勃起迟缓；伴腰膝酸软，精神萎靡，夜尿频多，畏寒肢冷、面色少华等症。舌质淡胖，苔薄白，脉沉弱。

4. 心脾两虚证：临房早泄，精液稀少，心悸少眠，气短神疲；伴形体消瘦，纳呆便溏，头晕自汗，面色少华等症。舌质淡、苔薄白，脉细弱。

【治疗原则】 本病之病机是以邪热扰精、脏虚不固为基本特点，治则清热泻火、补虚固涩为基本原则。实证以清泄为主，依其君火、相火、湿热的不同，或清或泄；虚证宜用补涩为要，针对脏腑阴阳不同，分别治以滋阴降肾、调补心脾、固涩精关为宜；虚实夹杂者，应虚实兼顾。久患者络夹瘀者，可佐以活血通络。

【一般治疗】

1. 注意精神调养，排除杂念，清心寡欲。避免过度脑力劳动，做到劳逸结合，平时多运动锻炼，多做有氧运动，如慢跑、游泳、仰卧起坐、俯卧撑及力量锻炼。

2. 注重饮食调理，要控制体重，少烟酒，注意生活起居，

节制性欲，戒除手淫。

3. 脐疗：露蜂房、白芷各 10g 共研细末，用醋调成稀糊状，临睡前敷肚脐（神阙穴）上，外用纱布覆盖胶布固定。每天或隔天敷药 1 次，连用 3～5 次，一般用药 5～7 天。

4. 针灸疗法

（1）针主穴肾俞、关元、气海、涌泉、三阴交、命门，毫针平补平泻，肾气不固可以灸法。

（2）耳针疗法也有一定疗效：耳针可取肾、精宫、神门、内分泌，每次选用 2～3 穴。用皮内针埋藏或王不留行籽贴压，3～5 天更换 1 次。

5. 穴位按摩是自我保健方法：方法一点按两侧三阴交，轮流进行，点按时做收腹提肛动作；方法二患者取仰卧式，闭目全身放松。选穴为中脘、气海、关元、中极、天枢、足三里、三阴交、涌泉。点揉、搓拿手法。

6. 取五倍子 20g，加水以文火煎煮半小时，再加入适量温开水，趁热熏洗阴茎龟头数分钟，待水温降至 40℃ 左右时，再将龟头浸泡于药液中 5～10 分钟。每晚 1 次，15～20 天一疗程。经 1～2 个疗程后，龟头皮肤黏膜变厚、粗糙，降低龟头敏感性即可达到治疗目的。

（三）药物处方

【处方①】 阴虚火旺证。

治法：滋阴降火。

方药：知柏地黄丸（《医宗金鉴》）加减

组成：知母 9g、黄柏 9g、丹皮 12g、生地黄 12g、山茱萸 15g、枸杞 15g、龟甲 9g、金樱子 6g、芡实 9g、龙骨 9g。

煎服法：龟甲胶烊化，龙骨先煎，余药成人常规煎煮服用。

中成药：知柏三子汤（《当代名医临证精华》男科专辑）

组成：知母 10g、黄柏 10g、五味子 6g、金樱子 10g、枸杞 10g。

用法用量：每日 1 剂，煎 2 遍和匀，早晚分服；或研细末炼蜜为丸，每服 10g，每日 2 次。适用于肾阴不足、相火偏旺之早泄。

【处方②】 肝经湿热证。

治法：清泻肝经湿热。

方药：龙胆泻肝汤（《兰室秘藏》）加减

组成：龙胆草 9g、山栀 9g、黄芩 9g、泽泻 12g、木通 6g、黄柏 9g、车前子 12g（包煎）、柴胡 12g、当归 12g、生地黄 15g。

加减：若阴部红热或见肿硬者，加蒲公英 12g、土茯苓 15g；若胁肋、小腹、睾丸胀痛者，加川楝子 12g、橘核 12g。

煎服法：成人常规煎煮服用。

【处方③】 肾气不固证。

治法：益肾固精。

方药：金匮肾气丸（《金匮要略》）加减

组成：熟地黄 15g、山药 12g、山茱萸 12g、附子 12g、肉桂 12g；龙骨 15g、金樱子 9g、芡实 9g。

煎服法：附子、龙骨先煎，余药混合再煎煮沸腾 30 分钟（沸腾后计时），肉桂后下。

中成药：益精丸（《中国名医名方》）

组成：枸杞、覆盆子、菟丝子、五味子、车前子、桑螵蛸。

用法用量：各药分研细末，和匀炼蜜为丸。每次 10g，每日 2 次，淡盐汤送服。适用于肾虚精亏之早泄。

【处方④】　心脾亏损证。

治法：补益心脾。

方药：①归脾汤（《济生方》）加减

组成：党参 12g、黄芪 12g、白术 12g、炙甘草 6g、当归 9g、生地黄 12g、桂圆肉 12g、枣仁 9g、茯神 12g、远志 9g、木香 3g、山茱萸 12g、龙骨 15g（先煎）、金樱子 9g。

煎服法：成人常规煎煮服用。

②桂枝龙牡汤

组成：桂枝 12g、芍药 12g、生姜 7g、甘草 5g、大枣 7g、生龙骨 30g（先煎）、生牡蛎 30（先煎）。

煎服法：成人常规煎煮服用。

中成药：延寿丸

组成：黄芪、党参、淫羊藿、龟板、枸杞、何首乌、丹参、酸枣仁、砂仁。龟板另行熔化，余药炒好研末，加炼蜜适量调合为丸。

用法用量：成人口服，每次服 10g，每日 2 次。适用于肾精亏虚、气血不足之早泄。

（张崇耀）

三十五、中风

（一）概述

中风又名卒中，是以突然昏仆、半身不遂、口舌歪斜、言语謇涩或不语、偏身麻木为主证的一种疾病，具有起病急、变化快、如风邪善行数变的特点，好发于中老年，病轻者可无昏仆而仅见半身不遂及口眼歪斜等症状。

中风的病名伴随认知的深入，不同历史时期有不同的称谓：如在卒中昏迷期间称为仆击、大厥、薄厥；半身不遂者则有偏枯、偏风、身偏不用、风痱等病名。《素问·调经论》阐述："血之与气，并走于上，则为大厥，厥则暴死，气复返则生，不返则死"。《素问·通评虚实论》曾经明确指出："……仆击，偏枯……肥贵人则膏粱之疾也"。刘河间以"心火暴盛"立论。李东垣以"正气自虚"立论。朱丹溪以"湿痰生热"立论；张景岳以"内伤积损"立论；李中梓将中风中脏腑明确分为闭、脱二证；王清任指出中风半身不遂、偏身麻木是由于"气虚血瘀"所致，立补阳还五汤治疗偏瘫。

根据中风的临床表现，西医学中的急性脑血管疾病与之相近，属于脑血管病范围。按病理分为出血性中风和缺血性中风，如短暂性脑缺血发作、局限性脑梗死、原发性脑出血

和蛛网膜下隙出血等，均可参照本节进行辨证论治。

（二）诊断与治疗

【诊断要点】　以突然出现昏仆、不省人事、半身不遂、偏身麻木、口眼歪斜、言语謇涩等为主要临床表现。多为中老年人发生，既往有眩晕、头痛、心悸等病史。发病前多有情志失调、饮食不当或劳累等诱因。轻症仅见眩晕、偏身麻木、口眼歪斜、半身不遂。

中风有中经络、中脏腑之分。中脏腑又需进一步区分闭证与脱证、阳闭和阴闭。中经络者虽有半身不遂、口眼歪斜、语言不利，但意识清楚；中脏腑则昏不知人，或神志昏糊、迷蒙，伴见肢体不用。闭证属实。阳闭有瘀热痰火之象，如身热面赤、气粗鼻鼾、痰声如拽锯、便秘溲黄、舌苔黄腻、舌绛干，甚则舌体蜷缩，脉弦滑而数。阴闭有寒湿痰浊之征，面白唇紫、痰涎壅盛、四肢不温、舌苔白腻、脉沉滑等；脱证属虚，乃为五脏真阳散脱、阴阳即将离决之候，临床可见神志昏愦无知、目合口开、四肢松懈瘫软、手撒肢冷汗多、二便自遗、鼻息低微等。中风经救治后可留有中风后遗症半身不遂、言语不利、口眼歪斜。

根据病程长短分为三期。急性期为发病后 2 周以内，中脏腑可至 1 个月；恢复期指发病 2 周后或 1 个月至半年内；后遗症期指发病半年以上。

【辨证分型】

［中经络］

1. 肝阳暴亢：半身不遂、舌强语謇、口舌歪斜、眩晕头痛、面红目赤、心烦易怒、口苦咽干、便秘尿黄，舌红或绛、苔黄或燥、脉弦有力。

2. 风痰阻络：半身不遂、口舌歪斜、舌强言謇、肢体麻木或手足拘急、头晕目眩，舌苔白腻或黄腻、脉弦滑。

3. 痰热腑实：半身不遂、舌强不语、口舌歪斜、口黏痰多、腹胀便秘、午后面红烦热，舌红、苔黄腻或灰黑、脉弦滑大。

4. 阴虚风动：半身不遂、肢体麻木、舌强语謇、心烦失眠、眩晕耳鸣、手足拘挛或蠕动，舌红或黯淡、苔少或光剥、脉细弦或数。

［中脏腑］

1. 痰湿蒙窍：突然神昏迷睡，半身不遂，肢体瘫痪不收。面色晦垢，痰涎涌盛，四肢逆冷。舌质黯淡，苔白腻，脉沉滑或缓。

2. 痰火闭窍：突然昏倒，昏愦不语，躁扰不宁，肢体强直。痰多息促，两目直视，鼻熟身热，大便秘结，舌红，苔黄厚腻，脉滑数有力。

3. 元气衰败：神昏，面色苍白，瞳神散大，手撒肢逆，二便失禁，气息短促，多汗肤凉。舌淡紫、萎缩，苔白腻，脉散或微。

［后遗症期］

1. 风痰瘀阻证：口眼歪斜、舌强语謇或失语、半身不遂、肢体麻木、苔滑腻、舌黯紫、脉弦滑。

2. 气虚络瘀证：肢体偏枯不用、肢软无力、面色萎黄、舌质淡紫或有瘀斑、苔薄白、脉细涩或细弱。

3. 肝肾亏虚证：半身不遂、患肢僵硬、拘挛变形、舌强不语、偏瘫、肢体肌肉萎缩、舌红脉细或舌淡红、脉沉细。

【鉴别诊断】 中风与口僻、厥证、痉证、痿证、癫痫鉴别。

1. 口僻：俗称吊线风，青壮年及老年均可患病，主要症状是局限性的一侧颜面部口眼歪斜、耳后疼痛、口角流涎、言语不清，而无半身不遂或神志障碍等表现。

2. 厥证：发作昏仆时间短暂，发作时常伴有四肢逆冷、移时多可自行苏醒，醒后无半身不遂、口眼歪斜、言语不利等表现。

3. 痉证：以四肢抽搐、项背强直甚至角弓反张为主证，无半身不遂、口眼歪斜等症状。

4. 痿证：发病缓慢、无神昏，表现为双下肢瘫痪或四肢瘫痪或肌肉萎缩。

【治疗原则】 中经络以平肝息风、化痰祛瘀通络为主。中脏腑闭证，治当息风清火、豁痰开窍、通腑泄热；脱证急宜救阴回阳固脱；对内闭外脱之证则需醒神开窍与扶正固脱兼用。

恢复期及后遗症期，多为虚实兼夹，当扶正祛邪、标本兼顾、平肝息风、化痰祛瘀与滋养肝肾益气养血并用。

【一般治疗】

1.《证治汇补·预防中风》曰："平人手指麻木，不时眩晕，乃中风先兆，须预防之。宜慎起居，节饮食，远房帏，调情志"。本病在饮食上宜食清淡、易消化之物，忌肥甘厚味、动风、辛辣刺激之品，并禁烟酒；要保持心情舒畅，做到起居有常、饮食有节、避免疲劳，以防止卒中和复中。

2. 遇中脏腑昏迷时，需密切观察病情变化，注意面色、汗出及生命体征的变化。加强口腔护理及呼吸道、皮肤导管护理。调控好血压。防治卧床并发症（坠积性肺炎、吸入性肺炎、泌尿系感染、血栓形成、压疮等）。恢复期要加强中西医结合综合治疗，偏瘫肢体的被动活动，进行各种功能锻炼，并配合针灸、推拿、理疗、按摩等综合治疗。

3. 针灸：可根据不同分期、不同证候选择合理的穴位配伍和适宜的手法进行治疗。治疗方法包括体针、头针、电针、耳针、腕踝针、眼针、腹针、梅花针、耳穴敷贴、灸法和拔罐等。主要列举体针疗法。

（1）中脏腑 主穴：选取内关、水沟。配穴：闭证者加十二井穴、太冲、合谷；脱证者加关元、气海、神阙。操作方法：内关、水沟操作同前。十二井穴用三棱针点刺出血；太冲、合谷用泻法，强刺激。关元、气海用大艾炷灸法，神阙用隔盐灸法，直至四肢转温为止。

（2）中经络 主穴：选取内关、水沟、三阴交、极泉、尺泽、委中。配穴：肝阳暴亢者，加太冲、太溪，毫针轻插重提泻法；风痰阻络者，加丰隆、合谷，毫针轻插重提泻法；痰热腑实者，加曲池、内庭、丰隆，毫针轻插重提泻法；气虚血瘀者，加足三里、气海，毫针补法；口角歪斜者，加颊

车、地仓，毫针平补平泻；上肢不遂者，加肩髃、手三里、合谷，毫针平补平泻；下肢不遂者，加环跳、阳陵泉、阴陵泉、风市，毫针平补平泻；头晕者，加风池、完骨、天柱；足内翻者，加丘墟透照海；便秘者，加水道、归来、丰隆、支沟；复视者，加风池、天柱、睛明、球后（注意进针方向、防止损伤眼球）；尿失禁、尿潴留者，加中极、曲骨、关元。

操作方法：补虚泻实，毫针治疗。可用电针配合治疗增强康复疗效。

4. 推拿治疗：适用于中风恢复期及后遗症期康复治疗。

5. 熏洗疗法：适用于中风恢复期及后遗症期。

6. 康复训练：康复训练包括肢位设定、被动关节活动度维持训练、体位变化适应性训练、平衡反应诱发训练、抑制痉挛训练、语言康复训练、吞咽功能训练等多项内容，由康复治疗师指导患者配合完成。

（三）药物处方

〇中经络

【处方①】 肝阳暴亢。

治法：清热平肝，潜阳息风。

方药：天麻钩藤饮（《杂病诊治新义》）合镇肝息风汤（《医学衷中参西录》）加减

组成：天麻 9g、钩藤 12g（后下）、生石决 15g（先煎）、川牛膝 12g、黄芩 12g、山栀 12g、夏枯草 15g、生龙骨 20g（先煎）、生牡蛎 20g（先煎）。

煎服法：龙骨、牡蛎、石决明先煎，钩藤后下，余药常规煎煮法。

中成药：天麻钩藤颗粒。

组成：天麻、钩藤、石决明、栀子、黄芩、牛膝、杜仲（盐制）、益母草、桑寄生、首乌藤、茯苓。

用法用量：普通成人口服，一次 1 袋，一日 3 次。

【处方②】 风痰阻络。

治法：息风化痰通络。

方药：①化痰通络方（《中医内科学》）加减

组成：法半夏 9g、生白术 12g、天麻 12g、紫丹参 15g、香附 12g、酒大黄 9g、制南星 9g。

加减：当归 12g、桃仁 9g、红花 6g、川芎 9g、丝瓜络 15g、钩藤 12g。

②半夏白术天麻汤合桃红四物汤加减

组成：法半夏 9g、生白术 12g、天麻 12g、红花 9g、桃仁 9g、川芎 9g、赤芍 12g、当归 12g、钩藤 12g。

煎服法：常规煎煮法。

中成药：①中风回春丸

组成：当归、川芎、红花、桃仁、丹参、鸡血藤、忍冬藤、络石藤、地龙、土鳖虫、伸筋草、川牛膝、蜈蚣、茺蔚子、全蝎、威灵仙、僵蚕、木瓜、金钱白花蛇。

用法用量：普通成人口服，一次 1 袋，一日 3 次。

②华佗再造丸

组成：川芎、吴茱萸、冰片。

用法用量：普通成人口服，一次 1 袋，一日 3 次。

③通脉胶囊

组成：丹参、川芎、葛根。

用法用量：普通成人口服，一次 1 袋，一日 3 次。

【处方③】　痰热腑实。

治法：化痰通腑。

方药：星蒌承气汤（《中医内科学》）加减

组成：生大黄 9g（后下）、芒硝 5g（冲服）、胆南星 12g、瓜蒌 15g、枳壳 12g、厚朴 12g。

煎服法：生大黄后下、芒硝冲服，余药常规煎煮法。

中成药：①安脑丸

组成：人工牛黄、猪胆汁粉、朱砂、冰片、水牛角浓缩粉、珍珠、黄芩、黄连、栀子、雄黄、郁金、石膏、赭石、珍珠母、薄荷脑。

用法用量：普通成人口服，一次 1 袋，一日 3 次。

②牛黄清心丸

组成：牛黄、当归、川芎、甘草、山药、黄芩、苦杏仁（炒）、大豆黄卷、大枣（去核）、白术（炒）、茯苓、桔梗、防风、柴胡、阿胶、干姜、白芍、人参、六神曲（炒）、肉桂、麦冬、白蔹、蒲黄（炒）、人工麝香、冰片、水牛角浓缩粉、羚羊角、朱砂、雄黄。

用法用量：普通成人口服，一次 1 袋，一日 3 次。

【处方④】　阴虚风动。

治法：滋阴息风。

方药：育阴通络汤（《瞿明义方》）加减

组成：生地黄 15g、山萸肉 12g、钩藤 12g、天麻 9g（后下）、丹参 12g、白芍 12g、甘草 9g、生龙骨 15g（先煎）、生牡蛎 15g（先煎）、龟甲 15g（先煎）。

煎服法：生龙骨、生牡蛎、龟甲先煎。钩藤后下，余药常规煎煮法。

中成药：①知柏地黄丸（《医宗金鉴》）

用法用量：普通成人口服，一次 1 袋，一日 3 次。

②大补阴丸

组成：熟地黄，盐知母、盐黄柏、醋龟甲、猪脊髓。

用法用量：普通成人口服，一次 1 袋，一日 3 次。

〇中脏腑

【处方①】　痰湿蒙窍。

治法：燥湿化痰，醒神开窍。

方药：涤痰汤（《济生方》）加减

组成：制半夏 12g、制南星 9g、陈皮 12g、枳实 9g、茯苓 15g、人参 6g（另煎兑服）、石菖蒲 12g、代赭石 15g、甘草 6g、生姜 6g。

煎服法：代赭石先煎，余药常规煎煮法。

中成药：①灌服或鼻饲苏合香丸

组成：苏合香、安息香、冰片、水牛角浓缩粉、人工麝香、檀香、沉香、丁香、香附、木香、乳香（制）、荜茇、

白术、诃子肉、朱砂。

用法用量：普通成人口服，一次 1 袋，一日 3 次。

②口服复方鲜竹沥液

【处方②】　痰火闭窍。

治法：清热化痰，醒神开窍。

方药：羚羊角汤（《医醇賸义》）加减

组成：羚羊角粉 6g（吞服）、生石决明 15g（先煎）、夏枯草 15g、菊花 9g、龟甲 15g、生地 15g、白芍 15g、天竺黄 12g、胆南星 9g。

加减：痰热明显者，加温胆汤加减。

煎服法：石决明、龟甲先煎，余药常规煎煮法。

中成药：①灌服或鼻饲安宫牛黄丸

组成：牛黄、水牛角浓缩粉、人工麝香、珍珠、朱砂、雄黄、黄连、黄芩、栀子、郁金、冰片。

用法用量：普通成人口服，一次 1 袋，一日 3 次。

②局方至宝丸

组成：水牛角浓缩粉、人工牛黄、玳瑁粉、琥珀粉、人工麝香、安息香、朱砂、雄黄、冰片。

用法用量：普通成人口服，一次 1 袋，一日 3 次。

③牛黄清心丸

用法用量：普通成人口服，一次 1 袋，一日 3 次。

④紫雪散

组成：石膏、寒水石、滑石、磁石、玄参、木香、沉香、升麻、甘草、丁香、芒硝（制）、硝石（精制）、水牛角浓缩粉、羚羊角、麝香、朱砂。

用法用量：普通成人口服，一次 1 袋，一日 3 次。

⑤珠珀猴枣散

组成：茯神、薄荷、钩藤、双花、防风、神䴙、麦芽、竺黄、甘草、梅片、真珠、琥珀、猴枣。

用法用量：普通成人口服，一次 1 袋，一日 3 次。

【处方③】　元气衰败。

治法：急予参附汤，频频服用。

方药：参附汤（《妇人良方》）

组成：人参 9g（另煎兑服）、附子 9g（开水先煎）、干姜 9g。

煎服法：附子先煎。余药常规煎煮法。

〇后遗症期

【处方①】　风痰瘀阻证。

治法：搜风化痰，行瘀通络。

方药：解语丹加减。

组成：天麻 9g、陈胆星 9g、天竺黄 9g、半夏 12g、陈皮 9g、地龙 9g、僵蚕 9g、全蝎 3g、远志 12g、石菖蒲 12g、豨莶草 15g、桑枝 12g、鸡血藤 12g、丹参 12g、红花 9g。

煎服法：常规煎煮法。

注意事项　少食多餐、忌海虾蟹及甜食。中西医结合康复治疗对肢体功能康复有重要作用。

【处方②】　气虚络瘀证。

治法：益气养血，化瘀通络。

方药：补阳还五汤（《医林改错》）加减

组成：黄芪 120g、桃仁 9g、红花 9g、赤芍 12g、当归尾 12g、川芎 12g、地龙 6g、牛膝 12g、石菖蒲 12g、郁金 12g。

加减：上肢加桑枝 15g、姜黄 15g；下肢加独活 12g、木瓜 9g。

煎服法：成人常规煎煮服用。

中成药：①消栓通络片

组成：川芎、丹参、黄芪、泽泻、三七、槐花、桂枝、郁金、木香、冰片、山楂。

用法用量：成人口服，一次 6 片，一日 3 次。

②脑安胶囊

组成：川芎、当归、人参、红花、冰片。

用法用量：成人口服，一次 2 粒，一日 2 次，疗程 4 周。

③脑心通胶囊

组成：黄芪、赤芍、丹参、当归、川芎、桃仁、红花、乳香（制）、没药（制）、鸡血藤、牛膝、桂枝、桑枝、地龙、全蝎、水蛭。

用法用量：成人口服，一次 2～4 粒，一日 3 次。

④通心络胶囊

组成：人参、水蛭、全蝎、赤芍、蝉蜕、土鳖虫、蜈蚣、檀香、降香、乳香（制）、酸枣仁（炒）、冰片。

用法用量：成人口服，一次 2～4 粒，一日 3 次。4 周为一疗程。

注意事项　注意保暖避免受风，进食温度以温热为宜。少食膏类补品、甜腻食品助湿生痰。中西医结合康复治疗。加强肢体主被动功能锻炼。

【处方③】　肝肾亏虚证。

治法：滋养肝肾。

方药：①左归丸（《丹溪心法》）加减

组成：干地黄 12g、首乌 12g、枸杞 12g、山萸肉 12g、麦冬 12g、石斛 12g、当归 12g、鸡血藤 12g、山药 12g、怀牛膝 9g、菟丝子 12g、鹿胶 9g（打碎，烊化）、龟胶 9g（打碎，烊化）。

②地黄饮子（《宣明论》）加减

组成：干地黄 15g、巴戟天 9g、山茱萸 12g、肉苁蓉 12g、石斛 12g、炮附子 9g（先煎）、五味子 9g、肉桂 6g（后下）、白茯苓 15g、麦门冬 15g、石菖蒲 12g、远志 12g、生姜 9g、大枣 6g、薄荷 6g。

加减：心烦失眠者加柏子仁 15g、酸枣仁 12g、五味子 9g。

煎服法：炮附子开水先煎 1 小时，余药混合再煎煮沸腾 30 分钟（沸腾后计时），服药避风寒忌生冷水果。

注意事项　饮食养阴生津如食绿豆百合粥、鲜藕汁、鲜萝卜汁、梨汁等或选食甲鱼汤等。保证休息。鼓励协助患者在床上做被动运动，如肩外展、上提、手指伸展等动作。

（张崇耀）

三十六、甲状腺炎

（一）概述

甲状腺炎西医学分为亚急性甲状腺炎、自身免疫甲状腺炎、产后甲状腺炎三种论述。

亚急性甲状腺炎（又称为肉芽肿性甲状腺炎、巨细胞性甲状腺炎、DeQuervain 甲状腺炎）是一种与病毒感染有关的自限性甲状腺炎，一般不遗留甲状腺功能减退症。临床表现为：起病前 1～3 周常有病毒性咽炎、腮腺炎、麻疹或其他病毒感染的症状。甲状腺区发生明显疼痛，可放射至耳部，吞咽时疼痛加重。可有全身不适、食欲减退、肌肉疼痛、发热、心动过速、多汗等。体格检查发现甲状腺轻至中度肿大，有时单侧肿大明显，甲状腺质地较硬，显著触痛，少数患者有颈部淋巴结肿大。分为甲状腺毒症期、甲状腺功能减退期、恢复期。

自身免疫甲状腺炎主要包括四种类型：①甲状腺肿型，过去称慢性淋巴细胞性甲状腺炎或桥本甲状腺炎；②萎缩性甲状腺炎；③无症状性甲状腺炎也称无痛性甲状腺炎，本型临床病程与亚急性甲状腺炎相似但是无甲状腺疼痛；④产后甲状腺炎。病因都是源于甲状腺自身免疫。临床表现为：本病是最常见的自身免疫性甲状腺病。女性发病率是男性的 3～4 倍，高发年龄在 30～50 岁。本病早期仅表现为甲状腺过氧化物酶抗体（TPOAb）阳性，没有临床症状。病程晚期表现为甲状腺功能减退症的表现，多数患者以甲状腺肿或甲状腺功能减退症状首次就诊。表现为甲状腺中度肿大，质地坚硬，萎缩性甲状腺炎则是甲状腺萎缩。

产后甲状腺炎是发生在产后的一种自身免疫性甲状腺炎。目前认为，患者一般存在隐性自身免疫甲状腺炎。妊娠作为诱因促进疾病由亚临床形式转变为临床形式。临床表现根据病程分为：甲状腺毒症期、甲状腺功能减退期和恢复期。

中医无甲状腺炎病名，在中医归属"瘿病、瘿瘤、瘿痛，痛瘿"范畴。中医认为本病多由于风温、风火客于肺胃，内有肝郁胃热，积热上壅挟痰蕴结，以致气血凝滞、郁而化热所致。

（二）诊断与治疗

【诊断要点】　亚急性甲状腺炎发病前有病毒感染病史，甲状腺区发生明显疼痛，可放射至耳部，吞咽时疼痛加重。可有全身不适、食欲减退、肌肉疼痛、发热、心动过速、多汗等。体格检查发现甲状腺轻、中度肿大，有时单侧肿大明显，甲状腺质地较硬，显著触痛，少数患者有颈部淋巴结肿大。亚急性甲状腺炎分为甲状腺毒症期、甲状腺功能减退期和恢复期。

自身免疫甲状腺炎，高发年龄在 30～50 岁。本病早期仅表现为甲状腺过氧化物酶抗体（TPOAb）阳性，没有临床症状。病程晚期表现为甲状腺功能减退症的表现，多数患者甲状腺肿或甲状腺功能减退症状首次就诊。表现为甲状腺中度肿大，质地坚硬，萎缩性甲状腺炎则是甲状腺萎缩。

产后甲状腺炎是发生在产后。临床表现根据病程分为甲状腺毒症期、甲状腺功能减退期和恢复期。

【辨证分型】

1. 风热痰凝证：颈部结块疼痛明显，可有压迫感或放射性痛。发热，畏寒，头痛，咽痛，声音嘶哑，舌质红，舌苔薄白或薄黄，脉浮数或滑数。

2. 肝郁痰凝证：颈部结块胀痛，重按觉痛，其痛可牵引至耳后枕部，脘胀纳呆，痰多或喉中梗死感，大便黏滞，舌质稍黯，舌苔薄白或腻，脉弦或数。

3. 火郁痰阻证：心悸多汗，恶热烦躁，颈前肿大压痛，可有压迫感或放射性痛。多食，消瘦，便频，震颤，舌质红，舌苔黄腻，脉滑数。

【治疗原则】　疏风清热解毒、理气活血化痰、软坚散结为基本治疗原则。

【一般治疗】

1. 积极预防、治疗上呼吸道疾病。

2. 饮食合理，少食辛辣刺激性食品，多饮开水；纠正不良生活嗜好，如酗酒、吸烟等。

3. 调情志，精神放松，心情舒畅。

4. 病情重者，应卧床休息，注意保持呼吸道通畅。

（三）药物处方

【处方①】　风热痰凝证。

治祛：疏风清热化痰。

方药：牛蒡解肌汤《疡科心得集》加减

组成：牛蒡 12g、薄荷 7g、荆芥 9g、连翘 12g、山栀子 12g、丹皮 12g、石斛 12g、玄参 15g、夏枯草 20g。

煎服法：成人常规煎煮服用。

【处方②】　肝郁痰凝证。

治法：疏肝理气，化痰散结。

方药：柴胡疏肝汤（《景岳全书》）

组成：柴胡 12g、陈皮 12g、川芎 7g、香附 7g、炒枳壳 7g、炒白芍 12g、炙甘草 7g、紫苏梗 12g、佛手 12g、夏枯草 15g、白花蛇舌草 15g。

加减：若胁肋痛甚者，加郁金、青皮、当归、乌药等以增强其行气活血之力；肝郁化火者，加山栀、黄芩、川楝子以清热泻火。

煎服法：成人常规煎煮服用。

中成药：柴胡疏肝散

用法用量：水一盅半，煎八分，食前服。

【处方③】　火郁痰阻证。

治法：清火解郁化痰。

方药：丹栀逍遥散（《内科摘要》）

组成：牡丹皮 12g、炒栀子 12g、北柴胡 9g、赤芍 12g、白芍 15g、茯苓 12g、薄荷 6g（后下）、全当归 12g、炒白术 12g、浙贝母 12g、竹茹 9g、瓜蒌壳 12g。

加减：肝火盛者，加龙胆草 9g、黄芩 12g；胃脘灼痛明显而伴泛酸、烧心，加黄连 12g、吴茱萸 3g、瓦楞子 20g；小便短赤明显，加芦根 15g、车前子 12g（包煎）或滑石 20g

（包煎）、通草 6g；大便秘结不通，加全瓜蒌 15g、槟榔 9g。

煎服法：成人常规煎煮服用。

中成药：丹栀逍遥丸

组成：牡丹皮、栀子（炒焦）、柴胡（酒制）、白芍（酒炒）、当归、茯苓、白术（土炒）、薄荷、甘草（蜜炙）。辅料为姜汁。

主治功能：疏肝解郁，清热调经。用于肝郁化火，胸胁胀痛，烦闷急躁，颊赤口干，食欲不振或有潮热；以及妇女月经先期，经行不畅，乳房与小腹胀痛。

用法用量：成人口服，一次 6～9g，一日 2 次。

（张崇耀）

三十七、前列腺炎

（一）概

前列腺炎是青壮年男性的常见疾病，以下尿路刺激症状、前列腺触痛及前列腺按摩液异常为主要表现。有学者研究认为前列腺炎是因感染、充血以及不明原因引起的包括局部症状、全身症状、精神－神经症状的一种综合征。以非细菌性前列腺炎最为多见，为本节重点讨论内容。

中医无前列腺炎的病名。相似症状见于"淋证、白淫、精浊、悬痈、少腹痛、腰痛"等范畴论述。现代中医学把前列腺炎归属以"精浊""劳淋"范畴。中医认为本病病因为外感湿热火毒，或过食肥甘醇酒滋生湿热，或七情六欲化热生火，或肺热循经内传，均导致湿热火毒之邪下迫精、溺二窍而发病；外感寒湿之邪寒凝肝脉或情志不遂肝气郁结，气滞络阻发为本病；湿热久郁不解血脉不畅，或久坐久骑致伤会阴，均可导致气滞血瘀、经脉不通而发病；先天禀赋不足，或房事不节，或久病体虚，或失治误治，均可导致肾之精气损伤而发病。

（二）诊断与治疗

【诊断要点】　主证有不同程度的尿频尿痛，尿道灼热刺痒，淋漓不尽，晨起时尿道口有少量稀薄乳白色分泌物，排尿终末或大便时尿道排出乳白色分泌物（精浊）。兼症有排尿等待、排尿无力、尿线变细或中断及排尿时间延长等。会阴部、生殖器区、下腹部、耻骨上区、腰骶及肛门周围隐痛坠胀不适，病久可伴有性功能障碍及神经官能症症状。直肠指诊前列腺为正常大小，亦可稍大或稍小，其硬度增加或有结节，并可有压痛；前列腺按摩液（EPS）检查，每高倍视野白细胞在 10 个以上或见成堆脓球，卵磷脂小体减少或消失。

【辨证分型】

1. 湿热壅结证：多为初发或再次发作，小便频急而痛，尿后滴沥，尿道灼热，白浊，阴囊潮湿；舌红苔黄或黄腻，脉滑。

2. 气滞血瘀证：病程较长，小便不畅，小便刺痛，会阴部、外生殖器区、下腹部、耻骨上区、腰骶及肛门周围坠胀疼痛，前列腺压痛，前列腺质地稍硬或有炎性结节；舌黯或有瘀点、瘀斑，脉弦或涩。

3. 肝肾阴虚证：小便短赤，腰膝酸软或酸痛，五心烦热，头晕眼花，遗精早泄；舌红少苔，脉沉细。

4. 肾阳虚损证：排尿淋漓，稍劳后尿道即有白色分泌物溢出，腰膝酸软或酸痛，畏寒怕冷，精神萎靡，阳痿早泄，舌淡苔薄白，脉沉细。

【治疗原则】　本病病因复杂，包括肾虚为本、湿浊热邪为标、久病肝郁瘀滞为变三个基本病理环节，临床以辨证论治为基本原则，分清主次权衡用药。中医内服、外用结合治疗可提高临床疗效。对于慢性前列腺炎患者多有或轻或重的抑郁倾向，甚至是抑郁症的表现，辨证为肝郁，均可适当加入疏肝解郁之品。

【一般治疗】

1. 注意饮食合理，不过食肥甘辛辣食物，勿过量饮酒。

2. 性生活适度，减少挤压会阴，多饮水不憋尿，预防感冒，积极治疗身体其他部位的慢性感染病灶，如慢性扁桃体炎、疖、牙齿感染等防止肺热循经内传。

3. 注意个人卫生，避免不洁的性接触。包皮要经常外翻清洗，去除污垢，包皮过长尤其是包茎者尽早行包皮环切术。

4. 慢性前列腺炎可行前列腺按摩每周 1 次。配合每日中药熏洗坐浴治疗。

5. 物理疗法：可采用超声波理疗、局部超短波透热或局部中药离子透入治疗。

6. 针灸疗法：选肾俞、关元、膀胱俞、三阴交、次髎、白环俞等穴，毫针平补平泻；慢性寒证并可配合为温针灸或艾条灸。

7. 急性前列腺炎已形成前列腺脓肿者外科手术切开引流治疗。

（三）药物处方

【处方①】　湿热壅结证。

治法：清热利湿、行气活血。

方药：①八正散（《太平惠民和剂局方》）

组成：车前子 12g（包煎）、瞿麦 12g、萹蓄 12g、滑石 12g、炒栀子 12g、木通 5g、大黄 5g（后下）、甘草 6g、白花蛇舌草 20g、土茯苓 20g、草薢 15g、赤芍 12g、丹参 12g、红藤 12g。

②龙胆泻肝汤（《医方集解》）

组成：龙胆草 9g、炒黄芩 12g、泽泻 15g、柴胡 7g、当归 12g、生地黄 15g、炒栀子 9g、木通 5g、车前子 12g（包煎）、甘草 6g、白花蛇舌草 20g、土茯苓 20g、草薢 15g。

煎服法：成人常规煎煮服用。

中成药：金砂五淋丸

组成：海金沙 15g、猪苓 15g、瞿麦 15g、萹蓄 15g、木通 6g、车前子 10g、大黄 6g、赤芍 15g、黄柏 15g、黄芩 15g。

用法用量：灯心草汤或温开水冲服，一次 6g（即 1 袋），一日 2～3 次。

【处方②】　气滞血瘀证。

治法：活血化瘀、行气止痛。

方药：前列腺炎汤（《中医外科学》）

组成：丹参 12g、泽兰 12g、赤芍 12g、桃仁 9g、红花 6g、乳香 5g、没药 5g、王不留行 12g、青皮 7g、川楝子 7g、小茴香 5g、白芷 9g、败酱草 15g、蒲公英 15g。

加减：脘腹胀满明显，加紫苏梗 12g、佛手 12g、香橼 12g；少腹疼痛明显，加川楝子 12g、延胡索 12g。

煎服法：成人常规煎煮服用。

【处方③】　肝肾阴虚证。

治法：滋补肾阴、清泄相火。

方药：知柏地黄汤（《医宗金鉴》）

组成：熟地黄 20g、知母 12g、黄柏 9g、山茱萸 12g、山药 12g、牡丹皮 9g、茯苓 9g、泽泻 9g、白芷 12g、蒲公英 15g、土茯苓 20g、红藤 12g、白花蛇舌草 20g。

煎服法：成人常规煎煮服用。

【处方④】　肾阳虚损证。

治法：温肾助阳。

方药：济生肾气丸（《济生方》）

组成：熟地黄 20g、炮附片 9g（开水先煎）、肉桂 7g、山药 15g、山茱萸 15g、菟丝子 12g、鹿角胶 7g、枸杞 12g、当归 9g、杜仲 12g、牡丹皮 9g、茯苓 9g、泽泻 9g、怀牛膝 15g、车前子 12g。

加减：脾虚乏力纳差，加黄芪 30g、炒白术 15g。

煎服法：制附片 12g（开水先煎 1 小时），余药物放置砂锅中混合煎煮沸腾 30 分钟（沸腾后计时）。

（张崇耀　彭静）

三十八、前列腺结节状增生

（一）概述

前列腺结节状增生是指精室肥大的泌尿生殖系疾病，是老年男性最常见的泌尿科疾病。临床主要表现为排尿困难，逐渐出现尿潴留、充盈性尿失禁、血尿等病理变化。根据超声波检查可以测得膀胱内的残余尿量，残余尿量可作为前列腺增生患者疾病发展过程中重要的参考指标，残余尿在 20～40ml 时为轻度增生，41～60ml 为中度增生，60ml 以上为重度增生。

中医无此病名，根据其临床症状归属在"癃闭、血尿、淋证、失禁"等范畴中论治。现代中医有学者称前列腺结节状增生为"精癃"，病位在精室与膀胱，与肺、脾、肾、膀胱等脏器密切相关。中医病因病机为外感风寒、湿热毒邪，饮食不节，思虑过度，情志不遂，憋尿过久，房劳竭力，年老体弱，久病失养导致气血瘀滞、湿痰凝结、三焦气化失司致膀胱气化不利发生癃闭。气血瘀滞、湿痰凝结、久病脾肾亏虚是本病的基本病理过程。临证时中焦脾虚气陷，不能运化水湿和统摄水液；下焦肾虚气弱，不能温煦水液和固摄水道最为常见。

（二）诊断与治疗

【诊断要点】　50 岁以上老年男性，出现尿频（先以夜尿次数增加为主）伴排尿困难（表现为排尿踌躇、排尿时间延长、尿线无力、射程变短、尿线变细或分叉、尿末滴沥、尿不尽感），严重者需用腹压帮助，呈间歇性排尿；后期尿流不能成线点滴而出，甚至完全不能排尿。部分患者可发生癃闭、血尿；继发下尿路感染、膀胱结石时，排尿困难症状加重且伴有尿路刺激征。梗阻严重者还可出现慢性尿潴留、充溢性尿失禁，最终出现肾衰竭水肿。

【辨证分型】

1. 脾虚气陷证：小便滴沥不爽，小腹坠胀，排尿无力，或尿溢不禁；倦怠少气，气短懒言，面色黄白，食欲不振，或气坠肛脱；舌淡苔白，脉沉细弱。

2. 肾阴不足证：小便频数不爽，淋漓不尽；伴头晕目眩，腰酸腿软，失眠多梦，神疲倦怠，咽干口燥；阴虚有热者，五心烦热，尿少赤热；舌红少苔，脉细数。

3. 肾阳不足证：小便不通或滴沥不爽，排出无力，或尿溢失禁；神疲怯弱，腰酸腿软，肢寒怕冷，面色白，唇甲色淡；舌淡苔白，脉沉细弱。

4. 湿热下注证：小便频数不爽，尿黄而热或涩痛，或小便不通，少腹急满胀痛；口苦口黏，大便秘结；舌红苔腻或黄腻，脉数。

5. 气滞血瘀证：小便努责方出或小便不通，少腹急满胀痛；或伴血尿、血块；舌质紫黯或有瘀蓝斑点，脉涩或弦。

【治疗原则】 中医认为此病的病位在精室与膀胱，与肺、脾、肾功能失调、膀胱气化失司有关，基本病理过程为湿痰凝结，气血瘀滞，久病脾肾亏虚。中医治疗应以通为用，补肾益气、活血利尿是其基本治疗原则。掌握使用好保守治疗主要用于残余尿在 60～70ml 以内，经综合保守治疗症状改善不佳者根据手术指征可考虑介入治疗及外科手术治疗，出现并发症时应采用中西医综合疗法。

【一般治疗】

1. 无禁忌者坚持用药，定期检查，不憋尿，不喝酒，少吃刺激性食物，少骑自行车，适当地体育活动。及时治疗尿路感染、结石等疾病。

2. 定期检查排外是否有前列腺癌发生。

3. 急性尿潴留的处理：采用无菌操作下的导尿术。

4. 针灸治疗：急性尿潴留，选取穴位气海、中极、归来、三阴交、膀胱俞中的 2～3 个穴位交替使用，用强刺激法，尿潴留患者腹部穴位针刺需要严格掌握进针深度及方向，防止刺破膀胱导致腹腔感染产生严重不良后果。维持治疗选取穴位关元、气海、命门、膀胱俞、三阴交交替使用；耳穴选肾、膀胱、交感王不留行籽贴压治疗。

5. 物理疗法：如微波、射频（未婚未育者慎用）、激光等。

6. 绝对外科手术指征包括：尿潴留（至少有一次拔除尿管后仍不能排尿）、反复肉眼血尿、反复泌尿系感染、合并膀胱结石、合并膀胱憩室、继发肾积水并发肾衰竭可考虑手术治疗。

（三）药物处方

【处方①】 脾虚气陷证。

治法：益气升清、通利降浊。

方药：补中益气汤（《东垣十书》）

组成：黄芪 20g、白术 12g、陈皮 9g、炙升麻 6g、炒柴胡 6g、党参 15g、甘草 6g、当归 12g、菟丝子 12g、肉苁蓉 12g、补骨脂 12g、车前子 12g。

加减：虚实夹杂增生明显者，加荔枝核 12g、橘核 12g、枳实 7g、桔梗 7g；便溏明显四肢怕冷者，加炙附片 9g（开水先煎）、干姜 5g、肉桂 4g。

煎服法：成人常规煎煮服用。

中成药：归脾丸

组成：党参、白术（炒）、黄芪（炙）、茯苓、远志（制）、酸枣仁（炒）、龙眼肉、当归、木香、大枣（去核）、甘草（炙）。

用法用量：成人口服，用温开水或生姜汤送服，一次 9g，一日 3 次。

【处方②】 肾阴不足证。

治法：滋阴渗利、消瘀散结。

方药：知柏地黄丸（《医宗金鉴》）

组成：知母 12g、熟地黄 20g、黄柏 9g、山茱萸 12g、山药 12g、牡丹皮 9g、茯苓 9g、泽泻 9g、丹参 12g、琥珀 3g（研末吞服）、王不留行 12g、地龙 6g、赤芍 12g。

加减：下焦刺痛瘀阻明显者，加水蛭 5g、桃仁 9g、虻虫 3g、炙大黄 6g。

煎服法：成人常规煎煮服用。

【处方③】 肾阳不足证。

治法：温阳化气、行水通窍。

方药：济生肾气丸（《济生方》）

组成：熟地黄 12g、山茱萸 12g、牡丹皮 15g、山药 12g、茯苓 12g、泽泻 9g、肉桂 7g、炮附片（开水先煎）15g、怀牛膝 20g、车前子 12g。

加减：虚寒下焦腹痛，加炒艾叶 9g、台乌药 7g、小茴香 9g、吴茱萸 9g。

煎服法：制附片 12g（开水先煎 1 小时），其余药物放置砂锅中混合再煎煮沸腾 30 分钟（沸腾后计时），服药后避风寒，忌生冷水果。

中成药：金匮肾气丸

用法用量：成人口服，水蜜丸一次 4～5g（20～25 粒），大蜜丸一次 1 丸，一日 2 次。

【处方④】 湿热下注证。

治法：清热化湿、通利膀胱。

方药：八正散（《太平惠民和剂局方》）

组成：车前子 15g、瞿麦 12g、萹蓄 12g、滑石 15g、栀子 12g、甘草 9g、木通 5g、大黄（后下）5g、土茯苓 20g、蒲公英 15g、赤芍 15g、路路通 12g、王不留行 12g

煎服法：成人常规煎煮服用。

中成药：①四妙丸

组成：苍术、牛膝、黄柏（盐炒）、薏仁。

用法用量：成人口服，水泛丸，每次 6～9g，每日 2 次。

②金钱草颗粒

组成：金钱草。

用法用量：成人用开水冲服，一次 1～2 袋，一日 3 次。

【处方⑤】 气滞血瘀证。

治法：活血散瘀、通利膀胱。

方药：少腹逐瘀汤（《医林改错》）

组成：桔梗 9g、牛膝 12g、桃仁 12g、红花 6g、小茴香 12g、干姜 5g、延胡索 12g、没药 6g、当归 12g、川芎 9g、宫桂 5g、赤芍 12g、蒲黄 9g（包煎）、五灵脂 9g（包煎）、路路通 12g、王不留行 12g。

加减：瘀阻明显者，加冬葵子 12g、三棱 12g、莪术 12g；伴血尿者，酌情加大蓟 12g、小蓟 12g、三七 5g（研末吞服）。

煎服法：成人常规煎煮服用。

中成药：尿塞通片

组成：丹参、泽兰、桃仁、红花、赤芍、白芷、陈皮、泽泻、王不留行、败酱草、川楝子、小茴香（盐制）、黄柏（盐制）。

主治功能：理气活血，通经散结，用于前列腺增生症，尿闭等。

用法用量：成人口服，一次 4～6 片，一日 3 次。

（张崇耀 彭静）

三十九、湿疹

（一）概述

湿疹是由多种内、外因素引起的浅层真皮及表皮炎，是一种过敏性炎症性皮肤疾患，因皮损总有湿烂、渗液、结痂而得名。临床表现为皮损对称分布、多形损害、剧烈瘙痒、有渗出倾向，反复发作、易成慢性等，根据病程可分为急性、亚急性、慢性三类。

根据临床表现中医称本病为"湿疮"，由于皮肤损害及发病部位的不同名称各异，如浸淫全身滋水较多者，称为"浸淫疮"；以丘疹为主者，称为"血风疮或粟疮"；如发于耳部者，称为"旋耳疮"；发于手足部者，称为"瘑疮"；发于阴囊部者，称为"肾囊风"；发于脐部者，称为"脐疮"；发于肘、膝弯曲部者，称为"四弯风"；发于乳头者，称为"乳头风"。急性者以湿热为主；亚急性者多与脾虚湿热有关；慢性久病阴血耗伤，血虚风燥，乃至肌肤甲错。急性湿疮以丘疱疹为主，炎症明显，易渗出；慢性湿疮以苔藓样变为主，易反复发作。本病男女老幼皆可发病，病因病机为先天禀赋不耐，风、湿、热邪阻于肌肤所致，无明显季节性，冬季常复发。

（二）诊断与治疗

【诊断要点】

1. 急性湿疹：起病急，皮损常为对称性、原发性和多形性（常有红斑、丘疹、丘疱疹、水疱、脓疱、糜烂、渗出、

结痂并存）。常发于头面、耳后、手足、阴囊、外阴、肛门等，多呈对称分布；亦可泛发全身，病变常为片状或弥漫性，无明显边界。皮损为密集的粟粒大小的丘疹、丘疱疹，基底潮红，或见流滋、糜烂及结痂，皮损中心较重，外周有散在丘疹、红斑、丘疱疹，边界不清。如不转化为慢性，3～4 周脱去痂皮而愈。自觉瘙痒剧烈，每因搔抓、肥皂热水烫洗、饮酒、食辛辣食物等而使瘙痒加剧、皮损加重，重者影响睡眠。搔抓染毒多致糜烂、渗出、化脓等。

急性湿疮辨证多为湿热蕴肤证：起病急，病程短，皮损潮红、肿胀、糜烂、抓破渗液，滋水淋漓，灼热瘙痒无休；伴心烦口渴，身热不扬，便干，溲赤；舌质红，苔薄白或黄，脉滑或数。

2. 亚急性湿疹：是急性湿疹向慢性湿疹发展期，常由急性湿疮未能及时治疗，或处理失当、病程迁延所致，亦可初发即呈亚急性。皮损较急性湿疮轻，以丘疹、结痂、鳞屑为主，仅有少量水疱及轻度糜烂。自觉剧烈瘙痒，夜间尤甚。

亚急性湿疮辨证多为脾虚湿蕴证：发病较缓，皮损潮红，有丘疹、瘙痒，抓后糜烂渗出，可见鳞屑；伴纳少、腹胀、便溏，易疲乏；舌淡胖，苔白腻，脉濡缓。

3. 慢性湿疹：急性和亚急性湿疹失治误治，长期不愈，或反复发作而成。部分患者一开始即表现为慢性湿疹的症状。皮损局限于某一部位，如小腿、手足、肘窝、腘窝、外阴、肛门等处。表现为皮肤肥厚、粗糙、皲裂，触之较硬，色黯红或紫褐，皮纹显著或呈苔藓样变。表面附有鳞屑，伴抓痕、血痂、色素沉着，部分皮损可并发新的丘疹或水疱，抓破后有少量流滋。自觉瘙痒，呈阵发性，夜间或精神紧张、饮酒、食辛辣食物时瘙痒加剧。反复发作，时轻时重。

慢性湿疮辨证多为血虚风燥证：病程久，反复发作，皮损色黯或色素沉着，或皮损粗糙肥厚，剧痒难忍，遇热或肥皂水后瘙痒加重；伴有口干不欲饮、纳差、腹胀；舌淡，苔白，脉弦细。

【治疗原则】 本病以清热利湿，润肤止痒为主要治则。内治法急性湿疹以清热利湿为主，慢性湿疹以养血润肤为主。外治宜用清热祛风止痒、润肤止痒温和的药物，避免刺激性的药物外用以免加重病情。

【一般治疗】

1. 急性湿疹忌用热水烫洗，忌用肥皂等刺激物洗患处。

2. 湿疹患者应避免搔抓，以防感染。

3. 调情志，避免熬夜劳累。

4. 忌食辛辣厚味发物：如鱼虾、鸡、鹅、牛、羊肉等发物，亦应忌食香菜、韭菜、芹菜、姜、葱、蒜等辛香之品。

5. 针灸治疗：足三里、曲池、大椎血海、三阴交、合谷。方法：用点刺放血法。用三棱针在所选穴位和穴位附近血络点刺 2～3 下，使之出血。每日或隔日 1 次，中病即止。

（三）药物处方

【处方①】 急性湿疹、湿热蕴肤证。

治法：清热利湿。

方药：①龙胆泻肝汤（《兰室秘藏》）合萆薢渗湿汤（《疡科心得集》）

组成：龙胆草9g、黄芩9g、萆薢15g、生薏仁20g、茵陈7g、车前子12g、当归9g、生地黄15g、柴胡12g、生甘草6g、炒栀子9g、土茯苓20g、泽泻12g、炒黄柏9g。

加减：水疱多，破后流滋多，加六一散（滑石15g、甘草9g）、鱼腥草10g。

②黄连解毒汤（《外台秘要》）

组成：黄连9g、黄芩9g、黄柏9g、炒栀子9g、土茯苓20g、泽泻12g、炒黄柏9g、苦参15g。

加减：瘙痒重者，加紫荆皮9g、地肤子12g、白鲜皮12g。

煎服法：成人常规煎煮服用。

中成药：龙胆泻肝丸

用法用量：成人口服，一次3~6g，一日2次。

【处方②】亚急性湿疹、脾虚湿蕴证。

治法：健脾利湿止痒。

方药：除湿胃苓汤（《医宗金鉴》）

组成：苍术12g、白术12g、茯苓15g、薏仁20g、陈皮12g、白鲜皮15g、泽泻15g、炒白术12g、大腹皮12g、白花蛇舌草15g、紫荆皮9g、甘草7g。

煎服法：成人常规煎煮服用。

中成药：参苓白术丸

组成：人参、白术、麸炒、茯苓、山药、薏仁、莲子、白扁豆、砂仁、桔梗、甘草。

用法用量：成人口服，一次6g，一日3次。

【处方③】慢性湿疮、血虚风燥证。

治法：养血润肤、祛风止痒。

方药：①当归饮子（《外科正宗》）

组成：当归15g、生地黄15g、川芎12、白芍12、荆芥9g、防风9g、白蒺藜15g、何首乌12g、黄芪15g、丹参12g、鸡血藤15g、乌梢蛇7g。

②四物消风饮（《医宗金鉴》）

组成：生地15g、当归12g、荆芥6g、防风6g、赤芍12g、川芎7g、白鲜皮12g、蝉蜕3g、薄荷7g、独活9g、柴胡9g。

加减：瘙痒不能入眠者，加珍珠母（先煎）15g、夜交藤12g、酸枣仁12g。

煎服法：成人常规煎煮服用。

（张崇耀　彭静）

四十、痛风

（一）概述

痛风是嘌呤代谢障碍性疾病，嘌呤生物合成代谢增加，尿酸产生过多或因尿酸排泄紊乱而致血中尿酸升高，尿酸盐结晶沉积在关节滑膜、滑囊、软骨及其他组织中引起的反复发作性炎性疾病。

《金匮要略·中风历节病脉证并治》记载"历节、白虎历节"，《丹溪心法·卷四·痛风》出现"痛风"病名，记载"治上中下痛风方"。古代"痛风"根据病情特点命名，类似西医学的急性风湿性关节炎、类风湿关节炎、痛风等疾患。本节讨论痛风指西医学的嘌呤代谢障碍性疾病"痛风"；中医认为本病多由先天禀赋不足，饮食不节嗜食膏粱厚味，脾胃运化受阻，湿热内生，湿热蕴结于筋骨、经脉，皮肉之间，湿热久滞，则气血运行不畅，导致气滞血瘀，湿热痰浊胶结流滞组织，病因叠加时诱发发作或加重或反复发作迁延日久。痛风的自然病程可分为四期，即无症状高尿酸血症期、急性期、间歇期、慢性期。

（二）诊断与治疗

【诊断要点】临床表现：多以单个趾指关节，猝然红肿疼痛，逐渐痛剧如虎咬，昼轻夜甚，反复发作，可伴发热、头痛等症；多见于中老年男子，可有痛风家族史；常因劳累、暴饮暴食、摄入高嘌呤食物、饮酒及外感风寒等诱发。常在夜间及多动关节发作，初起可单关节发病，以第一跖趾关节为多见；继则足趾、跟、手指和其他小关节，出现红、肿、热、痛，甚则关节腔渗出积液；经几天或几周症状可自行缓解。反复发作后可伴有关节周围及耳郭、耳轮及趾、指骨间出现"痛风石"；发作期白细胞总数可增高。必要时做肾B超探测、尿常规、肾功能等检查以了解痛风性肾脏病变情况；痛风石排出物和滑膜液检出尿酸盐结晶，X线摄片检查可示软骨缘邻近关节的骨质有不整齐的穿凿样圆形缺损。

【辨证分型】

1. 湿热下注型：见于痛风急性发作期。足背以第1跖趾关节或踇趾关节处肿胀，疼痛，皮色焮红、光亮、绷紧，扪之为热，活动受限，行走不利；伴畏寒发热、乏力、口苦、大便干、小便色黄；舌质红苔黄腻，脉滑数。

2. 寒湿痹阻型：多见于痛风慢性期或反复发作者。患处皮肤黯褐色或淡紫色，关节肿痛。屈伸或行走不利或见皮下白色结节；伴关节冷痛，重着，痛有定处，饮食正常，小便清长；舌质淡红，苔薄白，脉弦紧或濡缓。

3. 痰瘀痹阻型：见于痛风慢性期或缓解期。患处皮肤紫黯，皮下有白色或黄红色结节；关节疼痛反复发作，日久不愈，时轻时重，或呈刺痛，固定不移，甚至关节肿大变形、强直、屈伸不利；舌质淡胖或淡紫色，苔白，脉弦或沉涩。

4. 脾虚湿阻型：多见于无症状期，或仅有轻微的关节症状，或高尿酸血症，或见身困倦怠、头晕、腰膝酸痛，纳食减少，脘腹胀闷，舌质淡胖或舌尖红，苔白或黄厚腻，脉细或弦滑。

【治疗原则】

痛风的治疗原则：急性期利湿通络止痛为原则，湿热宜清利、寒湿宜温化；缓解期治宜健脾化痰、活血祛瘀、通络止痛为原则。

【一般治疗】

1. 本病宜避免进食高嘌呤的食物，如动物的肝、肾、心、脑，沙丁鱼，豆类及发酵的食物。应戒酒，避免过度劳累、紧张。

2. 注意保暖，避寒，多饮水，每日 2000ml 以上。痛风患者应采取主动饮水的积极态度，不能等有口渴感时才饮水；应该形成习惯坚持每日饮一定量的水，不可平时不饮，临时暴饮。饮水时间不宜饭前半小时内和饱餐后立即饮大量的水，饮水最佳时间是两餐之间及晚间和清晨。因为口渴明显时体内已处于缺水状态，这时才饮水对促进尿酸排泄效果较差。保持理想体重，适当限制脂肪，限制食盐摄入。

3. 急性期及早期使用药物治疗，宜卧床休息，局部冷敷。

4. 防止和治疗促使痛风恶化的疾病，如高血压、糖尿病、高脂血症、肥胖等。

5. 针灸治疗：病变在下肢选取穴位足三里、阳陵泉、三阴交，内踝侧肿胀加取太溪、太白、大墩；外踝侧肿胀加取昆仑、丘虚、足临泣；病变在上肢选取穴位曲池、合谷。急性期可用三棱针刺络取穴，阿是穴放血治疗。

6. 拔罐：疼痛部位用 3～5 个火罐，每次留罐 5 分钟、热证者不宜。

（三）药物处方

○中医辨证内治

【处方①】 湿热下注型。

治法：治宜清热通络，祛风除湿。

方药：四炒丸（《成方便读》）合当归拈痛汤（《医学启源》）

组成：炒苍术 15g、川黄柏 12g、川牛膝 9g、茵陈 9g、羌活 12g、独活 12g、当归 9g、川芎 12g、虎杖 15g、防风 9g、防己 7g、土茯苓 30g、萆薢 12g、泽泻 12g。

煎服法：成人常规煎煮服用。

中成药：①新癀片

组成：肿节风 15g、三七 10g、人工牛黄 3g、猪胆汁膏 3g、肖梵天花 6g、珍珠层粉 6g、水牛角浓缩粉 3g、红曲 10g。

主治功能：清热解毒，活血化瘀 消肿止痛。用于热毒瘀血所致的咽喉肿痛、牙痛、痹痛、胁痛、黄疸、无名肿毒等症。

用法用量：成人口服，一次 2～4 片，一日 3 次，小儿酌减。外用，用冷开水调化，敷患处。

②湿热痹颗粒

组成：苍术、忍冬藤、地龙、连翘、黄柏、薏仁、防风、川牛膝、粉萆薢、桑枝、防己、威灵仙。

主治功能：祛风除湿，清热消肿，通络定痛。用于湿热痹证，其症状为肌肉或关节红肿热痛，有沉重感，步履艰难，发热，口渴不欲饮，小便黄淡。

用法用量：成人开水冲服，一次 1 袋，一日 3 次。

③痛风定胶囊

组成：鸡血藤、九节风、白通草、花椒根等。

主治功能：祛风除湿，通络止痛。可用于治疗痛风病。

用法用量：成人口服。每次 3～4 粒，一日 3 次。

④四妙丸

组成：苍术，牛膝，黄柏（盐炒），薏仁。

用法用量：成人口服，水泛丸，每次 6～9g，日 2 次。

【处方②】 寒湿痹阻型。

治法：治宜祛风散寒，除湿通络。

方药：乌头汤（《金匮要略》）

组成：川乌 9g（开水先煎 1 小时）、薏仁 30g、麻黄 9g、桂枝 12g、防风 12g、独活 12g、羌活 12g、秦艽 12g、海风藤 15g、苍术 15g、赤芍 12g、白术 15g、炙南星 8g、土茯苓 30g、萆薢 12g。

煎服法：川乌开水先煎 1 小时后再加余药继续煎煮沸腾 30 分钟（沸腾后计时），服药避风寒及生冷水果。

中成药：寒湿痹颗粒

组成：白芍、白术、当归、附子、甘草、桂枝、黄芪、麻黄、木瓜、威灵仙、细辛、制川乌。

主治功能：祛寒除湿，温通经络。用于肢体关节疼痛，疲困或肿胀，局部畏寒，风湿性关节炎。

用法用量：成人开水冲服，一次 3g（无糖型）或 5g（减糖型），一日 3 次。

【处方③】 痰瘀痹阻型。

治法：治宜活血化瘀，化痰通络。

方药：当归拈痛汤（《医学启源》）合桃仁四物汤（《医宗金鉴》）

组成：制半夏 12g、陈皮 12g、伏苓 15g、威灵仙 12g、红花 9g、当归 12g、赤芍 15g、地龙 9g、全蝎 3g、白芥子 12g、天南星 9g、土茯苓 30g、萆薢 12g、泽泻 12g。

煎服法：成人常规煎煮服用。

中成药：益肾蠲痹丸

组成：骨碎补、熟地黄、当归、徐长卿、土鳖虫、僵蚕（麸炒）、蜈蚣、全蝎、蜂房（清炒）、广地龙（酒制）、乌梢蛇（酒制）、延胡索、鹿衔草、淫羊藿、寻骨风、老鹳草、鸡血藤、葎草、生地黄、虎杖。

用法用量：成人口服，一次 8～12g，一日 3 次。

【处方④】 脾虚湿阻型。

治法：治法健脾利湿，益气通络。

方药：防己黄芪汤（《金匮要略》）

组成：黄芪 30g、防己 9g、桂枝 12g、细辛 6g、当归 12g、独活 12g、羌活 12g、白术 15g、防风 12g、淫羊藿 9g、薏仁 20g、土茯苓 30g、萆薢 12g、泽泻 12g。

煎服法：成人常规煎煮服用。

中成药：①补中益气丸

用法用量：成人口服，小蜜丸一次 9g，大蜜丸一次 1 丸，一日 2～3 次。

②参苓白术丸

用法用量：成人口服，一次 6g，一日 3 次。

③益肾蠲痹丸

用法用量：成人口服，一次 8～12g，一日 3 次。

（张崇耀）

四十一、系统性红斑狼疮

（一）概述

系统性红斑狼疮（SLE）是一多因素（遗传、性激素、环境、感染、药物、免疫反应）参与的自身免疫病，突出表现是全身各系统、各器官均可受累，并有多种自身抗体。

中医学无此病名，根据临床表现归属在"红蝴蝶疮、温毒发斑、阴阳毒、痹证、五脏痹"等范畴。中医认为本病总由先天禀赋不足、肝肾亏损、热毒内炽所致。六淫侵袭、劳倦内伤、七情郁结、妊娠分娩、日光暴晒、内服药物都可成为发病的诱因。肝肾亏损则虚火上炎或热毒入里，两热相搏，瘀阻脉络，内伤及脏腑，外阻于肌肤所致。因热毒所侵部位不同而表现出多样性，热毒上犯头面，蕴结肌肤，则面生盘状红斑性狼疮；若热毒内传脏腑，在外瘀阻于肌肉、关节，则发系统性红斑狼疮。病程中因热毒炽盛，燔灼营血，则可引起急性发作而见高热、肌肉酸楚、关节疼痛。邪热渐退，则又表现出低热、乏力、唇干舌红、盗汗等阴虚火旺、肝肾不足的证候；或因肝气郁结，久而化火，而致气血凝滞；或因病久气血两虚而致心阳不足；病之后期每多阴损及阳，累及于脾，以致脾肾阳虚，膀胱气化无权，水湿泛滥，而见便溏溲少，四肢清冷，下肢及全身浮肿等。在整个疾病过程中，病情往往虚实互见，复杂多变，热毒炽盛之证可以相继或反复出现，甚或热毒内陷，热盛动风，产生阴阳离竭危及生命。

（二）诊断与治疗

【诊断要点】 病早期表现多种多样，症状多不明显，常表现为发热、关节疼痛、面部红斑、食欲减退、体重减轻等。初起可单个器官受累，也可多个系统同时被侵犯。下面11项中先后或同时至少有4项阳性者可归类为系统性红斑狼疮。

1. 颊部红斑。

2. 盘状红斑。

3. 光过敏。

4. 口腔溃疡。

5. 关节炎。

6. 浆膜炎、胸膜炎或心包炎。

7. 肾脏病变尿蛋白或有管型：红细胞、颗粒或混合性管型。

8. 神经系统异常：抽搐或精神病（除外药物或其他原因）。

9. 血液学异常：溶血性贫血或白细胞和血小板减少。

10. 免疫学异常狼疮细胞阳性或 DNA 抗体效价增高或抗 Sm 抗体阳性或梅毒血清试验假阳性。

11. 抗核抗体效价增高：在诊断本病时应进行活动性与病情程度的诊断，以指导临床治疗。因本病病情复杂，并发症多，因此需要靠很多指标做综合判断，任何单一指标均不能客观反映病情。许多常见活动性指标有：非感染性发热、新发皮疹、关节炎、脱发、新出现的蛋白尿、神经－精神系统症状；实验室检查中的血沉增快、抗双链 DNA 滴度升高、补体下降等。

【辨证分型】

1. 热毒炽盛证：起病急骤，皮损为水肿性红斑鲜艳，高热持续不退，神昏，烦躁口渴，关节疼痛，大便秘结，尿短赤。舌红绛苔黄，脉洪数或弦数。

2. 气阴两伤证：皮损红斑不鲜艳，伴有不规则发热或持续低热，手足心热，心烦无力，自汗盗汗，面浮红，关节痛，足跟痛，月经量少或闭经。舌红，苔薄，脉细数。

3. 脾肾阳虚证：红斑不明显或无皮损，面色无华，眼睑、下肢浮肿，胸胁胀满，腰膝酸软，面热肢冷，口干不渴，尿少或尿闭。舌质淡胖，苔少，脉沉细。

4. 脾虚肝旺证：皮损红斑皮肤紫黯，胸胁胀满，腹胀纳呆，头昏头痛，耳鸣失眠，伴倦怠乏力。舌黯红，苔白或光面舌，脉沉细。

5. 气滞血瘀：皮损红斑黯滞，皮肤萎缩。肋部胀痛，肝、脾大，瘀斑、瘀点，月经不调或闭经。舌紫黯或有瘀斑，脉细弦。

【治疗原则】 临床多采用中西医结合治疗。中医治疗多从补益肝肾、活血化瘀、祛风除湿解毒、调理气血论治。

【一般治疗】

1. 避免日光照射，夏日外出应注意防护；严冬季节对暴露部位皮肤予以保护，如戴手套、穿厚袜及戴口罩等。

2. 忌酒类和刺激性的食品，水肿时应限制食盐，肾损害时应忌食豆类及含植物蛋白高的食品。

3. 劳逸结合，避免劳累，注意保暖，急性发作期应卧床休息。

4. 避免各种诱发因素的刺激，如青霉素、链霉素、磺胺类及避孕药等应避免使用，皮损处忌涂有刺激性的外用药。

5. 根据辨证施治原则可外用白玉膏或黄柏霜外擦患处，每天 1～2 次。

（三）药物处方

【处方①】 热毒蕴血证。

治法：凉血解毒，祛瘀消斑。

方药：犀角地黄汤（《千金方》）合四妙勇安汤（《验方新篇》）

组成：水牛角 30g、生地黄 20g、赤芍 12g、丹皮 12g、玄参 15g、大青叶 12g、蒲公英 12g、金银花 12g、石膏 15g、升麻 9g、鳖甲 15g、紫草 12g。

加减：若见蓄血，喜忘如狂者，加大黄 6g（后下）、黄芩 9g 以清热逐瘀与凉血散瘀同用；郁怒而夹肝火者，加柴胡 12g、黄芩 9g、栀子 12g 以清肝泻火；用治热迫血溢出之出血证，可酌加白茅根 20g、侧柏炭 9g、小蓟 12g 以增强凉血止血之功。

煎服法：成人常规煎煮服用。

中成药：①活血解毒丸

组成：乳香（醋炙）、没药（醋炙）、雄黄粉、蜈蚣、石菖蒲、黄米（蒸熟）。

用法用量：温黄酒或温开水送服，一次 6g，一日 2 次。

②湿毒清胶囊

组成：地黄 15g、当归 15g、丹参 15g、蝉蜕 10g、苦参 15g、白鲜皮 15g、甘草 6g、黄芩 15g、土茯苓 15g。

用法用量：口服，一次 3~4 粒，一日 3 次。

③新癀片

用法用量：口服，一次 2~4 片，一日 3 次，小儿酌减。外用，用冷开水调化，敷患处。

④四妙丸

用法用量：水泛丸，每次 6~9g，每日 2 次，口服，小儿酌减。规格 1g/15 粒。

【处方②】 气阴两伤证。

治法：益气养阴

方药：①天王补心丹（《摄生秘剂》）

组成：酸枣仁 12g、柏子仁 15g、当归 12g、天冬 12g、麦冬 12g、生地 15g、西洋参 7g（另煎兑服）、丹参 15g、玄参 20g、五味子 8g、远志肉 9g、桔梗 7g、甘草 6g、赤芍 12g、紫草 12g。

加减：失眠重者，可加龙骨 20g（先煎）、磁石 15g（先煎）以重镇安神；心悸怔忡甚者，加龙眼肉 9g、夜交藤 15g 以增强养心安神之功；遗精者，可加金樱子 12g、煅牡蛎 15g 以固肾涩精。

煎服法：成人常规煎煮服用。

②青蒿鳖甲汤（《温病条辨》）

组成：青蒿 12g、炙鳖甲 15g（先煎）、生地黄 15g、知母 9g、地骨皮 12g、丹皮 12g、赤芍 12g、甘草 6g、太子参 30g、麦冬 12g、柏子仁 15g。

加减：若暮热早凉，汗解渴饮，可去生地黄 15g，加天花粉 12g 清热生津止渴；兼见肺阴虚，加沙参 12g、麦冬 12g 滋阴润肺；如夏季热，加白薇 12g、荷梗 9g 祛暑退热。

煎服法：成人常规煎煮服用。

【处方③】 脾肾阳虚证。

治法：温肾壮阳、健脾利水化斑。

方药：真武汤（《伤寒论》）

组成：附子 12g（开水先煎 1 小时）、茯苓 15g、芍药 12g、生姜 7g、白术 15g、黄芪 20g、猪苓 12g、泽泻 15g、炒白术 15g、桂枝 7g、桔梗 6g。

加减：水肿明显，加薏仁 30g、大腹皮 12g、陈皮 9g、生姜皮 9g、茯苓皮 9g、桑白皮 12g。

煎服法：制附片开水先煎 1 小时，再加入余药煎煮沸腾 30 分钟（沸腾后计时）。

【处方④】 脾虚肝旺证。

治法：柔肝健脾消斑。

方药：柴芍六君汤

组成：人参 9g（另煎兑服）、炒白术 12g、茯苓 12g、陈皮 9g、半夏 12g、甘草 6g、柴胡 12g、炒白芍 12g、菟丝子 15g、枸杞 12g。

加减：红斑明显，加赤芍 15g、紫草 12g、土茯苓 20g、刺蒺藜 15g、钩藤 12g。

煎服法：成人常规煎煮服用。

【处方⑤】 气滞血瘀。

治法：疏肝解郁、理气活血。

方药：血府逐瘀汤（《医林改错》）

组成：桃仁 12g、红花 9g、当归 12g、生地黄 15g、牛膝 12g、川芎 9g、桔梗 7g、赤芍 12g、枳壳 7g、甘草 7g、柴胡 9g、紫草 12g、土茯苓 20g。

加减：瘀阻明显，加三棱 12g、莪术 12g。

煎服法：成人常规煎煮服用。

中成药：血府逐瘀胶囊

用法用量：口服，一次 6 粒，一日 2 次，一个月为一疗程。

（张崇耀 彭静）

四十二、哮喘

（一）概述

哮喘是一种发作性的痰鸣气喘疾患。临床表现为发病时喉中有哮鸣声，呼吸气促困难，甚则喘息不能平卧为特征。鉴于"哮必兼喘"，故一般统称"哮喘"，而简名"哮证""哮病"。

汉·张仲景《金匮要略·肺痿肺痈咳嗽上气病脉证并治》篇曰："咳而上气，喉中水鸡声，射干麻黄汤主之"，《痰饮咳嗽病脉证并治》篇中指出："膈上病痰，满喘咳吐，发则寒热，背痛腰疼，目泣自出，其人振振身瞤剧，必有伏饮"。元·朱丹溪首创哮喘病名，在《丹溪心法》一书中作为专篇论述，并认为"哮喘必用薄滋味，专主于痰"，提出"未发以扶正气为主，既发以攻邪气为急"的治疗原则。明·虞抟《医学正传》则进一步对哮与喘做了明确的区分，指出"哮以声响言，喘以气息言"。清·李用粹《证治汇补·卷五》之概括最为精辟"哮即痰喘之久而常发者、因内有壅塞之气、外有非时之感、膈有胶固之痰、三者相合闭拒气道、搏击有声、发为哮病"。哮喘的诱因主要是外邪、饮食、情志、劳倦和气候变化等。哮证发作的关键是内伏之痰为某种或几种诱因所触发，以致痰随气升，气因痰阻，互相搏击、阻塞气道；肺管因而狭窄，肺气升降不利，以致呼吸困难、气息喘促。

本节所论哮病为一种发作性疾病，包括西医学的支气管哮喘、喘息性支气管炎、嗜酸粒细胞增多症（或其他急性肺部过敏性疾患）引起的哮喘。若因肺系或其他多种疾病引起的痰鸣气喘症状则属于喘证、肺胀等病证范围，可与本节辨证论治内容联系互参治疗。

（二）诊断与治疗

【诊断要点】

呈反复发作性、多突然发作。喉中有明显哮鸣声，呼吸困难，不能平卧，甚至面色苍白，唇甲青紫，约数分钟、数小时后缓解。发作前常有上呼吸道鼻痒、喷嚏、咳嗽等先兆；多与先天禀赋有关，家族中可有哮病史；常由气候突变、饮食不当、情志失调、劳累等诱发；平时可一如常人，病程日久，反复发作，常有轻度哮鸣，甚至在大发作时持续难平，出现喘脱。

【发作期辨证分型】

1. 寒包热哮证：喉中哮鸣有声，胸膈烦闷，呼吸急促，喘咳气逆，咳痰不爽，痰黏色黄或黄白相兼，烦躁，发热，恶寒，无汗，身痛，口干欲饮，大便干；舌苔白腻稍黄，舌尖边红，脉弦紧。

2. 风痰哮证：喉中痰涎壅盛，声如拽锯或鸣声如吹哨笛，喘急胸满，但坐不得卧；咳痰黏腻难出或为白色泡沫痰液，无明显寒热倾向，面色青黯，起病多急，发病前自觉鼻、咽、眼、耳发痒，喷嚏，鼻塞，流涕，胸部憋塞，随之迅即发作；舌苔厚浊，脉滑实。

3. 冷哮证：喉中哮鸣如水鸡声，呼吸急促，喘憋气逆，胸膈满闷如塞，咳不甚；痰少咯吐不爽，色白，多泡沫，口不渴或渴喜热饮，形寒怕冷，天冷或受寒易发，面色青晦；舌苔白滑，脉弦紧或浮紧。

4. 热哮证：喉中痰鸣如吼，喘而气粗息涌，胸高胁胀，咳呛阵作；咳痰色黄或白，黏浊稠厚，排吐不利，口苦，口渴喜饮，汗出，面赤；或有身热；舌苔黄腻，质红，脉滑数或弦滑。

5. 虚哮证：喉中哮鸣如鼾，声低，气短息促，动则喘甚，发作频繁，甚则持续喘哮；口唇、爪甲青紫，咳痰无力，痰涎清稀或质黏起沫；面色苍白或颧红唇紫，口不渴或咽干口渴，形寒肢冷或烦热；舌质淡、偏红或紫黯，脉沉细或细数。

6. 喘脱危证：哮病反复久发，喘息鼻扇，张口抬肩，气短息促，烦躁，昏蒙，面青，四肢厥冷，汗出如油；舌质青黯，苔腻或滑，脉细数不清或浮大无根。

【缓解期辨证分型】

1. 肺脾气虚证：气短声低，喉中时有轻度哮鸣，痰多质稀，色白，自汗，怕风，易感冒，倦怠乏力，食少便溏；舌质淡，苔白，脉细弱。

2. 肺肾两虚证：短气息促，动则为甚，吸气不利，咳痰质黏起沫，脑转耳鸣，腰酸腿软，不耐劳累；或五心烦热，颧红，口干，舌质红少苔，脉细数；或畏寒肢冷，面色苍白，舌苔淡白，质胖，脉沉细。

【治疗原则】 临证治疗原则遵循《丹溪心法》"未发以扶正气为主，既发以攻邪气为急"，《景岳全书·喘促门》"扶正气者，须辨阴阳，阴虚者补其阴，阳虚者补其阳。攻邪气者，须分微甚，或散其风，或温其寒，或清其痰火。然发久者，气无不虚，故于消散中酌加温补，或于温补中宜量加消散，此等证候，当倦倦以元气为念，必致元气渐充，庶可望其渐愈。若攻之太过，未有不致日甚而危者"。发时攻邪治标，祛痰利气，寒痰宜温化宣肺，热痰当清化肃肺，寒热错杂者，当温清并施，表证明显者兼以解表，属风痰为患者又当祛风涤痰。反复日久，正虚邪实者，又当兼顾，不可单纯拘泥于祛邪。若发生喘脱危候，当急予扶正救脱。平时应扶正治本，阳气虚者应予温补，阴虚者则予滋养，分别采取补肺、健脾、益肾等法，以冀减轻、减少或控制其发作。

【一般治疗】

1. 注意保暖，防止感冒，避免因寒冷空气的刺激而诱发。劳逸适当，防止过度疲劳。根据身体情况，做适当的体育锻炼，以逐步增强体质，提高抗病能力。发作期充分休息，缓解期可练习气功、太极拳等增强体质。

2. 饮食宜清淡，忌肥甘油腻，辛辣甘甜，防止生痰生火，避免海膻发物；避免烟尘异味；保持心情舒畅，避免不良情绪的影响。

3. 针灸治疗

（1）哮喘实证　取手太阴经穴及相应背俞穴为主。

主穴：列缺、尺泽、膻中、肺俞、定喘；风寒外袭者，加风门；风热者加大椎、曲池；痰阻肺热者加丰隆；喘甚者加天突。

操作方法：针用泻法，风寒者可合用灸法，定喘穴刺络拔罐。

（2）虚证　以相应背俞穴及手太阴、足少阴经穴为主。

主穴：肺俞、膏肓、肾俞、定喘、太渊、太溪、足三里；肺气不足者加气海；肾气不足者加阴谷、关元。

操作方法：定喘用刺络拔罐，余穴用毫针补法。可酌用灸法或拔火罐。

（3）耳针法　选平喘、下屏尖、肺、神门、皮质下。每次取2～3穴，捻转法，用中、强刺激，适用于哮喘发作期。

4. 穴位贴敷法：中药贴敷在穴位，肺俞、膏肓、膻中、定喘上用中药（白芥子、甘遂等粉末）外敷，胶布固定。贴30～60分钟后取掉。

5. 穴位割治法　选取膻中穴，常规消毒后局部浸润麻醉，切开穴位1cm，割去皮下脂肪，缝合后，外用消毒敷料固定即可。每10～15天做1次，一般做1～2次。

（三）药物处方

【处方①】 寒包热哮证。

治法：解表散寒，清化痰热。

方药：①小青龙加石膏汤（《金匮要略》）加减

组成：麻黄9g、石膏20g、桂枝12g、半夏15g、干姜6g、细辛6g、五味子12g、白芍15g、炙甘草9g。

加减：痰鸣气逆，加射干12g、葶苈子15g、大枣6g、苏子12g；痰吐稠黄胶黏，加黄芩12g、前胡15g、瓜蒌壳12g。

煎服法：成人常规煎煮服用。

②厚朴麻黄汤（《金匮要略》）加减

组成：厚朴12g、麻黄7g、石膏15g、杏仁12g、半夏15g、干姜3g、细辛3g、小麦12g、五味子12g。

加减：痰黄稠，口干，加瓜蒌壳12g、炒黄芩9g、浙贝母 12g；头身困重，加羌活 9g、独活 9g。

煎服法：成人常规煎煮服用。

【处方②】 风痰哮证。

治法：祛风涤痰，降气平喘。

方药：三子养亲汤（《韩氏医通》）加减

组成：白芥子 15g、苏子 15g、莱菔子 15g、麻黄 7g、杏仁 12g、僵蚕 9g、厚朴 12g、半夏 15g、陈皮 12g、茯苓 12g。

加减：痰壅喘急，不能平卧，加葶苈子 12g、猪牙皂 3g、炙南星 9g；若恶寒发热，加苏叶 12g、防风 12g、蝉衣 7g、地龙 12g。

煎服法：成人常规煎煮服用。

【处方③】 冷哮证。

治法：宣肺散寒，化痰平喘。

方药：①射干麻黄汤（《金匮要略》）加减

组成：麻黄 9g、射干 12g、干姜 5g、细辛 3g、半夏 15g、紫菀 15g、款冬花 12g、五味子 9g、大枣 6g、甘草 6g。

加减：表寒明显，寒热身疼，加桂枝 12g、生姜 6g；痰涌气逆，不得平卧，加葶苈子 12g、苏子 12g、杏仁 12g、白前 12g、陈皮 12g。

煎服法：成人常规煎煮服用。

②小青龙汤（《伤寒论》）

组成：麻黄 9g、桂枝 12g、芍药 12g、甘草 9g、干姜 6g、细辛 3g、半夏 15g、五味子 12g。

加减：痰涌气逆，不得平卧，加葶苈子 12g、苏子 12g、大枣 6g、炙南星 9g。

煎服法：成人常规煎煮服用。

【处方④】 热哮证。

治法：清热宣肺，化痰定喘。

方药：①定喘汤（《摄生众妙方》）加减

组成：白果 7g、麻黄 7g、桑白皮 20g、款冬花 15g、半夏 15g、杏仁 12g、苏子 12g、黄芩 12g、甘草 7g。

加减：痰黄稠，口干，便秘，加全瓜蒌 12g、浙贝母 12g、竹茹 9g、枳实 6g。

②越婢加半夏汤（《金匮要略》）加减

组成：麻黄 7g、石膏 15g、生姜 12g、大枣 9g、甘草 9g、半夏 12g。

加减：若表寒外束，肺热内郁，恶寒身痛，痰黄稠，加石膏 15g 配麻黄 9g 解表清里；痰鸣息涌，不得平卧，加葶苈子 12g、广地龙 9g；痰吐稠黄，加海蛤壳 15g、瓜蒌壳 12g、知母 12g、鱼腥草 15g；兼有大便秘结者，加全瓜蒌 12g、枳实 7g 通腑以利肺；痰少质黏，口咽干燥，舌红少苔，脉细数，加沙参 15g、知母 12g、天花粉 15g。

煎服法：成人常规煎煮服用。

中成药：清肺化痰丸

组成：胆南星（砂炒）、苦杏仁、法半夏（砂炒）、枳壳（炒）、黄芩（酒炙）、川贝母、麻黄（炙）、桔梗、白

苏子、瓜蒌子、陈皮、莱菔子（炒）、款冬花（炙）、茯苓、甘草。

用法用量：成人口服，一次 6g，一日 2 次。

【处方⑤】 虚哮证。

治法：补肺纳肾，降气化痰。

方药：平喘固本汤（经验方）

组成：党参 15g、五味子 12g、冬虫夏草 3g（研末吞服）、胡桃肉 12g、沉香 5g（后下）、灵磁石 15g（先煎）、苏子 12g、款冬花 12g、法半夏 12g、橘红 9g。

加减：肾阳虚，四肢畏寒，小便清长，大便溏薄，清虚，加炙附片 9g（开水先煎 1 小时）、鹿角片 9g、补骨脂 12g、钟乳石 12g；肺肾阴虚消瘦，口咽干燥，舌红少苔，加沙参 15g、麦冬 12g、生地 15g、当归 12g；痰气瘀阻，口唇青紫，加桃仁 12g、苏木 9g；气逆于上，动则气喘，加紫石英 15g（先煎）、磁石 15g（先煎），镇纳肾气。

煎服法：制附片（开水先煎 1 小时），余药再混合煎煮沸腾 30 分钟（沸腾后计时）。

中成药：金匮肾气丸

组成：地黄、山药、酒萸肉、茯苓、牡丹皮、泽泻、桂枝、附子（炙）、牛膝（去头）、盐车前子。辅料为蜂蜜。

用法用量：成人口服，大蜜丸，一次 1 丸，一日 2 次。

【处方⑥】 喘脱危证。

治法：补肺纳肾，扶正固脱。

方药：回阳急救汤合生脉饮

组成：人参 12g、附子 12g（开水先煎 1 小时）、甘草 9g、山萸肉 15g、五味子 15g、麦冬 12g、龙骨 20g、牡蛎 20g、冬虫夏草 3g（研末吞服）、蛤蚧 5g（研末吞服）。

加减：如喘急面青烦躁不安，汗出肢冷，舌淡紫，脉细，另吞黑锡丹镇纳虚阳，温肾平喘固脱，每次服用 3～4.5g，温水送下；阳虚甚气息微弱，汗出肢冷，舌淡，脉沉细，加肉桂 6g、干姜 3g，回阳固脱；气息急促，心烦内热，汗出粘手，口干舌红，脉沉细数，加生地 15g、玉竹 12g，养阴救脱，人参改用西洋参 9g。

煎服法：制附片（开水先煎 1 小时），余药混合后再煎煮沸腾 30 分钟（沸腾后计时）。

中成药：参附注射液

组成：红参、附片。

用法用量：静脉滴注，一次 20～100ml（用 5%～10% 葡萄糖注射液 250～500ml 稀释后使用）。静脉推注，一次 5～20ml（用 5%～10% 葡萄糖注射液 20ml 稀释后使用）。

○缓解期

【处方①】 肺脾气虚证。

治法：健脾益气，补土生金。

方药：六君子汤（《校注妇人良方》）加减

组成：人参 12g、炙甘草 9g、茯苓 15g、白术 15g、陈皮 12g、制半夏 15g、生姜 9g、大枣 6g、五味子 9g、冬虫夏草 3g（研末吞服）、蛤蚧 5g（研末吞服）。

加减：表虚自汗，加炙黄芪15g、浮小麦12g、大枣6g；怕冷、畏风、易感冒，可加桂枝12g、白芍12g、附子12g（开水先煎1小时）；痰多者，加前胡15g、杏仁12g。

煎服法：制附片（开水先煎1小时），余药混合后再煎煮沸腾30分钟（沸腾后计时），服药避风寒忌生冷水果。

中成药：①玉屏风散

组成：黄芪、白术（炒）、防风，辅料为糊精。

用法用量：成人开水冲服，一次5g，一日3次。

②金匮肾气丸

用法用量：成人口服，大蜜丸，一次1丸，一日2次。

【处方②】　肺肾两虚证。

治法：补肺益肾。

方药：生脉地黄汤（《医宗金鉴》）合金水六君煎（《景岳全书》）加减

组成：熟地15g、山萸肉12g、胡桃肉12g、人参9g（另煎兑服）、麦冬12g、五味子12g、茯苓12g、甘草9g、半夏12g、陈皮12g。

加减：炙黄芪15g、沙参15g、百合12g；肾阳虚为主者，加补骨脂12g、淫羊藿12g、鹿角片9g、炙附片9g（开水先煎1小时）、肉桂5g；肾阴虚为主者，加生地15g、冬虫夏草3g（研末吞服）。

煎服法：制附片（开水先煎1小时），余药混合后再煎煮沸腾30分钟（沸腾后计时），服药后避风寒忌生冷水果。

中成药：可常服紫河车粉，每次3g，每日1～2次，补益肾精。

（张崇耀）

四十三、闭经

（一）概述

女子年满15周岁月经尚未来潮，或已有规律月经后又停止6个月以上，或根据自身月经周期规律停经3个周期以上者，称为闭经。前者为原发性闭经，约占5%；后者为继发性闭经，约占95%。古称"女子不月""月事不来""经水不通"等。青春期前、妊娠、哺乳及绝经后期的月经不潮以及月经初潮后1年内月经数月停闭不行，无其他不适者均属生理性停经，不作闭经论。如因无孔处女膜或阴道横隔以致经血潴留不能外排者，称为"隐经"亦非闭经，需手术治疗；如先天性生殖器官发育异常或后天器质性损伤而无月经者，非药物治疗所能奏效，不在本节论述范围。

（二）诊断与治疗

【诊断要点】　闭经的诊断必须全面收集和分析病情资料，育龄已婚或未婚但有性生活妇女需首先除外妊娠，再寻找原因，辨清原发性或继发性闭经。通过病史、全身检查及妇科检查，结合B型超声检查，再对病因及病位做出初步判断，针对性地选择实验室检查，以进一步明确为何种疾病引起及相关病理环节和病变部位。

1. 病史

（1）原发性闭经应了解其成长发育史及第二性征发育情况及有无先天缺陷等状况；既往有无急、慢性疾病，遗传病史，其他内分泌病史；有无周期性下腹疼痛，其母及同胞姐妹的月经史情况等。

（2）继发性闭经应了解其既往月经史，如初潮、周期、经期，月经量、色、质，有无精神创伤，体重增减，营养状况，剧烈运动，环境改变，服用药物（避孕药、镇静药、激素、减肥药），职业或学习情况，放疗或化疗等诱因，有无近期分娩史，卵巢手术、产后出血、宫腔手术史等。

2. 症状与体征

（1）月经无初潮或停经　女子年满15周岁或第二性征出现2年以上仍未初潮，或年满13周岁仍无第二性征发育，或已有规律月经周期后又停经6个月及以上，或根据自身以往月经规律停经3个周期以上。

（2）相关症状　注意有无周期性下腹胀痛、头痛及视觉障碍，有无嗅觉缺失或减退，有无溢乳、厌食、恶心等，有无体重变化（骤增或骤减）、痤疮、多毛、潮热、烦躁、抑郁或阴道干涩、性欲减退等，对于寻找闭经原因有所帮助。

（3）全身检查　了解患者体质、发育、营养状况、毛发分布、第二性征发育情况。

（4）妇科检查　了解外阴、阴道、子宫、卵巢的发育情况，有无缺如、畸形和肿块。对原发性闭经患者要注意有无处女膜闭锁，有无两性畸形等。

3. 实验室及其他检查：包括子宫内膜孕激素撤退试验，雌-孕激素序贯试验，性激素测定，B超监测，垂体兴奋试验，染色体检查，甲状腺、肾上腺功能检查，疑垂体肿瘤时可行蝶鞍CT或MRI检查，宫、腹腔镜检查，对嗅觉功能不全者需做嗅觉检测等。

【辩证分型】

1. 肝肾亏虚证：年逾15周岁尚未行经，或由月经后期、量少逐渐至经闭；素体虚弱，腰酸腿软，头晕耳鸣；舌淡红，苔少，脉沉弱或细涩。

2. 气血虚弱证：月经逐渐后延，量少，经色淡而质薄，继而停闭不行；头晕眼花或心悸气短，神疲肢倦，食欲不振，毛发不泽或易脱落，身体羸瘦，面色萎黄；舌淡，苔少或薄白，脉沉缓或虚数。

3. 阴虚血燥证：月经量少而渐至停闭；五心烦热，两颧潮红，交睫盗汗，或骨蒸痨热，或咳嗽唾血；舌红，苔少，脉细数。

4. 气滞血瘀证：月经数月不行；精神抑郁，烦躁易怒，胸肋胀满，少腹胀痛或拒按；舌边紫黯，或有瘀点，脉沉弦或沉涩。

5. 寒凝血瘀证：月经停闭数月，小腹冷痛拒按，得热则痛缓；形寒肢冷，面色青白；舌紫黯，苔白，脉沉紧。

6. 痰湿阻滞证：月经停闭；形体肥胖，胸肋满闷，呕恶痰多，神疲倦怠，或面浮足肿，或带下量多色白；苔腻，脉滑。

【治疗原则】虚者补而充之，或补益肝肾，或调补气血，或填精益阴；实者泄而通之，或活血化瘀，或理气行滞，或化痰除湿，或温通经络；虚实夹杂者当补中有通，攻中有养；切不可不分虚实，滥用猛攻伐利之方药，以通经见血为逞能。亦不可一味峻补，反燥涩精血以免留邪而郁堵胞宫。至于因他病而致经闭者，如虚劳、血痨、虫积等，又当先之他病，病愈则经可行。闭经的辨证治疗，首先需分清虚实。一般而言，禀赋不足，初潮较晚或月经后期量少而逐渐停经者，多属虚症；以往月经正常而突然停闭，或伴有痰饮、瘀血等征象者，多属实证。本病以虚症，或虚实夹杂、本虚标实，临证时需辨别清楚。

【一般治疗】

1. 黄体酮撤药试验：闭经后 B 超探测子宫内膜厚度正常，可用黄体酮胶丸，每次 0.1g，每日 2 次，口服 5～7 天，停药后有撤药性出血。

2. 人工周期（雌-孕激素序贯试验）：用戊酸雌二醇 1mg，每天 1 次，口服 21 天，最后 10 天加服黄体酮胶丸（剂量与用法同上）。适用于卵巢早衰，可连续使用 3 个月，结合中药周期调治。

3. 耳穴疗法：内生殖、内分泌、三焦、肾、神门。

（三）药物处方

【处方①】肝肾不足。

治法：补肾益精，养血调经。

方药：归肾丸《景岳全书》加减

组成：熟地 20g、山药 15g、山茱萸 15g、茯苓 20g、当归 15g、菟丝子 20g、枸杞 15g、杜仲 15g、鸡血藤 25g、制首乌 20g、茺蔚子 15g、乌药 10g、紫河车 20g。

加减：若形寒畏冷，加淫羊藿 15g、巴戟天 15g、仙茅 15g、补骨脂 15g、益智仁 15g，温肾助阳；如手足心热、咽干口燥、以肾阴不足为主证者，加生地 15g、玄参 20g、女贞子 15g 等，滋肾养阴；阴虚火旺者，去杜仲、菟丝子，加丹皮 15g、知母 10g；腰酸腿软，加怀牛膝 15g，补肾强腰；头晕耳鸣，加五味子 10g、沙苑子 15g，涩精补髓。

煎服法：药物放置砂锅中，纳水 1000ml 浸泡 30 分钟或更长时间，大火煮沸后文火煮约 40 分钟，取汁 400ml，分成两碗，早晚饭后 1 小时各温服一碗。

中成药：①坤灵丸

组成：香附（制）、益母草、红花、鸡冠花、地黄、麦冬、白芍（酒制）、黄芪、肉苁蓉（制）、茯苓、厚朴、白术（炒）、赤石脂、甘草、白薇、五味子、木通；或香附（制）、阿胶、红参、当归、鹿角胶、龟甲胶、牡丹皮、川芎、延胡索、砂仁、没药（炒）、小茴香（盐制）、荆芥、藁本、川贝母。

用法用量：口服，一次 15 丸，一日 2 次。

②女宝胶囊

组成：人参、川芎、鹿胎粉、银柴胡、牡丹皮、沉香、吴茱萸、肉桂、延胡索、木香、香附、当归、海螵蛸、青皮、

荆芥穗（炭）、炮姜、丹参、阿胶、泽泻、附子、甘草（炭）、桃仁、杜仲（炭）、牛膝、红花、豆蔻、鹿茸、茯苓、乳鹿粉、砂仁、白术。

用法用量：口服，一次 4 粒，一日 3 次。

③妇科金丸

组成：元胡、人参、阿胶、当归、黄芪、益母草、红花等 40 种中草药。

用法用量：口服，每次 1 丸，每日 2 次。

【处方②】气血虚弱证。

治法：补气健脾，养血调经。

方药：人参养荣汤（《太平惠民和剂局方》）

组成：人参（先煎）10g、黄芪 25g、白术 15g、茯苓 20g、远志 10g、陈皮 6g、五味子 10g、当归 15g、白芍 15g、熟地 20g、桂心（后下）3g、炙甘草 6g。

加减：若因产后大出血所致闭经，兼见毛发脱落、精神淡漠、阴道干涩、性欲减退、生殖脏器萎缩等，此乃经血亏败、肾气疲惫、冲任虚衰之证。可于上方加鹿茸 3g（先煎）、紫河车 20g（先煎）等血肉有情之品或制成药丸缓图之，若因虫积血虚而致闭经者，当先治虫积，继以扶脾胃、补气血而治闭经。

煎服法：药物放置砂锅中，纳水 1000ml 浸泡 30 分钟或更长时间，大火煮沸后文火煮约 40 分钟，取汁 400ml，分成两碗，早晚饭后 1 小时各温服一碗。

中成药：①乌鸡白凤丸

组成：乌鸡（去毛爪肠）、鹿角胶、鳖甲（制）、牡蛎（煅）、桑螵蛸、人参、黄芪、当归、白芍、香附（醋制）、天冬、甘草、地黄、熟地黄、川芎、银柴胡、丹参、山药、芡实（炒）、鹿角霜。

用法用量：口服，一次 1 丸，一日 2 次。

②八珍益母胶囊（丸）

组成：益母草、党参、炒白术、茯苓、甘草、当归、酒白芍、川芎、熟地黄。

用法用量：口服，一次 3 粒，一日 3 次。

③八宝坤顺丸

组成：熟地黄、地黄、白芍、当归、川芎、人参、白术、茯苓、甘草、益母草、黄芩、牛膝、橘红、沉香、木香、砂仁、琥珀。

用法用量：口服，一次 1 丸，一日 2 次。

【处方③】阴虚血燥证。

治法：养阴清热，润燥调经。

方药：加减一阴煎（《景岳全书》）加减

组成：生地 15g、熟地 20g、白芍 15g、地骨皮 15g、知母 10g、麦冬 20g、炙甘草 6g、黄精 15g、制首乌 20g、丹参 15g、炒香附 10g。

加减：若虚烦潮热甚者，加青蒿 10g、鳖甲（先煎）20g、秦艽 10g，清虚热；咳嗽唾血者，加五味子 10g、百合 20g、川贝母 5g、阿胶（烊化）10g，养阴润肺；虚烦少寐，心悸

者，加柏子仁 15g、酸枣仁 15g、首乌藤 20g，宁心安神；如有结核病，应积极抗痨治疗。

煎服法：药物放置砂锅中，纳水 1000ml 浸泡 30 分钟或更长时间，大火煮沸后文火煮约 40 分钟，取汁 400ml，分成两碗，早晚饭后 1 小时各温服一碗。

中成药：当归浸膏片

组成：当归。

用法用量：常用量，口服，一次 4～6 片，一日 3 次。

【处方④】　气滞血瘀证。

治法：理气活血，祛瘀通经。

方药：血府逐瘀汤（《医林改错》）

组成：桃仁 15g、红花 10g、当归 15g、生地黄 15g、川芎 10g、赤芍 15g、牛膝 15g、桔梗 10g、柴胡 10g、枳壳 15g、甘草 6g。

加减：若胸肋及少腹胀甚者，加炒川楝 10g、青皮 10g、莪术 10g、木香 10g，行气止痛；少腹疼痛拒按者，加延胡索 15g、三棱 10g、姜黄 10g、益母草 20g，活血通经；小腹疼痛灼热、带下色黄、脉数、苔黄者，加黄柏 10g、大血藤 20g、牡丹皮 10g，清热化瘀。

煎服法：药物放置砂锅中，纳水 1000ml 浸泡 30 分钟或更长时间，大火煮沸后文火煮约 40 分钟，取汁 400ml，分成两碗，早晚饭后 1 小时各温服一碗。

中成药：①血府逐瘀胶囊

用法用量：口服，一次 6 粒，一日 2 次，一个月为一疗程。

②调经化瘀丸

组成：香附（醋制）、艾叶（炭）、当归、地黄、川芎、赤芍、桃仁、红花、三棱（醋制）、莪术（醋制）、干漆（炭）。

用法用量：口服，一次 10 粒，一日 2 次。

③疏肝保坤丸

组成：香附（醋炙）90g、沉香 12g、木香 12g、砂仁 12g、厚朴（姜炙）、18g、枳实 12g、山楂（炒）18g、莱菔子（炒）18g、陈皮 18g、半夏（制）18g、草果（仁）18g、槟榔 18g、桃仁（去皮）12g、红花 6g、当归 24g、川芎 18g、益母草 15g。

用法用量：口服，一次 1 丸。

【处方⑤】　寒凝血瘀证。

治法：温经散寒，活血通经。

方药：温经汤

组成：吴茱萸 10g、桂枝 10g、当归 15g、芍药 15g、川芎 10g、人参（先煎）10g、生姜 5 片、麦门冬 20g、半夏 12g、丹皮 15g、阿胶（烊化）10g、甘草 6g。

加减：若小腹冷痛重者，酌加艾叶 10g、小茴香 10g、香附 10g，温经暖宫止痛；四肢不温，畏寒者，酌加制附子 10g、肉桂（后下）3g，温经助阳通经。

煎服法：药物放置砂锅中，清水 1000ml 浸泡 30 分钟或更长时间，大火煮沸后文火煮约 40 分钟，分

成两碗，早晚饭后 1 小时各温服一碗。

中成药：①艾附暖宫丸

组成：艾叶（炭）、香附（醋炙）、吴茱萸（制）、肉桂、当归、川芎、白芍（酒炒）、地黄、黄芪（蜜炙）、续断，辅料为赋形剂蜂蜜。

用法用量：口服，一次 6g，一日 2～3 次。

②少腹逐瘀丸

组成：当归、蒲黄、五灵脂（醋炒）、赤芍、小茴香（盐炒）、延胡索（醋制）、没药（炒）、川芎、肉桂、炮姜。

用法用量：温黄酒或温开水送服。一次 1 丸，一日 2～3 次。

【处方⑥】　痰湿阻滞证。

治法：化痰除湿，活血调经。

方药：丹溪治痰湿方（《丹溪心法》）加减

组成：丹溪治痰湿方：苍术 10g、香附 10g、茯苓 20g、法半夏 12g、白术 15g、当归 15g、川芎 10g、陈皮 6g、泽兰 10g、巴戟天 10g。

②苍附导痰丸（《叶天士女科诊治秘方》）

组成：茯苓 25g、半夏 12g、陈皮 6g、甘草 6g、苍术 10g、香附 10g、胆南星 10g、枳壳 15g、生姜 5 片、神曲 15g。

加减：若带下良多，加薏仁 20g、车前子 15g，除湿止带；痰多黏腻者，加瓜蒌壳 10g、胆南星 10g、竹茹 15g，清热化痰；腰膝酸痛者，加杜仲 15g、续断 10g、菟丝子 20g，补肾强腰。

煎服法：药物放置砂锅中，纳水 1000ml 浸泡 30 分钟或更长时间，大火煮沸后文火煮约 40 分钟，取汁 400ml，分成两碗，早晚饭后 1 小时各温服一碗。

中成药：二陈丸

组成：陈皮、半夏（制）、茯苓、甘草，辅料为生姜。

用法用量：口服，一次 9～15g，一日 2 次。

（陈粮）

四十四、更年期综合征

（一）概述

更年期综合征，中医称绝经前后诸证，是指妇女在绝经期前后，围绕月经紊乱或绝经出现明显不适证候如烘热汗出、烦躁易怒、潮热面红、眩晕耳鸣、心悸失眠、腰酸背痛、面浮肢肿、情志不宁等。

妇女在绝经前后，肾气渐衰，冲任二脉虚衰，天癸将竭，月经将断而至绝经，生殖能力下降而至消失，此本是妇女正常的生理变化，但有些妇女由于素体差异及生活环境的影响，不能适应这个阶段的生理过渡，使阴阳二气不平衡，脏腑气血不相协调，从而出现一系列的证候。

（二）诊断与治疗

【诊断要点】

1. 症状：45～55 岁的妇女，出现月经紊乱或停闭；或 40 岁前卵巢功能早衰；或有手术切除双侧卵巢及其他原因损

伤双侧卵巢功能病史。

2. 体征：月经紊乱或者停闭，随之出现烘热汗出、潮热面红、烦躁易怒、头晕耳鸣、心悸失眠、腰背酸楚、面浮肢肿、皮肤蚁行样感、情志不宁等症状。

3. 辅助检查：激素检查提示 LH、FSH 增高，绝经后 E_2 水平周期性变化消失。

【辨证分型】

1. 肾阴虚证：绝经前后，月经紊乱，月经提前量少或者量多，或崩或漏，经色鲜红；头晕目眩，耳鸣，头部面颊阵发性烘热汗出，五心烦热，腰膝酸痛，足跟疼痛，或者皮肤干燥、瘙痒、口干便结，尿少色黄；舌红少苔，脉细数。

2. 肾阳虚证：经断前后，经行量多，经色黯淡，或崩中漏下；精神萎靡，面色晦黯，腰背冷痛，小便清长，夜尿频数，或面浮肢肿；舌淡，或胖嫩边有齿印，苔薄白，脉沉细弱。

3. 肾阴阳俱虚证：经断前后，月经紊乱，量少或多，乍寒乍热，烘热汗出，头晕耳鸣，健忘，腰背冷痛；舌淡苔薄，脉沉弱。

【治疗原则】 绝经前后诸证以肾虚为本，治疗上应注重滋肾益阴，佐以扶阳，调养冲任，充养天癸，平调肾中阴阳。清热不宜过于温燥，更不可妄用攻伐，以免犯虚虚之戒；并注意有无心肝火、脾虚、痰湿、瘀血之兼夹证而综合施治。

【一般治疗】 维持适度的性生活、调畅情志，防止心理早衰；适当散步，参加各项体育锻炼，增强体质，调剂阴阳气血；注意劳逸结合，生活规律、睡眠充足，避免过度劳累和紧张；饮食适当高脂、高糖类食物的摄入，注意补充新鲜水果、蔬菜以及钙、钾等矿物质；进入绝经前后期，注重参加社会保健，每年接受一次妇科病普查，并全面体检一次，完善各项目的检验。

（三）药物处方

【处方①】 肾阴虚证。

治法：滋养肾阴。

方药：左归丸（《景岳全书》）合二至丸（《医方集解》）加减。

组成：熟地、山药、山茱萸、枸杞、菟丝子各 15g，牛膝、鹿角胶、龟甲胶各 10g，女贞子、旱莲草各 15g、制首乌 25g。

加减：若出现双目干涩等肝肾阴虚证时，宜滋肾养肝、平肝潜阳，加枸杞、菊花、沙苑；若头痛、眩晕较甚者，加天麻、钩藤、珍珠母以增平肝息风镇潜之效；若心肾不交，并见心烦不宁，失眠多梦，甚至情志异常，舌红少苔或薄苔，脉细数。宜滋肾宁心安神，方用百合地黄汤，合甘脉大枣汤，合黄连阿胶汤加减。

煎服方法：药物放置砂锅中，用凉开水浸泡 30 分钟或者更长时间，水液高出药面约 1 节指并以药材浸透为度，武火煎煮沸腾 10～15 分钟，每日一剂，分 2～3 次温服。服用 7 剂后根据病情变化调整处方。

中成药：六味地黄丸

用法用量：口服，一次 6g，一日 3 次。

【处方②】 肾阳虚证。

治法：温肾扶阳。

方药：右归丸（《景岳全书》）

组成：熟地、山药、山茱萸、枸杞、菟丝子各 15g，鹿角胶、杜仲、当归、制附子各 10g，肉桂 3g。

加减：若月经量多，或崩中漏下者，加赤石脂、补骨脂，以增温肾固冲止崩之功效；若腰背冷痛明显者，加川椒、鹿角片，以显补肾扶阳，温补督脉之效；若胸闷痰多，加瓜蒌、丹参、法半夏以化痰祛瘀；肌肤面目浮肿，酌加茯苓、泽泻、冬瓜皮。

煎服方法：药物放置砂锅中，用凉开水浸泡 30 分钟或者更长时间，水液高出药面约 1 节指并以药材浸透为度，武火煎煮沸腾 10～15 分钟，每日一剂，分 2～3 次温服。服用 7 剂后根据病情变化调整处方。

中成药：金匮肾气丸

用法用量：口服，一次 20～25 粒（4～5g），一日 2 次。

【处方③】 肾阴阳俱虚证。

治法：阴阳双补。

方药：二仙汤（《中医方剂临床手册》）合二至丸（《医方集解》）

组成：仙茅、淫羊藿、巴戟天、当归、知母各 10g，黄柏 6g，女贞子 15g，墨旱莲 15g。

加减：腰痛明显、口干乏力加菟丝子、何首乌，出汗多加龙骨、牡蛎。

煎服法：药物放置砂锅中，用凉开水浸泡 30 分钟或者更长时间，水液高出药面约 1 节指并以药材浸透为度，武火煎煮沸腾 10～15 分钟，每日一剂，分 2～3 次温服。服用 7 剂后根据病情变化调整处方。

中成药：①六味地黄丸

用法用量：每次 6g，每天 3 次，一个月为一个疗程。

②培坤丸

组成：炙黄芪、陈皮、炙甘草、炒白术、北沙参、茯苓、酒当归、麦冬、川芎、炒酸枣仁、酒白芍、砂仁、杜仲炭、核桃仁、盐胡芦巴、醋艾炭、龙眼肉、山茱萸（制）、制远志、熟地黄、五味子（蒸）。

用法用量：用黄酒或温开水送服，小蜜丸一次 9g；大蜜丸一次 1 丸；一日 2 次。

（谢蓬蓬）

四十五、慢性盆腔炎

（一）概述

盆腔炎是指女性盆腔生殖器官、子宫周围的结缔组织及盆腔腹膜的炎症。慢性盆腔炎往往是急性期治疗不彻底迁延而来，因其发病时间长，病情较顽固。慢性炎症形成的瘢痕粘连以及盆腔充血，可引起下腹部坠胀、疼痛及腰骶部酸痛，常在劳累、性交、月经前后加剧。

湿聚成痰，血滞成瘀，痰瘀互结，是慢性盆腔炎的主要病理产物；冲任二脉损伤是主要病机，导致了脏腑功能失调。

（二）诊断与治疗

【诊断要点】

1. 既往有急性盆腔炎、阴道炎及妇科手术史或不洁性生活史。

2. 下腹痛、痛连腰骶，可伴有低热起伏、易疲劳，劳则复发，带下增多，月经不调甚至不孕。

3. 妇科检查触压痛、活动受限，宫体一侧或两侧附件增厚，压痛甚至触及炎性肿块。盆腔 B 超、子宫输卵管造影及腹腔镜检有助于诊断。

【辩证分型】

1. 湿热瘀阻：低热起伏，少腹隐痛或腹痛拒按，带下增多，色黄黏稠有秽气，尿赤便秘，口干致饮；舌黯滞，苔黄腻，脉弦数。

2. 气滞血瘀：小腹隐痛或坠痛，经行疼痛加重，情志不畅腹痛加重，经前情志抑郁乳房胀痛；舌紫黯有瘀点，苔白或黄，脉弦细或涩。

3. 寒湿凝滞：少腹冷痛，或胀或如针刺，遇热痛减，腰骶酸痛，经行或劳累后加剧，月经后期，量少有血块，带下清稀，量多；舌质淡胖或瘀斑，脉沉迟。

4. 肾虚血瘀：下腹绵绵作痛或有结块，遇劳累则加重，头晕耳鸣腰膝酸软，口干不欲饮，夜尿频多；舌黯淡、苔白，脉沉涩。

5. 气虚血瘀：患者表现为下腹疼痛或坠痛、痛连腰骶，经行加重、带下量多，色白质稀、经期延长、经血量多有块，精神萎靡，体倦乏力，食少纳呆；舌淡黯或有瘀点、瘀斑，苔白，脉弦细或弦涩无力。

6. 肝郁气滞：患者多表现为小腹两侧胀痛，胸闷胁痛，经前乳胀、心烦易怒、经前腹痛尤甚、舌薄质稍红，脉细弦。

【治疗原则】 以活血化瘀、行气止痛为主，配合清热利湿、疏肝行气、散寒除湿、补肾健脾益气等治疗。

【一般治疗】

1. 对症抗炎止痛处理和辅助微波理疗予清热解毒、活血化瘀之中药，如双柏散，外敷于下腹部。

2. 可予中药保留灌肠及肛塞。

3. 因盆腔炎症导致粘连、输卵管堵塞不孕者，可选择腹腔镜手术或辅助生殖助孕。

4. 针灸：针刺中极、天枢、归来、三阴交、阴陵泉。夹血块者加血海；湿邪重加阴陵泉、足三里；肝郁夹太冲；气血虚弱加足三里、血海；肝肾不足加关元、肾俞、肝俞。

5. 耳穴疗法：内生殖、内分泌、三焦、肾、神门。

（三）药物处方

【处方①】 湿热壅阻。

治法：清热利湿，祛瘀散结。

方药：银甲方（《王渭川妇科经验选》）

组成：金银花 12g、鳖甲 15g、连翘 12g、升麻 9g、红藤 30g、蒲公英 15g、紫花地丁 12g、生蒲黄 12g、椿根皮 15g、大青叶 9g、茵陈 15g、桔梗 9g、琥珀末 3g。

加减：发热者，加柴胡 9g；大便干结者，加桃仁 15g、大黄 10g。

煎服法：以上药物放置砂锅中，纳水 1000ml 浸泡 30 分钟或更长时间，大火煮沸后文火煮约 40 分钟，取汁 400ml，分成 2 碗，早晚饭后 1 小时各温服一碗。

中成药：①妇科千金胶囊

用法用量：一次 6 片，一日 3 次。

②妇炎康软胶囊

组成：赤芍、土茯苓、三棱、川楝子、莪术、延胡索、芡实、当归、苦参、香附、黄柏、丹参、山药。

用法用量：口服，一次 6 粒，一日 3 次。

③康妇消炎栓

组成：苦参、穿心莲、紫草、败酱草、蒲公英、地丁、芦荟、猪胆粉。

用法用量：直肠给药 一次 1 粒，一日 1～2 次。

【处方②】 气滞血瘀：祛瘀，理气止痛。

方药：膈下逐瘀汤（《医林改错》）

组成：桃仁 15g、红花 10g、当归 12g、川芎 10g、赤芍 15g、延胡索 15g、枳壳 15g、五灵脂 10g、丹皮 15g、乌药 10g、香附 10g、甘草 6g。

加减：低热者，加红藤 30g、败酱草 30g、蒲公英 25g；经下不畅者，加益母草 20g、红花 9g、路路通 15g；腹痛较甚者，加蒲黄、五灵脂各 10g、艾叶 9g、血竭 0.6g；便秘者，加生川军（后下）9g、枳实 12g。

煎服法：同处方①。

中成药：①元胡止痛片

组成：延胡索（醋制）、白芷。

用法用量：口服，一次 4～6 片，一日 3 次。

②保妇康栓

组成：每粒含莪术油 82mg，冰片 75mg。

用法用量：将栓剂塞入阴道深部，每晚 1 粒。

【处方③】 寒湿凝滞。

治法：温经化湿，理气活血。

方药：桂枝茯苓丸（《金匮要略》）加减

组成：桂枝 10g、茯苓 20g、桃仁 15g、丹皮 10g、赤芍 12g、艾叶 6g、香附 12g、乌药 10g、小茴香 10g、蒲黄 10g、五灵脂 10g、炙甘草 5g。

加减：盆腔炎性包块较大者，加三棱 10g、莪术 10g 或血竭 6g、泽兰叶 10g；痛经严重者，加胡延索 15g、川楝子 12g；下腹冷痛者，加吴茱萸 5g。

煎服法：同处方①。

中成药：桂枝茯苓胶囊

用法用量：口服，一次 3 粒，一日 3 次。

【处方④】 肾虚血瘀证。

治法：温肾助阳，活血止痛。

方药：温胞饮（《傅青主女科》）合失笑散（《太平惠民和剂局方》）

组成：巴戟天 15g、补骨脂 15g、菟丝子 15g、肉桂 3g、附子 10g、杜仲 15g、白术 15g、山药 15g、芡实 15g、人参 10g、蒲黄 10g、五灵脂 10g。

加减：若肾阳虚明显者，可选内补丸加减；腹痛较甚者，加延胡索 15g、苏木 10g，活血化瘀止痛；夹湿者，加薏仁 30g、苍术 15g，健脾燥湿。若经量多有血块，加益母草 15g、炒茜草 10g，化瘀止血；若经量少，加牛膝 15g、丹参 15g、川芎 10g、泽兰 10g，活血调经。

煎服法：同处方①。

中成药：妇宝颗粒

组成：地黄、忍冬藤、续断（盐炙）、杜仲叶（盐炙）、麦冬、川楝子（炒）、白芍（酒炒）、延胡索（醋制）、甘草、侧柏叶（炒）、莲房（炭）、大血藤，辅料为蔗糖、糊精。

用法用量：用开水冲服。一次 10～20g，一日 2 次。

【处方⑤】 气虚血瘀。

治法：益气健脾，化瘀止痛。

方药：理冲汤（《医学衷中参西录》）合失笑散（《太平惠民和剂局方》）。

组成：生黄芪 15g、党参 15g、白术 15g、生山药 15g、三棱 9g、莪术 9g、生鸡内金（黄者）10g、蒲黄 10g、五灵脂 10g。

加减：泄泻，以白芍代知母，白术改用 30g；若下腹痛较甚，加延胡索 15g、香附 10g，行气止痛；湿盛者，加薏仁 30g、萆薢 15g，利湿。

煎服法：同处方①。

中成药：①八珍益母丸

组成：益母草、党参、白术、茯苓、甘草、当归、白芍（酒炒）、川芎、熟地黄。

用法用量：口服，一次 6g，一日 2 次。

②丹黄祛瘀胶囊

组成：黄芪、丹参、党参、山药、土茯苓、当归、鸡血藤、芡实、鱼腥草、三棱、莪术、全蝎、败酱草、肉桂、白术、炮姜、土鳖虫、延胡索、川楝子、苦参。

用法用量：口服，一次 2～4 片，一日 2～3 次。

【处方⑥】 肝郁气滞。

治法：疏肝理气。

方药：柴胡疏肝散（《医学统旨》）合少腹逐瘀汤（《医林改错》）

组成：柴胡、川芎、枳壳、桃仁、赤芍、乳香、没药、丹皮、八月札各 12g，玄胡 20g，土茯苓、徐长卿、生薏仁、红藤、败酱草各 30g。

加减：如有包块，加三棱 15g、莪术 10g、丹参 15g；白带量多，加芡实 15g、薏米 30g。

煎服法：同处方①。

中成药：逍遥丸

用法用量：口服，一次 8 丸，一日 3 次。

（廖小玲）

四十六、乳腺炎

（一）概述

乳腺炎是乳腺的急性化脓性感染。临床表现为乳房局部结块、红肿热痛伴有恶寒发热等全身症状。好发于产后 3～4 周内的初产妇。乳腺炎为西医病名。根据临床表现本病属于中医"乳痈"的范畴。发于妊娠期的称为"内吹乳痈"，发于哺乳期的称为"外吹乳痈"。临床上以外吹乳痈最为常见。中医病因理论认为乳汁积积是最常见的原因，初产妇乳头破碎或乳头畸形凹陷影响充分哺乳或哺乳方法不当或乳汁多而少饮或断乳不当均可导致乳汁郁积乳络阻塞结块，郁久化热酿脓而成痈肿；其次妇女情志不畅，肝气郁结失于疏泄，产后饮食不节，脾胃运化失司，阳明胃热壅滞可使乳络闭阻不畅、郁而化热形成乳痈；感受外邪，产妇体虚汗出或露胸哺乳外感风邪或婴儿含乳而睡口中热毒之气侵入乳孔均可使乳络郁滞不通化热成痈。

根据其发病过程可分为三期：①郁滞期（气滞热壅）：初起常有乳头皲裂、哺乳时感觉乳头刺痛伴有乳汁郁积不畅或结块，继而乳房局部肿胀疼痛，可有结块伴压痛，可有全身症状恶寒发热、头痛胸闷、心烦易怒、食纳不佳、大便干结。舌淡红或苔薄黄微腻，脉弦或浮数。②成脓期（热毒炽盛）：患乳肿块不消或逐渐增大，局部皮肤红肿锨热疼痛明显加重，鸡啄样搏动性疼痛伴高热不退、头痛、口苦咽干、恶心厌食、溲赤便秘、同侧腋淋巴结肿大压痛。舌红或红绛、苔黄或腻、脉弦滑数。此时肿块中央渐软、按之有波动应指感，局部穿刺抽吸有脓液。③溃后期（正虚邪恋）：急性脓肿成熟时可自行破溃出脓或手术切开排脓。若溃后脓出通畅局部肿痛消减、寒热渐退、疮口逐渐愈合；若脓腔部位较深或有多个脓腔，溃后脓出不畅、肿势不消、疼痛不减、身热不退而形成袋脓或传囊乳痈；若久治不愈，乳汁夹杂有清稀脓液自疮口溢出则成乳漏，甚至收口缓慢至断奶后方能愈合。

（二）诊断与治疗

【诊断要点】 多数为哺乳妇女尤以未满月的初产妇为多见；初期乳房内有疼痛性肿块、皮肤不红或微红、排乳不畅，可有乳头破裂糜烂。化脓时乳房肿痛加重肿块变软、有应指感，溃破或切开引流后肿痛减轻。如脓液流出不畅，肿痛不消则有"传囊"之变。溃后不收口渗流乳汁或脓液则形成乳漏，可伴有恶寒发热、头痛、周身不适等症。患侧腋下可有晕核肿大疼痛。实验室检查可见白细胞计数明显增高。

【治疗原则】 乳痈的治疗可分为三个不同阶段，即初期、中期（成脓期）、后期（溃后）。分内治和外治两种，内治是指全身治疗，外治是指局部治疗。

1. 初期尚未成脓之际，用消法使之消散。

2. 中期脓成不溃或脓出不畅阶段，用托法使脓毒外出。

3. 后期体质虚弱者，用补法，以恢复正气，使疮口早日愈合。

【一般治疗】

1. 针灸治疗：选穴取膻中、乳根、期门、肩井为主穴。气滞热壅者加合谷、太冲、曲池；热毒炽盛者加内庭、大椎；乳房胀痛甚者加少泽、足临泣；恶寒、发热者加合谷、外关、曲池；烦躁、口苦者加行间、内关。正虚邪恋加胃俞、足三里、三阴交。操作以毫针针刺、泻法为主，溃脓期平补平泻。

2. 其他疗法

（1）挑治 在肩胛骨下部或脊柱两旁找压之不褪色的瘀血点，常规消毒后用三棱针挑破，使之出血少许。若背部瘀血点不明显，可在患侧膏肓穴上 2 横指处挑治。

（2）刺络拔罐 初期取大椎、第 4 胸椎夹脊、乳根（患侧）。在所取穴位常规消毒后用三棱针点刺出血后加拔火罐。每日 1 次。

（3）耳针 取乳腺、内分泌、肾上腺、胸椎。毫针浅刺、捻转数分钟，留针 20～30 分钟，每日 1 次。

（三）药物处方

【处方①】 郁滞期。

治法：疏肝清胃、通乳消肿。

方药：瓜蒌牛蒡汤（《医宗金鉴》）加减

组成：全瓜蒌 12g、牛蒡子 15g、柴胡 12g、赤芍 15g、蒲公英 12g、橘核 12g、青皮 9g、丝瓜络 15g、鹿角霜 9g。

加减：疼痛明显者，加川楝子 12g、延胡索 12g、白芷 9g；红肿疼痛，加野菊花 12g、紫花地丁 12g、天葵子 12g、金银花 12g。

煎服法：常规煎煮服用。

【处方②】 成脓期。

治法：清热解毒，托里透脓。

方药：①瓜蒌牛蒡汤（《医宗金鉴》）合透脓散《外科正宗》加减

组成：全瓜蒌 12g、炮山甲 1.5g（研末吞服）、皂角刺 12g、赤芍 15g、当归 15g、黄芪 15g、牛蒡子 12g、连翘 12g、蒲公英 12g、丝瓜络 15g、柴胡 12g、甘草 9g。

②仙方活命饮《校注妇人良方》加减

组成：白芷 9g、浙贝母 12g、防风 9g、赤芍药 12g、当归尾 12g、甘草节 9g、皂角刺 9g、穿山甲 1.5g（研末吞服）、天花粉 12g、乳香 9g、没药 12g、金银花 12g、陈皮 12g。

煎服法：常规煎煮服用。

【处方③】 溃后期。

治法：益气和营托毒。

方药：托里消毒散（《外科正宗》）加减

组成：黄芪 15g、党参 12g、白术 12g、茯苓 12g、当归 12g、穿山甲 1.5g（研末吞服）、皂角刺 12g、蒲公英 12g、白芷 9g、甘草 9g。

煎服法：常规煎煮服用。

（张崇耀）

四十七、乳腺增生

（一）概述

乳腺增生症是乳腺正常结构紊乱，与人体内分泌失调和精神因素有着密切联系。临床主要表现为乳房肿块，月经前乳房有胀痛感或刺痛感，经后症状缓解及间断性乳房隐痛为主，常有心烦、易怒及食欲不振等症状。乳腺增生在中医学中属"乳癖"范围，又名"乳痞""乳中结核""奶积"等。《外科正宗》云"乳癖乃乳中结核、形如丸卵或重坠作痛或不痛、皮色不变，其核随喜怒消长，多由思虑伤脾、恼怒伤肝、郁结而成"。肝经循胁肋，过乳头，乳头乃足厥阴肝经支络所属，乳房为足阳明胃经循行之所，足少阴肾经入乳内。故有乳头属肝，乳房属胃亦属肾所主之说。乳癖发病多与肝、肾、胃、冲任有关，其基本病因病机大多为饮食不节、劳倦思虑伤脾、脾失健运；或郁怒伤肝、肝气郁结、气滞血瘀；或痰湿内蕴、瘀血、痰浊有形之邪互结，积聚乳络，日久而成包块。

（二）诊断与治疗

【诊断要点】

（1）乳房疼痛 多为双侧，也可为单侧，疼痛性质为隐痛、触痛、胀痛、窜痛或刺痛，月经前或情绪波动时可加重；乳房肿块呈双侧或单侧，大小形状不等，质地软韧或韧硬边界不清，有压痛与皮肤无粘连。

（2）辅助检查 乳腺钼靶及乳腺超声、细胞学及组织学检查。"细针穿刺活检（FNAC）"快速简捷，操作创伤较小，可作为乳腺及淋巴结病变初步病理诊断的首选方法。可明确诊断乳腺增生的病理性质。

【辨证分型】

1. 肝郁气滞：多见于青壮年妇女，乳房胀窜痛，疼痛和肿块与月经、情绪变化相关，肿块质软呈单一片状。舌质淡红，苔薄白或薄黄，脉弦。

2. 痰瘀互结：多见于青壮年妇女，乳房刺痛，肿块质韧呈多样性，边界不清，与月经、情绪无关。舌黯红或青紫、苔腻，脉涩、弦或滑。

3. 冲任失调：多见于中年妇女，乳房疼痛较轻，月经周期紊乱、量少或行经天数短，或淋漓不尽，或闭经。舌质淡，苔薄白，脉细。

【治疗原则】 中医治疗以疏肝理气、化痰消瘀、调理冲任为治疗原则。根据乳房随着冲任的生理变化在月经周期中表现为经前充盈和经后疏泄。根据经前之阴血充足、肝气旺盛、冲任之气血充盈，经后随着经血外泄、肝气得舒、冲任处于静止状态这一特点，临床上分经前期及经后期两期用药治疗，而多以经前疏肝理气散结，经后补肾调冲任为法治疗乳腺增生症。

乳腺增生有一定癌变倾向，故对有以下情况者建议手术治疗：女性患者病变局限单侧乳房某一象限，尤其是外上方，且肿块大、质硬，经保守治疗无明显改变者；35 岁以上具有母系乳腺癌家族史，乳房肿块呈结节状，经各种治疗未见明显疗效者；原有增生性肿块短时间内迅速增大者；原有乳腺增生，近期症状、体征加重，钼靶 X 片及针吸细胞学检查提示有恶变可能者；绝经后老年妇女新近出现乳腺增生患者；乳腺增生患者经针吸细胞学检查或活检证实乳腺上皮细胞增生活跃，甚至有异型性改变者。

【一般治疗】

1. 调畅情志，避免长期紧张忧郁。生活规律，劳逸结合。

2. 针灸治疗：主穴选取膻中、屋翳、乳根、合谷、肩井、足三里、天宗、肝俞。配穴肝郁气滞痰凝型加太冲、阳陵泉、丰隆、脾俞；肝火上炎加太冲、行间；气血虚弱型加足三里、脾俞、胃脘；冲任失调加乳根、血海、关元；乳痛甚加乳根。操作方法：毫针平补平泻。

3. 耳穴：乳腺、垂体、胸、内分泌、皮质下、卵巢、子宫、神门、交感、肝、胆、胃、肾、三焦毫针刺用中等强度，或用揿针埋藏或用王不留行籽贴压。

4. 中药穴位贴敷治疗。

（三）药物处方

【处方①】 肝郁气滞。

治法：疏肝理气。

方药：开郁散（《洞天奥旨》）加减

组成：白芍 12g、当归 12g、白芥子 12g、炒柴胡 9g、炙甘草 9g、全蝎 2g、炒白术 12g、茯苓 15g、郁金 12g、香附 12g。

加减：胸肋疼痛明显，加延胡索 12g、川楝子 12g、青皮 9g、山楂 12g；胸闷嗳气、脘腹胀满，加佛手 12g、香橼 12g、紫苏梗 12g；情绪急躁、乳房乳头不敢触碰、灼热感，加夏枯草 15g、路路通 12g、赤芍 15g、丹皮 12g、炒栀子 12g、天花粉 12g。

煎服法：常规煎煮服用。

中成药：①柴胡疏肝丸

组成：白芍、槟榔、薄荷、柴胡、陈皮、大黄、当归、豆蔻、莪术、防风、茯苓、甘草、厚朴、黄芩、姜半夏、桔梗、六神曲、木香、青皮、三棱、山楂、乌药、香附、枳壳、紫苏梗。

用法及用量：成人口服，一次 1 丸，一日 2 次。

②逍遥丸

用法用量：成人口服，一次 8 丸，一日 3 次。

③乳癖散结胶囊

组成：夏枯草、川芎、僵蚕、鳖甲、柴胡、赤芍、玫瑰花、莪术、当归、延胡索、牡蛎。

用法及用量：成人口服，一次 4 粒，一日 3 次。

【处方②】 痰瘀互结。

治法：理气化痰、散结消瘀。

方药：逍遥蒌贝散（《中医外科学》）加减

组成：炒柴胡 12g、当归 12g、白芍 12g、茯苓 12g、白术 12g、瓜蒌壳 9g、浙贝母 12g、半夏 12g、炙南星 9g、生牡蛎 15g、山慈姑 12g、昆布 12g、海藻 12g、桃仁 9g。

加减：胸肋疼痛明显者，加延胡索 12g、川楝子 12g、丝瓜络 15g、郁金 12g；刺痛明显者，加乳香 9g、没药 9g；若经期血流不畅小腹疼痛，经色黯有瘀块，加益母草 12g、泽兰 12g、路路通 12g；阴虚潮热，面部烘热汗出心烦急躁、心悸怔忡，加龟甲 12g（先煎）、鳖甲 12g（先煎）、天冬 12g。

煎服法：龟甲、鳖甲、牡蛎先煎，余常规煎煮服用。

中成药：六神全蝎丸（《洞天奥旨》）

组成：全蝎、白术（炒）、半夏、白芍、茯苓、炙甘草。

用法用量：成人每日早、晚各服 4.5g，酒送服。

【处方③】 冲任失调。

治法：调理冲任、温阳化痰。

方药：二仙汤《妇产科学》合四物汤《太平惠民和剂局方》加减

组成：仙茅 12g、淫羊藿 12g、当归 12g、巴戟天 12g、熟地黄 15g、白芍 12g、川芎 9g、菟丝子 12g、昆布 12g、郁金 12g、王不留行 12g、牡蛎 15g（先煎）、陈皮 12g、茯苓 12g。

加减：失眠多梦，耳鸣目涩，加酸枣仁 12g、五味子 9g、枸杞 12g、女贞子 12g；腰膝酸痛畏寒，局部冰凉，加炒杜仲 15g、川牛膝 9g、鹿角霜 9g、桑寄生 12g。

煎服法：牡蛎先煎，余药常规煎煮服用。

中成药：十全大补丸

组成：白芍、白术、川芎、当归、党参、茯苓、肉桂、熟地黄、炙甘草、炙黄芪。

用法用量：成人口服，小蜜丸一次 9g，一日 2～3 次。

（张崇耀）

四十八、痛经

（一）概述

凡在经期或经行前后，出现周期性小腹疼痛或痛引腰骶，甚至剧痛晕厥者，称为"痛经"，亦称"经行腹痛"。

本病的发生与冲任、胞宫的周期性生理变化密切相关。主要病机在于邪气内伏或精血素亏，更值经期前后冲任二脉气血的生理变化急骤，导致胞宫的气血运行不畅，"不通则痛"，或胞宫失于濡养，"不荣则痛"，故使痛经发作。常见的分型有肾气亏损、气血虚弱、气滞血瘀、寒凝血瘀和湿热蕴结。

（二）诊断与治疗

【诊断要点】

1. 本病以伴随月经来潮而周期性小腹疼痛作为辨证要点。

2. 根据其疼痛发生的时间、部位、性质、喜按或拒按等不同情况，明辨其虚实寒热，在气在血。

3. 一般痛在经前、经期，多属实；痛在经后、经期，多属虚。

4. 痛胀俱甚、拒按，多属实；隐隐作痛、喜揉喜按，多属虚。

5. 得热痛减多为寒，得热痛甚多为热。

6. 痛甚于胀多为血瘀，胀甚于痛多为气滞。

7. 痛在两侧少腹病多在肝，痛连腰际病多在肾。

【辩证分型】

1. 肝肾亏损型：经期或经后小腹隐隐作痛，喜按，月经量少，色淡质稀，头晕耳鸣，腰酸腿软，小便清长，面色晦黯；舌淡，苔薄，脉沉细。

2. 气血虚弱型：经期或经后小腹隐痛喜按，月经量少，色淡质稀，神疲乏力，头晕心悸，失眠多梦，面色苍白；舌淡，苔薄，脉细弱。

3. 气滞血瘀型：经前或经期小腹胀痛拒按，胸胁、乳房胀痛，经行不畅，经色紫黯有块，块下痛减；舌紫黯或有瘀点，脉弦或弦涩有力。

4. 寒凝血瘀型：经前或经期小腹冷痛拒按，得热则痛减，经血量少，色黯有块，畏寒肢冷，面色青白；舌黯，苔白，脉沉紧。

5. 湿热蕴结型：经前或经期小腹灼痛拒按，痛连腰骶；或平时小腹痛，至经前疼痛加剧，经量多或经期长，经色紫红，质稠或有血块，平素带下量多，黄稠臭秽；或伴低热，小便黄赤；舌红，苔黄腻，脉滑数或濡数。

6. 阳虚内寒型：经期或经后小腹冷痛、喜按，得热痛减，经量少，色黯淡，腰腿酸软，小便清长；苔白润，脉沉。

【治疗原则】 以通调气血、通润为主。月经期以调血止痛为主，非经期以辩证求因而治本；或清热，或散寒，或补虚，或泄实，或补气，或活血，或疏肝健脾益肾，以到达气血调和充润流通，而痛经可愈。

【一般治疗】

1. 应重视心理因素，消除紧张和顾虑，保证足够的休息和睡眠，适当地锻炼。

2. 可用前列腺素合成酶抑制剂，防止子宫过强收缩和痉挛，常用药物有布洛芬、萘普生等，必要时可口服避孕药，对于有避孕要求的妇女可选用口服避孕药。

3. 针灸：针刺合谷、中极、三阴交、次髎。夹血块者加血海；湿邪重加阴陵泉、足三里；肝郁夹太冲；气血虚弱加足三里、血海；肝肾不足加关元、肾俞、肝俞。

4. 耳穴疗法：内生殖、皮质下、心、肾、神门。

（三）药物处方

【处方①】 肝肾亏损型。

治法：补肾填精，养血止痛。

方药：调肝汤（《傅青主女科》）

组成：当归 10g、白芍 10g、山茱萸 10g、巴戟 5g、甘草 5g、山药 15g、阿胶 10g（烊化）。

加减：若经量少者，酌加鹿角胶 10g、熟地 15g、枸杞 15g；腰骶酸痛剧者，酌加桑寄生 10g、杜仲 10g、狗脊 10g；畏寒肢冷等肾阳虚加仙茅 10g、补骨脂 10g；兼肝郁气滞加荆芥 10g、炒柴胡 6g 或广郁金 10g。

煎服法：以上药物放置砂锅中，纳水 1000ml 浸泡 30 分钟或更长时间，大火煮沸后文火煮 40 分钟左右，取汁 400ml，分成两碗，早晚饭后 1 小时各温服一碗。

中成药：归肾丸

组成：熟地黄、山茱萸、山药（炒）、菟丝子、枸杞、杜仲（盐炒）、当归、茯苓。

用法用量：口服，一次 9g，一日 2～3 次。

【处方②】 气血虚弱型。

治法：补气养血，和中止痛。

方药：黄芪建中汤（《金匮要略》）加减

组成：黄芪 15g、白芍 18g、桂枝 10g、炙甘草 6g、生姜 10g、大枣 15g、饴糖 60g、当归 15g、党参 20g。

加减：若胁痛、乳房胀、小腹胀，加香附 10g、乌药 10g；腰腿酸软加桑寄生 15g、续断 10g。

煎服法：同处方①。

中成药：八珍益母丸

用法用量：每次 6g，每日 2 次，口服。

【处方③】 气滞血瘀型。

治法：行气活血，祛瘀止痛。

方药：膈下逐瘀汤（《医林改错》）加减

组成：当归 10g、川芎 6g、赤芍 15g、桃仁 15g、红花 10g、枳壳 10g、延胡索 10g、五灵脂 10g、乌药 10g、香附 10g、丹皮 10g、甘草 6g。

加减：若痛经剧烈，伴有恶心呕吐者，酌加吴茱萸 6g、半夏 10g、莪术 10g；若兼小腹胀坠；痛连肛门者，酌加姜黄 10g、川楝子 10g；兼寒者，小腹冷痛，酌加艾叶 10g、小茴香 6g；挟热者，口渴，舌红，脉数，宜酌加栀子 10g、连翘 10g、黄柏 10g。

煎服法：同处方①。

中成药：①元胡止痛片

用法用量：每次 3 片，每日 3 次，口服。

②散结镇痛胶囊

组成：龙血竭、三七、浙贝母、薏仁。

用法用量：每次 4 粒，每日 3 次，口服。

③七厘散

组成：血竭、麝香、冰片、乳香、没药、红花、朱砂、儿茶。

用法用量：每次 1g，每日 3 次，口服。

④云南白药

用法用量：每次 0.25～0.5g，一日 4 次，口服。

⑤三七粉

组成：三七。

用法用量：2～3g，经前或经痛时温开水送服，每日 1～2 次。

⑥金佛止痛丸

组成：郁金、佛手、白芍、延胡索、三七、姜黄、甘草。

用法用量：一次 5～10g，一日 2～3 次。

【处方④】　寒凝血瘀型。

治法：温经散寒，祛瘀止痛。

方药：少腹逐瘀汤《医林改错》加减

组成：延胡索 10g、没药 6g；当归 15、川芎 10、宫桂 3g；赤芍 15g、蒲黄 10g；五灵脂 10g、小茴香 10g、干姜 10g。

加减：小腹冷凉，四肢不温者，酌加熟附子 10g、巴戟天 10g。

煎服法：同处方①。

中成药：①少腹逐瘀胶囊

用法用量：每次 3 粒，每日 3 次，口服。

②痛经丸

组成：当归、白芍、川芎、熟地黄、香附（醋制）、木香、青皮、山楂（炭）、延胡索、炮姜、肉桂、丹参、茺蔚子、红花、益母草、五灵脂（醋炒）。

用法用量：口服，一次 50 粒，一日 2 次。

【处方⑤】　湿热蕴结型。

治法：清热除湿，化瘀止痛。

方药：清热调血汤（《古今医鉴》）加减

组成：牡丹皮 10g、黄连 6g、生地 15g、当归 10g、白芍 15g、川芎 6g、红花 6g、桃仁 10g、莪术 10g、香附 12g、延胡索 15g、红藤 15g、败酱草 15g、薏仁 30g。

加减：若月经过多或经期延长者，酌加槐花 10g、地榆 15g、马齿苋 15g；带下量多者，酌加黄柏 10g、椿根白皮 10g。

煎服法：同处方①。

中成药：愈带丸

组成：当归、白芍、芍药花、熟地黄、艾叶（炒炭）、棕榈炭、蒲黄（炒）、百草霜、鸡冠花、香附（醋炙）、木香、知母、黄柏、牛膝、干姜（微炒）、肉桂（炒焦）、甘草（蜜炙）。

用法用量：口服，一次 6g，一日 2 次。

【处方⑥】　阳虚内寒型。

治法：温经扶阳，暖宫止痛。

方药：温经汤（《金匮要略》）

组成：吴茱萸 6g、桂枝 10g、当归 10g、川芎 10g、白芍 10g、党参 10g、丹皮 10g、生姜 10g、法半夏 15g、麦冬 15g、阿胶 10g（烊化）、甘草 6g。

加减：若痛经发作者，酌加延胡 10g、小茴香 6g。

煎服法：同处方①。

中成药：参茸鹿胎丸

组成：红花、当归、杜仲（炭）、人参（去芦）、鹿胎、化橘红、熟地黄、丹参、小茴香、桃仁（炒）、益母草（炭）、川芎、荆芥穗（炭）、白芍、香附（醋制）、莱菔子（炒）、白术（炒）、肉桂（去粗皮）、银柴胡、泽泻、槟榔（焦）、

厚朴（姜制）、六神曲、附子（制）、麦芽（炒）、赤芍、山楂（焦）、延胡索（醋制）、苍术（炒）、续断、吴茱萸（盐制）、砂仁、海螵蛸、茯苓、乌药、牡丹皮、牛膝、龟甲（醋制）、豆蔻、木瓜、木香、山药、沉香、鹿茸、甘草、蜂蜜（炼）。

用法用量：口服，一次 1 丸，一日 1～2 次，空腹用红糖水送下。

（廖小玲）

四十九、滑胎

（一）概述

滑胎（西医称习惯性流产）是指堕胎或小产连续发生 3 次或 3 次以上。导致滑胎的主要机制有二：其一为母体冲任损伤；其二为胎元不健。古人曰：胞脉者系于肾。冲任二脉皆起于胞中。胎儿居于母体之内，全赖母体肾以系之，气以载之，血以养之，冲任以固之。若母体健壮，气血充实，冲任通盛，则胎固母安；反之若父母先天肾虚或脾肾不足，气血虚弱或者宿有癥瘕之疾或孕后跌扑闪挫，伤及冲任均可致胎元不固而至滑胎。胎元不健，多由父母先天之精亏虚，两精虽能结合，然先天禀赋不足，致使胚胎损伤或不能成形，或成形易损，故而发生屡孕屡堕。

（二）诊断与治疗

【诊断要点】

1. 症状：临证中，本病以连续性、自然性和应期而下为特点。

2. 体征：注意连续性和自然损堕性，多数滑胎患者，往往发生在妊娠后的相同月份，但是也有小部分发生在不同月份。

3. 辅助检查：妇检、实验室检查和辅助检查等，了解子宫、卵巢等盆腔情况，大月份小产者要注意是否存在宫颈功能不全。需要查男女双方染色体、男方精液常规、女方黄体功能、血清抗体效价、三抗、其他免疫因素等，还要查胚胎染色体。

【辨证分型】

1. 肾虚证

（1）肾气不足　屡孕屡堕，甚或应期而堕；孕后腰膝酸软，头晕耳鸣，夜尿频多，面色晦黯；舌质淡，苔薄白，脉细滑尺脉沉弱。

（2）肾阳亏虚　屡孕屡堕；腰膝酸软，甚则腰痛如折，头晕耳鸣，畏寒肢冷，小便清长，夜尿频多，大便溏薄；舌淡，苔薄而润，脉沉迟或者沉弱。

（3）肾精亏虚　屡孕屡堕；腰膝酸软，甚或足跟痛，头晕耳鸣，手足心热，两颧潮红，大便秘结；舌红，少苔，脉细数。

2. 脾肾虚弱证：屡孕屡堕；腰膝酸软。小腹隐痛下坠。纳呆便溏。头晕耳鸣，尿频，夜尿多。眼眶黯黑，面色晦黄，面颊部黯斑；舌淡胖色黯，脉沉细滑，尺脉弱。

3. 气血虚弱证：屡孕屡堕；头晕目眩，神疲乏力，面色

眈白，心悸气短；舌质淡，苔薄白，脉细弱。

4. 血瘀证：素有癥瘕之疾，孕后屡孕屡堕，肌肤无华；舌质紫黯或有瘀斑，脉弦滑或涩。

【治疗原则】　预防为主、防治结合。孕前宜以补肾健脾、益气养血、调理冲任为主，孕后应该积极进行保胎治疗，并应该维持超过既往堕胎、流产的时间 2 周以上，千万不可等到发生流产以后再进行诊治。对于滑胎之患者应言明"预培其损"的重要性和孕后坚持用药的必要性。

【一般治疗】　对曾经发生过堕胎、小产者，应在下次受孕前做好全面检查，"预培其损"，避孕 1 年，在夫妇双方身体最佳的状态下妊娠，做到未病先防。孕后宜保持心情愉快，消除忧虑和恐惧心理，勿过度劳累，孕早期禁止性生活，及早安胎。避免跌扑损伤，维护气血平和，使胎元健固。还要注意饮食营养，保证胎儿正常发育。遵守医嘱，用药保胎时间应超过既往堕胎、流产时间的 2 周以上，并做好围生期保健。

（三）药物处方

○肾虚证

【处方①】　肾气不足证。

治法：补肾健脾，调理冲任。

方药：补肾固冲丸（《中医学新编》）

组成：菟丝子、续断、巴戟天、杜仲、枸杞、党参、白术、熟地各 15g，当归、鹿角霜、阿胶、砂仁、大枣各 10g。

煎服方法：药物放置砂锅中，用凉开水浸泡 30 分钟或者更长时间，水液高出药面约 1 指节并以药材浸透为度，武火煎煮沸腾 10～15 分钟，每日 1 剂，分 2～3 次温服。服用 7 剂后根据病情变化调整处方。

中成药：滋肾育胎丸

用法用量：口服，淡盐水或蜂蜜水送服。一次 5g（约 2/3 瓶盖），一日 3 次。

【处方②】　肾阳亏虚。

治法：补肾阳，固冲安胎。

方药：肾气丸（《金匮要略》）加减

组成：熟地、山药、山茱萸各 15g，丹皮、泽泻、茯苓、附子、桂枝各 10g。

煎服方法：同处方①。

中成药：滋肾育胎丸

用法用量：同处方①。

【处方③】　肾精亏虚。

治法：补肾填精，固冲安胎。

方药：育阴汤（《百灵妇科》）

组成：熟地、桑寄生、杜仲、白芍、续断、山茱萸、山药、海螵蛸、牡蛎、龟甲各 15g，阿胶 10g（烊化）。

煎服方法：同处方①。

中成药：固肾安胎丸

组成：制何首乌、地黄、肉苁蓉、续断、桑寄生、钩藤、菟丝子、白术、黄芩、白芍。

用法用量：口服，一次 1 包，一日 3 次。

○脾肾虚弱证

【处方④】　脾肾虚弱证。

治法：补肾健脾，养血安胎。

方药：安奠二天汤（《傅青主女科》）

组成：党参 30g、熟地黄 30g、白术 30g、山药 15g、山茱萸 15g、炙甘草 3g、杜仲 9g、枸杞 6g、白扁豆 15g。

煎服方法：同处方①。

中成药：孕康合剂

组成：山药、续断、当归、狗脊、菟丝子、桑寄生、杜仲、补骨脂、党参、茯苓、白术、阿胶、地黄、山茱萸、枸杞、乌梅、白芍、砂仁、益智仁、苎麻根、黄芩、艾叶。

用法用量：早中晚空腹口服，一次 20ml，一日 3 次。

○气血虚弱证

【处方】　气血虚弱证。

治法：益气养血，固冲安胎

方药：泰山磐石散（《古今医统大全》）

组成：人参、续断、白芍、熟地、白术各 15g，炙甘草 6g，当归、黄芩、川芎、砂仁各 10g，糯米 30g

煎服方法：同处方①。

中成药：滋肾育胎丸

用法用量：同处方①。

○血瘀证

【处方⑥】　血瘀证。

治法：祛瘀消症，固冲安胎。

方药：桂枝茯苓丸（《金匮要略》）合寿胎丸（《医学衷中参西录》）

组成：桂枝、茯苓、丹皮、赤芍、桃仁各 10g，菟丝子、续断、桑寄生各 15g，阿胶 10g（烊化）

煎服方法：同处方①。

中成药：①桂枝茯苓胶囊

用法：口服，一次 3 粒，一日 3 次。中病即止。

②滋肾育胎丸

用法用量：同处方①。

（谢蓬蓬）

五十、阴道炎

（一）概述

阴道炎属中医"带下病"范畴，系由湿邪影响冲任，带脉失约，任脉失固，导致阴道分泌物量多或色、质、气味的异常改变。

阴道炎以湿邪为患，以带下增多为主要症状，临床上易反复发作，是妇科领域中仅次于月经病的常见病，应予重视。湿有内外之分。外湿指外感之湿邪，如经期涉水淋雨，感受寒湿，或产后胞脉空虚，湿毒邪气乘虚内侵，以致任脉损伤，带脉失约，引起该病。内湿的产生与脏腑气血功能失调有密切的关系。脾虚运化失职，水湿内停；肾阳不足，气化失常，水湿内停；素体阴虚感受湿热之邪。临床必须辨证与辨病相结合进行诊治。

（二）诊断与治疗

【诊断要点】

1. 经期、产后阴道流血未净，不注意卫生，不禁房事，或妇科手术后感染邪毒。

2. 带下量多，色黄或赤或青绿；质稠浊或清稀如水，气腥秽或恶臭；或如豆渣样、泡沫状，可伴有外阴、阴道灼热瘙痒甚至坠胀疼痛。

3. 妇科检查可见各类阴道炎的炎症体征；实验室检查见阴道清洁度Ⅲ度或以上，镜检可查到滴虫、真菌、球菌及其他特异性或非特异性病原体。

【治疗原则】 健脾祛湿、疏肝固肾为主，佐以清热除湿、清热解毒、散寒祛湿等。

【一般治疗】

1. 外治法：用清热利湿解毒中药煎水熏洗，阴道栓剂塞阴道。

2. 针灸疗法

（1）取穴　中级、足三里、带脉。

（2）手法　用毫针，中级 1～1.5 寸，足三里以得气为度。捻转提插，平补平泻法，留针 30 分钟。带脉斜向下刺，针 2～2.5 寸。足三里、带脉针后加灸。

（三）药物处方

【处方①】 脾阳亏虚：分泌物色白或淡黄，量多如涕，无臭，绵绵不断。恶心纳少，腰酸神倦。舌淡胖，苔白腻，脉缓弱。

治法：健脾益气，升阳除湿。

方药：完带汤（《傅青主女科》）

组成：白术 15g、山药 15g、人参 10g、白芍 10g、苍术 10g、甘草 6g、陈皮 5g、荆芥穗 10g（后下）、柴胡 6g、车前子 10g（包煎）。

加减：肾虚腰痛者，加续断 15g、杜仲 15g、菟丝子 15g；寒凝腹痛，加香附 10g、艾叶 15g；带下量多不止者，酌加芡实 15g、龙骨 20g、牡蛎 20g。

煎服法：纳水 900ml 煎煮，大火煮沸后文火约 40 分钟，取 350ml，分成两碗，早晚饭后 1 小时各温服一碗。

中成药：除湿白带丸

用法用量：普通成人一次 6～9g，一日 2 次。

【处方②】 肾阴亏虚：分泌物色黄或兼赤，质黏无臭。阴户灼热，五心烦热，腰酸耳鸣，头晕心悸。舌红，苔少，脉细数。

治法：益肾滋阴，清热止带。

方药：知柏地黄丸（《症因脉治》）

组成：知母 10g、黄柏 10g、熟地黄 15g、山茱萸 15g、山药 10g、牡丹皮 10g、泽泻 10g、茯苓 10g。

加减：虚烦不眠者，加酸枣仁 10g、天冬 10g；带下量多不止者，加芡实 10g、金樱子 10g。

煎服法：同处方①。

中成药：①六味地黄丸

用法用量：普通成人开水冲服，一次 5g，一日 3 次。

②知柏地黄丸

用法用量：普通成人开水冲服，一次 5g，一日 3 次。

【处方③】 肾阳亏虚：分泌物量多，清稀如水，或透明如鸡子清，绵绵不绝，腰酸腹冷，小便频数清长，夜间尤甚。舌质淡，苔薄白，脉沉迟。

治法：温肾培元，固涩止带。

方药：内补丸（《女科切要》）

组成：鹿茸 15g、菟丝子 15g、沙苑蒺藜 10g、黄芪 15g、肉桂 3g（焗服）、桑螵蛸 10g、肉苁蓉 10g、熟附子 10g（久煎）、白蒺藜 10g、紫菀茸 10g。

加减：肾虚腰痛者，加续断 15g、杜仲 15g、菟丝子 15g；寒凝腹痛，加香附 10g、艾叶 15g；腹泻便溏者，去肉苁蓉，加补骨脂 10g、肉豆蔻 10g；带下量多不止者，酌加芡实 15g、龙骨 20g、牡蛎 20g。

煎服法：同处方①。

中成药：金匮肾气丸

用法用量：普通成人开水冲服，一次 5g，一日 3 次。

【处方④】 湿热下注：分泌物量多，色黄或兼绿，质黏稠，或如豆渣，或似沸沫，气秽或臭，阴户灼热瘙痒，小便短赤，或伴有腹部掣痛。舌质红，苔黄腻，脉濡数。兼肝胆湿热者，出现乳胁胀痛，头痛口苦，烦躁易怒，大便干结。舌红，苔黄，脉弦数。

治法：清利湿热。

方药：止带方（《世补斋不谢方》）。

组成：猪苓 15g、茯苓 15g、车前子 10g、泻 10g、茵陈 10g、赤芍 10g、牡丹皮 10g、黄柏 10g、栀子 10g、牛膝 10g。

加减：若肝经湿热下注者，方用龙胆泻肝汤（《医宗金鉴》）加苦参 10g、黄连 10g；若湿浊偏甚者，方用萆薢渗湿汤（《疡科心得集》）加苍术 10g、藿香 10g。

煎服法：同处方①。

中成药：①坤复康胶囊

用法用量：普通成人一次 3～4 粒，一日 3 次。

②妇平胶囊

用法用量：普通成人一次 2 粒，一日 3 次。

（钟毅征）

五十一、月经不调

（一）概述

月经不调是指月经的周期，经期、经量异常的一类病证，包括月经先期、月经后期、月经先后无定期、经期延长、月经过多、月经过少等 6 个病证。其中，月经先期是指月经周期缩短，月经期提前 7 天以上，甚至 10 多天或 20 天左右一行，并连续 3 个周期以上者；月经后期是指月经周期延长，错后 7 天以上，甚至 3～5 个月一行，连续出现 3 个周期以上者，后者又可称月经稀发；月经先后无定期是指周期时而提前，时而错后 7 天以上，且连续出现 3 个周期以上者；月经过多是指每次行经量较平常明显增多或每次月经量超过 60ml 者；月经过少是指周期正常，但月经量较平时明显减少一半以上或行经时间缩短至 1～2 天，或少于 20ml 甚至点滴即净者；经期延长是指行经持续时间超过 7 天以上，甚至淋漓半月方净者。这 6 个病证既可单独发生，又可同时出现，如月经先期可伴有月经过多或过少，月经过少伴有经期延长或先后不定期，月经后期伴过少或过多等。若月经期和量同时发生异常，严重者可发展为崩漏或闭经。

如果月经周期、经量异常偶尔发生一次，或月经初潮后 1～2 年周期不准，或前、或后但量不多，出血时间不长能自然停止；或围绝经期稍有提前或者错后、量少、排除器质性改变者不作病论。

（二）诊断与治疗

【诊断要点】月经不调的辨证主要根据月经的期（周期、经期）、经量、颜色、血质，结合自觉症状和舌脉综合分析，以辨其寒热虚实及证候属性。一般而言，经量多、色淡、质清稀，多为气虚；月经量少、色淡红、质清稀，多为血虚；而量少、色鲜红、质黏稠，多为虚热；经量多、色深红、质黏，多为实热；月经量少、色淡黯、质稀，多为虚寒；经量多，色黯红夹有血块，多为实寒；经量时多时少，色紫黯有块，多为血瘀。

【辨证分型】

1. 血热证

（1）阳盛血热证　经行提前，经血量多，色红紫，质稠；身热面赤，口渴喜冷饮，心胸烦闷，大便秘结，小便黄赤；舌红，苔黄，脉滑数。

（2）肝郁血热证　月经周期缩短，经量或多或少，经色紫红，质稠有小块；经前乳房、胸胁、少腹胀满疼痛，阴郁或烦躁，口苦咽干；舌红，苔薄黄，脉弦数。

（3）阴虚血热证　经行提前，经血量少，经色红赤质稠；形体瘦弱，潮热颧红，咽干唇燥，五心烦热；舌体瘦红，少苔，脉细数。

2. 气虚证：经行提前或经血量多，色淡红，质清稀；神疲乏力，倦怠嗜卧，气短懒言或食少纳呆，小腹空坠，便溏；舌淡红，苔薄白，脉缓弱。

3. 血瘀证：经行量多或持续时间延长，经色紫黑，多血块；胸闷烦躁、腰骶酸痛或小腹满痛、肌肤不泽；舌质紫黯，或有瘀斑、瘀点，脉涩或细弦。

4. 肾虚证：经期延后，量少，色淡，质稀；头晕气短，腰膝酸软，性欲淡漠，小腹隐痛，喜暖喜按，大便溏泄，小便清长；舌淡，苔白，脉沉迟无力。

5. 血虚证：经行错后，量少，色淡，质稀无块；经行小腹绵绵作痛，面色萎黄，头晕眼花，心悸失眠，爪甲不荣；舌淡，苔薄，脉细弱。

6. 血寒证

（1）虚寒证　经行延迟，量少，色淡红，质清稀；小腹冷痛，喜暖喜按，腰膝冷痛，小便清长；舌淡，苔白，脉沉细迟。

（2）实寒证　经行错后，量少，色黯有血块；小腹冷痛，畏寒肢冷，面色苍白，小便清长；舌黯红，苔白，脉沉紧或沉迟。

7. 气滞证：经行延后，量少，色黯红有血块；小腹胀满或胸胁乳房胀痛不适，精神阴郁，时欲太息；舌质正常或略黯，苔白，脉弦。

8. 痰湿证：经血量少，色淡红，质黏稠或夹杂黏液；形体肥胖，胸脘满闷，倦怠乏力；或带下量多，色白质稀；舌胖，边有齿痕，苔白腻，脉弦滑或细滑。

【治疗原则】月经病的治疗原则重在治本调经，即抓住各病证的基本病机消除病因，运用各种治疗方法平衡脏腑阴阳，调和气血，使月经恢复正常。

1. 辨病之先后：若因虫积或他病导致月经过少甚或闭经，则应先治疗原发病，病愈则月经渐复。

2. 辨年龄与月经周期之下不同阶段：女子在不同年龄阶段具有不同的生理与病理特点，青春期调经重在固护肾气；育龄期调经重在补肾养血、疏肝理气；围绝经期及绝经后天癸已竭，治疗重在治脾、调和气血以颐养后天。

3. 分期辨证用药：经期胞宫泻而不藏，经血下行，应根据经量多少因势利导，量多者适当收涩，量少者养血活血；经后血海相对空虚，胞宫藏而不泻，治宜养血精、补肝肾；经间期乃重阴转阳之氤氲期，治应助阳活血；月经前期应根据证候的虚实，因势利导，虚者补之，实者泻之。

【一般治疗】调经之法，重在补肾调肝健脾和胃、调理冲任气血。冲任气血冲盛和调，血海按期满盈，胞宫定时藏泻，月经信而有期。

1. 补肾重在补益肾精及温肾助阳。

2. 调肝重在疏肝解郁，通调气机，养血柔肝。

3. 健脾重在健脾祛湿，益气养血。

4. 调理气血，则需辨气病、血病，病在气者治气为主，佐以理血；病在血者治血为主，佐以理气。

（三）药物处方

○血热证

【处方①】阳盛血热证。

治法：清热凉血，养阴调经。

方药：清经散（《傅青主女科》）加减

组成：牡丹皮 15g、地骨皮 15g、白芍 15g、青蒿 10g、黄柏 10g、生地 15g、栀子 10g、黄芩 10g。

加减：如月经量多，加炒地榆 15g、炒槐花 10g，以清热凉血；如倦怠乏力，气短懒言，则加党参 15g、黄芪 25g，以健脾益气；如经行腹痛，行经有血块者，则加益母草 20g、蒲黄 10g、三七 15g，以活血化瘀。

煎服法：纳水 900ml 煎煮，大火煮沸后文火约 40 分钟，取汁 350ml，分成两碗，早晚饭后 1 小时各温服一碗。

中成药：失血奇效丸

组成：生地、茅根、侧柏、山药、薄荷、茜草、大蓟、小蓟、蒲黄、栀子黄芩（以上均炒炭存性）、花蕊石、元参（去芦）、古墨、三七。

用法用量：每服 6g，一日 2 次，温开水送下。

【处方②】 肝郁血热证。

治法：疏肝解郁，清热调经。

方药：丹栀逍遥散（《内科摘要》）加减

组成：柴胡 10g、牡丹皮 15g、栀子 10g、白芍 15g、白术 15g、茯苓 20g、炙甘草 6g、薄荷 6g（后下）、干地黄 15g、炒香附 10g。

加减：肝火犯胃，口干舌燥者，加天花粉 15g、知母 10g、养阴生津；胸胁乳房胀痛重者，加橘核 15g、路路通 15g、郁金 10g，疏肝通络止痛。

煎服法：同处方①。

中成药：①加味逍遥胶囊

组成：柴胡、当归、白芍、白术（麸炒）、茯苓、甘草、牡丹皮、栀子（姜炙）、薄荷。

用法用量：口服，一次 3 粒，一日 3 次。

②丹栀逍遥丸

用法用量：口服，一次 6～9g，一日 2 次。

【处方③】 阴虚血热证。

治法：滋阴清热，养血调经。

方药：两地汤（《傅青主女科》）合二至丸（《证治准绳》）

组成：生地 15g、地骨皮 15g、玄参 15g、白芍 15g、阿胶（烊化）10g、麦冬 20g、女贞子 15g、墨旱莲 15g。

加减：若正值经期量多色鲜红者，加地榆 10g、仙鹤草 15g、茜草 10g，凉血止血；若血热夹瘀，经血有块者，加炒蒲黄 10g、茜草根 10g，祛瘀止血；经行量少加制首乌 20g、枸杞 15g、鸡血藤 20g，养血调经；五心烦热加生龟甲 10g、银柴胡 10g，滋阴清热。

煎服法：同处方①。

中成药：①固经丸

组成：黄芩、香附、黄柏、芍药、樗皮、龟甲。

用法用量：口服，一次 6g，一日 2 次。

②知柏地黄丸

用法用量：口服，水蜜丸一次 6g（30 粒），一日 2 次。

○气虚证

【处方】 气虚证。

治法：健脾益气，升阳调经。

方药：补中益气汤（《脾胃论》）加减

组成：人参 10g（先煎）、黄芪 25g、白术 15g、当归 10g、陈皮 6g、升麻 10g、柴胡 10g、炙甘草 6g、炮姜炭 10g、炒续断 15g。

加减：若见心悸、失眠，可用归脾汤（《济生方》）益气健脾，补血养心，人参 10g（先煎）、黄芪 25g、白术 15g、

当归 10g、茯苓 25g、酸枣仁 15g、炙远志 10g、龙眼干 20g、木香 10g、炙甘草 6g；若经血量多，加仙鹤草 15g、血余炭 10g，收涩止血；量多色淡者，加艾叶炭 10g、炒荆芥 10g，温经涩血；腰腹冷痛，小便频数者，固阴煎加益智仁 10g、杜仲 15g、乌药 10g，温肾止痛。

煎服法：药物放置砂锅中，纳水 1000ml 浸泡 30 分钟或更长时间，大火煮沸后文火煮约 40 分钟，取汁 400ml，分成两碗，早晚饭后 1 小时各温服一碗。

中成药：①补中益气丸

组成：黄芪（蜜炙）、党参、甘草（蜜炙）、白术（炒）、当归、升麻、柴胡、陈皮、生姜、大枣。

用法用量：口服，一次 8～10 丸，一日 3 次。

②归脾丸

组成：党参、白术（炒）、黄芪（炙）、茯苓、远志（制）、酸枣仁（炒）、龙眼肉、当归、木香、大枣（去核）、甘草（炙）。

用法用量：口服，一次 8～10 丸，一日 3 次。

○血瘀证

【处方】 血瘀证。

治法：活血化瘀，理冲止血。

方药：失笑散（《太平惠民和剂局方》）加减

组成：炒蒲黄 10g、五灵脂 10g、益母草 15g、茜草 10g、生三七 10g。

加减：若小腹冷痛者，加炮姜炭 10g、艾叶炭 10g，温经止血；经色鲜红或深红者，加侧柏炭 10g、藕节 20g、仙鹤草 15g，凉血止血；神疲乏力者，加白术 15g、黄芪 15g、柴胡 10g，健脾益气升阳；胸胁、小腹胀痛者，加香附 10g、乌药 10g、延胡索 10g，行气止痛。

煎服法：同"气虚证"处方。

中成药：加味益母草膏

组成：益母草、当归、熟地黄、白芍、川芎，辅料为红糖。

用法用量：口服，一次 15g，一日 2 次。

○肾虚证

【处方】 肾虚证。

治法：温肾助阳，养血调经。

方药：当归地黄饮（《景岳全书》）加减

组成：山药 15g、熟地 20g、杜仲 15g、当归 10g、山茱萸 15g、怀牛膝 15g、炙甘草 6g、肉苁蓉 15g、菟丝子 15g、淫羊藿 15g。

加减：若带下量多者，加鹿角霜 10g、金樱子 10g 温肾固涩止带；夜尿频多者，加益智仁 10g、覆盆子 10g、乌药 10g 温肾固涩缩便；小腹冷痛加小茴香 6g、荔枝核 20g 温经行气；月经量少加当归 15g、川芎 10g、鸡血藤 15g 养血活血。

煎服法：同"气虚证"处方。

中成药：①金匮肾气丸

用法用量：口服，一次 20～25 粒（4～5g），一日 2 次。

②滋肾育胎丸

用法用量：口服，淡盐水或蜂蜜水送服。一次 5g（2/3 瓶盖），一日 3 次。

③培坤丸

用法用量：用黄酒或温开水送服，小蜜丸一次 9g；大蜜丸一次 1 丸；一日 2 次。

④河车大造丸

组成：紫河车、熟地黄、天冬、麦冬、杜仲（盐炒）、牛膝（盐炒）、黄柏（盐炒）、龟甲（制），辅料为赋形剂蜂蜜。

用法用量：口服。水蜜丸一次 6g，一日 2 次。大蜜丸一次 1 丸，一日 2 次。

○血虚证

【处方】血虚证。

治法：补血填精，益气调经。

方药：大补元煎（《景岳全书》）加减

组成：人参 10g（先煎）、山药 15g、熟地 20g 杜仲 15g、当归 15g、山茱萸 15g、枸杞 15g、炙甘草 6g、鸡血藤 25g、菟丝子 15g、炒香附 10g。

加减：若脾虚食少便溏，则去当归，加砂仁 6g、白术 15g、陈皮 10g，醒脾和胃；形寒肢冷加淫羊藿 15g、仙茅 10g、巴戟天 15g，温补肾阳；心悸失眠加炒枣仁 15g、五味子 10g，养心安神。

煎服法：同"气虚证"处方。

中成药：①生血宝合剂

组成：制何首乌、女贞子、桑葚、黑早莲、白芍、黄氏、狗脊。

用法用量：口服，一次 15ml，一日 3 次。用时摇匀。

②济坤丸

组成：香附（醋制）、熟地黄、莲子、当归、泽兰、地黄、茯苓、天冬、麦冬、延胡索（醋制）、红花、白芍、龙胆、厚朴（姜制）、青皮（醋制）、丹参、牡丹皮、蝉蜕、桔梗、枳壳（麸炒）、稻芽（炒）、关木通、益智（盐制）、乌药、陈皮、木香、白术（麸炒）、阿胶、酸枣仁（炒）、远志（制）、草豆蔻、川楝子。

用法用量：口服，每次 1 丸，一日 2 次。

③妇科养荣丸

组成：当归、白术、熟地黄、川芎、白芍（酒炒）、香附（醋制）、益母草、黄氏、杜仲、艾叶（炒）、麦冬、阿胶、陈皮、茯苓、砂仁。

用法用量：口服，一次 8 丸，一日 3 次。

④八珍益母胶囊

用法用量：一次 3 粒，一日 3 次。

○血寒证

【处方①】虚寒证。

治法：温经散寒，养血调经。

方药：温经汤（《金匮要略》）或艾附暖宫丸（《沈氏尊生书》）

组成：温经汤：人参 10g（先煎）、当归 15g、川芎 10g、白芍 15g、桂枝 10g、牡丹皮 10g、吴茱萸 9g、法半夏 12g、阿胶 10g（烊化）、麦冬 20g、生姜 5 片、甘草 6g。艾附暖宫丸：黄芪 15g、艾叶 10g、香附 10g、当归 15g、川芎 10g、白芍 15g、宫桂 3g（后下）、地黄 15g、续断 15g、吴茱萸 9g。

加减：若经期小腹疼痛者，可予巴戟天 10g、淫羊藿 15g、小茴香 10g，温肾散寒；若兼便溏、小便清长者，加炒白术 20g、补骨脂 15g、益智仁 15g。

煎服法：同"气虚证"处方。

中成药：①金匮肾气丸

用法用量：口服，一次 20～25 粒（4～5g），一日 2 次。

②艾附暖宫丸

用法用量：口服，一次 6g，一日 2～3 次。

③定坤丹

组成：红参、鹿茸、西红花、三七、白芍、熟地黄、当归、白术、枸杞、黄芩、香附、茺蔚子、川芎、鹿角霜、阿胶、延胡索、鸡血藤膏、红花、益母草、五灵脂、茯苓、柴胡、乌药、砂仁、杜仲、干姜、细辛、川牛膝、肉桂、炙甘草，辅料为蜂蜜。

用法用量：口服，一次半瓶至 1 瓶，一日 2 次。

【处方②】实寒证。

治法：温经散寒，活血调经

方药：温经汤（《妇人大全良方》）

组成：人参 10g（先煎）、当归 15g、川芎 10g、白芍 15g、桂心 3g（后下）、莪术 10g、牡丹皮 10g、甘草 6g、牛膝 10g。

加减：若经血量少，加生卷柏 10g、泽兰 10g、鸡血藤 15g，活血调经；腹痛较甚，加小茴香 6g、乌药 10g、延胡索 10g，活血行气止痛；腰膝酸痛，加巴戟天 10g、续断 10g、狗脊 10g，补肾壮腰；脾胃虚寒，脘腹冷痛，加干姜 10g、九香虫 9g，温中散寒止痛。

煎服法：同"气虚证"处方。

中成药：少腹逐瘀丸

用法用量：温黄酒或温开水送服，一次 1 丸，一日 2～3 次。

○气滞证

【处方】气滞证。

治法：开郁行气，和血调经。

方药：乌药汤（《兰室迷藏》）加减

组成：乌药 10g、香附 10g、木香 10g、当归 15g、甘草 6g、路路通 10g、鸡血藤 15g、川芎 10g、砂仁 6g（后下）。

加减：若胸胁乳房胀痛较重者，加柴胡 12g、郁金 10g、炒川楝子 10g，疏肝止痛；月经量少者，加鸡血藤 15g、川芎 10g、丹参 15g，活血通经；小腹冷痛者，加艾叶 10g、肉桂 3g（后下），温经；经血有块，腹痛较重者，加蒲黄 10g、三七 10g、赤芍 15g，活血，化瘀，止痛。

煎服法：同"气虚证"处方。

中成药：①柴胡疏肝丸

用法用量：口服，一次 1 丸，一日 2 次。

②定坤丹

用法用量：口服，一次半瓶至 1 瓶，一日 2 次。

○痰湿证

【处方】 痰湿证。

治法：运脾化痰，和血调经。

方药：六君子加归芎汤（《万氏妇人科》）

组成：人参 10g（先煎）、白术 15g、茯苓 20g、炙甘草 6g、陈皮 6g、法半夏 10g、当归 15g、川芎 10g、香附 10g。

加减：若带下量多，加苍术 10g、薏仁 20g、车前子 10g，燥湿止带；痰多黏腻者，加胆南星 10g、竹茹 10g，清热化痰；腰膝酸痛者，加杜仲 15g、续断 10g、桑寄生 15g，补肾强腰。

煎服法：同"气虚证"处方。

中成药：二陈丸

用法用量：口服，一次 9～15g，一日 2 次。

（陈粮）

五十二、阴挺

（一）概述

阴挺是指子宫从正常位置沿阴道下降，宫颈外口达坐骨棘水平以下，甚至子宫全部脱出于阴道口的疾病。常合并有阴道前和（或）阴道后壁膨出等情况，又称阴脱、阴菌、阴痔、产肠不收、葫芦颓等，西医称子宫脱垂。

隋代巢元方在《诸病源候论·妇人杂病诸候四·阴挺出下脱候》记载："胞络伤损，子脏虚冷，气下冲则令阴挺出，谓之下脱。亦有因产而用力偃气而阴下脱者。诊其少阴脉浮动，浮则为虚，动则为悸，故令脱也。"

（二）诊断与治疗

阴挺与分娩损伤有关，产伤未复，中气不足；或肾气损伤，带脉失约，日渐下垂脱出；亦见于长期慢性咳嗽、便秘、年老体衰之人，冲任不固，带脉提摄无力而子宫脱出。临床特征为"妇人阴中突出如菌、如芝，或挺出数寸"，其治疗原则为"当以升补元气，固涩真阴为主"（明代·张介宾《景岳全书·妇人规》）。

【诊断要点】 多有分娩损伤史或长期慢性咳嗽、便秘等病史，可有下腹隐痛、坠胀等症，阴道口有物脱出，持重、站立则加重，卧床休息可减轻，可有带下淋漓、小便频数或者失禁。妇科检查：子宫下垂的程度，一般分为三度。Ⅰ度：轻型为宫颈外口距处女膜缘<4cm，未达处女膜缘，重型为宫颈外口已达处女膜缘，未超出该缘，检查时阴道口可见到宫颈；Ⅱ度：轻型为宫颈已脱出阴道口，宫体仍在阴道内，重型为宫颈及部分宫体已脱出阴道口；Ⅲ度：宫颈与宫体全部脱出于阴道口外。

【辨证分型】

1. 脾虚气陷：素体虚弱，中气不足，分娩损伤，冲任不固，带脉失约；或进行产后负重操劳，耗气伤中；或久居湿地，湿邪侵袭胞络，损伤冲任带脉而失于固摄，久则子宫坠落下脱。主证子宫下移或脱出阴道口外，阴道壁松弛膨出，劳则加剧，卧则消失，小腹坠胀，面白少华，四肢乏力，少语懒言，带下色白，量多质稀。舌淡，苔薄，脉细弱。

2. 肾虚：先天不足，或房劳多产、损伤肾精，或年老、肾气亏虚，冲任不固，带脉无力维系胞宫，而致子宫脱出。主证子宫下脱，日久不愈，腰酸腿软，小腹下坠，头晕耳鸣，小便频数，夜间尤甚。舌淡红，脉沉弱。

鉴别诊断：

1. 子宫脱垂与宫颈肌瘤、宫颈息肉、子宫黏膜下肌瘤：二者均可表现为阴中有肿物，但本病主要是子宫位置的改变，宫体及宫颈形态无改变，而宫颈肌瘤宫体位置正常，因有肌瘤在宫颈位置使得宫颈膨隆增大变形。

2. 子宫脱垂与宫颈息肉：二者均可表现为阴中有肿物，分泌物增多，但本病主要是子宫位置的改变，一般异常出血及无月经改变，而宫颈息肉可表现为接触性出血，经期延长，宫颈及宫体位置正常。

3. 子宫脱垂与子宫黏膜下肌瘤：二者均可表现为阴中有肿物，分泌物增多，但本病主要是子宫位置的改变，月经一般不受影响，而黏膜下肌瘤可表现为经期延长，月经量增多，宫体及宫颈位置正常。

【治疗原则】

1. 中医治疗主要根据临床证候特点，分别予以补虚、举陷、固脱，或补中气，或补肾气，佐以提升。

2. 处方用药时要兼顾主证及兼证，合并湿热者，应先清利湿热，待湿热去仍以补气扶正为主。除中药内服外，还应重视局部熏洗、护理及卫生保健，保持大便通畅，积极治疗慢性咳嗽，避免负重及增加腹部压力的运动等，必要时仍需要手术治疗。

【一般治疗】

1. 预防为主，坚持新法接生，到正规医院分娩，会阴裂伤及时修补，注意产褥期保健。

2. 已有子宫脱垂者应避免重体力劳动，保持大便通畅，有慢性咳嗽者，应积极治疗。

3. 中药外洗：枳壳 100g，煎水熏洗，一日 1 次，适用于子宫脱垂无溃损者；鲜马齿苋 100g、蒲公英 50g、矾 10g，煎水外洗，适用于黄水淋漓者；蛇床子 50g、乌梅 30g，水煎熏洗，适用于子宫脱出溃破者。

4. 针灸：补脾益肾，固摄胞宫。以督脉、任脉及足太阴经穴为主。主穴选百会、气海、维道、子宫、三阴交。配穴：脾虚者，加足三里、三阴交；肾虚者，加关元、肾俞、太溪；伴有膀胱膨出者，加曲骨、横骨；直肠膨出者，加会阳、承山。针刺法：补法，可配合灸法。

5. 子宫托：常为塑料制的环状及喇叭形子宫托，放入阴道内将子宫上托，适用于Ⅰ、Ⅱ度子宫脱垂，早放晚取，月经期停放。

6. 手术治疗：对于保守治疗效果不理想者，可手术治疗。

（三）药物处方

【处方①】 脾虚气陷。

治法：补中益气，升阳举陷。

方药：补中益气汤（《脾胃论》）加减

组成：人参 15g、黄芪 15g、甘草 6g、当归 10g、陈皮 5g、升麻 10g、柴胡 6g、白术 10g、续断 10g、金樱子 10g、杜仲 10g。

加减：若带下量多，清稀，加茯苓 10g、车前子 10g、莲子 10g；小便频数，加益智仁 10g、乌药 10g、桑螵蛸 10g；腰痛，加菟丝子 10g、桑寄生 10g；小腹胀痛，加香附 10g；阴中痛，加白芍 10g、郁金 10g、川楝子 10g。

煎服法：药物放置砂锅中，用凉开水浸泡 30 分钟或更长时间，水液高出药面 2～5cm 并以药材浸透为度，煎煮沸腾后小火煎煮 40～50 分钟，每日 1 剂，分 2 次温服。

中成药：补中益气丸（浓缩丸）

服法：普通成人口服，一次 8～10 丸，一日 3 次。

【处方②】 肾虚。

治法：补肾益气固脱。

方药：大补元煎（《景岳全书》）加减

组成：人参 10g、山药 10g、熟地 10g、杜仲 10g、当归 10g、山茱萸 10g、枸杞 10g、炙甘草 6g、黄芪 15g。

加减：若腰部冷痛，加补骨脂、肉桂；带下多，加白芷；小便频数，加益智、桑螵蛸。

煎服法：药物放置砂锅中，同处方①。

中成药：金匮肾气丸（大蜜丸）

服法：普通成人口服，大蜜丸一次 1 丸，一日 2 次。

（陈晶晶）

五十三、精神发育迟滞

（一）概述

精神发育迟滞是一种可由多种原因引起的脑发育障碍所致的综合征，其主要症状是智力缺损，主要表现为发育期内智力明显低于平均水准，智力测验（韦克斯勒学龄前智力量表）测定分数低于 70；在日常生活或学校生活方面有严重的适应困难；且发病年龄在 18 岁以前。精神发育迟滞病因复杂，归纳起来有先、后天因素，先天因素引起的发病率明显高于原因不明及后天因素。先天因素主要有染色体异常、先天代谢异常及具有精神发育迟滞的畸形综合征；后天因素主要有感染、营养不良、外伤和其他严重疾病。中医古代文献无"精神发育迟滞"名称，根据临床表现及特征，精神发育迟滞应属于中医之"痴呆""五迟""五软"范畴。如从单个症状描述，精神发育迟滞与"痴呆""语迟"最似。

（二）诊断与治疗

【诊断要点】

1.《中国精神疾病分类与诊断标准（第二版）》中精神发育迟滞诊断标准如下。

（1）起病于 18 岁以前。

（2）智力测验测定低于 70。

（3）有不同程度的社会适应困难。表现在应知应会的事或知识、技能有不同程度的低于同龄人或根本不知、不会；适应能力差，语言能力丧失或减低。

2. 病情程度的分级

（1）轻度 智力测验测定 50～69，心理年龄 9～12 岁；无明显言语障碍；学习能力不能顺利完成小学教育，能学会一定的谋生技能；日常生活可以自理，但显得笨手笨脚。

（2）中度 智力测验测定 35～49，心理年龄 6～9 岁；能掌握日常生活用语，但词汇贫乏；不能适应普通学校学习，但可以学会生活自理与简单劳动；语言与运动发育迟缓，智力水平有限，学习能力差。

（3）重度 智力测验测定 20～34，心理年龄 3～6 岁；言语功能严重受损，不能进行有效的语言交流；生活不能自理；出生后不久即可被发现，几乎不会说话，常伴有脑部损害、癫痫等疾病。

（4）极重度 智力测验测定低于 20，心理年龄约在 3 岁以下；言语功能缺失；生活完全不能自理；毫无语言、理解能力，对周围事物无识别能力，甚至伴有攻击行为和破坏行为。

【辨证分型】

1. 脾肾两亏证：智力低下，社会适应困难，语言能力丧失或减低，头项软弱，不能抬举或挺而不坚，口软唇弛，吸吮或嚼困难，肌肉松软无力，按压失于弹性，两足痿弱，骨软无力；面白肢倦无力；舌淡，苔薄白；脉沉无力或指纹淡。

2. 肝肾亏虚证：智力低下，社会适应困难，语言能力丧失或减低，手足徐动或震颤，动作不协调；语言不利，或失听失明，或失聪；舌质淡；脉细软或指纹淡紫。

3. 肝强脾弱证：智力低下，社会适应困难，语言能力丧失或减低，自出生之后多卧少动，颈强不柔，肢体强直拘挛，强硬失用，或动作笨拙，肌肉瘦削，烦躁易怒，遇到外界刺激后加重，食少纳呆；舌质胖大或瘦薄，舌苔少或白腻；脉沉弦或细弱，指纹沉滞。

4. 痰阻络证：智力低下，社会适应困难，语言能力丧失或减低，自出生后反应迟钝，智力低下关节强硬，肌肉软弱，动作不自主或有癫痫发作；肌肤甲错，毛发枯槁，口流痰涎，吞咽困难；舌质紫黯，苔白腻；脉滑沉。

5. 心脾两虚型：智力低下，社会适应困难，语言能力丧失或减低，语言发育迟缓，智力低下，伴运动发育落后，发迟或发稀萎黄，四肢痿软无力，肌肉松弛，口角流涎，咀嚼无力，弄舌；食欲不振，大便偏干，神疲体倦，面色无华，唇甲色淡；舌淡胖，苔少；脉细弱，指纹淡。

【治疗原则】 本病为本虚标实，故本虚泻实为基本治疗原则。可采用补肾益精填髓、补益肝肾、调养心脾、祛瘀活络、强筋壮骨等。

【一般治疗】

1. 加强安全防范,防止患儿在治疗、训练中发生意外伤。

2. 加强日常生活能力的训练,逐渐培养患儿自理能力。

3. 康复训练:根据患儿病情选择运动疗法、作业疗法、言语训练、引导式教育、感觉统合训练、吞咽功能障碍的训练、益智疗法等多方面内容。

4. 针灸治疗:督脉,手少阴心经,足少阴肾经为主取穴论治,主穴:神门、百会、通里、大钟。配穴智力低下明显加神庭、本神、四神聪;言语障碍加廉泉、风府、哑门;调整脏腑功能配华佗夹脊穴;毫针平补平泻,每日1次,7天为一疗程。辨证为虚寒性者可用灸法。辨证为虚寒性者可用灸法。

5. 耳针:心、肾、肝、脑干、皮质下,隔日一次。毫针刺用中等强度或用揿针埋藏或用王不留行籽贴压。

6. 捏脊及脊背六法:操作中以患儿背部督脉、膀胱经第一、第二侧线及华佗夹脊穴(颈、腰、骶)为中心,在脊背部采用推脊法、捏脊法、点脊法、叩脊法、拍脊法和收脊法,六种手法顺次施术,由龟尾穴沿脊柱至大椎,亦可直至后发际。该疗法改善脑瘫患儿的颈、腰、背肌无力,躯干支撑无力,拱背坐,角弓反张,营养状态差,免疫力低下等表现,具有刺激经络腧穴、激发经气、调整机体脏腑功能的作用。

7. 中药熏洗根据不同证型采用不同的药方熏蒸或洗浴身体的异常部位,因皮肤具有吸收、渗透、排泻的特性,通过中药煎煮产生的蒸汽熏蒸患儿肌肤表面,利用洗浴时的温热和药物双重效应,从而达到舒经通络、活血柔筋、扩大关节活动度、改善肌张力、提高肌力的作用,促进患儿整体康复疗效。

(三)药物处方

【处方①】 脾肾两亏证。

治法:健脾补肾,生肌壮骨。

方药:补肾地黄丸(《幼幼集成》)

组成:黄芪5~9g、人参2~3g、白术5~9g、山药5~9g、熟地黄5~10g、当归5~9g、陈皮4~8g、生姜2~4g、甘草2~4g、大枣2~4g。

加减:大便溏薄,毛发稀疏,加炒白术4~8g、鹿角胶2~3g(烊化)、龟甲胶2~3g(烊化)、炒神曲5~9g。

煎服法:小儿常规煎煮服用。

中成药:①龙牡壮骨颗粒

组成:龙骨、龟甲、黄芪、牡蛎、白术等。

用法用量:开水冲服,2岁以下一次5g,2~7岁一次7g,7岁以上一次10g,一日3次。

②小儿健脾颗粒

组成:白芍、黄芪(蜜炙)、大枣、桂枝、干姜、山楂(炒)、六神曲(焦)、麦芽(炒)。

用法用量:每袋5g,开水冲服,一次5~10g,一日2~3次。

【处方②】 肝肾亏虚证。

治法:滋补肝肾,强筋健骨。

方药:六味地黄丸(《小儿药证真诀》)合虎潜丸(《丹溪心法》)

组成:熟地黄6~10g、山茱萸5~9g、山药5~9g、茯苓5~9g、泽泻2~4g、黄柏2~4g、龟甲2~4g、知母2~4g、陈皮3~6g、白芍3~6g、干姜2~4g。

加减:眼干视物模糊,加枸杞5~9g、菊花3~6g、菟丝5~9g、女贞子5~9g。

煎服法:小儿常规煎煮服用。

中成药:①六味地黄丸

用法用量:温水化开口服。1~3岁,水蜜丸一次2g,一日2次;4~6岁,水蜜丸一次4g,一日2次;7岁以上,水蜜丸一次6g,一日2次。

②杞菊地黄丸

组成:熟地黄、酒萸肉、山药、枸杞、菊花、茯苓、泽泻、牡丹皮。

用法用量:温水化开口服。1~3岁,水蜜丸一次2g,一日2次;4~6岁,水蜜丸一次4g,一日2次;7岁以上,水蜜丸一次6g,一日2次。

【处方③】 肝强脾弱证。

治法:柔肝健脾,益气养血。

方药:六君子汤(《校注妇人良方》)合舒筋汤(《中医儿科学》)

组成:太子参9~15g、茯苓6~10g、白术6~10g、陈皮5~8g、半夏5~8g、香附5~8g、羌活2~5g、当归6~10g、炙甘草3~5g。

加减:四肢麻痹不适,加鸡血藤6~10g、木瓜3~6g;四肢疼痛不适,加桑枝2~5g、姜黄2~5g;口角流涎,加益智仁。

煎服法:小儿常规煎煮服用。

中成药:加味逍遥口服液

组成:柴胡、当归、白芍、白术(麸炒)、茯苓、甘草、牡丹皮、栀子(姜炙)、薄荷。

用法用量:儿童为成人的1/3量,口服,一次1支,一日2次。

【处方④】 痰阻络证。

治法:涤痰开窍,活血通络。

方药:通窍活血汤(《医林改错》)合二陈汤(《太平惠民和剂局方》)

组成:赤芍5~8g、川芎2~5g、桃仁2~5g、红花2~5g、半夏3~7g、陈皮5~8g、茯苓5~8g、炙甘草2~4g、大枣3~6g。

加减:有癫痫发作,加天麻2~5g、石菖蒲2~5g、郁金2~5g、全虫0.5~1g;脘闷不适,纳差,加炒神曲5~8g、炒谷芽5~8g、炒麦芽5~8g、焦山楂5~8g。

煎服法:小儿常规煎煮服用。

中成药:小儿镇惊散

组成:甘草、胆南星、枳壳、朱砂、天竺黄、茯苓、全蝎、蝉蜕、僵蚕、琥珀、硝石、白附子。

用法用量：口服，1～2 岁一次 2 瓶，1 岁以下小儿一次 1 瓶。

【处方⑤】 心脾两虚证。

治法：健脾养心，补益气血。

方药：归脾汤加减

组成：白术 5～9g、当归 5～9g、人参 2～3g、茯苓 5～9g、黄芪 5～9g、远志 4～6g、龙眼肉 4～6g、酸枣仁 5～9g、木香 2～3g、炙甘草 2～3g。

煎服法：小儿常规煎煮服用。

中成药：归脾颗粒

组成：党参、白术（炒）、黄芪（蜜炙）、甘草（蜜炙）、茯苓、远志（制）、酸枣仁（炒）、龙眼肉、当归、木香、大枣（去核）。

用法用量：温水冲服。<1 岁，一次 1/3 袋，一日 2～3 次；1～3 岁，一次 2/3 袋，一日 3 次；3 岁以上，一次 1 袋，一日 3 次。

（杨若俊）

五十四、麻疹

（一）概述

麻疹是外感麻疹时邪（麻疹病毒）引起的一种急性出疹性传染病。麻疹四季均可发生，尤以冬末春初季节较多见。好发于儿童，6 月以上 5 岁以下的幼儿较为多见，成人偶有发生。本病传染性强，会引起大的流行，一经感染大多在 10 天左右发病。麻疹易于流行，严重危害小儿身体健康，被列为古代儿科四大证之一。

本病中医病因系外感麻疹时邪，其主要病变在肺胃。麻疹之毒邪，从口鼻而入，侵袭肺胃两经，肺主皮毛属表，开窍于鼻，司呼吸，毒邪犯肺，主要表现为肺卫症状；胃主肌肉与四肢，故皮疹出现全身达于四肢末端。疹子由内达外，由里达表，疹透表示正气驱邪外出。如果没有其他变证，预后良好则为顺证。

如若感邪较重，或是素体正气不足，或者治疗不当，或者调护失宜，均可导致正虚不能托邪外泄，邪毒内陷，则可产生逆证。如麻疹时邪内传，灼津成痰，痰热壅盛，肺气闭郁，则成肺炎喘嗽。麻疹时邪热盛，夹痰上攻，痰热壅阻，咽喉不利，则成邪毒攻喉。麻疹邪毒炽盛，正气不支，邪毒内陷厥阴，蒙蔽心包，引动肝风，则可形成邪陷心肝变证。

本病在西医上亦是叫麻疹，所以可以参照本节来治疗。

（二）诊断与治疗

【诊断要点】 麻疹是以卫表症状及皮肤出疹为主，可见发热、咳嗽、鼻塞流涕、结膜炎、口腔麻疹黏膜斑及全身斑丘疹，疹退后有糠麸样脱屑，色素沉着等。

【辨证分型】

1. 顺证

（1）邪犯肺卫（初热期） 麻疹初起，证似伤风感冒。突然发热咳嗽，微恶风寒，喷嚏流涕，两目红赤，畏光羞明，泪水汪汪，神烦哭闹，咽喉肿痛，纳减口干，小便短少，大便不调。发热第 2～3 天口腔两颊黏膜红赤，贴近白齿处可见麻疹黏膜斑，周围绕以红晕。舌质偏红，舌苔薄白或薄黄，脉象浮数，指纹浮现。

（2）邪入肺胃（见形期） 持续高热，起伏如潮，肤有微汗，目赤多眵，皮疹泛发，疹点由稀少而逐渐稠密，疹色先红后暗，压之褪色，抚之稍碍手，烦躁不安，大便干结，小便短少。舌质红赤，舌苔黄腻，脉数有力，指纹深红。

（3）阴津耗伤（收没期） 皮疹出齐，发热渐退，神疲乏力，咳嗽减轻，饮食增加，皮疹依次渐回，皮肤可见糠麸样脱屑，并有色素沉着。舌红少津，舌苔薄净，脉细无力或细数，指纹淡红。

2. 逆证

（1）邪毒闭肺 高热持续，烦躁不安，咳嗽气促，喉间痰鸣，唇周发绀，口干欲饮，鼻翼扇动，大便秘结，小便短赤，皮疹稠密，疹点紫黯，或疹出未齐，或疹出骤没。舌质红赤，舌苔黄腻，脉数有力，指纹紫滞。

（2）邪毒攻喉 咽喉肿痛或溃烂疼痛，吞咽不利，声音嘶哑，喉间痰鸣，咳如犬吠，饮水即呛，喘鸣肩息，甚则吸气困难，胸高胁陷，面唇发绀，烦躁不安。舌质红赤，舌苔黄腻或少苔，脉象滑数。

（3）邪陷心肝 高热不退，烦躁谵妄，喉间痰鸣甚至昏迷抽搐，皮疹稠密，聚集成片，色泽紫黯。舌质红绛，苔黄起刺，脉数有力。

【治疗原则】 麻为阳毒，以透为顺，以清为要，故本病治疗以"麻不厌透""麻喜清凉"为基本法则。麻疹顺证的一般治法：疹前期治宜辛凉透表为主；出疹期治宜清热解毒为主，佐以透发为辅；收疹期治宜清余热、养肺阴、调脾胃。麻疹逆证的治疗，仍循透疹、解毒、扶正为主要原则。

【一般治疗】

1. 麻疹的预防：①麻疹的预防在中医学中有一定的经验，如三豆汤、紫草根，煎汤分服来预防麻疹。目前可以通过接种麻疹减毒活疫苗来预防麻疹。②避免接触麻疹患者。③一旦与麻疹患儿接触，应该立即隔离不得外出。④平时做好保健工作，室内空气要流通，在季节变化之时要注意增减衣物避免感冒，加强饮食增强机体免疫能力。

2. 麻疹的护理：麻疹的护理极为重要，古有麻疹三怕：怕风、怕寒、怕烟熏；四要：要口鼻耳保持清洁，要防止患儿跌倒，要注意隔离，要注意麻疹后饮食；五忌：忌辛燥伤阴，忌苦寒遏制，忌大下伤正，忌温补助邪，忌滋腻恋邪；六禁：禁重食、密室、强行出汗、多食瓜果、出疹期换衬衫和淋浴以及寒凉之药降温。

3. 推拿针刺法。邪犯肺卫：推攒竹，分推坎宫，推太阳，擦迎香，按风池，清脾胃，清肺经，推上三关，揉肺俞区；邪犯肺胃：拿风池，清脾胃，清肺金，水中捞月，清天河水，按揉二扇门，按肺俞，推天柱；阴津耗伤：补脾胃，补肺金，揉中脘，揉脾俞、胃俞，揉足三里；邪攻咽喉：针刺颊车、天柱、风池、合谷。

（三）药物处方

○顺证

【处方①】 邪犯肺卫（初热期）。

治法：辛凉解表。

方药：银翘散（《温病条辨》）

组成：金银花 6~10g、连翘 6~10g、山栀子 3~9g、豆豉 6~10g、薄荷 3~6g、荆芥 6~10g、竹叶 3~6g、芦根 9~12g、牛蒡子 3~6g、桔梗 6~9g、甘草 3~5g。

加减：气虚寒冷、疹透不利，加麻黄 3~6g、苏叶 3~9g；热甚惊悸，加蝉衣 3~6g、僵蚕 3~6g；咽痛甚者，加射干 3~6g、板蓝根 3~9g；胃肠积滞、大便秘结，加全瓜蒌 3~9g、麻仁 3~6g、枳实 3~6g；阴液不足，加玄参 3~6g、生地黄 3~9g、天花粉 3~9g；血热血瘀，加桃仁 3~6g、红花 3~6g、当归 3~6g、川芎 3~9g、赤芍 3~6g、丹参 3~6g、紫草 3~6g；素体虚弱，加人参 3~9g、黄芪 3~9g、黄精 3~9g、熟地黄 3~9g。

煎服法：药物放置砂锅中，用凉开水浸泡 30 分钟或更长时间，水液高出药面并以药材浸透为度，煎煮沸腾后，再小火煎煮 10 分钟，每天 3 次，温服，1 岁以下每次 10ml，1~3 岁每次 20ml，3 岁以上每次 30ml，服用 2~3 剂后根据病情变化调整处方。

中成药：①银翘解毒颗粒

组成：金银花、连翘、薄荷、荆芥、淡豆豉、牛蒡子（炒）、桔梗、淡竹叶、甘草。辅料为蔗糖、糊精。

用法用量：温水冲服，1 岁以下，一次 1/3 袋；1~3 岁每次半袋；3 岁以上每次 1 袋。一日 3 次。

2. 复方桑菊感冒冲剂

组成：桑叶、菊花、连翘、薄荷脑素油、苦杏仁、桔梗、甘草、芦根。

用法用量：温水冲服，1 岁以下，一次 1/3 袋；1~3 岁每次半袋；3 岁以上每次 1 袋。一日 3 次。

③银柴合剂

组成：忍冬藤、柴胡、芦根、枇杷叶、薄荷。

用法用量：温水冲服，1 岁以下，一次 1/3 袋；1~3 岁每次半袋；3 岁以上每次 1 袋。一日 3 次。

④复方穿心莲片

组成：穿心莲、路边青。

用法用量：温水冲服，1 岁以下，一次 1/3 袋；1~3 岁每次半袋；3 岁以上每次 1 袋。一日 3 次。

⑤抗病毒颗粒

组成：板蓝根、石膏、生地黄、广藿香、连翘、芦根、郁金、石菖蒲、知母。

用法用量：温水冲服，1 岁以下，一次 1/3 袋；1~3 岁每次半袋；3 岁以上每次 1 袋。一日 3 次。

【处方②】 邪入肺胃（见形期）。

治法：清热解毒。

方药：清解透表汤（经验方）

组成：桑叶 6~10g、菊花 6~10g、银花 6~9g、连翘 6~9g，清热解毒；牛蒡子 3~6g、蝉衣 3~6g、西河柳 3~9g、葛根 3~9g、升麻 3~9g，发表透疹；紫草 3~9g，清热凉血，解毒透疹。

加减：疹色红赤或紫黯成片，加丹参 3~9g、红花 3~9g、丹皮 3~9g、生地黄 3~9g；咳嗽剧烈，加桑皮 3~9g、杏仁 3~9g；高热面赤、烦躁口渴，加生地黄 3~9g、山栀子 3~9g、天花粉 3~9g、黄连 3~9g、芦根 3~9g。

煎服法：小儿常规煎煮服用。

中成药：双黄连口服液

用法用量：口服。每支 10ml。<3 岁 10ml，一日 2 次；3~6 岁 10ml，一日 3 次；>6 岁 20ml。一日 2 次。

【处方③】 阴津耗伤（收没期）。

治法：益气滋阴，清余热。

方药：贝母瓜蒌散（《医学心悟》）合沙参麦冬汤《温病条辨》）。

组成：沙参 6~10g、麦冬 6~10g 滋养肺胃，以清胃热；贝母 3~9g、瓜蒌 3~9g 清热化痰，润肺止咳；天花粉 3~9g 生津止渴；桔梗 3~9g 宣肺利咽；茯苓 3~9g、橘红 3~9g 健脾和中。

加减：阴伤过量，有手足心热，加生地黄 3~9g、知母 3~9g；气虚乏力，加人参 3~9g、黄芪 3~9g；潮热或咳嗽不爽，加百部 3~9g、桑皮 3~9g、骨皮 3~9g；食欲不振，加焦山楂 3~9g、神曲 3~9g、炒稻芽 3~9g；胃阴大伤、口渴咽干、苔厚少津、烦躁，加生地黄 3~9g、沙参 3~9g、麦冬 3~9g、玉竹 3~9g；余邪未净，加地骨皮 3~9g。

煎服法：小儿常规煎煮服用。

中成药：生脉饮

组成：西洋参、麦冬、五味子。

用法用量：口服。每支 10ml。<3 岁 5ml，一日 2 次；3~6 岁 10ml，一日 2 次；>6 岁 10ml，一日 3 次。

○逆证

【处方①】 邪毒闭肺。

治法：宣肺开闭，清热解毒。

方药：麻杏石甘汤（《伤寒论》）

组成：麻黄 3~6g 辛开肺气；石膏（先煎）10~30g 清泻胃热；杏仁 3~9g、甘草 3~6g 以助药力。

加减：咳嗽痰多，加桔梗 3~9g、苏子 3~9g、葶苈子 3~9g；喘憋较重，加菖蒲 3~9g、郁金 3~9g；闷疹不出，加鲜芦根 3~9g、鲜茅根 3~9g、薄荷 3~9g、牛蒡子 3~9g；壮热持续，加银花 3~9g、连翘 3~9g、紫草 3~9g、青黛 3~9g、黄芩 3~9g；疹色紫黯，加赤芍 3~9g、丹皮 3~9g；出疹后期热重伤阴，见咳嗽气急、喘憋鼻扇、舌质红绛等，加沙参 3~9g、玄参 3~9g、生地黄 3~9g、麦冬 3~9g、天花粉 3~9g；咳嗽低热，加桑皮 3~9g、地骨皮 3~9g、百部 3~

9g、知母 3～9g。

煎服法：小儿常规煎煮服用。

中成药：①小儿羚羊散

组成：羚羊角、天竺黄、朱砂、甘草、冰片、金银花、紫草、连翘、牛蒡子、浮萍、赤芍、西河柳、体外培育牛黄、黄连、葛根、川贝母、水牛角浓缩粉。

用法用量：1 岁 1/5 包，2 岁 1/4 包，3 岁 1/3 包，一日 3 次。温开水冲服。

②痰热清注射液

组成：黄芩、熊胆粉、山羊角、金银花、连翘，辅料为丙二醇。

用法用量：0.3～0.5ml/kg，最大剂量不超过 20ml，加入 5%葡萄糖注射液或生理氯化钠溶液 100～200ml，静脉滴注，控制滴数每分钟 30～60 滴，一日 1 次。或遵医嘱。

【处方②】 邪毒攻喉。

治法：清凉宣肺，涤痰利咽。

方药：清咽下痰汤加减（《验方新编》）

组成：常用玄参 6～9g、射干 6～9g、甘草 3～6g、桔梗 6～9g、牛蒡子 3～6g 清宣肺气而利咽喉；金银花 6～9g、板蓝根 6～9g 清热解毒；葶苈子 3～6g 泻痰行水，清利咽喉；全瓜蒌 6～9g、浙贝母 6～9g 化痰散结；荆芥 3～6g 疏邪透疹。或用加味桔梗煎：桔梗 3～9g，宣肺利咽；牛蒡子 3～9g、忍冬藤 3～9g、连翘 3～9g，清热解毒，利咽清肺；或用普济消毒饮：黄芩 3～9g、黄连 3～9g，清泻上焦心肺之热；牛蒡子 3～9g、连翘 3～9g、薄荷 3～9g、僵蚕 3～6g，疏散上焦热；玄参 3～9g、马勃 3～9g、板蓝根 3～9g、桔梗 3～9g、甘草 3～6g，清宣肺气利咽喉；升麻 3～9g、柴胡 3～9g，升阳散火。

加减：咽喉肿痛，加服六神丸清利咽喉；大便干结，可加大黄 3～6g、玄明粉 3～6g 泻火通腑。

煎服法：小儿常规煎煮服用。

中成药：①痰热清注射液

用法用量：同处方①。

②醒脑静注射液

组成：人工麝香、栀子、郁金、冰片，辅料为：聚山梨酯 80、氯化钠。

用法用量：0.5ml/（kg·d），最大剂量不超过 20ml，加入 5%～10%葡萄糖注射液或生理氯化钠溶液 50～250ml 稀释后静脉滴注。

【处方③】 邪陷心肝。

治法：平肝息风，清营解毒。

方药：羚角钩藤汤（《重订通俗伤寒论》）

组成：羚羊角粉 3～9g、钩藤 3～9g、桑叶 3～9g、菊花 3～9g，凉肝息风；茯神 3～9g，安神定志；竹茹 3～9g、浙贝母 3～9g，化痰清心；鲜生地 3～9g、白芍 3～9g、甘草 3～6g，柔肝养筋。

加减：痰涎壅盛，加石菖蒲 3～9g、胆南星 3～9g、郁

金 3～9g、鲜竹沥 3～9g；腹胀便秘，加大黄 3～9g、玄明粉 3～9g；壮热不退、神识昏迷，四肢抽搐，选用紫雪丹、安宫牛黄丸；如皮疹骤没，面色青灰，汗出肢厥，则用参附龙牡救逆汤加味，急予固脱救逆。

煎服法：小儿常规煎煮服用。

中成药：①小儿羚羊散

用法用量：同处方①。

②安宫牛黄丸

组成：牛黄、水牛角浓缩粉、人工麝香、珍珠、朱砂、雄黄、黄连、黄芩、栀子、郁金、冰片。

用法用量：每丸重 3g。<3 岁 1/4 丸；4～6 岁 1/2 丸，一日 1 次。温开水化开送服。

（杨若俊）

五十五、尿频

（一）概述

尿频是小儿常见的一种泌尿系疾病，临床表现主要以小便频数为其特征。本病四季均可发。多发于学龄前儿童，尤以婴幼儿时期发病率最高，女孩多于男孩。本病经过及时治疗，预后良好。婴儿时期因脏腑之气不足，气化功能尚不完善，若小便次数稍多，无尿急及其他所不适，不为病态。

小儿尿频的发生分为内因和外因两个方面。外因责之于湿热，多因外感湿热或坐地潮湿、粪便污染感受湿热邪毒，或因有积滞内蕴化为湿热；内因责之于脾肾亏虚，多由先天禀赋不足、素体虚弱或后天失调导致脾肾气虚。

尿频的病位在肾与膀胱。肾主水，与膀胱相表里，膀胱的气化主要靠肾气主司，各种原因，只要导致肾气不足，则使膀胱气化失司，尿频乃生。其表现有因湿热之邪流注下焦者；有因脾肾本虚或肾阴损伤，湿浊蕴结，下注膀胱者。前者以实证为主，后者多虚中夹实；也有脾肾气虚，气不化水，而致小便频数，淋漓不畅者，此乃纯虚之证。

临床上可分为湿热下注、脾肾气虚、阴虚内热三证。若小儿尿频日久则变生多端。湿热日久，损伤膀胱血络则为血淋；煎熬尿液，结为砂石，则为石淋；耗气伤阴，致肾阴肾阳不足，则成虚实夹杂之证。脾肾气虚日久，损伤阳气，阳不化气，气不化水，可致水肿；也可使卫外不固，易感外邪，而致尿频反复发作，加重病情。

临证时西医学的泌尿系感染、结石、肿瘤、白天尿频综合征表现上述症状者可参照本节进行辨证施治。

（二）诊断与治疗

【诊断要点】 本病常见有尿路感染和白天尿频综合征两种病证。

1. 尿路感染

（1）病史 有外阴不洁或坐地嬉戏等湿热外侵病史，或湿热内蕴传于下焦病史。

（2）症状 起病急，年长儿以小便频数，淋漓涩痛，或伴发热、腰痛等为特征。小婴儿的尿频往往局部排尿刺激症

状可不明显，而仅表现为发热、拒食、呕吐、泄泻等全身症状，可发现排尿时哭闹不安，尿中有臭味和顽固性尿布疹等症状。

（3）实验室检查　尿常规：清洁中段尿常规检查可见白细胞增多或见脓细胞，血尿也很常见。肾盂肾炎患儿有中等蛋白尿、白细胞管型尿，晨尿的比重和渗透压减低。中段尿培养：尿细菌培养及菌落计数是诊断尿路感染的主要依据，但要排除污染。通常认为中段尿培养菌数 $>10^6/ml$ 可确诊，$10^5\sim10^6/ml$ 为可疑，$<10^5/ml$ 系污染。

2. 白天尿频综合征（神经性尿频）

（1）年龄　多发生在婴幼儿时期。

（2）症状　醒时尿频，次数较多，甚者数分钟一次，点滴淋漓，但入眠消失。反复发作，无其他痛苦，精神、饮食均正常。

（3）实验室检查　尿常规、尿培养无阳性发现。

【辩证分型】

1. 湿热下注：起病较急，小便频数短赤，尿道灼热疼痛，尿液淋漓浑浊，小腹坠胀，腰部酸痛，婴儿则时有啼哭不安；常伴有发热、烦躁口渴、恶心呕吐；舌质红，苔薄腻微黄或黄腻；脉数有力。本证为热淋，常见于急性尿路感染，由湿热内蕴，下注膀胱所致，为邪实之证。病程短，起病急，尿频、尿急、尿痛，小便短赤；或见发热、烦渴、恶心、呕吐。舌红苔腻为辨证要点。

2. 脾肾气虚：病程日久，小便频数，淋漓不尽，尿液不清，精神倦怠，面色萎黄，食欲不振，甚则畏寒怕冷，手足不温，大便稀薄，眼睑浮肿；舌质淡或有齿痕、苔薄腻，脉细弱。本证多见于白天尿频综合征或慢性尿路感染。由脾肾气虚、膀胱失约所致。临床以病程长，小便频数，淋漓不尽，无尿痛、尿热为特点。偏脾气虚者症见神倦乏力，面黄纳差，便溏；偏肾阳虚者症见面色无华，畏寒肢冷，下肢浮肿，脉沉细无力。

3. 阴虚内热：病程日久，小便频数或短赤，低热、盗汗，颧红，五心烦热，咽干口渴，唇干舌红，舌苔少，脉细数。本证多见于尿路感染病程较长或反复发作者，乃久病伤阴、虚热内生所致。尿频的同时伴有低热、盗汗、颧红、五心烦热、舌红少苔、脉细数等阴虚内热的全身证候为辨证要点。

【治疗原则】　本病分虚实证治。实证宜清热利湿，虚证宜温补脾肾或滋阴清热，病程日久或反复发作者，多为本虚标实、虚实夹杂之候，治疗要标本兼顾，攻补兼施。

【一般治疗】

1. 预防调护：注意个人卫生，勤换尿布和内裤，不穿开裆裤，不穿紧身内裤，不坐地玩耍，勤洗外阴以防止细菌入侵。及时发现和处理男孩包茎、女孩处女膜伞、蛲虫感染等。及时矫治尿路畸形，防止尿路梗阻和肾瘢痕形成。多饮水，不食辛辣食物。增强饮食营养，加强锻炼，增强体质。

2. 西医疗法：对尿路刺激症状明显者，可口服碳酸氢钠碱化尿液，减轻症状。尿路感染采用抗生素治疗，选用在肾组织、尿液、血液都有较高浓度的药物如氨苄西林、呋喃妥因等。

3. 针灸治疗

（1）急性期　主穴：委中、下髎、阴陵泉、束骨。配穴：热重加曲池；血尿加血海、三阴交；少腹胀痛加曲泉；寒热往来加内关；腰痛取耳穴肾、腰骶区。

（2）慢性期　主穴：委中、阴谷、复溜、照海、太溪。配穴：腰背酸痛加关元、肾俞；多汗补复溜、泻合谷；尿频、尿急、尿痛加中极、阴陵泉；气阴两虚加中脘、照海；肾阳不足加关元、肾俞。

（三）药物处方

【处方①】　湿热下注。

治法：清热利湿，通利膀胱。

方药：八正散（《太平惠民和剂局方》）

组成：萹蓄 9g、车前子 6g、瞿麦 6g、滑石 6g、金钱草 6g、大黄 3g、栀子 3g、地锦草 6g、甘草 6g。

加减：寒热往来者，基础方加柴胡 9g、黄芩 6g；腹满便溏者，去大黄，加大腹皮 9g、焦山楂 9g；恶心、呕吐者，加竹茹 6g、藿香 9g；若小便频数赤痛，小腹作胀，加柴胡 9g、香附 6g、川楝子 6g；小便带血、尿道刺痛、排尿突然中断，加金钱草 6g、海金沙 6g、大蓟 9g、小蓟 9g、白茅根 9g；若小便赤涩、尿道灼热刺痛、口渴烦躁、舌红少苔，加淡竹叶 6g、生地 9g。

煎服法：小儿常规煎煮服用。

中成药：三金片

组成：金樱根、羊开口、金沙藤、积雪草、菝葜。

用法用量：口服，一次 3 片，一日 3~4 次。

【处方②】　脾肾气虚。

治法：温补脾肾，升提固摄。

方药：缩泉丸（《校注妇人大全良方》）

组成：山药 9g、益智仁 9g、白术 12g、薏仁 9g、淫羊藿 6g、乌药 6g。

加减：脾气虚者，基础方加黄芪 12g、党参 9g、茯苓 9g；肾阳虚者，加附子 6g、干姜 6g、胡芦巴 6g、车前子 9g；夜尿增多者，加桑螵蛸 6g、煅龙骨 6g；肺脾气虚者，加白术 6g、黄芪 9g、党参 9g。

煎服法：小儿常规煎煮服用。

中成药：济生肾气丸

组成：车前子、茯苓、附子、牡丹皮、牛膝、肉桂、山药、山茱萸、熟地黄、泽泻。

用法用量：口服，一次 6g，一日 3 次。

【处方③】　阴虚内热。

治法：滋阴补肾，清热降火。

方药：知柏地黄汤（《医宗金鉴》）

组成：生地 9g、女贞子 6g、山茱萸 9g、泽泻 9g、茯苓 9g、知母 6g、黄柏 6g、牡丹皮 9g。

加减：尿急、尿痛、尿赤不缓解，基础方加黄连 3g、淡竹叶 6g、萹蓄 9g、瞿麦 6g；低热者，加青蒿 6g、地骨皮 9g；盗汗者，加鳖甲 6g、龙骨 9g、牡蛎 9g。

煎服法：小儿常规煎煮服用。

中成药：知柏地黄丸

用法用量：口服，一次 8 丸，一日 3 次。

（杨若俊）

五十六、水痘

（一）概述

水痘是由外感水痘时行邪毒引起，以发热，皮肤分批出现皮疹、丘疹、疱疹、结痂同时存在为特征的一种小儿常见的急性传染病。本病一年四季均可发生，但以冬、春季节发病最多。任何年龄皆可发病，以 6～9 岁小儿为多见。本病传染性极强，从发病之日起到皮疹全部干燥结痂前均有传染性，常呈流行性。

中医病因认为系外感时行邪毒所致，病位主要是肺、脾。肺主皮毛，脾主肌肉，时行邪毒由口鼻而入，蕴郁肺脾，与内湿相搏，蕴蒸于肌表，则发为水痘。本病由外感时行邪毒所致，其后期病变因感邪轻重、正气盛衰不同而出现不同的证候。邪轻正气不虚者，一般只犯于肺脾二经，水痘分布稀疏，点粒分明，全身症状轻微；若邪重正衰，正不胜邪，邪毒内犯，则可波及心、肝、肺等脏而出现种种变证。

（二）诊断与治疗

【诊断要点】　起病 2～3 周前有水痘接触史。周身可见疱疹，以躯干部为主。疱疹呈椭圆形，大小不一，内含水液，周围红晕，常伴有瘙痒，结痂后不留瘢痕。皮疹分批出现，在同一时期，丘疹、疱疹、干痂并见。

【辨证分型】

1. 邪伤肺卫：发热轻微或无热，偶有喷嚏，咳嗽，鼻塞流涕，1～2 天后出疹，疹色红润，疱浆清亮，根盘红晕不著，点粒稀疏，伴有痒感，此起彼落，以躯干为主；舌苔薄白，脉浮数。

2. 毒炽气营：壮热烦躁，口渴欲饮，口舌生疮，面赤唇红，精神不振，水痘分布密集，疹色紫黯，疱浆浑浊，根盘红晕；或者伴有牙龈肿痛，大便干结，小便短黄；舌红或绛，苔黄糙而干，脉数有力。

【治疗原则】　本病治疗以清热解毒利湿为基本法则。初起宜疏风清热，毒重者宜凉血解毒，挟湿者佐以淡渗，使邪祛湿化，则水痘自除。轻证属邪伤肺卫，治疗以疏风清热解毒为主，佐以利湿；重证为毒炽气营，治当以清气凉营、解毒化湿为法。因本病总以外透为顺，故临床用药不可过用苦寒重坠之品，以免伤正而致邪毒内陷。

【一般治疗】

1. 水痘的预防：控制传染源，隔离患者到全部疱疹结痂为止。切断传播途径，流行期间，减少去公共场所次数，到公共场所尽量少接触物体，注意戴口罩。对已被水痘病儿污染的被服、用具及居室，应采用通风、暴晒、煮沸、紫外线

灯照射等措施，进行消毒。脱落的痂屑要浸入石灰水中或者用火烧毁，以免飞扬传染。

2. 水痘的护理：保持室内空气流通、新鲜，注意避风寒，防止发生感染。饮食宜清淡、易于消化，多饮温开水，忌食辛辣刺激性食物。保持皮肤清洁，避免瘙抓损伤皮肤，内衣要柔软勤换，以防擦破皮肤，引起感染。出疹后要注意避免阳光的照射及避免吹风。

3. 中医外治：青黛适量，布包，扑撒疱疹局部，一日 1～2 次。黄连膏：涂搽于疱疹局部，一日 1～2 次。青黛 30g、煅石膏 50g、滑石 50g、黄柏 15g、冰片 10g、黄连 10g，共研细末，和匀，拌油适量，调搽患处，一日 1 次。

（三）药物处方

【处方①】　邪犯肺卫。

治法：疏风清热，利湿解毒。

方药：银翘散（《温病条辨》）加减

组成：银翘散为基础方：金银花 3～9g、连翘 3～9g，清热解毒；薄荷 3～9g、蝉蜕 3～9g，透疹止痒；牛蒡子 3～9g、桔梗 3～9g、甘草 3～9g，宣肺利咽；紫草 3～9g、赤芍 3～9g，凉血解毒；车前草 3～9g、滑石 3～9g，清热利湿。

加减：咳嗽有痰者，加杏仁 3～9g、浙贝母 3～9g；咽喉肿痛，加板蓝根 3～9g、马勃 3～9g，清热解毒利咽；疱疹痒甚，加白鲜皮 3～9g、地肤子 3～9g；兼有食积者，加神曲 3～9g、山楂 3～9g、麦芽 3～9g。

煎服法：小儿常规煎煮服用。

中成药：板蓝根颗粒

组成：板蓝根，辅料为糊精、蔗糖。

用法用量：开水冲服。1～3 岁每次 1～3g；3～7 岁每次 5g；7 岁以上每次 10g。一日 3～4 次。

【处方②】　毒炽气营。

治法：清营凉血，解毒化湿。

方药：清营汤（《温病条辨》）

组成：犀角（水牛角代替）15g、生地黄 3～9g、元参 3～9g、竹叶心 3～9g、麦冬 3～9g、丹参 3～9g、黄连 3～9g、银花 3～9g、连翘 3～9g。

加减：口渴，汗多，加白虎汤；疹色深红，加紫草 3～9g、山栀子 3～9g；唇燥口干，津液损伤，加麦冬 3～9g、芦根 3～9g；咽红生疮，疱浆浑浊，加黄连 3～9g、紫花地丁 3～9g；大便干结，加大黄 3～9g、枳实 3～9g；若邪毒炽盛，内陷厥阴，出现神昏抽搐者，加钩藤（后下）3～9g、羚羊角 12g 镇惊息风，或予清瘟败毒饮加减；同时可配用紫雪丹清热息风开窍；若邪毒闭肺，出现高热咳嗽、气喘鼻煽、口唇青紫者，可予麻杏石甘汤加减，以清热解毒、开肺化痰。

煎服法：小儿常规煎煮服用。

中成药：清瘟解毒丸

组成：大青叶、黄芩、葛根、连翘、羌活、防风、白芷、柴胡、川芎、玄参、天花粉、炒牛蒡子、赤芍、桔梗、淡竹

叶、甘草。

用法用量：每丸重 9g，温开水送服。年龄<3 岁者 1/2 丸，3～6 岁 1 丸，6 岁以上 2 丸，一日 2 次。

（杨若俊）

五十七、小儿抽动症

（一）概述

小儿抽动症又称抽动-秽语综合征，是以慢性、波动性、多发性运动肌的快速抽搐，并伴有不自主发生和语言障碍为主要特征的神经-精神障碍性疾病。其临床特征是：肌肉抽搐及喉中发出怪声或口出秽语等。发病无季节性，起病多在 2～12 岁之间，常以频发眨眼为首发症状，可以自行缓解或加重，男孩发病率较女孩约高 3 倍。85%患儿有轻、中度行为异常，约半数患儿可同时伴有注意力缺陷多动症。抽动在精神紧张时加重，入睡后消失。本病病程一般时间较长，可自行缓解或加重，影响患儿的身心健康，但患儿智力一般不受影响。

中医病因认为本病与先天禀赋不足、产伤、窒息、感受外邪、情志失调等因素有关，多由五志过极、风痰内蕴而引发。病位主要在肝，与心、脾、肾密切相关。肝体阴而用阳，喜条达而主疏泄，为风木之脏，主藏血、藏魂，其声为呼，其变动为握，开窍于目，故不自主动作，如挤眼、噘嘴、皱眉、摇头、仰颈、耸肩以及怪声秽语等，均与肝风妄动有关。

临证时西医学的上多发性抽动症表现上述症状者，可参照本篇内容进行辨证施治。

（二）诊断与治疗

【诊断要点】 起病年龄大多数在 2～12 岁之间。可有家族史。病程至少持续 1 年。可出现不自主的眼、面、口、颈、肩腹部及四肢肌肉的快速收缩，以固定方式重复出现。抽动时咽部可发出异常怪声或粗言秽语。抽动呈慢性反复过程，有明显波动性，可受意志的暂时控制。有的还有性格障碍，性情急躁，冲动任性，胆小，注意力不集中，学习成绩不稳定。实验室检查多无特殊异常，脑电图正常或非特异性异常，智力测试基本正常。

【辨证分型】

1. 气郁化火：烦躁易怒，挤眉眨眼，张口撅嘴，摇头耸肩，发作频繁，抽动有力，口出异声秽语，大便秘结，小便短赤；舌红苔黄，脉弦数。

2. 脾虚痰聚：面黄体瘦，精神不振，脾气乖戾，胸闷作咳，喉中声响，皱眉眨眼，嘴角、四肢、腹肌抽动，秽语不由自主，纳少厌食；舌质淡，苔白或腻，脉沉滑或沉缓。

3. 脾虚肝亢：努嘴张口，全身肌肉抽动，喉中有痰，时发怪声，经久不愈，常伴腹部抽动，性情急躁，脾气乖戾，注意力不集中，难于静坐，健忘失眠，纳少厌食，体形多瘦弱或虚胖，面黄乏力；舌质淡红，苔白或腻，脉细弦。

4. 阴虚风动：形体消瘦，两颧潮红，五心烦热，性情急躁，口出秽语，挤眉眨眼，耸肩摇头，肢体震颤，睡眠不宁，大便干结；舌质红绛，舌苔光剥，脉细数。

【治疗原则】 本病以平肝息风为基本原则。根据疾病的不同证候和阶段，分清正虚邪实的关系，分证论治。痰盛者化痰息风；火盛者清热泻火；脾虚者健脾益气；阴虚者滋阴潜阳。本病来渐去缓，且益反复，临床往往需要较长时间的药物治疗，树立信心，坚持治疗、养成良好的生活习惯是治疗本病的关键，为提高疗效可配合针灸、推拿、感觉统合训练、心理治疗等。

【一般治疗】

1. 心理干预

（1）行为矫正疗法 当患儿出现面部及肢体抽动时，立即利用对抗反应来加以控制；同时让患儿认识到抽动的不良性，并对自身的病情有一个比较正确的认识，积极争取改善。

（2）行为转移法 当患儿一旦出现症状时，立即转移患儿的注意力。

（3）心理支持 向家长讲解多发性抽动症的性质，让家长了解心理治疗的重要性，消除家长对患儿病情的过分焦虑、担心、紧张的心情。注意对患儿的教育方法，建立起良好的信任关系。提高自信心，消除其自卑心理，及时纠正患儿的不良动作和行为。

2. 推拿疗法：推脾土，捣小天心，揉五指节，运内八卦，分阴阳，推上三关，揉涌泉、足三里。一日 1 次，每次 30～40 分钟。

3. 针灸疗法

（1）体针 针刺百会、四神冲、神庭、上星、头维、印堂、曲池、合谷、阳陵泉、三阴交、太冲穴。眨眼和耸肩者加攒竹、迎香；口角抽动者加地仓、颊车；喉出怪声者加上廉泉、列缺。以提插捻转施以平补平泻，得气后留针 30 分钟。隔日 1 次，1 个月为 1 疗程。

（2）耳针 皮质下、神门、心、肝、肾，每次选 2～3 穴，以王不留行籽贴压。隔日 1 次，每日可按压 2～3 次，每次 5 分钟，1 个月为 1 疗程。

（三）药物处方

【处方①】 气郁化火。

治法：清肝泻火，息风止惊。

方药：清肝达郁汤（《重订通俗伤寒论》）

组成：栀子 6g、菊花 6g、丹皮 6g、柴胡 6g、薄荷 6g、青橘叶 6g、钩藤 6g、白芍 6g、蝉蜕 6g、琥珀 3g、茯苓 6g、甘草 3g。

加减：喜怒不定、喉中有痰，加浙贝母 6g、天竺黄 6g、胆南星 6g，清热化痰；肝火旺盛、烦躁目赤，加龙胆草 6g、谷精草 6g、夏枯草 6g，清泻肝火；大便秘结者，加槟榔 6g、瓜蒌仁 6g，通便导滞；因外感咽红而眨眼加重者，加板蓝根 6g、牛蒡子 6g、山豆根 6g，清热利咽。

煎服法：小儿常规煎煮服用。

中成药：①当归龙荟片

组成：当归、龙胆、芦荟、青黛、栀子、黄连、黄芩、黄柏、大黄、木香、麝香。

用法用量：口服，一次 3g，一日 2 次。

②泻青丸

组成：龙胆草、大黄、防风、羌活、栀子、川芎、当归。

用法用量：口服。一次 3g，一日 2 次。

【处方②】脾虚痰聚。

治法：健脾柔肝，行气化痰。

方药：十味温胆汤（《医方集解》）加减

组成：党参 6g、茯苓 6g、陈皮 6g、法半夏 6g、陈皮 6g、枳实 6g、远志 3g、酸枣仁 6g、钩藤 6g、白芍 6g、石决明 6g、甘草 3g。

加减：痰热甚者，基础方去法半夏，加黄连 3g、瓜蒌皮 6g，清化痰热；秽语妄言，性情急怒，加石菖蒲 6g、远志 3g、郁金 6g，豁痰宁心；痰火扰心喊叫者，加青礞石 6g、黄芩 6g、磁石 6g，泻火安神；纳少厌食者，加焦六神曲 6g、炒麦芽 6g、砂仁 5g，调脾开胃。

煎服法：小儿常规煎煮服用。

中成药：琥珀抱龙丸

组成：山药、朱砂、甘草、琥珀、天竺黄、檀香、枳壳、茯苓、胆南星、枳实、党参、牛黄。

用法用量：口服，一次 1 丸，一日 2 次；婴儿每次 1/3 丸，化服。

【处方③】脾虚肝亢。

治法：缓肝理脾，息风止痉。

方药：异功散（《小儿药证直诀》）合天麻钩藤饮（《杂病证治新义》）

组成：太子参 6g、茯苓 6g、白术 6g、陈皮 6g、半夏 6g、天麻 6g、钩藤 6g、龙骨 6g、珍珠母 6g、甘草 3g。

加减：食欲不振者，加焦山楂 6g、鸡内金 6g、炒麦芽 6g，运脾开胃；性情急躁，睡眠不安，加远志 3g、生石决明 6g、栀子 6g，化痰平肝；异常发生严重者，加磁石 6g、石菖蒲 6g、桔梗 6g，豁痰安神。

煎服法：小儿常规煎煮服用。

中成药：小儿珍珠镇惊丸

组成：珍珠（飞）、人工牛黄、胆南星、人工竺黄（飞）、木香、雷丸、琥珀（飞）、银柴胡、胡黄连、槟榔、朱砂（飞）等 13 味。

用法用量：口服。1～2 岁，一日 0.3g，分 4 次服；3～4 岁，一日 0.3g，分 2 次服；5～7 岁，一次 0.3g，一日 2 次；7 岁以上，一次 0.3g，一日 3 次。或遵医嘱。

【处方④】阴虚风动。

治法：滋阴潜阳，柔肝息风。

方药：大定风珠（《温病条辨》）

组成：龟甲 6g、鳖甲 6g、生牡蛎 6g、生地黄 6g、阿胶 6g、鸡子黄 6g、麦冬 6g、火麻仁 6g、白芍 6g、甘草 3g。

加减：心神不定，惊悸不安，加茯神 6g、钩藤 6g、炒枣仁 6g，养心安神；血虚失养者，加何首乌 6g、沙苑子 6g、天麻 6g，养血柔肝；肺阴受损，金鸣异常，喉发异生，加桑

白皮 6g、地骨皮 6g、天花粉 6g、桔梗 6g，养阴清热，清肺利咽；肢体明显抽动者，加地龙 6g、乌梢蛇 6g，息风止痉。

煎服法：小儿常规煎煮服用。

中成药：杞菊地黄丸

用法用量：口服。小蜜丸一次 5g，一日 2 次。

（杨若俊）

五十八、小儿发热

（一）概述

发热是儿科常见急重症，腋窝体温检测 10 分钟，超过 37.4℃即为发热。以全身或部分肌肤灼热为特征；临床表现为：发热、口渴、恶寒或不恶寒、便干、尿黄、舌红、苔白或黄、脉数；中医学治疗小儿发热有丰富的实践经验及较好的治疗效果。历代医家有精辟论述，朱丹溪"凡小儿有病皆热"。王肯堂"小儿之病惟热居多"。

（二）诊断与治疗

【诊断要点】37.5～38℃称为低热；38.1～39℃为中度发热；39.1～41℃为高热；41℃以上称为超高热。中医诊治发热小儿根据体温及临床表现诊断；首要明确外感内伤；临证时需要注意如下要点：辨表里、外感与内伤；辨病邪性质（寒、热、毒、食、湿、痰）等，为辨证论治提供依据；辨邪正关系，邪气以正气交争之盛衰。

（1）外感发热

①外感风寒：发热、无汗、头身疼痛、恶寒不渴、咳嗽、鼻流清涕；指纹红或青色，脉浮紧。

②外感风热：发热、咽喉红肿疼痛、咳嗽吐浊痰、有汗、口唇红；舌苔白或微黄，脉浮数。

③暑邪表证：壮热、汗出蒸蒸、口渴饮引、头晕目视昏花、心烦躁忧不安、不寐、面垢、咳嗽、面红唇红；舌红苔白；大便秘、小便赤短少，脉洪数。

（2）里证发热

①阳明经热证：大热大渴、大汗出；脉洪大，唇红苔黄燥。

②阳明腑证：壮热、大便燥结、神昏谵语；舌红苔燥，脉沉实。

③心脾积热：发热、口渴面赤、烦躁不宁、小便短赤、大便秘结；脉滑数、指纹青。

④伤食发热：发热、手心腹部热、唇红、不欲饮食、夜卧不宁、大便秘结；脉滑、指纹紫滞。

⑤气阴两燔发热：壮热烦躁、口渴汗出、身见疹点，大便秘、小便短赤；舌绛苔黄、脉洪数。

【治疗原则】小儿发热治疗原则为清热、解表、扶正三法。

1. 解表 "其在皮者，汗而发之"。解表是治疗外感热病的一个重要法则，早期表实汗而散之；中期里热炽盛，表邪未解则开达；后期邪热深入营阴可用青蒿向外引透；同时解表法又当配用其他治法，兼气滞者当理气解表，兼痰饮者当化饮解表等。

2. 清热：热着清之，清热是治疗热证的最基本法则。根据邪之性质及部位分为可清热泻火、清热利湿、清热导滞法，滋阴清热；若温疫、温毒、火毒、内痈等毒热诸证则重用清热解毒法。痰湿与外邪搏结则清化开达，若伤阴进而耗气者，尚需注意清法与益气等法配用。

3. 扶正：对于发热治疗总以祛邪为主"邪去则正安"，如有正虚需要扶正。分清是以正虚为主，还是以邪实为主，扶正祛邪同用；总之应以扶正不留邪、祛邪不伤正为原则。

【一般治疗】

1. 中药穴位贴敷：清热解毒药（石膏 60g、栀子 30g、蒲公英 30g 共研细末，用猪胆汁 40ml 与药末调成糊状）外敷大椎、曲池、合谷等穴位。

2. 涂膜疗法：用中药涂膜剂涂于大椎穴、双侧合谷、风池穴治疗小儿外感发热。

3. 滴鼻疗法：清热解毒药退热药金银花、连翘、薄荷、荆芥、豆豉、牛蒡子、桔梗、竹叶、甘草等适量中药煎煮成药液或用柴胡注射液直接滴入鼻腔，通过鼻腔黏膜对药物的直接吸收以及神经调节作用而迅速发挥药效。

4. 灌肠及直肠滴注疗法：本法是近年来应用较多的外治方法，由于肠黏膜吸收药物充分且吸收后不经过肝脏而直接进入大循环避免了药物的首过效应，同时又可避免上消化道酸碱度和酶对药物吸收的影响，因此具有起效快、不良反应少等优点。选择辨证论治的中药煎煮后适量灌肠及直肠滴注使用。

5. 针灸疗法：大椎、少商点刺放血。

（三）药物处方

○外感发热

【处方①】　外感风寒。

治法：辛温发表。

方药：荆防败毒散（《摄生众妙方》）加减

组成：荆芥穗 6～9g、防风 6～9g、羌活 6～9g、独活 6～9g、川芎 6～9g、甘草 4～6g、桔梗 6～9g、生姜 3～5g、葱白 6～9g、白芷 6～9g。

加减：高热者，加柴胡 6～9g、葛根 6～9g、生地黄 6～9g。

煎服法：药物放置砂锅中，用凉开水浸泡 30 分钟或更长时间，水液高出药面并以药材浸透为度，煎煮沸腾后，再文火煎煮 6～10 分钟，每天 3 次，温服。1 岁以下每次 10ml，1～3 岁每次 20ml；3 岁以上每次 30ml，服用 2～3 剂后根据病情变化调整处方。感冒解表药物煎煮不宜过久，此为小儿感冒常规煎煮服用方法。

中成药：风寒感冒冲剂

组成：麻黄、葛根、紫苏叶、防风、桂枝、白芷、陈皮、苦杏仁、桔梗、干姜、甘草。

用法用量：开水冲服。6 月～1 岁：一次 1/3 袋；1～3 岁：一次半袋；4～6 岁：一次 0.5～1 袋；7 岁以上：一次 1 袋。一日 3 次。

【处方②】　外感风热。

治法：辛凉解表。

方药：银翘散（《温病条辨》）加减

组成：连翘 3～6g、银花 6～6g、桔梗 6～9g、薄荷（后下）6～9g、竹叶 6～9g、生甘草 4～6g、芥穗 6～9g、淡豆豉 6～9g、牛蒡子 6～9g、板蓝根 6～9g、山豆根 6～9g。

加减：高热烦渴，加生石膏 15～30g、知母 4～6g、葛根 10～15g。

煎服法：药物放置砂锅中（薄荷于起锅前 5 分钟入锅），余药小儿感冒常规煎煮服用方法。

中成药：①小儿感冒颗粒

组成：广藿香、菊花、连翘、大青叶、板蓝根、地黄、地骨皮、白薇、薄荷、石膏。

用法用量：开水冲服。1 岁以内，一次 1 袋（6g）；1～3 岁一次 1～2 袋；4～7 岁，一次 2～3 袋；8～12 岁，一次 4 袋。一日 2 次。

②小儿豉翘清热颗粒

组成：连翘、淡豆豉、薄荷、荆芥、炒栀子、大黄、青蒿、赤芍、槟榔、厚朴、黄芩、半夏、柴胡、甘草。

用法用量：开水冲服。6 月～1 岁：一次 0.5～1 袋（1～2g）；1～3 岁：一次 1～1.5 袋（2～3g）；4～6 岁：一次 1.5 袋～2 袋（3～4g）；7～9 岁：一次 2～2.5 袋（4～5g）；10 岁以上：一次 3 袋（6g）。一日 3 次。

③小儿柴桂退热颗粒

组成：柴胡、桂枝、葛根、浮萍、黄芩、白芍、蝉蜕。

用法用量：开水冲服。1 岁以内：一次 0.5 袋；1～3 岁：一次 1 袋；4～6 岁：一次 1.5 袋；7～14 岁：一次 2 袋。一日 4 次，3 天为一个疗程。

【处方③】　暑邪表证。

治法：清热解毒、芳香化浊。

方药：新加香薷饮（《温病条辨》）

组成：香薷 6～9g、藿香 6～9g、炒扁豆 6～9g、厚朴花 6～9g、银花 6～9g、连翘 3～6g、黄芩 6～9g、滑石 6～9g、甘草 4～6g。

加减：表虚者，加南沙参 6～9g；呕吐者，加陈皮 6～9g、姜半夏 6～9g、川黄连 1～3g；腹泻者，加白术 6～9g、茯苓 6～9g、焦三仙 6～9g。

煎服法：小儿感冒常规煎煮服用方法。

中成药：①藿香正气口服液

组成：苍术、陈皮、姜炙厚朴、白芷、茯苓、大腹皮、生半夏、甘草浸膏、广藿香油、紫苏叶油、干姜。

用法用量：口服。6 个月～1 岁：一次 1/3 支；1～3 岁：一次 0.5 支；4～6 岁：一次 0.5～1 支；7 岁以上：一次 1 支。一日 2 次。

②六合定中丸

组成：广藿香、紫苏叶、香薷、木香、白扁豆（去皮）、檀香、茯苓、桔梗、麸炒枳壳（去心）、木瓜、陈皮、炒山楂、姜炙厚朴、甘草、炒麦芽、炒谷芽、麸炒六神曲。

用法用量：化服。6个月～1岁：一次1/3丸；1～3岁：一次0.5丸；4～6岁：一次0.5～1丸；7岁以上：一次1丸。一日3次。

③祛暑丸

组成：广藿香、紫苏叶、香薷、茯苓、木瓜、檀香、丁香、甘草。

用法用量：化服。6个月～1岁，一次1/3丸；1～3岁：一次0.5丸；4～6岁：一次0.5～1丸；7岁以上：一次1丸。一日3次。

○里证发热

【处方①】阳明经热证。

治法：生津清热。

方药：白虎散（《伤寒论》）

组成：生石膏10～20g、知母4～6g、甘草4～6g、粳米6～9g。

加减：汗多出现无力气短头晕加太子参6～9g、麦冬6～9g、玄参6～9g。

煎服法：小儿感冒常规煎煮服用方法。

中成药：小儿豉翘清热颗粒

用法用量：开水冲服。6月～1岁：一次0.5～1袋（1～2g）；1～3岁：一次1袋～1.5（2～3g）；4～6岁：一次1.5～2袋（3～4g），7～9岁：一次2～2.5袋（4～5g）；10岁以上：一次3袋（6g）。一日3次。

【处方②】阳明腑证。

治法：通腑泄热。

方药：三承气汤（《伤寒论》）或增液承气汤

组成：炒厚朴6～9g、炒枳实6～9g、生大黄3～5g、元明粉6～9g、生地6～9g、玄参6～9g、麦冬6～9g、甘草4～6g。

加减：兼食积，加神曲3～5g、山楂6～9g、麦芽6～9g，消食化积；口渴者，加天花粉6～9g、麦门冬6～9g，养胃生津。

煎服法：药物放置砂锅中，温开水浸泡30分钟，大黄起锅前3分钟入锅，余药小儿常规煎煮服用。

中成药：清热解毒口服液

组成：金银花、蝉蜕、石膏、滑石、黄芩、大黄、赤芍、板蓝根、广藿香、羚羊角片。

用法用量：口服。1～3岁，一次10ml；4～6岁，一次20ml；周岁以内酌减。4小时一次，热退停服。

【处方③】心脾积热。

治法：清心泄热。

方药：导赤散（《医宗金鉴》）

组成：生地6～9g、木通4～6g、生草梢4～6g、竹叶6～9g、黄连1～3g、炒黄芩6～9g、黄柏6～9g、炒栀子4～6g。

加减：大便秘结者加玄参6～9g、麦冬6～9g。

煎服法：小儿常规煎煮服用。

中成药：健儿清解液

组成：金银花、菊花、连翘、山楂、苦杏仁、陈皮。

用法用量：口服，一次10～15ml，婴儿一次4ml，5岁以内8ml，6岁以上酌加，一日3次。

【处方④】伤食发热。

治法：消食导滞。

方药：消乳丸（《证治准绳》）合保和丸（《丹溪心法》）

组成：香附6～9g、甘草4～6g、陈皮6～9g、神曲6～9g、炒麦芽6～9g、连翘4～6g、炒黄芩6～9g、半夏6～9g、炒栀子6～9g。

加减：若伴呕吐者，可加少许生姜汁3～6g，降逆止吐；若大便秘结者，加大黄3～6g、枳实6～9g，通下导滞。

煎服法：小儿常规煎煮服用。

中成药：①保和丸

用法用量：温开水送服。3岁以下一次1g，3～6岁一次1.5g，一日3次；6岁以上一次3g，一日2次。

②四磨汤口服液

组成：木香、枳壳、乌药、槟榔。

用法用量：口服，1岁以下3～5ml，1～3岁一次5～10ml，3岁以上一次10ml，一日3次。

【处方⑤】气营两燔发热。

治法：清气凉营。

方药：清营汤（《瘟病条辨》）

组成：水牛角4～6g、玄参6～9g、麦冬6～9g、生地6～9g、丹参6～9g、黄连1～3g、连翘4～6g、金银花6～9g。

加减：气分热盛，重用石膏15～20g；营分热盛，重用生地加丹皮6～9g；斑疹现加，重用水牛角、生地；热盛动风，见抽搐神昏谵语，冲服安宫牛黄丸或紫雪丹。

煎服法：药物放置砂锅中（石膏先煎30分钟），用温开水浸泡30分钟，小儿感冒常规煎煮服用方法。

中成药：安宫牛黄丸

用法用量：口服。3岁以内一次1/4丸；4～6岁，一次1/2丸；7岁以上，一次1丸。一日1次。

（杨若俊）

五十九、小儿咳嗽

（一）概述

小儿咳嗽是以咳嗽、咳痰为主要表现的肺系疾病，有声无痰为咳，有痰无声为嗽，有痰有声为咳嗽。本病四季可见，冬春季节尤为多见，婴幼儿发病率较高，预后良好，亦有反复发作，迁延不愈者。

小儿咳嗽可分为外感、内伤两大类，但因小儿肺常不足，腠理不密，易于感受外邪，故临床上小儿的外感咳嗽多于内伤咳嗽。病位主要在肺，也可涉及他脏，病机关键为肺失宣降所致。外感咳嗽多为实证，内伤咳嗽有实证亦有虚证，也有虚实夹杂者。

本病相当于西医学急性支气管炎，临床见者可参考辨治。

（二）诊断与治疗

【诊断要点】　外感咳嗽以咳嗽及表证为主，起病急，病程短，主要表现为咳嗽、咳痰、喉间痰鸣，咽痒咽痛，或伴鼻塞、流涕，伴或不伴发热及头身不适等为主要临床表现；内伤咳嗽起病多缓，病程稍长，以咳嗽、咳痰兼见其他脏腑功能失调症候，但无表证。

【辨证分型】

1. 外感咳嗽

（1）风寒袭肺 咳嗽频作，咳声重浊，痰白清稀，鼻塞流清涕，无汗恶寒，低热或无发热；或伴头身疼痛，舌淡苔薄白，脉浮紧或指纹淡红。

（2）风热犯肺 咳嗽咳痰，痰黄黏稠，难咳，咽痛口渴，鼻塞、流黄浊涕；或伴发热头痛，微汗出；舌红苔薄黄，脉浮数或指纹淡紫。

2. 内伤咳嗽

（1）痰热壅肺 咳嗽痰多，色黄黏稠难咳，喉间痰鸣，咳剧气促；发热口渴，烦躁不安，溺少色黄，大便干结难解；舌红苔黄腻，脉滑数或指纹紫滞。

（2）痰湿蕴肺 咳嗽重浊，痰多壅盛，色白而稀，喉间痰声辘辘，胸闷纳呆，倦怠困倦；舌淡红，苔白腻，脉滑或指纹沉滞。

（3）肺脾气虚 咳而无力，痰白清稀，面色苍白，语声低微，气短懒言，畏寒自汗；舌淡胖，边有齿痕，脉细无力或指纹淡红。

（4）阴虚肺热 干咳无痰，或痰少而黏，或痰中带血，不易咳出，口渴咽干，喉痒声嘶，午后潮热或手足心热，盗汗、舌红少苔，脉细数或指纹紫。

【治疗原则】 首先应辨证准确，分清外感、内伤咳嗽，根据疾病的寒热、虚实，外感咳嗽以疏散外邪、宣通肺气、化痰止咳为主，风寒咳嗽治以疏散风寒，宣肺止咳；风热咳嗽治以疏风解热，宣肺止咳。但应注意外感咳嗽多邪盛而正气未虚，不宜过早应用收涩、镇咳及滋补类药物，以免闭门留寇。内伤咳嗽则应详辨因累及何脏所致，随证治之。痰热者予清肺化痰，痰湿者予燥湿化痰，气虚者补肺健脾，阴虚者养阴润肺。

【一般治疗】

1. 本病以预防为主，积极户外活动，锻炼身体，增强自身抵抗力，防寒保暖，避免外感。

2. 保持室内空气清新，避免接触咳嗽患者。

3. 合理饮食，忌服辛辣香燥、煎炸炙煿及甜腻滋补之品。

4. 拍背吸痰，促进痰液排出。

5. 小儿推拿疗法：揉小天心，补肾水，揉二马，揉板门，逆运内八卦，清肺经，推四横纹，揉小横纹穴，清天河水。咳喘轻者每日 2 次，重者每日 4～6 次。咳喘以夜间为甚者，停推四横纹，分推肩胛穴各 50 次，以平喘止咳。高热者，揉小天心后加一窝风。

6. 针刺治疗取穴：①天突、内关、曲池、丰隆；②肺俞、尺泽、太白、太冲。每日取 1 组，两组交替使用，每日 1 次，10～15 次为 1 疗程，中等刺激，或针后加灸，

用于气虚咳嗽。

7. 注意观察患儿病情变化，以防疾病加重，必要时及时就医。

（三）药物处方

○外感咳嗽

【处方①】 风寒袭肺。

治法：疏风散寒，宣肺止咳。

方药：华盖散（《太平惠民和剂局方》）

组成：麻黄 4～6g、杏仁 6～9g、甘草 4～6g、桑白皮 6～9g、紫苏子 6～9g、赤茯苓 6～9g、陈皮 6～9g。

加减：寒邪较重加细辛 2～4g、生姜 4～6g、桂枝 4～6g；咳重加杏仁 6～9g、桔梗 6～9g、枇杷叶 6～9g；痰多加陈皮 6～9g、茯苓 6～9g、丝瓜络 6～9g；风寒夹热证，方用杏苏散加大青叶 6～9g、黄芩 6～9g；鼻塞流涕甚者加辛夷（包煎）6～9g、苍耳子 6～9g、通草 4～6g；头痛者加白芷 6～9g、藁本 6～9g、川芎 4～6g；表寒兼有里饮者合用小青龙汤，用桂枝 4～6g、生姜 4～6g、半夏 6～9g、白芍 6～9g、五味子 2～3g 温化里饮。

煎煮法：药物放置砂锅中，用凉开水浸泡 30 分钟或更长时间，水液高出药面并以药材浸透为度，煎煮沸腾后，再文火煎煮 6～10 分钟，每天 3 次，温服。1 岁以下每次 10ml，1～3 岁每次 20ml，3 岁以上每次 30ml，服用 2～3 剂后根据病情变化调整处方。感冒解表药物煎煮不宜过久，此为小儿解表常规煎煮服用方法（下同）。

中成药：小儿宣肺止咳颗粒

组成：麻黄、竹叶防风、黄芩、桔梗、芥子、苦杏仁、葶苈子、马兰、黄芪、山药、山楂、甘草。

用法用量：温开水冲服。1 岁以内，一次 1/3 袋；1～3 岁，一次 2/3 袋；4～7 岁，一次 1 袋；8～14 岁，一次 1.5 袋。一日 3 次，3 天为 1 疗程。

【处方②】 风热犯肺。

治法：疏风解热，宣肺止咳。

方药：桑菊饮（《温病条辨》）

组成：桑叶 6～9g、菊花 6～9g、薄荷（后下）4～6g、连翘 4～6g、杏仁 6～9g、桔梗 6～9g、芦根 6～9g、甘草 4～6g。

加减：肺热重加金银花 6～9g、黄芩 6～9g；咽红肿痛加射干 6～9g、板蓝根 6～9g、玄参 6～9g；咳重加枇杷叶 6～9g、前胡 6～9g；痰多加浙贝母 6～9g、瓜蒌皮 6～9g、芥子 2～4g；风热夹湿证加薏仁 10～15g、半夏 6～9g、橘皮 6～9g。

煎服法：小儿感冒常规煎煮服用方法。

中成药：①小儿咳喘灵冲剂

组成：麻黄、金银花、苦杏仁、板蓝根、石膏、甘草、瓜蒌。

用法用量：开水冲服。2 岁以内：一次 1g（每袋 10g）；3～4 岁：一次 1.5g；5～7 岁：一次 2g。一日 3～4 次。

②小儿清热止咳颗粒

组成：麻黄、苦杏仁（炒）、石膏、甘草、黄芩、板蓝根、北豆根。

用法用量：开水冲服。1～2岁：一次1/3～1/2袋；3～5岁：一次1/2～1袋；6～14岁：一次1～1.5袋，一日3次。

③小儿咳嗽宁糖浆

组成：桔梗、前胡、桑叶、牛蒡子、黄芩、桑白皮、苦杏仁、芦根、瓜蒌、枇杷叶、浙贝母、陈皮等味。

用法用量：口服。初生儿一次5ml；6个月～3岁：一次5～10ml；4～6岁：一次10～15ml；7～12岁：一次15～20ml。一日3～4次。

○内伤咳嗽

【处方①】　痰热壅肺。

治法：清肺化痰止咳。

方药：清金化痰汤（《东病广药》）

组成：桑白皮6～9g、前胡6～9g、款冬花6～9g、黄芩6～9g、栀子6～9g、鱼腥草6～9g、桔梗6～9g、浙贝母6～9g、橘红6～9g、麦冬6～9g、甘草4～6g。

加减：痰多色黄，黏稠难咳，加瓜蒌皮6～9g、胆南星4～6g、葶苈子6～9g、竹茹4～6g；咳重，胸胁疼痛，加郁金6～9g、青皮4～6g、丝瓜络4～6g；心烦口渴，加生石膏10～15g、竹叶6～9g、黄连1～2g、芦根9～12g；腹胀纳呆者，加炒麦芽6～9g、莱菔子6～9g、炒枳壳6～9g；大便秘结，加瓜蒌仁6～9g、大黄（后下）6～9g、郁李仁6～9g。

煎服法：药物放置砂锅中（大黄起锅前3分钟入锅），余药小儿常规煎煮服用。

药物放置砂锅中，用凉开水浸泡30分钟或更长时间，水液高出药面并以药材浸透为度，煎煮沸腾后，再文火煎煮15～20分钟，每天3次，温服1岁以下，每次10ml；1～3岁，每次20ml；3岁以上，每次30ml。服用2～3剂后根据病情变化调整处方，此为小儿药物常规煎煮服用方法。

中成药：①小儿清肺化痰口服液

组成：麻黄、前胡、黄芩、炒紫苏子、石膏、苦杏仁（去皮炒）、葶苈子、竹茹。

用法用量：口服。1岁以内每次3ml，1～5岁每次10ml，5岁以上每次15～20ml，一日2～3次，用时摇匀。

②复方鲜竹沥液

组成：鲜竹沥、鱼腥草、生半夏、生姜、枇杷叶、桔梗、薄荷素油。

用法用量：口服。1岁以内，每次3～5ml；1～3岁，每次6～10ml；4～7岁，每次10ml；8～12岁，每次15～20ml；12岁以上，每次20ml。一日2～3次。

③羚羊清肺散

组成：羚羊角粉、赤芍、板蓝根、连翘、金银花、知母、天花粉、琥珀、甘草、朱砂、石膏、冰片、栀子、芦根、水牛角浓缩粉、川贝母、桔梗、炒僵蚕。

用法用量：口服，一次1g，一日2次，周岁以下儿童酌减。

④小儿化痰止咳糖浆

组成：桔梗流浸膏、桑白皮流浸膏、吐根酊、盐酸麻黄碱。

用法用量：口服。1～2岁，一次2～3ml；2～5岁，一次3～5ml；6～10岁，一次5～10ml。一日3～4次。

【处方④】　痰湿蕴肺。

治法：燥湿化痰止咳。

方药：三拗汤（《太平惠民和剂局方》）合二陈汤（《太平惠民和剂局方》）

组成：炙麻黄4～6g、杏仁6～9g、陈皮6～9g、半夏6～9g、茯苓6～9g、甘草6～9g、生姜4～6g、乌梅4～6g。

加减：痰涎壅盛，加紫苏子6～9g、莱菔子6～9g、白芥子6～9g，利气化痰；湿盛，加苍术6～9g、厚朴6～9g、砂仁（后下）4～6g，燥湿健脾、宽胸行气；咳嗽重，加款冬花6～9g、炙紫菀6～9g、百部6～9g、枇杷叶6～9g，宣肺化痰；纳呆者，加焦神曲6～9g、炒麦芽6～9g、焦山楂6～9g，醒脾消食。

煎服法：药物放置砂锅中（砂仁起锅前3分钟入锅），小儿常规煎煮服用。

中成药：半夏露糖浆

组成：半夏、甘草、枇杷叶、浓橙皮酊、远志、薄荷油、紫菀、桔梗、麻黄。

用法用量：口服。1岁以内，一次3ml；1～3岁，一次5ml；3～7岁，一次10ml；7～14岁，一次10～15ml。一日3～4次。

【处方⑤】　肺脾气虚。

治法：健脾补肺，益气化痰。

方药：六君子汤（《世医得效方》）加味

组成：党参6～9g、白术6～9g、茯苓6～9g、陈皮6～9g、半夏6～9g、甘草4～6g。

加减：气虚重，加黄芪6～9g、黄精6～9g，益气补虚；咳重痰多，加杏仁6～9g、浙贝母6～9g、炙枇杷叶6～9g，化痰止咳；食少纳呆，加白术6～9g、山药6～9g、焦山楂6～9g、焦神曲6～9g，健脾、和胃、消食。

煎服法：小儿常规煎煮服用。

中成药：①玉屏风颗粒

组成：黄芪、防风、炒白术。

用法用量：开水冲服。1～3岁，每次1/3袋；3～7岁，每次1/2袋；7岁以上，一次1袋。一日3次。周岁以下小儿酌减。

②小儿肺咳颗粒

组成：人参、茯苓、白术、陈皮、鸡内金、大黄（酒炙）、鳖甲、地骨皮、北沙参、炙甘草、青蒿、麦冬、桂枝、干姜、制附子、瓜蒌、桑白皮、款冬花、紫菀、桑白皮、胆南星、黄芪、枸杞、蔗糖。

用法用量：开水冲服。1 岁以下，每次 2g（每袋 6g）；1～4 岁，每次 3g；5～8 岁，每次 6g。一日 3 次。

【处方⑥】　阴虚肺热。

治法：养阴润肺，兼清余热。

方药：沙参麦冬汤（《温病条辨》）加减

组成：南沙参 6～9g、麦门冬 6～9g、生地 6～9g、玉竹 6～9g、天花粉 6～9g、甘草 4～6g、桑白皮 6～9g、炙冬花 6～9g、炙枇杷叶 6～9g。

加减：阴虚低热，加地骨皮 6～9g、石斛 6～9g、胡黄连 6～9g，养阴清热；咳嗽重，加炙紫菀 6～9g、浙贝母 6～9g、炙枇杷叶 6～9g，润肺止咳；咳重痰中带血，加仙鹤草 6～9g、海蛤粉 6～9g、炒黄芩 6～9g、白茅根 6～9g，清肺止血；久咳痰黏，重用麦冬 10～15g，合泻白散，养阴清热；

食疗法：银耳雪梨汤（银耳 20g，雪梨 200g，浙贝母 6～9g、冰糖 30）。

煎服法：小儿常规煎煮服用。

中成药：①养阴清肺口服液

组成：地黄、川贝母、麦冬、白芍、玄参、薄荷、牡丹皮、甘草。

用法用量：口服。1～3 岁，每次 3～5ml；3～7 岁，每次 5～10ml；7 岁以上，每次 10ml。一日 2～3 次。

②川贝枇杷糖浆

组成：川贝母流浸膏、桔梗、枇杷叶、薄荷脑。

用法用量：口服。1～3 岁，每次 3～5ml；3～7 岁，每次 5～10ml；7 岁以上，每次 10ml。一日 2～3 次。

3. 罗汉果止咳糖浆

组成：罗汉果、枇杷叶、桑白皮、白前、百部、桔梗、薄荷油。

用法用量：口服。1～3 岁，每次 3～5ml；3～7 岁，每次 5～10ml；7 岁以上，每次 10～15ml。一日 2～3 次。

（杨若俊）

六十、小儿哮喘

（一）概述

哮喘是由多种原因引起的小儿时期常见的肺系疾病。哮以声响名，喘以气息言，哮必兼喘，故称哮喘。临床以反复发作性喘促气急、喉间哮鸣、呼吸困难，甚至张口抬肩、摇身撷肚、不能平卧为主要特征，常在夜间或清晨加重。具有明显家族性，1～6 岁小儿多见，有显著季节性，以冬、春季节气候多变时易于发病。多数患儿随着年龄增长，经过长期、规律有效的治疗、调护后可缓解，但若失于防治，也可反复发作，迁延不愈，遗患终身。

哮喘的病因有内因、外因之分，即内有伏痰、外有诱因。内因主要由于先天禀赋不足，素体肺、脾、肾三脏功能不足，导致水液代谢失常，水饮停聚，痰饮内生，留伏于肺，成为哮喘夙根。外因则由感受外邪（最为多见）、饮食失调致肺

失宣肃，或接触异物（花粉、尘埃、油漆、绒毛等）刺激气道，引动伏痰，痰随气升，气因痰阻，痰气交阻，阻塞气道，肺失宣肃而发为哮喘。

哮喘根据其发作情况可分为发作期和缓解期，发作期因其寒热虚实的不同，可分为寒哮、热哮、寒热夹杂、虚实夹杂之证，缓解期因累及脏腑不同分为肺脾气虚、脾肾阳虚、肺肾阴虚证。

西医学喘息性支气管炎及支气管哮喘可参照本节辨证治疗。

（二）诊断与治疗

【诊断要点】

1. 婴儿期多有湿疹等过敏性疾病史、家族哮喘史。

2. 常反复发作，发作多与某些诱发因素有关，如气候骤变、受凉受热、进食或接触某些过敏物质，发作之前多有喷嚏、鼻塞、咳嗽等先兆。

3. 常突然发作，阵咳，喘息气促，喉间痰鸣，甚至不能平卧，烦躁不安，口唇青紫。

4. 肺部听诊可闻及哮鸣音，呼气时明显，呼气延长，继发感染者可闻及湿啰音。

5. 血常规：白细胞总数正常，嗜酸粒细胞可增高，若伴有细菌感染时，白细胞总数及中性粒细胞可增高。

6. 咳嗽变异性哮喘：又称过敏性咳嗽。常表现为：①咳嗽持续或反复发作＞1 个月，夜间或清晨发作性咳嗽，痰少，运动后加重；②临床无感染征象，或经较长时间抗生素治疗无效；③用支气管扩张剂可使咳嗽发作缓解，是诊断本病的基本条件；④有个人或家族过敏史，气道反应性测定、过敏原检测等可作辅助诊断。

【辨证分型】

1. 发作期

（1）寒性哮喘　咳嗽气喘，喉间哮鸣，咳吐清稀白痰或有沫，形寒肢冷，鼻流清涕，面色淡白，无汗恶寒；舌淡红，苔白滑，脉浮滑或指纹红。

（2）热性哮喘　咳嗽气促喘息，声高息涌，喉间哮吼痰鸣，咳黄稠痰，胸膈满闷，身热面赤，口渴咽干，溲黄，大便干结；舌红苔黄，脉滑数或指纹紫。

（3）外寒内热　喘促气急，咳嗽痰鸣，喷嚏，鼻塞流清涕；或恶寒发热，咳痰黏稠色黄，口渴，大便干结，小便黄；舌红，苔白；脉滑数或浮紧，指纹浮红或沉紫。

（4）肺实肾虚（虚实夹杂）　哮喘久作，持续不已，喘促胸满，动则喘甚，面色不华，咳嗽痰多，喉间痰鸣，畏寒肢冷，神疲纳呆，小便清长；舌淡，苔薄腻，脉细弱或指纹淡滞。

2. 缓解期

（1）肺脾气虚　反复易感，咳嗽无力，气短自汗，神疲懒言，面白少华或萎黄，形瘦纳差，大便溏泄；舌质淡，苔薄白，脉细软或指纹淡。

（2）脾肾阳虚　动则喘促，咳嗽无力，气短心悸，面色

苍白,形寒肢冷,脚软无力,腹胀纳差,大便溏泄,夜尿频多;舌质淡,苔薄白,脉细弱或指纹淡。

(3)肺肾阴虚 咳嗽时作,面色潮红,潮热盗汗,消瘦气短,手足心热,夜尿多;舌质红,苔花剥,脉细数或指纹淡红。

【治疗原则】 遵循急则治其标,缓则治其本的原则,发作期以邪实为主,当攻邪治标,以八纲辨证为主,详辨寒热虚实,随证治之,寒者热之,热着清之,虚则补之,实则泻之;发作期虚实夹杂者,则扶正祛邪,标本兼顾;缓解期以正虚为主,扶正治本,以脏腑辨证分清肺、脾、肾何脏虚损,治以补肺固表、健脾化痰、补肾纳气,调其脏腑功能。

【一般治疗】

1. 预防为主

(1)避免接触过敏原,如花粉、尘埃、油漆、虾蟹等致敏物质。

(2)避免各种诱发因素,注意气候变化,防寒保暖,注意预防外感。

(3)避免过劳、淋雨、剧烈运动及精神情绪方面的刺激。

(4)增强体质,在哮喘缓解期应鼓励患儿适当参加活动。

(5)加强自我管理教育,将防治知识教给患儿及其家属,调动他们的抗病积极性,配合治疗与预防。

2. 病后调护

(1)保持室内空气流通,湿度适宜,阳光充足。冬季保暖,夏季凉爽通风。

(2)饮食宜清淡富含营养,忌食生冷、油腻、辛辣、酸甜及鱼虾等海鲜腥发食物。

(3)发作时保持安静,有条件者可吸氧,注意观察脉象、呼吸变化,防止喘脱及哮喘持续状态。

(4)因哮喘是一身心性疾病,神经系统兴奋与哮喘发作有关,故哮喘发作期,应注重心理护理,关心、安慰患儿,减少其心理压力及恐惧感,从而增强战胜疾病的信心。

3. 针灸疗法

(1)发作期 定喘、天突、内关。咳嗽痰多者加膻中、丰隆。

(2)缓解期 大椎、肺俞、足三里、肾俞、关元、脾俞。每次取 3~4 穴,清刺加灸法,隔日 1 次。好发季节前可做预防性治疗。

4. 药物外治

(1)桃仁膏 桃仁、杏仁、栀子仁、白胡椒、糯米,共为细末。鸡蛋清调成糊状,敷双侧涌泉穴,12~24 小时取下。连用 1~3 次。用于哮喘发作期。

(2)哮痰膏 明矾、面粉、米醋、蜂蜜,混合成糊状。每次用 15g,敷于脐中,隔日换 1 次,连用 20 日。用于哮喘缓解期。

(3)白芥子 21g、延胡索 21g、甘遂 12g、细辛 12g。共研细末,分成 3 份,每隔 10 天使用 1 份。用时取药末 1 份,加生姜汁调稠如 1 分硬币大,分别贴在肺俞、心俞、膈俞、膻中穴,贴 2~4 小时揭去。若贴后皮肤发红,局部出现小疱疹,可提前揭去。贴药时间为每年夏天的初伏、中伏、末伏共 3 次,连用 3 年。

(三)药物处方

○发作期

【处方①】 寒性哮喘。

治法:温肺散寒,化痰定喘。

方药:小青龙汤(《伤寒论》)合三子养亲汤(《韩氏医通》)

组成:麻黄 4~6g、桂枝 4~6g、细辛 1~3g、干姜 2~3g、半夏 6~9g、白芥子 1~3g、苏子 6~9g、莱菔子 6~9g、白芍药 6~9g、五味子 2~3g。

加减:咳嗽重者加炙紫菀 6~9g、炙款冬花 6~9g、旋覆花 6~9g 化痰止咳;哮吼甚者加射干 6~9g、地龙 6~9g、白果 6~9g 解痉祛痰平喘;气逆者加代赭石 6~9g、海蛤壳 6~9g 降气;表寒不重,可用射干麻黄汤加减。

煎服法:药物放置砂锅中,用凉开水浸泡 30 分钟或更长时间,水液高出药面并以药材浸透为度,煎煮沸腾后,再文火煎煮 6~10 分钟,每天 3 次,温服。1 岁以下,每次 10ml;1~3 岁,每次 20ml;3 岁以上,每次 30ml。服用 2~3 剂后根据病情变化调整处方。感冒解表药物煎煮不宜过久,此为小儿解表常规煎煮服用方法。

中成药:①三拗片

组成:麻黄、苦杏仁、甘草、生姜。

用法用量:口服。1~3 岁,每次 1/3 片;3~7 岁,每次 1/2 片;7 岁以上,每次 1~2 片。一日 3 次。

②小青龙口服液

组成:白芍、半夏、干姜、甘草、桂枝、麻黄、五味子、细辛。

用法用量:口服。1~3 岁,每次 3~5ml;3~7 岁,每次 5~10ml;7 岁以上,每次 10ml。一日 3 次。

【处方②】 热性哮喘。

治法:清肺涤痰,止咳平喘。

方药:麻杏石甘汤(《伤寒论》)合苏葶丸(《医宗金鉴》)

组成:麻黄 4~6g、生石膏 10~15g、黄芩 6~9g、杏仁 6~9g、前胡 6~9g、葶苈子 6~9g、紫苏子 6~9g、桑白皮 6~9g、射干 6~9g、瓜蒌皮 6~9g、枳壳 6~9g。

加减:喘急者,加地龙 6~9g,清热解痉,涤痰平喘;痰多者,加胆南星 4~6g、竹沥 6~9g、竹茹 4~6g,豁痰降气;咳甚者,加百部 6~9g、炙冬花 6~9g,宣肺止咳;热重者,加栀子 6~9g、虎杖 6~9g、鱼腥草 6~9g,清热解毒;咽红明显者,加射干 6~9g、山豆根 6~9g、板蓝根 6~9g,解毒利咽;大便秘结者,加瓜蒌仁 6~9g、枳实 6~9g、大黄 4~6g,降逆通腑。若表证不显者,可选用定喘汤加减。

煎服法:小儿解表常规煎煮服用。

中成药：①哮喘宁颗粒

组成：桂枝、黄芩、牡丹皮、甘草。

用法用量：开水冲服，5 岁以下，儿童一次 5g(每袋 10g)；5～10 岁，一次 10g；10～14 岁，一次 20g。一日 2 次。

②小儿清肺化痰口服液

用法用量：口服。1 岁以内，一次 3ml；1～5 岁，一次 10ml；5 岁以上，一次 15～20ml。一日 2～3 次，用时摇匀。

【处方③】　外寒内热。

治法：解表清里，定喘止咳。

方药：大青龙汤（《伤寒论》）加减

组成：麻黄 4～6g、桂枝 4～6g、生姜 4～6g、生石膏 10～15g、生甘草 4～6g、大枣 6～9g。加用白芍 6～9g、五味子 6～9g。

加减：热重者，加黄芩 6～9g、鱼腥草 6～9g，清肺热；咳喘哮吼甚者，加射干 6～9g、桑白皮 6～9g，泻肺清热；痰多者，加半夏 6～9g、陈皮 6～9g、苏子 6～9g，辛温化痰；或用葶苈子 6～9g，泻肺涤痰；痰热明显者，加地龙 6～9g、僵蚕 6～9g、黛蛤散 6～9g、竹沥 6～9g，清化痰热。

煎服法：小儿解表常规煎煮服用。

中成药：小儿宣肺止咳颗粒

用法用量：开水冲服，每袋 8g。<1 岁，1/3 袋；1～3 岁，2/3 袋；4～7 岁，1 袋；8～14 岁，1.5 袋。一日 3 次，3 日为 1 疗程。

【处方④】　肺实肾虚（虚实夹杂）。

治法：泻肺补肾，标本兼顾。

方药：偏于上盛者，用苏子降气汤（《丹溪心法》）；偏于下虚者，用都气丸（《医宗己任编》）合射干麻黄汤（《金匮要略》）

组成如下。苏子降气汤：苏子 6～9g、杏仁 6～9g、前胡 6～9g、半夏 6～9g、厚朴 6～9g、陈皮 6～9g、肉桂 4～6g、当归 4～6g、紫菀 6～9g、款冬花 6～9g、党参 6～9g、五味子 3～5g。都气丸合射干麻黄汤：山茱萸 6～9g、熟地 6～9g、补骨脂 6～9g、怀山药 6～9g、茯苓 6～9g、款冬花 6～9g、紫菀 6～9g、半夏 6～9g、细辛 2～4g、五味子 3～5g、麻黄 4～6g、射干 6～9g。

加减：动则气短，加胡桃肉 6～9g、紫石英 6～9g、诃子 4～6g，摄纳补肾；畏寒肢冷，加附片 6～9g、淫羊藿 6～9g，行气散寒；痰多色白，屡吐不绝者，加白果 6～9g、芡实 6～9g，补肾健脾化痰；发热、咳痰色黄黏稠者，加黄芩 6～9g、冬瓜子 6～9g、金荞麦 6～9g。

煎服法：小儿药物常规煎煮服用方法。

中成药：苏子降气丸

组成：炒紫苏子、厚朴、前胡、甘草、姜半夏、陈皮、陈香、当归。辅料为生姜汁、大枣汁。

用法用量：开水冲服，每袋 6g。<1 岁，1/3 袋；1～3 岁，2/3 袋；4～7 岁，1 袋；8～14 岁，1.5 袋。1 日 1～2 次。

○缓解期

【处方①】　肺脾气虚。

治法：健脾益气，补肺固表。

方药：人参五味子汤（《幼幼集成》）合玉屏风散（《医方类聚》）

组成：人参 6～9g、五味子 6～9g、茯苓 6～9g、白术 6～9g、黄芪 10～15g、防风 6～9g、百部 6～9g、橘红 6～9g。

加减：汗出甚者，加煅龙骨 15～30g、煅牡蛎 15～30g，固涩止汗；痰多，加半夏 6～9g、天竺黄 4～6g，化痰；纳谷不香，加焦神曲 6～9g、炒谷芽 6～9g、炒麦芽 6～9g，消食助运；腹胀加木香 3～5g、炒枳壳 6～9g，理气；便溏，加怀山药 6～9g、炒扁豆 6～9g，健脾化湿。

煎服法：小儿常规煎煮服用。

中成药：玉屏风颗粒

用法用量：开水冲服。1～3 岁，每次 1/3 袋；3～7 岁，每次 1/2 袋；7 岁以上，一次 1 袋。一日 3 次。周岁以下小儿酌减。

【处方②】　脾肾阳虚。

治法：健脾温肾，固摄纳气。

方药：金匮肾气丸（《金匮要略》）

组成：附子 6～9g、肉桂 4～6g、鹿角片 6～9g、山茱萸 6～9g、熟地黄 6～9g、淫羊藿 6～9g、怀山药 6～9g、茯苓 6～9g、五味子 3～5g。

加减：虚喘明显者，加蛤蚧 6～9g、冬虫夏草 6～9g，补肾纳气；咳甚，加炙款冬花 6～9g、炙紫菀 6～9g，止咳化痰；夜尿多，加益智仁 6～9g、菟丝子 6～9g、补骨脂 6～9g，补肾固摄。

煎服法：小儿常规煎煮服用。

中成药：固本咳喘片

组成：党参、白术（麸炒）、茯苓、麦冬、五味子（醋制）、甘草（炙）、补骨脂（盐炒）。

用法用量：口服。每次 1～3 片，一日 3 次。周岁以下小儿酌减。

【处方③】　肺肾阴虚。

治法：养阴清热，补益肺肾。

方药：麦味地黄丸（《寿世保元》）

组成：麦门冬 6～9g、百合 6～9g、五味子 3～5g、山茱萸 6～9g、熟地黄 6～9g、枸杞 6～9g、怀山药 6～9g、丹皮 6～9g。

加减：盗汗甚者，加知母 6～9g、黄柏 6～9g，清热敛汗；呛咳，加百部 6～9g、北沙参 6～9g，养阴止咳；潮热，加鳖甲 6～9g、青蒿 6～9g、地骨皮 6～9g，清虚热。

煎服法：小儿常规煎煮服用。

中成药：蛤蚧定喘丸

组成：蛤蚧、瓜蒌子、石膏、黄芩、黄连、苦杏仁（炒）、紫苏子（炒）、紫菀、百合、麦冬、甘草、麻黄、醋鳖甲、煅石膏。

用法用量：口服。水蜜丸一次 5～6g，小蜜丸一次 9g，大蜜丸一次 1 丸，一日 2 次。

（杨若俊）

六十一、泄泻

（一）概述

泄泻是以大便次数增多、粪质稀薄或如水样为特征的一种小儿常见病。一年四季均可发生，以夏、秋季节发病率为高。不同季节发生的泄泻，证候表现有所不同。6 个月～2 岁婴幼儿发病率高，婴幼儿脾常不足，易于感受外邪、伤于乳食或脾肾气阳亏虚，均可导致脾病湿盛而发生泄泻。轻者治疗得当，预后良好；重者下泄过度，易见气阴两伤，甚至阴竭阳脱；久泻迁延不愈者，则易转为疳证、慢惊风。

中医病因认为小儿泄泻发生的原因，以感受外邪、伤于饮食、脾胃虚弱为多见，其主要病变在脾胃。因胃主受纳腐熟水谷，脾主运化水湿和水谷精微，若脾胃受病，则饮食入胃之后，水谷不化，精微不布，清浊不分，合污而下，致成泄泻。若久泻不止，脾气虚弱，肝旺而生内风，可成慢惊风；脾虚失运，生化乏源，气血不足以荣养脏腑肌肤，久则形成疳证。

本病相当于西医学的腹泻病，小儿腹泻大致可分为感染性腹泻和非感染性腹泻两类。感染性腹泻多由病毒（如轮状病毒、柯萨奇病毒、埃可病毒等）、细菌（如致腹泻大肠埃希菌、空肠弯曲菌、耶尔森菌等）引起；非感染性腹泻常由饮食不当、肠道功能紊乱引起。

临证时表现泄泻为主要症状者，可参照本节内容进行辨证施治。

（二）诊断与治疗

【诊断要点】临证以排便次数增多、大便质稀症状为主，可见大便次数较平时明显增多。颜色呈淡黄色或清水样；或夹奶块、不消化物，如同蛋花汤；或黄绿稀溏，或色褐而臭，夹少量黏液。可伴有恶心、呕吐、腹痛、发热、纳减、口渴等症。有乳食不节、饮食不洁，或冒风受寒、感受时邪等病史。按病情分为轻型、重型。轻型：起病可急可缓，以胃肠症状为主。食欲不振，偶有溢乳或呕吐，大便次数增多，一般在 10 次以下，大便性状变稀，无脱水及全身中毒症状，多在数日内痊愈。重型：常急性起病，也可由轻型加重转化而成。大便每日达 10 次以上，除有较重的胃肠道症状外，还有较明显的脱水、电解质紊乱及全身中毒症状，如发热、烦躁、精神萎靡、嗜睡甚至昏迷、休克。急性腹泻，病程＜2 周；迁延性腹泻，病程 2 周～2 个月；慢性腹泻，病程＞2 个月。

【辨证分型】

1. 常证

（1）湿热泻　大便水样或如蛋花汤样，泻势急迫，量多次频，气味秽臭或夹少许黏液，腹痛阵哭，发热烦闹，口渴喜饮，食欲不振或伴呕吐、恶心，小便短黄；舌质红，苔黄腻，脉滑数，指纹紫。

（2）风寒泻　大便清稀，夹有泡沫，臭气不甚，肠鸣腹痛；或伴恶寒发热、鼻流清涕、咳嗽；舌质淡，苔薄白，脉浮紧，指纹淡红。

（3）伤食泻　大便稀溏，夹有乳凝块或食物残渣，气味酸臭或如败卵；脘腹胀满，便前腹痛，泻后痛减，腹部胀痛拒按；嗳气酸馊或有呕吐，不思乳食，夜卧不安；舌苔厚腻或微黄，脉滑实，指纹滞。

（4）脾虚泻　大便稀溏，色淡不臭，多于食后作泻，时轻时重，面色萎黄，形体消瘦，神疲倦怠；舌淡苔白，脉缓弱，指纹淡。

（5）脾肾阳虚泻　久泻不止，大便清稀，澄澈清冷，完谷不化；或见脱肛，形寒肢冷，面色㿠白，精神萎靡，寐时露睛，小便色清；舌淡苔白，脉细弱，指纹色淡。

2. 变证

（1）气阴两伤　泻下过度，质稀如水，精神萎软或心烦不安，目眶及囟门凹陷，皮肤干燥或枯瘪，啼哭无泪，口渴引饮，小便短少，甚至无尿，唇红而干，舌红少津，苔少或无苔，脉细数。

（2）阴竭阳脱　泻下不止，次频量多，精神萎靡，表情淡漠，面色青灰或苍白，哭声微弱，啼哭无泪，尿少或无，四肢厥冷，舌淡无津，脉沉细欲绝。

【治疗原则】以运脾化湿为基本原则，若使脾运复健、湿浊化解，则泄泻可解。实证以祛邪为主，根据不同的证型分别治以清肠化湿、祛风散寒、消食导滞。虚证以扶正为主，分别治以健脾益气、温补脾肾。泄泻变证，总属正气大伤，分别治以益气养阴、酸甘敛阴、护阴回阳、救逆固脱。本病除内服药外，还常使用推拿、外治、针灸等法治疗。

【一般治疗】

1. 预防为主：注意饮食卫生，食品应新鲜、清洁，不吃变质食品，忌暴饮暴食。饭前、便后要洗手，乳具、食具要卫生；提倡母乳喂养，不宜在夏季及小儿有病时断奶，遵守添加辅食的原则，注意科学喂养；加强户外活动，注意气候变化，防止感受外邪，避免腹部受凉。

2. 针灸推拿

（1）针法　取足三里、中脘、天枢、脾俞。发热加曲池，呕吐加内关、上脘，腹胀加下脘，伤食加刺四缝，便如水样加水分。实证用泻法，虚证用补法，每日 1～2 次。

（2）灸法　脾虚泻、脾肾阳虚泻：取足三里、中脘、神阙。隔姜灸或艾条温和灸。每日 1～2 次。

3. 推拿疗法

湿热泻：清补脾土，清大肠，清小肠，退六腑，揉小天心。风寒泻：揉外劳宫，推三关，摩腹，揉脐，揉龟尾。伤食泻：推板门，清大肠，补脾土，摩腹，逆运内八卦，点揉天突。脾虚泻：推三关，补脾土，补大肠，摩腹，推上七节骨，捏脊，重按肺俞、脾俞、胃俞、大肠俞。

4. 本病在流行季节需积极防治。生活上应慎起居，适寒温。适当控制饮食，减轻脾胃负担。对吐泻严重及伤食泄泻患儿暂时禁食，以后随着病情好转，逐渐增加饮食量。忌食油腻、生冷、污染及不易消化的食物。注意锻炼，增强体质，以御外邪。

（三）药物处方

〇常证

【处方①】 湿热泻。

治法：清肠解热，化湿止泻。

方药：葛根黄芩黄连汤（《伤寒论》）加减

组成：葛根6～10g、黄芩6～9g、黄连1～3g、地锦草6～9g、辣蓼6～9g、车前子（包煎）6～9g、甘草4～6g。

加减：热重泻频，加鸡苏散（滑石、甘草、薄荷）、马鞭草6～9g，清热化湿；发热口渴，加滑石10～15g、芦根6～9g，清热生津；湿重水泻，加苍术6～9g、豆卷6～9g，燥湿利湿；泛恶苔腻，加藿香6～9g、佩兰6～9g，芳化湿浊；呕吐，加竹茹6～9g、半夏6～9g，降逆止呕；腹痛，加木香3～6g，理气止痛；纳差，加焦山楂6～10g、焦神曲6～10g、炒麦芽6～10g，运脾消食；大便夹乳片，不思吮乳，加麦芽6～9g、谷芽6～9g，消乳和胃。

煎服法：小儿常规煎煮服用。

中成药：①葛根芩连丸

组成：葛根、黄芩、黄连、炙甘草。

用法用量：口服，1g，一日3次。温开水送服。

②小儿肠胃康颗粒

组成：鸡眼草、地胆草、谷精草、夜明砂、蚕砂、蝉蜕、谷芽、盐酸小檗碱、木香、党参、麦冬、玉竹、赤芍、甘草。

用法用量：口服，5～10g，一日3次。婴幼儿应在医师指导下服用，温开水冲服。

【处方②】 风寒泻。

治法：疏风散寒，化湿和中。

方药：藿香正气散（《太平惠民和剂局方》）加减

组成：藿香6～9g、苏叶3～6g、白芷6～9g、生姜3～6g、半夏6～9g、陈皮6～9g、苍术6～9g、茯苓6～9g、甘草4～6g、大枣6～9g。

加减：大便质稀色淡，泡沫多，加防风炭6～9g，祛风止泻；腹痛甚，里寒重，加干姜3～6g、砂仁（后下）6～9g、木香3～6g，温中散寒理气；腹胀苔腻者，加大腹皮6～9g、厚朴6～9g，顺气消胀；夹有食滞者，去甘草、大枣，加焦山楂6～9g、鸡内金6～9g，消食导滞；小便短少者，加车前子（包煎）6～10g、泽泻6～9g，渗湿利尿；恶寒鼻塞声重，加荆芥6～10g、防风6～10g，加强解表散寒之力。

煎服法：小儿常规煎煮服用。

中成药：藿香正气口服液

用法用量：口服，用时摇匀，年龄<3岁者5ml，年龄大于3岁者10ml，一日2次。

【处方③】 伤食泻。

治法：运脾和胃，消食化滞。

方药：保和丸（《丹溪心法》）

组成：焦山楂6～9g、莱菔子6～9g、焦神曲6～9g、鸡内金6～9g、陈皮6～10g、半夏6～9g、茯苓6～9g、连翘3～6g。

加减：大便夹乳片者，加炒麦芽6～9g、炒谷芽6～9g，消乳化积，或用消乳丸加减；腹痛者，加木香3～6g、槟榔6～9g，理气止痛；腹胀，加厚朴6～9g、莱菔子6～9g，消积除胀；呕吐者，加藿香6～9g、生姜6～9g、竹茹6～9g，和胃止呕。

煎服法：小儿常规煎煮服用。

中成药：保和丸

用法用量：口服，一次1～2丸，一日2次，小儿酌减。

【处方④】 脾虚泻。

治法：健脾益气，助运止泻。

方药：参苓白术散（《太平惠民和剂局方》）

组成：党参6～10g、白术6～9g、茯苓6～9g、甘草4～6g、山药6～12g、莲子6～9g、扁豆6～9g、薏仁6～9g、砂仁（后下）6～9g、桔梗6～9g。

加减：胃纳呆滞，舌苔腻，加藿香6～9g、苍术6～9g、陈皮6～9g、焦山楂6～9g，芳香化湿，消食助运；腹胀不适者，加木香3～6g、乌药3～6g，理气消胀；腹痛冷舌淡，大便夹不消化物，加炮姜3～6g，温中散寒，暖脾助运；久泻不止，内无积滞，加煨益智仁6～9g、肉豆蔻6～9g、石榴皮6～9g，固涩止泻。

煎服法：小儿常规煎煮服用。

中成药：①健脾八珍糕

组成：党参（炒）、白术（炒）、茯苓、山药（炒）、薏仁（炒）、莲子、芡实（炒）、白扁豆（炒）、陈皮。

用法用量：每服3～4块，婴儿1～2块。每日早晚饭前热水化开炖服，亦可干服。

②小儿腹泻宁

组成：党参、白术、茯苓、葛根、甘草、广藿香、木香。

用法用量：口服，年龄>10岁者4g，一日2次，年龄<10岁者酌减。温开水溶解后服用。

【处方⑤】 脾肾阳虚泻。

治法：温补脾肾，固涩止泻。

方药：附子理中汤（《太平惠民和剂局方》）合四神丸（《内科摘要》）

组成：党参6～10g、白术6～9g、甘草4～6g、干姜3～6g、吴茱萸3～6g、附子6～9g（先煎3小时）、补骨脂6～9g、肉豆蔻6～9g。

加减：脱肛者，加炙黄芪10～15g、升麻3～6g，升举中阳；久泻滑脱不禁者，加诃子3～6g、石榴皮6～9g、赤石脂6～9g，收敛、固涩、止泻。

煎服法：小儿常规煎煮服用

中成药：附子理中丸

用法用量：口服，每服2～3g，1日3～4次。

〇变证

【处方①】 气阴两伤。

治法：健脾益气，酸甘敛阴。

方药：人参乌梅汤（《温病条辨》）

组成：人参9～12g、炙甘草4～6g、乌梅3～6g、木瓜6～9g、莲子6～9g、山药9～12g。

加减：泻下不止者，加山楂炭6～10g、诃子6～9g、赤石脂6～9g，涩肠止泻；口渴引饮者，加石斛6～9g、玉竹6～9g、天花粉6～10g、芦根6～10g，养阴生津止渴；大便热臭者，加黄连1～3g、辣蓼6～9g，清解内蕴之湿热。

煎服法：小儿常规煎煮服用。

中成药：生脉注射液

组成：西洋参、麦冬、五味子。

用法用量：每次10ml，加入5%葡萄相注射液100ml稀释后静脉滴注，一日1次。

【处方②】 阴竭阳脱。

治法：挽阴回阳，救逆固脱。

方药：生脉散（《医学启源》）合参附龙牡救逆汤（《中医儿科学》）

组成：人参9～12g、麦冬6～9g、五味子3～6g、白芍6～9g、炙甘草4～6g、附子（先煎3小时）6～9g、龙骨15～30g、牡蛎15～30g。

加减：泻下不止者，加诃子6～9g、赤石脂6～9g，涩肠止泻；口渴引饮者，加石斛6～9g、天花粉6～10g，养阴生津止渴。

煎服法：小儿常规煎煮服用。

中成药：参附注射液

组成：红参、附子。

用法用量：每次5～10ml，加等量5%葡萄糖注射液稀释静脉推注，速度宜慢（5分钟以上），一日1～2次，用于阴竭阳脱证。每次0.5～1ml/kg，一日1～2次，用5%葡萄糖注射液50～100ml稀释后静脉滴注，15～20滴/分，一日1次，用于脾肾阳虚证、阴竭阳脱证。

（杨若俊）

六十二、厌食

（一）概述

厌食是小儿时期的一种常见病症，临床以较长时期厌恶进食（一般认为应当在2个月以上）、食量减少为特征。本病可发生于任何季节，但长夏暑湿当令之时常使症状加重。各年龄儿童均可发病，临床尤以1～6岁小儿为多见，城市儿童发病率远高于农村。患儿除食欲不振外，一般无其他明显不适。病程迁延不愈者，可使气血生化不足，抗病能力下降，而易罹患他症，甚或影响生长发育转化为疳证。

中医病因认为本病多由喂养不当、他病伤脾、先天不足、情志失调引起，其病变脏腑主要在脾胃。盖胃司受纳，脾主运化，脾胃调和，则口能知五谷饮食之味，正如《灵枢·脉度》所说："脾气通于口，脾和则口能知五谷矣。"若脾胃失健，纳化不和，则造成厌食。

西医学认为，引起厌食的原因主要有两类，一是由于局部或全身疾病影响消化功能，使胃肠平滑肌的张力下降，消化液的分泌减少，酶的活力减低所致；二是中枢神经系统受人体内外环境及各种刺激的影响，使对消化功能调节失去平衡所致。临证时西医学神经性厌食症表现上述症状者，可参照本节内容进行辨证施治。

（二）诊断与治疗

【诊断要点】 临证以长期食欲不振，厌恶进食，食量明显减少为主要表现，可见面色少华，形体偏瘦，但精神尚好，活动如常等。有喂养不当、病后失调、先天不足或情志失调史。除外其他外感、内伤慢性疾病。

【辨证分型】

1. 脾失健运：食欲不振，食而无味，甚则厌恶进食，偶尔多食或强迫进食后可致脘腹饱胀或嗳气泛恶，大便不调，形体正常或偏瘦，精神正常，舌淡红，苔薄白或薄腻，脉尚有力。

2. 脾胃气虚：不思进食，食而不化，大便偏稀夹不消化食物，面色少华，形体偏瘦，神倦乏力，舌质淡，苔薄白，脉缓无力。

3. 脾胃阴虚：不思进食，食少饮多，口舌干燥，皮肤欠润，形体偏瘦，小便短黄，大便干结，甚或烦躁少寐，手足心热，舌红少津，苔少或花剥，脉细数。

4. 肝脾不和：厌恶进食，嗳气频繁，胸胁痞满，性情急躁，面色少华，神疲肢倦，大便不调，舌质淡，苔薄白，脉弦细。

【治疗原则】 厌食总由脾胃失健所致，治疗应以运脾开胃为基本法则。脾失健运者，治以运脾和胃；脾胃气虚者，治以健脾益气；脾胃阴虚者，治以养阴育阴。并酌情配伍理气、消导、化湿之品，俟脾胃复健，纳运复常，则食欲自增。因理气、化湿药大多辛温香燥，补益药每影响脾胃纳化，消导药总属克伐之品，故临床选用尤需谨慎，应适可而止，勿使过剂。同时还要注意饮食调理，纠正不良饮食习惯，方能取得好的治疗效果。

【一般治疗】

1. 预防为主：合理喂养，饮食起居按时、有度，纠正恣食膏粱厚味、饮冷甜食、偏食零食、妄加滋补的不良习惯。根据不同年龄给予富含营养、易于消化、品种多样的食品。母乳喂养的婴儿4个月后应逐步添加辅食；出现食欲不振症状时，要及时查明原因，采取针对性治疗措施。对病后胃气刚刚恢复者，要逐渐增加饮食，切勿暴饮暴食而致脾胃复伤；注意精神调护，培养良好的性格，教育孩子要循循善诱，切勿训斥打骂，变换生活环境要引导逐步适应，防止惊恐恼怒损伤。

2. 推拿疗法：脾失健运，补脾土，运内八卦，清胃经，掐揉掌横纹，摩腹，揉足三里；脾胃气虚证：补脾土，运内八卦，揉足三里，摩腹，捏脊；脾胃阴虚证：揉板门，补胃经，运八卦，分手阴阳，揉二马，揉中脘。

3. 针灸疗法：脾失健运证：体针取脾俞、足三里、阴陵泉、三阴交，用平补平泻法；脾胃气虚证：取脾俞、胃俞、足三里、三阴交，用补法；脾胃阴虚证：取足三里、三阴交、阴陵泉、中脘、内关，用补法；以上各证型均用中等刺激不留针，每日1次，10次为1疗程。耳穴：取脾、胃、肾、神门、皮质下。用胶布粘王不留行籽贴按于穴位上，隔日1次，双耳轮换，10次为1疗程。每日按压3～5次，每次3～5分钟，以稍感疼痛为度。用于各证型。

4. 调养：养成良好的饮食习惯，做到"乳贵有时，食贵有节"，饮食定时适量，荤素搭配，不强迫进食，饭前勿食糖果饮料，少食肥甘厚味、生冷坚硬等不易消化食物，鼓励多食蔬菜及粗粮。遵照"胃以喜为补"的原则，先从小儿喜欢的食物着手，诱导开胃，暂时不要考虑营养价值，待其食欲增进后，再按营养的需求供给食物。注意生活起居及饮食环境，加强精神调护，保持良好情绪，饭菜多样化，讲究色香味，以促进食欲。

（三）药物处方

【处方①】 脾失健运。

治法：调和脾胃，运脾开胃。

方药：不换金正气散（《太平惠民和剂局方》）

组成：苍术6～9g、陈皮6～9g、枳壳6～9g、藿香6～9g、神曲6～10g、炒麦芽6～10g、焦山楂6～9g。

加减：脘腹胀满，加木香3～6g、厚朴6～9g、莱菔子6～9g，理气宽中；暑湿困阻，舌苔白腻，加荷叶6～9g、佩兰6～9g、厚朴6～9g，消暑化湿醒脾；嗳气泛恶者，加半夏6～9g、竹茹6～9g，和胃降逆；大便偏干者，加枳实6～9g、莱菔子6～9g，导滞通便；大便偏稀者，加山药6～10g、薏仁6～10g，健脾祛湿；内有郁热，唇舌红赤，加连翘6～9g、胡黄连6～9g，清泄郁热。

煎服法：小儿常规煎煮服用。

中成药：①保和丸

用法用量：口服。<3岁，1g；3～6岁，1.5g；一日3次；>6岁，3g，一日2次。温开水送服。

②山麦健脾口服液

组成：焦山楂、炒麦芽、陈皮、砂仁。

用法用量：口服。<3岁，5ml，一日2次；3～6岁，5ml，一日3次；>6岁，10ml，一日2次。

【处方②】 脾胃气虚。

治法：健脾益气，佐以助运。

方药：异功散（《小儿药证直诀》）

组成：党参6～9g、白术6～9g、茯苓6～9g、甘草4～6g、陈皮6～9g、佩兰6～9g、砂仁6～9g、神曲6～9g、鸡内金6～9g。

加减：苔腻便稀者，去白术，加苍术6～9g、薏仁6～9g，燥湿健脾；大便溏薄者，加炮姜4～6g、肉豆蔻6～9g，温运脾阳；饮食不化者，加焦山楂6～9g、炒谷芽6～9g、炒麦芽6～9g，消食助运；腹胀者，加木香3～6g、槟榔6～9g，理气除胀；汗多易感者，加黄芪9～15g、防风6～9g，益气固表；情志抑郁者，加柴胡6～9g、佛手6～12g，解郁疏肝。

煎服法：小儿常规煎煮服用。

中成药：①健脾消食口服液

组成：炒山楂、炒麦芽、陈皮、黄芪、炒白术、麦冬、黄芩。

用法用量：口服。<3岁，5ml，1日2～3次；>3岁，10ml，一日3次。

②醒脾养儿颗粒

组成：一点红、毛大丁草、山栀茶、蜘蛛香。

用法用量：口服。1岁，2g，一日2次；1～2岁，4g，一日2次；3～6岁，4g，一日3次；7～14岁，6～8g，一日2次。温开水冲服。

【处方③】 脾胃阴虚。

治法：滋脾养胃，佐以助运。

方药：养胃增液汤（《中医儿科学》）

组成：沙参6～9g、麦冬6～9g、玉竹6～9g、石斛6～9g、乌梅6～9g、白芍6～9g、甘草4～6g、焦山楂6～9g、炒麦芽6～9g。

加减：口渴引饮者，加天花粉6～10g、芦根6～10g，生津止渴；大便干结者，加火麻仁6～9g、郁李仁6～9g、瓜蒌仁6～9g，润肠通便；夜寐不宁，手足心热者，加胡黄连6～9g、莲子心3～6g、酸枣仁6～9g，清热宁心安神；食少不化者，加谷芽6～9g、神曲6～9g，生发胃气；兼脾气虚弱者，加山药6～9g、太子参6～9g，补益气阴。

煎服法：小儿常规煎煮服用。

中成药：健脾消食口服液

用法用量：口服。<3岁，5ml，一日2～3次；>3岁，10ml，一日3次。

【处方④】 肝脾不和。

治法：疏肝健脾，理气助运。

方药：逍遥散（《太平惠民和剂局方》）

组成：柴胡6～9g、紫苏梗6～9g、当归6～9g、白芍6～9g、白术6～9g、茯苓6～9g、炒麦芽6～9g、焦山楂6～9g、焦六神曲6～9g、甘草4～6g。

加减：烦躁不宁者，加连翘6～9g、钩藤（后下）4～6g；夜寐不安者，加莲子心4～6g、栀子4～6g；口苦泛酸者，加黄连1～3g、吴茱萸6～9g；嗳气呃逆者，加旋覆花6～9g、代赭石6～9g。

煎服法：小儿常规煎煮服用。

中成药：逍遥颗粒

组成：柴胡、当归、白芍、炒白术、茯苓、炙甘草、薄荷。

用法用量：温开水冲服。1～3岁，2g；4～6岁，3g；7～9岁，4.5g；10～14岁，6g。1日2～3次。

（杨若俊）

六十三、遗尿

（一）概述

遗尿是指3周岁以上的小儿睡中小便频繁自遗，醒后方觉的一种病证，又称尿床。婴幼儿时期由于发育未全，脏腑娇嫩，"肾常虚"，排尿的自控能力尚未完善；学龄儿童也可因白天游戏玩耍过度，夜晚熟睡不醒，偶然发生尿床，均非病态。年龄超过 3 岁，特别是 5 岁以上的儿童，睡中经常遗尿，每周超过一定次数，则为病态，成为遗尿症。本病的发生男孩多于女孩，部分有明显的家族史。病程较长，常反复发作。

遗尿的病因责之先天禀赋未充、后天发育迟滞；肺、脾、肾三脏功能失调；心肾不交、肝经湿热下注。其中尤以肾气不固、下元虚寒所致的遗尿最为常见。遗尿的病位主要在膀胱，与肾、脾、肺三脏都有关系。病机为三焦气化失司，膀胱约束不利所致。临床上主要分为下元虚寒、肺脾气虚、心肾失交、肝经湿热四证。

此外，尚有自幼缺乏教育，没有养成良好的夜间排尿习惯或 3 岁以后仍用"尿不湿"，而任其自遗形成者。近年来普遍认为心理因素，如婴幼儿时期遭受强烈的精神刺激，生活中发生某些重大变化，紧张、焦虑等也会导致遗尿的发生。

（二）诊断与治疗

【诊断要点】

1. 小儿寐中频繁小便自出，醒后方觉，3～5 岁的小儿每周至少有 5 次、5 岁以上小儿每周至少有 2 次出现症状，持续 6 个月以上。

2. 尿常规、尿细菌培养无异常。

3. 区分原发性与继发性（器质性）遗尿：原发性遗尿指未查明病因者。继发性遗尿可见于包茎、泌尿系统畸形、隐性脊柱裂、脊髓损伤、大脑发育不全、糖尿病、尿崩症、蛲虫病局部刺激、便秘等疾病，做相应检查可协助诊断，如腰骶部 X 线摄片可显示隐形脊柱裂，做腹部膀胱 B 超、泌尿道照影可见泌尿系统畸形等。

【辨证分型】

1. 下元虚寒：夜间遗尿，多则一夜数次，尿量多、小便清长，面白少华，神疲倦怠，畏寒肢冷，腰膝酸软，舌质淡，苔白滑，脉沉无力。本证以夜间遗尿、尿量多、次数频繁，兼见面白、形寒、腰膝酸软等虚寒诸证为要点。本证患儿体质多弱，病程长，迁延难愈。

2. 肺脾气虚：夜间遗尿，日间尿频而量多，小便清长，大便溏薄，面色少华或萎黄，神疲乏力，食欲不振，自汗、动则多汗，易感冒，舌质淡红，苔薄白，脉弱无力。本证以夜间遗尿，可伴有白天尿频、尿量多、小便清长，反复感冒，兼见神疲乏力、自汗、大便溏薄等虚弱诸证为要点。

3. 心肾失交：梦中遗尿，白天多动少静，难以自制，夜间寐不安宁，烦躁叫扰；或五心烦热，形体较瘦，舌质红，舌苔少，脉沉细数。本证以白天玩耍过度、夜间梦中小便自遗，兼见多梦易惊、寐不安宁、五心烦热等心火偏亢、肾阴不足诸证为要点。

4. 肝经湿热：梦中遗尿，小便黄而量少，大便干结，性情急躁，夜卧不安或寐中蚧齿，目睛红赤，舌质红，苔黄腻，脉滑数。本证以遗尿，小便量少，色黄臭味，兼见寐中蚧齿、

性情急躁，目睛红赤为要点。

【治疗原则】 本病治疗以温补下元、固涩膀胱为主要治疗法则。肺脾气虚者治以健脾益气、水火失济者治以清心滋肾，肝经湿热者治以清热利湿。

【一般治疗】

1. 预防调护：勿使患儿白天玩耍过度，睡前饮水太多。每晚按时唤醒排尿，逐渐养成自控的排尿习惯。每天晨起后排尿，告诉孩子不要憋尿，在学校内也要多次排尿，避免发生尿急及憋尿。夜间尿湿后要及时更换裤褥，保持干燥及外阴部清洁。白天可饮水，晚餐不进稀饭、汤水，晚餐后尽量不喝水、饮料、汤药。临睡前将小便排净。夜间定时唤醒孩子排尿时，要确保小儿完全清醒。不体罚，不责骂，消除紧张心理，积极配合治疗。

2. 针灸疗法

（1）体针 主穴：神门、委中。温补下元配中极、肾俞、膀胱俞、太溪，针用补法。补中益气配血海、太渊、足三里、三阴交，针用补法。清热利湿配太冲、行间、阳陵泉，针用泻法。

（2）灸法 取穴：关元、中极、三阴交、命门、肾俞、膀胱俞，艾条悬灸，每穴 5 分钟。

（3）耳穴 取皮质下、神门、内分泌、肾、脾、肺。

3. 捏脊疗法：从长强穴开始沿督脉两侧由下向上捏到大椎穴为一遍，捏 12 遍，第 7 遍开始用"捏三提一"法，重点提捏膀胱俞、肾俞处。捏完后用拇指沿督脉的命门至大椎和两侧膀胱经从膀胱俞至肝俞各直推 100 次，然后在命门、膀胱俞、肾俞处各揉按约 1 分钟。一日 1 次。

4. 敷贴疗法：取丁香 1 份，肉桂 2 份，益智仁 4 份，覆盆子 4 份，共研细末，过 200 目筛后装瓶备用。每次取 3g 药粉，用黄酒调制成药饼，药饼直径为 2mm，厚 0.5cm，敷于脐部，每晚 1 次，次晨除去。

（三）药物处方

【处方①】 下元虚寒。

治法：温补肾阳，培元固脬。

方药：菟丝子散（《医宗必读》）

组成：菟丝子 9g、巴戟天 9g、肉苁蓉 6g、附子 3g、山茱萸 6g、五味子 3g、牡蛎 6g、桑螵蛸 6g。

加减：寐深沉睡不易唤醒者，基础方加炙麻黄 6g；郁热者，加栀子 6g、黄柏 6g。

煎服法：小儿常规煎煮服用。

中成药：①小儿遗尿宁颗粒

组成：益智仁、麻黄、肉桂、菟丝子、白果、鸡内金。

用法用量：口服，一次 6 粒，一日 3 次。

②缩泉丸

组成：山药、益智仁、乌药。

用法用量：口服，一次 3～6g，一日 3 次。

【处方②】 肺脾气虚。

治法：补肺健脾，益气升清。

方药：补中益气汤（《脾胃论》）合缩泉丸（《校注妇人大全良方》）

组成：党参 9g、黄芪 9g、白术 9g、甘草 6g、陈皮 6g、当归 9g、升麻 6g、柴胡 9g、益智仁 6g、山药 9g、乌药 3g。

加减：寐深者，基础方加可加炙麻黄 3g、石菖蒲 9g；纳呆者，加鸡内金 9g、焦山楂 9g、焦六神曲 9g；里热者，加栀子 3g。

煎服法：小儿常规煎煮服用。

中成药：补中益气丸

用法用量：口服，一次 3g，一日 2～3 次。

【处方③】　心肾失交。

治法：清心滋肾，安神固脬。

方药：交泰丸（《韩氏医通》）合导赤散（《小儿药证直诀》）

组成：地黄 9g、竹叶 3g、通草 3g、甘草 6g、黄连 3g、肉桂 3g。

加减：五心烦热者，基础方加五味子 3g、酸枣仁 6g、牡丹皮 9g、山茱萸 9g；烦躁叫扰者，加龙骨 6g、牡蛎 6g、白芍 9g、龟甲 9g。

煎服法：小儿常规煎煮服用。

中成药：桑螵蛸散

组成：桑螵蛸、菟丝子、熟地黄、山茱萸、黄连。

用法用量：口服，一次 3～6g，一日 2 次。

【处方④】　肝经湿热。

治法：清热利湿，泻肝止遗。

方药：龙胆泻肝汤（《太平惠民和剂局方》）

组成：龙胆草 3g、黄芩 6g、栀子 3g、柴胡 9g、地黄 6g、车前子 9g、泽泻 9g、通草 3g、甘草 6g。

加减：夜卧不宁，龄齿梦呓者基础方加胆南星 6g、黄连 3g、连翘 6g；大便干结，性情急躁者加决明子 6g、柏子仁 6g、瓜蒌子 6g；舌苔黄腻者加竹茹 6g、薏仁 9g、青黛 6g、蛤壳 6g。

煎服法：小儿常规煎煮服用。

中成药：清肝利胆颗粒

组成：茵陈、金银花、栀子、厚朴、防己。

用法用量：口服。5～7 岁一次 1 袋，7 岁以上一次 2 袋。一日 2 次。

（杨若俊）

六十四、痄腮

（一）概述

痄腮是风热时毒引起的一种急性传染病，临床以发热、耳下腮部漫肿疼痛为主要特征。本病一年四季均可发生，冬、春季节发病率最高。任何年龄均可发病，但以学龄前及学龄期儿童为多见，2 岁以下小儿很少罹患。本病传染性较强，易呈现出流行。一般预后良好，患病后可获终生免疫。

中医病因认为由于感受腮腺炎时邪所致。在气候变化，腮腺炎流行期间易被传染。当小儿机体抵抗力下降时，时邪乘虚侵入致成痄腮。病机为邪毒壅阻少阳经脉，与气血相搏，凝滞于耳下腮部。

本病在西医上叫流行性腮腺炎，可以参照本节来治疗。

（二）诊断与治疗

【诊断要点】　痄腮患者耳下肿胀酸痛。发病前半个月左右有痄腮患者接触史，起病之初有恶寒发热、头痛，随之出现腮下肿大，多见于一侧引发另一侧肿痛或者两侧同时肿痛或者仅见于一侧，肿胀以耳垂为中心，边缘不清，触之微热，按之有弹性，局部发硬，颜色不变，咀嚼困难，腮内口颊亦可见红肿，腮部肿大 2～3 天达到高峰，随着肿胀变大，发热、头痛亦变明显。

【辨证分型】

1. 常证

（1）邪犯少阳　轻微发热恶寒，一侧或两侧耳下腮部漫肿疼痛，触之痛甚，咀嚼不便；或有头痛、咽红疼痛、纳少；舌质红，苔薄白或薄黄，脉浮数。

（2）热毒壅盛　高热，一侧或两侧耳下腮部漫肿胀痛，范围大，坚硬拒按，张口咀嚼困难；或有烦躁不安，面赤唇红，口渴欲饮，头痛呕吐，咽红肿痛，颌下肿块胀痛，纳少，尿少而黄，大便秘结；舌质红，舌苔黄，脉滑数。

2. 变证

（1）邪陷心肝　高热不退，耳下腮部漫肿疼痛，坚硬拒按，头痛项强，烦躁，呕吐剧烈，神昏嗜睡，反复抽搐，舌红，苔黄，脉弦数。

（2）毒窜睾腹　腮部肿胀同时或腮肿渐消时，一侧或双侧睾丸肿胀疼痛；或脘腹疼痛，少腹疼痛，痛时拒按；或伴发热、呕吐，溲赤便结；舌红，苔黄，脉数。

【治疗原则】　以清热解毒、软坚散结为基本原则。轻证以疏风清热为主，重证以清热解毒为先。无论轻证、重证，都应佐以软坚散结之品，以期邪散毒解，壅滞疏通，肿消痛止之目的。出现变证者，又当施以开窍息风、清肝泻火、活血通络等法。本病治疗在内服药物的同时，配合外治疗法，有助于腮部肿胀的消退。

【一般治疗】

1. 预防为主：在流行季节，应尽量少去人口密集的公共场所，防止交叉感染。人口密集区域有条件者可做专业的空气消毒（物理的静电吸附或化学的臭氧消毒），以预防传染。开窗通风换气防止交叉感染。避免接触腮腺炎患者。

2. 外治法：蚯蚓、白糖浸出液外敷患处；取新鲜仙人掌除针剖开，用切面外敷患处；鲜马齿苋 30g 捣碎如泥外敷患处；黄柏粉 10g、生石膏粉 6g，米醋调成糊状，外敷局部；外敷如意金黄散或者青黛散。

3. 体针：主穴：翳风、颊车、合谷、外关、关冲。随证加减：温毒郁表加风池、少商；热毒壅盛加商阳、曲池、大椎；睾丸肿痛加太冲、曲泉；惊厥神昏加人中、十宣；脘腹疼痛加中脘、足三里、阳陵泉。用泻法，强刺激，每日 1 次，每次留针 30 分钟或点刺放血。

4. 耳针：取穴包括耳尖、对屏尖、面颊、肾上腺。耳尖用三棱针点刺放血，余穴用毫针强刺激，每次留针 20~30 分钟，每日或隔日 1 次，用于腮部肿痛。

5. 耳穴贴压：取穴包括双侧腮腺、皮质下、肾上腺、面颊。用王不留行籽按压在穴位上，胶布固定，按压每个穴位，以耳郭发热为度。每日按 4~5 次，一般 3~4 日为 1 疗程。用于腮部肿痛。

（三）药物处方

○常证

【处方①】　邪犯少阳。

治法：疏风清热，散结消肿。

方药：柴胡葛根汤（《外科正宗》）

组成：柴胡 3~9g、黄芩 3~9g，清利少阳；牛蒡子 3~9g、葛根 3~9g、桔梗 3~9g，疏风利咽；金银花 3~9g、连翘 3~9g，清热解毒；板蓝根 3~9g，专解温毒；夏枯草 3~9g、赤芍 3~9g，疏肝散结；僵蚕 1~3g，祛风通络消肿。

加减：热甚，加石膏 15g；咽喉肿痛，加马勃 3~6g、玄参 6g、甘草 5g；纳少呕吐，加竹茹 3~9g 陈皮 6g；发热恶寒，加白芷 6g、苏叶 6g；咳嗽，加前胡 9g、浙贝母 9g。

煎服法：小儿常规煎煮服用。

中成药：腮腺炎片

组成：蓼大青叶、板蓝根、连翘、蒲公英、夏枯草、牛黄（人工）。

用法用量：每服 4~6 片，一日 3 次。

【处方②】　热毒壅盛。

治法：清热解毒，软坚散结。

方药：普济消毒饮（《景岳全书》）

组成：柴胡 3~9g、黄芩 3~9g，清利少阳；黄连 3~9g、连翘 3~9g、升麻 3~9g，清热解毒；板蓝根 3~9g、蒲公英 3~9g，专解温毒；牛蒡子 3~9g、马勃 3~9g、桔梗 3~9g、玄参 3~9g、薄荷 3~9g，清热利咽，消肿散结；夏枯草 3~9g，清热散结消肿；陈皮 3~9g，理气，疏通壅滞；僵蚕 1~3g，解毒通络。

加减：热甚者，加生石膏 15g、知母 3~9g；腮部肿胀甚，坚硬拒按，加海藻 3~9g、昆布 3~9g、牡蛎 3~9g，软坚散结，赤芍 3~9g、丹皮 3~9g，凉血解毒，活血消肿；呕吐，加竹茹 3~9g；大便秘结，加大黄（后下）3~9g、玄明粉 3~9g；口渴唇燥伤阴者，重用玄参 6~9g、天花粉 6~9g，清热养阴生津。

煎服法：小儿常规煎煮服用。

中成药：赛金化毒散

组成：乳香（制）、黄连、没药（制）、甘草、川贝母、赤芍、雄黄、冰片、天花粉、人工牛黄、大黄、珍珠、大黄（酒炒）。

用法用量：温开水送服，每袋 0.5g。1~3 岁每次 0.5g，<1 岁酌减，一日 2 次。

○变证

【处方①】　邪陷心肝。

治法：清热解毒，息风开窍。

方药：清瘟败毒饮（《疫疹一得》）

组成：栀子 3~9g、黄连 3~9g、连翘 3~9g、板蓝根 3~9g，清热解毒；水牛角 3~9g、生地 3~9g、生石膏 15g、丹皮 3~9g、赤芍 3~9g，清热凉营；竹叶、玄参、芦根清热生津；钩藤、全蝎、僵蚕平肝息风。

加减：头痛剧烈者，加用龙胆草 3~9g、石决明 3~9g；恶心呕吐甚者，加竹茹 3~9g、代赭石 3~9g；神志昏迷者，加服至宝丹清热镇惊开窍；抽搐频作者，加服紫雪丹解毒平肝息风。

煎服法：小儿常规煎煮服用。

中成药：安宫牛黄丸

用法用量：每服 1~3g，一日 2 次，用于邪陷心肝变证。

【处方②】　毒窜睾腹。

治法：清肝泻火，活血止痛。

方药：龙胆泻肝汤（《太平惠民和剂局方》）。

组成：龙胆草 3~9g、栀子 3~9g 清泻肝胆实火；黄芩 3~9g、黄连 3~6g、蒲公英 3~9g 清热解毒；柴胡 3~9g、川楝子 3~9g 疏肝利胆；荔枝核 3~9g、延胡索 3~9g 理气散结止痛；桃仁 3~9g、赤芍 3~9g 活血消肿止痛。

加减：睾丸肿大明显者，加青皮 3~9g、莪术 3~9g、皂刺 3~9g；伴腹痛呕吐者，加郁金 3~9g、竹茹 3~9g、半夏 3~9g；少腹痛甚者，加香附 3~9g、木香 3~9g、红花 3~9g；伴腹胀便秘者，加大黄（后下）3~9g、枳壳 3~9g；若邪入胁肋脘腹，少阳、阳明同病，脘腹痛甚，胀满拒按，呕吐频繁，大便秘结者，选用大柴胡汤加减，外解少阳之热，内泻阳明热结。

煎服法：小儿常规煎煮服用。

中成药：龙胆泻肝颗粒

组成：龙胆、柴胡、黄芩、栀子（炒）、泽泻、木通、车前子（盐炒）、当归（酒炒）、地黄、甘草（蜜炙），辅料为蔗糖、糊精。

用法用量：温水冲服，每袋 6g，一次 1 袋，一日 2 次，<3 岁儿童酌情减量。

（杨若俊）

六十五、紫癜

（一）概述

紫癜是以血液溢于皮肤、黏膜之下，出现瘀点、瘀斑，压之不褪色为特征的一种出血性疾病，常伴鼻衄、齿衄，甚则呕血、便血、血尿。本病包括西医学的过敏性紫癜和血小板减少性紫癜。过敏性紫癜好发年龄为 3~14 岁，尤以学龄儿童多见，男性多于女性，春季发病较多。血小板减少性紫癜发病年龄多在 2~5 岁，男女发病比例无差异。

中医病因认为由于小儿素体正气亏虚或外感风热时邪而致血溢脉外，渗于皮下而出现紫癜。

若因外感风热之邪，蕴郁于皮毛肌肉，热伤血络溢于脉外则发紫癜；若血热妄行，热入血分，迫血妄行，血液渗于脉外，流于皮肤则发紫癜；若湿热邪毒留注四肢关节，阻滞经络，则关节痛，湿热邪毒损伤血络，血溢脉外泛滥肌肤则发紫癜；若素体阴虚或热邪伤阴，或久病耗伤阴血，阴虚火旺，虚火灼伤脉络，渗于皮下则发紫癜；若先天禀赋不足，或疾病反复发作后脏腑虚损，气虚则血运无力，瘀血阻滞，血液不循常道而溢于脉外则发紫癜。

临证时西医学的过敏性紫癜、血小板减少性紫癜可参照本节内容进行辨证施治。

（二）诊断与治疗

【诊断要点】　临证以皮肤、黏膜之下出现瘀点、瘀斑，压之不褪色为主，可见关节肿痛、腹痛、便血、血尿、蛋白尿等症状，出血严重者可见面色苍白等血虚气耗症状，甚则发生气随血脱之危症。

【辨证分型】

1. 风热伤络：起病急，皮肤出现瘀点瘀斑，尤以双下肢及臀部居多，呈对称分布，色泽鲜红，大小不一，可伴痒感；或伴发热、腹痛、关节肿痛、血尿等；舌质红，苔薄黄，脉浮数。

2. 血热妄行：起病急，皮肤出现瘀点、瘀斑，色泽鲜红；或伴鼻衄、齿衄、便血、血尿，血色鲜红或紫红；伴烦躁、口渴、便秘；或伴腹痛，舌红，苔黄，脉数有力。

3. 气不摄血：紫癜反复出现，病程迁延，瘀斑、瘀点颜色较淡，面色苍黄，伴鼻衄、齿衄，神疲乏力，食欲不振，头晕心慌；舌淡苔薄，脉细无力。

4. 阴虚火旺：紫癜时发时止，鼻衄、齿衄或血尿，血色鲜红，低热盗汗，心烦少寐，大便干燥，小便黄赤；舌红，少苔，脉细数。

【治疗原则】　实证以清热凉血为主，随证配用祛风通络、缓急和中；虚证以益气摄血、滋阴降火为主。紫癜为离经之血，皆属瘀血，故常加用活血化瘀之品。临证需注意证型之间的相互转化或同时并见，治疗时要分清主次，统筹兼顾。

【一般治疗】

1. 急性期或出血量多时，要卧床休息，限制患儿活动，消除其恐惧、紧张心理。

2. 过敏性紫癜要尽可能找出引发的各种原因。积极防治上呼吸道感染，控制扁桃体炎、龋齿、鼻窦炎，驱除体内各种寄生虫，不吃容易引起过敏的饮食及药物。

3. 对于血小板减少性紫癜要密切观察病情变化，避免外伤跌扑碰撞，血小板计数低于 $20×10^9$/L 时，应防治各种创伤与颅内出血。还应预防呼吸道感染、麻疹、水痘、风疹及肝炎等疾病，否则病情易诱发或加重。

4. 饮食宜富于营养，清淡、易消化。呕血、便血者应予半流饮食，忌硬食及粗纤维食物，忌辛辣刺激性食物。血小板减少性紫癜患儿平素可吃红皮花生仁、红枣等食物。

（三）药物处方

【处方①】　风热伤络。

治法：祛风清热，凉血安络。

方药：银翘散《温病条辨》加减

组成：金银花 6g、薄荷 6g、牛蒡子 6g、竹叶 6g、连翘 6g、板蓝根 6g、甘草 6g、赤芍 9g、紫草 9g。

加减：皮肤瘙痒者，基础方加地肤子 9g、蝉蜕 6g、僵蚕 3g；关节肿痛者，加秦艽 9g、防己 9g、牛膝 9g；腹痛者，加木香 3g、延胡索 9g；血尿者，加小蓟 9g、白茅根 9g、茜草 9g；咳嗽者，加桑叶 6g、菊花 6g。

煎服法：小儿常规煎煮服用。

中成药：银翘片

组成：金银花、薄荷、荆芥、淡豆豉、牛蒡子、桔梗、淡竹叶、连翘、芦根、甘草。

用药用量：口服。1～3 岁，一次 1～2 片；3～7 岁，一次 2～4 片；7 岁以上，一次 4～8 片。一日 2 次。

【处方②】　血热妄行。

治法：清热解毒，凉血消斑。

方药：犀角地黄汤《备急千金要方》加减

组成：水牛角 9g、地黄 9g、玄参 9g、牡丹皮 9g、赤芍 9g、紫草 9g、丹参 9g、黄芩 6g、生甘草 6g。

加减：鼻衄量多者，基础方加炒蒲黄 6g、白茅根 9g；皮肤紫癜多者，加知母 6g、仙鹤草 9g、栀子 6g；便血者，加生地榆 9g、槐花炭 9g；便秘者，加大黄 3g；目赤者，加青黛 6g、菊花 6g。

煎服法：小儿常规煎煮服用。

中成药：荷叶丸

组成：荷叶、藕节、大蓟（炭）、小蓟（炭）、知母、黄芩（炭）、地黄（炭）、棕榈（炭）、栀子（焦）、白茅根（炭）、玄参、白芍、当归、香墨。

用药用量：空腹温开水送服。>7 岁，4.5g；≤7 岁，酌情减量。一日 2～3 次。

【处方③】　湿热痹阻。

治法：清热利湿，通络止痛。

方药：四妙丸（《成方便读》）

组成：黄柏 6g、苍术 6g、桑枝 6g、牛膝 9g、独活 9g、薏仁 9g、牡丹皮 9g、紫草 9g、甘草 6g。

加减：关节肿痛，活动受限，基础方加赤芍 9g、鸡血藤 9g、忍冬藤 6g；泄泻者，加葛根 9g、黄连 3g、马鞭草 6g；血尿者，加小蓟 6g、石韦 6g、地黄 6g；腹痛较重者，加芍药 12g、甘草 6g。

煎服法：小儿常规煎煮服用。

中成药：湿热痹颗粒

组成：苍术、忍冬藤、地龙、连翘、黄白、薏仁、防风、川牛膝、萆薢粉、桑枝、防己、威灵仙。

用药用量：开水冲服。1～3 岁，一次 1/3 袋；3～7 岁，一次 1/2 袋；7 岁以上，一次 1 袋。一日 3 次。

【处方④】　气不摄血。

治法：健脾益气，养血摄血。

方药：归脾汤（《正体类要》）加减

组成：人参 6g、白术 9g、茯苓 9g、甘草 6g、当归 6g、白芍 9g、地黄 6g、龙眼肉 6g、酸枣仁 9g、茯神 6g。

加减：出血不止者，基础方加血余炭 6g、鸡血藤 6g、阿胶 3g；食欲不振者，加砂仁 6g、焦六神曲 6g；腹痛便血者，加防风炭 6g、生地榆 6g。

煎服法：小儿常规煎煮服用。

中成药：归脾丸（浓缩丸）

组成：党参、白术、黄芪、甘草、茯苓、远志、酸枣仁、龙眼肉、当归、木香、大枣。

用药用量：温开水或生姜汤送服。1～3 岁一次 2～3 丸；3～7 岁一次 4～5 丸；7 岁以上一次 8～10 丸；周岁以下小儿酌减。一次 3 次。

【处方⑤】　阴虚火旺。

治法：滋阴降火，凉血止血。

方药：大补阴丸（《丹溪心法》）

组成：熟地 9g、龟甲 3g、黄柏 6g、知母 9g、牡丹皮 6g、牛膝 6g、猪脊髓 6g、蜂蜜 6g。

加减：鼻衄、齿衄，基础方加白茅根 6g、焦栀子 3g；低热，加银柴胡 6g、地骨皮 9g；盗汗，加煅牡蛎 6g、煅龙骨 9g、五味子 3g，敛汗止汗；尿中红细胞较多，可另吞三七粉 3g。

煎服法：药物放置砂锅中，小儿常规煎煮服用。

中成药：维血宁颗粒

组成：虎杖、白术、仙鹤草、地黄、鸡血藤、熟地黄、墨旱莲、太子参。

用药用量：开水冲服。1～3 岁，一次 1/3 袋；3～7 岁，一次 1/2 袋；7 岁以上，一次 1 袋。一日 3 次。

（杨若俊）

六十六、大骨节病

（一）概述

大骨节病是一种与特定地理环境有关的地方性变形性骨关节病，国内又叫矮人病、算盘珠病、柳拐子病等。大骨节病主要侵害生长发育期的儿童青少年，病变表现为在病因的作用下软骨细胞发育停滞、变性、坏死、溶解、消失，进而导致软骨、骨生长发育障碍，关节增粗、疼痛、活动受限。严重者干骺早闭，化骨障碍，管状骨长径发育停止，致身材矮小、终身残疾（称为短指、肢畸形）。成人大骨节病是儿童发育期大骨节病变晚期修复后遗留的畸形关节病。常见受累部位依次为手、腕、踝、膝及髋部，肘、肩、脊柱及骨盆相对少见。大骨节病在我国主要分布在东北至西藏、四川阿坝州的一个狭长高寒地带，平原少见。多发于儿童和青少年，

临床表现为对称性、多发性的关节软骨病变，导致关节疼痛、日久增粗变形、肌肉萎缩，出现运动障碍严重影响工作与生活质量。

中医无大骨节病的病名，根据临床表现应当归属于"骨痹""顽痹""历节"的范畴，本病的发生与气候条件、生活环境及饮食等有密切关系。中医认为大骨节病由于先天禀赋不足，后天劳逸失调是本病的重要发病因素，本虚标实，脾为后天之本，主运化及统血，肾为先天之本，主骨生髓，二者转相滋养，相互为用，若先天脾肾亏虚，阳气不足，督脉失养而外加感受寒湿之邪，则运化水湿功能失常，导致寒湿之邪内蕴，阻闭经络，气血运行不畅，内外合邪而致病。正虚邪侵，邪恋损正，日久不愈，终致筋挛骨损，骨节肿大而废用。

（二）诊断与治疗

【诊断要点】　根据病区接触史、症状和体征以及手骨 X 线拍片所见手指、腕关节骨关节面、干骺端临时钙化带和骺核的多发对称性凹陷、硬化、破坏及变形等改变可诊断本病。X 线指骨远端多发对称改变为本病特征性指征。

【辨证分型】

1. 湿流关节型：关节疼重，头重体疼，腹胀烦闷，昏不知人，四肢倦怠，腿膝肿痛，身重浮肿，大便泄泻，小便黄赤。

2. 风寒入络型：肢节疼痛，活动不灵，腰膝酸冷，遇寒痛增，得暖痛减，肌肉消瘦，步履维艰；舌淡，苔白，脉迟缓。

3. 肝肾不足型：病程缠绵，身材矮小，关节粗大，挛缩畸形，活动障碍，肌肉消瘦，神疲乏力，腰膝酸冷，行走困难，夜尿频多或遗尿失禁；舌淡苔白，脉沉细无力。

【治疗原则】　中医认为大骨节病机为本虚标实，正虚邪侵，邪恋损正，本虚为先天脾肾亏虚，阳气不足，标实为寒凝痰瘀。治疗以补虚泻实为基本原则，补益脾肾亏虚，温阳散寒化痰除湿、理气活血。

【一般治疗】

1. 缓解疼痛、保护和改善关节功能及适应能力，阻止和延缓病情进展。要避免使用激素、甾体类药物，严格把握手术适应证，除摘取关节鼠外，一般不宜采取其他外科手术治疗。

2. 针刺穴位：鹤顶、曲泉、阴谷、犊鼻、膝眼、阳陵泉、阴陵泉、足三里、阿是穴；操作毫针针刺采用平补平泻法，以患者得气为度。每日一次，7 天为一个疗程。

3. 根据"背腧关节标本同治"的经络标本理论，下病可上治，使用推拿手法弹拨膀胱经背俞穴通调五脏之气、调整脏腑气血、通过心脑肝肾的整合联系作用，达到治疗以肝脾肾亏虚为根本病机的大骨节病的关节疼痛及功能障碍。

（三）药物处方

【处方①】　湿流关节型。

治则：温中健脾，除湿通络。

方药：①加味术附汤（《世医得效方》）加减

组成：炙附子 12g（开水先煎 1 小时）、炒白术 15g、赤茯苓 20g、薏仁 30g、白芷 12g、扁豆 15g、泽泻 15g、猪苓 12g、生姜 9g、大枣 6g、甘草 12g。

②渗湿汤（《寿世保元》）加减

组成：猪苓 12g、泽泻 12g、苍术 15g、茯苓 20g、陈皮 12g、枳实 9g、黄连 7g、炒栀子 7g、防己 9g、木通 5g。

加减：如饮食不思乃伤食，加砂仁 9g（后下）、神曲 15g、炒麦芽 12g；久病关节疼痛，加土鳖虫 12g、全蝎 3g；关节退变严重，加骨碎补 15g、鹿衔草 15g。

煎服法：成人常规煎煮服用。

【处方②】 风寒入络型。

治法：祛风散寒，温中除痹。

方药：①防风汤（《宣明论方》）加减

组成：防风 12g、麻黄 12g、黄芩 9g、当归 15g、赤茯苓 15g、秦艽 12g、葛根 15g、桂枝 12g、杏仁 9g、甘草 7g、生姜 9g。

②五积散（《仙授理伤续断秘方》）加减

组成：苍术 12g、桔梗 9g、枳壳 12g 陈皮 12g、白芍 12g、白芷 12g、川芎 12g、当归 12g、甘草 6g、肉桂 5g、茯苓 15g、半夏 12g、厚朴 9g、干姜 7g、麻黄 9g。

③独活寄生汤《宋·太平惠民和剂局方》加减

组成：独活 12g、桑寄生 15g、续断 15g、当归 12g、白芍药 12g、熟地 12g、牛膝 12g、细辛 3g、茯苓 15、防风 9g、秦艽 12g、人参 6g、桂心 7g、川芎 12g、杜仲 15g、甘草 7g。

加减：久病关节疼痛，加土鳖虫 12g、全蝎 3g；关节退变严重，加骨碎补 15g、鹿衔草 15g。

煎服法：成人常规煎煮服用。

中成药：①草乌甲素片

组成：草乌甲素。

用法用量：普通成人口服，一次 1 片，一日 2～3 次。

②小活络丸

组成：胆南星、制川乌、制草乌、地龙、乳香制、没药制。

用法用量：温开水送服。一次 1 丸 一日 2 次。

【处方③】 肝肾不足型。

治法：补益肝肾，强筋壮骨。

方药：补肾丸《全国中药成药处方集》加减

组成：黄柏 12g、知母 9g、炙龟板 15g、锁阳 15g、天门冬 12g、芍药 15g、熟地黄 15g、枸杞 15g、干姜 6g、五味子 12g。

加减：四肢关节疼痛明显者，加忍冬藤 15g、鸡血藤 15g、雷公藤 12g。

煎服法：成人常规煎煮服用。

中成药：健步虎潜丸

组成：当归、知母、黄柏、秦艽、独活、熟地、炙龟板、炒白术、白芍、黄耆、炒补骨脂、炒杜仲、羌活、锁阳、茯

苓、防风、菟丝子、木瓜、续断、枸杞、牛膝、川附片、人参等。

用法用量：成人口服，一次 1 丸，日 2 次。

（张崇耀）

六十七、单纯性肥胖

（一）概述

单纯性肥胖是指摄入热量多于消耗而以脂肪形式存于体内，以肥胖为主要症状，可伴有代谢方面的障碍，但无明显神经内分泌方面的异常表现的一种疾病。其与高血压、糖尿病、高脂血症、心脑血管病等密切相关，并严重危害人们的身心健康。

中医对肥胖症的认识早在《黄帝内经》中就有详细的记载，并将肥胖之人分为"膏、脂、肉"三种类型。在病因病机方面《素问·通评虚实论篇》谓："肥贵人，则膏粱之疾也"，指出肥胖可因摄入膏粱厚味过多引起。《脾胃论》曰："油腻厚味，滋生痰涎"，又言："脾胃俱旺，则能食而肥，脾胃俱虚，则不能食而瘦或少食而肥，虽肥而四肢不举"。现代中医学者认为单纯性肥胖多由"饮食失宜，机体失动，情志失衡，肾失气化"导致本病的发生发展。病机为"本虚标实，本虚为脾胃不足，运化失司，甚者脾肾阳虚。标实为湿、痰、热、滞，位在脾、胃、肠，涉及肝、肾"。

肥胖病是一种生活方式病，是一种损美性疾病，对其治疗要从改善生活方式、改善体质着手，整体调养，并加以健康教育。

（二）诊断与治疗

【诊断要点】 根据体征及体重即可诊断。首先必须根据患者的年龄及身高查出标准体重；可参见人体标准体重表或下列公式计算。标准体重（kg）=［身高（cm）－100］×0.9，如果患者实际体重超过标准体重 20% 即可诊断为肥胖症。必须排除由于肌肉发达或水分潴留的因素。参照《中国成人超重和肥胖症预防控制指南》中华人民共和国原卫生部疾病控制司（2003 年）制定：主要体征为体重指数（BMI）≥24 为超重，体重指数≥28 为肥胖；男性腰围≥85cm，女性腰围≥80cm。

成人体重指数（BMI）计算公式：体重指数=体重（kg）÷身高的平方（m²）。

【辨证分型】

1. 湿热内蕴：形体肥胖、肢重怠惰、头胀眩晕、消谷善饥；口渴喜饮、口臭便秘；舌质红，苔腻微黄，脉滑或数。

2. 脾虚湿阻：形体肥胖浮肿、疲乏无力，肢体困重、腹胀纳少、便溏、尿少；下肢时有轻度水肿，体重指数不明显；舌淡边有齿痕、舌淡，苔薄或腻，脉濡或缓。

3. 肝郁化热：青中年或更年期女性多见，肥胖、胸胁苦满、胃脘不适、月经不调或闭经、失眠多梦；舌质红，苔白或薄腻，脉弦细。

4. 脾肾阳虚型：虚肿肥胖、疲乏无力、嗜睡、腰膝酸软、

阳痿阴寒；舌质淡红，苔白，脉沉细无力。

5. 痰瘀互结：形体肥胖、胸闷脘痞、全身困倦、头晕肤沉、胸闷或喜太息、少腹胀满，小便短赤、大便黏腻不爽；舌边有瘀斑、苔腻，脉沉。

【治疗原则】　单纯性肥胖的病理机制为：本虚标实，脾虚湿盛，病久可累及脾肾两虚，可兼见心肺气虚及肝胆疏泄失调；其标实以痰浊膏脂为主，兼有水湿、血瘀、气滞等。故治疗以补虚泻实，健脾益气、化湿补肾，疏肝理气、调理气血为治疗基本原则。

【一般治疗】

1. 调畅情志：单纯性肥胖与精神创伤有密切关系，重视心理和社会因素的影响。医生应当让患者树立正确的疾病认识观。坚持执行饮食及运动处方对本病的重要意义。

2. 饮食有节，合理饮食结构：戒烟戒酒。合理控制饮食，调整饮食结构，制订个体化饮食谱。医疗保健人员应协助肥胖患者制订规划并支持和指导减肥措施的执行；倡适量膳食纤维、优质蛋白、植物脂肪。

3. 劳逸结合，合理运动：运动可改善人体代谢，原则是适量、经常性和个体化。每天至少 30 分钟中等强度的活动，有散步、广播操、太极拳、五禽戏等。运动必须个体化，尤其老年或有严重并发症者，量力而行，以不觉劳累为度。

4. 针灸治疗：有很好疗效，常药物与针灸合并使用治疗。辨证分型针刺处方中选穴以中脘、天枢、足三里最多；腧穴所在经脉以胃、任脉二经为主，辅以辨证定经选穴，选穴以腹部、腿部腧穴为主。特定穴：募穴、合穴、下合穴使用广泛。腧穴主治以调理脾胃为主，辅以调节水湿、畅达气机为原则。

（1）脾虚湿阻型　足三里、阴陵泉、丰隆、中脘、天枢。

（2）湿热内蕴型　天枢、中脘、上巨虚、内庭、足三里。

（3）脾肾阳虚型　气海、足三里、天枢、中脘、带脉。

（4）肝郁化热型　太冲、肝俞、曲泉、侠溪、血海。

（5）痰瘀阻滞型　足三里、三阴交、丰隆、肺俞。

操作方法：毫针平补平泻，每日 1 次，7 次为一疗程。

（三）药物处方

【处方①】　湿热内蕴。

治则：清热利湿。

方药：四妙散（《外科精要》）合半夏泻心汤（《伤寒论》）加减

组成：苍术 15g、炒黄柏 12g、薏仁 30g、川牛膝 9g、半夏 12g、黄连 9g、茯苓皮 20g、泽泻 30g、桂枝 9g、黄芩 12g、防己 12g、椒目 6g、葶苈子 12g。

加减：口干口渴，加葛根 15g、天花粉 12g、荷叶 12g；脘腹痞闷，加枳实 12g、厚朴 12g；清泄胃中伏热，使湿热从大小二便，加桑白皮 15g、夏枯草 15g、大黄 5g（后下）。

煎服法：常规煎煮服用。

中成药：己椒苈黄丸（《金匮要略》）

组成：防己、椒目、葶苈子、大黄各 30g。

用法用量：成人口服，饭前服 1~3g，一日 3 次。

【处方②】　脾虚湿阻。

治则：健脾、益气、祛湿。

方药：参苓白术散（《太平惠民和剂局方》）加减

组成：党参 20g、茯苓 30g、白术 15g、扁豆 15g、薏仁 20g、桔梗 12g、枳实 9g、砂仁 9g、黄芪 25g、苍术 12g、车前子 20g、桂枝 10g。

加减：湿浊甚者，加冬瓜皮 20g；腹胀明显加厚朴 10g；纳呆食少，加生山楂 15g、佛手 10g；湿热口干腻不爽，加茵陈 12g；黏滞难解，加炙大黄 6g、槟榔 10g；消食健脾泻下通便，使湿阻从大小便排除，加山楂 15g、荷叶 9g、大黄 5g（后下）。

煎服法：常规煎煮服用。

中成药：参苓白术散

组成：白扁豆、白术、茯苓、甘草、桔梗、莲子、人参、砂仁、山药、薏仁。

用法用量：成人口服，一次 6~9g，一日 2~3 次。

【处方③】　肝郁化热。

治则：疏肝、理气、清热。

方药：丹栀逍遥散（《内科摘要》）加减

组成：柴胡 12g、枳壳 12g、香附 12g、白术 15g、炒栀子 12g、茯苓 20g、郁金 12g、丹皮 12g、莱菔子 15g、黄芩 12g、决明子 15g、合欢皮 10g。

加减：胁痛，加延胡索 9g、川楝子 9g、川芎 12g；口渴，加生地 15g；头晕目眩耳鸣加石决明 25g（先煎）、天麻 10g；大便秘结，加大黄 8g（后下）、桃仁 12g；舌有瘀斑，加五灵脂、生蒲黄（包煎）各 12g。

煎服法：常规煎煮服用。

中成药：丹栀逍遥丸

用法用量：成人口服，一次 1~1.5 袋（6~9g），一日 2 次。

【处方④】　脾肾阳虚型。

治法：温肾、健脾、化湿。

方药：金匮肾气丸（《金匮要略》）加减

组成：熟地 15g、茯苓 30g、丹皮 12g、山萸肉 12g、泽泻 15g、炮附子 6g（先煎）、肉桂 3g（后下）、黄芪 15g、党参 12g、防己 6g。

加减：浮肿明显，加扁豆 20g、炒薏仁 30g、五加皮 20g；宿食不化，加神曲 15g、砂仁 6g（后下）；脾虚明显，加白术 15g；腰膝酸软明显，加杜仲 20g、益智仁 10g。夹瘀舌质紫黯，加益母草 15g、泽兰 15g。

煎服法：常规煎煮服用。

中成药：金匮肾气丸

用法用量：成人口服，大蜜丸，一次 1 丸，一日 2 次。

【处方⑤】　痰瘀湿浊证。

治法：化痰、除湿、祛瘀、泻浊。

方药：五苓散（《伤寒论》）合桃红四物汤（《医宗金鉴》）加减

组成：茯苓 30、猪苓 12g、泽兰 15g、炒白术 15g、桂枝 9g、泽泻 15g、桃仁 12g、红花 9g、赤芍 15g、紫苏梗 12g、车前子 15g、土茯苓 30g、萆薢 15g、木瓜 10g、秦艽 15g、白芥子 15g、全虫 3g、生甘草 9g。

加减：血瘀明显者，加乳香 9g、没药 9g；形体肥胖者，加炒薏仁 30g、扁豆 15g；湿浊内甚，舌苔厚腻，加藿香 12g、佩兰 12g；口干化热，加茵陈 9g、炒栀子 12g。

煎服法：常规煎煮服用。

中成药：防风通圣散

组成：防风、川芎、当归、芍药、大黄、薄荷叶、麻黄、连翘、芒硝各 15g，石膏、黄芩、桔梗各 30g，滑石 90g，甘草 60g，荆芥、白术、栀子各 3g。

用法用量：上为末，每服 6g，生姜 3 片，煎煮，温服。

（张崇耀）

六十八、慢性咽炎

（一）概述

慢性咽炎是指咽部黏膜的慢性炎症，是呼吸道慢性炎症的一部分。临床表现为咽部各种不适感觉（异物感、发痒、灼热干燥、微痛），自觉咽喉部有黏稠样分泌物不易咳出，患者咳嗽频繁常伴有恶心，严重者有声嘶、咽痛、头痛、头晕、乏力、消化不良、低热等全身或局部症状。鼻咽部检查见黏膜慢性充血，增生肥厚，覆以分泌物或干痂；本病具有常见、多发、症状顽固、病程长、易反复发作的特点。中医无此病名，根据临床表现可归属在"虚火喉痹、帘珠喉痹"等范围。《素问·阴阳别论》有"一阴一阳结，谓之喉痹"。

（二）诊断与治疗

【诊断要点】

1. 以咽部干燥，或痒、疼、异物感、胀紧感等为主要症状。

2. 病程较长，咽部不适症状时轻时重。

3. 常有急喉痹反复发作史，或因鼻室而长期张口呼吸，或因烟酒过度、环境空气干燥、粉尘异气刺激等导致发病。

4. 咽部检查黏膜肿胀或有萎缩或有黯红色斑块状、树枝状充血。咽侧索肿大、咽后壁淋巴滤泡增生。

5. 应与咽喉部及食管肿瘤相鉴别。

【辨证分型】

1. 阴虚肺燥：咽喉干疼、灼热、多言之后症状加重、呛咳无痰、频频求饮而饮量不多、午后及黄昏时症状明显。咽部充血呈黯红色、黏膜干燥或有萎缩或有淋巴滤泡增生。舌红、苔薄、脉细数。

2. 肺脾气虚：咽喉干燥、但不欲饮、咳嗽、有痰易咳、平时畏寒、易感冒、神倦乏力、语声低微、大便溏薄，咽部充血较轻。舌苔白润，脉细弱。

3. 痰热蕴结：咽喉不适，因受凉、疲劳、多言之后症状较重。咳嗽、咳痰黏稠，口渴喜饮。咽黏膜充血呈深红色，肥厚，有黄白色分泌物附着。舌红，苔黄腻，脉滑数。

【一般治疗】

1. 饮食有节：治疗时嘱患者在此期间禁烟酒及辛辣、生冷食物，少食煎炒食物。对于咽干、少津、喉痛患者，嘱少食过甜、过咸食物，多食山药、白菜、木耳、梨等新鲜蔬菜及水果。咽干痛、舌燥、大便干结者禁食辣椒、牛肉、橘子，多食香蕉、芹菜以清热降火、通调大便。

2. 劳逸结合：注意休息，减少操劳，以免引起虚火上炎，减少或避免过度发音讲话等。中医养生功中气功、太极拳等可使用，但要持之以恒、每日必练，对预防慢性喉痹的复发具有良好的作用。

3. 针灸治疗：足少阴肾经、手太阴肺经穴位。常用穴位有合谷、内关、曲池、肺俞、尺泽、太溪、复溜、列缺、照海、中脘、足三里、三阴交。每次选 3～4 个穴位，每日 1 次，留针 10～20 分钟，用补法或平补平泻。

4. 耳针疗法：选取穴位咽喉、肺、心、肾，用王不留行籽或白芥子贴压治疗。

（三）药物处方

【处方①】　肺肾阴虚型。

治法：养阴利咽，益气生津。

方药：百合固金汤（《医方集解》）加减

组成：百合 12g、麦冬 12g、黄精 12g、玄参 15g、枸杞 15g、生地黄 15g、沙参 15g、桔梗 9g、知母 12g、甘草 6g。

加减：肾阴虚伴腰酸、盗汗耳鸣、心烦失眠，手足心热，加牡丹皮 12g、泽泻 9g、黄柏 9g；低热盗汗者，加何首乌 12g、女贞子 12g、银柴胡 12g；声音嘶哑者，加马勃 12g、僵蚕 9g、牛蒡子 12g；失眠多梦，加酸枣仁 12g、柏子仁 12g、茯神 12g；重感外邪，咽痛明显，加射干 12g、牛膝 9g、板蓝根 15g、连翘 12g。

煎服法：成人常规煎煮服用。

中成药：①玄参咽喉片

组成：玄参、桔梗、陈皮、法半夏、浙贝母、诃子、甘草。

用法用量：含服，每次 2 片，每天 3～5 次。

②玄参僵蚕散

组成：玄参、僵蚕、乌梅、天花粉、蒲黄、桔梗、青黛、甘草、薄荷、硼砂、冰片。

用法用量：研粉和匀，适量含服。

【处方②】　肺脾气虚。

治法：宜补中益气、升清利咽。

方药：补中益气汤（《脾胃论》）加减

组成：黄芪 20g、党参 15g、炒白术 12g、葛根 12g、当归 12g、桔梗 10g、陈皮 12g、炙升麻 9g、炒柴胡 9g、炙甘草 6g。

加减：腹中寒肢凉，加附子 9g（开水先煎 1 小时）或干姜 9g；咽干、心中微烦，加酒炒黄芩 12g、炒栀子 12g；咽喉干燥疼痛气阴两虚，加玄参 15g、麦门冬 15g、五味子 9g；食欲差，加神曲 15g、麦芽 12g；淋巴滤泡增生明显，加丹参 15g、郁金 12g、僵蚕 9g、法半夏 12g、夏枯草 15g；若虚阳上浮无根之火客于咽喉，咽部色淡，畏寒肢冷，二便清稀，舌淡脉沉，加附片（先煎）6g、白术 12g、茯苓 12g、白芍药 15g、生姜 5g；若畏风自汗者，加玉屏风散；鼻塞，加苍耳子 12g、辛夷花 12g、白芷 9g。

煎服法：成人常规煎煮服用。

中成药：参苓白术散

用法用量：成人口服，一次 6～9g，一日 2～3 次。

【处方③】 痰热蕴结。

治法：清热化痰。

方药：温胆汤（《备急千金要方》）加减

组成：法半夏 10g，茯苓 12g，竹茹、陈皮、桔梗、射干、枳实各 9g，生姜 5g，甘草 6g，大枣 6g。

加减：时"吭喀"，加前胡 15g、白前 12g；咽痒咳嗽，加荆芥 12g、僵蚕 9g；夜晚咳嗽重，加百部 12g、紫菀 12g 以助止咳；伴畏风自汗者，加玉屏风散；伴滤泡增生明显者，加僵蚕 12g、法半夏 15g、夏枯草 15g；鼻塞，加苍耳子 12g、辛夷花 12g、白芷 9g；烟、酒过度咽喉疼痛喉关潮红，加荆芥 12g、牛蒡子 12g、桔梗 9g、蝉衣 7g。

煎服法：成人常规煎煮服用。

中成药：①复方青橄榄利咽含片

组成：青果、麦冬、玄参、地黄。

用法用量：成人含服，一次 1～2 片，每小时一次，一日 10～20 片。

②玄麦甘桔颗粒

组成：玄参、麦冬、甘草、桔梗，辅料为蔗糖、糊精。

用法用量：成人开水冲服，一次 10g，一日 3～4 次。

（张崇耀）

附　录

附录一　药物不良反应与合理用药

　　药物是用于治疗、预防和诊断疾病的化学物质，对人体具有双重性，既有对疾病具有治疗作用的一面，又有对人体具有不良反应和毒副作用的一面，临床应用时要综合权衡。临床用药是否合理涉及患者健康，也是提高医疗质量整体水平的重要保证。合理用药是以当代药物及疾病的系统知识和理论为基础，安全、有效、经济、适当地使用药物，达到预期的治疗目标。这就需要遵守一些原则，了解一些注意事项。

一、药物不良反应

分类依据	类型	特点
基于对药物（drug）不良反应的 ADR 分类法，根据与剂量有无关联分类（1977 年 Rawlins 和 Thompson 设计）	①A 型药物不良反应 包括副作用、毒性反应、过度效应、首剂效应、撤药反应、继发反应等	常与剂量有关，药理作用增强所致，可以预测，发生率高而死亡率低，如抗血凝药引起的出血等
	②B 型药物不良反应 包括变态反应和异质反应等	一般与剂量无关，是一种与正常药理作用无关的异常反应，难于预测，发生率低（据国外数据，占药物不良反应的 20%～25%）而死亡率高，如青霉素引起的过敏性休克
基于药品（medicine）不良反应的新的 ADR 分类法，包括活性成分和赋形剂引起的不良反应，以机制为基础 WHO 分类法	①A 类（扩大反应）	药物对人体呈剂量相关的反应，可根据药物或赋形剂的药理学和作用模式来预知，停药或减量可部分或完全改善。是不良反应中最常见的类型，常由各种药动学和药效学因素决定
	②B 类（bugs 反应）	由促进某些微生物生长引起的 ADR，在药理学上可预测。如含糖药物引起的龋齿、抗生素引起的肠道内耐药菌群的过度生长、广谱抗生素引起的鹅口疮、过度使用某种可产生耐药菌的药物而使之再次使用时无效等。应注意，药物致免疫抑制而产生的感染不属于 B 类反应
	③C 类（化学反应）	取决于药物或赋形剂的化学性质而不是药理学性质，基本形式是化学刺激，这类反应的严重程度主要取决于药物浓度而不是剂量，可了解药物的化学特性进行预测。如外渗反应、静脉炎、药物或赋形剂刺激而致的注射部位疼痛、酸碱灼烧、接触性（"刺激物"）皮炎和局部刺激引起的胃肠黏膜损伤等
	④D 类（给药反应）	反应由特定给药方式引起。这些反应不依赖于制剂成分的化学或药理性质，而是因剂型的物理性质和（或）给药方式而发生。这些反应不是单一的，给药方式不同，ADR 特性也不同。共同特点是，如果改变给药方式，ADR 即消失。如植入药物周围的炎症或纤维化、注射液中微粒引起的血栓形成或血管栓塞、片剂停留在咽喉部、用干粉吸入剂后的咳嗽、注射液经微生物污染引起的感染等。应注意，与注射相关的感染属 D 类，不是 B 类。这些感染的发生与给药方式等有关，与所用药物无关。B 类反应则为药物与微生物之间的直接相互作用
	⑤E 类（撤药反应）	生理依赖的表现，只发生在停药或剂量减少后，再次用药症状改善。虽然这些反应一定程度上是药理学可预知的，但撤药反应发生也不是普遍的，许多患者虽然持续大剂量使用也不一定会发生此类反应。常见引起撤药反应的药物有阿片类、二环类抗抑郁药、β 受体阻滞剂、可乐定、尼古丁等
	⑥F 类（家族性反应）	仅发生在遗传因子决定的代谢障碍敏感个体，必须与人体对某种药物代谢能力正常差异而引起的 ADR 相鉴别。一些较常见的家族性障碍有苯丙酮酸尿、葡萄糖-6-磷酸脱氢酶缺陷、C_1 酯酶抑制剂缺陷、卟啉症和镰状细胞贫血等。此类反应不可混淆于人体对某种药物代谢能力的正常差异而发生的反应。如西方人群 10% 以上缺乏细胞色素 P450 2D6，与其他人群相比，他们更易发生受 2D6 代谢的药物的已知的 A 类反应，因为他们对这些药物的消除能力较低。有上述代谢障碍的人群易发生的不良反应，在无此障碍的其他人群中，不管剂量多大也不会发生；如有 G-6-PD 缺陷的患者，使用奎宁时可能会出现溶血，而其他个体即使奎宁用量很大也绝不会发生

分类依据	类型	特点
基于药品（medicine）不良反应的新的 ADR 分类法，包括活性成分和赋形剂引起的不良反应，以机制为基础	⑦G 类（基因毒性反应）	能引起人类基因损伤的 ADR，如致畸、致癌等
	⑧H 类（过敏反应）	可能是继 A 类反应后最常见的不良反应。类别很多，均涉及免疫应答的活化。不是药理学可预测的，且与剂量无关。减少剂量通常不会改善症状，必须停药，如过敏反应、过敏性皮疹、斯－约综合征、光变应性、急性血管性水肿、过敏性胆汁阻塞、过敏介导的血质不调等
WHO 分类法	⑨U 类（未分类反应）	指机制不明的反应，如药源性味觉障碍、辛伐他汀的肌肉不良反应、气体全麻药物的恶心、呕吐等
	a. A 类不良反应	可以预防。发生率高，死亡率低。反应的发生与剂量、常规药理作用有关，如副作用、毒性作用、后遗症、继发反应等
	b. B 类不良反应	难以预测，常规毒理学不能发现。发生率低，死亡率高。反应的发生与剂量、常规药理作用无关。对不同个体来说剂量与不良反应的繁盛无关，但对同一敏感个体来说药物的量与反应强度相关。分为药物异常性和患者异常性。具有特应性，即一个人所具有的特性，特有的易感性，奇特的反应
	c. C 类不良反应	背景发生率高，非特异性（指药物）。潜伏期长，用药与反应发生没有明确的时间关系，如妊娠期用己烯雌酚，子代女婴至青春期后患阴道腺癌。反应不可不重视，如某些基因突变致癌、畸胎的发生。有些机制不清，尚在探讨中

注：药物不良反应（ADR）是指合格药品在正常用法用量下出现的与用药目的无关的或意外的有害反应。

二、合理用药

（一）临床用药指导原则

原则	注意事项
科学用药	首先熟悉和了解所用药物的种类、特性、药理作用、药代动力学、剂型、剂量、用量、适应证、不良反应、禁忌证、使用方法、疗程以及药物的相互作用和配伍禁忌等，这是科学用药的前提；其次对病因、病种、病情、机体功能状态和个人特点等情况进行综合分析，找出问题的主要方面、权衡利弊、合理决策；此外，还要注意观察用药后的疗效与不良反应，通过周密细致的临床观察和反复验证来总结用药经验，使临床用药科学、有根据
个体化用药	药物特性需要与患者个体统一，做到因人、因地、因时具体用药。临床上有许多因素可影响药物选择和作用，比如患者年龄、性别、个体差异与特异体质和机体所处不同生理、病理状态等。一般而言，老年人与儿童用药剂量要较成年人小，尤其是婴幼儿用药必须按每千克体重进行计算；不同体质的个体对药物反应不同，有些人对某些药物具有较高耐受性，有些人对某些药物特别敏感，可产生过敏反应甚至过敏性休克。对于这些个体，临床用药时需特别谨慎小心。孕妇与哺乳期妇女由于处在特殊生理状态下，故对胎儿和婴幼儿有影响的药物都要慎用或禁用。还有肝、肾等重要脏器功能不全者，凡一切对肝、肾有不良影响或增加肝、肾负担的药物均应忌用，如果临床需要使用，则应减少药物用量，并在使用过程中密切观察肝、肾功能变化
最佳用药	就是要把药物有利因素发挥到最大，把不利因素限制在最小，以实现疗效最好、副作用最小的目标。这就需要明确诊断、对症用药，不能只根据表面现象随便下药，也不能无原则地大撒网或合用多种药物，从而减少药源性疾病，减轻患者经济负担。临床必需的一定要用，可用可不用的坚决不用。当药物治疗作用与副作用发生矛盾时，权衡利弊，若利大于弊，临床又必需，有一定的副作用也是允许的，但需要加强对毒副反应临床观察，采取适当措施以防止或减少毒副反应发生。相反，若弊大于利，则禁忌使用。临床用药不仅考虑疗效，也要考虑成本与效益的关系，优先选择简单、价格便宜、疗效好、副作用小的药物。需要特别强调的是：①新药不等于疗效就好，贵药不一定就是好药，反之，老药不等于疗效就不好，药物价格便宜也不等于疗效就差，关键是对症下药、合理用药；②禁食生冷、油腻、辛辣等刺激性食物，不应与酒、茶、牛奶同服，以免影响药的疗效；③严禁使用会降低治疗作用的过期失效药品；④重视药物配伍禁忌，提高药效，减少副作用；⑤熟悉药物与药物之间、药物与食物之间的相互作用，尽量减少用药品种；⑥不能将针剂改为内服、外用，不能将舌下含片改为口服，不能将口服片改为阴道塞药，不能将包衣片分割后服用，不能将胶囊剂改为冲剂服用；⑦慎重使用新药，确保用药安全

（二）老年人用药指导原则

原则	注意事项	护理
了解病史、药物过敏史及用药情况	给老年患者用药前必须了解患者病史、药物过敏史、体征及相关辅助检查结果，了解既往和现在用药情况，要仔细分析症状，明确用药指征、用药的作用与不良反应，选择合理药物	了解老年患者的自我用药能力、用药史和各脏器功能状况，设计科学用药护理程序，减少药物不良反应

原则	注意事项	护理
科学用药	熟悉和了解所用药物的种类、特性、药理作用、药代动力学、剂型、剂量、用量、适应证、不良反应、禁忌证、使用方法、疗程以及药物的相互作用和配伍禁忌等，再结合患者的病因、病情、病种、机体的功能状态和老年人的特点等进行综合分析比较，找出问题的主要方面，权衡利弊，科学决策，使用合适的药物和剂量。遵循"先理疗、食疗，后药物治疗""先外用，后内服""先口服，次肌内注射，后静脉""先老药，后新药""先中药，后西药"的用药原则。老年患者除急症和器质性病变外，一般情况下尽量少用药，如失眠、多梦的老年人，可通过避免晚间过度兴奋的因素（包括抽烟、喝浓茶等措施）来改善。凡是理疗、食疗能解决的老年性疾病，尽量不用药物	护理人员应熟练掌握患者常用药物不良反应及对策，如：①降压药，需经常观察血压，做好记录，防止血压降得过快或过低，造成脑血流量的不足而引起头晕或诱发脑梗死；②解热镇痛药，应掌握好剂量，以免造成大量出汗而发生虚脱；③降糖药，老年人对降糖药敏感，使用降糖药时应掌握好剂量，避免出现低血糖。住院患者注射胰岛素后应加强巡视，密切观察用药后反应；④强心剂、利尿药，老年人对洋地黄耐受性差，易发生中毒反应，要注意控制用药剂量。对长期应用利尿剂的患者应注意监测血钾的变化，防止发生水、电解质紊乱。在服药期间应密切注意肝、肾功能情况，发现异常及时处理，尽量减少药物对肝、肾的损害
受益用药	老年人用药要有明确的适应证。用药的受益和风险的比值大于 1。只有治疗好处大于风险的情况下才可用药	
5 种以下药物	许多老年人多病共存，常常多药合用，过多使用药物不仅增加经济负担、减少依从性，还增加药物相互作用。联合用药品种越多，药物不良反应发生的可能性越高。用药品种要少，最好 5 种以下，治疗时应分轻重缓急。注意：①了解药物的局限性，许多老年性疾病无相应有效的药物治疗，若用药过多，药物不良反应的危害反而大于疾病本身。②抓主要矛盾，选主要药物治疗，对于治疗效果不明显、耐受性差、未按医嘱用药应考虑终止，病情稳定时可以服用多种药物，但不应超过 5 种。③选用具有兼顾治疗作用的药物，如高血压合并心绞痛者，可选用 β 受体阻滞剂及钙拮抗剂；高血压合并前列腺肥大者，可用仅受体阻滞剂。④重视非药物治疗，如心理治疗、物理治疗等。⑤减少和控制服用补药，老年人并非所有自觉症状、慢性病都需药物治疗，如轻度消化不良、睡眠欠佳等，只要注意饮食卫生，避免情绪波动均可避免用药。⑥治疗过程中若病情好转、治愈或达到疗程时应及时减量或停药	
小剂量	老年人用药量在中国药典规定为成人量的 3/4；一般开始用成人量的 1/4～1/3，然后根据临床反应调整剂量，直至出现满意疗效而无药物不良反应为止。剂量要准确适宜，老年人用药要遵循从小剂量开始逐渐达到适宜于个体的最佳剂量。有学者提出，从 50 岁开始，每增加 1 岁，剂量应比成人剂量减少 1%，60～80 岁应为成人量的 3/4～4/5，80 岁以上为成人量的 1/2～2/3 即可。只有把药量掌握在最低有效量，才是老年人的最佳用药剂量。老年人用药剂量的确定，要遵守剂量个体化原则，主要根据老年人年龄、健康状况、体重、肝肾功能、临床情况、治疗反应等进行综合考虑。注意严格控制老年人输液量，一般每天输液量控制在 1500ml 以内为宜。输生理氯化钠溶液每天不超过 500ml。在输葡萄糖注射液时要警惕患者有无糖尿病	依据病情选择给药方法，轻者选用口服制剂，病情严重者选用静脉滴注，但要注意输液反应和静脉炎的发生。静脉用药现配现用，应特别注意输液总量及滴速，以免心脏负荷过重而出现危险 使用新药时需观察疗效和药物的不良反应，有疑问时及时询问
择时用药	选择最佳时间服药，如健胃药、收敛药、胃肠解痉药等要求饭前服。根据时间生物学和时间药理学的原理，选择最合适的用药时间进行治疗，以提高疗效和减少毒副作用，因为许多疾病的发作、加重与缓解都具有昼夜节律的变化。如夜间容易发生变异型心绞痛、脑血栓和哮喘，类风湿关节炎常在清晨出现关节僵硬；药代动力学也有昼夜节律的变化。进行择时治疗时，主要根据疾病的发作、药代动力学和药效学的昼夜节律变化来确定最佳用药时间	对于肝肾功能障碍的老年患者，尽量不选用影响肝肾功能的药物，有条件的要进行药物血浓度测定，并监测肝功能 应用安眠药物时，应予监护，切勿任其自行用药，避免药物依赖性产生
暂停用药	在老年人用药期间应密切观察，一旦出现新的临床表现应考虑可能是药物的不良反应或病情进展。如果是由于药物不良反应的结果应立即停止用药，如果是由于病情的进展应及时咨询医生适当增加药量。对于服药的老年人出现新的临床表现，停药受益可能多于加药受益。暂停用药是现代老年病学中最简单、有效的干预措施之一	应用降压类药物后应嘱其平卧，以免引起直立性低血压 输液时应注意量不宜过多，速度不宜过快，以免引起肺水肿
中西药不要重复使用	需中西药结合治疗者，服用中药后最好间隔 2 小时以上再服用西药，也不可随意合用，避免药物产生拮抗作用。用药时应考虑生物利用率高、易被老年人吸收的药物，宜从小剂量开始	用药期间应加强监护，多种药物应用时一定要注意用药相互作用而致毒副反应
严格控制应用抗生素、滋补药和抗衰老药	滥用抗生素可使体内细菌产生耐药性，老年人机体抵抗力低下，容易出现二重感染。滋补药有辅助治疗的作用，但应遵循"缺什么补什么"的原则，切勿滥用，避免产生不良反应。抗衰老药能改善代谢和营养，调节免疫功能，但也不宜滥用	加强药物治疗的健康指导，应向患者解释用药的目的、时间、方法、作用、不良反应等，并训练自我服药能力
勿依赖药物	鼓励老年人多锻炼身体，保持健康应以预防为主，用药要根据主要疾病，提倡个体用药。慎选治疗指数低、安全系数小的药物。对一些慢性病需要长期服药者，要注意观察疗效及用药后水、电解质平衡和副作用等	鼓励老年患者多锻炼身体，勿依赖药物、滥用药物，树立健康以预防为主的观念
不要长时间使用一种药物	长期使用一种药物，不仅容易产生耐药性，使药效降低，而且会对药物产生依赖性或成瘾性。同时，老年人肾功能减退，药物排泄减慢，用药时间越长越容易发生药物的蓄积中毒，加上老年人机体功能衰退，反应迟钝，致使一些药物的不良反应不能被早期发现。老年人用药疗程（时间）宜短不宜长，临床上应根据病情及医嘱及时减量或停药，只有这样，才能有效避免因长期服药造成的肝脏功能损害、蓄积中毒等不良反应的发生	

续表

原则	注意事项	护理
重视药物配伍禁忌	甲氧氯普胺为老年人胃肠用药，它可加速胃肠蠕动而影响某些药物（如 B 族维生素和地高辛）吸收，降低这些药物疗效。巴比妥类镇静催眠药可促进一些药物代谢酶活性，如西咪替丁、皮质激素、普萘洛尔、苯妥英钠等，使这些药物迅速降解，降低疗效。药酶抑制剂如异烟肼、氯霉素、香豆素等可抑制苯妥英钠的代谢，合并使用时，如不减少苯妥英钠的剂量，易引起中毒。竞争肾小球排泄的药物都是从肾小球滤过后随尿排出，但经肾小球滤过有难易，排泄易者又使难者排泄减少，增加疗效或出现毒性反应，如丙磺舒与青霉素合用，就可使青霉素血药浓度增加，增强后者疗效。与血浆蛋白结合型药物的药理活性，只有游离的药物分子才呈现作用，如乙酰水杨酸、苯妥英钠将双香豆素从蛋白质结合部位置换出来，使其游离型增加而可能引起出血。互相结合妨碍吸收的药物，如钙制剂与四环素类药物形成难吸收的络合物	
用药期间患者应定期检查	老年人体内器官功能减退，在用对肝、肾、骨髓、眼睛、听力有损害的药物时要定期检查肝功能、肾功能、视力、听力的变化，以确保用药安全	

（三）儿童用药指导原则

原则	注意事项
婴幼儿（28 天～3 周岁）用药 ①慎重选择药物品种	年龄对药物吸收、分布和消除具有很大影响，婴幼儿禁用、慎用的药物一定要慎重
	抗生素类：喹诺酮类不宜用于骨骼系统尚未发育完善的小儿，如诺氟沙星禁用于<13 岁的小儿，甲磺酸培氟沙星不宜用于<18 岁的小儿和青少年；四环素类可使婴幼儿牙齿发黄、珐琅质缺损，8 岁以下儿童禁用；氨基糖苷类会导致患儿听力减退，6 岁以下患儿禁用，6 岁以上患儿慎用，必须使用时需检测血药浓度和听力；磺胺类药对早产儿、新生儿禁用，若必须使用应大量饮水，防止引起结晶尿；乙胺丁醇婴幼儿禁用等
	止泻类：洛哌丁胺 1 岁以下婴儿禁用，严重脱水的小儿不宜使用；药用炭可影响吸收，婴幼儿如长期腹泻或腹胀禁用
	驱虫类：此药宜空腹或半空腹时服用，以利于药物与虫体接触。服药当天饮食宜清淡。阿苯达唑广谱驱虫药，对肝肾功能有一定损害。2 岁以下儿童禁用；2～12 岁用量减半；甲苯咪唑 4 岁以下用量减半
	激素类：尽量避免使用肾上腺皮质激素。婴幼儿长期应用肾上腺皮质激素可导致骨骼脱钙和生长发育障碍。雄激素的长期使用常使骨骼闭合过早，影响小儿生长发育
	镇静催眠类：30 日以内的新生儿禁用地西泮静脉注射，6 个月以下婴儿禁口服。苯巴比妥类药物，对中枢神经系统有广泛的抑制作用，12 岁以下儿童禁用
	吗啡类：婴幼儿血－脑屏障发育不完全，对吗啡类药物特别敏感，易致呼吸中枢抑制，一般禁用于婴幼儿
	外用类：由于婴幼儿皮肤、黏膜面积相对较大，吸收功能强，使用应注意剂量。鼻炎净治疗婴幼儿鼻炎，能引起昏迷、呼吸暂停、体温过低，慎用；皮质激素软膏大面积外用，可引起全身水肿；阿托品滴眼液，婴幼儿对此药中毒，滴时应压迫泪囊，以防止进入鼻腔吸收而中毒，慎用
②使用药物种类应少而精	婴幼儿服药种类不宜过多，可用可不用的药物尽量不用，特别要谨慎使用抗生素药物。抗生素药物的滥用已经让其由"治病药"变成了"致病药"。如果需要同时服用几种药物，要严格遵守医嘱将服用时间错开，以免药物在体内相互作用而产生毒副作用或降低药效
③适当的给药途径	许多家长带孩子看病总要求医生给打针。但一般来说，能吸奶和耐受鼻饲给药的婴幼儿，经胃肠道给药较安全，应尽量采用口服给药。新生儿皮下注射容量很小，给药可损害周围组织且吸收不良，故不适于新生儿。较大的婴幼儿，循环较好，可用肌内注射。婴幼儿静脉给药，一定要按规定速度给药，切不可过急过快，要防止药物渗入引起组织坏死。注用药对药品的质量、护士的注射技术和医院的消毒设施要求较高，容易发生一定的局部损伤，还有可能出现输液反应。尽量选择口服给药，口服给药最安全、方便和经济
④适当的剂量	婴幼儿是迅速生长发育的群体，不同年龄段对药物的吸收、分布、代谢、排泄及药物反应亦有差异，服用药物应根据婴幼儿的年龄、体重、体表面积等计算合理的给药剂量。剂量不足会延误病情，还易产生抗药性；剂量过大又会引起不良反应。如婴幼儿生长发育较快，普遍存在缺钙现象，需要补钙。但要是补钙过量也会带来危害，引起高钙血症，钙沉积在眼角膜周边将影响视力，沉积在心脏瓣膜上将影响心脏功能，沉积在血管壁上将加重血管硬化等。同时婴幼儿补钙过量还可能限制大脑发育，影响生长。维生素在儿童生长发育中起重要作用，但也不能过量。脂溶性维生素（维生素 A、D、E 等），用量过大或用药时间过长会导致蓄积中毒，如鱼肝油（含维生素 A 与维生素 D）服多了可引起发热、厌食、烦躁、肝功能受损；维生素 A 过量会对软骨细胞造成不可逆的破坏；维生素 D 大量久服可引起高钙血症、食欲不振、呕吐、腹泻，甚至软组织异位骨化等。水溶性维生素（B 族维生素、维生素 C 等）虽较安全，但也不能多服，如维生素 C 服用过多可能引起胃肠道反应和肾、膀胱结石。一定要选择适当的剂量，才能达到治疗效果
儿童（胎儿期～青春期）用药 ①正确诊断	明确诊断，对症下药，保证药物选择的准确性
②合理用药	使用有效药物，注意用药安全，可用一种药物治疗的就不用两种药物。喹诺酮类药物影响软骨发育，可导致小儿骨关节损害，18 岁前不能使用
③剂量准确	许多药品没有小儿专用剂量，通常做法是用成人剂量换算，多数按年龄、体重或体表面积来计算小儿剂量，这些方法各有优缺点，需要根据具体情况及临床经验选用。在联合用药时，要注意药物浓度较单一用药时有无改变，及时调整用量

原则	注意事项
④用法合适	选择合适的给药途径和剂型。给药途径由病情轻重缓急、用药目的及药物本身性质决定。正确的给药途径对保证药物吸收、发挥作用至关重要。合适的剂型能提高小儿用药的依从性。一般要求能够口服给药的就不需要进行注射治疗，小婴儿多选用颗粒剂、口服液等，还要特别注意选择适合小儿口味和颜色，尽量选择半衰期长的药物，减少用药次数。需静脉给药的可留置套管针，减少穿刺次数，适当的输液速度，减少治疗过程给儿童造成的不适
⑤切忌滥用药	抗生素类：喹诺酮类抗生素，可影响小儿骨骼发育。四环素类药，容易引起小儿牙齿变黄并使牙釉质发育不良。链霉素、庆大霉素等氨基糖苷类抗生素，会对听神经造成影响，引起眩晕、耳鸣，甚至耳聋；使用氯霉素可能引起再生障碍性贫血。这些药需要禁用或慎用
	解热镇痛类药：适用于小儿的解热镇痛药品种和剂型相对较多，各种退热药成分不同，但其药理作用基本相同，只要一种足量即有效，没有联合用药的必要。对乙酰氨基酚、布洛芬制剂因疗效好、副作用小、口服吸收迅速完全，是目前应用最广的解热镇痛药。阿司匹林易诱发儿童哮喘、Reye 综合征、胃肠道黏膜损害，剂量过大引起出汗过多而导致患儿体温不升或虚脱，应慎用。有些退热药含有非那西丁，易使小儿血红蛋白变为高铁血红蛋白，降低携氧能力，造成全身组织器官低氧。复方氨林巴比妥钠、去痛片含有氨基比林，此种成分易使小儿白细胞数量迅速下降，有致命之险。感冒通含有双氯芬酸，既抑制血小板凝集，又损害肝功能，皆在禁用之列
	激素类：肾上腺糖皮质激素（如可的松、泼尼松、地塞米松等）可降低炎症反应，掩盖炎症和疾病原有症状，引起内分泌紊乱，影响小儿生长发育，应慎用。此类药能使免疫力下降，引起水痘病毒在体内繁殖、扩散而造成严重的毒血症，患水痘的小儿要忌用
	维生素及其他营养素类：维生素供应不足会影响儿童健康成长，但多用或过量会给儿童造成严重损害，甚至影响生长发育。如维生素 A、维生素 D 过量会出现厌食、发热、烦躁、哭闹、肝大及肾脏损害、高钙血症等。一些生活较富裕的家庭或独生子女家庭，为使宝宝快快长大，长期给孩子吃补药、保健品，导致严重的内分泌紊乱，使孩子出现肥胖或性早熟等不良反应，危害孩子的健康，影响儿童的正常生长发育
	小儿药品"禁用""慎用""不宜"的区分：①"禁用"是对用药的最严厉警告，指某些药物有一定的毒副作用，单独或与其他药物配伍使用时可产生严重不良后果甚至影响婴幼儿生长发育，禁止使用，如四环素、土霉素等对婴幼儿第一次出牙影响甚大，也可引起婴幼儿骨发育不良，因此 8 岁以下婴幼儿禁用。②"慎用"是指某些药物的毒副作用可对婴幼儿机体、功能造成一定的损害，需慎重使用，提醒服药人在服用时小心谨慎，服用后要细心观察有无不良反应出现，有就必须立即停止服用，没有可继续服用，如属于氨基糖苷类药物的庆大霉素、妥布霉素等，不良反应表现为肾脏和神经方面的损害。必须在医师指导下慎重使用，严格掌握剂量、疗程，特别提示婴幼儿应慎重使用。③"不宜"是指某些药物具有一定的毒副作用，单独使用或与其他药物配伍使用时，会对婴幼儿产生不利于治疗的不良反应，不适合小儿使用，如氟喹诺酮类药诺氟沙星、氧氟沙星等有报道可引起未成年动物的软骨组织损害，导致软骨病变，不宜对婴幼儿使用，必要时应在医师指导下严格剂量、短期使用

（四）孕产妇用药指导原则

原则	注意事项
妊娠期用药： ①孕前体检，确保在健康状态下妊娠 ②用药前，医师应仔细询问患者月经史、是否怀孕、孕期多长等，根据具体病情指导用药 ③孕妇若患有急慢性病，应明确诊断，评估孕妇用何种药，考虑较安全的替代治疗 ④妊娠 12 周内是药物致畸最敏感的时期，尽量不用药，也不用保健品 ⑤只有药物对母亲益处多于胎儿的危险时，才考虑孕期用药，但怀孕 3 个月前尽量避免使用任何药物 ⑥不联合用药，用结论比较肯定的药；当新药与老药同有效，应用老药；中药与西药同时有效，应用西药 ⑦切忌随意用药或听信偏方、秘方以防发生意外 ⑧不用广告药或不了解的药 ⑨用药时应注意包装袋上的"孕妇慎用、忌用、禁用"的字样 ⑩必须用药时，应选择对胎儿无损害或影响小的药，如因治疗需要而必须长期使用某种可致畸的药物，应终止妊娠	抗癌药物：甲氨蝶呤可致颅骨和面部畸形、腭裂等；环磷酰胺、白消安、阿糖胞苷、柔红霉素、6-巯基嘌呤等，在妊娠早期可引起指（趾）畸形、脑积水、腭裂、外耳缺损、肾发育不全或多发畸形
	激素类药物：妊娠早期使用孕激素、睾酮及其衍生物后，常引起胎儿发育异常，使女婴男性化；使用雌激素使男婴睾丸发育不良。己烯雌酚用于治疗先兆流产，母亲孕期服用可使所产女婴患阴道癌，这种不良反应往往要在几年、几十年后在下一代身上暴露。沙利度胺（反应停、酞胺哌啶酮）为治疗妊娠恶心、呕吐等反应的抗早孕药，孕期服用可致胎儿海豹肢畸形，该药已禁用于抗早孕反应，只用于麻风病。糖皮质激素在妊娠早期大量应用可引起死胎、流产、腭裂、无脑儿、独眼、骨畸形等。口服避孕药：可致染色体畸变、断裂率高
	镇静催眠类：苯巴比妥、戊巴比妥、地西泮、甲氨二氮草、甲丙氨酯都可导致畸形，其中地西泮、甲氨二氮草可致多种畸形
	抗精神病药：氟哌啶醇可导致胎儿四肢畸形、卷曲指、宫内生长延缓和胃肠功能不全。氯丙嗪可导致脑发育不全、无脑畸形、脑积水、腭裂、小头畸形、卷曲指等，长期应用可致胎儿锥体外系发育不全、婴儿视网膜病变。妊娠中、后期可致胎儿和新生儿中枢抑制、呼吸困难、肌无力、吸吮困难等
	抗癫痫药：妊娠期应用苯妥英钠者出生缺陷的发生率高达 30%。妊娠早期应用丙戊酸钠可致胎儿神经管缺损、畸形耳、脑积水、眼巨宽等，其发生率约 1%
	抗疟疾药：乙胺嘧啶及氯喹可致耳聋、脑积水和四肢缺陷等畸形。妊娠早期应用奎宁可致死胎、早产、流产、听神经缺损、心脏畸形、生殖泌尿道畸形等
	解热镇痛抗炎药：阿司匹林等水杨酸类药，在妊娠早期可致胎儿心血管畸形、肾缺损、尿道下裂、唇裂、腭裂、神经系统损伤等。孕妇长期应用阿司匹林可导致胎儿严重出血，甚至死胎。吲哚美辛在妊娠早期可致唇裂、腭裂等多种畸形
	心血管系统药：奎尼丁、可乐定、甲基多巴、哌唑嗪等在妊娠早期可致死胎或畸胎，妊娠中、后期可影响胎儿心脏功能
	血液系统药：双香豆素、苄丙酮香豆素可致胎儿出血、死胎或鼻骨发育不全、软骨发育不全、视神经萎缩、小脑儿等

续表

原则	注意事项
⑪孕妇误服致畸或可能致畸药物后，应在医生指导下，根据妊娠时间、用药量、用药时间等综合考虑是否终止妊娠 ⑫中成药说明书大多比较简单，许多说明书中未设"孕妇用药"项，应谨慎用药，确保用药安全	降血糖药：妊娠早期应用胰岛素可致胎儿骨骼异常。甲苯磺丁尿、氯磺丙尿可致死胎、多发性畸形、流产、早产等 抗微生物药：利福平致畸发生率为4%～5%，可致死胎、无脑儿、脑积水及肢体、耳道、泌尿道畸形。四环素类药物在妊娠早期可致胎儿白内障、四肢发育不良、手指和四肢短小，中期可致死胎、肾发育不全，也可使胎儿出生后牙齿黄染、牙釉质发育不全、骨生长障碍等，妊娠后期用药可致胎儿及新生儿发生溶血性贫血、暴发型肝功能衰竭，严重者可致母婴死亡。氯霉素在妊娠早期用药可致胎儿腭裂、唇裂，妊娠后期可致新生儿骨髓抑制或胎儿死亡，分娩前应用氯霉素可引起新生儿循环障碍和灰婴综合征。氨基糖苷类抗生素在妊娠早期或大量应用，可致胎儿听神经及肾脏损害，出生的婴儿轻者听力下降，重者可致完全性耳聋，以链霉素、庆大霉素、卡那霉素发生率较高。四环素：可致骨生长障碍、牙釉质发育不全，心脏畸形，先天性白内障，肢体短小或缺损（如缺四指）。磺胺嘧啶在妊娠早期可致多种畸形。甲氧苄啶可导致胎儿畸形，影响新生儿安全。诺氟沙星有致畸作用，可抑制胎儿及新生儿软骨关节及肢体的生长发育。芬氟拉明在妊娠早期也可致胎儿多种畸形 抗肥胖药：右苯丙胺可致胎儿心脏缺损、大血管异位、唇裂、四肢畸形 全身麻醉药：妊娠早、中期应用氟烷可影响胎儿的听觉功能。甲氧氟烷易致胎儿骨骼畸形。产程中孕妇应用乙醚或三氯甲烷麻醉剂、吗啡、盐酸哌替啶、地西泮可引起胎儿中枢神经抑制和神经系统损害，娩出的新生儿表现为不吃、不哭、低体温、呼吸抑制或循环衰竭等 中枢兴奋药：妊娠早期连续应用咖啡因可致胎儿缺肢性畸形、成骨发育不全 镇咳药：可待因可致唇裂、腭裂、死胎 抗甲状腺药：硫脲嘧啶、甲巯咪唑、碘剂可影响胎儿甲状腺功能，导致死胎、先天性甲状腺功能低下症或甲状腺肿大，甚至引起窒息 酒精：致小头畸形等 咖啡因：引起唇腭裂等
分娩期用药： ①分娩应是生理过程，尽量减少不必要的干预 ②用药要考虑新生儿近远期影响	尽量避免缩宫素催产、常规静脉滴注等。推荐非药物性分娩镇痛，减少麻醉、镇痛剂对胎儿影响。掌握好用药时间、剂量，以减少对新生儿影响。避免在新生儿血药浓度高时娩出，以免抑制新生儿呼吸。许多药物常量使用无危害，但过量使用时可有副反应，如宫缩剂、镇静、麻醉剂等氨基糖苷类抗生素可影响新生儿听神经及前庭功能；喹诺酮类可影响软骨发育；氯霉素可抑制骨髓，致灰婴综合征；磺胺类可致血小板减少，溶血性贫血。大剂量缩宫素、双氢克尿噻、维生素K可致新生儿黄疸。母亲使用麻醉剂产生过敏反应或中毒时可致胎儿、新生儿缺氧
哺乳期及新生儿用药： ①几乎能通过胎盘屏障的药物均能通过乳腺进入乳汁，孕期不适宜用的药物，哺乳期及新生儿期也不宜使用 ②哺乳期用药时，哺乳时间应避开血药浓度高峰期，减少乳汁中的药物浓度 ③新生儿皮肤薄，皮下毛细血管丰富，体表面积大，皮肤对药物吸收作用强，应注意外用药物中毒问题 ④新生儿肝、肾功能尚不健全，药物解毒及排泄功能差，应注意药物蓄积中毒问题 ⑤要严格掌握新生儿用药适应证，减少不必要的用药，包括氧气吸入等 ⑥新生儿用药要掌握好剂量，接体重、年龄、病情进行调整，按病情决定疗程长短，不可一用不停，也不要疗程不足使病情反复	乳汁中浓度较高的药物有：抗甲状腺剂、碘制剂、溴制剂、抗凝剂、放射性药物、麦角制剂、通便药、阿托品、四环素、异烟肼、汞剂等。乳汁中浓度较低、对婴儿影响不大的药物有：胰岛素、肾上腺素、甲状腺素、地西泮、地高辛等。乳汁中浓度不高、对婴儿有害的药物有：类固醇激素、避孕药、利尿剂、磺胺类药物、碳酸锂、巴比妥类药物、苯妥英钠、抗组胺类药物、利血平、水合氯醛、咖啡因、水汤酸盐、丙米嗪等

（五）不同剂型药物用法

剂型	用法	注意事项
滴眼液	用药前洗净双手，头后仰，眼视头顶方向，一手将下眼皮轻轻提起，使下眼皮和眼球之间形成一袋状，另一只手将眼药水滴入袋内。闭上眼睛几分钟，同时用手指按压靠近鼻梁的眼角	不可将药液滴在角膜（黑眼珠）上。如有药水进入口腔，不可咽下，需用水漱口数次
滴耳液	滴药前，清洁双手，药瓶握在手中数分钟，使药液温度接近体温。滴药时，一般取坐位侧偏头或侧卧于床上，外耳道口向上，牵拉耳廓，将外耳道拉直，可使药液沿外耳道缓缓流入耳内。按医师指定的滴数（滴耳液一般每次滴3～5滴，每日滴3次。滴液过多不仅浪费药液，且可能引起眩晕等不适反应），将药液滴进耳内。滴药时，滴管不要触及外耳道壁，以免滴管被细菌污染。滴液后，保持原体位3～5分钟，并用手指轻轻按压耳屏3～5次，通过外力作用使药液经鼓膜穿孔处流入中耳	滴耳液温度过低会打破内耳温度平衡，内耳前庭器官受到冷刺激后会引起眩晕、恶心。为避免刺激内耳前庭器官，滴耳液的温度最好和体温保持一致。在较低温度使用滴耳液时，可事先把药液放在手心握一会儿，或者把滴耳液瓶放到40℃左右的温水中温一温，当药液温度与体温接近时摇匀使用。也要注意滴耳液温度不能过高。一方面，耳道不适应高温液体，温度过高会烫伤耳内黏膜；另一方面，高温下滴耳液药物成分分解，药效降低

续表

剂型	用法	注意事项
滴鼻剂	常用滴药方法有两种：一，头后伸位滴药法。蝶窦及后组筛窦炎或鼻炎患者应采用头后伸位。患者仰卧，头部悬空后仰，使鼻尖与外耳道口的连线与床面垂直，这种滴药姿势适用于滴双侧鼻腔，滴后轻捏鼻翼数次，休息5分钟再起来，使药液充分和鼻腔黏膜接触。二，侧头位滴药法。上颌窦、额窦、前组筛窦炎患者应采用侧头位。患者侧卧，患侧在下，头部伸出床沿或肩下垫枕，头下垂靠近于肩，这种姿势只能用于滴下侧鼻腔，滴入药液5分钟后坐起，双侧可交换滴入，方法同上	①向鼻内滴药时，滴管头不要碰到鼻部，以免污染药液；②滴药后将头部略向两侧轻轻转动，以使药液均匀分布；③不能长期擅自依靠滴鼻药来改善鼻腔疾病，当药液使用效果越来越差时，应停止继续使用，请专科医生诊治，以免丧失治疗时机；④滴鼻净长期滥用可导致药物性鼻炎，如并发萎缩性鼻炎、鼻息肉、鼻窦炎、中耳炎等，应适可而止；⑤如有药水进入口腔，不可咽下，需用水漱口数次。用药以后，需用温开水漱口数次，防止残留药物对口腔或消化道产生不良反应
气雾剂	使用前充分摇匀储药罐，使罐中药品与抛射剂充分混合。首次使用前或上次使用超过1周时，先向空中试喷一次。使用鼻腔气雾剂时，应将喷嘴伸入鼻腔内，按下喷雾阀时，不可吸气，以免药物随气流进入肺内，产生不良反应。使用肺部气雾剂时，除去罩帽，瓶身倒置，将罩口含在口中，对准咽部，先呼气，在深深吸气的同时立即按压阀门，使药物充分吸入肺部，屏息10秒钟。如需再次吸入，至少等1分钟。吸入结束后用清水漱口，以清除口腔残留的药物。若使用激素类药物应刷牙，避免药物对口腔黏膜和牙齿的损伤	气雾剂药物使用耐压容器、阀门系统，有一定的内压。抛射剂多为液化气体，在常压下沸点低于室温，常温下蒸汽压高于大气压。气雾剂药物遇热或受到撞击可能会爆炸，储存时应注意避光、避热、避冷冻、避撞碰，即使药品已用完的小罐也不可弄破、刺穿或燃烧
皮肤用药	皮肤用药前，应先清洗患处并擦干，不要用手涂药，用棉签涂擦，之后按摩患处1～2分钟，以保证药物充分吸收	
栓剂	用时将栓剂取出，以少量温水湿润后，带上指套，轻轻塞入肛门内。对于起全身作用的栓剂，需塞入肛门内2cm处，达到直肠部位，以保证药物吸收。对于起局部作用（如治疗外痔和肛裂）的栓剂，仅塞入肛门口即可。给药后，丢掉指套，清洗双手	
片剂	先要明确药片必须整片服用（如肠溶片、缓释片、控释片等）还是嚼碎服用（如咀嚼片、口腔速崩片等）。再弄清服药时间，是餐前还是餐后，是两餐之间还是和饭一起服用，是清晨还是睡觉前服用。最后，服药前洗净双手，准备一杯200ml左右的温开水，先喝一口水湿润一下口腔和食管，再把药片放入舌面上，喝一口水，把药片和水同时咽下，接着将剩下的水喝完，站立或走动1～2分钟	①忌干吞药片，不可喝水过少，不可吃完药就躺下，否则刚刚服下的药片会粘在食管上，导致食管炎症、溃疡、甚至穿孔等不良反应；②抗生素类药溶解后不可长时间放置，因为在高温有水的条件下容易分解产生致敏物质，不仅降低疗效，还会产生过敏反应；③维生素药和助消化药不宜热水送服，助消化药受热后立即凝固变性而失去作用，维生素C、维生素B_1、维生素B_2受热后易被还原破坏，有些药品服用后应多喝水，如平喘药、利胆药、抗痛风药、抗尿结石药、部分抗感染药（磺胺类），只有多喝水，才能减少副作用；④大多数药品是每日服3次，即每间隔6～8小时服1次，以使血药浓度保持平稳，在体内吸收快的药物，服药次数应略增加，如某些抗生素需每日服4次，有些长效药或缓释剂每天服1～2次，有些药品毒性大，必须限制给药；⑤药品服用时间一般为清晨空腹、饭前、用餐时、饭后、睡前等几类，清晨空腹服用的药品有激素类、强心药（地高辛等）、盐类泻药（硫酸镁、硫酸钠等）、长效降压药、抗抑郁药、驱虫药等，需饭前0.5～1小时服用的药品有止泻药、胃黏膜保护药（胃舒平等）、促进胃动力药（多潘立酮等）、胃肠解痉药、降血糖药（格列本脲等）、抗骨质疏松药、异烟肼、利福平、开胃药、利胆药（小剂量硫酸镁）、肠溶片或丸剂、人参、维生素、部分抗生素（头孢拉定、阿莫西林、磺胺脒、呋喃唑酮、氨苄西林等）、对肠无刺激的补药等，用餐时服的药物有助消化药、降糖药（二甲双胍等）、抗真菌药、非甾体抗炎药（吡罗昔康等）、治疗胆结石和胆囊炎药等，需饭后（15～30分钟）服用的药品种类最多，如刺激性药品（红霉素、阿司匹林、水杨酸钠、保泰松、硫酸奎宁、黄连素等）、呋喃妥因、普萘洛尔、苯妥英钠、氢氯噻嗪、维生素B_2等，需睡前（10～30分钟）服用的药品有泻药（大黄、酚酞等）、催眠药（水合氯醛临睡时服，巴比妥睡前0.5～1小时服）、驱虫药（使君子、阿苯达唑等）、抗肿瘤药（甲氧芳芥等）、保护胃黏膜抑制胃酸分泌药（雷尼替丁、奥美拉唑等）、平喘药、降血脂药、抗过敏药等
颗粒剂	西药颗粒剂，特别是抗生素类药物颗粒剂，只可用凉开水冲化后，立即服用。中药颗粒剂，需要温开水冲化，保证有效成分快速有效地溶解，待放冷后服用	
胶囊	服药时，饮一口水，放入胶囊后微微低下头。利用胶囊的比重比水轻能上浮的特点，轻轻一咽胶囊很易咽下。这种方法对于懂事的儿童也非常适用，有些药因为很苦或有异味，儿童不愿吃，这时可以把药压碎，装入空心胶囊，按上法服用，效果很好	切忌像服用片剂一样，喝水后，扬起头往下咽，结果胶囊粘在口腔中，不但未咽下，且胶囊易溶化

剂型	用法	注意事项
糖浆	糖浆液一般都配备附有剂量的滴管或小杯，使用方便，但用后每次都必须清洗干净、晾干放好。有些人常把糖浆瓶口直接与嘴接触，一方面容易因瓶口粘上细菌而使糖浆液污染变质，另一方面不能准确控制摄入的药量，要么达不到药效，要么服用过量增大副作用	①禁止用水冲服，否则会稀释糖浆，不能在消化道形成一种保护性的"薄膜"，影响疗效，同时喝完糖浆后 5 分钟内最好不要喝水；②糖浆的最佳保存温度在 10～30℃，开瓶后应尽快用完，短时间内用不完，可用保鲜膜包裹好，放进冰箱冷藏保存；③特别要注意，每次服用前要充分摇晃瓶子，以看不到絮状沉积物为准。这样可以避免药物分布不均匀导致取量不准；④如果摇晃瓶子，发现沉淀物不会消除，药物可能已经变质，最好不要服用

（六）抗菌药物应用指导原则

原则	注意事项
①诊断为细菌性感染者，方有指征应用抗菌药物	根据患者的症状、体征及血、尿常规等实验室检查结果，初步诊断为细菌性感染者以及经病原检查确诊为细菌性感染者方有指征应用抗菌药物；由真菌、结核分枝杆菌、非结核分枝杆菌、支原体、衣原体、螺旋体、立克次体及部分原虫等病原微生物所致的感染，亦有指征应用抗菌药物。缺乏细菌及上述病原微生物感染的证据、诊断不能成立以及病毒性感染者，均无指征应用抗菌药物
②尽早查明感染病原，根据病原种类及细菌药物敏感试验结果选用抗菌药物	抗菌药物品种选用原则上应根据病原菌种类及病原菌对抗菌药物敏感或耐药，即细菌药物敏感试验（以下简称药敏）的结果而定。因此，在有条件的医疗机构，住院患者必须在开始抗菌治疗前，先留取相应标本，立即送细菌培养，以尽早明确病原菌和药敏结果；门诊患者可以根据病情需要开展药敏工作。对于危重患者在未获知病原菌及药敏结果前，可根据患者的发病情况、发病场所、原发病灶、基础疾病等推断最可能的病原菌，并结合当地细菌耐药状况先给予抗菌药物经验治疗，获知细菌培养及药敏结果后，对疗效不佳的患者调整给药方案
③按照药物抗菌作用特点及其体内过程特点选择用药	各种抗菌药物的药效学（抗菌谱和抗菌活性）和人体药代动力学（吸收、分布、代谢和排出过程）特点不同，各有不同的临床适应证。临床医师应根据各种抗菌药物的上述特点，按临床适应证正确选用抗菌药物
④抗菌药物治疗方案应综合患者病情、病原菌种类及抗菌药物特点制订	根据病原菌、感染部位、感染严重程度和患者的生理、病理情况制订抗菌药物治疗方案，包括抗菌药物选用品种、剂量、给药次数、给药途径、疗程及联合用药等。在制订治疗方案时应遵循下列原则。 （一）品种选择：根据病原菌种类及药敏结果选用抗菌药物。 （二）给药剂量：按各种抗菌药物的治疗剂量范围给药。治疗重症感染（如败血症、感染性心内膜炎等）和抗菌药物不易达到的部位的感染（如中枢神经系统感染等），抗菌药物剂量宜较大（治疗剂量范围高限）；而治疗单纯性下尿路感染时，由于多数药物尿药浓度远高于血药浓度，则可应用较小剂量（治疗剂量范围低限）。 （三）给药途径 1. 轻症感染可接受口服给药者，应选用口服吸收完全的抗菌药物，不必采用静脉或肌内注射给药。重症感染、全身性感染患者初始治疗应予静脉给药，以确保药效；病情好转能口服时应及早转为口服给药。 2. 抗菌药物的局部应用宜尽量避免：皮肤黏膜局部应用抗菌药物后，很少被吸收，在感染部位不能达到有效浓度，反易引起过敏反应或导致耐药菌产生，治疗全身性感染或脏器感染时应避免局部应用抗菌药物。抗菌药物的局部应用只限于少数情况，如全身给药后在感染部位难以达到治疗浓度时可加用局部给药作为辅助治疗。此情况见于治疗中枢神经系统感染时某些药物可同时鞘内给药；包裹性厚壁脓肿脓腔内注入抗菌药物以及眼科感染的局部用药等。某些皮肤表层及口腔、阴道等黏膜表面的感染可采用抗菌药物局部应用或外用，但应避免将主要供全身应用的品种做局部用药。局部用药宜采用刺激性小、不易吸收、不易导致耐药性和不易致过敏反应的杀菌剂，青霉素类、头孢菌素类等易产生过敏反应的药物不可局部应用。氨基糖苷类等耳毒性药不可局部滴耳。 （四）给药次数：为保证药物在体内最大地发挥药效，杀灭感染灶病原菌，应根据药代动力学和药效学相结合的原则给药。青霉素类、头孢菌素类和其他 β－内酰胺类、红霉素、克林霉素等消除半衰期短者，应 1 日多次给药。氟喹诺酮类、氨基糖苷类等药物可 1 日给药 1 次（重症感染者例外）。 （五）疗程：抗菌药物疗程因感染不同而异，一般宜用至体温正常、症状消退后 72～96 小时，特殊情况，妥善处理。但是，败血症、感染性心内膜炎、化脓性脑膜炎、伤寒、布鲁菌病、骨髓炎、溶血性链球菌咽炎和扁桃体炎、深部真菌病、结核病等需较长的疗程方能彻底治愈，并应防止复发。 （六）抗菌药物的联合应用要有明确指征：单一药物可有效治疗的感染，不需联合用药，仅在下列情况时有指征联合用药。 1. 原菌尚未查明的严重感染，包括免疫缺陷者的严重感染。 2. 单一抗菌药物不能控制的需氧菌及厌氧菌混合感染，2 种或 2 种以上病原菌感染。 3. 单一抗菌药物不能有效控制的感染性心内膜炎或败血症等重症感染。 4. 需长程治疗，但病原菌易对某些抗菌药物产生耐药性的感染，如结核病、深部真菌病。 5. 由于药物的协同抗菌作用，联合用药时应将毒性大的抗菌药物剂量减少，如两性霉素 B 与氟胞嘧啶联合治疗隐球菌脑膜炎时，前者的剂量可适当减少，从而减少其毒性反应。联合用药时宜选用具有协同或相加抗菌作用的药物联用，如青霉素类、头孢菌素类等其他 β－内酰胺类与氨基糖苷类联合，两性霉素 B 与氟胞嘧啶联合。联合用药通常采用 2 种药物联合，3 种及 3 种以上药物联合仅适用于个别情况，如结核病的治疗。必须注意联合用药后药物不良反应将增多

原则	注意事项
⑤严格掌握适应证	抗菌药物的应用效果与适应证密切相关。对感染性发热患者，应区别是病毒性感染还是细菌性感染。对病毒感染性疾病，除了为预防一些重症（像乙型脑炎、重症肝炎、流行性出血热、麻疹等）继发细菌感染而适当应用抗生素外，一般不用抗生素。对重症细菌性感染患者，应尽早寻找病原菌。在未获得细菌培养及药敏试验结果前，可根据患者情况和临床经验选用抗菌药物；在获得实验室结果后，则要选用对相应致病菌有直接效果的抗生素。在治疗过程中，要进行血药浓度监测，以确保维持有效的血药浓度。抗生素大多在肝脏代谢、经肾脏排出，对肝、肾功能减退患者要注意调整抗生素的用量，以避免毒性反应出现
⑥科学联合用药	抗生素联合应用的目的在于获得协同作用，提高抗菌效果，减少药物用量及毒性反应，防止或延迟耐药菌株产生。联合用药可以产生"无关、累加、协同、拮抗"4 种结果。在多种抗生素联用时，应了解所用药物的抗菌原理、药代动力学及副作用，以便科学配伍。抗生素可分为 4 类：A. 繁殖期杀菌剂，如青霉素类、头孢菌素、万古霉素；B. 静止期杀菌剂，如氨基糖苷类；C. 快速抑菌剂，如氯霉素、大环内酯类、林可霉素、四环素类；D. 慢效抑菌剂，如磺胺类及环丝氨酸类。A+B 常起累加及协同作用；A+D 多为无关作用；D+D 可起累加及协同作用；A+C 理论上有拮抗作用，应在给予大量 A 类药后再给 C 类药，以避免拮抗作用产生。有相同副作用的抗生素应避免联合应用
⑦严格控制预防用药	有些人在无细菌感染的情况下预防性地使用抗菌药物是有害无益的。药物具有双重性，既可治病也可致病。预防性使用抗菌药物要严格掌握其适应证，一般限于下列情况：①风湿病患者（特别是儿童）可长期应用青霉素 G，以预防溶血性链球菌感染，进而防止或减少风湿热的复发；②风湿性或先天性心脏病患者在行导管术、口腔手术前后应用适当的抗菌药物，以防止感染性心内膜炎的发生；③因感染性肺部病变作切除术时，可根据致病菌药敏试验结果选用适当的抗菌药物；④战伤或复杂外伤发生后用青霉素 G，以防止气性坏疽的发生；⑤在流行性脑脊髓膜炎发病季节，应用磺胺药进行预防；⑥在施行结肠手术前应用氨基糖苷类抗生素，以减少肠道内各种细菌的生长繁殖

（王佃亮　陈卫丰　彭　程）

附录二　常用实验室检查正常参考值

一、血常规检查

检验项目	英文缩写	正常值范围	临床意义
红细胞	RBC	男性：$(4.4\sim5.7)\times10^{12}$/L 女性：$(3.8\sim5.1)\times10^{12}$/L 新生儿：$(6\sim7)\times10^{12}$/L 儿童：$(4.0\sim5.2)\times10^{12}$/L	RBC↑：见于真性红细胞增多症、严重脱水、烧伤、休克、肺源性心脏病、先天性心脏病、一氧化碳中毒、剧烈运动、高血压等 RBC↓：见于各种贫血、白血病，大出血或持续性出血，重症寄生虫病，妊娠等
血红蛋白	Hb	男性：120～165g/L 女性：110～150g/L	血红蛋白增减的临床意义与红细胞计数基本相同
血细胞比容	PCV 或 HCT	男性：0.39～0.51 女性：0.33～0.46	PCV↑：见于脱水浓缩，大面积烧伤，严重呕吐、腹泻，尿崩症等 PCV↓：见于各种贫血，水中毒，妊娠
红细胞平均体积	MCV	80～100fL	
平均细胞血红蛋白	MCH	27～32Pg	MCV、MCH、MCHC 是三项诊断贫血的筛选指标
平均细胞血红蛋白浓度	MCHC	320～360g/L	
网织红细胞计数	Ret·c	成人 0.5%～1.5%	Ret·c↑：见于各种增生性贫血 Ret·c↓：见于肾脏病、内分泌疾病、溶血性贫血再生危象、再生障碍性贫血等
血小板计数	PLT	$(100\sim300)\times10^9$/L	增多：急性失血、溶血、真性红细胞增多症、原发性血小板增多等 减少：①遗传性疾病；②获得性疾病，免疫性血小板减少性紫癜、各种贫血以及脾、肾、肝、心脏疾患及药物过敏等

检验项目	英文缩写	正常值范围	临床意义
白细胞计数	WBC	成人（4～10）×10⁹/L 儿童（5～12）×10⁹/L 新生儿（15～20）×10⁹/L	增多：若干种细菌感染所引起的炎症以及大面积烧伤、尿毒症、传染性单核细胞增多症等 减少：感冒、麻疹、伤寒、副伤寒、疟疾、斑疹伤寒、回归热等
白细胞分类计数		中性粒细胞 杆状核 1%～5% 分叶核 50%～70%	增多：急性和化脓性感染（疖痈、脓肿、肺炎、丹毒、败血症、猩红热等），各种中毒 减少：伤寒、副伤寒、麻疹、流感等传染病，化疗、放疗
		嗜酸粒细胞 0.5%～5.0%	增多：见于过敏性疾病，皮肤病，寄生虫病、某些血液病、射线照射后、脾切除术后、传染病恢复期等 减少：见于伤寒、副伤寒，应用糖皮质激素、促肾上腺皮质激素等
		嗜碱粒细胞 0%～1%	增多见于慢性粒细胞性白血病、嗜碱粒细胞白血病、霍奇金病、脾切除术后等
		淋巴细胞 20%～40%	增多见于某些传染病（百日咳、传染性单核细胞增多症等） 减少见于多种传染病的急性期、放射病、免疫缺陷病等
		单核细胞 3%～8%	增多见于结核病、伤寒、感染性心内膜炎、疟疾、单核细胞白血病、黑热病及传染病的恢复期等

二、尿液检查

检验项目	英文缩写	正常值范围	临床意义
比重	SG	1.002～1.030	升高见于心力衰竭、高热、脱水及急性肾炎等 降低见于过量饮水、慢性肾炎及尿崩症等
酸碱度	pH	4.6～8.0	尿液 pH 升高见于进食大量植物性食品（尤其是柑橘类水果）及无缺钾的代谢性碱中毒等；减低见于进食大量动物性食品，缺钾的代谢性碱中毒等
尿蛋白质定性	Pro	阴性(-)	病理性蛋白尿是肾脏疾病的一个早期而易被忽视的指标。许多药物因素也可使尿蛋白出现阳性
尿糖定性	GLU	阴性(-)	尿糖阳性可分暂时性和病理性，暂时性糖尿见于应激反应，一过性肾上腺素或胰高血糖素分泌过多所致。病理性尿糖见于胰岛素分泌量相对绝对不足，继发性高血糖性糖尿
尿酮体定性	KET	阴性(-)	增加：见于糖尿病、酮酸症、丙醇或酒精中毒、饥饿、禁食、脱水等
尿潜血试验	BLO	阴性(-)	阳性提示血尿、血红蛋白尿，见于肾炎、肾结核、肾结石、肾肿瘤、尿路损伤及溶血等
尿胆素	URB	阴性或弱阳性	增加：肝细胞性黄疸，阻塞性黄疸，肝炎时尿胆红素阳性可早于黄疸出现
尿胆原	URO	阴性或弱阳性	增加：血管内溶血性贫血，组织内出血、肝细胞损伤、胆管部分阻塞并伴发胆管感染、缺氧、铅中毒、恶性贫血
	UBG		减少：胆管阻塞，广泛肝细胞损伤、肾功能不全、酸性尿
尿亚硝酸盐	NIT	阴性(-)	阳性：提示尿路细菌性感染
白细胞酯酶	LEU	阴性(-)	阳性：提示尿路感染
尿沉渣镜检： 红细胞	RBC	0～3/HPF	增多常见于泌尿系统结石、结核、肿瘤、肾炎及外伤，亦见于邻近器官的疾病，如前列腺炎症或肿瘤、直肠、子宫的肿瘤累及泌尿道时。此外，感染性疾病如流行性出血热、感染性心内膜炎。血液病如过敏性紫癜、白血病、血友病等，亦可在尿中出现较多的红细胞
白细胞	WBC	0～5/HPF	白细胞增多常见于肾盂肾炎、膀胱炎、尿道炎、肾结核、肾肿瘤等。妇女可因白带混入尿液而致白细胞增多
上皮细胞	EC	0～3/HPF	少量出现无临床意义
管型	CAST	0～偶见/LPF	出现管型结合临床症状分析

三、粪便检查

检验项目	英文缩写	正常值范围	临床意义
颜色与性状		正常人新鲜粪便：棕黄色、成形便；婴幼儿：金黄色	水样便见于腹泻；绿色稀便见于消化不良；黏液脓血便见于痢疾、结肠炎；柏油便见于上消化道出血；白陶土样便见于阻塞性黄疸和钡餐造影；米汤样便见于霍乱、副霍乱；细条样便见于直肠癌、直肠或肛门狭窄；球形样便见于便秘
气味		粪臭味	恶臭味见于慢性胰腺炎、肠道吸收不良、直肠癌溃烂等
寄生虫		无	见于蛔虫病、蛲虫病等寄生虫病
粪便潜血试验	OBT	阴性	潜血阳性见于：①消化道溃疡，呈间歇性；②消化道肿瘤，呈持续性间歇性；③其他导致消化道出血的原因或疾病，如药物、肠结核等

四、体液检查

检验项目	英文缩写	正常值范围	临床意义
脑脊液常规	CSFRT	无色透明液体，不含红细胞，白细胞数极少，蛋白定性试验（－），pH 7.3～7.6	中性粒细胞增多：各种感染性增多见于多种脑膜炎，非感染性增多见于中枢神经系统出血后、多次腰穿后、脑室造影、白血病、肿瘤转移以及脑血管栓塞。淋巴细胞增多：感染性增多见于多种脑膜炎。非感染性增多见于药物性脑病、急性弥散性脑脊髓炎、脑膜结节病、动脉周围炎
胸、腹腔积液常规		淡黄色，清晰透明，无凝块，黏蛋白定性试验阴性，无红细胞，漏出液中白细胞＜0.1×10⁹/L，渗出液中白细胞＞0.5×10⁹/L	红色：见于穿刺损伤、结核、肿瘤、出血性疾病等；白色：见于化脓性感染、真性乳糜积液、假性乳糜积液等。黄色或淡黄色：见于各种原因的黄疸。漏出液黏蛋白定性试验为阴性，渗出液黏蛋白定性试验为阳性
精液常规		正常精液为乳白色黏性液体，一次排出量为2.0～4.0ml，30分钟至1小时自行液化。pH 7.5～8.5，活动率＞70%，活力优＋良＞50%，WBC＜5个/HPF，RBC＜5个/HPF	精子密度低或无精子，可见于生殖系结核、非特异性炎症、流行性腮腺炎并发睾丸炎及某些先天性疾病（如睾丸发育不良、隐睾症等）；此外大剂量射线、工业污染、多种药物亦可引起精子密度减低，前列腺炎症、精囊炎可影响精液量及精液凝固及液化状态；精液中大量白细胞并见红细胞者多见于生殖系统炎症、结核，大量红细胞者可见于外伤或肿瘤，如查见癌细胞则对诊断生殖系统癌极有意义
前列腺液常规		乳白色液体，可见卵磷脂小体，WBC低于10个/HPF，RBC低于5个/HPF，可见精子。老年患者可检出前列腺颗粒细胞和淀粉样体	炎症时可见成堆脓细胞，如白细胞每高倍视野多于10～15个即可诊断为前列腺炎

五、生物化学检查

检验项目	英文缩写	正常值范围	临床意义
同型半胱氨酸	HCY	＜15μmol/L	高同型半胱氨酸血症是心血管疾病、动脉粥样硬化、心肌梗死、脑卒中和老年性痴呆等多种疾病的重要危险因素，同型半胱氨酸与心血管病显著相关
超敏C-反应蛋白	Hs～CRP	＜5mg/L（全血）	感染、创伤、手术等情况快速上升，6～10小时改变明显，48小时达到高峰，升高的幅度和感染的程度成正比，炎症治愈后迅速下降。用于心血管疾病诊断和预测
透明质酸酶	HA	＜120ng/ml	①与肝纤维化程度密切相关；②在急性肝炎和慢性迁延性肝炎中轻度升高；③肾功能损害时血清HA也可升高
层粘连蛋白	LN	＜102μg/L	①与肝纤维化程度有良好的相关性；②在肝纤维化进程中逐步升高；③水平与门静脉压力梯度相关；④升高还与肿瘤转移和浸润有关
丙氨酸氨基转移酶	GPT	0～40U/L	①显著增高见于各种肝炎急性期，药物引起的肝病、肝细胞坏死；②中度增高见于肝癌、肝硬化、慢性肝炎及心肌梗死；③轻度增高见于胆道阻塞性疾病
天门冬氨酸氨基转移酶	GOT	0～40U/L	①显著增高：各种肝炎急性期，大手术后；②中度增高：肝癌、肝硬化、慢性肝炎、胆道阻塞性疾病；③轻度增高：进行性肌肉损害、胸膜炎、肾炎、肝炎等
乳酸脱氢酶	LDH	L法109～245U/L P法280～460U/L	增高：心肌梗死、肝炎、肺梗死、恶性肿瘤、白血病等

续表

检验项目	英文缩写	正常值范围	临床意义
羟丁酸脱氢酶	α-HBDH	80～200U/L	心肌梗死患者 α-HBDH 增高
肌酸激酶	CK	25～200U/L	增高：①急性心肌梗死时显著增高，病毒性心肌炎可增高；②进行性肌萎缩；③其他脑血管意外、脑膜炎、甲状腺功能低下症、剧烈运动、各种插管手术
肌酸激酶同工酶	CK-MB	0～25U/L	对急性心肌梗死可提高诊断特异性
总胆红素	T-BIL	0～18.8μmol/L	升高：见于肝细胞损害、肝内和肝外胆道阻塞、溶血病、新生儿溶血性黄疸
直接胆红素	D-BIL	0～6.84μmol/L	升高：见于肝损害及胆道阻塞
总蛋白	TP	60～80g/L	血清总蛋白增加：①脱水、糖尿病酸中毒、肠梗阻或穿孔、灼伤、外伤性休克、急性传染病等；②多发性骨髓瘤单核细胞性白血病；③结核、梅毒、血液原虫病等。 血清总蛋白降低：①出血、溃疡、蛋白尿等；②营养失调、低蛋白饮食、维生素缺乏症、恶性肿瘤、恶性贫血、糖尿病、妊娠毒血症等
白蛋白	ALB	35～55g/L	降低：见于营养不良、肝脏合成功能障碍，尿中大量丢失，如肾病综合征等
球蛋白	GLO	20～29g/L	升高：见于结缔组织疾病、肝脏纤维化、骨髓瘤等
白蛋白与球蛋白比值	A/G	(1.5～2.5)∶1	降低：见于肝脏纤维化等
血尿素氮	BUN	2.9～7.14mmol/L（8mg～21mg/ml）	升高：见于肾血流不足、急性和慢性肾炎、肾衰竭及高蛋白质饮食等
血肌酐	CRE	53.0～132.6μmol/L（0.6mg～1.5mg/ml）	升高：见于慢性肾炎、肾衰等
血尿酸	UA	142.0～416.0μmol/L（2.3mg～6.9mg/ml）	升高：见于肾衰、痛风、肿瘤及肿瘤化疗后等
碱性磷酸酶	ALP	成人 20～110U/L 儿童 20～220U/L	增高见于①骨髓疾患；②肝胆疾患；③甲亢、甲状腺腺瘤、甲旁亢
γ-谷氨酰基转移酶	GGT	<50U/L	明显增高：肝癌、阻塞性黄疸、晚期性肝硬化、胰头癌。轻、中度增高：传染性肝炎、肝硬化、胰腺炎
胆固醇	CHOL	2.3～5.69mmol/L	①用于高脂蛋白血症与异常脂蛋白血症的诊断、分析；②用于脑血管疾病危险因素的判断
三酰甘油	TG	0.6～1.69mmol/L	增高见于遗传因素，饮食因素，糖尿病、肾病综合征及甲状腺功能减退症、妊娠、口服避孕药、酗酒等 降低无重要临床意义。过低见于消化吸收不良、慢性消耗性疾病等
高密度脂蛋白胆固醇	HDL-C	1.00～1.60mmol/L	与动脉粥样硬化的发病呈负相关，是冠心病的保护因子。病理性降低见于：冠心病、脑血管病、肝炎、肝硬化、糖尿病、肥胖症、吸烟等
低密度脂蛋白胆固醇	LDL-C	1.3～4.0mmol/L	增多是动脉粥样硬化的主要危险因素
淀粉酶	AMS	血清 0～220U/L 尿<1000U/L	增多见于急性胰腺炎、流行性腮腺炎。减低见于严重肝病（血清尿淀粉酶同时降低）
血清葡萄糖	Glu	3.60～6.10mmol/L（64mg～108mg/ml）	升高见于糖尿病、摄入高糖食物、应激状态，降低见于低血糖
糖化血红蛋白	HbA1c	3.90～6.10mmol/L	反映患者过去 4～8 周之内的血糖平均水平，为糖尿病患者诊断和长期控制血糖水平提供参考
钠	Na	135～145mmol/L	升高是由脱水及肾上腺皮质功能亢进症引起，降低由摄入不足、呕吐、腹泻及大汗引起
钾	K	3.5～5.3mmol/L	升高由高钾饮食、肾衰、溶血及严重挤压伤引起，降低由摄入不足及服用利尿剂引起
氯	Cl	96～108mmol/L	升高由肾衰及尿路梗阻引起，降低由使用利尿剂（如呋塞米）等引起
二氧化碳结合力	TCO$_2$	22～29mmol/L	升高表示有代谢性碱中毒或代偿性呼吸性酸中毒，降低表示代谢性酸中毒或代偿性呼吸性碱中毒
钙	Ca	2.00～2.60mmol/L（8～10.4mg/ml）	升高见于甲状旁腺功能亢进症、溶骨性损害等。降低见于甲状旁腺功能低下症、严重肝肾疾病及维生素 D 缺乏等

续表

检验项目	英文缩写	正常值范围	临床意义
磷	P	0.86~1.78mmol/L（2.6~5.5mg/ml）	升高见于甲状旁腺功能低下症、肾衰竭等。降低见于甲状旁腺功能亢进症、维生素 D 缺乏、软骨病等
镁	Mg	儿童 0.5~0.9mmol/L 成人 0.67~1.03mmol/L	增高见于急、慢性肾衰竭，甲状腺功能减退症，甲状旁腺功能减退症，多发性骨髓瘤等。降低见于摄入不足、丢失过多、内分泌疾病等

六、内分泌激素检查

检验项目	英文缩写	正常值范围	临床意义
三碘甲状腺原氨酸	（T）T_3	0.8~2.0ng/ml	TT_3 是 T_3 型甲亢特异诊断指标
（总）甲状腺素	（T）T_4	5.1~14.1μg/dl	TT_4 为甲状腺功能基本筛选试验，判断甲状腺功能低下症的首选指标，增高亦提示治疗过量
游离三碘甲状腺原氨酸	FT_3	2.0~4.4pg/ml	游离三碘甲状腺原氨酸及游离四碘甲状腺原氨酸升高提示甲状腺功能亢进症，降低提示甲状腺功能低下症；促甲状腺激素主要用于诊断和鉴别甲状腺功能低下症，原发性甲状腺功能低下症时其升高，继发性甲状腺功能低下症时其降低
游离四碘甲状腺原氨酸（游离甲状腺素）	FT_4	0.93~1.7ng/dl	
促甲状腺激素	TSH	0.27~4.2μIU/ml	
促卵泡成熟激素	FSH	女性血 FSH 的浓度，在排卵前期为 1.5~10U/L，排卵期 8~20U/L，排卵后期 2~10U/L	FSH 值低见于雌、孕激素治疗期间，席汉综合征等。FSH 值高见于卵巢早衰、卵巢不敏感综合征、原发性闭经等
促黄体生成素	LH	女性血 LH 浓度，在排卵前期 2~15U/L，排卵期 20~100U/L，排卵后期 4~10U/L	低于 5U/L 比较可靠地提示促性腺激素功能低下，见于席汉综合征。高 FSH 如再加高 LH，则卵巢功能衰竭已十分肯定。LH/FSH≥3，则是诊断多囊卵巢综合征的依据之一
催乳素	PRL	在非哺乳期，血 PRL 正常值为 0.08~0.92nmol/L	高于 1.0nmol/L 即为高催乳素血症
雌二醇	E_2	血 E_2 的浓度在排卵前期为 48~521pmol/L，排卵期 370~1835pmol/L，排卵后期 272~793pmol/L	低值见于卵巢功能低下、卵巢功能早衰、席汉综合征
孕酮	P	血 P 浓度在排卵前期为 0~4.8nmol/L，排卵期 7.6~97.6nmol/L	排卵后期血 P 值低，见于黄体功能不全、排卵型子宫功能失调性出血
睾酮	T	女性血浆睾酮水平在 0.7~2.1nmol/L	T 值高，称高睾酮血症，可引起女性不孕

七、免疫学检查

检验项目	英文缩写	正常值范围	临床意义
甲肝抗体 IgM	HAV－IgM	阴性	阳性提示急性 HAV 感染早期
丙肝抗体	抗－HCV	阴性	抗－HCV 出现在临床发病后 2~6 个月，对丙肝、肝硬化及肝癌的诊断具有一定价值
戊肝抗体	HEV	阴性	IgM 检出：急性 HEV 感染早期 IgG 检出：既往感染或恢复后期 同时检出：现症感染期和恢复期早期
外－斐反应	WFR	OX19＜80	增高见于斑疹伤寒
肥达反应		O：＜80　A：＜80 H：＜160　B：＜80 C：＜80	O、H 凝集价增高见于伤寒；O 及 A、B、C 中任何一项增高见于副伤寒甲、乙或丙型
抗链 "O" 试验	ASO	阴性	阳性见于溶血性链球菌感染，如扁桃体炎、猩红热、丹毒等
类风湿因子试验	RF	阴性	阳性见于类风湿关节炎、干燥综合征、系统性红斑狼疮等

续表

检验项目	英文缩写	正常值范围	临床意义
结核菌素试验	OT	阴性	阳性表示曾感染过结核；强阳性表示正患结核病，可能为活动性感染
免疫球蛋白 G	IgG	7～16g/L	增高见于各种自身免疫病和各种感染性疾病；降低见于某些白血病、继发性免疫缺陷病等
免疫球蛋白 A	IgA	0.7～4g/L	增高见于黏膜炎症和皮肤病变；降低见于继发性免疫缺陷病、自身免疫病等
免疫球蛋白 M	IgM	0.4～3g/L	增高见于毒血症和感染性疾病早期；降低见于原发性无丙种球蛋白血症
肺炎支原体抗体 M	IgM	阴性	IgM 抗体阳性可作为急性期感染的诊断指标。如 IgM 抗体阴性，也不能否定肺炎支原体感染，还需检测 IgG 抗体
梅毒抗体	TP	阴性	梅毒抗体产生后极少转阴故用于确证试验，但不适于疗效监测
艾滋病病毒抗体	HIV	阴性	艾滋病病毒感染筛查试验。阳性为可疑 HIV 感染，需做确认检测
补体 3	C3	1.2～2.29g/L	是一种急性时相蛋白，炎症反映时其值升高。低值见于肾小球肾炎和免疫复合物疾病
补体 4	C4	0.2～0.4g/L	比 C3 敏感，炎症时 C4 增高，低值表明补体激活发生抗原-抗体反应

乙型肝炎表面抗原	乙型肝炎表面抗体	乙型肝炎 e 抗原	乙型肝炎 e 抗体	乙型肝炎核心抗体	乙肝病毒前 S1 抗原	乙型肝炎核心抗体-免疫球蛋白 M 型抗体	临床意义
HBsAg	HBsAb	HBeAg	HBeAb	HBcAb	Pre-S1Ag	HBcAb-IgM	HBsAg 是乙肝病毒标志物，表示患有乙肝；HBeAg、pre-S1Ag、HBcAb、HBcAb-IgM 表示乙肝病毒复制活跃，传染性强；HBsAb、HBeAb 表示机体产生免疫力抵抗病毒，趋于恢复
+	−	−	−	−	−	−	慢性表面抗原携带；急性乙肝病毒感染潜伏期后期
+	−	+	−	−	+	−	急性乙肝早期，传染性强
+	−	+	−	+	+	+	急、慢性乙肝，传染性强
+	−	+	−	−	−	+	急、慢性乙肝，具传染性
+	−	−	+	+	−	−	急、慢性乙肝，传染性弱
+	−	−	+	+	+	−	急、慢性乙肝，传染性强，乙型肝炎 e 抗原变异
−	−	−	−	+	−	−	乙肝核心抗体隐性携带，既往有感染史
−	−	−	+	+	−	−	急性乙肝恢复期或既往有感染史
−	+	−	+	+	−	−	乙肝恢复期，具备免疫力
−	+	−	−	−	−	−	接种疫苗，乙肝恢复，具备免疫力
+	−	−	−	+	−	−	慢性乙肝表面抗原携带者，易转阴
+	−	+	+	+	+	−	急性乙肝趋于恢复；慢性表面抗原携带
+	−	−	+	+	−	−	乙肝感染后已恢复

八、肿瘤标志物检查

检验项目	英文缩写	正常值范围	临床意义
甲胎蛋白	AFP	0～7ng/ml	用于原发性肝癌以及生殖系统肿瘤的鉴别诊断。原发性肝癌有 80%患者血清中 AFP 升高。其他消化道肿瘤，如胃癌、胰腺癌、结肠癌和胆管癌等，也可造成 AFP 升高，但肝转移癌时却很少增高。妊娠妇女 12～14 周血中 AFP 开始上升，32～34 周达高峰，以后下降
癌胚抗原	CEA	0～6.5ng/ml	CEA 是一种肿瘤相关抗原，CEA 明显升高时常见结肠癌、胃癌、肺癌、胆管癌等。CEA 检测对于监测治疗后伴有血循环 CEA 持续升高的患者有非常重要的价值，可提示有潜伏的转移和残留病

检验项目	英文缩写	正常值范围	临床意义
糖类抗原 19-9	CA 19-9	0～37U/ml	CA19-9 作为胰腺癌、胆道癌的诊断和鉴别指标。80%～90%胰腺癌的患者血中 CA 19-9 明显升高。肝癌、胃癌、食管癌、部分胆道癌的患者亦可见增高，手术前 CA 19-9 水平与预后有关
细胞角蛋白 19 片段	Cyfra21-1	0.1～3.3ng/ml	Cyfra21-1 是肺癌诊断的重要指标，50%～70%肺癌患者血清中 Cyfra21-1 明显升高；其他器官肿瘤（如结肠癌、胃癌）Cyfra21-1 仅轻度增高。非肿瘤性疾病一般不升高
神经元特异性烯醇化酶	NSE	0～16.3ng/ml	NSE 是小细胞肺癌的特异性诊断标志物。对神经内分泌系统肿瘤、甲状腺髓样癌、成神经细胞瘤等也有特异性诊断价值
前列腺特异抗原	PSA	0～4.0ng/ml	PSA 是前列腺癌的特异性标志物。随着前列腺癌的病程进展，血清中 PSA 值渐渐增高。PSA 在前列腺炎和前列腺肥大时也可见增高
恶性肿瘤相关物质群	TSGF	33.88～70.57U/ml	TSGF 是不同于其他标志物的一种独立物质，可以对全身各系统、各脏器、各组织来源的肿瘤（包括鳞癌，腺癌，肉瘤，骨髓瘤，胶质瘤，淋巴瘤，内、外分泌腺肿瘤及血液病）起到联合检测的效果，敏感性为 85.6%～86.9%，特异性为 91%～96%
糖类抗原 72-4	CA 72-4	0～6.9U/ml	CA 72-4 是生殖系统、呼吸系统和消化系统等腺癌的主要诊断指标，患卵巢癌、乳腺癌、直肠癌、结肠癌、胃癌、胰腺癌时 CA 72-4 增高
糖类抗原 125	CA 125	0～35U/ml	CA 125 常用于卵巢癌的诊断、鉴别诊断和治疗效果判定的指标。60%～97%卵巢癌的患者血中 CA 125 明显升高。子宫内膜癌、胰腺癌、输卵管癌也有轻度升高
糖类抗原 153	CA 153	0～25U/ml	CA 15-3 可用于乳腺癌患者的诊断，尤其是对于转移性乳腺癌的早期诊断有非常重要的价值。肺癌、胰腺癌、肝癌等 CA 15-3 也可轻度升高
糖类抗原 242	CA 242	<20U/L	用于消化道肿瘤的诊断，尤其对胰腺癌、胆管癌的诊断有较高的特异性
鳞癌相关抗原	SCC	0～2ng/ml	SCC 是扁平上皮癌的诊断指标。子宫颈部扁平上皮癌和肺扁平上皮癌时血清中 SCC 明显升高，也可见于食管癌、膀胱肿瘤

九、分子生物学检测

检验项目	英文名称	正常值范围	临床意义
乙型肝炎病毒糖核核酸定量	HBV-DNA	<500	用于乙肝辅助诊断及抗病毒疗效的判断
丙型肝炎病毒遗传核糖核酸定量	HCV-RNA	<10^3	用于丙型肝炎诊断和治疗
巨细胞病毒核酸定量	CMV-PCR	<10^3	监测病毒活跃程度，监测器官移植、免疫缺陷患者、抗肿瘤治疗中 CMV 的感染，预测 CMV 疾病的发生、发展和预后，观察抗病毒治疗的效果
人类乳头状病毒 HPV 检测	HPV-DNA	阴性	用于预测发生宫颈癌的风险
解脲支原体荧光定量 PCR 检测	UU-DNA	<10^3	可引起生殖系统炎症，是女性不孕不育的重要原因
梅毒螺旋体荧光定量 PCR 检测	TP-DNA	<10^3	对梅毒螺旋体进行定量测定，用于梅毒诊断和疗效观察
沙眼衣原体核酸扩增	CT-PCR	<10^3	反映沙眼衣原体感染数量和治疗恢复情况，用于沙眼衣原体诊断和疗效观察

十、电泳分析

检验项目	英文名称	正常值范围	临床意义
蛋白电泳	Protein electrophoresis	白蛋白 ALB: 0.6～0.7 球蛋白 $α_1$: 0.017～0.05 球蛋白 $α_2$: 0.067～0.125 球蛋白 β: 0.083～0.163 球蛋白 γ: 0.107～0.2	用于营养障碍、肾病综合征、肝病、骨髓瘤、炎症、自身免疫病的诊断
免疫球蛋白固定电泳	Immunofixation, IF	正常人无 M 蛋白	用于单克隆免疫球蛋白增殖病的诊断

（董书魁　于　楠）